Clinical
Hemodynamics
临床血流动力学

临床血流动力学
Clinical Hemodynamics

主　　编　刘大为

副 主 编　邱海波　严　静　于凯江　管向东

主编助理　王小亭

人民卫生出版社

图书在版编目（CIP）数据

临床血流动力学/刘大为主编. —北京：人民卫生出版社，
2013

ISBN 978-7-117-17650-7

Ⅰ.①临… Ⅱ.①刘… Ⅲ.①临床医学-血液动力学
Ⅳ.①R331.3

中国版本图书馆 CIP 数据核字(2013)第 158621 号

| 人卫智网 | www.ipmph.com | 医学教育、学术、考试、健康，购书智慧智能综合服务平台 |
| 人卫官网 | www.pmph.com | 人卫官方资讯发布平台 |

临床血流动力学

主　　编：刘大为
出版发行：人民卫生出版社（中继线 010-59780011）
地　　址：北京市朝阳区潘家园南里 19 号
邮　　编：100021
E - mail：pmph @ pmph.com
购书热线：010-59787592　010-59787584　010-65264830
印　　刷：北京盛通数码印刷有限公司
经　　销：新华书店
开　　本：889×1194　1/16　**印张：**52
字　　数：1535 千字
版　　次：2013 年 10 月第 1 版　2023 年 11 月第 1 版第 12 次印刷
标准书号：ISBN 978-7-117-17650-7
定　　价：148.00 元

打击盗版举报电话：010-59787491　**E-mail：**WQ @ pmph.com
质量问题联系电话：010-59787234　**E-mail：**zhiliang @ pmph.com

（按姓氏笔画排序）作者名单

丁　欣(中国医学科学院北京协和医院)　　　　何怀武(中国医学科学院北京协和医院)
于凯江(哈尔滨医科大学附属第二医院)　　　宋　青(中国人民解放军总医院)
马朋林(中国人民解放军总医院第二附属医院)　张抒扬(中国医学科学院北京协和医院)
马晓春(中国医科大学附属第一医院)　　　　张宏民(中国医学科学院北京协和医院)
王　郝(中国医学科学院北京协和医院)　　　张海涛(中国医学科学院阜外心血管病医院)
王小亭(中国医学科学院北京协和医院)　　　陈秀凯(首都医科大学附属北京朝阳医院)
石　岩(中国医学科学院北京协和医院)　　　苗　齐(中国医学科学院北京协和医院)
刘　玲(东南大学附属中大医院)　　　　　　林洪远(解放军总医院第一附属医院(原304医院))
刘　晔(中国医学科学院北京协和医院)　　　欧阳彬(中山大学附属第一医院)
刘大为(中国医学科学院北京协和医院)　　　周　翔(中国医学科学院北京协和医院)
汤　铂(中国医学科学院北京协和医院)　　　周建新(首都医科大学附属北京天坛医院)
许　媛(首都医科大学附属北京同仁医院)　　柴文昭(中国医学科学院北京协和医院)
芮　曦(中国医学科学院北京协和医院)　　　晁彦公(清华大学第一附属医院)
严　静(浙江医院)　　　　　　　　　　　　席修明(首都医科大学附属复兴医院)
严晓伟(中国医学科学院北京协和医院)　　　黄　伟(大连医科大学附属第一医院)
杜　微(中国医学科学院北京协和医院)　　　黄英姿(东南大学附属中大医院)
李元忠(大连开发区医院)　　　　　　　　　崔　娜(中国医学科学院北京协和医院)
李建国(武汉大学中南医院)　　　　　　　　康　焰(四川大学华西医院)
李素玮(大连医科大学附属医院)　　　　　　隆　云(中国医学科学院北京协和医院)
李维勤(南京军区南京总医院)　　　　　　　谢志毅(北京海淀医院)
杨　毅(东南大学附属中大医院)　　　　　　詹庆元(中日友好医院)
杨全会(中国医学科学院肿瘤医院)　　　　　管向东(中山大学附属第一医院)
杨荣利(大连市中心医院)　　　　　　　　　Pinsky MR(美国匹兹堡大学重症医学部)
杨艳丽(中国医学科学院北京协和医院)　　　Teboul JL(法国巴黎南方大学附属Bicêtre医院
邱海波(东南大学附属中大医院)　　　　　　　　　　急诊重症医学部)

作者助理（按姓氏笔画排序）
　　尹万红　卢院华　叶益聪　刘永太　刘剑洲　杨从山　吴　炜
　　张玉想　陆晓旻　郑　岩　胡　波　倪海滨　黄顺伟　黄琳娜
　　章志丹　赖晋智　颜默磊

下一步治疗如何进行 问问病人

血流动力学(hemodynamics)像历史的长河,已经流过了漫长的岁月,流经了无数的曲折。这条河,不仅一直滋养着机体、孕育着生命,而且带来无数的向往和无尽的探索。有人说,生物的进化,是从大海走向陆地,因为能把大海带在体内。生物体内的每个细胞,仍然像海洋生物,浸泡在细胞外液之中,汲取着大海的营养。细胞不能四处游弋觅食,要靠快速的洋流才能带来足够的营养;细胞又经不住巨浪的冲打,需要定居在平缓的港湾。为此,快速的洋流被限制在血管之内,通过无数可随时开启的窗口与组织间液相互沟通。而组织间液柔缓地围绕在细胞的周围,形成细胞成长、工作的环境。顾名思义,血流动力学所包括的首先是血流——由众多组成成分组合在一起的血流;继之是动力——保证体外环境与细胞之间形成物质交换的动力。

血流动力学是研究血液及其组成成分在机体内运动特点和规律性的科学。虽然血液作为一个整体的流动是在心血管系统内部,但血液组成成分的运动则遍布机体的各个角落。当初,血流动力学研究从心脏功能和动脉压力开始。随后,氧输送概念的加入,将血流动力学研究推上了一个新的平台。氧,作为血液的一个重要组成成分,从肺部到循环、从心脏到毛细血管、从血管到细胞、从动脉到静脉等。对这个运动过程的特点与规律性的研究已经在新的层面展示了机体的生理特点和疾病过程。继之,监测参数从乳酸、静脉氧饱和度、组织氧分压等的逐渐增多;监测方法从静态、连续、动态、功能性方法的不断完善,血流动力学对疾病过程的阐述更加细化,更加具体。令人瞠目的是,当这些新的参数被引入血流动学研究之后,一些原本被认为经典的理论开始出现破绽,一些被共识的治疗方法逐渐被纠正。

血流动力学像一张大网,将机体的器官、系统、细胞联系在一起,每个参数自身的意义、准确性以及参数之间的相互关系正如网上的每一环、每一扣,看似平常、普通,但可以对全局产生重要的影响。从全局着眼,血流动力学可以指出治疗方向,确定治疗的策略;从局部着手,血流动力学可以提供治疗的位点,定量地判断治疗的强度,反馈性确定最佳方法。可见,临床血流动力学已经不仅仅是监测,而是从治疗方向、策略、方法和程度多个方面,使治疗更加具有目标性,更加精确和具有针对性。

监测,是发现已经存在的事物,可以有及时不及时、完全不完全之差。机体的生理过程、病理变化通常是已经存在的。实际上,机体每时每刻无不在诉说着这一切,用着特殊的语言——症状、体征、参数等。只是人们有些听得懂、有些听不懂。治疗,是根据已有的理论,按照已经发生的或预测将要发生的变化,应用针对性方法进行干预的过程。关于血流动力学,临床医生一方面对参数的不懈追踪可以发掘出更深层次的机体改变,对参数意义的准确把握可以将参数翻译成共识性的临床语言;另一方面,血流动力学理论的不断完善,加上临床医生对病情的准确掌握,目标导向的血流动力学治疗策略得以定量地实施,真正实现治疗的个体化。可见,在血流动力学的共同平台上,如果不能确定治疗的策略和方法,通常是因为没有听懂机体对你的述说。下一步应该做的就是:问问你的患者——用血流动力学的方法。

本书力求突出血流动力学理论的整体性和方法学的实用性,为临床工作者提供治疗的思路和方法。从书中不难看出,以血流动力学的观点,每一个患者都有特殊性,同一个患者在不同时间点上会有所不同。所以,书中提到的一些治疗方法,尤其是药物的剂量、浓度等,在实际应用过程中常受到病情变化和具体条件的影响,读者在参考时请务必予以注意。本书针对医学专业人员而编写,对其他与血流动力学相关的专业人员也有重要的帮助作用。本书的作者包括了国内外的著名教授,也包括了一些近年来在血流动力学研究中崭露头角的中青年专家。作者们常年工作在临床第一线,根据自己的临床工作经验,参阅了大量文献,力求内容的准确性和先进性。但由于作者水平有限,书中若有不当之处,恳请读者指正。

　　血流动力学的长河仍在继续前行,带着追求,带着探索,更带着希望。

2013 年 9 月于北京

目 录

第三篇　血流动力学基本原理

第四篇　血流动力学常用指标及其意义

第七篇　血流动力学支持

第八篇　循环机械辅助

第九篇　休　克

第一篇

血流动力学概述

第一章　历史与发展

　　血流动力学(hemodynamics)是研究血液及其组成成分在机体内运动特点和规律性的科学。临床上通常应用对血流动力学指标的监测来揭示机体的生理或病理改变,了解病情的发展过程。近年来,随着医学研究的逐渐深入,血流动力学已经在临床治疗方向的判定、方法的选择、程度的控制等方面起到越来越重要的作用。

　　根据血流动力学的理论,不仅可以研究血液流动过程中的特点,而且可以发现机体在不同条件下血流运动、组织灌注和物质交换的变化规律。像液体在一个密闭管道系统中的运动,血液在循环系统中的运动也同样受到作用力、容积和流量等流体力学基本因素的影响。但循环系统同时又具有超出一般流体力学的独到的特征,如:作为动力源的心肌功能与容量与阻力之间的相互影响、血管的通透性变化与管腔内外物质交换功能、神经体液因素对循环系统的反馈性调节、肺循环与体循环的不同结构特点等。将循环系统的这些特点在流体力学的基础上统一起来,就构成了今天的血流动力学。

　　血流动力学治疗(hemodynamic therapy)正是这些特点和规律与临床治疗的结合与统一,包括了对血流动力学指标及其相互关系连续与动态的判定、治疗开始与目标的评估、治疗程度的调控和局部治疗结果对整体治疗方案的影响等方面的内容。从发展的历史上不难看出,血流动力学从概念的产生、方法学的成熟和从临床监测到临床治疗的过程。今天的血流动力学研究已经远远突破了传统的内涵,正在向更新的高度发展。

第一节　早期概念的形成及参数的获得

　　提到今天的血流动力学监测,往往让人想起一系列复杂的仪器设备。通过这些仪器,人们可以得到常规临床检查无法得到的参数。参数所涉及的方面越多,人们对血流动力学的理解也就越完整。或者说,每一个血流动力学参数(如果测量准确)都应具有自身的实际意义。从历史发展的角度不难发现,几乎每个参数的发现和测量都标志着人们对血流动力学探索和理解的逐步深入。

　　当年,随着解剖工作的开展,人们逐步发现了心脏及血管的大致构成,及血液流动的现象。Harvey 有趣地发现,如果心脏每次搏动射出 1~2 打兰(古希腊计量单位)的血液,如此计算下来,半小时内心脏的射血量就会超过整个机体可以含有血液的总量。机体应该不能在如此短的时间内制造出如此多的血液。最大的可能是血液又回到心脏,重新参加心脏的射血过程。由此,血液的循环状态开始被发现,并开始认识到,血液的主要功能是作为载体,循环于组织器官之间,运送机体所需要的营养物质。自 Harvey 提出血液循环概念之后,静脉回流的问题又开始困扰这些研究者们。血液如何回到右心? 静脉回流与呼吸运动又有何关系? 不同的研究者提出不同的意见并试图通过实验证明自己的见解。Barry 首先发现胸腔内压随呼吸运动发生变化,并对静脉回流产生影响。他经马的颈内静脉向心脏插入导管,将导管与一些螺旋形的导管相连接。在这些螺旋导管中充满普鲁士蓝之后,可以清楚地发现普鲁士蓝在吸气时向胸腔内运动。如果将金属导管插入胸膜腔,用同样的方法,也可以发现普鲁士蓝随呼吸周期运动。根据这些工作,Barry 提出,吸气时胸腔内的所有腔隙呈负压状态,导致心脏及周围大血管产生对外的抽吸作用。除了呼吸周期对静脉回流的影响,心脏瓣膜和静脉瓣膜的功能也逐渐被认识。这些瓣膜不仅保证了静脉回流血液的单方向运动,而且协助心脏各腔室内的压力随着心脏搏动发生周期性变化。这些发现使人们对静脉回流机制的理解逐渐完整。

对静脉回流的理解更增加了人们对动脉血流研究的渴望。英国生理学家 Stephen Hales 曾认为,血液在心脏收缩力的作用下,以加速状态在动脉中运动,从中心大动脉一直到外周细小的动脉都保持着大致相同的运动速度。但在直径不同的血管内,血流运动的特点应该不尽相同。他试图研究大动脉和小动脉内血流的不同特点。他在实验中,首先暴露狗的肠系膜血管。从腹主动脉灌入温水稀释后的血液,可以看到稀释后的血液通过无数细小的毛细血管缓慢地流入肠系膜。但用同样的方法观察肠壁血管,则发现血流的速度要快的多。由此他提出,血液循环的阻力主要来源于小血管。外周循环的阻力受到多种因素的影响:温水可以加速小血管内的血流速度,而白兰地收缩肠道的小动脉。Stephen Hales 更著名的工作是他在 1733 年报道了对动脉血压直接测量的结果。他将一节铜管作为穿刺导管置入马的颈总动脉,用鹅的气管将铜管与一根较长的玻璃管相连。结果发现,动脉的血液可以将玻璃管内的水柱推升至 9 英尺(1 英尺=0.3048 米)以上。

曾经有学者认为,肺是机体能量代谢及产生热量的主要器官。1844 年,法国生理学家 Claude Bernard 为此做了一系列实验研究。他经过颈总动脉将温度计放入马的左心室,同时通过颈内静脉将另一个温度计放入右心室。结果发现,右心室内的血液温度略高于左心室。从而提示机体能量代谢的主要场所在周身组织,而不是在肺脏。在这些实验研究的基础上,1870 年,德国数学家和生理学家 Adolph Fick 证明了应用氧代谢相关指标计算心输出量的公式,也就是至今仍在应用的计算心输出量的 Fick 方法。

在活人体上直接进行参数测量是血流动力学发展中遇到的重大挑战。1929 年,一位名叫 Forssmann 的德国医师经左肘前静脉将导管插入自己的右心房,打开了心脏内置管,直接测量参数的大门。Forssmann 自医学院毕业后,到柏林郊外的一家社区医院做外科实习医师。他当时设想,如果有方法将复苏药物直接注入心脏腔室内比注入心肌内应该更为安全。Forssmann 的实验很快遭到院长的禁止。理由是,德国的学术界不允许在社区医院进行如此的实验;另一方面是将导管置入心脏被认为有着巨大的危险。但 Forssmann 仍然坚持自己的研究。他先在尸体上进行导管的置入,熟悉静脉切开置管的方法和感受逐步送入导管的过程。之后,他决定在自己身上置入导管。第一次置管由助手进行肘前静脉切开,送入导管。但当导管送入 35cm 后,助手感到害怕。虽然 Forssmann 没有任何不适感觉,但助手拒绝继续置管。第一次实验就这样失败了。一周后,在一个安静的下午,Forssmann 再次进行研究,这次他自己切开左肘前静脉并将导管置入 65cm。在护士的帮助下,他走到放射科,X 线证实导管位于右心房。这项工作作为之后心脏导管的开展奠定了基础。Forssmann 也因此获得了 1956 年度诺贝尔医学和生理学奖。

右心导管的成功置入大大地激励了人们对血流动力学参数测量方法探索的兴趣和信心。许多单位开展了相关的实验研究,并逐步将右心导管应用于临床。在直接测量右心压力的同时,右心导管开始被用于获得右心房的血标本,使得人们可以直接应用 Fick 公式计算心输出量,由此,血流动力学监测已经具备了压力和流量两个基本方面的参数,可以使血流动力学开始涉及对肺功能和心肺相互作用的研究。这些进展,更加激发了人们对左心参数探索的渴望。左心导管的开展走过了更加曲折的道路。人们进行了多种尝试,包括,直接心室穿刺置管、胸腹主动脉穿刺逆行置管、室间隔穿刺置管、经支气管穿刺置管,甚至脊柱旁后位直接穿刺置管等方法。这些方法都明确地显示了左心导管的特殊困难和更大的危险性。Henry Zimmerman 等人首先报道了在人体进行左心置管的工作。他们采用左尺动脉切开的方法,计划逆行将导管送入心脏。但在为 5 位正常人置管时,导管无法通过主动脉瓣。Zimmerman 分析认为,正常的主动脉瓣是为了防止血液的反流,所以阻挡了导管的通过。之后,他们在为 11 名梅毒性主动脉关闭不全患者的置管,全部进入左心室。然而,在为一名风湿性心瓣膜病患者置管时发生室颤。虽经开胸心脏按摩,但患者仍然死亡。可以看出,左心置管的特殊性和高危险性,从一开始就受到人们的重视。经过反复坚持不懈的研究,直到1950年以后,右心和左心置管逐渐成为临床上的规范操作。

第二节 肺动脉漂浮导管

肺动脉漂浮导管(Swan-Ganz catheter)的出现在血流动力学的发展史上具有里程碑意义。由此,临床血流动力学摆脱了在单个参数之间的徘徊,真正意义上走向系统化和具有对治疗决策的指导作用。

随着对参数直接测量的迫切需要,导管成为血流动力学监测的重要工具。硬质的导管,由于操作要求复杂、不容易被送到指定位置和极易导致严重并发症,难以在临床上得到广泛普及。加利福尼亚大学的Harold JC Swan教授一直在应用心脏导管技术对心肌梗死时心脏的生理改变进行研究。由于硬质的导管经常引起心肌梗死患者发生严重的心律失常,为急性期不稳定的患者插导管已经成为一项危险的工作。Swan教授在文献中发现,曾有人应用细小的导管插入患者的肺动脉。根据这些线索,他开始了自己的尝试。在研究工作中他发现,虽然细小、质软的导管很少引起心律失常,但成功率非常低,很难将导管从静脉经过心脏置入肺动脉。分析问题的原因,一方面是操作技术的原因;另一方面可能是由于所选择患者的心脏功能较文献报道中的更差,血流速度缓慢,不能有效地推动导管前行。研究工作的不顺利,给Swan教授带来了无尽的烦恼。以至于,后来他写下了如下的文字:

1967年秋,一次我带着孩子们去Santa Monica海滩。就在前一天的晚上,我为一位性格开朗的老妇人放置心脏导管,但没有成功。我的心情沮丧极了。那是一个酷热的周六,所有的船都平静地呆在水面上。忽然,我看到,在离岸边大约半英里的地方,一艘悬挂着大三角帆的船正在飞快地行驶。一个念头突然冒了出来:把一个帆或一个伞放在导管的顶端,如果导管足够柔软,就可以容易地经过弯曲的通路,进入肺动脉。我有信心,这种方法可以在不用X线透视的情况下,迅速安全地放置导管,同时避免心律失常。

第一批的5根原型导管很快就做了出来。导管的顶端不是安装了帆,也不是伞,取而代之的是一个气囊。William Ganz首先进行了动物实验,取得了巨大的成功:导管进入右心房,将气囊充气后,导管迅速穿过三尖瓣,经过右心室,进入肺动脉,固定在嵌顿位置。在随后的人体应用上也取得了同样的成功。之后,导管又经多次改进。Ganz将热敏电极安装在导管的顶端,使导管可以根据热稀释方法测量心输出量。Swan和Ganz的工作得到了广泛的认可,导管也以他们的名字命名,并很快在临床上得到普及。

肺动脉导管的出现使临床治疗中可以容易地获得右心相关的压力参数。同时,导管顶端的气囊不但可以使导管在血流的推动下,顺利地进入肺动脉,而且充盈状态的气囊会被血流一直推送到肺动脉的远端,使之成为嵌顿状态。在这种状态下通过导管顶端开口获得的压力更接近于肺静脉,乃至左心房的压力。这个压力后来被称为肺动脉嵌顿压。肺动脉嵌顿压的测量使临床上在获得左心相关参数的同时,又避免了直接左心插管风险。肺动脉导管的另一个特点是应用热稀释方法测量心输出量。导管顶端的热敏电极有着非常快速的反应速度。当置管到位后,经过心室一侧注入冰水,位于心室另一侧的电极可以快速地测出血液的温度变化,由此计算出心室的射血量。在此之前临床上通常应用染料稀释的方法,但染料容易在体内聚集,影响了测量的多次进行,更无法在短时间内反复测量。热稀释法测量心输出量避开了这些限制,使临床上可以得到实时的心输出量数据,而且可以反复测量。至此,加上临床上常规检查可以获得的诸如,血压、心率等参数,应用肺动脉导管可以获得左、右心室相关压力参数,体循环及肺循环的动脉、静脉压力,实时的心输出量和经肺动脉获得混合静脉血标本。混合静脉血气与动脉血气的同步检查使人们对整个机体代谢状态有了进一步的了解。由此不难看出,肺动脉导管的出现使临床血流动力学监测真正开始走向系统化。

(刘大为)

参考文献

1. Breathnach CS. Sir David Barry's experiments on venous return. Med Hist,1965,9:133-141.
2. Mueller RL,Sanborn TA. The history of interventional cardiology:Cardiac catheterization,angioplasty,and related interventions. Am Heart J,1995,129:146-172.
3. Acierno LJ. Adolph Fick:Mathematician,physicist,physiologist. Clin Cardiol,2000,23:390-391.
4. Fontenot C,O'Leary JP. Dr. Werner Forssman's self experimentation. Am Surg,1996,62:514-515.

参考文献

1. Brunbach CS, St. David Benz, et al. Computer Progr. Med. Biol. 9768 98:129-131.
2. Mueller KL, Sanborn TA, The development of cell...................................
3. Acero LL, Adolph T, K Macroscaping, physiology. Physiologist Clin Cardiol. 2001, 23-89-95.
4. Foster et C, O, Cerry JP, I v. Werner Foramen s self-ocemme ranion Am Surg, 1989. 79; 511-515.

第二章　血流动力学监测

血流动力学监测的意义一方面是促进人们对机体生理和疾病状态的进一步理解，更重要的是，根据临床实时的监测对治疗的方案作出决策，对治疗的强度进行定量的指导。应该指出的是，监测的根本目的是确定临床医疗策略，调整工作人员的医疗护理行为方式和程度。不与治疗结合的监测没有实际意义。

当监测方法开始应用于人体，人们开始获得机体在正常情况下的生理参数。作为监测指标，这些生理参数通常是可以被连续获得，持续地反映机体的某种功能状态。经过观察测量的不断积累，这些参数的测量数值就成了反映机体状态的正常值或正常范围。在疾病状态下，这些数值发生了改变，偏离了人们已经接受了的正常值范围。这种偏离有两个方面的意义：一方面是提示机体的相应功能已经发生改变；另一方面是治疗可以根据将此参数调整至正常范围为思路。由此，形成了临床监测的雏形，也是监测的基本特点。在血流动力学监测出现系统化之前，通常是根据单一参数的变化对病情进行监测，针对某项机制的治疗根据这个参数进行调整。

随着可以用于人体监测的参数越来越多，临床上可以同步观察到多个参数的实时变化。人们很快就发现，根据某个参数的针对性调整，可以导致其他参数的改变。这些改变可能与治疗目标一致，但与治疗目标不一致的情况时常发生。这种现象给当时的血流动力学发展带来巨大的挑战。人们开始认识到根据单一指标进行治疗的局限性，甚至危害性，开始同步监测多个参数。在治疗上也开始了这样的一种模式：当疾病导致一些参数改变时，同步地获得并分析这些参数，根据相关参数的变化规律，对其中某个或某些参数进行调整。在这种情况下，动态监测的理念逐渐形成，相应的监测方法也应运而生。在治疗开始时，首先根据对血流动力学一组参数初步判断的结果，确定某项单一干预方法。当干预达到一定程度后，再次对这些参数进行测量。评价这些参数的改变方向与程度，重新对病情进行判断，对干预措施进行调整。目前仍然在应用的容量负荷试验就是经典的动态监测方法。

血流动力学监测的系统化带来了动态的监测，导致治疗干预措施更加准确。同时，也带来了对疾病状态认识的深入和更加全面。人们对疾病的认识通常是由机体的某种表象开始，但距疾病的本质尚有一定的距离。系统化的血流动力学监测使人们的目光从表象中扩展开来，涉及疾病的整体，接近疾病的本质。血流动力学的系统化也使监测更适用于临床医疗工作。人们对休克的认识过程是一个非常典型的血流动力学系统化发展的过程。对休克的理解通常认为起源于战伤的救治。伤员的大量失血是非常直观的病因，早期的监测也提示了循环容量的不足，所以，止血和补充血容量是最直接的治疗干预措施。在治疗过程中人们逐渐发现了反映容量改变之外的血流动力学参数也同时发生改变。容量的改变与心脏功能、呼吸功能、肾脏功能等器官的功能改变密切相关，组织器官中也多表现为容量不足。这种容量不足可以发生在循环内绝对容量没有发生改变，甚至增加的情况下，实际上是一种有效循环容量不足。

在新的基础上重新认识休克，不难发现多种原因都可以引起有效循环容量不足。至此，出现了根据病因对休克进行的临床分类和以有效循环容量不足为核心的休克病理生理学基础。这种分类的方法明显地加速了临床上以病因为主的对休克进行治疗的效果，也加速了人们对休克认识的过程。但对病因的治疗逐步规范后，针对循环功能本身的治疗显示出明确的重要性。Weil等人发现，不同类型的休克可以表现出相同的血流动力学特点。这些特点对临床治疗有着明确的指导意义。根据这些特点，他们将多达十几种的休克类型归纳为：心源性休克、低容量性休克、分布性休克和梗阻性休克，成为至今仍然被广泛应用的、对休克研究和治疗的标准。

（刘大为）

参考文献

1. Zimmerman HA,Scott RW,Becker NO. Catheterization of the left side of the heart in man. Circulation,1950,1:357-359.

2. Swan HJC. The pulmonary artery catheter. Disease a-Month,1991,37:478-508.

3. Swan HJ,Ganz W,Forrester J. Catheterization of the heart in man with use of a flow-directed balloon-tipped catheter. N Engl J Med,1970,283:447-451.

4. Weil MH,Shubin H,Carlson R. Treatment of circulatory shock. JAMA,1975,231:1280-1286.

5. Velissaris D,Pierrakos C,Scolletta S,et al. High mixed venous oxygen saturation levels do not exclude fluid responsiveness in critically ill septic patients. Critical Care,2011,15:R177.

第三章 血流动力学治疗

随着血流动力学理论不断完善,临床血流动力学已经可以揭示从血液的运动到细胞代谢,乃至器官功能的完整过程。血流动力学对机体组织细胞损伤过程的定量研究已经打破传统意义上的病因与结果之间的相互关系,引起对疾病发生发展过程的重新认识。此时,单纯监测、甚至强调监测必须与干预相结合的理念,已经不足以承载血流动力学对临床实际工作产生的重大影响。

第一节 治疗概念的形成

血流动力学从血液运动开始,像网络一样将机体的组织、器官联系在一起。这种联系是一种有机的联系,相互依赖、相互调节、互为因果。例如,将氧作为监测指标是临床血流动力学重要方法之一。例如,血流动力学可以将氧从肺内进入循环系统,走向组织器官,经过代谢发挥作用,形成的代谢产物再次经过循环系统进入靶器官,之后被排出体外的过程进行近乎完整的表述,并动态反映这个过程整体与局部的变化。这个过程的动态改变不但包括了疾病本身导致机体的改变,还包括了治疗措施引起的变化,是目前组织灌注导向治疗的重要内容。血流动力学治疗在这种整体与局部的平衡协调中有着明确的优势和重要的意义。

组织灌注导向治疗的终点是改善组织灌注。临床上通常用乳酸水平或乳酸清除率作为反映组织代谢供需平衡的指标。实际上,乳酸增高或乳酸清除率下降仅仅反映了组织代谢的部分功能状态,并没有提示任何应该采用的治疗方法。同样,血流动力学的另外一些参数,如血压、心输出量、动脉氧含量等参数,直接地提示这个网络链接在哪个部位发生改变、变化的程度,以及干预措施的局部效果。但这部分参数并不提示某项干预措施达到何种程度才能满足组织代谢的需求。血流动力学治疗有效地将这两部分结合在一起,即从整体上以最终目标为导向,又在治疗干预的可操作位点上进行定量调控,使整个治疗过程趋于最佳化。在休克的治疗中以改善组织灌注为整体目标,根据血压、心输出量、动脉氧含量等因素的不同影响程度进行治疗。可以看出,血流动力学治疗从本质上实现了个体化治疗的有效内涵。

机体由多个器官、不同组织构成。每个器官的功能不同,对物质的需求也不同。正常时,机体有效地平衡着不同器官的功能和需求。在疾病状态下这种平衡被打破,不仅器官功能相互影响,某项治疗措施也可对不同的器官产生不同的影响。急性呼吸窘迫综合征时的机械通气改变了胸腔内压力,导致了心室顺应性的下降。在此基础上的中心静脉压力增高,静脉回流阻力增加使心输出量减少。一方面,肺组织灌注减少,肺内气/血比例失调,肺功能进一步恶化。另一方面,静脉回流阻力增加,导致急性肾损伤。肾损伤引起的水钠潴留又加重了肺损伤。这个过程的关键之处在于不同器官之间的相互影响关系和治疗程度的把握。治疗上应从具体器官功能入手,以整体功能最佳化为目标,定量化的判断和治疗就成为临床不可缺少的选择。不难看出,血流动力学治疗在此时的治疗方法选择和治疗程度的个体化上可以起到不可替代的作用。

第二节　治疗的目标导向性

理论上的进步，增加了对新指标要求的迫切性，激励了对了解未知领域方法学的探索。新指标的出现展示了新的领域，又为理论的进展提供了新的开端。这样循环往复，使临床治疗过程更加缜密。血流动力学应用方法的增多，精确性的大幅度提高，使人们对不同组织、器官之间的相互联系、相互影响关系的认识越来越清晰。临床监测指标不再是孤立的，不再仅仅反映损伤的后果，而是连续与动态地反映了从损伤因素到损伤后果之间的相互因果关系，从新的角度定量地展示了病情变化过程。同时，医学的整体发展已经将灌注导向的治疗赋予越来越清晰的内涵，在临床工作中已经具有重要的地位。

实际上，血流动力学任何参数都有着自己所反映的目标值。参数的目标值是指参数在其理论产生部位实际存在的具体数值，如中心静脉压力是指在上腔静脉近右心房入口处的压力、肺动脉嵌顿压是指肺动脉被气囊嵌顿，血流静止后，气囊远端的压力等。目标值是参数的本质，更是参数临床应用的核心价值。而参数是指应用某种直接、间接测量或计算方法而获得的目标值。根据目标值，才有可能评价某个参数的准确性和临床意义。参数的准确性是指应用某种方法所获得的数值与目标值之间的相关性。参数的临床意义是指目标值的应用价值。当血流动力学网络链接之间有较大空隙时，人们习惯于应用某个参数去推测与其目标值相近，甚至较远位点的目标值。如应用肺动脉嵌顿压推测左心房压力、从混合静脉血氧饱和度推测全身组织灌注水平，乃至液体复苏的程度。这些探索类似于科研文献经常测评具体参数的敏感性与特异性，也只有在推测的前提下，才出现了参数的局限性。随着血流动力学治疗的进展，参数目标值在更多的情况下可以直接应用于临床治疗，同时，用一个参数推测其他参数的应用范围及价值正在逐渐缩小。

明确参数之间的相互关系是血流动力学治疗的必要过程。因为，血流动力学治疗的每个参数之间存在着明确的依赖性。没有哪个参数可以解释血流动力学改变的全貌，但其目标值有着明确的、固定不变的特定意义。在可获得参数非常有限的情况下，一些参数被赋予更大的希望价值，用以推测更大范围的临床意义。如应用中心静脉压力推测心脏的前负荷，在最初为临床带来希望之后，引起越来越多的争议。应该认为，这个推导过程有着明确的临床价值，也是临床思维的必经之路。从这个过程中可以发现，无论临床工作的愿望与实际应用中的争论多么强烈，参数目标值的特定意义仍然存在：中心静脉压力的本身就不是容积。同样，心室的容积参数的目标值也不是心脏前负荷。实际上，一个参数的临床意义，更多的情况是依赖于其他参数的存在。随着可获得参数越来越多，这种参数之间的依赖性也逐渐增强，参数的临床意义也越来越明确。休克的治疗从维持血压在正常范围，到把心输出量等相关参数维持在"高于正常"范围，不能说不是一种进步。但当今天临床可以获得反映组织灌注、代谢需求的参数后，"心输出量没有正常值"则体现出更加具体的临床价值。

治疗的过程实际上是目标值变化的过程。如血压作为临床血流动力学参数，其测量数值的降低直接反映了中心动脉内压力的下降，实际上并没有指出其发生的原因和可能产生的后果。治疗方案的确定应以问题导向开始：心输出量和外周循环阻力是决定血压的直接因素，测量心输出量和外周循环阻力明确地缩小了对低血压原因判断的范围。若心输出量降低，则对问题的追踪直接走向心脏前负荷及心肌收缩力参数的测量。进一步测量发现中心静脉压力增加，而心脏容积负荷下降，强烈提示心肌顺应性下降，此时，临床上已经越来越接近导致低血压的原因。超声对下腔静脉变异度的测量可以直接提示此时容量治疗的有效性，心包内积液的发现可以直接提出病因的治疗。甚至，通过调整呼吸机的设置，降低胸腔内压可能是此时纠正低血压的最佳选择。从这个过程中不难看出，一系列参数的整合完整地展示了低血压的原因，并直接导向治疗方法。另一方面，血乳酸或混合静脉血氧饱和度作为反映低血压后果的参数，直接将对血压降低的程度引向机体氧供需平衡的改变。整合这些参数后出现的临床判断可以引出非常直接、具体的病因治疗;也可能是维持目前的呼吸机条件,接受目前程度的低水平血压。从组织灌注的基础上,提出了维持血压的个体化标准。

第三节　治疗的连续性与动态性

治疗的连续性是指在一个连续的时间过程中,不同的时间点的治疗方法、治疗程度和治疗目标可以有着明显的不同。治疗的动态性是指对病情发展的主动引导过程,也就是干预性治疗的发展过程,包括了阶段性治疗目标和整体治疗终点。任何一个参数、任何一种监测方法,必须与治疗结合才有意义,才有具体的临床实用价值。随着对疾病认识程度的逐渐深入,临床可获得参数不断增多,血流动力学越来越完整的网络链接,已经能够为临床提供明确的治疗目标,并通过控制干预程度、监测治疗效果、调整治疗方向,控制整个治疗过程。这种治疗理念的改进已经展示了其临床效果。如对严重感染与感染性休克的治疗策略在集束化治疗多年后发现,组织灌注导向的治疗是影响预后的关键因素之一;围术期患者的血流动力学导向治疗不仅降低手术并发症的发生率,而且改善预后。血流动力学治疗已经不再仅仅是治疗行为对监测参数的依从,而是实施临床治疗的先决条件。

血流动力学治疗包括了根据血流动力学参数对干预措施连续、动态的定量调整。血流动力学参数的目标值、参数的发生时间、干预后的变化程度和方向无不与治疗方法的确定、实施紧密融合在一起。组织灌注导向的治疗是以组织灌注相关指标作为治疗目标或终点。但是,这些参数并不是在病程任何时间点上都具有同样的实际应用价值。如将上腔静脉氧饱和度作为容量复苏的终点,理论上就有着明确的缺陷。当患者的血压下降到低于绝大多数人可以维持正常组织灌注的水平时,或者同时伴有组织灌注不足的症状与体征时,甚至可以不需要对混合静脉血氧饱和度进行判断。心脏腔室的压力和容积参数作为目标对容量复苏有着更加直接、更加具体的关联性。这些指标不但为容量复苏提供了必要性,而且还明确提示机体接受液体补充的潜力。这是对整个治疗过程中第一时间点的判断。由此,这时的治疗方法是静脉补液,治疗的程度则是对机体损伤最小的水平,治疗的标准则应来自反映器官承受能力的参数。由此,中心静脉压力就成为在这个时间点上较好的指导容量复苏的可行性标准,相应的 8～12mmHg 也成为最佳的复苏程度与复苏目标。

将这个标准作为治疗目标的实现,并不代表组织灌注已经改善,但明确体现了治疗已经向改善组织灌注迈出了第一步:在第一时间点,根据大多数人正常值的标准,充分利用容量复苏潜力的治疗过程。之后,在新的基础之上,血流动力学治疗根据进一步的参数,仍然按照改善组织灌注的方向继续进行。例如:若反映组织灌注的参数已经改善,治疗的方向应该是将心脏负荷调整到个体化最佳值,如降低中心静脉压力;若组织灌注仍未改善,进行容量反应性试验会提示是否需要继续容量复苏,或选择血管活性药物治疗;也许,血流动力学参数会提示调整呼吸机条件、降低胸腔内压是第二阶段的最佳治疗。从这个治疗过程中可以看出,改善组织灌注是整个治疗的终点,是方向。向这个终点努力的过程是由许多不同的治疗阶段组成,每个阶段有自己的目标。这些目标与终点可以不完全一样。但由于处在不同的时间阶段,又有着严格地对干预程度的控制,使得这些治疗目标的总体方向与终点一致。

可见,血流动力学通过确定治疗目标、选择治疗方法、调节治疗程度,严格、定量地控制着治疗的整体过程。临床血流动力学已经不仅仅只是监测,而是对治疗的策略确定和方法实施的抉择。血流动力学已经从监测走向治疗。这个转变是临床理论和临床治疗的一次飞跃,使重症患者的目标导向、个体化治疗上升到一个新的平台。

(刘大为)

参考文献

1. Jones AE,Shapiro NI,Trzeciak S,et al. Lactate clearance vs central venous oxygen saturation as goals of early sepsis therapy:a randomized clinical trial,JAMA 2010,303:739-746.

2. Hamilton MA,Cecconi M,Rhodes A. A systematic review and meta analysis on the use of preemptive hemodynamic intervention to improve postoperative outcomes in moderate and high-risk surgical patients. Anesth Analg, 2011, 112: 1392-1402.

3. Boyd JH,Forbes J,Nakada T,et al. Fluid resuscitation in septic shock:A positive fluid balance and elevated central venous pressure are associated with increased mortality. Crit Care Med,2011,39:259-265.

4. Gruenewald M,Meybohm P,Koemer S,et al. Dynamic and volumetric variables of fluid responsiveness fail during immediate postresuscitation period. Crit Care Med,2011,39:1953-1959.

5. Rhodes A,Cecconi M,Hamilton M,et al. Goal-directed therapy in high-risk surgical patients:a 15-year follow-up study. Intensive Care Med,2010,36:1327-1332.

第二篇
血流运动的构成

第四章　概　　述

　　血流动力学是以研究血液的运动为基础,血流运动通常被认为是指血液在循环系统中周而复始的流动过程。随着理论认识的逐渐深入及临床需求不断增加,对血流运动的认识已经发生了突破性变化。

　　首先,血流运动的研究已经不仅局限于心血管系统内部:从功能上讲,血流运动有明确的目的地,不仅是血液自身循环过程。更进一步讲,血流的运动是血液在细胞与相应"门户"器官或组织之间的运动,而不单纯是血液本身的往返运动。在这样的概念下,血液或血液的组成部分在细胞周围及机体组织内部的运动就成为血流运动的重要组成部分;其次,对血液具体组成成分运动的研究已经具有突出的特征:水,作为血液组成的重要部分构成了血流运动的基础。水从血管内进入组织,形成细胞周围环境,进入细胞内部。同时,水从组织细胞中进入血管,经由肾脏、肺脏、皮肤等器官被排出机体。这个运动过程使水不仅参与了组织细胞的构成,而且对细胞或器官的功能有着重要的影响。对血液其他组成物质的研究,如对氧、乳酸、炎症介质、电解质等的研究也同样有着类似的特点,正在对临床医疗起着重要的影响。

　　还有,对心血管系统不同部位血流特点的研究已经改变了血流运动的研究范围:心室与动脉、小动脉与微循环之间的血流偶联严重地影响着血流的构成,影响了组织灌注。血液的黏滞程度影响了血流的过程,不仅影响微循环,对大血管内的血流运动过程也有着明确的影响。微循环内的血流速度与流量影响了局部血红蛋白的浓度,导致了"氧运动"的改变。另外,血流运动与组织器官功能的相互影响,更进一步拓展的血流动力学的研究范围和临床重要性:血管通透性改变影响了血流运动的分布、组织水及其他血液成分的运动改变了器官功能、器官功能变化导致心血管调节发生相应变化、组织灌注及氧的改变影响了炎症反应的程度、炎症反应影响了血管通透性的变化。这样一个相互影响的过程中的每一步,无不与血流的运动规律性与特点息息相关。

第一节　循环系统的构成

　　心脏及血管是循环系统的主要组成部分,血液的循环还应包括血液的组成部分在组织间、细胞周围环境中的循环过程,及淋巴系统。

　　循环系统的主要功能包括:代谢物质的运输功能。循环系统将代谢原料运送到组织细胞,再将组织细胞的代谢产物运送到相应的器官参与进一步代谢或排出体外;维持组织、器官结构及功能的稳定。机体的组织器官结构处在一个动态平衡的状态。水及电解质等物质不仅是细胞或器官的重要组成结构,而且对功能有着不同程度的影响。循环系统在稳定这个平衡状态方面起着重要作用;参与机体功能调整:循环系统运送各内分泌腺体分泌的激素至相应的靶细胞,实现机体的体液调节。同样,循环系统通过运送其他功能调节物质,如炎症介质等,参与机体反应调节过程。循环系统将整个机体的各个组织器官有机地联系在一起,对机体内环境起着平衡协调、功能稳定和应激反应的功能。

　　心脏是由心肌组织、瓣膜结构、传导系统及功能辅助结构组成的空腔器官,是循环运动的主要动力来源。在整个生命过程中,心脏不断地进行周期性收缩、舒张运动,为血流运动提供能量,保持血流按照一定方向运动。心室的收缩首先是为心室内的血液提供一定的压力。在瓣膜的控制下,血液在压力的作用下被射入主动脉。心脏收缩产生的能量也转移至动脉系统。心室的舒张经由心房将压力的变化传递给静脉系统,形成静脉血液回流必要的压力梯度,同样也是为血流运动提供能量的过程。心房的收缩舒张功能虽不似心室功能突出,但在保证心室充盈及维持静脉回流方面起到重要的作用。心脏之所以能够进行这样不断有序、协调地收缩舒张交替运动,是因为心肌细胞的自主兴奋节律性和特殊传导系统将这种兴奋在心房与心室之间、细胞与细胞之间迅速、有序、规律地传播。任何影响这个规律性和收缩舒张程度的因素都会改变心脏的功能状态和血流运动的形式和状态。心脏还具有通过神经和体液调节的方式影响其他器官功能的作用。

主动脉和大动脉的管壁较厚,富含弹性纤维。当接受来自左心室射出的高压力血液后,主动脉和大动脉内压力增加。在压力作用下,动脉被动扩张,容积增大,缓冲了一部分压力,同时储存了部分血液。当动脉瓣膜关闭后,动脉壁在自身弹性力量作用下,将储存在管腔内的血液继续送往外周血管。不仅保证了在舒张期外周有足够的血流量,而且保证了在舒张期动脉内一定的压力。这就是为什么舒张期动脉压力远远高于左心室压力的原因。随着动脉不断向外周伸展,动脉管腔逐渐变小,管壁逐渐变薄,管壁中的弹性纤维逐渐减少,而平滑肌的成分逐渐增多。动脉系统中最细的部分为微动脉,内径仅为 $20\sim30\mu m$。微动脉是动脉系统内血流阻力形成的主要部位。微动脉管壁上仍然有完整的平滑肌,微动脉收缩舒张的调整对机体局部组织的血流分布或器官的血液灌注起着重要的调节作用。一些部位的微动脉还可再分支为后微动脉。后微动脉管壁中平滑肌细胞逐渐稀疏。通常被认为是微动脉向毛细血管的过渡血管。

毛细血管通常由微动脉或后微动脉垂直分出,形成毛细血管网,再汇入微静脉。在毛细血管的起始部有平滑肌环绕,称为毛细血管前括约肌。毛细血管管腔极小,但由于数量多,总的横截面积最大,血液在毛细血管中的流动速度也非常缓慢。毛细血管壁很薄,仅由一层扁平内皮细胞和基底膜构成。毛细血管壁有较高的通透性,是物质交换的场所。由于毛细血管与机体局部组织功能及代谢之间的紧密联系,不同部位的毛细血管分布和分支组成可以有所不同,毛细血管的数量也不同。微动脉或后微动脉与毛细血管前括约肌对局部的毛细血管网内的血流起着开放或关闭的调节作用。毛细血管网的开放与关闭主要与局部组织代谢的程度相关。在安静情况下,骨骼肌中大约只有20%的毛细血管网处于开放状态。同一组织内不同部位的毛细血管网呈交替的开放与关闭状态,以调整局部血流量与局部组织代谢水平相适应。

微静脉收集毛细血管网中的血液。微静脉管径逐步增大,管壁中平滑肌细胞逐渐增多。汇入小静脉后,管壁已经是完整的平滑肌层。微静脉和小静脉的收缩与舒张对局部毛细血管血流运动起着调节作用,被称为毛细血管后阻力血管。与动脉系统相比,静脉系统的血管口径较大,管壁较薄。从而,静脉系统的容积较大,而且较小的压力变化就可导致较大的容积改变。换言之,较大的循环容量变化在静脉系统的调节作用下可以不引起严重的压力改变。静脉系统的这种调节作用有着重要的生理意义。静脉经由腔静脉回到右心房。在心室舒张功能的作用下,右心房保持在一个较低的压力水平,维持了静脉血液回流所必需的压力差。可见,心脏的舒张功能,也同样为血流运动提供必要的能量。

循环系统最根本的职能是实现血液与组织间的物质交换。在局部组织内部,细胞之间的间隙被称为组织间隙。组织间隙被组织液所填充,形成细胞周围环境。细胞通过细胞膜与组织液进行物质交换,而组织液则通过毛细血管与血液进行物质交换。在局部毛细血管网,血液与组织液通过扩散、吞咽、滤过和重吸收等方式进行物质交换。这个交换过程是一个动态的循环过程,保持了血液与组织液的平衡状态。

淋巴系统是实现组织液向血液回流的重要组成部分。淋巴系统由毛细淋巴管开始,起始于组织间隙。毛细淋巴管以末端膨大的形式起始于组织间隙,相互连接,逐渐形成毛细淋巴管网。毛细淋巴管由单层内皮细胞构成,相邻的内皮细胞边缘相互覆盖,具有向管腔内开放的单向开放的活瓣功能。毛细淋巴管逐渐汇合成为较大的淋巴管。在集合淋巴管的管壁中已经有完整的平滑肌层,较大的淋巴管内有瓣膜,保持淋巴液的单方向运动。淋巴系统主要收集组织液中较大分子的物质,如蛋白质、红细胞、细菌及其他微粒。通常情况下,这些物质无法通过毛细血管进入血液。肠道内吸收的脂肪和其他营养物质也主要是通过淋巴管运输至血液。同时,淋巴系统在保持血液与组织液动态平衡方面也起到重要作用。此外,淋巴系统通过清除组织中细菌等有害物质、淋巴结和淋巴细胞的参与免疫功能,起到机体防御屏障作用。

第二节 血流的正常运动

血流是指血液及其组成部分在机体内部的运动。这种运动保证了细胞间、组织间的物质交换,保证了机体内环境的稳定。

实际上,细胞生存在细胞外液的环境中。细胞外液不仅为细胞提供了生存的必要环境,也作为细胞与外界接触的媒介,使细胞能够发挥自身的功能。随着生物进化,构成机体细胞的种类不断增加,功能更加复杂,细胞对细胞外液的要求也相应增强,同时机体又必须能够适应环境的变化。因此,机体逐渐形成了循环系统。由此,细胞外液也相应地分为在血管内的血浆和血管外的组织间液。随着功能的不断增强,血管内液体的成分不断改变,增加了细胞成分和蛋白含量等,形成了血液。组织间液介于血液与细胞之间,直接浸浴着细胞。

体液的另一部分是细胞内液,在细胞的内部为细胞形成自身功能提供场所和介质。体液约为体重的60%,其中细胞内液为30%~35%,细胞外液占25%左右。在细胞外液中,组织间液占20%,而血浆仅占5%。机体通过这样的一个体液系统构成内环境,保证了细胞工作环境的稳定性,同时也形成了内部与外界环境的沟通。体液系统是一个持续运动的系统,不同部位液体组成成分的运动速度和方式具有明显的特点。

血液是体液中最为活跃的部分,是机体内环境与外部环境进行物质交换运动的核心部分,也是临床治疗干预的重要部位。虽然血液在循环系统内按照一定的方向循环运动,但并不是血液的所有组成成分都在进行着周而复始的运动。血液的运动带动了组织间液的运动,组织间液又与细胞内液进行物质交换。代谢所需要的物质从不同的器官被送到细胞,细胞的代谢产物又被血液送至相应的器官而被送出体外。血液运动的动力主要来自于心脏,血管对血液的运动也有重要的调节作用。

组织间液存在于细胞周围。由于不能被抽出,并含有大量的胶原纤维和透明质酸,组织间液通常被认为呈胶冻状,由此组织间液不会因为重力作用而流至机体的低垂部位。随着方法学的发展,人们逐渐发现组织间液的流动性。组织间液负责着组织内压力、结构的形成和细胞的物质交换。组织间液的运动同样是一个连续的过程。组织间液由血浆经毛细血管通透而产生,又不断被重新吸收,与血浆容量保持动态平衡。组织间液的运动主要受到毛细血管压、血浆胶体渗透压、组织间液胶体渗透压、组织间液静水压的影响。另外,毛细血管的通透性和淋巴回流对组织间液的运动也可造成重要的影响。

(刘大为)

第五章 心脏结构与功能

第一节 心脏的射血过程

一、心动周期

(一) 心动周期的定义

心脏每收缩、舒张一次形成一个心动周期(cardiac cycle)。由于心脏是由两个心房和两个心室构成，因此每个心动周期都包括了心房的收缩期和舒张期以及心室的收缩期和舒张期。正常情况下，心脏的机械性收缩和舒张是由窦房结的自律性电活动所引起的，经过心内特殊的传导系统，先兴奋心房，再兴奋心室，并引起它们收缩，所以在一个心动周期中首先是两心房收缩，其中右心房的收缩略先于左心房。心房开始舒张后两心室收缩，而左心室的收缩又略先于右心室。在心室舒张的后期心房又开始收缩，至此完成一个心动周期。

心动周期的长短与心率有关。如以成年人平均心率每分钟 75 次计算，每一个心动周期平均为 0.8 秒，其中心房的收缩期平均为 0.11 秒，舒张期平均为 0.69 秒。心室的收缩期平均为 0.27 秒，舒张期平均为 0.53 秒。如果心率增快，心动周期则缩短，收缩期和舒张期均相应缩短，但一般情况下舒张期的缩短更为明显。

(二) 心动周期的组成

如上所述，一个心动周期同时包括了心房的收缩期和舒张期以及心室的收缩期和舒张期。

1. 心房的收缩与舒张　心房的舒张期较长，在整个心动周期中心房多数时间处于舒张状态，心房和心室同时舒张时，血液持续不断地从大静脉经过心房直接流入心室，此时心房仅起到一个血液通道的作用。在整个心动周期中，约有 75% 回心血量由大静脉经过右心房直接流入右心室。当心房开始收缩时，心房内压力升高，此时房室瓣处于开放状态，心房将其内血液进一步挤入心室，因而心房容积缩小。在整个心动周期中，心房在收缩期间泵入心室的血量约为总回心血量的 25%。心房短暂的收缩期结束后即重新恢复舒张状态，房内压回降，同时心室开始收缩。

2. 心室的收缩与舒张　心室的收缩期可以进一步分为等容收缩期、快速射血期及减慢射血期；而心室的舒张期可以分为等容舒张期、快速充盈期和减慢充盈期。

(1)等容收缩期：心室开始收缩时，心室肌的强有力收缩导致心室内压力突然增加，当超过心房内压时，左右心室内血液即分别推动左右房室瓣使其关闭。由于乳头肌与腱索拉紧房室瓣，可阻止其向上翻入心房，再加上房室交界处环行肌收缩，缩小房室交界处的口径，两者都可避免心室血液倒流回心房。但此时室内压尚低于主动脉或肺动脉内压力，半月瓣仍处于关闭状态。心肌继续收缩，经过 0.02~0.03 秒，心室内压力方才上升至足以打开半月瓣的程度。在半月瓣开放之前，由于房室瓣和半月瓣均处于关闭状态，心室肌虽然收缩，但心室容积不变，故称等容收缩期。等容收缩期的长短与心肌收缩力及后负荷有关(即主动脉和肺动脉内压力)，心肌收缩力下降或者后负荷增大，均可导致等容收缩期延长。

(2)快速射血期：经过等容收缩期后，心室肌继续收缩，心室内压持续升高，当心室内压力上升至高于主动脉或肺动脉内压力，半月瓣即开放，血液迅速射入动脉内，心室容积迅速缩小，室内压可因心室肌继续收缩而继续升高,直到最高值(左心室为 120～130mmHg,右心室为 24～25mmHg),这段时间称为快速射血期。快速射血期相当于整个收缩期的 1/3 左右,而其心室射血量却占整个收缩期射血量的 70% 以上。

(3)减慢射血期:在快速射血期之后,心室收缩力量减弱,室内压开始下降,射血速度减慢,称为减慢射血期。此时室内压虽然已略低于大动脉压(相差几个毫米汞柱),但因心脏射出的血具有较大的动量,心室收缩的总能量(压力能量加动能)仍然高于主动脉中的总能量水平,血液得以继续从心室射出,流向动脉,心室容积则继续缩小,减慢射血期相当于整个收缩期的 2/3 左右,而其心室射血量却只占整个收缩期射血量的 30% 左右。

(4)等容舒张期:收缩期结束后,心室开始舒张,射血终止,心室内压迅速下降。左心室压原已略低于主动脉压,而右心室压此时也迅速降到低于肺动脉压水平,两侧半月瓣迅速关闭,阻止血液倒流入心室。在以后 0.03～0.06 秒内,心室继续舒张,但此时心室内压仍高于心房内压,因此房室瓣仍然关闭。当心室内压继续下降到低于心房内压时,房室瓣方才开放。从半月瓣开始关闭到房室瓣开放这段时间内,半月瓣和房室瓣均处于关闭状态,心室容积基本保持不变,称为等容舒张期。

(5)快速充盈期:经过等容舒张期后,心室内压继续降低,直至刚好低于心房内压,此时房室瓣开放,心室迅速充盈。房室瓣开放后心室容积迅速扩大,这时心室内压更低于心房内压,积聚在心房和大静脉的血液迅速冲进心室,心室内容积迅速增大,称为快速充盈,约占舒张期的 1/3,但舒张末期心室内的血液约有 2/3 是在这段时间充盈的。

(6)减慢充盈期:随着心室与心房、大静脉之间的压力差逐渐减少,血液流入心室的速度也随之减慢,这段时间称为减慢充盈期,在减慢充盈期的前半段时间内,仅有少量血液流入心室,大静脉内的血流经心房直接流入心室,心房仅起到一个血流通道的作用。但当心房开始收缩,心房内压升高将额外的血液注入到心室,使心室充盈度进一步提高,心室压力也出现一个小的升高,同时心脏也进入一个新的心动周期。

(三) 心房、心室和瓣膜在心脏泵血中的作用

心脏泵血的直接动力来自心室与动脉间的压力梯度,这种压力梯度是由于收缩期时心室强烈收缩,心室内压急剧升高到超过动脉压水平后而形成的,进而引起半月瓣的开放和心脏的射血。血液由心房流入心室的直接动力则来自房室间压力梯度,这种压力梯度的形成主要依靠心室的舒张而非心房的收缩。在整个心室舒张期,这种房室间的压力梯度持续存在;但值得注意的是,在快速充盈期和减慢充盈期的前半段,心房一直处于舒张状态,心室的充盈主要依靠心室的舒张,心房仅是充当静脉回流的一条通道。

心房在心动周期的大部分时间里都处于舒张状态。虽然心房的收缩并不是心室充盈的主要动力,但心房收缩可以使心室充盈量进一步提高 1/4 左右,使心室的舒张末期容积增大,心室收缩的前负荷增大,从而提高心室泵血功能的效率。在病理情况下(如心房颤动),心房收缩缺失,将会导致房内压增高,不利于静脉系统的回流,也可间接地影响射血,但一般情况下对静息状态下心脏的泵血功能影响不大。然而,在心率增快、心室顺应性下降时,心室的被动充盈本已经受损,此时心房收缩的主动充盈作用在心室的充盈中变得尤为重要。在此情况下,如果心房不能有效收缩,则心室舒张末期容积明显减少,最终将导致心输出量减少。由此可见,心房起着接纳静脉回流和初级泵作用。

心脏瓣膜主要功能是防止血液反流。其中房室瓣的功能是防止血液在心室收缩期由心室反流回心房,而半月瓣的功能是防止血液在心室舒张期由主动脉和肺动脉倒流回心室。如上所述,这些瓣膜的开放和关闭是由其跨瓣压差来决定的。房室瓣结构较为复杂,除了瓣膜、瓣环外,还有腱索、乳头肌等瓣下结构;心室收缩时,乳头肌随之也收缩,通过腱索直接牵拉房室瓣的突缘,可避免房室瓣向心房腔方向返折,因此房室瓣不需要血液的回流,仅依靠房室间压力差即可关闭。但如果由于各种原因导致乳头肌功能不全或者腱索断裂,就可能出现房室瓣关闭不全,严重时最终可导致心功能不全。而半月瓣的结构相对简单,心室舒张初期,较高的主动脉内压力造成血液向心室方向反流,反流的血液直接促使半月瓣迅速关闭,但由于半月瓣的迅速关闭及血液在该处的快速流动,半月瓣边缘受到机械磨损比房室瓣明显。

（四）心房内压力的变化

如果使用心导管进行有创血流动力学监测，我们会发现，在正常心脏的每一个心动周期中，左房压力曲线依次出现 a 波，c 波，v 波 3 个小的正向波和 x 降波、y 降波 2 个负向波。在一个新的心动周期开始时，心房首先收缩，导致房内压升高，形成 a 波，随着心房舒张，压力回降；随后心室收缩，室内压升高，房室瓣关闭，瓣膜向心房腔突起，造成房内压轻度升高，形成 c 波；随着心室射血，心室体积缩小，心底部下移，房室瓣也随之被牵拉下移，导致心房的容积进一步扩大，房内压下降，形成 x 降波。此后，因静脉血不断流入心房，而房室瓣尚未开放，血液不能进入心室，心房内血量不断增加，房内压缓慢持续升高，直至心室等容舒张期结束，由此形成了上升的 v 波，随后快速充盈期，房室瓣开放，血液由心房内流入心室，导致房内压下降，形成下降的 y 降波。因此，在心房的 3 个正向波中只有 a 波是真正心房收缩所致，是心房收缩的标志。由于成人的上腔静脉与右房直接连接，两者之间不存在瓣膜，右房内的压力可以直接传递到上腔静脉，因此中心静脉的压力变化与心房的类似。一个心动周期中，心房压力波动的幅度较小。成年人于安静卧位，左房压变化幅度为 $0.3\sim1.6$kPa（$2\sim12$mmHg）；右房压为 $0\sim0.7$kPa（$0\sim5$mmHg）。

（五）心动周期中心音的变化

心动周期内瓣膜的关闭和心肌舒张、收缩所产生的心壁振动，都能产生心音，可用听诊器置于胸壁一定部位听到，或用电子仪器把心音的振动转变为电流，经放大后转化为心音图。按其在心动周期中出现的先后次序，可依次命名为第一心音，第二心音，第三心音，第四心音。通常情况下只能听到第一和第二心音，第三心音可以在部分青少年中闻及，而第四心音一般听不到，如果听到第四心音，则多为病理性。

1. 第一心音 发生在心脏收缩期，标志着心室收缩的开始；听诊于心尖搏动处（胸壁第 5 肋间锁骨中线内侧）最清楚，与心尖搏动同时出现；其音调低，振动频率为 $40\sim60$Hz，持续时间较长，为 $0.14\sim0.16$ 秒。第一心音由 4 个成分组成：其中的第 1 和第 4 成分为低频低振幅的振动，通常情况很难被人耳分辨；第 2 和第 3 成分的频率和振幅较高，为第一心音的主要成分，也是人耳可分辨的部分。第一心音的第 2 成分目前认为与二尖瓣关闭和左心室内压上升而引起瓣膜叶片的张力变化有关，三尖瓣的关闭则形成了第一心音的第 3 成分。当然，肺动脉瓣和主动脉瓣开放也参与了第一心音的形成，但一般难以被人耳所分辨。第一心音的响度取决于心室收缩力量和心室收缩开始时的房室瓣位置。二尖瓣狭窄时，心室充盈减少，以至于在心脏开始收缩时二尖瓣位置偏下，同时心室充盈减少后使收缩时左室内压力上升速度加快，收缩期缩短，造成瓣膜关闭振动幅度增大，因而出现第一心音亢进；需要注意的是，二尖瓣狭窄但瓣膜本身出现严重病变，瓣叶钙化、纤维化明显，或瓣叶活动受限时，第一心音反而减弱。二尖瓣关闭不全时，左室舒张末期充盈过度，二尖瓣在舒张末期处于漂浮状态，收缩前处于一个较高的位置，收缩期瓣膜关闭时振幅较小，因此出现第一心音减弱。

2. 第二心音 发生在舒张期，标志着心室舒张的开始。听诊于主动脉和肺动脉听诊区（第 2 肋间胸骨左缘及右缘）最清楚；音调高而脆，强度较第一心音弱，振动频率为 $60\sim100$Hz，持续时间 $0.08\sim0.10$ 秒。同样，第二心音在心音图上也可以分为 4 个成分，其中第 2 成分为血流在主动脉和肺动脉内突然减速和半月瓣突然关闭引起的瓣膜振动所致，频率和振幅均较高，为第二心音的人耳可分辨的部分。第 2 成分可以进一步分为两个部分：第一部分（A_2）由于主动脉瓣关闭所致，第二部分（P_2）由于肺动脉瓣关闭所致。通常情况下，A_2 在主动脉瓣听诊区最清晰，而 P_2 在肺动脉瓣听诊区最为清晰。一般情况下，青少年 $P_2>A_2$，成人 $P_2=A_2$，而老年人 $P_2<A_2$。当体循环阻力或血流增多时，主动脉瓣关闭有力，导致第二心音的 A_2 部分增强或亢进。同样，当肺循环的阻力或者血流增多时，肺动脉瓣关闭有力可导致第二心音 P_2 部分增强或亢进。正常情况下，由于低压的右心室比高压而有力的左心室射出相同的心输出量时需要花费更长的时间，因此主动脉瓣关闭在前，而肺动脉瓣关闭在后，即 A_2 早于 P_2 出现（约 0.03 秒），但是这种时间差尚不能被人耳所分辨，听诊时仍为一个声音。当因为各种原因导致 A_2 和 P_2 的时间差进一步延长时，可出现第二心音分裂。第二心音分裂包括有生理性分裂、通常分裂、固定分裂及反常分裂。生理性分裂是

指吸气时胸内负压增大,有较多血液回流入右心,使原本较长右心室射血时间进一步延长,A_2 与 P_2 间隔加大,则可在深吸气末出现第二心音分裂,尤其多见于青少年;通常分裂是临床上最为常见的第二心音分裂,见于一些病理状态如肺动脉高压、肺动脉瓣狭窄或完全性右束支传导阻滞时,肺动脉瓣关闭滞后,出现第二心音分裂;固定分裂是指第二心音的分裂不受吸气和呼气的影响,见于房间隔缺损,呼气时回心血量少,但由于存在左向右的分流,右心血流增多,射血时间延长,肺动脉瓣关闭明显滞后,出现第二心音分裂;吸气时,回心血量增多,但由于右房压暂时升高导致了左向后分流减少,抵消了吸气导致的右房内血流增多的效应,因此出现固定性第二心音分裂。反常分裂是指在严重高血压、主动脉瓣病变或完全性左束支传导阻滞时,主动脉瓣关闭晚于肺动脉瓣,出现分裂,而吸气时右心血量增多,肺动脉关闭延迟,与主动脉瓣关闭时间重叠,而导致第二心音分裂消失,故称之为逆分裂。

3. 第三心音 出现在心室舒张的早期,快速充盈期之末,距第二心音后 0.12~0.18 秒,听诊时第三心音轻而低调,持续时间短(0.04 秒),局限于心尖部或其内上方。目前认为,它是由于舒张期快速充盈期血液从心房快速冲入心室时,振动心室壁或牵引腱索与房室环所引起。由于心室充盈量大或心室扩大时易于产生,因此第三心音多在青年人,特别是在运动时听到,老年人有第三心音多属异常,提示左室充盈压明显增高。

4. 第四心音 出现在心室舒张末期,约在第一心音前 0.1 秒出现,听诊时第四心音低调而弱音,在心尖部或其内侧较为明显。目前认为它与心房收缩所引起的心室快速充盈有关。大多数正常人听诊很难分辨,病理状态下,如心房压力增高或心室肥大时,第四音增强可被听到。

二、心电活动

循环系统是一套连续、封闭的管道系统,由心血管系统和淋巴系统两部分组成。血液循环的原动力来源于心脏的泵血功能,心脏泵血功能的实现是以其特定的生物电活动为基础的。按照心肌细胞不同的电生理活动特点,可将其粗分为两大类:一类是构成心房和心室壁的普通心肌细胞,即工作心肌细胞;另一类是具有自动节律性或起搏功能的心肌细胞,即特殊传导系统心肌细胞。心肌细胞具有的一般生理特性为:兴奋性、自律性、传导性和收缩性。正常心律的自律性兴奋由窦房结发出,传播到右心房和左心房,然后经房室交界区、房室束、浦肯野纤维传播到左、右心室,引起心房肌、心室肌先后有序的节律性收缩。心脏泵血的过程即是心脏进行节律性有序舒缩的过程。本部分主要叙述心肌细胞的生物电现象以及电生理特性。

(一) 心肌细胞生物电现象

心肌细胞膜内外存在着电位差,称为跨膜电位。工作心肌在安静状态时细胞膜外为正,膜内为负,处于极化状态,膜内外的电位差值称为静息电位。特殊传导系统的心肌细胞,因为有自律活动(自动去极),不会有静息状态,只能用其最大极化状态时的膜电位值来代表,称为最大舒张电位。当心肌细胞兴奋时,产生一个可以扩播的电位变化,称为动作电位。动作电位包括去极化和复极化两个过程。心脏各部分心肌细胞的动作电位形态各异(图 5-1-1)。心肌细胞的跨膜电位是由于离子流跨越细胞膜流动而形成的。在电生理学中,正离子由细胞膜外向膜内流动或负离子由膜内向膜外流动,称为内向电流(inward current),它增加细胞内的正电荷,促使膜电位去极;反之,正离子由膜内向膜外流动或负离子由膜外向膜内流动,称为外向电流(outward current),它增加细胞内的负电荷,促使膜电位复极或超级化。

跨膜离子流大多经由位于细胞膜上的通道蛋白所形成的孔(pore)跨越细胞膜流动,是一种易化扩散。推动其流动的动力是细胞膜两侧的离子浓度差,但能否跨膜流动则取决于离子通道的孔是否开放。离子通道是否开放,有的取决于膜两侧的电位差,称为电压门控通道(voltage operated channel);有的取决于细胞内、外的化学成分变化,称为配体门控通道(agonist operated channel)。离子流跨越细胞膜流动的第二种形式是离子泵(ionic pump)的主动转运,它逆着膜两侧的离子浓度差将离子由膜的低浓度侧转运到

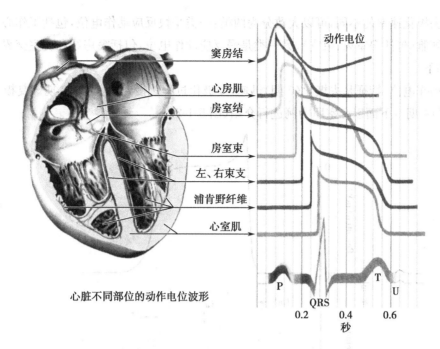

窦房结
心房肌
房室结
房室束
左、右束支
浦肯野纤维
心室肌

动作电位

心脏不同部位的动作电位波形

P
QRS
T
U
0.2   0.4   0.6
秒

图 5-1-1　心脏各部分心肌细胞的跨膜电位和兴奋传导速度

高浓度侧,这需要能量,消耗供能物质 ATP,例如钠-钾泵、钙泵等。第三种跨膜离子转运方式是离子交换,例如细胞内外的钠-钙交换,它的动力既来自膜内外的离子浓度差,也取决于膜内外的电位差。

1. 静息电位　心室肌细胞静息电位为 $-80\sim-90mV$,其形成原理和骨骼肌、神经纤维的静息电位相似,主要是钾的电-化学平衡电位。工作心肌在静息状态下,细胞膜上的内向整流钾通道(inward rectifier K channel,IK1 通道)处在开放状态,细胞内 K^+ 循此外流,而细胞内带负电荷的大分子物质不能伴随外流,形成电-化学平衡。心肌细胞膜内外的几种主要离子浓度及其平衡电位如表 5-1-1。总的来说,工作心肌细胞的静息电位基本上是一个钾平衡电位,但受许多因素的影响(包括钠-钾泵、钠-钙交换)而与理论值会有点偏差。

表 5-1-1　心肌细胞中各种主要离子的浓度及平衡电位值

离子	细胞内液 浓度(mmol/L)	细胞外液 浓度(mmol/L)	内/外比值	平衡电位(mV) (Nernst 公式计算)
Na^+	30	140	1:4.6	+41
K^+	140	4	35:1	-94
Ca^{2+}	10^{-4}	2	1:20 000	+132
Cl^-	30	104	1:3.5	-33

特殊传导系统心肌细胞的最大舒张电位在不同的细胞中数值相差很大。浦肯野细胞约为 $-90mV$,其产生原理和工作心肌细胞静息电位相似。窦房结细胞最大舒张电位仅为 $-60mV$ 左右。这是由于其细胞膜上的 IK1 通道极为稀少,对 K^+ 的通透性较低,相对地,对 Na^+ 的通透性显得较高,钠背景电流使细胞内电位的负值较小。

2. 动作电位　心脏各部分心肌细胞的动作电位形态各异,幅值和时程不一,它是各部分心肌生理特性不同的电生理基础,保证了心脏的正常起搏、传导以及心房心室协调有序的兴奋、收缩,完成泵血功能。这也是心电图波形产生的基础。

心肌细胞动作电位的形态不同,说明形成它们的离子流基础不同。按照心肌细胞动作电位的电生理特性,特别是其去极化速率的不同,可以大致分为两类:一类是快反应动作电位,包括工作心肌(心房肌、心室肌)和浦肯野细胞(包括房室束、束支);另一类是慢反应动作电位,包括窦房结和房室交界区中的结区细胞。分别叙述如下。

(1)快反应动作电位:特征是去极化(0 期)迅速,复极化过程缓慢,分为 1、2、3 期。复极完毕后电位处在静息电位水平(4 期),下面以心室肌为例进行介绍(图 5-1-2)。

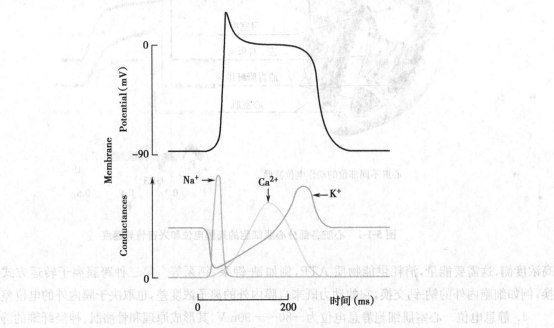

图 5-1-2　心室肌跨膜电位及其形成的离子机制

1)去极过程(0 期):心室肌细胞受刺激而发生兴奋,膜内电位由−90mV 迅速去极化到+30mV,形成动作电位的升支。0 期时间短,约 1 毫秒。去极化速度很快,最大去极化速度(V_{max})达到 200～300V/s。0 期去极化的发生原理主要是细胞外 Na^+ 的内流。细胞受刺激而兴奋时,先有少量钠通道开放,Na^+ 循膜内外浓度差内流,造成膜电位去极化。当去极化达到钠通道的阈电位水平时(约−70mV),膜上 Na^+ 通道概率明显增加,出现再生性 Na^+ 内流,造成去极化。去极化引起 Na^+ 内流,Na^+ 内流又进一步加速去极化,不断循环再生。由于 Na^+ 通道激活速度非常快,又有再生性循环,这就是心室肌细胞 0 期去极速度很快、动作电位升支非常陡峭的原因。与此同时,去极化也启动了钠通道的失活过程,失活过程使钠通道开放后迅速关闭,到 0 期去极化到达顶峰时,钠通道已接近完全关闭。由于钠通道激活快,失活也快,故称为快钠通道。快钠通道可以被河豚毒(TTX)选择性阻断。

2)复极过程:快反应动作电位的复极过程缓慢复杂,可以分为 1、2、3 期。①1 期复极:膜电位迅速复极,又称为快速复极初期。膜内电位由+30mV 快速复极到 0mV 电位水平。1 期复极由短暂的瞬时性外向电流(transient outward current,Ito)所引起,其主要成分是 K^+。Ito 通道可以被钾通道阻滞剂四乙基铵和 4-氨基吡啶(4-AP)选择性阻断。②2 期复极:复极缓慢,又称为平台期。膜电位停滞在 0mV 水平,持续 100～150 毫秒,是心室肌动作电位时程长的主要原因。平台期的形成涉及多种离子流,主要由于 Ca^{2+}(和少量 Na^+)的内流和 K^+ 的外流处于相对平衡状态而形成。在平台期初期,Ca^{2+} 的内流和 K^+ 的外流所负载的跨膜正电荷量相等,膜电位稳定于 1 期复极的电位水平。随时间推移,Ca^{2+} 通道逐渐失活,而钾外流逐步增加,形成一个微弱的净外向电流,膜内电位于是缓慢下降形成平台期晚期。在平台期 Ca^{2+} 的内流通过 L 型钙通道,它在膜电位去极到−40mV 水平时激活开放,但它的激活、失活和复活都很慢,故称 L 型(long lasting)。L 型钙通道虽然在动作电位 0 期激活,但其内流量要到 2 期才达最大值,随即失活,内流量逐步减少到停止,导致 2 期结束,3 期开始。在平台期 K^+ 的外流主要通过延迟整流钾通道(delayed rectifier K channel，IK 通道）。IK 通道在膜电位去极到－40mV 时激活开放，但通道的开放速率缓慢，在 2 期中 K^+ 外流量逐步增加。Ca^{2+} 内流量的逐步减少和 K^+ 外流量的逐步增加，使 2 期形成一个缓慢的复极过程。当 Ca^{2+} 内流停止而 K^+ 外流显著增加时，动作电位由 2 期（缓慢复极期）转入 3 期（快速复极末期）。③3 期复极：细胞膜复极过程加快，又称为快速复极末期。膜内电位由 0mV 快速恢复到静息电位 －90mV，完成复极化过程，占时 100～150 毫秒。3 期复极加速主要是 L 型钙通道失活关闭，Ca^{2+} 内流停止，而 K^+ 外流又进行性增加所致。在 3 期之初，主要是 IK 外流，而当膜电位复极到－60mV 左右，IK1 通道又被激活，K^+ 也可以循 IK1 通道外流，加速并最终完成复极化过程。在 3 期中 K^+ 的外流造成复极，而复极化又加速 K^+ 的外流，所以也是一个再生性过程。

3）恢复期（4 期）：在 3 期末，膜电位虽然恢复到静息电位水平，但在动作电位期间流入细胞的 Na^+、Ca^{2+} 和流出细胞的 K^+ 所造成的细胞内外离子分布变化尚未恢复。在 4 期初，细胞膜上的钠-钾泵和钠-钙交换加强运转，排出 Na^+、Ca^{2+} 和摄回 K^+。此外，位于细胞膜上的钙泵也加强运转，将进入细胞内的 Ca^{2+} 泵出细胞。心肌细胞膜上的钠-钾泵和钠-钙交换都参与静息电位的形成，两者都具有生电性。钠-钾泵将细胞内 Na^+ 泵出细胞，将细胞外 K^+ 泵入细胞。它是 Na^+-K^+-ATP 酶，每分解一分子 ATP，泵出 3 个 Na^+，泵入 2 个 K^+，净泵出一个正电荷，使细胞内电位变负。而钠-钙交换的方向取决于细胞内、外的 Na^+、Ca^{2+} 浓度和膜电位水平。在交换过程中，3 个 Na^+ 和 1 个 Ca^{2+} 跨越细胞膜交换，所以也是生电性的。在心肌细胞兴奋过程中，进入细胞的 Ca^{2+} 可以通过钠-钙交换排出细胞。因此在动作电位复极刚完毕时，1 个 Ca^{2+} 的排出细胞交换 3 个 Na^+ 进入细胞，使细胞内多一个正电荷，也影响静息电位数值。总的来看，这时转运过程引起跨膜交换的电量基本相等，因此膜电位不受影响而能维持稳定。

快反应细胞之间动作电位特点各有不同。如心房肌细胞的快反应动作电位形成原理和心室肌大致相似，但钾流种类更多，复极较快，故动作电位时程较短，仅 150～200 毫秒。心室浦肯野细胞的动作电位特点是 0 期去极化较快，最大速率可达 400～800V/s，所以传导速度快，复极过程持续时间长，可达 400～500 毫秒。

(2) 慢反应动作电位：下面以窦房结细胞为例进行介绍。

窦房结是心脏自律性最高的心肌组织，具有起搏功能，是原始的心肌细胞，其细胞内肌原纤维很少而显苍白（pale），故名 P 细胞。P 细胞的细胞膜上 IK1 通道几乎缺如，而钠背景电流相对较大，因而最大舒张电位较正，约为－60mV。另一方面，P 细胞膜上的快钠通道也不发达，并且由于最大舒张电位较正而处于失活关闭状态。当 P 细胞兴奋产生动作电位时，依赖 L 型钙通道的内流而产生去极化（阈电位约为－40mV）。由于 L 型钙通道幅值远小于快钠通道，流入速率又慢，因此 P 细胞去极化仅到 0mV 电位水平，很少超射，最大去极化速率慢，一般不超过 10V/s。由于 L 型钙通道是慢通道，由它引起的动作电位称为慢反应动作电位。

L 型钙通道内流造成 P 细胞去极化时，激活了细胞膜上的 IK 通道。在 L 型钙通道逐渐失活关闭的同时，K^+ 循 IK 通道缓慢外流而引起复极。在 3 期复极化过程中，随着膜内电位变负，IK 通道逐步去激活而 K^+ 外流逐步减小或衰减。这种衰减过程一直持续到 4 期。在 4 期中这种外向 K^+ 流逐渐减小是 P 细胞自动去极化的最重要的离子流基础。

(二) 心肌的电生理特性

心肌细胞具有兴奋性、自律性、传导性和收缩性四个生理特性。其中兴奋性、自律性和传导性以心肌细胞膜的生物电活动为基础，属电生理特性；收缩性则以收缩蛋白的功能活动为基础，是心肌的机械特性。心肌的兴奋通过兴奋-收缩偶联而引起心肌的收缩，完成泵血功能。故心肌组织的这些生理特性共同决定着心脏的活动。

1. 兴奋性 心肌细胞具有对刺激产生兴奋的能力或特性称为兴奋性，引起心肌细胞产生动作电位的刺激阈值越低，表示其兴奋性越高。

（1）决定和影响兴奋性的因素

1）静息电位和阈电位之间的电位差：兴奋是由静息电位（最大舒张电位）去极化到阈电位水平而引起。两者的电位差距加大，则兴奋性降低；反之则兴奋性升高。例如，在迷走神经兴奋时，其末梢释放的递质乙酰胆碱可使心房肌细胞膜上的乙酰胆碱依赖性钾通道开放，K^+ 循该通道外流，使心房肌细胞的静息电位加大（超极化），更接近钾平衡电位，心房肌细胞的兴奋性因而降低。在生理情况下，阈电位水平很少变化，高血钙时心室肌阈电位上移，使其兴奋性降低。

2）离子通道的状态：钠通道和 L 型钙通道都有备用（或称静息）、激活和失活三种功能状态。处于何种状态取决于当时的膜电位水平和在该电位的时间进程，即所谓电压依从性和时间依从性。以钠通道为例，在膜电位去极化到－70mV 开始再生性激活，随即失活关闭，一直要到动作电位复极化到－60mV 或更负，才能开始从失活状态恢复过来，称为复活，而钠通道要完全恢复到备用状态，需待膜电位回复到静息电位以后。L 型钙通道的激活慢、失活慢，而复活更慢，常见动作电位完全复极化后，兴奋性尚未完全恢复正常。

（2）兴奋性的周期性变化：在心肌细胞兴奋过程中，膜通道由备用状态经历了激活、失活和复活等过程，相应细胞的兴奋性也发生一系列周期性改变。兴奋性的这种周期性变化，影响着心肌细胞对重复刺激的反应能力，对心肌的收缩反应和兴奋产生及传导过程具有重要作用。现以心室肌细胞为例进行叙述。

1）绝对不应期和有效不应期：从 0 期去极化开始到 3 期复极达－55mV，无论多强的刺激，心肌细胞均不能产生反应，为绝对不应期（absolute refractory period，ARP）。这是由于钠通道都处在失活状态。从－55mV 复极到－60mV 这段时间内，给予强刺激可以产生局部兴奋，但不能产生动作电位，这是由于钠通道只有少量复活，不足以产生动作电位。因此，从 0 期去极化开始到复极化到－60mV 电位水平这段时间内，都不能产生动作电位形式的反应，合称为有效不应期（effective refractory period，ERP）。

2）相对不应期：从复极化－60mV～－80mV 的时间内，若给予阈上刺激可以使心肌细胞产生动作电位，称为相对不应期（relative refractory period，RRP）。越是相对不应期的早期，引起动作电位所需要的刺激强度越大，潜伏期越长，产生的动作电位幅值越小，最大去极化速率越慢，动作电位时程越短。这是由于钠通道尚未回复到正常的备用状态，而 IK 通道尚未完全去激活，外向 K^+ 流仍很大，所以复极化快，而动作电位时程短。

3）超常期：相当于膜电位－80mV 到－90mV 这段时期。由于膜电位接近阈电位，稍低于阈强度的阈下刺激，就可以引发出动作电位，表明兴奋性高于正常，故称超常期（supernormal period，SNP）。这是由于膜电位与阈电位距离较小，兴奋性较高。但应该指出，在超常期内，钠通道尚未完全恢复到正常的备用状态，因此产生的动作电位幅值小，最大去极化速率慢，动作电位时程也短。

最后，复极完毕，膜电位恢复静息水平，兴奋性也恢复正常（图 5-1-3）。

关于慢反应动作电位，由于 L 型钙通道复活速率很慢，往往在动作电位已经完全复极后，细胞仍处在不应期内，称为复极后不应状态。

（3）兴奋性的周期变化和心肌收缩的关系

1）不发生强直收缩：由于心肌细胞的有效不应期长，相当于整个收缩期和舒张早期。因此心肌不会发生像骨骼肌那样的完全强直收缩，保证心脏的舒张和收缩交替进行，有利于心室的充盈和射血，实现泵血功能。

2）期前收缩和代偿间歇：正常的心室搏动是由窦房结发出的节律性兴奋下传而引起的。如果在心室肌的不应期之后和下一次窦性兴奋到达之前，心室受到一次人工刺激或者来自异位起搏点的兴奋刺激，可以出现一次提前出现的收缩，称为期前收缩。期前收缩本身也存在不应期，如果期前收缩之后紧接有窦性兴奋下传到心室，落在期前收缩的不应期之内，这次窦性兴奋就不能引起心室收缩而出现一次"脱失"，直到下一次窦性兴奋到达时心室才能再次收缩。这样，在一次心室期前收缩之后，往往有一段较正常为长的

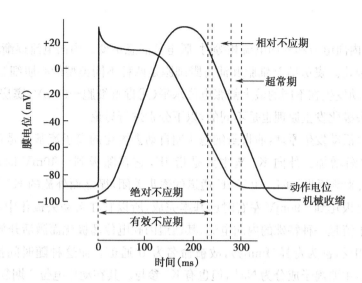

图 5-1-3 心室肌细胞的动作电位、机械收缩曲线与兴奋性变化的关系

舒张期,称为代偿间歇。

2. **自律性** 心脏特殊传导系统细胞在没有外来刺激的条件下,能自动发生节律性兴奋,这种特性称为自动节律性,简称自律性。自律性的高低可用单位时间(分)内自动发生节律性兴奋的次数,即自动兴奋的频率来衡量。

(1)心脏的起搏点:心脏特殊传导系统的不同部位广泛存在自律细胞,但各部分心肌细胞的自律性存在着高低差异。窦房结 P 细胞的自律性最高,然后由高到低依次为房室交界区、房室束和末梢浦肯野细胞,它们每分钟的自律性频率分别为 100、50、40 和 25 次左右。心房心室各按当时驱动它们的最高自律性频率搏动。

在正常心脏窦房结的自律性最高,整个心脏的节律性搏动由它控制,称为窦性节律。因此窦房结称为主导起搏点。而窦房结之外的其他自律组织在正常情况下的节律活动频率受窦房结控制,只起兴奋传导作用,称为潜在起搏点。潜在起搏点可以在窦房结起搏功能障碍或传出障碍时充当备用起搏点,取代窦房结以较低频率维持心脏跳动,因而具有生理意义。但当其自律性异常增高超过窦房结时,就成为异位起搏点控制部分或整个心脏,造成心律失常。

窦房结通过两种方式对潜在起搏点进行控制保证主导心脏节律:①抢先占领:窦房结的自律性高于其他潜在起搏点,当潜在起搏点 4 期自动去极化尚未达到阈电位水平时,已被窦房结传来的冲动所激动而产生动作电位,其自身的自律性无法表现出来。②超速驱动压抑:自律细胞受到高于其自身固有频率的刺激而发生兴奋时,称为超速驱动。超速驱动一旦停止,该自律细胞的自律性活动不能立即恢复,需要经过一段时间后才能呈现,这种超速驱动后自律活动暂时受压抑的现象称为超速压抑。超速驱动的频率和自律细胞的固有频率相差越大,受压抑的时间也越长。超速驱动压抑发生的原理十分复杂,在心脏不同部位原理不同。对心室肌的研究表明,超速驱动时细胞膜上的钠-钾泵活动增强,将高频活动时进入细胞内的大量 Na^+ 及时排出,保持细胞内环境的稳定。超速驱动突然停止时,钠-钾泵活动仍处于增强状态,和进入细胞内 Na^+ 量的减少不相匹配。前面已经提到,钠-钾泵具有生电性,超速驱动停止后的一段时间内,钠-钾泵过度运转,形成一个外向电流,它既对抗了自律细胞自动去极化时的内向电流,又可以导致细胞膜超极化,使最大舒张电位和阈电位之间的电位差加大,自动去极化不易达到阈电位,因而出现一段时间的自律性压抑。如果窦房结起搏活动突然停止(窦性停搏),而潜在起搏点因受超速压抑而不能起搏,可以导致全心停搏而猝死。

(2)自律性活动发生原理:所有自律性心肌细胞在没有外来刺激的条件下,其膜电位均会发生自动去极化,达到阈电位就产生一个新的动作电位。这种自动去极化发生在 4 期,称为 4 期自动去极化,也称为舒张除极。

从电学理论看,当内向电流和外向电流相等时,膜电位静息不变。内向电流逐渐增加或者外向电流逐渐减少都可以引起去极化。窦房结P细胞和浦肯野细胞是两种不同类型的心肌细胞,动作电位发生原理不同,而它们的自律活动发生在不同的最大舒张电位水平(浦肯野细胞－90mV,窦房结P细胞－60mV),这提示着它们的自动去极化发生原理也是不同的,以下分别进行讨论。

1)浦肯野细胞自律活动发生原理:浦肯野细胞4期自动去极化的离子流基础是:①外向K^+流的逐渐衰减;②内向电流的逐渐增加。外向K^+流主要是指IK,它在除极到－40mV时激活开放,而在复极到－40～－50mV时去激活逐步关闭。由于IK通道的逐步关闭,循之而外流的K^+量逐步衰减。但是这一衰减过程在膜电位复极化到－90mV左右时已基本完成,所以它在自动去极化中起的作用很小。浦肯野细胞的主要起搏离子流是一种特殊的内向电流,其通道因膜电位超极化而激活开放,和其他的通道因去极化而激活开放截然相反,甚为奇异(funny),故被命名为If通道。而这种随时间推移而增强的内向电流,通常称为起搏电流,主要离子成分为Na^+,但也有K^+参与。其在动作电位3期复极电位达－60mV左右开始被激活,而激活程度随复极进行、膜内负电性的增加而增加,至－100mV充分激活,一旦达到阈值水平便又产生另一次动作电位,与此同时,If在膜去极达－50mV左右因通道失活而终止。可见,动作电位复极期膜电位引起If启动和发展,If的增强导致膜的进行性除极,一方面引起另一次动作电位,一方面反过来终止If。因此自律细胞能够自动地、不断地产生节律性兴奋,这种4期自动除极也是自律细胞产生节律性兴奋的基础(图5-1-4)。由于If通道的开放速率缓慢,所以浦肯野细胞的自律性低。

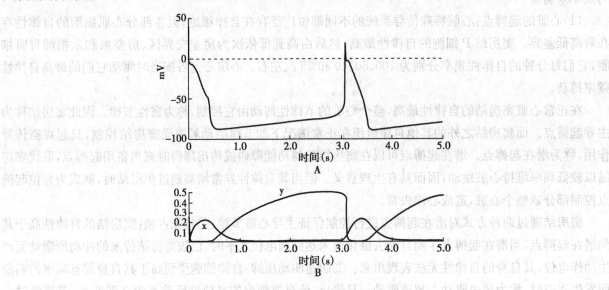

图5-1-4 浦肯野细胞起搏原理示意图
x示外向电流IK;y示内向电流If

If电流是一种混合离子流,主要成分是Na^+。但是,一般的快钠通道阻断剂如河豚毒(TTX)不能阻断它,而低浓度的铯(Cs)可以完全阻断它,而且快钠和If通道的激活要求相反的膜电位变化,所以是完全不同的两种通道。

2)窦房结P细胞自律活动发生原理:窦房结P细胞是心脏的主导起搏点,自律性最高,其自律活动的发生原理涉及多种离子流,既有外向电流的衰减,也有内向电流的增加,从而造成快速的4期舒张去极化(图5-1-5)。①IK:IK通道在P细胞去极化时激活开放,在复极化到－40～－50mV时逐渐去激活关闭,IK逐步衰减。这种外向电流的逐渐衰减造成内向电流幅值相对地逐渐增加,引起舒张去极化。由于IK的电流幅值很大,所以在窦房结P细胞的起搏活动中,起着最重要的作用。应该指出,IK的衰减在窦房结P细胞的自律活动发生原理中重要而在浦肯野细胞不重要,主要是由于两者的最大舒张电位水平不同。

前者最大舒张电位为-60mV,这时 IK 的电流幅值很大,举足轻重;后者最大舒张电位为-90mV,IK 的衰减已经接近完毕,电流幅值很小,故所起作用很小。②ICa:心肌细胞的跨膜钙流有 2 种,一种是 L 型(ICa-L),形成窦房结细胞动作电位的去极化;另一种是 T 型(ICa-T),比较微弱而短暂(transient)。ICa-T 通道的激活膜电位比较负,为-50～-60mV(ICa-L 通道的激活电位为-40mV)。窦房结 P 细胞复极到最大舒张电位-60mV 时,ICa-T 通道被激活开放,Ca^{2+} 循之内流,引起舒张去极化。当舒张去极化达到 ICa-L 通道的阈电位水平时,ICa-L 通道激活开放,产生一个新的动作电位。③If:在窦房结 P 细胞最大舒张电位水平,If 通道的激活程度很小,If 形成的内向电流也很小,所以在 P 细胞的舒张去极化发生原理中作用不很重要。但是 If 通道对自主神经递质去甲肾上腺素和乙酰胆碱十分敏感,自主神经可以通过改变 If 通道的活动而调变窦性心律。

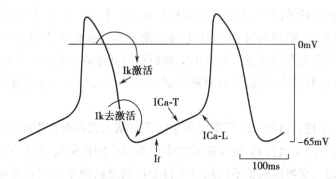

图 5-1-5 窦房结 P 细胞 4 期去极化和动作电位发生原理示意图

(3)决定和影响自律性的因素:自律性的高低取决于自动去极化的速度和最大舒张电位与阈电位之间的电位差距。

1)最大舒张电位和阈电位之间的差距:两者间差距越小,自动去极化越易达到阈电位,自律性越高。阈电位很少变化,迷走神经递质乙酰胆碱使窦房结自律细胞膜 K^+ 通道开放率增加,故使复极 3 期内 K^+ 外流增加,最大舒张电位绝对值增大,和阈电位差距变大,自律性降低,心率减慢。

2)4 期自动去极化速度:速度越快,从最大舒张电位去极化到阈电位所需时间越短,自律性越高。交感神经递质去甲肾上腺素通过兴奋 β_1 受体,促进 ICa-L 和 If 通道开放,使窦房结和心室浦肯野细胞的自律性增加,既可以加快窦性心律,也可能引发室性期前收缩。迷走神经递质乙酰胆碱,除可以增加 K^+ 外流外,还可以抑制 If 和 ICa-L 通道,降低窦房结自律性。

(4)自律性和心律失常

1)窦性心律失常:正常窦房结以规则的节律发出冲动,每分钟 60～100 次。自律性过高、过低、不规则或不能发出冲动,分别产生窦性心动过速、窦性心动过缓、窦性心律不齐和病态窦房结综合征。

2)异位性心律失常:指由异位起搏点产生的心脏节律。一类是由于窦房结不能正常地发出冲动,潜在起搏点代之产生冲动,保证心脏节律性跳动,称为逸搏。另一类是由于异位起搏点自律性异常增高,超过窦房结的自律性,异位起搏点抢先控制心脏产生提前的搏动,称为期前收缩或早搏。逸搏和期前收缩可以分别起源于心房、房室交界区或心室。

3. 传导性 心肌细胞具有传导兴奋的能力,称为传导性。兴奋的传导依靠局部电流刺激相邻细胞,使后者也发生兴奋。细胞间兴奋的传导主要经由闰盘的缝隙连接进行,因为该处电阻低,局部电流易于通过。心肌传导性的高低用兴奋的传播速度衡量。

(1)心脏内兴奋传播的途径和特点

1)兴奋通过特殊传导系统的有序传播:正常的节律性兴奋由窦房结产生,传到右、左心房。心房内兴奋除由心房肌本身直接传播外,还杂以浦肯野细胞组成的"优势传导通路",快速将兴奋传播到两侧心房,使两侧心房几乎同时收缩,形成一个功能合胞体。优势传导通路同时将兴奋传播到房室交界区,经房室束、左右束支、浦肯野纤维网到心室心内膜下心肌,然后依靠心室肌本身的传导,将兴奋经室壁中层传到心外膜下心肌,引起左右心室的兴奋收缩。由于心室内传导迅速,所以左右心室也几乎同时收缩,两侧心室也形成一个功能合胞体。

2)心脏内兴奋的传导速度:心脏各部分心肌细胞电生理特性不同,细胞间的缝隙连接分布密度和类型不同,使得兴奋在心脏各部分的传导速度不同。心房肌的传导速度约为 0.4m/s,"优势传导通路"为 $1.0\sim1.2m/s$。房室交界区的传导性很低,尤其是其中间的结区细胞产生的动作电位是慢反应动作电位,传导速度仅为 0.02m/s,兴奋通过房室交界区耗时约 0.1 秒,称为房室延搁。房室延搁的存在具有重要生理意义,它保证心室的收缩发生在心房收缩完毕之后,有利于心室的充盈和射血。兴奋传播通过房室交界区进入房室束、左右束支和浦肯野纤维网后,传导速度骤然加快,达到 $2\sim4m/s$,将兴奋迅速传导到左右心室。这是由于浦肯野细胞直径粗大、细胞内阻小、动作电位 0 期最大去极化速率快(可达 $400\sim800V/s$)、细胞间偶联紧密、缝隙连接又充分发育的缘故。左右束支和浦肯野纤维顺次兴奋室间隔、心尖和心底。浦肯野纤维深入室壁内层兴奋心室肌细胞,然后由心室肌细胞以 $0.4\sim0.5m/s$ 的传导速度使室壁由内而外发生兴奋。

3)房室交界区传导的生理、病理意义:房室交界中间部的结区兴奋时产生的慢反应动作电位是房室延搁重要的电生理基础。此外前文已提到,慢反应动作电位的不应期特别长,往往延续到动作电位完全复极后,称为复极后不应期。房室交界区的长不应期对来自心房的过高频率的兴奋冲动(例如心房颤动时)有阻滞过滤作用,落在房室交界区不应期中的兴奋不能下传到心室,只有在不应期过去后,心房的兴奋才能下传到心室,使心室有一定的时间充盈和射血,对循环功能有一个保护作用。但另一方面,正因为房室交界区传导速度慢,不应期长,对传导功能而言是一个薄弱环节,容易发生传导阻滞。房室传导阻滞是比较常见的一种疾病。

(2)影响传导性的因素

1)结构因素:①心肌细胞:直径粗大、细胞内结构简单者,细胞内电阻较低,传导速度较快。例如浦肯野细胞直径可达 $70\mu m$,细胞内肌丝较少,传导速度可达 4m/s;而房室交界区中间部位的结区,细胞直径仅 $3\sim4\mu m$,传导速度只有 0.02m/s。②细胞间连接:心肌细胞间的兴奋传导通过缝隙连接完成。它是存在于相邻细胞间的膜通道结构,不仅进行着细胞间信息的直接交流,对细胞的新陈代谢、增殖和分化过程都起着重要调控作用。构成缝隙连接的连接蛋白有多种,不同心肌细胞间缝隙连接的分布不同,连接蛋白也不同,数量上也存在很大差异,这也是它们传导速度不同的一个重要因素。缝隙连接通道既是电压依从性的,也是化学依从性的。例如当心肌细胞受到损伤,细胞内酸中毒,pH 值下降时,通道关闭,细胞间兴奋传导减慢。

2)生理因素:兴奋传导依赖局部电流的传播来完成。传导速度快慢取决于兴奋细胞电活动引起的电位变动大小以及未兴奋部位的细胞能否接受刺激而发生兴奋。

A. 动作电位 0 期去极化速度和幅度:动作电位 0 期去极化速度越快,幅度越大,所形成的局部电流就越大、向前影响范围越广,相邻细胞去极化达到阈电位的速度就越快,传导速度也就越快。快反应动作电位去极化速率快,幅值大,所以浦肯野细胞、心房心室肌的传导速度快;而产生慢反应动作电位的窦房结、房室结细胞传导速度慢。

各种心肌细胞 0 期去极速度和幅度的差别,主要由膜上(0 期)离子通道固有性质决定。已知同一心肌细胞(以快反应细胞为例),对兴奋性而言,钠通道的状态(激活、失活、备用)决定着通道是否被激活开放(兴奋性的有无)以及激活的难易程度(兴奋性的高低)。此外,钠通道的性状还决定着膜去极达阈电位水平后通道开放的速度和数量,从而决定膜 0 期去极的速度和幅度,称为钠通道的效率或可利用率。钠通道是电压依从性的,它依从于临受刺激前的膜静息电位。定量的分析钠通道效率与静息膜电位值的函数关系的曲线为膜反应曲线(图 5-1-6)。膜反应曲线呈 S 形。正常静息电位(－90mV)情况下,快钠通道处于正常备用状态,一旦兴奋,通道可以充分激活开放,Na^+ 快速内流,动作电位 0 期去极化速率可以达到最大值。如果心肌细胞膜电位部分去极化,快钠通道就处于部分失活状态,兴奋时不能充分开放,Na^+ 内流量减少,动作电位 0 期去极化速率降低。心肌细胞膜电位部分去极化到－40mV,快钠通道全部失活,不能开放,不能产生快反应动作电位。某些药物可影响膜反应曲线的改变,如苯妥英钠可使膜反应曲线左上移位,提高传导性。

膜反应曲线只描述了静息膜电位值对钠通道开放速度即 0 期去极速度的影响。实际上,由钠通道开放数量所决定的 0 期去极幅度也同样依从于静息膜电位。正常静息膜电位下,钠通道不但开放速度快,而且数量也多,动作电位 0 期去极速度快、幅度也高;若静息膜电位(绝对值)低下,则产生升支缓慢、幅度低的动作电位(图 5-1-7)。

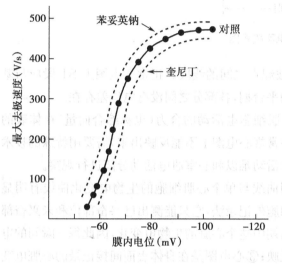

图 5-1-6　膜反应曲线　　　　　　图 5-1-7　静息膜电位对动作电位升支速度和幅度的影响

B. 邻近未兴奋部位心肌的兴奋性:邻近未兴奋部位的心肌细胞静息电位和阈电位的电位差增大时兴奋性降低,膜去极化达到阈电位所需时间延长,传导减慢。若邻近心肌细胞膜快钠通道处在失活状态则不能引起兴奋,导致传导阻滞。若邻近心肌细胞膜快钠通道处于部分失活状态(如处于相对不应期或超常期内),则兴奋时产生的动作电位 0 期去极化速率慢、幅度小、传导减慢。

(三) 心电图

心电图是指将测量电极置于人体表面一定部位记录到的心脏电变化曲线,反映了心脏兴奋的产生、传导和恢复过程中的生物电变化(图 5-1-8),而与心脏的机械收缩活动无直接关系。本段重点强调心电图的电活动情况,对于心电图本身并不作过于详细的描述。

1. 正常心电图的波形及其生理意义

(1)P 波(P wave):反映左右两心房的去极化过程。

(2)QRS 波群(QRS complex):反映左右两心室去极化过程的电位变化。

(3)T 波(T wave):反映心室复极过程中的电位变化。T 波的方与 QRS 波群主波方向相同。

(4)PR 间期(PR interval):是指从 P 波起点到 QRS 波起点之间的时程,代表由窦房结产生兴奋经心房、房室交界、房室束及左右束支、浦肯野纤维传到心室并引起心室开始兴奋所需时间,也即代表从心房去极化开始至心室去极化开始的时间。

(5)QT 间期(QT interval):指从 QRS 波起点到 T 波终点的时程,代表心室开始兴奋去极化至完全复极的时间。QT 间期的长短与心率呈负相关。这主要是因为心室肌动作电位时程因心率增快而缩短所致。

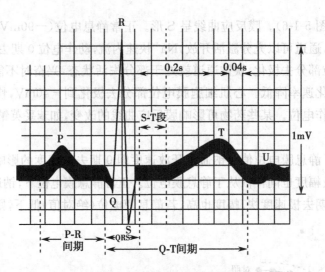

图 5-1-8　正常人心电图模式图

(6)ST 段(ST Segment)：指从 QRS 波群终点到 T 波起点之间的线段。正常心电图上 ST 段应与基线平齐。ST 段代表心室各部分心肌均已处于动作电位的平台期,各部分之间没有电位差存在。

2. 心电图与心肌细胞动作电位的关系　心电图是心肌细胞电活动的合力(也称综合向量)在体表的反映。窦房结、房室交界区、房室束、左右束支的电活动在常规心电图上不能反映出来,需要用特殊的技术方法才能记录到。末梢浦肯野纤维网深入到心室壁,其电活动难以和心室肌电活动分离进行观察。

心肌细胞的生物电变化是心电图的来源,但是心电图曲线与单个心肌细胞的生物电变化曲线有明显的区别。其区别在于：①心电图的记录方法原则上属于细胞外记录法,它只能测出已兴奋部位和未兴奋部位膜外两点之间的电位差；②心电图反映的是一次心动周期中整个心脏的生物电变化,因此每一瞬间的电位数值,都是很多心肌细胞电活动的综合效应在体表的反映；③心电图是在身体表面间接记录的心脏电变化,因此电极放置的位置不同。记录的心电图曲线也不相同。

而心电图和心肌细胞动作电位的关系如图 5-1-9。心房肌的去极化对应于 P 波;心房肌的复极化对应于 P-R 间期,并部分重叠于 QRS 波群内;心室肌的去极化从室间隔开始,然后扩布到心尖、心底,其电合力较大,且方向多次快速改变,在心电图上反映为波幅较大、时间较短的 QRS 波群;心室肌的复极化较慢,在心室肌动作电位 2 期的早期,各部分心室肌之间没有电位差,形成位于心电图基线(等电位线)上的 ST段;心室肌动作电位 2 期晚期和 3 期,由于各部分心室肌的复极化过程先后不一,存在电位差,故而形成 T波。由于心外膜下心室肌动作电位时程短于心内膜下心室肌,所以心室去极化过程从心内膜下开始,而复极化却从心外膜下开始,去极化和复极化电活动的合力方向一致,所以 T 波和 QRS 波群的主波方向一致。U 波的生成原理不明,有人认为反映末梢浦肯野纤维的复极化过程,但尚缺乏有力证据。

三、心脏产生搏动血流的意义

脉搏的意义和作用从医学产生的初始就存在争议讨论,一直持续到现在。20 世纪前半期,生理学家在做动物离体器官和组织灌注的实验时,总是用一种产生间断血流的泵,为此目的,发明了许多活塞泵,隔膜泵,当时人们能接受的概念为心脏的自然血流是最好的。20 世纪 50 年代在全世界许多中心开始做心脏直视手术,用的是蠕动泵,它产生低振幅(细小波浪状)的脉动血流,这种泵的成功使用使人们对以前的必须用搏动血流的盛行概念提出了疑问,以后许多实验和临床对比研究都以这些争议为主题,研究结果也不尽一致。

目前人们毫无疑问地认为,搏动血流是有益的,其基本优点可归纳为：①自然的血流是最佳的。②搏动灌注增加组织液的流动和形成,淋巴液流动增加。③组织代谢率和废物排出加快。④从泵到组织的能

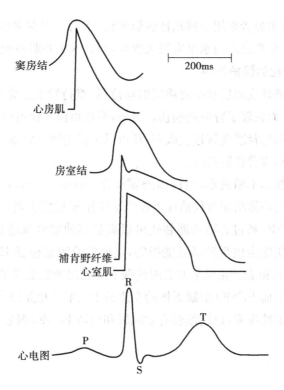

窦房结

心房肌

房室结

浦肯野纤维
心室肌

心电图

图 5-1-9　各部分心肌细胞动作电位与体表心电图的时相关系

量传递更有效。这些基本的优点可能与改善和保护某些器官的功能有关,其表现为氧耗率较高,围术期高血压发生较少。

(一) 搏动血流对血流变的影响

搏动血流与非搏动血流相比能明显减少红细胞破坏。能提供较充足的血流动力学能量,这种能量向多方面转化,促进红细胞、血浆和淋巴的流动。研究表明,搏动血流能降低机体血管阻力,减轻机体对儿茶酚胺的反应。

(二) 搏动血流对中枢神经系统的保护作用

多数研究表明,搏动血流能有效地避免中枢神经系统的缺血缺氧性损害,一定程度上可改善术后减少神经系统并发症。目前认为搏动血流避免中枢神经系统的损害源于如下原因:①搏动血流产生的额外能量有利于微循环的灌注,促进淋巴液的回流,减轻组织水肿程度,改善细胞代谢;②搏动血流在产生动能的基础上增加了势能成分,可使灌注压力高于毛细血管的临界闭合压,并使淋巴和组织间液的流动性增加,进一步增加毛细血管流量;③搏动血流的谐波效应可以缓解颈动脉压力感受器的神经冲动的发放,使儿茶酚胺、血管加压素、血管紧张素等缩血管物质的释放减少,从而减少了微循环的灌注障碍,有利于器官的组织灌注;④搏动血流可以降低外周阻力,利于组织灌注;使组织代谢率和废物排出加快;其所具有的脉压通过压力感受器可以扩张血管;还可以增加前列腺素、一氧化氮、心房利钠肽类的扩血管物质的释放。

(三) 搏动血流对心脏的保护作用

正常充盈跳动的心脏不管用什么血流进行灌注,产生的都是搏动血流。跳动的心脏在非搏动灌注时冠状动脉的血流已被证明是搏动性的,心室颤动时冠状动脉血流呈线性。室颤的心脏当全身血流灌注为搏动性时,冠脉血流也为搏动性。一些研究者报道,停搏的心脏接受搏动血流灌注时,心内膜下的血流灌注量增加,而且心内膜/心外膜血流比率维持在良好状态。另一些研究提示,在冠状动脉有严重狭窄时,搏动血流灌注对室颤的心脏冠状动脉狭窄远端能维持较好的血流灌注,而无冠状动脉狭窄的区域,其血流量无改变,所以搏动血流对已经存在冠脉狭窄的心脏灌注意义更大。搏动血流灌注对跳动的心脏所起的有益作用看起来微小,而对室颤的心脏能改善心内膜下的血流灌注,尤其在有冠状动脉狭窄时,其作用更明显。有人证实,冠状动脉搭桥术患者采用非搏动性血流灌注,术后 1 天左室射血分数明显降低,相反用搏动性血流灌注,术后 1 天射血分数比术前水平有很大提高,而且术中心肌梗死发生率较低。

(四) 搏动血流对肾脏功能的保护作用

搏动血流能明显增加肾脏外皮质层和中皮质层的血流量,维持肾脏正常的血流分布。也可能是搏动血流能增加肾小球灌注压,从而减轻了肾脏的损伤。另外,搏动血流不仅可以降低血清中缩血管物质的浓度,减轻血管内皮细胞损伤,抑制肾脏血管过度收缩,还可以延长毛细血管前动脉开放时间,有利于改善维持微循环,增加组织器官血供,改善肾脏功能。

随着体外生命支持系统技术不断进步,目前体外膜氧合(extracorporeal membrane oxygenation,EC-MO),尤其是 VA-ECMO 作为心肺功能替代治疗手段广泛应用于重症患者,患者的脏器功能损伤也是临床讨论的重要内容。VA-ECMO 通过心肺功能替代可以满足其他器官氧输送并偿还氧债,但脑、肾等重要脏器在氧输送满意情况下仍然会出现脏器功能损害,主要危险因素包括 ECMO 前患者状态和 ECMO 本身作用两大方面。ECMO 前患者严重缺氧和长时间酸血症使患者脏器功能受病理生理环境变化(低血压或高血压)影响而受到损伤,而 ECMO 中缺乏搏动血流的平流灌注也是脏器损伤的危险因素。然而,这些改变的确切作用机制尚需继续探索,以期能够有效减轻和预防 ECMO 脏器损伤的发生。

(张舒扬　杜　微)

第二节　心脏射血的调节

心脏能否有效地将血液泵入大动脉中,对于一个人整体的循环情况具有至关重要的意义。但是心脏的射血能力受到诸多因素的调节,这些因素在不同的条件下对心脏的收缩功能产生不同的影响;另一个非常重要的问题是,在现有的条件下很多参数或指标难以在体内精确地测定,更缺乏可接受的无创指标,而且很多理论和计算方法都是在健康人体内得到数据;而在各种病理生理状态下,任何一项因素对人体的影响都不是单一的,因此很难明确每一项因素对心脏射血功能的作用。我们可以将调节心脏收缩功能的因素简单归为两类:内源性调节因素和外源性调节因素。前者指心肌本身具有的基本收缩特性,后者是指外源性的神经、激素、药物和疾病等因素造成的影响。下面将针对影响正常心脏射血功能的几项基本内源性调节因素:前负荷、后负荷、心率和心肌收缩和舒张功能等进行相关阐述。

一、前负荷

前负荷是指在心脏收缩之前的舒张充盈状态下,心肌受到的伸展牵拉。前负荷与肌肉组织的肌节长度密切相关,但是我们无法在活体测量肌节长度,所以往往用心室舒张末容积或者舒张末压力等参数来反映前负荷。例如,当静脉回心血量增加时,心室舒张末容积和压力就会增加,引起肌节的伸展,因此增加了前负荷;而当静脉回心血量减少时,心室舒张末容积和压力相应减低,肌节长度缩短,前负荷也就下降。心室前负荷的变化会导致心肌收缩力量的改变,造成每搏输出量出现非常明显的变化,这就是著名的Frank-Starling 机制。早在 20 世纪初期,Frank 和 Starling 就阐述了肌肉收缩的一项非常基本的概念,即在一定的生理范围内,肌肉伸展的越显著,肌肉收缩产生的力量就越大。需要强调的是:①心肌纤维伸展长度与产生的收缩力并不是线形关系;②必须是在一定的生理范围内,如果超过了肌肉伸展的一定限度,肌肉收缩力会受影响;③如果肌肉本身出现了病理和(或)病理生理的改变,Frank-Starling 曲线会出现移位。

将 Frank-Starling 机制应用于心肌组织,尤其是分析左心室心肌的收缩,我们可以看到:左心室在舒张期进入心室腔内的血容量越多,心室腔内的舒张末压力就越大,左室心肌伸展就越显著,即前负荷越大,此时所产生的左室心肌收缩力就越大，每搏输出量也就越大（图5-2-1）。换句话说，左心室心肌收缩力与左心室舒张末容积成正相关性（但依然不是线性关系）。另外，根据体外研究的结果，肌纤维的这种伸展和收缩并不需要额外的时间，即并不会因为心脏前负荷的增加或减少，使得心肌组织在该前负荷下的伸展和收缩时间延长或缩短。心肌组织的这种特点是肌纤维自身具备的自我调节的能力，即使将支配心脏的神经和体液因素完全去除，Frank-Starling机制依然具有有效性。

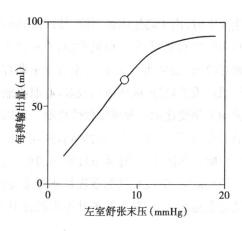

图 5-2-1　左室舒张末压和每搏输出量的关系
静脉回心血量的增加会引起左室舒张末压力（LVEDP）和容积的增加，因此增加了左室前负荷，最终引起每搏输出量（SV）的增加，一般LVEDP大约在8mmHg左右，SV大约为70ml/心搏

　　Frank-Starling机制与肌纤维的细胞组织学基础直接相关。肌原纤维存在于肌肉组织中，由大量粗肌丝和细肌丝有规律地平行排列而成，其中粗肌丝是由许多肌球蛋白（myosin）分子有序排列组成的。肌球蛋白形如豆芽，分为头和杆两部分，头部朝向粗肌丝的两端并露出表面，称为横桥（cross bridge），而在肌肉接受信号冲动准备进行收缩时，肌球蛋白头部与肌动蛋白（actin）结合，拉动肌动蛋白。因此，肌球蛋白类似于拔河比赛中选手的双手，而肌动蛋白类似于绳索。在前负荷增加、肌纤维伸展的情况下，暴露出的肌球蛋白和肌动蛋白之间横桥的数量增加，相当于选手数量的增加，因此产生的拉动力量就更大，所以整体心肌的收缩力量增强。但是在过度牵拉的情况下，横桥的数量并不会进一步增加，而且肌球蛋白的横桥可能与肌动蛋白发生脱离，此时前负荷再进一步增加时，心肌收缩力反而下降。但是肌节长度依赖的收缩力改变并不能解释Frank-Starling机制的全貌，心肌组织收缩力-长度关系的另外一项重要解释是长度依赖性钙离子敏感性增高。在分子水平，推测长度增加导致了肌钙蛋白C对细胞液内钙离子流的敏感性增加。

　　心肌纤维初长度能够调节心肌收缩力，其原理如下：①肌节长度对收缩力的影响。心肌和骨骼肌不同，骨骼肌细胞在自然状态下肌节长度为$2.0\sim2.2\mu m$，这是骨骼肌的最适初长度，能产生最大收缩力。用外力可以拉长骨骼肌的初长度，当肌节长度被拉长到$2.4\mu m$以上时，粗肌丝和细肌丝的重叠明显减少，收缩力随之下降，当肌节长度被拉长到$3.6\mu m$时，骨骼肌收缩力降至零。而哺乳类心肌初长度的变化是有限的，在自然状态下由于心室腔血液的充盈和搏出，心室肌肌节长度的变化范围在$1.8\sim2.0\mu m$，而心室肌的最适初长度为$2.0\sim2.2\mu m$。即使在实验中前负荷很大的情况下，心室肌肌节长度也很少能拉长到$2.4\mu m$。在这种情况下，心室肌做功的能力没有多大改变，因而心室功能曲线没有下降支。这是因为心室肌细胞间质有大量胶原纤维，形成胶原纤维网架，有很强的静息张力。另外，心室壁由多层肌纤维组成，肌纤维有多种走势和排列方向，因此心室肌不能被任意拉长。②肌肉初长度对肌细胞兴奋-收缩偶联的影响：有实验表明，当心肌细胞在最适初长度时，兴奋时细胞内Ca^{2+}浓度升得最高，收缩力最强。当初长度较短时，兴奋时细胞内Ca^{2+}浓度较低，收缩也较弱。这一方面是由于在最适初长度兴奋时，Ca^{2+}内流量多；另一方面是肌钙蛋白和Ca^{2+}的亲和力高之故。当心肌初长度缩短时，兴奋时Ca^{2+}内流量小，肌钙蛋白对Ca^{2+}的亲和力下降，故收缩力量随初长度缩短而下降。

　　Starling定律或异长自身调节的生理意义在于对每搏量进行精细调节，使心室射血量和静脉回心血量相平衡。在静脉回心血量突然增加或减少、或动脉血压突然升高、或左右心室搏出量不匹配等使充盈量发生微小变化时，都可通过异长自身调节改变搏出量，使之和充盈量保持平衡。该定律反映了心脏的一个重要的代偿功能，即增加心室的舒张末期容量可以增加心脏的每搏输出量。如在运动时，全身的循环加快，回心血量增加，使心室的舒张末期容积及压力增加，心输出量相对增多，以适应运动的需要。而当心脏功能损害时,由于心输出量下降,使回流到心室的血液不能充分排出心腔,于是心室舒张末期容积增加;慢性心衰时钠水潴留,回心血量增加,心室舒张末期容积增加;心肌受损时,激活神经-体液调节机制,引起容量血管收缩,增加回心血量,心室舒张末期容积增加。心室舒张末期容积增加导致心肌纤维初长度增加,粗细肌丝重叠较好,横桥数目较多,心肌收缩力增强,每搏量增加。这种代偿机制启动迅速,是心肌对急性血流动力学变化的一种重要代偿机制。可以防止心室舒张末期压力和容积发生过久和过度的改变。但代偿能力有限,而且也有不利的影响,如:心脏容积过度扩大导致室壁应力增加,心肌耗氧量增加;舒张末压增高影响冠脉灌流;使静脉系统淤血加重等。

Frank-Starling 机制的效应是非常重要的,根据心肌纤维的长度变化合理的匹配左右心室的输出量。即使是在运动、情绪紧张等各种生理状态下,它依然能够帮助心脏适应整体的需求。

二、后负荷

后负荷指的是心肌开始收缩后所面对的压力负荷,也是左室射血时的室壁应力。后负荷增加意味着需要增加心室内压才可以打开主动脉瓣以及维持随后的射血。简单地说,后负荷可以用下列公式更确切地进行表述:

$$\sigma = \frac{P \cdot r}{h}$$

其中 σ 是指室壁应力,P 为心室内压力,r 为心室半径,h 为室壁厚度。本公式可以简单应用于所有薄壁球体的室壁应力的模拟计算。从这个公式我们可以看到,在心室内压力一定的情况下,室壁应力即后负荷随着心室内半径的增加而增加,所以心室扩张的情况下室壁应力是增大的。而心室肥厚(室壁增厚)则会降低室壁应力和后负荷。

当心肌纤维完成舒张过程后接受兴奋开始收缩时,心室腔内的压力迅速增加,这实际上是心肌收缩过程中需要对抗的张力,即心肌收缩的后负荷。在心室收缩期初始时,心肌纤维收缩的速度和心室腔内压力的上升速度非常快,因此后负荷上升也非常快。当心室腔内压力逐渐增加时,心肌的收缩速度和心室腔内压力的上升速度则逐渐下降。这是一次心室收缩过程中心肌的生理表现。而对于不同的后负荷而言,后负荷增加,心肌纤维的收缩速度、收缩程度以及完成整个收缩过程需要的时间均下降。

在没有主动脉瓣狭窄、肥厚梗阻型心肌病的情况下,收缩期室壁应力反映后负荷的两个主要成分,即主动脉内血压和动脉顺应性。这里强调一下主动脉瓣狭窄和肥厚梗阻型心肌病,是因为主动脉瓣狭窄会造成跨主动脉瓣的压力阶差,而肥厚性梗阻型心肌病会在左室流出道产生显著的压力阶差,两者的左室腔内压力均显著高于主动脉内压力。当严重的系统性高血压或老年性主动脉硬化和扩张时,动脉顺应性降低,后负荷增加。但如果没有明显的主动脉瓣狭窄和动脉顺应性改变,主动脉血压可作为非常近似的后负荷测定指标。与之相对应的是,健康人体的心脏射血表现随着主动脉内压力的变化而变化(主动脉瓣结构功能正常的情况下)。当主动脉内的压力增加时,心脏的每搏输出量、射血速度以及整体的射血时间均下降。而且心肌需要更长的舒张时间来获得足够的充盈和前负荷,提高收缩的能力,以克服所增加的后负荷。从本质上看,心脏后负荷并不会改变前负荷,但是后负荷增加以后,心脏的每搏输出量减少,因此左室收缩末容积会相应增加,这一部分增加的容积会使得左室舒张末容积增加,因此继发性地导致了左室舒张末压力增加。通过之前阐述的 Starling 机制,这种前负荷的增加可以部分地代偿因后负荷增加造成的每搏输出量下降。

这种前负荷与后负荷的相互作用关系可以应用于心力衰竭的治疗。在心力衰竭的患者中,使用血管扩张药物可以降低外周血管阻力、动脉压力和后负荷,因此增加了每搏输出量,同时血管扩张药物也降低了心脏的前负荷。这种动脉压力降低造成心室容量改变的关系可以参考图 5-2-2。当动脉压力下降时,心室能够更快的射血,增加了每搏输出量并减少了左室收缩末容积,由于心室在收缩后残留的血量较少,左室充盈后并不会达到先前的舒张末容积,因此左室舒张末容积和压力也伴随下降。此时每搏输出量依然是增加的,因为左室舒张末容积的下降程度要低于左室收缩末容积的下降程度。

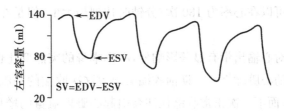

图 5-2-2　动脉压力降低造成心室容量改变的关系
动脉压力下降对心室容量的影响。后负荷的下降减少左室
收缩末容积(ESV)和左室舒张末容积(EDV),但是 EDV 的
下降程度低于 ESV,因此净效应是每搏输出量(SV)增加

　　由于人体存在的自我平衡调节因素,在正常生理范围内的动脉血压搏动并不会明显地影响心脏的射血和每搏输出量。健康成年人在平均动脉压不超过 100mmHg 的情况下,心输出量基本上是不依赖于外周血压的波动,即使血压的变化可能暂时造成每搏输出量的变化,但是经过几个心动周期后,左室能够维持其正常的充盈压和舒张末容积。但是当外周动脉血压超过一定的范围,每搏输出量和心输出量会受到明显的影响。

　　安列普效应(Anrep 效应):指后负荷突然增加时会引起短期内心肌收缩力的增强。临床表现为主动脉压力突然升高时,在 1~2 分钟内出现正性变力效应,这被称为等长自主调节。显然,这与肌肉的长度无关,是真正的变力效应。目前存在的一种合理解释是:左室壁张力增加会作用于心肌牵张受体,使细胞液钠离子增加,然后通过钠/钙交换,使细胞液内钙离子浓度增加。因此这种效应与前负荷增加效应(通过长度激活)是不同的。

三、心率

　　心率的影响因素非常多,但是本节内容主要是关于心率与心肌收缩力的关系,即心率对每搏输出量的影响。对于心脏来说,最基本的评价就是其产生心输出量的能力,而心输出量＝每搏输出量×心率,因此心率本身与每搏输出量是同等重要的。一般来说,心率是通过影响心室收缩和舒张的时间,尤其是心室舒张时间、舒张末容积和舒张末压力来影响每搏输出量的。

　　对一名健康的成年人来说,如果心率在一定的范围内波动(60~170 次/分钟),只会对心输出量产生暂时的、非致命性的影响。但是在心率极度加快到以至于影响心室的早期充盈期时,则会导致心输出量的显著下降;另一方面,在严重心动过缓时(低于 40 次/分钟),心室的充盈时间的确延长了,但是由于绝大部分的心室血液充盈发生于舒张早期,进一步延长的充盈时间所增加的每搏输出量不足以代偿心率下降的影响,因此造成了心输出量的显著下降,临床上往往造成患者晕厥或其他脑缺血和外周器官缺血的症状。

　　在不同的生理或病理状态下,心率对每搏输出量的影响是不一致的。在左房充盈压力不变的情况下,心率的增加会导致左室舒张充盈时间的下降,从而降低每搏输出量。但是如前所述,绝大部分的心室血液充盈发生在舒张早期的快速充盈期,所以心率轻度增加时只会影响心室充盈晚期的缓慢充盈期,对心室的充盈影响很小,每搏输出量下降并不明显,而心输出量是增加的。在静息状态下,依然维持左房充盈压不变,而以起搏的方式逐渐增加心率,心肌收缩力会增加,称为阶梯现象,也称为激活的正性变力效应或收缩力-频率关系。相反,减慢心率有负性阶梯效应。正常人体在心率在 120~130 次/分钟时达到最佳收缩力,再快的刺激时,心肌收缩力反而会减弱。推测快速刺激时,更多的钠离子和钙离子进入心肌细胞超过钠泵和钙离子排出机制的处理能力。心率过快时,心室充盈持续时间缩短的负性影响能拮抗收缩力-频率效应。而在交感肾上腺素受体刺激或者运动锻炼的情况下,心输出量只有在心率达到 180 次/分钟时才会下降。这是因为此时心脏的功能同时受到了静脉血液回流增加、左房充盈压增加以及刺激本身的正性肌力作用的影响。在运动状态下,代谢速度增快、外周血管阻力下降、肌间静脉的收缩都会导致左房充盈压增加。年轻运动员心输出量可以在心率为180次/分钟时达到最大值,但是在老年人中,达到最大心输出量的心率值会逐渐下降。

除了心率的过快或过慢对心输出量有显著影响外,心率本身的突然变化也会对心脏收缩力产生短暂的作用。例如一次提前出现的心脏除极——期前收缩会导致这次收缩的心脏射血量下降,而且下降的程度取决于期前收缩的提前量,而下一次正常收缩往往会引起心脏射血量的增加,同样,增加的程度也取决于之前期前收缩的提前量。由于期前收缩是提前的收缩,所以舒张期较短,左心室充盈不充分,引起了心搏量的下降,而经过代偿间歇,下一次心搏的舒张期明显延长,左心室前负荷增加,引起了心搏量的增加。但是这并不是改变心搏量的主要因素,同样是因为心室舒张早期为快速充盈期,而舒张晚期而缓慢充盈期,期前收缩和代偿间歇对心室充盈的影响并不是非常显著。最重要的因素可能是心肌细胞膜的复极情况和心肌细胞内外钙离子浓度的变化。

心肌细胞的复极过程分为4个过程,1期指在复极初期,心室肌细胞内电位由+30mV迅速下降到0mV左右,主要由钾离子快速外流形成。2期指在1期复极到0mV左右,此时心肌细胞膜电位下降非常缓慢,基本维持在一个平台期,主要由钙离子缓慢内流和钾离子缓慢外流共同形成。3期时心室肌细胞膜复极速度加快,膜电位由0mV左右快速下降到-90mV,历时100～150ms。主要由钾离子的外向离子流形成。4期:4期是3期复极完毕,膜电位基本上稳定于静息电位水平,心肌细胞已处于静息状态,故又称静息期。钠离子、钙离子和钾离子的转运主要与钠-钾泵和钙泵活动有关。由于期前收缩导致前一次的心脏复极不充分,由心肌细胞内转运至胞外的钙离子减少,而心肌收缩时兴奋-收缩偶联中需要的钙需要细胞外液的钙离子内流,因此心肌收缩力明显下降。

因此,心率对心肌收缩力或每搏输出量的影响包括最基本的两个方面:①心率的改变会明显改变心室舒张和充盈的时间,在其他因素都控制不变的情况下,心率的下降会增加每搏输出量,而心率的上升会减少每搏输出量;②两次心搏之间的间隔时间对心肌的收缩力具有内在的影响,期前收缩会导致心脏复极不充分和细胞膜内外钙离子的失调,造成心肌收缩力下降。

四、心肌收缩力

如前所述,心肌的收缩力量主要取决于两个方面的因素。一方面是舒张期充盈的充分性,即收缩前心肌的伸展程度;另一方面是心肌收缩力,心肌收缩力受神经和体液因素的调节非常明显,骨骼肌则并不能轻易改变其内在的收缩力。这里首先要强调心肌收缩力并不等同于心脏的收缩功能。心脏收缩功能的评价主要是通过每搏输出量和心输出量等指标表述。心脏的收缩功能受心肌收缩力的影响,但是同时也受其他机制或外源性因素的影响。心肌收缩力是在控制各项指标的情况下,心肌产生收缩力量的基本能力。即使是在心肌收缩力完全正常的情况,如果血容量明显下降或者心脏瓣膜功能失代偿,仍然会造成心输出量的减少。心肌收缩力的测定应尽量客观真实,例如心肌梗死后的患者,残余心肌收缩力的定量测定可以帮助评估患者是否能够耐受再血管化手术治疗(如冠状动脉旁路移植术)的风险,以及判断预后。

(一) 影响心肌收缩力调节的生理学机制

1. 心肌收缩力调节的生理学基础　心肌收缩力的改变会影响心室内压力变化的速度和射血的速度。从生理学基础看,心肌收缩力增加会使Frank-Starling曲线向左上方偏移(图5-2-3,A点至C点),并导致心输出量增加和左室收缩末容积减少。从左室内的压力-容量曲线看,心肌收缩力升高使得左室内压力-容量曲线向左移,而且这条曲线在左室收缩末的斜率更为陡峭。

在心力衰竭患者中,心肌收缩力的下降会引起每搏输出量的下降和左室舒张末容积(前负荷)的增加。如果左室舒张末压力超过了20mmHg,临床上往往会引起肺淤血或肺水肿。

　　运动时心肌收缩力的增加对于维持运动状态是至关重要的。运动时往往心肌收缩力和心率均增加,而单纯增加心率会因舒张时间的缩短而降低每搏输出量,因此心肌收缩力的增加可以有效地维持甚至增加每搏输出量。

　　2. 影响心肌收缩力的因素

　　(1)神经调节:有很多因素可以对心肌收缩力进行调节,其中最重要的调节因素是自主神经系统。交感神经对心室和心房有非常显著的正性肌力作用,而副交感神经对心房有非常显著的负性肌力作用,但是对心室的负性肌力作用则较为轻微。在应激情况下,外周循环中高水平的肾上腺素会产生交感神经兴奋作用。另外,后负荷的突然增加也会轻微增强心肌收缩力,但是具体的机制并不清楚,但不除外与神经调节有关。

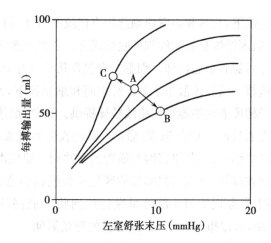

图 5-2-3　心肌收缩力改变对 Frank-Starling 曲线的影响
心肌收缩力对 Frank-Starling 曲线的影响,心肌收缩力下降时曲线由 A 向 B 偏移,心肌收缩力增加时曲线由 A 向 C 偏移

　　(2)心率:心率加快同样也会增强心肌收缩力,可能是心率加快时心肌细胞膜的钠-钾-ATP 酶功能下降,使得钠内流减少,细胞外液钙离子蓄积。如果心肌因为缺血、心肌病、瓣膜病、心律失常等因素造成了损伤,内源性心肌收缩力可能就会受损。

　　(3)药物:给心力衰竭患者增加心肌收缩力的药物,可以使 Frank-Starling 曲线左移,从而增加每搏输出量、降低前负荷和增加射血分数。临床上调节心肌收缩力的其他正性肌力药物,如地高辛是心肌细胞膜上钠-钾-ATP 酶的抑制剂,通过抑制钠钾交换而增加细胞内钠离子浓度,从而提高钠钙交换器效率,使内流钙离子增多,加强心肌收缩,因而具有强心作用。磷酸二酯酶抑制剂(如氨力农、米力农等)拥有抑制磷酸二酯酶活性的功效,降低第二信使(cAMP 或 cGMP)的水解,因而提升细胞内 cAMP 或 cGMP 的浓度,增加钙内流,产生正性肌力作用。β 肾上腺素受体激动剂(包括多巴胺、多巴酚丁胺、肾上腺素、异丙肾上腺素)的作用机制是兴奋肾上腺素受体,促进钙离子进入细胞或对收缩蛋白具有直接作用,如促进肌钙蛋白 I、C 蛋白的磷酸化,而这种磷酸化可以明显提高横桥周期速率,可能是通过促进 ATP 从肌球蛋白释放增加肌球蛋白 ATP 酶的活力。

　　(4)心肌氧摄取:任何 ATP 需求的增加均反映为氧摄取的增加,最终反映是线粒体代谢率和 ATP 生成率。正常心肌氧耗的主要决定因素是心率、室壁张力和收缩性。增加后负荷引起收缩期室壁张力增加,需要较多的氧摄取。前负荷增加引起舒张期室壁张力增加,而且心脏还必须面对后负荷搏出更多的血量,因此需要较多的氧摄取。室壁张力可以作为氧摄取研究的途径,鉴于收缩压是后负荷的重要决定因素,所以氧摄取的临床实用指数是收缩压×心率。与氧摄取相关的室壁张力概念也能够解释为什么心脏大小也是心肌氧摄取的重要决定因素,因为较大的半径增加了室壁张力。在冠状动脉粥样硬化性心脏病心肌缺血的情况下,局部心肌组织不能从血液中获得足够的氧进行有效代谢和产生足够的 ATP,就会表现为局部心肌收缩力的下降。同时局部心肌组织无氧代谢产生的酸性物质和其他代谢产物会导致患者出现心绞痛症状。

　　(二)心肌收缩的细胞学机制

　　心脏肌细胞占心脏细胞总数的 1/3,占心肌总重量的 1/2,心肌总体积的 75%。心室肌细胞体积的一半是肌原纤维,30% 左右是线粒体。心房肌细胞直径不超过 $10\mu m$,长约 $20\mu m$;心室肌细胞相对较大,直径 $17\sim25\mu m$,长 $60\sim140\mu m$。一组肌细胞由结缔组织围绕连接后形成肌纤维,肌纤维由胶原连接。左室肥厚时由于过多的胶原存在,会引起左室舒张功能不全。

光镜下，心房和心室肌细胞均有横纹并分叉，每个细胞外为有复杂功能的细胞膜，细胞内为束状肌原纤维，肌原纤维是心肌细胞的收缩成分。心肌细胞的细胞膜内陷并形成复杂的管网结构（横管），横管连接细胞外间隙和细胞内部。细胞内有包含几乎所有遗传信息的细胞核，常常集中分布，一些肌细胞可以有几个细胞核。线粒体散布于肌原纤维间和细胞膜下，其主要功能为产生三磷酸腺苷（ATP），心脏收缩和维持离子梯度需要的能量均由线粒体提供。另外，肌浆网也是心肌细胞非常重要的细胞器。肌浆网主要的功能为通过调整 Ca^{2+} 浓度，启动心脏的收缩和舒张周期。在解剖学上，肌浆网是散布于整个肌细胞内部的细网状结构，部分肌浆网和横管紧密并列。肌浆网的小管可扩张形成中空的膨起，沿细胞膜内表面分布并环绕在横管周围，这些膨胀的区域称为肌膜小池，其功能是从 Ca^{2+} 释放通道释放 Ca^{2+}，启动心脏的收缩周期；肌浆网的另外部分呈纵行或网状构成网状管，其上有需要 ATP 的 Ca^{2+} 泵，称为肌浆网 Ca^{2+}-ATP 酶，可以摄取 Ca^{2+}，启动心脏的舒张周期。

心肌细胞膜内，除去细胞器外的部分称为细胞质，包括细胞内液和蛋白质。细胞内液也称为胞液，胞液内 Ca^{2+} 浓度的升高和降低会启动心脏的收缩和舒张。细胞质里的蛋白质包括许多特殊的酶，均有其特殊的功能。

在分子水平，心肌细胞内主要的收缩蛋白有两种：肌动蛋白和肌凝蛋白。心肌最基本的收缩单位是肌节，肌节两端有 Z 线，肌动蛋白附着于 Z 线，肌凝蛋白由肌节中央向两端伸展，但不到达 Z 线。肌凝蛋白和肌动蛋白的相互作用称为横桥周期。当胞液 Ca^{2+} 浓度低时，原肌凝蛋白的头部互相缠绕，使横桥周期无法启动；当 Ca^{2+} 浓度升高时，Ca^{2+} 与肌钙蛋白 C 相互作用，肌钙蛋白 C 与抑制分子肌钙蛋白 I 结合，触发横桥周期，肌动蛋白向肌节中央一动，牵拉 Z 线向内靠拢，使肌节缩短。收缩时，肌丝相互划过，而没有蛋白分子的缩短。在线粒体合成的 ATP，为此收缩过程提供能量。除上述两种收缩蛋白外，另外一种重要的蛋白质是肌联蛋白，该蛋白是一种特别长，易弯曲，纤细的肌原纤维蛋白。该蛋白自 Z 线处伸展，可分为两个节段，一个节段同肌凝蛋白结合不能伸展变形，另一个节段可以随肌节长度的改变而伸展。肌联蛋白是决定心肌顺应性的重要因素。

需要强调的是，横桥周期和心动周期要有所区别。只要有足够的 Ca^{2+} 与肌钙蛋白 C 结合，就会触发横桥周期。在任何时期，可能同时存在处于横桥周期不同阶段的肌节存在，有些肌凝蛋白和肌动蛋白已经相互作用，有些则可能已经分离，每一个横桥周期可能仅持续几毫秒，主动将肌动蛋白向肌凝蛋白中央移动，缩短肌节，所有肌节缩短叠加产生收缩，即为心动周期的收缩期。当 Ca^{2+} 离开肌钙蛋白 C 结合位点，横桥周期性变化不能发生，心动周期舒张期开始。

Ca^{2+} 浓度的周期性变化在心脏收缩期和舒张期转换中起重要作用，但每个心动周期中进出细胞的 Ca^{2+} 相对较少，而进出肌浆网的 Ca^{2+} 则较多。每次除极时，少量 Ca^{2+} 浓度进入细胞，而大量 Ca^{2+} 则从肌浆网释放进入细胞质，使 Ca^{2+} 浓度提高 10 倍，从而触发收缩过程。而 Ca^{2+} 通过 Ca^{2+} 泵（肌浆网 Ca^{2+}-ATP 酶）被摄入肌浆网，导致 Ca^{2+} 浓度下降，从而触发舒张期。

（三）心肌收缩力的评价指标

心血管系统的功能主要是向周围运送氧和养分，并除去一些代谢产物和二氧化碳。完成这些功能需要整个心血管系统（静脉、右心、肺血管系统、左心、动脉等）的协调工作。但成人心功能不全主要是由于左心功能不全所致，因此临床对于心功能的评估主要是测量左心室功能。本章节主要讲述左心室功能的评估，对右心室功能的评估也有提及。

左心室收缩功能：左心室的收缩功能反映左心室的排空功能，与心肌收缩力密切相关，但不完全等同。左心室的收缩功能还受到负荷和心脏构型的影响。如果后负荷过小，比如严重的二尖瓣反流或者感染性休克的患者，即使心肌收缩力减低，整个左心室的收缩功能也可能正常；如果后负荷过大，比如严重高血压或者主动脉瓣狭窄的患者，即使心肌收缩力正常，整个左心室的收缩功能也可能下降。

1. 左室射血分数（EF）　EF 的改变与心肌收缩力是密切相关的，其定义为每搏输出量/左室舒张末容积。心肌收缩力的增强和减弱直接引起射血分数的增加或减少,因此临床上,射血分数(EF)是最常用的反映心肌收缩力状态的指标。超声心动图作为一项无创、快速的检查,对 EF 的测定数据可信度高,而且可重复性较好,还可以床旁进行,因此临床应用最为广泛。而心脏 MRI 测定 EF 可以提供更为精确的数值,但操作较为复杂、耗时较多,对于重症监护患者并不太适用。

但如果存在左心瓣膜的反流(比如二尖瓣反流或者主动脉瓣反流)或者心室的左向右分流(比如室间隔缺损),左室每搏输出量要高于左心室有效的前向输出量(每搏输出量减去反流或分流量)。所以反映左心室有效的功能性排空功能的指标为有效射血分数,即为左心室有效前向输出量与左室舒张末容积的比值。需要注意的是,在相当大的临床范围内,有效射血分数与左室舒张末容积无关,因为左心室有效前向输出量与左室舒张末容积常常同步改变。目前比较公认的观点是左心室收缩功能不全定义为有效射血分数低于 50%。另外,在一些心功能不全的患者中,尽管存在有效射血分数的降低,但由于左心室舒张末期容积增大,所以左心室有效地前向输出量并没有明显降低。

由此可见,尽管有效射血分数可以反映左心有效射血功能,但影响因素很多,心肌功能、左心室的负荷、心脏结构异常均可能影响该指标的数值。另外,该指标无法早期反映心肌功能的改变。

2. 左心室的压力-容积环　为了便于理解心肌的运动向左心室泵功能的转化,有必要了解心动周期中左心室的压力-容积环。一次正常的心动周期左室射血过程中左室的压力和容积的关系如图 5-2-4 所示。舒张末期左心室心肌开始收缩,左心室内压力开始上升,在压力还没有超过主动脉压力时,左心室容积保持不变,主动脉瓣和二尖瓣关闭;当左心室内压力超过主动脉压力时,主动脉瓣开放,心肌纤维缩短,血液由主动脉瓣射出,左心室容积缩小;收缩末期心肌纤维收缩达到顶峰后开始舒张,左心室内压力下降,当压力低于动脉压力时,主动脉瓣关闭,射血停止;随着左心室的舒张,心室内压力下降,初期容积不变,当左心室内压力低于左心房压力时,二尖瓣开放,左室开始充盈,压力-容量环完成。左心室心肌的收缩和舒张最终转化为左心室的泵功能。每次心脏收缩的射血量(每搏输出量)等于左心室的舒张末容积与有效射血分数的乘积,所以每搏输出量的产生有赖于充盈压转化为舒张末容积的能力(舒张功能)和有效射血分数(收缩功能)。

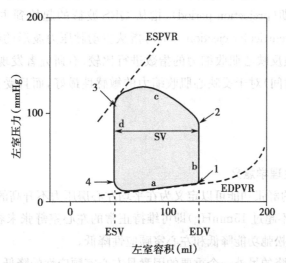

图 5-2-4　左室压力和容积关系图

从左室内的压力-容量曲线中,心肌收缩力升高使得左室内压力-容量曲线向左移,而且这条曲线在左室收缩末的斜率更为陡峭,因此左室收缩末压力-容量关系(ESPVR)斜率(Ees)可以作为左室心肌收缩力的反映指标。

3. 在临床研究中,除了射血分数以外,还有其他一些测定心肌收缩力的方法,包括心室直径及其变化速率、等容收缩指数和收缩时间间期。心室直径及其变化速率可以通过左室造影、放射性同位素心室显像、心脏增强计算机断层扫描(CT)和超声心动图的方法测定。而下面重点介绍的是等容收缩指数和收缩时间间期。

(1)等容收缩指数的计算是基于心室等容收缩期
左室内压力上升的速率。在等容收缩期,心脏所有瓣
膜都处于关闭状态,左心室为一个封闭的心腔,心室腔
内压力迅速增加,此时最常用的一个指数是左室 dP/dt_{max}。将一个非常敏感的压力计送入左心室内记录左
室内压力变化曲线,曲线中的最陡峭切线的斜率反映
了压力改变的最大速率,这一点出现在等容收缩期,并
且是反映心肌收缩情况的理想参数(图 5-2-5)。虽然
dP/dt_{max} 在一定程度上受到前负荷和心率的影响,但
是其能够很好地反映心肌收缩力,因此在临床上用于
特征性地描述心脏的收缩能力。正常情况下,左心室
的 dP/dt_{max} 一般在 1600mmHg/s,而在左室心肌受累
的患者中,左室 dP/dt_{max} 往往会低于 1200mmHg/s。
这种方法最大的问题是存在一定的技术限制,目前新
型的左室测压计具有较高的精确度,但是仍然不能完
全避免压力传导和仪器测定的误差。另外,心室内置
管是一项有创的操作,可能对患者有一定的风险。

(2)收缩时间间期也是一项非常有效的测定心肌
收缩力的参数。收缩时间间期的理论基础是,在控

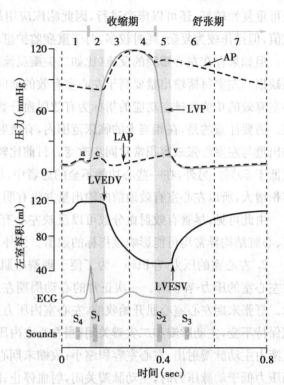

图 5-2-5 心室收缩舒张压力、容积、心电、心音图
左心室压力-时间和容积-时间曲线 2 期为等容收缩期

制心率以及其他条件固定的情况下,心肌收缩力越
强,心脏收缩搏出固定容量血液的时间越短,即具有更短的射血期。最常用的收缩时间间期指数是
PEP/VET。PEP 是射血前期(prejection period),指从 QRS 波群的起始到主动脉压力波形的起始的时
间;VET 是心室射血时间(ventricular ejection time),指从主动脉压力波形的起始到波形切迹,即主动脉
瓣关闭的时间。通过对各项反映心肌收缩力的指数进行比较,有研究者发现,PVP 时间(从收缩期开始
至达到最大心室内压力的时间)对于反映心肌收缩力的敏感性最好,而且受前负荷、后负荷和心率的影
响较小。

五、心室舒张功能

(一) 心室舒张功能的生理学意义

简单地讲,左心室正常的舒张功能可以定义为在平均左心房压力不升高的情况下(休息时平均左心房
压不超过 12mmHg,运动后不超过 15mmHg)即可维持正常的左心室舒张末容积。左心室舒张功能不全
主要的原因包括左心室主动松弛功能降低和左心室顺应性降低。

导致左心室舒张功能下降的另外一个重要的因素是左心室顺应性的降低。左心室顺应性降低会使左
室压力-容量环向左上移动,这种降低可以是心肌本身的原因所致,也可以继发于外部原因,比如心包积液
或者心包缩窄、胸腔内压力的变化以及右心的影响。

(二) 心室舒张功能的细胞学机制

左心室主动松弛的过程有赖于细胞质内 Ca^{2+} 浓度的下降,如前所述,这个过程主要是在肌浆网 Ca^{2+}-
ATP 酶的作用下,Ca^{2+} 被重吸收回肌浆网,从而触发主动舒张,这是一个消耗能量的过程。这个过程中,
肌浆网 Ca^{2+}-ATP 酶起至关重要的作用。已有研究表明,在左室射血分数正常的心衰患者中,该酶的表达

下降。此外,在横桥周期的松弛过程中,肌钙蛋白 I,肌钙蛋白 T,ATP 等均起重要作用,任何影响这个过程的因素都会造成左心室主动松弛功能下降,但肌浆网 Ca^{2+}-ATP 酶功能的降低是造成主动松弛功能下降的最主要因素。

决定心肌本身顺应性的因素中,细胞外基质成分、肌联蛋白和肌丝成分是最重要的影响因素。细胞外基质成分主要有胶原蛋白,在各种因素的作用下(如高血压,心肌梗死后的瘢痕形成),顺应性好的胶原蛋白(比如胶原蛋白Ⅲ)成分减少,而顺应性差的胶原蛋白(比如胶原蛋白Ⅰ)成分增加,这一点已经被最近的研究所证实。另外,如前所述,肌联蛋白是决定心肌顺应性的重要蛋白,该蛋白有两种构型,一种是小而僵硬的构型 N2B,另一种是大而有弹性的构型 N2BA,已有研究证实,在左室射血分数正常的心衰患者中,N2B:N2BA 的比值增加。

(三) 评估左心室舒张功能的指标

1. 评估左心室舒张功能的有创指标　反映左心室主动松弛,充盈和顺应性的指标可由有创的心导管操作获得。主要的指标有反映左心室主动舒张的时间常数(τ,正常不超过 48 毫秒)、反映左心室顺应性的舒张期僵硬度系数(b,正常不超过 0.27)、左心室舒张末压力(正常不超过 16mmHg)和平均肺动脉嵌顿压(正常不超过 12mmHg)。

对于左心室主动舒张的过程可由压力下降高峰速率(dp/dt_{min})和左心室主动舒张时间常数进行定量描述,但 dp/dt_{min} 受主动脉瓣关闭时压力影响较大,不是一个反映左心室主动舒张的指标。主动脉瓣关闭后,等容舒张期中左室压力成指数方式下降,压力下降可由指数下降时间常数来定量。心肌缺血或其他原因的心肌抑制使心肌主动舒张减慢,左心室主动舒张时间常数增加;主动舒张速度增加时,左心室主动舒张时间常数缩短,见于心率增快和交感兴奋时。负荷情况改变也影响左心室主动舒张时间常数。尽管后负荷维持不变时前负荷的改变对左心室主动舒张时间常数影响较小,但后负荷或者左心室舒张末期容积增加时,左心室主动舒张时间常数增加。计算左心室主动舒张时间常数有几个技术局限性。分析该常数所用的数据来自 dp/dt_{min} 到高出舒张末压 5mmHg 这一段时间,由于时间范围很小,所以即使缩短测量间期(可到 2 毫秒),获得的数据也有限,从而造成每次测量的数值变异较大。

左室的顺应性可以描述为舒张期压力-容量相关线。反映左室顺应性的舒张压力-容量相关线应由舒张完全后和缓慢充盈时所获得的数据点组成,这样不存在黏滞效应,舒张压力-容量相关线的斜率就是左心室僵硬度。实际上,用假定舒张已完全的舒张晚期获得的数据点或不同负荷心搏的舒张末期数据可近似做出该线。

上述指标直接反映心脏的舒张功能,而左心室舒张末压力和平均肺动脉嵌顿压则是通过心脏舒张的结果来间接反映心脏的舒张功能。任何导致左心室舒张功能下降的因素最终都会表现为左心室舒张末压力和平均肺动脉嵌顿压的升高。这两个指标的升高反映左心室舒张功能下降的特异性很高,但对于早期舒张功能受损不够敏感。需要强调的是,左心室收缩功能和舒张功能受损最终都会导致左心室舒张末压力和平均肺动脉嵌顿压增高,如果左心室收缩功能正常而这两个指标增高,则可视为舒张功能下降所致,如果此时患者存在活动后气短等症状,可诊断为左心室射血分数正常的心衰(或舒张性心衰)。另外,心脏的舒张功能往往先于收缩功能受损,所以如果左心室收缩功能下降,那么其舒张功能必然已经受损,也就是说,不存在收缩功能下降而舒张功能正常的心脏。

2. 评估左心室舒张功能的无创指标　无创的评估左心室舒张功能的指标主要是超声心动图的指标。包括二尖瓣舒张早期血流速度峰值(E)与舒张晚期血流速度峰值(A)之比;左室等容舒张时间(IVRT);二尖瓣舒张早期血流速度减速时间(EDT)、肺静脉血流收缩期速度(S)与舒张期速度(D)之比。以上 4 个指标是基于二维和血流多普勒所获得的传统的超声心动图指标,曾被广泛应用于评估左室舒张功能。这些指标主要是通过分析左心室充盈的形式来定量测定左心室的舒张功能。

六、右心室功能测定

尽管左心室的功能是绝大多数研究的焦点,但右心室的功能也非常重要。前后负荷、心肌收缩力等概念以及评估左心室的方法同样可以适用于右心室。右心室的室壁厚度为左室的一半左右,所以右心室对于后负荷增加的敏感性更高,所以随着后负荷的增加右心室容易扩张,造成功能性三尖瓣反流,而反流本身又会加重右心室的扩张形成恶性循环。

由于右心室形状不规则,很难像左心室一样模拟成规则的几何形状,所以很长一段时间只能靠有创的右心导管术,以热稀释法估测右心的射血量。最近由于心脏超声技术的发展,可以有无创的超声心动图指标评估右心的收缩和舒张功能。

目前,常用的评估右心收缩功能的无创指标有以下几个:三尖瓣瓣环平面收缩运动幅度(TAPSE)、右心室面积缩小分数(FAC)、右室心肌工作指数(RIMP)、脉冲组织多普勒三尖瓣瓣环收缩期速度(S')、右心室压力升高速度(dp/dt)。TAPSE 的测量方法:心尖四腔心切面,M 型取样线通过三尖瓣侧壁瓣环,测量瓣环在收缩期的位移,正常大于 16mm。FAC 的测量方法:心尖四腔心切面,分别测量右心室舒张末期和收缩末期的面积,上述两者之差与舒张末面积之比即为 FAC,正常大于 35%。RIMP 的测量方法:使用脉冲组织多普勒或者脉冲彩色多普勒的方法,测量收缩期开始至三尖瓣开放的时间,及肺动脉射血时间,两者之差与肺动脉射血时间之比即为 RIMP,实际上就是等容收缩及等容舒张时间的和与右室射血时间的比值。如果采用脉冲血流多普勒的方法,正常值不超过 40%;如果采用组织多普勒的方法,正常值不超过 55%。三尖瓣瓣环组织多普勒收缩期速度正常不应低于 10cm/s。dp/dt 的测量需要有清晰的三尖瓣反流频谱,取频谱前半部分,取反流速度为 1m/s 和 2m/s 的两个点,这两点的压差为 12mmHg,测量两点之间的时间,计算 dp/dt,正常应大于 400mmHg/s。

评估右室舒张功能的参数与评估左心室的参数大体相同。三尖瓣脉冲式多普勒测量三尖瓣 E/A<0.8 为右心室松弛受损,E/A 为 0.8~2.1,伴 E/E'>6 提示 E/A 为假性正常化;E/A>2.1,三尖瓣 E 峰减速时间<120 毫秒,为限制性舒张功能障碍。三尖瓣环组织多普勒参数:E'/A'<1 提示右室舒张功能受损,E/E'>6 提示右房压≥10mmHg。

左心室和右心室完整的泵功能最终归于心输出量。心输出量可用心导管热稀释法测量。心输出量通常用体表面积校正,即心脏指数,即每平方米体表面积的心输出量。休息状态下仰卧位时心指数为 2.5~4.2L/(min·m²)。当心指数低于 2.5L/(min·m²)时,通常说明心血管功能有了明显异常,几乎总有明显的临床症状。虽然心指数对于轻度的心血管异常并不敏感,但是在危重患者提供了一个有价值的心血管系统完整的功能指标。

(张舒扬)

第三节 心室压力-容积曲线

每一个心动周期内心室工作的过程都可以应用压力-容积环(pressure-volume loop,P-V 环)来表示。所谓 P-V 环,是一个环形曲线,它描述了一个完整的心动周期内心室腔压力的变化与相应的容积的变化之间的关系。

另外,在不同负荷下,P-V 环上的收缩末时点和舒张末时点所反映的收缩末期压力-容积关系和舒张末期压力-容积关系也为我们提供相应的临床信息。心室收缩末压力-容积关系可以反映心肌收缩性,心室舒张末压力-容积关系可以反映心室的顺应性。利用心室压力-容积环、心室收缩末压力-容积关系及心室舒张末压力-容积关系可以动态地评价心脏功能,了解心肌收缩性、心室顺应性等。

一、左室压力-容积环（P-V 环）

（一）基本概念

压力-容积关系图阐明了一个心动周期中有序的动力学变化，正常心脏的左心室压力-容积环近似矩形。根据心动周期，压力-容积环可人为的分成四个时相（图 5-3-1）。

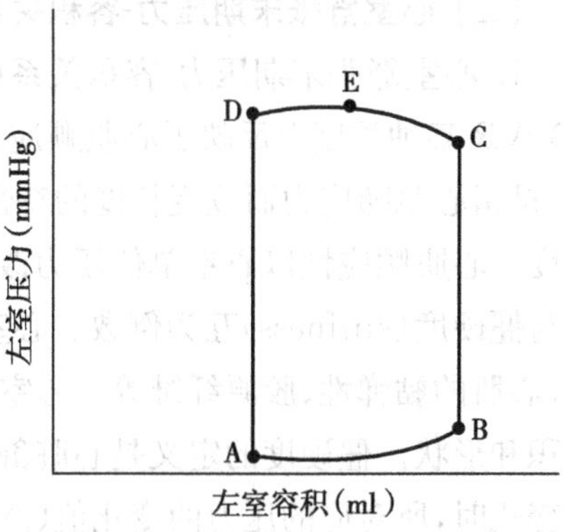

1. 舒张期充盈（A-B）　起始于房室瓣开放，心室快速充盈，然后缓慢充盈，最后心房收缩。在这个时段，随着心室容积的增加，心室腔压力也略升高，其升高程度和心室顺应性有关。

2. 等容收缩期（B-C）　起自房室瓣关闭略前，终于半月瓣开放前。在这个时段里，心室肌收缩，心室内压力迅速升高，而心室内容积不变。

3. 射血期（C-D）　当左心室内压力超过主动脉压时左心室射血开始。射血早期，心室肌强烈收缩，左室内压力持续上升达到峰值（E 点）。然后，心肌收缩减弱，左心室内压力逐渐下降，直至低于主动脉压，半月瓣关闭，射血结束。

4. 等容舒张期（D-A）　半月瓣关闭后，心室舒张，心室内压快速下降，但房室瓣尚未打开，心室容积未见明显变化。压力-容积环的右下角（B 点）代表心室舒张末时点，左上角（D 点）代表收缩末时点。

图 5-3-1　左室压力-容积环

（二）左室 P-V 环分析与应用

20 世纪 60 年代，临床上已经开始通过分析 P-V 环的形状对心脏功能进行研究。由于整体心室肌收缩不完全同步，局部某些心肌过早收缩或过早舒张，使等容收缩期或等容舒张期呈现不等容，导致 P-V 环图形发生相应的变化。因此，正常心室以及各种疾病时 P-V 环在压力-容积坐标上都有其特征的形状和位置。

1. 正常左心室 P-V 环特点　通常较小，位于压力-容积坐标图的左下方，整个 P-V 环升、降支均很陡直（图 5-3-2）。

2. 冠心病患者的 P-V 环特点　当发生心肌缺血导致心肌收缩力减退时，压力-容积环呈现向右倾斜，但是环体形状和面积无明显改变。这是由于心室等容收缩期延长和等容舒张期缩短的结果。等容收缩期延长是因为邻近缺血区的正常心肌收缩向缺血部位代偿移位；等容舒张期缩短则是心肌松弛时间缩短或缺血心肌的弹性回缩使得舒张期时间缩短所致。而且，随着心肌缺血得加重，P-V 环变得更加歪曲（图 5-3-2）。

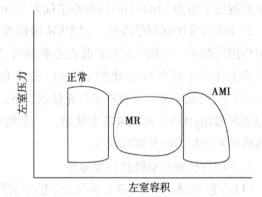

MR：二尖瓣关闭不全　　AMI：急性心肌梗死

图 5-3-2　不同心脏疾病的 P-V 环形状和位置不同

3. 存在有明显二尖瓣反流 P-V 环特点　明显增大，变形，环体升、降支倾斜，提示等容收缩期或等容舒张期消失（图 5-3-2）。根据环体形状可提示血液反流方向。每搏做功（stroke work，SW）增大说明存在无效做功，多见于风湿性心脏瓣膜病或先天性心脏病。

4. 后负荷增大 P-V 环特点　如高血压、主动脉瓣狭窄时，P-V 环明显增高并右移，增加的 SW 主要用于克服外周阻力做功。

5. 前负荷不足 P-V 环特点　如二尖瓣狭窄时，P-V 环略缩小，环的形状及位置接近正常。

6. 当心肌收缩力减退时 P-V 环特点　如扩张性心肌病时，P-V 环向右移位，并且环体形状及面积也无明显异常。当发生收缩性心力衰竭时，随着左室充盈压升高，左室容积将明显增加，导致压力-容积环向上向右移位。

7. 当发生舒张性心力衰竭时 P-V 环特点　左室充盈压明显升高,而左室容积正常或减少,因此压力-容积环向上向左移位。

(三) 心室舒张末期压力-容积关系(EDPVR)

1. 心室舒张末期压力-容积关系(the end-diastolic pressure-volume relation,EDPVR)的生理学意义　EDPVR 某种程度上反映了心肌顺应性(myocardial compliance),也称为心肌伸展性(distensibility)的特质,是指心肌随应力而改变长度的特性。心肌顺应性取决于心肌自身结构所决定的被动伸展性和心室壁厚度。心肌顺应性以心室单位压力改变($\triangle P$)所引起的心室容积改变量($\triangle V$)来表示($\triangle V/\triangle P$)。顺应性与僵硬度(stiffness)互为倒数。心室僵硬度反映了心室被动舒张功能,后者取决于心室的几何形状、厚度、心肌的黏弹性、胶原纤维等。心室壁的僵硬度使心室壁不被血液充盈过分牵张,从而维持一定的心脏容积和形状。僵硬度的定义是心脏舒张充盈期心室腔单位容积变化时,所对应的压力的变化值($\triangle P/\triangle V$)。

心室舒张早期心室容积的迅速增加有心肌主动松弛参与,而心室舒张晚期心室腔几乎充满,所以容积的微小增加使压力显著升高,即 EDPVR 呈指数曲线。图 5-3-3 为左室舒张末压力-容积曲线,该曲线体现了心室的被动充盈特性,即舒张期顺应性。心室舒张末期压力和容积呈指数关系,压力-容积曲线的坡度越陡,左心室的僵硬度越大,顺应性越小,愈不容易被扩张。当左心室舒张期充盈达到正常上限时,即使少量血液从心房进入心室,也可以引起左心室压力较大幅度的上升。左心室比右心室后,其僵硬度也比右心室大。正常左心室充盈压上限为 12mmHg,而右心室仅为 6mmHg。

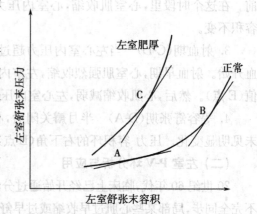

图 5-3-3　左室舒张末压力-容积关系

2. EDPVR 的病理学改变　EDPVR 慢性改变是对压力和容积负荷增加的生理性代偿或病理因素长时间作用的结果。心肌梗死或扩张性心肌病时,EDPVR 曲线右移。而在高血压主动脉瓣狭窄及肥厚性心肌病患者发生舒张性心功能不全时,患者心室肥厚,心肌顺应性下降,EDPVR 向左移动变陡峭。图 5-3-3 中,反映正常左心室在正常充盈状态下,左室僵硬度位于 A 点附近。超过正常充盈血流量时,心室僵硬度增加(B 点),曲线坡度变陡峭。左室肥厚时,僵硬度增加,与 A 比较,相同的充盈量可以导致更大幅度的左室压力的升高(C 点)。

3. EDPVR 和心室舒张功能障碍

(1)心包积液:如图 5-3-4 所显示,左心室跨壁压为 0 时,所对应的左心室容积并不为 0,正常情况下大约为 50ml,这是左心室的非张力容量(unstressed volume),超过此心室容积后才会产生心室跨壁压,心室跨壁压增加伴心室张力容量(stressed volume)增加。心室容积-压力增加模式是曲线模式,在心室的充盈过程中大体分为 2 个阶段,第 1 阶段心室容积改变很大但压力改变很小,第 2 阶段心室容积改变很小,但压力改变很大。

如果将心脏的心包剥脱,那么左心室 V-P 关系将趋于线性,即便在左室舒张末容积(LVEDV)高值时,左室舒张末压(LVEDP)值也不会增高很明显。由此看心包对心室的作用更像一层非张力容量紧密围绕在心室周围,当 LVEDV

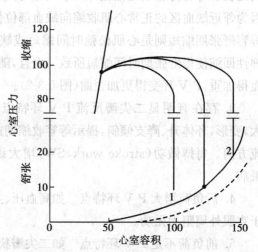

图 5-3-4　心室舒张末期压力-容积关系和心室充盈障碍

略增加时心包则变得很僵硬,心室跨壁压不但跨越心室也跨越心包,构成了心室舒张 V-P 曲线的陡直上升部分(图虚线为正常心脏舒张 V-P 曲线,实线为心包积液时心脏舒张 V-P 曲线)。所以当存在大量心包积液时,LVEDV 降低伴有 LVEDP 明显升高。心包积液通过增加右房压(Pra)而降低静脉回流,从而使得 LVEDV 异常降低,从而 CO 降低。

(2)心脏周围压力升高:其他病理情况包括张力性气胸、应用高 PEEP、腹腔内高压等病理情况使得胸腔内压升高进而导致心脏周围压力升高,由此在 LVEDP 很高时,LVEDV 并不高甚至较低,从而降低 SV 和 CO,原理同大量心包积液时。

(3)心肌的病理情况:如心肌肥厚或者心脏淀粉样变性等心肌浸润性疾患也会使得心脏僵硬度增高或者松弛障碍,心室充盈时间不足或者心房不协调收缩,通常需要很高的充盈压维持正常的 SV。当心脏舒张 V-P 曲线由虚线变为实线时,为了达到与此前相同的 LVEDV 以维持 SV 或者 CO,只有通过扩容来实现,如上图 1 至 2 点的变化,代价是 LVEDP 的陡然上升,肺水肿的风险明显增加。

(4)室间隔向左移位:右心室过度扩张导致室间隔向左移位,由此减少了左心室的非张力容量及左室顺应性,通常见于右心室负荷异常增高时,如急性肺栓塞、慢性肺心病急性发作导致急性右心衰等,右心排空障碍,右心舒张末压升高,通过室间隔的压力传导,由此左心也在高 LVEDP 下工作。左心真正的跨壁压=LVEDP-左心外压力,当 RVEDP 升高时也就是左心外压力升高,使得左心跨壁压下降,LVEDV 降低,SV 降低。

(四)左心室收缩末期压力-容积关系

1. 左心室收缩末期压力-容积关系(the end-systolic pressure-volume relation,ESPVR)的生理学意义 1973 年,Sugar 通过研究犬心脏的即刻压力与容积关系,提出心室压力与容积之比为心室弹性这一概念。所谓心室弹性,是指心室随时间而不断改变的弹性,它在整个心动周期内是不断变化的。对于每个心动周期,心室压力和容积的最大值均在收缩末期这一时点上,称为收缩末期弹性(Ees)。而随着前负荷的不断变化,各收缩末期的时点均落在一条直线上,这条直线称为左心室收缩末期压力-容积关系(ESPVR)。这条直线的斜率(Ees)与心肌收缩性成一定的比例关系,并且基本不受心脏前后负荷的影响。ESPVR 及 Ees 可以反映心肌收缩性的变化,并且不受前、后负荷的影响。

用 ESPVR 代表心室收缩性基于以下 3 点:

(1)心室压力与容积之比在收缩末最大,与心脏的机械负荷、收缩状态或心率无关。

(2)在心率和收缩性稳定时,前后负荷单独或同时明显改变时不影响 ESPVR 斜率(Ees)。

(3)心肌收缩性改变明显影响 Ees 斜率。

ESPVR 可以用下述公式表示:

$$Pes=Ees(Ves-Vo)$$

Pes、Ves,为收缩末压力与容积;V,为容量轴截距,代表理论上心室最小容积;Ees,为 ESPVR 斜率。

与正常心脏相比较,心肌收缩性增强时,Ees 增大,ESPVR 变陡峭;反之,心肌收缩力降低、射血分数降低时,Ees 减小,ESPVR 变平坦。如图 5-3-5 所示,虚线为正常左心室每搏量、左心室压力-容积环 1。实线心力衰竭患者,其左心室每搏量 SV 减少,左心室压力-容积环 2 提示收缩末容积增加,收缩末压力-容积直线向右下移动。而应用多巴酚丁胺后心肌收缩性增强,ESPVR 变陡峭。说明 Ees 及 ESPVR 反映的是同一个患者的心脏在不同状态下的心肌收缩性的变化。

在临床中,常可见提高心肌收缩力的药物如肾上腺素、多巴酚丁胺等可见 ESPVR 向上向左推移,心室可以在收缩末收缩成很小的容积以应对后负荷的变化;相反,其他的负性肌力药物,如普萘洛尔、心肌缺血缺氧、酸中毒时,ESPVR 向下向右推移,这样即便在相同的后负荷下,心室收缩末容积增加,给定的充盈压下 SV 降低。

但是也有学者认为,ESPVR 具有后负荷依赖性,而且当前、后负荷较高时左室压力-容积关系可能出现非线性关系。另外，心室的大小和形状也会影响 ESPVR 的准确性。而 Node 认为，当负荷限定在一定范围内的时候，虽然 ESPVR 呈较小的曲线形态，但并不影响 Ees 反映心肌收缩性的准确性。并且，Vander 等也认为，后负荷对 ESPVR 无显著性的影响。

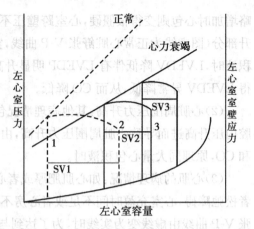

图 5-3-5　左室压力-容积关系及左室收缩末压力-容积关系

2. ESPVR 在血流动力学治疗中的应用

（1）ESPVR 和 SV 的关系：如图 5-3-6 所示，在双箭头之间的容量距离就是 SV，双箭头线的起点是舒张末容积（EDV），终点是收缩末容积（ESV），斜直线是 ESPVR，在舒张 P-V 曲线不变的情况下，随着 ESPVR 的改变，SV 相应发生改变。

（2）心脏收缩功能增强对 ESPVR 改变：如图 5-3-7 所示，如果起初心肌收缩性是正常的，进一步增加心肌收缩力并不能很明显地改善心脏功能，作用是微乎其微的，虚线 ESPVR 代表正常心肌收缩力，实线 ESPVR 代表是用强心药物后，Ees 并没有明显增加。用强心药物鞭打一个正常的心脏收缩功能通常是无效的，而临床观察到的 CO 增加不除外是血管活性药物作用于静脉循环，增加静脉回流引起。

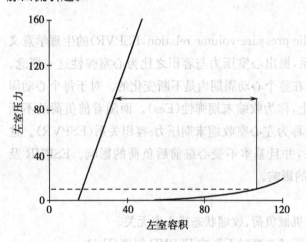

图 5-3-6　ESPVR 和 SV 的关系

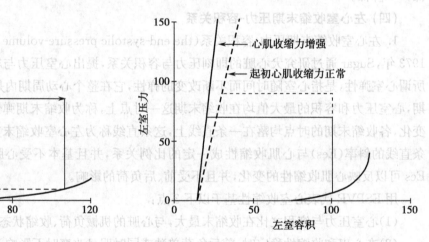

图 5-3-7　起初心功能正常进一步增加心肌收缩力

如图 5-3-8 所示假如起初心肌收缩性是降低的，进一步增加心肌收缩力能很明显地改善心脏功能，虚线 ESPVR 代表异常心肌收缩力，实线 ESPVR 代表是用强心药物后心肌收缩力，Ees 明显增加，收缩末容积减低。在相同舒张 P-V 曲线及静脉回流情况下，SV 增加。

（3）后负荷对 ESPVR 的影响：如图 5-3-9 所示，在心肌收缩力正常的情况下，正常心肌的 ESPVR 已经很陡直，进一步降低心脏后负荷，SV 的变化由虚横线（正常）变为实横线的长度，并没有明显增加，唯一明显变化的是动脉血压的下降。

如图 5-3-10 所示，在心肌收缩力异常的情况下，异常心肌收缩力的 ESPVR 斜率降低，进一步降低心脏后负荷，SV 的变化由虚横线变为实横线的长度，明显增加，提示在心肌收缩力异常的情况下，进一步降低心肌后负荷有重要的意义。

3. ESPVR 在病理情况下应用分析

（1）急性心梗前后 ESPVR 变化：左心室正常 P-V 曲线这条实线，急性心梗后如图 5-3-11 虚线所示：心肌收缩力降低、射血分数降低时，Ees 减小，ESPVR 变平坦，并可见由于急性心梗降低心肌收缩力，而且增加了心室收缩末容积（end-systolic volume）。

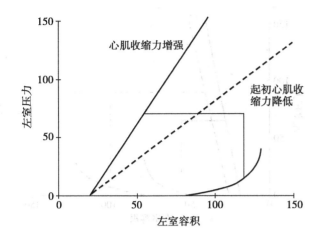

图 5-3-8 起初心功能异常进一步增加心肌收缩力

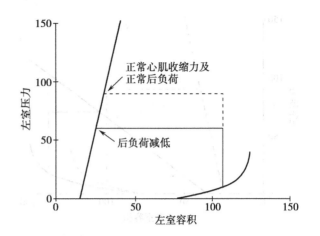

图 5-3-9 心肌收缩力正常时,后负荷对 ESPVR 的影响

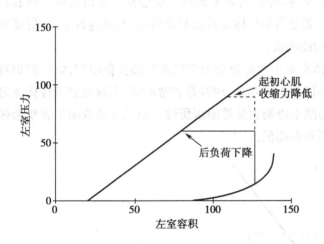

图 5-3-10 心肌收缩力异常时,后负荷对 ESPVR 的影响

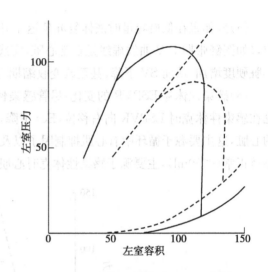

图 5-3-11 急性心梗前后 ESPVR 变化

在收缩早期等容收缩期时压力迅速上升直至超过主动脉内舒张压,主动脉瓣开放,SV 射出,心室肌肉收缩对抗主动脉内压力(后负荷),当产生的压力相等后射血结束,心室内容积为收缩末容积。如图 5-3-11,当急性心梗后机体自体调整代偿机制使后负荷降低,心室可进一步射血以代偿 SV 降低;另外也可见机体自主增加静脉回流后使得 LVEDV 增加,由于急性心梗同时引起心脏舒张功能障碍,舒张 P-V 曲线向上移位(由实线变成虚线),所以伴随 LVEDV 的增加,LVEDP 更明显增加。但如果没有 LVEDV 代偿性增加,SV 则会下降的更加明显,因为在等容收缩期时正常 LVEDV 能产生很大的压力以对抗主动脉内压力,但是当 LVEDV 进一步下降时,等容收缩期产生的压力也会下降,甚至无法对抗主动脉内压力,主动脉瓣无法开启,这是由于心肌应力减少所产生的力也将减少(异长调节机制)。

(2)心源性休克 ESPVR 的变化:在心源性休克中最主要的异常是 ESPVR 的改变,向右移位且斜率下降,如图 5-3-12 所示:正常为虚线,心源性休克时为实线。产生的临床结果是在相同甚至更低的动脉收缩压时,心室射血减少,所以收缩末容积增加,SV 下降,为了代偿 SV 下降,舒张期 P-V 曲线也向右下移位,舒张期心脏硬度下降,心室顺应性增加,以增加舒张心室充盈。

(3)低血容量性休克 ESPVR 的变化:低血容量休克最主要的异常是血容量减少,在休克时交感神经的兴奋通常在休克早期心肌收缩力略增强,由此可见 ESPVR 轻度左移,斜率微增加,如图 5-3-13 所示,虚线是正常心脏,实线是低血容量性休克。但是正常心脏的 ESPVR 已经很陡峭了,再增加 Ees 的潜能很小,很难通过增加 Ees 再增加 SV,这通常是一种无效代偿机制。

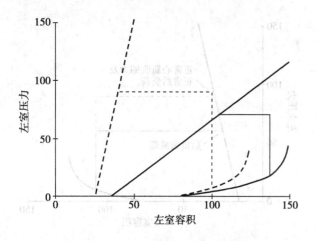
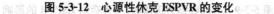

图 5-3-12 心源性休克 ESPVR 的变化

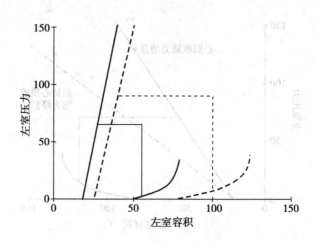

图 5-3-13 低血容量性休克 ESPVR 的变化

但是,如果在低血容量时液体复苏延迟了几个小时,舒张期 P-V 曲线可能会从正常位置向上向右移位,(如图舒张期 P-V 曲线虚线是正常心脏,实线是低血容量性休克延迟复苏后)心脏顺应性下降,舒张期心脏硬度增加,从而 SV 下降,甚至改变收缩期心功能曲线。

(4)感染性休克 ESPVR 的变化:尽管感染性休克的主要血流动力学状态是高排低阻型休克,但仍可见在感染性休克时 ESPVR 向右移位,Ees 下降,如图 5-3-14 所示,虚线是正常心脏,实线是感染性休克时的心脏,这主要源于循环中有心肌抑制因子以及心肌不协调收缩等原因所致。但仍可见收缩末容积勉强维持正常(<50ml),主要源于感染性休克时心肌后负荷降低。

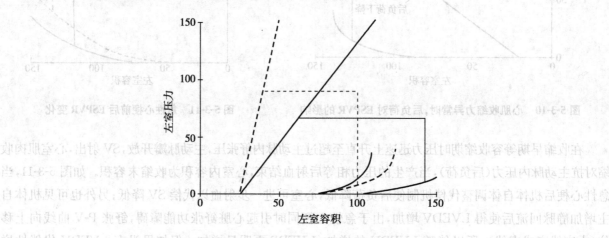

图 5-3-14 感染性休克 ESPVR 的变化

也可看出,在感染性休克时,存活患者代偿 Ees 下降的机制有舒张期 P-V 曲线右移(虚线是正常心脏,存活感染性休克患者是右侧实线),患者舒张期心室顺应性增加,从而获得更大的 LVEDV,表现为舒张期心室扩张,因此 SV 增加,患者 CO 增加,表现出高 CO 的血流动力学特点;而死亡感染性休克患者未能有效建立上述代偿机制,舒张期 P-V 曲线左移(虚线是正常心脏,死亡感染性休克患者是左侧实线),患者舒张期心室顺应性降低,硬度增加,心室充盈受损,SV 下降,无法维持 CO 以满足组织氧代谢需要。

(五)左心室压力-容积环面积

1. P-V 环面积生理学意义 代表了左心室每搏做功,即机械外功(external work,EW)。但是,在压力-容积分析时,应考虑到心脏的储备功能,压力-容量环表示心室外部做功,这仅是心脏总机械能的一部分。心脏泵血过程中,心脏消耗的能量不仅用于向循环内射血,完成每搏做功;还有一部分能量是用来完成离子跨膜转运、维持室壁张力、克服心肌组织内部的黏滞阻力等内功,这部分能量称为潜在能量(potential energy,PE)。因此,在压力-容积图中,可分为外部做功面积(环面积,EW)和潜在能量面积(PE),两者共同形成压力-容积面积(PVA)(图 5-3-15)。

2. 当心肌缺血时,P-V 环的面积变化 左心室收缩功能下降,压力-容量环向右倾斜,此时分析压力-容量环面积较困难,总面积可分为三部分(图 5-3-16)。

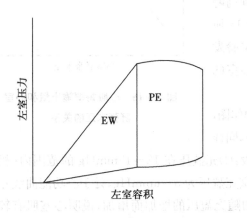

图 5-3-15 正常心脏 P-V 环面积

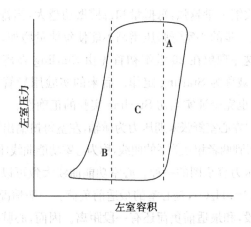

图 5-3-16 心梗后 P-V 环面积改变

(1)心梗节段收缩期延长,如 A 部分所示(心梗节段上收缩期多做的功)。

(2)舒张期缩短,心室主动松弛或由弹性回缩做功,与心泵做功无关,如 B 部分所示。

(3)中间部分为环有效缩短区,表示心泵做功。外部做功增加,潜在能量降低,心脏总机械能大部分分配给心室射血。

3. PVA 和心肌氧耗(VO_2)的关系 PVA 和 VO_2 之间有很好的相关,相关系数在等容期为 0.973,在射血期为 0.989,因此通过 PVA 可评价心肌氧耗。PVA 与心肌耗氧量呈直线相关,经验公式为:

$$VO_2 = a \times PVA + b$$

其中,VO_2 为总能量输入,PVA 为总能量输出,a 为 VO_2-PVA 斜率,a 的倒数为收缩效率,b 是 VO_2 的轴截距。

心肌总耗氧分为两部分,图 5-3-17 中,虚线以上部分为负荷耗氧,与 PVA 成正比;下部为非负荷耗氧,包括基础代谢、兴奋-收缩偶联等,该部分相对稳定。心室腔内压力的大小对心肌耗氧量的重要性更为突出,心室肌收缩产生压力所耗氧比排血所需氧量要大得多。

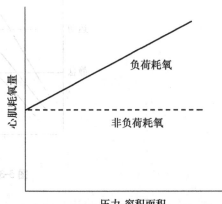

图 5-3-17 PVA 和心肌氧耗的关系

二、Frank-Starling 定律

Frank 于 1895 年、Starling 于 1915 年前后提出了心室的压力-容积关系原则:"在生理限度内,舒张的心室压力越高,心室容积越大;心室容积越大,每搏收缩的能量和化学能转换量就越大";"心室搏出功大约等于平均动脉压与搏血量之积"。这就是至今仍在广泛引用的 Frank-Starling 定律。

前负荷指肌肉收缩前所承载的负荷,它使肌肉在收缩前处于某种程度的拉长状态,具有一定的初长度。然而,完整心脏的心肌纤维长度却是无法直接测定的由于心脏的容积取决于心肌纤维的长度,所以人们在关于心脏做功的研究中,用心室舒张末期容积(EDV)代表心肌纤维的长度。即心室肌收缩前的初长度就是心室舒张末期容积,它可以反映心室前负荷的大小。又由于心室压力的测量比心室容积的测定较为方便和精确,且心室舒张末期容积和压力又有一定的相关性,所以实际工作中常用心室舒张末期压力来反映前负荷。当心室舒张压逐渐增高(它反映心室舒张末期容积的增加和心肌纤维的被动延长),心肌的收缩力量越强,每搏量和每搏做功越大,当排血量达到高峰后,进一步的心室舒张压增高不能使每搏量增加,如图 5-3-18 所示。这一现象在 20 世纪初首先由 Starling 在离体心脏实验发现,故被称为 Starling 定律。后来的实验用导管记录左心室的压力,也完全证实当初 Starling 实验的正确性。

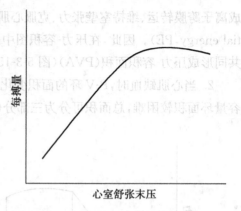

**图 5-3-18　心脏每搏输出量和心室
舒张末压的关系**

以左心室舒张末期压力为横轴,左室每搏输出量为纵轴作图,可以得到两者相互关系的曲线,称为心室功能曲线(图 5-3-18),同样也是压力容积图的一种。心室功能曲线大致可以分为三段:①充盈压在 12～15mmHg 的范围内(相当于16～20cmH₂O),是心室的最适前负荷。一般情况下左心室充盈压为 5～6mmHg,处于心功能曲线左侧的升支段,和最适前负荷还有一段距离。因而,心脏每搏做功随充盈压的增加而增加,说明心室肌有较大的初长度储备。这种通过心肌细胞本身初长度的改变而引起心肌收缩强度的变化,称为异长自身调节。它保证了心脏每搏量能随回心血量的增加而增加,使心室舒张末期容积和压力维持在正常范围之内,在左、右心室心输出量保持基本相同中也起着重要的调节作用。②充盈压在 15～20mmHg(相当于 20～27cmH₂O)的范围内,曲线趋于平坦,说明通过初长度变化调节其收缩功能的作用较小。③充盈压再升高,曲线平坦或轻度下倾,但并不出现降支。只有当心室出现严重的病理变化时,心脏的每搏做功才会随充盈压进一步增加而下降(图 5-3-19)。

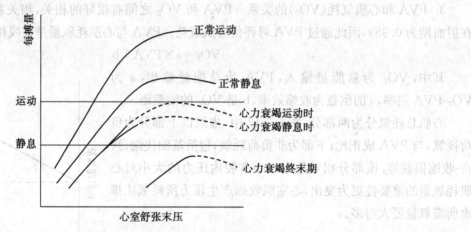

图 5-3-19　不同状态下 Starling 曲线

　　Starling 的实验只注意到心输出量的一个方面,未注意到心室腔内压力的改变。1961 年,Sarnoff 等指出,心室收缩不单是心输出量,并且产生压力。实验证明,心室舒张压力的增加(心室舒张末期容量的加大)使心室的最大收缩压增高,直到高峰后,心室舒张容积进一步的增加,反而使收缩压力降低。心室腔内压力的大小对心肌耗氧量的重要性更为突出,心室肌收缩产生压力所耗的氧比起排血所需氧要大得多。

　　心腔内收缩期压力的产生及其大小是衡量心室功能重要的指标之一,因为心室的做功是由以下的公式计算的:

每搏做功＝心室腔内压力×每搏输出量

通常我们称心脏的功能,即指心脏的做功能力的大小,图 5-3-20 示心室每搏做功和心室舒张末期压力的关系:把压力-容积环面积(每搏做功)作为纵坐标,舒张末期压力作为横坐标,此线可作为心脏收缩功能的良好指标。心室收缩功能减退或后负荷增加时曲线右下移,心肌收缩功能增强或后负荷降低时曲线向左上移。

三、右心室压力-容积环

1979 年,Manghan 首先报道了有关右心室压力-容积关系的相关研究。研究证实,右心室 P-V 环大致呈三角形。另外,右心室 ESPVR 与左心室相同,也呈线性关系。大量研究证实,心室压力-容积关系不仅用于分析左室功能,同样也适用于右心室收缩和舒张功能的变化。不过,Manghan 同时指出,由于右心室解剖结构极其复杂,心室壁厚薄不均,射血时心室压力迅速下降等特殊现象,使准确测量右心室容积较左心室更加困难。

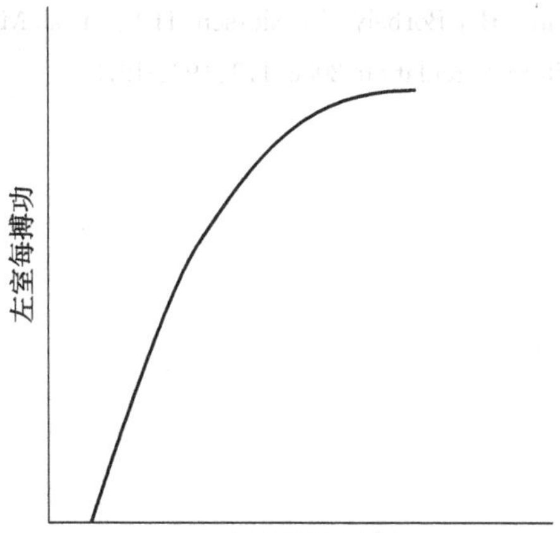

图 5-3-20　左室每搏做功与左室舒张末压关系

四、压力指标代替容积指标的局限性

本节重点讨论的是心室压力-容积曲线,由此也带出了一个重要的血流动力学话题,压力和容积之间彼此相互联系,但又并不完全等同,尤其是心室前负荷指标,我们希望得到容积指标,但临床中真正的心室舒张末期容量测量难度大,而压力指标较易获得且更精确,如常用心室充盈压即左室舒张末压(LVEDP)、肺动脉嵌顿压(PAWP)、右房压或中心静脉压(CVP)间接衡量。所以,我们在临床中常用前负荷的压力指标代替容积指标,但应特别注意临床应用的局限性问题。

临床假定在左心室舒张末期血液停止向心室充盈的一瞬间,LVEDP＝左房压＝PAWP,即左室舒张末容积(LVEDV,真正的左室前负荷)与 PAWP 所反映的 LVEDP 之间存在一致性。监测 CVP 对右心容量的调整起到了明确的指导作用,但在反映左心前负荷方面仍然存在有一定的局限性。相比之下,PAWP 与左心前负荷的变化更具有相关性。但 CVP 与 PAWP 都是通过以压力代容积的方法来反映心脏的前负荷。如前所述,心室舒张末压力和容积的关系并不是直线关系,而是曲线关系,而且,两者之间的关系还会受到心室顺应性的影响。左心室功能、气道压、二尖瓣功能、左房顺应性或肺血管阻力改变都可导致 PAWP 与左室前负荷间产生差异。

另外,我们测量得到的压力指标都是以大气压为 0 点测量的,并不能真正反映房室的跨壁压,在概念上应理清心室内压、跨壁压、充盈压等概念。所以,如何更好地应用压力指标是做好血流动力学监测治疗的重中之重。

(严　静　杜　微)

参考文献

1. James J, Smith, John P, Kampine. Circulatory physiology-the essentials. The 3rd edition. Maryland: Williams & Wilkins, 1990:36-42.

2. David E, Mohrman, Lois Jane Heller. Cardiovascular physiology. The 5th edition. United States: McGraw-Hill companies, 2003:48-53.

3. William R, Milnor. Cardiovascular physiology. Oxford: Oxford University Press, Inc, 1990:111-116.

4. 姚泰,罗自强. 生理学. 北京:人民卫生出版社,2001:122-125.

5. Periasamy M, Huke S. SERCA pump level is a critical determinant of Ca²⁺ homeostasis and cardiac contractility. J Mol Cell Cardiol,2001,33:1053-1063.

6. Martos R,Baugh J,Ledwidge M,et al. Diastolic heart failure:evidence of increased myocardial collagen turnover linked to diastolic dysfunction. Circulation,2007,115:888-895.

7. Van HL, Borbely A, Niessen HW, et al. Myocardial structure and function differ in systolic and diastolic heart failure. Circulation,2006,113:1966-1973.

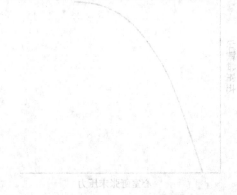

第六章 血管的结构与功能

第一节 概 述

一、血管的构成特点

心血管系统包括心脏、动脉、毛细血管和静脉，其生理功能各不相同，但主要功能都是运送血液和进行物质交换。不论体循环或肺循环，由心室射出的血液都流经由动脉、毛细血管和静脉相互串联构成的血管系统，再返回心房，如此循环往复，供应各器官的血管相互间又呈并联关系。

动脉和静脉管壁从内向外分为内膜、中膜和外膜。内膜由内皮细胞和内皮下层组成。内皮细胞作为血管的内衬面，为血液流动提供光滑的表面，同时构成通透性屏障，血液中的气体、液体和其他物质可以选择性的透过。内皮细胞具有分泌功能，可以合成和分泌多种生物活性物质。中膜主要由弹性纤维、血管平滑肌和胶原纤维构成，其组成的比例和厚度根据血管种类的不同而有区别。弹性纤维可以使动脉具有可扩张性和可回缩性。血管平滑肌的收缩和舒张可改变血管的口径，从而调节器官和组织的血流量。血管外膜为疏松结缔组织，包含弹性纤维、胶原纤维和成纤维细胞。

按照组织学结构，血管可以分为大动脉、中动脉、小动脉、微动脉、毛细血管、微静脉、小静脉、中静脉和大静脉。一般按照生理功能的不同，将血管分为以下几类：

（一）弹性贮器血管

其作用是使心脏的间断射血变成血管中连续的血流，并减少动脉血压波动。弹性贮器血管是指主动脉、肺动脉主干及其发出的最大的分支。这些血管的管壁坚厚，富含弹性纤维，有明显的可扩张性和弹性。左心室射血时，主动脉压升高，一方面推动动脉内的血液向前流动，另一方面使主动脉扩张，容积增大。因此，左心室射出的血液在射血期内只有一部分进入外周，另一部分则被贮存在大动脉内。主动脉瓣关闭后，被扩张的大动脉管壁发生弹性回缩，将在射血期多容纳的那部分血液继续向外周方向推动。大动脉的这种功能称为弹性贮器作用。

（二）分配血管

从弹性贮器血管以后到分支为小动脉前的动脉管道，其功能是将血液输送至各器官组织，故称为分配血管。其中膜的平滑肌较多，管壁收缩性较强。

（三）毛细血管前阻力血管

小动脉和微动脉的管径较细，对血流的阻力大，称为毛细血管前阻力血管。微动脉的管壁富含平滑肌，在平时保持一定的紧张性收缩，其舒缩活动可使血管口径发生明显变化，从而改变对血流的阻力和所在器官、组织的血流量，对于维持一定的动脉血压也起重要作用。

其中在真毛细血管的起始部常有平滑肌环绕，称为毛细血管前括约肌（precapillary sphincter），是末梢微动脉管壁末端的一些平滑肌，属于阻力血管的一部分。它的收缩或舒张可控制毛细血管的关闭或开放，因此可决定某一时间内毛细血管开放的数量。

（四）交换血管

指真毛细血管，连接动脉和静脉，分布广泛。毛细血管之间互相连通，形成毛细血管网。其管径较细，管壁仅由单层内皮细胞构成,外面有一薄层基膜,故通透性很高,成为血管内血液和血管外组织液进行物质交换的场所。

(五)毛细血管后阻力血管

通常指微静脉,微静脉因管径小,对血流也产生一定的阻力。它们的舒缩可影响毛细血管前阻力和毛细血管后阻力的比值,从而改变毛细血管压和体液在血管内和组织间隙内的分配情况。

(六)容量血管

静脉和相应的动脉比较,数量较多,口径较粗,管壁较薄,故其容量较大,而且可扩张性较大,即较小的压力变化就可使容积发生较大的变化。在安静状态下,循环血量的 $60\%\sim70\%$ 容纳在静脉中。静脉的口径发生较小变化时,静脉内容纳的血量就可发生很大的变化,而压力的变化较小。因此,静脉在血管系统中起着血液贮存库的作用,在生理学中将静脉称为容量血管。

(七)短路血管

指一些血管床中小动脉和静脉之间的直接联系。它们可使小动脉内的血液不经过毛细血管而直接流入小静脉。在手指、足趾、耳廓等处的皮肤中有许多短路血管存在,它们在功能上与体温调节有关。

二、血流量、压力、阻力

血液在心血管系统中流动的一系列物理学问题属于血流动力学的范畴。血流动力学和一般的流体力学一样,其基本的研究对象是流量、阻力和压力之间的关系。由于血管是有弹性和可扩张的而不是硬质的管道系统,血液是含有血细胞和胶体物质等多种成分的液体,而不是理想液体,因此血流动力学除与一般流体力学有共同点之外,又有它自身的特点。

(一)血流量和血流速度

单位时间内流过血管某一截面的血量称为血流量,也称容积速度,其单位通常以 ml/min 或 L/min 来表示。血液中的一个质点在血管内移动的线速度,称为血流速度。血液在血管流动时,其血流速度与血流量成正比,与血管的截面成反比。

1. 泊肃叶(Poiseuilli)定律　泊肃叶研究了液体在管道系统内流动的规律,指出单位时间内液体的流量(Q)与管道两端的压力差 P_1-P_2 以及管道半径 r 的 4 次方成正比,与管道的长度 L 成反比。这些关系可用下式表示:

$$Q=K(r^4/L)(P_1-P_2)$$

这一等式中的 K 为常数。后来的研究证明它与液体的黏滞度 η 有关。因此泊肃叶定律又可写为

$$Q=\pi(P_1-P_2)r^4/8\eta L$$

2. 层流和湍流　血液在血管内流动的方式可分为层流和湍流两类。在层流的情况下,液体每个质点的流动方向都一致,与血管的长轴平行;但各质点的流速不相同,在血管轴心处流速最快,越靠近管壁,流速越慢。因此可以设想血管内的血液由无数层同轴的圆柱面构成,在同一层的液体质点流速相同,由轴心向管壁,各层液体的流速依次递减,泊肃叶定律适用于层流的情况。当血液的流速加快到一定程度后,会发生湍流。此时血液中各个质点的流动方向不再一致,出现漩涡。在湍流的情况下,泊肃叶定律不再适用,血流量不是与血管两端的压力差成正比,而是与压力差的平方根成正比。关于湍流的形成条件,Reynolds 提出一个经验公式:

$$Re=VD\sigma/\eta$$

式中的 V 为血液在血管内的平均流速(单位为 cm/s),D 为管腔直径(单位为 cm),σ 为血液密度(单位为 g/cm^3),η 为血液黏滞度(单位为泊),Re 为 Reynolds 数,没有单位。一般当 Re 数超过 2000 时,就可发生湍流。由上式可知,在血流速度快,血管口径大,血液黏滞度低的情况下,容易产生湍流。

(二) 血流阻力

血液在血管内流动时所遇到的阻力,称为血流阻力。血流阻力的产生,是由于血液流动时因摩擦而消耗能量,一般是表现为热能。这部分热能不可能再转换成血液的势能或动能,故血液在血管内流动时压力逐渐降低。在湍流的情况下,血液中各个质点不断变换流动的方向,故消耗的能量较层流时更多,血流阻力就较大。

血流阻力一般不能直接测量,而需通过计算得出。血液在血管中的流动与电荷在导体中流动有相似之处。根据欧姆定律,电流强度与导体两端的电位差成正比,与导体的电阻成反比。这一关系也适用于血流,即血流量与血管两端的压力差成正比,与血流阻力 R 成反比,可用下式表示:

$$Q = (P_1 - P_2)/R$$

在一个血管系统中,若测得血管两端的压力差和血流量,就可根据上式计算出血流阻力。如果比较上式和泊肃叶定律的方程式,则可写出计算血流阻力的方程式,即

$$R = 8\eta L/\pi r^4$$

这一算式表示,血流阻力与血管的长度和血液的黏滞度成正比,与血管半径的 4 次方成反比。由于血管的长度变化很小,因此血流阻力主要由血管口径和血液黏滞度决定。对于一个器官来说,如果血液黏滞度不变,则器官的血流量主要取决于该器官的阻力血管的口径。阻力血管口径增大时,血流阻力降低,血流量就增多;反之,当阻力血管口径缩小时,器官血流量就减少。机体对循环功能的调节中,就是通过控制各器官阻力血管和口径来调节各器官之间的血流分配的。

血液黏滞度是决定血流阻力的另一因素。全血的黏滞度为水的黏滞度的 4~5 倍。血液黏滞度的高低取决于以下几个因素:

1. 红细胞比容　一般来说,红细胞比容是决定血液黏滞度的最重要的因素。红细胞比容愈大,血液黏滞度就愈高。

2. 血流的切率　在层流的情况下,相邻两层血液流速的差和液层厚度的比值,称为血流切率(shear rate)。匀质液体的黏滞度不随切率的变化而改变,称为牛顿液。血浆属于牛顿液。非匀质液体的黏滞度随着切率的减小而增大,称为非牛顿液。全血属非牛顿液。当血液在血管内以层流的方式流动时,红细胞有向中轴部分移动的趋势。这种现象称为轴流(axial flow)。当切率较高时,轴流现象更为明显,红细胞集中在中轴,其长轴与血管纵轴平行,红细胞移动时发生的旋转以及红细胞相互间的撞击都很小,故血液的黏滞度较低。在切率低时,红细胞可发生聚集,使血液黏滞度增高。

3. 血管口径　血液在较粗的血管内流动时,血管口径对血液黏滞度不发生影响。但当血液在直径小于 0.2~0.3mm 的微动脉内流动时,只要切率足够高,则随着血管口径的进一步变小,血液黏滞度也变低。这一现象产生原因尚不完全清楚,但对机体有明显的益处。如果没有此种反应,血液在小血管中流动的阻力将会大大增高。

4. 温度　血液的黏滞度随温度的降低而升高。人体的体表温度比深部温度低,故血液流经体表部分时黏滞度会升高。如果将手指浸在冰水中,局部血液的黏滞度可增加 2 倍。

(三) 血压

血压是指血管内的血液对于单位面积血管壁的侧压力,也即压强。按照国际标准计量单位规定,压强的单位为帕(Pa),即牛顿/米²(N/m²)。帕的单位较小,血压数值通常用千帕(kPa)来表示(1mmHg 等于 0.133kPa)。

血压的形成,首先是由于心血管系统内有血液充盈。循环系统中血液充盈的程度可用循环系统平均充盈压来表示。在动物实验中,用电刺激造成心室颤动使心脏暂时停止射血,血流也就暂停,因此循环系统中各处的压力很快就取得平衡。此时,在循环系统中各处所测得的压力都是相同的,这一压力数值即循环系统平均充盈压。这一数值的高低取决于血量和循环系统容量之间的相对关系。如果血量增多,或血

管容量缩小循环系统平均充盈压就增高;反之,如果血量减少或血管容量增大,则循环系统平均充盈压就降低。用巴比妥麻醉的犬,循环系统平均充盈压约为 0.93kPa(7mmHg)。人的循环系统平均充盈压估计接近这一数值。

形成血压的另一个基本因素是心脏射血。心室肌收缩时所释放的能量可分为两部分,一部分用于推动血液流动,是血液的功能;另一部分形成对血管壁的侧压,并使血管壁扩张,这部分是势能,即压强能。在心舒期,大动脉发生弹性回缩,又将一部分势能转变为推动血液的动能,使血液在血管中继续向前流动。由于心脏射血是间断性的,因此在心动周期中动脉血压发生周期性的变化。另外,由于血液从大动脉流向心房的过程中不断消耗能量,故血压逐渐降低。在机体处于安静状态时,体循环中毛细血管前阻力血管部分血压降落的幅度最大。

生物学实验中测量血压的经典方法,是将导管的一端插入动脉、静脉或心腔,将导管的另一端连至一装有水银的 U 形管,从 U 形管两边水银面高度的差即读得测定部位的血压值。水银检压计测得的压力读数为平均压。现在已有多种类型的压力换能器,可将压强能的变化转变为电能的变化,并精确地测出心动周期中各瞬间的血压数值。在临床上,常用听诊器间接测定肱动脉的收缩压和舒张压。在有些情况下,也可用导管插入血管直接测量血压。在用导管直接测量血压时,如果导管的开口正对血流,则血流的动能也转变成压强能,因此测得的血压值大于血液对血管壁的侧压,称为端压。当人体处于安静状态时,体循环中血流的动能部分在总的能量中只占很小比例,在心缩期主动脉压达最大值时,血流的动能也仅占总能量的 3%。在肌肉运动时,血流速度大大加快,动能部分所占的比例增高。在肺循环中,由于肺动脉压较低,而血流速度和体循环中相近,因此血流的动能部分所占的比例较大。

(王 郝)

第二节 动脉系统

(一) 动脉血压

1. 动脉血压的形成 前已述,循环系统同足够的血液充盈和心脏射血是形成血压的基本因素。在动脉系统,影响动脉血压的另一个因素是外周阻力。外周阻力(peripheral resistance)主要是指小动脉和微动脉对血流的阻力。假如不存在外周阻力,心室射出的血液将全部流至外周,即心室收缩释放的能量可全部表现为血流的动能,因而对血管壁的侧压不会增加。

左心室的射血是间断性的。在每个心动周期中,左心室内压随着心室的收缩和舒张发生较大幅度的变化。一般情况下,左心室每次收缩时向主动脉内射出 60～80ml 血液。由于小动脉和微动脉对血流有较高的阻力,以及主动脉和大动脉管壁具有较大的可扩张性,因此左心室一次收缩所射出的血液,在心缩期内大约只有 1/3 流至外周,其余约 2/3 被暂时贮存在主动脉和大动脉内,使主动脉和大动脉进一步扩张。主动脉压也就随之升高。这样,心室收缩时释放的能量中有一部分以势能的形式贮存在弹性贮器血管的管壁中。心室舒张时,半月瓣关闭,射血停止,被扩张的弹性贮器血管管壁发生弹性回缩,将在心缩期贮存的那部分血液继续推向外周,并使主动脉压在心舒期仍能维持在较高的水平,例如 10.64kPa(80mmHg)左右,而不像心舒期的左心室内压接近 0kPa。可见,由于弹性贮器血管的作用,使左心室的间断射血变为动脉内的连续血流;另一方面,还使每个心动周期中动脉血压的变动幅度远小于左心室内压的变动幅度。老年人的大动脉管壁硬化,主动脉的直径和容积增大,而可扩张性减小,弹性贮器的功能受损,因此每个心动周期中动脉血压的波动幅度明显增大。

2. 动脉血压的正常值 心室收缩时,主动脉压急剧升高,在收缩期的中期达到最高值。这时的动脉血压值称为收缩压。心室舒张时,主动脉压下降,在心舒末期动脉血压的最低值称为舒张压。收缩压和舒张压的差值称为脉搏压,简称脉压。一个心动周期中每一个瞬间动脉血压的平均值,称为平均动脉压。简略计算,平均动脉压大约等于舒张压加1/3脉压。

一般所说的动脉血压是指主动脉压。因为在大动脉中血压降落很小,故通常将在上臂测得的肱动脉压代表主动脉压。我国健康青年人在安静状态时的收缩压为13.3～16.0kPa(100～120mmHg),舒张压为8.0～10.6kPa(60～80mmHg),脉搏压为4.0～5.3kPa(30～40mmHg),平均动脉压在13.3kPa(100mmHg)左右。

动脉血压除存在个体差异外,还有性别和年龄的差异。一般来说,女性在更年期前动脉血压比同龄男性的低,更年期后动脉血压升高。男性和女性的动脉血压都随年龄的增长而逐渐升高,收缩压的升高比舒张压的升高更为显著。新生儿的收缩压仅为5.3kPa(40mmHg)左右。出生后第一个月内,收缩压很快升高,到第一月末约可达到10.6kPa(80mmHg)。以后,收缩压继续升高,到12岁时约为14.0kPa(105mmHg)。在青春期,收缩压又较快地上升,17岁的男性青年,收缩压可达16.0kPa(120mmHg)。青春期以后,收缩压随年龄增长而缓慢升高。至60岁时,收缩压约18.6kPa(140mmHg)。

当血液从主动脉流向外周时,因不断克服血管对血流的阻力而消耗能量,血压也就逐渐降低。在各段血管中,血压降落的幅度与该段血管对血流的阻力的大小成正比。在主动脉和大动脉段,血压降落较小。如果主动脉的平均压为13.3kPa(100mmHg)。则到直径为3mm的动脉处,平均压仍在12.6kPa(95mmHg)左右。到小动脉时,血流阻力大,血压降落的幅度也变大。在体循环中,微动脉段的血流阻力最大,血压降落也最为显著。如果微动脉起始端的血压为11.3kPa(85mmHg),则血液流经微动脉后压力降落7.3kPa(55mmHg),故在毛细血管起始端,血压仅为4.0kPa(30mmHg)。在不同的动脉段记录血压时,可以看到从主动脉到外周动脉,血压的波动幅度变大。和主动脉内的血压波动相比,外周动脉的收缩压较高,舒张压较低,故脉搏压较大,而平均压低于动脉压。产生这种现象的原因,主要是由于血压压力波的折返。当动脉的压力波动在传播至较小的动脉分支处,特别是到微动脉时,因受到阻碍而发生折返。折返的压力波逆流而上,如果遇到下行的波动,两者可发生叠加,形成一个较大的波。在股动脉记录血压时,常可看到在一个大的波后面有一个较小的返折波,故股动脉的血压波动幅度大于主动脉的血压波动幅度。

3. **影响动脉血压的因素** 凡是能影响心输出量和外周阻力的各种因素,都能影响动脉血压。循环血量和血管系统容量之间的相互关系,即循环系统内血液充盈的程度,也能影响动脉血压。现将影响动脉血压因素分述如下:

(1)心脏每搏输出量:如果每搏输出量增大,心缩期射入主动脉的血量增多,心缩期中主动脉和大动脉内增加的血量变多,管壁所受的张力也更大,故收缩期动脉血压的升高更加明显。由于动脉血压升高,血流速度外周阻力和心率的变化不大,则大动脉内增多的血量仍可在心舒期流至外周,到舒张期末,大动脉内存留的血量和每搏输出量增加之前相比,增加并不多。因此,当每搏输出量增加而外周阻力和心率变化不大时,动脉血压的升高主要表现为收缩压的升高,舒张压可能升高不多,故脉压增大。反之,当每搏输出量减少时,则主要使收缩压降低,脉压减小。可见,在一般情况下,收缩压的高低主要反映心脏每搏输出量的多少。

(2)心率:如果心率加快,而每搏输出量和外周阻力都不变,由于心舒期缩短,在心舒期内流至外周的血液就减少,故心舒期末主动脉内存留的血量增多,舒张期血压就升高。由于动脉血压升高可使血流速度加快,因此在心缩期内可有较多的血液流至外周,收缩压的升高不如舒张压的升高显著,脉压比心率增加前减小。相反,心率减慢时,舒张压降低的幅度比收缩压降低的幅度大,故脉压增大。

(3)外周阻力:如果心输出量不变而外周阻力加大,则心舒期中血液向外周流动的速度减慢,心舒期末存留在主动脉中的血量增多,故舒张压升高。在心缩期,由于动脉血压升高使血流速度加快,因此收缩压的升高不如舒张压的升高明显,故脉压加大。可见,在一般情况下,舒张压的高低主要反映外周阻力的大小。

外周阻力的改变,主要是由于骨骼肌和腹腔器官阻力血管口径的改变。原发性高血压的发病,主要是由于阻力血管口径变小而造成外周阻力过高。另外,血液黏滞度也影响外周阻力。如果血液黏滞度增高,外周阻力就增大,舒张压就升高。

(4)主动脉和大动脉的弹性贮器作用:如前所述,由于主动脉和大动脉的弹性贮器作用,动脉血压的波动幅度明显小于心室内压的波动幅度。老年人的动脉管壁硬化,大动脉的弹性贮器作用减弱,故脉压增大。

(5)循环血量和血管系统容量的比例:循环血量和血管系统容量相适应,才能使血管系统足够地充盈,产生一定的体循环平均充盈压。在正常情况下,循环血量和血管容量是相适应的,血管系统充盈程度的变化不大。失血后,循环血量减少。此时如果血管系统的容量改变不大,则体循环平均充盈压必然降低,使动脉血压降低。在另一些情况下,如果循环血量不变而血管系统容量增大时,也会造成动脉血压下降。

上述对影响动脉血压的各种因素,都是在假设其他因素不变的前提下,分析某一因素发生变化时对动脉血压可能发生的影响。实际上,在各种不同的生理情况下,上述各种影响动脉血压的因素可同时发生改变。因此,在某种生理情况下动脉血压的变化,往往是各种因素相互作用的综合结果。

(二)动脉脉搏

在每个心动周期中,动脉内的压力发生周期性的波动。这种周期性的压力变化可引起动脉血管发生搏动,称为动脉脉搏。脉搏搏动可以沿着动脉管壁向小动脉传播。在手术中暴露动脉,可以直接看到动脉随每次心搏而发生的搏动。用手指也可摸到身体浅表部位的动脉搏动。检查时一般选择桡动脉。特殊情况下,也可以检查颞动脉、颈动脉、股动脉或者足背动脉等。

1. **动脉脉搏的波形** 动脉搏动是由左心室射血引起的,每个心动周期中,当左心室收缩时将血液射入主动脉,由于主动脉的顺应性及外周阻力的作用,使左心室收缩期射入主动脉的血液有一部分存留在大动脉内,使得动脉管壁被动扩张,而当左心室舒张时,停止射血,大动脉产生弹性回缩,上述变化形成了血管的搏动。用脉搏描记仪可以记录浅表动脉脉搏的波形。这种记录图形称为脉搏图。动脉脉搏的波形可因描记方法和部位的不同而有差别,但一般都包括以下几个组成部分:

(1)上升支:在心室快速射血期,动脉血压迅速上升,管壁被扩张,形成脉搏波形中的上升支。上升支的斜率和幅度受射血速度、心输出量以及射血所遇的阻力的影响,射血遇到的阻力大,心输出量小,射血速度慢,则脉搏波形中上升支的斜率小,幅度也低;反之,射血所遇的阻力小,心输出量大,射血速度快,则上升支较陡,幅度也较大。大动脉的可扩张性减小时,弹性贮器作用减弱,动脉血压的波动幅度增大,脉搏波上升支的斜率和幅度也加大。主动脉瓣狭窄时,射血阻力高,脉搏波上升支的斜率和幅度都较小。

(2)下降支:心室射血的后期,射血速度减慢,进入主动脉的血量少于由主动脉流向外周的血量,故被扩张的大动脉开始回缩,动脉血压逐渐降低,形成脉搏波形中下降支的前段。随后,心室舒张,动脉血压继续下降,形成下降支的其余部分。在主动脉记录脉搏图时,其下降支上有一个切迹,称为降中峡。降中峡发生在主动脉瓣关闭的瞬间。因为心室舒张时室内压下降,主动脉内的血液向心室方向反流。这一反流使主动脉瓣很快关闭。反流的血液使主动脉根部的容积增大,并且受到闭合的主动脉瓣阻挡,发生一个返折波,因此在降中峡的后面形成一个短暂的向上的小波,称为降中波。动脉脉搏波形中下降支的形状可大致反映外周阻力的高低。外周阻力高时,脉搏波下降支的下降速率较慢,切迹的位置较高。如果外周阻力较低,则下降支的下降速率较快,切迹位置较低,切迹以后下降支的坡度小,较为平坦。主动脉瓣关闭不全时,心舒期有部分血液倒流入心室。故下降支很陡,降中波不明显或者消失。

2. **动脉脉搏波的传播速度** 动脉脉搏可以沿着动脉管壁向外周血管传播,其传播的速度远较血流的速度为快。一般来说,动脉管壁的可扩张性愈大,脉搏波的传播速度就愈慢。由于主动脉的可扩张性最大,故脉搏波在主动脉的传播速度最慢,3~5m/s,在大动脉的传播速度为7~10m/s,到小动脉段可加快到15~35m/s。老年人主动脉管壁的可扩张性减小,脉搏波的传播速度可增加到大约10m/s。

由于小动脉和微动脉对血流的阻力很大,故在微动脉段以后脉搏波动即大大减弱。到毛细血管,脉搏已基本消失。

(王 郝)

第三节 静脉系统

静脉(vein;vena)是把血液送回心脏的血管。静脉是容量血管,平时容纳全身70%的血液,体静脉中的血液含有较多的二氧化碳,血色暗红。肺静脉中的血液含有较多的氧,血色鲜红。静脉是心血管系统中引导、输送血液返回心脏的管道。静脉起始于毛细血管,末端终止于心房。小静脉起于毛细血管,在回心过程中逐渐汇合成中静脉、大静脉,最后注入心房。静脉管壁薄,平滑肌和弹力纤维均较少,缺乏收缩性和弹性,管腔断面较扁。表浅静脉在皮下可以看见,上下肢浅静脉常用来抽血、静脉注射、输血和补液。静脉壁上有静脉瓣,尤其下肢静脉中较多而发达,它能防止血液倒流,使血液向心脏流动。但腹腔内的大静脉,如门静脉,上下腔静脉无静脉瓣,可因腹内压高低影响向静脉血回。

一、分类

全身的静脉根据分布不同可分为肺循环的静脉和体循环的静脉两大部分。肺静脉左、右各一对,分别为左上、左下肺静脉和右上、右下肺静脉。这些静脉均起自肺门,向内行注入左心房后部。肺静脉将含氧量高的动脉血输送到心。体循环的静脉数量多、行程长、分布广,主要包括上腔静脉系,下腔静脉系(包括肝门静脉系)和心静脉系上腔静脉系是收集头颈、上肢和胸背部等处的静脉血回到心脏的管道。下腔静脉系是收集腹部、盆部、下肢部静脉血回心的一系列管道。心静脉系是收集心脏的静脉血液管道。门静脉系主要是收集腹腔内消化管道,胰和脾的静脉血入肝的静脉管道,门静脉进入肝脏,在肝内又分成毛细血管网(与肝动脉血一起注入肝内血窦),然后再由肝静脉经下腔静脉回流入心脏。

(一)静脉的分类

静脉也根据管径的大小分为大静脉、中静脉、小静脉和微静脉。但静脉管壁结构的变异比动脉大,甚至一条静脉的各段也常有较大的差别。静脉管大致也可分内膜、中膜和外膜三层,但三层膜常无明显的界限。静脉壁的平滑肌和弹性组织不及动脉丰富,结缔组织成分较多。静脉由小至大逐级汇合,管径渐增粗,管壁也渐增厚。中静脉及小静脉常与相应的动脉伴行。静脉的数量比动脉多,管径较粗,管腔较大,故容血量较大。与伴行的动脉相比,静脉管壁薄而柔软,弹性也小,故切片标本中的静脉管壁常呈塌陷状,管腔变扁或呈不规则形。

1. 微静脉 微静脉(venule)管腔不规则,管径50~200μm,内皮外的平滑肌或有或无,外膜薄。紧接毛细血管的微静脉称毛细血管后微静脉,其管壁结构与毛细血管相似,但管径略粗、内皮细胞间的间隙较大,故通透性较大,也有物质交换功能。淋巴组织和淋巴器官内的后微静脉还具有特殊的结构和功能。

2. 小静脉 小静脉(small vein)管径达200μm以上,内皮外渐有一层较完整的平滑肌。较大的小静脉的中膜有一至数层平滑肌,外膜也渐变厚。

3. 中静脉 除大静脉以外,凡有解剖学名称的静脉都属中静脉(medium-size vein)。中静脉管径2~9mm,内膜薄,内弹性膜不发达或不明显。中膜比其相伴行的中动脉薄得多,环形平滑肌分布稀疏。外膜一般比中膜厚,没有外弹性膜,由结缔组织组成,有的中静脉外膜可有纵行平滑肌束。

4. 大静脉　大静脉(large vein)管径在 10mm 以上,上腔静脉、下腔静脉、无名静脉和颈静脉等都属于此类。管壁内膜较薄,中膜很不发达,为几层排列疏松的环形平滑肌,有时甚至没有平滑肌。外膜则较厚,结缔组织内常有较多的纵行平滑肌束。

5. 静脉瓣　管径 2mm 以上的静脉常有瓣膜。瓣膜为两个半月形薄片,彼此相对,根部与内膜相连,其游离缘朝向血流方向。瓣膜由内膜凸入管腔折叠而成,中心为含弹性纤维的结缔组织,表面覆以内皮,其作用是防止血液逆流。

(二) 静脉系的分类

体循环的静脉包括上腔静脉系、下腔静脉系(门静脉系)、心静脉系。上腔静脉系:收集头颈、上肢、胸壁及部分胸腔脏器回流膈以上上半身的静脉血,经上腔静脉回流入右心房。下腔静脉系:收集膈以下下半身躯体及脏器的静脉血,经下腔静脉注入右心房。心静脉系:收集心脏的静脉血,经冠状窦注入右心房。

1. 上腔静脉系

(1)上腔静脉:为一粗大的静脉干,在右侧第 1 胸肋关节后方由左右头臂静脉汇合而成,注入右心房。

(2)头臂静脉:左右各一,在胸锁关节的后方由同侧的锁骨下静脉和颈内静脉汇合而成,汇合处夹角称静脉角,是淋巴导管注入静脉的部位。颈内静脉:回流头颈部的静脉血,上端于颈静脉孔处与乙状窦相续,行于颈动脉鞘内,注入头臂静脉,其属支包括颅外支和颅内支(见中枢神经系统)。颅外支:面静脉、下颌后静脉、咽静脉、舌静脉、甲状腺上中静脉。面静脉:起于内眦静脉→伴行面动脉→在下颌角处与下颌后静脉汇合→注入颈内静脉。

面静脉的结构特点及其交通:缺少静脉瓣;通过眼上眼下静脉与颅内的海绵窦相通;通过面深静脉经眼下静脉、翼静脉丛与海绵窦相通。下颌后静脉:由颞浅静脉和上颌静脉汇合而成。锁骨下静脉:主要由腋静脉和颈外静脉汇合而成。颈外静脉:颈部最大的浅静脉,行于胸锁乳突肌的浅面。

(3)上肢静脉

1)深静脉:腋静脉,由肱静脉汇合而成。浅静脉:头静脉、贵要静脉、肘正中静脉。头静脉:手背静脉网的桡侧→前臂桡侧→肱二头肌外侧沟→三角肌胸大肌间沟→注入腋静脉和锁骨下静脉。

2)贵要静脉:手背静脉网的尺侧→前臂尺侧→肱二头肌内侧沟→于臂中点注入腋静脉。肘正中静脉:于肘窝处连于头静脉和贵要静脉之间。

(4)胸部的静脉:奇静脉起于右腰升静脉→穿膈脚入胸腔→于右肺根上方注入上腔静脉,收集胸后壁、食管、支气管等的静脉(半奇静脉、副半奇静脉、椎静脉丛)。胸前部及脐以上的静脉:浅静脉→胸腹壁静脉→腋静脉。深静脉→胸廓内静脉→头臂静脉。

2. 下腔静脉系

(1)下腔静脉:第 4～5 腰椎右侧由左右髂总静脉汇合而成,穿膈肌的腔静脉裂孔入胸腔,注入右心房。

(2)髂总静脉:于骶髂关节前方由髂内静脉和髂外静脉汇合而成。

1)髂内静脉:主要收集盆部的静脉,包括脏支和壁支,与同名的动脉伴行,多起于盆内的静脉丛(直肠静脉丛、膀胱静脉丛、子宫阴道静脉丛)。

2)脏支:直肠下静脉、阴部内静脉、子宫静脉等。

3)壁支:臀上静脉、臀下静脉、闭孔静脉、骶外侧静脉等。髂外静脉:股静脉的直接延续,其属支为腹壁下静脉。

(3)下肢静脉:深静脉与下肢的同名动脉伴行,胫前、后静脉→腘静脉→股静脉。浅静脉:大隐静脉和小隐静脉。大隐静脉:起于足背静脉弓内侧→内踝前方→膝关节内后方→大腿前面→隐静脉裂孔→股静脉。大隐静脉的五大属支:旋髂浅静脉、腹壁浅静脉、阴部外静脉、股内侧浅静脉、股外侧浅静脉。小隐静脉:起于足背静脉弓外侧→外踝后方→小腿后面→腘窝→穿深筋膜→腘静脉。

(4)腹部的静脉:壁支:1 对膈下静脉、4 对腰静脉、直接注入下腔静脉。脏支:成对的脏支:睾丸(卵巢)

静脉、肾静脉、肾上腺静脉、左中右肝静脉,除左睾丸(卵巢)静脉、左肾上腺静脉注入左肾静脉外,其余静脉均直接汇入下腔静脉。不成对的脏支:汇合成门静脉,入肝后经肝静脉回流至下腔静脉。

(5)门静脉系:门静脉:为门静脉系的静脉主干,共有 7 条属支。分别是肠系膜上静脉、脾静脉、胃左静脉、胃右静脉、胆囊静脉、附脐静脉,门静脉主要由肠系膜上静脉和脾静脉汇合而成。门静脉与腔静脉的吻合:①食管静脉丛:门静脉→胃左静脉→食管静脉丛→奇静脉及其属支→上腔静脉;②脐周静脉网:门静脉→附脐静脉→脐周静脉丛→胸腹壁静脉、胸廓内静脉→上腔静脉(→腹壁浅静脉、腹壁下静脉→下腔静脉);③直肠静脉丛:门静脉→直肠上静脉→直肠静脉丛→直肠下静脉、肛静脉→髂内静脉→髂总静脉→下腔静脉;④腹后壁门静脉和腔静脉的小属支相互吻合,通过脊柱静脉丛沟通上下腔静脉。

(6)肝静脉系统包括肝左、中、右静脉和它们的属支。此外,还有一些肝短静脉。①肝左静脉:位于左叶间裂内,收集左外侧叶静脉血,开口于下腔静脉的左侧壁或左前壁,有时与肝中静脉汇合后注入下腔静脉。②肝中静脉:主干位于正中裂的后半部,收集左内侧叶和右前叶的静脉血汇入下腔静脉的左前壁。半肝切除时,为了保护肝中静脉,常于正中裂的一侧(拟切除侧)旁开 1~1.5cm 处切开肝脏。③肝右静脉:主干走行于右叶间裂内,收集右后叶上、下段的血液,开口于下腔静脉右侧壁。④肝短静脉:为收集右后叶脏面和尾状叶的一些小静脉的总称,3~10 支,口径细(0.5~0.8cm),在肝后面直接汇入下腔静脉,因此将它们的汇入处称第三肝门。肝静脉系统的特点是壁薄,没有静脉瓣,被固定于肝实质内管径不易收缩。在肝手术时需注意予以处理。

肢体静脉一般而言分成三种:第一种是表浅静脉,位置在皮肤表层,功能是收集表浅的血液;第二种深层静脉,位于肌肉和纤维组织之间,功能是静脉的血(也就是缺氧血)回流至心脏;第三种是交通静脉,乃连接前两种静脉,负责把表浅静脉的血液带到深层静脉里。它的功能主要是把缺氧血带回心脏,也就是把用过的血液,携带新陈代谢杂物的血,收集至心脏重新回收利用,具有清道夫的作用。

二、静脉结构特点

由于血液自动脉、毛细血管流至静脉时压力已降低,而且大多数静脉位于心平面以下,因此,静脉在维持回心血量与心输出量平衡过程中,不断进化演变,在结构和配布方面形成许多特点:

1. 由小支汇合成大支,最后汇合成大静脉干,其管径越来越大。

2. 静脉壁薄,管腔比同级动脉大,内皮突出形成静脉瓣,瓣膜成对,形似半月状小袋,其袋口朝向心脏,可防止血液倒流,有利于静脉血向心回流,在重力影响较大的下肢静脉中,静脉瓣较多。

3. 体循环静脉分深、浅两类,深静脉位于深筋膜深面与动脉伴行,故称伴行静脉,其名称、行程和引流范围与其伴行的动脉相同,一般中等动脉均由两条静脉伴行,如尺动脉、胫前动脉等两侧都有伴行静脉。浅静脉位于皮下浅筋膜内,又称皮下静脉。浅静脉数目多,不与动脉伴行,有各自独立的名称、行程和引流范围,但最终均注入深静脉,从而进入循环。因此,临床可通过浅静脉取血检查或输入液体、药物。

4. 静脉之间有丰富的吻合交通支,浅静脉之间,深静脉之间,浅、深静脉之间均存在广泛地交通。一条静脉被阻断后,可借这些交通支建立侧支循环。许多脏器周围都有静脉丛,如膀胱静脉丛,直肠静脉丛等。

5. 某些部位静脉结构特殊,如硬脑膜窦、硬脑膜参与窦壁的构成,壁内无平滑肌,腔内无瓣膜,对颅脑静脉血的回流起重要作用。又如板障静脉是颅骨松质内的静脉,与颅内、外静脉相交通。

三、静脉功能

静脉系统的主要功能是把血液从外周回流到心脏,作为一个维持心脏充盈的容受器。静脉含有血容量的 70%，而动脉系统含有 18%，末端动脉和小动脉仅有 3%。静脉通过平滑肌对静脉施加的压力（静脉应力）缩小静脉的切面，由此控制静脉的容积。覆盖静脉的平滑肌螺旋围绕静脉，它们有使血液朝正确的方向流的作用。平滑肌松弛会导致静脉血管淤血，回心血量减少，心血输出减低，导致组织器官缺血。骨骼肌泵帮助保持静脉系统的压力，帮助血液回到静脉。但长久站立会导致骨骼肌泵作用减低。静脉系统的顺应性是动脉系统的 30 倍。尽管动脉的顺应性较低，但应用一些药物干预如硝酸甘油时会有较大的增加。内脏系统接收大约 25% 的心输出量（CO），占总血容量的 20%。由于静脉的顺应性较高，血容量的改变引起静脉压力的改变较小。静脉是机体中顺应性最好的血管，能够较好地调节血容量的改变，因此也被称为容受性血管。静脉作为一个血容量的储存器能够及时改变血管内容量状态以维持右心的充盈压。内脏和皮肤静脉是顺应性最好的血管，是机体最大的容量储存器。四肢静脉的顺应性较差，在调节容量状态方面的作用较小。与骨骼肌静脉相反，内脏和皮肤静脉的 α_1 和 α_2 肾上腺素受体密度较高，因此对肾上腺素刺激较为敏感。由于皮肤循环主要受温度调控，所以内脏静脉系统是改变容量的主要部位。

（一）静脉功能相关的定义和基本概念

1. 静脉容受性与顺应性

（1）静脉容受性：在特定压力下静脉内含有的血容量。

（2）静脉顺应性：静脉内压力（$\triangle P$）的改变引起的容量（$\triangle V$）的改变。静脉顺应性＝$\triangle V/\triangle P$。因此静脉容受性是在一定压力位点下的容量，而顺应性是单位压力改变引起的容量改变的斜率。

2. 静脉压　静脉腔内的压力，可以用静脉内导管进行测量。

3. 静脉跨壁压　静脉内压与静脉外部压力的差。

4. 张力容量和非张力容量　张力容量（总容量的 30%）和非张力容量（总容量的 70%）的总和等于总血容量。

（二）静脉系统的两室模型与静脉功能

在 20 世纪初，静脉系统的两室模型就已经被提出了。其中一个是顺应性较高，血流速较慢的静脉系统（内脏静脉系统），另一个是顺应性较小，血流速较快的系统（非内脏静脉血管）。

（三）静脉系统流速-压力-容量之间的关系

静脉系统流速-压力-容量关系对维持机体稳态是非常重要的。内脏静脉系统的流速-压力-容量关系代表着血容量在顺应性较好的静脉与心脏之间容量的被动分布，这一关系与静脉的容受性改变有关，而与静脉的顺应性无关。血流速的分布调节控制血容量在机体的分布状态。这一流速-压力-容量关系充分解释了许多生理和临床现象。

（四）静脉阻力与静脉功能

有关静脉阻力的分布非常重要，内脏静脉系统的回流阻力主要位于肝静脉或肝脏本身。内脏静脉系统远端阻力的增加将会阻碍内脏器官血液的回流，把血液隔离在肝脏或内脏静脉的近端部分。肝内或肝静脉阻力的降低有利于血液从内脏静脉系统向下腔静脉和右心房回流，从而增加静脉回流。

另外需要提到的是，在进行抽血化验时，要注意到的是与动脉血不同的是从身体不同部位抽取的静脉血的成分也不一样。比如从肌肉流出的静脉血含有的氧和葡萄糖的成分比从肝脏流出的静脉血要低。

总之，静脉系统是循环系统非常重要的组成部分。结构与功能的特点决定了其作用，而静脉作用的特点决定了静脉在循环系统中的独特与重要的作用。

（王小亭）

第四节 微循环的组成

一、微循环的认识发展史

微循环是生命的基本特征之一,是机体与周围环境不断地进行物质、能量和信息的传递活动的主要场所。微循环直接参与组织细胞新陈代谢和物质交换,直接给细胞供血、供氧、供给能量及有关营养物质,同时还把对代谢产生的对人体有害的废物如肌酸、乳酸、二氧化碳等带走。微循环在疾病的发生发展的过程中起到关键的作用。在对休克和 MODS 病理生理机制理解方面,目前大家认识到了微循环在其中起到的关键作用,微循环是休克和 MODS 治疗的关键靶点。有学者提出了"感染性休克是微循环病"以及"开放微循环,维持微循环开放"等以为微循环为导向的治疗策略。重症患者的监测和治疗从宏观循环的层面深入到了微循环中去。因此,深入理解微循环的基本组成和生理功能是非常有必要。历史上,对微循环的认识和研究也经历不少曲折。早在几百年前,Malpighi 和 Leuwenhock 首次应用显微镜进行观察并描述了血液在相对纤细的毛细管中川流不息的图像。当时显微镜下看到的毛细管被形容为类似田间灌溉的渠道,研究者还不能肯定它们是血管还是组织间隙,其周围的分支还一度被误认为是微血管对局部损伤或炎症反应时的产物。到了 1861 年,Ludwin 首先提出在微循环中有关血液与组织间液体交换概念,后来又经 Starling 进行了详细说明和进一步的延伸,此时人们认识到了微循环是细胞代谢、物质交换的重要场所,在生命的正常活动中起到重要作用。在 20 世纪 20、30 年代诺贝尔奖获得者 Krough 等提出经典的微循环灌注模型,将人们的注意力进一步集中到微循环和组织灌注上来,进一步确定了微循环在人体生理病理中的重要作用,建立了微循环和宏观循环关系,确定了微循环在组织灌注中起到的重要作用。到了 21 世纪 70、80 年代电子显微镜出现,人们可以清晰地观察到微循环中的细胞(内皮细胞、平滑肌细胞、周细胞)内构造以及相关的细胞器,进一步将为微循环研究深入到细胞水平,甚至分子水平。近来,随着正交偏振光显微成像(OPS)技术、旁流暗场成像(SDF)技术出现,使得微循环的研究也逐渐从实验室走向床旁临床实际应用成为现实。

二、微循环的特征

(一) 功能和形态构成的特点

由于各组织与器官的功能和形态不同,其微循环的组成单位也不相同,在同源的胚胎组织发育成的不同器官的微循环具有一定的相似性。微循环和其他循环相比,具有以下的特殊性:

1. 微循环在属性上既是循环系统的最末梢的部分,同时又是脏器的重要组成部分。微血管、毛细淋巴管都是循环系统的最末梢部分,属于循环系统,而很多脏器的实质细胞、组织都和细动脉、毛细血管、细静脉以及毛细淋巴管有机地结合在一起,形成以微血管为重要支架的立体结构,所以它们又是脏器的重要组成部分。

2. 微循环在形态上既具有脉管的共性,又有脏器的特性。微血管、毛细淋巴管在形态上呈空腔管状,便于血液、淋巴液的流动。但微血管的形态和结构在各脏器都各有特点,如小肠绒毛、肺泡、肝、骨髓微血管的排列,形态和结构都不完全相同。甚至同一脏器不同部位,如淋巴结、脏器其小体髓质部位的微血管形态各具特点。

3. 微循环在功能上既是循环的通路,又是物质交换的场所。微血管是循环的通路,全身的循环血液,除部分流经动、静脉短路支外,几乎全部流经微血管,以灌注组织、细胞。组织液存在于组织、细胞之间隙,流动于微血管、细胞、毛细淋巴管之间,毛细淋巴管是细胞、组织的重要输出通道之一。因此微循环是细胞、组织与血液、淋巴液进行物质交换的场所。

4. 微循环在调节上既受全身性神经、体液的调节，又主要受局部的调节。

5. 微循环既具有血管、淋巴管、组织间隙等代谢的共同性质，又表现出其所在脏器实质细胞代谢的一些特征。

（二）微循环运动的特点

在宏观循环中，血液流动的能力主要靠心脏射血获得，心脏前负荷、外周血管阻力、心功能是调节全身循环血流量的主要因素。而在微循环中，有别于宏观循环，血液从主动脉流到中动脉，再在从中动脉到小动脉、最后从小动脉流进微循环进行组织的灌注和物质的交换，总趋势压力是呈逐渐下降的，到了微循环前端的压力下降为20～40mmHg，近似于微循环前段的压力，相当于微循环的前负荷，即微循环的"灌"，血液灌注的开始，微静脉后端的压力相当于微循环的后负荷，即微循环的"流"，微循环回流的阻力，按Starling定律，微循环前后两端的压力会影响到微循环"灌"和"流"。但应强调的是，血液灌进微循环并不仅仅受到微循环前后两端压力的影响，而且还得靠微血管自身的自律性活动才能将血液灌注进细胞，微血管的自律活动对微循环"灌"和"流"之间匹配关系的影响作用重大；微血管的本身自律运动与心跳是不同步的，存在自身的规律，起到了第二次调节供血的作用，起到稳定器官血流和局部组织的代谢的作用，有学者称微循环为"人体第二心脏"。微循环的本身自律性活动在其自我调节中起关键作用，对其维持组织或器官的稳态发挥着重要的功效。微循环的调节分为稳定调节和应变调节，稳定调节是为了保证全身或主要器官的循环血量和血流量的相对恒定，并维持血压的相对稳定。应变性调节是为了适应组织器官的需要，来调节血液的灌流量。微循环调节的意义就在于维持全身循环的稳定，保证临时循环变动的需要，更重要的是维持局部组织、细胞物质交换的稳定，保证代谢临时变化的需要，这些调节的根本意义在于维持生命活动的顺利进行，并适应对外界刺激因素的影响。正常情况下，微循环血流量与人体组织、器官代谢水平相适应，使人体内部各器官生理功能得以正常进行。当微循环自律性活动的自我调节出现异常，提示出现了微循环功能障碍，会影响到细胞的代谢，以及物质的交换。

三、微循环的构成单元

典型的微循环一般由细动脉、毛细血管前细动脉（包括前毛细血管括约肌）、毛细血管、毛细血管后细静脉、集合细静脉等五个部分组成。细动脉与细静脉之间的血管通道，组成了微循环的功能单位。

（一）微循环的血管解剖形态分类

微血管（microvessels）是微循环主要组成成分之一。按 Zweifach 及 Intaglietta 等人概念，100μm 以下血管统属于微血管范围。按 FujiwaraT 及 Ueharay 1984 年分类，可将血管依形态结构分为 8 类。

1. 末梢细动脉（10～30μm）　它除有完整内膜及外膜外，还具有一层完整的环状中膜肌层，分支不多。

2. 毛细血管前细动脉（6～12μm）　除有完整内膜及外膜外，中膜肌层稀疏不完整。

3. 动脉毛细血管（4～7μm）　没有肌层，内膜完整，有环形梭状外膜细胞。

4. 网状毛细胞血管或真毛细胞血管（3～5μm）　除内膜细胞外，外膜细胞仅零星存在，形态为长形或梭形。

5. 静脉毛细血管（5～8μm）　具有梭形有分叉及突起之外膜细胞。

6. 毛细血管后细静脉（10～40μm）　梭形外膜呈束状存在。

7. 集合细静脉（30～60μm）　除完整之内膜及外膜外已有非连续性、长形或发卡梭形之原始（primitive）肌细胞存在。

8. 肌细静脉（60μm以上）　除内膜及外膜外，已有条带状连续性的有侧突的肌细胞。属于微血管各段血管，除肌层、外膜细胞不同之外，有否神经纤维及神经纤维含量多少亦有所不同，在活体观察时血流情况也不同。Zweifach 等人曾提到过毛细血管前细动脉有"毛细血管前括约肌"，由它来管理毛细血管的灌流。而 Wiedeman 等则认为,不存在什么微血管前括约肌只有一些变稀疏的平滑肌细胞。到动脉毛细血管,内皮之外已无平滑肌细胞,而只有含一定量收缩纤维之外膜细胞。在毛细血管前细动脉部位,肌内皮细胞连接(myo endothelial junction,MEJ)数量很多,而神经末梢到此段已逐渐消失。从活体检查中亦可见到细动脉管较厚,分支少,血流快(为线流)。由毛细血管前细动脉到网状毛细向管,血流逐渐减慢;网状毛细血管内血液呈粒流,甚至流动方向亦可改变。

(二) 微循环的功能分类

微循环的组成:微循环是指微动脉(细动脉)与微静脉(细静脉)之间的血液循环。微循环是组织液、淋巴液生成和血液与组织液进行物质交换的场所。微循环的组织、构造,因器官的不同,虽有差别,但基本结构大致相同。微循环由以下几部分组成:

1. 微动脉　是小动脉的终末部分,管壁有完整的弹力膜和数层平滑肌。平滑肌受神经和体液因素的调节,平时平滑肌就保持一定的紧张度,维持血管壁的张力。由于平滑肌的舒缩可调节微循环的血流量,所以,又称微动脉是调节微循环血流量的“总闸门”。

2. 后微动脉(中间动脉)　是微动脉的分支,其壁只有单层平滑肌,一般无弹力膜,后微动脉平滑肌的舒缩主要受体液调节。

3. 毛细血管前括约肌　是指毛细血管起始部(毛细血管入口部)包裹管壁的平滑肌,只受体液因素调节。由于毛细血管前括约肌的舒缩直接控制血液从后微动脉进入真毛细血管的血流量,所以把它称为微循环的“分闸门”。

4. 真毛细血管　是指位于后微动脉和微静脉之间,由内皮细胞、基腹膜和外膜构成的微细血管。真毛细血管相互交错、吻合呈网状,穿插于细胞之间,便于与组织液进行物质交换。

5. 微静脉　真毛细血管最后汇流成微静脉。微静脉收集毛细血管网的血液。微静脉壁有平滑肌,受神经和体液因素的调节,是微循环的“后闸门”。

6. 通血毛细血管　是直接连通微动静脉之间的口径比较粗的毛细血管,经常处于开放状态,可使微动脉血液迅速流入微静脉。通血毛细血管没有物质交换作用。骨骼、肌肉的微循环中这种通血毛细血管比较多。

7. 动静脉短路(动静脉吻合支)　是存在于微动脉和微静脉之间的吻合支,其结构与微动脉相似。管壁较厚、管径较粗大。通常其壁的平滑肌,处于收缩状态。这种血管无物质交换作用。平时这种血管内,无血液流通,一旦开放将有较多血液从微动脉迅速流入微静脉。人体皮肤的微循环中这类血管较多,主要在体温调节中起到作用。

(三) 根据微血管各部位的功能不同分类

分为阻力微血管、交换微血管和容量微血管三类。

1. 阻力微血管　细动脉、毛细血管前细动脉属于阻力微血管。细动脉有完整的平滑肌层,平滑肌本身具有一定的肌源性紧张度以维持血管壁的张力,是属于维持血压的阻力血管。它经常接受交感缩血管神经的闪电冲动(约3次/秒),当冲动增加到5次/秒以上时,即出现明显的收缩,管径变小,对血流阻力增加,血流量减少;反之,管壁平滑肌舒张时,阻力减少,管径扩大,血流量增加。毛细血管前细动脉壁有不完整的平滑肌纤维,尤其是和毛细血管交界部位,平滑肌略多些,收缩功能略强些,称为“前毛细血管括约肌(pre-capillary sphincter)”这些不完整的平滑肌纤维可因化学物质的作用而表现一定程度的收缩,控制着流入毛细血管网的血流量。当前毛细血管括约肌收缩时,管腔缩小甚至关闭,相应的毛细血管血流不通;当括约肌舒张时,管腔开放,毛细血管血流通畅。

2. 交换微血管　动脉毛细血管(直通毛细血管)、网状毛细血管和静脉毛细血管是微循环的交换血管。网状毛细血管管壁薄,通透性大,与组织细胞的直接接触面积大,血流缓慢(0.5～1.0mm/s),是血液和组织细胞进行物质交换的主要场所,网状毛细血管网的密度与组织器官代谢水平相适应。代谢旺盛的组织毛细血管网密，反之则稀疏。直通毛细血管数目少，流经区域小，管内血流快，物质交换功能有限。一般而言，影响物质交换的三个主要因素是交换面积、交换时间和交换速度。

(1)交换面积：循环血液(淋巴液)和组织、细胞的交换面积主要取决于微血管(毛细淋巴管)管径和单位组织内的微血管密度。凡能改变微血管管径及其密度的因素都可直接影响交换面积，进而影响组织、细胞的物质交换。

(2)交换时间：单位容积血液(以及流动的淋巴液)和组织、细胞的交换时间长短，直接影响组织、细胞的物质交换。交换时间主要决定于局部组织血液灌流量、血液速度、毛细血管前阻力与毛细血管后阻力之比，以及局部的血流状态。

(3)交换速度：交换速度是指单位时间内，单位血液和组织的物质交换数量。交换速度主要取决于微血管的通透性，血液状态以及交换物质的性质。反映器官毛细血管表面区和膜的液体交换能力用毛细血管滤过指数(capillary filtration coefficient)来表示。各器官的滤过指数不同，说明其不同的交换特性。网状毛细血管主要功能是物质交换，但因其容量大(总长度占全身血管总长度的90%以上，总面积约6300m^2)，对调节静脉回流量有一定作用。例如，肝脏毛细血管如全部开放，几乎可容纳全身的循环血量。某些病理情况下，细动脉和毛细血管括约肌紧张性消失，毛细血管大量开放，使大量血液滞留在网状毛细血管中，回心血量减少，血压下降。

3. 容量微血管　指直通毛细血管、动静脉短路(动静脉吻合支)，可在起到调节容量的作用。当然，之前的两种微血管开放闭合，也可显著影响循环容量状态。

四、微循环中血液流通途径

微循环的血液可通过以下三条途径从细动脉流向细静脉。

(一) 迂回通路

血液经细动脉、末梢细动脉、毛细血管前括约肌区、网状毛细血管、毛细血管后细静脉、集合细静脉而汇入肌性细静脉。这条通路又叫"营养通路"。在安静时，大约只有20%的网状毛细血管处于开放状态，其余大部分前毛细血管括约肌紧张性收缩，无血流或仅有少量血浆缓缓流过。

(二) 直接通路

血液从细动脉、末梢细动脉、直通毛细血管而回到细静脉。这条通路血流速度较快，与组织细胞进行物质交换很少。它的主要功能是使一部分血液能迅速通过微循环而由静脉回流入心脏，安静时大部分血液通过此路回流。

(三) 动-静脉短路

血液从细动脉经动-静脉吻合支直接回流到细静脉。这条通路血流迅速，不进行物质交换，又称为"非常营养通路"，主要在体温调节中起重要作用。

(何怀武)

第七章　血液的组成与运动

血液是一种流体组织,充满于心血管系统中,在心脏的推动下不断循环流动。如果流经体内任何组织器官的血流量不足,均可能造成组织器官损伤、血液循环障碍,严重者将危及生命。

血液由血浆和血细胞组成。血浆中各种营养成分,具有营养组织、调节器官活动和防御有害物质的作用。血细胞包括红细胞、白细胞和血小板三类。人体各器官的生理和病理变化,往往会引起血液组成成分或性质发生特征性的变化,故血液在医学诊断上有重要价值。

血液流变学是专门研究血液流动及血细胞变形规律的一门新的医学分析学科。1920 年,Binhan 首先提出流变的概念,即在应力的作用下,物体可产生流动与变形。至 1948 年,Copley 提出生物流变的概念,即血液、淋巴液及其他体液,玻璃体,软组织如血管、肌肉、晶体、甚至骨骼,细胞质等均可发生流变。到1951 年,提出研究血液及其有形成分的流动性与形变规律的流变叫血液流变学(hemorheology)。这是生物、数学、化学及物理等学科交叉发展的边缘科学。目前,研究全血在各切变率下的表观黏度称为宏观流变学,而研究血液有形成分的流变学特性,如红细胞的变形、聚集、表面电荷等,称为血细胞流变学。从分子水平研究血液成分的流变特性,如红细胞膜中骨架蛋白、膜磷脂对红细胞流变性的影响,血浆分子成分对血浆黏度的影响等,这些属于分子血液流变学。

宏观流变学、血细胞流变学和分子血液流变学三个血液流变学分支在临床医学上的应用就形成了临床血液流变学。近年来,临床血流变学的研究取得了很大的进展,对于病理情况下血流变学变化有了更深入的探讨,并且发现血流变学异常对组织器官的循环灌注是有害的。随着危重病医学的发展以及危重病患者血流动力学(hemodynamics)研究的不断深入,血液流变学与危重病以及血流动力学关系的研究也引起了国内外学者的关注。

第一节　血液运动的特点与规律

血液在心血管系统中流动,血管系统是比较复杂的弹性管道系统,血液由血浆和悬浮于其中的血细胞组成。血浆是牛顿流体(Newtonian fluid),但全血因其有形成分(血细胞)的存在而属于非牛顿流体(non-Newtonian fluid)。牛顿流体是匀质液体,它的黏滞度不随剪切率的变化而改变。非牛顿流体则是非匀质液体,它的黏滞度随剪切率的减小而增大。

一、牛顿流体力学

实际流体都不同程度地具有黏滞性。气体和一些黏滞性小的液体在小范围内流动时,黏滞性作为次要因素可忽略不计,而黏滞性很大的流体,或黏滞性虽小,但由于远距离输送,黏滞性的影响却不能忽略不计。研究在流体中运动的物体受到阻力时,也必须考虑到流体的黏滞性。

黏性流体层流时,各层流动的速度不同。相邻两层之间存在着摩擦力,称为内摩擦力或称为黏滞力,其大小与该处的速度梯度有关,与流体的黏滞系数有关,服从牛顿黏滞定律。流体的流动除层流外,还有湍流和过渡流的运动形式,流体处于哪一种运动形式,由雷诺数决定。不可压缩的黏滞流体在粗细均匀的水平圆管中层流时,圆管横截面上速度分布有一定的规律,通过管子的流量遵从泊肃叶定律。在流体中运动的物体,由于其表面附着的流体与相邻的流体有相对运动,而受到黏滞阻力。球形物体在流体中运动的速度很小时,其受到的黏滞阻力服从斯托克斯定律。

(一) 牛顿黏滞定律

1. 应力(stress)与应变(strain) 物体由于外因(受力、湿度变化等)而变形时,在物体内各部分之间产生相互作用的内力,以抵抗这种外因的作用,并力图使物体从变形后的位置回复到变形前的位置。物体内单位面积所受的内力称为应力。应力是矢量,单位为 N/m^2(牛顿/米^2)。当物体在外力作用下不能产生位移时,它的几何形状和尺寸将发生变化,这种形变称为应变。

相邻两流层之间单位面积所受的切向摩擦力称为剪应力(shear stress)。剪应力,单位为 N/m^2。血管表面单位面积所受血流施加的剪应力称为壁剪应力。某一微小材料元素承受剪应力时所产生的角变形量称为剪应变(shear strain),用 γ 表示,剪应变是一个无量纲的物理量。剪应变 $\gamma = tg\Delta\varphi$,其中 $\Delta\varphi$ 为角度的变化量。剪应变随时间的变化率称为剪应变率或简称剪变率、剪切率(shear rate),用 $\dot{\gamma}$ 表示,单位为 s^{-1}(秒$^{-1}$)。

2. 内摩擦力(internal friction)、黏滞力(viscous force)、黏滞性(viscosity) 流体分层流动时,速度不同的各流层之间存在着沿分界面的切向摩擦力,流速大的一层给流速小的一层以拉力,流速小的一层给流速大的一层以阻力。这种流体内部的摩擦力,称为内摩擦力或黏滞力。流体的这种性质称为流体的黏滞性。

3. 速度梯度(velocity gradient) 流体中,在垂直于流速方向上,单位距离的两流层的速度变化量,称为速度梯度。速度梯度的单位为 s^{-1}。

4. 牛顿黏滞定律(Newton law of viscosity) 黏性流体层流时,相邻两层之间的内摩擦力 F 与两流层的面积 S 成正比,与该处的速度梯度成正比,即:

$$F = \eta S \frac{dv}{dx}$$

称为牛顿黏滞定律。式中比例系数 η,称为为流体的黏滞系数(coefficient of viscosity)。黏滞系数的单位为 $Pa \cdot s$(帕斯卡·秒)。

服从牛顿黏滞定律的液体称为牛顿流体,纯水、乙醇、血浆、血清为牛顿流体;反之,称为非牛顿流体,血液为非牛顿流体。牛顿流体中各处的剪应力与剪变率成正比。

(二) 泊肃叶定律(Poiseuille law)

不可压缩的、黏滞系数为 η 的流体,在半径为 R 的水平圆管中层流时,若长度为 L 的流体两端的压强差为 $p_1 - p_2$,则流量:

$$Q = \pi R^4 \frac{(p_1 - p_2)}{8\eta L}$$

称为泊肃叶定律。

(三) 斯托克斯定律(Stokes law):

半径为 r 的球形物体,在静止的黏滞系数为 η 的流体中运动时,若物体运动的速度 v 很小(Re<1),则物体所受的黏滞阻力 F 为:

$$F = 6\pi\eta rv$$

此时,F 与 v 成正比。物体和流体一定时,F 随 v 的改变而改变。

(四) 本构方程

表示流体的剪应力(τ)、剪应变(γ)、剪变率($\dot{\gamma}$)之间的关系的方程称为流体的本构方程。牛顿流体的本构方程为:

$$\tau = \eta\dot{\gamma} \text{ 或 } \dot{\gamma} = \frac{\tau}{\eta}$$

是最简单的本构方程,其流动曲线为过坐标原点的斜直线(图 7-1-1)。

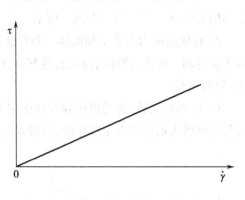

图 7-1-1 牛顿流体的流动曲线

(五)物体的黏弹性

按照物体的弹性和黏性可把各种物体分成弹性体、塑胶体、黏性体和黏弹体。具有弹性的物体称为弹性体。既具有黏性,又具有弹性的物体称为黏弹体。生物流体大多为黏弹体,如蛋清、唾液、痰、关节液等含有大分子物质的生物流体都具有黏性,而且将其搅动后,可观察到有回缩现象,表明这些流体又具有弹性,故为黏弹体。关节液对缓慢的动作主要表现为黏性,对关节起润滑作用,使关节活动自如;而对突然冲击,关节液则表现出弹性,像橡皮垫一样起缓冲作用。生物固体几乎都是黏弹体,只不过其黏性、弹性的强弱程度不同而已,如血管、气管、肌肉、皮肤等软组织都是黏弹体。物体既具有黏性,又具有弹性的这种性质称为黏弹性。一般而言,黏弹性具有如下特点:①物体突然发生应变时,若保持应变一定,则相应的应力将随时间增加而减小,这种现象称为应力松弛;②若保持应力一定,物体的应变将随时间增加而增大,这种现象称为蠕变;③对物体进行周期性加载和卸载,则加载时的应力-应变曲线与卸载时的应力-应变曲线不重合,这种现象称为应力滞后。

二、非牛顿流体力学

非牛顿流体力学是由流变学发展起来的研究非牛顿流体应力和应变的关系和非牛顿流体流动问题的分支学科。非牛顿流体是剪应力和剪变率之间不满足线性关系的流体。自然界中存在着大量非牛顿流体,如油脂、油漆、牛奶、牙膏、动物血液、泥浆等。

(一)非牛顿流体的基本特点

1. 黏度(η)随剪变率($\dot{\gamma}$)的改变而改变,这是与牛顿流体的最大区别。

2. 存在屈服应力(τ_c) 当剪应力 $\tau < \tau_c$ 时,流体发生形变;只有当 $\tau > \tau_c$ 时流体才会流动。

3. 具有触变性 若将触变流体装入同心圆筒式黏度计的环形缝隙中,则在流体静止一段较长时间后,让任一圆筒以等速旋转,就可发现流体的黏度随时间而减小。如果剪变率先不断增加,后又不断减小,可以发现触变流体具有滞回效应。不同直径和长度的管子,流动状态也不相同,管子越长,管径越小,触变现象越明显。

4. 具有塑性 塑性流体在管中流动时,轴线附近的塑性流体所受的剪应力小于它的屈服应力,因此这种流体类似固体在管中平移;壁面附近的流体则因剪应力超过屈服应力而处于流动状态。

对上述的四个特点中,几乎所有的非牛顿流体都具有第 1 个特点,但只有部分流体具有特点 2、3 和 4。

(二)非牛顿流体分类

按照有无屈服应力,非牛顿流体分为无屈服应力的膨胀性流体和拟塑性流体;有屈服应力的胀塑性流体、假塑性流体和宾汉流体。

1. 无屈服应力非牛顿流体 此类流体没有屈服应力,剪变率再小也可以流动,所以他们的流动曲线都过坐标原点。按照黏度随剪变率的变化规律,分为两类:

(1)膨胀性流体:流动曲线过坐标原点,随着剪变率增大而逐渐向 τ 轴弯曲,其特点是黏度随流体剪变率增大而增大(图 7-1-2 曲线 a 所示)。

（2）拟塑性流体：流动曲线过坐标原点，随着剪变率增大而逐渐向 $\dot{\gamma}$ 轴弯曲，其特点是黏度随流体剪变率增大而减小（图 7-1-2 曲线 c 所示）。

2. 有屈服应力的非牛顿流体　亦称塑性流体，存在屈服应力，只有流体的剪应力超过屈服应力时，流体才会流动。因此，流体的流动曲线都不过坐标原点，而是在纵轴上有截距。按照黏度随剪变率的变化规律，分为三类：

（1）胀塑性流体：此类流体存在屈服应力，屈服力的大小因流体的性质而定。流动曲线与 τ 轴相交，随着剪变率增大而逐渐向 τ 轴弯曲，其特点是黏度随着剪变率增大而增大（图 7-1-3 曲线 a 所示）。

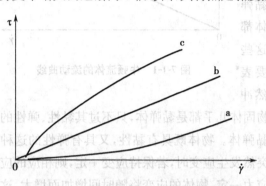

图 7-1-2　无屈服应力流体的流动曲线

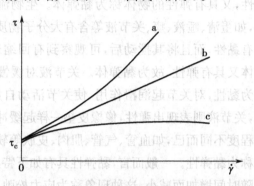

图 7-1-3　有屈服应力流体的流动曲线

（2）假塑性流体：此类流体存在屈服应力，屈服力的大小因流体的性质而定。流动曲线与 τ 轴相交，随着剪变率增加而逐渐向 $\dot{\gamma}$ 轴弯曲。其特点是黏度随着剪变率增大而减小（图 7-1-3 曲线 c 所示）。血液即是此类。

（3）宾汉流体：此类流体存在屈服应力，当剪应力超过屈服应力后流变性与牛顿流体相似，是一条过 τ 轴的直线（图 7-1-3 曲线 b 所示）。当温度一定时，其黏度是常数。

屈服应力跟流体的性质有关，不同的非牛顿流体的屈服应力一般都不同，即各曲线中的 τ_c 不同。

（三）牛顿流体的黏度和非牛顿流体的表观黏度

1. 牛顿流体黏度　由 $\tau = \eta\dot{\gamma}$ 可以得出

$$\eta = \frac{\tau}{\dot{\gamma}}$$

式中 η 为黏度，它是量度流体黏性大小的物理量。其值取决于流体的性质。单位为 Pa·s（帕斯卡·秒）。

牛顿流体的流动曲线如图 7-1-4 所示。

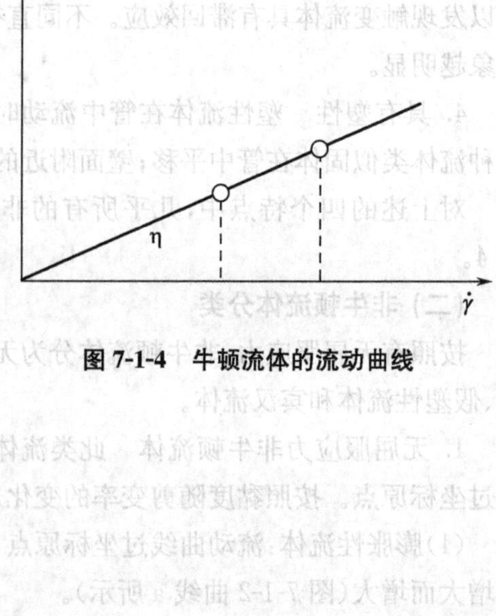

2. 非牛顿流体的黏度　对于非牛顿流体，每一个剪变率对应一个黏度，称为表观黏度。非牛顿流体剪应力 τ 与剪变率 $\dot{\gamma}$ 之间为非正比关系，可写成一般形式为：

$$\tau = f(\dot{\gamma})$$

因此非牛顿流体表观黏度的定义式为：

图 7-1-4　牛顿流体的流动曲线

$$\eta_a = \frac{\tau}{\dot{\gamma}} = \frac{f(\dot{\gamma})}{\dot{\gamma}}$$

非牛顿流体的流动曲线如图 7-1-5 和图 7-1-6 所示。

无屈服应力时：$\eta_a = \dfrac{\tau}{\dot{\gamma}} = \mathrm{tg}\varphi$（图 7-1-5）；

有屈服应力时：$\eta_a = \mathrm{tg}\varphi = \dfrac{\tau - \tau_c}{\dot{\gamma}}$（图 7-1-6）。

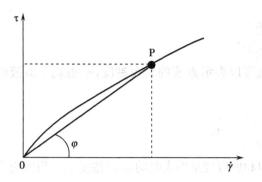

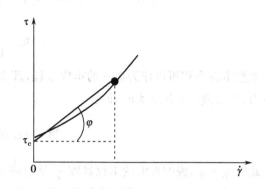

图 7-1-5　无屈服应力流体的表观黏度　　　　图 7-1-6　有屈服应力流体的表观黏度

（四）卡森方程

非牛顿流体种类多，流变性复杂，很难建立一个统一的、适合于全部非牛顿流体的本构方程。至今，也只能建立几种非牛顿流体的经验性本构方程，卡森方程即是其中之一。

1. 卡森方程

当 $\sqrt{\tau} > \sqrt{\tau_c}$ 时，$\sqrt{\dot{\gamma}} = \dfrac{1}{\sqrt{\eta_c}}(\sqrt{\tau} - \sqrt{\tau_c})$；而当 $\sqrt{\tau} \leqslant \sqrt{\tau_c}$ 时，$\sqrt{\dot{\gamma}} = 0$。

式中 η_c 为卡森黏度，具有黏度的单位；τ_c 称为卡森屈服应力，具有剪应力的单位。τ_c 是剪应力的临界值。当卡森流体内的剪应力大于此临界值时，卡森流体开始流动，即 $\dot{\gamma} > 0$；否则凝固成固状而不流动，即 $\dot{\gamma} = 0$。符合卡森方程的流体称为卡森流体。

当血细胞比容大于某一数值时，人的血液的剪变率与剪应力之间的关系与卡森方程符合，因此卡森方程可以作为血液的本构方程。

由卡森方程 $\sqrt{\dot{\gamma}} = \dfrac{1}{\sqrt{\eta_c}}(\sqrt{\tau} - \sqrt{\tau_c})$ 可以得到下式

$$\sqrt{\tau} = \sqrt{\eta_c}\sqrt{\dot{\gamma}} + \sqrt{\tau_c}$$

卡森方程的流动曲线如图 7-1-7 所示，是以 $\sqrt{\dot{\gamma}}$ 为自变量，$\sqrt{\tau}$ 为函数所做的图像，由图可见卡森方程的流动曲线不过坐标原点，在 $\sqrt{\tau}$ 轴上有截距 $\sqrt{\tau_c}$，即存在屈服应力 τ_c。

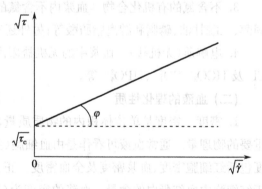

图 7-1-7　卡森方程的流动曲线

2. 卡森黏度　由卡森方程 $\sqrt{\dot{\gamma}} = \dfrac{1}{\sqrt{\eta_c}}(\sqrt{\tau} - \sqrt{\tau_c})$ 可以得到下式

$$\sqrt{\eta_c} = \frac{\sqrt{\tau} - \sqrt{\tau_c}}{\sqrt{\dot{\gamma}}} = \mathrm{tg}\varphi \qquad 即 \qquad \eta_c = tg^2\varphi$$

可见，卡森黏度是一个定值，这与非牛顿流体的黏度是变量相矛盾。那么，卡森黏度究竟具有怎样的含义？我们看看它与表观黏度的关系，弄清楚这个问题，它的含义就清楚了。

按照定义，卡森流体的表观黏度为：

$$\eta_a = \frac{\tau - \tau_c}{\dot{\gamma}} = \frac{\tau - \tau_c}{(\sqrt{\dot{\gamma}})^2}$$

又因为　$\sqrt{\eta_c}=\dfrac{\sqrt{\tau}-\sqrt{\tau_c}}{\sqrt{\dot{\gamma}}}$　所以 $\dfrac{\eta_c}{(\sqrt{\tau}-\sqrt{\tau_c})^2}=\dfrac{1}{(\sqrt{\dot{\gamma}})^2}$

$$\eta_a=\frac{\eta_c(\tau-\tau_c)}{(\sqrt{\tau}-\sqrt{\tau_c})^2}$$

既然卡森方程可以作为血液的本构方程,那么上式就可以表示血液的表观黏度,τ_c 也就是血液的屈服应力,当血液中 τ 足够大时,即:

$$当\ \tau\gg\tau_c\ 时,\eta_a=\frac{\eta_c\tau}{(\sqrt{\tau})^2}=\eta_c$$

此时 $\eta_a=\eta_c$,说明血液的卡森黏度 η_c 是血液的剪应力和剪应变足够大时的表观黏度 η_a。当剪应力足够大时,血红细胞变形到极限,即临近破裂之前,血液的表观黏度 η_a 达到最低值,即为卡森黏度 η_c。τ 增大,η_a 不再变化。这表明,τ 足够大时,血液表现为牛顿流体。

三、血液的理化性质

(一) 血液的组成

血液由血浆和血细胞组成。血细胞是血液的有形成分,分红细胞、白细胞和血小板三类。红细胞所占的数量最多,白细胞数量最少。血浆中 91%～92% 是水,其余以血浆蛋白占绝大部分,其中主要有 4 类物质:

1. 血浆蛋白　血浆蛋白分子量很大,是胶体物质。血浆蛋白分为三大类:纤维蛋白原、白蛋白、球蛋白。血浆总蛋白含量为 6.2～8.2g/dl,其中白蛋白为 4.0～4.8g/dl,球蛋白为 2.0g～3.0g/dl,纤维蛋白原为 0.2～0.4g/dl。

2. 非蛋白含氮化合物　血浆中蛋白质以外的含氮化合物称为非蛋白含氮化合物。这些物质包括尿酸、尿素、肌酐、肌酸、氨基酸、多肽、胆红素、氨等与蛋白质代谢有关的物质。

3. 不含氮的有机化合物　血浆内不含氮的有机化合物有糖类,主要是葡萄糖;此外还有脂类,包括胆固醇、三酰甘油、磷脂和游离脂肪酸等;另外还有酮体、乳酸等。

4. 电解质(无机盐)　血浆中的无机盐阳离子主要有 Na^+ 及少量的 K^+、Ca^{2+}、Mg^{2+} 等;阴离子主要有 Cl^- 及 HCO_3^-、SO_4^{2-}、HPO_4^{2-} 等。

(二) 血液的理化性质

1. 密度　密度是单位体积内的物质质量,血液密度和血液的表现黏度一样,是表征血液特性的一种重要的物理量。通常血液可看作是由血细胞(主要是红细胞)悬浮于血浆中形成的一种胶体溶液,血液密度包括红细胞密度、血浆密度及全血密度。正常人红细胞密度为 $(1.090\sim1.092)\times10^3\mathrm{kg/m^3}$,其值正比于红细胞内血红蛋白的含量。血浆的密度为 $(1.025\sim1.030)\times10^3\mathrm{kg/m^3}$,其值正比于血浆蛋白的含量。血液的密度为 $(1.050\sim1.060)\times10^3\mathrm{kg/m^3}$,其值取决于血浆密度、血细胞密度和血细胞比容。

2. 渗透压　渗透系指水分子从纯水或浓度低的溶液中通过半透膜向浓度高的溶液中扩散的现象。渗透压指的是溶质分子通过半透膜的一种吸水力量,浓度愈大的溶液渗透压愈高,因此水分子是由低渗透压溶液经半透膜向高渗透压溶液渗透,渗透压 π 的公式为

$$\pi=cRT$$

式中 $R=8.314\mathrm{J/mol\cdot K}$,是普适气体常数,$T$ 是溶液的绝对温度,单位为 K;c 为溶液的摩尔浓度,单位为 mmol/L;π 的单位为 Pa。由上式可知,渗透压的大小与绝对温度成正比,与单位体积溶液中溶质微粒的摩尔数成正比,与微粒的大小和化学性质无关。

医学上表示溶液浓度常用毫渗透摩尔浓度,简称毫渗量/升,符号为 mOsm/L。它是指每升溶液中能

产生渗透效应的各种溶质微粒（分子与离子）的总和。对非电解质，$1mOsm/L = 1mmol/L$；对电解质，$1mOsm/L = immol/L$，i 为电解质的 1 个分子电离出的离子数。由渗透压 π 的公式可知，当温度一定时，溶液的渗透压与溶液的毫渗量/升成正比。因此，常用溶液的毫渗量/升来衡量和比较溶液的渗透应。正常人血浆渗透压 290.5mOsm/L。临床上以 280～320mOsm/L 作为等渗溶液标准，低于或高于此范围的称为低渗或高渗溶液。

血浆渗透压是指血浆中的胶体溶质和晶体溶质所具有的吸引水分子透过生物半透膜的力量。它与溶液中溶质的分子量、半径等特性无关，仅取决于溶质的摩尔浓度。由离子和小分子晶体物质，如无机盐、葡萄糖、尿素等晶体物质所形成的渗透压为晶体渗透压，约占血浆总渗透压的 99.6%。由 Na^+ 和 Cl^{-1} 形成的渗透压占血浆渗透压的 80% 左右。由血浆蛋白等大分子胶体物质所形成的渗透压为胶体渗透压，约占血浆总渗透压的 0.4%。正常情况下血细胞内外渗透压是相等的，使血细胞保持正常的形态、大小和功能。

3. pH　正常血浆 pH 为 7.35～7.45。低于 7.35 为酸中毒，高于 7.45 为碱中毒。pH 主要靠血液中存在的碳酸氢盐缓冲系统、磷酸氢盐缓冲系统、血浆蛋白缓冲系统、血红蛋白和氧合血红蛋白缓冲系统的作用来维持。静脉血含 CO_2 较多，酸碱度比动脉血稍小，接近 7.35，动脉血 pH 接近 7.45。红细胞内血红蛋白溶液的 pH 为 7.396。

4. 血液的电特性　血细胞表面均有负电荷，血液中含有许多无机电解质的离子，使得血液能导电。人体血液的电阻率为 $1.60～2.30\Omega \cdot m$，血浆电阻率为 $0.70～0.80\Omega \cdot m$，红细胞的电阻率在 $7.0 \times 10\Omega \cdot m$ 以上。实际上，红细胞不仅具有电阻，且具有电容，故用阻抗表示它的导电性更准确。

血液的电阻率与下列因素有关：①与血细胞比容成正比。②与血浆蛋白浓度有关。血浆蛋白浓度愈大，血液电阻率愈高。③与血液流动状态有关。血液流动速度愈快，其电阻率愈低。这主要是由于红细胞的取向、变形、向轴集中和运动状态等因素引起的。

血液的理化性质对血液及其组分的流变性有明显的影响。反过来，血液的流变性也影响血液的理化性质。如血液的电阻率随血液的流动状态、变形程度而变化，所以其电阻率本身也是血液流变学的指标。

四、血液流动的规律

（一）血液黏度

血液流动时，其内摩擦力阻碍血液的流动，这种阻碍血液流动的内摩擦力就是血液的黏性。度量这种血液黏度的物理量，就是血液黏度。临床观察到，多种疾病发生大都伴随有血液黏度的异常改变，无论是作为致病的原因还是作为疾病病理变化的结果，血液黏度的异常在整个疾病发生、发展、痊愈或恶化中，具有重要的意义。高切黏度主要受红细胞变形性的影响，红细胞变形性降低，会使高切变率下全血黏度升高；低切黏度主要受红细胞聚集性的影响，在低切变率下的红细胞会形成缗钱状的聚集体，这种网状的聚集体在随血液流动时，其内摩擦力增大，因而导致血液黏度的升高。

（二）血液屈服应力

屈服应力是血液自身所具有的一种应力，血液流变学用血液屈服应力来描述血液的流动特性。即当推动血液流动的切应力，即外力超过血液自身的屈服应力时，血液才开始流动。换而言之，屈服应力就是引起血液发生流动的最低切应力。血液的屈服应力首先取决于血细胞比容，当血细胞比容超过 5%～8% 时，血液才具有屈服应力；其次，血液的屈服应力取决于血浆纤维蛋白原浓度。血液的屈服应力之所以与红细胞和纤维蛋白原有关，是因为在低剪变率下，纤维蛋白原将红细胞桥联起来，形成空间网络结构所致。作用于血液中的剪应力太小，血液不能流动，即存在屈服应力。

（三）血液黏弹性

通常固体才具有弹性，液体只具有黏性。但是，血液既具有黏性又具有弹性，统称为血液黏弹性。血液黏弹性的存在是由于血液有形成分,尤其是红细胞的存在。在切变率近于零时,红细胞相互之间聚集形成聚集体,这种由红细胞聚集体形成的网络结构可以储存一定的能量,这就赋予血液黏弹性。血液的这种黏弹性使血液具有在受到外力作用发生变形后要恢复原状的反弹力。血液的这种黏弹性在低切变率下(<0.1s⁻¹),尤其在血管血流由于心脏"泵"作用,成为脉动流或振荡流,即明显表现出来。因此,当各种疾病造成红细胞聚集性增加,血流中红细胞聚集体增多时,血液的黏弹性增加。

(四) 血液触变性

血液的触变性是指血液流变学特性随着时间而变化的性质。它和红细胞在血液流动中的聚集和分散有关。当切变率在 $0.1\sim10s^{-1}$ 范围内,血液具有触变性。血液的触变性反映了血液内部结构成分随时间变化情况,即反映在血液流动过程中红细胞聚集和分散这两种状态相互过渡和转化过程。

血细胞比容对血液触变性有明显的影响,当血细胞比容从 25% 增加到 80% 时,血液触变性也随之增高,表明单位体积内红细胞数量增加时,红细胞的聚集体更容易形成,组成更多的网络结构。使这种血液开始流动的屈服应力大大增加。通常认为,只有血细胞比容大于 15% 这个临界值时,血液红细胞聚集体才开始形成,红细胞聚集程度随血细胞比容的增加而增加。血液触变性可以反映血流紊乱和血液流动障碍的严重程度,它是一种动态的血液流变性参数,比血液黏度的测定更接近生理状态。

(五) 血液在血管内的流动方式

血液在血管内的流动方式可以分为层流(laminar flow)和湍流(turbulence)两类。层流是液体规则地流动,有清晰的流线。在层流的情况下,液体每个质点的流动方向一致,与管道的长轴平行,但各质点的流速不同,在血管轴心处流速最快,越靠近管壁流速越慢,流动中血液的血细胞浓度也是越近轴心处越高。泊肃叶定律适用于层流状态。

人体血管内血液的流动在正常情况下属于层流的形式。然而当血流速度加快到一定程度时,正常层流情况即被破坏,血液中各个质点的流动方向不再一致,出现漩涡,成为湍流。湍流是一种不规则的流动状态。发生湍流时,管道对液体流动的阻力增大,血流为克服阻力所消耗的能量也明显增加,因此在相同压力差下血流量将减少。在湍流的情况下,泊肃叶定律已不再适用。

湍流形成的条件可用雷诺数(Reynolds 数,简写为 Re)来表示。雷诺数可根据下式计算:

$$Re=\frac{VD\rho}{\eta}$$

在用上式进行计算时,式中 V 为血液的平均流速,单位为 cm/s,D 为管腔直径,单位 cm,ρ 为血液密度,单位为 g/cm³,η 为血液黏滞度,单位为 Pa·s。Re 为无量纲数,没有单位。通常当 Re 超过 2000 时就可发生湍流。由上式可知,在血流速度快、血管口径大、血液黏滞度低的情况下,容易发生湍流。在正常情况下,心室内存在湍流,一般认为这有利于血液的充分混合。因为来自肺的不同部分的血液中含氧量不同,经过在心室内混合后,左心室射出的血液含氧量已经很均匀。在病理情况下,如房室瓣狭窄、主动脉瓣狭窄以及动脉导管未闭等,均可在体表听诊到湍流引起的特殊的杂音。

(六) 血液在动脉狭窄、弯曲、分支管区的流动

正常生理条件下,动脉具有弹性,能收缩舒张;血流中没有持续的湍流,是脉动的层流;血液是非牛顿流体。为便于讨论,尤其为便于进行数学表述,一般都假定血管为刚性管,血液为牛顿流体,做定常流动。

1. 在动脉狭窄区血液的流动 动脉瘤、瓣膜缺损、血栓形成、粥样硬化斑块等均可导致动脉管腔局部狭窄。动脉局部狭窄不一定是对称的,而由粥样硬化斑块造成的动脉局部狭窄往往是对称的。根据流体连续方程,狭窄区的基本流态为:来自未狭窄部位较慢的血流,进入狭窄区因血管腔收缩而加速流动,在最狭窄处流速最大。随后,血管腔扩张,血流速度减慢。进而流出狭窄区,恢复无狭窄区的流态。在狭窄区后部出现流动分离现象,即一部分血流与主流区血流分开而进入流动分离区做环形(涡旋)流动。

流动分离区的形成是由于局部狭窄后部管腔扩张,血压回升,出现逆向压差,使血流减慢所致。局部

狭窄程度较小时不会产生分离区。狭窄程度严重时,分离区扩大。分离区的形成和大小还与血流雷诺数有关,雷诺数增大,分离区扩大。随分离区的扩大,其流态将从涡旋流发展称为湍流。

与非狭窄部位相比,局部狭窄区,尤其最狭窄区处,管腔半径变小,血流速度增大,各流层处的剪变率、平均剪变率,壁面剪变率均增大。血管最狭窄处剪应力受狭窄的严重程度影响最大。

2. 在动脉弯曲区的血液流动　流体在弯曲管区和直管区流动,最大的差别是前者流体受惯性离心力作用,在弯曲区出现复杂的流态。

血液在圆直管区做定常流动,流速成抛物线状分布。进入弯曲区,每个液体元均受惯性离心力作用。离心力大小与液体元流速平方成正比,与液体元运动轨迹曲率半径成反比,正是由于各液体元受惯性离心力作用而向管外侧挤压,使之在管弯曲区形成自外侧壁面向内侧壁面逐渐降低的压强分布,每个液体元外、内两侧面所受压力差指向弯曲区的曲率中心。这个压力差就是液体元的向心力,使其做稳定的弯曲流动。

原来处于中心部分的血液流速较快,到了弯曲区,受到较大的惯性离心力作用,向外侧偏移也较大,以便得到足够大的向心力,来维持其弯曲运动。故弯曲区最大流速不在中心轴线上,而是偏向中心轴线的外侧。

血管中心部分血液向外侧移动,使外侧壁面附近的血液被挤压,沿管周边流到内侧。内侧壁面附近血液又移向管中心部分,形成双环形流动,称为二次流。弯曲区液体元既沿管流动,又参与管横截面上的二次流,实际上其流动是两者的叠加,从而形成双螺线形流动。血液流出弯曲区一定距离后双螺线形流动消失,恢复泊肃叶流动。

由于最大轴向流速偏离中心线靠近外侧壁,因此使弯曲区外侧壁附近速度梯度比泊肃叶流动时高,从而使该区域成为高剪变率、高剪应力区,也是高压区。

若血液在直管区为层流,且弯曲区雷诺数很小,则弯曲区不会发生流动分离现象。若雷诺数较大,弯曲程度较大,在管壁附近会发生流动分离现象,甚至在分离区会产生湍流。

3. 在动脉分支管区的血液流动　血液循环系统分支复杂,这里介绍 Y 型和侧支型两种分支管的血液流动。

(1)Y 型分支管区血液的流动:两支管之间的夹角称为分支角。主管段进口区流速分布正常,进入支管后,沿支管外侧出现流动分离现象,形成分离区,分离区中的血液做涡旋状流动。支管中最大轴向流速偏离轴线靠近管内侧壁。这是因为,在定常流动时,主管中心区流速较快,被分支角顶分开后,沿拐弯流线贴近两支管内侧壁向下游流动。主管壁附近液体流速较慢,这些液体沿管壁附近流到两支管外侧壁附近。这样就使分支管中最大轴向流速靠近其内侧壁。

由于分支管中最大轴向流速靠近支管内侧壁,使内侧壁附近各流层处的速度梯度增大,在支管内侧壁附近形成高剪变率、高剪应力区。分离区内形成低剪变率、低剪应力区。

(2)侧支型分支管区血液的流动:侧分支呈锐角时,侧、主支管入口区外侧均发生流动分离现象,形成分离区。主支管的分离现象更加严重,分离区更大,涡旋更明显;侧支管内形成双螺旋线状流动。

侧分支呈直角时,侧、主支管入口处均形成分离区。主支管中的分离点大致与侧支管入口位置相对应。这是因为流入侧支管的流体具有抽吸作用,使该区域成为低压区,在紧靠该区域下游出现逆向压强梯度。侧支管分离区再附着点的位置取决于两支管区的相对流量。分离区相邻的区域为主流区。因为分离区的存在,主流区的有效横截面缩小,流速增大,速度梯度增大,形成一高剪变率、高剪应力区。分离区则为低剪变率、低剪应力区。

(七)血液流态对血细胞流变性的影响

体内局部血液流态及血流参量异常,可使血细胞的流变性发生异常改变,导致血细胞发生聚集、黏附,损伤血管内膜,形成血栓。

1. 分离区血细胞的运动

(1)红细胞的运动：实验表明，在定常流动时，存在一个临界雷诺数 Re_c，人体正常红细胞的临界雷诺数约为 11。当 $Re > Re_c$ 时，雷诺数越高，滞留于分离区内的颗粒越多，并且这些颗粒发生互相碰撞。碰撞可使其中一部分颗粒形成小聚集体而向涡环中心迁移，另一部分颗粒则离开涡环进入主流区。若血细胞比容为 15%～45%，而雷诺数较低时，分散的红细胞依然自分离区迁入主流区，仅有少量红细胞聚集体存在于分离区内；若雷诺数较高时，红细胞则发生双向迁移，既可以从分离区向外迁移进入主流区，也可逆向进行，使分离区红细胞浓度维持一固定值。而在频率为 0.5～3Hz 的低频脉动流(动脉血流就是这种脉动流)中，也可观察到与上述类似的现象。

(2)血小板的运动

1)血小板的聚集：实验表明，血小板在涡环内运动也会发生相互碰撞而形成聚集体，并向涡环中心迁移。Mastard 等用富含血小板的血浆(PRP)所做的实验表明，在雷诺数为 4.5～17 时，血小板聚集体形成并增长。血小板聚集的程度和速率与悬浮液的性质有关。例如，在肝素化的 PRP 中，血小板聚集广泛发生，增长很快，30 秒内聚集体长度可达 100～600μm，直径可达 30～50μm；在柠檬酸化的 PRP 中，血小板聚集的程度要低得多。在脉动流中，可观察到血小板形成较小的聚集体，其增长速率随脉动频率增高而增大。

2)血小板的黏附：实验表明，无论是定常流还是脉动流，血小板黏附集中在分离区内。当血细胞比容一定时，血小板含量增加，则各位置管壁上黏附血小板的面密度增大。而当血小板密度一定时，血细胞比容增加，则各位置管壁上黏附血小板的面密度也增大。当雷诺数增大时，分离区管壁上黏附的血小板面密度峰值降低，曲线变平，而再附着点下游黏附的血小板面密度基本不变。如果为脉动流，则黏附于扩张管壁的血小板面密度降低，但分离区的峰值依然存在，而再附着点下游的峰值则消失。

由上讨论可知，分离区流速低，剪变率低，有利于红细胞聚集，血小板聚集和黏附，从而容易形成血栓。

2. 高剪应力对血细胞流变性的影响　动脉狭窄、分支和弯曲部位存在高剪应力区。在正常生理状态下，虽然这些部位的剪应力比循环系统其他部位的剪应力都高，但不会对血液流动、血细胞的功能和血液流变性产生不良影响，而恰恰是维持正常流态，发挥机体正常功能，促进机体健康所需要的。如果血液、血管出现异常变化，就有可能使原来就是高剪应力区的血液剪应力进一步增高，导致血液流变性发生异常改变。根据牛顿黏滞定律，某处剪应力大小与该处的剪变率、流体黏度成正比。循环血流中的剪应力受两个因素影响：①血细胞比容增高等因素使血液黏度增高时，原来高剪应力区的剪应力进一步增高；②无论什么原因使血管出现异常狭窄、异常分支、异常弯曲，都可能使其相关部位出现超常增高的剪变率、剪应力。当血小板流过这些高剪应力区时血小板可以被激活，血小板和红细胞在高剪应力作用下可以释放二磷酸腺苷等促聚物。这些血小板、红细胞连同它们释放的促聚物进入分离区后，因滞留时间相对较长，剪应力较低，很容易形成聚集体，甚至形成血栓。

(八) 微循环的流变性

微循环是指微动脉和微静脉之间的血液循环。微循环的血管直径一般小于 10μm，大多与红细胞直径同一数量级，甚至更小，这是微循环最基本的特征，因此形成不同于大血管中血液的一系列流变性质和规律。这里主要介绍微循环流变性：红细胞的向轴集中、血浆层、法-林效应及其逆转。

1. 红细胞的向轴集中和血浆层

(1)红细胞的向轴集中：血液在小血管中流动时，壁面附近红细胞向管轴及其附近集中的现象称为红细胞的向轴集中。曾有学者用刚性小球和液滴模拟红细胞做实验，观察向轴集中现象。实验证明，刚性小球没有向轴集中现象。让密度与流体相同但不与流体混合的液滴进入流体中，观察到液滴的径向迁移规律与红细胞的径向迁移规律一致，也会出现向轴集中现象。这表明，液滴、红细胞的变形性是引起向轴集中的重要因素。向轴集中不仅取决于红细胞的变形性，而且取决于血流中的剪变率、血流速度、管壁的存在和管径大小等因素。红细胞变形性愈好,血液中剪变率愈高,红细胞向轴集中速度愈快。管壁处剪变率最大,向轴集中速度最快,离管轴愈近的红细胞向轴集中速度愈慢。前面已介绍过,平均剪变率与平均血流速度成正比,因此红细胞向轴集中速度随管中平均血流速度增大而加快。管径减小,红细胞向轴集中速度加速,因此细微血管中红细胞径向迁移现象明显。

红细胞向轴集中使近管中心部分红细胞浓度高,离管轴愈远红细胞浓度愈低。在向轴集中明显的血管中,红细胞集中在管轴及其附近,白细胞分布在稍外部位,血小板分布在更外部位,管壁附近形成一层几乎没有血细胞的血浆层。

(2)血浆层:血液在微小血管中流动时,可以观察到管壁附近存在着几乎没有血细胞的血浆区域,称为血浆层,其余部分称为核心流,其半径为 r,形成血浆层的根本原因是红细胞的向轴集中现象。凡影响红细胞向轴集中现象的因素都将影响血浆层的厚度(δ)。血浆层 δ 随平均血流速度增大而增加,当达到一定值就不再随血流速度加快而增加。δ 一般为 μm 数量级。血管直径 D 愈小,血浆层的相对厚度 δ/D 愈大。血流中剪变率愈高,血浆层 δ 愈大。血细胞比容增加时,δ 变小。反之亦然。红细胞的变形性、聚集性以及微小血管中管腔表面的多糖-蛋白质复合物的改变也能影响血浆层的 δ。同时,血浆层的 δ 也能影响壁剪应力、局部血细胞比容、血流分布、有效黏度和红细胞生成一氧化氮(NO)和清除 NO 的能力,特别是在血流速度减慢和红细胞聚集的情况下。

血浆层血细胞比容很低,其黏度最低,近似等于血浆黏度,而核心流血细胞比容高,黏度高。血管内血液形成两相流动,不能再把微血管中的血液看作均质流体。血浆层的存在起润滑作用,使血液的表观黏度降低,血管流阻降低,有利于微循环灌注。

2. 法-林效应及其逆转

(1)法-林效应:当管半径大于 1mm 时,血液表观黏度与管径大小无关;当管半径小于 1mm 时,所测得的表现黏度随管半径变小而降低,这种现象称为法-林效应。血浆层的存在及其厚度随细管径减小而增大是产生法-林效应的原因之一。

(2)法-林效应的逆转:血液表观黏度随管径的减小而降低是有一定限度的。当管径小到一定程度后,血液的表现黏度随管径的减小非但不降低,反而增高,这种现象称为法-林效应的逆转。把开始发生逆转效应时的管半径称法-林效应逆转的临界半径,在微循环中常称为微血管临界半径。正常生理状态下,微血管临界半径为 $1.5\sim7.0\mu m$。影响临界半径大小的因素较多,如 pH、血小板聚集、血细胞比容、红细胞变形性和聚集性等。血液在正常状态下,临界半径接近 $2\mu m$;当 pH 改变,血小板发生聚集时,临界半径可达 $50\sim100\mu m$,甚至可达 $500\mu m$。临界半径增大,意味着法-林效应的逆转将在较大毛细血管,甚至在细动脉、细静脉中发生。在较大微血管中血液黏度急剧增高,其血流阻也明显增大,严重影响微循环灌注,进而导致微循环障碍。

(九) 血液流变性与血流动力学

血流动力学是流体力学的一个分支,指血液在心血管系统中流动的物理学,通过对作用力、流量和容积三方面的分析,观察并研究血液在循环系统中的运动情况。血流动力学监测(hemodynamics monitoring)是指根据物理学的定律,结合生理和病理生理学概念,对循环系统中血液运动的规律进行定量地、动态地、连续地测量和分析,并将这些数据反馈性用于对病情发展的了解和对临床治疗的指导。而血液流变学是对血液及其有形成分的流动性与形变规律进行研究,如果将血流动力学指标与血流动力学指标有机结合起来,将会对临床治疗起到更好的指导作用。

1. 血浆黏度　事实上,在直径为 $8\sim10\mu m$ 的血管中,表观黏度比血浆黏度仅高 10%～15%,由于微管中血细胞比容随着管半径的缩小而缩小产生了法-林效应,又因为体内血管血细胞比容也随着血管半径的缩小而减小。因此,血浆黏度的增加必然引起表观黏度的增加,进而导致血流阻力增加,特别是在小血管更明显,因此推测,血浆黏度增加将引起体内组织血流减少,组织灌注减少。

然而,最近的研究表明,血浆黏度增高并不总是对身体产生有害的影响,Intaglietta 等人用显微镜直接观察仓鼠的腔内系统的微循环,结果表明,通过输入胶体溶液来提高血浆黏度,可以维持毛细血管的密度,这种有益的作用是通过 NO 介导的血管扩张来实现的。相反,降低血浆黏度反而使毛细血管的密度减低,微循环灌注减少。有研究表明,与组织氧供比较,毛细血管的密度对存活的影响更为重要。在对失血性休克的研究也发现,提高血浆黏度和全血黏度的液体复苏方式对改善微循环具有重要的意义。

2. 红细胞的聚集性　临床研究表明,红细胞聚集性和血浆黏度增加将加重糖尿病、艾滋病、心肌梗死、全身炎症反应综合征以及休克的病理过程。体外试验证明,红细胞聚集性升高引起剪应力降低;Fahreaus 等人的实验表明,红细胞聚集性增加引起血浆层厚度增加、血管阻力降低。红细胞聚集性的影响还受血流方向的影响:①在水平的直管,低流速时,随着血细胞比容的增加,红细胞聚集引起红细胞沉降,导致血黏度增加;②在垂直的直管,低流速时,红细胞聚集在管壁内侧形成无细胞血浆层的和管中心不规则的红细胞轴,引起血流阻力和表观黏度下降。

而体内的微循环血管有很多的分支、单个微血管的流向也影响无细胞血浆层的形成、加上体内复杂的血管调控机制,使体内微血管的流变性变得更加复杂。有研究表明,实际上,离体的肢体或者肌肉的动物实验表明,体内的血液表观黏度的值比体外测量的值要小得多,分析其原因与体内法-林效应、惯性能量的丢失、血管几何形状的改变、与红细胞聚集性相关的相位差等因素有关。

活体显微镜检查显示,红细胞聚集性增加引起微循环血流阻力增加。红细胞聚集性对静脉血流动力学的研究也很多,通过输入 500kDa 的右旋糖酐来提高红细胞的聚集性,并没有出现预想的血流阻力下降。相反,用大鼠的肠系膜和提睾肌试验结果显示,输入 500kDa 的右旋糖酐提高了红细胞的聚集性,大大地提高了微血管的血管阻力,如果红细胞的聚集力提高 5 倍,则肠系膜血流阻力提高 13 倍,而提睾肌的血流阻力提高 3 倍,不同的血管床对红细胞聚集性反应不同的原因可能是由于不同组织血流调节能力不同。

然而,关于红细胞聚集性对整个器官的影响的研究结果也不一致,细胞聚集性增加对血流阻力的影响可能是降低,也可能是升高或者无影响。用 1g/dl 70kDa 的右旋糖酐灌注犬心,红细胞聚集性轻微升高,血流阻力下降,而用 2g/dl 70kDa 的右旋糖酐,红细胞聚集性明显升高,血流阻力也升高。提高肝脏红细胞聚集性也能够提高肝脏的血流阻力,而红细胞聚集性增加对于胎盘血流却没有任何影响。Baskurt 等人的研究表明,对于具有完好的血管调控机制的天竺鼠后肢,红细胞聚集性增加对于血管阻力没有影响,而用罂粟碱阻断血管平滑肌张力后,血管阻力增加。由此可见,红细胞聚集性增加对于血流动力学的影响取决于所研究的血管床的血管张力储备情况。

上述红细胞聚集性对微循环和整个器官的影响不同,究其原因,可能与以下因素有关:①在红细胞聚集的血液标本,上述表观黏度的降低可能被进入毛细血管口时红细胞解聚的高能耗所抵消。而器官的血流阻力是上述两种相反力量平衡的结果。②所研究的血管的血流方向不同,许多关于活体微循环的研究是将组织平放在显微镜的载物台上,血流方向是水平的,而在水平的直管,红细胞聚集引起红细胞沉降,导致血流阻力增加,然而在完整的血管系统,血液在某一段血管中的停留时间很短,并不足以引起血细胞的沉淀。

另外,值得注意的是,上述关于红细胞聚集性的体内研究是用输入高分子的聚合物来提高红细胞的聚集性,而输入高分子的聚合物有以下缺点:①不能很好地控制红细胞聚集的程度,因此,不能定量地区分布不同的红细胞黏度对血流阻力的影响;②输入高分子的聚合物不仅改变红细胞的聚集性,还能影响血浆的理化性质包括提高血浆的黏度和晶体渗透压,反过来,介质的黏度通过改变局部剪应力和血管几何形状对体内的血流阻力产生重要影响;③血液中输入任何高分子的聚合物都将稀释血浆蛋白,并使红细胞、白细胞和血小板计数降低。

3. 全身炎症反应综合征与缺血再灌注　严重的全身炎症反应综合征患者心血管方面变化包括血流

分布失调、严重的微循环障碍,最终导致组织灌注不足,有报道在全身炎症反应综合征的某一时间点血浆红细胞聚集性增加,但是还没有全身炎症反应综合征治疗过程中血浆红细胞聚集性动态变化的报道。Drost 等人对 18 位严重的全身炎症反应综合征患者的进行研究,其中 11 位患者存活,7 位患者死亡,观察 0、3、7、14 天中性粒细胞的僵硬度,在第 0 天,中性粒细胞的僵硬度是对照组的 5 倍,存活的患者在 14 天中,中性粒细胞的僵硬度逐渐改善,最后接近正常,相反,7 个对治疗无反应的死亡患者,中性粒细胞的僵硬度没有任何改善。在大鼠小肠缺血再灌注的动物模型,肝门静脉血红细胞聚集性在缺血后期即开始升高,再灌注期继续升高;门静脉和腔静脉血的红细胞变形性在实验过程中持续恶化,而且腔静脉血的红细胞变形性比门静脉血红细胞变形性改变更明显。

综上所述,虽然红细胞的聚集性影响低剪变率下的血液黏度,但是对体内血管阻力的影响仍不清楚。是疾病的病理学变化引起了血流变学改变,还是血流变学改变引起机体的病理学变化? 针对疾病的病理学原因进行的临床治疗是否能够影响血流变学指标,如何影响,是改善还是恶化,这些血流变学变化与血流动力学的关系如何? 还都有待于进一步探讨。

第二节　血液的黏滞性

一、几种血液黏度的定义

血液流变学中常涉及的黏度有表观黏度、还原黏度、相对黏度和比黏度四种。

(一)表观黏度 η_a

见本章第一节。

(二)还原黏度 η_{re}

由于全血中含有大量的红细胞,红细胞的数量显然对全血黏度构成非常重要的影响,实际上全血黏度与血细胞比容关系很大,因此,为了克服血细胞比容对全血黏度的影响,使不同个体之间的全血黏度有可比性,所以将不同个体的全血黏度都以血细胞比容的 1% 来表示,这就是所谓的还原黏度。人们通常将下式

$$\eta_{re} = \frac{\eta_b - \eta_p}{\eta_p} \times \frac{1}{Hct}$$

式中的 η_{re} 称为还原黏度,它也是一个没有量纲的纯量。

(三)相对黏度 η_r

血液是血细胞在血浆中的悬浮液,其相对黏度 η_r 就是血液的表观黏度 η_b 与血浆黏度 η_p 之比,是一个无量纲的纯数,即

$$\eta_r = \frac{\eta_b}{\eta_p}$$

(四)比黏度 η_{bw}

常以牛顿流体,如水作参照液。血液的表观黏度与水的黏度之比称为血液的比黏度。设血液的表观黏度为 η_b,水的黏度为 η_w,则血液的比黏度 η_{bw} 为

$$\eta_{bw} = \frac{\eta_b}{\eta_w}$$

若 η_w 已知,则血液的表现黏度 $\eta_b = \eta_{bw}\eta_w$。同理,血浆的比黏度 $\eta_{pw} = \frac{\eta_p}{\eta_w}$。这样血液的还原黏度 η_{re} 和相对黏度 η_r 可表示成

$$\eta_{re}=\frac{\eta_{bw}-\eta_{pw}}{\eta_{pw}}\times\frac{1}{Hct}=\frac{\eta_b-\eta_p}{\eta_p}\times\frac{1}{Hct}$$

$$\eta_r=\frac{\eta_{bw}}{\eta_{pw}}=\frac{\eta_b}{\eta_p}$$

二、影响血液黏滞度的主要因素

血液属于非牛顿流体,无论是否明确指出,其黏度均为表观黏度。血液的表观黏度与血液的组分、组分的性质、组分之间的相互作用有关,还与血液的流动状态、血液的温度等多种因素有关。下面是影响血液黏度的主要因素。

(一) 剪变率

对确定的牛顿流体,其黏度是常量,与流体中的剪变率或剪应力大小无关。非牛顿流体,其黏度随剪变率变化而改变。对非牛顿流体中的假塑性流体,如卡森流体和血液,其流动曲线向 $\dot{\gamma}$ 轴弯曲,其黏度随剪变率或剪应力增大而降低。对于胀塑性流体,流动曲线向 τ 轴弯曲,其黏度随剪变率或剪应力增大而增大。当 Hct=0,即血浆,是牛顿流体,η_a 为常量。若 Hct>10%,血液的非牛顿性明显。当剪变率 $\dot{\gamma}$ 低于 $10s^{-1}$ 范围时,随着 $\dot{\gamma}$ 增大,血液黏度迅速减小。当 $\dot{\gamma}$ 继续增大时,η_a 缓慢减小并逐渐趋于某一最小值 η_{min}。把黏度为 η_{min} 时的剪变率记作 $\dot{\gamma}_{min}$,当 $\dot{\gamma}>\dot{\gamma}_{min}$ 时才可以把血液视为牛顿流体,其黏度几乎不随剪变率或剪应力改变。

由斯托克斯公式可知,近管壁处血液流层受到最大剪变率作用,黏度最低。当管壁剪变率足够大时,其黏度不再随剪变率改变,这时可把血液看作牛顿流体,黏度最小。离管轴愈近,剪变率愈小,血液黏度愈大。在管轴附近,某一流层上血液所受剪应力若小于血液的屈服应力 τ_0,则这一流层到管轴的这部分血液将不作相对流动而是以管轴为轴成圆柱状整体流动。

剪变率较高时,层流现象明显,红细胞集中在血流的中轴部分,红细胞的长轴与血管纵轴平行,红细胞移动时发生的旋转以及红细胞间相互的撞击也很少,故血液黏滞度较低。相反,当剪变率较低时,红细胞发生聚集,血液黏滞度增高。

在剪变率接近零时,人全血黏度比水的黏度高100～10 000倍。而在剪变率较高时,人全血黏度仅比水高2～10倍。一旦血液从小血管破损处流出后,流速很慢,剪变率很低,黏度增大有利于凝血。由此可见,血液的非牛顿性有利于它的某些生理功能的发挥。

(二) 血细胞比容

血液中红细胞占全血容积的百分比称为血细胞比容(hematocrit,Hct),是决定血液黏滞度最重要的因素。Hct越大,血液黏滞度就越高。另外,Hct和全血黏度的关系还与年龄有关,年龄增加,黏度随 Hct 增高变化越明显。老年人与年轻人在相同 Hct 下全血黏度比较,老年组全血黏度高于年轻组。影响 Hct 的因素有:

1. **温度** 温度对 Hct 的影响是明显的。当环境温度升高时,引起机体温度调节系统亢进,大量排汗散热,过度排汗易导致体脱水,血液浓缩,从而使 Hct 升高。低温状态时,伴随体温降低,利尿造成血液浓缩,也会导致 Hct 升高。当 Hct 升高到 0.60 左右时,血液黏度将会升高 10 倍甚至 100 倍。健康人 Hct 在寒冷地区和炎热地区要比气候相对温和地区的高。

2. **海拔高度** 高原地区居民的 Hct 明显高于平原地区,以适应高原空气中氧分压低的状况。据葛森报道,我国健康成年人 Hct 与海拔高度 h(以米为单位)的关系可表示为:

$$Hct=44.8+3.35\times10^{-3}h\pm4.4(男性)$$

$$Hct=40.2+2.92\times10^{-3}h\pm4.6(女性)$$

3. 吸烟　有长期吸烟史的人 Hct 明显高于不吸烟的健康人。这是因为吸烟时,吸入体内的一氧化碳与血红蛋白有很高的亲和力,过度吸入一氧化碳,使之与血红蛋白结合成碳氧血红蛋白。当它的浓度增高时,会使体内血氧缺乏,造成持续性缺氧、红细胞数量增加。

4. 酒精　长期过量饮酒,可使红细胞聚集性增加,血液严重沉积、淤滞。酒精中毒者,往往引起红细胞损伤,造成溶血,使 Hct 下降。

5. 心理因素　研究表明,忧虑者可引起 Hct 等血液黏滞诸因素异常。据分析,应激可使儿茶酚胺、肾上腺素、去甲肾上腺素分泌增加,导致血细胞比容增加。

（三）红细胞聚集性

即使红细胞的聚集性是正常的,在低剪变率(一般 $\dot{\gamma}<10\mathrm{s}^{-1}$)的条件下,红细胞也会发生聚集。红细胞聚集性愈大,在低剪变率下聚集程度愈高,血样愈浓稠,黏度愈高。

在剪变率 $\dot{\gamma}$ 较低,如 $\dot{\gamma}<10\mathrm{s}^{-1}$ 的范围,随 $\dot{\gamma}$ 的降低,血液黏度迅速增大。其原因是在低剪变率下,血样中的纤维蛋白原、球蛋白的桥联作用大于红细胞的剪应力和红细胞间的静电排斥力作用,而导致红细胞聚集,且剪变率愈低,血浆蛋白桥联作用愈占优势,红细胞聚集程度愈高,黏度愈大。

在生理状态下,红细胞的聚集与解聚是可逆的。当 $\dot{\gamma}$ 趋于零时,不难想象人血会变成一个巨大的凝聚体,类似于固态。一旦加上一定大小的 $\dot{\gamma}$,就可以使聚集体解聚,随着 $\dot{\gamma}$ 的增大,凝聚体解聚的速度加快,血样中分散的红细胞逐渐增多,血液黏度逐渐减小。

（四）红细胞变形性

红细胞刚好完全解聚,全部处于分散状态时,由于剪变率还比较低,变形程度不大,基本上还是双凹圆盘形。它不仅随血液向前流动,而且不断翻滚,干扰血液流动,此时,血液黏度较高。随着 $\dot{\gamma}$ 增大,红细胞变形程度也增大,变成梭状、弹头状和杆状等,顺着流动方向被拉长,红细胞的翻滚运动减少,对于血流的干扰减弱,血液黏度降低。当 $\dot{\gamma}$ 继续增大到某一数值(一般 $>50\mathrm{s}^{-1}$),血液黏度趋于某一稳定值。此黏度值就是血液的卡森黏度。在如此高剪变率范围内,血液黏度几乎不变,故可把血液看作牛顿流体。

剪变率对血液黏度的影响,实际上是通过影响红细胞的聚集和变形来实现的。

（五）血浆黏度

血浆含有多种物质,以蛋白质对其黏度影响最大。不同蛋白质因其形状、大小和浓度不同,对血浆黏度影响程度也不同。链状的蛋白质分子比球形的蛋白质分子对血浆黏度的影响要大。因此,以纤维蛋白原分子对血浆黏度影响最大,球蛋白次之,白蛋白最小,脂类影响更小。

Bayliss 等人的研究结果认为血浆黏度可表示为

$$\eta_P = \frac{\eta_w}{1-bc}$$

式中,η_w 为水的黏度,b 为常数,c 为每 100ml 血浆中蛋白质克数。

血浆是血液的悬浮剂,其黏度必然影响全血黏度。血浆黏度增大,全血黏度增大。不仅如此,血浆纤维蛋白原增高使血沉加快,红细胞聚集指数增高,全血和血浆黏度增高,尤以低切率下全血黏度和血浆黏度增高明显。血浆纤维蛋白原带正电荷,使红细胞表面负电荷减少,静电后斥力减小,红细胞间亲和力增加、聚集性增强,呈缗钱状,加速红细胞聚集,使红细胞血沉加快。红细胞聚集性增强,是全血黏度增加的一个主要因素,尤其影响低切率下全血黏度。

血脂是血液的主要组成成分,也是造成心脑血管疾病的重要因素。高胆固醇血症,对全血黏度影响较大。高胆固醇使高切率下全血黏度明显增加。胆固醇是红细胞组成成分,长期胆固醇增高使红细胞膜内的胆固醇的沉积增加,增加红细胞内黏度,红细胞膜改变,使红细胞变形性下降,刚性增加,全血高切黏度增加。

（六）在小血管中血液的黏滞度会降低

在较大的血管中，血管口径对血液黏滞度不发生影响，但当血液在直径小于 0.2～0.3mm 的微动脉内流动时，只要切率足够高，血液黏滞度会随着血管口径的变小而降低。这一现象对机体有明显好处，否则血液在小血管中流动时阻力将会明显增高。

（七）温度降低时血液的黏滞度升高

血液的黏滞度随温度的降低而升高。人体的体表温度比深部温度低，故血液流经体表部分时黏滞度会升高。如果将手指浸在冰水中，局部血液的黏滞度可增加 2 倍。

第三节　血细胞的运动

细胞的流变性是血液流变学的基础和核心内容。血细胞流变学是以血细胞，包括红细胞、白细胞和血小板的结构、流变性质和在流变场中的行为及其生理、病理意义为研究对象。到目前为止，以对红细胞的研究最为深入，其次是血小板，研究得最少的是白细胞。并且危重病患者血细胞流变性也愈来愈引起国内外学者的关注，在合并全身炎症反应综合征的危重病患者，普遍存在红细胞血流变学变化，此时，红细胞血流变学变化能够引起患者的微循环改变。

一、红细胞的流变性

（一）红细胞的基本结构

正常人血液中，红细胞占血细胞总体积的 95％。红细胞处于自由静止状态时呈双凹圆盘形。最大红细胞的直径可达 15.66～17.06μm，为一般红细胞直径的 2 倍有余。红细胞的结构比较简单，由细胞膜及其内液（细胞质）组成。成熟的红细胞没有细胞核。

红细胞膜主要由多种蛋白质、脂质和糖类组成。其中蛋白质约占 50％，主要有膜收缩蛋白（spectrin）又称血影蛋白、血型糖蛋白 A（glycophorin A）又称涎糖蛋白（sialo glycoprotein）、带 3 蛋白（band 3 protein）、肌动蛋白（actin）又称带 5 蛋白（band 5 protein）、锚蛋白（ankyrin）又称带 2.1 蛋白、带 4.1 蛋白（band 4.1 protein）、内收蛋白（adducin）等；脂质约占 42％，主要有磷脂、胆固醇和糖脂等；糖类约占 8％。红细胞膜是由脂质双分子层和膜骨架组成，其厚度为 70～100Å，相当于正常红细胞直径的 1/500。脂质主要包括胆固醇、磷脂和糖脂，这些脂质排列成厚约 45Å 的双分子层，其中外层主要由含胆碱的磷脂酰胆碱（PC）和神经鞘磷脂（SM）组成，而内层主要由含氨基的磷脂酰丝氨酸（PS）和磷脂酰乙醇胺（PE）构成。胆固醇主要分布在红细胞膜的外层。因此，红细胞膜内外两层脂质的分布是非对称性的。红细胞膜是由多种磷脂组成的双分子层结构，磷脂分子非孤立存在，在磷脂与胆固醇之间、磷脂与磷脂之间、磷脂与红细胞膜骨架蛋白之间，都存在着相互作用，与红细胞骨架蛋白发生作用的主要是内膜的磷脂酰丝氨酸，而与磷脂酰丝氨酸相结合的主要是肌凝蛋白，它们之间靠疏水力、分子引力和静电力产生作用，磷脂酰丝氨酸与肌凝蛋白相结合后，使磷脂酰丝氨酸处于较稳定的状态，而不轻易转动到膜的外层，这对于维持细胞膜磷脂的非对称性结构起着重要作用。

球蛋白分子部分镶嵌于脂质双分子层内，部分突出于脂质双分子层表面。这些球蛋白分子可在脂质双分子层上移动。这些可移动的球蛋白分子与脂质双分子层内表面的长链蛋白（膜收缩蛋白、肌动蛋白和锚蛋白）分子相连。以这些蛋白分子为主体互相交联成纤维网状结构，即为红细胞膜的骨架，对脂质双分子层起着支撑作用。脂质双分子层具有液体般的流动性。膜骨架在决定膜的稳定性、红细胞的形状和变形性等力学性质方面起着重要的作用。

红细胞膜内液是血红蛋白（MCH）溶液。正常红细胞的血红蛋白浓度（MCHC）在 27～37g/dl 之间，平均血红蛋白浓度约为 33g/dl。红细胞平均含血红蛋白 30pg。血红蛋白溶液黏度通常称为内黏度,为 $6\sim7$mPa·s。

(二) 红细胞的变形性和聚集性

1. 红细胞的变形性　借助显微镜,可观察到肠系膜毛细血管内红细胞的变形情况,可变成拖鞋状、各种长条形状,伸长比可达到 200%,甚至更大。据估计,施于这些红细胞表面的剪应力约为 $2.5N/m^2$。如此小的剪应力能产生如此大的变形,可见红细胞具有惊人的变形性。另外,临床试验证明,红细胞的变形性是估计休克的严重程度及预后的很好的临床指标。

(1)红细胞变形性主要取决于其膜的力学性质、内黏度和几何形状三个内在因素。

1)红细胞膜的力学性质:红细胞膜的力学性质主要表现在膜的流动性和黏弹性。

A. 红细胞膜的流动性　膜的流动性既包括膜脂的运动,又包括膜中蛋白质的运动。膜脂质是不断运动的,其运动方式包括脂肪酸链的旋转异构、摆动、扭曲等分子运动以及整个膜脂的旋转、侧向扩散和双分子层间的翻转跳跃等运动,与脂质运动速度相比,位于其中的蛋白质的侧向运动与旋转运动只有几十分之一。红细胞膜的流动性取决于膜的组成、结构、组成物质所处的状态。红细胞膜上的磷脂可以处于晶胶相(凝胶相)和液晶相(溶胶相)两种相态。处于晶胶相时,膜的脂肪酸链排列整齐致密,脂质双分子层流动性小。处于液晶相时,脂肪酸链排列整齐但疏松,脂质双分子层流动性大。在正常体温下,红细胞膜上的磷脂大多处于液晶态,因而红细胞膜具有类似于液体般的流动性。红细胞膜微黏度和膜的流动性是表示红细胞膜液态特性的参量。红细胞膜微黏度愈大,膜的流动性愈小,反之亦然。许多研究证明,脂质双分子层中胆固醇与磷脂的比值愈高,膜的流动性愈差。动脉粥样硬化患者红细胞膜胆固醇含量高于正常值,其膜的流动性低于正常人红细胞膜。糖尿病患者红细胞膜流动性也降低。另外,脂质双分子层内表面的骨架蛋白及膜的其他成分之间相互作用的变化,也可改变红细胞膜的流动性。当收缩蛋白绝对含量减少或收缩蛋白与肌动蛋白发生结构改变时,红细胞表面曲率增加,膜流动性降低。红细胞膜的流动性,是它的重要力学特性,可直接影响红细胞的变形性。红细胞膜容易受到自由基的攻击而损伤,使其变形性降低。

在较高剪变率的流场中,不仅可观察到红细胞发生强烈的变形,而且可观察到其膜围绕着其内液做类似于坦克履带式转动,称为红细胞膜的"坦克履带样运动"。剪变率愈大,"坦克履带样运动"频率愈高。膜的流动性可影响其"坦克履带样运动"。由于红细胞膜的这种"坦克履带样运动"可把其所受剪应力传给细胞内液,引起其内容物运动,促进 O_2 或 CO_2 分子与血红蛋白结合,使红细胞更有效地发挥其输运气体的功能。这种"坦克履带样运动"还有利于红细胞经受较大剪应力而不易破损,也有利于红细胞变形。

B. 红细胞膜的黏弹性　红细胞膜的黏弹性是它的又一重要力学性质。红细胞膜为黏弹体,对外力作用的反应取决于作用力的大小和作用时间。在小而持续时间短(<100 秒)的外力作用下,红细胞膜似弹性体,可发生大的弹性形变。当外力撤消之后能完全恢复到初始状态。若外力作用持续时间较长(5~10分钟),膜表现为黏弹体,呈半固体状态,膜物质发生流动,产生蠕变。外力撤消后,细胞的形状不能复原,形成塑性形变。在此过程中膜的组成成分发生重新排列,这对膜的固体和液体行为有着重要影响。红细胞膜的黏弹性取决于膜的成分,以及这些成分在膜中的结构和排列。红细胞膜中腺苷三磷酸(ATP)是 Ca^{2+} 的螯合剂,它可降低膜中钙的浓度。膜中 ATP 减少会引起 Ca^{2+} 的增加,从而使红细胞膜变硬,变形性降低。膜中 Ca^{2+} 与 Mg^{2+} 之比值,胆固醇与磷脂之比值增加均可导致红细胞膜硬度增加,变形性降低。体外试验发现膜收缩蛋白会因 Ca^{2+} 的存在而凝集,这说明膜收缩蛋白与 Ca^{2+} 的相互作用,是控制红细胞变形性的重要因素。膜骨架是由膜血影蛋白、肌动蛋白、锚蛋白等构成的立体纤维网状结构,尤其以膜收缩蛋白和肌动蛋白为主体,除去这两种蛋白,膜骨架即消失。可见膜收缩蛋白和肌动蛋白对膜的形成和力学性质起着非常重要的作用。正是由于膜收缩蛋白等支持着脂质双分子层,才使红细胞膜具有黏弹性。

2)红细胞内黏度:它是影响红细胞可变形性的又一重要内因。它受红细胞平均血红蛋白浓度和血红蛋白物理化学性质的影响。

当红细胞内的血红蛋白浓度从 27g/dl 增加到 37g/dl 时,内黏度从 5mPa·s 增加到 15mPa·s。血红蛋白浓度和红细胞寿命之间有一定关系,老化的红细胞血红蛋白浓度升高。在正常情况下,红细胞的内黏度对其变形性影响不太大。当血红蛋白浓度从 37g/dl 继续增高时,红细胞内黏度呈指数上升。如血红蛋白浓度为 40g/dl 时,内黏度达 45mPa·s,血红蛋白浓度升高至 50g/dl 时,内黏度可高达 650mPa·s。此时,红细胞的内黏度将成为影响红细胞变形的决定性因素。例如,遗传性球形红细胞增多症和一些血红蛋白病患者,由于其血红蛋白浓度升高及红细胞内包涵体的形成,引起内黏度升高,变形性降低。

血红蛋白的理化性质,如其溶解度、稳定性及氧饱和度,也是影响红细胞内黏度的重要因素。如果血红蛋白的溶解度降低或血红蛋白不稳定,发生聚合及沉淀,均使内黏度升高,变形性降低。红细胞中每克血红蛋白能结合氧的最大值,称为氧饱和度。正常情况下,每克血红蛋白能与 1.34ml 的 O_2 结合,此值即为正常氧饱和度。氧饱和度发生变化,红细胞内黏度也发生变化。另外,pH 也可影响红细胞内黏度。当 pH 低于 6.6 时,红细胞内黏度增加,红细胞滤过指数增大,说明红细胞变形性下降。

3)红细胞的几何形状:人血红细胞平均体积约为 $94\mu m^3$,与此同体积的圆球表面积约为 $100\mu m^2$。自由静止状态的红细胞平均表面积达到约 $135\mu m^2$,比同体积圆球表面积大得多。由于存在较多的过剩表面积,在生理条件下,即使红细胞保持其体积和表面积不变,仍具有很高的变形性。为定量地表示这一因素,引入球形指数这个概念。球形指数 S_i 定义为

$$S_i = \frac{4.84 V^{2/3}}{A}$$

式中 V、A 分别表示红细胞的体积和表面积。可以证明,圆球的球形指数 $S_i=1$。若保持其体积和表面积不变,圆球是不可能变形的。球形指数愈小,红细胞在保持其体积和表面积不变的情况下,愈容易变形,反之亦然。正常红细胞的 S_i 约为 0.7。

(2)影响红细胞变形的外在因素:每个红细胞都是处在其他血细胞和血浆组成的外环境之中,外环境发生变化会影响红细胞变形。下面介绍影响红细胞变形的外在因素。

1)流场中的剪切力:血液的剪切力使红细胞变形程度增加,使红细胞在血液中保持良好的适应性。研究表明,红细胞的变形性随剪切力增加而增高,但并非直线上升,在一定剪切力范围内,红细胞能迅速变形,超过这个范围,红细胞变形程度将大幅度下降。

2)毛细血管直径:大部分毛细血管直径都小于红细胞平均直径,因此通过这些毛细血管时红细胞必须变形。在毛细血管直径的一定范围内,随着毛细血管直径变小,红细胞变形程度增大,以便通过毛细血管。研究表明,红细胞能通过的最小管直径约 $2.9\mu m$。

3)血细胞浓度:研究表明,血细胞,主要是红细胞浓度增加,则红细胞变形程度和随流向取向的程度亦增加。这是由于细胞浓度增加导致细胞之间局部剪变率增大的缘故。

4)介质黏度:研究表明,相同的剪变率作用下,红细胞变形的大小受介质黏度的影响。红细胞变形程度随介质黏度升高而增大。从牛顿黏滞定律可知,在相同剪变率下,介质黏度愈高,作用在红细胞上的剪应力愈大,故变形程度愈大。对任一黏度值的介质,随着剪变率增大,红细胞变形增大。在同一剪变率下,介质黏度愈高,红细胞变形愈大,即红细胞长轴愈长。

5)pH:红细胞所处环境的 pH 是影响红细胞变形性的因素之一。在生理 pH 下,红细胞具有最大的变形性。健康人红细胞处在 pH 为 6.5 到 8.0 的不同梯度溶液中,血细胞比容上升,平均红细胞体积增大,红细胞肿胀而球形化,球形指数增大;同时,红细胞平均血红蛋白浓度下降。这两种作用使红细胞变形性下降,甚至发生溶血。pH 变化还可以改变红细胞膜物质的性质。pH 降低,可使红细胞膜弹性降低,硬度增加,变形性降低。当 pH 降至 6.6 时,红细胞硬度明显增大。pH 降低还可使红细胞球形化,球形指数增大,变形性降低。

6)渗透压:红细胞处于低渗透压环境,由于渗透压的作用,水分子进入细胞内,使细胞内血红蛋白浓度减低,内黏度减低,提高其变形能力,但水分子的进入也使细胞形态发生改变,表面积和体积之比减小,最终使红细胞变形能力降低。红细胞处于高渗中,细胞内水分流出,细胞内血红蛋白浓度增加,内黏度增加使红细胞变形能力下降。高渗介质中离子强度增高,使血浆蛋白与红细胞表面之静电排斥力降低,血浆蛋白在红细胞表面的吸附增加使红细胞膜硬度增加,变形能力下降。红细胞在等渗溶液中,变形能力最强。

7)温度:温度在5～37℃的范围,用衍射法测量红细胞的伸长指数,伸长指数随温度的升高而升高,在这一温度范围,红细胞的变形性随温度的升高而升高。温度高于37℃,红细胞变形性降低。温度升高,虽然脂质液晶态增多,流动性加强,但膜蛋白的热变性所造成的损伤更大,抵消了脂质相变增大的流动性,导致变形性下降。温度在45～80℃,细胞膜的不可逆变化来自膜蛋白的不可逆变性而非脂质变化。烧伤可导致局部血管内的红细胞因高温影响而发生变化,细胞变形性降低。

8)人和红细胞年龄:随着人年龄增加,红细胞变形性逐渐降低,年龄与红细胞变形性呈负相关。大白鼠的年龄与其红细胞变形性的关系亦是如此。老化的红细胞具有许多新的特点:①细胞膜表面积减小,可能是由于组成膜的磷脂减少之故;②存在着进行性细胞脱水;③细胞拉长下降及形态恢复时间延长,反映膜的弹性下降;④作坦克履带式运动的细胞数目减少,可能与平均血红蛋白浓度增加使细胞内黏度增加有关;⑤Mg^{2+}水平下降,钙调素水平降低及钙的细胞内分布改变,引起胞浆构型改变,使膜的流动性下降。老化红细胞的这些特点均可导致红细胞变形性降低。

9)膜胆固醇:有研究表明,红细胞膜的脂质主要是磷脂和胆固醇,两者比例为1:1,约占总脂的95%。在红细胞膜脂质中,胆固醇的重量约占22%。胆固醇嵌塞在膜的磷脂双分子层结构中,可减弱脂质分子碳氢间的连接,并阻止脂质晶化,从而提高膜脂质胶着状态下的流动性。但当处于相变温度以上,包括正常人体温时,胆固醇的含量越高则膜脂的有序性越高,膜黏度增加,流动性下降,故膜脂中胆固醇含量高,红细胞变形性差。红细胞自身不能合成胆固醇等脂类。血浆中各种脂质可与红细胞膜脂质进行交换。正常状态下,膜胆固醇与血浆胆固醇保持平衡。机体脂代谢紊乱时可能出现膜胆固醇升高,而血清胆固醇则降低。膜胆固醇主要分布在膜质的外层,随着胆固醇蓄积增多,外层面积超过内层而在膜表面形成针状突起,似棘细胞,呈现刺棘,导致红细胞膜流动性降低,刚性和脆性增高,红细胞变形性降低。

10)氧自由基:红细胞膜富含不饱和脂肪酸,使膜富有流动性。许多研究证实,氧自由基作用可损伤红细胞,使红细胞变形性下降。其机制可能是:①受氧自由基作用,红细胞膜磷脂不饱和脂肪酸发生过氧化反应,使膜磷脂组成发生改变,即不饱和脂肪酸比例降低,饱和脂肪酸比例增加,脂质过氧化还可引起膜硬度增加,红细胞膜流动性降低,最终引起溶血。②膜蛋白质的氧化修饰在维持膜流动性中起非常重要的作用。膜氧化可导致膜收缩蛋白、带3蛋白数量减少,且形成高分子量蛋白质。二酰胺能氧化收缩蛋白,减弱收缩蛋白结合带4.1蛋白的能力,从而降低结合肌动蛋白的能力,使膜分子结构改变,脂质与蛋白质相互作用方式改变,蛋白质分子重排,导致膜流动性改变。③脂质过氧化反应可使血红蛋白氧化变性,形成高铁血红蛋白,沉于红细胞内,使其内黏度增大,红细胞变形性降低。④氧自由基对红细胞膜活性蛋白,即离子泵的作用也是造成其损伤的环节之一。氧自由基与Na^+-K^+-ATP酶的活性巯基反应,使其活性下降,红细胞膜通透性增大,大量的Na^+和水分进入细胞内,细胞肿胀,变形性降低;Ca^{2+}-Mg^{2+}-ATP酶是红细胞膜的另一重要的离子泵,以维持正常的红细胞内低钙状态,氧自由基可使钙泵功能失调,红细胞内Ca^{2+}增多,变形性降低,当Ca^{2+}升高到正常值的3～4倍时,50%的红细胞失去变形能力,达到5倍时,90%的红细胞失去变形能力。腺苷三磷酸(ATP)是红细胞内Ca^{2+}螯合剂并为维持红细胞内外Ca^{2+}浓度差提供能量。ATP缺乏则导致细胞内Ca^{2+}超载。ATP对于维持细胞膜的完整性也是必要的。ATP的消耗降低了氨基磷脂移位酶的作用,即把氨基磷脂主要为磷脂酰丝氨酸(PS)从膜外侧转移到膜内侧的能力减低,导致细胞外形改变及膜流动性改变。⑤氧化反应使红细胞与内皮细胞的黏附性增加,引起外周血流阻力增加。

11)缺氧:①实验证明,缺氧使血红蛋白浓度明显升高,导致红细胞内黏度增大;②缺氧时机体代谢增强,能量消耗过多,细胞不能维护其正常功能,致使体内某些物质自氧化产生自由基增多,而消除自由基的各种酶如 SOD 活性降低;③缺氧可能使循环中的白细胞变形性下降,扣压在微血管的白细胞活化可释放多种活性物质破坏红细胞变形性,使其变形能力下降;④严重缺氧使红细胞膜的有氧代谢产生障碍,无氧酵解增强,ATP 生成明显减少,影响红细胞膜的流变性、细胞的内黏度。

12)钙离子:在人体的各种组织细胞中,Ca^{2+} 都发挥着重要的作用。Ca^{2+} 对红细胞的流变特性有复杂的影响,其中最主要的影响是使红细胞的变形能力使滤过能力下降。Ca^{2+} 引起红细胞变形能力下降的主要原因是:①Ca^{2+} 可引起红细胞膜骨架的结构和脂双层组分的改变,使膜脂流动性减小;②红细胞表面积与体积比的改变;③Gardos 效应:Ca^{2+} 激活了红细胞膜上的 K^+ 通道,使 K^+ 和水外流,细胞脱水和血红蛋白的聚集,使细胞内黏度增加;④Ca^{2+} 引起膜蛋白水解、聚集、交叉连接等结构改变,改变了红细胞膜的机械特性。

13)生物因素:在人和动物出现严重感染时,革兰阴性细菌产生的大量内毒素,可使红细胞变形性下降,机制之一是通过自由基而起作用,此时自由基的产生是多形核白细胞中的烟酰胺腺嘌呤(核苷酸磷酸盐氧化酶)经补体成分 C3a 诱导的结果。其他可能的机制是低氧、低 pH、细胞内黏度改变及膜表面蛋白质特性改变。另外,在感染了疟原虫的红细胞中,由于红细胞内寄生物不断生长,将引起面积/体积比值减小,变形性下降。

2. 红细胞的聚集性　在剪变率很低或者血液静止时,红细胞会形成聚集体。当流场中剪变率低于 $1s^{-1}$ 时,红细胞可聚集成网络状空间结构,导致血液具有屈服应力。红细胞具有能形成聚集体的性质称为红细胞的聚集性。红细胞的聚集性是血液非牛顿流变性的重要原因之一。研究表明,红细胞聚集体的形成和解聚主要取决于以下因素:

(1)血浆蛋白的桥联作用:纤维蛋白原、球蛋白分子可吸附在红细胞表面,把相邻红细胞桥联起来形成聚集体。血浆蛋白分子愈大,几何形状愈长,结构愈不对称,其桥联作用愈强。纤维蛋白原的分子具有纵长 70nm,横长 0.3nm 的哑铃状结构,因此纤维蛋白原的桥联作用较强,球蛋白的桥联作用次之。纤维蛋白原、球蛋白浓度愈大,其桥联作用愈强。其他血浆大分子也有桥联作用。

(2)剪变率作用:从牛顿黏滞定律不难知道,流场中剪变率大,作用在红细胞上的剪应力也大。剪变率足够大时,剪应力就能克服血浆蛋白的桥联作用而使红细胞聚集体解聚,故剪变率对红细胞聚集起抑制作用或使其解聚。据报道,当血液中剪变率小于 $45s^{-1}$ 时,正常人血红细胞就开始聚集。

(3)静电斥力作用:红细胞、白细胞、血小板均带负电荷。正常人的红细胞所带负电荷为 $2.45\times10^{-6}C$。由于都带负电荷,红细胞互相排斥,因此静电斥力对红细胞的聚集起抑制作用。这种抑制作用的大小取决于红细胞带电荷的多少。

综上所述,影响红细胞聚集的主要因素是:血浆中纤维蛋白原和球蛋白的桥联作用,流场中剪变率的大小,红细胞表面所带电荷的多少。红细胞是否形成聚集或解聚,取决于上述三个因素共同作用的结果。正常红细胞在低剪变率下发生聚集,是由于剪变率低,其作用减弱,桥联作用占优势所致。最近的研究表明,在病理状态下,与红细胞聚集性相比,红细胞黏附于血管内皮细胞在微循环功能障碍中起更重要的作用,但是也有相反的报道。

二、血小板的流变性

血小板是组成血液的最小细胞。它对血栓的形成起着重要作用。认识血小板的形态、结构、功能和生化代谢,就可进一步认识血小板聚集、黏附等流变学特性及血小板与多种生理、病理过程的关系。这些对预测血栓形成倾向,研究某些疾病与血小板流变性的关系,筛选治疗药物等都有一定意义。

（一）血小板的基本结构

在循环血液中血小板呈两面凸起的圆盘形或椭圆形,厚约 $1\mu m$,直径为 $2\sim 4\mu m$。血小板可分为三个区域:外周区、溶胶-凝胶区以及细胞器(颗粒状)区。外周区包括外衣、血小板膜和膜下区。外衣包在血小板最外面,含有糖蛋白和一些酶,与血小板黏附和凝聚功能有关。血小板膜含有丰富的脂蛋白。膜上的磷脂化合物,即血小板因子,参与凝血过程。膜下区含有膜下细丝,起支持血小板形态的作用。溶胶-凝胶区中主要结构为微管和微丝。微管围绕最大圆周分布成环状,支持血小板的形状。微丝甚多,其主要化学成分同微管一样,是具有收缩性的蛋白质,使微丝具有收缩功能。它们的收缩能改变血小板的形态,可引起凝血块回缩。细胞器区有大量 α 颗粒,少量致密体(亦称致密颗粒)等细胞器。α 颗粒内含有血小板纤维蛋白原和酸性水解酶等,当其被释放出来则参与凝血、止血过程。致密体含有很多 5-羟色胺(5-HT)、腺苷二磷酸(ADP)、腺苷三磷酸(ATP)、肾上腺素和钙等物质。血小板发生释放反应时,可将这些内含物释放出来。5-羟色胺和肾上腺素是血管收缩物质。

可见,血小板外衣是黏附、聚集的物质基础之一;微丝和微管是维持血小板正常形态和收缩的物质基础;储藏颗粒的释放是血小板止血和凝血功能的物质基础。

（二）血小板的流变性

血小板的主要功能是聚集、黏附、释放、收缩和吸附等。这些功能在止血、凝血和血栓形成过程中起着重要作用,也是血小板的主要流变特性。

1. 血小板聚集性　血小板与血小板之间发生相互黏着、聚集成团的现象称为血小板聚集。血小板的这种特性称为聚集性。聚集性是血小板的重要流变学特性。引起血小板聚集有两大因素:一是剪切作用可诱导血小板聚集;二是许多物质可诱导血小板聚集。下面分别介绍这几种促聚因素。

(1)剪切力作用诱导血小板聚集:流动血液中的剪切作用就是其中的内摩擦力作用。这种作用的大小通常用剪应力或剪变率描述。剪切作用引起的血小板聚集与剪应力(或剪变率)大小和作用时间长短有关。

剪应力作用在血小板上可直接激活血小板,引起血小板聚集。激活血小板的剪应力范围是 $5\sim 15N/m^2$。当剪应力大于等于 $5N/m^2$ 时,尽管剪应力较低,但足以改变血小板形态,使其失去正常的圆盘形或椭圆形,肿胀成球形,伸出伪足,形成聚集体。剪应力对血小板聚集有如下影响:

1)聚集速度:在一定剪变率范围内,血小板聚集速度随剪变率增加而增大。在用枸橼酸抗凝的富含血小板血浆所做的试验中,当剪变率从 0 增加到 $140s^{-1}$ 时,血小板聚集速度随剪变率增高而增大。

2)聚集程度:剪应力对血小板的聚集程度呈现双向作用。当作用于血小板的剪应力大于 $5N/m^2$ 时,随着剪应力增大,聚集作用增强,聚集程度增大。当剪应力达到 $10N/m^2$ 时,就能产生明显的聚集作用。当聚集体达到最大程度后,继续增大剪应力,反而使聚集程度降低。有研究证明,最大聚集程度发生在剪变率为 $30\sim 70s^{-1}$ 范围内。在一定剪应力范围内,血小板聚集程度随剪应力作用时间的延长而增大。

3)时间依赖性:剪切力作用有时间依赖性。用 β 血浆球蛋白(β-TG)和乳酸脱氢酶(LDH)的含量分别作为血小板激活指标和特异性破坏指标,研究激活血小板的剪应力与作用时间之关系。用锥-板黏度计做试验:当作用时间为 113 毫秒,剪应力分别为 $5N/m^2$、$7N/m^2$、$10N/m^2$、$17N/m^2$ 时,血浆中 β-TG 和 LDH 含量基本不变,表明血小板未被激活,也未遭破坏。剪应力为 $17N/m^2$,作用时间从 113 毫秒增加到 700 毫秒时,血浆中 β-TG 和 LDH 从 3％增加到 18％。这表明,一定大小的剪应力,作用时间增加,激活或溶解破坏的血小板数量增多。用毛细管系统的试验:作用时间为 1 毫秒,剪应力为 $70N/m^2$ 时,就能引起血浆中 5-HT 明显增加,表明血小板已被明显激活;当剪应力增高到 $150N/m^2$ 时,血小板数量已减少到最低程度,血浆中 LDH 浓度增加到最高,血小板遭到溶解破坏。若作用时间缩短为 0.1 毫秒,剪应力要高达 $400N/m^2$,血小板才开始破坏。

4)聚集体的解聚:剪切力作用可使血小板发生聚集,也可以发生解聚。在一定的剪变率范围内,血小板聚集速度随剪变率增高而加快。有报道,引起血小板聚集所需的剪应力大于 $5N/m^2$。当剪应力达到 $10N/m^2$ 时,发生较明显的聚集作用。剪切力诱导的血小板聚集程度呈双向变化。当聚集程度达到最大之后,若继续增大剪应力,聚集程度反而会降低,发生解聚。这种聚集是没有纤维蛋白原参与的可逆聚集。在 $10\sim20N/m^2$ 的剪应力诱导下,PRP 中血小板数量立即下降,4 小时后其数量才会回升。剪应力过大,血小板会发生溶解破坏。锥-板黏度计试验表明,剪应力超过 $25N/m^2$ 时,血小板发生溶解破坏,其标志物乳酸脱氢酶增高,血小板数量下降。

在血管分叉、急转弯和狭窄部位,血小板容易形成聚集体。例如血管狭窄部位,管径小流速快,剪应力或剪变率高,但流过狭窄部位后血管变宽,还可能形成流动分离现象,流速变慢,剪应力或剪变率降低。在高剪应力区血小板可能被激活,随后这些被激活的血小板在低剪应力区形成聚集。

体外剪切力诱导的血小板聚集与体内血管内皮损伤引起的血小板聚集是有区别的。最主要的区别是体内血小板必须与暴露的血管内皮下成分胶原的接触才能发生黏附,进而发生血小板聚集,同时还需要有纤维蛋白原参与。血管内皮损伤引起血小板聚集也需要剪切力参与,但不需要体外试验中诱导血小板聚集那么高的剪切力,一般在 $2N/m^2$ 以下。体内血流产生的剪切力可给血管内皮细胞信号,调节抗血栓物质的合成与释放,如 PGI_2、内皮松弛因子、NO 及其他血小板抑制剂和纤溶产物。这些物质的主要作用是抑制血小板黏附、聚集和血栓形成,对抗病理性高剪应力的促凝作用。体外高剪应力诱导血小板凝聚时,剪应力并无上述作用。

5)剪切力诱导血小板聚集的机制:剪切力诱导血小板聚集的确切机制还未完全阐明。早期研究认为剪切力直接活化血小板,使其发生聚集反应。也有学者认为,剪切力并非直接活化血小板而是"撕破"血小板,使其释放所储存的促收缩剂,使细胞外液局部促收缩剂(主要是 ADP)浓度增高,从而激活未被"撕破"的血小板发生聚集。1986 年,Moake 等证实,病理性增高的剪应力引起血小板聚集不依赖于细胞溶解释放的物质,而是依赖于血浆 vWF 和血小板受体复合物 GP I b/IX/V 及 GP II b/III a 的存在。有间接证据表明,剪应力小于 $1.2N/m^2$ 时,纤维蛋白原可能作为血小板聚集的桥接配体,但在高于 $1\sim1.2N/m^2$ 的高剪应力的作用下,血小板分泌与聚集依赖于 vWF 和血小板 GP I b/IX/V、GP II b/III a,而不是依赖于血浆和血浆纤维蛋白原。在聚集仪中,低剪应力环时,促聚剂诱导血小板聚集。这种聚集是由血浆中纤维蛋白原介导的。在锥-板黏度计中,高剪应力环境下,血小板聚集是由 vWF 介导的。vWF 是一种多价血浆蛋白,是血小板黏附于受损伤血管内皮下层的必需物质。无论离体还是在体血,高剪应力作用,vWF 结合到 GP I b/IX/V 复合物上对血小板黏附与聚集都是非常重要的。一般认为,高剪应力作用下,vWF 与血小板 GP I b/IX/V 的结合,激活血小板膜上的 Ca^{2+} 通道,形成 Ca^{2+} 跨膜内流。细胞内 Ca^{2+} 升高作为血小板活化的第二信使,使 GP II b/III a 活化,成为 vWF 的受体并与之相连接,并通过 vWF 形成血小板间的联系,从而发生聚集。此时,GP I b/IX/V 与 vWF 的连接起到激活剂的作用。而 GP II b/III a 与 vWF 连接则是形成稳定的血小板聚集所不可缺少的。血浆静止时,vWF 很少结合到 GP II b/III a 上,在高剪应力作用于血小板时,vWF 与 GP I b/IX/V 复合物和 GP II b/III a 结合,介导血小板聚集反应。大的 vWF 多聚体诱导的血小板聚集的作用比小的 vWF 多聚体更强。

在高剪应力作用下,vWF 伸展其巨大的丝状型体。这种大多聚体上重复的亚单位结合血小板受体,增加了结合位点的数量和相互作用力,使血小板聚集体能有效地对抗流体剪应力,从而介导血小板聚集。有报道,在剪应力大于 $3N/m^2$ 时,血小板血栓的产生依赖于 vWF 结合到血小板和 GP I b/IX/V 和 GP II b/III a 上。vWF 可能来自血浆、血小板 α 颗粒或内皮下的细胞外基质。

(2)诱导剂诱导血小板聚集:凡能使血小板内环磷酸腺苷(cAMP)减少的物质,都可诱导血小板聚集。可引起血小板聚集的生理性致聚剂主要有 ADP、肾上腺素、5-羟色胺、组胺、胶原、凝血酶、TXA_2 等;病理性致聚剂有细菌、病菌、免疫复合物、药物等。

常用比浊法测量诱导剂诱导的血小板聚集程度随时间变化的关系。让光照射盛有血小板血浆的试管,加入诱导剂前血小板均匀分布,透光度最小,设为零;加入诱导剂后,血小板开始聚集,聚集程度愈高,透光度愈大。随着时间延长,聚集程度发生变化,透光度相应变化。透光度随时间变化的曲线称为血小板聚集曲线。

血小板聚集反应的形式可因致聚剂的种类及浓度不同而不同。通常血小板的第一聚集时相由低浓度致聚剂诱导,而第二聚集时相的发生与血小板活化后 ADP 和 TXA_2 的释放有关。这实际上是一个正反馈过程。例如,低浓度 $ADP(0.5\mu mol/L)$ 只引起第一聚集时相,中等浓度 $ADP(1\sim 2\mu mol/L)$ 引起的第一时相结束和解聚后不久,又出现不可逆的第二聚集时相,高浓度 $ADP(5\mu mol/L)$ 引起的第一聚集时相和第二聚集时相相继发生,因此只出现单一的不可逆性聚集。

血小板膜上存在各种致聚剂的相应受体,致聚剂与之结合后,通过血小板内一系列胞内信号转导过程引起血小板聚集。凡能降低血小板内 cAMP 浓度和提高胞质游离 Ca^{2+} 浓度的因素,均可促进血小板聚集;反之,凡能提高血小板内 cAMP 浓度,降低 Ca^{2+} 浓度的因素,均可以抑制血小板的聚集。当胞质中 Ca^{2+} 浓度增高时,可促进血小板膜 GPⅡb/Ⅲa 复合物的变构和纤维蛋白原受体的暴露,引起血小板聚集。胞质内 Ca^{2+} 浓度增高也可激活磷脂酶 A_2,促进 TXA_2 的生成。胞质内 Ca^{2+} 浓度增高还可促进肌球蛋白轻链磷酸化,引起血小板的收缩和释放反应。cAMP 抑制血小板聚集的下游机制尚不清楚。在高剪应力作用下,红细胞会发生破裂,释放出腺苷二磷酸,促进血小板黏附和聚集。

凡是使血小板内环磷酸腺苷增加的物质,都可抑制血小板聚集。抑制血小板聚集的物质也有很多,包括前列腺素 $E_1(PGE_1)$、6-酮-PGE_1、环内过氧化物(PGD_2)、前列腺环素(PGI_2)、双嘧达莫(潘生丁)和阿司匹林等。

血管内皮细胞中含有前列环素合成酶,可使 PCH_2 转化为 PGI_2。PGI_2 与 TXA_2 的作用相反,可提高血小板内 cAMP 的含量,具有较强的抗血小板聚集和舒张血管的作用。正常情况下,血管内皮产生的 PGI_2 与血小板生成的 TXA_2 之间保持动态平衡,使血小板不发生聚集。若血管内皮受损,局部 PGI_2 生成减少,将有利于血小板聚集的发生。内皮细胞和血小板本身都可释放 NO。NO 与 PGI_2 相似,可抑制血小板聚集。NO 抑制聚集的效应是通过提高血小板内 cAMP 的浓度实现的。

(3)其他因素对血小板聚集的影响:除诱导剂、剪应力可诱导血小板凝聚外,血小板间的碰撞,血流参数对血小板聚集也有影响。

由于血管或圆形试验管内红细胞有向轴集中现象,血小板被红细胞排挤分布于四周沿管壁附近,并且沿管径向存在着血小板浓度梯度,越靠近管壁浓度越低。血小板通常呈圆盘形或椭圆形,在血流中周期性地旋转着向前流动。管内沿径向还存在着速度梯度,越靠近管轴,流速越大。血小板浓度梯度的存在,不同流层间的速度差异导致血小板间发生碰撞,达到一定强度可使血小板激活。高剪应力激活的血小板由圆盘形或椭圆形变成球形,伸出伪足,使血小板表面积和体积增大,同时流动中的血小板旋转频率增高,两者共同作用引起血小板之间的碰撞频率明显增加,激活更多的血小板,使血小板发生聚集,形成血栓。

血流速度也影响血小板聚集、血栓形成。体外试验表明,平均流速在 14.4cm/s 以下时,血栓形成速度与血流速度呈正相关,当血流速超过 14.4cm/s 时,血栓形成速度反而变慢。这可能是因为,在低速范围内,流速增加血小板之间碰撞频率增加,聚集机会增大。在高速范围内,流速增加,血小板相互接触时间太短,不易被激活,难以发生聚集,相反原有的聚集体可以发生解聚。Begent 和 Born 的田鼠实验揭示,血流速度增加,血小板聚集也加快。流速在 $0.3\sim 0.4cm/s$ 范围时,聚集速度达到顶峰。流速超过 0.4cm/s,血小板聚集反而减慢。平均流速超过 3cm/s 时,就不再产生血小板聚集。

血管几何形状对血小板的激活也有影响。血小板在血管壁面附近流动,可近似认为所受到的剪应力等于管壁面剪应力。设想管内为层流,根据斯托克斯公式可知血管壁面剪应力 $\tau_m=\Delta pr_0/2l$。其中 r_0、l、Δp 分别为血管半径、长度、两端压强差。对于 r_0、l 确定的管段,壁面 τ_m 与 Δp 成正比。而当血流量保持恒定时,Δp 与流阻 R 成正比,R 又与血液黏度 η 成正比,故 τ_m 与 η 成正比。在体血栓形成常好发于血管弯曲、分支和狭窄部位。这些部位都存在着高剪应力区和流动分离区,即漩涡区。尤其是在血液处于高黏滞状态时,高剪应力区壁面剪应力更高,更容易使流经其中的血小板激活,流过高剪应力区后进入剪应力较低区域而容易发生血小板聚集、形成血栓。血管几何形状对血小板聚集的影响,实际上是特殊几何形状造成的特殊血流参数对血小板聚集的影响。红细胞的存在对血小板黏附和聚集都有影响。体外试验表明,剪变率为 $800s^{-1}$ 时,枸橼酸盐抗凝全血血小板的黏附效果比 PRP 的大 57 倍。剪变率为 $5000s^{-1}$ 时,作用不同时间,肝素抗凝全血血小板聚集体总体积均较 PRP 中的大 1 倍以上。

红细胞可以从两个方面影响血小板的黏附和聚集:①红细胞的物理因素,如红细胞的数量、大小、聚集和变形会影响血小板向血管壁运动的速度和频率,尤以低剪应力下影响更甚。因全血黏度大于 PRP 的黏度,由牛顿黏性定律可知,在一定条件下,全血中血小板所受到的剪应力大于 PRP 中的血小板。②红细胞的化学因素,如在高剪应力下,红细胞会受到损伤而释放 ADP。ADP 是血小板的聚集诱导剂。但是也有人认为,此时的 ADP 来源于受损伤的血小板。

血浆成分对血小板黏附、聚集也有影响。血浆中的蛋白质可以促进或抑制血小板黏附、聚集。如纤维蛋白原,γ球蛋白能增强血小板与人工表面的相互作用,增强血小板的黏附率、聚集率。白蛋白则能降低这种作用,从而抑制血小板黏附、聚集。血浆中 vWF 对血小板黏附、聚集起重要的介导作用。

2. 血小板黏附性 血小板黏附于异物、血管内皮损伤处或粗糙表面的现象,称为血小板黏附。血小板的这种特性,称为黏附性。研究证明,血小板黏附于血管内皮下组织涉及三个因素:血小板膜糖蛋白GP I b、血管性假血友病因子(vWF)及内皮下组织。内皮下组织有胶原纤维、微纤维、基底膜和弹力纤维。正常情况下,完整的血管内皮表面有防止血小板黏附的作用,至少有如下三个原因:①血管内皮上有一层薄而光滑的内皮细胞内衬,循环中的血小板不可能与血管内皮接触;②血管内皮表面吸附着带负电荷的蛋白质分子层,对血小板和凝血因子起排斥作用;③血管内皮细胞能产生前列腺环素(PGI_2),抑制血小板黏附。因此,正常情况下,血小板不至于黏附于血管内皮上。但当血管内皮损伤时,血管内皮细胞内衬遭破坏,内皮表面电荷数量和分布改变,内皮组织几乎不能再产生 PGI_2。这时,流经损伤处的血小板立即被暴露出来的血管内皮下组织,如胶原纤维激活,迅速黏附到血管内皮下组织上。血小板激活,引起释放反应,释放出二磷酸腺苷和其他诱导剂。因此,黏附一旦发生,将使更多血小板聚集在一起,形成疏松的血小板血栓,这种血栓称为白血栓。疏松的血小板血栓内的血小板、纤维蛋白凝块和收缩蛋白具有收缩功能,使血小板血栓收缩,形成不能通过红细胞的牢固止血栓,使破裂的血管止血,这称为红血栓。在血管内皮损伤处形成一个附壁栓子。

流体力学因素对血管内血小板黏附也起重要作用。由于向轴集中现象,红细胞占据血流中央轴心区域,白细胞稍外,血小板则被挤向近血管壁区域流动。因此,沿血管径向存在着速度梯度和血小板浓度梯度,这将对血小板黏附在血管内皮或异物表面产生重要影响。下面介绍影响血小板黏附程度的几种因素。

(1)血流速度:血小板在主动脉内皮下黏附的速度随平均血流速度增加而增加,直到内皮下损伤处组织表面被完全覆盖为止。这可能是在管径一定的血管中血流速度愈高,管壁附近速度梯度,即剪变率愈大,血小板浓度梯度愈大所致。

(2)剪切力:一般认为在高剪应力作用下,血小板以 vWF 为桥梁黏附于胶原上。实验表明,约为静脉水平($0.2N/m^2$)的较低剪应力对血小板无明显作用,但当剪应力的大小和作用时间增加时,血小板就会发生黏附、聚集和分泌反应。血小板发生黏附并聚集的剪应力范围为 $1\sim20N/m^2$。在动脉水平($2\sim3N/m^2$)的剪应力的作用下,GP I b/IX/V 启动血小板与内皮细胞之间的黏附,vWF 连接到血小板表面糖蛋白受体GP II b/IIIa 上,随后血小板的聚集、血栓的形成。一般而言,在高剪应力作用下,血小板并不会黏附于完整的内皮细胞,而是紧密地黏附于暴露的内皮下层,激活 GP II b/IIIa 受体复合物,紧接着发生聚集。内皮细胞分泌的 PGI_2 能抑制剪应力诱导的血小板黏附、聚集和血栓的形成。

(3)剪变率:血小板黏附到内皮损伤处或异物表面的量取决于血小板输送到血管内皮的速度与频率。

速度大、频率高,则单位时间黏附到内皮下或异物表面的血小板数量就多。在一定条件下,黏附到内皮损伤处的血小板数量随剪变率增加而增加。

人体生理性平均剪应力水平,在动脉中可达到 $2\sim3N/m^2$,相应的剪变率为 $500\sim700s^{-1}$。病理水平,如狭窄冠脉中可高达 $35N/m^2$ 以上,相应的剪变率达到了 $8750s^{-1}$ 以上。血液流层和血管壁剪应力升高不仅能够降低化学诱导剂活血小板聚集的阈浓度,更重要的是使血小板黏附到暴露的动脉粥样硬化血管内皮细胞脱落区的内皮下层,如粥样硬化斑破溃处,随后伴随广泛的血小板聚集。一定条件下,血小板黏附随剪变率增高而增大。

(4)弥散系数:是指血液流层中的血小板向管壁做垂直流层移动的速度。弥散系数与管壁附近血小板的浓度梯度成正比。显然,血小板黏附到内皮损伤处或异物表面的速度随血小板弥散系数的增加而增加。

血小板弥散系数受红细胞和剪变率的影响。剪变率增高,弥散系数也增大。红细胞是影响血小板弥散系数的重要因素。全血中血小板弥散系数要比富含血小板血浆中的血小板弥散系数大 100 倍。红细胞浓度增加,外形增大或变形性降低,会使血小板向内皮上或异物表面输送的频率增大,弥散系数增大,黏附作用增强。

3. 血小板的收缩与释放功能

(1)血小板收缩功能:血小板的收缩与血小板内的收缩蛋白有关。在血小板中存在着类似肌肉的收缩蛋白系统,包括肌动蛋白、肌凝蛋白、微管及各种相关蛋白。血小板活化后,胞质内 Ca^{2+} 增高,可引起血小板的收缩反应。血小板的外形改变、伪足形成、血块回缩等均与血小板的这种收缩能力有关。当血凝块中的血小板发生收缩时,可使血块回缩。若血小板数量减少或功能降低,可使血块回缩不良。

(2)血小板释放反应:血小板内有致密体和 α-颗粒。致密体内主要含有 ADP,ATP,5-羟色胺和 Ca^{2+}。α-颗粒中主要有 β-血小板巨球蛋白、血小板因子 4(PF_4)、vWF、纤维蛋白原、因子 V、凝血酶敏感蛋白和血小板源生长因子(platelet-derived growth factor,PDGF)等。血小板受刺激后,将贮存在致密体、α-颗粒或溶酶体内的物质排出的现象,称为血小板释放或血小板分泌。此外,血小板被激活后还可即时合成和释放血栓烷 A_2(thromboxane A_2,TXA_2)等颗粒外物质。能引起血小板聚集的因素,多数能引起血小板释放反应。许多由血小板释放的物质可以进一步促进血小板的活化、聚集,加速止血过程。释放反应发生后血小板膜依然完整,并非解体。临床上可通过测定血浆 β-血小板巨球蛋白和 PF_4 的含量来了解体内血小板的释放情况。

血小板释放的 TXA_2 具有强烈的聚集血小板和缩血管作用。血小板内并无 TXA_2 的贮存,当血小板受刺激而被激活时,血小板内的磷脂酶 A_2 被激活,进而裂解膜磷脂,游离出花生四烯酸,后者在环加氧酶作用下生成前列腺素 G_2 和 H_2 并进一步在血小板的血栓烷合成酶的催化下生成 TXA_2。阿司匹林因可抑制环加氧酶、减少 TXA_2 的生成而具有抗血小板聚集的作用。

三、白细胞的流变性

(一) 白细胞的基本形态与分类

白细胞为无色、有核的细胞,白细胞可分为中性粒细胞(neutro-phil)、嗜酸性粒细胞(eosinophil)、嗜碱性粒细胞(basophil)、单核细胞(monocyte)和淋巴细胞(lymphocyte)五类。前三者因其胞质中含有嗜色颗粒,又总称为粒细胞(granulocyte)。正常成年人血液中白细胞数为 $(4.0\sim10.0)\times10^9/L$,其中中性粒细胞占 $50\%\sim70\%$,嗜酸性粒细胞占 $0.5\%\sim5\%$,嗜碱性粒细胞占 $0\%\sim1\%$,单核细胞占 $3\%\sim8\%$,淋巴细胞占 $20\%\sim40\%$。

粒细胞在血中约有一半黏着于小血管壁上,而另一半在循环血中,被称为循环白细胞。通常所说白细胞总数实际仅反映后一半数。人体血液中白细胞数与年龄有关。剧烈运动时,白细胞数明显增高,停止运动数小时后恢复原水平。白细胞数还与时相有关,下午 2 时左右人体血中白细胞数量最高,凌晨降至最低。女性月经期、妊娠期和分娩期白细胞数量增加。

白细胞的直径为 $10\sim22\mu m$。从形态上看，未变形白细胞呈球形或蛋形，细胞膜表面有突起状，或称为皱褶。

(二)白细胞的趋边流动、黏附性、聚集性和变形性

白细胞的主要流变性有趋边流动、黏附性、聚集性和变形性。在一般情况下，血液中白细胞数量少，对微循环灌注影响不大。直到目前，对白细胞流变性的研究资料尚少。

1. 白细胞的趋边流动　在血流缓慢状态下，白细胞靠近管壁滚动着流动的现象称为白细胞的趋边流动。实验表明，白细胞的趋边流动主要与下面两个因素有关。

(1)剪变率对白细胞径向分布的影响：抗凝人血通过直径为 $69\mu m$ 的毛细管流动，在低剪变率时，细胞主要出现在最外层，即靠近管壁流动；随着剪变率增加，白细胞逐渐向管中心区集中，这与在体内实验的结果一致。体内毛细血管中有较高的剪变率，白细胞趋边流动不明显。毛细血管后静脉中剪变率降低，白细胞出现明显的趋边流动。

(2)红细胞的浓度和聚集对白细胞径向分布的影响：血流速度为 $1.2mm/s$，$Hct=0$ 时，有 99% 的白细胞在细管中心区流动；若血细胞比容为 10% 和 40%，则分别有 34% 和 47% 的白细胞趋边流动。在低流速下，红细胞浓度愈高，白细胞趋边流动愈明显。

血液中平均剪变率低时，细管中心区剪变率更低，在中心区出现红细胞聚集，从而把白细胞排挤到血液边缘区，形成白细胞趋边流动。这不仅在细管中能观察到这种现象，在微静脉中也能观察到同样的结果。如果血浆成分改变，如炎症时，红细胞聚集更明显，白细胞更容易出现在边缘层。

2. 白细胞的黏附性　白细胞黏着在小血管内壁上的现象称为白细胞的黏附。粒细胞在血管内约有半数黏附在小血管壁上，另一半参与血液循环。细胞黏附于小血管内壁上的黏附力较大，可达 $40N/m^2$。大血管中血流快，壁面剪应力大，可超过 $40N/m^2$。小血管中血流慢，尤其在毛细血管后静脉中血流更慢，壁面剪应力更小。因此，白细胞黏附发生在小血管中，尤以微静脉中更甚。白细胞黏附于血管内壁，使管腔变窄，血流阻力增加，影响血微循环。在病理状态下，如炎症时，白细胞的黏附性显著提高。白细胞的黏附性还随血脂的升高而增强。黏附的白细胞可释放多种物质，从而通过多种途径导致血管内皮细胞损伤，促进动脉粥样硬化，促进血栓形成。

白细胞与内皮细胞的黏附有赖于白细胞和内皮细胞表面的黏附分子及其受体的特异性结合。例如，在一些炎症介质的刺激下，内皮细胞表面可迅速表达黏附分子 P-选择素(P-selectin)，后者与中性粒细胞表面的相应受体结合，使中性粒细胞被捕获于内皮细胞表面，并沿着内皮细胞表面滚动。此外，中性粒细胞表面的 L-选择素和内皮细胞表面的 E-选择素也分别通过相应的受体参与中性粒细胞的附壁和滚动过程。当炎症介质使内皮细胞和中性粒细胞进步激活时，内皮细胞表面的细胞间黏附分子 1(intercellular adhesion molecule 1，ICAM-1)、中性粒细胞表面的整合素 $\alpha_L\beta_2$(又称淋巴细胞功能相关抗原-1，lymphocyte-function-associated antigen-1，LFA-1)和整合素 $\alpha_M\beta_2$(又称巨噬细胞抗原-1，Mac-1)的表达增强或活化。LFA-1 和 Mac-1 均可与 ICAM-1 结合，使白细胞停止滚动而牢固黏附在内皮细胞上。白细胞黏附还与化学因素、流体力学因素有关，其机制尚未完全清楚。

3. 白细胞的聚集性　研究认为，白细胞聚集是白细胞活化的结果，其聚集体也仅是几个细胞组成的团块。白细胞活化刺激物可引起白细胞发生快速、可逆聚集。Hammer Schmidt 在实验中观察到，补体激活在大鼠体内可迅速引起白细胞聚集，且聚集体还可堵塞下游的小血管。由此认为，补体激活引起白细胞聚集，其聚集体堵塞小血管，白细胞释放毒性物质，损伤血管壁，可能是某些缺血性疾病及心肌损伤的病理机制之一。趋化因子 FMLP 可增加中性粒细胞的聚集性，但不影响淋巴细胞的聚集性。

4. 白细胞的变形性　白细胞的变形按其性质可分为主动变形和被动变形两种。

(1)白细胞的主动变形：这种变形系指无外力作用下，白细胞自发发生的变形。因此，这种变形必然要

消耗白细胞自身的能量。这种变形最常见、最典型的是白细胞伸出伪足的变形运动。在吞噬过程中,白细胞伸出伪足包裹微生物等,然后形成吞噬体。白细胞伸出伪足做变形运动,借以经毛细血管内皮细胞之间穿过管壁而进入组织间隙,这称为血细胞的渗出。毛细血管最小,白细胞最容易与毛细血管内皮接触,似乎在毛细血管中白细胞最容易渗出。其实不然,白细胞在毛细血管后静脉段渗出,这与毛细血管后静脉段白细胞黏附明显增多有关。渗出的白细胞趋向集中到炎症反应区。这种伸出伪足的变形运动也以中性粒细胞最活跃,单核细胞次之。

(2)白细胞的被动变形:这种变形系指在外力作用下所发生的变形。研究表明,白细胞像黏弹体,具有黏弹体的三个特性。受力时,白细胞发生变形,变形过程表现为一个快速变形过程和一个逐渐变形的慢速变形过程。外力消除后白细胞需几秒,甚至更长时间才能恢复原来的球形状态。在短暂受力时,白细胞表现为弹性响应,其弹性模量比红细胞大几个数量级。白细胞的内黏度比红细胞内黏度大2000倍。白细胞的球形指数要比红细胞大得多。说明白细胞的刚性比红细胞的大得多,其变形性较差。不同种的白细胞、同种白细胞在不同生长阶段,其变形性不同。患某些疾病时的白细胞与正常白细胞的变形性不同。白细胞刚性大,变形性差,通过细微血管阻力大,甚至堵塞血管。白细胞的变形性还受环境条件,如悬浮液的pH、渗透压等的影响。

(3)白细胞的嵌塞:由于白细胞的变形能力差,直径比毛细血管的大,流经毛细血管时,常因不能及时适应管腔变形,使其通过毛细血管缓慢。它还可能暂时堵塞细微血管入口处、分支处、狭窄处,如内皮细胞突出管腔处、白细胞黏附于血管壁处,从而引起血流缓慢或暂时断流。这种现象称为白细胞嵌塞。白细胞开始变形到通过毛细血管所需时间比红细胞长1000~2000倍,可以是几秒甚至更长时间。当作用于白细胞两端的血压差大于白细胞与内皮细胞间的黏着阻力时,白细胞才能通过毛细血管。在正常情况下,白细胞数量少,白细胞嵌塞较少见,嵌塞时间也较短,对微循环灌注影响不大。但在病理状态下,白细胞数大量增加,白细胞变形性降低,毛细血管内血压下降,大量出现白细胞嵌塞现象,且嵌塞时间也明显增加。有人曾作过统计,当白细胞数达到20.0×10^9/L时,直径小于$5\mu m$的毛细血管约有一半的时间由于白细胞嵌塞而停止血液灌注。因此,在病理状态下,白细胞嵌塞可引起微循环障碍,造成组织缺血、缺氧、酸中毒,甚至可出现休克。

(4)白细胞的变形性:如红细胞的一样,取决于细胞膜、细胞内液、集合参数和外环境。有实验表明,引起同样的变形程度,中性粒细胞所需用的力为红细胞的5倍,淋巴细胞的变形能力较中性粒差,幼稚细胞较成熟细胞变形能力差。临床研究表明,全身炎症反应综合征和严重创伤患者的白细胞变形性降低,阻塞的微血管数目增加,血流通过微血管的时间延长,患者恢复时间延长。影响白细胞变形性有如下因素:

1)几何因素:富余的表面积是影响白细胞变形性的几何因素。通常用富余表面积百分比,记作σ,表示这个几何因素。设白细胞的实际表面积为S_c,体积与白细胞的实际体积相等的球形表面积为S_s,则σ定义为

$$\sigma=\frac{S_c-S_s}{S_s}$$

正常白细胞的σ一般为84%~137%。此值大,则白细胞变形性好。没有变形的白细胞呈球形,表面有许多褶皱,从而为白细胞变形提供了足够的富余表面积。

2)胞浆黏弹性:肌动蛋白(actin)是白细胞胞浆内的主要成分,而F-actin是决定胞浆黏弹性的重要因素。胞浆内肌动蛋白结合蛋白可增加F-actin的"硬度"。细胞质内还有许多蛋白质分子,如Ca^{2+}依赖性调节蛋白、凝溶胶蛋白(gelsolin)等可调节F-actin的"硬度"而改变胞浆的黏弹性。胞浆的黏性愈大,弹性愈差,白细胞变形性愈差,则刚性愈大。

3)外环境:温度在9~40℃范围内变化,白细胞弹性系数不变,黏性系数随温度升高而降低。有资料表明,pH为5.4~6.0时,白细胞在吸管中的黏附增加,更易于伸出伪足;pH为5.4~8.4时,黏性系数,

弹性系数均随 pH 增加而增大；pH 为 7.8~8.4 时，白细胞直径增加，颗粒开始溶解。外环境的渗透压影响白细胞变形性，当渗透压在 52~664mOsm/L 范围时，其弹性系数随渗透压增大而增大；当渗透压高于 100mOsm/L 时，白细胞变成近乎光滑球形，富余表面积减少，变形性降低。

5. 白细胞变形性降低、黏附性增高的原因及其对机体的影响

(1)细胞黏附分子的浓度水平增高不仅可诱导脏器微小动脉收缩，还可使白细胞表达 CD18 和细胞黏附分子 sICAM-1、sVCAM-1，使更多的白细胞黏附于毛细血管内皮细胞表面，毛细血管血流有效横截面积减小。白细胞原本变形能力就明显低于红细胞，加上某些疾病使白细胞变形性又明显降低，势必引起毛细血管的血流阻力增大。白细胞变形能力降低和黏附性增强将引起毛细血管阻塞。如果某些疾病白细胞数量增多，则阻塞现象更严重，从而引起微循环障碍，组织缺血缺氧酸中毒，甚至坏死、器官功能衰竭。

(2)黏附于毛细血管内皮细胞的白细胞被激活，释放多种活性物质，如氧自由基、白三烯、血小板激活因子和溶酶体酶等，使细胞膜脂质过氧化，血液细胞、血管内皮细胞和脏器组织细胞受损，引起血管收缩，还会诱导血小板聚集，血液黏度增加，法-林效应逆转半径增大，加重微循环障碍，造成血管、组织损伤，甚至器官功能衰竭。

(3)激活的白细胞黏附于血管内皮细胞，引起血管内皮细胞生成纤溶酶原活化因子，增加血管内皮细胞表面凝血酶活性，促进 DIC 形成。白细胞之间，白细胞与血管内皮细胞之间的黏附是组织损伤的重要原因之一。

(杨全会)

参考文献

1. 秦任甲. 临床血液流变学. 北京：北京大学医学出版社，2006:49-82.

2. 胡金麟，李贵山，钱自奋，等. 临床血液流变学常用指标检测规范化的建议. 中华检验医学杂志，2000，23(5):318-320.

3. Kim S, Ong PK, Yalcin O, et al. The cell-free layer in microvascular blood flow. Biorheology, 2009, 46(3):181-189.

4. Namgung B, Ong PK, Johnson PC, et al. Effect of cell-free layer variation on arteriolar wall shear stress. Ann Biomed Eng, 2011, 39(1):359-366.

5. 梁玉娟，秦任甲. 法-林效应产生的机理. 中国医学物理学杂志，2005，22(4):583-586.

6. Meiselman HJ, Baskurt OK. Hemorheology and hemodynamics: Dove and are? Clin Hemorheol Microcirc, 2006, 35(1):37-43.

7. Baskurt OK, Meiselman HJ. Hemodynamic effects of red blood cell aggregation. Indian J Exp Biol, 2007, 45(1):25-31.

8. Cabrales P, Intaglietta M, Tsai A G. Increase plasma viscosity sustains microcirculation after resuscitation from hemorrhagic shock and continuous bleeding. Shock, 2005, 23(6):549-555.

9. Tatarishvili j, Sordia T, McHedlishvili G. Comparison of blood rheological changes in the microcirculation during experimental hemorrhagic and traumatic shock. Clin Henmrheol Microcirc, 2006, 35(1):217-221.

10. Chen RY, Carlin RD, Simchon S, et al. Effects of dextran-induced hyperviscosity on regional blood flow and hemodynamics in dogs. Am J Physiol, 1989, 256(3 Pt 2):898-905.

11. Sordia T, Tatarishvili J, Mchedlishvili G. Hemorheological disorders in the microcirculation during septic shock in rats. Clin Hemorheol Microcirc, 2006, 35(1):223-226.

12. 李贵山，王天佑，秦任甲，等. 临床常用血液粘度计剪变流场特征分析. 中国血液流变学杂志，2002，12(4):389-391.

13. 秦任甲. 血液流变学研究进展与问题. 中国医学物理学杂志，2003，20(2):65-67.

14. 秦任甲，阮萍. 高粘滞动物模型. 生物医学工程与临床，2005，9(2):112-114.

15. 阮萍，晨阳，秦任甲. 血液流变学临床检测红细胞聚集性指标的规范化问题. 中国医学物理学杂志，2005，22(3):528-530.

16. Reggiori G, Occhipinti G, De Gasperi A, et al. Early alterations of red blood cell rheology in critically ill patients. Crit

Care Med,2009,37(12):3041-3046.

17. Moutzouri AG,Skoutelis AT,Gogos CA,et al. Red blood cell deformability in patients with sepsis:a marker for prognosis and monitoring of severity. Clin Hemorheol Microcirc,2007,36(4):291-299.

18. Khecuriani R,Lomsadze G,Arabuli M,et al. Deformability of red blood cells and human aging. Georgian Med News, 2010,182:42-46.

19. Kaul DK,Koshkaryev A,Artmann G,et al. Additive effect of red blood cell rigidity and adherence to endothelial cells in inducing vascular resistance. Am J Physiol Heart Circ Physiol,2008,295(4):1788-1793.

Care Med 2003;87(12):804上.

7l. Mouroutis AG,Sitouris AT,Gogos CA,et al.Red blood cell deformability in patients with sepsis an the die proyno-
xis and monitoring of severity.Clin Hemorheol Microcirc 2002;30(3/4):231-239.

72. Rheocrianti Z,Komsadze C,Ash b al.Decreased red cell defunction human aging.Georgian M d News.

73. Kaul DK,Koshkaryev A,Artmann G,et al.Additive effect of red blood cell rigidity and adherence to endothelial cell in
inducing vascular resistance.Am J Physiol Heart Circ Physiol 2008;295(4):1788-17t.

第八章　器官与血流

第一节　心脏的血流与灌注

心的形状如一倒置的、前后略扁的圆锥体,如将其视为头部,则位于头顶部、几乎环绕心脏一周的冠状动脉恰似一顶王冠,这就是其名称由来。冠状动脉是供给心脏血液的动脉,起于主动脉根部,分左右两支,行于心脏表面。采用 Schlesinger 等的分类原则,将冠状动脉的分布分为三型:右优势型、均衡型和左优势型。

一、冠状动脉解剖

(一) 分布

左右冠状动脉是升主动脉的第一对分支。

1. 左冠状动脉　为一短干,发自左主动脉窦,经肺动脉起始部和左心耳之间,沿冠状沟向左前方行3~5mm 后,立即分为前室间支和旋支。前室间支沿前室间沟下行,绕过心尖切迹至心的膈面与右冠状动脉的后室间支相吻合。沿途发出:

(1)动脉圆锥支:分布至动脉圆锥。

(2)外侧支:分布于左室前壁大部及前室间沟附近的右室前壁。

(3)室间隔支:分布于室间隔前 2/3。旋支沿冠状沟左行,绕过心钝缘时发出粗大的左缘支分布于左室外侧缘;至心后面时发出较小的分支分布至左房与左室。右冠状动脉起自右主动脉窦,经肺动脉根部及右心耳之间,沿右冠状沟行走,绕过心右缘,继续在膈面的冠状沟内行走,在房室交点附近发出后降支,即后室间支。

2. 右冠状动脉沿途发出

(1)动脉圆锥支:分布于动脉圆锥,与左冠状动脉的同名支吻合。

(2)右缘支:此支较粗大,沿心下缘左行趋向心尖。

(3)窦房结支:在起点附近由主干分出(占 60.9%,其余 39.1%起自左冠状动脉)。

(4)房室结支:起自右冠状动脉,行向深面至房室结。

(5)后室间支:为右冠状动脉的终支,与左冠状动脉的前室间支相吻合,沿途分支至左、右心室后壁、及分室间隔支至室间隔后 1/3。

(二) 类型

左、右冠状动脉的分支及其终末支,在心脏胸肋面变异较小,而在膈面变异较大。采用 Schlesinger 等的分类原则,将冠状动脉的分布分为三型:

1. 右优势型　右冠状动脉在膈面除发出后降支外,并有分支分布于左室膈面的部分或全部。

2. 均衡型　两侧心室的膈面分别由本侧的冠状动脉供血,它们的分布区域不越过房室交点和后室间沟,后降支为左或右冠状动脉末梢,或同时来自两侧冠状动脉。

3. 左优势型　左冠状动脉除发出后降支外,还发出分支供应右室膈面的一部分。据我国调查,右优势型约占 65%,均衡型约占 29%,左优势型约占 6%。

上述分型方法主要依据冠状动脉的解剖学分布,但左心室的厚度在极大多数心脏大大超过右心室,所以,从血液供应量来说,左冠状动脉永远是优势动脉。

二、冠状静脉

冠状静脉主要有冠状窦(开口于右心房),心前静脉和心最小静脉。冠状窦主要属支有心大静脉,心中静脉和心小静脉。

三、心脏供血关系

根据冠状动脉分支的走向及分布的位置,不难推测其营养心脏的部位。①右房、右室:由右冠状动脉供血。②左室:其血液供应50%来自于左前降支,主要供应左室前壁和室间隔,30%来自回旋支,主要供应左室侧壁和后壁,20%来自右冠状动脉(右优势型),供应范围包括左室下壁(膈面)、后壁和室间隔。但左优势型时这些部位由左旋支供血,均衡型时左右冠脉同时供血。③室间隔:前上2/3由前降支供血,后下1/3由后降支供血。④传导系统:窦房结的血液60%由右冠状动脉供给,40%由左旋支供给;房室结的血液90%由右冠状动脉供给,10%由左旋支供给;右束支及左前分支由前降支供血,左后分支由左旋支和右冠状动脉双重供血,所以,临床上左后分支发生传导阻滞较少见。左束支主干由前降支和右冠状动脉多源供血。

四、功能

人体各组织器官要维持其正常的生命活动,需要心脏不停地搏动以保证血运。而心脏作为一个泵血的肌性动力器官,本身也需要足够的营养和能源,供给心脏营养的血管系统,就是冠状动脉和静脉,也称冠脉循环。冠状动脉是供给心脏血液的动脉,起于主动脉根部,分左右两支,行于心脏表面。正常情况下,它对血液的阻力很小,小于总体冠状动脉阻力的5%,从心外膜动脉进入心壁的血管,一类呈丛状分散支配心室壁的外、中层心肌;一类是垂直进入室壁直达心内膜下(即穿支),直径几乎不减,并在心内膜下与其他穿支构成弓状网络,然后再分出微动脉和毛细血管。丛支和穿支在心肌纤维间形成丰富的毛细血管网,供给心肌血液。由于冠状动脉在心肌内行走,显然会受制于心肌收缩挤压的影响。也就是说,心脏收缩时,血液不易通过,只有当其舒张时,心脏方能得到足够的血流,这就是冠状动脉供血的特点。

人心肌的毛细血管密度很高,约为2500根/mm²,相当于每个心肌细胞伴随一根毛细血管,有利于心肌细胞摄取氧和进行物质交换。同时,冠状动脉之间,尚有丰富的吻合支或侧支。冠状动脉虽小,但血流量很大。占心排血量的5%,这就保证了心脏有足够的营养,维持它有力地昼夜不停地跳动。冠状静脉伴随冠状动脉收集代谢后的静脉血,归流于冠状静脉窦,回到右心房。如果冠状动脉突然阻塞,不能很快建立侧支循环,常常导致心肌梗死。但若冠状动脉阻塞是缓慢形成的,则侧支可逐渐扩张,并可建立新的侧支循环,起代偿的作用。

五、冠状动脉侧支循环

在冠状动脉及其分支之间存在着许多侧支或吻合支,它是一种潜在的管道,平时在冠状动脉供血良好的生理情况下,这些侧支或吻合支并不参与冠状动脉的循环,只有当冠脉主干发生狭窄或阻塞,而侧支血管两端出现压力差时,或某些足够强的刺激出现时(如严重缺氧),它们才开放并得以发展。血液便可通过这些侧支绕过阻塞部位将血液输送到远侧的区域。这些吻合支逐渐变粗,血流量逐渐增大,便可取代阻塞的冠状动脉以维持对心脏的供血,这些通过侧支或吻合支重新建立起来的循环称为侧支循环。但吻合支或侧支血管的存在并不能说明都有侧支循环的功能,这是因为侧支循环的发展成熟需要较长的时间,且血流量较小,对心肌的保护作用有限。那么,影响侧支循环形成的因素有哪些呢?①冠状动脉阻塞发展的速度。病理生理学最新研究证实,冠状动脉粥样硬化始于儿童及青少年,并随着年龄的增长逐渐加重,局部缺血也日益明显,从而使吻合支的血管发生扩张,血流量增加,补偿缺血心肌的血液供应,这就建立了该部位的侧支循环。如果冠状动脉突然闭塞,侧支循环就不能形成,从而导致心肌梗死。②冠状动脉闭塞的部位。若冠状动脉闭塞的部位是其开口处或是近端,则主要血流中断,远端的侧支也就成了无源之水。③相邻动脉是否发生了闭塞。如果相邻动脉也发生了闭塞,就失去了形成侧支循环的条件。

六、冠脉血流的影响因素

机体在不同的状态下,心脏的每搏输出量及其本身能量的消耗是不一样的,因此冠脉血流量也不一样。在安静状态下,人冠脉血流量为每百克心肌每分钟 60~80ml,中等体重的人,总的冠脉血流量为 225ml/min,占心输出量的 4%~5%。当心肌活动加强时,冠脉达到最大舒张状态,冠脉血流量可增加到每百克心肌每分钟 300~400ml,所以,冠脉血流量的多少主要取决于心肌的活动。由于冠脉血管的大部分分支深埋于心肌内,因此心肌的节律性舒缩对冠脉血流产生很大影响,对左冠脉影响更大。动脉试验表明,心脏收缩期冠脉血流急剧减少,这是因为心脏对心腔产生的压力必须超过主动脉压(即冠脉灌注压)才能发生射血。因此,心肌深层(心内膜下心肌)的血管受压最大而血流最少,甚至一些血流因受压而向心外膜血管倒流。射血开始后,主动脉压力升高,冠状动脉主干内的血流略有增加。只有当心脏舒张开始,心肌内压力急剧下降,血管外压力解除,在主动脉压力(舒张压)的驱动下,冠状动脉血流才大大增加。一般来说,左心室在收缩期的冠脉血流量只有舒张期的 20%~30%,由此可见,舒张期的主动脉压(舒张压)和舒张期的长短(与心率有关)是决定冠脉血流的两个十分关键性因素。体循环的外周阻力增大,舒张压升高,则冠脉血流量增多;当心率加快时,由于心动周期的缩短主要是心舒期缩短,故冠脉血流量减少。临床上因用药不当导致血压过低、或心动过速而诱发心绞痛者,原因就在于此。心脏收缩对右冠脉血流的影响不太大,这是因为右室壁较薄,右心腔压力低,心肌收缩对心肌内血管的挤压作用小的缘故。但右心室肥厚的患者,心肌挤压作用也不容忽视。冠状动脉血流量受多种因素的调节,但最主要的是心肌本身的代谢水平,而神经和激素对冠状动脉血流的调节作用是次要的。心肌收缩的能量来源几乎唯一地依靠氧化代谢。心脏无时无刻不在跳动,故耗氧量较大。人体即使处于安静状态时,每百克心肌每分钟耗氧量也达 7~9ml,冠脉血流经心脏后,其中 65%~70% 的氧被心肌摄取,因此,心肌提高从单位血液中摄取氧的潜力较小。当机体剧烈运动或精神紧张时,心肌的舒缩活动增强,耗氧量也相应增加。此时,机体主要通过冠脉血管舒张,即增加冠脉血流量的途径来满足心肌对氧的需求。实验研究证明,冠脉血流量与心肌代谢水平成正比。在切断支配心脏的神经后,这种关系仍旧存在,也就是说,当心肌耗氧量增加或心肌组织中的氧分压降低时,即可引起冠状动脉舒张。实际上,低氧时冠脉血管舒张并非由低氧直接引起的,而是由某些代谢产物作用的结果。研究表明,心肌的代谢产物,如腺苷、H^+、二氧化碳、乳酸、缓激肽和前列腺素 E 等,均可引起冠状动脉舒张,而腺苷被认为起着最重要的作用,因为腺苷具有强烈的舒张小动脉的作用。至于神经和激素对冠状动脉血流的影响,在很短时间内就被心肌代谢改变所引起的血流变化所取代。调节冠脉血流量的因素主要有物理因素、代谢因素、神经体液因素和自身调节因素中最重要的是代谢因素,即心肌本身的代谢水平。

(一) 物理因素

决定冠脉血流量的物理因素主要是冠脉血管床的阻力和冠脉的有效灌注压。

1. 冠状血管床的阻力 正常情况下,血管长度及血液黏滞度变化较小可略不计,则冠脉阻力主要由血管半径来定,冠脉血流量与阻力血管半径的 4 次方成正比。因此,冠脉血管的口径是冠脉血流量的决定性因素,冠脉血管的口径一方面受冠脉血管平滑肌舒缩调节,还受血管外心肌收缩的挤压作用。在一个心动周期中,心肌节律性舒缩对冠脉血流的阻力影响很大。左心室在收缩期形成的冠脉血管阻力大于心舒期的冠脉血管阻力,加之心舒期长于心缩期,故左心室舒张时冠脉血流量大,而心缩期的冠脉血流量则大大减少。右心室壁薄,收缩时产生的张力小,对冠脉血管的挤压程度小,故右心室收缩时对冠脉血流量的影响不如左心室明显。

2. 冠脉有效的灌注压 是指冠脉流入端与流出端之间的压力差,即主动脉压与右心房之间的压力差。因此,冠脉有效灌注压是推动冠脉血流的动力。当有效灌注压波动在 8~24kPa(60~180mmHg)范围内,冠脉血流量仍保持相对恒定。如果灌注压低于这个范围,冠脉会发生最大限度的扩张,以防止冠脉血沉重的减少;若灌注压超过这个范围,血管内压可大于血管平滑肌的收缩力,使血管充胀,血流将增多。

(二)代谢因素

心肌代谢水平与冠脉血流量之间呈正变关系。心肌在代谢中,可释放多种舒血管的代谢产物,如 CO_2、乳酸、H^+ 和腺苷等,其中腺苷是最主要的而且是最强烈的舒血管物质。当心肌代谢增强,细胞缺氧时,心肌细胞内 ATP 分解为 ADP 和 AMP,在冠脉血管周围间质细胞内 5′-核苷酸酶作用下,使 AMP 分解产生腺苷,腺苷易于透过细胞膜弥散到细胞间隙,作用于阻力血管平滑肌,产生强烈的扩血管作用。从而增加局部冠脉血流,保证心肌代谢活动和改善缺氧状况。

(三)神经因素

冠状动脉受迷走神经和交感神经的支配。迷走神经纤维在冠脉中分布较少。迷走神经兴奋一方面对冠脉的直接作用是使血管扩张;另一方面,却因使心脏活动减弱,心肌耗氧量降低,血压下降,间接使冠脉血流减少。故迷走神经对冠脉血流影响不大。交感神经兴奋,其总效应是使冠脉血流量增多。一方面它直接使冠脉血管收缩,另一方面,当交感神经兴奋,引起心脏活动加强,动脉血压增加,使冠脉血流量增加,同时更重要的是心肌耗氧量增加,代谢产物增多,继发性引起冠脉血管扩张。因此,交感神经的直接缩血管作用被心肌代谢增强产生的强有力舒血管作用所掩盖。

(四)体液因素

肾上腺素和去甲肾上腺素通过增加心肌代谢活动和耗氧量,使冠脉血流量增加。抗利尿激素可使冠脉血管收缩,冠脉血流量减少。PGI_2 具有扩张冠脉作用,而引起冠脉收缩的主要是血栓素 A_1。冠状动脉内皮细胞可合成 PGI_2,而且在心肌缺血时 PGI_2 的合成和释放增加,从而扩张冠脉,这也是冠脉血流量一种重要的调节。

七、心肌微循环与心肌灌注损伤

心肌微循环是指心脏微动脉和小静脉之间的血液循环,是心肌细胞与血液进行物质交换的重要场所。心肌微循环障碍会影响微循环灌注,引起相应心肌缺血临床症状。目前,对于心肌微循环水平的血流灌注已经越来越受到重视,深入地了解心肌微循环灌注可以为临床检测以及治疗提供有力的帮助。冠脉微循环受损是决定急性心肌梗死(AMI)预后的独立危险因素。近年来,对冠脉微循环的重要性有了较深入的认识。

(一)冠脉微循环概述

冠脉微血管指直径<200μm 的血管,冠脉造影不能看到。成人冠脉内有约 45ml 的血液,定义为冠脉血容积,其中冠状动脉、静脉和毛细血管网各占 1/3。基础状态下,约 8% 的左室重量为微循环内的血液,而其中的 90% 在毛细血管内,定义为心肌血容量(myocardial blood volume,MBV)。冠脉血流速度与毛细血管的直径和分布有关,毛细血管平均长度 0.5mm,平均直径 7μm,静息状态下红细胞血流速度约为 1mm/s。冠脉微循环不仅是心肌内血液流通的网络结构,还控制心肌血流和代谢。冠状动脉平滑肌的肌源性反应通过自身调节能维持毛细血管的压力在稳定状态;冠状静脉同样有弱的肌源性反应,通过改变血液流变学的成分而控制局部血管阻力。在冠脉血流增加的情况下,冠状动脉血流(coronary blood flow,CBF)的阻力主要来自毛细血管,并限制了最大的 CBF。毛细血管越多,冠脉血流增加情况下的 CBF 越高;反之,冠脉血流增加情况下 CBF 越低。这与解剖或者功能上的毛细血管数量改变有关。

正常冠状动脉微循环的冠状动脉分为两部分,大的传导性血管和小的毛细血管前阻力血管。正常情况下,大血管具有传导功能,几乎对血流无阻力作用,血管壁的弹性作用储存收缩期射血的能量用于舒张期,保持血流持续稳定地灌注到心肌。另一方面,心肌的小血管通过调节管腔大小改变血管阻力,目的是用来平衡血液对心肌供氧及心肌代谢的需要。心脏的微循环和其他器官微循环不同,它既是驱动血液的器官,也是血液流经的器官。尽管微循环系统由于心脏的跳动不断承受压力,但由于冠状动脉循环具有较大的微动脉没有压差的特点,便保证了心肌深层的血液供应。

(二)冠脉微循环异常的病理生理

1. **心肌毛细血管阻力增加**　直径$>30\mu m$的心肌毛细血管总阻力主要来自血管阻力;直径$<30\mu m$的心肌毛细血管总阻力决定于血液黏滞度。在循环总阻力增加$60\%\sim70\%$的情况下,血管阻力和血液黏滞度对总阻力的贡献是相乘的,很小的血液黏滞度改变就会对毛细血管总的循环阻力产生很大的影响。高脂蛋白血症者血液黏滞度显著增加,其冠脉微循环总阻力增加。冠心病患者冠脉微循环总阻力与血黏滞度有强的正相关性。

轻、中度冠脉狭窄通过自身调节,可以减少小动脉的阻力而抵消微循环阻力的增加,结果是总的血管阻力没有改变,静息下 CBF 也没有改变,冠脉血流增加情况下总的血管阻力下降。对于显著狭窄的冠脉来说,冠脉血流增加时小动脉和静脉阻力已经是最小了,此时阻力的增加主要来自毛细血管阻力的增加。故冠脉狭窄时 CBF 储备减少主要是由于毛细血管,而不是狭窄本身。

2. **微血管无复流现象**　急性心梗后,冠脉再灌注与梗死相关动脉的残余狭窄程度、毛细血管栓塞和血栓数量与程度均影响再灌注水平。血管痉挛、心肌细胞水肿等因素也会使冠脉在再灌注几小时后出现无复流现象,故检测无复流以判断心肌坏死程度的理想时间点是再灌注后 48 小时。微血管堵塞与内皮细胞肿胀、白细胞浸润、红细胞滞留和血管外水肿有关,也随着再灌注时氧自由基损伤而加重;临床急性心梗溶栓及经皮冠状动脉成形术(PCI)过程中血栓栓子、粥样斑块会向心肌内小血管移动,组织因子释放等可以激活血小板,使得血小板聚集,在心肌微血管内形成原位微血栓,故再灌注后无复流发生区域也应包括微血管栓塞区域。

收缩期血流逆转是无复流现象另一个标志,与毛细血管堵塞有关。冠脉微循环无复流患者的冠脉总阻力增加,导致前向平均 CBF 速度减慢。无复流现象提示的梗死心肌面积的大小和临床表现有很大的差别。与无复流现象发展相关的因素包括缺血区域的大小、缺血区域心肌损害的严重性、梗死相关动脉的闭塞状态。梗死前的心绞痛可改善无复流,这是通过侧支血流、缺血预适应、减少血栓等机制完成的。

3. **冠脉微循环侧支血流**　急性心肌缺血时只要血流仍有 25% 以上,并有冠脉侧支血流的存在,心肌就不会发生坏死。连接毛细血管床的侧支血管多存在于心内膜区域,形成了交通动脉。侧支血流的速度通常比正常血流速度要慢。与正常心肌相比,侧支供血区域充盈显著延迟。有侧支循环供血的梗死区域,梗死血管再通后,患者心功能显著改善,改善的程度与侧支血流的数量和空间分布有关。实际上绝大多数患者都有侧支循环,但仅有部分较大的侧支血管可以通过冠脉造影看到。梗死相关动脉没有再通的患者,依赖侧支循环存活的心肌可能会因运动诱发心肌缺血,而产生较严重的后果,如心律失常、心肌局部功能丧失、心室壁张力增加等。

(三)影响心肌微循环灌注的因素

1. **心肌微血管病变**　研究发现,吸烟、血脂异常、糖尿病等传统认识上的冠心病危险因素在引起冠脉大血管发生明显病变的同时或之前也会损害血管内皮功能、影响微小血管对舒血管物质(如腺苷等)的反应或是心肌微血管发生结构上的破坏,从而造成微血管功能障碍导致心肌微循环灌注不足。

2. **冠状动脉微循环阻塞**　冠状动脉粥样硬化不稳定斑块自行破裂或在 PCI 或溶栓治疗过程中碎斑块或小血栓堵塞冠脉远端发生冠状动脉微栓塞(CME),从而造成微血管阻塞影响心肌微循环的灌注。CME是血栓病变 PCI 或溶栓治疗等过程中常见的并发症,可以解释一些患者行 PCI 后,虽然 TIMI 血流达

Ⅱ～Ⅲ级,但心功能却未见好转,而且仍然会反复出现心绞痛症状。此外,冠脉斑块能释放生物活性因子,能引起异常微血管收缩,从而加重冠脉微循环功能损害,如组织因子是一种生物活性肽。它会在活动性的冠脉病变处逐渐增加其表达。当它释放到冠脉循环时会造成冠脉血流显著减少。因此,各种在冠脉病变基础上导致心肌微循环发生机械性或功能性闭塞的因素都会造成心肌微循环灌注不足。由此可见,即使无明显冠脉大血管狭窄但有微循环功能障碍造成微循环灌注不足,仍然会导致临床不良事件的发生。研究提示,急性心肌梗死后影响患者预后的重要因素为梗死区微血管的再灌注程度,这也说明心肌微循环灌注对于评价患者预后的重要性。因此,了解患者心肌微循环灌注对于评价患者预后以及临床治疗都有重要意义。

3. 心肌微灌注不良 急性心肌梗死患者治疗的关键在于及早实现梗死相关血管的血运重建,恢复心肌微灌注,只有病变心肌充分灌注才能最大限度地改善患者的预后。尽管恢复梗死相关血管的 TIMI Ⅲ级血流被认为是再灌注成功的"金标准"。然而,在临床实践中,经冠脉造影证实已达到 TIMI Ⅲ级血流的梗死相关血管,其供应的心肌组织并没有恢复有效的血流灌注,最终导致左室功能下降,心力衰竭的发生。因此,心外膜血管通畅并不代表心肌组织水平得到充分的灌注,这主要与无复流现象有关。

(1)无复流现象定义是在无明显的持续性机械梗阻(排除有明显的狭窄性病变、夹层和血栓形成、心外膜血管痉挛)的情况,冠状动脉远端前向血流速度缓慢或无血流(TIMI 血流≤Ⅰ级为无复流,TIMI 血流Ⅱ级为慢血流)。无复流现象是冠脉介入领域少见并发症,据统计在各种血运重建治疗中发生率仅0.6%,多见于冠状动脉粥样斑块切除术、大隐静脉移植桥血管退行性病变、急性心肌梗死和含血栓病变经皮冠脉介入治疗,在(急性心梗时直接经皮冠状动脉介入治疗(PCI)治疗中无复流现象发生率超过 30%,和没有发生该现象的患者相比,有无复流的患者功能恢复和临床远期预后都较差。

(2)无复流的形成机制目前仍不十分清楚,目前认为与多因素导致的微血管功能障碍有关。这些因素包括:粥样硬化斑块脱落的活化组织因子,血栓和脱落碎片栓塞;闭塞血管再通时,各种栓子随再通血流或机械操作一次或反复栓塞远端各级微血管是产生无复流现象的最重要和最始动因素。再灌注时氧自由基介导的内皮损伤。血管扩张剂的有效应用证明了无复流时微血管痉挛的存在。然而,有试验证明其在微循环障碍中不起主要作用。除此之外,微循环损伤引起心肌微灌注不足,导致心肌细胞肿胀,周围组织水肿,微血管床受压,又进一步加重心肌灌注不足。

众所周知,心肌微循环是心肌细胞与血液进行物质交换的重要场所。心肌细胞通过心肌的微循环进行能量代谢,而冠状动脉狭窄的患者心肌得不到充分的血流灌注,就会产生一系列的临床症状;心肌微循环出现障碍也可产生心肌缺血相应的临床症状。心肌血流灌注与冠状动脉狭窄、高血脂、糖尿病等因素一样,都是决定冠心病预后的重要因素,近年来血管成形术后的心肌再灌注问题得到重视。

(四) 心肌冠脉微循环的检测方法

心脏血液循环的功能状态直接影响心脏结构、功能和代谢,对于心脏病变的发生、发展、疗效、预后等具有重要的影响,而心肌病变本身会造成微循环结构和功能的障碍。目前用于评价心肌微循环的指标主要分为直接和间接两大类:前者包括微血管的舒缩功能与通透性、微循环血流量与灌注、微血管内皮功能状态;而心肌组织代谢和心室功能状态则可间接地反映心肌微循环功能状态。冠状动脉及心肌发生病变时,常常出现导血管并发微血管的血流异常,心肌组织水平灌注不良。

1. 冠脉造影的 TIMI 心肌灌注分级(TIMI myocardial perfusion grades,TMPGs) 该技术是以染料为对比剂,观察其在心肌的灌注与清除,判定 TIMI 心肌灌注分级,被称为"心肌血管造影术";以 TIMI 血流分级(TIMI flow grades,TFGs)、校正的 TIMI 帧数(corrected TIMI frame counts,CTFCs)等指标可间接评估冠脉微循环。有研究表明,TMPGs 是急性心肌梗死患者 PCI 术后 2 年生存独立预测指标。

TIMI 共分为 4 级:①0 级:无对比剂进入心肌,没有或有极少的一过性对比剂心肌染色;②Ⅰ级:对比剂缓慢进入心肌,但微血管的心肌染色不消失,呈"毛玻璃"样,或罪犯血管供应区心肌的对比剂染色在下一个序列造影时(间隔30秒)仍然存在;③Ⅱ级:对比剂进入心肌组织和排空延迟(进入心肌的对比剂呈"毛玻璃"样,或在罪犯血管供应区心肌密度增高,持续3个心动周期不消失或仅有稍许密度减低);④Ⅲ级:对比剂在心肌组织中进入和排空正常(进入心肌的对比剂形成"毛玻璃"样或在罪犯血管分布区心肌组织密度增高,排空正常)。Gibson等的研究发现,TIMI分级和急性心肌梗死患者的预后显著相关,即便是在心外膜血流TIMI Ⅲ级患者中,分级不正常者的30天病死率是正常者的7倍。

2. 心肌声学造影(myocardial contrast echocardiography,MCE) MCE是近年发展的一种影像新技术。其原理是将含有微气泡的对比剂直接经冠状动脉注入抵达冠状循环,或经周围静脉注入通过肺循环后抵达冠状循环。当微泡通过心肌微血管床时,在二维超声心动图上可见到心肌显影。由于微气泡通过心肌时完全保持在血管内,又由于微泡的大小及变形性与红细胞相当,可视作红细胞流动的示踪剂,故MCE可用来在跳动的心脏上估价冠状微循环。MCE简便、无创,是目前评估活体冠状动脉微循环异常的最有效方法之一。它将高能量声振形成的微气泡经静脉注射,通过肺循环获得左心心肌MCE灌注超声学图像,通过心肌显像的范围和对比剂在心肌内排空的速率来评价危险心肌、梗死心肌、侧支循环和冠状动脉的储备能力。MCE可以对心肌灌注情况进行定性评价。MCE通过检测微血管血流了解心肌灌注缺损,可以确诊急性心肌梗死,正确评估冠脉造影不能确定的再灌注是否成功和存活心肌的范围,较准确地评估梗死区域的面积;监测溶栓治疗和介入治疗的效果;还可用于判断干预治疗对能否减少再灌注损伤后的炎症反应。另外。MCE有助于对合并左束支传导阻滞、心室起搏、预激综合征等患者合并急性心肌梗死的诊断。

3. 正电子发射计算机断层(PET) 注射双嘧达莫、腺苷或腺苷三磷酸介导最大CBF下用PET检查局部心肌微循环血流、微循环血流储备。以$^{13}N_2NH_3 \cdot H_2O$检测为例,PET直线扫描定位左室,然后在透射扫描同时进行15～20分钟的动态显像,校正随后的组织衰减发射扫描,并消除因间壁与侧壁放射性分布差异所产生的影响。15～20秒内均匀地的弹丸注射$^{13}N_2NH_3 \cdot H_2O$(0.25mCi/kg),同步采集动态图像检测心肌血流,MBF在基础扫描后50分钟获得;双嘧达莫注射4分钟后,检测最大MBF,心肌血流用$ml/(min \cdot g)$为单位记录。在相应的左室节段如室间隔、左室游离壁对平均MBF进行评价,冠脉扩张储备的计算方法为最大MBF/基础MBF。

4. 磁共振显像(MRI) 20世纪90年代早期,应用钆进行增强核磁灌注成像的技术诞生。1997年,Fritz-Hansen等研究证实,核磁灌注成像技术测定的MPR与侵入性检查结果相比同样有效,随后又有研究证实心脏核磁灌注成像与PET测定的MPR密切相关。进一步的临床实用证明,核磁灌注成像用于评估冠状动脉疾病比SPECT成像有轻微的优势。对已知或怀疑有冠状动脉疾病的患者,给予腺苷的灌注变化和给予多巴酚丁胺的室壁运动变化,两者的联合评估可提供完美的预后数据。随访3年,两者正常的预示着非常低的心血管事件率(0.8%)。最近,100例无冠状动脉狭窄但症状表明有心肌缺血的妇女被进一步行心脏核磁灌注成像检查,平均随访34个月,左室射血分数和心脏核磁灌注成像数据多变量分析证明,高风险组患者遭受更高的心血管事件。尽管这项技术可用于临床判断MVA的患者,但由于技术高度复杂,仍限于在特殊的成像中心有专业技能的人员使用,并大部分被用于调查研究领域。然而,由于无电离辐射以及完美的信号、噪音比和较高的空间分辨率使得这项技术有着高度的可行性和吸引力。但只有当心脏核磁灌注成像技术简单化以后,这项技术才能广泛地应用于临床。

5. 心脏CT灌注成像 虽然核素成像中,心肌可从循环血流中高效摄取和清除示踪剂,但CT和MRI灌注成像使用了首过成像技术,成像时快速跟随着一个大的弹丸式对比剂注入,使得能从开始就显影对比剂通过心脏血管和其他组织的过程。在首过成像技术中,对比剂仍能很好地遍布心脏的血管,在对比剂浓度和MBF之间得出一个量化关系。高分辨率和即时的灌注成像是心脏CT成像技术的主要优势,但碘对比剂的肾毒性以及电离辐射的损害是限制这项技术发展的主要障碍。此外,应用多层CT(multichamber CT,MDCT)检测微血管疾病还存在另一个障碍,即患者通常需服用β受体阻滞剂减慢心率以减少运动伪影。然而,随着 MDCT 的发展,32 排 CT 已经能完成 MBF 和心肌灌注储备(myocardial perfusion reserve,MPR)的检测,且只需检测器转动,不用移动检查床,受线量和运动伪影都将减少。适当放射量的 MDCT 测定 CFR 现在已明确可行。当前,320 个国际多中心试验已明确了 MDCT 灌注成像测定 MPR 的有效性和临床使用价值,其研究结果有望在近期出来。

6. 其他 多普勒导丝技术研究心外膜冠脉血流,可检测冠脉血流和储备,反映冠脉微循环;除了用 [141]Ce 或 [103]Ru 标记的彩色微球技术外,也有用放射性核素标记荧光微球技术检测心肌微循环。

(五)心肌灌注损伤产生的原因

1. 长期心肌缺血而导致能量供应不足,即心肌高能磷酸键的耗竭。

2. 心肌细胞膜上的钠-钾泵和钙泵发生紊乱或丧失,当重新回复主动脉灌注时,大量的水、钠和钙离子涌入受损害的细胞内,使心肌内钙离子明显升高,即钙离子向细胞内异常流动形成钙超负荷,而钙盐在心肌内积累,心肌出现明显水肿,导致心肌细胞不可逆性的损害。

3. 灌注时流量过大和再灌注压过高,引起心肌的水肿和心肌的再灌注损伤。

4. 氧自由基在心肌缺血后再灌注损伤中起重要作用。

5. 中性粒细胞阻塞冠脉小血管,造成无复流现象。

(王小亭)

第二节 肺循环的构成与特点

肺循环(pulmonary circulation)又称小循环,是指从右心室射出的静脉血入肺动脉,经过肺动脉到达肺动脉在肺内的各级分支,然后流至肺泡周围的毛细血管网并在此进行气体交换,使静脉血变成含氧丰富的动脉血,再经肺内各级肺静脉属支到达肺静脉注入左心房的血液循环。肺循环的功能是从肺泡气中摄取 O_2,并向肺泡排出 CO_2,即通过肺的呼吸实现机体与外界环境之间的气体交换。肺循环与支气管动脉末梢之间有吻合支相通,因此有一部分支气管静脉血可经这些吻合支进入肺静脉和左心房,使主动脉的血液中掺入 1%～2% 的静脉血。

一、肺循环的解剖生理特点

肺脏存在两套血管系统,即肺血管系统和支气管血管系统。肺血管系统包括肺动脉、肺静脉及其毛细血管网,主要功能是完成肺部的气体交换;支气管血管系统包括支气管动脉、支气管静脉及其毛细血管网,属于体循环系统,主要功能是营养支气管和肺组织。两组血管系统之间并不是完全分割的,它们之间存在多水平的吻合支,如支气管动脉至肺动脉各级分支根部之间的吻合支、支气管动脉支与肺静脉支的吻合干、支气管毛细血管网和肺泡毛细血管网之间的吻合支等,这两者之间的分流使得气体交换后的肺静脉内混有 1%～2% 从支气管血管回流的静脉血(未经气体交换的血)。

(一)肺血管

肺动脉起源于右心室,向后上走行约 5cm 后分为左、右肺动脉,分布至两肺,再继续分支成为肺小动脉,最后形成毛细血管网环绕肺泡周围。从主肺动脉至肺泡毛细血管网经过 17 级分支。肺动脉根据其结构特点,可分为弹性动脉、肌性动脉、部分肌性动脉和非肌性动脉。

与体循环类似,肺循环也有其自己的储血器、血泵和自己的一套血管系统。右心房(储血器)接受来自上下腔静脉的混合静脉血经过三尖瓣到达右心室(血泵),由右心室将混合静脉血通过肺动脉瓣泵入肺动脉,由此标志着肺循环的开始。去氧合的血液经过肺动脉、肺小动脉到达广阔的肺毛细血管床发生再氧合。肺毛细血管床的面积超过 70m²,与一个网球场的面积相当,但仅容纳 70～100ml 的血液。每个肺泡周围包绕着 1800~2000 根毛细血管,整个肺脏共有近 3000 亿根毛细血管。肺血流像是一张纸覆盖在肺泡上,使得与肺泡气体的交换面积最大化,从而缩短了气血的交换距离,使得 O_2 和 CO_2 的弥散距离仅为体循环毛细血管与组织细胞气体弥散距离的 1/10。

毛细血管离开肺泡后汇聚成为肺小静脉和肺静脉。氧合的血液通过四条肺静脉(左右肺各发出两条肺静脉)回流至左心房(左心室的储血器),肺静脉口与左心房的衔接标志着肺循环的结束。氧合的血液经过二尖瓣到达左心室,由左心室将血液通过主动脉瓣泵入主动脉,标志着体循环的开始。主动脉将氧合的血液分布至各个分支——分支动脉、小动脉和全身的毛细血管床,向组织细胞供 O_2 并将 CO_2 "回收"入血。然后毛细血管汇聚成体循环的小静脉直至上下腔静脉,最终去氧合的血液回流至右心房,标志着体循环的结束。

由上可知,每时每刻心输出量均由两个循环(体循环和肺循环)将血液泵出。并且右心室和左心室的心输出量应该是相等的,否则,血液将积聚在其中一个循环当中。偶尔,也可有个别心动周期中的两个心输出量稍有差别,但经过几个心动周期后两个心输出量将再次达到平衡。

与体循环动脉相比,肺动脉和肺小动脉的壁更薄并且平滑肌含量更少,肺动脉壁的厚度仅为相应主动脉壁厚的 1/3,但与对应的体循环动脉相比,所有的肺动脉分支直至肺小动脉的直径均更大,因此,肺动脉壁薄并且易于扩张,使得整个肺动脉树成为一个高顺应性系统,平均顺应性几乎达到 7ml/mmHg,这种高顺应性使得肺动脉系统能够适应右心室的搏出量。肺静脉和肺小静脉的平滑肌含量同样很低,而且肺静脉系统的结构与肺动脉系统的结构非常相似。肺动脉通常与支气管伴行,但肺静脉离开肺时的路径与此不同。因此,如果没有这种解剖上的差异,由于两者结构上的相似性,将肺动脉和肺静脉从组织学上区分开来将非常困难。

(二)支气管血管

流经肺的支气管动脉血来源于体循环,占心输出量的 1%~2%。与肺动脉内的血不同,支气管动脉内的血为氧合血,它供应肺组织包括结缔组织和大、小支气管等的氧和营养物质。支气管动脉起源于胸主动脉,进入肺门后于支气管伴行,形成毛细血管网营养各级支气管、脏层胸膜等,然后毛细血管汇聚为支气管静脉将血液直接流向肺静脉和右心房,由于支气管内的血液仅占心输出量的 1%~2%,因此,由此导致的解剖分流通常小于 2%,同时也提示左心室的心输出量比右心室的心输出量高 1%~2%。

二、肺循环的压力

与体循环相比,肺循环是一个低压力、低阻力系统。尽管肺循环接受与体循环相同的心输出量,但由于其阻力低(肺循环的阻力仅约为体循环阻力的 1/10),因此肺循环的压力也更低(图 8-2-1)。

(一)肺动脉压

在收缩期,肺动脉的压力与右心室的压力相等,大约为 25mmHg,但是在收缩期末,由于肺动脉瓣的关闭,右心室内压力急剧下降(下降至 0~1mmHg),而此时的肺动脉内压力即肺动脉舒张压,由于血流流经肺毛细血管而下降缓慢,大约为 8mmHg,平均肺动脉压大约为 15mmHg(图 8-2-2)。图 8-2-1 显示了主动脉压力曲线、肺动脉压力曲线、右心室压力曲线的大致分布。

(二)肺毛细血管压

肺毛细血管压力大约为 7mmHg(图 8-2-2),这个压力对于肺来说非常重要,将在后面的内容中加以详细阐述。

(三)左房压和肺静脉压

正常人在卧位时左心房内的平均压力和大的肺静脉内的压力 1~5mmHg 变化不等,平均约为 2mmHg(图 8-2-2)。通常,由于导管无法直接到达左心房内,所以要想直接测量左心房内的压力是非常困难的。但是我们可以通过测量肺动脉嵌顿压(pulmonary artery wedge pressure,PAWP)来间接反映左心房内的压力大小。PAWP 的测量需要通过外周静脉插入一根导管,经过右心房、右心室然后到达肺动脉,

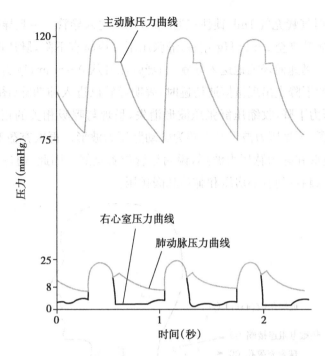

图 8-2-1 主动脉、肺动脉及右心室压力曲线

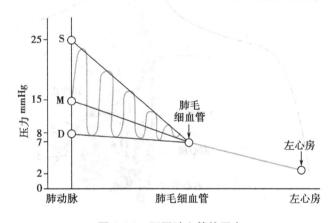

图 8-2-2 不同肺血管的压力

最后嵌顿在肺小动脉的分支上,此时通过这根导管测量到的压力即为 PAWP,大约为 5mmHg。PAWP通常比左心房内压力高 2~3mmHg,当左心房内压力升高时,PAWP 也相应升高。因此,临床上常常用 PAWP 来估计左心房压力和肺毛细血管压力的改变。下面将详细阐述肺循环压力的测量。

(四)肺循环压力的测量

肺循环压力的测量较体循环血压的测量复杂得多。通常,肺循环压力需要置入肺动脉导管才能测量到。最初,这种用于测量肺动脉压的导管是由 Swan 和 Ganz 等人在 1970 年的一篇文章中提出的,因此肺动脉导管也称为 Swan-Ganz 导管。目前成年人最常用的为 7F 四腔漂浮导管,长 110cm,不透 X 线,从顶端开始每隔 10cm 有一黑色环形标志,作为插管深度的指示。导管的近端为 3 个腔的连接端和一根热敏电极的连接导线(图 8-2-3),分别为:①开口于距顶端 30cm 的导管侧壁的右心房压力腔,用于测量右房压和测量心排出量时注射指示剂液体;②热敏电极终止于导管顶端近侧 3.5~4cm 处,并通过导线与测量心排出量的热敏仪相连;③充盈导管顶端气囊的气阀端,气囊充盈后基本与导管的顶端平齐,有利于导管随血流向前推进,并减轻导管顶端对心腔壁的刺激;④开口于导管顶端的肺动脉压力腔,用于测量肺动脉压和采取混合静脉血标本。通常肺动脉漂浮导管通过颈内静脉经过右心房、右心室到达肺动脉、肺小动脉,可以根据导管到达不同位置时的压力波形来判断导管的具体位置,导管顶端进入右房后,显示典型的心房压力波形(图 8-2-4A);此时气囊充气 1ml,锁住三通,继续向前送入导管。一旦导管顶端通过三尖瓣,压力波形突然改变,收缩压明显升高至 25mmHg 左右,舒张压不变或略有下降,脉压明显增大,压力曲线的上升支带有顿挫(图 8-2-4B);迅速而轻柔地送入导管,当舒张压升从 0～5mmHg 升至 5～10mmHg,收缩压基本保持不变,压力曲线的下降支出现重搏波切迹时,表明导管已进入肺动脉(图 8-2-4C);继续缓慢送入导管,导管气囊嵌顿时,压力下降,收缩压舒张压波形消失,呈现与呼吸相关的正弦波(图 8-2-4D)。应停止移动导管,立即排空气囊,可见压力波形马上转为肺动脉压力波形。再次充盈和排空气囊,压力波形重复出现肺动脉嵌顿压力波形和肺动脉压力波形,说明导管位置良好。因此,通过 Swan-Ganz 导管可以测量到肺动脉压,此外还可以测量到右心房压和肺动脉嵌顿压。

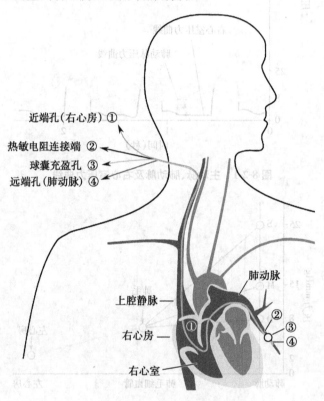

图 8-2-3 Swan-Ganz 导管

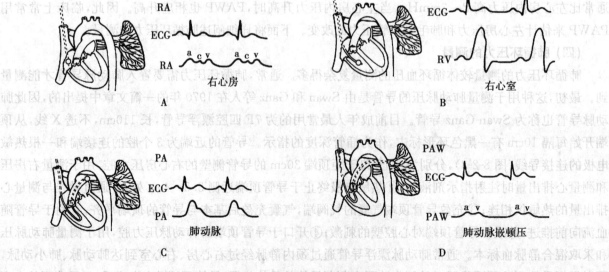

图 8-2-4 Swan-Ganz 置管波形

三、肺循环的阻力

肺血管阻力(pulmonary vascular resistance,PVR)是指肺血管产生的阻止血流进入肺循环的阻力。因此,肺血管阻力也是右心室射血时必须克服的阻力。任何增加肺血管阻力的因素均将增加右心室的做功,但不影响左心室的做功(因为左心室位于肺循环的下游)。

(一) PVR 的计算

根据 Poseuille 公式,简单液体流经圆柱形管道时,液体流量为:

$$Q = \pi \cdot (Pi - Po) \cdot r^4 / 8\eta l$$

其中:Q 为流量,π 为圆周率,Pi 为流入压,Po 为流出压,r 为管道半径,η 为液体黏滞度,l 为管道长度。

根据 Ohm's 定律,阻力为压力差与流量的比值,上述公式可改写为:

$$R = 8\eta l / \pi r^4$$

从公式可以看出,血流阻力与血管的长度和血液的黏滞度成正比,而与血管半径的四次方成反比。在成年人,血管长度相对固定;儿童血管的长度在短时间内也不会有太大的变化。因此,血管阻力主要反映血液黏滞度和血管半径(血管床截面积)的变化。在肺循环功能的调节中,也主要通过改变肺血管半径来调节血管阻力,并进一步影响肺血流量。在肺循环血管不同截面上,如果有新的血管开放或原开放血管扩张,血流阻力都会减低。影响血流阻力的因素还有血液的黏滞度,其高低取决于红细胞比容、血流切率和温度。COPD 患者由于长期缺氧,红细胞代偿性增加,血流阻力增加。

临床上,对于肺血管阻力还需要考虑整个肺循环的情况,包括肺动脉、肺小动脉及毛细血管的压降和肺循环血流量。通常,我们根据肺循环起点和终点的压力差和肺循环血流量计算肺血管阻力:

$$PVR[mmHg/(L \cdot min)] = (MPAP - LAP)/Qp$$

其中,MPAP 为平均肺动脉压,LAP 为左房压,Qp 为肺循环血流量。临床上,PVR 是通过 Swan-Ganz 导管的测量值计算出来的。心输出量可通过热稀释法获得,LAP 可用 PAWP 代替,MPAP 可通过 PAP 波形由微处理器计算得到。因此,上述公式可改写为:

$$PVR = (MPAP - PAWP)/Qp$$

例如,假设心输出量为 5L/min,即 Qp=5L/min,平均肺动脉压 MPAP 为 14mmHg,PAWP 为 8mmHg,PVR 的计算如下:PVR=1.2mmHg/(L·min)。

PVR 为 1.2mmHg/(L·min)的意义为要产生 1L/min 的肺循环血流量需要 1.2mmHg 的压力。在物理学中,压力单位用 dynes/cm² (单位面积的压力)表示,血流量单位用 ml/s(cm³/s)表示。因此,用上述单位替换后为:

$$\frac{\dfrac{dynes}{cm^2}}{\dfrac{cm^3}{s}} = \frac{dynes}{cm^2} \times \frac{s}{cm^3} = \frac{dynes \cdot s}{cm^5} = dynes \cdot s \cdot cm^{-5}$$

阻力单位 dynes·s·cm⁻⁵ 在临床上用于血流动力学阻力的单位,要将 mmHg/(L·min)换算为 dynes·s·cm⁻⁵ 需乘以 80。因此,1.2mmHg/(L·min)可换算为 96dynes·s·cm⁻⁵。

用类似的方法可以计算得到体循环阻力。体循环的压力差值为平均动脉压(MAP)和右房压(RAP)或者中心静脉压(CVP),因此,体循环阻力(systemic vascular resistance,SVR)的计算如下:

$$SVR = (MAP - RAP)/Qt$$

其中,Qt 为心输出量。

$$SVR = 18.2mmHg/(L \cdot min)$$

SVR 为 18.2mmHg/(L·min)的意味着要产生 1L/min 的体循环血流量需要 18.2mmHg 的压力(注意与肺循环的阻力比较),可换算为 1456dynes·s·cm⁻⁵。因此,肺循环的阻力显著低于体循环,为一个低压低阻系统,并且右心室的做功大约为左心室做功的 1/10,这也就可以解释为什么左心室室壁厚度明显大于右心室。

(二) PVR 的分布

肺循环的压力降较体循环明显小,从肺小动脉到肺毛细血管再到肺静脉的压力大小相近,分别为 12mmHg、10mmHg 和 9mmHg(图 8-2-5),这也就提示这三部分血管的阻力几乎相等,在静息状态时,每一部分大约占到总肺血管阻力的 1/3。而且与体循环的小动脉不同,肺小动脉对血流的调节和再分布的作用非常小。与肺血管不同,体循环的小动脉产生的阻力大约占总的体循环阻力的 2/3。

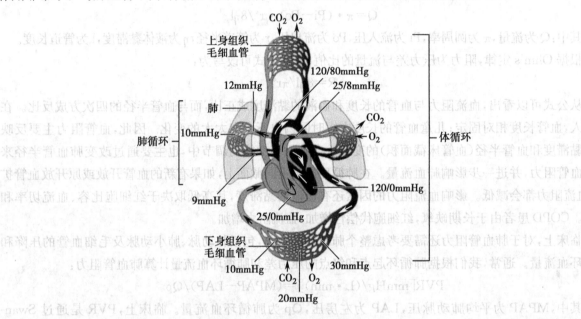

图 8-2-5 循环系统

(三) PVR 的影响因素

任何影响肺血管直径的主动或被动因素均可导致肺血管阻力的改变。对血管壁的压力不同导致的 PVR 的改变为被动影响因素。由于肺血管的管壁薄并且易于扩张(如前所述),PVR 对压力诱导的血管直径改变非常敏感。肺血管平滑肌收缩或舒张导致肺血管直径的改变从而使得 PVR 发生改变为 PVR 的主动影响因素。

1. 被动调节

(1)肺容积:根据肺扩张时肺容积的改变及肺泡内压力的改变对肺血管容量的影响,将肺血管分为两类:一类为肺泡血管(alveolar vessels);另一类为肺泡外血管(extra-alveolar vessels),包括肺实质内血管和肺实质外血管。

肺泡血管直接处于肺泡压的影响下,主要指肺泡壁的毛细血管。肺泡的充盈状态直接影响肺泡血管的直径,当肺充气时,肺泡血管被压缩而导致阻力增加。

肺泡外血管包括所有的肺动脉、肺小动脉和不与肺泡直接接触的肺静脉。肺的弹性纤维对这些血管有牵拉作用(类似于肺的弹性纤维对小气道的作用),当肺充气时牵拉此类血管使得其直径增加。此外,在肺充气时,胸腔内负压进一步扩张肺泡外血管导致血管阻力进一步降低。肺泡外血管也包括部分位于邻近肺泡连接的角落处的毛细血管(角血管,corner vessels),在肺充气时,由于受到肺泡扩张的放射性牵拉作用,使得角血管扩张从而降低血管阻力。

由于肺泡血管和肺泡外血管的阻力随肺容积的改变而改变,并且改变的方向不一致,而总的肺血管阻力又是两者之和,因此,总的肺血管阻力随肺容积的改变呈 U 字形(图 8-2-6)。由图 8-2-6 可知,总的肺血管阻力在功能残气量(functional residual capacity,FRC)时最小。在肺容积小于FRC时,肺的弹性回缩力和胸膜腔负压较小,使得肺泡外血管直径变小、长度变短并且扭曲,使得肺泡外血管阻力明显增加,最终导致总的肺血管阻力增加。在肺容积大于FRC时,由于肺泡压迫肺泡血管使得肺泡血管阻力明显增加而引起总的肺血管阻力增加。

　　(2)肺血管压力:肺动脉压(PAP)或者左房压(LAP)的增加均会使PVR减小。其中一个原因是两者均可以引起肺血管跨壁压增加从而使得血管扩张。当PAP和LAP同时增加时这种扩血管效应增加更加明显(图8-2-7)。例如,左心室泵功能下降引起LAP升高时,升高的LAP可以逐渐被传递至肺静脉、肺毛细血管和肺动脉,使得这些血管扩张从而降低血管阻力。

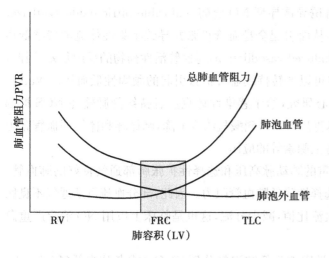

图 8-2-6　肺血管阻力与肺容积的关系

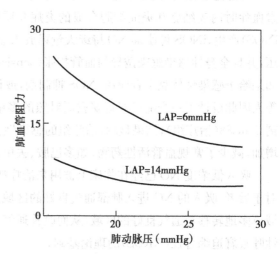

图 8-2-7　肺血管阻力与肺动脉压的关系

　　血管压力升高引起PVR下降的另一个原因是肺泡的复张(recruitment)。在正常人静息状态下,上肺部分肺毛细血管是完全塌陷的。当肺血管压力升高时,这部分塌陷的肺毛细血管被迫开放(recruited),从而增加了肺血管床的整个横截面积引起肺血管阻力降低。当肺血管压力进一步增加时,单个肺毛细血管可进一步扩张,PVR可下降更多。当肺血管压力从低水平增加时,PVR下降的主要机制是肺泡复张,在压力水平进一步增加直至所有肺血管完全开发时,肺泡过度膨胀(distension)是导致PVR进一步降低的原因。

　　(3)血容量:肺血容量通常比较恒定,但是在一定条件下也可能发生改变。例如,持续做Valsalva动作时可将多达250ml血液从肺循环转移至体循环;体循环血液的丢失也可降低肺血容量。左心室衰竭时使得血液积聚在肺循环,可使得肺血容量增加达到100%。而增加肺血容量可使毛细血管开放和扩张,从而降低PVR。

　　2. 主动调节

　　(1)神经调节:肺血管壁中分布着内脏运动神经,交感神经节后纤维与迷走神经纤维混合后到达肺血管壁,在肺血管平滑肌形成纤维网,调节血管的运动,改变血流阻力和血压,调节血流量。

　　实验电生理学的方法证明交感神经的兴奋会提高肺血管壁平滑肌的紧张性,引起肺血管(包括肺动脉和肺静脉)的平滑肌收缩,使肺血流阻力显著增加。此外,交感神经兴奋还可降低肺动脉的顺应性,也会造成肺血流阻力显著增加。交感神经对肺血管的效应主要是通过激活肾上腺素能 α_1 受体完成。而支配肺的副交感神经节后纤维释放的是乙酰胆碱。乙酰胆碱对肺血管壁的生理作用呈现双向变化,一部分实验表现为血管壁平滑肌的收缩,另一些实验则为平滑肌的舒张。

　　(2)体液调节和NO调节:肺血管张力的最重要的物质来自于血管壁内皮细胞的衍生物。机体产生的内源性体液物质,包括乙酰胆碱、缓激肽、组胺、凝血酶、5-羟色胺、ATP(腺苷三磷酸)和一些前列腺素物质等,通过刺激合成内皮细胞衍生舒张因子(endothelium-derived relaxing factor,EDRF)产生舒血管作用。

肺循环中最主要的 EDRF 是一氧化氮(NO)。1987 年,Furchgott 发现在去除血管内皮细胞后,乙酰胆碱并不会导致平滑肌舒张,因此他推测内皮细胞可合成一种平滑肌舒张因子;随后 Palmer 和 Ignarro 证实了 EDRF 即为 NO,三人因此而获得了 1998 年的诺贝尔生理学或医学奖。

NO 是人体循环系统的重要舒血管分子,它在肺血管平滑肌张力的调节中起着非常重要的作用。前述的舒血管物质都是依赖内皮细胞释放的 NO 起作用,因此均为内皮细胞依赖性舒血管物质。硝酸甘油(常用于改善冠脉血流)和硝普钠(常用于高血压危象时血压的控制)等含氮药物的扩血管机制也是通过 NO 发生作用。

在静息状态时,内皮细胞根据需要合成少量的 NO 对肺小动脉产生舒血管作用。但在菌血症和内毒素血症时内皮细胞和炎症细胞合成的炎症介质可诱导诱导型 NO 合酶(inducible nitric oxide synthase,iNOS)产生,iNOS 可使得 NO 持续大量释放入血,从而引起全身血管扩张并导致感染性休克的持续低血压,并且全身性感染感染诱导的血管扩张(sepsis-induced vasodilation)对血管活性药物的反应很差,因此,如果给予感染性休克患者应用 iNOS 抑制剂,或许可以逆转持续血管扩张引起的顽固性低血压。Watson 等人因此设计了一个随机双盲安慰剂对照的多中心研究,给予感染性休克患者持续静脉输注 NOS 抑制剂 546C88(治疗组),结果显示,治疗组的感染性休克患者血浆硝酸盐浓度下降,肺循环和体循环血管张力增加,减少了常规血管活性药物,如多巴胺、去甲肾上腺素等的应用。

吸入低浓度 NO 已经在临床上被用来治疗严重的肺动脉高压和选择性扩张肺部通气良好的肺血管。对于后者,吸入的 NO 进入肺部通气良好的区域选择性降低肺血管阻力。因此,部分血流可从通气不良区域更多地转移至通气良好的区域,从而改善通气血流比值,减少分流,这也是临床上应用 NO 治疗严重急性呼吸窘迫综合征(ARDS)的理论基础。

(3)化学因素:导致肺血管收缩的最重要的化学因素为低肺泡氧分压(P_AO_2)或者肺泡低氧(alveolar hypoxia)。在 P_AO_2 低于 70mmHg 时肺血管明显收缩,此时常称为低氧性肺血管收缩(hypoxic pulmonary vasoconstriction,HPV)。HPV 特异性由肺泡低氧引起,并非动脉或者混合静脉低氧引起。HPV 时血管收缩是以毛细血管前小动脉收缩为主,肺小静脉也可以发生一定程度的收缩,但是肺小静脉收缩在 HPV 引起的 PVR 增加仅占到 20% 甚至更少。低氧引起的血管收缩仅发生在肺循环系统,而对于体循环系统低氧则导致血管扩张。高 P_AO_2(hyperoxia)对正常的肺循环无明显影响,原因可能是因为正常肺脏的肺血管张力很小,并且血管扩张的能力有限。但是,在低氧的患者,改善氧合能够显著扩张肺血管并且因此降低 PVR。

酸血症可进一步加重 HPV。在 P_AO_2 保持不变时,随着动脉血 pH 的降低,HPV 进行性加重。在动脉血 pH 正常时(pH=7.40),P_AO_2 在 60～70mmHg 时肺血管收缩的收缩程度最大,如果肺泡-动脉氧分压梯度($P_{Aa}O_2$)正常,那么此时对应的动脉血氧分压(PaO_2)50～60mmHg。有研究显示,在动脉血 pH 低于7.30 时,PaO_2 低于 50mmHg 可导致 PVR 突然急剧升高(图 8-2-8)。在 PaO_2 正常时,动脉血 pH 降低至 7.25以下时才会明显增加 PVR。高二氧化碳分压($PaCO_2$)通过形成碳酸引起酸血症从而间接导致 PVR 增加。应用 NOS 抑制剂可加重 HPV,提示内皮细胞 NO 释放减少可能是导致 HPV 发生的潜在机制。

血液中各种扩血管物质如内皮衍生物质 NO、前列腺素等均可以抑制 HPV,也可以通过阻断 α 肾上腺能受体或者激动 β 肾上腺能受体抑制 HPV,此外,左房压升高(血管扩张效应)、高肺泡压和血 pH 升高(碱血症)均可以抑制 HPV。

四、肺循环血容量及血流分布

(一) 肺循环血容量

肺脏的血容量大约为 450ml,占整个循环系统总血容量的 9%。肺血容量中约有 70ml 血液位于肺毛细血管中,剩余的均匀分布在肺动脉和肺静脉中。

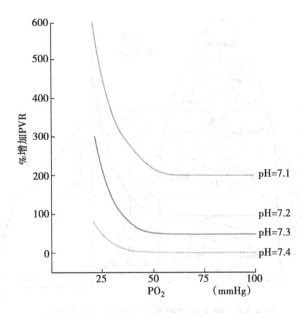

图 8-2-8　低氧和低动脉血 pH 对 PVR 的影响（新生幼牛）

　　肺可作为一个储血器。在不同的生理和病理条件下，肺血容量的变化很大，可以少至正常肺血容量的一半，也可以多达正常肺血容量的两倍。例如，当一个人用力吹气时（比如吹喇叭）就可以在肺内产生一个较高的压力，从而可以使多达 250ml 血液从肺循环转移至体循环。同样，在失血时（体循环中的血液减少），部分肺循环中的血液可以代偿性地转移至体循环。

　　心脏病变可以引起肺循环与体循环血容量重新分布。左心衰竭或者二尖瓣狭窄和关闭不全导致血流阻力增加时均可使血液积聚在肺循环，有时可使肺循环血容量增加一倍从而使得肺血管压力明显升高。由于肺循环血容量仅为体循环血容量的 1/9，血液在两个系统中的移动可明显影响肺循环而对体循环的影响通常较小。

（二）肺循环血流的分布

　　1. 重力和压力效应　血流分区：由于肺血管壁薄和易于扩张的特性以及肺血管压力低的特点，肺循环血流的分布易受到重力和血管周围压力的影响。正常人由于受血液重力作用的影响，肺血流呈明显的梯度分布，肺尖部与肺底部血流量相差数倍。West 根据重力作用对肺部血流分布的影响将肺大体上分为三个区域（zone）：Ⅰ区（zone Ⅰ）、Ⅱ区（zone Ⅱ）和Ⅲ区（zone Ⅲ），也称 West 分区（图 8-2-9）。肺动脉血流从肺门处进入肺脏，三个区的平均肺动脉压约为 15mmHg。Ⅲ区（肺底）的肺动脉比肺门低约 12cm，因此有 12cmH_2O 的压力作用于Ⅲ区，12cmH_2O 的压力相当于 9mmHg，因此Ⅲ区的肺动脉压力比Ⅱ区高 9mmHg（图 8-2-9），因此血液借助于重力作用流向Ⅲ区。相反，血液泵入Ⅰ区（肺尖）需要克服重力的作用。Ⅰ区的肺动脉较肺动脉主干（肺门）高约 12cm，因此Ⅰ区的肺动脉压力较肺动脉主干低 9mmHg。图 8-2-9 显示的是人在直立位时的肺血流分布情况。如果是仰卧位，Ⅰ区、Ⅱ区和Ⅲ区则是从前胸部至后背部重新分布，而非从肺尖至肺底分布。

　　（1）Ⅰ区血流：在自主呼吸的正常个体较少见。图 8-2-9 显示的是接受正压机械通气时所有肺泡的平均肺泡内压约为 8mmHg。在Ⅰ区（肺尖部），重力作用导致动脉压和静脉压均低于肺泡内压。因此，肺泡内压力可压迫周围毛细血管以至于完全被阻断导致这部分毛细血管无血流，仅仅Ⅰ区的肺泡外角血管可能还有部分血流。Ⅰ区肺泡有通气但没有血流，因而构成了肺泡的无效腔通气。对于正常自主呼吸、正常心输出量和血压的个体，由于动脉血压总是高于肺泡内压，因此即使在肺尖的最顶部，Ⅰ区仍然不存在。然而，在严重低血压时由于 PAP 下降可导致肺脏出现Ⅰ区。

　　（2）Ⅱ区血流：由图 8-2-9 可见，Ⅱ区动脉内压力明显高于肺泡内压，但静脉内压力仍然低于肺泡内

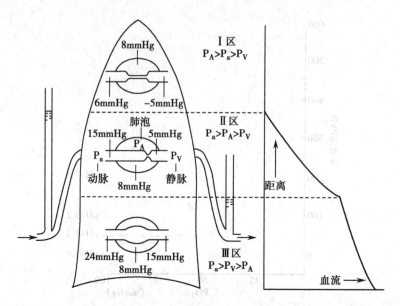

图 8-2-9　肺内血流的不均匀分布（正压通气时）

压,因此,Ⅱ区的血流呈间断性。由于毛细血管动脉端压力高于肺泡内压,因此血流可以流入毛细血管,随着血流进入毛细血管并流向静脉端,毛细血管内压力进行性下降,直至低于肺泡内压。在毛细血管内压力刚刚低于肺泡内压时,肺泡压迫毛细血管使其塌陷,从而阻断了血流。此时,血流静止从而使得毛细血管内压力很快达到其动脉端压力,又使得毛细血管重新开放,从而恢复了血流。然后血流又沿着开放的毛细血管流动,在沿毛细血管方向的压力迅速降低,直至低于肺泡内压,再次使得毛细血管在即将到达静脉端时塌陷。如此周而复始,毛细血管间断开放和关闭,从而产生间断的血流。

（3）Ⅲ区血流:由于重力作用,Ⅲ区的动脉内压力和静脉内压力均高于肺泡内压。血流是持续的,并且与动静脉的压力差呈正比。只要肺泡内压低于血管内压力,肺泡内压即不会影响血流。因此,重力作用使得Ⅲ区即肺底部的血流量在直立位时最大。

（4）影响各区血流分布的因素:肺血流分区的解剖界限并不是固定的,在不同生理条件下,分区也不相同。在做呼气屏气、吹喇叭或者咳嗽等动作时可一过性增加肺泡内压并超过动脉内压力,从而在非重力依赖区(肺尖)产生Ⅰ区。正压通气时可增加肺泡内压从而将肺的部分Ⅱ区转化为Ⅰ区,这也是正压机械通气时增加肺泡无效腔的机制之一。类似的,在大量失血或者血管显著扩张(如感染性休克)时,PAP可明显降低,甚至在部分区域低于肺泡内压从而产生Ⅰ区。相反,运动可增加心输出量和肺动脉压,可使得肺的部分Ⅰ区转化为Ⅱ区或者Ⅱ区转化为Ⅲ区。肺容积同样可以影响局部血流分布,原因在于肺容积的改变与PVR相关(图8-2-6),在TLC时肺泡扩张,肺尖部容易产生Ⅰ区。

2. 正常通气血流比　平静吸气时气体更容易分布在肺底部肺泡。发生这种情况的原因在于在功能残气量(functional residual capacity,FRC)时,吸气开始时肺尖的肺泡比肺底肺泡扩张更明显、顺应性更小。虽然肺尖部的肺泡在FRC时含气量更多,但由于顺应性更低导致每次呼吸时肺泡的容积变化更小,因而肺尖部肺泡每分钟的通气量更低。因此,类似于血流的分布,肺尖部位通气最少而肺底部位通气最多。然而,从肺底至肺尖血流的减少程度比通气的减少程度更大,这也就意味着肺尖的通气比血流相对更多;类似的,肺底的血流比通气相对更多。因此,通气血流比值(V/Q)从肺底至肺尖逐渐增加(图8-2-10)。

正常肺即存在无效腔和分流。分流是指去氧合的血液流经无通气的肺泡,而无效腔指存在通气的肺泡无血流经过。这两种极端的通气血流状态也称分流样效应和无效腔样效应,对应的通气血流比值分别为最低和最高。由于肺尖的通气相对比血流更多(通气血流比值高),导致类似于无效腔样效应的发生;而肺底的通气相对较少,血流相对较多(通气血流比值低),导致分流样效应的发生;但在正常个体静息状态时全肺的通气血流比值大约为0.8,提示整体的通气量比血流量稍低(图8-2-11)。

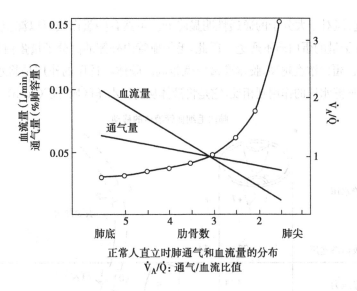

正常人直立时肺通气和血流量的分布
$\dot{V}_A/\dot{Q}$：通气/血流比值

图 8-2-10　正常人直立位时通气与血流的分布

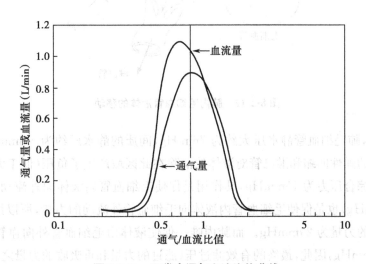

图 8-2-11　正常人通气血流比值曲线

五、肺微循环的血流动力学

(一) 肺泡组织液的生成与回流

肺泡毛细血管内皮细胞的结构不同于肺动脉或肺静脉,其胞体长且薄,细胞之间通过紧密连接相连。在紧密连接结构内有平行排列的原纤维,原纤维之间有 $2.4\sim2.5\mu m$ 大小的孔,孔的直径由原纤维的收缩、舒张控制。通过这些孔,毛细血管内的液体和蛋白成分可渗出至毛细血管外,因此肺泡毛细血管为可渗型内皮细胞。正常状态下,肺泡间质内有一定量的组织液生成,它们是通过毛细血管内皮连接的孔渗出的,同时这些滤过的成分又通过肺泡隔内的淋巴管回流,以保证正常液体的存留。

肺部毛细血管液体交换的机制在"质"上同体循环毛细血管内外液体交换的机制完全一致,但是在"量"上有一定差异:与体循环毛细血管的压力(大约 17mmHg)相比,肺循环毛细血管的压力更低(大约 7mmHg);肺间质内的压力比外周皮下组织的压力绝对值更小;肺毛细血管对蛋白质分子的通透性相对更大,导致肺间质的胶体渗透压(大约 14mmHg)相对外周组织的胶体渗透压更高(比肺间质胶体渗透压的一半还小);肺泡壁极薄,并且覆盖在肺泡表面的肺泡上皮细胞比较脆弱,极易被大于肺泡内压(0mmHg)的肺间质内正压破坏,导致肺间质内的液体渗出至肺泡内。

图 8-2-12 列举了促使液体在肺毛细血管内外移动的力的大小。肺毛细血管壁可看作为一种半透膜,可

以允许水分子自由通过,但对于大分子的通透性明显降低。虽然有些蛋白质可以漏至肺间质,但毛细血管内皮层对大分子或者高分子量的蛋白质不通透。因此,毛细血管内外侧的高分子量蛋白分子均可以产生胶体渗透压而影响液体的流动。蛋白浓度越高,胶体渗透压就越高。胶体渗透压的作用是将水从低渗透压区域"拉"(pull)至高渗透压区域,而静水压的作用则相反,它是将液体从高静水压区域"推"(push)至低静水压区域。

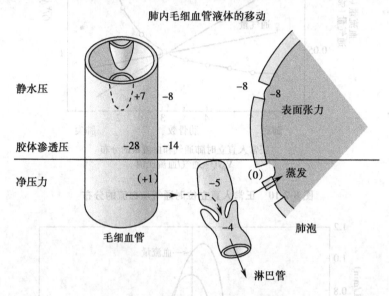

图 8-2-12　肺内毛细血管液体的移动

如图 8-2-12 所示,肺毛细血管静水压大约为 7mmHg,间质的静水压约为 -8mmHg。间质静水压为负值的原因在于肺泡的弹性回缩和淋巴管对液体的清除在此区域产生了负压(低于大气压),因而肺间质和毛细血管静水压的综合压力为 15mmHg,其作用是促使毛细血管内液体向外流动。此外,肺间质的胶体渗透压(大约 14mmHg)也是促使毛细血管内液体向毛细血管外流动的力量,所以最终促使液体由毛细血管内向血管外滤过的力量为 29mmHg。而肺内唯一促使液体由毛细血管外向血管内流动的力量为血浆胶体渗透压,约 28mmHg,因此,最终的有效滤过压(滤过的力量和重吸收的力量之差)为 1mmHg。

Starling 方程可用来计算肺微循环部位组织液的生成与回流:

$$Q = Kf[(Pc - Pis) - \sigma(\pi pl - \pi is)]$$

方程中 Q 代表单位时间内通过毛细血管壁滤过的液体量(ml/min);Kf 为毛细血管的滤过系数,描述的是毛细血管对水的通透性特征;Pc 指毛细血管静水压;Pis 指间质静水压;σ 指反射系数(reflection coefficient),描述的是毛细血管内皮对血浆蛋白的通透能力(σ 等于 1 表示血浆蛋白完全不能通过毛细血管);πpl 代表血浆胶体渗透压;πis 代表肺间质胶体渗透压。

由上可知,在肺微循环的毛细血管动脉端有少量的液体从毛细血管净外流,这部分净外流的液体可以经胸部淋巴管回流到血液,从而避免间质水肿的发生。由于肺泡上皮很薄并且较脆弱,在肺间质呈正压时极易破坏肺泡上皮,导致液体渗漏至肺泡形成肺泡水肿,因此淋巴管的引流作用非常重要。

(二) 肺水肿

各种原因引起肺血管外液体量过多甚至渗入肺泡,引起生理功能紊乱,则称之为肺水肿(pulmonary edema)。根据引起肺水肿的原因可将其分为两种类型:心源性肺水肿(也称静水压性肺水肿或血流动力学性肺水肿)和非心源性肺水肿(也称高通透性肺水肿、急性肾损伤或急性呼吸窘迫综合征)。心源性肺水肿常见于心肌梗死或缺血、急性或慢性二尖瓣或主动脉瓣疾病、慢性左心功能不全急性发作、心室舒张功能障碍等;非心源性肺水肿常是由于各种原因损伤了肺泡上皮细胞和肺泡毛细血管内皮细胞,导致肺泡-毛细血管屏障受损,通透性增加所产生。

1. "肺水肿安全系数"(pulmonary edema safety factor)
动物实验显示只有在肺毛细血管压超过血浆胶体渗透压
时才会发生明显的肺水肿。图 8-2-13 显示的是狗在升高
左房压时肺水肿的形成过程。由于每次左房压升高到一
定值后,肺毛细血管压将升高至高于左房压 1～2mmHg 水
平,因而在此动物实验中,当左房压升高至 23mmHg 水平
时,肺毛细血管压将达到 25mmHg 以上,故而液体开始在
肺间质积聚。当肺毛细血管压进一步升高时,液体积聚急
剧增加,由于此实验的血浆胶体渗透压的临界值为
25mmHg,由此可推断对于人类,由于血浆胶体渗透压正常
值为 28mmHg,当肺毛细血管压从 7mmHg 升高至
28mmHg 时,即可发生肺水肿。因此,人类避免发生肺水
肿的安全系数临界值为 21mmHg。

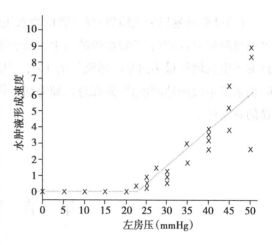

图 8-2-13　左房压与水肿液生成速度的相关关系

当肺毛细血管静水压缓慢升高时(至少 2 周),肺脏抗肺水肿的能力增加,原因是由于淋巴管显著扩
张,回流代偿性增加,最高可增加约 10 倍。因此,对于慢性二尖瓣狭窄的患者,肺毛细血管压高达 40～
45mmHg 时也未发生致命性肺水肿。

当肺毛细血管压轻度高于肺水肿安全系数时,数小时内即可发生肺水肿,而当肺毛细血管压显著高于
肺水肿安全系数时(高于肺水肿安全系数 25～30mmHg),20～30 分钟内即可发生致命性肺水肿。因此,
在急性左心衰竭时,当肺毛细血管压偶尔升高至 50mmHg 时,患者常在 30 分钟内死于急性肺水肿。

2. 肺水肿发生机制

(1)肺毛细血管静水压增高:肺毛细血管静水压升高引起的肺水肿为心源性肺水肿。当肺毛细血管静
水压升高时,液体由毛细血管向肺间质滤过的压力增加,液体的净外流增加,当其超过淋巴管引流时则发
生肺间质水肿,由于肺间质最多仅能容纳约 100ml 液体,因此肺间质水肿进一步加重则将使得液体从肺
间质进入肺泡引起肺泡水肿。

(2)肺毛细血管壁通透性增加:肺毛细血管壁通透性增加引起的肺水肿为高通透性肺水肿。由于肺泡
壁及毛细血管壁十分菲薄,易受缺血、缺氧、有毒气体、感染、毒素、酸性代谢物质、组胺、儿茶酚胺等因素损
害,使肺泡壁破坏,血管内皮细胞损伤,组织间裂隙增加,通透性增加,血管内液体包括部分血浆蛋白进入
肺间质和肺泡引起肺水肿。

(3)肺毛细血管内血浆胶体渗透压降低:在毛细血管
内血浆胶体渗透压是肺内唯一能将液体留在毛细血管内
的压力(图 8-2-12)。如果毛细血管内血浆胶体渗透压下
降,液体净外流增加,当其超过淋巴回流时则发生肺水肿。
血浆蛋白质是胶体渗透压的主要维持者,总蛋白为 70g/L
时,胶体渗透压为 25～30mmHg,当血浆总蛋白下降至
55g/L,白蛋白下降至 25g/L 时,渗透压下降至低于毛细血
管静水压,液体外渗。胶体渗透压下降很少是引起肺水
肿的唯一因素,它常常是在肺毛细血管静水压增加或毛
细血管壁通透性增加导致肺水肿的基础上的加重因素。
有关犬的动物实验研究显示,在血浆蛋白浓度下降至正
常的 43% 时,左房压超过 11mmHg 肺水即开始明显增加
(图 8-2-14)。

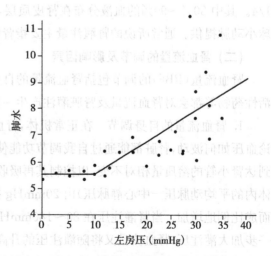

**图 8-2-14　正常蛋白含量的 43% 时肺水
与左房压的关系**

(4)肺间质淋巴回流障碍:淋巴管的静水压低于大气压,有回收间质内液体的作用,当各种原因引起淋巴回流障碍时,则有利于肺水肿的发生。如前所述,淋巴管在肺毛细血管压慢性升高时可代偿性扩张,使得淋巴引流增加最多达基础回流量的 10 倍,从而在慢性二尖瓣狭窄的患者肺毛细血管压高达 40mmHg 时仍未发生致命性肺水肿,而在急性肺毛细血管压升高时,当肺毛细血管压超过 20mmHg 时即可发生明显的肺水肿。

(邱海波)

第三节 肾脏的血流与灌注

一、肾脏的血流动力学

肾脏是人体的一个重要器官,它肩负着排出体内代谢产物和有毒物质,维持水、电解质和酸碱平衡的重要任务。肾脏发生功能障碍,不仅会引起内环境紊乱,更重要的是会影响患者预后,增加死亡率。肾脏自身的血流动力学(如肾脏的灌注压、肾血流量、肾血管阻力)改变在肾损伤的发病中起着重要作用。在很多疾病状态下,致病因素先引起全身血流动力学(如血压、容量、心排出量等)的变化;全身血流动力学改变又会使肾脏血流动力学发生变化,从而引起肾小球滤过率下降,肾功能发生异常和损害。因此,肾脏自身的血流动力学应该值得关注。

(一)肾脏的血供

肾动脉由腹主动脉垂直分出,其分支经叶间动脉→弓形动脉→小叶间动脉→入球小动脉。每支入球小动脉进入肾小体后,又分支成肾小球毛细血管网,后者汇集成出球小动脉而离开肾小体。出球小动脉再次分成毛细血管网,缠绕于肾小管和集合管的周围。所以,肾血液供应要经过两次毛细血管网,然后才汇合成静脉,由小叶间静脉→弓形静脉→叶间静脉→肾静脉。

肾小球毛细血管网介于入球小动脉和出球小动脉之间,而且皮质肾单位入球小动脉的口径比出球小动脉的粗 1 倍。因此,肾小球毛细血管内血压较高,有利于肾小球的滤过作用;肾小管周围的毛细血管网的血压较低,可促进肾小管的重吸收。

肾的血液供应很丰富。正常成人安静时每分钟有 1200ml 血液流过两侧肾,相当于心输出量的 1/5～1/4。其中 80%～90% 的血液分布在肾皮质层,由入球小动脉提供,10%～20% 分布在外髓和内髓,由出球小动脉提供。通常所说的肾灌注量主要指肾皮质血流量。

(二)肾血流量的调节及影响因素

肾血流量(RBF)的调节包括肾血流量的自身调节和神经体液调节。在治疗过程中,液体复苏及血管活性药物等都会对肾血流量及肾脏灌注产生一定的影响。

1. 肾血流量的自身调节 在正常机体,肾血流量(RBF)是具有自身调节功能的,即在一定范围内,无论血压如何波动,肾脏都能通过自我调节功能使 RBF 维持相对稳定,从而保证肾小球滤过率相对恒定,使到达肾小管的溶质量相对不变,以控制其再吸收和排泄。离体肾实验观察到,当肾动脉的灌注压(相当于体内的平均动脉压－中心静脉压)由 20mmHg 提升到 80mmHg 的过程中,肾血流量将随肾灌注压的升高而成比例地增加。当肾灌注压在 80～180mmHg 范围内变动时,肾血流量保持在一个稳定的水平不变,进一步加大灌注压,肾血流量又将随灌注压的升高而增加。这种不依赖肾外神经支配使肾血流量在一定血压变动范围内保持不变的现象,称为肾血流量的自身调节。

关于自身调节的机制,目前主要有肌源反应(MR)、管-球反馈(TGF)及第三调节机制三种解释。肌源反应学说认为,当肾灌注压增高时,血管平滑肌因灌注压增加而受到牵张刺激,这使得不滑肌的紧张性加强,血管口径相应地缩小,血流的阻力便相应地增大,保持肾血流量稳定;而当灌注压减小时则发生相反的变化。由于在灌注压低于 80mmHg 时,平滑肌已达到舒张的极限;而灌注压高于 180mmHg 时,平滑肌又达到收缩的极限。因此,在 80mmHg 以下和 180mmHg 以上时,肾血流量的自身调节便不能维持,肾血流量将随血压的变化而变化。只有在 80~180mmHg 的血压变化范围内,入球小动脉平滑肌才能发挥自身调节作用,保持肾血流量的相对恒定。如果用罂粟碱抑制血管平滑肌的活动,自身调节便告消失。管-球反馈学说认为,当肾灌注压升高时,肾血液量和肾小球滤过率的一时增加使钠的滤过量随之增多,后者刺激致密斑的钠感受器,反馈性地促进肾小球旁器分泌肾素,局部作用于入球小动脉增加其阻力,以维持血流量相对恒定。第三调节机制尚不完全明确,可能包括腺苷三磷酸、血管紧张素 II 或肌源反应的慢组分。此外,还不能完全排除其他因素,如肾内组织液压力、代谢产物等因素在肾血流量自身调节中的作用。在静息状态下,肾血流量自身调节的 50% 由肌源反应完成;35%~50% 由管-球反馈完成;第三调节机制所起的作用不足 15%。

2. 肾血流量的神经和体液调节 肾血流量的神经、体液调节使肾血流量与全身的血液循环调节相配合。肾交感神经活动加强时,引起肾血管收缩,肾血流量减少。体内儿茶酚胺都能使肾血管收缩,肾血流量减少。血管升压素和血管紧张素等也能使肾血管收缩;前列腺素和一氧化氮可使肾血管扩张。

总之,在通常情况下,在一般的血压变化范围内,肾主要依靠自身调节来保持血流量的相对稳定,以维持正常的泌尿功能。在紧急情况下,全身血液将重新分配,通过交感神经及儿茶酚胺的作用来减少肾血流量,使血液分配到脑、心脏等重要器官,这对维持脑和心脏的血液供应有重要意义。

3. 液体治疗对肾血流量的影响 当机体处于低血容量状态下,液体复苏可以有效地改善心排出量,提高平均动脉压,从而改善肾脏灌注和避免肾脏损伤。

但临床上经常遇到的这样的问题,如果复苏至心输出量增高,平均动脉压满意的血流动力状态,肾脏却持续恶化,还应该如何复苏? 一般是倾向于继续给予液体,直至肾功能指标好转,但这样做是安全合理的吗? 有证据表明,对重症患者采取不加严格限制的液体管理可能带来不良后果。Wiedemann HP 将1000 个急性肺损伤患者重症患者分别实行限制性和不加严格限制的液体管理策略,结果是限制液体组肺功能有明显改善,不依赖呼吸机的时间延长,住 ICU 时间缩短;而两组在肺外器官的衰竭和休克方面无差异。

有研究发现,心衰患者的中心静脉压与肾小球滤过率呈负相关;中心静脉压越高,肾功能损害越严重。右心压力增高有可能通过增加反压导致肾脏水肿,从而降低肾脏灌注。肾脏的灌注压等于平均动脉压减去肾脏组织压力,反压增加会引起肾脏低灌注并激活肾素-血管紧张素-醛固酮系统。此外,由于肾脏是一个有囊被的器官,器官水肿会产生更高的反压形成"囊内填塞",进一步降低 RBF 和肾脏灌注、减少尿量,引起更多的液体潴留和水肿。这一恶性循环很容易导致利尿剂耐药。液体潴留会引起心肌扩张、心排量和全身血压下降,从而使肾脏功能进一步恶化。

综上所述,机体存在低血容量时应及时进行有效的液体复苏,以使全身血流动力学达到最优,肾血流升高,防止因肾脏灌注不足引起的 AKI 加重。但对于已复苏至良好的血流动力学状态,肾血流量已经升高的情况下,再额外给予液体不会再增加 RBF,反而可能会引起一些不良后果。

4. 药物治疗对肾血流量及肾脏灌注的影响 一些药物除直接作用于肾小球、肾小管或肾间质,引起急性肾损伤外,还可以对肾脏血流动力学产生影响,引起肾脏功能障碍。造影剂可以引起肾脏血管的强烈收缩,RBF 减少,肾脏髓质缺血缺氧。如果患者存在容量不足,升压药物可能引起肾血管收缩,从而加重肾脏缺血。非甾体类抗炎药物(NSAID)可以抑制入球小动脉处前列腺素的合成,使入球小动脉收缩,RBF 减少。血管紧张素转换酶抑制剂/血管紧张素受体拮抗剂(ACEI/ARB)会使出球小动脉处的血管紧张素 II 减少,虽然流经肾小球的血流量可能增加,但肾小球内的毛细血管压力由于出球小球脉不能有效收缩而降低,从而引起肾小球的有效滤出压下降,同样会引起肾小球滤过率下降。

　　去甲肾上腺素有着很强的 α-肾上腺素能兴奋作用,是一种非常有效的升压药物。研究表明,对于正常或低血容量性休克的机体,去甲肾上腺素会减少肾血流量和尿量。最近有研究提示:在严重感染时应用去甲肾上腺素不仅能够提高血压,还能够增加尿量,改善肾小球滤过率和感染性休克患者的预后;肾血流量常不会减少,甚至往往可见提高。去甲肾上腺素能够提高肾血流,除了是对肾脏灌注压力的提高外,还有其他机制。Anderson WP 等给清醒狗输注 $0.2\sim0.4\mu g/(kg \cdot min)$ 的去甲肾上腺素,发现 RBF 明显增加,RVR 明显下降。研究者认为,去甲肾上腺素的这种"肾血管扩张作用"与它升高全身血压后压力感受器发生反应,减轻了肾脏的交感神经张力有关。Bellomo R 认为,严重感染时肾脏的脉管系统的张力和反应性发生改变,使得与正常机体对去甲肾上腺素的反应也发生改变,在内毒素血症下,去甲肾上腺素可使肾血管的欧姆阻力降低,并能降低血管的关键闭合压力,从而增加肾血流量。去甲肾上腺素对 RBF 的影响除了受到是否存在全身感染影响外,还与药物剂量有关。有研究用去甲肾上腺素将平均动脉压从 65mmHg 升至 85mmHg,发现肌酐清除率和尿量并没有明显增加,而肾血管阻力指数在 75mmHg 时最低。说明血压目标的合理设定对严重感染所致 AKI 的预防和治疗非常重要。

　　小剂量的多巴胺或者说肾脏剂量多巴胺[$2\sim4\mu g/(kg \cdot min)$]曾在临床上被广泛用于急性肾衰的防治。研究认为,虽然小剂量多巴胺能够增加患者的尿量,但主要与其抑制近曲小管 Na^+-K^+-ATP 酶的活性,减少钠的重吸收有关,并不会增加肌酐清除率;反而因抑制了对肾脏起保护作用的管-球反馈及增加外层髓质的氧动力学,可能引起肾损伤加重。之后的几个循证医学分析也都得出小剂量多巴胺不能预防 AKI 的发生,不能减少透析和死亡率。最近的一项研究指出,小剂量多巴胺会使急性肾衰的患者肾脏灌注恶化。因此感染性休克指南指出,在治疗严重感染过程中,小剂量多巴胺不应该用于肾脏保护。故小剂量多巴胺并无肾脏保护作用,临床上不应常规应用。但作为血管加压药物的一种,中、大剂量的多巴胺也常作为临床上感染性休克的一线用药之一,特别是感染性休克合并心肌收缩力下降时,但其对顽固低血压的感染性休克效果不如去甲肾上腺素。中剂量的多巴胺也可明显升高心输出量、MAP、尿量及肌苷清除率。近年来的研究提示,非诺多巴,一个选择性的 D_1 受体激动剂,能增加肾血流量和肌酐清除率,可能减少 AKI 的发生,降低透析和死亡率。

　　多巴酚丁胺具有正性肌力作用,能通过增加感染性休克患者的心输出量而改善器官组织灌注,其中肾脏的灌注也可部分改善。临床研究显示,对于肾脏功能轻度受损的危重患者,多巴酚丁胺并不增加患者尿量,但明显增加肌酐清除率,提示多巴酚丁胺能改善肾脏灌注。

　　肾上腺素主要用于心肺复苏和过敏性休克的抢救,治疗感染性休克并非一线用药,仅被用于液体其他加压药无效的顽固病例。没有被广泛应用的主要原因在于它易诱发心动过快,导致心肌耗氧增加并能引起严重的代谢紊乱:血糖、乳酸增高、低钾血症和酸中毒。Giantomasso 等将 $0.4\mu g/(kg \cdot min)$ 的肾上腺素用于感染性休克羊的复苏,发现它有很强大的正性肌力作用,明显提高心率、血压和心输出量,但对局部血流也有影响:肾上腺素能明显减低肾血流,肠系膜血流和冠脉血流无明显影响;它能增加尿量,但不增加肌酐清除率。Day 在研究发现肾上腺素对感染性休克患者的 RVR 是增加的,RBF/CO 降低,而尿量及肌酐清除率未见改善。肾上腺素对肾脏的作用还需随机对照的临床试验进一步研究。

　　精氨酸加压素(AVP)常用于尿崩症及消化道静脉曲张出血的治疗。一项对照实验研究将 0.02IU/min 的 AVP 用于感染性休克羊的复苏,发现 AVP 可降低心率和心排出量,可引起肠系膜血管收缩引起肠系膜血流下降;对肾血流量影响不大,但可增加尿量和肌酐清除率。最近的研究提示,AVP 的类似物特利加压素(甘氨酸加压素)能够改善内脏血管张力,提升血压,逆转严重肝病时的交感神经及肾素-血管紧张素-醛固酮系统的兴奋,从而提高肾脏血流量和肾灌注,对治疗肝肾综合征相关的 AKI 有较好的效果。

（三）肾脏血流动力学的监测

肾脏排泄功能的正常进行有赖于肾脏血流动力学的平稳。肾脏血流动力学主要包括压力灌注和流量灌注两个方面。一般情况下,压力灌注降低超过生理范围也会引起流量灌注的下降。但在一些特殊病理情况下,两者并不同步,如高动力全身感染的情况下,可以出现压力灌注降低而流量灌注升高的情况;在存在肾动脉狭窄的情况下,虽然压力灌注很高,但流量灌注可以低于正常水平。压力灌注和流量灌注任何一方降低即可引起肾小球滤过率下降及肾功能改变。

肾脏的灌注压等于平均动脉压减去肾脏组织压力,在肾脏无明显水肿的情况下,肾脏的灌注等于平均动脉压减去中心静脉压。流量灌注通常用肾血流量(RBF)来衡量。在动物实验中,RBF可以用超声血流量仪准确地测量出来。但目前对人的RBF监测尚无较准确的监测方法,常用的即用体表超声测肾血管阻力指数或用对氨基马尿酸(PAH)清除率测肾血浆流量,体表超声法虽然是无创的,但准确度有限;对氨基马尿酸清除率法及肾静脉热稀释导管法均需在肾静脉内留置导管,为有创性检查,对患者损伤大,重复性差。决定肾血流量的一个重要参数是肾血管阻力(RVR),它可以用体表超声测肾血管阻力指数来间接衡量,也可以用公式计算出来:RVR＝(MAP−CVP)/RBF。

由于肾脏血流动力学参数的准确监测存在困难,临床上常根据患者的病理生理情况及全身血流动力学的变化间接地估计肾脏血流动力学的变化。

二、不同疾病状态下肾脏血流动力学的变化

（一）缺血性急性肾损伤时的肾脏血流动力学改变

很多疾病会引起缺血性急性肾损伤,如创伤、烧伤、大手术、失血性休克、低血容量休克等。这些疾病的共同特点是有效循环血量的减少引起交感神经系统及肾素-血管紧张素-醛固酮系统兴奋。在全身血流动力学方面会表现为心脏前负荷降低、心排量降低、全身外周血管阻力增高及平均动脉压下降。

在肾脏血流动力学方面会表现为:

1. 肾血流量急剧减少原因:

(1)肾灌注压降低:平均动脉压下降导致肾脏灌注压下降,肾脏自身调节曲线处于下降支,导致肾血流量减少。

(2)肾血管阻力增加:血管内容量下降会导致交感-肾上腺髓质兴奋,儿茶酚胺增多;肾素-血管紧张素系统激活;内皮素与一氧化氮(NO)的产生失衡。上述神经内分泌改变导致肾血管收缩,肾血管阻力增大,从而引起肾血流量下降。

(3)肾血管阻塞。

2. 肾血流重新分布　皮质肾单位血流量减少,髓质肾单位血流量增多,肾内分流。肾血流重新分布的主要机制是皮质肾单位对缩血管物质如:肾素、儿茶酚胺等的敏感性高于髓质肾单位。

（二）心肾综合征时的肾脏血流动力学变化

目前,人们对心肾综合征有了新的认识。急性透析质量指导组织(ADQI)将心肾综合征分为5个亚型(详见本书心肾综合征一章)。心脏和肾脏关系密切,两者的作用是相互的和多方面的。首先,两者在血压、血管张力、利尿和利钠、循环血容量、外周灌注和组织氧供方面均起着重要作用。两者均有着重要的内分泌功能,发挥细胞和体液信号调节。在这些方面,两个器官有着重要的相互作用和协调平衡,其中一个器官的功能障碍会使另一个器官的功能下降。

心衰和心源性休克时,在全身血流动力学方面会出现心排出量下降、中心静脉压升高、全身血管阻力增加及平均动脉压降低等表现。这些全身改变会通过神经-体液调节导致肾脏血流动力学也发生改变,如肾脏灌注压减少、肾血管阻力增加及肾脏血流量的降低,从而引起肾小球滤过率下降、少尿,发生急性肾功能障碍。而严重的肾动脉狭窄,则可通过容量和压力过负荷导致急性充血性心力衰竭。

心脏和肾脏对血流动力学的调节是一个复杂和动态的系统。两个脏器对话的桥梁是一氧化氮、反应氧簇、系统性炎症、交感神经系统和肾素-血管紧张素-醛固酮系统(RAAS)的活化以及内皮素、前列腺素、血管加压素和利钠肽等。在肾脏功能减退时,心血管科出现加速性动脉粥样硬化、左心室肥大和重塑、心肌微血管病变和血管钙化;而在心功能不全时,由于肾脏血流灌注减少和 RAAS 活化等因素导致肾功能的进行性下降。另外,心脏病和肾脏病都可引起贫血,后者反过来又导致两种疾病的加重,形成恶性循环。因此,心脏和肾脏的相互作用远不是泵血和滤过那么简单。

(三) 肝肾综合征时的肾脏血流动力学变化

失代偿期肝硬化或重症肝炎出现大量腹水时,由于有效肝肾综合征循环血容量不足及肾内血流分布等因素,可发生肝肾综合征(HRS)。其特征为自发性少尿或无尿、氮质血症、稀释性低钠血症和低尿钠,但肾却无重要病理改变。它是重症肝病的严重并发症,其发生率占失代偿期肝硬化的 50%~70%,一旦发生,治疗困难,存活率很低(<5%)。肝肾综合征的发生机制复杂,目前尚未完全阐明。多年来的研究表明,本病的发生与周围动脉血管扩张及选择性肾血管收缩关系密切。

肝肾综合征时,全身血流动力学主要表现为内脏及外周血管扩张,平均动脉压降低,心排出量代偿性增加。肾脏血流动力学改变包括肾血管阻力增大、肾灌注压减小及肾血流量减少,导致肾小球滤过率下降。可能的机制包括:

1. 假性神经递质增多 肝功能衰竭,血中代谢产物不能被清除,假性神经递质替代了正常末梢交感神经递质,使末梢血管张力减低,引起小动脉扩张,血压下降,肾血流灌注减少,肾小球滤过率下降,导致肝肾综合征。

2. 肝硬化 导致门脉高压、腹水,腹水易引起自发性腹膜炎,引起一氧化氮合成增多,也会引起内脏及外周血管扩张。

3. 肾交感神经张力增高 在严重肝硬化或肝癌晚期肝细胞广泛受损,致肝功能严重损害时,腹水、脱水、上消化道出血及放腹水等均可导致有效循环血容量减少,反射性引起交感-肾上腺髓质系统兴奋性增高,血中儿茶酚胺浓度升高,肾素、内皮素的合成和分泌增多,使入球小动脉收缩,肾血管阻力增高、肾血流量下降,肾小球滤过率下降,诱发肾功能障碍。

(四) 严重全身感染时的肾脏血流动力学变化

严重感染和感染性休克是急性肾损伤(AKI)的最常见发病原因之一,约占急性肾衰(ARF)的 50%。严重感染的患者并发 ARF 的病死率高达 70%,明显高于其他原因所致 ARF 的病死率。严重感染所致 AKI 的发病机制是多因素的,涉及肾脏血流动力学和肾脏灌注的改变、肾脏细胞功能改变和损伤,以及内毒素或内毒素样物质诱发的复杂的炎症和免疫网络反应等多个方面,其中肾脏的血流动力学改变是其中重要一环。

1. 严重感染及感染性休克时肾血流量的变化 既往多认为,严重感染时存在全身血管扩张及肾血管的收缩,导致 RBF 下降和肾脏灌注不足,并曾被认为是严重感染所致 AKI 的发病机制的核心。但全身感染时有关 RBF 改变的数据多来源于动物实验,这些实验又采用了不同的动物模型和测量技术,将这些研究结果直接应用到人身上尚存在不确定性。目前对人的 RBF 监测尚无较准确的监测方法,故严重感染对人 RBF 的影响是增加、不变还是减少,尚不十分明确。仅有的几个有创性的研究提示,全身感染的 ICU 患者的肾血浆流量是升高的;Schaller G 给健康成人注射大肠杆菌内毒素 LPS 20IU/kg 后,用对氨基马尿酸清除率测定发现注射后 180~300 分钟肾血浆流量上升近 50%。无法准确和连续测量危重患者的肾脏血流动力学增加了对这方面进行深入研究的难度。

有关严重感染时 RBF 变化的动物实验结果不一。有研究对 159 个关于 RBF 测定的动物实验进行了系统性回顾,发现近 2/3(99 个)的研究报道严重感染时 RBF 降低;约 1/3(60 个)的研究报道严重感染时 RBF 不变或升高。应该指出,动物实验中 RBF 的高低可能受到很多因素影响,如测量 RBF 的技术方法、测量时间、制作感染模型的方法、动物大小和液体管理等。对上述100多个动物实验进行多因素分析发现：动物的意识状态、术后的恢复时间、心输出量及血流动力学模式对RBF有影响,其中心输出量(CO)是严重感染时RBF的独立影响因子。Langenberg C等采用大肠杆菌持续输注的方法制作出大动物的高动力感染性休克模型,并采用目前监测血流量的"金标准"——Transonic Systems的Transit time技术测量非麻醉状态下的RBF变化,发现严重感染时随着心排出量的升高,RBF可升高达2倍以上。

因此,越来越多的证据表明,RBF减少并非严重感染时肾损伤的核心机制,恰恰相反,在严重感染的高血流动力状态下,RBF往往是增加的;在肾脏灌注流量不减少的情况下,肾损伤仍可发生。

2. 严重感染及感染性休克时肾内血流分布及微循环的变化　广泛的微循环障碍是全身炎症反应综合征的关键因素,也很可能在全身感染引起的器官功能不全中起到重要作用。

(1)肾内血流分布及肾小管周围微循环变化:严重感染时肾内血流分布及微循环如何改变,也存在不一致的报道。Giantomasso用激光多普勒探针法检测高血流动力学下感染性休克绵羊模型中肾内血流分布情况,未发现肾皮质血流和肾髓质血流有明显改变。Maybauer用彩色微球法测量高血流动力学下感染性休克羊的肾皮质血流,未发现有明显变化。

Yasuda H等用荧光血凝素法发现在感染24小时小鼠的肾皮质及肾脏外层髓质外带,有灌注的毛细血管均明显减少,并存在局部缺氧;Wu L等用活体显微摄像法证明小鼠在内毒素注射后早期肾衰发生之前即存在皮质肾小管周围毛细血管的灌注明显降低,并与小管周围的氧化应激呈正相关,而且48小时肾功能恢复后,功能性血小板的密度只恢复了一部分。出现不同结果的原因考虑也与研究采用的动物大小,所处的血流动力学状态及研究方法等有关。

(2)肾小球内血流动力学变化:严重感染时肾小球内血流动力学的变化有可能参与了肾小球滤过率的下降,在严重感染早期及发展过程中,肾脏入球小动脉和出球小动脉如何变化尚不完全清楚。以前曾被广泛接受的假设是严重感染时入球小动脉在循环中收缩血管物质的影响下阻力增大,引起肾小球内滤过压力的下降,从而引起肾小球滤过的下降。但是关于人类的研究及最近的高血流动力学的实验研究结果并不支持这一假设。Langenberg C等在高血流动力学感染性休克绵羊上观察到在肾小管功能未受明显损伤的情况下,虽然RBF明显增加,但肾小球滤过率仍出现下降;而在随着RBF的恢复,肾小球滤过率也随之恢复。由此推论,这可能是肾小球内血流动力学发生变化所致:严重感染引起肾小球入球小动脉和出球小动脉均扩张,但后者扩张更明显,则可引起肾小球内滤过压力的下降,引起GFR下降。临床试验中,应用各种血管扩张剂治疗感染性AKI无效而使用能收缩出球小动脉的血管加压素能增加尿量和肌酐清除率正说明了这一点。

3. 肾血流量及肾脏微循环在严重感染时改变的机制　在正常机体,RBF是具有自身调节功能的,即在一定范围内(血压在80~180mmHg),无论血压如何波动,肾脏都能通过自我调节功能使RBF维持相对稳定,使到达肾小管的溶质量相对不变,以控制其再吸收和排泄。而当血压超出这个范围时,RBF的自身调节便不能维持,RBF将随血压的变化而变化。在肝硬化、感染、全身炎症反应综合征和心衰等病理情况下,上述机制可以发生改变,RBF也将随之发生变化。Abuelo认为即使在正常血压下,如果存在引起入球小动脉和出球小动脉对上述调节机制反应变差,也可导致肾小球滤过率下降,引起急性肾衰竭。

Yamaguchi N等在给大鼠注射内毒素后的不同时间点对影响RBF的三个主要血管调节因子作了检测,结果发现起血管收缩作用的内皮素-1(ET-1)、血管紧张素Ⅱ(Ang Ⅱ)及起血管扩张作用的NO均有升高,但升高的时间和倍数不同。肾脏的iNOS mRNA在3小时升高达2240倍,肾组织ET-1 mRNA最高升至25倍,高峰出现在注射LPS后3小时;肾脏Ang Ⅱ增加了53%,高峰时间在6小时。因此,有理由认为,严重感染早期,全身血管因LPS引起的NO等炎症介质释放增多而扩张,引起全身高排低阻的表现;肾血管也可扩张引起肾血管阻力(RVR)下降,如果RVR的下降明显超过平均动脉压(MAP)的下降,则可引起RBF升高;如果RVR的下降与MAP下降相近,则RBF不变。但这种以血管扩张为优势的状态并不会一直存在下去,从血管扩张的开始,收缩血管的机制便会发生代偿作用,如果这种收缩血管的作用取得优势,则机体可表现为低排高阻的低血流动力学状态;肾血管也会收缩引起 RVR 增加和 RBF 减少。之后可能出现血管因高浓度的舒张血管物质和收缩血管物质的共同存在,两者互为优势,导致血管舒缩障碍,微循环障碍,进一步加重肾功能损害。

严重感染时,RBF 及微循环的调节机制是很复杂的,还有很多亟待回答的问题,如 RBF 的自身调节作用是否在感染一开始就受到破坏,肾小球内部血流动力学如何变化,出球小动脉和入球小动脉对血管活性物质的作用表现有何不同等,感染性 AKI 早期是否只是肾脏细胞受到器质性损伤前的一个功能性的AKI,尚需进一步研究明确。

(杨荣利)

第四节 脑血流与灌注

大脑是机体代谢率最高的器官,对能量的需求巨大。虽然脑重量仅占体重的 2%,但是静息状态下血流灌注约占心输出量的 14%,氧耗量却占到全身基础氧耗量的 20%。另一方面,脑的能力储备又非常有限。因此,大脑需要依靠多种调节机制来维持相对恒定的血流灌注,以保障能量的持续供给。

一、脑血流灌注的解剖学基础

(一)动脉循环

大脑的动脉血供来自左右颈内动脉和椎-基底动脉系统,前者供应 Willis 环靠前的部分,构成前循环,左右椎动脉汇合形成基底动脉,供应 Willis 环靠后的部分,构成后循环(图 8-4-1)。

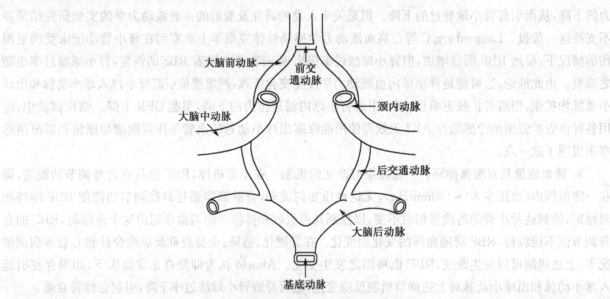

大脑前动脉

前交通动脉

颈内动脉

大脑中动脉

后交通动脉

大脑后动脉

基底动脉

图 8-4-1 脑动脉循环系统

颈总动脉沿食管、气管和喉的外侧上升,其外侧有颈内静脉,两者间的后方有迷走神经,三者共同包裹于颈筋膜鞘内。颈总动脉约在甲状软骨上缘处分为颈内动脉和颈外动脉。正常情况下,颈外动脉主要供应面部以及除大脑以外头颅结构的血流。颈内动脉在喉的后方上行,在颈部不发出分支,起始部分膨大,称为颈动脉窦。颈动脉窦壁含有压力感受器,能感受血压变化,反射性地改变心率和末梢血管口径,以调节血压。颈内动脉经颞骨岩部的颈动脉管进入颅腔,形成"S"形的虹吸段,向前发出眼动脉,向后发出脉络膜前动脉和后交通动脉,最终分为大脑前动脉和大脑中动脉。大脑前动脉主要负责大脑半球前半部血供,并发出深穿支到尾状核和额叶底部。大脑中动脉的主干向侧方行走,随即发出小穿支,即纹豆动脉,为基底节和内囊提供血供。当大脑中动脉达到大脑外侧裂时,分为负责外侧裂以上大脑半球外侧部、外侧裂以下额叶和顶叶下部血供的分支。

椎动脉起自锁骨下动脉,在脑桥和延髓交界处,左右椎动脉汇合形成基底动脉。基底动脉行走于脑干的腹侧,为脑桥、中脑和小脑提供血液灌注。基底动脉在中脑水平分为两侧大脑后动脉,再向中脑和丘脑发出穿支动脉。

颈内动脉系统和椎-基底动脉系统,以及大脑两侧半球的动脉血供借助 Willis 环联系。Willis 环位于蛛网膜下腔,由于各部分连接并不一致,约有 48% 的个体存在差异。通常情况下,左右两侧前循环由单一的前交通动脉联系,前后循环由双侧后交通动脉联系。生理条件下,交通动脉中的血流量较低。然而当任何一支颈内动脉或椎动脉堵塞时,血流将沿压力梯度经交通动脉重新分配,以减少缺血部分,维持脑的营养和功能活动。

(二) 静脉循环

颅内静脉血液回流至静脉窦,解剖学特点为没有瓣膜结构,无肌肉组织。静脉窦内的血液再回流至颈内静脉,起始部膨大,称为颈静脉球部。该部位几乎不接纳来自颅外的血液回流,因此监测到的静脉血氧饱和度可以反映颅内氧耗情况。

(三) 血-脑屏障

脑毛细血管内皮细胞连接紧密,且被一层连续的基底膜包围,基底膜外尚有星形胶质细胞的终足包裹。这些结构形成了脑组织的防护屏障,控制血浆各种溶质选择性的通透。

二、脑血流灌注的生理学基础

(一) 脑血流的代谢调节

不同部位的脑代谢率存在较大差异。静息状态下,皮质血流量和代谢率明显高于皮质下部位。功能影像学研究显示,肢体运动、视觉刺激或思维活动能够诱发大脑局部代谢增加,这些部位的脑血流量(CBF)也明显增加。这种血流-代谢偶联存在明显的空间分布特征,且血流的变化也非常迅速。参与 CBF 代谢调节的可能机制包括化学调节和神经调节。

1. 脑血流-代谢偶联的化学调节　大脑被激活区域的神经元释放血管舒张物质,直接弥散到相邻血管壁的平滑肌细胞,或间接通过血管内皮介导的方式,改变血管张力。腺苷、一氧化氮(NO)、氢离子和钾离子可能是血流-代谢偶联的重要调节因子。

(1)腺苷:腺苷是脑动脉和软脑膜动脉的强力扩张剂。应用腺苷后 CBF 升高。腺苷导致的血管平滑肌舒张与环磷酸腺苷(cAMP)增多有关。代谢增强时,腺苷核苷酸去磷酸化,细胞内以及细胞周围腺苷积聚,导致血管舒张。已有的研究证实,神经元活动时,血管周围腺苷浓度增高。外界刺激导致大鼠 CBF 升高,而当应用腺苷拮抗剂时,这种 CBF 的升高消失或程度减轻。但是,这种腺苷升高的幅度较小,目前尚不认为腺苷是血流-代谢偶联的主要调节因子。

(2)NO:NO 是体内多种生物学反应的分子信使,具有可弥散性,半衰期短,反应效能强。越来越多的研究表明,NO 在脑循环调节中起着重要作用。局部或静脉应用 NO 合成酶(NOS)抑制剂后,CBF 呈剂量相关性下降,然而这种 CBF 的降低与脑氧消耗或糖消耗无关。在神经元刺激的动物模型中,应用 NOS 抑制剂的结果存在矛盾。一部分研究显示,应用 NOS 抑制剂可减轻代谢增加导致的 CBF 升高,而另一些研究却没有发现这种效应。这种矛盾的结果提示,NO 是静息状态下 CBF 的重要调节因子,而代谢改变时 CBF 的变化可能还有其他因素介导。

(3)氢离子和钾离子:脑局部能量代谢增强时,脑血管周围的氢离子浓度明显升高,导致血管阻力降低,CBF 增加。这种效应并非氢离子对血管平滑肌细胞的直接作用,也不是由内皮细胞介导,而是与血管周围 PH 相关。神经元活动导致二氧化碳产量增加,与水反应产生碳酸氢根和氢离子,氢离子增加使血管周围 pH 降低,动脉内径增大。细胞外液钾离子对脑血管张力的作用很大。被激活的神经元释放钾离子,经过星形细胞到血管周围。神经元激活后造成局部钾离子浓度中度升高即可诱导软脑膜动脉扩张,进而使 CBF 升高。钾离子介导的脑血管扩张存在 5～10 秒的潜伏期,而代谢增强时血管扩张几乎是同时出现,提示可能尚存在控制血流-代谢偶联的其他快速机制。这一点也被安非他明诱导的神经元兴奋试验所证实,这时细胞外液氢离子和钾离子浓度并未发生变化,但 CBF 确实明显升高。

以上证据初步表明,腺苷、NO、氢离子和钾离子在脑血流-代谢偶联的作用机制中发挥重要作用。但是,脑血流-代谢偶联几乎是瞬间发生的,这又无法用上述机制完全解释。神经元激活后,可能先由快速机制使血流明显增加,进而通过腺苷、NO、氢离子和钾离子介导将维持 CBF 于较高水平。

2. 脑血流-代谢偶联的神经调节   脑血管具有交感和副交感神经分布。儿茶酚胺对脑循环的影响存在差异,可使脑血管阻力升高、CBF 降低,也可使血管阻力降低、CBF 增加。这种不同作用取决于神经递质的分泌部位、浓度以及当时的血-脑屏障状态。对于单一脑动脉,去甲肾上腺素是血管收缩剂,由 α 受体介导,可被 α 肾上腺素能受体阻断剂阻断。然而,这种作用却似乎与血管的基础张力有关。对于已经处于收缩状态的脑动脉,儿茶酚胺可诱导其舒张。刺激血管周围的交感神经,或通过肾上腺髓质释放儿茶酚胺刺激肾上腺素能受体,可以解释外周神经系统对于脑血管的作用。当血-脑屏障完整时,循环儿茶酚胺以及颅神经刺激使脑血管阻力轻度升高,CBF 降低。相反,当血-脑屏障受到破坏时,循环儿茶酚胺以及脑室内注射去甲肾上腺素却导致 CBF 明显升高,脑氧耗和糖的消耗量明显增加。也有试验表明,刺激延髓背侧网状系统或蓝斑可导致血浆儿茶酚胺浓度升高,CBF 增加。与周围神经起源的血管周围交感神经纤维相反,刺激中枢交感神经单元则通过脑内在交感神经通路产生效应。脑内在神经调控系统起源于脑交感或 5-羟色胺神经元,以及直接植入脑微血管的神经元亚单元,刺激后释放神经递质,调节脑血管张力。刺激延髓背侧网状系统使特定区域脑皮质代谢增加。这种脑微血管神经植入,以及内在交感活性与代谢和血流增加之间的暂时联系,提示大脑可控制其自身循环。静息状态下,人脑血流似乎不受基础交感张力的影响,现有资料表明,循环儿茶酚胺增多或刺激血管周围交感神经纤维仅造成脑血管的轻度收缩。相反,刺激中枢交感神经元却使 CBF 和脑代谢明显升高。

蝶腭神经节和耳神经节为副交感神经节。神经纤维含有乙酰胆碱、血管活性肠肽以及组氨酸异亮氨酸肽等神经递质。副交感感觉神经纤维起源于三叉神经节,位于颈 2 水平。感觉纤维含有降钙素基因相关肽、P 物质和神经白介素 A。副交感神经分布于颅底大动脉、软脑膜动脉、微动脉和脑静脉。动物实验显示,注射乙酰胆碱或刺激颅外副交感神经,如岩大神经,产生剂量相关性或频率相关性脑血管扩张、CBF 升高,由烟碱和毒菌碱受体介导。脑血管内微量应用乙酰胆碱后导致的剂量相关性扩张可被阿托品或东莨菪碱拮抗。与中枢内在性交感控制相同,脑内也存在副交感神经亚单元。刺激小脑顶核造成皮质 CBF 升高的效应,即便在脊髓颈 1 水平横断后,仍然存在。在啮齿类动物大脑,腹侧苍白球是主要的皮质胆碱能神经区域,刺激这些部位使乙酰胆碱分泌增多,顶叶血流量增加。这些研究提示,刺激中枢副交感神经产生的效应由内在通路介导,依靠胆碱能神经元的完整性。

综上所述,脑血流的代谢调节包括化学和神经介导两种因素。被激活区域的神经元释放血管舒张物质,弥散到血管壁的平滑肌细胞,或通过内皮细胞介导,导致血管舒张。腺苷、NO、氢离子和钾离子是脑代谢和血流的重要化学调节物质。神经调节包括中枢外和中枢内在调节两种方式。中枢外神经调节通过起源于外周,分布于颅内动脉周围的交感和副交感神经,或循环血管活性物质,如儿茶酚胺发挥作用。这些血管周围神经分泌的神经递质,以及循环血管活性物质的作用存在差异,具有剂量相关性,与当时血-脑屏障的状态有关,可分别表现为血管舒张或收缩。中枢内在神经调节包括交感和 5-羟色胺神经元或神经元亚单位,直接分布于脑微血管周围,释放神经递质,调节脑血管张力。

（二）脑血流的自身调节

在一定的灌注压范围内，脑血管可通过自身调节将脑血流维持在相对恒定水平。这是脑血流的重要调节机制之一。在灌注压的生理范围内，自身调节既可避免由于灌注压降低造成的神经元缺血，也可避免由于灌注压升高导致充血所造成的毛细血管损伤和水肿。

脑血流自身调节的实质是脑灌注压变化时的脑血管阻力调节。脑灌注压（CPP）等于平均动脉压（MAP）与颅内压（ICP）间的差值。CBF 与 CPP 和脑血管阻力（CVR）的关系可用下列公式表示：

$$CBF=CPP/CVR$$

CBF、CPP 和 CVR 任何一个变量变化均可诱发自身调节（图 8-4-2）。当自身调节有效发挥作用时，CPP 降低可诱发 CVR 降低，而 CPP 升高时，CVR 成比例升高，维持 CBF 在相对稳定的水平。参与自身调节的脑血管主要包括小动脉和微动脉。但有资料表明，当 CPP 发生变化时，颅内一些大动脉也具有舒张和收缩的倾向。脑血管张力随 CPP 变化的程度取决于基础张力，影响因素包括交感神经活性、动脉血二氧化碳分压水平以及血管活性物质的存在。当自身调节机制丧失时，脑血管张力将不随灌注压的改变而变化，这时，CBF 与 CPP 呈线性关系。

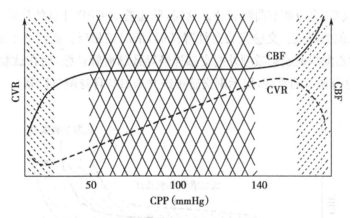

图 8-4-2 脑血流的自身调节

1. 脑血流自身调节的上限和下限　正常情况下，当 CPP 在 50～140mmHg 范围内变化时，CBF 维持相对稳定。当血压进行性下降或 ICP 进行性升高时，脑血管成比例扩张，维持 CBF。当存在颅内病理学改变时，自身调节性血管扩张可能会进一步升高 ICP。自身调节下限的定义为诱发脑血管最大程度扩张时的 CPP 水平。这时，CPP 的进一步下降将导致 CBF 成比例降低，脑氧摄取率升高以代偿脑氧输送的不足。当氧摄取升高的能力耗竭，CPP 降低至缺血阈值以下时，会出现神经系统表现，如瞌睡、意识模糊，甚至昏迷。自身调节上限的定义为诱发脑血管最大程度收缩时的 CPP 水平。超过这一限度后，CPP 进一步升高将导致脑血管扩张，CBF 升高，出现脑充血、脑血容量增加、血-脑屏障破坏以及血管源性脑水肿，临床表现出头痛、意识不清和昏迷。

2. 脑血流自身调节的机制

(1)肌源性机制：当跨壁压发生改变时，脑血管平滑肌细胞存在内在反应性，称为自身调节的肌源性机制。当跨壁压降低时，血管承受的张力降低，诱发小动脉和微动脉扩张。相反，跨壁压升高时，血管承受的张力增高，诱发小动脉和微动收缩。这一调节过程与肌动蛋白-肌球蛋白复合体的构象改变有关，几秒钟内即可完成。自身调节的肌源性机制可能与平滑肌细胞跨膜离子传导相关，进而调节不同跨壁压时的膜电位。

(2)代谢性机制：CBF 降低时释放化学因子，参与压力-血流的调节。与脑血流的代谢调节相似，腺苷、氢离子和钾离子也可能参与脑血流的自身调节。试验表明，当逐步降低 CPP 时，作为强力脑血管扩张剂，脑内腺苷浓度升高。然而应用腺苷拮抗剂并不能消除 CBF 的自身调节，提示腺苷并非自身调节的原始作用机制,但是在灌注压降低时生成增加。氢离子和钾离子是血流-代谢偶联的调节因素,因此也有可能参与自身调节机制。然而分段降低血压时并未发现血管周围 pH 降低或钾离子浓度改变。因此氢离子和钾离子也不在自身调节中发挥主要作用。研究表明,动脉血二氧化碳分压对自身调节功能造成明显影响。高碳酸血症使脑血管扩张,CBF 增加,当进一步降低 CPP 时,脑血管进一步扩张的能力下降。相反,过度通气造成的低碳酸血症使脑血管收缩,CBF 降低,这时降低 CPP,脑血管的扩张能力增强。最有可能参与自身调节的代谢机制与氧代谢相关。动物实验结果显示,动脉氧分压降低时,脑组织氧含量下降诱发软脑膜微动脉扩张。脑静脉压升高时脑微动脉也出现扩张,并可被提高局部氧浓度所逆转。这些资料提示,CPP 降低导致 CBF 下降,随后出现的脑组织氧含量降低刺激脑血管扩张,以代偿血流下降。

(3)神经性机制:如前所述,中枢神经系统还受到颅外神经通路的调节,这些神经通路起源于颅自主神经节,在脑动脉和静脉均有神经纤维分布,并形成神经丛。这些神经纤维主要分布于颅内较大的血管。刺激交感神经导致脑血管收缩,收缩幅度与血管性质有关。刺激交感神经对颅底血管张力的影响尚存在争议,但总体上影响不大。刺激压力感受器或化学感受器,或去除这些部位的神经支配,对静息状态下的脑血管张力和 CBF 影响也不大。然而,交感神经张力却影响脑血管的自身调节反应(图 8-4-3)。当处于高交感神经张力,脑血管收缩,自身调节曲线右移。这时,脑血管对 CPP 升高的代偿性收缩能力增强,而对 CPP 下降的代偿性舒张能力降低。交感张力急性降低时,情况正相反。而慢性交感张力降低,自身调节曲线无明显改变。注射乙酰胆碱或刺激颅外副交感神经导致脑血管扩张,而在试验中损毁副交感神经亚单位并不造成 CBF 和自身调节的改变,提示副交感神经并未参与自身调节机制。

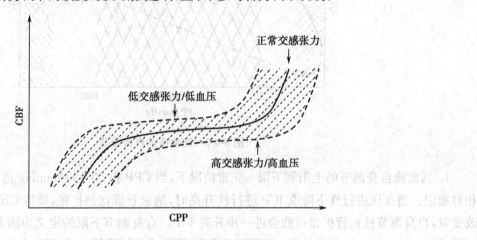

图 8-4-3 交感神经张力影响脑血管的自身调节反应

(周建新)

第五节 胃肠道的血流与灌注

一、胃肠道血流与灌注解剖学基础

胃的血液供应非常丰富,由腹腔动脉干分出的胃左动脉、肝总动脉和脾动脉及其分支组成分别沿胃大小弯走形的两条动脉弧,是支配供应胃血流的主要来源。小弯侧由胃左动脉和肝总动脉分出的胃右动脉组成的动脉弧供应,大弯侧动脉弧由脾动脉分出的胃网膜左动脉与胃十二指肠动脉(左肝总动脉)分出的胃网膜右动脉组成。上述沿胃大、小弯形成的动脉弧再分支至胃黏膜下构成血管丛实现胃的血液供应。此外,供应胃底的动脉还包括来自于脾动脉的胃短动脉。

可见,胃的动脉血液供应系统的构成是网状的,由此保证了胃壁组织的充分的血液供应。在胃黏膜固有层的腺体之间至黏膜下层形成静脉丛,静脉与动脉伴行并广泛吻合,最后分别在胃大、小弯处穿出胃壁,汇集成胃左静脉、右静脉与胃网膜左静脉及胃网膜右静脉。

肠道血液供应系统包括肠系膜上动脉和肠系膜下动脉系统,该动脉进一步分支沿小肠和大肠壁形成拱动脉系统,进入肠壁至肠黏膜。微小动脉沿系膜侧与系膜对侧形成循环网络,其分支穿透肠壁达到小肠黏膜并沿肌纤维群进入小肠绒毛、黏膜上皮下,形成常肠壁血管网。小肠绒毛特殊的血流循环构成,包括相互连接,小动脉和小静脉构成多血管裢的毛细血管网状系统。肠道正是通过这样的血液循环构成参与完成小肠的分泌功能与营养液体等的吸收功能。

二、胃肠道的血流与灌注特点

血流灌注是指单位时间内流入器官内的血液量。胃肠道血液灌注是机体广阔的血液循环系统的重要组成部分,被称之为内脏血液循环系统。后者还包括通过肠道、脾脏、胰腺血管的血流,然后通过门静脉系统进入肝脏,与肝动脉系统并行,以两套血液供应系统的形式实现肝脏总的血流灌注,最后于肝窦后形成的肝静脉,再汇入腔静脉,由下腔静脉再回流入心脏后进入大循环。

胃黏膜血液循环的构成是维护胃黏膜结构完整性和功能的主要因素,循环的血液系统提供给黏膜氧与营养物质以及胃肠道激素,由此维护正常的胃黏膜结构与功能,保证黏液分泌和黏膜上皮细胞的更新,除此以外,胃黏膜血液循环还承担着胃黏膜表面的废物的清除,从而实现胃黏膜屏障的维护作用。可见,胃黏膜血流在胃黏膜结构与功能方面具有重要的核心作用,胃黏膜血流的减少也是引起黏膜损伤的直接原因,当危重症患者黏膜血流较正常量下降 1/3 时将导致胃黏膜损害。应用电子胃镜及计算机图像处理系统也表明黏膜血流降低在胃黏膜损伤中发挥着重要作用并可以起到预测作用,血流降低一定时间将导致黏膜溃疡,反之,血流量增加后黏膜溃疡将逐渐愈合。

肠道血流总量可占心脏排出量的 20%,曾有研究应用视频(信号)稀释技术方法测定小肠的总血流量,显示为每分钟平均 500～600ml,肠系膜上动脉血流量为 700ml/min。应用血管造影方法测得肠系膜上动脉的血流在 360～1200ml/min,平均约 700ml/min。因为受到伦理的限制,血管造影的检测方式和所得结果往往来自于病患而非健康人群。超声多普勒问世和临床应用技术的提高,实现了健康人群内脏血流客观评估的可行性,早年相关研究显示,肠系膜上动脉血流约 520ml/min,腹腔干动脉的血流速度为 700ml/min。进餐后的肠血流量增加 100%。

（许 媛）

参考文献

1. Karthik S,Lisbon A. Low-dose dopamine in the intensive care unit. Semin Dial,2006,19(6):465-471.

2. Lauschke A,Teichgräber UK,Frei U,et al. Low-dose' dopamine worsens renal perfusion in patients with acute renal failure. Kidney Int,2006,69(9):1669-1674.

3. Dellinger RP,Levy MM,Carlet JM,et al. Surviving Sepsis Campaign:international guidelines for management of severe sepsis and septic shock:2008. Crit Care Med,2008,36(1):296-327.

4. Meco M,Cirri S. The effect of various fenoldopam doses on renal perfusion in patients undergoing cardiac surgery. Ann Thorac Surg,2010,89(2):497-503.

5. Al-Hesayen A,Parker JD. The effects of dobutamine on renal sympathetic activity in human heart failure. J Cardiovasc Pharmacol,2008,51(5):434-436.

6. Di Giantomasso D,Bellomo R,May CN. The haemodynamic and metabolic effects of epinephrine in experimental hyperdynamic septic shock. Intensive Care Med,2005,31(3):454-462.

7. Di Giantomasso D, Morimatsu H, Bellomo R, et al. Effect of low-dose vasopressin infusion on vital organ blood flow in the conscious normal and septic sheep. Anaesth Intensive Care, 2006, 34(4):427-433.

8. Joseph M, Tricia EB. Renal failure in patients with cirrhosis: hepatorenal syndrome and renal support strategies. Current Opinion in Anaesthesiology, 2010, 23:139-144.

9. Sanyal AJ, Boyer T, Garcia-Tsao G, et al. Terlipressin Study Group. A randomized, prospective, double-blind, placebo-controlled trial of terlipressin for type 1 hepatorenal syndrome. Gastroenterology, 2008, 134(5):1360-1368.

10. Ronco C, McCullough PA, Anker SD, et al. Cardiorenal syndromes: an executive summary from the consensus conference of the Acute Dialysis Quality Initiative(ADQI). Contrib Nephrol, 2010, 165:54-67.

11. Jason R, Haissam H, Ross A, et al. Cardiorenal syndrome and heart failure. Current Opinion in Cardiology, 2010, 25:141-147.

12. Venkat D, Venkat KK. Hepatorenal syndrome. South Med J, 2010, 103(7):654-661.

13. Bagshaw SM, Uchino S, Bellomo R, et al. Beginning and Ending Supportive Therapy for the Kidney(BEST Kidney) Investigators. Septic acute kidney injury in critically ill patients: clinical characteristics and outcomes. Clin J Am Soc Nephrol, 2007, 2(3):431-499.

14. Schaller G, Pleiner J, Mittermayer F, et al. Effects of N-acetylcysteine against systemic and renal hemodynamic effects of endotoxin in healthy humans. Crit Care Med, 2007, 35(8):1869-1875.

15. Dirnagl U, Niwa K, Lindauer U, et al. Coupling of cerebral blood flow to neuronal activation: role of adenosine and nitric oxide. Am J Physiol, 1994, 267:296-301.

16. Lacombe PM, Iadccola V, Underwood MD, et al. Plasma epinephrine modulates the cerebrobasodilation evoked by electrical stimulation of dorsal medulla. Brain Res, 1990, 506:93-100.

17. Paulson OB, Strandgaard S, Edvinsson L. Cerebral autoregulation. Cerebrovasc Brain Metab Rev, 1990, 2:161-192.

第三篇

血流动力学基本原理

第九章　Frank-Starling 定律

1895 年，Frank 报道了他将骨骼肌的机械性能和心肌相联系的研究结果。1914 年，Starling 在剑桥做了关于心脏规律的讲座，根据 Frank 和他们自己的实验研究结果，他认为，心脏的规律总体上和肌肉组织一样，心脏收缩释放的能量是肌纤维长度的函数。他的这种认识，得到世界各国的高度重视，称为 Frank-Starling 心脏做功定律。

一、Frank 的实验研究

1895 年，Frank 发表了著名论文"心肌动力学"，他将离体骨骼肌所具有的长度-张力关系和心肌相联系，研究心肌收缩与肌纤维长度的关系（长度-张力关系）。Frank 研究了离体心肌，结果表明，在一定范围内伸展离体心肌条，其长度增加，它能产生的主动张力（收缩力）就较大；超过某一范围后再继续伸展，所产生的主动张力减小；肌肉松弛到没有张力的静息长度，主动收缩极少。他又在蛙心的实验研究中证实，在一定范围内，蛙心的收缩力随着心室充盈压力（前负荷）的增加而增加。他的研究着重强调了心肌收缩之前的压力刺激（心室充盈压，前负荷，纤维长度）与其收缩力之间的相关性。他还提出了计算心脏做功的公式"$W = P \cdot V + (1/2mv^2)$"（W 为心脏每搏收缩做功，P 为平均主动脉压，V 为每搏量，$1/2mv^2$ 为心脏收缩出的血液所具有的动能）-Frank 方程。

二、Starling 的实验研究

1914 年，Starling 及其同事报告了他们研究离体心脏对肌纤维初长度和张力改变的反应结果，探讨心脏做功和心室充盈压力与容积，或谓每搏量和心输出量与静脉回心血量之间的关系。他们证实：在一定范围内增加静脉回心血量引起心室充盈压力增加时，心输出量随着心室充盈压力的增加而增加；与此相反，主动脉阻力即使显著增高，心输出量也保持不变。他们认为，增加静脉回心血量，提高心室充盈压（前负荷），可使整个心脏的肌肉受到伸展，其情况和 Frank 实验中离体心肌受到伸展时的情况一样，心肌纤维长度增加引起了心脏收缩力增强；在总结该实验结果、解释心脏搏动的调节时，得出如下推论：心输出量和静脉回心血量相同，并由静脉回心血量决定，且可在很大范围内根据流入量的变化而增减。

完整心脏的心肌纤维长度和张力无法直接测定，但心脏的容积取决于心肌纤维的长度，而心肌纤维的张力决定心室腔内压力。所以在心脏生理学和临床研究表达心脏压力-容积关系的压力-容积环中，人们用心室舒张末期容量（EDV）来代表心肌纤维的长度，以心室腔内压力代表心肌纤维的张力。将上述推论简述为：静脉回心血量越多，EDV 越大（在生理限度范围内），心脏收缩力越强。这一结论被"公认"为是心脏搏动做功的规律。对此，也有人将之表述为静脉回心血量越多，心输出量就越多；心脏做功决定于静脉回心血量；前负荷调节心脏收缩的强度等。这就是生理学中著名的 Frank-Starling 现象，"异长自身调节"，Frank-Starling 心脏做功定律，简称 Starling 定律。

根据 Starling 定律，一定的前负荷范围内心室舒张末期容量越大，心室肌初长度越长，心肌收缩力越强，相应的心输出量就越多，能使心室产生最强收缩的前负荷或心肌初长度称为最适前负荷或者最适初长度（图 9-1）。

对不同大小心室射血过程中心室腔大小、受力和压力等参数的计算结果，可以清楚地看出心腔容积增

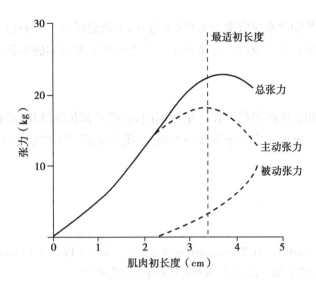

图 9-1　前负荷或肌肉初长度对肌肉最大张力的影响

大对泵功能的负面影响,这种影响由物理学定律所决定的。心腔容积的变化对心输出量同时存在正负两方面影响。在生理条件下,有利的影响是主要的,心室可随时调节每搏输出量,以保证心室容积的稳定。但是随着心腔扩大,负面影响将变突出,使泵功能下降,能量消耗增加。充血性心力衰竭时,心脏无一例外均表现心腔异常扩大,而治疗过程中心功能的改善也伴随着心腔的缩小。

心脏这种不需要神经和体液因素参与的自身调节机制在泵血功能中的作用,还可通过"心室功能曲线"的测定得到进一步的说明(图 9-2)。心室功能曲线反映左室舒张末期容量或充盈压(前负荷)与心室搏功的关系。心室功能曲线大致可分为三段:①充盈压 12～15mmHg 是人体最适前负荷,位于其左侧的一段为功能曲线的升支;表明在初长度达到最适前负荷之前,搏功随初长度的增加而增加。通常左室充盈压为 5～6mmHg,可见正常心室是在功能曲线的升支段工作,也表明心室具有较大程度的初长度储备。②充盈压在 15～20mmHg 范围内,曲线渐趋平坦,说明前负荷在上限范围内变动时对泵血功能影响不大。③充盈压高于 20mmHg 后,曲线平坦,或轻度下倾,但并不出现明显降支,说明正常心室充盈压即使很高,搏功基本不变或仅轻度减少(图 9-2)。

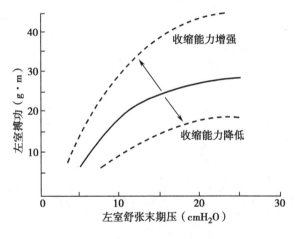

图 9-2　心室功能曲线

心室舒张时接受静脉回心血量的多少受下列因素影响:①心室充盈时间。心室充盈时间均为心室舒张期的时程与等容舒张时程之差。当心率增快时,心室舒张期和充盈时间均缩短,心室充盈减少,搏出量就降低。②静脉回流速度。在心室充盈时间不变的情况下,静脉内血液通过心房进入心室的速度越快,心室充盈量就越大,搏出量增大。反之,静脉回流速度减慢,心室充盈量减少,搏出量降低。静脉回流受体位变化、胸腔负压、血容量以及静脉系统收缩与舒张(张力)间平衡的影响。③心包内压。正常情况下心包有助于防止心室过度充盈。④心室顺应性。心室在单位压力作用下所引起的容积改变。

三、小结

心脏做功是心肌纤维初长度的函数。在一定范围内,心肌的初长度越长,心脏做功越多。静脉回心血量越多,心输出量就越多;心脏做功决定于静脉回心血量;前负荷调节心脏收缩的强度。

(管向东)

参考文献

1. Patterson SW,Piper H,and Starling EH. The regulation of the heart beat. J Physiol,1914,48:465-513.
2. 莫尔曼,海勒. 心血管生理学(美). 第6版. 天津:天津科技翻译出版公司,2010.
3. 朱妙章,唐朝枢,袁文俊,等. 心血管生理学基础与临床(研究生教学用书). 第2版. 北京:高等教育出版社,2011:92-96.
4. 福西特,李晓岚,高景利. 轻松血流动力学监护(英). 北京:北京大学医学出版社,2008:27-41.
5. 姚泰. 生理学(八年制). 第2版. 北京:人民卫生出版社,2010:64-70.
6. 刘大为. 实用重症医学. 北京:人民卫生出版社,2010:215-216.

第十章 压力、流量与容量

血流运动过程中的压力、流量与容量是处在动态变化过程中,不但相互影响,而且决定着血流状态和组织器官灌注,是临床血流动力学的基本参数。通常,压力、流量与容量及其之间的相互关系是一般流体力学的研究范畴,也已经有相应的理论解释。但由于血流是发生在富有弹性的心血管系统内,与钢性管道有明显的不同;心脏的周期性收缩舒张受到血流状态的影响;血液本身的黏稠度也影响到流体的特性等,这些因素都使血流的运动具有自己明确的特点。

在循环系统中,心脏是血流运动的动力来源。心肌的收缩使心室内的血液射向主动脉,形成动脉系统的收缩压力。在舒张期,心脏被动地充盈,但并非产生负压(相对于胸腔内压),不能对静脉血的回流产生主动的抽吸作用。由于心脏的这种特性,使得在心脏功能正常的情况下,循环的流量不取决于心脏本身的做功能力,而是取决于心脏外因素的影响。有人将心脏的这种特性与膀胱相比:膀胱收缩排除由肾脏产生的尿液,并不对肾脏产生抽吸作用。计算一段时间内的尿量可以根据每次尿量和排尿的次数,但尿量的多少并不取决于膀胱本身,而是取决于肾脏。同样,心输出量可以用每搏输出量与心率的乘积获得。但在心功能正常情况下,心输出量只受到心脏之外的因素影响,也就是受静脉回流量的影响。在这个过程中,心脏不仅不产生负压(相对于胸腔内压),而且还由于其自身的顺应性等因素增加静脉回流的阻力。

第一节 循环平均充盈压力

早在1894年,Starling就将犬的交感神经切除,刺激迷走神经以诱导犬的心搏骤停,并观察到犬的股静脉、股动脉、门静脉、下腔静脉、主动脉内所有压力最终均趋于一致,并将此压力命名为平均系统压力(mean systemic pressure,Pms)。又过了半个世纪,Starr明确将Pms定义为静脉回流的驱动压力,并且第一次在人身上测得Pms:在患者腔静脉或者心脏内置入导管测压,在患者死后30分钟内测量,认为患者心脏泵功能停止后所有压力达成一致,即为Pms,结果发现死于慢性心衰患者的Pms平均值20cmH$_2$O远高于死于其他病因的患者Pms平均值10.6cmH$_2$O。因此认为Pms在慢性心衰患者中增加,通过增加静脉回流以增加对心脏收缩功能不全的代偿。Guyton医师在世界上第一次描述了循环平均充盈压(mean circulatory filling pressure,MCFP)的概念,并提出了测量的方法并分析了影响它的因素,他也据此构建了静脉回流曲线。Guyton测量MCFP的方法是使心搏骤停,并用一个泵使得全身循环系统内动脉静脉压迅速达到平衡,测量当循环没有血液流动时血管内的压力。

一、循环平均充盈压力的理论基础

心脏的收缩作用,使血液在射向动脉系统的过程中产生较高的压力,这个压力推动血液从动脉进入毛细血管和静脉系统。小静脉内的压力高于大静脉和右心房内的压力,血液流回心脏。当循环内有血液流动时,由于心血管系统各个部位的顺应性不同、阻力不同,血容量依据顺应性及阻力在循环系统内分布的血量不同、压力也不同。循环系统中必须保持一定的压力才可能保证血液流回到心室,维持心室下一次收缩之前有足够的血量进入心室,以备射入动脉。循环系统中保持的正压是血流运动的基本保证。心脏暂时停跳时,循环内的血液停止流动,循环系统内部各部位的压力逐渐得到平衡,这个压力称为循环平均充盈压。

MCFP 是在血流停止运动后,循环系统中的各个部分,包括,动脉、毛细血管、静脉、心房心室等部位之内的压力实现平衡时所测得的循环系统的内压力。理论上讲,心搏骤停后动脉内血液向静脉系统移动,动脉内压力逐渐下降,大约在 30 秒后动脉内压力与静脉内压力实现平衡。这个压力应该总是低于动脉压力,而高于静脉压力。MCFP 以高于心脏中线水平计算,通常为 15~18cmH$_2$O。

在 MCFP 的作用下,静脉系统的血液流向心脏。心室的收缩将 MCFP 分配向动脉,同时降低心脏入口处的压力。MCFP 越高,回心血量越多,心室射出的血量越多,动脉内的压力也就越高,反之亦然。由于心室处于被动充盈状态,心脏入口处的压力可以随心室射血逐渐趋近于零,但不可能低于零。也就是说,中心静脉压(CVP)永远是正值。临床上直接测量到 CVP 的负值是因为胸腔内压的影响。

MCFP 取决于血容量和整个心脏血管系统的顺应性。血容量和心血管系统的顺应性受多种因素的影响。血容量中包括水、电解质、血细胞及其他成分。这些物质通过消化道等途径被吸收进入体内,又通过肾脏和肠道等被排出。虽然机体可以通过多种途径调节这些物质的体内分布,但不难看出,MCFP 的维持是一个动态、持续的过程。如果 MCFP 升高,回心血量增加。在心脏功能正常情况下,心输出量增加,导致肾脏血流量增多,尿量增加,以致循环循环血量减少,MCFP 降低回到之前水平。相反,当 MCFP 降低时,机体可通过同样机制增加血容量,恢复 MCFP。当大量失血、血容量突然变化时,循环系统的顺应性可对 MCFP 的改变起到缓冲作用。顺应性的改变可导致循环张力容量和非张力容量的比例改变,从而缓解了 MCFP 的改变。MCFP 的改变还可以引起血管内外液体平衡的改变,导致液体的移动,从而影响血容量,对 MCFP 的变化起到缓冲作用。另外,局部血管顺应性的改变或局部血管床容积的改变不仅导致了 MCFP 的改变,而且在压力平衡的过程中产生了液体的重新分布,更进一步影响到循环流量。如失重状态的回心血量增加或分布性休克时的心输出量改变等。

MCFP 是静脉回流的上游压力。也就是说静脉回流的压力起点是 MCFP,在循环容量相对恒定的一段时间内为一相对恒量,而终点压力是右房压(Pra),当 Pra 随着呼吸等因素快速变化时,静脉回流量亦随之快速共变着。其实 MCFP 只是一个概念化的数值,反映全身血管床整合后的充盈压;如果一定要描述一个生理学定位,那么通常位于毛细血管床的微静脉腔隙内。如果我们拆分独立分析每个器官,理论上它们各自的平均循环充盈压也会因神经体液调节彼此间容量状态的差异而略有不同;而实际上,在循环稳定状态下,血液流入各个器官是稳定的,最终所有脏器器官血流流入同一静脉循环内,静脉回流的阻力又是很低的,最终各个器官血管床的平均充盈压几乎是相等的。

二、体循环平均充盈压的测量

测量 MCFP 必须在循环血流停止运动的情况下进行,具有不可操作性。在血流运动的状态下,仅以体循环内的流量与压力的变化趋势,计算当血液停止流动时所有血管内压力达到静态平衡时的压力称之为体循环平均充盈压(mean systemic filling pressure,MSFP)MSFP 和 MCFP 的数值非常接近,但略有差异。MCFP 包含肺静脉压,而左房压略高于右房压,故 MCFP 可略高于 MSFP。另外,测量的 MSFP 主要由已经流入静脉系统的血容量及静脉血管的弹性等因素决定,同时,动脉压力并不对 MSFP 起决定作用。可见,MSFP 是决定体循环血流回到右心的主要因素。临床上通常可以用三种方法测量 MSFP。

(一) 吸气末屏气法

给机械通气患者 4 个不同水平气道压(Pvent)的 12 秒吸气末屏气,用稳态 CVP 代替右房压,用脉搏轮廓方法监测最后 3 秒的 CO。原理是右房压和静脉回流量是线性相关关系,而且在容量相对稳定状态时该线性关系的斜率不会发生改变。通常选用 5cmH$_2$O、15cmH$_2$O、25cmH$_2$O、35cmH$_2$O 这四个水平的气道压,临床中容易操作同时也不与 ARDS 肺保护策略的气道压力限制相悖。如图 10-1-1 所示:当吸气末屏气气道压(Pvent)上升时,右房压(Pcv)同时上升,延迟了 3~4 次心动周期,可以看见连续监测的心输出量(COmf)和有创动脉血压(Pa)均降低,7～12秒后达到稳态;尝试4个不同水平的 Pvent 后,得到4组 Pra 和 COmf 配对数据,进行线性回归分析,得到一条静脉回流曲线,延长至 x 轴的交点即为 MSFP,意义为当静脉回流是零时,右房压等于 MSFP,用该方法测得的 MSFP 通常记录为(Pmsf)。

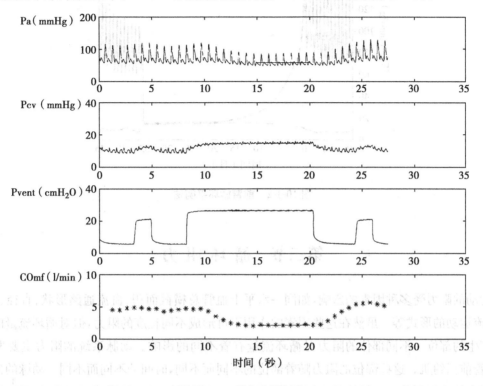

图 10-1-1　吸气末屏气法

这个方法必须避免交感神经兴奋,否则测量结果无法反映测量前的循环内容量状态,测量的结果是经过交感神经再调节后的循环状态。之所以选择7～12秒这个时间间隔是因为有动物研究显示,通过肺动脉阻断使全循环静止,导致动脉压下降和中心静脉压上升,全循环达到平衡大概在4～5秒时间,所以选择7～12秒这个时间间隔足够长以达到全身循环平衡,可以用以代表 MSFP;同时这段时间足够短,还不足以引起动脉压力感受器介导的交感神经调节的改变。同时,即便在高气道压水平(Pvent 35cmH$_2$O)时,也没有发现有心率增快等交感兴奋的表现。同时该方法必须给予充分的镇静镇痛药物以钝化交感神经兴奋。

(二) 前臂循环平衡法

由于用吸气末屏气法测 MSFP 需要在机械通气患者才可进行,测量时也需要深度镇静,这种情况并不适用所有的危重患者,故衍生出前臂循环平衡法测 MSFP。原理是假设在循环相对稳定的状态下前臂局部循环可以代表全身系统循环状态,那么一过性使前臂血液循环静止,并测量前臂循环静止平衡后充盈压,以代表全身循环的充盈压。用这种方法测量出的 MSFP 通常记录为(Parm)。

具体方法如图 10-1-2 所示:在患者上臂使用袖带快速充气产生高于动脉收缩压 50mmHg 的压力,以阻断前臂血液流动,当动脉静脉血流达到压力平衡的时间点是在血流完全阻断后 25～30 秒,故读取前臂动脉静脉平衡压的时间点是在前臂血流完全阻断的 30 秒时,并且反复测量 3 次取平均值以增加准确性。

(三) 数学模型法

根据 Guyton 的循环生理学模拟出 MSFP 的数学计算公式,通常用 Pmsa 表达:Pmsa＝a×Pcv＋b×Pa＋c×CO,(a 和 b 是常数,a＋b＝1,经典的是 a＝0.96,b＝0.04),c 是根据患者的身高、体重、年龄估算的阻力大小。c＝0.0389×(94.17＋0.1939×age)/(4.5×[0.9(age－15)]×0.007184×[height0.725]×[weight0.425])。

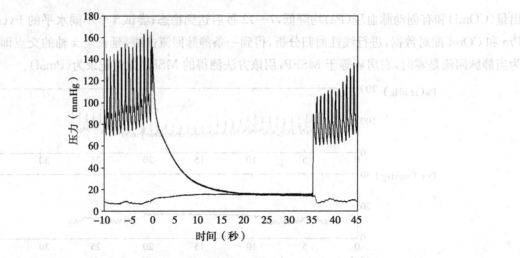

图 10-1-2 前臂循环平衡法

第二节 循 环 阻 力

血流运动的阻力受多种因素的影响,如同一水平上血管总横截面积、血流通路形状、直径、弹性、血液黏滞度、血流运动的形式等。虽然在这些因素的作用下可形成不同程度的阻力,但对循环流量的影响更取决于阻力产生的部位。不同部位的阻力对循环流量有着不同的影响。动脉系统的阻力主要发生在小动脉、毛细血管前括约肌。这些部位的阻力随着部位的不同而不同,时间的不同而不同。动脉的搏动血流在这些不同阻力的作用下分布到机体的不同部位的组织。动脉系统以这种形式通过阻力调节着血流的分布。在心脏功能正常的情况下,动脉系统的阻力几乎对心输出量不产生影响。动脉阻力的增加使血压升高,心脏做功增加。正常心肌收缩时实际应用的能量大于每次射血需要的能量。所以,在动脉阻力增加的情况下仍然可以保证将回流到心脏的血液射入动脉系统。若动脉阻力长期增高,则可发生心肌和动脉的器质性改变,逐渐出现心脏功能衰竭。若阻力发生在顺应性高的血管,如静脉系统阻力增加,则可明显减少回心血量,降低循环流量。在心脏功能正常的情况下,静脉回流阻力对心输出量有明显影响,而动脉阻力增加几乎不降低心输出量。

心房结构和功能对静脉阻力的形成及静脉回流产生明确的影响。在 MCFP 的作用下,血液呈连续地回流。同时,心室作为肌性器官有着自身的硬度,或者说是更低的顺应性。心室的收缩、房室瓣膜的关闭更是对持续血流形成阻力。尤其是左心室,由于较右心室有着更厚的肌肉、更低的顺应性,所以,静脉系统必须保证更高的回流压力,才能维持与右心室的充盈血量之间的平衡。在这个基础上,心房正位于心室与静脉的结合部位,在功能上有着下列几个方面的特点:首先,心房的入口处无瓣膜存在,从结构上不影响静脉血液连续地回流;其次,心房的收缩为不完全收缩,使得心房在收缩期尽可能少地影响静脉回流;最后,心房的收缩更为柔和,以使向静脉产生的压力不至于过高;还有,心房在心室收缩之前就开始舒张,降低了心室对静脉连续血流的影响。由此可见,心房在维持静脉回流、保证连续血流与搏动性血流的过渡和维持心室在下一次收缩之前可以获得足够的血量方面起到重要的作用。

有人发现,心房的作用维持了大约 75% 的每搏输出量(SV)。这与心房每次收缩产生的血流仅仅占 SV 的 15% 左右并不矛盾。心房的主要作用不是通过自身的收缩来增加心输出量,而是通过减少静脉回流阻力,增加静脉回流血量。心房颤动时心输出量可降低 20%～25%,是因为即使在不同步的情况下,心房的结构、顺应性、弹性等因素仍然对静脉连续血流进入心室有重要作用。另外,心房颤动时循环系统的代偿机制也对心输出量的维持起到一定作用。

另外,循环压力与心脏被动充盈的特性也是维持体循环与肺循环容量平衡的基本保证。左心室与右心室相比,无论从体积、顺应性、收缩力等诸多方面都有着明显的不同。静脉的回心血量决定心输出量的特点非常有效地保证了左右心室得到相互匹配的血量充盈,也射出相应的血量进入体循环或肺循环。在心脏功能正常的情况下,心输出量受心脏之外的因素调节和心脏被动充盈的特点,避免了体循环和肺循环其中之一的血量过多或不足,使之保持在平衡状态。

第三节　心肌收缩力与心率

一、心功能正常

由于心脏的被动充盈和心室的收缩力超过每次射血实际需要的能力,静脉回流血量通常不会达到心室舒展末期的最大容积量。在这种情况下,静脉回流血量增加导致心输出量增加,但不会引起心率和心肌收缩力的明显改变;同样,在静脉回心血量减少时,心输出量减少。若这种减少不足以导致组织灌注的改变,心率和心肌收缩力也不会发生明显变化。在循环流量一定的情况下,若心率增快,则 SV 下降;心率减慢,则 SV 升高。心输出量受心率和 SV 的影响。由于心功能正常时心肌收缩力的超额状态,SV 不能代表心肌收缩力,但在一定程度范围内与心肌收缩力平行改变。心脏自身的这种稳定性具有一定的限制条件。当循环流量持续减少,则心率和心肌收缩力下降,以降低心肌的能量消耗,反之亦然。可见,心率和心肌收缩力与心肌的能量消耗呈大致平衡状态。

为了防止能量的过度消耗,机体主要通过两种方式防止心率和心肌收缩力的增加。一是当循环流量下降时,神经体液调节机制反射性改变外周血管张力,增加 MCFP;水钠潴留,增加循环血量,以增加静脉回心血量。在剧烈运动时,机体充分地利用了这个机制。肌肉组织对循环需求量突然增加,心输出量处于不足状态。神经体液的调节使外周血管张力增加,MCFP 增加,使回心血量明显增加。心率的加快在一定程度上降低了心房压力,也有助于静脉的回流。肌肉的规律收缩更是对静脉系统的回流起到动力作用,静脉瓣膜保证了回心血流的单向运动,静脉回流阻力明显降低。二是心肌收缩力可随舒张期心室张力的不同而改变。这个机制被称为 Starling 定律。Starling 定律并不能完全说明心肌的耗能状态。在心脏手术中可发现,心室在完全排空状态下仍然存有搏动有力的心肌收缩。

二、心功能衰竭

心功能衰竭时,心室不能将静脉回流的血量足够地射入动脉系统,静脉血流的淤滞,导致心室在舒张期被充盈至心室舒张期最大的容积状态。此时静脉的回流压力的增加已经无法增加心输出量,循环流量几乎完全取决于心室的射血能力,静脉的回流也取决于心室排空的能力。心脏成为决定心输出量的唯一器官。

心室的排空能力下降,静脉回流阻力的增加,大量的血液向心脏的静脉一侧聚集。如果在左右心室衰竭程度不同,或单一心室衰竭时,血液则更多地向衰竭严重的心室前端聚集。仅有左心室衰竭时,右心室仍然保持一定的输出量。因为此时心脏外因素已经不能对循环流量起到调节作用。体循环的血液涌向肺循环移动,导致肺循环血容量增加,压力增加,发生肺水肿。右心室衰竭时则相反,血液向体循环移动。发生体循环的淤血。静脉血液在心脏前的淤滞,导致心室舒张末期容积增大。心肌的收缩能力下降导致心室收缩末容积增加。动脉系统血流的减慢减少了肾脏的灌注,水钠的潴留增加了循环容量,同时增加了 MCFP。根据 Starling 定律,此时的 MCFP 增加已经不再影响心输出量。过高的 MCFP 导致血管内液体向血管外移动,发生组织器官水肿。

如果心室收缩能力增强,射入动脉的血量增加,静脉系统的压力逐渐降至正常范围,循环流量的调节又回到决定于心脏之外的因素时,心功能衰竭消失。

第四节 张力容量和非张力容量

一、概念及内涵

张力容量(stressed volume,VS)特指对血管壁产生牵张的容量,因为并不是所有的血容量都能扩张弹性血管壁并产生张力。在基础情况下,全身血容量仅30%扮演扩张弹性血管壁的角色。所以说产生正的跨血管壁的压力的容量才可称之为张力容量,用数学表达式阐述:使血管内压力-血管外周围压力>0,这部分血管内容量为张力容量。张力容量的生理学意义是真正产生静脉回流驱动压MCFP的物质基础。

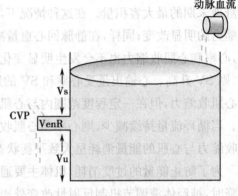

图10-4-1 张力容量与非张力容量

那些充盈血管床并不产生血管壁牵张力的容量被称为非张力容量(unstressed volume)。非张力容量的生理学意义是血流动力学的应激储备容量,当应激时在神经-内分泌调节机制下,小静脉和微静脉的血管壁平滑肌收缩,使得非张力容量可变成张力容量,产生更多的静脉回流量,但目前临床中并不能通过任何监测装置测量非张力容量。一名患者体内非张力容量储备了多少我们无法测算,只能通过患者的临床情况预测,例如已有容量丢失代表已经使用了多少非张力容量的储备(图10-4-1)。

二、非张力容量和张力容量之间的转化

当患者体内注入任何容量的液体,只要出现可测到的MSFP压力的改变,那么非张力容量一定已经充满。那么在此基础之上可以看到通过扩容使得血管内容量-压力曲线沿着x轴移动以增加MSFP并由此增加静脉回流的压力梯度(图10-4-2a点→b点的改变)。

静脉收缩可以降低器官内的非张力容量,使得静脉回流上游的压力一过性升高,将更多的血流挤入静脉回流循环内,使得这部分血流由非张力容量向张力容量转化。这个过程经常发生在门脉系统,主要因为门脉系统含有丰富的神经,当机体处于应激状态下,门脉血流在神经体液调节作用下交感神经兴奋刺激压力感受器(α-肾上腺素能和β_2肾上腺素能受体),门脉血流由非张力容量转变为张力容量参与静脉回流,提供更多的静脉回流量以产生更高的CO。门脉系统的血管顺应性低于其他脏器,如脑、肾、肌肉、皮肤等,改变门脉血管顺应性对全身静脉血管总顺应性影响较小,因此,门脉系统血管收缩对全身血管总顺应性影响小但增加MSFP的作用却很显著,对全身CO有重要影响。

这个过程还可以通过或者外源性注射α-肾上腺素能药物使得非张力容量转变为张力容量来实现。例如给予去甲肾上腺素(α和β_1受体)可以使得门静脉血管床收缩,并可观察到Pmsf增加,由此可以看出门脉系统血管内非张力容量减少,注入体循环转化为张力容量。尽管最终结果可以看出伴有CO的增加,但加重了肠、肝等脏器的缺血。

另外,正性肌力作用药物多巴酚丁胺单用于伴有低血压的心衰患者,如果同时合并患者血容量不足时,可能进一步使得循环恶化加重低血压。只因多巴酚丁胺增加了血管顺应性,进一步降低了张力容量,转化为非张力容量,尽管增加了心肌收缩力,但是无法弥补回心血量减少引起CO的下降。其他一些药物,如硝酸甘油和硝普钠,可以减少静脉阻力,增加静脉顺应性,使用这些药物时如能维持恒定张力容量情况可以增加静脉回流以增加CO。而单纯的α-肾上腺素能受体激动剂如去氧肾上腺素可以降低静脉顺应

性,从而降低张力容量,转化为非张力容量,这就解释了为什么去氧肾上腺素只刺激 α-肾上腺能受体提高动脉压力但不会增加心输出量。

这个过程被称作容积比的改变,即总压力相对于总容量的改变。在生理学范畴内这个斜率值不会发生改变。那么引申出下一个重要的参数,血管顺应性。

三、血管顺应性及张力容量的床旁测算

血管顺应性对血流的运动有着重要的意义,这也是血流动力学研究不同于一般流体力学的重要原因。血液流动的动力源于循环起点和终点之间的压力差,并源于心脏的收缩舒张运动,在循环内血流是以脉动为主要形式的。但假如循环闭合环路中所有血管的顺应性极差(硬质管路),那么增加循环起点的压力,例如增加心脏收缩力,可以迅速见到压力传导到整个循环系统,并不会形成有压力差的脉动波。但如果循环系统顺应性好(弹性管路),那么动脉内一过性被容量占据,随之容量又释放,脉动波将产生。也就是说动脉可以将容量的改变转化为压力的改变,这就是血管顺应性的生理学意义。而在全身整体的血管系统中静脉的顺应性极好,可视为低张力高容量容器,其中产生静脉壁张力的容量可以转化为静脉回流的流量,其中静脉壁的张力就是静脉回流的动力。

血管顺应性(systemic compliance,Csys)是静态测量值;换句话说,Csys 最关键的决定因素是在循环内的血流量,典型特点是测量时必须没有流动血流才能计算,如何在患者床旁测算?根据扩容前后 MSFP(Pmsf)变化。如图 10-4-2 所示:给患者输注一定量的液体,并分别在扩容前后测量 Pmsf,然后根据下述公式计算:$Csys=V_{load}/(Pmsf_{Hyper}-Pmsf_{Baseline})$。当计算出血管顺应性,则根据患者当时的 Pmsf,即可计算出产生如此压力 Pmsf 需要多少张力容量容积。有研究测算正常循环血容量状态下仰卧位患者平均张力容量为 19.5ml/kg,而另有研究测量的患者平均张力容量为 20.2ml/kg,相差并不悬殊。

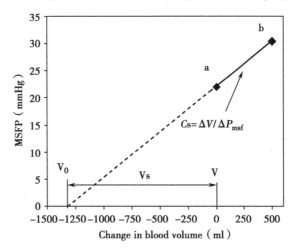

图 10-4-2 张力容量和非张力容量的转化

目前在动物模型中测算 Csys 有 3 种方法:①在扩容前后分别用停循环的方法测算 Pmsf,然后根据扩充的液体量和△Pmsf 计算 Csys;②建立右心旁路循环,改变右房压来计算 Csys;③测量在吸气末正压时,CVP 和右心每搏输出量的瞬时变化来计算 Csys。其中停循环的方法测得 Csys 为 1.8~2.0ml/(mmHg·kg),而通过建立右心旁路循环和根据瞬时压力变化描记静脉回流曲线的方法计算 Csys 为 1.3~2.5ml/(mmHg·kg)。而在 ICU 患者中测得的 Csys(0.97±0.49)ml/(mmHg·kg),略比动物模型中测量的数值低,可能是生物学特异性所致。另外,有些动物实验也提示,给予 β2 激动剂、肾上腺素或者去甲肾上腺素后 Csys 会下降,提示上述儿茶酚胺类血管活性药物对 Csys 是有影响的。此外,在 Csys 测算时,数据可能受很多混杂因素的影响,比如测算时合并毛细血管渗漏,或者测算时有血液、体液的丢失使得有效循环血容量的丢失从而

高估 Csys,所以要求在给患者测算 Csys 时,试验时间限制在 25 分钟内,以减少毛细血管渗漏对研究结果的影响,并避免试验测量阶段应用利尿剂,密切观察患者胸腔、腹腔引流管等体液丢失的情况以客观分析测量的 Csys 能否真实反映患者情况。另外,曾经有研究因为 Pmsf 不易获得,而利用扩容前后CVP 的变化来测算 Csys,这种方法值得商榷,因为 CVP 同样也受心脏周围压力变化和心功能变化的影响,评价扩容对 CVP 的影响来测算 Csys 混杂因素过多,不被推荐,还应测算 Pmsf 的变化来计算 Csys的数值。

(刘大为 杜 微)

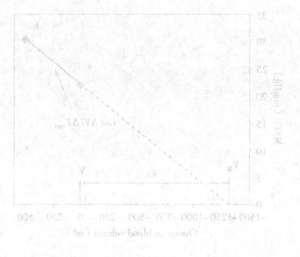

第十一章　心肌细胞的代谢

心脏能量代谢障碍是心肌细胞损伤的始动环节,是引起和促进心功能障碍发生、发展的重要因素。因此,认识心肌能量代谢,如何保护心肌细胞,阻止损伤因素导致的能量代谢障碍,而避免继发线粒体损伤、氧自由基、钙超载等的发生,是心肌细胞损伤治疗的一个重要的方向。

一、正常心肌能量代谢的过程和特点

心脏耗能位居所有器官之首。每天人的心脏可以消耗 35kg ATP,搏动约 10 万次,将 10 吨左右的血液泵到全身各处。心肌产生的 ATP 约 70% 用于收缩蛋白的相互作用,以维持心肌的舒缩功能;约 20% 用于离子及其他物质的主动转运;约 10% 用于蛋白质的生物合成,以保证细胞的修复能力及结构的完整性。为发挥其正常功能,心脏通过能量代谢将储存在葡萄糖或脂肪酸中的化学能转化为机械能。如果能量代谢发生紊乱,ATP 生成不足,心脏便会发生机械故障。

心肌的收缩和舒张需要能量,心脏可以将储存在脂肪酸和葡萄糖中的化学能转化为心肌纤维中肌动蛋白和肌球蛋白相互作用的机械能。这一转化过程由三部分组成:①脂肪酸及葡萄糖等产能底物的利用;②在心肌细胞内线粒体的呼吸链中进行氧化磷酸化产生能量(ATP);③这些能量的转运和利用。在正常情况下,心肌主要是由脂肪酸和葡萄糖氧化代谢转换成的三磷酸腺苷为心脏提供能量,能量的生成分为有氧氧化和无氧酵解,有氧氧化要在线粒体中完成,而无氧酵解主要在胞浆中进行,其中线粒体是心肌能量代谢的最重要场所。正常心肌 ATP 来源于线粒体氧化代谢,其中脂肪酸为 60%~80%,丙酮酸氧化为 10%~40%,糖酵解比例很少。心肌细胞的能量代谢主要包括以下几个方面:

(一) 糖有氧氧化

有氧氧化(aerobic oxidation)是指葡萄糖生成丙酮酸后,在有氧条件下,进一步氧化生成乙酰辅酶 A,经三羧酸循环彻底氧化成水、二氧化碳及能量的过程。这是糖氧化的主要方式,是机体获得能量的主要途径。糖的有氧氧化可分为三个阶段。第一阶段:葡萄糖在胞液经糖酵解途径分解成丙酮酸。第二阶段:丙酮酸由胞液进入线粒体,氧化脱羧生成乙酰 CoA。第三阶段:在线粒体内,乙酰 CoA 进入三羧酸循环被彻底氧化(图 11-1)。

1. 葡萄糖分解成丙酮酸,反应步骤同糖的无氧酵解,反应过程中生成的 $NADH+H^+$ 被转运进线粒体,通过呼吸链将其中的 2 个氢氧化成水,并生成 ATP。

2. 丙酮酸的氧化脱羧,生成乙酰 CoA。此反应由丙酮酸脱氢酶复合体催化。

3. 乙酰 CoA 进入三羧酸循环被彻底氧化。这个循环以乙酰 CoA 和草酰乙酸缩合成含有三个羧基的柠檬酸开始,故称为三羧酸循环。三羧酸循环的反应过程如下:

(1)乙酰 CoA 和草酰乙酸缩合成柠檬酸,反应由柠檬酸合酶催化。

(2)柠檬酸转变成异枸橼酸。

(3)异柠檬酸转变成 α-酮戊二酸,反应由异柠檬酸脱氢酶催化。

(4)α-酮戊二酸氧化脱羧生成含有高能硫酯键的琥珀酰 CoA,反应由 α-酮戊二酸脱氢酶复合体催化。

(5)琥珀酰 CoA 转变为琥珀酸,琥珀酰 CoA 的高能硫酯键水解,生成 GTP,反应可逆,这是底物水平磷酸化的又一例子。

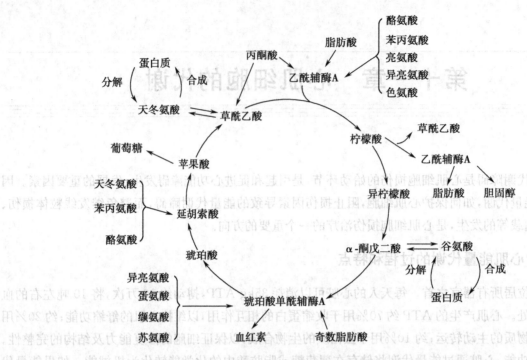

图 11-1 糖有氧氧化代谢过程

(6) 琥珀酸脱氢生成延胡索酸,由琥珀酸脱氢酶催化,辅酶是 FAD。

(7) 延胡索酸生成苹果酸。

(8) 苹果酸生成草酰乙酸和 $NAD^+ + H^+$。这是三羧酸循环的最后一步反应,反应可逆。三羧酸循环的关键酶是:柠檬酸合酶、异柠檬酸脱氢酶和 α-酮戊二酸脱氢酶复合体。

糖有氧氧化中,葡萄糖生成丙酮酸过程的调节和糖酵解中一样(详见糖酵解章节),这里主要讨论丙酮酸脱氢酶复合体和三羧酸循环的调节。

1. 丙酮酸脱氢酶复合体的调节 丙酮酸脱氢酶复合体有别构调节和共价调节两种。别构调节的抑制剂有 ATP、乙酰辅酶 A、NADH、脂肪酸等。激活剂是 ADP、CoA、NAD^+ 和 Ca^{2+} 等。当[ATP]/[ADP],[NADH]/[NAD^+]和[乙酰 CoA]/[CoA]很高时,提示能量足够,丙酮酸脱氢酶复合体被别构后活性抑制。丙酮酸脱氢酶复合体还存在共价修饰调节机制:组成成分之一的丙酮酸脱氢酶中的丝氨酸残基可被特定的磷酸激酶磷酸化而使丙酮酸脱氢酶失活;相应的磷酸酶可使磷酸化的丙酮酸脱氢酶去磷酸化而恢复其活性。这个特定的磷酸激酶又受到 ATP 的别构激活:当 ATP 浓度高时,特定的磷酸激酶别构激活,使丙酮酸脱氢酶被磷酸化抑制其活性。

2. 三羧酸循环的调节 三羧酸循环的 3 个调节点是:柠檬酸合酶、异柠檬酸脱氢酶、α-酮戊二酸脱氢酶复合体这三个限速酶,最重要的调节点是异柠檬酸脱氢酶,其次是 α-酮戊二酸脱氢酶复合体;最主要的调节因素是 ATP 和 NADH 的浓度。当[ATP]/[ADP],[NADH]/[NAD^+]很高时,提示能量足够,三个限速酶活性被抑制;反之,这三个限速酶的活性被激活。此外,底物乙酰 CoA、草酰乙酸的不足,产物柠檬酸、ATP 产生过多,都能抑制柠檬酸合酶。

(二) 糖酵解

在缺氧状态下,葡萄糖生成乳酸的过程称为糖的无氧酵解(简称糖酵解)。糖酵解的代谢过程可分为三个阶段:第一阶段包括葡萄糖转变成 3-磷酸甘油醛,此阶段需要 ATP;第二阶段为 3-磷酸甘油醛转变为丙酮酸,在此阶段中有 ATP 的生成;第三阶段为丙酮酸还原为乳酸(图 11-2)。糖酵解的全部反应过程均在胞浆中进行,具体过程包括以下 3 个阶段:

第一阶段:3-磷酸甘油醛的生成。

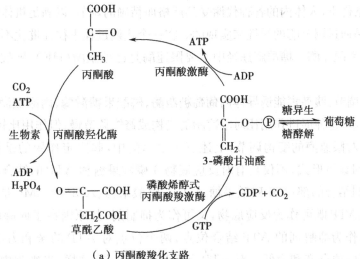

(a)丙酮酸羧化支路

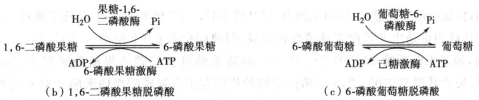

(b)1,6-二磷酸果糖脱磷酸　　　　　　　(c)6-磷酸葡萄糖脱磷酸

图 11-2　糖酵解代谢过程

1. 葡萄糖磷酸化为 6-磷酸葡萄糖,催化此反应的酶是己糖激酶(肝内为葡萄糖激酶),由 ATP 提供磷酸基和能量,这一反应是不可逆的。

2. 6-磷酸葡萄糖转变为 6-磷酸果糖,这一反应是可逆的。

3. 6-磷酸果糖转变为 1,6-双磷酸果糖,是第二个磷酸化反应,由 6-磷酸果糖激酶-1 催化,为不可逆反应。

4. 6 碳的 1,6-双磷酸果糖裂解为 2 个分子可以互变的磷酸二羟丙酮和 3-磷酸甘油醛,这一反应是可逆的。

第二阶段:丙酮酸的生成。

1. 3-磷酸甘油醛氧化成为 1,3-二磷酸甘油酸,生成 1 分子 NADH+H$^+$ 和含有一个高能磷酸键的 1,3-二磷酸甘油酸。

2. 1,3-二磷酸甘油酸转变为 3-磷酸甘油酸,生成 1 分子 ATP。这种底物上的高能磷酸键转移给 ADP 成为 ATP 的过程称为底物水平的磷酸化作用。

3. 3-磷酸甘油酸转变为 2-磷酸甘油酸,这一反应是可逆的。

4. 2-磷酸甘油酸转变为含有高能磷酸键的磷酸烯醇式丙酮酸,这一反应是可逆的。

5. 磷酸烯醇式丙酮酸转变为丙酮酸,由丙酮酸激酶催化,有 ATP 生成。这一反应是不可逆的。

第三阶段:丙酮酸还原为乳酸。

丙酮酸接受在上述反应生成的 NDAH+H$^+$,还原为乳酸。这一反应是可逆的。

糖酵解的关键酶是己糖激酶(肝内为葡萄糖激酶)、6-磷酸果糖激酶-1 和丙酮酸激酶。这三种酶是糖酵解途径的限速酶,其活性可受别构效应剂和激素的调节。限速酶活性的高低决定着糖酵解的速度和方向。

糖酵解的生理意义在于当机体缺氧或进行剧烈运动导致肌肉血流相对不足时,能量主要通过糖酵解获得。成熟红细胞没有线粒体,需完全依靠糖酵解供应能量。神经、白细胞、骨髓等组织细胞代谢极为活跃,在有氧情况下也常由糖酵解提供部分能量。

正常生理条件下,人体内的各种代谢受到严格而精确的调节,以满足机体的需要,保持内环境的稳定。这种控制主要是通过调节酶的活性来实现的。在一个代谢过程中往往催化不可逆反应的酶限制代谢反应速度,这种酶称为限速酶。糖酵解途径中主要限速酶是己糖激酶(HK),磷酸果糖激酶-1(PFK-1)和丙酮酸激酶(PK)。

(1)激素的调节:胰岛素能诱导体内葡萄糖激酶、磷酸果糖激酶、丙酮酸激酶的合成,因而促进这些酶的活性,一般来说,这种促进作用比对限速酶的变构或修饰调节慢,但作用比较持久。

(2)代谢物对限速酶的变构调节:上述三个限速酶中,起决定作用的是催化效率最低的酶PFK-1。其分子是一个四聚体形式,不仅具有对反应底物6-磷酸果糖和ATP的结合部位,而且尚有几个与别构激活剂和抑制剂结合的部位,6-磷酸果糖、1,6-二磷酸果糖、ADP和AMP是其激活剂,而ATP、枸橼酸等是其抑制剂,ATP既可作为反应底物,又可作为抑制剂,其原因在于此酶既有与作为底物的ATP结合位点,又有与作为抑制剂的ATP结合位点,两个位点对ATP的亲和力不同,与底物的位点亲和力高,抑制剂作用的位点亲和力低。对ATP有两种结合位点,这样,当细胞内ATP不足时,ATP主要作为反应底物,保证酶促反应进行,而当细胞内ATP增多时,ATP作为抑制剂,降低了酶对6-磷酸果糖的亲和力。其在体内也是由6-磷酸果糖磷酸化而成,但磷酸化是在C2位而不是C4位,参与的酶也是另一个激酶,磷酸果糖激酶-2(PFK-2)。2,6-二磷酸果糖可被二磷酸果糖磷酸酶-2去磷酸而生成6-磷酸果糖,失去其调节作用。2,6-二磷酸果糖的作用在于增强磷酸果糖激酶-1对6-磷酸果糖的亲和力和取消ATP的抑制作用。临床上丙酮酸激酶异常,可导致葡萄糖酵解障碍,红细胞破坏出现溶血性贫血。

(三)脂肪酸代谢

心脏是机体需氧量最大的器官组织之一,其能量约70%来源于脂肪酸氧化,脂肪酸的β-氧化方式是脂肪酸氧化分解的主要方式,主要过程如下(图11-3):

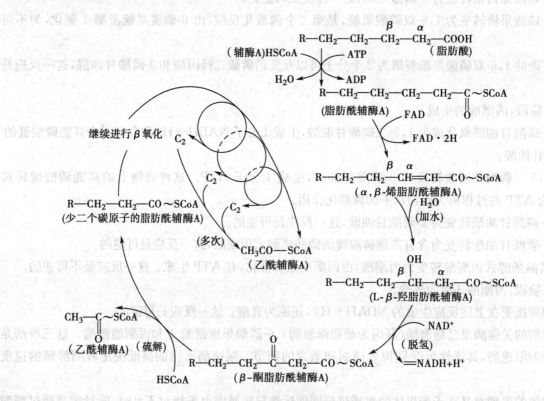

图 11-3 脂肪酸的 β-氧化

1. 脂肪酸的活化——酯酰 CoA 的生成　脂肪运动的主要产物是游离脂肪酸。它在氧化分解前需先在胞液中的内质网或线粒体外膜上活化成活泼的酯酰 CoA 才能进一步转变。催化此反应的酶为酯酰 CoA 合成酶,反应需消耗 ATP。

2. 酯酰 CoA 转入线粒体　催化脂肪酸氧化的酶系存在于线粒体基质中,活化的酯酰 CoA 分子必须在线粒体内才能进行氧化分解,但酯酰 CoA 分子自身不能穿过线粒体内膜,需经肉毒碱载体转运。线粒体内膜外侧含有肉毒碱-酯酰转移酶Ⅰ,内侧含有肉毒碱-酯酰转移酶Ⅱ,两者为通酶。在内膜外侧酶Ⅰ催化下,酯酰 CoA 的酯酰基转移到肉毒碱上生成酯酰-肉毒碱,后者通过膜上载体的作用进入线粒体内。继而在内膜内侧酶Ⅱ催化下,酯酰-肉毒碱释出酯酰基,并与辅酶 A 一起重新在线粒体基质中生成酯酰 CoA,而肉毒碱则回到线粒体内膜外侧再参加酯酰基的移换反应。

此转运过程是脂肪酸氧化的限速步骤,肉毒碱-酯酰转移酶Ⅰ是限速酶。在某些生理及病理情况下,如饥饿、高脂低糖膳食或糖尿病等,体内糖氧化利用降低,此时该酶活性增强,脂肪酸氧化分解功能增多。

3. 饱和脂肪酸的 β-氧化　酯酰 CoA 进入线粒体基质后,从酯酰基的 β 碳原子开始,经过脱氢、加水、再脱氢和硫解四步连续的酶促反应,酯酰基断裂产生 1 分子乙酰 CoA 和 1 分子比原来少两个碳原子的酯酰 CoA。由于此氧化过程发生在酯酰基的 β 碳原子上,故称为 β-氧化。每一次 β-氧化包括下面四个连续的酶促反应。

(1) 脱氢:酯酰 CoA 在酯酰 CoA 脱氢酶催化下,在 α-和 β-碳原子上各脱去 1 个氢原子,生成 α,β-烯酯酰 CoA,脱下的氢由该酶的辅酶 FAD 接受生成 $FADH_2$。$FADH_2$ 上的两个氢通过氧化呼吸链传递给氧生成水,同时伴有 1.5 分子 ATP 的生成。

(2) 加水:α,β-烯酯酰 CoA 在烯酯酰 CoA 水合酶催化下加水,生成 L-β-羟酯酰 CoA。

(3) 再脱氢:L-β-羟酯酰 CoA 在 β-烯酯酰 CoA 脱氢酶催化下,脱去 β 碳上的 2 个氢原子,生成 β-酮酯酰 CoA。脱下的氢由该酶的辅酶 NAD^+ 接受,生成 $NADH+H^+$,后者经电子传递链氧化生成水及 2.5 分子 ATP。

(4) 硫解:β-酮酯酰 CoA 在 β-酮酯酰 CoA 硫解酶催化下,加 1 分子辅酶 A 使碳链断裂,生成 1 分子乙酰 CoA 和比原来少两个碳原子的酯酰 CoA。

酯酰 CoA 经 β-氧化的连续四步反应,每次生成 1 分子乙酰 CoA,碳链缩短两个碳原子,同时伴有 5 分子 ATP 生成。再重复进行 β-氧化,长链偶数碳原子的脂肪酸可生成若干分子的乙酰 CoA,同时产生若干还原型的 $FADH_2$ 和 $NADH+H^+$。以 16 碳的饱和脂肪酸(软脂肪酸)为例,它生成酯酰 CoA 后,经 7 次 β-氧化可生成 8 分子乙酰 CoA,7 分子 $FADH_2$ 和 7 分子 $NADH+H^+$。

在线粒体内分解代谢过程中,经脂肪酸 β 氧化产生的乙酰 CoA 可进入三羧酸循环进一步氧化成 CO_2 和 H_2O,每一循环生成 10 分子 ATP。因此,1 分子软脂肪酸彻底氧化分解可产生 108 分子 ATP(7×4ATP+8×10ATP),减去活化时消耗的 2 个高能磷酸键相当于 2 分子 ATP,净生成 106 分子 ATP。因此脂肪酸是机体的重要能源。

脂肪酸、葡萄糖、乳酸、丙酮酸等都是提供能量的底物。在正常情况下,心肌所需能量的 60%～90% 来自游离脂肪酸的 β 氧化,长链脂肪酸借助肉毒碱脂酰转移酶-1 和-2(CPT-1 和 CPT-2)进入线粒体进行 β 氧化,产生乙酰辅酶 A,进入三羧酸循环产生 ATP 提供能量。另外,10%～40% 的能量则由葡萄糖、乳酸和丙酮酸等碳水化合物提供。葡萄糖经过糖酵解产生丙酮酸,乳酸则在乳酸脱氢酶(LDH)的作用下产生丙酮酸,最后在丙酮酸脱氢酶(PDH)作用下,转变成乙酰辅酶 A 进入三羧酸循环提供能量。从氧消耗量来看,脂肪酸 β 氧化是耗氧量更高的一种供能方式,同样提供 1 分子 ATP,脂肪酸氧化比葡萄糖氧化多消耗 10% 的氧。在正常情况下,氧气供应充足,不会造成心肌能量代谢的障碍。在线粒体中,三羧酸循环产生的电子通过呼吸链复合物转移到氧上,产生跨线粒体膜质子电化学梯度,驱动 ATP 合成酶,使 ADP 磷酸化,产生 ATP。ATP 中的高能磷酸键与肌酸结合,形成肌酸磷酸。ATP 释放了一个磷酸后,变成

ADP。肌酸磷酸可以弥散到肌纤维中,在肌酸激酶的催化下,重新释放出ATP,用作心肌收缩和舒张的能量。

正常情况下脂肪酸代谢和葡萄糖代谢是可以互相调节的。脂肪酸氧化代谢增强可以抑制葡萄糖的氧化代谢:第一,脂肪酸氧化产生的柠檬酸可以抑制磷酸果糖激酶(PFK)的活性;第二,脂肪酸氧化增强可以增加乙酰辅酶A和还原型辅酶Ⅰ(NADH)水平,并可抑制丙酮酸脱氢酶(PDH)活性,进而可抑制葡萄糖酵解。反之,葡萄糖和乳酸增加,或胰岛素水平增加,可促进乙酰辅酶A的合成,刺激丙二酰辅酶A生成,从而抑制脂肪酸的氧化。

已经明确,成熟心肌细胞能量代谢的主要来源是脂肪酸氧化,而肥大心肌细胞的能量代谢逐渐向胚胎方式转化,即更多地依赖糖代谢,但肥大心肌细胞在各种异常生理情况下的能量代谢变化及其特点尚不十分清楚。近年来研究发现,线粒体不仅是心肌细胞的能量工程,而且参与了启动心肌细胞凋亡的发生过程,也就是说,线粒体能量代谢功能可能与线粒体凋亡信号途径有关联。

二、心肌代谢中的几个重要的信号因子

心肌富含线粒体,线粒体是心肌的产能中枢,对维持细胞正常的能量代谢具有重要作用。线粒体犹如细胞的动力工厂,三羧酸循环和氧化磷酸化都在线粒体内进行。其内膜和嵴膜上含有大量呼吸链电子传递及氧化磷酸化的酶系,目前发现有5种主要的呼吸链复合体:复合体Ⅰ(NADH-泛醌还原酶)、复合体Ⅱ(琥珀酸-泛醌还原酶)、复合体Ⅲ(泛醌-细胞色素C还原酶)、复合体Ⅳ(细胞色素C氧化镁,COX)、复合体Ⅴ(ATP合酶)。

心脏无论在发育过程中,还是处于生理或病理应激下,其对能量的需求因情况而异。机体存在一些机制来诱导编码能量代谢调节子的基因表达。

1. 过氧化物酶体增生物激活受体(peroxisome proliferator-activated receptor,PPAR) mtDNA的转录和复制由细胞核编码的线粒体转录因子A(Tfam)启动。心脏特有的Tfam缺失导致mtDNA水平下降,呼吸链功能受损,心肌肥厚以及进行性心肌病。另外,线粒体转录特异因子B1和B2两个蛋白与哺乳动物线粒体RNA聚合酶和Tfam反应,能够支持特异启动子mtDNA转录。尽管复杂并有启动子特异性,某些DNA结合基序存在于编码氧化磷酸化(OXPHOS)复合酶亚基和参与mtDNA代谢的酶的几种基因启动子中,因此能够参与协调应答。这些基序包括OXBOX/REBOX、Mt、Sp1和核呼吸因子(NRF)基序。

细胞核呼吸因子1和2(NRF1,2)与很多线粒体基因的转录控制密切相关,这些线粒体基因在过去几年中已得到很大的扩充。电刺激新生心肌细胞会导致线粒体含量增加,这一过程发生在NRF1表达提高之后,提示了NRF1在心肌线粒体生物发生中的作用。Tfam启动子包含NRF1或NRF2的识别位点,从而使线粒体生物发生中线粒体和细胞核激活之间的协调成为可能。不过有些基因亚族未显现出受NRFs调控。比如,脂肪酸转运蛋白和氧化酶基因主要受过氧化物酶体增殖物激活受体因子γ(PPARγ)调控。

底物条件变化时,一些核受体转录因子迅速表达基因偶联,参与能量代谢调节。这些转录因子中,广泛被研究的是过氧化物酶体增生物激活受体(peroxisome proliferator-activated receptor,PPAR)家族,其中PPARγ控制了直接参与脂肪酸代谢酶的表达。其中一种就是PPARγ共活化物-1(PPARγ coactivator-1,PCG-1α)。PGC-1α是首个被发现的由三个相关蛋白组成的家族成员之一,这些蛋白控制主要的代谢功能。PGC-1α相关辅激活因子的表达很普遍,PGC-1α和β只在富含线粒体的组织如心肌和骨骼肌中丰富。过表达研究表明PGC1-α和β发挥特殊的生物能量代谢效应,其中PGC-1α更可能诱导参与活性氧清除的基因。心脏中PGC-1α的缺失导致编码电子传输链的基因表达缺陷和线粒体积分数降低,导致了对多巴酚丁胺刺激的迟钝反应。然而,似乎只有PGC-1α对应激代谢条件如运动、饥饿或寒冷有应答,表明PGC-1β可能在线粒体生物发生中起辅助作用。PPAR是线粒体执行代谢功能的主要调节因子,动物

模型和人肥厚心肌的研究发现,PPAR 表达随着脂肪酸利用受限相应下降。因此,PPAR 的下调被认为是"开关"底物利用的主要机制。核受体转录因子与表达基因反应过程需要共活化物的参与。它可以激活与脂肪酸的摄取、氧化和氧化磷酸化紧密相关的多种基因。

2. 解偶联蛋白(uncoupling proteins,UCP)　解偶联蛋白(uncoupling proteins,UCP)是存在于细胞线粒体内膜上的蛋白质,占整个线粒体蛋白的 6%～8%,它能降低线粒体内膜电化学梯度从而减少能量生成,同时释放热量,目前已发现 UCP1～5,在心血管系统中主要表达的是 UCP2、UCP3。线粒体内三羧酸循环产生的还原当量沿电子传递链传递时释放出的能量,可将 H^+ 从线粒体基质转移至内膜面,形成一个跨线粒体内膜的质子电化学梯度,当线粒体的 ATP 合酶将 H^+ 从内膜面顺梯度运回至基质面时,其中蕴含的能量可用以推动二磷酸腺苷与磷酸结合生成 ATP,此过程即为氧化磷酸化偶联。若 H^+ 进入线粒体内膜基质而不与 ATP 合成过程偶联,能量则以热的形式散失,即形成"质子漏"。UCP 存在于线粒体内膜,使呼吸链传递电子过程中泵出的 H+ 不经 ATP 合酶的 Fo 质子通道回流,而是通过 UCP 形成的质子通道回流线粒体基质,使 H^+ 的电化学势能以热能释放,而不是形成 ATP。研究发现,UCP 对质子转运的活性受游离脂肪酸的激活。而被嘌呤核苷(腺苷二磷酸、ATP 及鸟苷二磷酸等)所抑制。UCP 能使氧化磷酸化产生的质子流改道离开线粒体的 ATP 合成,使氧化过程与磷酸化过程脱偶联,ATP 生成减少,能量消耗和产热增多。当能量底物供应过量、ATP 水平增高或当二磷酸腺苷不足,线粒体呼吸受到抑制,NAD^+/NADH 比例降低,UCP 可使线粒体膜电位降低,限制 ATP 的产生,促进细胞呼吸。游离脂肪酸对 UCP 表达是通过 PPAR 家族的转录因子实现的,PPAR7 是通过改变与 UCP2 启动子部分基因的活性来调节 UCP2 表达。

3. mPTP(mitochondrial permeability transition pore)　mPTP(mitochondrial permeability transition pore)是 20 世纪 70 年代 Hunter 和 Haworth 在分离的线粒体上首先发现的,是横跨在线粒体内外膜之间高电导性非选择性通道。它主要由电压依赖性阴离子通道(VDAC)、腺嘌呤核苷酸转位酶(ANT)和环孢素受体 D(CyP-D)所组成。ANT 位于线粒体内膜,VDAC 位于线粒体外膜,CyP-D 存在于线粒体基质,它们三者通过相互之间的亲和力而连接成一个稳定的复合体结构。Ca^{2+} 超负荷、氧化应激等刺激均可造成 mPTP 高水平开放,引起线粒体膜电位崩解、呼吸链断开,能量代谢障碍导致细胞凋亡;PTP 开放还可导致细胞色素 C 和凋亡诱导因子(apoptosis inducing factor,AIF)释放,激活凋亡核心酶 Acspase,从而调控细胞凋亡。线粒体膜电位的维持依赖于线粒体呼吸链结构完整及功能正常,反之,线粒体功能正常也依赖于膜电位的正常水平,两者互为因果。

PBR(外周苯二氮䓬受体)是最初发现于外周组织、分子量为 18kDa 的疏水蛋白,主要位于线粒体外膜。PBR 参与了体内大量生理过程,如类固醇产生、线粒体呼吸、免疫调节、卟啉转运、血红素生物合成、凋亡及细胞的增殖等。影像标记学研究提示这个受体在功能上和 VDAC 及 ANT 相关,对 mPTP 可能起到调节作用。PBR 的表达水平增加能提高细胞抗氧化应激的能力,mPTP 和线粒体外膜的 PBR 密切相关且能被凋亡抑制因子 Bcl-2 所抑制,PBR 拮抗剂 PK11195 能促进凋亡的发生并逆转 Bcl-2 所介导的细胞保护,但 PBR 拮抗剂 PK11195 和激动剂 Ro5-4864、地西泮均能剂量依赖性诱导 MPT,导致细胞凋亡的发生,并能被 CSA 所抑制,PBR 作为 mMPT 的构成部分在心肌缺血再灌注中能否通过调控 MPT 而起到心肌保护作用尚是一个新的研究领域。

ANT(腺苷酸转位子)是一个位于线粒体内膜的跨膜蛋白,它的底物为 ADP、ATP、dADP。ANT 被可转运的底物占据时,将在两种构型间转换,一种构型是 ANT 与 ADP/ATP 的结合位置在线粒体内膜的基质侧,即膜-状态,此构型使 MPTP 抑制;另一种则是 ANT 与 ADP/ATP 的结合位置在线粒体内膜的胞浆侧,即胞浆-状态,此构型使 MPTP 激活。有研究显示胞浆状态构型对于 mPTP 的开放是必需的苍术苷(atractyloside)从胞质侧与 ANT 结合,诱导 MPT,而米酵菌酸(bongkrekic acid,BA)从基质侧结合,阻滞 MPT。但 BA 抑制 ANT,进而抑制 ATP 从线粒体向基质的转运,因此不适合作为心肌保护药物,因为心肌的收缩依赖氧化磷酸化和线粒体中 ATP 向基质的转运。

4. 其他信号分子 细胞色素 C(Cyt c)是一分子质量为 15ku、由 105 个氨基酸组成的多聚肽,是线粒体电子传递链的重要组成部分。在多种死亡模型中细胞色素 C 从线粒体释放至胞质是引发凋亡的关键步骤,其意义不只是线粒体呼吸活性的丧失,更重要的是细胞色素 C 释放后可引发 easpase 活化级联,导致细胞凋亡。

钙转运包括钙的摄取和释放。生理状态下线粒体内保持钙摄取和释放的动态平衡。运动强度过大、持续时间过长时,线粒体内 Ca^{2+} 调节就会失去平衡,从而引发线粒体 ATP 的生成障碍,引起运动性疲劳。研究发现,心肌线粒体内钙在运动后即刻显著性增高,运动后 24 小时后心肌线粒体内钙进一步增加,因此剧烈运动对心肌线粒体以及细胞的损伤不止是在运动后即刻,还可造成延迟性损害。

三、缺血、缺氧心肌的能量代谢

在正常情况下,主要是由脂肪酸和葡萄糖氧化代谢转换的 ATP 为心脏的收缩和舒张等耗能过程提供能量。因心肌分解 ATP 极为迅速,每 $10\sim15$ 秒整个心脏的 ATP 库就清完一次。因此,要求心肌迅速高效的氧化供能,以提供稳定、可靠、足够的 ATP 以供心脏做功。冠状动脉血流量相对或绝对减少,不能满足心肌代谢需要,或机体氧耗大于氧供,心肌消耗糖原储备进行无氧代谢,不能有效供给心肌代谢所需的能量,只能维持有限的时间,因而缺血心肌只能维持电活动,而不能参与心脏的泵活动。

脂肪酸氧化代谢产生等量 ATP 的耗氧量比糖代谢高,因此其产生 ATP 的效率要比糖代谢低。当脂肪酸代谢增强时,葡萄糖氧化代谢受阻,不但会使耗氧增多,还使糖酵解的产物(如乳酸)积累。而清除这些代谢废物不但消耗大量 ATP,还使细胞内 pH 下降,酸化加重,影响 Ca^{2+} 平衡。心肌缺血改变从根本上说是一个代谢紊乱问题,即二磷酸腺苷(ADP)氧化磷酸化速率与 ATP 分解速率失衡,能量供应难以满足心肌组织的代谢需要。当心肌缺血时,冠脉血液循环中的脂肪酸升高,通过抑制丙酮酸脱氢酶来阻碍葡萄糖有氧代谢,从而增加缺血心肌细胞中乳酸和质子的蓄积,抑制心肌做功,使心肌收缩力下降,心肌细胞功能和结构受损。

当心肌缺血发生的早期,由于缺血组织内的氧合血红蛋白被消耗,能量代谢从线粒体的有氧氧化转变为以糖酵解为主,糖酵解产生的 ATP 成为维持心肌细胞存活的唯一能量来源。糖酵解作用的增强使细胞内乳酸增加,细胞内 pH 下降,而高能磷酸化合物的降解使细胞内的无机磷酸水平升高,这两种生化变化可以减弱线粒体氧化磷酸化,使缺血区域心肌收缩力降低,但同时也减少了心肌对氧的需求,有一定的保护作用。随着缺血时间的延长,乳酸等代谢终末产物在细胞内积聚增加,使细胞内 pH 进一步下降。由于代谢终末产物在胞质中积累,葡萄糖摄取受抑制,此时糖酵解底物的来源主要依赖于糖原降解。

1. 缺血对葡萄糖摄取的作用 缺血发生后,葡萄糖转运蛋白 4 和葡萄糖转运蛋白 1 迅速从细胞内向细胞膜表面转移,使葡萄糖最大转运速率增加。如果缺氧时间过长,则葡萄糖转运蛋白的转移过程受到一定程度抑制。在残存血流不足以解除代谢终产物的情况下,随着缺血时间的延长,代谢产物积聚增加,糖酵解受到抑制。这时,尽管有持续葡萄糖供给,葡萄糖摄取仍进行性不可逆降低。这一现象称为葡萄糖代谢耗竭,发生于心肌不可逆损伤之前。原因与乳酸和 H^+ 积聚、电解质紊乱、氧自由基对酶和膜磷脂的损害等因素的联合作用有关。缺血激活一氧化氮合酶,使一氧化氮合成增加,后者刺激环鸟苷酸增加,实验表明加入一氧化氮供体或环鸟苷酸类似物抑制葡萄糖摄取和糖酵解通路。因此在心肌缺血发生时环鸟苷酸可以下调葡萄糖摄取,而加入一氧化氮合成酶抑制剂可以增强葡萄糖代谢,改善心肌对缺血的耐受性。

2. 缺血对糖酵解通路的影响 缺血使葡萄糖转运增强的同时也对葡萄糖酵解有加速作用。这一现象可以用"反 Pasteur 效应"(Pasteur 效应指 ATP 对糖酵解通路的抑制作用)来解释。有研究发现,缺血时心肌磷酸果糖激酶-1 激活,腺嘌呤核糖核苷酸增加、ATP 降低,而 2,6-二磷酸果糖和枸橼酸水平没有明显变化,说明磷酸果糖激酶-1 活性与腺嘌呤核糖核苷酸和 ATP 的比值有关。在无灌流缺血模型中,由于

乳酸和 H^+ 集聚,糖酵解通路受到抑制。

3. 缺血对糖原代谢的影响 尽管人们已经认识到在缺血时糖原水解、糖原磷酸化酶被环磷酸腺苷激活,但其具体过程仍然没有完全解释清楚。而当严重缺血使葡萄糖摄取减低,糖原水解停止时,即发生心肌细胞挛缩。缺血心脏糖原的存在可以有效供给能量,减少缺血损伤和细胞挛缩,并有助于保持细胞的稳态。

4. 缺血缺氧心肌能量代谢调控通路

(1)AMPK 相关的信号调控通路:AMPK 由 2 个 α 亚单位(α1、α2)、2 个 β 亚单位(β1、β2)和 3 个 γ 亚单位(γ1、γ2、γ3)组成,其中 α 亚基起催化作用,β 和 γ 亚基在维持三聚体稳定性和作用底物特异性方面起重要作用。在心肌缺血缺氧状态下,AMP/ATP 比值显著增高使 AMPK 激活,同时抑制 AMPK 的去磷酸化使 AMPK 保持磷酸化形式;上游的 AMPKK(如肿瘤抑制性激酶 LKB1)也可激活 AMPK,通常保持活性的 LKB1-STRAD-MO25 复合体,使 AMPKα 持续磷酸化,它们的作用位点都是磷酸化 AMPKα 亚基 172 位苏氨酸。另外,细胞内钙离子增多通过激活 CaMKKβ 使 AMPK 磷酸化,在受损组织中释放的核苷酸通过 Ca^{2+}/钙调蛋白依赖性的蛋白激酶而非 AMP/ATP 比值来激活内皮细胞中的 AMPK。AMPK 通过作用 GLUT4(Glu 转运子 4)增加心肌细胞 Glu 的摄入:一方面通过 AMPK/GEF/MEF 途径增加 GLUT4 的表达;另一方面促进心肌细胞内 GLUT4 向膜的转位使 Glu 摄取增加。AMPK 可以通过抑制 mTOR/p70S6K 来降低 p70S6K 介导的磷酸化而缓解对 IRS1 的抑制,从而加强胰岛素依赖的 PI3K/PKB/Akt 激活,恢复心肌细胞的胰岛素依赖的糖代谢途径。另外,AMPK 还可以通过抑制糖原合成激酶-3β(GSK-3β)减少糖原合成和抑制糖异生,为糖酵解提供更多的 Glu。

AMPK 也调节心肌游离脂肪酸(FFA)的代谢。一方面,促进 FFA 转移酶 FAT/CD36 向膜的转位,增加 FFA 的转运;另一方面,通过磷酸化 ACC 第 79 位苏氨酸而抑制 ACC 活性,同时可磷酸化和活化丙二酸单酰辅酶 A 脱羧酶(MCD),导致丙二酸单酰辅酶 A 浓度下降,减轻对 CPT-1 的抑制,从而增加 FFA 的氧化而改善缺氧心肌 FFA 的积累。

(2)HIF-1α 相关的代谢信号调控通路:HIF-1 是在缺血/缺氧条件下哺乳动物组织细胞产生的一种 hHLH 核转录因子,以异源二聚体形式存在,包括 HIF-1α 和 HIF-1β 两个亚基。HIF-1α 是 HIF-1 的活性亚基和氧调节亚基。HF 时心肌缺氧抑制 HIF-1α 蛋白降解,使细胞内 HIF-1α 蛋白迅速积累并转入核内与 HIF-1β 蛋白结合,形成具有转录活性的二聚体。HIF-1 诱导缺氧心肌内 iNOS 的基因表达,增加 NO 的产生,后者调节冠脉循环和心肌功能;HIF-1 使 VEGF 的转录和表达增强,VEGF 则促进内皮细胞增殖、新生血管形成和增加血管通透性,其中 AKT 和 GATA4 可能介导血管生成。以上通路对补偿缺血心肌的氧供有重要作用。

(3)PKB/Akt 相关的代谢信号调控通路:Akt 是 1991 年发现的相对分子质量约为 60 000,约含 480 个氨基酸残基的蛋白激酶,因其与 PKA 和 PKC 具有同源序列故又称 PKB 或 RAC-PK;因其可使 Ser/Thr 残基磷酸化,故又称丝 Ser/Thr 激酶 Akt。目前发现至少 3 种 Akt 同工酶:Akt1/PKBα、Akt2/PKBβ、Akt3/PKBγ。PKB/Akt 在 CHF 的 MEM 中有重要的调控作用:①从多途径促进心肌 GLUT4 向膜的转位以增加心肌的 Glu 摄取,如在胰岛素信号途径中被磷酸化的 PKB/Akt2,启动其下游 PKB/AS160 途径促使 GLUT4 的转位,同时 PKB/Akt 的其他底物 Rab GAP、TBC1D1、PIK5 等也可能参与 GLUT4 的转位;②作为胰岛素调节糖原合成的信号级联系统中的一个重要支路,可能通过 PDK1-PKB-GSK3 通路调节心肌中糖原合成酶和葡萄糖的摄取,并通过下调 PGC-1/PPARa 来减少 FFA 的氧化;③心肌缺氧使 Akt 磷酸化,Akt 激活其下游靶蛋白 GSK-3 磷酸化,进而诱导 HIF-1α 蛋白的稳定、转录及表达,Akt 也可能通过激活 mTOR 的表达来促进 HIF-1α 的转录,从而启动 HIF-1α 相关代谢信号通路。

(4)cAMP 相关蛋白:环腺苷酸反应元件结合蛋白(cAMP response element binding protein,CREB)作为细胞内的第三信使,定位于细胞核内,其 C 端激酶域包含多个磷酸化位点,可被蛋白激酶 A、蛋白激酶 C 和 Ca^{2+}-CaMK 家族等磷酸化。磷酸化的 CREB(p-CREB)激活相关基因的转录,调节 c-fos、jun-b、bcl-2 等的表达。有研究发现,心肌细胞 p-CREB 在缺氧后 1~7 天,表达均增加,可能为缺氧后肌浆网扩张、钙超载,进一步激活 Ca^{2+} 信号转导通路,促使 CREB 磷酸化,在心肌肥厚模型中,压力超负荷时心肌细胞内 CaM 被激活,核转录因子 CREB 磷酸化增加抗凋亡基因 bcl-2 表达下调。影响下游基因的转录(bcl-2),最终参与心肌细胞的损伤。

四、脓毒症心肌的能量代谢的特点

研究发现,有 10%~20% 严重脓毒症/脓毒性休克患者中存在严重的心肌功能障碍,心肌能量代谢障碍是导致脓毒症患者心脏功能衰竭的重要影响因素之一,心肌细胞能量代谢障碍在心功能障碍和心肌细胞结构重建中发挥重要作用,甚至导致脓毒性心肌病。所谓脓毒性心肌病是指在脓毒症进程中可累及心脏,导致患者发生急性心功能障碍或心力衰竭,称之为急性脓毒性心肌病。改善患者心肌能量代谢可能是治疗脓毒症患者心肌损伤并改善其预后的重要途径。目前,脓毒症心肌能量代谢障碍机制仍不明确。线粒体功能损伤、脂肪酸氧化代谢紊乱、糖代谢异常等可能是导致脓毒症心肌能量代谢障碍的主要因素。

(一) 线粒体功能受损

脓毒症时心肌线粒体发生一系列变化,线粒体作为有氧代谢的主要场所,其功能障碍是心肌能量代谢改变的关键机制。在严重脓毒症/脓毒性休克的病程中细胞氧耗明显减低,而超过 90% 的细胞氧耗用于线粒体生成 ATP。因此,线粒体功能障碍可能在脓毒症心肌抑制中有重要作用。

1. 线粒体氧化磷酸化受损　心肌细胞内 ATP 形成的主要方式是氧化磷酸化,即在呼吸链电子传递过程中偶联二磷酸腺苷磷酸化,生成 ATP。研究发现,线粒体氧化磷酸化的缺陷是导致脓毒症多器官功能异常的主要原因之一。脓毒症时,心肌糖酵解增强,细胞内乳酸浓度增加,细胞内 pH 下降,而高能磷酸化合物的降解使细胞内无机磷酸盐水平升高,这些改变导致线粒体氧化磷酸化减弱。而无机磷酸盐升高,则抑制心肌收缩蛋白的相互作用,从而降低心肌收缩能力。细胞色素 C 氧化酶亦称细胞色素氧化酶,在细胞呼吸中处于细胞色素系统的末端,它的主要作用是把呼吸底物的电子经过细胞色素系统直接传递给分子态氧。细胞色素 C 氧化酶作为电子传递链中的关键酶,在脓毒症早期即被不可逆性的抑制,从而可能中断氧化磷酸化,导致脓毒症心肌功能下降。

2. 线粒体肌酸激酶受抑制　线粒体磷酸肌酸激酶的作用是在 ATP 供能的情况下,催化肌酸生成磷酸肌酸和腺苷二磷酸,该酶在高代谢心肌细胞特殊时期迅速恢复细胞磷酸肌酸水平中起着重要作用。脓毒症时,心肌、骨骼肌线粒体磷酸肌酸激酶活性丢失,导致心肌氧运输减少、电子传递链受抑制,使 ATP 产生减少。心肌线粒体磷酸肌酸激酶的减少,导致心肌、骨骼肌维持适当高能磷酸盐(磷酸肌酸)储存的能力显著受损。

3. 线粒体氧化物损伤　ATP 在线粒体中产生,脓毒症全身炎症反应,特别是高反应性过氧亚硝基化合物(由一氧化氮和过氧化物阴离子反应产生),可以抑制线粒体酶、破坏脂类、蛋白质、核苷酸,激活腺苷二磷酸核糖多聚酶可修复氧化应激增强所致的 DNA 链断裂,这一过程消耗了大量烟酰胺腺嘌呤二核苷酸,使细胞内进入呼吸链的烟酰胺腺嘌呤二核苷酸减少,进一步促进炎症反应。另外,氧自由基损伤是脓毒症心肌功能下降的主要机制之一。氧自由基包括:超氧化物阴离子、氢氧基、过氧化氢等。活性氧通过攻击线粒体 DNA 和线粒体蛋白引起线粒体损伤,使线粒体有氧代谢能力受损,线粒体呼吸链功能障碍也会使活性氧产生增加,从而产生恶性循环。

4. 心肌钙异常　脓毒症时,TNF-α、IL-1β 等促炎因子,通过抑制心肌细胞环磷酸腺苷信号转导通路,使细胞内一氧化氮合成增加,从而增加环鸟苷酸抑制钙通道,导致心肌功能受抑制。钙离子是体内重要的第二信使,参与心肌兴奋收缩偶联,心肌细胞膜内外钙离子浓度稳定是维持正常心肌功能的重要基础。线粒体膜上存在多种钙转运蛋白系统,是维持细胞内外钙浓度稳定的重要功能蛋白复合体。脓毒症时炎性因子损伤心肌肌质网导致钙离子渗漏,产生的氧自由基损伤线粒体膜上钙转运系统。内毒素心肌细胞内钙离子浓度在早期升高,这种变化在一定程度上可以增强心肌收缩力。但脓毒症后期,线粒体内钙离子积聚一定的承受范围,形成"钙超载",使线粒体发生不可逆损伤或细胞死亡。心肌细胞钙离子浓度上升被认为是心脏功能障碍的重要因素之一。

(二) 脂肪酸代谢紊乱

脓毒症时心肌细胞能量代谢由优先利用游离脂肪酸变为优先利用葡萄糖供能。游离脂肪酸氧化减少的主要原因包括:过氧化合物酶体增殖激活受体活性降低,引起参与游离脂肪酸运输与代谢的基因表达下调等。

1. 极低密度脂蛋白受体(very low density lipoprotein receptor,VLDL-R)下调　极低密度脂蛋白受体丰富表达于心肌细胞上,对机体甘油三酯和脂肪酸转运及心肌能量代谢尤为重要。脓毒症时机体免疫系统失调,细胞因子 TNF-α、IL-1β、一氧化氮等产生过量。脂多糖致心肌脂质积累,亦下调心肌细胞新生血管 VLDL-R 表达。

2. 高甘油三酯血症和极低密度脂蛋白升高及结构异常　脓毒症时系统反应炎症导致机体广泛的生理生化方面的改变,其中一个显著特征是极低密度脂蛋白介导的血浆甘油三酯浓度升高。甘油三酯上升可能与脂多糖导致机体免疫系统激活产生大量促炎性细胞因子(如 TNF-α、IL-1β 及血小板活化因子)及内毒素血症有关。甘油三酯升高的直接原因包括:①肝脏通过脂肪生成和脂肪酸酯化作用使甘油三酯生成增加;②外周组织摄取甘油三酯减少,血浆甘油三酯清除增加。脓毒症内毒素血症另一个重要的生化指标是 VLDL 浓度上升,其内部构成的脂质和脂蛋白含量发生改变。VLDL 的主要功能是运输肝脏中合成的内源性甘油三酯。无论是血液运输到肝细胞的脂肪酸,或是糖代谢转变而形成的脂肪酸,在肝细胞中均可合成甘油三酯。在肝细胞内,甘油三酯与血清载脂蛋白 B 胆固醇等结合,形成 VLDL 并释放入血。

3. 脓毒症时肉碱脂酰转移酶被氧化修饰　长链脂酰辅酶 A 不能直接透过线粒体内膜,其进入线粒体氧化需要肉碱脂酰转移酶(carnitine palmitoyltransferase,CFF)的辅助。CPT Ⅰ是心肌氧化底物选择的关键酶。CPT Ⅰ两个异构体分别存在于心、肝(L 型)和肌肉(M 型),两个异构体在新生儿、断奶后的婴儿、成人三个不同时期具有不同的相对数量和动力学特征。CPT Ⅰ通过丙二酰辅酶 A 活性控制和调节脂肪酸的氧化,丙二酰辅酶 A 浓度则由乙酰辅酶 A 羧化酶、腺苷一磷酸 A 活化蛋白激酶和丙二酰辅酶 A 脱羧酶调节。脓毒症时,心肌上述酶学发生改变间接抑制 CPT Ⅰ活性。脓毒症时心肌细胞 M 型 CPT Ⅰ活性抑制预计能改变心肌底物的选择,从而影响心肌细胞脂肪酸代谢。

(三) 糖代谢的异常

脓毒症时心肌细胞酶学发生改变,可导致心肌糖代谢异常和心肌存在进行性的能量衰竭,最终导致心脏功能的降低。

脓毒症早期,机体处于高代谢状态,组织细胞的需氧量明显增加,而脓毒症时因微循环障碍及组织利用氧障碍导致组织获取氧量减少。因此,组织通过有氧氧化而生成的 ATP 减少,机体为了增加 ATP 的生成,无氧酵解明显增加,心肌能量代谢完全由线粒体有氧氧化转化为以糖酵解为主。首先,线粒体有氧氧化受抑制,心肌细胞生化和酶学也发生相应变化。二磷酸腺苷、一磷酸腺苷以及游离磷酸浓度上升,而己糖激酶、磷酸果糖激酶、丙酮酸激酶等糖酵解限速酶表达及活性上调。这些变化可以间接增强心肌糖酵解作用。其次,胰岛素抵抗也可导致部分依赖胰岛素调节的糖酵解限速酶活性下降。另外,脓毒症心肌能量需求增加,心肌组织中磷酸肌酸/肌酸比例下降,一磷酸腺苷/ATP 比例增加,导致磷酸腺苷活化蛋白激酶活性上调。磷酸腺苷活化蛋白激酶激活可以通过增加葡萄糖转运体的转位而增加葡萄糖的摄取,通过激活磷酸果糖激酶 2 增加糖酵解的作用。最后,脓毒症时心肌出现低氧血症可诱导葡萄糖转运体 1 基因表达,从而增加葡萄糖转运,促进心肌糖代谢。糖酵解作用可增强维持一定水平的 ATP 浓度,对于维持心肌细胞的结构完整性及基本功能具有重要的意义。

脓毒症后期,心肌葡萄糖浓度下降,同时伴随丙酮酸浓度上升,乳酸与丙酮酸浓度比值下降,表明心肌葡萄糖代谢障碍而不是局部缺血,为脓毒症心肌受损的主要原因。脓毒症时系统性炎症反应至少通过以下两条途径影响心肌线粒体功能,损害心肌葡萄糖利用:①代用能源(β-羟基丁酸盐)反调节作用增强;②胰岛素依赖的糖原合成受损。葡萄糖运输过程中一氧化氮/环鸟苷酸系统抑制致胰岛素抑制的糖原合成受损。上述原因均可导致机体胰岛素抵抗,葡萄糖利用障碍。其次,脓毒症后期,脂肪酸和酮体利用率大大增加,导致心肌糖酵解下降。高酮血症(肝脏生酮作用)、血浆脂肪酸(脂肪分解作用)升高共同影响心肌糖酵解。鞘磷脂衍生物和环氧化酶2衍生物血栓素A介导糖酵解损伤。此外,脓毒症时常出现血浆枸橼酸浓度上升,枸橼酸是果糖磷酸激酶的变构抑制剂,而果糖磷酸激酶则是催化糖酵解主要限速步骤的关键酶,因此,血浆枸橼酸浓度上升可间接抑制糖酵解。因此,脓毒症后期,糖代谢发生明显抑制。

五、心肌能量代谢研究的意义

越来越多的证据表明,心脏能量代谢障碍是心肌细胞损伤的始动环节,是引起和促进心功能障碍发生、发展的重要因素。因此,如何保护心肌细胞,阻止损伤因素导致的能量代谢障碍,而避免继发线粒体损伤、氧自由基、钙超载等的发生,对心肌细胞损伤治疗的一个重要的方向。近年来对心脏代谢的研究深入,提出心脏能量学的概念,心脏能量学系研究心肌能量、代谢、需氧与供氧平衡和心脏做功关系的一门学科。心肌细胞能量代谢失调是缺血性心脏病、脓毒性心肌病等疾病的病理机制之一,心脏能量代谢药物治疗将日益受到广泛的关注。

(蔡国龙)

第十二章　ABC 理论与心肌顺应性

血流动力学是应用物理学的理论,结合生理和病理生理学知识对循环系统的功能及其相关因素进行研究,因其应用于临床监测及反馈性指导治疗而称为血流动力学支持。因此,临床进行血流动力学支持不仅要掌握医学的基础知识,而且要理解物理学的相关概念。根据血流动力学的特点,可以把循环系统分为阻力血管、毛细血管、容量血管、血容量和心脏五个部分。在这五个部分当中,心脏作为动力源,维持着血液在循环系统中的运动。所以,血流动力学的基本原理多是从心脏的角度出发,观察并研究五个部分的相互影响。

第一节　心功能基础理论

心脏是一个由心肌组织构成并具有瓣膜结构的空腔器官,是血液循环的动力装置。生命过程中,心脏不断做收缩和舒张交替的活动,舒张时容纳静脉血返回心脏,收缩时把血液射入动脉,为血液流动提供能量。通过心脏的这种节律性活动以及由此而引起的瓣膜的规律性开启和关闭,推动血液沿单一方向循环流动。心脏的这种活动形式与水泵相似,因此可以把心脏视为实现泵血功能的肌肉器官。其功能包括收缩功能和舒张功能两方面。

一、心脏收缩功能及影响因素

心脏在循环系统中所起的主要作用就是泵出血液以适应机体新陈代谢的需要,不言而喻,心脏输出的血液量,即心输出量是衡量心脏收缩功能的基本指标。其直接受到心率和每搏输出量的影响,等于心率和每搏输出量的乘积,其中每搏输出量取决于心脏的前负荷、后负荷及心肌的收缩力。心脏收缩功能反映的是心室前负荷、后负荷、心肌收缩能力及心率等变数的综合效果。以下对各因素的作用分别进行阐述。

(一) 心脏前负荷

1. Starling 理论　心脏的前负荷是指心室在舒张末期所承担的负荷,Frank 及 Starling 等人将其表述为心肌收缩的初长度。心脏的前负荷可以用压力负荷或容量负荷表示,是心输出量的重要影响因素。前负荷通过改变初长度来调节每搏量的作用称为异长自身调节(heterometric autoregulation),并提出了"心肌收缩产生的能量是心肌纤维初长度的函数",这就是 Frank-Starling 定律,简称 Starling 定律。该定律较早地说明了这种心脏异长自身调节的现象,并且较完善地将其归纳为理论观点。Starling 定律也被称之为 Starling 机制或理论。Starling 定律所描述的是心肌的收缩力与心肌纤维收缩的初长度呈正相关。也就是说,心肌纤维在心室充盈压力的作用下,于收缩前被拉的长度越长,心肌所产生的收缩力也就越大。从心室的整体来讲,则是心室舒张末容积越大,心室收缩时所做的功也越多,每搏输出量也就越多。根据这种机制所绘制的心功能曲线被称之为 Starling 曲线(图 12-1-1),左心室舒张末压

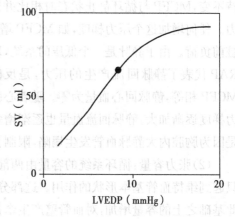

图 12-1-1　Starling 曲线

(LVEDP)增加,搏出量(SV)增加,一般正常时,LVEDP 在 8mmHg 时,SV 约为 70ml。

随着心室前负荷(preload,Pr)的增加,心室的每搏输出量(stroke volume,SV)呈上升趋势。心室的充盈状态与 SV 呈正相关。在 Pr 升高的初期,SV 明显增加,形成曲线的陡峭部分。当 Pr 升高到一定的范围后,SV 的增加明显趋于平缓,形成曲线的平台部分。一般情况下,当 Pr 继续增加,曲线并不出现下降。心肌收缩力的改变表现为曲线的整体斜率的改变。如心肌收缩力下降可表现为曲线移向右下方,而心肌收缩力增加,曲线向左上方移动。Starling 曲线的这些特点是由于心肌本身和心室的特殊结构所致。Starling 定律有着极其重要的生理意义。当循环容量增加、静脉的回心血量增加,心脏的前负荷增大,根据 Starling 定律,心肌的做功也相应增加,使心输出量增加。从而,使得回心血量与心输出量保持平衡,并维持心室舒张末容积和压力在正常范围。这种机制主要是对心输出量进行精细调节,同时也有一定的调节范围。

为什么骨骼肌的长度-张力曲线出现降支,而正常心室的功能曲线不出现降支呢? 这是由于心肌细胞外间质内含有大量胶原纤维,因而心肌的伸展性较小,处于最适初长度时,产生的静息张力已经很大,从而阻止心肌细胞继续被拉长。实验证明,即使在前负荷很大的情况下,心肌肌小节的初长度一般也不会超过 $2.25 \sim 2.30 \mu m$。心肌细胞这种抵抗过度延伸的特性,对心脏泵血功能具有重要生理意义,它使心脏不至于在前负荷明显增加时,引起做功能力的下降。心室功能曲线不出现降支,并不是心肌初长度超过最适水平之后心肌的收缩功能依然不受影响,而只是在这种情况下初长度不再与前负荷呈平行关系。而在慢性过度扩张的病理心脏上观察到的功能曲线降支,是由于室壁心肌发生了组织学改变,心室容积扩大,心肌细胞收缩功能又严重损伤的缘故。

2. 影响心室前负荷的因素 在心室其他条件(主要是心室肌的顺应性)不变的情况下,心室前负荷,即舒张末期压是由心室舒张末期充盈的血液量来决定的,充盈量大,舒张末期容积也较大。可以设想,凡是影响心室充盈量的因素,都能够通过异长调节机制来使搏出量发生改变。

(1)静脉回心血量:在通常情况下,静脉回流血量与心输出量相等,根据 Starling 定律可知,静脉回心血量是心输出量的决定因素。同时,循环血量又是维持血管张力的决定因素,成为循环内压力的重要组成部分,尤其是在静脉系统。大约占总量 70% 的血量存在于静脉和小静脉内,这部分容量在循环系统中形成的压力被称为循环平均充盈压(mean circulatory filling pressure,MCFP)。在 MCFP 的作用下,血液克服静脉系统的阻力流回心脏。MCFP 不依赖于心脏的搏动,而主要与循环容量和血管床容积相关。

设想在心脏停搏的情况下,整个循环系统中处于压力相同的状态,此时的压力可被认为是 MCFP,为 $10 \sim 15mmHg$。当心脏开始搏动时,心脏将静脉内的血液泵入动脉系统,导致动脉系统内压力升高。同时由于中心静脉内血液的排空,而使中心静脉压(central venous pressure,CVP)或右心房压(right atrial pressure,RAP)下降。这时动脉系统内的压力明显高于 MCFP,而 CVP 低于 MCFP,从而形成循环运动的基础。之后,随着心脏搏动的继续,循环内的压力形成稳定状态。如果此时的循环血量和血管顺应性保持不变,MCFP 与循环静止状态时相比并未发生改变。MCFP 与 CVP 的压力梯度是静脉回流的驱动压力。任何增加这个压力梯度,如 MCFP 增加、CVP 降低、静脉阻力减少等因素都可以增加回心血量,即心脏前负荷。由于静脉是一个低压的系统,MCFP 少量的改变,即可以导致回心血量的明显变化。CVP 或 RAP 代表了静脉回流产生的压力,是反映心脏前负荷的压力指标。在心脏搏动停止状态下,CVP 与 MCFP 相等,静脉回心血量为零。随着心脏搏动的开始并持续,CVP 逐渐下降,CVP 与 MCFP 直接的压力梯度逐渐加大,静脉回流血量也逐渐增多。当 CVP 继续下降,低于零时,静脉回流量不再继续增加,这是因为胸腔内大静脉血管发生塌陷,限制了静脉回流。

(2)张力容量:循环系统的容量由两部分组成。在静息状态下,一部分容量并不增加血管壁的张力,而只起到维持血管基本形状的作用。这部分容量被称为非张力容量(un-stressed volume)。另一部分,即在此基础之上的容量增加,对血管壁产生牵张作用,增加血管壁的张力,增加管腔内的压力,这部分容量被称为张力容量(stressed volume)。如同一个气球内可保留一部分气体来维持气球的形状和原有的体积。如果没有使气球的体积增加,没有对气球壁造成牵拉,气球内压力则无明显增加。这时气球内的容量是非张力容量:当继续吹大气球,气球体积增加,气球壁受到牵拉产生张力,气球内的压力也相应增加。这时气球内增加的容量即为张力容量。同样,循环内的非张力容量充盈静息状态的血管,而张力容量保持血管壁的张力,形成管腔内的压力。张力容量占总循环血量的 25%～30%。这个比例受血管壁张力变化的影响。血管收缩药物可使部分非张力容量转为张力容量,而血管扩张导致部分张力容量转为非张力容量。只有张力容量决定 MCFP 的大小,而不是非张力容量。非张力容量的增加更多地提示血管床的容积增加。血管床的容积包括了非张力容量和张力容量。在容积不变的情况下,补充容量可增加张力容量,使 MCFP 增加,回心血量增加,心输出量增加。大出血的早期,机体通过自身调节,血管床的容积减少,大量的非张力容量转为张力容量,维持了回心血量,保持心输出量的稳定。或者说,只有心室的舒张末的张力容量才对心输出量产生影响,而不是笼统的舒张末容量。

(3)胸腔内压的影响:严格地讲,影响心脏前负荷的压力应该是跨壁压力。心脏及大血管周围压力的改变对心脏的前负荷有明确的影响。在生理状态下,机体会通过自身调节功能将这种胸腔内压改变对心输出量的影响减少到最小。神经体液调节可使血管床收缩,部分非张力容量转向张力容量,MCFP 相应增加,保证足够的静脉回流量,维持心输出量不变。在循环容量不足时,机体已经发挥其调节机制,非张力容量向张力容量转化的潜力已经明显不足。这时的胸腔内压升高将会导致明显的心输出量下降,乃至血压下降,甚至呼吸周期所导致的胸腔内压力的改变,也可以引起心输出量或血压的改变。临床上采取在特定的呼吸条件下测量每搏量变异(SVV)或脉压变异(PPV)的方法,了解患者的循环容量状态和对扩容治疗的反应性就是根据这个道理:当 MCFP 保持不变,呼吸导致的胸腔内压改变使心功能曲线在水平方向左右周期性移动,引起心输出量或血压的周期性改变。

(二)心脏后负荷

心脏进入收缩期后,心室开始收缩,首先需要克服心室壁的张力,使心室内的压力升高。当心室内压升高到足以对抗动脉系统施加在动脉瓣膜的压力时,动脉瓣开放,心室内的血液射向动脉系统。随着心室内的压力继续升高,每搏输出量(SV)快速地进入动脉。动脉系统是一个高阻力的血管系统,其阻力主要来自于远端的小动脉。这种阻力使 SV 来不及在短时间内分散出去,而在动脉内形成较高的压力,导致动脉壁的扩张,SV 的一部分被储存在大动脉内。当心室内压力逐渐下降至等于大动脉内的压力时,动脉瓣膜关闭,收缩期结束。随着动脉内的压力回落和动脉自身的弹性收缩,储存在动脉内的部分 SV 继续向组织分布,形成舒张期组织供血。这种心室-血管的协同作用,不仅保证了组织灌注的连续性,而且降低了心室射血时面对的阻力。

心室的后负荷是指心室在射血过程中所必须克服的阻力。在心室流出道及心脏瓣膜没有狭窄的情况下,心室后负荷取决于射血时的心室壁张力以及阻力血管对射血的阻力。临床上,通常以体循环阻力为监测左心室后负荷的主要指标,肺循环阻力为监测右心室后负荷的指标。

一般来讲,心室的后负荷与心输出量呈负相关。也就是说后负荷越大,心输出量越少。而后负荷降低,心室射血的阻力下降,在同样心肌收缩力的条件下,每搏输出量增加,心肌耗氧量减少。心功能状态不同时,心脏对后负荷改变的反应也有所不同。在心功能正常时,如果后负荷突然增加,心室的舒张末容积和压力会随之升高,根据 Starling 机制代偿由于后负荷增加而导致心肌做功增加。可是,如果后负荷的增加过于突然或过高,这种代偿往往是不完全的,心输出量也会出现下降。但随后,心室舒张末容积和压力会逐渐回复到正常水平,心输出量也上升到原来范围。这是因为心脏对后负荷的改变逐渐适应,心肌收缩力增强。当心肌功能受损时,后负荷的增加导致心室的扩大和充盈压力的增加。心室不能通过心肌收缩力的增强而完全代偿后负荷的增加,而只能通过心室舒张末容积和压力的增加。按 Starling 机制增加心室的做功。这时,虽然心输出量仍然可保持在正常范围,但心室的充盈压力升高,后负荷的增加导致了明显的心肌功能抑制。在严重心力衰竭时,心室无法通过 Starling 机制增加心肌的做功。心室后负荷的增加导致心室舒张末容积和压力增加,但是心肌的做功并不能相应地增加,心输出量不能被维持。这时降低心室后负荷不仅可增加心输出量,而且可降低心室充盈压力。

(三) 心肌收缩力

1. 等长调节(homometric autoregulation) 人们进行强体力劳动时,搏出量和每搏做功可成倍增加,而此时心脏舒张末期容积不一定增大,甚至有所减小;相反,心力衰竭患者,心脏容积扩大而其做功能力反而降低。由此推测,对于心脏的泵血功能,除异长调节外,还有另一种与心肌初长度无关的调节机制存在。心脏泵血功能的这种调节是通过收缩能力这个与初长度无关的、心肌内在功能的改变而实现的,故称等长自身调节。心肌收缩力指心肌收缩的能力,直接反映心肌本身的功能状态,是一个独立于心率、心脏前负荷与后负荷的指标。收缩能力的改变具有极其重要的生理和病理意义。心肌收缩力与心脏的每搏输出量和心室的做功呈正相关。心肌收缩力产生的能量通过心室的做功转换,传递给血液,使血液有足够的能量在循环系统中运动。当心肌收缩力增强时,心肌细胞收缩的强度增加,收缩的速度也加快,心室在收缩期的做功也明显增加。如果血流动力学其他主要参数(如心室后负荷等)不变,则每搏输出量也相应增加。

2. 影响心肌收缩力的因素 心肌收缩力受多种因素的影响,兴奋-收缩偶联过程中各个环节都能影响收缩能力,其中活化横桥数和肌凝蛋白的 ATP 酶活性是控制收缩能力的主要因素。在一定初长度的条件下,粗细肌丝的重叠区提供了可以形成横桥连接的最大横桥数,然而不是所有横桥都会形成活化横桥。活化横桥数与最大横桥数的比例,取决于兴奋后细胞质 Ca^{2+} 浓度的升高程度和肌钙蛋白对 Ca^{2+} 的亲和力;凡能增加兴奋后细胞质 Ca^{2+} 浓度或肌钙蛋白 Ca^{2+} 亲和力的因素,均可增加活化横桥的比例,导致收缩能力的增强。例如儿茶酚胺增加收缩能力的原因之一,就是它通过激活 β-肾上腺素能受体,增加细胞质 cAMP 浓度,使肌膜 Ca^{2+} 通道和肌浆网 Ca^{2+} 的通道的开放程度增加,导致心肌兴奋后细胞质 Ca^{2+} 浓度升高程度增加。一些钙增敏剂,如茶碱,可以增加肌钙蛋白对 Ca^{2+} 的亲和力使肌钙蛋白结合形成活化横桥,肌凝蛋白的 ATP 酶就被激活,它分解 ATP 以提供肌丝滑行的能量。甲状腺激素和体育锻炼能提高肌凝蛋白 ATP 酶活性,促进心肌收缩能力增强;相反,老年人的心脏和甲状腺功能减退患者的心脏,心肌肌凝蛋白分子结构发生改变,其 ATP 酶的活性较低,收缩能力减弱。除此之外,自主神经活性和多种体液因素也可影响心肌收缩能力。心肌收缩的异长自身调节和等长自身调节是同时存在的。在活体上评价心肌收缩的情况时,几乎不可能去除心室前负荷与后负荷等因素的影响。所以,临床上通常采取对与心肌收缩力相关的指标进行动态监测,了解心肌收缩力的变化情况。如应用每搏输出量、心室每搏做功指数、射血分数、心室收缩末期最大斜率等。

心肌收缩力下降或心室收缩功能障碍表现为,在一定的收缩末压力下,心室收缩末容积的增加。临床常见的原因包括:急性心肌梗死、低氧血症、严重感染、酸中毒、应用心肌抑制药物等。

二、心脏舒张功能

1. 心室舒张功能 是指在舒张末期心室容积增加的能力。进入舒张期,心室的容量开始增加,到舒张末期时心室的血容量与此刻充盈压力作用下的心室容积相等。临床上通常用这种心室容量与压力的变化趋势来表示心室的舒张功能,称之为心室顺应性。

心室顺应性表述的是容量与压力之间的变化关系。通常把相应心室在舒张期时单位压力所导致的容量改变称之为左心室或右心室的顺应性,其表达公式为 $\triangle V/\triangle P$。与心室顺应性相反,表达舒张期相应心室单位容量改变所导致的压力变化的指标为左心室或右心室的硬性。心室的容量与压力之间的相关性是曲线关系。

从图 12-1-2 中可以看出,心室内容量增加的同时压力也随之增加。这种压力的升高受到心室顺应性的影响,或者说是受心室硬度的影响。心室顺应性增大(或者说心室的硬度减小),曲线右移(曲线 A→C),在单位容量改变时压力的变化减小。心室顺应性减小(或者说心室硬度增大),曲线左移(曲线 A→

B),单位容量改变时相应的压力变化增大。同一心室的顺应性也受到容量负荷的影响。随着心室容量的逐渐增大,心室的顺应性相应减少。从示意图中可以看出,在心室容积较小的范围内,如果容量发生的变化为a,相应的压力改变为c;但是在容积较大的情况时,相同的容量改变a,却可导致非常大的压力改变b。心室顺应性的这些特性强调了在调整容量负荷时,不仅受到了心脏本来具有顺应性的影响,而且容量负荷改变的本身也导致心室顺应性的明显改变。同时,当未对心室前负荷进行调整时,由于心肌顺应性的改变,如心肌缺血也会导致心室容量或压力的明显变化,导致相应的临床症状。

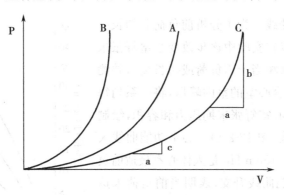

图 12-1-2 心室的顺应性
P:压力;V:容量

心室舒张功能障碍是指在一定的心室充盈压力下,心室舒张末容积的减少。临床上常见的减低心室顺应性的因素包括:心室充盈逐渐增加、心肌缺血、心脏压塞、动脉压力升高、正压通气(尤其是应用呼气末正压通气)、休克、应用正性肌力药物(如儿茶酚胺类药物);常见的增加心室顺应性的因素:如心肌血液灌注改善及应用硝酸甘油、硝普钠、钙拮抗剂等药物。

2. 左、右心室顺应性　由于左心室和右心室的心室结构及顺应性有明显的不同,所以调整前负荷对左心室或右心室会产生不同的影响。左、右心室的结构不同,其顺应性也有明显的区别。右心室的心肌较薄,顺应性较高。当右心室的舒张末期容积增大时,右心室可出现明显扩张。严重时可导致室间隔向左心室突出。在心动周期中室间隔出现反常运动。如果右心室内压继续增高,室间隔不仅在舒张期发生左移,而且在收缩期也发生左移,使左心室的容积明显减小,左心室的顺应性也明显下降。

通常情况下,左心室与右心室的输出量相等,静脉回流量相等。虽然左、右心室的舒张末容积和压力的变化趋势一致,但由于顺应性的区别,左、右心室的容积和压力可以不同。在正常情况下,左心室与右心室的心功能曲线基本上是平行的。虽然压力的绝对数值不同,但左心室和右心室的压力变化是相关的。对前负荷进行调整时,左心室和右心室的变化应当是基本一致的。可是,输液量过大,仍然可导致左心室和右心室的负荷共同增加,出现肺水肿。当左心室功能衰竭时,左心室功能曲线变为低平,右心室的输出量随前负荷升高而增加的幅度明显高于左心室。从而,右心房压力略有增加时,左心房压力就会明显增加,甚至超过血浆的胶体渗透压(约24mmHg),导致严重的肺水肿。这时,左心室和右心室的压力变化并不呈平行关系,小量的输液即可导致左心室的前负荷过多。所以,这时的前负荷调整应当是以减少回心流量和降低血管张力为主。在右心室功能衰竭时,右心室要求有较高的前负荷才能维持输出量的正常,才有可能为左心室提供足够的前负荷。在这种情况下,应当维持右心室有足够的前负荷,如果进行脱水或血管扩张药物,可导致严重的后果。当双侧心室都发生功能衰竭时,左心室和右心室的容量和压力的变化又趋于平行关系。发生肺水肿的可能性明显低于单纯左心室功能衰竭时。双侧心室的心输出量对前负荷变化的反应又趋于一致,但增加前负荷并不能使心输出量明显增加。

心室顺应性的变化是影响心室功能调整的重要因素,其理想结果是可维持舒张末容积,而同时压力指标不至于过分升高。如果不能进行床旁的心室容量监测,可以通过对心输出量和压力的连续观察及其对容量负荷的反应结果而间接地了解心室容量和顺应性的变化关系。

第二节 心功能曲线与ABC理论

一、心室功能曲线

1. 压力-心脏每搏做功曲线 为了分析前负荷和初长度对心脏泵血功能的影响,可以在实验中逐步改变心室舒张末期压力(亦称充盈压)和容积(相当于前负荷或初长度),并测量射血心室的每搏做功或等容心室的室内峰压,将一系列每搏做功或室内峰压数据对应心室舒张末期压力和容积,绘制成坐标图,即为心室功能曲线(图12-2-1)。心室功能曲线大致可分为三段:①充盈压12～15mmHg是人体心室最适前负荷,位于其左侧的一段为功能曲线升支;表明当前负荷未达最适水平之前,每搏做功或等容峰压随初长度的增加而增加,通常情况下,左室充盈压5～6mmHg,可见正常心室是在功能曲线的升支段工作,前负荷尚远离其最适水平。这一特

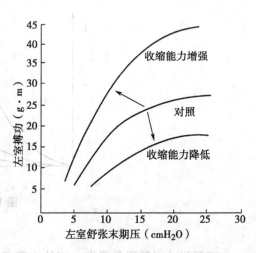

图12-2-1 心室功能曲线

征表明心室具有较大程度的初长度贮备,心室通过前负荷,即初长度的增加,即异长调节机制使泵血功能增强的容许范围是很宽的。②充盈压15～20mmHg范围内,曲线逐渐平坦,说明前负荷在上限范围内变动时对泵血功能的影响不大。③随后的曲线呈平坦状,或轻度下倾,并不出现明显的降支,这一点说明正常心室充盈压即使超过20mmHg,每搏做功不变或仅轻度减少,只有在发生严重病理变化的心室功能曲线才出现降支。

2. 静脉回流与心功能曲线 另外,根据心输出量等于静脉回心血量的基础,可以将静脉回流曲线与根据Starling定律形成的心功能曲线同步观察,发现其间的相关性(图12-2-2)。随着心室舒张末张力容量的增加,心室内压力增加,心肌被牵拉,心输出量也相应增加。心功能曲线与静脉回流曲线的交叉点表示了即刻的压力与流量之间的关系。这个交叉点通常被称为心功能点。心功能点相对应的流量可以代表心输出量,而相应的压力代表了CVP。

3. 胸腔内压的影响 当胸腔内压力升高,CVP相应升高,静脉回流减少,心输出量下降。理论上,心功能曲线可平行右移。心功能点从a点移向b点(图12-2-3)。这时心脏功能本身并没有改变,MCFP也没有改变。由于CVP升高,MCFP与CVP之间的压力梯度下降,静脉回流减少,导致心输出量减

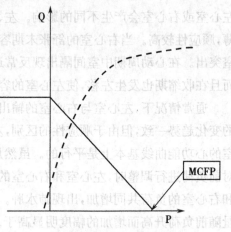

图12-2-2 静脉回流趋向与心功能曲线的相关性
实线表示静脉回流曲线,虚线表示心功能曲线,
P:压力;Q:流量;MCFP:循环平均充盈压

少。临床上常见于应用正压机械通气,尤其是应用较高的呼气末正压的情况时。扩容治疗可以增加MCFP,增加静脉回流,使心功能点从b点移向c点,恢复或增加心输出量。

二、心功能分区图

心功能分区图(图12-2-4)反映的是心输出量与左心室前负荷之间的相互关系,通过CI和PAWP构

成的坐标图。

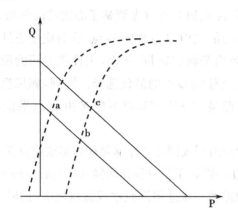

图 12-2-3　静脉回流与心功能的相互影响

实线表示静脉回流,虚线表示心脏功能。P:压力;Q:流量

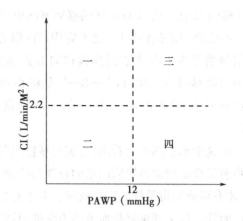

图 12-2-4　心功能分区图

CI:心输出量指数　PAWP:肺动脉嵌顿压

坐标图以 CI 为纵坐标,以 PAWP 为横坐标,分别以 CI 2.2L/(min·m²)和 PAWP 12mmHg 将坐标图分为四个不同的区域。每个区域代表了心脏功能的不同状态和相应的治疗措施。第一区提示,CI 在正常范围,PAWP 没有增加。所以,第一区显示正常范围,不需要特殊的治疗。第二区的 CI 低于正常范围,PAWP 没有明显增加。那么,CI 减低的原因可能是因为心脏的前负荷不足,或是心肌收缩力下降。相应的治疗方法则是增加心脏的前负荷,或是应用正性肌力药物。第三区提示 CI 在正常范围,PAWP 高于正常,提示心脏处于高负荷的代偿状态。但是心脏仍然可以代偿过高的前负荷,保持心输出量在正常范围。这时应了解心脏前负荷过高的原因,应用利尿药物或血管扩张药物调整心脏的前负荷,维持心脏的最佳做功状态。第四区提示 CI 低于正常,同时 PAWP 增高,这时患者已经处于临床上所谓典型的充血性心力衰竭状态,治疗上应该以减少前负荷及增加心肌收缩力为主。

从而可以看出,心功能分区图不但可以明确表明患者当时的心功能状态,而且也同时指出应有的治疗原则。在进行血流动力学监测时,可以将患者的心功能点标在心功能分区图中,根据心功能点所处的区域对病情进行监测及进行应有的治疗。动态地监测心功能点的变化可以了解疾病发展变化的趋势和治疗效果,不仅可以确定治疗的方向,而且对治疗有定量的治疗作用。

三、血流动力学的"ABC 理论"

血流动力学的 ABC 理论是应用血流动力学监测对循环功能进行支持性治疗的基础理论(图 12-2-5)。

根据 Starling 定律,在正常情况下,随着心室舒张末期容积的增加,每搏输出量也相应增加(曲线 1)。当心肌收缩力受损时,每搏输出量随舒张末容积的增加而增加的程度明显下降,曲线呈低平状态(曲线 2)。在进行临床血流动力学监测时,将每次测量的数值在图中标记出的点称为心功能点,D 点则是治疗的目标点。

如果初次测得患者的心功能点为 A 点,那么,应用心脏正性肌力药物和进行扩容治疗都可能使 A 点移向 D 点。如果首先应用心脏正性肌力药物,正性肌力药物可以使曲线 2 移向曲线 1,从而使 A 点沿虚线方向直接移向 D 点。如果首先进行扩容治疗,增加心脏的前负荷,若心肌功能正常,A 点会沿曲线 1 移向 D 点,这是临床上所期

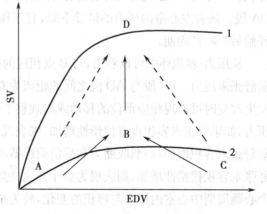

图 12-2-5　血流动力学 ABC 理论

EDV:心室舒张末容积　SV:每搏输出量

望获得的结果；如果心肌功能受损，A 点则沿曲线 2 移向 B 点。此时再应用正性肌力药物，心功能点则由 B 点移向 D 点。从 A 点不同的移动方向中可以看出，由 A 点到 B 点首先调整了心脏的前负荷，尽可能发挥了心脏自身的代偿作用，之后应用正性肌力药物使心功能点由 B 点移向 D 点，这时应用正性肌力药物的剂量明显少于由 A 点沿虚线移向 D 点所需的正性肌力药物的剂量，从而，正性肌力药物所产生的副作用也明显减少。所以，A→B→D 是将心功能点由 A 点移向 D 点的最佳选择。同理，如果患者的心功能点在 C 点，将心功能点由 C 点移向 D 点的最佳选择是 C→B→D，而不应是由 C 点沿虚线直接到 D 点。

从这个示意图可以看出，心脏每搏输出量不足可能是由于或同时并存前负荷过多或前负荷不足，调整心脏前负荷是增加每搏输出量的首要治疗措施。只有在心脏处于自身最佳的做功状态后应用正性肌力药物，才有可能取得最佳的治疗效果。对于心功能不全的患者一味地强调脱水或盲目地进行补液都同样带有片面性。这个理论就是血流动力学的 ABC 理论。

四、左心室的压力-容积曲线

心室的压力-容积曲线（图 12-2-6）也可被称之为压力-容积环（P-V loop）。表达的是在一个心动周期中心室内压力与容积的变化关系。它汇集了影响每搏输出量的主要因素。通过压力-容积环，不仅可以了解到心室在射血过程中的血流动力学变化，而且可以动态地监测临床治疗的效果。下面试说明左心室压力-容积环。

如果将图 12-2-6 中横坐标设为左心室容积，纵坐标为左心室压力，粗实线表示的曲线 ABCD 则为左心室压力-容积环。左心室压力-容积环从 A 点开始，心室等容舒张期末，左心室内压下降至低于左心房压力，二尖瓣开放，左心室开始充盈。随着左心室被逐渐充盈，心室内容积逐渐增加，压力也有所增加，曲线由 A 点移向 B 点。从曲线 AB 中可以看出心室舒张期的压力与容积的

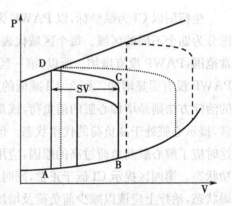

图 12-2-6 心室压力-容积曲线

P：压力；V：容积

变化不是直线关系，这条曲线实际上代表了左心室的顺应性。在 B 点，二尖瓣关闭，左心室开始收缩，首先是等容收缩期，左心室内压力急剧上升，容积不变，压力-容积环上出现 BC 段。这种压力的上升很快使主动脉瓣膜开放（C 点），心室射血开始。在射血过程中，左心室继续收缩，心室内压仍然继续升高。之后，主动脉瓣膜关闭（D 点），心室射血完成。这时仍然有 40～50ml 血液存留在左心室内，这是正常的收缩末容积。D 点之后，心室进入等容舒张期，左心室内压力急剧下降，容积并不发生改变，形成压力-容积环的 DA 段。随着左心室内压力的继续下降，直至压力低于左心房内压，二尖瓣开放，压力-容积环到达 A 点，开始另一心动周期。

从压力-容积环中可以看出，与 B 点相应的横坐标值为左心室舒张末容积，而相应的纵坐标值为左心室舒张末压力。BC 段与 AD 段之间的距离为左心室 SV。D 点的横坐标值为左心室收缩末容积。心功能发生改变时可出现相应部位的移动或出现整个曲线的位移。当心肌收缩力减弱，收缩期无法产生原有的压力，如果舒张末容积没有代偿性增加，则表现为 SV 减少，收缩末心室容积增加（细实线所示）。如果心室舒张末容积增加，心肌收缩力和后负荷维持不变，则 SV 相应增加（虚线所示）。如果心室后负荷增加，舒张末容积代偿性增加，则表现为整个压力-容积环右移（间断实线所示）。压力-容积环完整地反映了整个心跳周期中心室内压力与容积的变化，较为全面地表述了心脏功能的影响因素。

第三节　临床血流动力学应用

心脏泵功能是正常或是不正常，是增强或减弱，这是医疗实践以及实验研究工作中经常遇到的问题。

一、心室功能曲线与临床应用

心室功能曲线所表达的是心室的前负荷与心室每搏做功之间的关系，心室的前负荷多采用压力指标，如 CVP 或 PAWP。心室功能曲线根据 Starling 定律来表达相应心室的做功状态。左心室功能曲线可分为在充盈压力较低时的上升阶段和充盈压力较高范围内的平台阶段。由于右心室的后负荷较低，做功较小，右心室功能曲线每搏做功指数较低，且平台阶段不显著。下面以左心室功能曲线为例进行说明（图 12-3-1）。

根据 Starling 定律，心室的前负荷越大，心室所做的功也就越大。若以曲线 A 为心功能正常时的左室做功随 PAWP 的变化关系，那么，曲线 B 为心功能中度抑制，而曲线 C 为心功能重度抑制。可以看出，当心脏功能抑制，心肌收缩力下降时曲线变为低平。心脏表现出在过高的前负荷状态下，心脏的做功不能相应增加，每搏输出量下降。临床上表现出典型的心力衰竭。在临床监测中，根据同时测量的 PAWP 和左室做功指数可以在图中标出相应的心功能点。曲线 A、B、C 代表了不同心脏功能状态下心功能点随 PAWP 变化的移动轨迹。如果连续进行心功能点的测量，不仅可以动态反映患者心脏功能的变化情况，而且，结合心功能点的移动与治疗的关系还可以反馈性对临床治疗进行定量性指导。

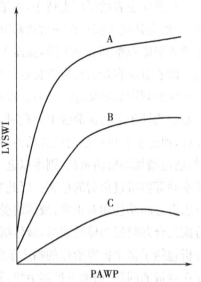

图 12-3-1　左心室功能曲线
LVSWI：左心室每搏做功指数
PAWP：肺动脉嵌顿压

当心脏功能受损逐渐加重，心肌收缩力逐渐下降时，曲线 A 向曲线 B，甚至曲线 C 方向移动。应用正性肌力药物可以使曲线回升，由曲线 C 向曲线 B，甚至向曲线 A 方向移动。进行扩容治疗时，心功能点沿不同的心功能曲线向 PAWP 增大方向移动。利尿或脱水治疗时心功能点则向相反方向运动。有时，一种治疗方法的作用结果可能是多方面的。例如，在心力衰竭、PAWP 过高时，应用血管扩张药物一方面减低了心脏的前负荷，使心功能点沿心功能曲线向 PAWP 较低的方向运动；另一方面由于心脏前、后负荷状态的改变，心肌顺应性的增加以及冠状动脉灌注的可能改善，心肌收缩力也会有所增强，这种结果可使心功能曲线抬高，由曲线 C 移向曲线 B。所以，心功能点实际上是移向坐标区域的左上方。心室功能曲线可以作为一种具体的监测方法应用于临床，同时，也表达了进行血流动力学监测的基本的理论。

虽然循环容量足够甚或循环容量过多对胸腔内压升高有更好的调节潜力，但并不意味着所有应用机械通气的患者都需要保持循环的高容量状态。过高的 MCFP 可明确增加组织水肿，CVP 升高时心室的张力增加，耗氧量增加。调整心脏前负荷时应同时注意压力和容量两个方面指标的改变。压力和容量指标同样是构成心脏前负荷的重要组成部分。

对心脏前负荷的调整是临床血流动力学支持的基础。ICU 重症患者的情况往往比较复杂。常常因为机械通气、急性呼吸窘迫综合征（ARDS）、感染等因素使肺水肿甚至全身水肿的原因不易鉴别。如果患者原来有较为明确的心脏疾病的历史，临床上又出现类似心脏功能不全的表现，同时有肺部感染的存在，患者可出现肺部啰音和呼吸困难。针对这种情况的传统治疗方法是脱水、利尿，减少心脏前负荷。从而，很容易将治疗引向盲目脱水和利尿，甚至可能出现医源性低容量性休克。所以，应用血流动力学监测在重症患者的治疗中是非常重要的。重症患者心脏前负荷指标的理想水平可能与书本上所说的正常范围有一定区别,而且在不同的病程阶段,心脏对前负荷的要求也不同。即使在真正出现心功能不全时,过分地降低心脏的前负荷实际上是破坏了机体对心功能不全的代偿能力。心室舒张末容积减少,导致心输出量(CO)的明显下降。所以,即使是在心脏功能不全的情况下,只强调降低心脏前负荷是片面的。将此时的治疗称为调整心脏前负荷更为恰当。

二、容量负荷与容量反应性的评估

在重症患者的循环支持中,容量的判断是非常重要的。临床医师面对急性循环衰竭或组织灌注不足时,一般会怀疑可能存在绝对或相对的容量不足,常常选择扩容治疗,试图改善循环和组织灌注。扩容治疗后如果能观察到心率下降,血压上升,尿量增加,循环趋于稳定和组织灌注指标改善则提示扩容治疗有效。即心脏对容量的反应性良好。目前,在临床研究中容量反应性良好常指通过扩容治疗后,CO 或 SV 较前能得到明显增加($\geqslant 15\%$)。根据 Starling 机制,心脏具有异长自身调节的能力,严格地讲,只有当左右心室均处于心功能曲线上升期时,通过增加心脏前负荷,心输出量才能够得到明显的提高,即容量反应性好,通过扩容可以稳定血流动力学,提高氧输送,改善组织灌注;而只要有一心室处于心功能曲线平台期时,通过增加心脏前负荷,则难以进一步增加心输出量,即容量反应性差,扩容治疗难以获益反而可能带来肺水肿等容量过负荷的危害。因此容量反应性良好是扩容治疗的最基本前提。实际临床工作中,绝大部分患者心肺功能相对正常,液体耐受性好,一般扩容治疗不会引起容量过负荷的危险。但对于重症患者,特别是合并呼吸功能受累时,液体耐受性差,盲目的扩容治疗可能增加肺水肿的风险,影响预后。有荟萃分析包括了多个扩容治疗的临床监测研究,对于存在急性循环衰竭或组织灌注不足时,临床医师怀疑可能存在容量的问题,而给予扩容治疗,其中容量反应性良好的仅为 $40\% \sim 72\%$,提示临床工作中可能存在盲目的扩容治疗。近来 ARDS 液体管理策略的研究亦显示,与非限制性液体管理相比,限制性液体管理氧合指数明显改善,肺损伤评分明显降低,且 ICU 住院时间明显缩短。

数十年以来,人们一直在寻找简单可靠并且敏感快捷的指标或方法来准确地评价和预测容量反应性,试图区分出哪些重症患者通过扩容治疗可以显著提高心输出量,改善组织灌注,进而减少扩容治疗的盲目性,提高扩容治疗的有效性,降低容量过负荷的危险。目前临床上常用的指标和方法,主要包括传统的静态前负荷指标(CVP,PAWP,RVEDVI,GEDVI,ITBVI 等),经心肺相互作用的动态前负荷指标(SPV,PPV,SVV 等),容量负荷试验,被动抬腿试验(passive leg raising,PLR)。

(一) 中心静脉压(CVP)与肺动脉嵌顿压(PAWP)

CVP 和 PAWP 是临床上常用的反映心脏前负荷的压力指标。尤其是 CVP 容易测量,甚至可以通过观测颈静脉怒张的情况进行判断,故 CVP 更常用于临床。如果测量、理解得当,CVP 和 PAWP 对临床治疗有明确的指导作用。

监测 CVP 通常是因为两个方面的原因:评价循环容量状态和心脏功能。由于 CVP 同时受心功能曲线和静脉回流曲线的影响。所以,单独监测 CVP 改变的临床意义有明显的局限性。如,在循环容量不足,心脏功能正常时,CVP 降低,但在循环容量正常时,CVP 也可以降低。正常人在静息状态下,CVP 可以在 $0 \sim 2\text{mmHg}$ 的范围内,并没有容量不足的表现。若是在直立位时 CVP 可以更低,但并不需要进行扩容治疗。另一方面,CVP 升高可以发生在心功能不全,循环容量正常时,也可以发生在心脏功能正常而循环容量过多时。可见,监测 CVP 时应同时监测心输出量的变化。扩容治疗或休克的容量复苏是通过增加心脏前负荷,增加心输出量,使组织器官的灌注得到改善。如果补液后 CVP 增加,而心输出量没有发生相应的增加,则导致组织器官水肿,组织灌注并没有得到相应的改善。按 Starling 定律所描述的心脏功能曲线由上升阶段到平台阶段,只有 CVP 在心功能曲线的上升阶段时,扩容治疗才可明显增加心输出量。在曲线进入平台阶段后,继续扩容治疗增加心输出量的效果明显减弱,甚至不能增加。而导致 CVP 明显增加,心室壁张力增加,冠状动脉阻力增加及组织水肿加重等副作用的效果明显增强。但是,这并不意味着临床监测CVP的同时一定要同时实际测量心输出量。可以监测临床反映心输出量的替代指标,观察组织灌注的情况,判断是否有必要进行扩容治疗。此时CVP作为反映心脏的压力负荷的指标,更多的是提示进一步提高心脏前负荷的潜力,而不是是否有必要这样做。

CVP和PAWP作为压力指标是血流动力学监测中的重要参数。压力指标同样是构成心脏前负荷的重要组成部分,与心室和血管壁张力、组织水肿的形成等密切相关。心室顺应性曲线(图12-1-2)描述了容量与压力的变化关系,同时也表述了压力和容量相互影响、相互补充,而不是相互替代的道理。已经有较多的工作证明反映前负荷的压力指标与心室舒张末容量并无相关性。但当容量指标被予以足够的重视和理解后,相信一定会发现应用心室舒张末容量反映心脏前负荷不能忽视压力的作用。Swan-Ganz导管应用于临床之后,PAWP开始得到广泛的应用。由于是经静脉置管,反映左心房的压力,使PAWP具有明确的可操作性。理论上动脉系统血流量更取决于左心室的输出量,左心室的前负荷似乎与心输出量更直接相关。左右心室由于结构的不同,顺应性有明显的区别。尤其是在急性左心功能衰竭,出现肺水肿,早期左心室的前负荷改变较右心前负荷改变更为突出,直接评价左心房压(left atrial pressure,LAP)更具有临床的实际意义。但随着对PAWP认识理解的深入,应用PAWP的局限性也逐渐表现出来。首先,PAWP不是对LAP的直接测量。临床应用PAWP的主要原因是因为PAWP可以反映LAP,反映了左心室的前负荷。CVP反映右心室的前负荷是因为中心静脉与右心房,甚至与舒张末期的右心室之间几乎没有阻力,近乎直接测量。而肺动脉与左心房之间有明确地影响压力的因素存在,即使是在气囊嵌顿之后,仍然有众多的因素需要排除。尤其是在对情况复杂的重症患者进行监测时,需要操作者对PAWP的产生原理和影响因素有较为全面的了解。其次,在稳定状态下,心输出量应该与静脉的回流量相等。提示右心的前负荷对整个心脏功能的决定性作用。没有右心的功能正常,就没有左心的正常功能。右心室通过射血为左心室提供前负荷,调节着左心室的输出量。如果右心室的功能点已经处于心功能曲线的平台阶段,左心室也无法通过容量的改变而调整心输出量。如果仅根据PAWP进行容量补充,不仅不能起到增加心输出量的作用,反而可由于过量输液产生严重后果。在充分理解这些应用的局限性的基础上,PAWP仍然可以像CVP反映右心前负荷那样反映左心前负荷,也同样受到左心室功能和肺静脉回流量的共同影响。

但是同时也要注意,在严重感染、外伤、急性呼吸衰竭、冠脉搭桥术后等不同类型的重症患者均有研究证实,CVP或PAWP与心室舒张末容积(EDV)或每搏量(SV)无关联。压力负荷受到测量、胸腔内压、心率、心肌顺应性等多种因素的影响,在准确反映心脏前负荷方面存在局限性,同时考虑到不同患者心功能曲线的特异性,基础CVP、PAWP难以准确、有效地评价和预测容量反应性。目前CVP 8~12mmHg、PAWP 12~15mmHg作为严重感染和感染性休克的早期目标指导治疗的液体复苏目标,这仅为专家级别推荐的意见,缺乏大规模临床试验研究证实,以CVP、PAWP具体给定的数值作为容量复苏目标值得商榷。但CVP,PAWP作为心脏压力负荷的指标,也是扩容治疗控制性指标之一。

(二)容积负荷指标

与压力负荷指标比较,容积指标能够更直接地反映心肌的长度变化。在压力变化过程中保持相对独立,测量不会受到胸膜腔内压或腹腔内压变化的影响。传统容积指标监测如心室造影、超声心动描记技术、放射性核素技术等,虽能准确测量心室容积,但较复杂、且不能床边进行。近年来随着临床技术的发展,心脏前负荷容积监测在临床应用更为广泛。常包括:右心室舒张末容积指数(RVEDVI)、持续右心室舒张末容积指数(CEDVI)、胸腔内血容量指数(ITBVI)和全心舒张末容积指数(GEDVI)。

1. RVEDVI 通过容积测量肺动脉导管,在测量心输出量的同时,计算机测定出注射后的热稀释曲线,并根据心内电极测定的心率按每次心搏计算曲线的对数衰减部分。通过计算心搏间的残余温度变化,计算机测出RVEF,RVEDVI=CI/(HR×RVEF)。近来还出现了连续心输出量热稀释导管,实现持续右心室舒张末容积的监测(CEDVI)。RVEDVI 为右心室前负荷容积指标。数个研究表明 RVEDVI 与 CI 存在良好的相关性。有人报道 RVEDVI>138ml/m², 对补液治疗均无反应, 而在 RVEDVI<90ml/m², 对补液有反应达 100%; 但也有研究表明, 部分 RVEDVI>138ml/m² 的患者, 对液体治疗依然有反应, 而 RVEDVI<90ml/m² 的患者, 却对补液无反应。

2. ITBVI 和 GEDVI　经温度-染料稀释心输出量(COTD)或单一温度稀释心输出量法(COST)的胸腔内血容量指数(ITBVI), 已被证明是一项比 PAWP 和 CVP 更好的心脏前负荷指标。目前临床上常用 PiCCO 的经肺热稀释技术测量得到 ITBVI,GEDVI。研究已证实,ITBV 和 GEDV 之间有较好的相关性, 通过回归分析总结出单指示剂法(冷指示剂)ITBV 和 GEDV 之间的经验公式:ITBV=1.25×GEDV-28.4(ml)。后来又有许多学者在心脏术后患者、感染性休克患者及其他 ICU 重症患者做了大量观察证实, 在分别给予容量、儿茶酚胺和机械通气等多种治疗改变时, 也只有 ITBVI 能反映前负荷的变化。

综上所述, 考虑到心功能曲线的多样性, 对于单一个体而言, 仅就一个给定数值的静态前负荷参数, 即使最为精确的前负荷数值, 亦难以准确有效地区分出心脏处于心功能曲线的上升支或平台支, 预测容量反应性。在临床中, 对于大多数个体而言, 当静态前负荷数值在正常范围上限或下限时, 如:RVEDV (<90ml/m² 或>140ml/m²),LVEDA(<5cm/m² 或>20cm/m²),ITBV(<750ml/m² 或>1000ml/m²) 或 GEDV(<600ml/m² 或>800ml/m²), 据此预测容量反应性还是有其实际价值的, 而对于中间范围时, 则不能区分出患者对扩容治疗是否有效, 预测容量反应性意义十分有限。

(三) 心肺相互作用前负荷动态参数

心肺相互作用机制的现象在临床上早已观察到。正压通气时, 人们发现动脉压的波形及压力值会随间歇的吸气与呼气相发生升高与降低, 呈周期性改变, 血容量不足时, 这种改变尤为显著, 甚至可在自主呼吸时中也能观察到。有人称之为"逆奇脉"(reversed pulsus paradoxus)。所谓前负荷动态参数一般是指通过心肺相互作用机制来评价容量的状态, 判断容量反应性的指标。目前大量研究已证实前负荷动态参数预测容量反应性的敏感性和特异性均明显优于静态前负荷参数。前负荷动态参数的机制和确切机制尚未十分明确。

心功能曲线与静脉回流曲线交点, 即反映了当前的血流动力学状态。心脏位于胸腔内, 胸腔内压可以引起心脏顺应性的改变, 导致心功能曲线的移动。在自主呼吸主动吸气时, 胸腔内压下降, 跨肺压下降, 心功能曲线左移, 因此主动吸气时,CO 增加,CVP 下降, 当心脏位于心功能曲线的上升支, 这种效应将更加明显。同样, 在正压通气时, 心功能曲线右移, 如果心脏位于心功能曲线上升支,CO 则出现明显的下降。因此临床上通过监测呼吸过程中 CVP 变化幅度,SV(或脉压)变化幅度等可以判断心脏处于心功能曲线的位置, 即可预测容量反应性, 评价心脏前负荷储备能力。但常要求呼吸作用足够明显, 胸腔内压变化显著, 才能引起心功能曲线的移动。在机械通气时, 还有观点认为, 吸气相胸腔内压增加, 静脉回流减少, 右心室前负荷减少, 同时跨肺压增加又引起右心室后负荷增加, 最后引起右心室射血减少(在吸气末达到最低), 经过几次心搏后(肺循环), 左心室充盈随之下降; 左心室射血减少(在呼气末达到最低); 另外吸气时, 肺循环内血管受到挤压, 引起左心室 SV 一过性增加; 同时胸腔内压增加, 降低左心室后负荷, 有利于左心室射血。目前认为左心室 SV 周期性的变化主要与吸气时右心室充盈, 射血减少相关。因此, 机械通气引起的左心室 SV 变化幅度大则提示左右心室均处于心功能曲线的上升支, 此时容量反应性良好。反之, 如果左心室 SV 变化幅度小, 则提示至少存在一个心室处于心功能曲线的平台期, 对液体反应差。

动态参数不同于静态前负荷参数, 而是动态的功能性的指标。目前临床研究常用的动态前负荷参数包括:ΔRAP、Δdown、SPV、PPV、SVV 等。

1. ΔRAP　Magder 等人对 33 例 ICU 患者扩容治疗进行观察研究, 其中 12 例自主呼吸,21 例正压通气, 符合吸气均可引起 PAWP 下降>2mmHg, 液体治疗为给予生理盐水扩容至 PAWP 增加>2mmHg,

结果表明以吸气引起 RAP 下降≥1mmHg 来预测 CO 增加 0.25L/min,阳性预测值为 84%,阴性预测值 93%。但ΔRAP 应用时需要主动吸气引起胸膜腔压力的明显下降,才能引起心功能曲线移动。这对于重症患者而言,多数处于镇静和机械通气状态,这一点常难以实现,限制了临床使用。

2. Δdown SPV 在机械通气时,呼气末的收缩压作参照值,将呼吸周期中收缩压的最大值与参照值之间的差值定为Δup,而将收缩压最低值与参照值的差值定为Δdown,即Δup=SBP$_{max}$−SBP$_{呼气末}$,Δdown= SBP$_{呼气末}$−SBP$_{max}$研究结果发现,血容量不足时,SBP$_{max}$−SBP$_{min}$的差值增大,并且主要是Δdown 值增加所致。1987 年 Perel 等对该现象进行进一步的研究,并将上述机械通气中收缩压值的变化正式定义为"收缩压变异"(systolic pressure variation,SPV),即:SPV=SBP$_{max}$−SBP$_{min}$。有学者对 15 例机械通气脓毒血症患者进行液体复苏观测,结果显示补液引起 PAWP 和 LVEDV 明显增加,SPV 和Δdown 也明显下降 (P<0.01)。对扩容治疗反应组和无反应组比较,LVEDV、SPV 和Δdown 在容量复苏前后有明显差别,而 PAWP 无区别。以Δdown≥5mmHg 为界值预测每搏输出量增加≥15%,阳性预测值 95%,阴性预测值 93%。在失血性休克动物模型和感染性休克患者中研究亦证实,SPV 能够敏感地反映血容量的变化,预测容量反应性。

3. PPV、SVV 类似于 SPV,SVV 和 PPV 指通过记录单位时间内每次心脏搏动时的 SV 或脉压,计算出它们在该段时间内的变异程度(以百分数表示),据此预测容量反应性。考虑到收缩压变异(SPV)受到胸腔内压的影响,目前认为,脉压变异(PPV)更能准确地反映左心室 SV 的变异幅度,能够更准确地判断循环系统前负荷状态,预测容量反应性。SVV 和 PPV 的数值越大,提示通过扩容治疗 CO 增加就越显著,容量反应性越好。Michard 等人报道了 PPV 在感染性休克及 ARDS 患者中应用,目前大量临床研究已证实,在机械通气的不同患者中,PPV 可以准确地预测容量反应性,其阳性预测域值在 10%~15%。Kramer 等研究了冠脉搭桥手术的患者后认为在预测容量反应性方面 PPV 远优于 CVP 和 PAWP,以 PPV≥11% 为界值预测扩容治疗后 CO 增加,敏感度 100%,特异度 93%。研究表明,SVV≤10%,扩容治疗无效,提示容量反应性差,应避免输入过多液体。SVV 通过 PiCCO 的脉搏轮廓技术实现心输出量的动态实时监测而获得,理论上 SVV 能更准确地反映左心室 SV 的变化。但也有研究质疑经脉搏轮廓技术 (PiCCO)测量的每搏输出量的准确性。近来还有研究表明,经脉搏指氧波形变异率,中心静脉压变化指数也可以较好的评价容量反应性,区分出患者对扩容治疗是否有反应。

但动态参数临床应用常受到其他条件的制约。其应用要求固定潮气量的容量控制通气,潮气量在 8~12ml/kg,其变异幅度还受到潮气量大小的影响,研究表明,在低潮气量容量控制通气时,PPV 的预测容量反应性有效域值也应相应有所下降。另外存在其他的因素引起每搏量幅度变异时,如有心律失常、自主呼吸,动态参数则不能有效预测液体治疗反应性。在感染性休克患者,PS 模式通气,SVV 不能预测容量反应性。还有研究表明,在自主呼吸情况下,静态前负荷参数优于动态参数。

(四) 容量负荷试验

也称为快速补液试验,是目前临床最为常用的判断和评价容量反应性的方法。一般在 30 分钟内输入晶体液 500~1000ml 或胶体液 300~500ml,并判断患者对容量反应性(血压增高及尿量增多)及耐受性(有无血管内容量过负荷的证据),从而决定是否继续扩容治疗。对于一些耐受性差的重症患者,也可以采用加快输液速度和减少输液量的方法,如在 5~10 分钟内输入液体 250ml。另外也可以通过输入一定量的液体,将 CVP 或 PAWP 提高到一定的数值,观察循环指标的改变来进行容量负荷试验。例如,CVP,PAWP 的"2-5"、"3-7"法则。容量负荷试验作为一种评价液体治疗反应的诊断性方法,简单而方便,但对于不同的个体,其可能需要额外地增加容量来判断心脏的反应,其中无反应的患者,则可能面临增加肺水肿发生的风险。

如果在 CO 升高的同时 CVP 不变或升高后又很快回到原来水平,提示心室顺应性曲线正处于较平缓的部位,可继续进行扩容治疗。这时,可以尽量利用扩容所导致的心室前负荷的增加和缓解由于交感神经兴奋性代偿性增强造成的外周血管收缩(也就是减低心室后负荷)的作用,而增加每搏输出量。

如果在较少的输液的同时 CVP 即有大幅度上升,提示心室的顺应性下降,心室的运动状态已经处于顺应性曲线较垂直的部位。若继续输液,舒张末压力的增加要明显超过舒张末容积的增大。压力的增加不仅可导致相应部位的器官和组织的水肿,而且还可因为增加了心室内压使冠状动脉的灌注压力梯度减少,造成心肌供血。在这种情况下,如果是由于心室顺应性的下降,心脏前负荷仍然不足,若要增加 CO,可在缓慢扩容之前或同时应用增加心室顺应性的药物,如硝普钠、硝酸甘油等,以期望在容积增加的同时压力不至于明显增加。如果患者已经出现血压的降低,则应结合使用心脏正性肌力药物。

(五)被动抬腿试验

抬高下肢增加回心血量被作为休克早期的抢救措施之一。据文献报道,抬高下肢可起到类似自体输血的作用,可以快速地增加回心血量 150~300ml。通过抬高下肢,快速增加静脉回流,增加心脏前负荷,起到快速扩容的作用,同时监测循环系统的反应,从而来判断循环容量和预测液体治疗反应,称为被动抬腿试验。在某种程度上,被动抬腿试验相当于自体模拟的快速补液试验。抬高下肢引起的前负荷增加及心输出量改变的作用并不是持续存在的,一般可维持 10 分钟左右,研究表明,多在下肢抬高后 1~2 分钟内观察到心输出量的明显改变,因此,从技术上要求能够实时监测心输出量的变化,目前临床研究多使用经食管心脏超声技术监测在被动抬腿期间主动脉流速的变化,来预测治疗是否有反应。

Monnet 等人前瞻性研究 71 例机械通气患者中 PLR 的应用,其中 31 例存在自主呼吸或心律失常,以补液后主动脉流速增加≥15%定义为对液体治疗有反应,敏感性 97%,特异性 94%;以 PPV≥12%预测心脏对液体治疗有反应,敏感性 60%,特异性 85%;在自主呼吸的亚组中,PPV≥12%预测液体治疗有反应的特异性仅为 46%,而 PLR 预测液体治疗反应并不受到自主呼吸和心律失常的影响。Lafanechere 等人在 22 例急性循环衰竭,接受大剂量血管活性药的患者,以 PLR 后主动脉流速增加≥8%来预测液体治疗有反应,敏感性 90%,特异性 83%;PPV≥12%的预测液体治疗有反应敏感性 70%,特异性 92%。

在血流动力监测中,PLR 具有可逆性,可重复性,操作简单不需要额外增加容量等优点,并不受自主呼吸和心律失常等因素的影响,是一种具有广阔前景的评价容量反应性的方法,但仍需进一步大规模临床研究去证实。

(马朋林)

参考文献

1. Michard F,Teboul JL. Predicting fluid responsiveness in ICU patients:a critical analysis of the evidence. Chest,2000,121: 2000-2008.

2. Christoph W,Christoph F. Continuously assessed right ventricular end-diastolic volume as a marker of cardiac preload and fluid responsiveness in mechanicalIy ventilated cardiac surgical patients. Critical Care,2005,9:226-233.

3. Jellinek H,Krafft P,Fitzgerald RD,et al. Right atrial pressure predicts hemodynamic response to apneic positive airway pressure. Crit Care Med,2000,28:672-678.

4. The National Heart, Lung, and Blood Institute Acute Respiratory Distress Syndrome(ARDS)Clinical Trials Network. Pulmonary-Artery versus Central Venous Catheter to Guide Treatment of Acute Lung Injury. N Engl J Med, 2006,354:2213-2224.

5. Michard F, Teboul JL. Using heart-lung interactions to assess fluid responsiveness during mechanical ventilation. Grit Care,2000,4(5):282-289.

6. Vieillard-Baron A,Chergui K,Rabiller A,et al. Superior vena caval collapsibility as a gauge of volume status in ventilated septic patients. Intensive Care Med,2004,30:1734-1739.

7. Vieillard-Baron A,Augarde R,Prin S,et al. Influence of superior vena caval zone condition on cyclic changes in right ven-

tricular outflow during respiratory support. Anesthesiology,2001,95:1083-1088.

8. Cheatham ML,Nelson LD,Chang MC,et al. Right ventricular end-diastolic volume index as a predictor of preload status in patients on positive end-expiratory pressure. Crit Care Med,1998,26:1801-1806.

9. Wiedemann HP,Wheeler AP,Bernard GR,et al. Comparison of two fluid—management strategies in acute lung injury. N Engl j Med,2006,354:2564-2575.

10. Bindels AJ, van der Hoeven JG, Graafland AD, et al. Relationships between volume and pressure measurements and stroke volume in critically ill patients. Crit Care,2000,4:193-199.

11. Michard F,AIaya S,Zarka V,et al. GIobal end diastolic volume as all indicator of cardiac preload in patients with septic shock. Chest,2003,124:1900-1908.

12. Osman D,Ridd C,Ray P,et al. Cardiac filling pressures are or appropriate to predict hemodynamic response to volume challenge. Crit Care Med,2007,35:295-296.

13. Michard F. Relation between respiratory changes in arterial pulse pressure and fluid responsiveness in septic patients with acute circulatory failure. Am J Respir Crit Care Med,2000,162:134-138.

14. Pittman J,Bar-Yosef S,SumPing J,et al. Continuous cardiac output monitoring with pulse contour analysis:a comparison with lithium indicator dilution cardiac output measurement. Crit Care Med,2005,33:2015-2021.

15. Mass JJ,Geerts BF,van den Berg PCM,et al. Assessment of venous return curve and mean systemic filling pressure in-postoperative cardiac surgery patients. Crit Care Med,2009,37:912-918.

16. Shoemaker WC,Kram HB,Appel PL,et al. The efficacy of central venous and pulmonary artery catheters and therapy based upon them in reducing mortality and morbidity. Arch Surg,1990,125:1332-1337.

17. Richard C,Warszawski J,Anguel N,et al. Early use of the pulmonary artery catheter and outcomes in patients with shock and acute respiratory distress syndrome:a randomized controlled trial. JAMA,2003,290:2713-2720.

18. Aurigemma GP,Tighe DA. Echocardiography and reversible left ventricular dysfunction. Am J Med,2006,119:18-21.

19. Ospina-Tascon GA,Cordioli RL,Vincent JL. What type of monitoring has been shown to improve outcomes in acutely ill patients. Intensive Care Med,2008,34:800-820.

20. 朱妙章,唐朝枢,袁文俊,等. 心血管生理学基础与临床. 第 2 版. 北京:高等教育出版社,2011:67-70.

linular outflow during respiratory support. Anesthesiology, 2001, 95; 1083-1088.

8. Cheatham ML, Nelson LD, Chang MC, et al. Right ventricular end-diastolic volume index as a predictor of preload status in patients on positive end-expiratory pressure. Crit Care Med, 1998, 26; 1801-1806.

9. Wiedemann HP, Wheeler AP, et al. Comparison of two fluid-management strategies in acute lung injury. N Engl J Med, 2006.

10. Bindels AJ, van der Hoeven JG, Graafland AD, et al. Relationships between volume and pressure measurements and stroke volume in critically ill patients. Crit Care, 2000, 4; 193-199.

11. Michard F, Alaya S, Zarka V, et al. Global end-diastolic volume as an indicator of cardiac preload in patients with septic shock. Chest, 2003.

14. Pittman J, Bar-Yosef S, SumPing J, et al. Continuous cardiac output monitoring with pulse contour analysis; a comparison with lithium indicator dilution cardiac output measurement. Crit Care Med, 2005, 33; 2015-2021.

15. Maas JJ, Geerts BF, van den Berg PC, et al. Assessment of venous return curve and mean systemic filling pressure in postoperative cardiac surgery patients. Crit Care Med, 2009.

16. Shoemaker WC, Kram HB, Appel PL, et al. The efficacy of central venous and pulmonary artery catheters and therapy based upon them in reducing mortality and morbidity. Arch Surg, 1990, 125; 1332.

17. Richard C, Warszawski J, Anguel N, et al. Early use of the pulmonary artery catheter and outcomes in patients with shock.

patients. Intensive Care Med, 2008, 34; 800-820.

20. 汤耀卿,朱文凯. 北京:人民卫生出版社.

第十三章　心肺相互作用

心肺系统是一个复杂的有机整体,具有及时平衡机体变化,并随时反映机体代谢需求的作用。它对机体变化需求的反应受心功能储备量、循环血量、血流分布、自主神经张力、肺容积、胸膜腔内压(intrathoracic pressure,ITP)以及内分泌功能的影响。不同患者对类似的通气方式可以出现完全不同的血流动力学改变。重症患者常发生复杂的心肺反应,并可影响治疗心肺功能不全措施的整体效果。本章将从血液循环系统的组成与调节、机械通气对呼吸循环的影响、反映心肺相互作用的指标及其影响因素以及从呼吸循环共同关注的理念看疑难临床问题的处理等方面进行阐述。

第一节　血液循环的组成与调节

一、血液循环系统的组成

血液循环系统由血液、血管和心脏组成。由心脏不停地跳动,提供动力推动血液在其中循环流动,为机体的各种细胞提供了赖以生存的物质,包括营养物质和氧气,也带走了细胞代谢的产物,如二氧化碳。同时许多激素及其他信息物质也通过血液的运输得以到达其靶器官,以此协调整个机体的功能,因此,维持血液循环系统于良好的工作状态,是机体得以生存的条件。

人体的循环系统包括体循环和肺循环两部分,两者相互关联。

体循环开始于左心室。血液从左心室搏出后,流经主动脉及其派生的若干动脉分支,将血液送入相应的器官。动脉经多次分支,管径逐渐变细,血管数目逐渐增多,最终到达毛细血管,在此处通过细胞间液同组织细胞进行物质交换。血液中的氧和营养物质被组织吸收,而组织中的二氧化碳和其他代谢产物进入血液中,动脉血变为静脉血。此间静脉管径逐渐变粗,数目逐渐减少,直到最后所有静脉均汇集到上腔静脉和下腔静脉,血液即由此回到右心房,从右心房再到右心室,从而完成了体循环过程。

肺循环自右心室开始。静脉血被右心室搏出,经肺动脉到达肺泡周围的毛细血管网,在此排出二氧化碳,吸收新鲜氧气,静脉血变为动脉血,然后再经肺静脉流回左心房。左心房的血再入左心室,又经大循环遍布全身。这样血液通过体循环和肺循环不断地运转,完成了血液循环的重要任务。

二、心泵功能的调节

在机体内,心脏的泵血功能是随不同生理情况的需要而改变的。人体处于安静状态下,每分钟心输出量为 $4\sim6L$。剧烈运动时,心输出量可增加 $4\sim7$ 倍。这种变化是在复杂的神经和体液调节下实现的。心输出量的大小取决于心率和每搏输出量。机体即通过对心率和搏出量这两方面的调节来改变心输出量。

三、肺循环的特点及调节

肺循环的功能是使血液在流经肺泡时和肺泡气之间进行气体交换。呼吸性小支气管以上的呼吸道组织的营养物质由体循环的支气管动脉供应。肺循环和支气管血管的末梢之间有吻合支沟通。因此,有一部分支气管静脉血液可经过这些吻合支进入肺静脉和左心房,使主动脉血液中掺入 $1\%\sim2\%$ 的静脉血。

(一) 肺循环的生理特点

右心室的每分输出量和左心室的基本相同。肺动脉及其分支都较粗短,管壁较主动脉及其分支薄。肺循环的全部血管都在胸腔内,而胸膜腔内的压力低于大气压。这些因素使肺循环具有与体循环不同的一些特点:低阻、低压、高流量、流程短、容量大。

1. 肺血流阻力和血压　肺动脉管壁厚度仅为主动脉的1/3,其分支短而管径较粗,故肺动脉的顺应性较高,对血流的阻力较小。肺循环动脉部分总的阻力和静脉部分总的阻力大致相等,故血流在动脉部分的压力降落和在静脉部分的压力降落相等。肺循环毛细血管压大致在右心室压和左心房压数值的中点。由于肺循环血管对血流的阻力小,所以,虽然右心室的每分输出量和左心室每分输出量相等,但肺动脉压远较主动脉压为低。右心室压和肺动脉压可用置入肺动脉漂浮导管的方法直接测量。在正常人,右心室收缩压平均约22mmHg,舒张压为0～1mmHg。肺动脉的收缩压和右心室收缩压相同,平均为22mmHg,舒张压为8mmHg,平均压约13mmHg。用间接方法可测得肺循环毛细血管平均压为7mmHg。肺循环的终点,即肺静脉和左心房内压力为1～4mmHg,平均约2mmHg。

2. 肺的血容量　肺部的血容量约为450ml,占全身血量的约9%。由于肺组织和肺血管的顺应性大,故肺部血容量的变动范围较大。在用力呼气时,肺部血容量可减少至约200ml;而在深吸气时可增加到约1000ml。由于肺的血容量较多,而且变动范围较大,故肺循环血管也起贮血库的作用。当机体失血时,肺循环可将一部分血液转移至体循环,起代偿作用。在每一个呼吸周期中,肺循环的血容量发生周期性的变化,并对左心室输出量和动脉血压发生影响。在吸气时,由腔静脉回流入右心房的血量增多,右心室射出的血量也就增加。由于肺扩张时可将肺循环的血管牵拉扩张,使其容量增大,能容纳较多的血液,而由肺静脉回流入左心房的血液则减少。但在几次心搏后,扩张的肺循环血管已被充盈,故肺静脉回流入左心房的血量逐渐增加。在呼气时,发生相反的过程。

3. 肺循环毛细血管处的液体交换　肺循环毛细血管压平均约7mmHg,而血浆胶体渗透压平均为25mmHg,故将组织中的液体吸收入毛细血管的力量较大。一般认为肺部组织液的压力为负压。这一负压使肺泡膜和毛细血管壁互相紧密相贴,有利于肺泡和血液之间的气体交换。组织液负压还有利于吸收肺泡内的液体,使肺泡内没有液体积聚。在某些病理情况下,如左心衰竭时,肺静脉压力升高,肺循环毛细血管压也随着升高,就可使液体积聚在肺泡或肺的组织间隙中,形成肺水肿。

(二) 肺循环血流量的调节

1. 神经调节　肺循环血管受交感神经和迷走神经支配。刺激交感神经对肺血管的直接作用是引起收缩和血流阻力增大。但在整体情况下,交感神经兴奋时体循环的血管收缩,将一部分血液挤入肺循环,使肺循环内血容量增加。循环血液中的儿茶酚胺也有同样的效应。刺激迷走神经可使肺血管舒张。

2. 体液调节与一氧化氮　肾上腺素、去甲肾上素、血管紧张素Ⅱ等能使肺循环的微动脉收缩。乙酰胆碱和一些前列腺素物质等,可通过刺激合成内皮细胞衍生舒张因子(endothelium-derived relaxing factor,EDRF)产生舒血管作用。肺循环中最主要的EDRF是一氧化氮(NO)。硝酸甘油和硝普钠等含氮药物的扩血管机制就是通过NO发生作用。已有研究表明,吸入低浓度NO可治疗严重的肺动脉高压和选择性扩张肺部通气良好的肺血管,改善通气/血流比值。

3. 肺泡气的氧分压　肺泡气的氧分压对肺部血管的舒缩活动有明显的影响。急性或慢性的低氧都能使肺部血管收缩,血流阻力增大。引起肺血管收缩的原因是肺泡气的氧分压低而不是血管内血液的氧张力低。当一部分肺泡内气体的氧分压降低时,这些肺泡周围的微动脉收缩。在肺泡气的CO_2分压升高时,低氧引起的肺部微动脉收缩更加显著。长期居住在高海拔地区的人,常可因肺动脉高压使右心室负荷长期加重而导致右心室肥厚。

四、静脉回流及影响因素

静脉在功能上不仅仅是作为血液回流入心脏的通道,由于整个静脉系统的容量很大,而且静脉容易被扩张,又能够收缩,因此静脉起着血液贮存库的作用。静脉的收缩或舒张可有效地调节回心血量和心输出量,使血液循环能够适应机体在各种生理状态下的需要。

单位时间内的静脉回心血量取决于外周静脉压和中心静脉压的差,以及静脉对血流的阻力。故凡能影响外周静脉压、中心静脉压以及静脉阻力的因素,都能影响静脉回心血量。

1. 循环平均充盈压(mean circulatory filling pressure,MCFP) 循环平均充盈压是反映血管系统充盈程度的指标。实验证明,血管系统内血液充盈程度愈高,静脉回心血量也就愈多。当血量增加或容量血管收缩时,循环平均充盈压升高,静脉回心血量也就增多。反之,血量减少或容量血管舒张时,循环平均充盈压降低,静脉回心血量减少。

2. 心肌收缩力 心脏收缩时将血液射入动脉,舒张时则可从静脉抽吸血液,如果心脏收缩力量强,射血时心室排空较完全,在心室舒张期心室内压就较低,对心房和大静脉内血液的抽吸力量也就较大。右心衰竭时,射血力量显著减弱,心室舒张期右心室内压较高,血液淤积在右心房和大静脉内,回心血量大大减少。患者可出现颈外静脉怒张,肝充血肿大,下肢水肿等体征。左心衰竭时,左心房压和肺静脉压升高,造成肺淤血和肺水肿。

3. 体位改变 当人体从卧位变为立位时,身体低垂部分的静脉因跨壁压增大而扩张,容纳的血量增多,故回心血量减少。站立时下肢静脉容纳血量增加的程度可受到若干因素的限制,例如下肢静脉内的静脉瓣,以及下肢肌肉收缩运动和呼吸运动等。下肢静脉瓣膜受损的人,常不能长久站立。即使在正常人,如长久站立不动,也会导致回心血量减少,动脉血压降低。体位改变对静脉回心血量的影响,在高温环境中更加明显。在高温环境中,皮肤血管舒张,皮肤血管中容纳的血量增多。因此,如果人在高温环境中长时间站立不动,回心血量就会明显减少,导致心输出量减少和脑供血不足,可引起头晕甚至晕厥。

4. 骨骼肌的挤压作用 人体在站立情况下,如果下肢进行肌肉活动,肌肉收缩可对肌肉内和肌肉间的静脉发生挤压,使静脉血流加快。另一方面,因静脉内有瓣膜存在,使静脉内的血流只能向心脏方面流动而不能倒流。

5. 呼吸运动 呼吸运动也会影响静脉回流。由于胸膜腔内压为负压,故胸腔内大静脉的跨壁压较大,经常处于充盈扩张状态。在自主吸气时,胸膜腔负压进一步增大,使胸腔内的大静脉和右心房进一步扩张,压力也进一步降低,利于静脉回流。

第二节 机械通气对呼吸与循环的影响

机械通气为正压通气,常用来改善患者的呼吸功能,但同时因肺部压力和容积的变化对循环功能也可产生明显的影响。

一、机械通气对呼吸功能的影响

正常自主呼吸吸气时胸腔内负压增加,一般可由 $-0.29 \sim -0.49kPa$($-3 \sim -5cmH_2O$)增加至 $-0.68 \sim -0.98kPa$($-7 \sim -10cmH_2O$)。此时肺泡内压低于大气压,空气被吸入肺内,呼气是由于肺及胸廓弹性回缩和自然回位,胸膜腔内负压减少,使肺泡压高于大气压,气体被排出肺外。

机械正压通气时,吸气则有赖于在气道口处施加正压,将气体压入肺内,此时气道口与肺泡内均为正压,胸膜腔内压亦明显升高,可从 $-0.49kPa$($-5cmH_2O$)增至 $+0.29kPa$($+3cmH_2O$)。这种吸气时胸腔内压和肺泡压的增高,是正压通气对正常生理功能产生影响的基本原因。

不同的通气方式对呼吸生理的影响差异大。低水平的辅助通气以及同步性好的通气模式如压力支持通气(PSV)、同步间歇指令通气(SIMV)对生理功能影响较小。而当使用完全的控制通气(VCV/PCV)或高水平 PEEP 时,则可产生较明显的影响。

1. 对肺容积的影响　机械正压通气时因气道和肺泡扩张,肺泡内压升高,导致肺血容量相应减少,肺容积增加。这种效应尤其在应用 PEEP 因功能残气量增加而更加明显。功能残气量的增加多少与 PEEP 值大小、肺与胸廓顺应性及气道阻力高低密切相关。一般 PEEP 为 $0.49kPa(5cmH_2O)$ 时,功能残气量可增加 500ml。功能残气量的增加造成肺泡在呼吸周期中保持扩张充气状态,使呼气末肺泡不至于萎陷,有利于肺泡毛细血管膜两侧的气体交换。

2. 对肺泡通气量的影响　肺泡通气量的大小不但取决于潮气量和呼吸频率的绝对值,而且还取决于生理无效腔与潮气量的比值(V_D/V_T)。V_D/V_T 比值增加时,即使每分通气量不变,肺泡通气量也相对减少。机械通气时由于人工气道的建立,使解剖无效腔减少;采用 PEEP 时肺内气体分布得到改善,因而减少了肺泡无效腔,使 V_D/V_T 比值下降,有效肺泡通气量增加。但也应避免潮气量过大,V_D/V_T 过小($<$ 0.3)对循环也会产生不利影响。

3. 对呼吸力学的影响　正压机械通气可使气道扩张,内径增加,通气换气改善,缺氧和二氧化碳潴留缓解,支气管平滑肌痉挛得到松弛,从而使气道阻力降低。增加通气使肺泡内压升高,塌陷的肺泡复张,抑制毛细血管渗漏,减少肺及间质充血水肿,从而提高肺顺应性。机械通气可部分或全部代替呼吸肌做功,使呼吸肌得到休息,呼吸功、能量消耗及氧耗均减少。

4. 对肺内气体分布的影响　正常呼吸运动是借膈肌和肋间肌的收缩与松弛,使胸廓扩张与收缩,故接近膈肌和胸壁肺脏的通气量较靠近肺门的肺组织为多,因此生理情况下就存在一定程度的肺内气体分布不均。机械通气时吸入气体的分布取决于吸气时间的长短、气道压力、气道阻力和顺应性大小等因素。吸气时间充分,特别是附加 PEEP 时,可改善通气不良部位的气体交换,有助于肺内气体均匀分布。但如果吸气时间过长,气道压力明显增加会对循环不利。

5. 对通气/血流比值的影响　有效地正压通气改善了通气较差的肺泡通气,使该处小于正常的通气/血流比值得到改善,达到了减少动静脉分流的效果。同时由于缺氧和 CO_2 潴留改善,痉挛的肺血管随之舒张,血流灌注增加,使大于正常的通气/血流比值也获得恢复,达到减少生理无效腔的目的。

6. 对弥散功能的影响　正压通气引起气道及肺泡内压力的增高,一方面抑制了肺毛细血管液体外渗,减少肺泡及间质内的液体,使气体弥散距离缩短。随着肺泡内渗液的减少和正压呼吸下肺泡复张增加了有效的弥散面积,使单位压力差下的弥散能力提高;另一方面,肺泡内压升高后,因肺泡-毛细血管氧分压差增大有利于氧向血液中弥散。

7. 对呼吸中枢的影响　机械通气初期,如果用较大的潮气量和较高的吸氧浓度,可导致自主呼吸的抑制。这是由于缺氧和 CO_2 潴留改善后,使外周化学感受器的刺激减弱和肺扩张后牵张感受器受刺激而将冲动传至中枢,抑制了呼吸之故。

二、机械通气对循环的影响

呼吸支持是危重患者治疗中纠正组织缺氧,防治 MODS 的重要手段。机械通气是有效的呼吸支持方法,其生理目标包括改善或维持氧合提高氧输送,减少呼吸功,降低呼吸肌氧耗,改善其他重要器官或组织的氧供等。

机械通气与正常状态下自主呼吸的最大区别是吸气时胸内负压的减少或消失。自主呼吸时由于呼吸肌的收缩,膈肌下降,使胸膜腔内压(ITP)下降;而在正压通气时由于气道压增加,引起被动性肺膨胀,使 ITP 升高。位于胸腔内的心脏,相当于位于压力腔内的一个压力腔,ITP 的变化既会影响体静脉回流至右心室的压力梯度,也会影响左心室向体循环的流出。因此,自主呼吸和机械通气条件下对血流动力学有着不同的影响。一般来说,机械通气对循环功能的影响决定于气道压力的高低和基础循环情况,通过胸膜腔内压(ITP)和肺容积变化可导致不同的血流动力学效应。

（一）机械通气时压力的变化导致的心血管效应

1. 机械通气可能降低右心前负荷　右心室前负荷取决于静脉回心血量的多少。影响静脉回流的主要因素有两个：一为驱动压，即循环平均充盈压（MCFP）与右心房压（RAP）的差值，另一个为静脉回流的阻力。一般认为机械通气时由于 ITP 升高，使右心房压（RAP）增加，从而导致驱动压的下降，使静脉回流减少。此外还与压力持续时间的长短相关，吸气时间愈长，呼气时间愈短及呼吸末正压（PEEP）值愈大，心脏循环的负担愈重。机械通气对循环的不利影响，在有效循环血量相对或绝对不足的患者尤为突出。而在循环功能良好、血容量充足的患者，可通过神经反射的调节使周围静脉收缩，恢复周围-中心静脉压差，以保证足够的静脉血回流而予以代偿。有研究显示，机械通气时随着 PEEP 从 0 逐渐上升到 $12cmH_2O$（$1cmH_2O=0.098kPa$），右心的舒张末期容积由 56ml 下降至 48ml。近年动物实验表明，机械通气时 MCFP 亦升高，使 MCFP-RAP 不变。阻力增加在静脉回流的减少中可能扮演着更加重要的角色。有研究显示，肺容量的增加能通过血管瀑布现象引起下腔静脉膈肌入口处塌陷；而 PEEP 增加亦能引起上下腔静脉的塌陷，静脉回流的阻力大于 RAP，且阻力位于右心房的上游，使静脉回流减少。

在机械通气吸气时，由于膈肌下降导致腹压升高，使肝脏受压促进肝静脉回流增加，在一定程度上维持总的静脉回流的稳定。动物实验研究显示，在低血容量状态下吸气期可见静脉回流减少，液体复苏能增加静脉回流和心房直径，逆转 PEEP 引起的心输出量的下降。

2. 机械通气对右心后负荷的影响　右心后负荷与肺血管阻力有关。肺血管包括肺泡周围血管及肺泡间质血管，肺容积对肺泡周围血管及肺泡间质血管阻力的影响不同。肺容积增加时，肺泡周围血管由于肺泡扩张的挤压导致直径逐渐减小，阻力逐渐增大；而肺泡间质血管由于肺泡的牵拉导致血管直径变大，阻力逐渐降低。肺血管阻力的变化取决于这两种血管阻力的综合变化，当肺容积为功能残气量时，肺血管阻力最小，而肺的过度膨胀或塌陷均可导致肺血管阻力增加。理论上，机械通气的理想设置应使塌陷的肺泡复张，同时避免肺泡过度膨胀，可能降低肺血管阻力，从而降低右心的后负荷。否则，可能导致右心后负荷增加进而降低氧输送。此外，肺血管阻力还受肺泡氧合及酸中毒的影响。当肺泡氧分压小于 70mmHg（$1mmHg=0.133kPa$）时，大部分毛细血管前微动脉处于收缩状态，从而导致右心后负荷增加。酸中毒同样会影响肺血管收缩。早期研究即显示，在相同肺泡氧分压的情况下，当 pH 由正常下降至 7.2 时，肺血管阻力增加 100%，如下降至 7.1 时，肺血管阻力将增加 200%。因此，通过呼吸支持增加肺泡氧分压，增加肺泡通气量纠正酸中毒，可能降低肺血管阻力进而降低右心后负荷。

3. 机械通气可能降低左心前负荷　正压通气对左心前负荷的影响可能来源于两个方面。首先，正压通气导致胸腔内压力增高，右心回心血量减少，从而进一步引起左心室充盈量下降，左心前负荷减少。另一方面，当胸腔内压升高导致右心室压力增高到一定程度时，可出现室间隔左偏，从而导致左心前负荷进一步下降。肺复张时这种现象更加明显。有研究利用食管超声测量心脏术后的机械通气患者，发现在肺复张后，其左室舒张末期面积由 $17cm^2$ 下降至 $8.7cm^2$。对容量相对不足、正常及容量过负荷的 ARDS 猪模型研究显示，肺复张（气道压 $40cmH_2O$ 维持 30 秒）后，其左室舒张末期直径分别下降 92%、86% 及 64%。可见，机械通气尤其是肺复张将明显降低左心前负荷，且下降程度可能与容量状况有关。

4. 机械通气对左心后负荷的影响　左心后负荷指的是左心收缩时需要克服的阻力，即左心室的跨壁压，其可以用左室收缩压与心脏表面压力之差来表示。如果与 ITP 相关的动脉压无改变，正压通气时，ITP 增加，心脏表面压力增高，使左心室跨壁压（左室收缩压－ITP）减小，左心后负荷降低，潜在地加强左心室射血，可能导致 CO 增加。

另外，阻止 ITP 的负压波动也降低左心室后负荷，这一过程实际上比 ITP 的增加与临床更密切相关，主要原因有两个：第一，许多肺病状态与吸气时明显的 ITP 降低相关；第二，ITP 明显降低则需用力呼吸，呼吸做功增加，因此，阻断这种 ITP 明显的负压波动不仅减少静脉回流，也将不成比例的降低左心室后负荷。与此相类似，心力衰竭的患者应用 PEEP 或经鼻持续正压通气可通过降低左心室后负荷进一步增加左心室输出量,虽然它也使左心室的前负荷降低。

机械通气时左心后负荷的变化可表现在动脉血压的变化。在正压机械通气条件下,吸气时动脉压升高,呼气时降低,称为反奇脉。其发生机制考虑:①正压吸气时,阻碍静脉回流的右心房压升高,并且由于胸膜腔压升高压迫腔静脉,导致静脉回流减少,右心室前负荷降低,根据 Frank-Starling 机制,右心室搏出量下降,经过几个心动周期,在呼气相导致左心室心输出量降低;②由于吸气时肺泡压(肺毛细血管周围压)的升高超过胸膜腔压(肺动脉周围压)的升高,导致跨肺压(上述两者的差值)增加,右心室后负荷增加,阻碍右心室射血;③吸气时肺泡压(肺毛细血管周围压)的升高超过胸膜腔压(肺静脉周围压)的升高,因此肺毛细血管血液被挤出流向左心,使吸气时左心室前负荷增加;④正压吸气时胸膜腔压变使 ITBV 减少。心内压降低,同时由于心外压升高,导致左心室后负荷降低。由上可以看出,在机械通气条件下对动脉压的影响与自主呼吸条件下不一致。

5. 机械通气对 CO 的综合影响　正压通气时胸腔内压增加,回心血量减少,在一定程度上,回心血量等于 CO。因此,尽管机械通气同时影响心脏的前负荷和后负荷,但总体表现为 CO 的减少,这种影响在实施肺复张时尤为突出。研究显示,当 PEEP 逐渐从零上升至 $12cmH_2O$ 时,每搏输出量平均下降 14%。对 ARDS 猪模型观察发现,行机械通气后 CO 由 5.3L/min 下降至 4.9L/min,而进行肺复张时,CO 则进一步下降至 4.1L/min。可见正压通气可能导致 CO 下降,而肺复张时 CO 下降更为明显。因此,在实施正压通气特别是肺复张时,应考虑到 CO 降低可能导致氧输送下降的不利影响。

对于合并心功能不全的患者,正压通气可能有助于改善患者的血流动力学状态。正压通气时可降低左、右心前负荷,同时降低左心后负荷可能改善心脏功能并降低心肌氧耗。而心功能不全的患者突然断开正压通气时,可能因回心血量增加及左心后负荷骤然增加而导致心功能恶化。因此,在合并心功能不全的患者撤离机械通气时,应考虑到胸腔内压变化对心功能的不利影响。

(二) 机械通气时肺容积变化导致的心血管效应

肺充气或放气的容积变化改变了迷走神经张力和肺血管阻力(pulmonary vascular resistance,PVR)。高容量机械性挤压与处在心包内的心脏相互作用,借助增加的胸膜腔压力和心包腔压力限制了心脏容量,从而引起一系列的临床变化。

1. 迷走神经张力　肺脏有丰富的迷走神经分布,经过迷走神经介导多种血流动力学改变,可导致瞬间心血管功能的变化,如呼吸性窦性心律不齐。肺充气时的变速反应是迷走神经介导的反射弧,正常潮气量的肺膨胀可增加心率,应用大潮气量时则可能减慢心率。伴随吸气时心跳加速的呼吸性窦性心律不齐被认为是正常的迷走神经张力反应,反之则意味着迷走神经功能障碍。然而,也有呼吸相关性心率变化是由于心脏本身原因造成。肺血管收缩也可通过迷走神经反射发生,但不会引起明显的血流动力学变化。

2. 肺血管阻力(PVR)　肺血管床组织压力能改变血管阻力。肺脏组织压力变化可反映肺容量变化。因此,PVR 大多直接与肺容量的变化相关。肺充气不依赖于 ITP 的变化,但可改变右室后负荷和左右室前负荷从而影响到心功能和 CO。

右室收缩压也是跨壁肺动脉收缩压,其增加的原因可能是:①肺动脉压增加,而无肺血管舒缩张力增加,在有明显血流增加或左室衰竭时可发生。②PVR 增加:一般来说,正压通气期间跨壁肺动脉收缩压增加是由于 PVR 增加。因为此时既没有短暂 CO 增加,也没有左室衰竭。跨壁肺动脉收缩压增加,右心室射血受阻,右心室不能排空,右心室壁张力增加,静脉流快速降低,引起急性肺心病。如果右心室持续扩张,右心室室壁张力达一定程度可阻碍冠状动脉灌注,引发右心室壁缺血梗死。

3. 肺容积变化与右室后负荷　右室后负荷受 PVR 及肺容积变化的影响。肺循环总阻力取决于肺泡血管和肺泡外或肺实质血管张力的平衡,肺容量在明显低于或大于功能残气量(functional residual capacity,FRC)时 PVR 均升高。当肺充气在 FRC 之上趋于肺总量时,肺泡血管受压,导致 PVR 升高;当肺容量从 FRC 降低趋于残气量将发生肺泡外血管趋向萎陷,也导致 PVR 升高,并在低肺容量终末气道萎陷时引起肺泡缺血。当动脉血氧分压低于 60mmHg,可导致缺氧性肺血管收缩。

对于存在肺过度充气的支气管哮喘和慢性阻塞性肺疾病患者,肺容积的小幅度改变就可引起 PVR 的急性升高而对血流动力学产生明显影响。因此,在机械通气时,要调节呼吸机参数减少肺动态过度充气,避免额外的气体陷闭和肺容积的大幅度波动。

(三) 不同的通气模式与肺复张手法对循环的影响

1. 不同通气模式对循环的影响 不同通气模式对循环的影响程度不同,应根据患者的病情严重程度选择。行机械通气前需要考虑选择无创通气还是有创通气、完全控制还是部分辅助、压力型还是容量型,并尽量保留患者的自主呼吸。

一般来说,机械通气对循环功能的影响决定于气道压力的高低。由于在呼吸周期中气道压力不断地变化着,吸气相气道压力增高,呼气相气道压力降低。因此,对循环功能影响直接有关的是平均气道压,即在一个呼吸周期中气道压力的平均值。有研究观察了 4 种机械通气模式时气道压的变化,结果显示,PSV 通气模式时平均气道压最低,A/C 通气模式时其次,A/C＋PEEP 或 PSV＋CPAP 通气模式时最高。

行机械通气时还需要观察人机同步性情况,避免人机对抗;注意有无内源性 PEEP,如呼吸机设置不当或患者本身因素导致内源性 PEEP 过高,将对循环产生严重影响,甚至出现血压明显下降。

2. 不同肺复张手法对循环的影响 充分复张 ARDS 塌陷肺泡是纠正低氧血症和保证 PEEP 效应的重要手段。为限制气道平台压而被迫采取的小潮气量通气往往不利于 ARDS 塌陷肺泡的复张,而 PEEP 维持复张的效应依赖于吸气期肺泡的膨胀程度。目前临床常用的肺复张手法包括控制性肺膨胀(SI)、PEEP 递增法及压力控制法(PCV 法)。①控制性肺膨胀:在机械通气时采用持续气道正压的方式,一般设置正压水平 $30 \sim 45 cmH_2O$(有学者主张可高达 $60 \sim 70 cmH_2O$,$1cmH_2O＝0.098kPa$),持续 $20 \sim 40$ 秒,然后调整到常规通气模式。②PEEP 递增法:将呼吸机调整到压力模式,首先设定气道压上限,一般为 $35 \sim 40 cmH_2O$,然后将 PEEP 每 30 秒递增 $5 cmH_2O$,气道高压也随之上升 $5 cmH_2O$。为保证气道压不大于 $35 cmH_2O$,高压上升到 $35 cmH_2O$ 时,只每 30 秒递增 PEEP $5 cmH_2O$,直至 PEEP 为 $35 cmH_2O$,维持 30 秒。随后每 30 秒递减 PEEP 和气道高压各 $5 cmH_2O$,直到恢复实施肺复张前水平。③PCV 法:将呼吸机调整到压力模式,同时提高压力控制水平和 PEEP 水平,一般高压 $40 \sim 45 cmH_2O$,PEEP $15 \sim 20 cmH_2O$,维持 $1 \sim 2$ 分钟,然后调整到常规通气模式。

临床研究证实,肺复张手法能有效地促进塌陷肺泡复张,改善氧合,降低肺内分流。但实施肺复张时,气道压力明显增加,可能对循环产生影响,应密切观察血流动力学变化。对于血流动力学不稳定的患者,特别是容量不足的患者应慎用,肺复张过程中出现血流动力学明显变化和心律失常者则应立即停止操作。对于容量不足的患者,肺复张前适当补液,纠正低血容量状态,有助于改善患者对肺复张的耐受性。不同的肺复张手段对血流动力学的影响不同。压力控制法对血流动力学影响最小,控制性肺膨胀法对血流动力学干扰最大。因此,对于血流动力学不稳定的患者,实施肺复张时不宜采用控制性肺膨胀法。

(四) 呼吸支持对循环影响面临的困惑

临床上判断呼吸支持对循环影响的程度困难重重。首先,气道压的改变不能直接反映胸腔内压的变化以及对循环的影响。呼吸支持对循环的影响主要源于胸腔内压和肺容积的变化,但临床上对胸腔内压和肺容积的直接监测非常困难。通常认为,随着气道压的升高,胸腔内压与肺容积均增加。就具体患者而言,胸腔内压与肺容积随气道内压增加的程度与气道阻力、肺及胸壁的顺应性有关。对于肺顺应性较差的 ARDS 患者,相同气道正压对循环产生的影响可能低于肺正常的患者。从循环干扰的角度出发,ARDS 患者可能耐受更高的气道正压。因此,判断气道压变化对循环的影响必须结合患者肺部情况。其次,临床上气道内压究竟有多少能够传导至心脏表面并影响心脏后负荷并不清楚。心脏表面的压力是真正影响左心后负荷的压力。正常情况下,心包压可以反映心脏表面的压力,机械通气时肺容积是心包压的决定性因素,气道内压产生肺容积的改变与肺和胸壁的顺应性密切相关。因此,临床常以食管内压来反映左室表面的压力并不能对心脏后负荷的影响作出精确判断。

第三节　循环对呼吸的影响

患者的容量状态、血压情况以及是否存在心力衰竭均可以对呼吸产生不同程度的影响。

一、容量状态对呼吸的影响

为维持循环的稳定,有效循环血量不足患者常进行积极的液体复苏,大量的液体复苏可以导致中心静脉压、右房压、肺动脉嵌顿压(PAWP)的升高,当 PAWP>18mmHg,尤其>24mmHg 时,可引起高静水压性肺水肿,诱发或加重呼吸困难,出现氧合障碍,使之需要吸氧,甚至机械辅助通气。低蛋白血症患者,尤其白蛋白水平<25g/L 时,在 PAWP 相对偏低的水平也可以出现肺水肿。

对由于创伤、感染、休克等导致的肺血管通透性增加的患者,积极液体复苏时出现肺水肿的几率更大;而休克复苏的液体中,相对晶体而言,胶体在血管内存留的时间更长,对于存在肺水肿风险的患者是更好的选择。

二、组织灌注与肺部气体交换的关系

当存在低血容量、低血压时,心输出量、肺血流量相对减少,不能满足组织灌注的需要,可导致通气/血流比例失调,在肺部无效腔通气明显增加,影响气体交换,导致组织缺氧和酸中毒。

严重低血压、酸中毒(pH<7.20)时,可导致支气管对支气管解痉物质的敏感性下降,使气道痉挛不易纠正。

当循环功能改善时,肺血流量相应增加,改善了肺通气/血流比值,二氧化碳潴留和低氧的症状得到改善,监测的外周脉氧饱和度可见明显升高。

三、心功能衰竭对肺循环的影响

肺循环充血、体循环淤血和心输出量不足是心功能衰竭的三大主征,在此主要讨论对肺循环的影响。当左心衰竭时,可引起不同程度的肺循环充血,主要表现为各种形式的呼吸困难和肺水肿。产生这些临床表现的病理生理基础主要是左室收缩功能减退,负荷过重或顺应性降低,引起左室舒张末期压力上升,并带动左房压升高,肺静脉回流障碍,最终肺循环毛细血管静水压升高,造成肺充血状态,严重者可致肺水肿。具体机制如下:

1. 肺毛细血管静水压升高　当左心衰竭发展到一定程度,肺毛细血管静水压急剧上升超过30mmHg,肺抗水肿的代偿能力不足以抵抗时,肺水肿即会发生。此外,左心衰竭患者由于输液不当,导致肺血容量急剧增加,也可引起肺毛细血管静水压上升而加速肺水肿的发生。

2. 毛细血管通透性增加　由于肺循环淤血,导致肺泡通气/血流失调,PaO_2 下降,缺氧使毛细血管通透性增加,血浆渗入肺泡形成肺泡水肿;与此同时,毛细血管流体静水压升高,血管内皮细胞间隙增大,也可使毛细血管通透性加大,血浆渗入肺泡形成肺泡水肿;进入肺泡的水肿液可稀释破坏肺泡表面活性物质,使肺泡表面张力加大,肺泡毛细血管内的液体成分被吸入肺泡中,肺水肿加重。

第四节　反映心肺相互作用的指标及其影响因素

心肺交互作用相关的动态前负荷参数,是根据心肺交互作用的机制来评估容量状态并判断容量反应性。

心脏位于胸腔内,胸腔内压力的变化可导致心输出量的变化。自主吸气时,胸腔内压力下降,回心血

量增加,心输出量增加,而当心脏处于心功能曲线的上升支时,这种效应更加明显。而正压通气吸气时,胸腔内压增加,回心血量减少,右室每搏输出量减少,同时跨肺压增加,左室后负荷减少,左室每搏输出量增加。因此,临床上通过监测呼吸过程中收缩压变异率(systolic pressure variation,SPV)、每搏输出量变异率(stroke volume variation,SVV)、脉压变异率(pulse pressure variation,PPV)、下腔或上腔静脉直径呼吸变异率和主动脉峰值血流速变异率(ΔPeak)等综合考虑了循环系统本身和呼吸运动对血流动力学的影响作用的指标,可更好地判断患者的前负荷储备,预测容量反应性。

一、收缩压变异(SPV)和 Δdown(收缩压的最低值与参考值之间的差值)

在机械通气呼吸周期中,以呼气末的收缩压作为参考值,呼吸周期中最高和最低收缩压差定义为收缩压变异(SPV)。Δdown 是呼气末血压与收缩压最小值之差。Δup 可反映呼气时左心室排血量,而 Δdown 反映由于机械通气引起的静脉回流减少。麻醉患者 Δup 和 Δdown 的正常值为 4~5mmHg,正常情况下在呼吸周期升降基本相等。

Δup 和 Δdown 的相对值对不同临床状态具有重要意义:①反映心脏前负荷:低容量状态情况下,机械通气使心脏前负荷明显降低,出现较大的 SPV 和 Δdown,这与潮气量增多及呼吸期胸膜腔内压增高有关,特别于气道梗阻、高 PEEP、肺顺应性下降、肺内压升高、血容量和心输出量减少时显著。②充血性心力衰竭时,Δdown 段完全消失,Δup 相对明显,SPV 减小。机械通气使静脉回流减少,前负荷下降对于急性左心衰患者有利。左心室排血量不减少,借此可与低血容量较大的 Δdown 作鉴别。

SPV 测量需行桡动脉穿刺置管以获得动脉压力曲线。由于该曲线可能存在非呼吸性低频波动,需根据连续 3 次机械通气计算 SPV、Δdown 的平均值,并需考虑潮气量的大小、肺顺应性和胸膜腔内压变化的影响。

二、SVV 和 PPV

SVV 和 PPV 指通过记录单位时间内(一般 30 秒)每次心脏搏动时的每搏量(SV)或脉压(PP),计算它们在该段时间内的变异程度,可由 PiCCO 监测仪自动计算产生。脉压的变异有文献用 ΔPP 表示,也可通过桡动脉置管测定。对没有心律失常的完全控制通气的患者而言,SVV、PPV(或 ΔPP)反映了心脏对因机械通气导致的前负荷周期性变化的敏感性,可用于预测扩容治疗对每搏量的提高程度(图 13-4-1)。

$$SVV=\{(SV_{max}-SV_{min})/[(SV_{max}+SV_{min})/2]\}\times100\%;$$
$$PPV(或 \Delta PP)=\{(PP_{max}-PP_{min})/[(PP_{max}+PP_{min})/2]\}\times100\%。$$

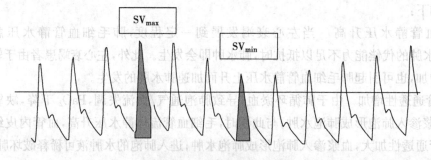

图 13-4-1 每搏量变异(SVV)

$$SVV=(SV_{max}-SV_{min})/[(SV_{max}+SV_{min})/2]\times100\%$$

SVV 和 PPV 主要受以下因素影响。首先,心律失常本身就能使 SV 变异程度增大;其次,SVV 和 PPV 等绝大部分研究都是针对充分镇静完全控制通气的患者开展的,患者有自主呼吸或有自主吸气努力产生的胸腔内负压会干扰胸腔内压力周期性变化,影响了 PPV、SSV 等指标的预测价值;第三,潮气量的不同能影响各指标的预测价值及其界值。研究显示,当潮气量>8ml/kg 时,PPV 预测容量反应性的 ROC

曲线下面积为 0.89,最佳界值为 12%,潮气量<8ml/kg 时,ROC 曲线下面积为 0.65,最佳界值为 8%;第四,不论预测价值怎样,SVV、SPV 和 PPV 均只能反映患者的低血容量状态;第五,SVV 和 PPV 受外周血管阻力变化的制约。有学者利用失血性休克犬的模型研究了去甲肾上腺素对 PPV 和 SPV 的影响。去甲肾上腺素能在无充分液体复苏的情况下显著降低上述两项指标的数值,掩盖血管内容量缺乏的真实情况。可能是由于去甲肾上腺素改变血流分布,增加了有效循环血量,及其增加外周阻力的效应使 PPV 和 SPV 降低。所以,当外周阻力变化时 SVV 和 PPV 的测量系统要及时进行校正。

三、上腔或下腔静脉直径呼吸变异率

上腔或下腔静脉直径呼吸变异率是通过经食管超声心动图(TEE)和经胸腔超声心动图(TTE)的手段探测上腔或下腔静脉(superior vena cava,SVC;inferior vena cava,IVC)直径随呼吸运动的变化,计算变异程度,进而判断循环系统对液体治疗的反应性及循环容量状态的指标。因为各个学者研究方法不同,上腔或下腔变异率也就有了不同的名称和计算公式。分列如下(D_{max} 和 D_{min} 分别表示腔静脉的最大和最小直径):

SVC 塌陷指数=(呼气时 D_{max} -吸气时 D_{min})/呼气时 D_{max} ×100%;

IVC 直径呼吸变异率=$(D_{max}-D_{min})/[(D_{max}+D_{min})/2]×100%$;

IVC 膨胀指数:(吸气时 D_{max} -呼气时 D_{min})/呼气时 D_{min} ×100%。

虽然它们的名称与计算方法不尽相同,但它们都从不同角度反映了随呼吸发生的胸腔内压力周期性变化造成腔静脉直径改变的程度,均以百分数表示。

四、主动脉峰值血流速变异率($\Delta peak$)

$\Delta peak$ 是用 TEE 或经食管超声多普勒从左室流出道水平测得的吸气时主动脉内最大峰值血流速和呼气时最小峰值血流速之差与两者平均值的比率。公式如下($Vpeak_{max}$ 和 $Vpeak_{min}$ 分别表示最大和最小峰值血流速):

$$\Delta peak=(Vpeak_{max}-Vpeak_{min})/[(Vpeak_{max}+Vpeak_{min})/2]×100%$$

随着机械通气时胸腔内压力的变化,左室 SV 也发生周期性波动,主动脉血流速与左室 SV 直接相关,因而主动脉血流速也要随着呼吸变化。$\Delta peak$ 代表了这种变化的幅度,反映了循环系统对前负荷的依赖程度。

第五节 从组织缺氧角度看呼吸与循环

氧是维持生命活动所必需的物质,因供氧减少或利用障碍引起细胞发生代谢、功能和形态结构异常变化的病理生理过程称缺氧。

空气中的氧气经过外呼吸进入血液,随血流运送到组织细胞,经内呼吸为细胞所利用。具体途径:①通气和与肺血流相适应的气体分布;②氧弥散入血;③氧与血红蛋白的化学反应;④动脉血的心输出量;⑤组织的血液分布及氧释放。整个过程中的任一环节发生障碍,都可以引起缺氧。根据缺氧的原因和血氧变化的特点,可将缺氧分为四型:低张性缺氧、血液性缺氧、循环性缺氧和组织性缺氧。

一、缺氧对全身多器官产生的影响

1. 呼吸系统　PaO_2 低于 60mmHg 可刺激颈动脉体和主动脉体的外周化学感受器,反射性引起呼吸加深加快,增加肺泡通气;胸腔负压增加,回心血量增多,改善肺血流。如缺氧持续存在,可导致酸中毒,氧耗增加,引起肺水肿、呼吸衰竭。

2. 循环系统

(1)代偿性:①心输出量增加:心率增快,心肌收缩力增加;低氧可引起交感神经兴奋,儿茶酚胺释放增

多,正性肌力作用;回心血量增多;②肺血管收缩;③血流重新分布;④组织毛细血管密度增加。

(2)损伤性:①肺动脉高压;②心肌舒缩功能降低;③心律失常;④回心血量减少。

此外,严重的缺氧可导致细胞膜、线粒体以及溶酶体损伤导致组织细胞功能受损,组织利用氧障碍。

二、综合呼吸循环改善组织缺氧

休克是临床常见的危重症,指各种原因导致有效循环血量减少,组织灌注不足,氧输送不能满足组织代谢需要,引起细胞代谢紊乱和功能受损的一系列病理生理过程和临床综合征。休克的本质是组织缺氧。以氧代谢目标导向的休克治疗策略为增加氧输送,降低氧耗,改善氧摄取。

(一)增加氧输送

氧输送(DO_2)是指单位时间里(每分钟)心脏通过血液向外周组织提供的氧量。生理值为 $350\sim500ml/(min \cdot m^2)$。氧输送($DO_2$)=心输出量(CO)×动脉血氧含量。动脉血氧含量指100ml血中所含有的氧量,既包括物理溶解的,也包括化学结合的。$CaO_2 = 1.34 \times Hb \times SaO_2 + 0.003\ 1 \times PaO_2$。1.34 是每克血红蛋白的携氧量,0.003 1是氧的溶解系数。由此可见,增加氧输送既需要考虑心脏因素(CO),又需要考虑呼吸因素(SaO_2,PaO_2),还有氧传输的载体血红蛋白。

1. 循环——增加心输出量 心输出量(CO)取决于每搏输出量和心率的乘积,而每搏输出量受心脏前负荷、后负荷和心肌收缩力的影响。对于重症患者,如行机械通气,需要考虑机械通气对循环的影响。在之前第二节中已叙述,机械通气可以降低左心和右心前负荷,降低左心后负荷,对右心后负荷可能增加也可能减少,对心输出量总体而言可能减少。对急性心源性肺水肿、充血性心力衰竭患者,正压通气正好可以降低心脏前负荷,改善循环与氧合;如患者有效循环血量严重不足,正压通气则可能导致循环的进一步恶化,需要在监测下积极补充血容量,以避免机械通气后心输出量的进一步下降导致组织缺氧的加重。

2. 呼吸——改善氧合 动脉血氧饱和度是决定氧输送的重要指标。当存在严重的肺泡缺氧($P_AO_2 < 70mmHg$)可以导致继发性缺氧性肺血管收缩导致肺毛细血管压增加;而低氧、二氧化碳潴留,可引起酸中毒,导致肺血管阻力的进一步增加,出现高静水压型肺水肿,右心后负荷增加。

机械通气是改善氧合提高休克患者氧输送的有效手段。机械通气通过改善肺泡通气,维持或增加肺容积,并改善通气/血流比值来提高动脉血氧饱和度(SaO_2)增加 CaO_2 从而增加氧输送。当 $SaO_2 < 90\%$时,氧离曲线处于陡直段,稍许提高动脉血氧分压,即可使 SaO_2 明显增加,进而明显提高氧输送;而当 $SaO_2 > 90\%$时,氧离曲线趋于平缓,即使明显提高动脉血氧分压,也不能使 SaO_2 明显增加,提高氧输送。临床上当氧离曲线处于平缓段时,盲目的增加呼吸机条件以进一步提高氧分压对于增加氧输送可能并无益处,此时必须权衡氧合改善与循环影响之间的利弊,进行合理的呼吸支持。

(二)降低氧耗

氧消耗量(oxygen consumption,VO_2)即机体实际的耗氧量,是动静脉氧含量差,$VO_2 = CO \times (CaO_2 - CvO_2)$。低灌注和低氧均可以导致心率的明显增加,在一定范围内心率的增加可以代偿心输出量。但当心率明显增快,超过160次/分,即会导致心脏舒张期的缩短,导致心输出量的下降,且心肌氧耗明显增加。故应针对可能引起心率增快,机体氧耗增加的因素进行积极处理,如发热、疼痛、烦躁、容量不足或电解质紊乱等。

当患者出现呼吸困难时可以导致氧耗的明显增加。正常情况下,呼吸功氧耗仅占机体总氧耗的3%左右,当出现明显呼吸困难时,呼吸功耗增减10~20倍,导致组织氧耗的明显增加,其他脏器如心肌、胃肠道等缺血加重。氧疗(鼻导管吸氧、面罩给氧、无创或有创机械通气)可纠正低氧血症,防止组织缺氧,降低呼吸功,减少心肌做功。Manthous 等研究显示,合理的机械通气至少可以使呼吸肌氧耗降低20%。Bocquillon 等研究显示,在脱机2小时以上,患者的胃黏膜二氧化碳分压明显升高,提示脱机后由于呼吸肌氧耗的增加,其他组织器官如胃肠道出现明显缺氧。可见,进行合适的呼吸支持可以明显降低呼吸功,减少呼吸肌的氧耗,纠正组织缺氧。因此,在实施以氧代谢为目标导向的休克治疗中,机械通气的应用并非仅限于呼吸衰竭,机械通气可能始于呼吸衰竭之前。

机械通气可通过降低氧耗,改善患者胃肠道黏膜灌注。胃肠道是最先缺血缺氧的器官。临床上有很多患者首先出现的不是 SPO_2 的下降,而是腹胀、食欲缺乏,甚至消化道出血。有研究表明,脱机失败患者胃肠道黏膜灌注减少,胃黏膜 pH 下降提示脱机失败可能性大。

(三) 组织利用——改善氧摄取

氧摄取率(oxygen extraction ratio,O_2ER)表示组织从血液中摄取氧的能力,与组织氧需求量同血液氧供应量的最适匹配有关,$O_2ER=(CaO_2-CvO_2)/CaO_2$。其正常值 0.22~0.30。$O_2ER$ 增加提示存在绝对或相对的 DO_2 不足。

VO_2 和氧需求不是同义语,前者是氧的实际利用量,取决于 DO_2 和组织细胞对氧的实际利用能力;后者则取决于机体的代谢状态。

血浆乳酸测定对评价 DO_2 与氧需求,氧需求与 VO_2 是否平衡具有重要价值。混合静脉血氧饱和度(SvO_2)下降虽然未必一定合并外周缺氧,但至少提示 DO_2 已有相对不足和濒临缺氧的风险,因此治疗上应尽可能提高 DO_2。如果 SvO_2 下降同时伴有高乳酸性酸中毒乃至出现其他缺氧的临床表现,则必须努力提高 DO_2。

改善氧利用方面尚无特殊的药物治疗,一般采用减轻组织的水肿,纠正严重的酸碱紊乱,从而改善局部的灌注。

(四) 病理性氧供应依赖现象(pathologic oxygen supply dependency,POSD)

POSD 是好发于急性呼吸窘迫综合征(ARDS)、感染性休克、充血性心力衰竭和慢性阻塞性肺疾病等的一种病理现象。目前认为,POSD 是多器官功能障碍综合征(MODS)的致病机制之一。POSD 的患者预后差,病死率高。

基础条件下,肺脏可供氧 $4ml/(kg \cdot min)$,心脏指数(CI)为 $3\sim4L/(min \cdot m^2)$。安静时,代谢率基本不变,VO_2 相对恒定。当 DO_2 在生理范围内增减时,机体通过完善的调节机制,将减增 ERO_2,以保证 VO_2 不变。此时 VO_2 与 DO_2 的变化无关,即两者无依赖关系。动物实验中,采取失血法或灌流泵法使 DO_2 低于临界 $DO_2[DO_2crit,DO_2crit<330ml/(min \cdot m^2)]$ 时,即不能向组织提供代谢所需的 VO_2,此时 VO_2 依赖于 ERO_2 的变化而变化,即出现氧供应依赖现象(图 13-5-1)。

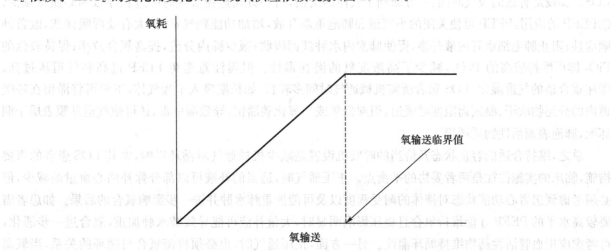

图 13-5-1 病理性氧依赖

POSD 可能的机制为:①血流分配异常,使 DO_2 与 VO_2 不能达到最佳匹配,致氧利用率下降;②细菌毒素损伤线粒体,导致与 DO_2 减少无关的 VO_2 下降;③菌血症时,菌体碎片可引起毛细血管内凝血,形成微血栓,增加了毛细血管密度和气体弥散的有效距离。

许多试验表明,POSD多伴有高乳酸血症、低 ERO_2。如果持续存在的氧供依赖伴有不断加重的高乳酸性酸中毒,则表明外周氧供确实不足,仍需进一步提高 DO_2 和改善外周循环。

第六节 循环和呼吸共同支持-疑难临床问题的处理

重症患者心肺之间可产生明显的相互作用,治疗也应是一整体,兼顾呼吸与循环,才可挽救更多疑难重症患者的生命。

一、低心排出量综合征患者机械通气策略

低心排出量综合征(low output syndrome,LOS)是复杂和危重的心脏术后常见并发症之一,常合并多器官病变,尤其是急性呼吸功能不全,易造成恶性循环,甚至导致患者死亡。

低心排出量综合征的常见原因为心肌收缩功能不全、血容量不足、心律失常、心脏受压、冠状动脉供血不足和冠状动脉气栓所致心肌梗死等。临床常较重视补充血容量、增强心肌收缩力、扩张外周血管等,可能会忽视机械通气治疗的作用。机械通气治疗在改善肺功能的同时,可直接和间接地影响心功能,故在LOS的救治中,机械通气的运用是否得当将直接关系到患者的预后。

在LOS患者机械通气治疗时,需认识LOS时呼吸功能的病理改变,根据LOS时心肺功能对机械通气的敏感性与依赖程度,合理地选择通气方式及设定参数,才能更有效地纠正LOS。

1. LOS时呼吸功能的病理改变 心内直视手术后出现LOS时因肺循环障碍而致肺淤血,肺内动静脉短路大量开放,同时可因无氧代谢使肺毛细血管内皮细胞与肺泡上皮细胞受损,血管通透性增加而致肺水肿和肺出血。肺泡表面活性物质分泌减少,表面张力增高而致肺泡萎陷和肺不张,气道阻力增加,肺顺应性下降,以致出现通气及换气障碍,通气/血流比例失调,进一步导致低氧血症及酸碱失衡,加重心肌缺氧和收缩乏力,引起恶性循环。

2. LOS时机械通气的策略 机械通气各项参数设定除需根据患者的肺功能状况及缺氧程度调整外,尚要考虑到LOS的发生原因、程度及机械通气可能对其产生的影响,并根据病情变化随时调整。①潮气量(Vt):Vt大有利于肺泡复张和减轻肺水肿等,但Vt过大后产生的胸腔正压作用可减少回心血量,加重LOS。②设定合适的吸气时间:一方面利于气体的交换,另一方面避免吸气时间过长导致回心血量减少。③PEEP的应用:PEEP可使关闭的小气道和肺泡重新开放,增加功能残气量,扩大有效呼吸面积,改善肺顺应性;阻止肺毛细血管内液外渗,促使肺泡内水肿液回吸收;减少肺内分流,提高氧合效率;保持较低的 FiO_2 即可维持较高的 PaO_2,减少了高浓度氧的潜在毒性。但需注意避免PEEP过高和气道压过高。④注重合适的气道湿化:LOS患者所需机械通气时间多较长,如长期吸入干燥气体,不但可将滞留在呼吸道内的分泌物吹干、凝固而阻塞呼吸道,引起低氧或二氧化碳潴留,导致酸中毒,还可使气道黏膜表层干涸坏死,肺泡表面活性物质耗损。

总之,维持合适的容量状态及恰当的呼吸机设置是减少机械通气对循环影响,尤其LOS患者的重要措施,临床的实施往往是两者妥协的平衡点。正压通气时,适当的补液可以部分弥补回心血量的减少,但必须考虑到患者心功能状态对液体的耐受程度以及可能加重肺水肿并进一步影响氧合的后果。如患者需要较高水平的PEEP才能维持氧合且血压影响明显时,大量补液可能导致肺水肿加重,氧合进一步恶化,可考虑应用血管活性药物维持循环灌注。另一方面,正压通气时,也必须权衡氧合与循环的关系,当氧离曲线处于平缓段时,过分增加呼吸机条件以进一步提高氧分压对于增加氧输送可能并无益处。

二、休克合并肺水肿患者液体复苏策略

休克是常见的临床综合征,有效循环血量减少是休克的核心病理生理过程,恢复有效循环血量是治疗

休克的首要任务。但是患者由于手术、创伤以及休克的打击，毛细血管通透性明显增加，液体复苏在恢复有效循环血量、改善器官灌注的同时，也可能导致组织水肿。临床上经常遇到这样的休克患者，经过积极液体复苏后循环维持，但患者出现肺水肿或呼吸衰竭，严重时导致多器官功能衰竭。因此，休克的液体复苏是一把"双刃剑"，也是困惑临床医师的难题。临床医师必须在液体复苏维持有效循环血量的同时避免肺水肿或肺水肿加重，力求在两者之间寻找平衡。

休克不同时期的病理生理特征不同，液体管理的策略也可能不同。

1. 早期充分液体复苏策略　休克早期应实施充分的液体复苏，改善有效循环血量不足和提高组织灌注。液体复苏之前需评估患者的容量状态和容量反应性，提高液体复苏有效性，减少其盲目性，降低容量过负荷及肺水肿的风险。其次，在液体复苏的过程中必须密切监测患者的组织灌注状况及对容量的耐受情况，在肺水肿及氧合可接受的范围尽量保证组织灌注。

2. 晚期限制性液体复苏策略　晚期限制性液体管理策略对于休克的预后同样重要。但并非所有休克患者均有条件实施限制性液体管理。限制性液体管理的前提是休克病理生理改变逆转，组织灌注恢复。此时，大量第三间隙液体回归血管易加重肺水肿，液体管理策略也需相应转变为限制性，促进超负荷容量的排出。治疗后期液体负平衡与感染性休克患者病死率的降低显著相关。Wiedemann 等的研究显示，尽管限制性液体管理并不能降低 ARDS 患者的病死率，但可以明显改善患者氧合和肺损伤，缩短 ICU 住院时间。但对于休克无法逆转的患者，其组织灌注尚无法保证，根本不具备限制性液体管理的条件，其最终的结局可能走向死亡。

3. 休克复苏的液体类型选择　目前可供临床复苏的液体包括晶体液和胶体液。晶体液的优点很多，缺点是很难停留在血管腔内。临床上为了达到休克复苏目标而输注大量的晶体液，使得胶体渗透压下降，大量液体渗出到第三间隙，有效循环血量进一步减少。对低蛋白血症的患者补充白蛋白或人工胶体很有必要，以提高胶体渗透压。在维持循环的同时，减轻肺水肿。

三、心功能不全患者的撤机策略

对有心脏病病史的患者，突然从机械通气转换为自主呼吸可能导致急性心源性肺水肿（ACPE），导致以上情况的病理生理的根本是胸腔内正压向胸内负压突然转换，一方面胸腔内压下降，增加了体循环静脉回流的压力梯度和心脏前负荷；另一方面降低了左心室与胸腔外动脉压的压力梯度，左室后负荷增加；第三，患者脱离机械通气后主动吸气做功、气道痉挛、内源性 PEEP 增加、氧合下降均可导致呼吸做功显著增加。儿茶酚胺分泌增加，增加了心肌做功和心肌氧耗；第四，在某些情况下脱离机械通气也会引起右室后负荷的显著增加和右室扩大，室间隔左移，增加左室舒张末压，左室顺应性下降，导致心肌缺血的加重。

协助诊断脱机诱发的 ACPE 方法：①肺动脉漂浮导管：在自主呼吸试验期间肺动脉嵌顿压（PAWP）常显著增加；②血浆脑钠肽（BNP）：BNP 代表了左室扩张的激素感受器，测量脱机期间 BNP 的变化或许有利于诊断脱机引发的 ACPE；③监测混合静脉血氧饱和度：混合静脉血氧浓度 SvO_2 一定程度上可反映全身氧供与氧耗情况，如果改自主呼吸后 SvO_2 明显下降常提示组织缺氧明显，脱机困难。

对于心功能不全患者，如拟行撤机，首先需评估原发病因是否已经解除，如肺部感染相对控制，无明显呼吸肌疲劳，无明显心理障碍，心功能得到改善；其次，评价循环储备功能，调整前负荷、压力，在脱机前常需调整容量状态至相对偏低水平；第三，适当应用正性肌力药物或扩血管药物，改善心肌收缩舒张功能，改善心脏顺应性；第四，严重心功能不全患者宜行无创序贯脱机，脱机后仍需间断无创正压通气；第五，注意脱机后氧耗量增加的后果，监测组织灌注指标，如 $ScvO_2$ 和乳酸。对脱机后出现 ACPE，经积极处理效果不佳，仍有明显呼吸困难，咳痰无力或出现明显腹胀、消化道出血者，应及时再次气管插管有创机械通气。

总之，机械通气时产生的血流动力学效应非常复杂，我们对危重患者实施正压通气时，要认真分析不同病理生理状态下的心肺交互作用，通过调节呼吸机参数，维持适宜的血容量，必要时应用血管活性药物和正性肌力药物等方法,利用正压通气对心肺血管系统的有益影响,避免和减轻正压通气时产生的心肺负面效应。

(杨 毅)

参考文献

1. 秦英智. 机械通气与心肺相互作用. 中国危重病急救医学,2005,17(8):449-451.

2. Nielsen J,Nilsson M,Fredén F,et al. Central hemodynamics during lung recruitment maneuvers at hypovolemia,normovolemia and hypervolemia. A study by echocardiography and continuous pulmonary artery flow measurements in lung-injured pigs. Intensive Care Med,2006,32:585-594.

3. Miranda DR,Klompe L,Cademartiri F,et al. The effect of open lung ventilation on right ventricular and left ventricular function in lung-lavaged pigs. Critical Care,2006,10:R86.

4. Eyre L,Breen A. Optimal volaemic status and predicting fluid responsiveness. CEACCP,2010,10:59-62.

5. Gouvea G,Diaz R,Auler L,et al. Evaluation of the pulse pressure variation index as a predictor of fluid responsiveness during orthotopic liver transplantation. Br J Anaesth,2009,103:238-243.

6. Magder S. Clinical Usefulness of Respiratory Variations in Arterial Pressure. Am J Respir Crit Care Med,2004,169:151-155.

7. Natalini,G,Rosano A,Franceschetti ME,et al. Variations in Arterial Blood Pressure and Photoplethysmography During Mechanical Ventilation. Anesth Analg,2006,103:1182-1188.

8. Slama M,Masson H,Teboul JL,et al. Respiratory variations of aortic VTI: a new index of hypovolemia and fluid responsiveness. Am J Physiol Heart Circ Physiol,2002,283:H1729-H1733

9. 汪宗昱,吴胜楠,朱曦,等. 功能性血流动力学监测. 中国呼吸与危重监护杂志,2008,7(3):237-240.

10. 王金祥. 正压通气时的心肺交互作用. 中国呼吸与危重监护杂志,2006,5(4):315-317.

11. Pinsky MR. Recent advances in the clinical application of heart-lung interactions. Current Opinion in Critical Care,2002,8:26-31.

12. Loupec T,Nanadoumgar H,Frasca D,et al. Pleth variability index predicts fluid responsiveness in critically ill patients. Crit Care Med,2011,39:294-299.

13. 杨毅,邱海波. 液体复苏与肺水肿-休克治疗的困惑. 中华普通外科学文献,2010,4(4):6-8.

第十四章　Guyton 理论与静脉回流

心输出量(cardiac output,CO)是血流动力学研究的重要参数,也是反映循环流量的关键指标。CO受心率(heart rate,HR)和每搏输出量(stroke volume,SV)的影响。在 Guyton 之前通常认为,SV 的调节主要基于 Starling 定律,通过前负荷调整心脏泵功能。Guyton 在此基础上,提出了静脉回流血量是影响CO 的重要因素。Guyton 在阐述其经典的血流动力学定律时提到:"除非你既考虑到心脏泵功能又考虑到静脉回流的变化,才能预测出循环系统中的心输出量将会发生什么改变"。

第一节　影响静脉回流的因素

著名的生理学家 Starling 很早就阐述了他的一个观点:CO 取决于回心血流量。但 Starling 重点强调了前负荷对心肌收缩力的影响,并没有阐述影响静脉回流的因素。Guyton 提出的经典观点:影响回心血流量主要取决于静脉回流上游的平均体循环系统压力,并提出影响静脉回流的四大因素:张力容量、血管顺应性、静脉回流阻力、右房压。1957 年,Guyton 描述了静脉回流曲线,他给重症医学界最重要的贡献是描绘了融合心功能曲线以及静脉回流曲线的图形,以供临床血流动力学分析使用。

一、体循环平均充盈压和右心房压力差

理解循环驱动力的一个重大进步是 Starr 等人的工作。他们研究了现在所称的前负荷——静脉血回流入心脏的驱动力。他们主要的实验是测量刚死的人的无流压。心脏停搏后,体循环的无流压(Pms 或系统平均压)在体循环动脉和静脉中是相等的。他们的实验显示非心源性死者的 Pms 约为 $10cmH_2O$(约8mmHg),而心源性死者的 Pms 约为前者的 2 倍。认为 Pms 在慢性心衰患者中增加,并以此增加静脉回流,以增加对心脏收缩功能不全的代偿。

基于这些发现,Guyton 推论,正常的循环并不完全依靠心脏维持循环,还需要依靠静脉压力驱动血液回流入心脏。"后面的力量"将血液送回心脏,"前面的力量"由心脏射出等量的血液而与之平衡,平衡即代表循环的平衡状态。所谓"后面的力量",Guyton 强调了容量血管贮备大部分血液的并具有一定的舒张功能,由此产生了静脉压力梯度。Guyton 推论,静脉血由外周回到心脏,依靠一个压力梯度,体循环平均充盈压(mean systemic filling pressure,MSFP)是驱动力,右房压是其逆向压。因此静脉回流可被描述成:

$$静脉回流量=(体循环平均充盈压-右房压)/静脉阻力$$

MSFP 单一数据本身并不决定流量,流量取决于 MSFP 和右房之间的压力差,右心房的压力一方面由心脏来调定,另一方面右心房的压力也受呼吸等很多因素影响。压力差从容量静脉到右心房尽管数值很小但是非常重要,它是将静脉血推送回心脏的主要驱动力。

Guyton 用图形化形式表示静脉回流:把右心房压力放在 x 轴,因为右心房压力是受心脏的功能影响;静脉回流量在稳态时等于心脏输出量,他将此放在 y 轴上(图 14-1-1)。当静脉回流量是零时,右房压等于MSFP。降低右心房压力允许更多的静脉血返回心脏。右心房压力越低,静脉回流量越大。但当血管进入胸腔内,下腔静脉内压力小于血管外压力时,再进一步降低右房压时并不再增加静脉回流。这种压力限

制机制并不能使血液停止流动,血液在静脉打开和关闭间振荡,称为血流瀑布。右房压在静脉塌陷压之上的任何值均会降低回心血量。

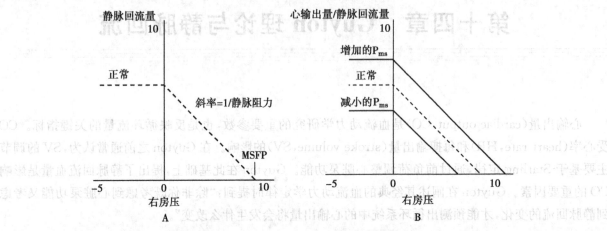

图 14-1-1 1(A),1(B) 静脉回流曲线
(A)曲线和横轴的交点为 MSFP,代表右房压力与静脉内压力相等时血流量为零。曲线的斜率为静脉阻力的倒数。曲线上的每个点适用欧姆定律:静脉回流等于体循环平均压与右房压的差值除静脉阻力。(B)改变体循环平均充盈压对静脉回流曲线的影响。因为循环系统为密闭系统,所以心输出量与静脉回流量相等。增加MSFP(比如予液体输注)曲线向右移,而 MSFP 急性下降(比如失血)曲线左移

血液流动必须在容量血管和右房间存在压力梯度。如果静脉和右房间压力相等血液就不流动,右房压力下降时血流增加。当血容量增多时,曲线向右上移位;相反,血容量减少时曲线向左下移位。

二、张力容量(stressed volume)和非张力容量(unstressed volume)

(一) 概念及内涵

张力容量(stressed volume)特指对血管壁产生牵张的容量,因为并不是所有的血容量都能扩张弹性血管壁并产生张力。在基础情况下,全身血容量仅 30%扮演扩张弹性血管壁的角色。所以说,产生正的跨血管壁的压力的容量才可称之为张力容量,用数学表达式阐述:使血管内压力-血管外周围压力>0,这部分血管内容量为张力容量。张力容量的生理学意义是真正产生静脉回流驱动压 MCFP 的物质基础。

那些充盈血管床并不产生血管壁牵张力的容量被称为非张力容量(unstressed volume)。非张力容量的生理学意义是血流动力学的应激储备容量,当应激时在神经-内分泌调节机制下,小静脉和微静脉的血管壁平滑肌收缩,使得非张力容量可变成张力容量,产生更多的静脉回流量,但目前临床中并不能通过任何监测装置测量非张力容量。一名患者体内非张力容量储备了多少我们无法测算,只能通过患者的临床情况预测,例如已有容量丢失代表已经使用了多少非张力容量的储备。

如图 14-1-2 所示,顶部的贮水池代表静脉系统的容量(很大),贮水池的高度是 MSFP。注意当系统的压力是 0 时,有一定的容量保持在贮水池内,即非张力容量 V0。此容量即当心脏停搏和 MSFP 降至 0 时的血容量(比如,让一个刚死的患者流血至血不再流动)。因此 MSFP 是血容量在 V0 的基础上增加,构成总的血容量而产生的,增加部分在总的血容量中显著增加了 MSFP。或是血管的张力变化改变了 V0,比如张力增加 V0 降低;血液受到挤压由非张力容量转换为张力容量。请记住在人的循环中,动脉压的改变不直接影响静脉张力。因此总的血容量的增加、V0 降低和血管容积的减少都能使静脉回流曲线右移。

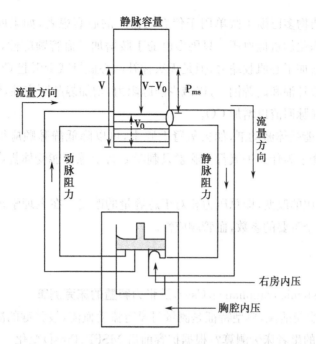

图 14-1-2　Guyton 单回路循环图

顶部的贮水池代表静脉系统的容量。容量血管内的总容量 V 包括充盈血管所需
的容量、非张力容量(V_0)和产生压力的血液(或称张力容量 $V-V_0$),张力容量产
生的压力是 MSFP,或是整个循环停止时或压力相等时的压力。心脏代表胸腔内
的一个容器,活塞使血液由静脉流向动脉。静脉回流与心输出量相等

(二)张力容量的调整

1. 扩容　当患者体内注入任何容量的液体,只要出现可测到的 MSFP 压力的改变,那么非张力容量
一定已经充满。那么在此基础之上可以看到通过扩容改变张力容量(图 14-1-3)。

2. 通过非张力容量和张力容量之间转化　静脉
收缩可以降低器官内的非张力容量,使得静脉回流上
游的压力一过性升高,将更多的血流挤入静脉回流循
环内,使得这部分血流由非张力容量向张力容量转化。
这个过程经常发生在门脉系统,主要因为门脉系统含
有丰富的神经,当机体处于应激状态下,门脉血流在神
经体液调节作用下交感神经兴奋刺激压力感受器(α-
肾上腺素能和 β_2 肾上腺素能受体),门脉血流由非张
力容量转变为张力容量参与静脉回流,提供更多的静
脉回流量以产生更高的 CO。门脉系统的血管顺应性
低于其他脏器,如脑、肾、肌肉、皮肤等,改变门脉血管
顺应性对全身静脉血管总顺应性影响较小。因此,门
脉系统血管收缩对全身血管总顺应性影响小但增加
MSFP 的作用却很显著,对全身 CO 有重要影响。

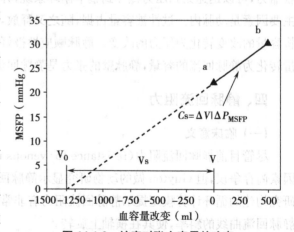

图 14-1-3　扩容对张力容量的改变

扩容变化可以使得血管内容量-压力曲线沿着 x 轴
移动以增加 MSFP 并由此增加静脉回流的压力梯度
(如图 a 点→b 点的改变)

这个过程还可以通过或者外源性注射 α-肾上腺素能药物使得非张力容量转变为张力容量来实现。
例如给予去甲肾上腺素(α 和 β_1 受体)可以使得门静脉血管床收缩,并可观察到 MSFP 增加,由此可以看
出门脉系统血管内容量非张力容量减少,注入体循环转化为张力容量。尽管最终结果可以看出伴有 CO
的增加,但加重了肠、肝等脏器的缺血。

另外,正性肌力作用药物多巴酚丁胺单用于伴有低血压的心衰患者,如果同时合并患者血容量不足时,可能进一步使得循环恶化加重低血压。只因多巴酚丁胺增加了血管顺应性,进一步降低了张力容量,转化为非张力容量,尽管增加了心肌收缩力,但是无法弥补回心血量减少引起CO的下降。

其他一些药物,如硝酸甘油和硝普钠,可以减少静脉阻力,增加静脉顺应性,使用这些药物时如能维持恒定张力容量,可以增加静脉回流以增加CO。

而单纯的α-肾上腺素能受体激动剂,如去氧肾上腺素,可以降低静脉顺应性,从而降低张力容量,转化为非张力容量,这就解释了为什么去氧肾上腺素只刺激α-肾上腺素能受体提高动脉压力但不会增加心输出量。

这个过程被称作容积比的改变,即总压力相对于总容量的改变。在生理学范畴内这个斜率值不会发生改变。那么引申出下一个重要的参数,血管顺应性。

三、血管顺应性

(一)血管顺应性(Systemic compliance,Csys)及张力容量的床旁测算

Csys 是静态测量值,换句话说,典型特征是测量时没有流动血流,最关键的决定因素是在循环内的血流量。如何在有血液流动的患者床旁测算?根据扩容前后 MSFP(Pmsf)变化。如图 14-1-3 所示:给患者输注一定量的液体,并分别在扩容前后测量 Pmsf,然后根据下述公式计算:$Csys = V_{load}/(P_{msfHyper} - P_{msfBaseline})$。当计算出血管顺应性,则根据患者当时的 Pmsf,即可计算出产生如此压力 Pmsf 需要多少张力容量。有研究测算正常循环血容量状态下仰卧位患者平均张力容量为 19.5ml/kg,而 Magder 等人测量的患者平均张力容量为 20.2ml/kg,相差并不悬殊。

(二)血管顺应性的生理学意义

血液流动的动力源于循环起点和终点之间的压力差,在循环内血流以脉动为主要形式是源于心脏的收缩,但假如循环闭合环路中所有的血管壁是顺应性差的(极硬的),增加循环起点的压力,例如增加心脏收缩力,可以迅速见到压力传导到整个循环系统,并不会形成有压力差的脉动波。脉动波的产生另外一个主要因素是动脉内一过性被容量占据,随之又释放,也就是说循环系统必须有顺应性很好的部分可以允许将容量的改变转化为压力的改变。静脉顺应性极好,可视为低张力高容量容器,其中产生静脉壁张力的容量转化为静脉回流的容量,静脉壁的张力是静脉回流的动力。

四、静脉回流阻力

(一)临床意义

尽管目前静脉回流阻力(resistance for venous return,Rvr)是否是决定静脉回流量和心输出量的主要因素尚存争议,但 Guyton 做的动物研究显示静脉回流阻力的增加和左心输出量下降是一致的,而且现有研究构建的循环计算模型提示静脉回流阻力有非常重要的作用并影响预后。然而静脉阻力的变化可改变静脉回流曲线的斜率,使其在横轴上旋转。

(二)床旁如何计算

主要根据下述公式推演:$Q = (Pmsf - Pra)/Rvr$。而患者的静脉回流量 Q 等于同期 CO,$Rvr = (Pmsf - Pra)/CO$。CVP 等同于右房压,故可以在床旁计算得出。

(三)生理学意义

静脉回流曲线的斜率是静脉回流阻力的倒数,所以改变 Rvr 就意味着改变了静脉回流曲线的特质。如果 Rvr 下降,那么在相同的 Pmsf、Pra 压力下,有更多的静脉回流量,也就意味着 CO 的上升。三个变量影响静脉阻力:血管本身的结构、血液黏滞性的改变和在不同时间常数静脉间血液的重新分布。每个血管床有特征性时间常数 τ,该参数既反映血管床的容量,又反映通过该血管床的血流速度。比如,皮肤时间

常数很慢（高容量低流速），而肾脏时间常数很快（低容量高流速）。分布在快慢血管床的血液分别用 Ff 和 Fs 描述。Fs 减少和 Ff 增加加速静脉回流，与静脉阻力的降低同方向变化（图 14-1-4）。

（四）目前已知的 Rvr 改变的几种途径：

1. Rvr 产生的本质是静脉收缩，但是静脉血管壁平滑肌很薄，不能向动脉血管壁平滑肌那样收缩，所以静脉收缩只会轻度增加 Rvr。

2. Rvr 改变的最主要途径 神经-体液调节改变血管床之间的血流再分布，例如门脉系统血管收缩，血流从门脉系统再分布至体循环静脉系统，演变为 Stress volume。

3. 血液黏滞度的改变亦会影响 Rvr 在血流动力学计算中，我们也很容易可以得到全身系统血管阻力（resistance of systemic circulation，Rsys），根据公式计算 Rsys＝（Pa－Pra）/CO。由此我们也可以知道静脉回流阻力占全身血管阻力指数的百分比，Rvr/Rsys；而这个计算得到的参数恰恰告诉我们 Pmsf 定位在全身血管何处。

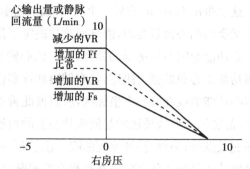

图 14-1-4 静脉阻力改变对静脉回流的影响

图中虚线是正常的静脉回流曲线。MSFP 曲线与横轴的交点没有变化。静脉阻力的下降和静脉血向血管床以快时间常数再分布使曲线向右旋转（顺时针）。临床上见于神经源性休克。相反，静脉阻力的升高和血液向血管床以慢时间常数再分布导致曲线向左旋转（逆时针）。静脉阻力增加见于腹腔手术中压迫下腔静脉

第二节 心输出量和静脉回流量的交互影响

Guyton 认为，CO 既取决于心功能——心脏功能曲线，又取决于回心系统——静脉回流曲线。2 条曲线交互作用决定了 CO。

Guyton 描绘的静脉回流曲线的横纵坐标轴和 Starling 描绘的心功能曲线的横纵坐标轴是相同的。静脉回流和心功能曲线描记在同一张图上，两者的交点给出了 CO 真正的值，并且可以看出 CO 同时受 2 个函数的限制（图 14-2-1）。心功能曲线有平台期这最终限制了 CO，当静脉回流曲线相交在心脏功能曲线的这个区域，即便给更多的液体，也不会增加心输出量，此时给更多的液体使得静脉回流曲线右移，结果是增加右心房压力，但不能显著增加心室舒张末期容积。静脉回流曲线的左侧平台期也最终限制了 CO，当心功能曲线相交于此时，进一步再增强心功能也不能增加 CO，包括增加心率亦然徒劳。在这种情况下增加 CO 只能增加张力容量或者降低静脉回流阻力。

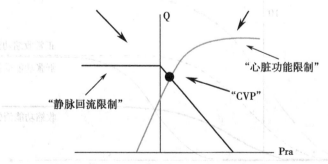

图 14-2-1 静脉回流曲线与心功能曲线

静脉回流和心功能曲线描记在同一张图上，两者的交点是 CO 值，并且可以看出 CO 同时受 2 个函数的限制：心功能曲线有平台期这最终限制即便给更多的液体也不会增加心输出量；静脉回流曲线的左侧平台期也最终限制如心功能曲线相交于此时，进一步再增强心功能也不能增加 CO

　　这也带出 Guyton 的另一个杰出成就:心脏泵出量永远不能超过它接收的静脉回流量,当静脉塌陷时心脏接受的回心血量受限,静脉回流量决定了最大心输出量。

　　心功能影响右心房压的高低,右房压心输出量曲线可有效地代表心功能。Frank 和 Starling 认识到心肌功能由心肌的张力决定,且在健康和许多疾病状态下右房压力可有效的代表心肌张力。因为静脉回流与心功能曲线在同一个坐标区,所以彼此重叠(图 14-2-2)。因为:①心功能曲线描述的是由心脏射出的血;②静脉回流曲线描述的是回流到心脏的血液;③循环是一个密闭的系统,于是循环的平衡状态处于曲线的交叉点处;另外,循环改变的唯一途径是一条或两条曲线移动从而曲线的交点移动。每一个体,无论是健康的还是处于休克状态都有特有的静脉回流曲线和心功能曲线。在很大程度上,在休克的治疗中控制心功能依靠同时移动静脉回流和心功能曲线而移动其交点。

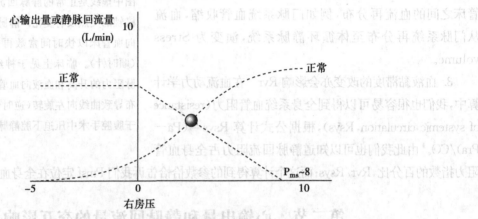

图 14-2-2　心输出量与静脉回流量

静脉回流曲线与熟知的代表右室前负荷的 Frank-Starling 曲线重叠在一起。因为循
环系统为密闭系统,所以心输出量与静脉回流量相等,系统的特征用曲线的交点描
述。心功能曲线向右房负压侧延伸的原因是胸腔压正常情况下为负压。跨壁压(跨
右房壁的压力使血液流向右室)保持正压,即使右房压相对于大气压显著为负

　　我们已经讨论了静脉回流曲线移动的两条途径。心功能曲线也有两种基本的移动方式(图 14-2-3)。收缩性的改变使心功能曲线绕其与横轴(x 轴)的交点旋转。心功能改善曲线向上向左旋转,心功能降低曲线向下向右旋转。单纯舒张功能改变曲线向左右移位。最常见的临床问题——舒张功能不全,使曲线右移。

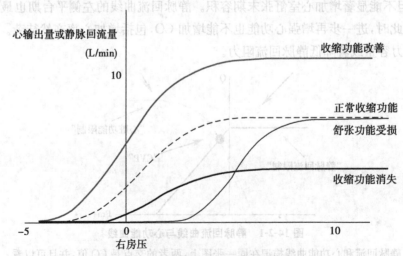

图 14-2-3　心功能变化时的 Frank-Starling 曲线

用 Frank-Starling 曲线图解释心功能。前负荷与心功能特性的正常关系以虚线表示。收缩
功能下降曲线下移,舒张功能下降曲线右移,使用正性肌力药物曲线向左上移位(逆时针)

第三节　各类型休克与静脉回流关系

一、低血容量休克

急性低血容量导致静脉回流曲线平行左移,与正常心功能曲线的交点也向左下移位。神经内分泌反应通过向循环中释放儿茶酚胺使心功能曲线向左上移位,增加心输出量,但程度有限。临床上,心动过速、呼吸急促和尿少对判断休克的程度是可靠的,如表 14-3-1 所示。心输出量的进一步增加只能通过容量复苏(开始时使用晶体液也可引起血液稀释)。

表 14-3-1　低血容量休克的分级(急性失血)

	Ⅰ	Ⅱ	Ⅲ	Ⅳ
估计失血量(%血容量)	≤15%	15%~30%	30%~40%	40%
典型的脉率	<100	>100	>120	>140
典型的血压	正常	正常均值、收缩压下降或上升	下降	显著下降
脉压	正常	变小	变小	不能获得
中枢神经系统/精神状态	正常或轻度焦虑	中度焦虑	焦虑或烦躁	烦躁或昏睡
尿量	正常	~0.5ml/(kg·h)	<0.5ml/(kg·h)	无尿
容量要求	常不需要	晶体液	晶体液和血	血

二、心源性休克

心源性休克导致心功能曲线向右下旋转,静脉回流曲线和降低的心功能曲线的平衡交点导致低的心输出量。生理性代偿反应是增加 MSFP,从而静脉回流曲线向上向右平行移位。这是考虑和比较多巴胺(大剂量时主要为血管收缩作用)和多巴酚丁胺(有更多的血管舒张作用)对血管的作用的好机会。这两种药有相近的多巴胺作用,因此使用两者中任意一种都能部分地恢复心功能使心功能曲线向左上移位。多巴胺引起的后负荷增加可减少曲线的右移。对静脉回流曲线的影响也有很大的不同。多巴胺进一步增加 MSFP,使静脉回流曲线平行于另一条静脉回流曲线向右移位。多巴酚丁胺有不同的作用,保持 MSFP 大致不变,且因使血管阻力下降而使曲线向右上移位。这些作用有助于解释为什么通常在心源性休克中多巴酚丁胺优于多巴胺。

三、分布性休克

(一)感染性休克

感染性休克是分布性休克中最常见的形式。Guyton 以静脉回流和心功能曲线诠释了感染性休克与复苏。无干预的情况下,感染性静脉扩张导致静脉阻力下降和 MSFP 降低。容量复苏可使 MSFP 恢复到正常值,但此时静脉阻力显著下降。感染性休克的心功能抑制效应可以很容易地用心功能曲线的移动来做模型:在晚期感染性休克和原有心脏病患者中,后负荷降低趋向于增强心功能,而直接的心肌抑制作用掩盖了后负荷减少的优势。

(二)神经源性休克

创伤性脊髓损伤患者在交感神经链内或上水平出现脊髓横断时发生神经源性休克,手术室遇到的神经源性休克见于神经麻醉超出其预定范围时。心脏也接受交感神经的传入,损伤在 T4 上下,有重要的功能上的区别。前者因影响静脉回流而抑制心功能,而后者对心功能没有影响。当心功能不受影响时,一定的容量复苏,如加纯 α 受体激动剂(比如去氧肾上腺素)是有效的治疗。但是如果心脏的交感神经支配受损,迷走神经支配会占优势,使用去氧肾上腺素会加重反射性的心动过速。为防止这种不希望的治疗作用,混合变力与变时作用的药物,如多巴胺或去甲肾上腺素可应用。在极危重的病例,临时心脏起搏器可以救命。容量复苏也是需要的。

四、梗阻性休克

静脉回流受阻常见的两种原因是心脏压塞和张力性气胸;在妊娠子宫压迫下腔静脉时可遇到相似的生理反应。腹部手术中通过压迫下腔静脉可导致短暂的梗阻性休克。肺栓塞和空气栓塞是梗阻性休克另两个主要的原因。

根据 Guyton 理论对张力性气胸进行分析。因为胸腔压力明显超过了右房压力,静脉回流曲线明显变形。静脉回流不再依赖于 MSFP 和右房间的压力差而依赖于 MSFP 和胸腔的压力差。心功能曲线也相应地受两种机制的影响。当右房压力降至胸腔压力时,跨壁压为 0,因此曲线右移。肺血管阻力反射性增加导致心功能曲线下移。虽然有内源性儿茶酚胺的释放,但分析显示无论是容量负荷还是外源性儿茶酚胺的摄入,都不会对循环有显著的作用。唯一有效的治疗是通过解除张力性气胸立即降低胸腔压力。心脏压塞的分析与之近似,只不过限制跨壁压的不是胸腔压力而是心包的压力(表 14-3-2)。

表 14-3-2　休克的临床参数与可测的相关参数

分类	皮肤	右心充盈压	心输出量	左心压	血管阻力	心肌氧耗
低血容量性	凉,弱	↓	↓	↓	↑	↓
心源性	凉,弱	↑	↓	↑	↑	↓
感染性(早期)	暖,红	←→	↑	↓	↓	↑
感染性(晚期)	凉,弱	↓	↓	↓	↑	↑
脊髓性	凉,损伤平面下红	↓	↓	↓	↓	←→
梗阻性	凉,弱	↑	↓	↓	↑	↓

第四节　Guyton 理论指导临床血流动力学治疗

一、如何看待中心静脉压

(一) 中心静脉压的产生

尽管我们在床旁无法真正获得完整心功能-静脉回流曲线,但概念的明确有助于理解心输出量随着右房压改变而改变的生理学原理,某种程度上中心静脉压(CVP)等同于右房压。

我们通过静脉回流曲线和心功能曲线可以看出其交点的压力即为 CVP。CVP 主要受血容量和心功能影响,但是,单独一个点很难确定血容量状态和心功能状态。

例如,我们可以分析在 CVP=0 的 3 种情况,容量状态和心功能状态各不相同。其一,正常成人在休息直立体位时,CVP=0 是很正常,因为在理想心功能状态下,肺处于功能残气量时胸腔内压常为负值(图 14-4-1)。受胸腔内压为负值的影响,CVP 可以等于 0。其二,心功能可能是受损同时合并液体丢失(图 14-4-2)。其三,心功能正常患者合并液体丢失(图 14-4-3)。

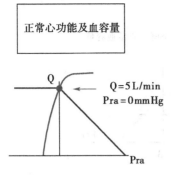

图 14-4-1　正常成人在休息直立体位时 CVP＝0，因为在理想心功能状态下肺处于功能残气量时胸腔内压常为负值

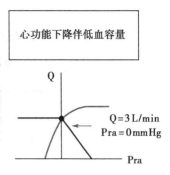

图 14-4-2　心功能可能是受损同时合并液体丢失

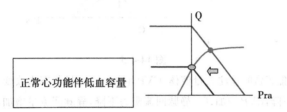

图 14-4-3　心功能正常患者合并液体丢失

（二）以 CVP 为核心分析休克类型

当我们面对一个低血压的患者，我们应该怎么分析低血压的原因呢？

1. 首先，根据 Poieseuille 定律所描述压力和流量的关系：血压等于 CO 和系统血管阻力的乘积（图 14-4-4）。

所以低血压的原因有 2 个：心输出量（Q）的降低、系统血管阻力（SVR）的降低。由于 SVR 是计算值，所以我们必须知道 Q。当血压低时，CO 正常或提高，那么血压低的原因多半是因为 SVR 低，即为分布性休克，如感染性休克、药物引起的过敏性休克、神经源性休克等。

2. 如果 CO 是降低的，那么根据 Guyton 理论体系原因有两个，心功能降低、静脉回流降低。

（1）心功能降低：心率下降、心肌收缩力下降、后负荷过高、前负荷不足。

（2）静脉回流量降低：张力容量降低、血管顺应性降低、静脉回流阻力升高、右房压升高。

其中影响心功能的前负荷因素和影响静脉回流量中的右房压有交互影响作用。

3. 如何分析心脏前负荷和影响静脉回流右房压的交互作用

（1）由于 2 条曲线的交点是右房压/CVP，那么 CVP 可以帮我们估测休克的原因是心功能下降还是静脉回流降低是主要问题（图 14-4-5）。

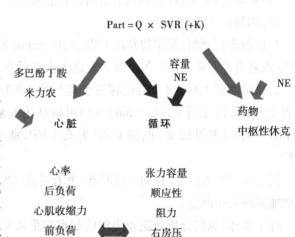

图 14-4-4　如何分析血压下降

如图所示：血压下降的 2 种因素：心输出量（CO/Q）的降低、系统血管阻力（SVR）的降低。当血压低时，CO 正常或提高，那么血压低的原因是 SVR 低，即为分布性休克，如过敏性休克、中枢性休克等。如果是因为 CO 降低，又分为心脏因素与循环因素讨论：心脏因素包括心率、前后负荷及心肌收缩力等反映心脏本身的因素（通过强心药物可调节）；循环因素包括张力容量、静脉顺应性、静脉回流阻力，右房压等因素（通过容量状态及血管活性药物可调节）。其中，心脏前负荷和右房压既相互关联又需要基于各自体系独立分析。

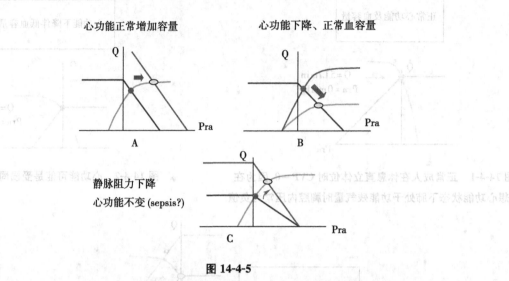

图 14-4-5

A. 心功能正常时输注大量液体,CVP 增加;B. 容量状态未改变,但出现
心功能下降,CVP 增加;C. 静脉回流阻力下降,静脉回流量增加,心功能
未曾改变,CVP 增加,sepsis 时可能出现此种情况

(2)如果 CVP 是低的,那么主要问题是静脉回流,以增加静脉回流量为核心来进行休克复苏。

(3)如何定义高 CVP 呢?

1)以静态值判断:简单初判以 CVP>10mmHg 为标准,除非患者同时给予高 PEEP,或者存在肺动脉高压,或者合并腹腔内高压等。因为在这个水平再给心脏输液,再有容量反应性可能性小。

2)以动态值判断:可以尝试容量负荷试验,给予充分的液体使得 CVP 上升 2mmHg,同时监测 CO 是否上升,当 CI 上升 0.3L/(min·m²)可以认为有液体反应性,此前 CVP 为低 CVP。如果 CVP 上升 2mmHg,而 CI 并没改变,此前 CVP 为高 CVP,那么提示液体治疗可能没有太大空间,应考虑其他治疗。

另外需要注意的是,在同一时间点,患者可能同时发生多种病理生理学过程改变,如心功能和静脉回流功能同时发生改变。

综上所述,我们分析血流动力学的起点应是从 CO 开始,首先 CO 发生了什么变化,如果血压下降但是 CO 没有变化,那么主要的改变是外周血管阻力的变化,甚至 CO 增加,那么我们有必要使用血管活性药物如去甲肾上腺素来维持血压。如果血压下降,CO 也下降,那么我们需要鉴别是心功能出现问题还是静脉回流出现问题。回答这个问题需参考 CVP 数值,分析同上,如果是心功能的问题,那么应该尝试肾上腺素、米力农、多巴酚丁胺等强心药。

二、CVP 随呼吸的变异度以预测容量反应性

(一)当存在自主吸气努力时

无论是自主呼吸还是机械通气时只要患者努力吸气,胸腔内压均下降,意味着心功能曲线相对于静脉回流曲线左移,如果静脉回流曲线和心功能曲线的交点在心功能曲线的上升支时,CVP 下降,静脉回流的增加,从而 CO 增加。然而,如果 2 条曲线的交点在心功能曲线的平台部分时,CVP 不会随着吸气而改变,吸气下没有 CVP 的改变将提示患者目前处于心功能曲线的平台,对液体无反应(图 14-4-6)。

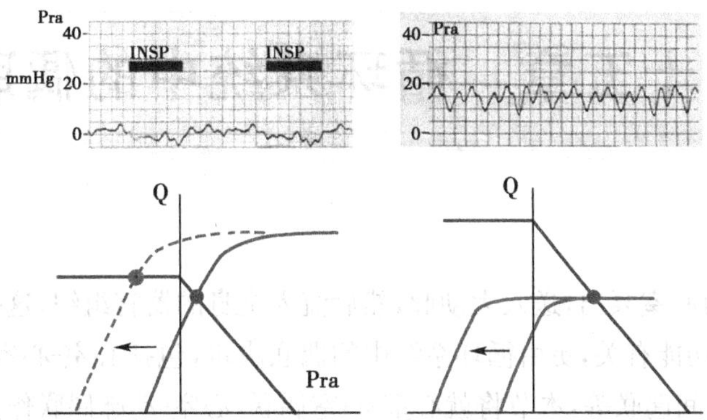

CVP随自主呼吸的变异度以预测容量反应性

图 14-4-6

患者努力吸气,胸腔内压均下降,如果静脉回流曲线和心功能曲线的交点在心功能曲线的上升支时,CVP下降,静脉回流的增加,从而 CO 增加。如果 2 条曲线的交点在心功能曲线的平台部分时,CVP 不会随着吸气而改变,吸气下没有 CVP 的改变将提示患者目前处于心功能曲线的平台,对液体无反应

如能满足下述前提条件才能应用以上法则。首先,胸腔内压必须下降到足够大才能区分出患者是否处于心功能曲线的平台。如果患者是清醒的,应该告知患者尽最大努力吸气。其次,这个试验的阴性结果更加有用,当 CVP 在吸气期没有下降提示患者对液体没有反应,有下降不一定提示患者有液体反应性,取决于交点离心功能曲线的平台期有多近。最后,需除外 CVP 的下降是由于主动呼气并动用腹肌,识别这一点需注意在呼气时是否有 CVP 的上升。

(二)正压通气的作用

在正压通气时,分析原则基本同上,心功能曲线向右移位,如果和静脉回流曲线交点在心功能曲线的上升支时,CO 降低,CVP 升高。如果交点在心功能曲线的平台支时,CO 并不下降。这提示当胸腔内正压时,如出现患者 CVP 下降,提示静脉回流曲线和心功能曲线相交在心功能曲线上升支。另一方面,吸气CVP 不下降,CO 是否下降取决于心功能曲线相对于静脉回流曲线向右移位多少。

Guyton 关于静脉压、心功能和循环之间的相互关系的重要发现还包括:①交感神经刺激心脏增加心脏效能的程度比增加心输出量的程度高;②用一个能泵出无限容量的泵替代心脏只能轻度增加心输出量,泵功能受输入量的限制;③相反地,泵的输入端血容量轻度增加可导致心输出量的瞬时增加;④相似地,外周动脉阻力的轻度下降可导致心输出量的显著增加。

在这一套分析理念中核心是需要测量心输出量。但是在具体临床工作中并不是所有患者都有心输出量的监测。我们可以通过一系列体征或是辅助参数来帮助我们判断。如果患者有清晰意识,温暖的四肢和正常的肾功能及尿量,那么患者心输出量可能能满足组织的需要。我们可以观察患者颈静脉是否是扩张的,心脏超声测量下腔静脉直径是否增宽来帮助我们判断 CVP 是否是高的。下一阶段的评估包括实验室数值,支持足够的组织灌注和足够的 CO:正常血乳酸,正常的 BE(如果 BE 是负值,临床中有可以解释的高氯性酸中毒亦可),或正常的中心静脉氧饱和度。注意,当这些值正常时支持组织灌注是满意的,但是并不能完全除外组织灌注是不满意的,特别注意正常 $ScvO_2$ 并不能除外组织灌注不足。时至今日,很多医疗机构测量 CO 还需肺动脉导管,但我们更期待更多的无创和微创测 CO 的方法在容量负荷试验、加用强心药物、血管活性药物前后能给我们提供更多的参考分析信息。在将来,基于 Guyton 的分析原理和血流动力学管理方法能更便捷的指导休克复苏。

(杜 微 王小亭)

第十五章　循环系统中的偶联

在循环系统中,血液由心室泵出,送入大动脉,然后流入全身的器官组织,这一能量与物质的传递过程不仅与心脏和血管各自的功能有关,更由循环系统中的偶联决定,包括心室-心室偶联,心室-动脉偶联,心室-冠脉偶联以及各级动脉间偶联等,本节将就心室-心室偶联,心室-动脉偶联作介绍。

第一节　心室-心室偶联

从解剖结构来看,左心室与右心室由共同的心肌纤维束包绕形成,共用一个室间隔,共存于一个心包腔,一侧心室心肌的弹性或硬度改变会影响另一侧心室心肌的性质,一侧心室容积和压力的改变也会影响到另一侧心室的形态,两个心室不是两个独立的泵,而是一个合胞体,存在紧密的相互作用,这种一侧心室改变直接影响到另一侧心室功能的现象,就称作心室-心室偶联。1914年,Henderson 和 Prince 首先观察到这一现象,随后众多学者建立了各种离体和在体动物模型对此进行了很多的研究,相关的临床研究也在逐步开展,目前认为,心室游离壁、室间隔以及心包仍是影响心室-心室偶联的主要因素。

一、心室游离壁对心室-心室偶联的影响

如果将心脏看成一个三壁模型,那么右心室游离壁、室间隔和左心室游离壁就共同构成了左右两个紧密相连的心室腔。很多学者曾假设心室与心室间的作用都是通过室间隔完成的,而实际上,因为两心室为共同的纤维束包绕,两者之间存在由心室游离壁介导的直接作用,Seki 和 Taher 等提出并证实,收缩期两心室偶联实际上是左右心室游离壁和室间隔交界处的力的平衡,也就是说,在生理情况下,左心室游离壁的应力必定与右心室游离壁和室间隔的应力匹配,左心室游离壁产生的应力会直接影响到右心室游离壁和室间隔。一侧心室游离壁的形态及功能改变在改变本心室功能的同时也会直接影响到对侧心室,临床研究发现前壁心肌梗死时会出现右心室收缩功能障碍,左室游离壁缺血会导致右心室功能障碍。

由于右室游离壁相对于左室游离壁的质量较小,不但右室游离壁对左心室功能的影响远小于左室游离壁对右心室的影响,而且右心室游离壁对本心室功能的影响也远小于左心室游离壁对右心室的影响。Santamore 等研究发现,切除左心室游离壁会显著降低右心室的收缩功能,Starr 等的研究发现右室游离壁的梗死或损伤仅造成右心室中等程度的收缩功能障碍,而 Bakos 等的研究则显示,即使右室游离壁损伤面积较大,右心室的收缩功能也几乎接近正常。也有研究证明,当右室游离壁硬度增加时,左室对右室的影响就会增大,这可能也是右室游离壁功能障碍时右心室功能不会受到太大影响的一个原因,右室心肌梗死初期,右心室的功能降低,但是随着瘢痕形成,右心室游离壁变硬,右心室功能会趋于正常。

二、室间隔对心室-心室偶联的影响

室间隔位于左右心室中间,对两心室均有重要作用,是心室相互作用的主要因素。室间隔形态和位置的改变是由间隔两侧的压力梯度决定的,跨间隔压与收缩末室间隔距右心室游离壁的距离呈线性相关。肺动脉狭窄、Mueller 动作或肺栓塞等导致右心室压力增高时,均会显著降低收缩期室间隔与左室游离壁的距离,室间隔肥厚,曲度减小,室间隔左移。当右室局部收缩力障碍时,右室充盈压增加,室间隔左移,左

心室舒张末容积减小,心输出量降低。

虽然室间隔位于两心室中间,但是对两心室作用却不是均一的。室间隔功能障碍或切除室间隔时,左心室收缩功能显著降低,而对右心室的影响却不显著。主动脉狭窄时,左心室游离壁和室间隔的舒张末长度均增加,而右心室游离壁长度缩短,但当肺动脉狭窄时,右心室舒张期游离壁增加,而左心室的游离壁和室间隔的长度均缩短。同样在急性三尖瓣反流时,右心室舒张末期长度显著增加,但室间隔的形态和收缩能力没有显著变化。室间隔似乎可以看作左心室的一部分,任何导致左心室负荷改变的机制都会成比例的影响左心室游离壁和室间隔。

室间隔不但在心室-心室偶联中有重要介导作用,同时其自身的功能也影响者心室-心室偶联关系,进而影响到整个心脏功能。室间隔硬度增加会减弱左右心室偶联强度,使右心室收缩功能降低;室间隔功能障碍会降低左心室收缩功能。室间隔缺血时,虽然左心室游离壁会代偿性收缩增强,但其中一部分血会被推向右心室,而不是经主动脉口射出,所以心输出量可能会降低。

三、心包对心室-心室偶联的影响

左右心室位于同一个相对封闭的心包中,心室-心室偶联会受到心包的影响。很多临床和动物实验研究均表明,一侧心室的容积增加会导致另一侧心室容积的降低,其中的机制可能包括两方面,一是直接的心肌作用,这种作用不受心包的影响,另一种间接的心室-心包-心室偶联,一侧心室容积增加,使心包压力增加,增加的心包压力压迫另一侧心室而导致另一侧心室的容积降低,剥离心包会使心室-心室偶联减弱,但不会使其消失。当右心室心肌缺血导致左心室舒张末期容积降低,左室最大收缩期末压力和心输出量降低时,剥离心包后,左心室最大收缩期末压力和心输出量反会增加。

心室-心包-心室偶联中最重要的是心包压力的改变,心包压力的改变会改变心室-心室偶联关系变化的强度,有离体试验研究显示,如果仅是心包容积改变,而压力没有变化,那么心包不会影响心室-心室偶联。

第二节 心室-动脉偶联

心脏射血时需要克服心室后负荷,当心室后负荷增加时,心脏射血受到抑制,心肌收缩力会代偿性的增加以保证循环流量,但当后负荷长期增高,心肌发生形变,心室重塑,心肌收缩力则会降低,心输出量随之降低,心肌收缩力和心室后负荷之间存在重要的联系,并共同影响着循环功能,心肌收缩力与心室后负荷的匹配关系被称为心室-动脉偶联,包括右心室-肺动脉偶联和左心室-动脉偶联。心血管生理学家认为,心室-动脉偶联是心血管功能的主要决定因素。

心脏在等容收缩期心室腔的压力不断增高,当心室腔内的压力超过主动脉压力时,动脉瓣开放,血流由心室流向动脉,随后,动脉内的压力不断增高,心室腔内的压力逐渐降低,当动脉内压力高于心室腔内压力时,动脉瓣关闭,射血过程结束。在这一过程中,容量转移引起压力改变,而压力又限制了容量的转移,这一过程实际上是心肌收缩力克服心室后负荷做功的过程,当心室舒张末容积一定时,实际上心肌收缩力和心室后负荷之间的匹配关系就决定了每搏量和心室及主动脉的收缩末压力,也就决定了心脏每搏功,这是心室-动脉偶联成为心血管功能的决定因素的主要原因。

一、心室-动脉偶联的评估

心室-动脉偶联是心肌收缩力与心室后负荷之间的匹配关系,一些评估心肌收缩功能及评估心室后负荷的指标均在临床和动物实验中曾被用于心室-动脉偶联方面的研究,比如评估心肌收缩力的指标左心室最高收缩压力,dP/dt_{max},最大心室功/心室舒张末容积(PWR_{max}/EDV^2),心室收缩末弹性(Ees),评估心室后负荷的指标主动脉阻抗,外周血管阻力以及有效动脉弹性(Ea)等,目前最常用并被公认的用于评估心室-动脉偶联的指标是Ea/Ees。

20世纪60年代末,Hiroyuki Suga提出了心室弹性随时间变化的模型,在他的研究中发现一过性阻断主动脉然后释放,主动脉血流会先减少后增加,心室的收缩压会同时先升高后下降。通过观察一系列在不同前后负荷以及变时变力条件下的压力容积环(PV loop)的变化,提出心室的弹性随着心动周期不断变化,弹性的最大值是在收缩末期,即收缩末弹性(Ees)。Ees与PV环上收缩末点连线的斜率相对应,并且随心肌收缩力的变化灵敏地变化着。之后,Sunagawa提出了有效动脉弹性(Ea)的概念,定义为主动脉收缩末压力与每搏量的比值,研究证实,其能够较准确的代表心室后负荷。由于心脏和血管都具有弹性性质,Ea和Ees同为弹性指标,将Ea/Ees作为评估心室-动脉偶联指标可以将心脏和血管放在同一平台进行功能分析,使该指标逐渐得到公认,是目前最常用于心室-动脉偶联评估的指标。

在压力容积曲线上,左上角A点代表收缩末期。在该点上,心室达到最大的硬度。连接不同负荷下容积环的收缩末点可以得到心室收缩末压力容积关系曲线,曲线的斜率定义为心室收缩末的弹性,用Ees表示(图15-2-1)。

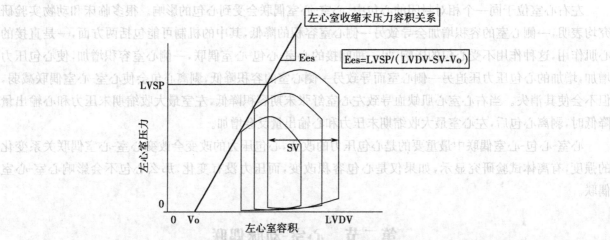

图15-2-1 心室收缩末压力容积关系曲线

LVSP指心室收缩末压力,LVDV指左心室舒张末容积,SV指每搏量,Vo指左心室收缩末压力容积关系曲线与横坐标的焦点,代表左心室压力为0mmHg时的左心室容积,Ees指左心室收缩末弹性

当收缩力增强时,该曲线就会左移,Ees会增大。根据Sunagawa等的设定,用每搏量和收缩末动脉压力来对动脉系统进行评估,收缩末容积越大,左心室和动脉的收缩末压力越大,这条曲线就是动脉收缩末压力容积曲线,曲线的斜率就代表了动脉收缩末弹性,用Ea表示(图15-2-2)。当动脉弹性增加的时候,该曲线会左移,Ea会增大。

心室-动脉偶联决定了心室的射血程度,即EF。当Ees和Ea相等时,EF约为50%。当Ees超过Ea,射血分数增加,EF>50%,相反,当Ea超过Ees,EF下降。实际上EF和Ea/Ees相关,还可以近似用公式Ea/Ees=(1/EF)-1来表示。用心脏超声来测量EF,然后用上述公式来近似计算是一

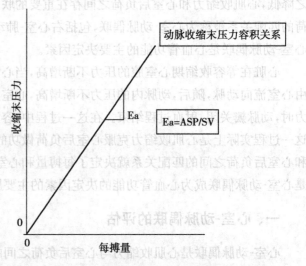

图15-2-2 动脉收缩末压力容积关系曲线. ASP指收缩末主动脉压力,SV指每搏量,Ea指有效动脉弹性

种简单且无创的评估心室动脉-偶联方法。

二、心室-动脉偶联的研究进展

很多评价心功能和血管功能的技术及指标,包括超声技术、热稀释法、阻抗技术以及血流动力学和生化指标等已经得到广泛应用,它们从不同角度和高度提示着心脏和血管系统的客观存在状态,而实际上,心室-动脉偶联关系的改变可能比两者各自的状态指标改变更早更可靠,不仅便于在代偿早期即发现问题,更可以通过优化调控提高整个心血管系统的功效。

(一) 心室-动脉偶联与心衰

每搏功(SW)是收缩期动脉压力和每搏输出量的乘积,来评估左心室产生的有用功。当 Ees 超过 Ea(Ea/Ees<1.0)时,SW 保持接近理想,但是当 Ea 超过 Ees(Ea/Ees>1.0)时,SW 会下降,左心室功效会降低。正常情况下,在静息状态和运动状态时,左心室和动脉系统偶联呈恰当状态。但是在收缩性心功能衰竭的患者,Ees 会降低,外周血管阻力会增加,Ea 增大。在这种情况下,左心室和动脉系统偶联下降(Ea/Ees>1.0)。而且,有研究表明,在出现明显的泵功能障碍之前,就已经表现出心-动脉偶联缺陷。心率的增加会使 Ea 增加,使偶联进一步变差。扩血管药物治疗,降低 Ea,会使 Ea/Ees 比率回到 1.0,改善匹配。另外,应用正性肌力药物治疗,会增加 Ees,也会改善 Ea/Ees。因此,对于心衰的患者,左心室和动脉系统的不成比例的偶联,会进一步地降低心脏的功效。通过扩血管药物和(或)正性肌力药物可以改善收缩期心衰患者的偶联和功能。

(二) 心室-动脉偶联与心肌梗死

心肌梗死患者中,Ees 通常是降低的。神经激素的激活会产生血管收缩作用和心率增快,将会使 Ea 增加。在心肌梗死的动物模型中也可以看到这样的变化,因此心肌梗死的时候 Ea/Ees>1.0。梗死的面积越大,患者的病情越重,Ea/Ees 的比率就越大,这表明心室-动脉的偶联越差。最近的一项动物研究显示,17 只犬心肌梗死 2 个月后的模型显示,虽然它们的左心室射血分数正常(0.57±0.01),但是收缩末的弹性明显降低(2.1±0.2vs6.1±0.8,P<0.001),心室-动脉偶联明显降低(0.6±0.1vs1.4±0.2,P<0.001)。

(三) 心室-动脉偶联与麻醉药物选择

左心室-动脉偶联异常的患者,会加重麻醉和手术应激对心血管功能的挑战。全麻药物具有严重的心血管作用,包括引起血管扩张、心室收缩力降低导致的动脉压力降低。理想的结果应该是麻醉后左心室-动脉偶联不变,心室的做功与后负荷的降低相匹配。在麻醉用药方面,七氟烷和丙泊酚是两种流行的吸入麻醉药和静脉全麻用药。有研究表明,两者均会造成左心室-动脉偶联障碍。Hettrick 等报道,七氟烷降低 Ees 的程度比降低 Ea 的程度更强烈,所以导致左心室-动脉偶联降低。在 Derysk 等的研究发现,七氟烷的这种作用更强烈,Ees 降低,但 Ea 增高,两者均导致了左心室-动脉偶联降低,从而使心输出量明显下降。同时,研究发现丙泊酚不影响心室的后负荷,维持了左心室-动脉偶联,从而不影响心脏功能。因此,丙泊酚对于左心室功能障碍的患者可能是更好的选择。

(四) 心室-动脉偶联与休克复苏

循环的效率取决于心脏和血管系统的相互作用。心室-动脉偶联是休克复苏过程中心血管功能改变的重要决定因素。以往的回顾性研究显示,心室-动脉偶联与创伤休克患者的病死率相关。存活者的心脏功能和组织灌注明显好于死亡者,而心功能的改善是因为有较好的心室-动脉偶联。一项以优化心室-动脉偶联指导复苏的前瞻性研究显示,优化心室-动脉偶联会改善创伤性休克患者的心肌做功效率,同时改善组织灌注。在这一研究中,23 名患者中有 15 名需要强心药物,或降低后负荷。复苏后 Ea/Ees[(1.0±0.4)vs(0.6±0.2)mmHg/(ml·m²),P=0.0004]改善,左心室做功增加[(280±77)vs(350±81)L/min/(m²·mmHg),P=0.003],同时心肌效率改善(70%±8%

vs77%±5%,$P=0.000\ 1$),灌注指标碱剩余的清除率也得到了改善[$(0.1±0.4)$vs$(0.2±0.1)$mEq/(L·h),$P=0.006$]。

(五) 右心室-肺动脉偶联

Ghuysen 等对右心室-肺动脉偶联情况进行研究,在急性肺动脉栓塞的模型中发现随着后负荷的逐渐增加,右心室通过收缩力逐渐增加来优化心室-动脉偶联,但是做功的效率是逐渐降低的,当后负荷进一步增加时,心室-动脉偶联降低,继而出现衰竭。在该研究中,作者分三步逐渐增加栓塞物的量(0.25,0.125和0.062 5g/kg),结果观察到第一步栓塞后,肺动脉压力仅轻度增高,心输出量没有明显的降低。第二步栓塞后,尽管每搏量降低,但是由于心率明显增快,心输出量仍能维持。进一步栓塞后,肺动脉压力没有进一步的增加,但是心输出量明显降低,血压降低。前两步中,Ees 明显增加。但在第三步时,Ees 明显下降,在整个过程中,Ees/Ea 逐渐下降,由基线的 2.78±0.16 到最终 0.72±0.24。从该研究中可以看到,在初始阶段,右心室通过调动心肌收缩储备增加收缩力,进而匹配后负荷的增加。随着后负荷的进一步增加,右心室开始增大,心肌收缩力逐渐降低。从心室-动脉偶联的角度上讲,这时的右心室增大已经表明心室功能处于失代偿状态,已经出现右心室功能衰竭。

(六) 心室-动脉偶联与年龄等

老年人心室收缩和舒张的硬度均增加,此时可能伴有也可能没有发生肥大。Ea 越大,相偶联的 Ees 就越大。尽管随着年龄的增加心室和动脉的弹性都增加,Ea/Ees 保持不变,但是,血流动力学的稳定性和心脏的储备功能仍然受到影响。当循环系统的顺应性减低的时候,对于每搏量的改变,相应的压力改变就会增大,血压的波动就会增大。在运动时,因为心率和动脉搏动的增强,Ea 会显著增加,由于心肌收缩力的增加,Ees 也会增加。当基础 Ea 和 Ees 已经升高时,那么再升高的空间就很小了,此时 Ea 再增加会引起收缩性高血压,如果 Ees 可以匹配的增加,那么尚可以维持每搏量,如果 Ees 不能同比增加,则会引起心室-动脉偶联的不匹配,每搏量会降低,所以老年人的代偿空间降低,老年人的活动耐量会降低。另一个不利影响就是当心肌收缩力或收缩压下降引起的局部冠脉供血不足时,心室-动脉硬度增加会加重冠脉供血不足。心室-动脉硬化会导致血压对循环血容量和利尿剂的敏感性增加,因此会加重心衰,尤其是射血分数正常的心衰。心室-动脉硬化在射血分数正常心衰的病理生理机制中是与年龄和血压不相关的,心室-动脉硬化使心脏的舒张功能降低,使动脉压波动增大,使应激状态下的心脏代谢要求增加。另外,Chirinos 等的研究显示心室-动脉偶联与体型不相关。

三、最佳心室-动脉偶联问题

最佳偶联问题是心室-动脉偶联问题的焦点和难点,存在争议。有研究显示,正常人生理状态下 Ea/Ees 在 0.7~1.0,充血性心衰患者由于心室收缩功能降低同时后负荷增高 Ea/Ees 高达 4.0。有学者认为,最佳偶联时,心脏对外做功最大,Sunagawa 等通过 P-V 模型推导及离体的犬心模型中证实,Ees=Ea 时,心脏对外做功最大。Little 等证实,有意识状态下的犬静息状态下 Ees/Ea 为 0.96±0.20,对外做功最大时 Ees/Ea 为 0.99±0.15。但依照模型推导在 Ees=Ea 时,EF=50%,而很多活体动物和正常人的 EF 值通常>50%(60%~70%)。有学者提出,最佳偶联时心脏功效最大。Burkhoff 和 Sagawa 推导预测,Ea/Ees=0.5 时心脏做功效率最高,此时 EF 恰在 60%~70%,与正常人的情况一致。Starling 报道中,正常人静息状态下 Ees/Ea 为 1.62(相当于 Ea/Ees 为 0.62)。也有学者认为,最佳偶联是在满足流量和压力生理需求基础上尽量接近最大做功和最大功效的状态,应该两者兼顾。De Tombe PP 的离体灌流犬心研究显示,Ea/Ees 为 0.80±0.16 时,对外做功最大,0.70±0.15 时,功效最大,两者相距较近,Ea/Ees 在 0.3~1.3 范围内,对外做功和功效均大于或等于各自最大值 90%。病理状态下的最佳偶联是否与生理状态下一致,不同病理状态下最佳偶联是否一致,仍有待研究。

总之,在整个循环系统中,心脏作为动力源,产生流量和压力,血管作为调配器,调节着流量和压力在各组织器官的分配,系统内部偶联匹配是循环系统满足全身物质和能量需求的保障,这一过程中伴随着化学能、热能、势能及动能等能量间的相互转化,偶联决定着循环系统的功效,不匹配的偶联会使功效降低,增加循环系统内部的功耗,加重心脏或血管功能障碍及结构改变。认识不同生理和病理状态下的偶联变化及其中的机制能够帮助我们更好地掌控循环系统变化规律进而改善临床预后,这其中仍存在很多问题亟待进一步的研究探讨。

（李素玮　刘大为）

第十六章　临界闭合压与血管瀑布现象

（改次版　赵东奎）

　　经典血流动力学认为：大动脉-小动脉-毛细血管到静脉的整个血管系统是一个僵硬的管道，静脉压力是动脉系统下游压力，泊肃叶定律是该系统的经典力学公式。但大量资料表明，血管系统存在可塌陷血管，这些血管存在临界闭合现象。当小动脉或毛细血管前动脉的临界闭合压（P_c, critical closing pressure）大于毛细血管或静脉的压力时，小动脉-毛细血管前动脉与毛细血管-静脉之间存在"血管瀑布"（vascular waterfall）现象，小动脉的 P_c 成为动脉系统下游的压力，小动脉的开放与闭合直接决定着下游循环的血流及其分布。本章旨在从循环的动脉端出发往前推进一步，应用小动脉 P_c 和"血管瀑布"现象确定休克复苏中的目标血压，通过调整目标血压和目标流量这些大循环指标改善微循环功能障碍，最终达到改善组织灌注的目的。

一、临界闭合压

（一）理论推测

　　根据拉普拉斯定律：$P = T/R$，血管壁主要受到血管内压力与血管壁总应力调节。血管腔内压力垂直作用于血管壁，通过牵张作用增大血管半径。血管壁总应力与血管相切，使血管直径缩小。两者相互作用共同维持血管平衡。血管壁总应力主要由弹力（T_E）、主动应力（T_A）和表面张力组成。弹力是由弹性纤维及其相关成分产生，而血管壁主动应力反映了血管紧张度，由神经冲动、血管扩张或收缩药导致的血管壁平滑肌的收缩引起，表面张力是血压与血管壁的接触面张力。

　　如图 16-1 所示：血管在 T_A 作用下收缩时（A 点到 B 点），血管半径变小（R_1 到 R_2），血管总的应力（R_2B）变小，但 T_E（R_2C）降低的更多，BC 代表了引起血管收缩的 T_A。因此，拉普拉斯定律与血管弹性曲线之间的垂直距离代表了 T_A 与血管收缩的关系：血管开始收缩时需要的较大 T_A，但之后较小的 T_A 增加即能引起血管较大的收缩。在 T_E 为零时，T_A 达到最大，即当 T_A 超过该值时，血管就会完全闭合。血管压力越低，血管闭合时的最大 T_A 就会越小。在 T_A 一定时，随着血管内压力的降低，血管最终会完全闭合。因此，在 T_A 一定的情况下，血管闭合时的压

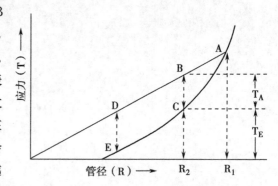

图 16-1　血管壁的弹力和主动应力

力称为 P_c。T_A 越大，血管 P_c 越大。如果血管内压力低于 P_c，血流停止，血管就会主动完全闭合。

　　P_c 代表了血管壁本身的收缩强度，受到血管收缩药、血管扩张药、体温等因素的影响。目前，我们常用的代表血管收缩的指标是血管阻力。但用血管阻力代表血管收缩强度受到两个因素影响。一是由于血管并不是一个僵硬管道，血管压力-流速的关系并不是直线性，血管内压力改变，血管阻力也发生改变；血液的黏滞度也不恒定，它随血流速度、血管半径发生改变。因此，血管阻力受到血管收缩引起的血管的形状改变及血液黏滞度这两个因素的影响，并不能准确反映血管收缩的强度及其改变。P_c 是在血流速为零时测定的，不受血液黏滞度的影响。它代表了血管系统中临界闭合血管的压力。根据这一压力的大小推测动脉系统的临界闭合血管为小动脉或毛细血管前动脉。

（二）实验研究

血管平滑肌 T_A 较高时，临界闭合压较高引起血管闭合。主要通过以下两个方面进行证实：一是直接观察青蛙活体肠系膜上的小血管。当其灌注压力降低时，直接观察到小血管开始闭合；二是小血管闭合的间接证据是测量血流的阻力，即在压力下降时，测量压力梯度和流速的比值。直接观察青蛙肠系膜上动脉的研究发现：压力较高时，血管直径较为一致，但当压力低于 $20cmH_2O$ 时，血管直径开始出现波动（图 16-2）。可以看出，随着压力的下降，小血管的直径开始缩小，而大血管直径却增加。在压力下降时，小血管血流停止，甚至有逆向血流进入其他血管。P_c 在 $3\sim13cmH_2O$ 之间波动，血管主动闭合。

如图 16-3 左侧图所示，流速为零时，因血管收缩力不同，会出现不同的 P_c。右侧阻力与压力曲线图显示：在血管内压力高于 P_c 时，阻力与压力变化不相关，即阻力较大的小血管像一个僵硬管道。当血管内压力接近 P_c 时血管阻力大幅度增加甚至到无限大。这一现象与随着压力的降低，血管阻力逐渐降低，当压力为零时，血管阻力也是有限值这一传统血流动力学观点显著不同。

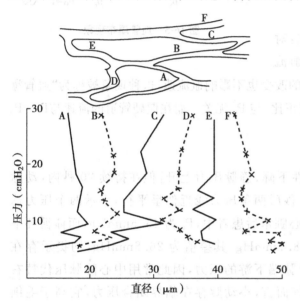

图 16-2　血管直径与压力的关系

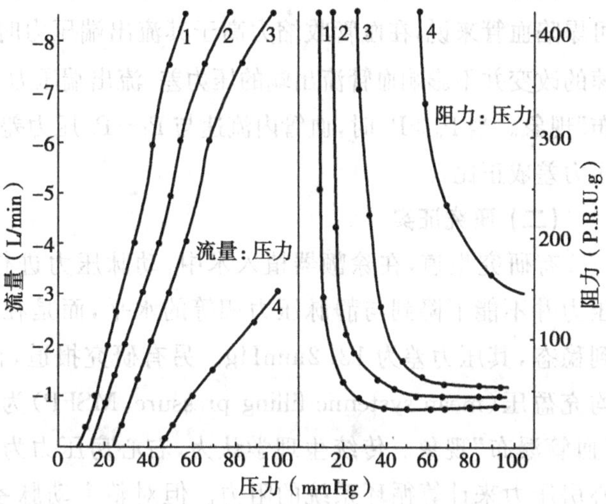

图 16-3　血管内压力与阻力的关系

由于血管直径取决于血管内压力与其总应力的平衡，血流的阻力也是 T_A 的一种反映。但临界闭合压力取决于最先闭合的血管（因为这类血管张力与半径的比值最大）。因此，血管内的压力高于临界闭合压力时，临界闭合压力与血流阻力有一定的相关性，但这种相关性未必很强。因为最先塌陷的血管并不一定是对总血管阻力贡献最大的部分。应用血管活性药物时，临界闭合压与血管阻力有较强的相关性，说明临界闭合血管是对阻力贡献最大的血管，即小动脉。另一方面，当血管收缩力较小时，临界闭合位点下移，毛细血管成为临界闭合血管。因此，P_c 比血流阻力更精确地反映血管收缩强度，能够反映血管收缩药、血管扩张药的应用效果，但不同血管床的 P_c 差别较大（图 16-4）可能与生理状态下不同组织对灌注的需求不同有关。

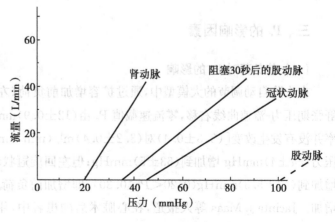

图 16-4　不同血管的压力流量曲线

二、血管瀑布现象

(一) 概念的提出

对存在临界闭合压的可塌陷血管来说,只有在输入端压力(P_I)高于P_c时,血液才能流动。如果在朝向流出端(P_o)某一点的压力低于临界闭合压,血流在这一点就会停止,血管闭合。但血流停止后,血管内的压力就会高于P_c,血管就会开放。因此血管远端的压力可以认为是P_c,而不是血管流出端的P_o。当P_c高于其P_o时,血管内血流速与压力和阻力的关系为$Q=(P_I-P_c)/R$(图16-5)。在阻力不变的情况下,如果P_I和P_c保持恒定,Q也一定是恒定的。但血管的流出端能够通过收缩或扩张调整通过压力差为P_c-P_o的这段血管的流速。

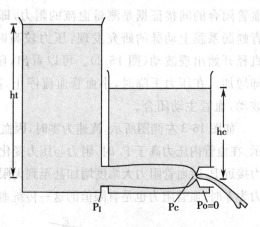

图16-5　血管瀑布现象

因此,在1963年,Permutt S 和 Riley RL 首次提出:对可塌陷血管来说,在血管收缩力高于其流出端压力时,血流速的改变并不影响血管流出端的压力差,流出端压力差的改变也不影响血流速,这种现象被称为"血管瀑布"现象。当$P_c>P_o$时,血管内流速与P_I-P_c压力差成正比,与P_o无关。而在僵硬管道的流速与P_I-P_o压力差成正比。

(二) 研究证实

有研究报道,在除颤器植入术中,动脉压力进行性下降,静脉压力上升,但在持续20秒内,动脉压力并不能下降到与静脉压力相等的水平,而是在7秒后两条压力线近似呈平行,表示两个压力达到稳态,其压力差为13.2mmHg。另有研究报道,在心脏术后患者中,P_c为45.5mmHg,而体循环平均充盈压(mean systemic filling pressure, MSFP)为18.7mmHg,其差值为26.8mmHg,均提示存在"血管瀑布"现象。传统生理学认为,右心房压力为动脉端下游的压力,因此常用中心静脉压代替右心房压力来计算循环系统的阻力。但对整个动脉系统而言,小动脉存在临界闭合压力,它高于毛细血管及静脉的压力。因此,在小动脉部位也存在类似"血管瀑布"现象的动态压力-流速关系。如上所述,血管系统存在"血管瀑布"现象时,小动脉P_c成为动脉系统下游的压力,即通过小动脉的流速与大动脉血压(P_a, arterial pressure)与P_c的压力差成正比,与毛细血管-静脉的压力无关,即静脉端压力的改变并不影响动脉端血流。因此,在动脉端,泊肃叶定律变为$CO=(P_a-P_c)/R_a$(CO, cardiac output; R_a, arterial resistance)。

三、P_c的影响因素

(一) 前负荷对P_c的影响

在去除自动调节的犬模型中,通过扩容增加前负荷(左心房压力由6mmHg增加到20mmHg),心脏舒张期压力-流速曲线右移,零流速截值P_c由(12 ± 0.9)mmHg增加到(19 ± 0.9)mmHg($P<0.01$),但斜率并没有发生改变$[(3.3\pm0.4)$对(3.2 ± 0.4)ml/(min·mmHg),$0.20<P<0.40]$。左回旋冠状动脉的压力(54 ± 4)mmHg增加到(63 ± 5)mmHg;但左回旋冠状动脉压力与其P_c的压力差由(39 ± 3.6)mmHg增加到(43 ± 5.3)mmHg$(0.20<P<0.30)$,即增加前负荷后,左回旋冠状动脉血流的驱动压并没有显著增加。Jacinta J. Maas 等人报道,在心脏术后的患者中,用500ml胶体扩容后,CO从5.5L/min增加到6.8L/min;P_a由85.5mmHg增加到91.4mmHg,P_c由45.5mmHg增加到51.5mmHg($P=0.013$),但

$P_a - P_c$ 由 43mmHg 变为 40mmHg,即动脉系统的驱动压并无显著改变。因此,通过增加前负荷增加流速进而提高 P_a 能够引起 P_c 的增加,其可能机制有:P_a 升高后能通过肌源性反应增加 P_c;流速介导的内皮舒张因子(endothelium-derived relaxing factor,EDRF)降低 P_c;同时流速增加会冲洗出更多的代谢产物引起局部反应,因此通过增加前负荷的方式引起流速增加对 P_c 的影响是上述三种因素的综合效应。在犬下肢血管中,这三种因素的综合效应表现为:随着流速的增加,P_a 增加,P_c 增加,推测在这三种因素中,P_a 增加引起的肌源性反应对 P_c 起决定性作用,但这并不代表 EDRF 不起作用。改变前负荷可能并不改变 $P_a - P_c$ 代表的灌注压力。在不同病理生理状态和不同基础 CO 状态下,通过前负荷来增加 CO 对 $P_a - P_c$ 的影响有待于进一步研究。

(二) 内毒素及血管活性药物对 P_c 的影响

1. 内毒素对 Pc 的影响 MichaelR Pinsky 等人在内毒素诱导的犬感染性休克模型中,通过诱导室颤的方法测量 3 只动物的动脉的 P/Q 关系,在主动脉根部置管测量中心动脉血压,用热稀释法测量 CO。注射内毒素后动脉的 P/Q 左移,P_c 下降。整理该研究中数据如表 16-1 所示:内毒素组 P_c 显著降低,但均高于对应的右心房压力,表明注射内毒素后,动脉系统存在血管瀑布现象。内毒素使小动脉或毛细血管前动脉 P_c 下降,使其失去调节全身血流分布的作用,血流均一分布在全身各个血管床,但与器官的代谢特征并不匹配,此时 CO 正常或偏高,但血压仍然较低,且 $P_a - P_c$ 明显降低,器官的灌注压力明显下降。但动脉系统的阻力并没有改变,进一步提示对全身阻力贡献较大的血管未必是调节血流分布的血管。

表 16-1 内毒素对临界闭合压的影响

动物编号	内毒素前		内毒素后	
	①	②	①	②
P_a(mmHg)	106	138	52	66
P_c(mmHg)	45	52	20	15
$P_a - P_c$(mmHg)	61	86	32	51
P_{ra}(mmHg)	5.7	4.4	2	3.2
CO(mmHg)	3.96	3.12	4.17	2.91

2. 去甲肾上腺素对 P_c 的影响 在犬感染性休克模型中,经股动脉置入导管至腹主动脉中段测量中心动脉压力,用超声血流探针测量游离的左肾动脉的血流速。用血管阻塞器阻塞下腔静脉后 5 秒内记录动态的腹主动脉压力和肾动脉的血流速,构建肾血管床的 P/Q。在注射内毒素前,输入 0.3μg/(kg·min)的去甲肾上腺素(norepinephrine,NE),P_a 由 125mmHg 增加到 150mmHg。尽管 P/Q 斜率降低提示肾动脉阻力降低,但 P/Q 平行移向右侧,肾动脉 P_c 增大,提示一定压力下对应的肾脏的血流速降低。在注射内毒素后,P/Q 左移,提示肾脏的 P_c 降低,与前述内毒素对全身 P_c 的影响一致;同时 P/Q 斜率降低提示肾脏阻力也降低。注射内毒素后,再输入 0.3μg/(kg·min)的 NE,P/Q 斜率进一步降低,肾动脉阻力降低,且 P/Q 进一步左移,P_c 进一步降低,即在一定的压力下,肾血流进一步增加(表 16-2)。该研究结论为:注射内毒素后应用 NE,能够逆转低血压,以不依赖灌注压的情况下提高肾血流。从整理的数据可以看出,在对照组中应用 NE,并不能显著增大 $P_a - P_c$,且 CO 及肾脏血流也无明显改变。但在内毒素休克组,NE 能够明显增加 $P_a - P_c$,CO 及肾血流也明显增加,肾阻力降低。阻断交感神经以后,NE 对肾血管的这种扩张作用消失,因此 NE 可能通过提高血压降低肾交感神经的张力,引起肾血管扩张,提高肾血流。但不同剂量 NE 对 P_a 及 P_c 的影响有待于进一步研究证实。

表 16-2 去甲肾上腺素对 P_c 的影响

Group	Control	NE	E	E+NE
P_a(mmHg)	125	150	55	100
Pr_c(mmHg)	60	75	45	30
$P_a - Pr_c$(mmHg)	65	75	10	70
Pr_a(mmHg)	2	0	0	3
CO(mmHg)	2.24	1.82	1.47	2.75
Qr(ml/min)	85	83	77	115
RVRdynes. cm^{-5}. s	113	127	60	70

Pr_c：肾动脉 P_c，Qr：肾动脉流速，Pr_a：右心房压力，NE：去甲肾上腺素；E：内毒素，RVR：肾血管阻力指数

3. 血管扩张药对 P_c 的影响 在犬模型中应用钙离子通道拮抗剂,分析其下肢 P/Q 关系显示,P_c 显著降低,但并不消失,提示 P_c 主要受到血管张力的影响外,还受表面张力等因素的影响。应用腺苷和硝普钠能够降低肌源性反应对 P_c 的影响,但同样不能消除 P_c。

4. 低氧对 P_c 的影响 有研究报道,与对照组吸入 41%氧浓度相比,给犬吸入 12%氧气后,其 MAP 增加,血流速增加,总外周血管阻力降低,P_c 增加,该文章没有给出具体 P_a 及 P_c 的数值,但从图中可以看出 $P_a - P_c$ 可能变化不大。在正常吸氧浓度下,P_c 平均为(25.1±1.3)mmHg。即出现了 P_c 与总外周血管阻力不一致的现象。该研究推测 P_c 和外周血管阻力反映了动脉系统不同组成部分的影响因素可能并不相同。Baez 等报道,血管越小,对中枢化学反射的敏感性越高。因此,P_c 的增加可能与血管床远端受到化学反射的较强有关,血管床中间部分血管受到的化学反射较弱,而局部低氧导致的血管扩张作用较强,表现为血管扩张和血管阻力的降低。

5. 去氧肾上腺素、体温、硝酸甘油及多巴胺对 $P_a - P_c$ 的影响 在 30 例进行心脏旁路移植的患者中,通过逐步降低血流速的方法,在血流速为 2.2、2.9、1.45、0.73L · min^{-1} · m^2 时,分别测量动脉压力。结果显示在鼻咽或直肠温度为 25~28℃时,P_c 为(21.8±6.4)mmHg,高于右心房压力,提示心脏旁路移植手术体外循环中存在血管瀑布现象。应用去氧肾上腺素后,P_c 增加到(25.4±7.2)mmHg($P<0.001$);P-Q 曲线的斜率由(14.9±3.5)mmHg · L^{-1} · min^{-1} · m^{-2} 增加到(19.7±6.2)mmHg · L^{-1} · min^{-1} · m^{-2}($P<0.001$),提示 R_a 增加。在鼻咽温为 37℃时与 25~28℃的低温状态下 P_c 并无显著区别[(21.2±5)mmHg 对 21.8±6.4)mmHg]。应用 CVP 作为动脉下游的压力时,计算的全身血管阻力与流速成反比,但应用 P_c 作为动脉下游阻力时,这种反比关系消失。与正常状态下相比,小剂量硝酸甘油[1~2μg/(kg · min)]、小剂量多巴胺[1.5~2.0μg/(kg · min)]、患者的性别、年龄、高血压病史对 MAP、P_c、P/Q 斜率的影响无显著性区别。

四、临界闭合压及"血管瀑布"现象的临床意义

当循环系统存在"血管瀑布"现象时,由于 P_c 的存在,使得小动脉或毛细血管前动脉成为控制下游动脉开放与闭合的"闸门",调控小动脉 P_c 就能在一定程度上调控微循环。动脉系统的压力-流量关系变为:CO=(Pa—Pc)/Ra,即:在 Ra 固定时,一定的 P_a 与 P_c 之间的压力差需要匹配一定的 CO。容量复苏是休克复苏的第一选择,提高 CO 能够提高血管床开放区域的流量,改善组织灌注。虽然提高 CO 能够在一定程度上提高血压,同时也通过肌源性反应提高 P_c,但理论上提高 CO 并不一定改变 $P_a - P_c$ 差值,因此提高 CO 不一定能通过打开闭合的小动脉灌注其供应的血管床。

临床上进行休克复苏时,在 CO 较高而血乳酸增高等提示组织灌注不良的指标仍然存在,且进一步增加 CO 仍不能改善组织灌注时,说明小动脉发生闭合,P_a 相对 P_c 较小,或者 P_c 较大,即 $P_a - P_c$ 差值较小。

此时,表面上较高的 CO 发生分流并未在血管床之间合理分配,并不是真正有效 CO。应用血管活性药物调整 P_a-P_c 差值至最大,使小动脉内压力高于 P_c,开放小动脉,进而开放下游循环、减少分流,使 CO 得到合理分配。由小动脉开放导致的 R_a 的降低及 P_a-P_c 差值的增大,均要求有相应高的 CO,此时应重新滴定目标 CO,使 CO 与 P_a-P_c 差值在新的水平上进行匹配。因此,在容量复苏充足的情况下,P_a-P_c 差值最大对应的血压应该是休克复苏的目标血压。

　　总之,休克复苏的核心策略是组织灌注导向的血流动力学调控,血流动力学调控的主要措施是寻找并维持目标流量和目标压力,而目标流量和目标压力维持的主要目的是开放动脉下游循环,甚至微循环、改善组织灌注。但在目前不断提高流量和压力的休克治疗模式中,组织灌注并不都是得到改善,同时高流量和高压力也会引起组织水肿、心功能障碍、血流分布异常等后果而恶化组织灌注。因此,在进一步增加流量复苏无效时,应及时调整压力目标,使 P_a-P_c 差值最大,使容量得到重新分布,进而再进行 CO 的调整,直至组织灌注得到改善。如此阶梯性滴定临床上可操作的由目标流量和目标压力组成的全身循环指标,不但能够开放动脉下游循环、改善组织灌注,使得休克的复苏更为及时有效,同时也能够减少过高流量和过高压力带来的治疗风险。

（杨艳丽）

参考文献

1. Burtan A C. On the Physical Equilibrium of Small Blood Vessels. J Appl Physiol,1951,164(2):319-329.

2. Permutt S,Riley RL. Hemodynamics of collapsible vessels with tone: the vascular waterfall. J Appl Physiol,1963,18:924-932.

3. Fowler NO. Law of Laplace. N Engl J Med,1971,285:1087-1088.

4. Nichol JT,Burton AC. Effects of adrenaline on flow in isolated perfused rabbit's ear. Am J Physiol,1951,62(2):280-288.

5. Riley RL. A postscript to Circulation of the blood:men and ideas. Circulation,1982,66(4):683-688.

6. Bellamy RF. Diastolic coronary artery pressure-flow relations in the dog. Circ Res,1978,43(1):92-101.

7. Jackman AP,Green JF. arterial pressure-flow relationships in the anesthetized dog. Ann Biomed Eng,1977,5(4):384-394.

8. Kottenberg-Assenmacher E,Aleksic I,Eckholt M,et al. Critical closing pressure as the arterial downstream pressure with the heart beating and during circulatory arrest. Anesthesiology,2009,110:370-379.

9. Schipke JD,Heusch G,Sanii AP,et al. Static filling pressure in patients during induced ventricular fibrillation. Am J Physiol Heart Circ Physiol,2003,285(6):H2510-H2515.

10. Jellinek H,Krenn H,Oczenski W,et al. Influence of positive airway pressure on the pressure gradient for venous return in humans. J Appl Physiol,2000,88:926-932.

11. Maas JJ,de Wilde RB,Aarts LP,et al. Determination of vascular waterfall phenomenon by bedside measurement of mean systemic filling pressure and critical closing pressure in the intensive care unit. Anesth Analg,2012,114(4):803-810.

12. Caldini P,Permutt S,Waddell JA,et al. Effect of epinephrine on pressure,flow,and volume relationships in the systemic circulation of dogs. Circ Res,1974,34(5):606-623.

13. Pinsky MR,George M,Matuschak. Cardiovascular determinants of the hemodynamic response to acute endotoxemia in the dog. J Crit Care,1986,33(1):18-31.

14. Sylvester JT,Gilbert RD,Traystman RJ,et al. Effects of hypoxia on the closing pressure of the canine systemic arterial circulation. Circ Res,1981,49(4):980-987.

15. Baez S,Feldman SM,Gootman PM. Central neural influence on precapillary microvessesls and sphincter. Am J Physiol,1977,233:H141-H147.

16. Urzua J,Meneses G,Fajardo C,et al. Arterial pressure-flow relationship in patients undergoing cardiopulmonary bypass. Anesth Analg,1997,84(5):958-963.

第十七章　氧输送及其相关问题

第一节　氧输送及其影响因素

一、氧输送

氧输送（DO_2）为心输出量（CO）和动脉血氧含量（CaO_2）的乘积，而 CO 取决于心脏功能，CaO_2 取决于血红蛋白浓度和动脉血氧饱和度（SaO_2）含量。因此可以认为，循环系统、呼吸系统和血液系统是影响 DO_2 的主要因素。

可供细胞使用的氧含量由多种因素决定，包括中心因素和外周因素。中心因素与适当的心肺功能（心指数和 PaO_2）和血红蛋白浓度有关。外周因素与心输出量到各种器官的再分布和微循环的调节有关。后者主要是由血管和局部微血管反应的自主控制，以及氧合血红蛋白分子亲和力程度决定。中心因素中，心输出量是决定 DO_2 最重要的因素。实际上，血红蛋白浓度下降或者动脉血氧饱和可通过增加心输出量而代偿，而反过来则不成立。同样，将 DO_2、SaO_2 增加到正常（接近 100%）时，血红蛋白浓度不能快速改变。除此之外，输血不能系统性地增加 DO_2，因为心输出量的下降常常是伴随血流的黏度增加。因此，心输出量必须持续与生理情况下机体的氧需相适应。

二、静脉血氧饱和度

混合静脉血氧饱和度（SvO_2）降低可能为 DO_2 下降或氧耗量（VO_2）增加，前者的影响因素包括血红蛋白浓度下降（贫血、出血），动脉血氧饱和度下降（低氧血症），心输出量下降（低血容量、休克、心律失常）；后者的影响因素包括高热、疼痛、寒战和癫痫等。SvO_2 升高可能为 DO_2 增加（吸氧浓度增加、组织高氧），或 VO_2 降低（低温、麻醉状态、药物性麻痹、全身感染）。但是 SvO_2 高或正常并不代表能够排除低氧血症，比如感染性休克时的高动力状态，此时 SvO_2 高，却反映了组织的低氧摄取率并伴随高乳酸状态。

其中测量方法本身也可导致 SvO_2 值不准确。如测量 PAWP 时可导致 SvO_2 升高，因为 PAC 前段的气囊膨胀时其远端的血液停滞，这些血液吸收周围肺泡中的氧使其饱和度可以达到动脉血的氧饱和度。不过鉴于目前的发达技术，如果出现上述情况，光电血氧计（oximeter）会报警提醒。

除了上述影响因素之外，偶然也会出现其他指标都说明组织氧化功能障碍，但是 SvO_2 仍然处于正常水平甚至升高，这可能与以下三个因素有关：①动脉血与静脉血混合，如动静脉分流时，混合静脉血被动脉血污染；②血流分布异常，在一般病理状态下，血流会向需氧组织集中，如果此种再分布未发生，则导致血流分布异常；③组织毒性低氧，这可能与氧代谢酶类不发挥或者仅部分发挥作用有关。

$ScvO_2$ 和 SvO_2 一样，也受 DO_2、VO_2 的影响。其中 DO_2 包括三个方面：①心输出量，低血容量、左心衰竭、慢性心力衰竭、疼痛以及全身感染早期的高动力状态与晚期的低动力状态均会使 CO 发生改变，从而影响 $ScvO_2$；②血红蛋白水平，失血、内部出血、凝血病和输血都可导致血红蛋白水平的波动；③通气不良、细胞氧合能力下降以及不能耐受脱机，即氧合能力受损导致 $ScvO_2$ 改变。在烧伤、发热、呼吸功增加等情况下，随着组织氧消耗增加 $ScvO_2$ 发生相应变化。

三、血乳酸导致高乳酸血症的原因

(一) 厌氧性高乳酸血症

包括全身氧代谢紊乱和局部微循环氧代谢失衡。前者见于全身感染血流动力学不稳定、心源性休克、乳酸/丙酮酸比例升高以及动脉酮体比率下降，这些病理状态都提示有厌氧产物生成。如果氧输送正常并且可以满足整个系统的代谢需要，而微循环在组织水平的氧利用障碍，也将导致乳酸升高。

(二) 需氧性高乳酸血症：

1. 细胞因子介导的糖吸收增加或者儿茶酚胺类刺激 Na^+-K^+ 泵活性增加均可导致有氧糖酵解增加，从而丙酮酸水平生成增加，当其生成超过了丙酮酸脱氢酶的能力时，乳酸水平则会升高。

2. 线粒体功能障碍导致氧利用障碍，间接导致乳酸增加。

3. 丙酮酸脱氢酶可以将丙酮酸转化为辅酶 A(CoA)，若此酶活性受损，则可导致乳酸升高，如全身感染时丙酮酸脱氢酶被抑制。

4. 肝脏是代谢乳酸的主要器官，当肝功能障碍或者肝脏手术后，尽管全身或局部氧输送正常，但乳酸清除能力下降。

5. H^+ 连接载体机制参与乳酸在细胞膜的运输，碱中毒时 H^+ 浓度下降，使得细胞中乳酸外流增加。

6. 中毒或药物作用(如乙醇、水杨酸、苯乙双胍干扰糖原异生使乳酸水平升高)也会出现高乳酸血症。

四、消化道

虽然胃黏膜张力法(pHi)可反映额外的胃黏膜代谢状态，但其精确性和可靠性受多种局部因素影响，包括平衡时间、球囊内缓冲液的选择以及壁细胞分泌的氢离子等。此外，这种测量方法是间断性的，不过通过胃部球囊测量空气循环中 $PaCO_2$ 的方法可以弥补这一缺陷，它能够自动且连续地测量 pHi。尽管临床中发现胃黏膜张力法可用于预后，并且测量技术不断更新，却没有试验结果能够证明使用此方法作为治疗调整依据可以改善重症患者的预后。

五、舌下微循环

用 OPS 成像观察舌下微循环受以下因素的限制：目前只能观察由薄的上皮细胞层覆盖的组织而无法观察内脏，除非围术期中使用；组织移动，灌注的半定量分析，观察者相关偏倚以及不充分镇静都会限制所获得数据的质量和正确解读。

六、组织氧饱和度

由于红外光穿透组织能力的限制，StO_2 必然受组织厚度以及组织水肿程度的影响。用超声测量组织水肿程度和组织厚度发现，StO_2 与水肿程度呈负相关($r=-0.44$)，也与组织厚度负相关($r=-0.64$)。比较四肢肌肉组织氧饱和度的研究发现，鱼际肌 StO_2 变异度最小(22%)，而臂肌 StO_2 变异度最大(274%)，因此利用 NIRS(近红外光谱，near-infrared spectroscopy)技术测量骨骼肌氧饱和度时多以鱼际肌为测量位置。

第二节　氧输送的测量方法

一、氧输送的测量

一般通过间接方法评估 DO_2，包括意识水平、皮肤颜色、毛细血管壁和皮肤温度。意识减弱、意识模糊或躁动可能提示低氧血症。毛细血管充盈作为反映 DO_2 的指标一直备受争议，它在儿童复苏早期可以反映低血容量和心功能，但在老年患者它与低血容量则无明显关联。此外，它对失血量多少并不敏感（敏感性 6%，特异性 93%），由此推断由毛细血管充盈判断成年人的氧输送无明显价值。而重症患者肢端温度则与碱缺失、血乳酸和混合静脉氧饱和度相关。还有一些评估 DO_2 的方法并不可靠且变化缓慢，包括心率和尿量，尤其在代偿性休克状态，比如只有当 DO_2 严重受损晚期这些异常值才出现。尿量既往可以作为肾脏灌注参数，而现在普遍的观点是，即使尿量充足也有可能存在重要组织低灌注，而多尿也可出现在某些灌注状态改变的疾病，如全身感染。在老年患者中使用这些传统指标更加不可靠，因为他们还受慢性疾病和药物的影响。例如使用心血管活性药物的患者在容量丢失时，会增加心律失常的发生率，高血压患者的血压正常却提示低血容量，少量失血或由于疼痛和应激导致心功能恶化时心脏功能储备有限的患者就会出现休克等。

氧输送的测量主要由心输出量、动脉血氧饱和度以及血红蛋白浓度计算而来。心输出量的测量方法包括染料稀释法、温度稀释法、Fick 原理和超声检查等。动脉血氧饱和度以及血红蛋白均可直接获得。

二、氧消耗的测量

测量氧耗的方法包括间接或反向 Fick 法，代谢监护仪测量（间接测热仪，indirect calorimetry），质谱分光光度计（mass spectrophotometry）和肺量计测定法（spirometry）。间接热量测定可以直接测量 VO_2 和二氧化碳的生成，是测量 VO_2 的"金标准"，在重症患者更加推荐使用此法。虽然这种方法较准确，但非常费时、需要昂贵特殊的仪器，必须由专门人员操作，从而限制了间接热量测定法的广泛应用。

常用的间接或反向 Fick 法（本章第一部分）本身存在缺陷：①由此公式计算出的所谓的氧供实际上只能代表动脉血氧含量，而它们能否真正全部被输送到外周组织还取决于外周循环状态；②公式中 $CvO_2 = 1.36 \times Hb \times SvO_2$，而 SvO_2 仅指混合静脉血，遗漏了肺脏这个重要的代谢器官，病理状态下，肺脏代谢率很高并足以导致全身 VO_2 的变化；③公式存在方法学缺陷，即在一对要相互比较的参数 DO_2、VO_2 的计算中，共同使用了 CO 这一参数，使这两个参数发生"偶联"，在方法学上是不被允许的。

有研究显示，间接热量测定法测得的氧消耗数值比反向 Fick 法计算所得的数值高 8% 到 27%，另有研究报道，上述两者之间的偏倚为 41ml/(min·m²)，精密度为 3.95ml/(min·m²)，95% 置信区间为 20～63ml/(min·m²)，他们认为这些数值相差太远，因此这两种方法不可互相替换。

三、氧流试验

（一）氧流试验或氧负荷试验（oxygen flux test）

其理论基础是对正常人而言，假定组织氧需要量恒定，VO_2 呈 DO_2 非依赖性。具体方法是在测量 VO_2 与 DO_2 后，短时间内增加 DO_2，同时测定 DO_2 与 VO_2。如果 DO_2 明显升高时 VO_2 仍保持不变，提示组织中不存在 DO_2 依赖性的 VO_2；如果 VO_2 随着 DO_2 的升高而增加，则提示存在组织缺氧，并可通过提高 DO_2 以部分甚至完全纠正组织缺氧。

（二）氧债的测算方法

先测定术前 VO_2 值，若已麻醉，则应做麻醉状态和体温对 VO_2 影响的校正。然后以此 VO_2 为对照，与实验中或术后过程实测的 VO_2 值相减即得氧债。对氧债-时间曲线下的面积积分可求出任何时间点的氧债累积量。

四、静脉氧饱和度

（一）SvO_2 测量方法

通过放置 Swan-Ganz 导管，自肺动脉或右室流出道直接取血进行血气分析，目前则是通过改良的纤维光导肺动脉导管来进行连续监测。

(二) ScvO₂ 测量方法

通过深静脉穿刺导管(颈内静脉或锁骨下),自颈内静脉采血进行血气分析,同时可测量中心静脉压力。获得 $ScvO_2$ 比获得 SvO_2 更方便和安全,所以目前 $ScvO_2$ 更多地被用来监测未放置或不适合放置肺动脉导管的患者。

五、血乳酸

临床上测量乳酸浓度一般采用动脉血气分析,但根据不同需要,也可以测量静脉血气分析中的乳酸水平。

六、胃黏膜张力

(一) pHi 的监测

先向张力计(tonometer)导管气囊内注入生理盐水,经 30 分钟平衡后抽出,用血气分析仪测定抽出的生理盐水的 PCO_2,然后根据同时测得的 HCO_3^- 浓度和 H-H 公式计算出 pHi。

(二) PgCO₂ 的监测

采用监护仪每隔 10 分钟自动向监测导管的气囊充气,平衡后自动抽出并测定 $PgCO_2$,同时测定 $PetCO_2$,并求出两者的差值或与 $PaCO_2$ 的差值($Pg-aCO_2$)。

七、舌下微循环

正交偏振光谱成像(orthogonal polarization spectral,OPS)通过浅表组织对偏振光的散射在被观测组织的内部产生虚拟光源,来实现组织内部微血管的照明成像。如果所选的光波长在血红蛋白吸收谱内,则可得到血管内红细胞的流动图像,由于红细胞在血液中所占比例较大,因此可以近似地认为红细胞的流动图像就是微血管的动态图像。OPS 成像可以获得高质量图像并且能够定量显示血流状态,其定量参数包括:微血管管径、血流速度和功能性微血管密度。旁流暗场成像(sidestream dark-field,SDF)图像是 OPS 基础上进一步研发的新技术,其发光二极管发出光线的波长为 530nm,它被红细胞中的血红蛋白吸收后即可清晰显示流动的细胞,显像比 OPS 更清晰。有研究报道,SDF 显示毛细血管的质量明显高于 OPS($P=0.02$),主要是因为前者显示的毛细血管对比性高于后者,而毛细血管清晰度则相似。此外,显示小静脉的质量两者差不多($P=0.57$)。

然而 OPS 成像技术也存在一些缺陷,如探头压力对血流的影响,组织横向运动阻碍已选微血管区域的连续观察,难以测量血流速度高于 1mm/s 的血流。随着技术的发展,已经出现探头与组织之间距离固定并且能够消除移动和压力影响的新型 OPS。此外,OPS 在临床的应用从单纯的图像定量分析也发展到了血流评分系统以及半定量图像分析对比舌下微血管结构与肠道绒毛和隐窝。OPS-SDF 技术被浓缩到一个小的手持图像显微镜中,临床上 OPS 可用于评价组织灌注和间接测量氧输送。OPS 在人体中最常用部位是口,能够清晰显示舌下微循环情况。

八、组织氧饱和度

(一) StO₂ 测量方法

近红外光谱(near-infrared spectroscopy,NIRS)是利用氧合和去氧合血红蛋白对红外光不同吸收程度的特性来评价骨骼肌氧合状况。红外光波长位于 580~800nm,容易通过吸收度低的生物组织并被血红蛋白、肌红蛋白和及氧化的细胞色素吸收,不过肌红蛋白和氧化细胞色素对红外光衰减信号的贡献很小。红外光在 680nm、720nm、760nm 和 800nm 的衰减被转变成在 720nm 和 760nm 的二次衍生衰减,位于 720nm 的衰减对氧合血红蛋白敏感,位于 760nm 的衰减对氧合血红蛋白和去氧合血红蛋白都敏感。

二次衰减信号抑制了光谱对组织散射的光谱影响,其中 720nm/760nm 的衰减比例即为校正后的血红蛋白氧饱和度,此值对总血红蛋白和光程长度并不敏感。

因此,NIRS 信号主要代表组织容量内的红外光可透过的血红蛋白水平。此外,通过 Beer 定律 NIRS 信号仅限于直径小于 1mm 的血管,包括小动脉、毛细血管和小静脉。目前,在市场上可以买到的 NIRS 监护仪能够提供氧合血红蛋白和去氧合血红蛋白的量以计算组织血红蛋白氧饱和度(StO_2)以及总组织血红蛋白(HbT)和绝对组织血红蛋白指数(THI)。HbT 和 THI 是反映微脉管系统局部的血容量并以任意单位表示(arbitrary)。红外光穿透组织的能力直接与光照度(illumination)和探测纤维的间距相关,当此间距为 25mm 时,大约 95% 探测到的光信号来自 0~23mm 深度。

(二) 动态监测

动脉阻断和静脉阻断。动脉阻断方法:用加压袖带向上肢加压(超过已测量收缩压 30~50mmHg),数分钟(各报道中多为 3 分钟)后放气并测量前臂 StO_2。放气过程中,StO_2 迅速上升并达到比阻断前更高的峰值。此峰值是充血反应的一部分,而充血面积定义为充血反应曲线以下与基础 StO_2 之上的面积。StO_2 恢复时间定义为从放气开始至到达充血峰值 63% 的时间。动脉阻断时,上肢的动脉和静脉均被阻断,以此能够监测可利用的氧消耗。静脉阻断方法:一般情况下上肢加压袖带的压力为 50mmHg;如果患者舒张压大于 60mmHg,袖带压力则比舒张压小 10mmHg。此时,静脉血容量和静脉压力均升高,可用于评价局部血流和组织氧消耗。总血红蛋白(HbT)是氧合血红蛋白和去氧合血红蛋白的总和,以任意单位表示。THI 是位于 760nm 的二次衍生衰减对 Hb 浓度和光程长度敏感,假定固定探针位置后光程长度恒定不变,对每一个 StO_2 测量值特异的系数乘以 760nm 二次衰减信号就得到了测量组织容量中的总血红蛋白。

第三节 不同疾病状态下的氧代谢

一、全身感染氧代谢指标

(一) 血乳酸和乳酸清除率

严重全身感染或感染性休克时由于组织细胞供氧不足,线粒体氧化磷酸化受阻,细胞内代谢由优先利用脂肪酸转向优先利用葡萄糖供能,导致糖酵解加强、胞浆内丙酮酸转化为乳酸。当体内乳酸生成率超过清除率时血乳酸水平增加,增加的幅度反映组织缺氧的程度,如休克或组织低灌注时,乳酸的生成速度超过在肝、肾的代谢速度,就表现为血乳酸浓度升高。因此,乳酸可作为组织缺氧的标志。但是在合并肝功能障碍或者肝脏术后,乳酸的清除能力下降,这时不能仅靠血乳酸来评估组织氧合状态。

血乳酸水平是评估病情和疾病预后的良好指标。将 830 例严重全身感染患者按入急诊室时的静脉乳酸水平分为三组,分别为低水平组(>2mmol/L)、中水平组(2~3.9mmol/L)和高水平组(≥4mmol/L)。统计学分析显示,无论是否发展为感染性休克或者是否合并器官功能障碍,起始的静脉血乳酸水平与死亡率相关,乳酸水平越高,死亡率越高,这在中水平和高水平组更为明显。

近来,更多研究用乳酸清除率代替单一乳酸水平来评价预后,因为正如前所述,乳酸尚不能充分反映组织的氧合状态(如合并肝功能不全的患者),而且某时点的乳酸水平只能反映当时组织部分氧合状态,不能呈现整个病程的变化,此时乳酸清除率就可以作为分析全身缺氧的指标之一。220 例严重全身感染或感染性休克患者如果入急诊室 6 小时内乳酸清除率越高,则 72 小时内炎症因子浓度、器官功能障碍评分越低,28 天或 60 天死亡率越低。140 例全身感染患者,入 ICU 后 12 小时内和 12~24 小时清除的乳酸越多,死亡率越低(P 分别为 0.004,0.003),而且无论血流动力学是否稳定,不同时间段乳酸下降水平对全身感染者预测价值相同($P=0.43$)。目前认为,严重全身感染者复苏后 24 小时乳酸水平下降低于 10% 与高于 10％对比,前者死亡率达到后者的三倍,可见不能清除乳酸是死亡的危险因素之一,乳酸清除率可用于全身感染患者危险分层。此外,乳酸清除能力还与住院时间相关。严重创伤患者若入院后 24 小时血乳酸浓度持续在 2.5mmol/L 以上,其住院时间、住 ICU 时间、机械通气时间均明显延长。尽管乳酸能够作为可靠的预后指标,但还需要更多的临床试验证实以它作为全身感染复苏终点是否一定能够改善结局。

(二) SvO_2

在感染性休克早期出现全身组织低灌注时 SvO_2 即可降低,而此时血压和心率可能仍处于正常范围,因而 SvO_2 能较早地发现病情变化。

在正常生理情况下,$ScvO_2$ 低于 SvO_2,因为腹腔内器官氧摄取率低,汇合到下腔静脉的氧含量就高;但在严重全身感染或感染性休克患者 $ScvO_2$ 则高于 SvO_2(大概高出 5％～8％),可能是因为下肢及腹腔内器官氧摄取增多所致。

2008 年和 2012 年,SSC 严重全身感染和感染性休克治疗指南中,将 $ScvO_2 \geqslant 70\%$,$SvO_2 > 65\%$ 作为 6 小时复苏目标之一。基于大量临床研究证实,这两个指标对严重全身感染预后的敏感性和特异性均较高,并且其水平与器官功能相关。在 20 例感染性休克或者心源性休克患者的研究中发现,SvO_2 预测低心输出量[$CI < 2.5L/(min \cdot m^2)$]的 ROC 曲线下面积达 84％($P = 0.009$),而 $ScvO_2$ 对此的预测能力更高达 88％($P = 0.004$)。另有一项纳入 897 例感染患者的多中心研究结果显示,包括 $ScvO_2$ 监测在内的 6 小时集束化治疗方案可以改善严重感染和感染性休克患者的预后。

除此之外,$ScvO_2$ 可作为判断容量复苏的指标。由于 $ScvO_2$ 比 SvO_2 更易获得,所以人们希望能够充分利用前者为临床提供更多可靠信息。监测 ICU 中 30 例患者发现复苏前后 $ScvO_2$ 的差值($\Delta ScvO_2$)与复苏前后心排指数(cardiac index)的变化存在明显相关关系($r^2 = 0.67$,$P < 0.001$),而当 $\Delta ScvO_2$ 为 4％时,其预测敏感性达 86％,特异性达 81％。

需要注意的是,$ScvO_2$ 并不能替代 SvO_2。全身感染时它们的变化趋势相同,但一致性(-20％～3.5％)远非理想水平。也就是说,正常的 $ScvO_2$ 可能与非常低的 SvO_2 并存。所以在严重全身感染或感染性休克患者,不能单用 $ScvO_2$ 来评价疾病状态及预后评估,因为它还受其他条件的影响。比如有研究认为,$ScvO_2$ 和 SvO_2 预测心输出量的能力很强,但当吸入高浓度氧气后,它们的预测价值就明显下降。此外,需针对不同病情及其发展阶段来判断静脉氧饱和度提供的信息。比如感染性休克时的高动力状态,SvO_2 正常或偏高并不代表可以完全排除低氧血症,因为此时可能存在组织的氧摄取率降低。

总体来说,$ScvO_2$ 和 SvO_2 升高提示组织无法利用氧输送、心输出量显著增高或者已经被氧化的血流出现分流;$ScvO_2$ 和 SvO_2 降低提示氧输送减少和(或)氧消耗增加。当出现 $ScvO_2$ 和 SvO_2 明显改变时,应该从多方面考虑可能的影响因素,包括心输出量水平、血红蛋白浓度、氧合状态以及有无增加氧消耗的疾病存在等。

(三) 乳酸清除率对比 $ScvO_2$

血乳酸是全身灌注与氧代谢的重要指标,$ScvO_2$ 反映部分机体氧平衡状态,那么究竟哪一个指标对指导临床治疗的意义更大呢?

在 148 例严重全身感染患者中以 $ScvO_2 \geqslant 70\%$ 为复苏终点,Fisher 等研究提示,乳酸清除率和 $ScvO_2$ 的改变并不一致,即用 $ScvO_2$ 水平并不能可靠地分辨乳酸清除率低的患者,并且两者之间没有明显相关关系($P = 0.457$)。另一实验将 300 例感染性休克患者分为两组,分别以 $ScvO_2$ 大于 70％(n＝150)和乳酸清除率大于 10％(n＝150)为复苏目标,两组院内死亡率分别为 23％和 17％,虽然存在 6％的差异,但并未达到意向治疗分析的预设阈值,即感染性休克复苏时以乳酸清除率或 $ScvO_2$ 为目标,在预后以及住 ICU 或住院时间、不使用呼吸机时间和器官功能障碍发生率等方面均无统计学意义。有关这两个指标哪个更好的问题还需要设计更大型更严密的临床试验来提供证据。

(四) 胃黏膜 pH(pHi)和消化道黏膜 CO_2 分压($PgCO_2$)

内脏器官缺血在器官功能障碍的发展过程中占有重要地位,全身感染患者胃肠道缺血发生最早,而复苏后血流恢复最迟。这些改变可以通过胃肠道黏膜 pHi 和 $PgCO_2$ 来反映。

pHi 反映危重病患者内脏局部组织氧合状况。在循环衰竭开始之前,胃黏膜张力计测定的 pHi 的变化早于动脉血压、尿量、心输出量和血 pH 等的改变。而胃肠黏膜 $PgCO_2$ 的变化早于不可逆性组织损害。动物实验表明,肠系膜血流骤减 60%,$PgCO_2$ 即比基础值增加 300%~400%,复苏后随着灌注恢复,$PgCO_2$ 可下降至正常水平,不会引起持久组织损害;但如果灌注减少和 $PgCO_2$ 进行性升高持续超过 3 小时,则预示组织会发生永久性损害。因此 $PgCO_2$ 可作为由灌注不良引起组织不可逆性损害的早期诊断指标。Col KU 等将 100 例 ICU 中的全身感染患者分为两组,分别为 A 组(不用胃张力测定法指导治疗的对照组,n=50)和 B 组(胃张力测定法指导治疗的研究组,n=50),治疗后 12 小时和 24 小时记录每组患者的 pHi 和($PgCO_2-EtCO_2$),结果显示 B 组的死亡率明显低于 A 组,而且起始 pHi 和($PgCO_2-EtCO_2$)与死亡率的相关性良好。由此可见,胃肠道黏膜 pHi 和 $PgCO_2$ 可作为反映组织氧合与预后的敏感指标。

胃黏膜 pHi 还可作为复苏目标来指导临床治疗和评价疗效。将 130 例感染性休克患者随机分为两组,分别以心指数 $CI \geq 3.0 L/(min \cdot m^2)$(n=66)和 $pHi \geq 7.32$(n=64)为复苏目标,结果发现 28 天死亡率 pHi 组略低于 CI 组,虽然此差异无统计学意义,但若复苏 24 小时内 pHi 能恢复至正常,则强烈提示治疗成功;若治疗后 pHi 持续低水平,则提示预后不良。

(五) 舌下黏膜微循环

微循环的改变参与器官功能障碍的发展过程,存活者的微循环改变在治疗之后能迅速恢复,而在死亡者则维持此改变直至发展为器官功能障碍。一项对 50 个严重全身感染患者和 10 个健康志愿者用正交偏振光谱成像(OPS)观察其舌下黏膜微循环发现,严重全身感染组灌注小血管(血管直径<$20\mu m$)的比例明显少于志愿者组(48%对 90%,$P < 0.001$)。

根据舌下微循环的改变可以估计内脏微循环的变化。动物实验证实,全身感染后 4 小时,舌下和肠道的功能性微血管密度、平均红细胞流速均明显下降,并且舌下与肠道微循环的变化趋势是一致的($r^2=0.92$,$P < 0.000\ 1$)。尽管有关舌下微循环与全身感染诊断及预后的研究在动物实验中已显示出一定相关性,但在临床上仍缺乏具有说服性的结果以证实其有利性。Gustavo OT 等观察 60 例严重全身感染患者液体复苏早期(24 小时)和晚期(48 小时)的舌下微循环发现,小血管灌注仅仅在复苏早期增加(从 65%增加到 80%),而且这样的改变与全身血流动力学改变(CI、MAP)及复苏液体的种类无关。

既然全身感染时微循环血流减少,那么增加血流是否就能逆转由灌注不足导致的器官功能改变呢?有学者认为,当复苏后全身感染无好转时,可以考虑使用血管舒张剂硝酸甘油来改善微循环血流。但据近期的一项单中心前瞻、随机、对照、双盲临床试验报道,在严格遵循复苏方案 24 小时后,静脉注射硝酸甘油组与对照组各自较复苏前舌下微血管血流有所改善,但两组之间比较,舌下小血管指数、中血管指数和大血管指数(2.71 对 2.71,$P=0.80$;3 对 2.86,$P=0.21$;3 对 3,$P=0.06$)以及院内死亡率均无统计学意义(34.3%对 14.2%,$P=0.09$)。

(六) 组织氧饱和度 StO_2(tissue oxygen saturation)

StO_2 是用近红外光谱(near-infrared spectroscopy,NIRS)在鱼际肌等处检测组织内氧合血红蛋白与总血红蛋白的比例,在健康志愿者该值为 86%±6%。StO_2 检测方法有两种,静态检测和动态检测。静态检测指单纯记录 StO_2 数值变化,动态检测指阻断血管前中后的过程中记录 StO_2 变化,包括静脉阻断和动脉阻断。

早期 StO_2 的检测多用于创伤患者,当 $StO_2 < 75\%$时,提示机体低灌注,肌肉组织氧饱和度可以预测创伤休克复苏患者器官功能障碍的发展过程,以及区分休克与非休克患者。近些年,有关 StO_2 在全身感染中的应用和探索日渐增多。在对 24 例严重全身感染患者发生器官功能障碍 24 小时后的动态检测中发

现,阻断血管前严重全身感染患者与健康志愿者相比,前者骨骼肌氧饱和度血红蛋白更低,恢复血流后两组骨骼肌血红蛋白均上升,但严重全身感染者上升幅度较低,在发生器官功能障碍时上升的更少。还有许多研究证实,在严重全身感染或感染性休克患者中 StO_2 偏低,提示局部组织氧供/氧耗不匹配,持续偏低则与不良结果呈正相关,当然这可能与不完全的复苏有关。

StO_2 的确可以反映全身感染患者局部组织氧代谢状况,但它是否能够替代乳酸或静脉氧饱和度作为全身感染的全身复苏目标和预测指标呢?许多研究报道,在全身感染中 StO_2 与 SvO_2 的变化趋势相同,但它们之间的关系并不总是可以预测的,变异非常大。也有相反的观点认为,StO_2 与 $ScVO_2$ 之间无相关性,但持续低 StO_2 与持续低乳酸清除率是相伴随的,在无全身感染而心输出量低的患者,可以用 StO_2 粗略估计 SvO_2,而在全身感染患者中则不可使用。

尽管 StO_2 无创、方便,但其影响因素很多,包括组织水肿程度、监测部位等。此外,StO_2 的变化与肌肉活动相关,在镇静或机械通气条件下,由于肌肉活动减少导致 StO_2 下降。

二、休克状态下的氧代谢

(一)氧输送和氧消耗

氧债和急性死亡之间的关系可以量化。有关氧债致死量(lethal dose)效应的研究报道,氧债小于等于 $100ml/kg$ 为非致死量;氧债为 $120ml/kg$ 时达到半致死量;氧债大于等于 $140ml/kg$ 为绝对致死量。随后的实验也都发现了氧债和死亡几率之间同样的关系。关于失血导致的氧债研究,深入地解释了失血相关性氧债累积及其偿还问题。实验者以 40 只犬为研究对象,放血 60 分钟直到氧债达到 $(104\pm7.6)ml/kg$ 维持 1 小时,然后随机以 5% 胶体按失血量的 8.4%、15%、30% 和 120% 充分复苏 2 小时(初始复苏)或者不复苏,之后再各自复苏直到复苏液体量达到失血量的 1.2 倍(延迟复苏)。未给予初始复苏的动物,虽然没有继续失血,其氧债累积率却以失血时的速率持续上升,死亡率也明显上升。在复苏动物中,复苏的量至少达到失血量 30% 氧债才会停止上升,并且初始氧债恢复速率与初始复苏液体量成比例增加。初始复苏量和氧债下降速率的关系具有统计学意义而且能够预测休克后 7 天存活者的细胞死亡和器官功能衰竭。与氧债相比,同时测量的平均动脉压则不具有预测复苏是否充分的功能。上述证据说明,氧债则能通过复苏过程中的变化程度良好地反映休克程度和复苏有效性。

目前许多强烈的证据显示,动物和人类血液中的代谢产物能够反映组织缺氧和低血容量程度,这些代谢产物指碱缺失和乳酸。碱缺失(base deficit,BD)是指在标准条件下(38℃,$PaCO_2$ 5.33kPa,血红蛋白为 150g/L,血氧饱和度为 100%)将 1L 血液滴定到 pH 7.4 所需的碱的量。进行性失血过程中,氧债、碱缺失和乳酸水平同步上升,复苏时这三个参数表现为同步下降。当复苏液体为携氧溶液(如重组血红蛋白)时,上述三者的下降速率更快。BD 和氧债之间的关系更能反映初始容量复苏的有效性,而乳酸则反映复苏的总体趋势,但识别力较差。此外,氧债和碱缺失之间的关系还可用于允许性低血压中小容量复苏有效性的定量分析。也就是说,临床医师将低血容量患者复苏到氧债的临界水平,这一水平能够维持重要器官的氧化代谢,但并不支持偿还所欠的氧债。测量人体氧债并不实际,动物实验数据证实碱缺失可以解决这一问题。一项犬类失血性休克实验发现,有效容量复苏动物的氧债/碱缺失回归线逐渐下降,同时死亡率也下降。而未接受充分复苏的动物,尤其是休克后 2 小时内死亡的动物,其氧债/碱缺失回归线呈上升态。氧债/乳酸存在类似却难以量化的关系。

(二)静脉氧饱和度

混合静脉氧饱和度(SvO_2)代表全身 DO_2 和 VO_2 的平衡,若 SvO_2 下降表明存在两个问题:DO_2 减少或 VO_2 增加。为了辨别究竟发生了哪种情况,就必须测量这些数据,若 DO_2 没有改变,则说明是 VO_2 的增加导致机体氧代谢失衡。SvO_2 的获得通常需要置放肺动脉导管,但是这种方法比较复杂而且存在一定风险,因此临床上常用来自右心房或者上腔静脉的中心静脉氧饱和度($ScVO_2$)来替代 SvO_2。多个研究认为,$ScvO_2$ 和乳酸之间存在平行关系并且前者对于生命体征无法确定的组织低氧有一定的预测价值。SvO_2 和 $ScvO_2$ 之间的关系已经被大多数研究所证实。在机械通气患者中测量并报道上述两者的平均值分别为 68.2% 和 69.4%,此外有研究证实,在术后患者 $ScvO_2$ 比 SvO_2 高 7%±4%。个别研究认为,SvO_2/乳酸比率或 $ScvO_2$/乳酸比率能够反映 DO_2/VO_2 的平衡,如正常或升高的 SvO_2 或 $ScvO_2$ 合并高乳酸水平提示细胞氧输送不足。还需要更多实验和数据来说明这些比率的临床意义。

(三) 血乳酸

从 20 世纪 50 年代开始,血乳酸就被用于监测失血性休克时组织低灌注状态。乳酸作为厌氧糖酵解的产物可间接反映氧债大小,因为组织氧输送下降到有效氧化磷酸化反应阈值以下时,细胞中葡萄糖代谢为丙酮酸及乳酸,而不是计入 Krebs 循环。多个研究证明,血乳酸和临床结果之间存在联系。如 Dunham 等发现血清乳酸比血压或心输出量预测犬失血性休克模型的死亡率更敏感。有学者观察到,重症患者血清乳酸水平在 4mmol/L 以上与低存活率相关,还有研究证实,血清乳酸大于 2.5mmol/L 与器官功能衰竭密切相关。除了单独乳酸水平能够反映病情的严重程度之外,高乳酸血症的持续时间也是重要的预测发病率和死亡率的参数。如 Vincent 等人的观察表明,液体复苏第一个小时内乳酸水平下降大于 5% 的患者其生存率可达 100%,随后的研究也证实乳酸水平在复苏后第一个 24 小时降至正常范围内的患者存活率为 100%,在复苏后 24~48 小时降至正常范围的患者存活率为 78%,而大于 48 小时才下降到正常甚至不下降的患者存活率仅为 14%。

(四) 碱缺失

碱缺失反映全身组织酸中毒情况,可以间接评价组织灌注。有学者以碱缺失水平为标准将患者分层为:轻度 -5~-2mmol/L,中度 -14~-6mmol/L,重度 ≤-15mmol/L。他们发现此种分层方法可预测复苏过程中平均动脉压(MAP)和液体需要量,而且其中复苏后碱缺失进一步下降的患者中有 65% 存在进行性失血。动物实验显示,失血性休克模型复苏后平均动脉压、心输出量、混合静脉氧饱和度以及氧摄取率可能已经改善,但碱缺失仍然处于异常水平。上述研究促使碱缺失作为反映创伤者休克和输血需求的重要参数而在临床上迅速开展。

(五) 胃黏膜 pH 和 $PgCO_2$

循环对低血容量性休克的基本反映是血流再分布,从"非重要"器官到"重要"器官。因此,低血容量性休克时内脏血流被不均匀分配导致内脏缺血。虽然肠道对低灌注非常敏感,但是它并不能长时间耐受低氧环境。单一的毛细血管及其周围的小静脉通过逆向血流促进营养物质的吸收,然而这就使得肠道微血管无法对低灌注作出反应,以增加血流。而灌注情况是决定低氧耐受的最重要因素,所以,有能力招募大量毛细血管的器官可以很好地控制局部血流,并且对低氧的耐受时间长于那些只有少量毛细血管的器官。肠道缺氧及肠道黏膜通透性增加可损害肠道屏障功能,导致内毒素、炎症介质和细菌移位,并最终发展为多器官功能衰竭。

一项研究在失血犬模型中证实,即使复苏后平均动脉压恢复至正常胃黏膜 pH 仍处于低水平,并由此推测 pHi 可能与血流动力学参数不相关,但可以作为组织低灌注的敏感指标。有人在猪类的失血性休克模型中也得到了类似结果并认为,在监测休克对组织的效应时,胃黏膜张力比动脉氧分压和血流动力学参数更加敏感。人类研究也证实了当休克和灌注的其他指标正常时(如乳酸、碱缺失、APACHE II 评分和心输出量)pHi 对低灌注的高敏感性。

(六) 组织氧饱和度

急性循环衰竭时,尤其是失血性休克,血流从"非重要"组织(如肌肉)转移到"重要"器官。因此肌肉氧合状况可以作为创伤患者组织低灌注的早期指标。一项试验比较了有发展为器官功能衰竭风险的严重创伤患者三角肌 StO_2(持续观察 36 小时)和其他临床指标的改变,结果显示平均 StO_2 的增加与机体氧输送平行,提示 StO_2 可以作为无创的反应复苏是否足够的指标。Crookes 等报道 707 位健康人(平均年龄为

49 岁,男女比例为 2∶3)鱼际肌 StO_2 为 $87\%\pm6\%$,同时观察 145 位创伤患者鱼际肌 StO_2 并按此数值将患者分为不同严重水平的四组,结果显示鱼际肌 StO_2 可以区分严重和非严重休克,提示肌肉 StO_2 可以用于区分创伤患者休克严重程度。当然此研究中存在一些限制因素,如患者分层是以医师对休克程度的主观解释而非低灌注的客观证据,研究群体异质性高而且是在相对短的时间内完成数据收集而没有随访研究。而另一实验测量了 28 例复苏良好的严重创伤患者三角肌 StO_2 为 $63\%\pm27\%$,早期低鱼际肌 StO_2 提示患者处于感染或多器官功能衰竭风险。Cohn 等在创伤休克患者中证实,由 NIRS 获得的鱼际肌 StO_2 和碱缺失具有同样的预测多器官功能障碍的能力,基础鱼际肌 StO_2 小于 75% 的患者其后果更严重(多器官功能障碍和/死亡)。近期一项前瞻性观察试验发现,入院 StO_2 水平可预测血流动力学稳定(收缩压 $>90mmHg$)的战后受伤人员是否需要输血。

(欧阳彬)

参考文献

1. Vincent JL, Roman A, De Backer D, et al. Oxygen uptake/supply dependency. Effects of short-term dobutamine infusion. Am Rev Respir Dis, 1990, 142:2.

2. Lobo SM, Salgado PF, Castillo VG, et al. Effects of maximizing oxygen delivery on morbidity and mortality in high-risk surgical patients. Crit Care Med, 2000, 28:3396.

3. Hayes MA, Timmins AC, Yau EH, et al. Elevation of systemic oxygen delivery in the treatment of critically ill patients. N Engl J Med, 1994, 330:1717.

4. Alía I, Esteban A, Gordo F, et al. A randomized and controlled trial of the effect of treatment aimed at maximizing oxygen delivery in patients with severe sepsis or septic shock. Chest, 1999, 115:453.

（各：混入化的周边 2.3）氧饱和 SO_2 为 82%～5%。同样原理，DS_2 反映动脉血氧饱和度 TO_2，因为动脉血
集中心血流量很快均衡。特别是混合静脉血 SO_2，可以区分各器官在整体病理状态点，确定的 SO_2，如果同样
于 ICU 的组织器官在各种休克等临床的调整。是医师在重心诊断和治疗方法中运用氧代谢有了
进步基础和非常重要手段，尤其是动脉血氧饱和不足同时取动脉血和检测，氧含量之各处，无论以足足时分以另
一 ……

最低要求于各器官在器官各种血阻。CO_2 各个部分体反应机制之。是 MBS 情况的运动基础
SO_2 和时候关键时间时段实验等各种血阻态上，基础数据监测 St_2，其作以之每增强其长或下等等等

MODS 作为休克的重要并发症之一，具有很高的致死率和致残率，同时消耗巨大的医疗费用和资源。

Hayes MA, Timmins AC, Yau EH, et al. Elevation of systemic oxygen delivery in the treatment of critically ill
  E.J.J.Med 1994, 24：1417

... Prospective randomized and controlled trial of oxygen delivery by maximizing oxygen
... of death. in severe sepsis or septic shock 1121

第十八章 微循环与细胞代谢

微循环和细胞代谢都是人类最基本的生命活动。其中任一环节出现问题，都会影响到机体健康，甚至危及生命。对重症患者而言，微循环和细胞代谢两者都在疾病的发生发展中起到重要的作用。从休克的复苏到 MODS 的防治，微循环和细胞代谢在其中起的作用一直都是人们临床研究的重要位点和热点。微循环和细胞代谢两者是密不可分的，相互影响。微循环功能障碍和细胞代谢异常是人类尚未攻克的难题，也是重症医师面临的巨大挑战。自从 20 世纪 60 年代提出休克的微循环障碍学说以来，对于休克的认识在发病机制及治疗方法上均取得了突破性的进展。休克的病理过程非常复杂，同时在休克过程中出现的很多细胞代谢障碍难以用微循环理论来解释。近来有人提出了休克发生的细胞机制问题。研究发现感染性休克的发生与致炎的和抗炎的细胞体液因子有关，开始从细胞、亚细胞和分子水平来研究休克，并探讨这些体液因子对微循环、细胞和器官功能的影响，目前对休克发病机制上认识可归纳为下述三个方面：①微循环障碍学说；②休克的细胞机制；③体液因子在休克发生、发展中的变化与作用。其中微循环障碍学说占主导地位。

MODS 作为休克的重要并发症之一，具有很高的致死率和致残率，同时消耗巨大的医疗费用和资源。MODS 是继发于感染和休克等重症病患者的独特现象，如何防治 MODS 已成为当前重症医学所面临的巨大挑战。针对 MODS 的发生机制，人们做了大量的基础和临床的研究，提出了缺血再灌注损伤、细菌毒素、胃肠道菌群移位、炎症反应失控瀑布反应、两次打击和双相预激、基因诱导等诸多假说。其中自 20 世纪 80 年代以来，提出了休克的本质是组织细胞缺氧，并确立了以纠正细胞缺氧为目标的复苏治疗方向，对临床治疗的影响有里程碑式的意义，使血流动力学治疗由单纯循环系统延伸至细胞代谢，其认为组织缺氧是 MODS 最主要原因。但在实际临床工作常会面对在宏观血流动力学参数被纠正到正常时，微循环功能障碍，细胞氧代谢异常，组织缺氧仍继续存在，即我们临床常说的"难治性休克"，或"休克晚期"，此时，通过宏观循环的调整往往难以进一步改善组织灌注，是治疗面对的难点和尚未攻克的难题。如何理解全身氧输送正常、宏观循环参数正常下的微循环功能障碍和细胞代谢异常，此时临床医师治疗的方向又在何处？理论上，此时进一步提高氧输送意义不大，提示可能存在氧利用的异常，治疗上需另辟蹊径，着眼点应落在改善微循环灌注和细胞代谢上。目前在机制上很难将微循环和细胞代谢单独拆分开来讨论，2004 年，Spronk 和 Ince 等提出了微循环和线粒体窘迫综合征（microcirculation and mitochondrial distress syndrome，MMDS）的概念，MMDS 所定义的组织氧摄取障碍是由微循环衰竭还是线粒体窘迫所引起的，临床上难以通过监测区分开来，具体机制仍不明确，在疾病的不同阶段是什么因素导致了微循环或线粒体窘迫，以及如何进行干预仍是需要继续探索的问题。Trzeciak 和 Rivers 提出在感染性休克时 MODS 的发生和发展归纳为：①全身性组织缺氧；②广泛内皮细胞损伤；③凝血系统活化；④微循环和线粒体窘迫综合征。MMDS 从理论上建立了微循环和细胞代谢的纽带，在临床上我们应该结合两者一起分析，是微循环功能障碍，还是细胞病的问题，是我们将来在休克治疗中需要回答的问题。

第一节　休克不同阶段微循环和细胞代谢病理生理

休克的微循环障碍学说认为休克是一个以急性循环障碍为主的综合征，休克发病的关键不在于血压，

而在于血流,其机制是交感-肾上腺髓质系统强烈兴奋引起的体内重要器官微循环血液灌流量不足和细胞的功能、代谢紊乱。根据休克发展过程中微循环的变化规律,以典型的失血性休克为例,休克时微循环的改变大致可分为如下三个时期。

一、微循环缺血期(休克早期,休克代偿期,缺血性缺氧期)

(一)微循环变化的特征

微循环缺血期是休克发展的早期阶段,该期微循环状态的主要特征是缺血。表现为小血管持续痉挛,真毛细血管网大量关闭,微循环少灌少流、灌少于流,组织细胞呈缺血、缺氧状态。此时,微循环内血流速度显著减慢,血流限于从直捷通路或动-静脉吻合支回流,这一现象在皮肤、肌肉、肾脏等脏器较为显著。

(二)微循环改变的机制

1. 微循环缺血的关键性变化是各种致休克原因(如创伤、疼痛、失血、大面积心肌梗死以及内毒素等)通过不同途径引起交感-肾上腺髓质系统的强烈兴奋、儿茶酚胺大量释放入血,既刺激 α 受体造成皮肤、内脏血管明显痉挛,又刺激 β 受体,引起大量动-静脉短路开放,构成了微循环非营养性血流通道,使这些器官微循环血液灌流锐减,造成这些组织器官严重的缺血性缺氧。休克时,患者血中儿茶酚胺含量比正常高几十倍甚至几百倍,这是休克早期微血管痉挛收缩的主要原因。

2. 休克早期除交感神经兴奋、儿茶酚胺大量增多外,体内还产生许多血管活性物质,如血管紧张素 II、血管加压素、血栓素 A_2(TXA$_2$)、内皮素、白三烯(LTs)以及心肌抑制因子(MDF)等缩血管物质也参与微血管的痉挛收缩作用。该期为休克的可逆期,无氧代谢增加,出现乳酸升高,细胞损伤和代谢障碍可能尚不明显,如果能在本期尽早消除休克动因,及时补充血容量,恢复循环血量,则患者较易恢复健康,否则,休克过程将继续发展而进入休克期。

二、微循环淤血期(休克期,可逆性失代偿期,淤血性缺氧期)

如果休克病因未能及时除去,病情继续发展,交感-肾上腺髓质系统长期过度兴奋,组织细胞持续缺血缺氧,病情恶化而发展到微循环淤血期。

(一)微循环变化的特征

本期微循环状态的主要特征是淤血,表现为微血管大量开放,血液淤滞其中,微血管通透性升高,微循环处于灌注大于流出的状态。本期中可见微循环中的血管自律运动现象首先消失,终末血管床对儿茶酚胺的反应性进行性下降。微动脉和毛细血管前括约肌的收缩逐渐减退,血液大量涌入真毛细血管网,微循环静脉端血流缓慢、红细胞聚集、白细胞滚动、黏附、贴壁嵌塞、血小板聚集、血黏度增加,毛细血管的后阻力大于前阻力,使组织微循环灌而少流,灌大于流,严重者血液淤泥化,血流更为缓慢。此时组织处于严重的低灌流状态,组织细胞存在严重的淤血性缺氧,外周阻力也显著下降,机体逐渐由代偿向失代偿发展。故又将本期称为失代偿期。

(二)微循环改变的机制

1. 酸中毒的影响 持续性微血管收缩使组织严重缺血、缺氧,引起组织中氧分压下降,CO_2 和乳酸堆积,发生酸中毒。酸中毒导致血管平滑肌对儿茶酚胺的反应性降低,使微血管扩张、通透性增加。

2. 局部扩血管物质增多 长期缺血、缺氧、酸中毒使组织局部组胺、腺苷、K^+、激肽类等扩血管代谢产物增多,组织间液渗透压增高等,均可引起血管扩张。休克时形成的多种体液因子也参与微循环紊乱的发生。如 PGE$_2$、PGI$_2$、一氧化氮、内啡肽等促使血管扩张。

3. 内毒素 除病原微生物感染引起的败血症外,休克后期常有肠源性细菌(大肠埃希菌)和脂多糖(LPS)入血。LPS 与其他毒素通过促进一氧化氮生成、激活激肽系统等多种途径,引起血管扩张,导致持续性的低血压。同时,还因内毒素损伤血管内皮细胞、中性粒细胞及血小板,致使血液流变学异常,从而加重微循环淤血。

4. 血液流变学的改变 休克时的血液流变学异常,在休克期微循环淤血的发生发展中起着非常重要的作用,这是微循环血管前阻力降低、后阻力升高,导致微循环"灌大于流"淤滞状态的最根本原因。在休克期,血流缓慢的微静脉中红细胞、血小板黏附聚集,加上组胺等体液因子使血管通透性增加,血浆外渗,血液黏度增高,使血流受阻,白细胞在微血管中滚动、贴壁、黏附于内皮细胞上,加大了毛细血管的后阻力,造成微循环血流缓慢,血液泥化、淤滞,甚至血流停止。休克期有许多体液因子(如 TNF、IL-1、LTB4、PAF 等)能够促进白细胞在微静脉附壁黏着,增加毛细血管后阻力,而血管内皮细胞在 TNF-α、IL-1 及 LPS 及氧自由基激活后,可介导白细胞黏附并激活白细胞引起微循环障碍及组织损伤。

(三) 微循环失代偿变化的后果

1. 自身输液停止 由于毛细血管后阻力大于前阻力,血管内流体静压升高,组织液进入毛细血管的缓慢"自身输液"停止,血浆外渗到组织间隙。此外,组胺、激肽、前列腺素、白三烯、某些补体成分(C3a、C4a、C5a)、TNF、PAF、MDF 等细胞体液因子的作用引起毛细血管通透性增高和血细胞聚集,促进了血浆外渗、血液浓缩,加重了微循环淤滞。

2. 第三间隙丢失 休克时,由于酸性代谢产物、溶酶体水解产物以及儿茶酚胺的作用使组织间胶体的亲水性增加,出现血管外组织间水分被封闭或被隔离的现象,亦称第三间隙丢失,导致功能性细胞外液减少,造成血容量不足和血液浓缩。

3. 有效循环血量锐减 该期微循环血管床大量开放,血液分隔并淤滞在内脏器官,如肠、肝和肺,造成有效循环血量严重不足,静脉充盈不良,回心血量减少,心输出量和动脉血压进行性下降,组织缺氧日趋严重,形成恶性循环。当平均动脉压<50mmHg 时,心脑血管失去自身调节,冠状动脉和脑血管灌流不足,出现心脑功能障碍,甚至衰竭。

三、微循环衰竭期(休克晚期,休克难治期)

休克期即失代偿期持续较长时间以后,休克便进入微循环衰竭期,此时即使采取输血补液及多种抗休克治疗措施,休克状态仍难以纠正,故该期又称为难治期。失代偿期时出现的某些脏器的微循环淤滞更加严重,并且出现细胞、器官的功能障碍。

(一) 微循环改变的特征

本期微循环状态的特征是衰竭。表现为微血管的反应性显著下降,并出现弛缓性麻痹扩张,毛细血管内血流停滞,出现不灌不流状态,甚至可有微血栓形成。

(二) 微循环衰竭的机制及后果

1. 微血管麻痹扩张 在休克难治期,即使在输血补液治疗以后,微血管对儿茶酚胺反应性仍然不断下降,出现微循环衰竭。本期血管反应性降低的机制可能与组织细胞酸中毒、一氧化氮(NO)生成增多、ATP 敏感性 K$^+$ 通道开放使血管平滑肌细胞膜超极化、钙内流减少等因素有关。

2. 血液流变学改变加剧

(1)毛细血管无复流:发生无复流现象的原因之一是休克晚期缺氧和酸中毒进一步加重,使微血管对血管活性物质失去反应,另一原因与休克晚期并发 DIC 形成微血栓有关,微血栓堵塞管腔是毛细血管灌流不易恢复和发生难治性休克的重要原因。

(2)微血管结构和功能受损:严重缺氧、酸中毒、内毒素以及休克时增多的各种细胞体液因子共同作用于微血管,使内皮细胞受损、红细胞聚集、血小板黏附聚集、白细胞贴壁和嵌塞,从而导致管腔狭窄,血管壁通透性增高,血浆大量外渗,血液黏度显著增高、形成血液淤泥而使血流停滞。

(3)DIC 形成:休克晚期,血液流变学的改变和凝血系统的激活,可发生 DIC,其发生机制主要与下列因素有关:

1)凝血系统的激活:严重缺氧、酸中毒、内毒素等原因使血管内皮细胞广泛损伤,使其下方的胶原暴露,激活凝血因子Ⅻ,启动内源性凝血系统;严重创伤、烧伤和外科手术等常伴有大量的组织破坏,组织因子释放入血启动外源性凝血系统。

2)微循环障碍:休克期微循环淤滞,血流缓慢,血液黏滞性增高,血小板和红细胞易聚集而形成团块,导致 DIC 形成。

3)高凝状态:机体强烈的应激反应,使血液中的血小板和凝血因子增加,血小板的黏附、聚集性增强,加之休克过程中,由于严重缺血缺氧使肝清除能力降低,内毒素等物质"封闭"了单核-吞噬细胞系统,血液处于高凝状态,有利于 DIC 的形成。

4)PGI_2/IXA_2 平衡失调,休克时显著增多的 TXA_2 可促进血小板聚集和 DIC 发生。

四、休克的细胞机制

(一)微循环障碍学说

微循环障碍学说认为细胞代谢障碍是继发于微循环障碍之后发生的,是由于缺氧和酸中毒引起的损伤。

1. 休克时细胞膜电位变化发生在低血压之前。

2. 细胞功能的恢复可以促进微循环功能的恢复。

3. 器官微循环灌流恢复后,器官功能却没有恢复。

4. 促进细胞功能恢复的药物,取得了抗休克的疗效。

以上说明休克时细胞损伤可以继发于微循环功能障碍,也可能是原发的,即有休克导致的直接细胞损伤,提出了休克细胞的概念,认为细胞损伤是 MODS 的基础,休克的认识水平逐步深入到细胞和分子水平。

(二)在休克时微循环功能和细胞代谢功能相互影响和作用

1. 供氧不足,糖酵解加强 休克时微循环严重障碍,组织低灌注和细胞缺氧,细胞内最早发生的代谢变化是先利用脂肪酸供能转向优先利用葡萄糖供能。由于缺氧,糖氧代谢受阻,使 ATP 生产显著减少,无氧酵解增强,乳酸生成增多,局部酸中毒可以加重微循环功能障碍。

2. 能量不足,钠泵失灵、钠和水内流 无氧情况下,糖酵解供能提供的 ATP 减少,细胞膜上的钠泵运载失灵,因而细胞内 Na 增多,细胞外 K 增多,导致细胞水肿和高钾血症。局部酸中毒:缺氧时糖酵解增强,丙酮酸不能氧化转换为乳酸,肝脏也不能充分摄取乳酸转变为葡萄糖,高乳酸血症是局部酸中毒的原因。由于灌注障碍,代谢产物不能及时清除,也加重局部的酸中毒。

3. 细胞的损伤和凋亡、细胞的损伤、细胞膜的变化 微电极和电镜观察发现,细胞膜是休克时最早发生损伤的部位,缺氧,ATP减少,高钾,酸中毒及溶酶体的释放,自由基引起膜的脂质过氧化,其他炎症介质和细胞因子都会造成细胞膜的损伤,出现离子泵功能障碍,水、Na 和 Ca 内流,细胞内水肿,跨膜电位下降。溶酶体的变化:休克时缺血缺氧和酸中毒,引起溶酶体的释放,溶酶体肿胀,有空泡形成。线粒体的变化:休克时线粒体肿胀,致密结构和嵴消失,钙盐沉积,线粒体破坏,线粒体损伤后,造成呼吸链障碍,氧化磷酸化障碍,能力物质进一步减少。细胞的凋亡、休克时炎症反应,毒素、细胞因子,自由基等可直接导致细胞变性,水肿坏死,以及凋亡。

第二节 感染性休克微循环障碍和细胞代谢异常的临床评估

上一节主要以失血性休克为例描述了微循环和细胞代谢的变化过程,理论上所有类型的休克本质都是组织细胞缺氧、低灌注。当然,在临床实际工作中,很难根据临床表现就明确地界定现在处于休克哪个时期,休克的分期有助于对病情危重程度的判断。感染性休克作为休克的特殊类型,其宏观血流动力学往往表现为高心排低外周血管阻力,而其中血管内皮细胞损伤和微循环功能障碍可能是其病理生理进展的关键因素,在细胞代谢方面表现为以线粒体功能障碍为主的氧利用异常,其发病率高、致死致残率高。早在 2002 年 10 月,巴塞罗那由 SCCM. ESICM 和 ISF 共同发起拯救脓毒症运动(surviving sepsis campaign,SSC),提出要将 severe sepsis 病死率 5 年内下降 25% 的目标。2004 年 SSC 又组成了 11 国际组织专家委员会制订脓毒症治疗指南,推行严重感染的集束化治疗策略。2008 年和 2013 年分别又对指南进行了更新。但感染性休克的病死率一直居高不下,医疗费用高昂,目前临床指南更多强调的是休克复苏的及时性,从全身氧输送层面,从宏观血流动力学层面进行休克复苏,而关于微循环功能障碍和细胞代谢异常的针对性治疗,尚未取得突破性进展。

临床上一切异常的表现理论上都与微循环功能障碍相关,可表现皮肤湿冷、意识淡漠、烦躁不安、花斑、少尿、毛细血管充盈时间延长等,但缺乏特异性和敏感性,难以进行定量指导和反馈治疗。当然,细胞代谢的指标在反映组织细胞氧代谢的同时,也间接地反映了微循环的功能,如动脉乳酸水平、中心静脉血氧饱和度($ScvO_2$)、经皮氧分压/二氧化碳分压、胃黏膜 Phi 等。正交偏振光谱成像(OPS)技术、旁流暗场成像(SDF)技术出现,使得微循环的监测真正从实验室走到了临床,使得医师可以在床旁直接观察患者的舌下黏膜微循环情况以及对治疗的反应。

OPS 技术主要利用红细胞对偏正光入射绿光产生的消偏正光散射成像,可对皮下 0.5mm 深度组织产生高清晰血管图像。OPS 的相关参数有:PVD(灌注小血管密度)、PPV(灌流血管比例)、MFI(微循环血流指数)、HI(不均质指数)。SDF 技术则应用探针发光二级管产生 530nm 波长光波,可被 Hb 吸收对皮下 1mm 深度组织产生高清晰血管图像,可见细胞运动,图像质量高。2006 年,荷兰 Elbers 和 Ince 根据舌下黏膜的毛细血管 OPS 成像特点,建立了微循环的分类系统,其将感染性休克的微循环障碍分为五类,有别于前面的失血性休克的微循环表现。

一、休克的微循环障碍分类

1. 淤滞型　毛细血管处于淤滞状态,小静脉的血流正常或者血流缓慢。

2. 无灌注/连续型微循环　某一区域毛细血管没有血流灌注,与其邻近的另一部分毛细血管则灌注较好。

3. 淤滞/连续型微循环　某一区域毛细血管血流淤滞,与其邻近的另一部分毛细血管灌注正常。

4. 淤滞/高动力型微循环　某一区域毛细血管灌注呈高动力状态,与其邻近的另一部分毛细血管血流淤滞,一些微小静脉也呈现高动力状态。

5. 高动力型　微循环的各级血管均处于高动力的血流动力学状态。该分型对微循环监测的可起到半定量的评价作用,能够让临床医师直观地看到微循环的功能状态,可以结合细胞代谢的情况进行判断,并能反馈于治疗。

二、微循环的评价

感染性休克在微循环水平上,人们观察到了血流分布不均、毛细血管灌注差异显著,功能性分流等现象,并且这种现象的持续存在与器官衰竭的进展和死亡密切相关。临床上,这可部分解释常见到一些感染性休克患者上腔静脉血氧饱和度($ScvO_2$)正常乃至异常升高、全身氧摄取率低于正常,但组织缺氧仍然持续存在。另一个佐证是以微电极测定到的"氧分压间隙(PO_2 gap)",即微循环内氧分压低于静脉内氧分压,代表了分流的严重程度。近年来的基础和临床研究进一步阐述了其他机制在微循环功能障碍和细胞功能代谢的相互作用:如阻力血管舒缩调节功能受损;内皮细胞功能障碍/凋亡;中性粒细胞活化增加,黏附、聚集、释放促炎介质,激活凝血系统微血栓形成;毛细血管开放数量减少、密度减低,开放的毛细血管血流速增加,通透性增加,血管至细胞器距离增加,使氧弥散障碍,红细胞变形能力下降等引起的血液流变学异常等。上述因素阻碍宏观循环到微循环的氧输送,使得尽管全身性氧输送在数值上达到或超过正常,但微循环内和组织细胞仍不能得到充足的氧供给进行能量代谢。在感染性休克,目前虽然已不提倡超氧输送,但维持充足的氧输送是必要的,因为在分流存在的情况下,如此时全身氧输送还不充足,低灌注区域组织缺氧将进一步急剧性恶化,可以很快进展为 MODS,甚至循环崩溃,就如同感染性休克有合并心脏功能的抑制,死亡率会显著增加。

当然,微循环在不同组织和不同器官中异质性明显,单一部位或器官的微循环能否反应其他器官的微循环状态,这是微循环监测需要面对的问题。舌下黏膜的微循环状态能否很好反映内脏器官的微循环组织灌注?2003—2009 年期间,多个研究证实,舌下黏膜和肠道黏膜微循环灌注有良好的相关性。考虑可能因为两者的组织胚胎起源相通,解剖结构相似。2009 年,Boenma 用 OPS 对 23 例新建小肠造瘘的腹腔感染患者进行了前瞻性非干预的观察,提示感染后第一天舌下和小肠的 MFI 不存在相关性,同时微循环改变与体循环变量亦无相关性,3 天后舌下和小肠微循环正常并恢复相关性。这提示,应用 OPS 监测舌下微循环指导下的早期复苏尚存在距离,微循环的异质性,调节影响因素众多。人们一直在寻找改善微循环功能障碍的有效治疗手段:晶体或胶体、收缩血管或扩张血管、提高血压或提高心输出量、抗氧化剂、NO、激素、硝酸甘油等,在宏观循环调整满意后,如仍面临微循环功能障碍,我们临床治疗策略将如何调整,目前尚缺少令人满意的答案。应该强调的是,早期积极休克复苏,保证宏观循环灌注,集束化治疗策略仍是防治和改善微循环功能障碍的主要手段。

三、组织细胞氧代谢评价

在组织细胞氧代谢层面,临床上主要应用的是以全身氧输送理论为指导的监测和复苏策略。综合评价 DO_2、VO_2 及两者的相关性可以实现组织氧动力学的优化治疗,氧摄取率(O_2ER)作为评价氧供需平衡的指标,其效果比单纯应用 DO_2 和 VO_2 更敏感,正常个体的氧摄取率一般在 20%~30%。正常情况下,DO_2 改变时,因为氧摄取率的变化,VO_2 保持不变,也就是 VO_2 不受 DO_2 的影响。但当 DO_2 下降到一临界值时,VO_2 依赖于 DO_2 的变化,O_2ER 的增加也无法满足组织氧合,于是就发生无氧代谢。O_2ER 可以作为判断患者预后的指标。在临床工作如何评价全身和局部的氧需和氧耗的关系,寻找所谓的 DO_2 的拐点,如何评价提高氧输送的安全性和有效性呢?氧负荷试验通过评价机体对增加氧输送的反应可能是一可选择的方法(详见后面章节的讨论)。现在临床上判断全身氧输送和氧耗关系的指标主要有 $ScvO_2$、SvO_2。SvO_2 是指混合静脉血氧饱和度,通过右心漂浮导管获得,反映全身组织器官摄取氧的状态。

(一)中心静脉血氧饱和度

$ScvO_2$ 在临床上更具可操作性,目前推荐作为 SvO_2 的替代指标。$ScvO_2$ 和 SvO_2 存在一定的相关性,测量的 $ScvO_2$ 值一般情况要比 SvO_2 值高 5%~15%,可能因为混合静脉血是由中心静脉血混合了 30%~40%血氧饱和度的心脏冠状静脉窦血组成。但也有研究表明,有时 $ScvO_2$ 不一定比 SvO_2 低,临床上,我们测量 $ScvO_2$ 多通过颈内静脉和锁骨下静脉获得,严格意义上讲,属于上腔静脉血氧饱和度。而在感染性休克时还应考虑到下腔静脉血氧饱和度和心功能衰竭时冠状静脉窦血氧饱和度变化对 $ScvO_2$ 的影响。但 $ScvO_2$ 和 SvO_2 两者所代表的趋势是相同的,可以反映全身组织氧合状态,提示全身 DO_2-VO_2 关系。一般情况下,SvO_2 的范围为 60%~80%。在严重感染和感染性休克患者,$ScvO_2$<70%提示病死率明显增加,$ScvO_2$>70%是早期目标指导性治疗复苏的终点之一。$ScvO_2$ 已成为严重感染和感染性休克复苏的重要监测指标之一。严重感染与感染性休克时,因为血流分布不均或组织氧利用障碍可能会使 SvO_2 异常升高,所以 $ScvO_2$ 需要与其他血流动力学指标结合起来解读。当全身氧输送不能满足全身氧需求时,$ScvO_2$ 降低,提示机体无氧代谢可能增加,低 $ScvO_2$ 提示存在 DO_2-VO_2 的不匹配,应增加氧输送。另外,当组织器官氧利用障碍或微血管分流增加时,也可导致 $ScvO_2$ 异常升高,此时可能存在组织氧利用障碍,但不能完全除外氧输送就是足够的,当然此时进一步增加氧输送,可能会面临困难,则应充分评价增加氧输送安全性和有效性,进行滴定式治疗。$ScvO_2$ 过高或过低,都是不正常的,临床上应重视其监测的意义。一般来讲,$ScvO_2$ 降低的常见原因包括心输出量减少、血红蛋白氧结合力降低、贫血和组织氧耗(高热、寒战、烦躁等)的增加、低血氧饱和度。$ScvO_2$ 升高的常见原因包括高心排、镇静肌松、分流或细胞氧利用障碍、颅脑损伤(脑摄氧能力下降)、过高的动脉氧分压(可能与抑制机体的氧摄取相关)。

(二) 乳酸

需要强调的是,临床不能简单认为 $ScvO_2$ 正常或过高,就得出不存在组织细胞缺氧的结论,目前最常用的是应结合动脉乳酸进行鉴别。乳酸是反映无氧代谢的敏感指标之一。在常规血流动力学监测指标改变之前,组织低灌注与缺氧已经存在,乳酸水平已经升高,乳酸是反映隐匿性休克的敏感指标。研究表明,血乳酸持续升高与 APACHE II 评分密切相关,感染性休克患者如血乳酸 >4mmol/L,病死率达 80%,在创伤和急性心肌梗死的患者中,高乳酸,乳酸清除速率慢,提示预后不良,因此乳酸可作为评价疾病严重程度及预后的指标之一。研究显示,感染性休克患者复苏 6 小时内乳酸清除率≥10%者,血管活性药用量明显低于清除率低的患者,且病死率也明显降低(47.2% 对 72.7%,$P<0.05$),积极复苏后仍持续高乳酸血症者预后不良,故提出高乳酸时间(lactate time)的概念,即乳酸 >2mmol/L 所持续时间。更多的学者认为,连续监测血乳酸水平,尤其是乳酸清除率对于疾病预后的评价更有价值。

此外,在解读乳酸作为反映细胞无氧代谢指标时,还应注意到,其他影响动脉乳酸的因素。乳酸的升高需要区分是否与组织灌注相关。在肝功能不全时,乳酸可能会显著升高。另外,在应激条件下,例如剧烈运动,紧张等,交感神经兴奋、β 受体激动,也可引起动脉乳酸升高,此时并非因为灌注不足所致。感染性休克时,中性粒细胞活化,炎症瀑布反应,氧化应激也会导致动脉乳酸的升高,而与灌注无关。据报道,在重症哮喘患者雾化吸入 β 受体激动剂后,可能会引起血乳酸水平升高;另外,应用斯沃抗感染治疗,也有可能导致乳酸的升高。因此,当我们面对乳酸升高时,也应结合其他反映组织灌注、氧代谢的指标进行综合的判断。目前强调的是动态监测乳酸作为临床指导治疗更为可靠,有研究比较以乳酸为导向和以 $ScvO_2$ 为导向的感染性休克复苏策略,发现两种复苏策略死亡率无显著差异。有学者提出,乳酸结合丙酮酸进行分析,能更好地鉴别乳酸的升高是否因为细胞无氧代谢所致。

(三) 中心静脉-动脉二氧化碳分压差($P_{va}CO_2$)

近来 $P_{va}CO_2$ 也作为高级目标指导治疗的复苏终点之一。在早期监测发现混合静脉-动脉 CO_2 分压差,在心输出量低的范围内,其和心输量的呈显著线性负相关,近来应用 $P_{va}CO_2$ 来替代混合静脉-动脉 CO_2 gap,更具有临床使用价值,其可作为心输量的粗略替代指标。正常范围小于 6～8mmHg。$P_{va}CO_2$ 显著增加,应警惕可能出现了严重的低心排。理论上,$P_{va}CO_2$ 主要反映机体清除 CO_2 的能力,和全身循环血流量、代谢率、酸碱程度等相关。存在组织灌注不足时,如合并 $P_{va}CO_2$ >6mmHg,则提示机体 CO_2 生成过多,机体清除能力下降,有必要提高心输量。也有研究表明,$P_{va}CO_2$ 可作为预测容量反应性的指标之一。

(四) 消化道黏膜 pH 值(pHi)

局部组织氧代谢的监测,严重感染与感染性休克时局部组织灌注及氧代谢改变往往发生较早,监测局部组织灌注状态与传统的容量、压力、血氧等指标相比,对于早期诊断、判断治疗效果与预后更为重要。胃肠道血流低灌注导致黏膜细胞缺血缺氧,H^+ 释放增加与 CO_2 积聚,pHi 是主要反映组织细胞氧合状况的指标,而 $PtCO_2$ 的监测较 pHi 更为直接、精确。研究显示,严重创伤患者 24 小时连续监测 pHi,pHi≥7.30 组存活率明显高于 pHi<7.30 组;pHi<7.30 持续 24 小时,病死率可高达 50%。因此有学者认为,以纠正 pHi 为治疗目标,有助于改善感染性休克的预后。但一项大样本前瞻性研究却发现,即使维持胃黏膜 pHi≥7.30,病死率也未获得显著降低(38.5% 对 39.6%)。因此,尽管测定 pHi 可以了解组织氧合,但是能否作为感染性休克患者指导治疗的指标尚不确定。有关黏膜内 PCO_2 测定及黏膜-动脉 PCO_2 差

值(mucosal-arterial PCO_2 gap)监测判断感染性休克预后的临床研究显示,在尚未有效复苏时,该项指标不能评价预后;而经早期复苏血流动力学稳定的重症患者,死亡组黏膜 PCO_2 及 $P_{m-a}CO_2$ gap 明显高于存活组,说明此时的局部氧代谢状态与感染性休克患者的预后密切相关。近年来随着对休克患者局部氧代谢研究表明,舌下 PCO_2 与胃黏膜 PCO_2 有很好的相关性,并且可以通过 OPS 在床旁直接观察和实时监测,不失为一个实用、直观的方法了解局部组织灌注水平的指标。近来还有学者在感染性休克患者中研究无创测量皮肤的 CO_2 和动脉 CO_2 的差值,发现死亡的 CO_2 差值显著高于存活组。总之,局部灌注与组织氧代谢监测可能成为今后更有效的休克监测与预后评估指标,但目前的研究有待进一步深入,特别是缺乏用其评价干预性治疗效果的大样本临床研究证据。

(五) 组织氧监测(StO_2)和氧负荷试验(VOT)

目前作为评价局部细胞代谢和微血管功能的监测手段和方法临床研究较多的是 StO_2 和 VOT。由于其无创,简便性,成为目前研究的热点。近红外光比较容易穿透生物体,近红外光谱技术一般指应用近红外光(波长 680~800nm)进入生物体组织后,不同成分对近红外光的吸收而衰减的程度不同,进而计算测定组织内相应成分的浓度,类似于脉搏血氧饱和度(SpO_2)。人体组织中影响近红外光透光率仅有以下三种成分:肌红蛋白、氧合/去氧合血红蛋白、细胞色素酶 aa3,其中血红蛋白是主要的影响因素,通用 NIRS 可以计算测定相应组织总的血氧饱和度。根据 Beer 原则,近红外光谱技术的测定多限于 1mm 以下的血管(包括微动脉、微静脉、毛细血管成分)。通过测定组织内的氧合血红蛋白(HbO_2)和去氧合血红蛋白(Hb)之间的比例,即可计算出 StO_2,此外,总的光吸收还可用来计算组织的总血红蛋白(HbT)和绝对组织血红蛋白指数(THI),HbT 和 THI 可以代表检测探头附近组织的微血管内血容量。另外,近红外光在组织中的穿透能力还与发射器和接收器两者距离相关,一般距离在 25mm 内,接收器可检测到穿透深度 23mm 组织的近红外光信号。在实际临床工作中,NIRS 可以对脑、肠黏膜、肌肉等局部组织血氧饱和度进行无创持续动态的监测。成人重症患者中,StO_2 常用监测部位为手掌侧鱼际肌部位的肌肉组织。

1. 血管阻断试验(vascular occlusion test,VOT)　也有学者称 VOT 为缺血负荷试验或反应性充血试验。反应性充血是指局部组织受压,引起周围组织毛细血管缺血及缺氧,解除压迫后血流又进入组织,受压区域变得充血,是正常机体组织对缺血缺氧的一种生理反应,是局部微血管/微循环功能完整性的体现。已有研究表明,重症患者的反应性充血能力与疾病危重程度和预后相关。VOT 是一种定量评价微血管/微循环功能,血管内皮细胞功能,局部组织氧代谢相对无创的方法,目前 VOT 多使用无创血压袖带加压(收缩压之上 50mmHg)来临时阻断上臂肱动脉血流 3~5 分钟后,释放血压袖带恢复血流,人为模拟前臂缺血再灌注的模型,在再灌注期血流恢复的速度和幅度与微动脉和毛细血管的再开放的能力相关,体现了反应性充血的能力及微循环的储备功能。目前一般通过测量计算 VOT 再灌注期前臂肢部血流和代谢相关指标变化的幅度和速度(例如 NIRS 技术测量 StO_2、无创 ClarK 电极测量 PtO_2/$PtCO_2$、脉搏血氧仪测定 PI、激光多普勒流量计测定局部组织血流量等)作为定量评价微血管/微循环功能、内皮细胞功能、氧代谢无创的指标。

2. StO_2　目前,在 VOT 中最常用的监测指标是 StO_2。在动脉血流阻断缺血期,局部肌肉组织无血流灌注,同时静脉回流亦完全阻断,而由于肌肉氧消耗,所以 HbO_2 减少,总 Hb 不变,StO_2 持续下降,描述参数为 StO_2 去氧合速率(rate of decrease StO_2,$RdecStO_2$,%/s),反映了肌肉的氧消耗;进入动脉血流恢复再灌注期后,血流灌注恢复,HbO_2 迅速增加,Hb 被冲刷洗出,局部反应性充血,StO_2 恢复并反应性地升高后再回到缺血前的基线水平,描述参数为 StO_2 增加速率(rate of increase StO_2,$RincStO_2$,%/s)及 ΔStO_2(再灌注期 Max StO_2-基础 StO_2),是定量地评估了局部组织反应性充血的能力及微循环的完整性和储备能力的相关指标。基础的 StO_2 体现了局部肌肉组织的氧代谢情况,数值越低,则往往提示存在的组织缺氧越严重。在急诊创伤患者应用较为广泛。Crookes 等人在 707 健康志愿者中测量了鱼际肌部位 StO_2,报道其数值为 87%±6%,人群平均年龄 49 岁,60% 为女性;其后又在 145 名创伤患者中监测 StO_2,

发现 StO_2 可区分创伤患者休克的严重程度。Cohn 等学者在 383 名创伤休克患者研究发现，StO_2 和碱缺失在预测患者进展 MODS 的能力相近，$StO_2 < 75\%$ 则提示预后不佳。还有研究表明，StO_2 可以作为判断是否需要输血治疗的参考指标以及指导低血容量休克的复苏。近来，Sagraves 等人对院前急诊转运中的患者进行 StO_2 监测，发现 StO_2 的下降可导致死亡率增加，其认为 StO_2 可作为院前转运评估低灌注的无创敏感指标，是一个新的评估生命体征的参数，StO_2 可发现早期休克。Leone 等回顾分析 42 例感染性休克患者，发现死亡组在早期复苏后的 StO_2 显著低于存活组，经早期复苏后 StO_2 低于 78% 与 28 天死亡率相关。但亦有研究表明，在感染性休克时，外周组织、内脏血流分布异常，基础的 StO_2 可能表现为正常，和正常人群数值重叠，在反映组织缺氧方面可能存在一定的误区。

3. StO_2 和 $SvO_2/ScvO_2$ 的相关性 StO_2 作为反映局部灌注的指标，同时也是全身灌注指标的体现，可应用于作为 $SvO_2/ScvO_2$ 的替代指标。Podbregar 等人在 65 例严重左心功能不全患者研究 StO_2 和 SvO_2 的相关性，发现重症感染组的 StO_2 显著低于非感染组（$58\%\pm13\%$ 对 $90\%\pm7\%$，$P<0.001$），非感染组 StO_2 与 SvO_2 显著相关，SvO_2 的变化和 StO_2 的变化相关，StO_2 可作为 SvO_2 的替代指标；而在感染组，两者差异较大，StO_2 不能作为 SvO_2 的替代指标。近来，Jaume Mesquida 等人在感染性休克患者中研究发现 StO_2 与 $ScvO_2$ 的存在显著相关性，以 $StO_2 < 75\%$，可预测 $ScvO_2 < 70\%$，敏感性为 44%，特异性为 93%。

VOT 作为一个对局部组织的缺血负荷试验，能够反映组织微循环的完整性和储备能力，较基础的 StO_2 可能更具意义。Creteur 等在 72 例重症感染患者、18 例非感染患者、18 健康志愿者中分别测量 StO_2 并进行 VOT，发现重症感染组 $RincStO_2$ 及 ΔStO_2 显著低于非感染和正常组，并对其中 52 例重症感染患者进行连续两天测定 StO_2 和 VOT 并随诊，发现存活组 $RincStO_2$ 高于死亡组，并在治疗过程中 $RincStO_2$ 有改善趋势。Didier 在 43 例严重感染患者中联合激光多普勒流量计和 StO_2 进行 VOT，发现 $RincStO_2$ 与体循环指标、微循环血流变化及全身代谢性指标均有较好的相关性，并和预后相关。

4. StO_2 和 VOT 局限性和存在的问题 Lima 等在早期复苏后循环稳定的重症患者中研究发现，外周灌注是基础 StO_2 及其在 VOT 变化的主要影响因素，以毛细血管充盈时间 >4.5 秒和前臂-指端温度差 $\geqslant 4^\circ C$ 定义为外周灌注异常，其发现外周灌注异常组的基础 StO_2 及 StO_2 在 VOT 的恢复速度显著低于外周灌注正常组，外周灌注能明显地影响 StO_2 及 StO_2 在 VOT 恢复速度，而对 StO_2 在 VOT 去氧合速度无影响。而早期复苏循环不稳定的患者中，外周灌注如何影响 StO_2 及其 VOT 变化尚未明确。外周灌注易受到其他因素影响，如周围环境（室温/噪声）、年龄、肥胖程度、局部水肿、周围血管病变、血管活性药物等，同样这样因素也能影响 StO_2，目前尚需进一步研究探讨。此外，由于不同 NIRS 机器具有不同的光谱波长及数据计算方法，目前尚缺乏统一标准，在研究间进行相互比较时存在一定困难。在进行 VOT 时，对于动脉血流阻断的时间、压力及部位都可能对结果产生影响，还需要大样本研究建立统一的标准。目前，StO_2 常选择的测量部位有鱼际肌、前臂肌肉、三角肌、咬肌等，最近有研究表明，在早期感染性休克患者中咬肌部位的 StO_2 与 $ScvO_2$ 存在显著相关性，三角肌和咬肌部位的 StO_2 预测 28 天死亡率优于鱼际肌部位的 StO_2 和 $ScvO_2$；在休克的进程中，一般外周组织灌注异常很少累及上臂和颜面部，提示休克中外周组织和中心组织微循环的变化可能不一致的，在重症患者中不同部位 StO_2 监测的意义还需要进一步研究和探讨。而目前最常用的测量部位为鱼际肌，主要因为该部位易于进行 VOT 以及鱼际肌部位皮肤厚度、皮下脂肪组织的个体差异较小。

（何怀武）

第四篇
血流动力学常用指标及其意义

血流动力学监测的常用指标包括压力参数、流量参数和容积参数。压力参数如血压、心静脉压等在血流动力学监测中较早得到应用,并且随着血流动力学监测的细化,它们的临床意义逐渐得到更精确的诠释。流量参数和容积是指通过各种方法直接测得患者的心输出量或心腔容积等指标,能更精确地反映患者的血流动力学状态。下面分别对这些指标进行介绍。

第十九章 压力参数

一、中心静脉压(central venous pressure,CVP)

中心静脉压(CVP)是指腔静脉与右房交界处的压力,是反映右心前负荷的指标。中心静脉压有4部分组成:右心室充盈压;静脉内壁压即静脉内容量产生的压力;静脉外壁压,即静脉收缩压和张力;静脉毛细血管压。因此,CVP的大小与血容量、静脉压力和右心功能有关。临床实践中,通常进行连续测定,动态观察其变化趋势。目前多采用经皮穿刺的方法放置导管至中心静脉部位。常用的穿刺部位有锁骨下静脉、颈内静脉,在某些特殊情况下也可用贵要静脉或股静脉,但应该将导管的顶端置入上腔静脉。

(一) CVP监测器材及装置

中心静脉穿刺的器材主要包括:套管针、穿刺针、导引钢丝、深静脉导管等,市场上常供应配备完全的一次性的中心静脉穿刺针包。测压装置采用多功能生理监测仪,也可用简易的测量装置。

(二) CVP监测方法

用三通接头连接好测压装置。三通的前端与导管相连,侧道连接测压管,并将测压管垂直固定在有刻度的标尺上,或测压管连接压力传感器,通过监测仪测压,同时可以观察到中心静脉的波形变化。三通的尾端与输液器相连,不测压时可作输液用。将测压管刻度上的"0"调到与右心房相平行(相当于平卧时腋中线第四肋间)水平处,或者用水平仪标定右心房水平在测压管上的读数,该读数就是零点。确定管道通畅,转动三通,使输液管与测压管相通,液面在测压管内上升,液面要高于患者实际的CVP值,同时不能从上端管口流出。调节三通,关闭输液通路,使测压管与静脉导管相通,测压管内液面下降,当液面不再降时读数。调节三通,关闭测压管,开放输液通路。如用采用压力传感器测压,则应将压力换能器的高度应与心脏同一水平后,按调零钮,监护仪自动调定零后,调节三通,关闭输液通路,使测压管与静脉导管相通,随时观察CVP曲线变化和CVP的值。

(三) CVP正常值

正常值:CVP的正常值为5~10mmHg,<5mmHg表示血容量不足,>15~20mmHg提示输液过多或心功能不全。

(四) 影响CVP的因素

1. 病理因素　CVP升高见于右心房及左或右心室心力衰竭、心房颤动、肺梗死、支气管痉挛、输血补液过量、纵隔压迫、张力性气胸及血胸、慢性肺部疾患、心脏压塞、缩窄性心包炎、腹内压增高的各种疾病及先天性和后天性心脏病等。CVP降低的原因有失血和脱水引起的低血容量,以及周围血管扩张,如分布性休克等。

2. 神经体液因素　交感神经兴奋,儿茶酚胺、抗利尿激素、肾素和醛固酮等分泌增加,血管张力增加,使CVP升高。相反,某些扩血管活性物质,使血管张力减少,血容量相对不足,CVP降低。

3. 药物因素　快速输液、应用去甲肾上腺素等血管收缩药,CVP明显升高;用扩血管药或心动能不全患者用洋地黄等强心药后,CVP下降。

4. 其他因素　有缺氧和肺血管收缩,气管插管和气管切开,患者挣扎和躁动,控制呼吸时胸膜腔内压增加,腹腔手术和压迫等均使CVP升高,麻醉过深或椎管内麻醉时血管扩张,CVP降低。

(五) CVP 波形分析

1. 正常波形　有 3 个正向波 a、v、c 和两外负向波 x、y，a 波由心房收缩产生；c 波代表三尖瓣关闭；v 波由右房主动充盈和右室收缩时三尖瓣向右房突出形成；x 波反映右心房舒张时容量减少；y 波表示三尖瓣开放，右心房排空。右心房收缩压（a 波）与舒张压（v 波）几乎相同，常在 3～4mmHg 以内，正常右心房平均压为 2～6mmHg（图 19-1）。

2. 异常波形

（1）压力升高和 a 波抬高和扩大：见于右心室衰竭、三尖瓣狭窄和反流，心脏压塞、缩窄性心包炎、肺动脉高压及慢性左心衰竭，容量负荷过多。

（2）v 波抬高和扩大：见于三尖瓣反流，心脏压塞时舒张期充盈压升高，a 波与 v 波均抬高，右房压力波形明显，x 波突出，而 y 波缩短或消失。但缩窄性心包炎的 x 波和 y 波均明显。

（3）呼吸时 CVP 波形：自主呼吸在吸气时，压力波幅降低，呼气时增高，机械通气时随呼吸变化而显著。

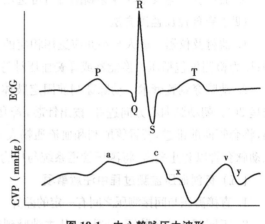

图 19-1　中心静脉压力波形

二、血压（blood pressure，BP）

(一) 无创血压监测

ICU 内最常用的是自动测压技术，连接于监护仪的袖带充气至压力超过前一次收缩压 40mmHg（初始测量压力约为 170mmHg），然后逐渐放气并感知袖带内的压力震荡。感知最大震荡时的最低压力计为平均动脉压（MAP），收缩压和舒张压可通过计算得出。

自动测压的局限性：

（1）袖带尺寸应覆盖上臂或大腿的 2/3，袖带过窄可使血压测得值偏高；过宽则测得值偏低。

（2）节律影响：如心房颤动可使测得值难以分析。

（3）活动影响：测压时患者活动会影响血压测得值。

（4）血压过高或过低时可能与动脉内测压结果不一致。

(二) 有创血压监测

是 ICU 内最常用直接测压方法，常选择桡动脉测量。通过内置动脉套管连接充满液体的管道，再与外部压力换能器相连接，压力换能器将压力信号转换为电信号，再经滤波后显示于监护仪屏幕上。

有创血压监测的适应证：

（1）重症肾上腺外科患者术后须严格控制血压者。

（2）重症内分泌危象血流动力学不稳定者［如肾上腺危象、儿茶酚胺危象（嗜铬细胞瘤危象）、高血压危象，以及低钾血症危象的严重并发症致命恶性心律失常］。

（3）需频繁采集动脉血标本者。

(三) 有创血压监测途径

1. 桡动脉　为首选途径。因动脉位置表浅并相对固定，穿刺易于成功且管理方便。在桡动脉穿刺前一般需行 Allen 试验，以判断尺动脉循环是否良好，是否会因桡动脉插管后的阻塞或栓塞而影响手部的血流灌注。Allen 试验的方法是：将穿刺侧的前臂抬高，用双手拇指分别摸到桡、尺动脉后，让患者做三次握拳和放拳动作，接着拇指压迫阻断桡、尺动脉的血流，待手部变白后将前臂放平，解除对尺动脉的压迫，观察手部的转红时间，正常 5～7 秒，平均 3 秒，8～15 秒为可疑，大于 15 秒是供血不足，一般大于 10 秒为 Allen 试验阳性，不宜行桡动脉穿刺。

2. 肱动脉 常在肘窝部穿刺,肱动脉的外侧是肱二头肌肌腱,内侧是正中神经。肱动脉远端的尺动脉、桡动脉之间有侧支循环,遇有侧支循环不全,肱动脉的阻塞会影响前臂和手部的血供。

3. 尺动脉 特别是经 Allen 试验证实手部供血以桡动脉为主者,选用尺动脉可以提高安全性,但成功率低。

4. 足背动脉 是下肢胫前动脉的延伸,并发症少,但该动脉较细,有时不能触及。

5. 股动脉 遇其他动脉穿刺困难时可选用。

(四)有创血压监测方法

1. 器材及仪器 成人与小儿应选用相应的套管针。测压装置包括配套的测压管道系统、肝素稀释液等;压力检测仪包括压力换能器或弹簧血压计等;用换能器还需有感应装置和显示器。

2. 动脉穿刺置管术 动脉穿刺前固定肢体,摸清动脉搏动,需要时于局麻下进行穿刺。套管针与皮肤呈 30°。朝动脉向心方向进针,拔出针芯,若套管已进入动脉,则有血向外喷出或接上空针回抽血流通畅,将套管向前推进,若置管顺利和血流通畅表示穿刺成功。之后,接上测压管道系统。用肝素稀释液冲洗动脉套管以防止凝血,将测压管道系统与压力监测仪相连,即可显示压力的数值和(或)动脉压波形。

(五)有创血压监测过程中注意事项

1. 直接测压与间接测压之间有一定的差异,一般认为,直接测压的数值比间接测压高出 5~20mmHg。

2. 不同部位的动脉压,仰卧时,从主动脉到远心端的周围动脉,收缩压依次升高,而舒张压逐渐减低,如足动脉的收缩压较桡动脉高而舒张压低。

3. 换能器与装有肝素盐水(0.1mg/ml)的加压袋相连接,此通路以 1~3ml/h 速度维持输液,以避免套管尖端形成凝血块。

4. 换能器与大气相通时进行零点校正,换能器在任何高度均可进行,但测压时应将换能器保持在稳定高度,通常选择冠状窦水平高度(临床中可选择第 4 肋间腋中线水平)。

5. 连续测压过程中尽量保持测压部位的稳定,防止因患者穿刺置管部位关节活动导致的动脉内置套管打折或脱出。

(六)正常动脉压波形

可分为收缩相和舒张相。主动脉瓣开放和快速射血入主动脉时分收缩相,动脉压波迅速上升至顶峰,即为收缩压。血流从主动脉到周围动脉,压力波下降,主动脉瓣关闭,直至下一次收缩开始,波形下降至基线为舒张相,最低点即为舒张压。动脉压波下降支出现的切迹称重搏切迹(dicrotic notch)。身体各部位的动脉压波形有所不同,脉搏冲波传向外周时发生明显变化,越是远端的动脉,压力脉冲到达越迟,上升支越陡,收缩压越高,舒张压越低,但重搏切迹不明显(图 19-2)。

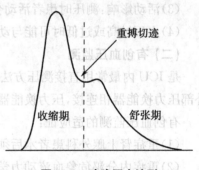

图 19-2 动脉压力波形

(七)压力上升速率(dp/dt)

通过动脉压波测量和计算 dp/dt,是一个心肌收缩性的粗略指标,方法简单易行,可连续测量。心功能正常的患者 dp/dt 为 1200mmHg/s 左右。

(八)异常动脉压波形

1. 圆钝波波幅中等度降低,上升和下降支缓慢,顶峰圆钝,重搏切迹不明显,见于心肌收缩功能低下或容量不足。

2. 不规则波波幅大小不等,期前收缩波的压力低平,见于心律失常患者。

3. 高尖波波幅高耸,上升支陡,重搏切迹不明显,舒张压低,脉压宽,见于高血压及主动脉瓣关闭不全。主动脉瓣狭窄者,下降支缓慢及坡度较大,舒张压偏高。

4. 低平波的上升和下降支缓慢,波幅低平,严重低血压,见于休克和低心排综合征。

三、PAWP 及 PAP

肺动脉嵌顿压(PAWP)及肺动脉压(PAP)的测量临床上通常采用放置 Swan-Ganz 导管的方式获得。

(一) 肺动脉漂浮导管

肺动脉漂浮导管是由 Jeremy Swan 和 William Ganz 等人设计并引入临床应用,所以称之为 Swan-Ganz 导管。Swan-Ganz 导管不仅使对肺动脉压和肺动脉嵌顿压的测量成为可能,而且可以应用热稀释方法测量心输出量和抽取混合静脉血标本。近年来,出现了一些改良型的 Swan-Ganz 导管,这些导管在原有的基础上增加了进行心脏起搏、计算心室容积或记录心内电图等功能。

1. 适应证 Swan-Ganz 导管适用于对血流动力学指标、肺脏和机体组织氧合功能的监测。所以,一般来说,对任何原因引起的血流动力学不稳定及氧合功能改变,或存在有可能引起这些改变的危险因素的情况,都有指征应用 Swan-Ganz 导管。

2. 禁忌证 Swan-Ganz 导管的绝对禁忌证是在导管经过的通道上有严重的解剖畸形,导管无法通过或导管的本身即可使原发疾病加重。如右心室流出道梗阻、肺动脉瓣或三尖瓣狭窄、肺动脉严重畸形等。

在下列情况时应慎用 Swan-Ganz 导管:如急性感染性疾病;细菌性心内膜炎或动脉内膜炎;心脏束支传导阻滞,尤其是完全性左束支传导阻滞;近期频发心律失常,尤其是室性心律失常;严重的肺动脉高压;活动性风湿病;严重出血倾向;心脏及大血管内有附壁血栓;疑有室壁瘤且不具备手术条件者。

(二) 参数测量

通过 Swan-Ganz 导管可获得需要的压力参数:

肺动脉压(PAP)的测量:是当 Swan-Ganz 导管的顶端位于肺动脉内(气囊未充气)时,经远端开口测得的压力。肺动脉压力可分别以收缩压、舒张压和平均压力来表示。平均肺动脉压正常值为 11~16mmHg。

肺动脉嵌顿压(pulmonary artery wedge pressure,PAWP)是将气囊充气后,Swan-Ganz 导管的远端嵌顿在肺动脉的分支时测量的气囊远端的压力,正常值为 6~12mmHg。PAWP 是 Swan-Ganz 导管可测量的特征性参数,具有特殊的意义。由于肺循环是一个相对低压力的系统,并且没有血管瓣膜,理论上讲肺动脉嵌顿压有如下的相关性。PAWP∝PVP∝LAP∝LVEDP。式中 PVP 为肺静脉压;LAP 为左心房压;LVEDP 为左心室舒张末压。由于这种压力的相关性的存在,使得有可能通过右心导管监测左心的压力改变,从而了解左心的功能变化。

临床上常应用压力指标来反映容量负荷。这时,应注意心室顺应性的影响。除顺应性的影响之外,心脏及大血管外的压力变化对肺动脉嵌顿压的测量也有很大影响。驱动血液在血管内流动的压力是血管内压力之和与血管外压力的差值。胸腔内压力的变化是常见的影响因素。在肺功能正常的情况下,尽管在吸气时胸腔内负压增加,但对循环压力影响不大。可是,在气道阻力增加,肺顺应性下降时,患者的呼吸困难可导致胸腔内压明显增大。从而不仅改变了血管内的压力,而且也会影响到肺动脉嵌顿压与 LVEDP 的相关性。机械通气时,正压的通气形式可对循环系统的压力产生影响,尤其是在应用呼气末正压通气(PEEP)时,可明显地影响肺动脉嵌顿压的测量。呼吸对胸腔内压影响的最小时相是在呼气末期。所以,测量肺动脉嵌顿压时应选择在呼气末期进行。

血管内的压力同样也受到重力的作用,而肺泡内压却几乎不受重力的影响。在人体站立时,上肺野的肺泡内压可能会高于局部血管内压,从而影响测量肺动脉嵌顿压时的压力传导。所以,Swan-Ganz 导管在嵌顿后,导管的顶端应位于左心房水平以下的肺动脉分支。这样才有可能在最大的程度上保证压力传导通路的通畅。

(崔 娜)

第二十章　流量参数

心输出量(cardiac output,CO)定义为每分钟心脏泵出的总血量,成人 CO 的正常值为 4~6L/min,CO 的监测可以准确了解心功能的情况,对于循环管理非常重要,特别是指导重症患者如何进行合理补液治疗,以及正性肌力药物或血管活性药物的使用有指导价值。其测量方法通常有以下几种:

CO 是反映心泵功能的重要指标,CO 测定常用于低血压的分析;CO 的测定有利于低张力状态(如体循环血管阻力低)、低 CO 或两者均低时的诊断。如 CO 降低,再测定心率有助于明确其原因是否与心率或心室实际功能有关。在心室充盈减少时(如低血容量)CO 降低,心肌收缩力下降(如心肌缺血)或血管扩张(如感染性休克)时也会使 CO 降低。引起 CO 升高的原因可能包括全身性炎症导致氧需增加、血液系统疾病或神经源性介导的血管扩张等。

一、通过肺动脉导管(Swan-Ganz 导管)

Swan-Ganz 导管为临床上监测血流动力学的主要方法之一,血流动力学监测的"金标准"。快速测量心输出量并且在短时间内多次重复或持续监测心输出量是 Swan-Ganz 导管的主要优点之一。1954 年,Feger 第一次介绍了用热稀释方法测量心输出量的原理和方法。但是,直到 20 世纪 70 年代初期 Swan-Ganz 导管出现之后,这种方法才真正得以在临床上广泛应用。

热稀释方法测量心输出量的原理与应用染料测量心输出量的原理相似,只是热稀释方法应用温度作为指示剂,而不是应用燃料。当将 5% 的葡萄糖冰水由 Swan-Ganz 导管的近端孔注入右心房后,这些冰水立即与血液混合,随着这部分血液经过右心室并被泵入肺动脉后,这部分血液的温度也逐渐升高。在 Swan-Ganz 导管远端的温度感受器可以感知这种温度的变化,并将这种变化输送到心输出量计算仪。

二、脉搏指示持续心输出量监测(pulse indicator continuous cardiac output,PiCCO)

脉搏指示持续心输出量监测(PiCCO)是近几年来临床广泛使用的血流动力学监测技术。同 Swan-Ganz 肺动脉漂浮导管一样,PiCCO 也应用热稀释法监测心输出量。脉搏指示持续心输出量测量原理。

(一) 双指示剂热稀释法测定心输出量

脉搏指示持续心输出量(PiCCO)需要放置中心静脉置管,另外需要在患者的股动脉放置一根 PiCCO 专用监测导管。中心静脉导管,外接温度探头。同时,注射两种性质不同的指示剂:一种称为热稀释指示剂,可渗透到毛细血管外,最常使用的是 5% 葡萄糖或生理盐水;另一种称为染料稀释指示剂,只能保留在血管内,最常使用的是与白蛋白结合的吲哚蓝。放置一根尖端带有热敏电阻丝的股动脉导管检测热稀释曲线,同时用泵以每分钟 30ml 的速率从股动脉导管中抽吸股动脉血至外置的可视容器,分析得出其染料热稀释曲线。分别得出各自的稀释曲线的平均变化时间(MTt)。根据史德华-汉密尔顿法(Stewart-Hamilton equation),通过热稀释曲线得出心输出量(CO)。

(二) 单指示剂热稀释法测定心输出量

单指示剂热稀释测定法是在双指示剂肺水测定法基础上演化而来,与双指示剂测定法基本相同。测量开始,从中心静脉注入一定量的冰生理盐水(2~15℃),经过上腔静脉→右心房→右心室→肺动脉→血管外肺水→肺静脉→左心房→左心室→升主动脉→腹主动脉→股动脉→PiCCO 导管温度探头感受端。

计算机可以将整个热稀释过程画出热稀释曲线,并自动对该曲线波形进行分析,然后结合 PiCCO 导管测得的股动脉压力波形,计算出其他的血流动力学参数。

在测定心输出量时,与传统的漂浮导管相似也采用热稀释方法,只是近、远端温感探头的位置不同。它采用相继的三次的热稀释心输出量的平均值来获得一个常数,以后只需连续测定主动脉压力波形下的面积,从而获得患者的连续心输出量。

三、经食管超声多普勒法

经食管超声多普勒法是一种无创的、通过 M 型超声和多普勒超声系统的探头测定降主动脉血流速度测定心输出量的方法。此方法操作简便,将超声探头经口放入食管内,探头深度距离门齿约 35cm(约第 5、6 胸椎间隙水平),旋转超声探头,使探头面向后方降主动脉中心血流,通过 M 型超声显示降主动脉前后壁,确保测定降主动脉直径的良好位置。通过降主动脉的直径及此截面上的血流速度,可以精确地连续测量单位时间主动脉内的血液流量,再通过计算得出心输出量。

四、胸阻抗法(thoracic electrical bioimpedance, TEB)

胸阻抗法心排量测定原理是根据欧姆定律,电流与电阻成反比。高频电流通过人体时产生阻抗且可以进入深部组织,从而反映内脏血流的容积变化。随着心脏收缩和舒张活动,主动脉内的容积随血流量而变化,故其阻抗也随血流量而变化。心脏射血时,左心室内的血液迅速流入主动脉,主动脉血容量增加,体积增大,阻抗减小;当心脏舒张时,主动脉弹性回缩血容量减少,体积减小,阻抗增大。因此,胸腔阻抗将随着心脏的收缩和舒张发生搏动性变化。利用心动周期中胸部电阻抗的变化,测定左心室收缩时间和计算心搏量。胸阻抗法测定心脏血流量具有良好的精确性和重复性,可实时无创的监测血流动力学,心脏动力学和血管外肺水的变化,有利于临床医师采用多种治疗方法来纠正重危患者的循环异常,有效的降低病死率,且操作简单、费用低廉并能动态观察心血管系统的变化趋势。但 TEB 易受一定的干扰,故在临床上的广泛应用受到一定程度限制。

五、部分 CO_2 重复吸入法测定心输出量

自 20 世纪 70 年代肺动脉漂浮导管发明以来,热稀释法逐渐成为测定心输出量(CO)的经典方法,广泛应用于临床。然而,由于肺动脉漂浮导管可增加导管相关感染及其他严重并发症的发生,目前对它的安全性还存在争议。因此需要寻找并发症少、安全的血流动力学监测方法。1980 年,Gedeon 提出了根据部分 CO_2 重复吸入技术和使用改良 Fick 方程计算 CO 的方法。此方法在 NICO 系统中进一步发展并计算机化,为临床测定 CO 提供了一种无创的新方法。NICO 仅需要将它的监测装置接在气管插管与呼吸机的 Y 形管之间,操作简便,可无创、连续的监测 CO,适用于机械通气的危重患者。它同时可以监测多种呼吸参数,弥补部分呼吸机监测功能的不足。

NICO 测定 CO 的基本原理为:在气管插管和呼吸机 Y 形管之间连接一个环形管,该环形管含有一个气动控制阀,NICO 监护仪可自动使气流通过环行管无效腔完成部分 CO_2 重复呼吸。每 3 分钟附加环管部分重复呼吸 35 秒。利用部分重复呼吸 35 秒和正常通气时 CO_2 生成量及呼出气 CO_2 浓度的差值,可测算肺毛细血管血流量(PCBF),代表心输出量中进行气体交换的部分血流。同时监测指脉氧饱和度(SpO_2)和吸入氧浓度(FiO_2)根据 Nunn 分流图测算肺分流量,即心输出量中未进行气体交换的部分血流。将 PCBF 与肺分流相加得到心输出量值。

(崔　娜)

第二十一章 容积参数

与压力负荷指标比较,容积指标能够更直接和准确地反映前负荷。在压力变化过程中保持相对独立,不会受到胸膜腔内压或腹内压变化的影响。传统容积指标监测,如心室造影、超声心动描记技术、放射性核素技术等虽能准确测量心室容积,但较复杂、且不能床边进行。近年来随着临床技术的发展,心脏前负荷容积监测在应用更为广泛。常包括:右室舒张末容积指数(right ventricular end-diastolic volume index,RVEDVI)、持续右室舒张末容积指数(continues right ventricular end-diastolic volume index,CEDVI)、胸腔内血容量指数(intrathoracic blood volume index,ITBVI)和全心舒张末容积指数(global end-diastolic volume index,GEDVI)。这些参数的获得需要放置肺动脉漂浮导管或者 PiCCO 导管,方式方法如前面章节所写,不再赘述。

一、右室舒张末容积指数 RVEDVI

通过容积测量肺动脉导管,在测量心输出量的同时,计算机测定出注射后的热稀释曲线,并根据心内电极测定的心率按每次心搏计算曲线的对数衰减部分。通过计算心搏间的残余温度变化,计算机测出 RVEF,$RVEDVI=CI/(HR \times RVEF)$。近来还出现了连续心输出量热稀释导管,实现持续右室舒张末容积的监测(CEDVI)。RVEDVI 为右室前负荷容积指标。数个研究表明 RVEDVI 与 CI 存在良好的相关性。有人报道,在 $RVEDVI > 138ml/m^2$,对补液治疗均无反应,而在 $RVEDVI < 90ml/m^2$,对补液有反应达 100%;但也有研究表明,部分 $RVEDVI > 138ml/m^2$ 的患者,对液体治疗依然有反应,而 $RVEDVI < 90ml/m^2$ 的患者,却对补液无反应。Christoph 等人对心脏术后患者的研究发现,CEDVI 较 CVP,PAWP,LVEDAI 更可靠地反映心脏前负荷的变化,ΔCEDVI 与 ΔSVI 相关性良好,但亦不能预测容量反应性。

二、ITBVI 和 GEDVI

经温度-染料稀释心输出量(COTD)或单一温度稀释心输出量法(COST)的胸腔内血容量指数(ITBVI),已被证明是一项比 PAWP 和 CVP 更好的心脏前负荷指标。目前临床上常用 PiCCO 的经肺热稀释技术测量得到 ITBVI 和 GEDVI。研究已证实,ITBV 和 GEDV 之间有较好的相关性,通过回归分析总结出单指示剂法(冷指示剂)ITBV 和 GEDV 之间的经验公式:$ITBV=1.25 \times GEDV-28.4(ml)$。Hoeft 等和 Lichtwarck-Aschoff 等在研究中严格控制了其他影响因素,证实 CVP 或 PAOP 与 CI 无关,而 ITBVI 与 CI 相关。在分别给予容量、儿茶酚胺和机械通气等多种治疗改变时,也只有 ITBVI 能反映前负荷的变化。后来又有许多学者在心脏外科、感染性休克、ICU 重症患者做了大量观察证实。Hinder 等利用食管超声测量左心室舒张末期面积来确定左心室舒张末期容量,并证明与 ITBVI 密切相关,两者均能反映心脏前负荷。Michard 等学者在 27 例感染性休克患者的 77 次扩容治疗研究显示,扩容治疗有反应组 GEDVI 显著低于无反应组。在低 GEDVI 组($413 \sim 611ml/m^2$),扩容治疗有反应的阳性率为 77%,在中间 GEDVI 组($615 \sim 785ml/m^2$),阳性率为 23%,高 GEDVI 组($816 \sim 1174ml/m^2$),阳性率为 23%。$GEDVI > 900ml/m^2$,扩容治疗阳性率 20%,$GEDVI > 950ml/m^2$,扩容治疗阳性率 0%,$GEDVI < 550ml/m^2$,扩容治疗阳性率 89%,$GEDVI < 500ml/m^2$,扩容治疗阳性率 100%。

综上所述,考虑到心功能曲线的多样性,对于单一个体而言,仅就一个给定数值的静态前负荷参数,即使最为精确的前负荷数值,亦难以准确有效地区分出心脏处于心功能曲线的上升支或平台支,预测容量反应性。在临床中,对于大多数个体而言,当静态前负荷数值在正常范围上限或下限时,如:RVEDV($<90\mathrm{ml/m^2}$ 或$>140\mathrm{ml/m^2}$),LVEDA($<5\mathrm{cm/m^2}$ 或$>20\mathrm{cm/m^2}$),ITBV($<750\mathrm{ml/m^2}$ 或$>1000\mathrm{ml/m^2}$)或GEDV($<600\mathrm{ml/m^2}$ 或$>800\mathrm{ml/m^2}$),据此预测容量反应性还是有其实际价值的,而对于中间范围时,则不能区分出患者对扩容治疗是否有效,预测容量反应性意义十分有限。

（崔　娜）

第二十二章　氧输送、代谢相关参数

第一节　氧输送和氧代谢相关指标

1. 氧输送（oxygen delivery，DO_2）　指单位时间内由左心室运送往全身组织氧的总量，也就是单位时间内动脉系统输送的氧总量。其计算方法为：

$DO_2 = CI \times CaO_2$ ml/(min·m^2)，式中 CI（=心输出量/体表面积，CO/BSA）为心指数，CaO_2（=$1.34 \times Hb \times SaO_2 + 0.003 \times PaO_2$，当 $PaO_2 < 100$mmHg 时可以简化为 =$1.34 \times Hb \times SaO_2$）为动脉血氧含量。正常人在静息状态下的 DO_2 为 $500 \sim 700$ml/(min·m^2)。

2. 在微循环水平，血液携带的一部分氧被组织细胞摄取，动脉血氧含量逐渐减少。在此过程中，组织细胞实际消耗的氧量称为氧消耗（oxygen consumption，VO_2），表达为：$VO_2 = CI \times (CaO_2 - CvO_2)$ ml/(min·m^2)，式中 CvO_2（=$1.34 \times Hb \times SvO_2 + 0.003 \times PvO_2$，可简化为 =$1.34 \times Hb \times SvO_2$）是混合静脉血氧含量。

VO_2 也可用作代谢监测仪测定，其公式为 $VO_2 = Vte \times (FiO_2 - FeO_2)$ ml/(min·m^2)，其中 FiO_2 为吸入氧浓度，FeO_2 为呼出氧浓度，Vte 呼出潮气量。

VO_2 主要受组织细胞摄取氧的能力的大小影响，这种能力由氧摄取率（oxygen extraction ratio，O_2ER）表示：$O_2ER = VO_2/DO_2 = (CaO_2 - CvO_2)/CaO_2 \times 100\%$，可简化为 $O_2ER = (1 - SvO_2/SaO_2) \times 100\%$。正常人在静息状态下 VO_2 为 $120 \sim 160$ml/(min·m^2)，相应的 O_2ER 为 $22\% \sim 30\%$。

3. 氧摄取量（即动静脉氧差）为组织从每分升流入的血液中提取的氧量，表示为：$C_{a\text{-}v}O_2 = CaO_2 - CvO_2 = 1.36 \times Hb \times (SaO_2 - SvO_2)$ ml/dl，正常值为 $4.0 \sim 5.5$ml/dl。

4. 混合静脉氧饱和度 SvO_2（venous oxygen saturation）是上腔静脉血和下腔静脉血混合后由肺动脉导管获得的静脉血的氧饱和度，反映整个机体的氧平衡状态，包括腹部及下肢的氧供需状况。

$$SvO_2 = (DO_2 - VO_2)/DO_2 \times 100\%$$

$$= 1 - \frac{VO_2}{HR \times EDV \times EF \times [(Hb \times SaO_2 \times 1.34) + (PO_2 \times 0.0031)] \times 10} \times 100\%$$

正常值为 $65\% \sim 75\%$，如果 SvO_2 大于 75%，说明氧供多于氧需或者氧摄取减少；SvO_2 处于正常范围说明心肺功能正常，氧储备适当；SvO_2 介于 $50\% \sim 65\%$ 之间为氧储备有限，说明氧供减少/氧需增加或者代偿性氧摄取；SvO_2 介于 $30\% \sim 50\%$ 之间为氧储备不足，说明氧供少于氧需或氧摄取耗尽或乳酸性酸中毒的起始；SvO_2 介于 $25\% \sim 30\%$ 之间说明为严重酸中毒；$SvO_2 < 25\%$ 则表示细胞死亡。

5. 中心静脉氧饱和度 $ScvO_2$（central venous oxygen saturation）由中心静脉导管获得，但它是上半身静脉血的混合，仅能反映机体的部分（包括脑循环）氧代谢状况。由于氧需不同，腹部及下肢的氧饱和往往高于上腔静脉，因此一般情况下，SvO_2 的绝对值高于 $ScvO_2$。SvO_2 和 $ScvO_2$ 的波动范围在 $\pm 5\%$ 之内，若其恢复过慢（>5 分钟）则需考虑各种可能的影响因素。

6. 乳酸（lactate）和乳酸清除率　乳酸是无氧糖酵解的终产物，是通过乳酸脱氢酶的作用使丙酮酸还原而生成的。一般来说，血液中的乳酸浓度在静息状态下为 1mmol/L，在危重患者因儿茶酚胺增加刺激糖酵解增强，故正常值允许达到 2mmol/L，正常人剧烈运动后可上升到 20mmol/L。乳酸清除率为某时间段内观察终点与基础血乳酸的差值与基础值之比,表示机体清除乳酸的能力。临床上常用的乳酸清除率主要为 6 小时和 24 小时乳酸清除率。

第二节　全身和局部氧代谢监测指标

(一) 全身氧代谢监测指标

包括氧输送(DO_2)、氧消耗(VO_2)、氧摄取率(O_2ER)、混合静脉氧饱和度(SvO_2)、中心静脉氧饱和度($ScvO_2$)、乳酸(Lac)等。

1. DO_2 和 VO_2　正常情况下 DO_2 约为 VO_2 的 4 倍,表明机体有充足的氧储备。VO_2 是反映组织利用氧的指标,这主要决定于组织功能代谢状态。正常情况下,VO_2 应该与组织氧需量(细胞能量代谢过程中氧的实际需要量)相等。如果出现 VO_2 小于氧需量,就表示发生了组织缺氧,所以 VO_2 与组织氧需量是两个不同的概念。O_2ER 也是反映组织氧利用的指标,它主要反映组织微循环灌注线粒体的呼吸功能。

氧债(oxygen debt)是在缺血缺氧期间所累积的氧缺失量。循环衰竭时 VO_2 很低,循环功能改善后的一段时间内 VO_2 达到超正常水平。这个过程中,VO_2 低于正常值的时期代表持续存在的缺氧,即氧债形成时期,而超正常水平的 VO_2 就是偿还缺血缺氧期生成的氧债。确定氧债存在的指标:氧供依赖性氧耗;术前氧耗与术后氧耗之差;评价氧耗与术后实际氧耗之差;血乳酸浓度升高;DO_2 低于 DO crit;呼吸商大于 1.0;氧流试验。

氧债测定的临床意义:在重症患者中死亡者与生存者之间氧债和时间存在很大差别。生存者中有脏器衰竭与无脏器衰竭的患者之间氧债和时间有明显差别。预防氧债或通过快速增加 CI 和 DO_2 以快速偿还时,器官功能衰竭发生率和死亡率明显降低;组织灌注减少引起的氧债是导致器官功能时间和死亡的潜在和首要病理生理机制。确定治疗目标。用于预后,休克复苏后,相对正常或较低的 CI、DO_2、VO_2 是通过提高循环功能而不能代偿潜在致命性器官功能衰竭的早期表现。

2. 混合静脉氧饱和度　SvO_2 是上腔静脉血和下腔静脉血在右心室混合并逐渐变成肺动脉血的氧饱和度,它可反映全身组织氧供情况,也是反映心输出量、动脉血氧含量和机体氧消耗情况的总和指标。SvO_2 小于 65% 提示氧输送不足并且与器官缺氧、乳酸生成和酸中毒或碱缺失恶化有关提示此时的休克可能与此有关。持续 SvO_2 监测可以早期提示发现恶化的氧输送,更重要的是能够快速观察处理手段是否有效。而 SvO_2 大于 65% 并不能一定提示氧输送充足,比如吸入氧浓度为 100% 可人为增加混合静脉氧饱和度,又如感染性休克以及氧摄取下降时,患者 SvO_2 可能正常甚至更高。总之,低 SvO_2 是灌注不足的强力而可信的指标,正常 SvO_2 反而可能毫无意义。尽管如此,治疗后 SvO_2 升高到大于 65% 或者 pH、器官功能和 SvO_2 均正常预示氧输送可能是充足的。

SvO_2 的重要性在很多领域都得到了证实,但也有研究认为,当把 SvO_2 作为治疗目标时,并不能明显改善临床结局,最可能的原因是大多数患者无法达到治疗目标。一项大型多中心临床试验中,Gattinoni 等发现以 SvO_2 大于 75% 为目标,重症患者的发病率和死亡率并无统计学差异,当然,全部患者中仅有1/3能够达到上述目标。

3. 中心静脉氧饱和度　混合静脉血必须由肺动脉导管(漂浮导管)抽取,SvO_2 动态变化也需要改良肺动脉导管持续监测,技术越高端,操作越复杂带给临床的开展难度就越大,同时置放漂浮导管时还存在一定风险及高费用问题。相对来说中心静脉血氧饱和度更受青睐,许多学者就 $ScvO_2$ 能否替代 SvO_2 设计了一系列研究。他们发现,SvO_2 和 $ScvO_2$ 之间虽然并不相等(差值在 5%~15% 之间),但是存在一定的相关性(相关系数报道不一致,$r=0.86$~0.97),即它们的变化趋势相关,而且这一价值远大于两者绝对值是否等同。由此可见,在无法应用漂浮导管或者患者本身无放置适应证的单位可考虑用 $ScvO_2$ 替代 SvO_2 以评估全身氧代谢状况。

　　根据 SvO_2 和 $ScvO_2$ 变化趋势的相关性来判断全身氧代谢状况，只是 $ScvO_2$ 的应用价值之一，大量研究证实，$ScvO_2$ 还与判断预后以及指导治疗等方面发挥重要作用。Rivers 等在严重全身感染和感染性休克患者中证实，由 $ScvO_2$、中心静脉压和平均动脉压指导的早期"积极"复苏可以使 28 天死亡率从 46.5% 下降到 30.5%（$P=0.009$）。与传统治疗组相比，$ScvO_2$ 组在第一个 6 小时内接受的液体量、多巴酚丁胺量和输血量更多，而器官功能恢复更快。在严重创伤患者中的研究证实 $ScvO_2$ 小于 65% 者需要进一步干涉手段、心功能障碍时间延长并且血乳酸水平明显升高。在失血性休克和创伤中，用生命体征预测复苏重点和临床结局缺乏敏感性，一项研究证实，在此群体中干预后 $ScvO_2$ 仍小于 65%，预示患者需要额外的复苏或手术干预。慢性心力衰竭失代偿期（射血分数小于 30%）患者的研究将其分为正常血乳酸和高血乳酸组（大于 $2mmol/L$），在高血乳酸组生命体征正常但 $ScvO_2$ 位于 26.4%～36.8% 之间的患者更倾向于发生心源性休克，除了使用目标指导治疗改善前负荷、后负荷、心肌收缩力、冠脉灌注和心率之外，上述患者还需要其他治疗来进一步缓解病情。

　　4. 乳酸　一般认为，血乳酸浓度大于 $2mmol/L$ 即为异常水平，大于 $4mmol/L$ 则提示组织低灌注。许多临床试验已经证实了血乳酸的预后价值。Mikkelsen 等在急诊室中怀疑为全身感染的患者中发现，乳酸水平升高能够预测 28 天死亡率并与当时是否发生器官功能障碍和低血压无关。另外的一些研究也获得了一致的结果，他们观察尚未发展到休克状态的全身感染患者发现，入院时血乳酸浓度大于 $4mmol/L$，其死亡率高达 26.5%。2008 和 2012 年的 SSC 全身感染治疗指南中均以血乳酸大于 $4mmol/L$ 作为液体复苏的指征。此外，早期血乳酸水平还可评价病情和治疗效果。

　　另外，乳酸清除率可以对患者进行危险分层并且决定了患者对治疗的反应性。有研究证实，6 小时内血乳酸水平下降大于 10% 的患者死亡率可下降近三倍，并且对血管活性药物的需要量更少。Nguyen 等在严重全身感染和感染性休克患者中发现，早期乳酸清除率（6 小时）越高，患者死亡率越低、器官功能改善越明显，同时炎症因子水平和凋亡标记物水平越低。还有学者研究全身感染患者乳酸清除率时发现，24 小时内乳酸水平总是大于 $2.5mmol/L$ 者的 ICU 住院时间、总住院时间和机械通气时间均明显长于其他组，并且感染率也更高。

（二）局部氧代谢监测指标

pHi、$PgCO_2$、SDF、StO_2。临床监测发生于组织的乏氧代谢比较困难，目前多数监测手段和指标只能间接反映组织利用氧的状态。治疗组织缺氧往往注重提高整体氧供，但整体氧供的提高并不意味着所有器官的氧供增加。

　　1. 胃肠道黏膜 $PgCO_2$、pHi　胃肠道是体内血液分布较丰富的器官，也是对缺血缺氧最敏感的器官。机体发生缺氧时，胃肠道黏膜首先受到缺氧损害；指导整个机体缺血缺氧被纠正之后，胃肠道黏膜的缺氧才得以缓解。因此胃肠道黏膜 CO_2 分压或 pH 不仅可反映器官局部的氧合状况，还在一定程度上反映了全身的缺氧情况。目前监测局部氧合状态的方法中，胃黏膜张力测量计最为常用，原因如下：①血流再分布在胃肠黏膜发生最早并且导致局部高碳酸血症；②胃肠道黏膜对灌注的改变十分敏感而且肠道的 DO_2crit（氧输送临界值）高于其他器官；③肠道黏膜低灌注常伴随肠道通透性增加，以及黏膜灌注不足和组织代谢紊乱都在全身感染和多器官功能障碍综合征占用重要地位。

　　消化道黏膜张力测定法属于非侵入性或半侵入性测量组织无氧代谢的方法，它以测量组织 CO_2 的生成伴随无氧代谢为基础。通过消化道黏膜 CO_2 张力及动脉碳酸氢盐浓度的测定，可以计算出胃黏膜 pH（pHi）并由此推测胃黏膜组织碳酸氢盐浓度是否与动脉碳酸氢盐相衡。厌氧代谢细胞氧消耗后生成 CO_2，这一过程由呼吸商决定；而由过剩生成的 CO_2 使组织中的碳酸氢盐缓冲了同时生成的氢离子。假定消化道内的 PO_2 和 PCO_2 与黏膜的 PO_2 和 PCO_2 相等，这就可以间接测量黏膜氧合情况。

　　胃黏膜 pH 的计算基于以下三个假设：CO_2 在组织中自由扩散，腔内液体 PCO_2 与黏膜 PCO_2 相等，动脉与消化道黏膜的碳酸氢盐浓度相同。通过 Henderson-Hasselbalch 方程计算：

$$pHi=6.1+\log\frac{[HCO_3^-]}{\alpha\times mucosal PCO_2}$$

其中 6.1 是碳酸酸度系数（或称酸离解常数），$[HCO_3^-]$ 为动脉碳酸氢根浓度，α 代表 CO_2 在血浆中的溶解度（＝0.03），是一个常数。存在消化道部分或全部缺血时上述的三个前提假设均不可用，因为此时张力测量计会低估消化道低灌注组织中的 pHi。而且在低灌注状态下，黏膜组织比动脉中的碳酸氢盐浓度下降更迅速。这种情况下测得的 pHi 反映的是全身氧合情况而不是局部组织低氧。多种影响 pHi 的因素促生了 PCO_2 间隙的概念，也就是张力测量计与动脉 PCO_2 之间的差值。为了区别全身和局部低灌注对 pHi 的影响，Fiddian-Green 提出应该用"标准 pHi"而非"实际 pHi"。

标准 $pHi=7.40-\log\dfrac{tonometer PCO_2}{PaCO_2}$，正常值为 7.37±0.04。

正常组织 PCO_2 与动脉 PCO_2 接近。组织 PCO_2 增加可代表累积的 CO_2 的低流速状态或正常的有氧代谢，也可能是无氧代谢的结果或净氢离子生成以及随后而来的组织碳酸氢盐缓冲（$H^+ + HCO_3^- \longleftrightarrow H_2CO_3 \longleftrightarrow H_2O+CO_2$）。厌氧代谢过程中氢离子的生成往往归因于糖酵解和丙酮酸到乳酸的转化。线粒体以葡萄糖为底物并消耗 1mol 氧生成 ATP，当磷酸盐/O_2（P/O）的比例为 3 时生成 1ml CO_2 和 3mol ATP。葡萄糖比脂肪或蛋白质的 P/O 更高，因此细胞缺氧时更倾向于利用葡萄糖为底物来供能，同时消耗大量葡萄糖。这称为"反向巴斯德效应"或者"克莱布特里效应"。一项实验测量 85 例选择性心脏手术患者发现，pHi 下降可以作为并发症的敏感的预测指标。在一项前瞻性研究中观察 83 例重症患者的结果显示，入 ICU 时的 pHi 越低（<7.35 对>7.35）其死亡率约越高（59% 对 21%），且 pHi 是比其他全身测量指标（如动脉 pH、DO_2、VO_2、乳酸等）更好的预后参数。

2. 舌下黏膜微循环　休克被定义为氧供不足无法达到细胞或器官的代谢需求，当考虑到氧供（大循环血流）、血流分布（微循环）和氧利用（线粒体功能）时，休克过程变得更加复杂。而细胞缺氧衰竭可以上述大致分为三种类型，即大循环衰竭、微循环衰竭和线粒体功能衰竭。评价大循环衰竭的指标包括平均动脉压（MAP）、心指数、混合静脉氧饱和度（$ScvO_2$）等，这些参数的异常提示被输送到组织的净氧量不足。小动脉和毛细血管灌注受阻导致微循环衰竭，同时出现生理性分流或者血流分布不均。有时大循环血流充足，但微循环衰竭同样能组织氧输送到细胞水平。线粒体功能衰竭指氧输送正常，而线粒体无法利用氧。

动物实验证实了全身感染中微循环的重要地位。内毒素通过收缩小动脉和增加红细胞时间来限制红细胞流动，也可使小动脉反应性降低。有研究在盲肠结扎穿孔（cecal ligation and perforation，CLP）诱导的全身感染实验中发现，血流动力学正常的大鼠微血管灌注明显减少，表现为毛细血管灌注密度下降而灌注毛细血管的空间异质性增加，由此推断，微循环功能障碍是多器官功能衰竭发展的重要机制之一。而也有实验观察了微循环功能障碍对不同休克状态的影响：用滴定法建立大鼠失血性休克模型使其大循环参数与 CLP 诱导的全身感染大鼠模型参数相匹配，对比发现两组大鼠大循环参数改变相似，但全身感染组出现明显的微循环改变，失血性休克组则无此明显表现，这说明了微循环在全身感染中地位的重要性。

OPS（orthogonal polarization spectral，正交偏正光谱成像）或 SDF（sidestream dark-field，SDF，旁流暗场）可以测量的参数包括血管密度，灌注异质性（灌注血管比例、平均血流指数、异质性指数）和微血管血流。灌注异质性和毛细血管密度是最常用的组织灌注评价参数，通常用半定量分析方法，不但容易操作，而且可靠性和观察者计算的一致程度都较高。不过这种方法只能得到单一积分，而且不能用于评估毛细血管密度，所以它只能用于对微循环的快速评价。在一项前瞻性研究中，用 OPS 直接观察患者的舌下微循环改变发现，严重全身感染或感染性休克早期血流速度和组织灌注明显受损，同时还伴随较严重的心血管功能障碍（低动脉压或血管加压素需要量增加）。

3. 组织氧饱和度　利用非侵袭性的近红外光谱方法通过皮肤测量组织的光照度并最终计算出 StO_2。

$$StO_2 \approx \frac{O_2Hb}{O_2Hb + HHb}$$

其中 O_2Hb 为氧合血红蛋白，HHb 为去氧合血红蛋白。StO_2 反映局部组织氧代谢状况，并且能够预测器官功能障碍，提示是否达到复苏目标和区分是否发生休克。然而其本身也存在局限：第一，它虽然反映小动脉、小静脉和毛细血管平均组织氧饱和度，但并不能区分到底哪一个因素对氧饱和度的贡献作用更大；第二，StO_2 受多种因素影响；第三，目前还没有出现能够与 StO_2 相比的"金标准"，即缺乏对比度，能够获得 StO_2 数值，却无法预测其可信度。

为了评价 StO_2 能否替代 DO_2I，有学者在一项前瞻性研究中同时记录了入 ICU24 小时内休克患者的 DO_2、SvO_2、皮下 StO_2 和骨骼肌 StO_2，患者平均 DO_2 为 $400ml/(min \cdot m^2)$，复苏目标为使 DO_2 达到 $700ml/(min \cdot m^2)$。整个复苏过程中，骨骼肌 StO_2 随 DO_2 的改变而改变，而 SvO_2 仅仅从 70％ 轻度上升到 78％，皮下 StO_2 几乎没有变化。统计学分析发现，骨骼肌 StO_2 与 DO_2 之间具有很强的相关关系（$r=0.95$），也与乳酸和碱缺失相关（r 分别为 0.82 和 0.83）。因此，StO_2 可以为复苏有效性的评估提供一定信息。StO_2 同样可用于预后。一项多中心前瞻性观察研究发现，StO_2 预测多器官功能衰竭的 ROC 曲线下面积与血压、碱缺失相似（分别为 0.66、0.63、0.57），但是前者预测死亡的 ROC 曲线下面积明显大于后两者（分别为 0.72、0.67、0.66），这提示 StO_2 可预测休克患者的器官功能及死亡率。

（欧阳彬）

参考文献

1. Shoemaker WC, Appel PL, Kram HB. Role of oxygen debt in the development of organ failure sepsis, and death in high-risk surgical patients. Chest, 1992, 102: 208.

2. Russell JA, Ronco JJ, Lockhat D, et al. Oxygen delivery and consumption and ventricular preload are greater in survivors than in nonsurvivors of the adult respiratory distress syndrome. Am Rev Respir Dis, 1990, 141: 659.

3. Russell JA, Phang PT. The oxygen delivery/consumption controversy. Approaches to management of the critically ill. Am J Respir Crit Care Med, 1994, 149: 533.

4. Shoemaker WC, Appel PL, Kram HB, et al. Comparison of hemodynamic and oxygen transport effects of dopamine and dobutamine in critically ill surgical patients. Chest, 1989, 96: 120.

第五篇

获得血流动力学指标的方法

第二十三章　血管穿刺、置管

动、静脉穿刺管置入术是临床上最常用的一种医疗、护理操作技术,有时甚至是抢救危重患者的关键技术和执行治疗措施的重要途径。据统计,住院患者中80%以上需要接受静脉穿刺治疗,而在重症监护病房,80%以上的患者需要接受动、静脉穿刺以完成必要的监测,检查和治疗。随着医疗科技的不断提高,该技术也有了相应的发展,输液方式出现了经外周中心静脉置管输液、直接深静脉置管输液等新技术;输液工具出现了套管针、经外周静脉穿刺中心静脉导管(PICC)、深静脉导管以及与之相配套的肝素帽、可来福接头等新设备。

现将有关动脉、静脉导管置入术的适应证、禁忌证、操作技术、注意事项以及常见并发症等叙述如下。

第一节　静脉导管置入术

药物的组织吸收,依赖于该组织的毛细血管血流。在正常情况下,许多药物可经肌肉和皮下注射吸收。但是,在休克状态、在心肺复苏(CPR)情况下,患者的心功能处于低排状态,或者循环功能衰竭,此时,如果通过皮下或肌内注射给药,药物的吸收和分布将受到严重影响。这时只有经静脉给药,才能保证药物能够迅速进入血液循环。通过外周或中心静脉置入静脉套管针,建立有效、开放的静脉通路,是每位医护人员,尤其是需要随时准备抢救危重患者的医护人员,必须熟练掌握的基本技能之一。它主要应用于:①静脉给药②输液、输血以快速恢复血容量及维持静脉液体治疗;③采集静脉血标本;④将较长的静脉导管置入心脏部位(中心循环),到达右心房,甚至右心室和肺动脉,可以进行血流动力学、心功能、机体循环氧合状态的监测,还可以进行心脏电生理检查和心脏电起搏。

一、穿刺的常用静脉

(一) 外周静脉
1. 上肢,尤其是前臂静脉。
2. 下肢静脉。
3. 颈外静脉。

(二) 中心静脉
1. 股静脉。
2. 颈内静脉。
3. 锁骨下静脉。

二、外周静脉穿刺术

外周静脉穿刺的优点是:①相对容易、快速且安全,即使在CPR期间,也可以选择外周静脉穿刺,但必须选择较粗、容易穿刺的外周静脉,如:头静脉、颈外静脉;②外周静脉穿刺,技术要求较低,一般的心肺复苏抢救小组成员都能进行这些操作;③与中心静脉穿刺相比,外周静脉穿刺即使形成血肿,也较容易发现并按压止血。因此,尤其适合于需要抗凝治疗或已经接受抗凝和有严重凝血功能障碍的患者。

外周静脉穿刺的缺点是:①在肥胖患者,周围血管常常显露不清;②当患者处在心肺复苏低灌注状态时,其外周血管常塌陷,行穿刺非常困难,甚至因此延误抢救时机;③心脏停搏期间,由外周静脉注入的药物进入中心有效循环的时间,明显延长,故影响药物及时起效。为了弥补此不足,可以选用上肢静脉穿刺,且在注药后可采用抬高上肢及液体冲洗的方法,加速药物进入中心有效循环。

鉴于外周静脉穿刺相对容易,这里不再详述,下面主要介绍中心静脉穿刺术。

三、中心静脉穿刺术

中心静脉穿刺置管是测量静脉压、监测右心负荷和长期静脉输液及静脉内高营养的重要手段。穿刺路径有颈内静脉、锁骨下静脉及股静脉。

在危重患者抢救治疗过程中,留置深静脉导管是监测和治疗的一种重要手段。危重患者的病情复杂,血管条件各异,病情恢复程度难以预料,根据病情的需要,建立安全可靠、经久耐用的静脉通路显得十分重要。

(一) 适应证

1. 各类严重脱水、失血、血容量不足及各种原因的休克状态、和其他重危患者经周围静脉不能有效完成治疗和无法行周围静脉穿刺者。

2. 需接受大量快速补充血容量或输血的患者。

3. 需长期静脉输注高渗或有刺激性液体或实施全静脉营养者。

4. 需要经中心静脉导管安置心脏临时起搏器。

5. 利用中心静脉导管测定中心静脉压,随时调节输入液体的量和速度。

6. 需长期多次静脉取血化验及临床研究。

7. 对心肺功能不全和各类心血管手术及其他大而复杂的手术患者进行中心静脉压、肺动脉插管、心血管造影等各种监测及操作。

8. 用于急诊血透或换血疗法及静脉高营养疗法等。

(二) 禁忌证

1. 锁骨外伤。

2. 穿刺部位局部有感染。

3. 严重凝血功能障碍。

4. 患者兴奋、躁动、不能合作。

(三) 操作技术

1. 颈内静脉穿刺插管术

(1)血管解剖:颈内静脉是颈部最粗大的静脉干,在颅底的颈静脉孔处续于乙状窦,伴随颈内动脉下降,上段位于该动脉之背侧,后达其外侧,向下与颈总动脉(偏内)、迷走神经(偏后)共同位于颈动脉鞘内。该静脉在胸锁关节后方与锁骨下静脉汇合成头臂静脉。以乳突尖和下颌角连线中点至胸锁关节中点的连线作为颈内静脉的体表投影。甲状软骨上缘水平以上为上段,甲状软骨上缘水平以下再分成中、下两段。颈内静脉上、中、下段的外径分别为12.0mm、13.9mm和14.6mm。胸锁乳突肌位置恒定,其前缘与颈内静脉上、中、下段的中点的距离分别为1.0mm、7.0mm和13.3mm,后缘与颈内静脉上、中、下段的中点的距离分别为19.4mm、12.7mm和9.3mm。

(2)右侧颈内静脉穿刺径路(图 23-1-1):

1）前路：将左手示指和中指放在胸锁乳突肌中点、颈总动脉外侧，右手持针，针尖指向同侧乳头，针轴与冠状面呈30°～40°，常于胸锁乳突肌的中点前缘入颈内静脉。

2）中路：胸锁乳突肌的胸骨头、锁骨头与锁骨上缘构成颈动脉三角，在此三角形顶点穿刺。针轴与皮肤呈30°，针尖指向同侧乳头，一般刺入2～3cm即入颈内静脉。

3）后路：在胸锁乳突肌外侧缘的中下1/3交点，约锁骨上5cm处进针，针轴一般保持水平位，针尖于胸锁乳突肌锁骨头的深部指向胸骨上切迹。

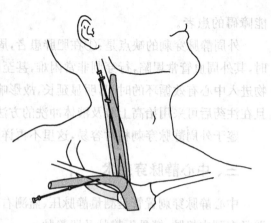

图23-1-1　颈静脉和锁骨下静脉入路及穿刺点示意图

（3）步骤：①患者取仰卧位，头部转向对侧45°，颈部较短者，肩颈部垫高使头后仰；②常规消毒皮肤、铺巾，穿刺点用1‰普鲁卡因或利多卡因局部麻醉；③目前临床常用钢丝引导式中心静脉导管，取中路进针，保持穿刺时注射器具有一定的负压，边进针边回抽，抽到静脉血时，减少穿刺针与额平面的角度，即注射器的穿刺进针时与躯体水平面的角度减小，如果此时血液回抽仍很顺畅时，固定穿刺针的位置；④经穿刺针插入导引钢丝，体外保留约40cm，退出穿刺针；在提出穿刺针时需要注意一边进导丝，一边退针，否则常会把导丝带出血管外；⑤从导引钢丝尾插入扩张管，在进入皮肤前，用11号刀片在导丝进入皮肤的部位，将皮肤切口一个1.5mm的小口，使扩张导管顺利进入皮肤，然后按一个方向旋转推送，将扩张管旋入血管后，左手用无菌纱布按压穿刺点稍偏下导丝进入血管的部位，以控制出血并拔除扩张管；⑥将静脉留置导管顺导引钢丝置入血管中，一般导管插入深度为13～15cm；同时将导丝报出，避免引起严重不良后果；⑦将装有生理盐水的注射器分别连接每个导管尾端（"猪尾巴"），在抽吸回血后，向管内注入2～3ml含少量肝素的生理盐水，锁定卡板，取下注射器，拧上肝素帽；⑧将导管固定片固定在接近穿刺点处，同时用缝针固定导管外翼于皮肤，以防拖拉时导管脱出，用纱球覆盖穿刺及缝合处，透明胶膜固定；⑨连接输液器。

2. 锁骨下静脉穿刺插管术

（1）血管解剖：锁骨下静脉是腋静脉的延续，呈轻度向上的弓形，长3～4cm，直径1～2cm，由第1肋外缘行至胸锁关节的后方，在此与颈内静脉相汇合形成头臂静脉，其汇合处向外上方开放的角叫静脉角。近胸骨角约内侧，两条头臂静脉汇合成上腔静脉。锁骨下静脉的前上方有锁骨与锁骨下肌；后上方则为锁骨下动脉，动、静脉之间由厚约0.5cm的前斜角肌隔开；下方为第1肋，内后方为胸膜顶。锁骨下静脉下后壁与胸膜仅相距5mm，该静脉的管壁与颈固有筋膜、第1肋骨膜、筋斜角肌及锁骨下筋膜鞘等结构相邻，因而位置恒定，不易发生移位，有利于穿刺，但管壁不易回缩，若术中不慎易进入空气导致气栓。在锁骨近心端，锁骨下静脉有一对静脉瓣，可防止头臂静脉的血液逆流。

（2）穿刺径路

1）锁骨上入径：在锁骨上，1cm，距胸锁乳突肌外缘1cm的锁骨上窝进行局部麻醉，并用注射麻醉剂的细穿刺针，以与纵切面和水平面呈45°、冠状切面约30°，经锁骨后向内下方向进针，进行试探性穿刺。一般进针3cm左右即进入锁骨下静脉或锁骨下静脉和颈内静脉的交界处。控制穿刺方向后，拔出细针，再用套针或密闭系统装置按同一方向穿刺置管。进入静脉时有明显的空虚感，并立即有血液反流入穿刺用的针筒（图23-1-2）；或保持试探性穿刺的细针原位不动，用穿刺套针紧贴试探性穿刺细针，保持与细针位置平衡行方向一致，进入血管后，再拔出细针。

2）锁骨下入径：在锁骨中点的下缘或锁骨的内1/3与中1/3交界处进行麻醉，继而沿锁骨后经第一肋的前方，向内和稍向上进针。一般需进针4～6cm。其余操作与锁骨上入径置管相同（图23-1-3）。

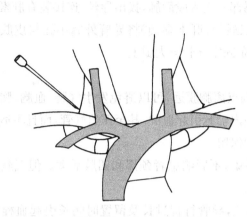 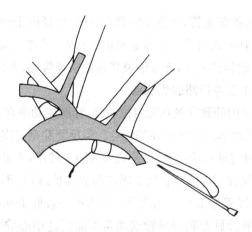

| 图 23-1-2　锁骨下静脉穿刺——锁骨上路径 | 图 23-1-3　锁骨下静脉穿刺——锁骨下路径 |

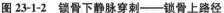

（3）步骤：①患者肩部稍垫高，头转向对侧，如能取头低位 15°更有利于穿刺；②消毒皮肤、铺巾、穿刺点局部麻醉，穿刺工具同颈内静脉穿刺；③按锁骨下或锁骨上径路穿刺；④其余同颈内静脉插管术。

3. 股静脉穿刺插管术

（1）血管解剖：股静脉是下肢的主要静脉干，其上段位于股三角内，股三角的上界为腹股沟韧带，外侧是缝匠肌的内侧缘，内侧界为长收肌的内侧缘，前壁为阔筋膜，后壁凹陷，由髂腰肌与耻骨肌及其筋膜组成。股三角内的血管、神经排列关系是：股动脉居中，外侧为股神经，内侧为股动脉（图 23-1-4）。

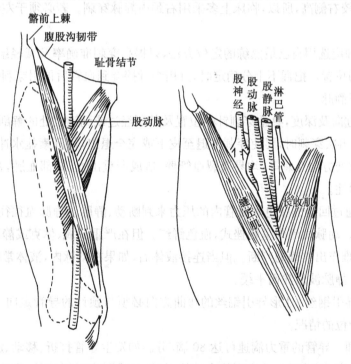

图 23-1-4　股静脉穿刺

（2）穿刺步骤：①患者取仰卧位，穿刺侧下肢伸直稍外展，寻找股动脉搏动明显处，也可在髂前上棘和耻骨结节之间划一连线，股动脉走向与该线的中点相交，股静脉在股动脉内侧 0.5cm 处；②常规消毒皮肤、戴手套、铺巾，作局部浸润麻醉；③注射器抽取肝素盐水冲洗穿刺针、导管及导管丝；④以左手的示指、中指、环指并排按住股动脉搏动最明显处，右手以执笔式持穿刺针，于穿刺点头侧方向与皮肤呈 30°～40°进皮后与股动脉平行缓慢进针 3～4cm，抽回血或进针 4cm 缓慢退针，抽回血；⑤抽回血后，左手固定穿刺针，右手持导丝经注射器尾部缓缓送入血管 30cm，左手按压尾丝，拔出穿刺针，先将扩张导管套入导丝，经皮肤进入扩张血管,再将导管套入导丝(导丝露出导管尾部),送入股静脉,拔出导丝,连接装有肝素盐水的注射器,抽回血后推入肝素盐水正压封管、导管末端接三通管、肝素帽;⑥将导管外翼小孔与皮肤缝合固定,透明敷料贴覆盖,连接输液装置放松导管夹,并用胶布固定导管与大腿上。

(四) 三种径路的优缺点

1. 颈内静脉穿刺具有定位明确,穿刺成功率高,穿刺点离胸膜远,可以避免发生气胸、血胸、胸腔积液及损伤颈动脉之类并发症等优点。但反复穿刺易误伤颈内动脉引起血肿,甚至压迫气管,而且不适用于凝血酶原时间延长的患者,穿刺成功后固定较难,不易长期保留。

2. 锁骨下静脉穿刺易于固定和消毒护理,且不易污染,不影响患者颈部和四肢活动。但气胸发生率高,国外报道为 1.9%,国内报道发生率一般低于 0.5%。

3. 股静脉穿刺因导管端通常不能到达中心静脉部位,导管行程过长及留置时间长引起血栓性静脉炎的机会增加,股静脉位于腹股沟,是三种深静脉置管最易于发生感染的部位,临床已趋于少用。但是在气管切开伴有大量分泌物,头颈部烧伤和开颅手术患者则简捷实用,且无气胸、血胸、空气栓塞等并发症。

(五) 注意事项

1. 每次穿刺术者都要做到心中有数,不做盲穿或无目的性的、无解剖定位基础的反复重复穿刺,动作缓慢轻柔,且忌粗暴,争取一次穿刺成功。

2. 选择穿刺途径时需要熟知左颈内静脉后面及前斜角肌的前方有胸导管通过,左侧穿刺易损伤胸导管,且左肺尖与胸膜顶较右侧高,所以,临床上多采用右颈内静脉穿刺。若必须于左侧进行,应选后路颈内静脉穿刺可能更适宜。

3. 定位准确 医师应选用自己最熟练的定位方法,以提高穿刺准确率及减轻组织损伤。最好在麻醉过程中同时确定血管的位置。把握不十分确定时,宜用细针探查到血管后再用穿刺针进行穿刺,不要直接用粗针反复探试锁骨下静脉。

4. 严格掌握穿刺方向及深度,熟悉穿刺针的位置及其所经过或到达之处的解剖结构。

5. 一次未成功,需再次穿刺时,要使穿刺针退至皮下或完全退出,用肝素盐水冲洗后再进行。重复在一处穿刺或稍退针即改变方向穿刺等,均易撕裂血管壁,造成严重出血、局部血肿,甚至影响手术,影响术后呼吸及脑或肢体的灌注。

6. 判断动静脉 通过回血的颜色和血管内的压力来判断动、静脉。静脉血往往不动或持续缓慢地向后推动,血液呈暗红色。动脉血流则呈顿挫式,血色鲜红。但在严重缺氧、休克或静脉压力升高、三尖瓣关闭不全的患者,有时较难作出准确的判断。但当连接液体后,如果在动脉内,液体常出现倒流现象,在监护仪上,动脉波形高而尖,静脉波形浅而平缓。

7. 需要注意插入导引钢丝 J 形导引钢丝的弯曲方向必须与预计的导管走向一致,否则可能会出现导引钢丝打折或导管异位的情况。

8. 导管留置的管理 导管的重力滴速可达 80 滴/分。如发生导管打折、移动、脱出或凝血,可导致滴速明显减慢。新近的阻塞,可试用 1ml 生理盐水冲管;如无效或阻塞时间较长,应拔除导管。不宜用大力冲、推闭塞的中心静脉导管。在导管留置期,无论是否使用这个静脉留置的导管,都需要每天用 2～3ml 的肝素(10～100U/ml)生理盐水冲洗管道 1～2 次;穿刺点隔 2～3 天更换 1 次敷料;如发现局部红肿、导管位置变化、皮下渗液或缝针松动等情况,应及时作出相应的处理。

9. 拔除静脉置管后要及时行穿刺孔按压 5～10 分钟,有抗凝和出血倾向的患者,需要按压大于 30 分钟。

(六) 常见的并发症

1. 气胸 是较常见的并发症,多发生于经锁骨下的锁骨下静脉穿刺,经颈内静脉的低点穿刺,经锁骨上行锁骨下静脉穿刺,也可以发生。清醒患者需要告诉患者操作中不要用力呼吸,咳嗽。使用呼吸机的患者,操作时需要将潮气量调小,以防肺过度膨胀,发生气胸。穿刺置管后,需要操作者做胸部的物理检查,并及时拍摄胸部X线片,检查导管的位置,及双侧肺部情况。如果患者出现呼吸困难、同侧呼吸音减低,就要考虑到有此并发症的可能。应及早摄胸片加以证实。如果刺破胸膜后少量气(血)胸可自行吸收,不需要处理,但需密切观察胸部变化的情况。如积气量多,如经抽吸,胸腔内气体减少后又复增加,或反复吸引,胸腔内积气排出不尽,说明继续漏气,应作胸腔引流。

2. 血胸　穿刺过程中若将静脉或锁骨下动脉壁撕裂或穿透,同时又将胸膜刺破,血液可经破口流入胸腔,形成血胸。患者可表现为呼吸困难、胸痛和发绀。胸片有助于诊断。临床一旦出现肺受压症状,应立即拔出导管,并作胸腔穿刺引流,如果出血量增多,可能需要更进一步的积极处理。

3. 血肿　由于动静脉紧邻,操作中可能会误伤动脉。当刺破动脉时,回血鲜红且压力较大,应立即拔出穿刺针,经压迫局部后可不引起明显血肿。

4. 创伤性动、静脉瘘　反复多次穿刺后,动、静脉可能均有漏口,局部血肿因动脉压力较高,将血液挤压至静脉内所致。预防措施是穿刺退针时及时按压进针点,防止出血,并尽可能避免重复穿刺。

5. 神经损伤　损伤臂丛神经时,患者出现放射到同侧手、臂的触电样感或麻刺感,应立即退出穿刺针或导管。

6. 胸导管损伤　行左侧锁骨下静脉或颈内静脉穿刺插管时,有可能损伤胸导管,表现为穿刺点渗出清亮的淋巴液。此时应拔除导管。如发生乳糜胸,应及时放置胸腔引流管。

7. 空气栓塞　中心静脉在吸气时可能形成负压,穿刺过程中、更换输液器及导管和接头脱开时,尤其是头高半卧位的患者,或是患者存在容量不足状态容易发生空气栓塞。穿刺时患者应取头低位,避免大幅度呼吸,多可避免空气栓塞的发生。

8. 血栓形成和栓塞　主要发生于长期置管和全静脉营养的患者,应注意保证液体持续滴注及定期肝素生理盐水冲洗。

9. 感染　导管留置期间无菌护理十分重要,一般每2~3天更换1次敷料。如患者出现不能解释的寒战、发热、白细胞数升高、导管穿刺皮肤处压痛和红肿等,应立即拔除导管,同时作导管尖端及患者血液的细菌培养,并应用抗生素。只要严格无菌操作,一般不会发生感染。

为了减少或预防静脉置管感染,采取的措施:①操作者严格无菌操作,执行洗手制度;②插入导管前使患者头部转为背向穿刺点,保持穿刺部位不受污染;③更换敷料的同时用碘伏消毒导管入口,保持敷料清洁干燥,出汗多的患者应该勤更换;④抽取血标本后的肝素帽应立即更换,连续输液者每天更换输液器1次,三通接头及CVP监测管也要每天更换1次;⑤每周在针眼处做细菌培养1次,做到早发现、早治疗。

10. 大血管和心脏穿孔　为罕见的严重并发症。主要表现为血胸、纵隔血肿和心脏压塞,一旦发生后果严重;心脏压塞死亡率可高达80%。穿孔原因往往与导管太硬及插入过深有关,尤其当原有心脏病变、腔壁变薄而脆的情况下。留置中心静脉导管的患者若突然出现发绀、颈部静脉怒张、恶心、胸骨后和上腹疼痛、烦躁不安和呼吸困难,进而血压下降、脉压变窄、奇脉、心动过速、心音遥远时,都提示有心脏压塞的可能。床旁心脏超声检查,能够迅速作出诊断并指导治疗。

遇此紧急情况,应采取如下措施:①立即终止静脉输注;②降低输液容器的高度至低于患者心脏的水平,以利用重力尽可能吸出心包腔或纵隔内的积血或液体,然后慢慢地拔出导管;③必要时应考虑迅速作经超声引导下的心包穿刺减压。预防措施有:①遇导丝及导管质地较硬时,需要特别小心;②导管顶端插至上腔静脉与右心房交界处即可,不宜过深;③有怀疑时,需要X线确定导管的位置,有条件的情况下,可以在导管室,或是手术室的C型X线机下经导管注入2ml X线显影剂,以判断导管尖端的位置。

（七）中心静脉导管置入套装

现在的中心静脉导管套装包已几乎完全商品化包装并且消毒备用,套装包内的材料有:中心静脉导管、扩张器、导丝、穿刺针、肝素帽、Y 型接头、注射器,11 号切片。所有的中心静脉导管都是由高度柔韧的、细壁的聚亚安酯构成的,能够确保高度的流动性。聚亚安酯是极其润滑的、具有抗凝血酶原的生物适应性。在体温下,可以变得极其柔软,可以在脉管里游动,显著降低了静脉炎的风险。导管的顶端极其柔软,导管具有 cm 刻度。X 射线不透的材料使导管能够在 X 射线下被检测。新型的导管夹子提供了稳定安全的固定装置。

新型的中心静脉导管通过 Seldinger 技术经由皮肤导入,通过现有的穿刺可以更换导管。这种技术大大减少了并发症,并且能够保证微小的穿刺直径,因此降低了脉管的损伤。

二腔/三腔/四腔的导管没有阀,由聚亚安酯构成,采用内栓(seldinger)技术。每个穿刺都提供 2~3 个通道、射线不透的、具有抗凝血酶原的生物适应性的 PUR 导管,降低了污染危险,并且降低了费用。

此外,性质相反的药物或者溶液可以同时安全快速的分开输入身体。柔软的顶端减少了血管穿孔的危险。极其光滑的导管壁阻止了血栓的形成。

第二节　动脉穿刺插管术

目前,微创高效的动脉穿刺正日益受到广大临床工作者的青睐,包括放射科、心内科、脑外科、肝胆科、消化科、肿瘤科、呼吸科、神经内科等诸多学科都相继开展了动脉穿刺插管工作,因此,动脉穿刺术的应用越来越广泛。

穿刺常用的动脉有桡动脉、股动脉、腋动脉、腘动脉、足背动脉,其中首选桡动脉,其次为股动脉。

一、动脉穿刺的适应证

1. 重度休克及危重患者需经动脉输液或输血,以争取时间,提高血压,改善心、脑、肾等重要器官的供血。

2. 危重及大手术患者需直接作动脉血压监测。

3. 需动脉采血进行实验室检查,如血气分析和动脉血乳酸浓度的测定等。

4. 经动脉穿刺施行选择性动脉造影,或注射抗肿瘤药物,行区域性化疗。

5. 自体输血及血液稀释。

6. 血液透析。

二、动脉穿刺的禁忌证

1. 有出血倾向。

2. 穿刺局部有感染。

3. 桡动脉穿刺前应进行 Allen 试验,阳性者不应做穿刺。

Allen 试验方法为:嘱患者握拳,观察两手指尖,同时压迫桡、尺动脉,然后在放松压迫尺动脉的同时,让患者松拳,观察手指的颜色。如 5 秒内手掌由苍白变红,则表明桡动脉侧支循环良好,Allen 试验阴性;如长于 5 秒手掌的颜色仍不变红,提示桡动脉侧支循环不佳,Allen 试验阳性。

三、桡动脉穿刺置管术

（一）穿刺径路

桡侧腕屈肌腱外侧,桡骨茎突内下方,可触及搏动,是触摸脉搏部位(图 23-2-1)。患者腕部伸直掌心向上,手自然放松,穿刺点位于手掌横纹上 1~2cm 的动脉搏动处。

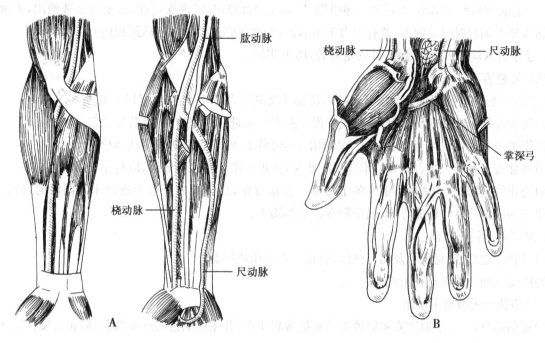

图 23-2-1 桡动脉穿刺

(二)物品准备

压力套装,500ml 肝素盐水(5U/ml),压力袋,动脉穿刺针,小方纱,垫枕,2ml 注射器,贴膜等。

(三)穿刺步骤(图 23-2-2)

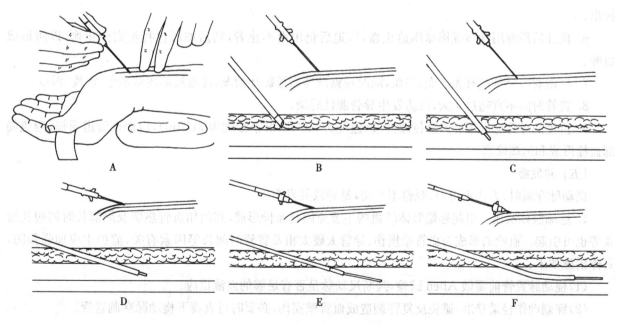

图 23-2-2 桡动脉穿刺步骤

1. 通常选用左手。

2. 将患者的手和前臂固定在木板上,手腕下垫纱布卷,使手腕背屈 60°。

3. 术者的左手中指触及桡动脉,在桡骨茎突近端定位,示指在其远端轻轻牵拉,穿刺点在两手指间。

4. 常规消毒皮肤、铺巾,用 1‰ 普鲁卡因或利多卡因局部麻醉后,术者右手持针,与皮肤呈 15° 进针,对准中指触及的桡动脉方向,在接近动脉时才刺入动脉。

5. 如有血液从针尾涌出,即可插入导引钢丝;如无血液流出,可徐徐退针,直至有血液涌出,表示穿刺成功(插入导引钢丝时应无阻力,若有阻力不可插入,否则将穿透动脉进入软组织内)。

6. 经导引钢丝插入塑料导管,并固定导管,即可测压。

(四) 注意事项

1. **严防动脉内血栓形成**　除以肝素盐水持续冲洗测压管道外,尚应做好以下几点。

(1)每次经测压管抽取动脉血后,均应立即用肝素盐水进行快速冲洗,以防凝血。

(2)管道内如有血块堵塞时应及时予以抽出,切勿将血块推入,以防发生动脉栓塞。

(3)动脉置管时间长短也与血栓形成呈正相关,在患者循环功能稳定后,应尽早拔出。

(4)防止管道漏液,如测压管道的各个接头应连接紧密,压力袋内肝素生理盐水袋漏液时,应及时更换,各个三通应保持良好性能等,以确保肝素盐水的滴入。

2. **保持测压管道通畅**

(1)妥善固定套管、延长管及测压肢体,防止导管受压或扭曲。

(2)应使三通开关保持在正确的方向。

3. **严格执行无菌技术操作**

(1)穿刺部位每 24 小时用安尔碘消毒及更换敷料 1 次,并用无菌透明贴膜覆盖,防止污染。局部污染时应按上述方法及时处理。

(2)自动脉测压管内抽血化验时,导管接头处应用安尔碘严密消毒,不得污染。

(3)测压管道系统应始终保持无菌状态。

4. **防止气栓发生**　在调试零点,取血等操作过程中严防气体进入桡动脉内造成气栓形成。

5. **防止穿刺针及测压管脱落**　穿刺针与测压管均应固定牢固,尤其是患者躁动时,应严防被其自行拔出。

6. 拔针后局部用纱布或棉球压迫止血,压迫后仍出血不止者,则需加压包扎至完全止血,以防形成血肿。

7. 严密观察穿刺点有无出血、渗血,随时观察肢体血液循环情况,注意局部皮肤颜色、温度、湿度。

8. 置管时间不宜超过 4 天,以防发生导管源性感染。

9. 留置的导管应采用肝素液持续冲洗(速度为 3ml/h,肝素浓度为 2U/ml),以保证管道通畅,避免局部血栓形成和远端栓塞。

(五) 并发症

桡动脉穿刺时,方法不得当,观察不严密,易导致并发症。

1. **远端肢体缺血**　引起远端肢体缺血的主要原因是血栓形成,其他如血管痉挛及局部长时间包扎过紧等也可引起。血栓的形成与血管壁损伤、导管太硬太粗及置管时间长等因素有关,监护中应加强预防,具体措施如下。

(1)桡动脉置管前需做 Allen 试验,判断尺动脉是否有足够的血液供应。

(2)穿刺动作轻柔稳准,避免反复穿刺造成血管壁损伤,必要时行直视下桡动脉穿刺置管。

(3)选择适当的穿刺针,切勿太粗及反复使用。

(4)密切观察术侧远端手指的颜色与温度,当发现有缺血征象如肤色苍白、发凉及有疼痛感等异常变化,应及时拔管。

(5)固定置管肢体时,切勿行环形包扎或包扎过紧。

2. **局部出血血肿**　穿刺失败及拔管后要有效地压迫止血,尤其对应用抗凝药的患者,压迫止血应在 5 分钟以上,并用宽胶布加压覆盖。必要时局部用绷带加压包扎,30 分钟后予以解除。

3. 感染 动脉置管后可并发局部感染，严重者也可引起血液感染，应积极预防。

（1）所需用物必须经灭菌处理，置管操作应在严格的无菌技术下进行。

（2）置管过程应加强无菌技术管理。

（3）加强临床监测，每日监测体温4次，查血象1次。如患者出现高寒战，应及时寻找感染源。必要时，取创面物培养或做血培养以协助诊断，并合理应用抗生素。

（4）置管时间一般不应超过7天，一旦发现感染迹象应立即拔除导管。

4. 假性动脉瘤 多因反复在同一部位穿刺，术后压迫止血不适而引起。因此，每次穿刺要选好部位，术后严密观察止血情况，如已出现假性动脉瘤，就不可再用。

5. 桡动脉痉挛 由于桡动脉管腔较细，同一部位反复穿刺，导丝及导管操作刺激均可引起血管痉挛。因此熟练掌握桡动脉穿刺技巧，提高穿刺成功率是关键。

四、股动脉穿刺置管术

股动脉穿刺插管术操作方便、安全、损伤小，在血流动力学监测中广泛应用。

（一）穿刺径路

股动脉由髂外动脉延续，行于股三角内，下降至腘窝移行为腘动脉（图23-2-3）。患者仰卧，下肢伸直稍外展，穿刺点位于腹股沟韧带中点下方1~2cm的动脉搏动处。

（二）穿刺步骤

在腹股沟韧带中点下方1~2cm处触及股动脉搏动，用左手示指、中指放在动脉搏动表面，示指与中指分开，穿刺点选在两手指间。常规消毒皮肤、铺巾及局部麻醉，右手持针，与皮肤呈45°进针，其余同桡动脉穿刺插管术。

（三）注意事项

1. 留置管在靶动脉内勿过短，留置管应固定确实，操作中勿用力牵拉留置管，避免留置管从靶动脉脱出或移位。

2. 导管转折处应有一定的角度，避免打折。

3. 拔针过程中应顶紧针栓，以防回血造成导管阻塞。

（四）并发症

1. 股动脉穿刺部位血栓形成，其主要原因有：

（1）股动脉内膜损伤：同侧股动脉先后行2次以上穿刺插管可导致血栓形成。因此，双侧股动脉交替穿刺可减轻同侧股动脉内膜损伤以避免血栓形成。

（2）鞘管内外壁血栓形成：由于鞘管为异物，血小板易在其表面形成血栓，尤其是高凝及循环不良者。因此，术中应定时向鞘管或导管内注射肝素生理盐水，注射前应首先回抽，如有小的血栓块可回抽至注射筒内；如回抽时阻力较大，则说明有较大的血栓，此时需更换鞘管或导

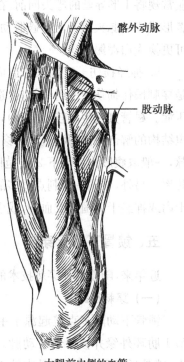

髂外动脉

股动脉

大腿前内侧的血管

图23-2-3 股动脉穿刺

管。拔鞘管时，应让血液从穿刺点喷出少许，以观察穿刺点有无血栓形成。此外，应避免向鞘管内直接注射高渗物质，因直接向鞘管内注射高渗葡萄糖后产生穿刺点血栓；

（3）动脉粥样硬化：一方面在穿刺术中因粥样斑块脱落后易在其表面形成新鲜血栓；另一方面可因压迫止血或加压包扎不当而导致粥样硬化的股动脉血流改变而产生穿刺点血栓。因此，压迫止血或加压包扎时压力应适当。压迫止血时压力分三个不同阶段，即前5分钟压迫时压力应尽可能大，甚至指下感觉不到股动脉搏动；中间5分钟压力逐渐减轻到能感觉到股动脉强烈搏动而穿刺伤口又无渗血为宜；后5分钟

压力逐渐撤去乃至仅能感觉到微弱股动脉搏动。如后 5 分钟内均未见穿刺伤口渗血则可行加压包扎，加压包扎后应保证双侧足背动脉搏动一致，如包扎侧搏动减弱应适当松解包扎带。

2. 假性动脉瘤　假性动脉瘤是在局限性较大血肿的基础上形成的与股动脉相通的囊腔，多位于股鞘内，并为股鞘所局限。股鞘为腹横筋膜和髂筋膜向下延伸包裹股动脉、股静脉上段所形成的筋膜鞘，位于腹股沟韧带内半侧和阔筋膜的深方，呈漏斗状，长 3～4cm，至隐静脉裂孔下缘处延续为股血管鞘，其内可被筋膜分隔。近年来，国内外处理穿刺形成的假性动脉瘤多采用在超声波引导下的穿刺，血肿腔内注射牛凝血酶的方法，能在短时间内栓塞假性动脉瘤，取得较好的疗效。其成功与否主要与动脉瘤的大小、是否应用抗凝剂、压迫治疗的时间及假性动脉瘤形成距治疗时间的长短等有关。此外，在超声引导下经皮细针穿刺向假性动脉瘤内注入凝血酶，也取得了较好的疗效。

3. 穿刺点血肿　是最常见的并发症，与股动脉损伤、高血压、动脉粥样硬化、抗凝剂的应用、患者术后股动脉制动、咳嗽等诸多因素有关，其中主要的是股动脉损伤。为减少对股动脉的损伤应注意：①尽量减少对股动脉的穿刺次数（包括局部麻醉）；②对各种成形的导管如成袢导管、猪尾导管等拔管时，可用导丝将之撑直后才拔管；③行扩张管技术时，扩张鞘应比实际导管小 0.5～1F，以免导管周围漏血。不过，穿刺点血肿为自限性的，多能自行吸收。但需与假性动脉瘤鉴别，后者局部可闻及杂音，CDFI 是较好的诊断手段。

4. 股动脉穿刺过程中，推送导丝易导致股动脉夹层、股动脉穿破及股动脉严重痉挛等并发症。因此应常规将 J 形导丝的弯头向前，在推送导丝的过程中如遇阻力，应在透视下判断它是否进入股动脉分支或者形成股动脉夹层乃至穿破股动脉，对于进入股动脉分支者，可回抽并调整导丝的方向，如仍不能成功者，可更换为白泥鳅导丝。

5. 神经损伤　穿刺操作造成的神经损伤包括两方面，一是穿刺针直接刺伤股神经干或其分支，另一是穿刺操作损伤周围组织结构，造成肌腔隙损伤及动脉痉挛、局部血肿、假性动脉瘤等并发症，引起神经嵌压症。尽管其发生率较低（1/5），但损伤较重，故对其防范应予以重视。根据股三角区血管、神经、周围组织结构的解剖特点，我们认为，穿刺股动脉进针时位置不宜过度偏外，亦不宜过高。考虑到不伤及股深动脉，一般取腹股沟韧带下 2cm 范围内穿刺为宜；若能仅穿破动脉前壁，则可极大地降低直接刺伤股神经的几率。另外，在同一穿刺点过多的反复穿刺亦应避免，更忌操作粗暴，以防止损伤血管或周围组织，在神经干内或神经干周围形成血肿，或引发其他并发症，造成继发性神经损伤。

五、锁骨下动脉穿刺

近年来，随着各种穿刺技术的进展，左锁骨下动脉穿刺已成为操作的一部分。

(一) 穿刺径路

锁骨下动脉多直接起源于主动脉弓远侧端，向上行走，发出左侧椎动脉后，沿左锁骨后向外走行于第 1 肋环外缘并移行于腋动脉。为方便穿刺插管术应用，可将其分为 3 段：起始段，以椎动脉分出为止；锁骨后（下）段，于锁骨中外 1/3 止；锁骨外段，于第 1 肋环外 1cm 止。第 3 段及第 2 段的远段为穿刺靶点。后、外段周围有坚实的肌肉及韧带。后段上方与臂丛神经相邻，后方为胸膜顶。锁骨下静脉是腋静脉的延续，与同外动脉伴行，位于动脉前下方，起于第 1 肋骨外缘，向内行至胸锁关节后方，与颈内静脉汇合（图 23-2-4）。锁骨下动脉位置较深，体表难以扪及搏动，可按体表标志定位穿刺，困难时透视下定位穿刺。

1. 锁骨下定位法　最常用，皮肤穿刺点在锁骨下窝内，即锁骨中外 1/3，下约 2.5cm 处。常规消毒，局麻下做一 0.5cm 小切口，用 18G 无芯斜面穿刺针向内上方穿刺，针尖指向胸锁关节与喙突连线中点上 1.5cm 处，额状面夹角为 25°，横断面夹角约 12°，深度为 4～6cm，可根据体形调整进针深度及角度。

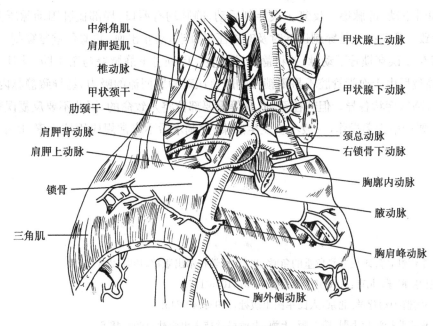

中斜角肌
肩胛提肌
椎动脉
甲状颈干
肋颈干
肩胛背动脉
肩胛上动脉
锁骨
三角肌

甲状腺上动脉
甲状腺下动脉
颈总动脉
右锁骨下动脉
胸廓内动脉
腋动脉
胸肩峰动脉
胸外侧动脉

图 23-2-4　锁骨下静脉

2. 斜角肌间隙定位法　皮肤穿刺点与上法同,但穿刺方向要指向斜角肌间隙。因为胸锁乳突肌锁骨头的后外侧即为前斜角肌,体表可触摸到,再向后外即为中斜角肌,体表可触摸到、再向后外即为后斜角肌。前、中斜角肌之间即为斜角肌间隙,锁骨下动脉和臂丛神经均由此间隙穿出。找到此间隙后用指腹紧贴锁骨上缘深压,有时可感觉到锁骨下动脉搏动。即便感觉不到搏动,术者用左手中指指腹压住此处,右手持穿刺针向此处推进,常可成功。体形瘦小,能摸到锁骨下动脉搏动,更易穿刺成功。

3. 第 1 肋定位法　透视下看到第 1 肋,以第 1 肋骨外缘中点作为锁骨下动脉进针点,穿刺方法同上。若不成功,可经此点向上移 1cm,并适当调整进针角度,可获成功。

4. 导丝引导定位法　上述方法均告失败,可行右股动脉穿刺插管,将导丝送入锁骨下动脉,透视下直接对准导丝穿刺。导丝能清晰显示锁骨下动脉走行路线,一般不需做切开穿刺。

(二) 注意事项

1. 每次穿刺术者都要做到心中有数,不做盲穿或重复穿刺,动作缓慢轻柔,且忌粗暴。

2. 严格掌握穿刺方向及深度,熟悉穿刺针的位置及其所经过或到达之处的解剖结构。

3. 穿刺针一定要在第 1 肋骨与锁骨之间走行,否则既不安全也不会成功。同时穿刺针不要越过前、中斜角肌。

4. 一次未成功,需再次穿刺时,要使穿刺针退至皮下或完全退出,用肝素盐水冲洗后再进行。重复在一处穿刺或稍退针即改变方向穿刺等,均易撕裂血管壁,造成出血。

5. 穿刺成功后要及时放入血管鞘保护,拔管后要及时行穿刺孔按压。

(三) 并发症

1. 气(血)胸　刺破胸膜后少量气(血)胸可自行吸收,不需要处理。如积气量多,可以吸出。如经吸气,胸腔内气体减少后又复增加,或反复吸引,胸腔内积气排出不尽,说明继续漏气,应作胸腔引流。

2. 出血　穿刺口出血因动脉壁弹性好,收缩快,稍加压迫即可止血,不致形成血肿。误穿锁骨下静脉时因静脉壁薄且为筋膜所固定,收缩差,出血不止,易形成血肿。穿刺后发现有出血,即用手指按压进针点处,或于锁骨上向第 1 肋按压锁骨下动脉干即能止血。仍有出血可延长按压时间,多能收效。若有血管壁撕裂的大出血,且按压止血效果不佳,可快速经股动脉插入球囊导管,堵塞出血口,暂时控制出血,而后行手术探查处理。

　　3. 创伤性锁骨下动、静脉瘘　反复多次穿刺后动、静脉均有漏口,局部血肿因动脉压力较高,将血液挤压至静脉内所致。预防措施是穿刺退针时及时按压进针点,防止出血,并避免重复穿刺。

　　4. 气栓　发生于误穿锁骨下动脉,并将静脉壁撕裂。因锁骨下静脉壁与第 1 肋、锁骨下肌、前斜角肌的筋膜相愈着,撕裂后由于血管管腔不易闭锁及胸腔负压对静脉回流的吸力,易导致静脉内空气栓塞。气栓栓塞部位不同,临床症状各异。但若栓至肺、脑等重要部位将是致命的,因此不要反复误穿锁骨下静脉。

　　5. 感染　只要严格无菌操作,一般不会发生感染,穿刺术后不应常规应用抗生素,也不是预防感染的有效措施。

(宋　青)

参考文献

1. 夏穗生,范国辉,李恢慆,等. 现代外科危重的急救. 北京:科学技术出版社,1991;288-292.

2. 刘俊杰,赵俊. 现代麻醉学. 北京:人民卫生出版社,1987:1056-1058.

3. 钱学贤. 现代冠心病监护治疗学. 北京:人民军医出版社,1993;240-245.

4. 杭燕南,金定炼. 重症监护治疗手册. 第 2 版. 上海:上海科学技术出版社,1999;48-65.

5. 谢荣,杨拔贤. 现代临床麻醉和重症监测治疗手册. 北京:北京医科大学、中国协和医科大学联合出版社,1998;321.

6. 应明英,罗传火,杨建,等. 实用危重病监测治疗学. 北京:人民卫生出版社,1998;335-350.

7. 庄心良,曾因明,陈伯銮. 现代麻醉学. 第 3 版. 北京:人民卫生出版社,2003;11.

8. 安刚,薛富善. 现代麻醉学技术. 北京:科学技术文献出版社,1999;494,499-500,758.

9. 柏树令,应大君. 系统解剖学. 第 6 版. 北京:人民卫生出版社,2005;244-256.

10. Kincaid EH, Davis PW, Chang MC, et al. "Blind" placement of longterm central venous devices : reports of 589 consecutive procedures. The American Surgeon, 1999, 65(6) : 520-524.

11. Eisenberg L, Paulson EK, Kliewer, et al. Sonographically guided compression repair of pseudoaneurysms : further from a single institution. AJR, 1999, 173(6) : 1567-1573.

12. Perings SM, Kelm M, Jax T, et al. A prospective study on incidence and risk factors of arteriovenous fistulae following transfemoral cardiac catheterization. Int J Cardiol, 2003, 88(2-3) : 223-228.

13. Bloom AI, Sasson T, Verstandig A, et al. Ultrasound-guided thrombin injection for the treatment of iatrogenic pseudoaneurysm of the femoral artery. Isr Med Assoc J, 2001, 3(9) : 649-652.

14. David C, Mcgee M D, Michael K, et al. Preventing complications of central venous catheterization. N Engl J Med, 2003, 348(12) : 1123-1133.

第二十四章　肺动脉导管

肺动脉导管(pulmonary artery catheter)也被称为肺动脉漂浮导管。因为是由 Swan 和 Ganz 等人设计并引入临床应用,所以,肺动脉导管又称为 Swan-Ganz 导管。

实际上,在肺动脉导管出现之前,人们就曾多次试图进行右心或肺动脉的插管。但由于当时的插管不仅必须在 X 线直视下进行,操作复杂,需要时间长,而且成功率低,一直未能得到临床上的推广。虽然,1953 年 Lategola 和 Rahn 等人曾在实验室内试用顶端带有气囊的导管,发现导管可以非常顺利地进入肺动脉。但他们的发现没有引起临床医师的重视。直到大约二十年之后,Swan 和 Ganz 等人才"重新发现"这种顶端带有气囊的导管,并推广应用到临床,被临床医师所接受。肺动脉导管不仅使临床医师对右心相关指标进行直接测量,如测量右心房压力、肺动脉压等,而且可以通过测量肺动脉嵌顿压获得左心功能相关参数。同时肺动脉导管可以通过热稀释方法测量心输出量和抽取混合静脉血标本。肺动脉导管的出现使这些参数在同一时间点的获得成为可能,使临床血流动力学监测真正走向系统化。

近年来,出现了一些改良型的肺动脉导管,这些导管在原有的基础上增加了持续氧饱和度测量、连续心输出量测量、进行心脏起搏、计算心室容积等功能。

标准型 7Fr 的肺动脉导管可插入长度为 110cm,是不透 X 线的导管。由导管顶端开始,每隔 10cm 标有明确的标记。导管的顶端有一个可充入 1.5ml 气体的气囊。充气后的气囊基本与导管的顶端平齐,但不阻挡导管顶端的开口。气囊的后方有一快速反应热敏电极,可以快速测量局部温度的变化。导管共有四个腔,包括顶端开口腔、近端开口腔、气囊腔和热敏电极导线腔。其中近端开口腔的开口位于距顶端 30cm 的导管侧壁上。

第一节　应 用 指 征

肺动脉导管适用于对血流动力学指标、肺脏和机体组织氧合功能的监测。所以,一般来说,对任何原因引起的血流动力学不稳定及氧合功能改变,或存有可能引起这些改变的危险因素的情况,都有指征应用肺动脉导管。对于应用肺动脉导管的适应证,不同的书中会例举出不同种类的疾病名称,但由于肺动脉导管是一种监测的手段,所以应用肺动脉导管在更大程度上取决于临床医师对血流动力学相关理论的理解、对病情变化的把握程度和对治疗的反应能力。根据疾病的种类或原因确定应用肺动脉导管的指征有着明确的局限性。同一种疾病的不同阶段对血流动力学监测要求的水平不同,同一种疾病在不同医疗水平的单位治疗对肺动脉导管的要求也不同。

随着临床对血流动力学监测需求的变化和人们的技术水平的提高,应用肺动脉导管的禁忌证也在不断改变。如原来认为心肌梗死的急性期是肺动脉导管的禁忌证,尤其是在广泛前壁心肌梗死插管时的操作很容易诱发严重的心律失常或心肌损伤。但是,心肌梗死时最需要进行血流动力学监测的时间是在急性期。目前,由于控制心律失常手段的增强及在 X 线引导下进行肺动脉导管的插入,所以,仅将心肌梗死归入慎用肺动脉导管的范围。又如,完全性左束支传导阻滞也曾被认为是应用肺动脉导管的禁忌证。理由是此时插入肺动脉导管容易引起心脏停搏。但如果在有心脏起搏器的保护下仍然可以应用肺动脉导管进行血流动力学监测。所以,应用肺动脉导管时更重要的是明确应用目的,综合各方面的因素,权衡利弊,全面分析。

肺动脉导管的绝对禁忌证是在导管经过的通道上有严重的解剖畸形,导管无法通过或导管的本身即可使原发疾病加重。如,右心室流出道梗阻、肺动脉瓣或三尖瓣狭窄、肺动脉严重畸形等。

在下列情况时应慎用肺动脉导管:①急性感染性疾病;②细菌性心内膜炎或动脉内膜炎;③心脏束支传导阻滞,尤其是完全性左束支传导阻滞;④近期频发心律失常,尤其是室性心律失常;⑤严重的肺动脉高压;⑥活动性风湿病;⑦各种原因所致的严重缺氧;⑧严重出血倾向;⑨心脏及大血管内有附壁血栓;⑩疑有室壁瘤且不具备手术条件者。

第二节 置管方法

一、插管前准备

首先,要掌握应用肺动脉导管的适应证,明确需要通过肺动脉导管解决哪些方面的问题。要尽可能地了解病情的发展变化情况,了解药物过敏史,监测出凝血功能。准备进行肺动脉导管置管操作的术者应熟练地掌握中心静脉插管的技能,熟悉心脏及其大血管的接轨走行,熟悉肺动脉导管的结构特点,能够识别在插管过程中导管经过不同部位时在压力波形的不同特点,掌握在插管时所需用具的使用方法,其中包括:穿刺针、导丝、扩张器、外套管、压力传感器和压力冲洗装置等。

如果是给清醒的患者插管,尤其是手术前的患者,应设法解除患者的焦虑和紧张,讲明应用肺动脉导管对治疗帮助。可根据情况应用镇痛镇静药物,减少患者对操作的应激反应程度,增强患者的配合程度。手术前患者也可在麻醉后进行插管。应准备心电监测装置,整个操作过程应在持续监测心电、血压和氧饱和度的条件下进行。患者应有可靠的静脉通路,床旁应备有除颤器及利多卡因、多巴胺、肾上腺素等急救药品,以防治病情的突然变化和可能出现的导管并发症。

插管所需的器械应齐全、配套,如插入 7Fr 的肺动脉导管应选用。7.5~8Fr 的外套管以及相应的扩张器、导丝和穿刺针。应预先用 5mg/dl 的肝素生理盐水冲洗导管并排出导管内空气,检查气囊有无漏气,并分别封闭导管的各个接口。如果插管将在压力波形引导下进行,则应当将压力传感器与导管的远端接口相连接,并检查压力监测仪上的压力曲线是否显示良好。

二、插管途径的选择

插入肺动脉导管途径的选择应注意到达右心房的距离、导管是否容易通过、是否容易调整导管位置、操作者的熟练程度、患者的耐受程度、体表固定是否容易以及局部受污染的可能性。常用的插管部位有以下几种:

(一) 颈内静脉

经右侧颈内静脉是肺动脉导管的首选插管途径。导管经过的路途较近,直接走向心脏,弯曲少,利于导管通过。导管进入右心房、右心室直至肺动脉的过程符合导管的自身弯曲。插管成功率高,且容易通过压迫的方法控制穿刺出血。但颈根部重要结构较多,穿刺本身可能引起较为严重的并发症。导管在颈部不易固定。

(二) 锁骨下静脉

多选择右侧锁骨下静脉为插管途径,导管到达右心房的距离较短,插管后导管的外端易于在胸前壁固定。但插管的并发症较多,极易损伤锁骨下动脉。有时导管不易通过锁骨与第一肋骨之间狭窄的间隙,导管的位置不易调整。

（三）颈外静脉

颈外静脉属浅表静脉，但由于颈外静脉直接汇入锁骨下静脉，所以有时也被应用于肺动脉导管的穿刺部位。颈外静脉容易穿刺。穿刺本身并发症较少。但导管的行程中弯曲较多，大约有20％的几率使导管无法通过。导管插入后也容易打折、阻塞，可能会由于患者的体位改变而影响血流动力学指标的测量。导管在局部不易固定。

（四）贵要静脉

贵要静脉表浅，容易穿刺，穿刺本身并发症较少，可应用静脉切开的方法进行插管。但导管需要经过的路途较远，不利导管的通过和调整。插管的成功率较低。

（五）股静脉

股静脉穿刺方法比较普及，容易掌握。但股静脉距离右心房的距离较远，且经过右心房、右心室到达肺动脉的"之"字形弯曲常常导致导管通过困难，不利于导管的调整。股静脉插管诱发局部静脉血栓形成的发生率较高，又靠近会阴部，局部易受污染。股静脉为较少使用的插管途径。

三、导管的插入

需要接受血流动力学监测的患者往往都是危重患者，不宜被搬动。插入肺动脉导管的操作多是在床旁进行。所以，根据压力波形插入肺动脉导管是最常用的方法。

首先，应用 Seldinger 方法将外套管插入静脉内，然后把肺动脉导管经外套管小心送至中心静脉内。这时，应再次确认监测仪上可准确显示导管远端开口处的压力变化波形，根据压力波形的变化判断导管顶端的位置。中心静脉压力波形可以受到咳嗽，甚至是呼吸的影响，可以看到压力基线的波动。导管进入右心房后，压力显示则出现典型的心房压力波形，表现为 a、c、v 波，压力波动的幅度在 $0\sim8mmHg$。这时，应将气囊充气 1ml，并继续向前送入导管。在一部分患者，由于三尖瓣的病理性或生理性因素，可能会导致充气的气囊通过困难。这种情况下，可在导管顶端通过三尖瓣后再立即将气囊充气。一旦导管的顶端通过三尖瓣，压力波形突然出现明显改变：收缩压明显升高，可达 25mmHg 左右，舒张压不变或略有下降，可达 $0\sim5mmHg$，脉压明显增大，压力曲线的上升支带有顿挫。这种波形提示导管的顶端已经进入右心室。这时应在确保气囊充气的条件下，迅速而轻柔地送入导管，让导管在气囊的引导下随血流返折向上经过右心室流出道，到达肺动脉。进入肺动脉后，压力波形的收缩压基本保持不变，舒张压明显升高，平均压升高，压力曲线的下降支出现顿挫。压力波动范围大约在 25/12mmHg。这时继续向前缓慢送入导管，则可以发现压力波形再次发生改变，出现收缩压下降，舒张压下降，脉压明显减小。压力波动范围在 $6\sim8mmHg$，平均压力低于肺动脉平均压。如果无干扰波形，可分辨出 a、c、v 波形。这种波形为典型的肺动脉嵌顿压力波形。出现这种波形后应停止继续移动导管，立即放开气囊。放开气囊后压力波形会马上变为肺动脉压力波形。再次将气囊充气 1ml，之后排空气囊，压力波形重复出现由肺动脉嵌顿压力波形到肺动脉压力波形的转换，提示导管位置良好。

如果放开气囊后肺动脉嵌顿压力波形不能立即转变为肺动脉压力波形，或气囊充气不到 0.6ml 即出现肺动脉嵌顿压力波形，则提示导管位置过深。如气囊充气 1.2ml 以上才出现肺动脉嵌顿压力波形，则提示导管位置过浅。可据此对导管的位置做适当调整。

在为一些插管困难的患者置管或条件允许的情况下，也可以选择在 X 线透视引导下置入肺动脉导管。在 X 线引导下插入肺动脉导管虽然需要 X 线透视设备，但由于可以在几乎直观上掌握导管的位置和导管的移动方向，可以明显地减少插管操作所需要的时间，尤其是在心脏结构发生改变或某些心脏疾病时，可明显提高肺动脉导管的成功率，并且减少插管并发症的出现。

患者仰卧在 X 线诊台上，应用 Seldinger 方法将外套管置入深静脉。用肝素生理盐水封闭肺动脉导管的接口后，将肺动脉导管由外套管送入中心静脉。这时在 X 线监视屏幕上可见到导管在中心静脉中随术者的操作而移动,并到达右心房的入口处。此时,将气囊充气 1ml 可帮助导管顺利进入右心房并通过三尖瓣。导管的顶端一定要在气囊充气的情况下进入右心室。在右心室内,由于导管的顶端需要向上返折,进入右心室流出道,所以,一定要借助血流对气囊的漂浮作用,同时也可减少导管对心室壁的碰撞。一旦导管的顶端进入右心室流出道,应迅速向前移动导管,使其跨过肺动脉瓣,并使导管的顶端经过肺动脉分叉进入右肺动脉。

这时可见在肺动脉内的导管的顶端随心脏搏动前后移动。继续送入导管,可见导管的顶端被突然推向肺动脉的远端,并固定不动。这种现象提示导管已经被嵌顿。立即放开气囊,导管的顶端应马上回到右肺动脉主干。监视屏幕上可显示导管的顶端在纵隔右缘随心脏的搏动而前后运动。此时可固定导管,将患者送回病室。

导管的顶端进入左肺动脉同样可以进行正常的血流动力学指标的测量。但由于在导管的行程中出现再次反方向转折,导管的位置不易固定。尤其是在患者活动时,导管的顶端极易脱出。所以,肺动脉导管进入右侧肺动脉是更好的选择。导管的顶端进入右心室后应立即将气囊充气。这样不仅能减弱导管顶端对心室壁的刺激程度,减少由导管所致的心律失常,而且可以使导管随血流的走向漂入肺动脉。导管顶端在右心室的这段时间是插入肺动脉导管过程中最容易引起致命并发症的阶段,操作要轻柔、迅速,尽可能减少导管的顶端在心室内停留的时间。如果是在床旁根据压力波形插入肺动脉导管,置管后应进行 X 线胸像检查,以确定导管的位置。

四、并发症及其防治

与肺动脉导管相关的并发症可被分为三个方面:静脉穿刺并发症、送入导管时的并发症和保留导管期间的并发症。肺动脉导管并发症的发生率虽然报道各有不同,但其中致命性严重并发症的发生率并不高。以下是肺动脉导管的常见并发症。

(一)静脉穿刺并发症

1. 空气栓塞。

2. 动脉损伤。

3. 颈交感神经麻痹综合征。

4. 局部血肿。

5. 神经损伤。

6. 膈神经麻痹。

7. 血、气胸。

(二)送入导管时的并发症

1. 心律失常、心搏骤停。

2. 导管打结。

3. 导管与心内结构打结。

4. 扩张套管脱节。

5. 肺动脉痉挛。

(三)保留导管时的并发症

1. 气囊破裂导致异常波形。

2. 用热稀释方法测量心输出量时发生心动过缓。

3. 心脏瓣膜损伤。

4. 导管折断。

5. 深静脉血栓形成。

6. 心内膜炎。

7. 肺部影像学检查出现假阳性。

8. 超声心动图出现假阳性。

9. 血尿。

10. 手术操作损坏导管或使导管移位。

11. 导管移位。

12. 肺动脉穿孔。

13. 肺栓塞。

14. 全身性感染。

15. 导管与心脏嵌顿。

16. 收缩期杂音。

17. 血小板减少。

18. 导管行程上发生血栓。

19. 动静脉瘘形成。

这些并发症虽然发生率不高,但其中一些并发症常可能导致严重的后果。局部穿刺时出现的并发症的防治与深静脉穿刺并发症的防治相同。现将应用肺动脉导管时几种严重并发症的防治介绍如下。

1. 心律失常　据报道,应用肺动脉导管时心律失常的发生率可达30%以上,主要发生在插管的过程中。心律失常多由于导管顶端刺激右心室壁所致,多为偶发性或阵发性的室性心律失常。一些患者可出现持续性右束支传导阻滞,极少数患者出现室颤。原有左束支传导阻滞的患者可能出现完全性房室传导阻滞。在心肌梗死急性期的患者,导管的刺激可能导致心搏骤停。用热稀释法测量心输出量时,快速向右心房内注射冰水也可能导致心律失常。保留导管期间,由于导管的位置发生了变化,可能增加导管对心脏的刺激,诱发心律失常。防治方面应注意插管手法轻柔、迅速。导管顶端进入右心室后应立即将气囊充气,以保护导管顶端,减少导管对心室的刺激。如果出现心律失常应立即将导管退出少许,心律失常一般可以消失。如果室性心律失常仍然存在,可经静脉给予利多卡因 1~2mg/kg。为急性心肌梗死患者或其他心律失常高危患者插入肺动脉导管时,应预先准备好相应的治疗和抢救措施。如果患者原有完全性左束支传导阻滞,应事先安装临时起搏器或选用带有起搏功能的改良型肺动脉导管。

2. 导管打结　肺动脉导管打结的常见原因是导管在右心室或右心房内缠绕。导管可自身打结,也可和心内结构(如乳头肌、腱索)结在一起,或是同心脏起搏器等同时存在的其他导管打结。导管也可能进入肾静脉或腔静脉的其他分支发生嵌顿。X线检查是诊断导管打结的最好方法。如果在调整导管时遇到阻力,应首先想到导管打结的可能。插管时应注意避免一次将导管插入过多,注意导管的插入深度应与压力波形所提示的部位相吻合,如果已经超过预计深度 10cm 以上,仍然未出现相应的压力波形,应将导管退回至原位重新置入。在 X 线直视下进行插管操作可以有效地防止导管的打结。

3. 肺动脉破裂　肺动脉导管所致的肺动脉破裂常发生在高龄、低温和肺动脉高压的患者,有报道女性患者发生率较高。肺动脉破裂的主要原因包括,导管插入过深,以致导管的顶端进入肺动脉较小的分支。此时如果给气囊充气或快速注入液体,则容易造成肺动脉破裂;若导管较长时间嵌顿,气囊或导管顶端持续压迫动脉壁,也可能造成肺动脉破裂;如果是偏心气囊,嵌顿时导管的顶端直接摩擦动脉壁,可导致肺动脉破裂;肺动脉高压时,导管很容易被推向肺动脉远端,同时,肺动脉高压有可造成动脉壁硬化、扩张和变性,容易出现肺动脉破裂。肺动脉破裂的常见临床表现为突发性咯血,多为鲜红色。咯血量多少不等。有时还可能出现血胸。如果是大量咯血,应立即进行气管插管,首选双腔气管插管,保证气道通畅。同时补充血容量,并用鱼精蛋白对抗已经进入体内的肝素。必要时应及时进行手术治疗。

4. 肺栓塞　肺动脉导管引起肺栓塞的主要原因包括:导管所致深静脉血栓形成、右心房或右心室原有的附壁血栓脱落、导管对肺动脉的直接损伤和导管长时间在肺动脉内嵌顿。测量肺动脉嵌顿压力后没有及时将气囊排空，气囊就会向栓子一样阻塞在肺动脉内，若嵌顿时间较长，则可导致肺栓塞。所以，每次气囊充气时间不能持续超过 30 秒钟。肺动脉导管的气囊内不能注入液体。有时，即使气囊未被充气，导管也可能在血流的作用下嵌顿于肺动脉的远端。故插入肺动脉导管后应持续监测肺动脉压力波形。如果波形发生变化，应及时调整导管位置。肺动脉导管的体外部分应牢靠固定，减少导管在血管内的活动。持续或间断用肝素盐水冲洗导管，可有助于减少深静脉炎和血栓形成的发生。如已知患者原有心内附壁血栓，应慎用肺动脉导管。

5. 感染　感染是危重患者的常见并发症，尤其是院内获得性感染在危重患者的病情发展过程中扮演着越来越重要的角色。导管相关性感染是危重患者发生院内获得性感染的常见原因之一。防治感染应注意与导管相关的操作，应严格遵守无菌原则。导管穿过皮肤的部位应每天常规消毒，并更换无菌敷料。如果敷料被浸湿或污染应立即更换。尽可能避免或减少经肺动脉导管注入液体的次数（包括应用热稀释方法测量心输出量）。如果情况许可应尽早拔出肺动脉导管。导管保留时间一般不超过 72 小时。

6. 其他　肺动脉导管可能造成心脏瓣膜损伤或三尖瓣腱索断裂。主要的原因是由于在气囊充气的情况下试图拔出导管。另外，导管对心内膜的损伤可能诱发心内膜炎，气囊破裂可能导致空气栓塞等。

第三节　参数的获得

通过肺动脉导管可获得的血流动力学参数主要包括三个方面：压力参数（包括右房压、肺动脉嵌顿压、肺动脉压）、流量参数（主要为心输出量）和氧代谢方面的参数（混合静脉血标本等）。以这些参数为基础，结合临床常规检查，通过计算可以获得更多的相关参数。常用的血流动力学参数及参考正常范围见表 24-3-1。

表 24-3-1　常用血流动力学参数

参数	缩写	单位	计算方法	参考正常值
平均动脉压	MAP	mmHg	直接测量	82~102
中心静脉压	CVP	mmHg	直接测量	6~12
肺动脉嵌顿压	PAWP	mmHg	直接测量	6~12
平均肺动脉压	MPAP	mmHg	直接测量	11~16
心率	HR	BPM	直接测量	60~100
血红蛋白含量	Hb	g/dl	直接测量	12~16
心输出量	CO	L/min	直接测量	5~6
每搏输出量	SV	ml/beat	CO/HR	60~90
心脏指数	CI	L/min · m^2	CO/BSA	2.8~3.6
每搏输出量指数	SVI	ml/beat · m^2	SV/BSA	30~50
体循环阻力指数	SVRI	dyne · sec/cm^5 · m^2	79.92(MAP−CVP)/CI	1760~2600
肺循环阻力指数	PVRI	dyne · sec/cm^5 · m^2	79.92(MPAP−PAWP)/CI	45~225
右心室做功指数	RVSWI	g · m/m^2	SVI(MPAP−CVP) · 0.0143	4~8
左心室做功指数	LVSWI	g · m/m^2	SVI(MAP−PAWP) · 0.0143	44~68
氧输送	DO$_2$	ml/min · m^2	CI · CaO$_2$ · 10	520~720
氧耗量	VO$_2$	ml/min · m^2	CI(CaO$_2$−CvO$_2$) · 10	100~180
氧摄取率	O$_2$ ext	%	(CaO$_2$−CvO$_2$)/CaO$_2$	22~30

一、压力参数

通过肺动脉导管进行压力测量的装置由压力监测仪、压力传感器、冲洗装置、三通开关组成。压力传感器是整个监测系统中最为重要的部分。它的作用是将循环系统中的压力转变成微弱的电信号，经过压力监测仪的放大，以曲线和数字的形式表示出来。压力传感器的种类较多，临床上以电阻丝式压力传感器应用较为普遍。压力传感器的一端以压力监测仪相连接，另一端与充满液体的延伸管或直接与静脉或动脉导管相连接。这样，压力可以直接作用在传感器的压力隔膜上。隔膜在压力的作用下向对侧膨隆，以机械能的方式推动与隔膜连接的拉杆运动，而牵拉了保持一定紧张度的电阻丝。从而，使惠斯通电桥的两个臂被拉长，另外两个臂放松。由于电阻丝的长度与截面积发生了变化，电阻发生了改变。从而产生了与压力变化相关的电信号改变。

我们所测量的压力实际上是与大气压相关的压力。所以，在使用压力传感器之前，应利用三通开关将压力管路的传感器一侧与大气相通，以校正压力监测系统的零点水平。校正零点时，压力传感器的隔膜前端的液体平面应在右心房水平。如果患者取仰卧位，则相当于腋中线水平。测量压力时，应注意保持压力传感器与右心房的这种关系。患者变换体位或床位上下移动时，压力传感器也应做相应移动。肺动脉导管的体外部分较长，通常都可以直接将导管经三通开关与传感器相连接。在少数情况下，由于患者体位或周围环境的原因，可能会应用延伸管来连接压力传感器和肺动脉导管，以便于传感器位置的调整和固定。压力监测所用的延伸管是特制的、质地较硬的导管。不能随便选用不同的静脉输液导管代替压力监测延伸管，以免由于压力在导管内传导时发生严重衰减而使压力测量的准确度下降。压力波在延伸管内传导时可产生返折现象，导管越长对压力的影响就越大。所以，应尽可能选用较短的延伸管。压力传导的管路中存有气泡会严重地影像压力的传导。由于气泡的顺应性远大于液体的顺应性，所以管路中存有较大的气泡可导致压力波的明显衰减。微小的气泡可造成很强的压力返折波。有人曾将 0.05～0.25ml 的空气推入压力测量管路中，结果发现收缩压由 150mmHg 增加到 190mmHg。

对整个管路进行冲洗是保证压力传导通路不被血栓阻塞的关键。冲洗的方法可分为连续冲洗和间断冲洗。将配制好的肝素盐水（含肝素 10mg/dl）装入无菌塑料袋内，经输液管道及冲洗器（intraflow）连接在压力传感器与延伸管之间的压力传导管路中。用压力气袋将肝素盐水的压力加至 300mmHg。这时，牵拉冲洗器的开关，高压的肝素盐水就会冲入压力传导管路。可进行持续冲洗的冲洗器中带有滤器，其中的微孔的直径大约为 10μm。在未牵拉冲洗器开关时，肝素盐水可通过滤器对管道进行持续冲洗。由于冲洗的速度很慢（不大于 3ml/h），所以不影响压力的测量。另外，在条件不足的情况下，也可以在三通开关的控制下用注射器进行间断冲洗。但防止血栓形成的效果不如持续冲洗，且造成污染的机会较多。三通开关用于平衡压力传感器的零点，排出管道中的气泡和抽取动脉血标本。三通开关是整个压力测量管路中最薄弱的环节，容易附着凝血块或气泡，是细菌经测压管路进入机体的主要途径。同时，三通开关的内径较小，容易造成压力返折现象，影响压力测量的准确性。

右房压（RAP）的测量是将肺动脉导管置于正确的位置之后，导管近侧开口正好位于右心房内，经此开口测得的压力即为右心房压力。

肺动脉压（PAP）是当肺动脉导管的顶端位于肺动脉内（气囊未充气）时，经远端开口测得的压力。肺动脉压力可分别以收缩压、舒张压和平均压力来表示。

肺动脉嵌顿压力（PAWP）是将气囊充气后，肺动脉导管的远端嵌顿在肺动脉的分支时测量的气囊远端的压力。PAWP 是肺动脉导管可测量的特征性参数，具有特殊的意义。

由于肺循环是一个相对低压力的系统，并且没有血管瓣膜，理论上讲肺动脉嵌顿压有如下的相关性。

$$PAWP \propto PVP \propto LAP \propto LVEDP$$

式中 PVP 为肺静脉压；LAP 为左心房压；LVEDP 为左心室舒张末压。由于这种压力的相关性的存在,使得有可能通过右心导管监测左心的压力改变,从而了解左心的功能变化。要保持这种相关性的存在,测量肺动脉嵌顿压要满足三个基本条件。

(一) 通畅的通路

这个通路是指由肺动脉导管的顶端到左心房或左心室的压力传导通路。在这个通路上任何原因的阻塞都可能会严重影响肺动脉嵌顿压与左心室舒张末压力的相关性,如瓣膜狭窄、血管的梗阻或畸形等。在危重患者监测中最为常见的影响因素是肺内或胸腔内压力或容积的改变而对肺血管床压力的影响。

(二) 确实的嵌顿

气囊确实的嵌顿是肺动脉嵌顿压的测量不受肺动脉压力影响的关键。有人将肺动脉嵌顿压仍然称之为肺毛细血管压力。其实这两种压力有着测量方法的不同。后者是将前端微细的导管尽可能插入肺动脉的远端,甚至到接近毛细血管的部位,进行压力的测量。但在临床实际工作中,往往难以准确完成,测量的压力多受到肺动脉压力的严重影响。应用肺动脉导管后,临床上大都是应用肺动脉嵌顿压力作为血流动力学监测的一项指标。

(三) 足够的时间

这里所说的时间是指压力平衡的时间。从导管的顶端到左心之间的压力传导通路中的压力要到达平衡,才能使肺动脉嵌顿压力的测量与左心相应压力有相关性。这个时间主要是心脏搏动的舒张期。有人报道,心率在每分钟 130 次以上可以导致肺动脉嵌顿压的测量值升高。

临床上常应用压力指标来反映容量负荷。这时,应注意心室顺应性的影响。除顺应性的影响之外,心脏及大血管外的压力变化对肺动脉嵌顿压的测量也有很大影响。驱动血液在血管内流动的压力是血管内压力之和与血管外压力的差值。胸腔内压力的变化是常见的影响因素。在肺功能正常的情况下,尽管在吸气时胸腔内负压增加,但对循环压力影响不大。可是,在气道阻力增加,肺顺应性下降时,患者的呼吸困难可导致胸腔内压明显增大。从而,不仅改变了血管内的压力,而且也会影响到肺动脉嵌顿压与 LVEDP 的相关性。机械通气时,正压的通气形式可对循环系统的压力产生影响,尤其是在应用呼气末正压通气 (PEEP) 时,可明显地影响肺动脉嵌顿压力的测量。呼吸对胸腔内压影响的最小时相是在呼气末期。所以,测量肺动脉嵌顿压力时应选择在呼气末期进行。

血管内的压力同样也受到重力的作用,而肺泡内压却几乎不受重力的影响。在人体站立时,上肺野的肺泡内压可能会高于局部血管内压,从而影响测量肺动脉嵌顿压是的压力传导。所以,肺动脉导管在嵌顿后,导管的顶端应位于左心房水平以下的肺动脉分支。这样才有可能在最大的程度上保证压力传导通路的通畅。

二、流量参数

肺动脉导管可测量的流量参数是指心输出量(CO)。快速测量心输出量并且在短时间内多次重复或持续监测心输出量是肺动脉导管的主要优点之一。1954 年,Feger 第一次介绍了用热稀释方法测量心输出量的原理和方法。但是,直到 70 年代初期肺动脉导管出现之后,这种方法才真正得以在临床上广泛应用。

热稀释方法测量心输出量的原理与应用染料测量心输出量的原理相似,只是热稀释方法应用温度作为指示剂,而不是应用燃料。当将 5% 的葡萄糖冰水由肺动脉导管的近端孔注入右心房后,这些冰水立即与血液混合,随着这部分血液经过右心室并被泵入肺动脉后,这部分血液的温度也逐渐升高。在肺动脉导管远端的温度感受器可以感知这种温度的变化,并将这种变化输送到心输出量计算仪。心输出量的计算是根据 Stewart-Hamilton 公式进行的。

$$Q=\frac{VI(TB-TI)K1K2}{TB(t)dt}$$

在公式中,Q代表心输出量;VI代表注射用冰水量;TB代表血液温度;TI代表注射冰水温度;K1代表密度系数;K2代表计算常数;TB(t)dt代表有效时间内血液温度的变化,反映了热稀释曲线下面积。这些参数的变化对心输出量的测量有着明显地影响,所以,在进行心输出量测量时要注意对这些参数有影响因素的控制。

测量心输出量时首先要为心输出量计算仪输入正确的计算常数(K2)。K2根据仪器的不同制造厂家、导管的不同规格及注入冰水量的不同而不同。注入冰水的量一定要准确。若以每次注入5ml冰水测量心输出量,如果有0.5nl的误差,则测量的结果就可能出现10%的偏差。冰水从含冰容器中被抽出后,应尽快进行测量。这段时间不要超过30秒钟。因为冰水的温度会随着离开容器时间的延长而逐渐增加,从而导致测量误差。也有人报道用室温的5%葡萄糖水注射测量心输出量并不影响测量的精确度,但应相应改变计算常数。注射时应尽可能快速、均匀,选择在呼吸周期的同一时相(呼气末)连续测量三次,取其平均值。注射应在4秒钟内完成。在整个操作过程中要注意导管系统的密闭性,防止污染及导管源性感染的发生。儿科患者应当注意反复注射冰水对体温和水电解质的影响。也有个别报道发现注射冰水可诱发心律失常,如窦性心动过缓、心房颤动等。

另有改良的肺动脉导管可以进行心输出量的持续测量。方法是在肺动脉导管的前端带有升温装置,从而引起局部的温度改变,应用相同原理进行心输出量测量。

三、混合静脉血标本

混合静脉血是指从全身各部分组织回流并经过均匀混合后的静脉血。从肺动脉内取得的静脉血是最为理想的混合静脉血标本。肺动脉导管的另一项作用是可以从肺动脉中获得混合静脉血标本。

静脉血的氧含量是根据血液流经的部位的不同而有区别。经过肾脏回到下腔静脉的血流量较大,这部分血液直接参与氧代谢的比例较小,汇入下腔静脉后使下腔静脉的回心血液的氧含量较高。心肌组织的氧摄取率较高,氧消耗也较大,故由冠状静脉窦进入右心房的血液氧含量较低。来自上腔静脉、下腔静脉和冠状静脉窦的血液经过右心室才被较好的混合。所以,肺动脉内的血液才是最为理想的混合静脉血。

抽取混合静脉血标本时应首先确定肺动脉导管的顶端在肺动脉内,压力波形显示典型的肺动脉压力波形。气囊应予以排空,在气囊嵌顿状态下所抽取的血标本不是混合静脉血标本。经肺动脉导管的肺动脉管腔抽取标本的速度要缓慢,先将管腔中的肝素盐水抽出,在抽取标本,然后用肝素盐水冲洗管腔。在整个抽取标本过程中要严格遵守无菌操作的原则。如果要进行混合静脉血的血气检查,在标本抽取的过程中一定要注意采用隔绝空气的技术。

四、其他类型的肺动脉导管

自从肺动脉导管在临床上广泛应用以来,血流动力学监测在危重患者治疗中的作用有了很大发展。但在一些特殊的临床情况时,应用标准肺动脉导管所获得的血流动力学指标往往不足以满足临床的需要。为了临床工作的进一步需求和在特定情况下对病情的变化进行更实际的解释出现了一些改良型的肺动脉导管,或者说是特定型号的肺动脉导管。这些改良型的肺动脉导管主要包括:可以测量右心室射血分数的肺动脉导管、可以持续测量心输出量的导管、可以持续监测混合静脉血氧饱和度的肺动脉导管和可以进行临时起搏的肺动脉导管。

可以测量右心室射血分数的肺动脉导管也被称为右心室容量导管。这种导管仍然采用热稀释方法测量心输出量和右心室容量。这种导管在标准肺动脉导管的基础上增添了两个心室内电极,可以快速探测心电活动和心室内的温度变化。测量射血分数的原理与应用热稀释方法测量心输出量的原理相似。向右心房内注射已知温度、已知容量的液体后,注入的液体随血液由右心室走向肺动脉,在这个过程中温度逐渐发生变化,在肺动脉中的热敏感电极可测出这种温度的改变。心输出量的测量取决于这个时间过程中的温度变化,而射血分数则决定于每次搏动时的温度变化。通过计算两个电极之间的温度改变并根据心电图的 R 波进行门控分析,计算机可算出射血分数或者说是每次心脏搏动射血的比例。导管同时根据标准肺动脉导管的方法测量出心输出量和每搏输出量。然后通过射血分数和每搏输出量就可以计算出右心室的舒张末容积和收缩末容积。

可以持续测量心输出量的肺动脉导管的前部增加了可产热的电阻丝,从而可使局部的血液加温。这种导管仍然应用于标准肺动脉导管相同的热稀释方法测量心输出量,只是在血液流向肺动脉的过程中不是温度升高,而是温度降低。可以持续测量混合静脉血氧饱和度的肺动脉导管与专用的测量仪相连接后,可连续抽取肺动脉血标本,并自动进行测量,从而可以持续监测混合静脉血指标。有的肺动脉导管同时带有起搏电极,对有心律失常的患者在进行血流动力学监测的同时还可以进行心脏临时起搏。

这些改良型的肺动脉导管通常在特定情况下应用。

(刘大为)

参考文献

1. Swan H,Ganz W,Forrester J. Catheterization of the heart in man with use of a flow-directed balloon-tipped catheter. N Engl J Med,1970,283:447-454.

2. Civetta JM,Gabel JC. Flow directed-pulmonary artery catheterization in surgical patients:indications and modifications of technique. Ann Surg,1972,176:753-756.

3. Ganz W,Donoso R,Marcus H,et al. A new technique for measurement of cardiac output by thermodilution in man. Am J Cardiol,1971,27:392-396.

4. Elliott CG,Zimmerman GA,Clemmer TP. Complications of pulmonary artery catheterization in the care of critically ill patients. A prospective study. Chest,1979,76:647-652.

5. Polanczyk CA,Rohde LE,Goldman L,et al Right heart catheterization and cardiac complications in patients undergoing noncardiac surgery:An observational study. JAMA,2001,286:309-314.

6. Wheeler AP,Bernard GR,Thompson BT,et al. Pulmonary-artery versus central venous catheter to guide treatment of acute lung injury. N Engl J Med,2006,354(21):2213-2224.

第二十五章　脉搏指示持续心输出量监测

脉搏指示持续心输出量监测(PiCCO)的心输出量(CO)测量技术包括两种方法:经肺热稀释法 CO 测量技术和脉搏轮廓分析法连续 CO 测量技术。由于测量方式需要置入有创动脉和中心静脉置管,在放置上述管路存在禁忌时则不能进行 PiCCO 的监测。接受主动脉内球囊反搏治疗(IABP)的患者,不能使用本设备的脉搏轮廓分析方式进行监测。

一、PiCCO 测量 CO 的原理

(一) 经肺热稀释法测量 CO

指示剂稀释法测量 CO 是 Stewart 在 19 世纪发明的。后由 Stewart 和 Hamilton 共同发展确立指示剂稀释法的基本原理:

容量＝流量×平均循环时间

其假设基础是指示剂的分布在中心池部分,即通过中心静脉、右心室、肺血管、左心室在流向动脉系统。这一原理和方法已经在动物模型和人体得到验证。简单地说就是一种外源性物质(指示剂)被注射到血管内被血流快速稀释,稀释的速度取决于血流速度。如果血流速快,指示剂将被迅速稀释,指示剂的浓度-时间曲线相对变化就小,在血流的下游部分测定的指示剂浓度就会低。相反,如果血流速慢,指示剂的浓度-时间曲线就会变化较大,在血流的下游部分测定的指示剂浓度就会高。

在 PiCCO 技术中,所用的指示剂是冷盐水。血流的温度变换相当于指示剂的浓度改变。我们从中心静脉注射 15～20ml 冷盐水,在血流的下游,一般为股动脉、肱动脉或腋动脉,用尖端带有温度传感器的动脉导管监测血温的改变。中心静脉导管和动脉导管应该避免放置在同一部位,以免在局部交互影响。当测量 CO 时,静脉注射的冷盐水通过右侧心房心室流经肺到左侧心房心室,进而进入动脉系统,温度传感器可以在动脉系统记录其温度变化。

进行热稀释测量时,通过中心静脉导管用尽可能快的速度在静脉内注射已知容积的冷溶液(温度至少应比血液温度低 10℃),一条动脉热稀释导管会记录下热稀释曲线,这条导管同时也是测量动脉压的通路。被记录到的温度降低变化由冷指示剂流经的容积和流量决定。PiCCO 导管在动脉内(通常在股动脉内)检测冷指示剂。注射的冷溶液从注射点到测量点,经过了右心房、右心室、肺循环血管、左心房、左心室、主动脉等环节。最终在外周大动脉处,热稀释曲线作为结果被绘制出。

心输出量(CO)由下列热稀释公式计算得出:

$$CO=[(T_b-T_i) \cdot V_i \cdot K]/[\Delta T_b \cdot dt] \tag{1}$$

T_b:	注射冷溶液前的血液温度
T_i:	注射溶液的温度
V_i:	注射容积
$\Delta T_b \cdot dt$:	热稀释曲线下面积
K:	校正常数,根据不同的个体重量、不同的血液和注射溶液温度得出

经肺热稀释法测量得到的 CO 已经被大量与肺动脉热稀释法和 Fick 法的对照试验所证实。经肺热稀释曲线的长度是肺动脉热稀释曲线长度的 4～5 倍。与肺动脉热稀释相比,经肺热稀释测量方法的测量

时间较长,因此受通气影响产生的变异较小。因此,CO反映的是整个呼吸循环的平均值,重复测量CO的变化在5%左右。所以三次注射就足够准确测量CO。

(二) 脉搏轮廓法连续CO监测技术

PiCCO技术中另一种CO测量技术是脉搏轮廓法连续CO监测技术。具体原理见下一章。通过计算动脉波形收缩部分的曲线下面积获得此次射血的SV,并通过前述的经肺热稀释法测量的CO进行校正。以此得到连续的、准确的SV。

在上述的测量基础上,又可衍生出一系列参数帮助我们更全面理解血流动力学全貌。这些指标包括:
容量反应性指标:脉搏压力变异度(PPV)和每搏量变异度(SVV)
反应肺水肿的指标:血管外肺水指数(EVWI)
容量性前负荷评价:全心舒张末容积指数(GEDI)
心脏功能指数:CPI

二、心脏容积指标的测量原理

热稀释曲线的形态不仅受流量的影响,还受指示剂经过的中心池的容量影响。在经肺热稀释法描记的热稀释曲线中,指示剂经过的中心池不是一个单一的腔,而是从中心静脉到左心室的一系列不同容积的腔室组成。

理论上,除了流量外,热稀释曲线的形状只受中心池中最大容积部分的影响。也就是说,通过分析热稀释曲线可以计算出中心池中最大容积腔室的容积。在指示剂经过的区间,最大的容积腔隙无疑是肺循环系统的肺内血容积。在此基础上就可以通过一系列计算和转换得到具有重要临床价值的信息,如:全心舒张末容积(GEDV),血管外肺水(EVLW),肺血管通透性指数(PVPI)等。

在对热稀释曲线进行自然对数转化后,我们可以得以温度的自然对数为纵坐标的时间曲线。在这个曲线中我们可以得到两个重要参数,平均传输时间(MTt)和指数下降时间(DSt)(图25-1)。

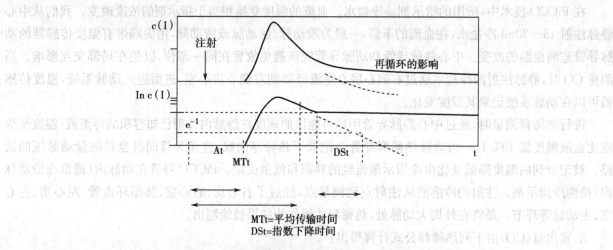

MTt=平均传输时间
DSt=指数下降时间

图25-1 温度指示剂时间曲线及对数转换曲线

图25-1 CO和MTt的乘积代表了注射点和测量点之间的全部容积。这个容积常常表示为"针到针容积",也就是胸腔内热容积(ITTV)。而CO和DSt的乘积代表了指示剂进行稀释混合的一系列腔室中最大的腔室。在整个注射溶液经过的路径中,假设心脏各腔和大血管作为一个封闭的没有热交换的腔室,约等于全心舒张末容积(GEDV)。整个肺循环就是测量路径中的最大腔室,即肺循环容积(PBV)。

胸腔内热容积包括胸腔内血容积(ITBV)和肺循环外容积,也就是血管外肺水(EVLW)。ITBV由GEDV和PBV组成(图25-2)。

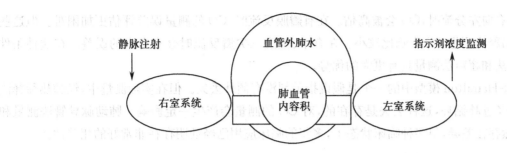

图 25-2　指示剂经过的心肺循环中的各个腔室示意图

通过热稀释法测得的胸腔内容积减去肺血容积就是全心舒张末容积(GEDV)。计算公式如下：

$$GEDV = CO \cdot (MTt - DSt) \tag{2}$$

实验证实,通过在热稀释法-染料稀释法测得的实验的实际测量中发现测量 ITBV 和 GEDV 之间存在良好的相关性。经回归分析得到如下公式：

$$ITBV = 1.25 \cdot GEDV \tag{3}$$

三、相关衍生指标的计算及意义

在上述测量和计算的基础上,我们可以获得 ITBV、GEDV 和 ITBV。再由此为基础,进一步衍生更多的血流动力学相关指标方便临床应用。具体如下：

(一)血管外肺水(EVLW)

胸腔内的热容积代表了胸腔内的总水量,胸腔内血管内容量代表在血管内流动的血流所代表的热容积。两者之差代表了在胸腔内而不在血管内的热容积部分,也就是血管外肺水。临床借此反映肺水肿程度。EVLW 的计算公式如下：

$$EVLW = ITTV - ITBV \tag{4}$$

$$或\ EVLW = ITTV - 1.25 \cdot GEDV \tag{5}$$

(二)肺血管通透性指数(PVPI)

PVPI 是 EVLW 和 PBV 之间关系指标,借以区分由于静水压升高和由于通透性改变导致肺水肿。计算公式如下：

$$PVPI = EVLW / PBV \tag{6}$$

(三)心功能指数(CFI)

由心输出量和全心舒张末期容积相除得到。作为反映心肌收缩力的指标：

$$CFI = CI / GEDVI \tag{7}$$

(四)全心射血分数(GEF)

是由 4 倍的每搏输出量与全心舒张末期容积(GEDV)相除得到。作为反映心脏前负荷和射血之间关系的指标。GEDV 代表心脏所有四个腔室舒张末期容量的总和,但生理上并不存在这样的腔室。所以在计算 GEF 时,以 4 倍的每搏量代表全心的搏出量,计算公式如下：

$$GEF = 4 \times SV / GEDV \tag{8}$$

四、PiCCO 与肺动脉导管

和肺动脉导管热稀释法测量 CO 技术相比,两者存在共同点,同时也存在区别。通过经肺热稀释法测量的温度-时间曲线的时间跨度比肺动脉导管法大,温度峰值改变较小。因此,经肺热稀释法受到基线漂移和指示剂再循环的影响更小。

1. 针对热稀释法,心脏内分流和瓣膜关闭不全均会影响 CO 测量的准确性。在左向右分流时,CO 会被低估。相反,在右向左分流时,CO 会被高估。在有瓣膜反流时,CO 的测量误差评估更加困难。但这些因素对于经肺热稀释法测量 CO 影响比较小。在有中、重度三尖瓣反流时会有更大的误差。在这种条件下,通过脉搏轮廓法和超声法测量具有更大的优势。

2. 在 Stewart-Hamilton 模型中的一个是假设指示剂没有额外丢失。但在实际测量中,经肺热稀释法测量 CO 时,由于经过肺循环,这种丢失是存在的,对 CO 的测量会产生一定影响。肺动脉导管法测量和经肺热稀释法虽然存在差异,但多种临床状态下,多年的临床应用已经证明存在非常好的相关性。

五、PPV 和 SVV

正压通气可以导致胸腔内压的周期性改变,导致全身静脉回流的压力梯度周期性改变,这一周期性压力梯度改变首先导致右心室的前负荷和右心输出量的改变,并在 2～4 个心跳后传到左心室。

在正压通气的吸气阶段,右心室的前负荷下降,其原因是在吸气阶段的胸腔压力升高导致静脉回流减少。回流量的下降的程度受当时的容量状态的影响。在低血容量的状态下,回流血量的改变受正压通气的影响更为明显。在同样的肺的顺应性的条件下,潮气量越大,导致的胸腔内压力改变就越大,静脉回流压下降的就越多,也就导致左心室输出量下降得越多。随着潮气量的改变,收缩压或脉搏压也随之改变,其改变程度可定量反映患者的前负荷反应性。反过来,在同样条件的正压通气状态下,回心血量减少的程度取决于当时的容量状态。已经有实验证实,在低血容量状态下,回心血量的下降会更明显。引起的这一现象可以用三个可能机制来解释:①升高的胸腔压力使右房的压力升高更加明显。这种压力改变在右心房充盈不充分时更明显。②右心房和下腔静脉在胸腔压力增高时血液回流可能被阻断。这种现象已经在急性哮喘发作时被证实。同样,上腔静脉也可能出现类似的现象。③由于正压通气导致的肺膨胀可以增加右心房的阻力。在低血容量状态下,由于充盈不足的肺泡血管的塌陷,右心的充盈阻力受此的影响会变得更加显著。另外,正压通气还可导致跨肺压的升高,使肺循环的阻力增加。所有这些机制的最终结果是右心的前负荷下降,后负荷增加,右心输出量下降。其中正压通气导致的回心血量的下降在整个过程中起主要作用。

另外,正压通气挤压了肺循环可引起左心一过性的前负荷增加。同时,胸腔压力的升高可减小左心后负荷。两者的共同作用可使左心输出量在吸气阶段轻度增加。在随后右心输出量下降导致的左心前负荷下降的影响下,使左心输出量的下降更为明显。总之,正压通气的周期对左室 SV 的影响表现为在吸气时 SV 最大,在呼气时 SV 最小。

正压通气引起的 SV 的改变过程实际上相当于周期性的容量负荷试验。SV 对容量负荷的反应取决于患者的容量状态和心功能在 Frank-Starling 曲线的位置。根据心脏 Starling 定律,心室的前负荷和 SV 呈正相关,这可以解释进行扩容补液可以提高心脏 SV 的现象。但这种相关是曲线相关而不是直线相关。只有心脏容量状态处于 Frank-Starling 曲线的上升阶段,其 SV 的变化幅度会比较大,也就是心脏的 SV 具有前负荷依赖性,或具有容量反应性。相反,在 Frank-Starling 曲线的平台段,SV 的变化幅度会比较小,提示再进行扩容治疗获益有限。这种现象无论在心功能正常还是在心功能受到抑制的状态下均存在。由于在相对短的周期内即可获得足够的信息,可以有效地排除其他因素的干扰,如动脉的顺应性、血管阻力的改变等。由此可以推断正压通气导致的心脏前负荷的周期改变导致的 SV 的周期改变可以作为一个患者是否存在反映容量反应性以及程度的指标。

SVV 容量反应性的核心就是心输出量是否能够随着增加容量而增加。但由于技术复杂,床旁直接测量 SV 有一定困难。随着技术的进步,动脉压力波形分析方法逐渐应用到临床。脉搏轮廓法测量 CO 的技术的出现,使床旁测量 SV 具有可行性。脉搏轮廓法以动脉压力波形为基础进行计算的。我们可以用此方法获得每一个 SV。在一个呼吸周期中 SV 的变化程度就可以进行比较了。SV 变异度(SVV)是在一个呼吸周期中最大 SV 和最小 SV 之差除以整个呼吸周期中 SV 的平均值再乘以 100%。同样,在相同的潮气量的情况下,SVV越大,患者存在容量反应性的可能性越大。在一项临床研究中,证实SVV在麻醉情况是一个敏感的容量反应指标。在另一个针对既往健康的神经外科手术患者,以9.5%作为临界值,预测患者是否存在容量反应性的敏感性是79%,特异性是93%。在心功能受损的患者SVV的特异性略有下降。但也有研究对此提出了质疑,因为通过脉搏轮廓法测量的每个心跳的SV并不是SV测量的"金标准"。脉搏轮廓法测量SV的准确性仍然存在某些质疑。尽管如此,SVV在临床上已经得到了广泛的应用。

因为收缩压由左室SV和动脉顺应性共同决定,所以SV的改变一定会导致患者收缩压的改变。因收缩压同时也受胸腔压力变化的影响而出现波动。脉搏压是收缩压和舒张压之差,由于胸腔压力对收缩压和舒张压的影响是同向的,因为脉搏压是收缩压和舒张压之差,可以抵消胸腔压力变化的影响。理论上,脉搏压变化既可以反映SV的变化,也可避免胸腔压力变化的影响。PPV就是在此基础上衍生出的预测容量反应性的血流动力学指标。

PPV是整个呼吸周期中最大脉搏压和最小脉搏压之差除以此期间的脉搏压平均值,再乘以100%。通过PPV可以将脉搏压变化进一步量化,便于临床评估。正压通气的潮气量设置显然对胸腔压力的变化梯度产生影响。潮气量越大,胸腔压力升高越大,PPV也就会越明显。所以只有潮气量固定的情况下,PPV才具有可比性。有研究证实,在正压通气潮气量8ml/kg条件下,如果收缩压或脉搏压变异度超过13%高度提示患者具有前负荷反应性。大量的临床应用的研究验证了其临床价值。如在使用PEEP和感染性休克的患者中,脉搏压可以作为一个非常敏感的容量反应性预测指标。

显然,存在心律失常时通过PPV来预测容量反应性是不合适的。为了避免自主呼吸对动脉压力的影响,在测量时需要量良好的镇静状态。

另外需要注意的是,存在容量反应性只是提示患者心功能状态位于心功能曲线的陡升部分,并不意味着需要输液来提高CO。只有存在循环功能障碍时才具有扩容的指征。在输液提高心输出量的同时要特别注意肺水增加的潜在风险。

六、血管外肺水(EVLW)

重症患者发生肺水肿非常常见,其主要机制是液体集聚肺间质和肺泡内。肺水肿的程度反映了肺损伤的严重程度,同时,有研究证实,通过有效的液体管理,减轻肺水肿程度可以改善预后。因此,床旁监测EVLW具有重要意义。最早尝试利用血管内指示剂稀释技术测量EVLW是1954年。随着技术的不断改进,利用经肺热稀释法在床旁测量EVLW已经成为可能。

测量步骤:

(一)管路准备

在进行血流动力学监测之前,必须置入中心静脉管和动脉热稀释导管并连接好压力传感器。其中,中心静脉置管应选择上腔位置,而动脉置管可根据需要选择股动脉、肱动脉或腋动脉。注意把动脉导管放入大动脉时(如股动脉、肱动脉或腋动脉),不要让导管的尖端进入主动脉内。禁止进行心脏内血压的测量,即导管尖端的测量位置不能直接放在心脏内。

(二)设备准备

根据设备要求连接地线、电源线。将注射温度感受器与中心静脉导管相连,连接血液温度传输电缆和注射液温度感受器电缆,连接动脉压力数据线。打开机器电源开关。

(三)输入患者参数,进行各项压力监测的调零

根据设备计算要求选择准备适当注射温度的注射液并进行热稀释测量,一般每次测量进行三次注射取平均值。在得到热稀释法测量的CO值后,设备可自动计算出连续CO值。可将设备的监测界面调整到连续脉搏轮廓法CO监测的界面进行连续CO监测。在进行测量之前要确认热稀释导管和设备是否兼容和识别。如果不能兼容或识别可能无法计算。另外，注射溶液的温度<8℃，注射室温水时选择<24℃。根据患者体重、注射水温度和血管外肺水的量，参照设备参数要求确定注射水的量。下面为 PiCCO plus 系统建议的注射液体容积(表 25-1)：

表 25-1　PiCCO plus 系统建议的注射液体容积

体重(kg)	EVLWI<10	EVLWI>10	EVLWI<10
	冰水	冰水	室温水
<3	2ml	2ml	3ml
<10	2ml	3ml	3ml
<25	3ml	5ml	5ml
<50	5ml	10ml	10ml
<100	10ml	15ml	15ml
≥100	15ml	20ml	20ml

注意：每次进行动脉压修正后，都必须通过热稀释测量方法对脉搏轮廓分析法进行重新校正。有主动脉瘤存在时，显示出的 ITBV/GEDV 数值会比实际值偏高。在计算全身血管阻力或阻力指数时，为确保计算准确，必须重新校正 CVP 获得准确数据

测量和计算的参数：不同设备和型号测量和计算的参数可能会有不同，现已 PiCCO plus 为例进行说明(表 25-2)。

表 25-2　PiCCO plus 测量和计算的参数

AP	收缩压,舒张压,平均动脉压,单位 mmHg(显示过去 12 秒内的平均值)
(CVP)	中心静脉压,在"输入菜单(input menu)"中设置
SVR	全身血管阻力,单位 dyn·sec·cm^{-5}(显示过去 12 秒内的平均值)
PCCO	脉搏轮廓心输出量,单位 L/min(显示过去 12 秒内的平均值)
HR	心率,单位次/分(显示过去 12 秒内的平均值)
SV	每搏输出量,单位 ml(显示过去 12 秒内的平均值)
SVV	每搏输出量变异,单位%(显示过去 30 秒内的平均值)
PPV	脉压变异,单位%(显示过去 30 秒内的平均值)
dPmx	最大压力升高速度,单位 mmHg/sec
TB	血液温度,单位℃

下列参数可以显示指数参数(表 25-3)：

表 25-3　指数参数

SVRI	全身血管阻力指数,单位 dyn·sec·cm^{-5}·m^2(显示过去 12 秒内的平均值)
PCCI	脉搏轮廓心输出量指数,单位 L/min/m^2(显示过去 12 秒内的平均值)
SVI	每搏输出量指数,单位 ml/m^2(显示过去 12 秒内的平均值)

(柴文昭)

第二十六章　连续动脉波形监测技术

一、生理学基础

血液的流量由沿着血管的压力差和相应的阻力共同决定。动脉压力和心脏的每搏量(SV)成正比,与动脉的阻力成反比。即:$F = \Delta P / R$。动脉的压力及相应的波形由左心室的射血开始。压力波形的顶点就是收缩压,最低点就是舒张压,两者之差为脉搏压。在动脉波形上的下降支小切迹叫重搏切迹,是主动脉瓣关闭产生的压力波动,代表心脏左心室收缩期转为舒张期的分界。决定每搏量的因素有左室的前负荷、心肌收缩力和心脏后负荷,而决定血管张力的因素有大动脉的顺应性、动脉血管系统的阻力和血液流速。左心室的收缩产生的能量把主动脉开放并将收缩能量传输到大动脉根部直至整个动脉系统,在动脉波形上形成一个陡然升高的上升波形,称为动脉波形升支。动脉波形升支的上升速度和幅度反映了心脏收缩能力和循环的容量状态。在升支的顶点到明显下降之间的有一段相对平缓的弧形的压力曲线,其中部分可见一个小切迹,称为升支切迹。此段曲线代表心室持续的射血并使大动脉扩张,部分未能流向外周血管的血液储存在大动脉的过程,称为容量转移曲线。这段曲线持续的时间长短反映了心搏量的大小。在心脏收缩晚期,由于射血量的下降,动脉波形出现下降支。当心室压力低于主动脉根部压力时,主动脉瓣关闭,在波形上出现重搏切迹,心脏射血过程结束。在动脉波形的下降支上,除了重搏切迹外,我们还能看到反射波,这是血流从循环远端反射回来重合在下降支形成的。

正常生理状态下,不同部位的动脉波形具有不同的特点。一般来说,从大动脉到外周动脉,升支切迹和重搏切迹逐渐减小,最终消失;收缩曲线逐渐变得更加陡峭、高尖并缩窄,但平均动脉压不变。

随着年龄的增长,由于动脉顺应性的下降,动脉波形也会变得高尖,且反射波逐渐消失。

在血流动力学异常情况下,动脉波形也会出现相应的改变。通过波形分析,我们可以获得大量血流动力学相关信息。通过动脉波形分析获得 SV 和心输出量(CO)是其中重要的应用领域。

动脉波形分析是基于 SV、动脉顺应性和外周血管阻力之间的相互关系。在每一次收缩过程中,一个心搏量的血被泵入循环,其前向运动的阻力是外周血管阻力,大动脉的顺应性允许大血管横向扩张来容纳这些向前流动受阻的血液。这些滞留在大动脉的血液使动脉压力在收缩期明显升高,并在心脏的舒张期逐渐释放。如果知道动脉顺应性和外周血管阻力就可以通过动脉波形分析计算出 SV 和 CO。虽然不同技术在具体测量技术上存在差异,但其基本原理是一致的。

和热稀释法相比,脉搏法测量心输出量的重要优势就是可以连续得到每个心跳的搏出量。计算公式可简化为:

$$SV = \frac{\int_{avo}^{avc} P(t)dt}{Z_{ao}} = ml \tag{1}$$

其中,avc 代表主动脉瓣开放,avo 代表主动脉瓣关闭,Z_{ao} 代表大动脉阻抗。整个公式的意义是 SV 是整个射血期内压力时间的变化过程和大动脉阻抗之间相互作用的最终结果。心脏的射血产生的是搏动血流,在射血过程中,一部分血流沿着血管流向外周,另一部分经过大动脉的扩张暂时储存在大动脉中,当心脏停止射血时,由于大动脉的弹性回缩产生的动力使暂时储存的血液再次向前流动,血流由搏动性血流转化为相对持续的血流。无论是在心脏的收缩期还是舒张期，血液都是向前流动的。实际 SV 是心脏射血是进入大动脉的血量和同时从大动脉流向外周的血量的总和。所以上述公式可进一步改写为：

$$SV = C\int_{avo}^{avc} \frac{dP(t)}{dt} + \frac{1}{R_s}\int_{avo}^{avc} P(t)dt = \text{Volume}_{in} + \text{Volume}_{out} = \text{ml} \tag{2}$$

其中 Rs 表示外周血管阻力。从以上公式不难看出，同样的 SV 情况下，决定大动脉压力的因素是大动脉的顺应性和外周血管阻力。反映到周围大动脉上，就是有创动脉压监测所见的动脉波形的改变。因此，任何以动脉波形为基础的 SV 测量技术必须首先考虑大动脉顺应性和外周血管阻力。如何在个体上量化这两个参数是能否准确测定 SV 的关键。不同测量技术在计算这两个参数的方法上各不相同。

近年来，以动脉血压波形为基础的 CO 监测技术迅速发展。已经相对成熟，多种基于脉搏分析测量 CO 的技术也层出不穷。但没有哪一种具有绝对优势。一种是通过心脏收缩阶段的波形进行分析，同时利用公认的方法(经肺热稀释法)测量实际的 CO 值，再经过傅立叶转化得到相应的动脉波形代表的 SV 值，并依此进行每搏连续监测。另一种分析方法是用受波形反射和衰减影响较小的指示剂溶液进行校正的脉搏力度来计算每搏量。还有一种波形分析方法是基于预先建立的以人口学资料为基础的波形形态与大动脉顺应性和全身血管阻力之间关系的数据库获得相应的参数，而不需要在临床监测时进行 SV 计算的校正。

以脉搏压力波形为基础的血流动力学监测技术首先必须获得精确的脉搏波形。而我们知道脉搏波形受多种因素的影响。如监测位置的不同，压力波形会有明显差别，动脉反射波也会因离心脏的距离不同而对动脉波形产生影响。因此，动脉监测导管的置管位置是进行波形分析时重要影响因素；不同患者的动脉波形对每搏量改变的反应是不同的。另外，随着临床条件的改变或血管活性药物剂量的调整，动脉波形改变并不是显性关系。波形的衰减和不准确的归零也是临床常常发生的事件。针对上述不定因素，正确解读动脉波形所蕴含的信息需要深入理解相关的生理学知识和数学基础。

二、脉搏轮廓分析法连续心输出量监测技术

测量心输出量的动脉脉搏轮廓法最初由 Otto Frank 在 1899 年提出的。此后，各种推算每次心脏搏动时射出血量的血压轮廓公式就被发展起来。脉搏轮廓分析法的基本原理是基于每搏量和脉搏收缩部分下面积的生理关系。基本计算方法是 Wesseling 和其同事在 1974 年提出的。在心脏的收缩阶段，血被射进大动脉，同时血从大动脉流出并进入外周血管系统。在射血阶段，射入到大动脉的血量要比进入外周血管的血量要多，所以大动脉内容量升高。在随后的舒张阶段，大部分剩余的血将从大动脉中排空进入外周血管和冠状动脉中。这一过程受大动脉舒张和收缩能力的影响。大动脉的容量改变和继而的压力改变的关系就是大动脉的顺应性。在大动脉的末端(股动脉或其他较大动脉)测量的压力和大动脉内血流之间的关系取决于大动脉的顺应性。根据这一计算方法，左室每搏量等于动脉波形收缩部分曲线下面积除以大动脉阻抗。公式如下：

$$SV = A_{sys}/Z_{ao} \tag{3}$$

其中 Asys 代表动脉收缩期的曲线下面积，Zao 大动脉阻抗。不同患者的大动脉阻抗不同，为了得到当前监测患者的个体化阻抗，在脉搏轮廓法计算 SV 中，Zao 的计算方法是通过热稀释法实测的 SV 和未校正的轮廓法测量的 SV 的比值计算得出的。即：

$$Z_{ao} = SV_{pc}/SV_{td} \tag{4}$$

其中 SVpc 是基于轮廓法测量的未经校正的 SV，SVtd 是热稀释法测量 SV。两者的比值就是 Zao。在获得 Zao 后，每一次心脏收缩产生的动脉波形都可以通过上述公式计算出 SV。使连续监测 SV 成为可能。

PiCCO 改进的算法不但考虑波形的收缩部分下的面积，同时也把波形的形态纳入计算之中。此外，

大动脉的顺应性和全身血管阻力也被分别计算。

结合经肺热稀释法测量 CO 和脉搏轮廓分析法可以获得个体患者大动脉顺应性特性。通过热稀释法校正脉搏轮廓分析法测量 CO 的校正系数即来源于此。

脉搏轮廓分析法连续 CO 测量技术已经被广泛研究和利用。虽然和经典的热稀释 CO 测量技术之间存在部分偏离，但偏离和精确性不影响临床的应用。

脉搏轮廓公式的重新校准：对于循环稳定的患者，建议每 8 小时进行一次热稀释重新校正。对于循环不稳定的患者校准频率应该适当增加。明显改变药物（如儿茶酚胺或血管活性药物）或容量状态时（大量补液或去除液体）时，必须重新进行校准。当 SVR 有明显变化时（±20%）也建议重新校正。在临床血流动力学监测过程中，在测量容量参数（GEDV、EVLW）时，首先必须进行热稀释法测量 CO。此过程相当于对脉搏轮廓公式进行了一次校准。

另外，对于接受完全机械通气治疗的患者，如果在呼吸机参数没有明显改变的情况下 SVV 升高超过 10%，就需要进行一次热稀释测量来准确了解患者的容量状态。

此外，PiCCO 技术在经肺热稀释法 CO 测量技术和连续动脉轮廓分析法 CO 测量技术的基础上，衍生出了一系列具有重要临床意义的参数。具体见上第二十五章。

三、Lido/LiDCOrapid

Lido/LiDCOrapid 的 CO 测量是基于脉搏力度而不是上述的动脉波形或波形下面积。其理论基础是脉搏力度和每搏量成正比。和 PiCCO 技术类似，在进行连续 CO 监测前，必须针对大血管的顺应性进行个体化校正。不同的是，PiCCO 的校正方法是经肺热稀释 CO 测量技术，而 Lido/LiDCOrapid 校正的方法是经肺锂稀释技术。

0.3mmol 氯化锂作为指示剂通过中心静脉或外周静脉注射，在动脉中置入锂敏感电极用以探测血内锂浓度变化，根据 Stewart-Hamilton 原理计算出当前的 CO。据此对脉搏力度法的测量 CO 计算过程进行校正。重新校正的周期推荐为 8 小时，但更多的临床研究提示，只要血流动力学出现明显改变，就需要进行再次校正。此项技术也有其局限性。受血红蛋白和血钠浓度改变影响较大。每天锂的总注射剂量为 3mmol，限制了每天的校正次数。另外，对于正在使用神经肌肉阻滞剂 15~30 分钟内，不能应用锂指示剂校正技术，因为这些药物会对锂探头产生影响。

在实际应用中，如果进行有效校正，以 Lido/LiDCOrapid 技术进行 CO 监测可以满足当前的临床要求，且不需要中心静脉，比 PiCCO 技术创伤性更小。

四、压力记录分析法（PRAM 法）

PRAM 是以动脉波形为基础，通过计算动脉压力和时间的关系获得 SV 的方法。在大动脉内，在顺应性不变的情况下，心脏射血量和血管内压力变化成正比，也和射血时间成正比。不难理解，SV 是心脏收缩力、大动脉顺应性和外周血管阻力等多种因素共同作用的结果。其测量 SV 的基本原理是基于上述公式（1）。为了准确反映 SV，大动脉的顺应性和外周血管阻力等因素必须给予定量。

为了便于计算可将上述参数简化为一个参数，即 Z_{total}。

$$Z_{total} = \left(\frac{P}{t}\right) \cdot K \tag{5}$$

其中 K 是压力时间变化过程中的一个常数，K 实际代表的是一个空间变量，反映大血管的横截面积的瞬间改变。以生理状态下的预期平均动脉压和实测的平均动脉压的比值来体现。最终的计算公式可转化为：

$$SV_{PRAM} = \frac{\int_{avo}^{avc} P(t)\,dt}{\left(\dfrac{P}{t}\right) \times K} = ml \tag{6}$$

通过以上的数学转换,我们可以不必再进行其他校正即可进行连续 SV 监测。但在临床应用中发现,PRAM 法测量的 SV 和实际 SV 相比往往偏低。主要原因有两个:其一是在确定 K 值时没有把测量个体的性别、年龄、体重等人口学因素考虑在内,也没有考虑不同体质和血管活性药物对其的影响;其二是在计算中只计算了心脏射血过程中进入大动脉的血容量,而没有考虑同时从大动脉中流向外周血管的部分血容量,也就是公式(2)中的流出部分。

五、FloTrac/Vigileo 技术

FloTrac/Vigileo 测量系统由 FloTrac 探测头和 Vigileo 监视器组成。监测结果不受操作者影响,且不需要临床校正。只需置入一根外周动脉导管,不需要更多的侵入性操作。基本运算原理是脉搏压和 SV 之间的线性关系。公式如下:

$$SV = SD_{AP} \times \chi \tag{7}$$

其中 SD_{AP} 是每 20 秒按照 100Hz 的频率抓取的压力值的标准差。χ 是压力标准差转换为容量参数的转换因子。χ 值取决于动脉顺应性、平均动脉压和波形的形态特征。血管顺应性由患者的人口学特征决定,如:年龄、性别、身高和体重。以偏度和峰度来描述波形的特征。偏度就是压力波形的不对称性,峰度就是压力波形峰高度。这两个参数反映的是血管张力。χ 根据波形的形态改变实时调整,而不需要进行额外的校正。

由于可方便地得到连续 SV,我们可以进一步得到 SVV。如前所述,SVV 可以提示患者是否具有容量反应性,对进一步治疗具有指导意义。

(柴文昭)

第二十七章　NICO-应用部分二氧化碳重呼吸技术测定心输出量

对于危重患者来说,准确的管理很大程度上建立在快速和精确的血流动力学评价基础之上。心输出量,即心脏每分钟将血液泵至周围循环的血量,可反映整个循环系统的功能状况,包括心脏机械做功和血流动力学,是血流动力学监测的核心指标。20世纪70年代,Swan和Ganz等发明了尖端带球囊的肺动脉漂浮导管。通过该导管还可以获得心输出量、右房压、肺动脉压以及肺动脉嵌压等很有价值的血流动力学资料,使得床边心输出量测定成为常规临床监测方法,并成为临床心输出量测定的"金标准"。然而,随着应用经验的积累,越来越多的研究指出,肺动脉导管可能与血行性感染以及其他严重并发症相关,关于有创血流动力学监护有效性及安全性的争议越来越激烈。虽然有些研究提出进行有创血流动力学监护的高危外科患者预后有所改善,但对大量内科危重患者的研究结果却得出了相反结论。理想状态下,心输出量监测应该可靠、无创、连续、非操作者依赖、反应快速并且廉价。由于有创监护的技术性要求较高且伴有一些不可避免的并发症,故无创、微创血流动力学监护的发展越来越引起人们的兴趣及关注。近些年来,一些非侵入性的心输出量测定方法,包括:经胸生物阻抗法、经食管多普勒法、经食管超声法以及部分二氧化碳重呼吸法已经越来越多的用于临床。本章将向读者介绍部分二氧化碳重呼吸法心输出量的测定方法,重点阐述该方法的原理、临床应用、相关的影响因素以及目前的研究进展。

第一节　二氧化碳重呼吸法心输出量的测定原理

一、直接 Fick 法

Fick 于1870年首先提出由于肺循环与体循环的血流量相等,故测定单位时间内流经肺循环的血量可以确定心排出量。Fick原则以"物质不灭定理"为基础,直接Fick法利用氧耗量和动、静脉氧含量差来计算CO。具体公式为:$CO = VO_2 / (CaO_2 - CvO_2)$。其中$VO_2$为氧耗量,$CvO_2$为混合静脉血氧含量,$CaO_2$为动脉血氧含量。Fick原则是:在单位时间内,机体消耗的氧气全部由心脏泵出的血液携带,而出心的动脉血氧含量和回心的静脉血氧含量的差值则反映心脏泵血的效率。在氧耗量相同的情况下,心输出量越大,则动静脉血氧含量差值越小;反之则越大。而单位时间内氧耗量与动静脉血氧含量差值的商就是心输出量。Fick原则易于理解而且相当准确,被认为是心输出量测定的"金标准"。然而该方法操作起来相当复杂,通常需要连续呼吸密闭空间内的氧气,测定氧气的消耗量来换算氧耗量,氧耗量的监测需要代谢车等专用设备。CvO_2需要插入肺动脉导管采集血样进行测定,CaO_2则需抽取动脉血进行血气分析。作为侵入性检查,存在各种风险和并发症;操作时间长,患者耐受性差。一般只在科研中应用,临床操作有较大难度。

在实际应用中,直接Fick法也存在一定范围的误差。如代谢监测设备本身存在的测定误差、导管尖端的位置不当,或者是存在左向右分流时肺动脉采血的氧含量不能完全代替实际的混合静脉血氧含量等。

研究表明,采用直接 Fick 法测出的 CO,平均误差范围为 2.6%～8.5%。

二、间接 Fick 法

在过去的几十年中,动静脉氧测定技术的不断更新,使得很多研究者探索利用血氧 Fick 法监测心输出量。然而迄今为止,血氧含量测定技术仍然需要侵入性穿刺以及留置导管,也因此限制了其在临床中的应用。为了避免过多的侵入性操作,人们开发出了通过测定重复呼吸前后二氧化碳浓度变化的方法测定心输出量,即间接 Fick 法心输出量测定技术。

由于二氧化碳分子弥散能力远强于氧分子,将直接 Fick 原理转化为以 CO_2 来测定心输出量具有显著优势:二氧化碳排出量(VCO_2)比氧摄入量更容易精确测定,动脉血二氧化碳浓度可以通过呼气末二氧化碳浓度估测,而混合静脉二氧化碳浓度可以通过重呼吸后呼出气二氧化碳分压及二氧化碳解离曲线计算得到。

二氧化碳 Fick 方程可表述为:$CO = VCO_2/(CvCO_2 - CaCO_2)$,其中 VCO_2 为二氧化碳排出量,单位为 ml/min,CO 为心输出量,单位为 ml/min,$CvCO_2$ 及 $CaCO_2$ 分别为混合静脉血和动脉血二氧化碳含量,单位为 ml(气体)/ml(血液)。

三、完全二氧化碳重呼吸心输出量测定

重复呼吸技术通过测定正常呼吸及重呼吸期间呼气末二氧化碳分压来估测动脉和混合静脉的二氧化碳含量。目前在市场上可以买到的多数代谢气体监护仪都可以获得足够精确的二氧化碳排出量。正常呼吸期间的呼气末二氧化碳分压可以用来估计动脉 CO_2 含量。在重复呼吸期间,患者口鼻腔与密闭的特制气体收集袋相连。由于在上述密闭系统内气体成分被反复呼吸,收集袋中的二氧化碳浓度将逐步接近混合静脉二氧化碳浓度,最终两者间达到基本平衡。此时肺毛细血管末端二氧化碳分压可以被认为等于肺泡气二氧化碳分压。测定呼出气二氧化碳浓度,即可估计混合静脉二氧化碳浓度,从而达到无创监测的目的。

绝大多数完全重呼吸法是根据 Fick 原理,以不同的策略对混合静脉二氧化碳分压($PvCO_2$)进行间接测定。这些方法都需要患者在富集二氧化碳的容器中重复呼吸,直到混合静脉的二氧化碳分压可测或可推测。Collier 法需要患者对一个含有比混合静脉二氧化碳分压明显高的混合气的袋子重复呼吸,直到二氧化碳波形平稳,达到平台期后获取混合静脉二氧化碳分压估测数据。Defares 法则采用较低的二氧化碳浓度吸入来估测混合静脉二氧化碳分压值。屏气法则有多种二氧化碳吸入浓度,利用屏气观察肺泡二氧化碳分压的渐进性升降直到接近混合静脉二氧化碳分压值。

氧化亚氮和六氟化硫的混合气心功能测定法也是一种较有前景的心输出量测定方法。该方法吸入的气体是一种由 50% 氧气、44% 氮气、5% 氧化亚氮、1% 六氟化硫等组成得混合气。每个研究对象每次测定均进行 30 秒的密闭气体重呼吸,重呼吸的气体量为研究对象预测正常潮气量的 3～4 倍。密闭系统里的气体不断的由仪器微量采样,再以声像光谱仪即时测定气体含量。仪器通过氧化亚氮气体含量下降的速率图形来测定有效肺血流量。

尽管完全重呼吸法可以测定心输出量,但却难以实际用于机械通气患者的临床监测。其原因主要在于重呼吸气体收集袋的顺应性大,无法形成重复呼吸的驱动力。操作者的经验以及患者的配合也对测定结果存在显著影响。

四、部分二氧化碳 Fick 重呼吸法

(一) 理论模型

部分二氧化碳重呼吸法心输出量测定是一种经典二氧化碳重呼吸技术的变形。通过在呼吸环路上增

加无效腔减少 CO_2 清除,可以导致呼气末 CO_2 进行性增加直至接近混合静脉 CO_2 分压水平。与完全重呼吸技术不同,部分重呼吸法在重复呼吸期间重复吸入的气量低于潮气量。这也就意味着每次呼吸都会有部分新鲜气体吸入,部分二氧化碳被呼出。因此其计算心输出量的公式也与经典的 Fick 公式有所不同,被称为差分式 Fick 部分重呼吸法。该方法利用有效通气量改变引起的二氧化碳排出量的变化及呼气末二氧化碳的变化来计算心输出量,因此需要测定正常呼吸期间及重呼吸期间的数据。部分二氧化碳重呼吸法需要联合正常呼吸(基线时相)及重复呼吸两个时相的二氧化碳 Fick 方程。每一时段的二氧化碳 Fick 方程分别如下:

$$QPCBF = VCO_2\,nonrebr/(CvCO_2\,nonrebr - CaCO_2\,nonrebr)$$

$$QPCBF = VCO_2\,rebr/(CvCO_2\,rebr - CaCO_2\,rebr)$$

其中:PCBF 是肺毛细血管血流量,单位 ml/min,$VCO_2\,nonrebr$ 和 $VCO_2\,rebr$ 分别为正常呼吸及重复呼吸时相的二氧化碳排出量,单位为 ml/min。同样,$CaCO_2\,nonrebr$ 和 $CvCO_2\,rebr$ 分别为非重复呼吸及重复呼吸时相中肺泡及混合静脉血二氧化碳含量,单位为 ml(气体)/ml(血液)。

假设在测定期间肺毛细血管血流无明显变化,那么上述两个方程可以合并为:

$$QPCBF = VCO_2\,nonrebr/(CvCO_2\,nonrebr - CaCO_2\,nonrebr) = VCO_2\,rebr/(CvCO_2\,rebr - CaCO_2\,rebr)$$

基于数学公式:$X = A/B = C/D = (A-C)/(B-D)$

等式可以合并为:

$$QPCBF = VCO_2\,nonrevr - VCO_2\,rebr/(CvCO_2\,nonrebr - CaCO_2\,nonrebr) - (CvCO_2\,rebr - CaCO_2\,rebr)$$

由于人体内存在大量的二氧化碳储备,具有很强的血液缓冲能力,同时与重呼吸时间相关的二氧化碳积累时间常数较长,我们可以假定混合静脉二氧化碳含量在整个重呼吸及正常呼吸测定期间相对恒定。因此,正常呼吸(基线)及重呼吸时相的混合静脉二氧化碳含量抵消,上述公式可以精简为:

$$QPCBF = (VCO_2\,nonrebr - VCO_2\,rebr)/(CaCO_2\,rebr - CaCO_2\,nonrebr)$$

此等式可以进一步简化为:

$$QPCBF = \triangle VCO_2/\triangle CaCO_2$$

其中:$\triangle VCO_2/\triangle CaCO_2$ 分别为二氧化碳排出量 ml/min 及肺泡血二氧化碳含量 ml/ml 血液在基线时相与重呼吸时相的差。

(二) 呼气末 CO_2($ETCO_2$)与动脉 CO_2 含量代换

动脉 CO_2 的含量与呼气末 CO_2($ETCO_2$)之间存在显著的相关性。但要建立紧密的数学关系,利用 $ETCO_2$ 替代 $CaCO_2$,实现无创心输出量测定还需要解决以下两个问题:一是肺泡二氧化碳分压和末端肺泡毛细血管血二氧化碳含量之间的函数关系。二是呼气末二氧化碳分压与肺泡二氧化碳分压之间的数学代换问题。

呼气末二氧化碳分压与肺泡二氧化碳分压之间的关系与肺无效腔有关。患者的肺被简化为气管、支气管以及数量众多的肺泡。肺组织的解剖无效腔包括气管、支气管以及不参加气体交换的传导性细支气管。这里的分流主要指流经肺毛细血管的肺内分流。肺组织内大部分肺泡有血流经过,这部分肺泡即为有灌注的肺泡。相反,没有血流灌注的肺泡被称之为无灌注肺泡。有灌注和无灌注肺泡都可以参与肺通气,其中无灌注肺泡的容积即为肺泡无效腔。

有灌注肺泡周围包绕着肺毛细血管。当失氧合血流进入肺泡毛细血管时,氧与血液中红细胞内的血红蛋白分子结合,而 CO_2 则从血红蛋白上解离出来。此时血液被称之为氧合血。正常呼气末肺泡内仍然残留较多的气体容积,此部分肺组织容积被命名为功能残气量。每一个有通气肺泡内的 CO_2 都包含血液释放和通气吸入两种来源。

有通气的无灌注肺泡也可能含有 CO_2,但这些 CO_2 并非是肺泡与毛细血管间 O_2 和 CO_2 交换的结果。由于无灌注肺泡与有灌注肺泡具有相似的通气状态,这部分肺泡被认为是"并行的"无效腔,即肺泡无效腔。同样,无灌注肺泡也包含功能残气量(FRC)。由于没有 O_2 和 CO_2 的交换,这部分气体中不含有血液释放的 CO_2。

在患者肺泡 CO_2($PACO_2$)分压的计算过程中,FRC 和肺泡无效腔的 CO_2 分压均应充分考虑。FRC 可以作为身高、体重以及气道无效腔容积的函数通过下列等式估算。

$$FRC = FRC\text{-}factor \times (airway\ dead\ space + offset\ value)$$

在这里系数(FRC-factor)可以通过实验确定,也可以基于已经发表的实验数据。补偿值(offset value)是一个固定的常数,用以补偿呼吸面罩或其他设备在呼吸回路上的附加无效腔,用以纠正 FRC 和无效腔函数关系的偏倚。

并行无效腔(CO_2PDS)的 CO_2 分压应为吸入混合气中的 CO_2($ViCO_2$)与系统无效腔容积乘以上一次呼气末 CO_2 分压[$PetCO_2(n-1)$]的结果之和。由于 CO_2PDS 等于该无效腔的单次呼吸 CO_2 排出量除以呼气潮气量,CO_2PDS 的 CO_2 分压可以以每次呼吸为基础进行计算,算式如下:

$$PCO_2PDS(n) = [FRC/(FRC+Vt)] \times PCO_2PDS(n-1) + \{Pbar \times ([ViCO_2 + dead\ space \times (PetCO_2(n-1)/Pbar)]/Vt\} \times [Vt/(Vt+FRC)]$$

在这里:(n)代表最近一次呼吸,(n-1)代表前一次呼吸。假设呼气末二氧化碳分压($PetCO_2$)等于所有灌注和无灌注肺泡 CO_2 分压的加权平均值,则有公式如下:

$$PetCO_2 = (r \times PACO_2) + (1-r)PCO_2PDS$$

在这里:r 为灌注肺泡通气量与总肺泡通气的比值。表达为:$r = (VA-VPDS)/VA$。通常 r 值需要通过实验确定,如果无法通过实验得到,则被默认为 0.95。通过对上述公式移项后,我们可以得到肺泡 CO_2 的计算公式。通过测定 $PetCO_2$ 和无效腔 CO_2 分压即可得到肺泡 CO_2 分压。

$$PACO_2 = [PetCO_2 - (1-r)PCO_2PDS]/r$$

一些学者经过研究对比,建立起了描述血液中二氧化碳分压和二氧化碳含量之间函数关系,即二氧化碳解离曲线,其中血红蛋白及肺泡二氧化碳分压作为变量。在平衡状态下,末端肺毛细血管血 CO_2 分压可以被认为等于肺泡 CO_2 分压。此时末端肺泡毛细血管血二氧化碳含量与肺泡二氧化碳分压之间的关系可以被表达为以下等式:

$$CaCO_2 = [6.957(Hb) + 94.864] \times \ln(1.0 + 0.1933 \times PACO_2)$$

Hb 代表血红蛋白,单位 g/dl,$PACO_2$ 是肺泡二氧化碳分压,单位为 mmHg,$CaCO_2$ 肺泡血二氧化碳含量,单位 ml CO_2/ml 血液。通过上述公式,肺泡 CO_2 分压就可以被转换为肺泡毛细血管血 CO_2 含量($CACO_2$)。临床实践中,血红蛋白水平可以通过实验室测定后输入 NICO 用以计算 CO_2 含量。如果无法直接检测血细胞计数或血红蛋白浓度,NICO 系统默认血红蛋白浓度为 11.0g/dl。

二氧化碳排出量可以通过监测单位时间内呼出气与吸入气 CO_2 含量的差值计算。如图 27-1-1 所示,在每一个呼吸周期中,呼气末二氧化碳分压($PetCO_2$)、二氧化碳排出量(VCO_2)、吸入气 CO_2 分压以及气道无效腔都被测定。通过呼吸流速与对应的呼、吸气时间积分可以得到呼气与吸气潮气量,分别乘以对应的呼、吸气 CO_2 浓度即可得到呼出和吸入的 CO_2 量,两者之间的差值即为二氧化碳排出量(VCO_2)。

解剖无效腔和肺泡无效腔对 VCO_2 测定存在影响,因此应予以矫正。在计算 VCO_2 的过程中,可以通过 FRC 乘以呼气末二氧化碳分压改变量的方式修正上述因素对 VCO_2 计算的影响。计算公式如下:

$$VCO_2\,corrected = VCO_2 + FRC \times \Delta PetCO_2/Pbar$$

其中 $\Delta PetCO_2$ 是每次呼吸 $PetCO_2$ 的改变量。

基线 $PetCO_2$ 和 VCO_2 的值还可以分别被定义为重呼吸前 $PetCO_2$ 和重呼吸前 VCO_2。其数据采集自正常呼吸期间,在重呼吸前采样的所有数据的均值。重呼吸的 VCO_2 取自重呼吸期间 25~30 秒的呼出二氧化碳排出量的均值。

当 $PetCO_2$ 经肺泡无效腔校正后,就可以被认为等于末端毛细血管血 CO_2 分压(与肺泡 CO_2 分压平衡）。此时即有等式：

$$QPCBF = \frac{\Delta VCO_2}{Cc(PetCO_2(t2)) - Cc(PetCO_2(t1))}$$

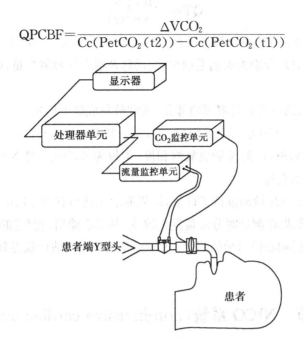

图 27-1-1　部分 CO₂ 重呼吸法监测心输出量仪器示意图

$Cc[PetCO_2(t)]$ 为以时间 t 点测定的 $PetCO_2$ 为基准计算得到的肺泡末端毛细血管血 CO_2 含量，此计算过程校正了肺泡无效腔对 $PetCO_2$ 的稀释性影响。该等式可以进一步简化为二氧化碳排出量（VCO_2）的变化量与对应的肺泡毛细血管血二氧化碳含量（$CcCO_2$）变化量之间的比值。

$$QPCBF = \Delta VCO_2 / S \times \Delta PetCO_2$$

其中肺泡毛细血管血二氧化碳含量的改变可以通过呼气末 CO_2（$PetCO_2$）的改变乘以 CO_2 解离曲线的斜率（S）来代替，在 $15 \sim 75mmHg$ 区间内，CO_2 分压解离曲线斜率（S）是线性的。从而最终完成从有创监测到完全无创心输出量测定的转换过程。

（三）分流矫正

血液经过肺脏但未参加气体交换即为肺组织分流。分流可以是物理分流，也可以由于通气灌流比值（V/Q）失调。经过肺血管的血流总量，即心输出量可以分为两部分：参加肺组织气体交换的部分，称为非分流毛细血管血流（PCBF）；流经不参与气体交换的肺泡（即分流性毛细血管血流）和肺组织本身的解剖分流，即为肺组织分流（Qs）。通过二氧化碳部分重吸收法只能直接测定参与气体交换部分的心输出量。在 Fick 公式中，我们可以用肺泡或末端毛细血管 CO_2 含量（$CcCO_2$）来代替动脉 CO_2 含量，此时我们测量得到的结果是肺组织内非分流的毛细血管血流（PCBF）。如果可以测定肺组织分流的血流量并与 PCBF 相加，即可得到心输出量。可以表达为如下等式：

$$QPCBF = \frac{\Delta\Delta VCO_2}{\Delta CcCO_2}$$

$$QT = QPBCF + Qs$$

NICO 系统应用了一种非侵入式的方法估算总的肺内分流量。该方法来源于 Nunn 的等分流曲线图（Nunn's iso-shunt plots）。Nunn 曲线图由一系列连续曲线组成，反映不同分流水平动脉血氧分压和吸入氧浓度之间的对应关系。动脉血氧分压与血氧饱和度之间存在明确的函数关系，即氧解离曲线。动脉血氧饱和度可以利用脉搏氧饱和度仪直接测定。NICO 系统通过脉搏血氧测定法获得 SpO_2 数据，结合使用者输入的吸入氧浓度（FiO_2），利用 Nunn 等分流曲线图（Nunn's iso-shunt plots）即可估测肺分流率（QS/QT），而不需要侵入性检查。之后代入方程即可得到心输出量。

$$QT=\frac{QPBCF}{1-Qs/QT}$$

肺分流率(QS/QT)还可以通过肺动脉导管获得：$Qs/Qt=(CcO_2-CaO_2)/(CcO_2-CvO_2)$

其中：CcO_2、CaO_2 及 CvO_2 分别为末梢毛细血管、动脉及混合静脉氧含量，Qs 是分流血流量，Qt 是心输出量。

血氧含量包括血红蛋白结合部分及溶解两部分，通常被写成如下形式：

$$CxO_2=Hb\times SxO_2\times1.38-PxO_2\times0.0031$$

其中：Hb 代表血红蛋白，SxO_2 是 X 的血氧饱和度，单位为%，PxO_2 是 X 的分压，单位为 mmHg。X 可以是动脉、静脉或末梢毛细血管。

有研究对无创和有创 Qs/Qt 检测进行了评估，结果显示无创与有创方法的分流测定结果具有很好的相关性(r=0.83～0.93)。如果在测量时分流量发生改变，其对心输出量测定的影响不会超过分流的变化量，分流评价的误差也同样影响心输出量的测定。因此，即使是分流估计误差较大，其对心输出量测定的影响也会很小。

第二节　NICO 系统(non-invasive cardiac output)

NICO 简要测定过程包括：在气管导管及呼吸机 Y 形管之间连接一个 CO_2 分析仪、重呼吸阀及无效腔环路。通过对呼吸流速以及对应的 CO_2 浓度测定即可计算得到 CO_2 排出量(VCO_2, ml/min)，而动脉血 CO_2 含量($CaCO_2$)可以通过呼气末 CO_2 分压来估测。测量周期为 3 分钟，其中 60 秒分析基础值，重呼吸期持续 35 秒，剩余 85 秒用于恢复到基础状态。其中基准期与重呼吸期可以测定数据用于计算，最终得到无创心输出量的测定结果。

NICO 系统的主要组成和功能

NICO 监护仪由 NICO 传感器(NICO sensor)、红外吸收光谱 CO_2 传感器(CAPNOSTAT CO_2 sensor)、脉搏氧饱和度传感器(pulse oximetry sensor)以及主机部分组成。

(一) NICO 传感器(NICO sensor)

一次性 NICO 传感器包括气动控制的重呼吸阀、可调节重呼吸容积的可伸缩式重呼吸环(NICO loop)以及压差式流速传感器三部分。除此以外，还附带一个主流式二氧化碳检测窗。

(二) 气动控制的三通活瓣和可伸缩的无效腔回路

Capek 首次将流量传感器及重呼吸阀整合(以后又加入了主流式二氧化碳传感器)，并将该装置放置在患者与呼吸管路 Y 形管之间，同时在此处并入一段固定的无效腔。目前已有 NICO 系统则在前期工作的基础上增加了一个可根据患者潮气量调节无效腔容积的适应性的无效腔通气环路改进了重呼吸系统。

该传感器的核心部分在于重呼吸阀的结构。重呼吸阀包括一个圆柱状的主体部分，侧方设计了四个用于连接呼吸管路的外部接口。圆柱体中央另有一个与柱体方向平行的柱状通道，通过较粗的管道经其中的前向接口与压差式流速传感器和二氧化碳传感窗连接。位于中央柱状通道两侧的两个片状隔膜通过一个小型柱状体相连接，形成联动。两个拱形结构覆盖其外侧形成保护。其中上方拱形通过管道与主机内置的气体驱动泵相连，可以通过加压驱动隔膜封闭同侧柱状通道，同时开放另外一侧。下方拱形则通过小孔与大气相通，这一侧拱形结构与隔膜之间内置一个弹簧，其作用是在常态下使隔膜保持原位。主体部分后侧方有三个接口，后方左右两侧接口与可缩放的折叠管道相连，用以增加无效腔。中间接口与左侧相通，当隔膜在原位时，此接口还可通过中间通道与前向接口相通。右侧接口通向下方隔膜腔，当驱动泵封闭同侧柱状通道，同时开放下方通道时，右侧接口与前向接口相通。主机内的气动控制部分包含一个泵和一个电磁线圈。为了防止不适当的驱动泵启动，导致无效腔增加，主机内部专门设置了一个监控电路和管理软件。

在正常呼吸时，气流会直接通过 NICO 传感器。而在重呼吸过程中，气流被转向至一个可调整容量的重呼吸环路。重呼吸阀允许加入或清除重呼吸的气体体积。如果这部分重呼吸容积不能被及时消除，患者所吸入的二氧化碳就会增加，从而导致有效通气减少，动脉二氧化碳分压增高。通常情况下这种增高只有几个毫米汞柱，对于多数患者来说，这样的变化是安全的。

NICO 系统设计了多重安全保障机制。首先，系统设置了多种监测及报警功能，可以做到及时发现问题，及时处理。其次，在重呼吸阀一侧装载弹簧装置，保证传感器系统在漏气、系统瘫痪。在重呼吸状态，管腔内为正压，而在常规呼吸状态，管腔内压力等于大气压。通过监测压力，系统可以监测重呼吸阀是否正确工作，并且可以通过压力调整，保证阀门正常工作。

NICO 传感器分小、标准和大三种型号，分别对应潮气量在 $200\sim500ml$、$400\sim1000ml$、$750\sim1500ml$ 范围。临床应用中应注意选择适合的型号，以减少测定误差。经实验室检测，NICO 传感器非重呼吸状态下附加无效腔为 35ml，其中包括流速以及二氧化碳传感器部分在内。在 60L/min 气流条件下，呼吸气体通过非重呼吸状态传感器系统的压力降 $\leq4cmH_2O/(L\cdot s)$，重呼吸状态为 $\leq5.5cmH_2O/(L\cdot s)$。气道内压在 $110cmH_2O$ 以下的压力范围内所获取的数据均可信。

（三）压差式流速传感器

NICO 的流速和压力测定是通过一个在管壁固定的差压式呼吸流速计完成的。呼吸气流通过时会在传感器的两条测压管开口处形成小的压力阶差。这种压力阶差被迅速通过管道传递到监护仪主机内的差压传感器，之后依据工厂预置的对应关系转换为流速数据。由于厂家通过注塑模具生产的高精密度的流量传感器具备很好的一致性，以此不需要用户在使用前校准。为校正环境温度和电子漂移所造成的影响，系统会对压力传感器定期自动"归零"。当呼吸气体为高浓度氧气，麻醉气体和氦氧混合气时，NICO 系统可以通过软件对呼吸气体密度和黏度的影响进行补偿，保持流速和体积测定的精确度。

为了保证系统数据采集的精度，NICO 采用了高分辨率（20bit）及高频率的转换器来完成模数转换。其流速测定可达 $1\sim180L/min$ 的范围。

（四）CAPNOSTAT CO$_2$ 传感器

CAPNOSTAT CO$_2$ 传感器的是一种固态的主流式近红外光谱吸收 CO$_2$ 传感器。已经过校准，使用过程中不需要再次校准。临床监护过程中，该 CAPNOSTAT® 传感器支持热插拔，即插入或拔除该传感器不需要关闭监护系统。

（五）二氧化碳信号数据的获取

CAPNOSTAT 传感器的一侧置入了一个红外线脉冲源。当它被启动时，会产生具有一定能量的全波长频带红外线。传感器的对侧有两个红外线探测器。其中一个探测器被红外光谱过滤器屏蔽，只允许 CO$_2$ 吸收光谱波段的光线通过。这个通道为数据通道，其信号强度与二氧化碳浓度调制的能量强度成正比。第二个探测器也有一个过滤器，它只允许二氧化碳吸收光谱以外的红外线通过。这个通道为参考通道，反映信号源发射能量的强度。因此，任何整体波段红外线强度的变化都是通过参考通道来测定的。实际二氧化碳浓度的测定由数据通道承担。二氧化碳浓度越大，越多的红外能量被吸收，因此，探测器接受到的能量就越少，读出的信号强度也就越低。来源于数据和参考通道的信号被滤波，基线校正并进行放大，之后被系统转化为数字信号。

（六）CAPNOSTAT CO$_2$ 传感器归零

不同类型的传感器二氧化碳的零值不同（新生儿、成人的可重复使用型及一次性的或用于抽样测定的）。使用者在使用前首先要对 CAPNOSTAT CO$_2$ 传感器进行调零，重新插拔传感器不需要重新调零。

（七）脉搏氧饱和度传感器（pulse oximetry sensor）

NICO 系统所使用的氧饱和度（SpO_2）也被用于校正二氧化碳重吸收法心输出量测定过程中的分流计算，而且脉率可以用来计算每搏输出量。脉搏氧饱和度传感器（pulse oximetry sensor）采用红色和红外线发光二极管（LED）来测定经皮血氧饱和度。LED 发出的光线照射脉动的血管床如患者的手指或脚趾，未被组织吸收的剩余光线被传感器中的光电二极管接收。与非氧和血相比，氧和血液对不同波长光线的吸收数量有所差异。因此，每个脉冲血液吸收光的量可以用来计算血氧饱和度。

NICO 系统的脉搏氧饱和度传感器与多数分数式血氧饱和度仪不同，它监测"功能性"的血氧饱和度。功能性血氧饱和度反映血液中能够被氧合的血红蛋白中含氧血红蛋白量的百分比。此数据排除了血液中功能失调性血红蛋白（碳氧血红蛋白和高铁血红蛋白）的影响。

（八）心输出量测定

在 NICO 监护仪打开，传感器被正确连接和应用后，心输出量测定即可以开始。按下停止/继续重呼吸键开始监测。首次按该按钮将开始 NICO 的自动监测和重呼吸过程，以后按该按钮则顺序执行停止/启动重呼吸功能。

（九）NICO 的测定周期

NICO 的测量周期为 3 分钟，其中 60 秒分析基础值，然后重呼吸阀开放，接入附加无效腔环路，每次呼出的部分气体（120～250ml）被重新吸入，此期持续时间为 35 秒，所测的数值为重呼吸期的数据，接着重呼吸阀关闭，经过 85 秒恢复期后重新进入基础状态（较早版本 NICO 系统的重呼吸时间为 50 秒，恢复期为 70 秒）。在重呼吸模式下，一部分先前呼出的二氧化碳（气量由回路及传感器的体积决定）在下次呼吸的早期时段被重新吸入，重新吸入的二氧化碳使得肺泡内二氧化碳浓度增加，从而减少从血弥散入肺泡的净弥散量，减少二氧化碳肺排出量，增加动脉二氧化碳含量。在呼气相，排出的气体再次通过重呼吸回路，其中的部分气体（附加无效腔通气量，为回路及传感器中的气体总量）被滞留，下次吸气时被再次重新吸入。经过一段时间后二氧化碳上升达到平台期，此时即可获得重呼吸期的数据。

重呼吸被启动后，NICO 系统将会自动重复心输出量测量过程（手动模式除外）。心输出量测定周期分为三个阶段：

1. 基线期　在 60 秒的基线期，传感器内的重呼吸阀门处于关闭状态，重呼吸环内的附加无效腔被旁路。在此期间，VCO_2、$PaCO_2$ 和 $ETCO_2$ 位于基础水平。

2. 重呼吸期　该期持续 35 秒。此时传感器内的重呼吸阀门打开，重呼吸环内的附加无效腔被接入呼吸回路，导致显著的重呼吸无效腔增加。在此期间，VCO_2 下降，$PaCO_2$ 和 $ETCO_2$ 轻度升高（通常 3～5mmHg），混合静脉二氧化碳保持不变。

3. 稳定期　重呼吸完成后，即开始 85 秒的稳定期。在此期间，VCO_2、$PaCO_2$ 和 $ETCO_2$ 逐步回到它们的基础值。在每个三分钟的重呼吸周期完成以后，NICO 系统更新显示的 CO 值。

（十）影响因素

NICO 系统会自动监测评价 CO 测定的影响因素，包括：通气模式、NICO 无效腔环路的匹配度、潮气量、患者数据输入情况以及呼吸管路的完整性。在平均显示模式（averaging mode）下，对于当前显示的心输出量相关的 CO、CI、SV 或 PCBF 数值，系统通过心输出量质量指示条提示该指标的可靠性状态。该指示条显示于 CO 数值的上方，可分为 5 段。可靠性越高，显示的片段越多，反之则显示越少。可靠性水平较高时，系统可以更为迅速地辨别心输出量的变化，也可以更快地显示这些变化。而在较低的可信度水平时，系统则需要综合更多的校正因素，需要更长的平衡时间，从而使得 CO 的显示延迟，同时其准确性也可能下降。NICO 系统设计了一系列保障措施，以保证测定结果准确可靠。

1. 为减少二氧化碳解离曲线、呼吸频率以及严重分流的影响，出现下列情况时，NICO 系统会自动暂停重呼吸周期并在信息显示区显示相应信息。

(1)ETCO$_2$ 低于 15mmHg 或大于 85mmHg。

(2)呼吸频率低于 3 次/分钟或大于 60 次/分钟。

(3)VCO$_2$ 小于 20ml/min。

2. 当上述情况被纠正后,系统会自动重新启动重呼吸监测。NICO 系统通过重呼吸指示条提示系统的重呼吸状态。在正常监测的条件下,REBREATHING 标志和重呼吸指示条图标在重呼吸周期开始时即自动出现在信息中心区。重呼吸指示条代表 0~100% 的重呼吸气量可能达到的范围。指示条内突出显示的区域代表目标重呼吸范围(35%~70%),在此范围内,NICO 的性能处在最佳状态。重呼吸指示条内的一个垂直指针提示当前重呼吸的百分率。如果 NICO 的重呼吸环容积适当,也就意味着重呼吸百分率在可接受范围,此时指针将出现在重呼吸指示条的高亮区域。

如果 NICO 的环路展开不足,指示条中的指针位置低于 35%,信息 EXPAND LOOP(展开环路)就会在重呼吸期间出现。反之,如果环路被过度扩大,指针位置在 70% 以上,信息 RETRACT LOOP(收缩环路)将会显示出来。如果出现上述信息,则需要相应扩大或收缩 NICO 环路。注意操作过程中避免干扰呼吸甚至断开呼吸通路。如果调整适当,之前的提示信息将会在 2~3 个呼吸后消失。如果上述信息在 3 个呼吸周期以后仍然存在,提示环路的调整不足,NICO 将根据潮气量范围提示继续调整或更换不同型号的传感器。

通过输入患者的数据可以提高 NICO 系统监测的精确度。这些资料包括呼吸气体的成分(麻醉剂、平衡气、吸入氧浓度)、患者的身高、体重和血气信息(PaCO$_2$、PaO$_2$、Hb 或 Hct)等。患者的身高和体重用来计算和显示心指数,脉搏血氧仪可以提供脉率来计算和显示每搏量(SV)。

动脉血氧分压用来校正氧分压与经皮血氧饱和度的对应关系,之后 SpO$_2$ 即可联合吸入氧浓度用于分流率评估。如果不输入动脉血氧分压,尽管实际分流可能会很高,估测分流率的上限也只是被限制为 15%。输入动脉血氧分压后,分流率的估计将更加准确。

吸入氧浓度用于校正分流率(Nunn 等分流曲线)。错误输入过高 FiO$_2$ 将使分流率被高估,导致 NICO 的心输出量测定结果偏高。反之,如果错误地输入过低的 FiO$_2$,将导致分流率和 NICO 读数的偏低。

动脉血二氧化碳分压用于估计通气血流比(通过 PaCO$_2$ 和 ETCO$_2$ 的差异校正肺泡无效腔计算)。PaCO$_2$ 和 ETCO$_2$ 之间的差异厂家预设为 5mmHg。较小的差异不影响 NICO 的测定结果,但当差异较大时,如果未输入 PaCO$_2$ 则会造成 NICO 的低估。

当预计存在显著的气体交换障碍(如:肺部疾病,较高的肺内分流或无效腔)时,血气数据的输入尤其重要。血气分析样本抽取时间应避开 NICO 的重呼吸阶段。此外,还应注意输入血气样本抽取时间,使血气分析数据可以与对应的 ETCO$_2$ 和经皮血氧饱和度值相比较,以便系统准确计算生理无效腔和肺泡无效腔量。另外生理无效腔比(Vd/VtPhy)、生理无效腔(VdPhy)和肺泡无效腔(Vdalv)的计算以最近一次输入的动脉血二氧化碳分压 PaCO$_2$ 为基础,在下一次 PaCO$_2$ 的数据更新之前,上述参数的计算只能假定动脉二氧化碳分压未发生改变。

血红蛋白或红细胞比容被用于计算二氧化碳解离曲线的斜率。如果血红蛋白小于 8g/L 或大于 16g/L,亦应该将数值输入系统。

3. 心输出量及相关参数的准确性还受到下列因素的影响:

(1)在 3 分钟的测量周期中出现混合静脉二氧化碳含量或代谢性二氧化碳 CO$_2$ 产生量的显著波动,如输入 NaHCO$_3$ 溶液等。

(2)释放到血液中的二氧化碳突然增加,如夹闭的大血管突然开放。

(3)NICO 传感器中的气体过度湿化或存在分泌物。

(4)由于测定 CO 需要定期进行部分重复呼吸,患者的有效通气通常将减少 10%~15%。

NICO 传感器应放置在气管插管与呼吸机 Y 形管路接头之间,其他设备[湿热交换器(HME)、过滤器等]放置在 NICO 传感器与患者之间。在正常呼吸状态下,NICO 传感器将增加约 35ml(最低)气道无效腔,其他附加设备也将增加气道无效腔。在低潮气量通气时,应考虑在监测开始之前增加分钟通气量以抵消上述影响。及时监测并输入血气分析数据可以避免发生过度的二氧化碳潴留,提高测定的精确性。

在低潮气量通气条件下,采用侧流式二氧化碳传感器可能会降低测量精度。另外,监测过程中应注意保持三腔气体采样管出口位于传感器上方,这样将有助于保持采样管的干燥和清洁。及时进行维护,保持传感器的清洁。

第三节 NICO 系统实际应用及相关研究进展

自从 Gedeon 于 1980 年描述 CO_2 重呼吸心输出量测量技术以来,引起了临床专家们的极大兴趣。很多研究者都在关注该方法测定心输出量的精确性。目前已经有大量的研究在动物及人群中验证了部分 CO_2 重呼吸心输出量测定技术,其中多数研究比较了热稀释法与部分 CO_2 重呼吸法的一致性。

和所有方法学创新一样,部分二氧化碳重呼吸技术也经历了早期研究证据积极支持,临床扩展应用后发现不足和局限性,后期的方法学改良和再认识过程。总体而言,在气管插管、机械通气、患者肺功能异常较为轻微、通气稳定以及潮气量较高等条件下,部分二氧化碳重呼吸法的心输出量测定结果与热稀释法具有很好的一致性。

一、动物实验研究

动物实验可以允许在很宽的范围内快速调整心输出量,同时也可以创造各种极端条件的肺组织分流状态。因此常常被用来进行方法学研究。一项早期研究比较了 NICO 与肺动脉超声血流测定结果的一致性。通过手术置入超声流量探头测定 6 条实验犬肺动脉的血流量作为基准,分别利用输注肾上腺素及多巴酚丁胺或增加吸入氟烷的浓度使得心输出量增加或降低。实验结果显示两种方法之间具有很好的一致性。另外一项研究结果则证实,心导管热稀释法(TDco)和 NICO 测定的结果具有很好的一致性,两种方法之间的系统性偏差仅为(-1.4%)。两种技术差异的标准差(±0.70L/min,13.8%)具有可比性。部分研究者证实在某些情况下部分 CO_2 重呼吸心输出量测定优于其他非侵入性技术(如胸部生物阻抗和多普勒)心输出量测定的结果。

二、临床应用及研究进展

一些关于部分重呼吸技术心输出量测定的人类临床研究也显示在热稀释法和 NICO 之间存在较好的一致性。有研究发现,NICO 心输出量和肺动脉导管温度稀释技术心输出量具有很好的相关性(相关系数 $r=0.96$)。他们也发现,NICO 心输出量存在 0.04L/min 的低估。对于血流动力学不稳定患者的心输出量变化,NICO 和热稀释法(TDCO)测定具有良好的一致性。近期的一个病例报告显示 CO_2 气腹腔镜手术不影响 NICO 和热稀释心输出量测定的一致性。而另一组实验发现在慢性阻塞性肺疾病的机械通气患者中,二氧化碳重呼吸技术心输出量测定与热稀释法密切相关($R^2=0.92,P<0.001$)。

NICO 可以用于呼吸和血流动力学稳定儿童的心输出量测定。由于需要附加无效腔容积,NICO 系统的最小潮气量为 200ml。一项研究观察了 21 名体重超过 15kg,呼吸及血流动力学稳定的机械通气儿童。发现以经胸多普勒心脏超声心输出量作为对照,NICO 测定的结果具有很好的一致性。而另一项研究认为,NICO 可以用于体表面积超过 $0.6m^2$,潮气量超过 300ml 的儿童。如果用于较小的儿童时,CO 测定结果与热稀释法 CO 的一致性会显著下降。对于 NICO 是否适用于呼吸和血流动力学不稳定的儿童,还需要临床研究证实。

NICO 提供了一个对侵入性 CO 测定的合适的替代方法。一项研究比较了电阻抗法、脉搏轮廓法和 NICO 心输出量测定的可靠性。他们发现三种方法所得到的心输出量之间存在统计学相关性,且在脉搏轮廓法和 NICO 之间的测定结果更为接近。对于脉搏轮廓法而言,当动脉压力高于 100nnHg 时心输出量的结果最为可靠。他们发现年龄、血压水平、高血压病史以及身体结构可能影响心输出量的测量,而 NICO 可以用于高龄患者的心输出量监测。

一些研究评估了 NICO 在心胸外科术中监测应用。在体外循环之前,NICO 的测定结果与热稀释法具有很好的一致性,但在体外循环后 NICO 则趋向于低估 CO。有研究评估了无创部分二氧化碳重呼吸系统对经历开胸手术和单肺通气患者心输出量监测的可行性。他们发现与热稀释技术相比,NICO 在所有监测过程中都倾向于低估心输出量,其偏倚为−0.29L/min。尽管这项研究的样本量较少,但作者仍然认为 NICO 在开胸手术期间是一项很有价值的监测。另外的研究则发现,在非体外循环心脏手术过程中,NICO 能够可靠地测定心输出量,并且比心导管连续热稀释反应更加迅速,可能会更有益于血流动力学变化的快速检测。

对于部分存在器质性心脏病理改变的患者,NICO 可能存在技术优势。在一项研究体外循环患者中进行了对比四种心输出量的测量技术,其中包括实时超声血流量测定方法,这种技术被认为是心输出量测定的可靠方法。以此技术作为参考,NICO 具有较好的一致性,而连续热稀释法较差。在一个以三尖瓣反流为目标人群的临床研究中,有人比较了 NICO 和肺动脉导管热稀释法的差异。研究者在 50 例接受择期三尖瓣反流成形术治疗(26 轻度,24 例中至重度)和 25 例对照组患者中比较了部分二氧化碳重呼吸技术(NICO)与热稀释技术测定心输出量的精确性和准确性。该研究以经食管超声心动图(TEE)为参考方法,且用于三尖瓣反流严重度的分级。结果表明,热稀释技术在中度至重度三尖瓣反流患者中测定心输出量精确性较差,部分二氧化碳重呼吸技术(NICO)在此类患者中的监测更为准确。作者推测,NICO 在合并三尖瓣反流的患者中测定心输出量比热稀释技术更准确,具备更好的可重复性。

快速弹丸注射热稀释法心输出量测定是目前广泛使用的临床测量手段。然而在实际工作中,热稀释法自身的准确性也受到多种因素的影响。为降低测定误差,临床上工作中要求在规定的时间内完成 3 次或 3 次以上结果相近的测定并取其平均值作为患者心输出量的结果。通常 2 次冰盐水注射的时间会间隔一分钟或更长的时间。推注的时间、速度以及参考温度和注射液温差等因素会影响测定的可重复性,进而决定了该方法的准确性。由于临床工作中上述因素的不确定性,快速推注操作之间的差异性可能会较大。有研究显示,通常较高的心输出量也伴随着较大的测定间差异。一些对二氧化碳部分重呼吸法与热稀释技术进行方法比较的研究表明,该技术仍存在一些测定偏差,但偏差范围在临床应用中是可以接受的。一项研究显示,以肺动脉导管(PAC)心输出量为"金标准",NICO 测定的心输出量的误差率约为 37%。然而,研究者也同时注意到在正常至低心输出量情况下,NICO 测定的结果与 PAC 之间具有较好的相关性。另一个针对 NICO 监护仪的独立研究显示该技术倾向于高估低心输出量,而对于高心输出量则倾向于低估。有研究者发现,热稀释技术和二氧化碳重呼吸心输出量测定都具有很好的重现性。他们的结论是:现行版本的 NICO 尚不能完全替代热稀释法心输出量测定,但在监测算法得到适度的改进后,部分二氧化碳重呼吸技术可以获得足够的测量精度,具有很好的发展前景。

还有一些研究证实,通过对设备软件版本的升级(第 5 版),可以明显改善 NICO 系统的性能。在该实验设置的心输出量范围内,第 5 版软件可以提高 NICO 测定的心输出量与肺动脉导管之间的相关性。新版本的软件通过获得更好的分流及无效腔纠正后,在减少了 NICO 系统导致的 CO_2 重呼吸蓄积的影响的同时保持了心输出量测定的精确性。总之,经过不断的技术改进和软件升级,研究表明 NICO 具备了更好的临床指导价值。

三、NICO 心输出量测定准确性的影响因素

自主呼吸对于部分二氧化碳重呼吸技术与热稀释法心输出量测定的一致性存在不利影响。从 NICO

的心输出量计算公式可知：CO 的计算结果与重呼吸前后的 $PetCO_2$ 变化大小成反比。由于自主呼吸患者呼出潮气量变异度较大，可能导致 $PetCO_2$ 的变化值偏低，因此，自主呼吸患者的 NICO 测定结果可能高于实际的心输出量。为了达到最佳的 NICO 监测结果，患者应在控制通气状态或保持潮气量稳定。

由于无创 CO 测量依赖于二氧化碳重呼吸技术，并假设在二氧化碳重呼吸过程中肺部无效腔和混合静脉 CO_2 含量不变。一个前瞻性的比较研究中观察了潮气量（VT）、通气模式、吸入氧浓度（FiO_2）以及呼气末正压（PEEP）等因素对部分重呼吸技术无创 CO 测量精度的影响。结果发现，在较大的恒定潮气量（VT）或压力支持（PSV）机械通气条件下，二氧化碳重呼吸技术获得的 CO 与热稀释法结果具有较好的一致性。当分钟通气量较大时，二氧化碳重呼吸技术的准确性不被容量控制、压力控制或 PSV 模式选择，或 PEEP 及吸入氧浓度的变化所影响。然而，当 VT 和每分钟通气下降时，二氧化碳重呼吸技术将会低估 CO。

以往大多数的研究报道了相似的结果，即在接受肺保护性通气策略的 ARDS 患者人群中，部分二氧化碳重呼吸技术低估心输出量。由于部分二氧化碳重复吸入方法建立在一系列假设的基础之上，相关的影响因素可能导致这种差异。

重呼吸过程中混合静脉血中二氧化碳含量的变化可以忽略不计。由于人体内存在大量的二氧化碳储备，具有很强的血液缓冲能力，同时与重呼吸时间相关的二氧化碳积累时间常数较长，因此可以假定混合静脉二氧化碳含量在重呼吸期及正常呼吸期间相对恒定。一些荟萃分析发现在重呼吸期间 $PvCO_2$ 轻微升高，而有研究显示，重呼吸导致的轻微 $PvCO_2$ 变化不影响心输出量的测定。

肺内分流和无效腔比增加是 ARDS 的一个常见的病理生理改变。有实验分别研究了两者对于部分二氧化碳重呼吸法心输出量测定精确度的影响。在动物模型中，增加的无效腔和分流均可导致 $CaCO_2$ 的估计误差。他们还证明在高心输出量的条件下，较高的 $PvCO_2$ 值趋向于高估重呼吸期间的 $PetCO_2$。

危重患者常见的肺内分流增加及血流动力学缺乏稳定性，还可能会改变 NICO 系统对二氧化碳估计的精度。重呼吸阶段 $PetCO_2$ 的变化应该反映 $CaCO_2$ 的变化。无论在重呼吸阶段还是非重呼吸阶段，$CaCO_2$ 与 $PetCO_2$ 之间的差异应该保持不变。然而这种差异取决于肺无效腔的大小，在 ARDS 患者中无效腔会明显增加。在高无效腔比条件下，肺泡通气减少，重呼吸后所需的平衡时间延长。因此，$CaCO_2$ 与 $PetCO_2$ 之间的差值将可能发生变化。作为 $PetCO_2$ 与 $CaCO_2$ 代换的中间变量，肺泡二氧化碳分压（$PACO_2$）与 $PetCO_2$ 之间的关系与肺无效腔有关。在肺泡 CO_2（$PACO_2$）分压的计算过程中，FRC 和肺泡无效腔的 CO_2 分压均应充分考虑。FRC 可以作为身高、体重以及气道无效腔容积的函数估算。由于在 ARDS 过程中 FRC 和肺泡无效腔均会发生改变，$PetCO_2$ 和 $CaCO_2$ 之间很难保持线性关系。因此，以非重呼吸阶段的 $PetCO_2$ 值为基础估算 $CaCO_2$ 可能会出现误差。

危重患者常见的肺内分流增加和较大范围的血流动力学变动都有可能影响 NICO 监测心输出量的测定精度。与肺动脉导管测定相比，在危重患者中通过部分重呼吸技术测定的肺内分流存在显著的、系统性的低估。分流估计误差的来源之一可能是动-静脉血氧含量差的计算。NICO 系统软件使用固定常数 5ml/dl 来代替动-静脉血氧含量差的实际计算。该数据可能明显高于 ARDS 患者人群中动-静脉血氧含量差的范围。实际的动-静脉血氧含量差越低，测量误差越大。但正如前文所述，该因素对于心输出量测定误差的影响较小。

由于 VCO_2 和 $ETCO_2$ 的改变只反映参与气体交换的肺毛细血管血流量，因此，肺内分流可能影响 NICO 心输出量测定的准确性。有研究进行了小样本研究，观察了高、低两组肺分流状态的患者，发现在由于导致低水平肺内分流的疾病入住 ICU 的非手术患者中，部分二氧化碳重呼吸技术测定心输出量是可靠的，但分流超过 35% 以上的患者的心输出量会明显被低估。患者存在肺疾病或术后肺不张也可能降低 NICO 测定的精度，胸部严重创伤的动物模型研究中也可以得到相似的结果。

有学者在急性肺损伤机械通气患者中进行研究，对热稀释技术心输出量测定与二氧化碳重呼吸技术进行比较。入选此研究的急性肺损伤患者的心脏指数分布在一个宽泛的范围。热稀释法和二氧化碳重呼吸法之间存在显著的相关性($r^2=0.82,P<0.01$)。这些结果表明,二氧化碳重呼吸法可能是一个可靠的非侵入性技术来确定急性肺损伤机械通气患者的心输出量。这一结果与最近完成的一项研究相矛盾。该研究将急性肺损伤患者按照肺损伤评分的严重程度分为两组(A组:肺损伤评分<2.5,B组>2.5)。心输出量分别通过热稀释法和部分二氧化碳重呼吸法(NICO)获得。在两组急性呼吸衰竭(氧合指数$PO_2/FiO_2<300$)的患者中通过两种测定方法获得的心输出量均显示存在较弱的正相关关系,A组($r=0.52,P<0.001$),B组($r=0.47,P<0.001$)。通过$ETCO_2$估算动脉二氧化碳含量($CaCO_2$)的误差、高动力循环状态、无效腔或分流增加可能与NICO和TDCO测定结果之间的差异随肺损伤的严重度增加而变大相关。在另一个以保护性通气的ARDS患者为目标受试者的研究中,作者发现肺无效腔比、平均肺动脉压、动-静脉血氧含量差和基线心输出量对部分重呼吸技术心输出量测定的准确性产生显著影响。通过在线性混合模型中输入参数的估计值,无效腔似乎是心输出量测定误差最重要的来源。

四、非分流肺毛细血管血流测定的临床应用和相关研究

部分二氧化碳重呼吸技术已被证明可以在不同临床情况下有效并准确测量肺毛细血管血流量(PCBF)。从技术原理可知:部分二氧化碳重呼吸算法本身被用于直接测定肺毛细血管血流量,而不是心输出量。因此,在绝大多数临床情况下该技术对于肺毛细血管血流量的测定结果是准确的。部分研究报告其结果与PAC之间具有良好的相关性,说明部分二氧化碳重呼吸技术是非分流肺毛细血管血流测量的可靠方法。在某些限制PAC置入的临床情况下,如:烧伤、凝血功能障碍、先天性心脏病时,或者PEEP滴定和(或)肺复张,优化非分流肺毛细血管血流量,增加氧输送时,这种技术可能具备很好的应用价值。

与心输出量的测定相反,部分重复呼吸法倾向于少量高估肺毛细血管血流量,但该结果与热稀释法的一致性比心输出量更为密切。有研究通过动物实验研究了部分二氧化碳重呼吸技术在低动力、正常和高动力状态下测定肺毛细血管血流量的可靠性。他们的结果显示,虽然在高动力状态和高肺泡无效腔条件下肺毛细血管血流量被低估,但在经过动脉血气采样校正以及改良算法[计入呼气末二氧化碳分压($PetCO_2$)的不平衡因素]后部分二氧化碳重呼吸技术测定肺泡毛细血管血流量的准确性明显改善。在轻到中等程度的肺泡无效腔增加以及正常到低动力状态条件下这种算法被证明是有用的。

部分临床疾病如:ARDS、肺气肿和肺栓塞可以造成严重的肺部病理生理改变,可能影响肺毛细血管血流量的测定结果。一项研究发现,在ARDS保护性通气条件下,高无效腔比和(或)高平均肺动脉压降低部分二氧化碳重呼吸法测定肺毛细血管血流的准确性。因此,确定部分二氧化碳重呼吸法测定肺毛细血管血流的临床适用范围有待于进一步研究。

另一项实验利用一个70kg健康的成年男性心肺系统的综合数学模型来探讨部分二氧化碳重呼吸技术测定PBF时产生的系统误差,识别并量化部分重呼吸技术测定肺毛细血管血流(PBF)过程中误差的潜在来源。他们通过该模型分别对4个问题进行了的研究:①标准条件下产生的误差;②再循环的影响;③肺泡-近端气道二氧化碳分压(PCO_2)差的影响;④重复呼吸时间的影响。表明,通过应用可变的重呼吸时间可以减少系统误差。在低PBF时,重呼吸时间应该延长,以便肺泡毛细血管血可以达到基本平衡。在高PBF时,重呼吸时间应该缩短,以减少再循环的影响。通过使用肺气肿和肺栓塞的计算机模型模拟计算,另一个研究中再次确定了四种系统性误差的来源:通气-灌注失衡、肺泡-近端气道二氧化碳分压差、静脉血再循环以及重呼吸时间的长度。

目前很少有对床旁检测ARDS患者肺毛细血管血流量临床效用的研究。在机械通气中使用PEEP通常可以获得动脉氧合的改善,但PEEP也可能同时造成肺泡灌注的损害。有大量的研究证实,PEEP可以稳定复张后的肺泡,减少膨胀不全肺组织周期性的开放/关闭以及改善通气/灌注比例。但是,临床上也

经常可以看到 PEEP 引发的静脉回流减少和右心室功能受损,这种情况可能会抵消上面提及的积极影响。在这种情况下,总的肺组织灌注量减少。由于直接受肺泡内压力影响,通气良好肺区域内的肺血管阻力增加,血流量减少,即 PCBF 减少。因此,监测 PEEP 调整引起的 PCBF 的变化可能有助于临床医师确定最佳 PEEP。

有研究观察了 12 例急性呼吸窘迫综合征患者(ARDS)进行俯卧位通气过程中部分二氧化碳重呼吸法 PBF 的变化。分别记录俯卧位开始之前、期间及之后 PAC 和部分二氧化碳重呼吸法测定的 PBF 结果。重呼吸法与 PAC 测定的 PBF 结果具备很好的相关性($R^2 = 0.96$;$P < 0.0001$)。两者间的偏倚为(-0.11 ± 0.76)L/min。在对俯卧位有反应组中,PBF 在俯卧位期间持续增加并在恢复仰卧后仍然保持在较高水平,而无反应组 PBF 无明显变化。作者认为在床边通过部分二氧化碳重呼吸技术能够可靠地测定俯卧位引起的 PBF 改变。

结　语

对于重症患者来说,准确的管理很大程度上建立在快速和精确的血流动力学评价基础之上。部分二氧化碳重呼吸技术是一种非侵入性技术,具有不需要估计 $CvCO_2$ 或使用特殊气体混合器的优势。通过相对简单的干预:在呼吸环路上周期性增加容积可控的呼吸无效腔。监护系统可以轻松完成以 3 分钟为间隔的周期性重呼吸动作,实时监测 $ETCO_2$ 和 VCO_2 的周期性变化,最终实现心输出量的床边连续监测。由于操作简单,无创,该技术可以在大多数 ICU 病房常规使用。

二氧化碳重呼吸技术测定结果与实际心输出量之间的差异与肺内右向左分流量成正比,表明该技术不宜用于静脉分流增加患者的心输出量监测。然而对于气管插管、机械通气、患者肺功能异常较为轻微、通气稳定的患者而言,部分二氧化碳重呼吸法的 CO 测定结果与热稀释法具有很好的一致性,是一种安全、有效的循环监测工具。

(晁彦公)

参考文献

1. Servent J A, Forel JM, Roch A, et al. Pulmonary capillary blood flow and cardiac output measurement by partial carbon dioxide rebreathing in patients with acute respiratory distress syndrome receiving lung protective ventilation. Anesthesiology, 2009, 111: 1085-1092.

2. Jaffe MB. Partial CO_2 rebreathing cardiac output -operating principles of the NICO system. Journal of Clinical Monitoring and Computing, 1999, 15: 387-401.

3. Dinesh G, Joseph A, Kai Kuck, et al. Partial CO_2 rebreathing indirect fick technique for non-invasive measurement of cardiac output. Journal of Clinical Monitoring and Computing, 2000, 16: 361-374.

4. Yem JS, Tang Y, Martin J, et al. Sources of error in noninvasive pulmonary blood flow measurements by partial rebreathing. Anesthesiology, 2003, 98: 881.

5. Yem JS, Turner MJ, Baker AB. Sources of error in partial rebreathing pulmonary bloodflow measurements in lungs with emphysemaand pulmonary embolism. British Journal of Anaesthesia, 2006, 97: 732-741.

6. Brewer LM, Haryadi DG, and Orr JA. Measurement of functional residual capacity of the lung by partial CO_2 rebreathing method during acute lung injury in animals. Respiratory care, 2007, 52: 1480-1489.

7. Nagler J, Krauss B. Capnographic monitoring in respiratory emergencies. Clinical Pediatric Emergency Medicine, 2009, 10: 82-89.

8. Kotake Y, Yamada T, Nagata H, et al. Improved accuracy of cardiac output estimation by the partial CO_2 rebreathing method. Journal of Clinical Monitoring and Computing, 2009, 23: 149-155.

9. Compton F,Schäfer JH. Noninvasive cardiac output determination：broadening the applicability of hemodynamic monitoring. Seminars in Cardiothoracic and Vascular Anesthesia,2009,13：44-55.

10. Imak Ⅱ re N,Omae T,Matsunaga A,et al. Can a NICO monitor substitute for thermodilution to measurecardiac output in patients with coexisting tricuspid regurgitation? Journal of Anesthesia,2010,24：511-517.

11. Holzman RS,Mancuso TJ,Sethna NF,et al. Pediatric Anesthesiology Review：Clinical Cases for Self-Assessment,2010, 30：547-562.

12. Carreteroa M,Fontanalsa J,Agustía M,et al. Monitoring in resuscitation：Comparison of cardiac output measurementbetween pulmonary artery catheter and NICO. Resuscitation,2010,81：404-409.

13. Young BP,Low LL. NoninvasiveMonitoring Cardiac Output Using Partial CO_2 Rebreathing. Critical Care,2010,26：383- 392.

9. Compton F, Schafer JH. Noninvasive cardiac output determination: broadening the applicability of hemodynamic monitoring. Seminars in Cardiothoracic and Vascular Anesthesia, 2009, 13: 44-55.

10. Bink]] de N, Esmer T, Masseuua A, et al. Can a NICO2 monitor substitute for thermodilution to measure cardiac output in patients with coexisting tricuspid...

11. H...... es, Koobi T, Sa...... m K, et al. Partial rebreathing...

12. Gramerco M, Fontana J, Amrani M, et al. Noninvasive in assessment...... Using a new cardiac output measurement with partial...pulmonary artery catheter and NICO J Cardiathorac, 2003, 81: 404-409.

13. Young BP, Low L... Noninvasive monitoring cardiac output using partial re-breathing... 2010, 38: 83-902.

第二十八章 氧代谢相关参数

第一节 胃肠黏膜 pH(intramucosal pH,pHi)监测

常规监测血流动力学,或者监测氧输送仅能反映全身氧代谢情况,难以反映内脏器官的氧代谢。然而,缺氧最早发生在组织细胞水平,监测器官组织水平的血流灌注和氧代谢,具有更为重要的意义。胃肠道是体内血液分布非常丰富的器官,也是对缺血缺氧最敏感的器官。机体发生缺氧时,胃肠道黏膜最先受到缺氧损害。当整个机体缺血缺氧被纠正之后,胃肠道黏膜的缺氧才最后缓解。因此胃肠道黏膜二氧化碳分压或 pH 不仅可反映器官局部的氧合状况,还在一定程度上反映了全身的缺氧情况。20 世纪 80 年代出现的监测胃肠黏膜 pH(pHi)的方法,是目前应用于临床、直接监测胃肠道黏膜灌注及氧代谢的主要技术。

一、生理学基础

胃肠黏膜的小动脉从黏膜下动脉以直角分出,这种血液流变学的特征决定了分支不利于红细胞流入,因此黏膜内小动脉中的血细胞比容明显降低,即使没有贫血和循环血量减少等导致缺血缺氧的病理生理情况,胃肠黏膜的氧输送也是低于机体平均水平的。另外,胃肠黏膜绒毛中的小动脉与小静脉相向分布,与绒毛顶端的上皮下毛细血管网形成逆流系统,这样的结构有利于溶质和营养物质的吸收,但很容易形成动脉血氧向静脉血分流,二氧化碳从静脉向动脉重复吸入,使胃肠黏膜,尤其是绒毛顶端,容易受到缺血缺氧的打击。

胃肠道及其黏膜组织独特的解剖学特点,构成了其脆弱的血液供应结构特征,使胃肠黏膜极易遭受缺血缺氧打击,在休克或严重全身感染发生病理性血流再分布时,胃肠道很早就表现出缺血缺氧性损害,恢复也最晚。为此,胃肠道被普遍认作多器官功能障碍综合征的前哨器官。监测胃肠道的氧代谢状况可帮助临床医师及早发现组织缺氧。

机体在维持内环境稳定和行使功能时都需要充足的能量供应。这些能量的直接来源是 ATP 的分解。正常组织 PCO_2 与动脉 PCO_2 接近。组织 PCO_2 增加可代表累积的 CO_2 的低流速状态或正常的有氧代谢,也可能是无氧代谢的结果或净氢离子生成以及随后而来的组织碳酸氢盐缓冲。缺氧程度越重,pH 下降越明显。因此,测定胃肠黏膜 pHi 可以在一定程度上反映其氧代谢的状态,进而反映全身氧代谢情况。

二、胃肠黏膜 pH 的计算

(一) pHi 的计算

1982 年,Fiddian-Green 提出,根据改良的 Henderson-Hasselbalch 公式,在一定条件下,将张力法测得的胃肠黏膜 CO_2 分压(PCO_2)和同步测量的动脉血碳酸氢根浓度(HCO_3^-)代入,可计算出胃肠黏膜 pH (pHi)。

pHi=6.1+log(HCO_3^-/0.03×PCO_2×k),公式中 0.03 为 CO_2 的解离常数,k 为不同平衡时间相对应的校正系数。

（二）pHi 计算必须满足的 3 个基本假设

1. CO_2 能在组织间自由弥散。

2. 胃肠腔内液体中的 PCO_2 等于黏膜内 PCO_2。

3. 动脉血与胃肠黏膜中的 HCO_3^- 相等。通常情况下这 3 项都是成立的，但有时其中的某一项可能会不成立。

（三）基本假设在某些情况下存在不足

1. 当胃液过酸，pH<2 时，发生 H^+ 反渗，或十二指肠液向胃内反流时，均可致胃腔内 PCO_2 显著升高，胃腔内 PCO_2 高于黏膜内 PCO_2，计算所得 pHi 低于实际 pHi。

2. 当部分或整个胃道严重缺血时，局部组织酸中毒，为缓冲由此产生的大量 H^+，局部的 HCO_3^- 消耗快于动脉血，使得黏膜 HCO_3^- 明显低于动脉血 HCO_3^-，计算所得的 pHi 值高于实际 pHi。

3. 正常情况时，pHi 略低于动脉血 pH，两者之差 pHi－pHa 为 0.02±0.01。全身酸中毒时，pHi 与动脉血 pH 同步降低，但 pHi－pHa 不变。胃肠道局部酸中毒时，pHi 降低，pHi－pHa 增大。因此，分析 pHi 时，必须同时分析 pHi－pHa。

三、胃肠黏膜 pH 监测的技术原理

胃肠黏膜 pH 监测最常采用的是张力法，主要使用胃肠张力计。在气体生理学中，由半透膜分隔的液体或气体，可通过半透膜自由弥散。经过一段时间后，半透膜两侧的气体浓度或分压能够达到平衡。利用这一原理，通过测量半透膜一侧的气体分压，间接测量半透膜另一侧的同一气体分压的技术，即张力法（tonometry）。张力法要求两种媒体必须紧密接触，并且被测量的气体能通过半透膜，在两种媒体间自由弥散。

腹腔内空腔器官便于放置各种检测导管，为临床在相对无创的条件下测量黏膜组织中的气体分压提供了便利的操作条件。由于 CO_2 具有强大的弥散能力，胃肠黏膜组织中的 PCO_2 与胃肠腔内液体中的 PCO_2 相等，有可能通过测定黏膜腔内 PCO_2 来监测黏膜组织中的 PCO_2。胃肠张力法就是建立在这一原理上的（图 28-1-1）。

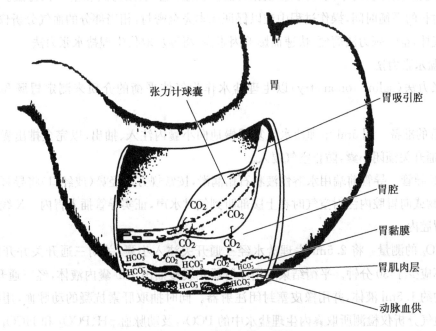

图 28-1-1　胃张力计示意图

胃肠腔内的 PCO_2 异常升高，与局部组织的低灌注或缺氧有关。实验表明，健康麻醉犬膀胱及肠腔内生理盐水中的 PCO_2，与动脉血中的 PCO_2 水平十分接近。但肠道缺血的动物肠腔内 PCO_2 高于动脉血

PCO_2。因而推测,肠腔内异常升高的 PCO_2 可能是局部灌注不足,发生代谢性酸中毒,碳酸氢盐发挥缓冲作用,与氢离子中和的结果。

胃肠张力计(tonometer)又称胃肠 pHi 导管,主要有两种。一种是用于胃黏膜 pHi 监测的 TRIP-NGS 导管(图 28-1-2),从外观和功能上看与普通鼻胃管十分相似;另一种是用于乙状结肠或直肠 pHi 监测的 TRIP-乙状结肠导管,比 TRIP-NGS 导管略细。

最常用的胃肠 pHi 导管为 TRIP-NGS 导管,除用于监测 pHi 外,还可用于常规的管饲和胃肠减压。导管通常为 16F,长 122cm,距顶端 45cm、55cm、65cm 和 75cm 处分别标有刻度,管壁全长有一条不透 X 线的标志线,以指示置管深度。导管有 3 个开口,其中两个分别用于管饲和胃肠减压,另一个与距导管顶端大约 11.4cm 处的硅酮膜小囊相通,此开口处带有三通开关,以保障囊内生理盐水或空气在整个监测过程中与大气隔绝。

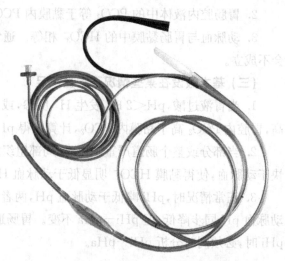

图 28-1-2　胃黏膜张力计导管

多种动物模型的实验结果表明,根据张力法计算所得的 pHi 与微电极直接测得的 pHi 之间具有极好的相关性。比较张力法和电极法监测猪回肠 pHi 的结果显示,正常对照组及内毒素组两种方法的 pHi 很相似;肠系膜动脉完全或部分夹闭时,张力法的 pHi 高于电极法的 pHi,但将夹闭的动脉松开后,两种方法的结果十分接近。但在整个实验过程中,张力法与电极法测量的 pHi 变化趋势是完全一致的。张力法在稳定性和可重复性方面优于微电极直接测量法,pH 微电极存在寿命短、易漂移的缺点。

四、胃肠黏膜 pH 与 PCO_2 的测量方法

根据气体平衡所用介质的不同,胃肠黏膜张力法分为生理盐水张力法和空气张力法。由于生理盐水张力法需要相对长的平衡时间,操作过程中难以保证标本完全密封,相当部分的血气分析仪不能准确分析生理盐水中的气体,空气张力法简便、快速而影响因素少,将逐步取代生理盐水张力法。

(一)生理盐水张力法

生理盐水张力法(saline tonometry)以生理盐水作为气体平衡的介质来测定胃肠黏膜 pHi。监测方法:

1. pHi 导管的准备　用 5ml 生理盐水反复缓慢地向小囊内注入、抽出,以完全排出囊内空气。抽空生理盐水,用三通开关锁闭小囊,防止空气混入。

2. 插入 pHi 导管　导管前端用水溶性液状石蜡润滑,按常规方法经鼻(或经口)将导管的前端送入胃腔内,抽胃内容物或向胃腔内注射空气时在上腹部听到气过水声,证实导管插入胃内。X线检查能证实导管的小囊位于胃腔内。

3. 胃腔 PCO_2 的测量　将 2.5ml 生理盐水经三通开关注入小囊,关闭三通开关并开始计算平衡时间。平衡时间不应少于 30 分钟。平衡结束后用注射器先缓慢抽出 1ml 囊内液体,经三通开关推掉,然后抽出囊内剩余的约 1.5ml 液体,并用橡皮塞封闭注射器。同时抽取肝素抗凝的动脉血,用橡皮塞封闭注射器。立即用血气分析仪检测所取囊内生理盐水中的 PCO_2,及动脉血 pH、PCO_2 和 HCO_3^-。

4. pHi 的计算　将生理盐水 PCO_2、动脉血 HCO_3^- 及平衡时间相对应的校正系数 k,代入 Henderson-Hasselbalch 公式,计算 pHi。同时还可算出 Pr−aCO_2 与 pHi−pHa。

5. 监测的参考正常值　pHi 7.39±0.06,Pr−aCO_2 8mmHg,pHi−pHa 0.02±0.01。

(二) 空气张力法

用空气取代生理盐水作为介质来测量胃肠黏膜 PCO_2 的方法，即空气张力法(air tonometry)。由 Tonometrics 公司开发的自动空气张力监测仪(TONOCAP™ monitor)已于 1997 年应用于临床，它既可与 TRIP-NGS 导管连接，也可与 TRIP-乙状结肠导管连接监测黏膜 PCO_2。

1. 黏膜 PCO_2 监测　监测仪通过采样管与 pHi 导管的硅酮膜小囊相通，构成了监测仪与 pHi 导管紧闭的重复循环系统。pHi 导管插入胃内后，监测仪自动向导管气囊内充入空气，达到预先设定的 10～15 分钟平衡时间后，自动将囊内空气抽出，用红外光谱技术检测出囊内空气中的 PCO_2，即黏膜 PCO_2。

2. pHi 的计算　同时抽取动脉血进行血气分析，根据 Henderson-Hasselbalch 公式，计算出 pHi。同时可计算出 $Pr-aCO_2$ 和 pHi－pHa。

3. 黏膜与呼气末 PCO_2 差值　自动空气张力监测仪配置有旁流式呼气末 PCO_2 监测装置，自动轮换监测呼气末 PCO_2($PetCO_2$)和黏膜 PCO_2。

通常情况下，$PetCO_2$ 与动脉血 PCO_2 十分近似。因而，可以计算黏膜与 $PetCO_2$ 之差($Pr-etCO_2$)，表示动脉血与胃肠黏膜 PCO_2 的差值，以反映胃肠黏膜的灌注情况。可减少采血，实现相对无创、连续地评价胃肠黏膜的灌注和缺氧状况。

应当注意的是，某些肺部病变如肺栓塞时，呼气末 PCO_2 低于动脉血 PCO_2，$Pr-etCO_2$ 增大。此时应着重分析黏膜与呼气末 PCO_2 差值的变化趋势，进行动态观察，而不是机械地分析差值的绝对值。

与生理盐水张力法比较，空气张力法的主要优点是：空气的 CO_2 平衡时间短，可以真正达到连续监测的目的；系统的自动和自含性，避免了标本处理和实验室监测的误差、延误，提高了监测的准确性和可重复性，降低了费用。

五、影响胃肠张力计测量的因素及对策

(一) 通气和代谢性酸碱紊乱

1. 通气的影响　患者通气量不稳定时，动脉血 PCO_2 可在短时间内发生大幅度波动，胃肠黏膜内 PCO_2 亦随之波动。但生理盐水张力法要求的平衡时间至少 30 分钟，通气量不稳定时测得的 $PrCO_2$ 可能高于或低于实际胃肠黏膜内 PCO_2。由此计算所得 pHi、$Pr-aCO_2$ 或 pHi－pHa，都不能真实反映胃肠黏膜的氧代谢状况。因此，用生理盐水张力法监测 pHi 时，应尽可能地维持通气量的稳定。空气张力法的平衡时间仅数分钟，对于通气不稳定患者是理想的选择。

呼吸性酸中毒或呼吸性碱中毒时，黏膜内 PCO_2 随动脉血 PCO_2 升高或降低。此时，同时分析动脉血气与胃肠黏膜张力法测量结果，并计算 $Pr-aCO_2$ 有助于区分黏膜内 PCO_2 改变的原因。无胃肠黏膜低灌注时，$Pr-aCO_2$ 无明显增加或降低；但胃肠黏膜低灌注时，$Pr-aCO_2$ 增加。

2. 代谢性酸碱紊乱　代谢性酸中毒是影响张力法测量胃肠黏膜 PCO_2 的另一个重要因素。在非缺血性酸中毒如糖尿病酮症酸中毒时，pHi 随 pHa 降低而降低，两者的同时降低并不特异性表示黏膜的低灌注。快速透析对 pHi 的影响尚不清楚，但由于透析使得血液在很短时间内碱化，pHa 升高，从理论上推断可导致 pHi－pHa 的差值变大，值得进一步研究。

(二) 胃液的酸碱度

胃肠张力计测量胃肠黏膜 PCO_2 的前提是黏膜和胃肠腔内 PCO_2 相等，对于结肠、空肠及回肠是不容置疑的。胃黏膜屏障由黏液-碳酸氢盐层、高度疏水性的表面上皮及低通透性的上皮细胞间连接构成，能有效地把胃黏膜与酸性胃液分隔开而起到保护作用，防止壁细胞分泌的 H^+ 回渗入胃黏膜中。壁细胞以盐酸形式分泌的 H^+，可能从两个方面影响黏膜 PCO_2 和 pHi 测量的准确性。

1. H^+ 回渗　当胃腔内 H^+ 增加即 pH 降低，胃腔内 pH<2.0 时，理论上可能发生 H^+ 向黏膜内回渗，在黏液层中，甚至胃黏膜内与 HCO_3^- 反应，额外生成 CO_2，黏膜 PCO_2 不能反映代谢的改变。注射西咪替

丁使胃液 pH>4.5,可防止 H^+ 回渗对胃黏膜 PCO_2 的影响。

2. 十二指肠液反流 酸性胃内容物进入十二指肠后,可促进富含 HCO_3^- 的胰液的分泌。如果发生十二指肠液的反流,胃腔内 H^+ 与之发生中和作用,PCO_2 增加。

预防胃液酸碱度对胃黏膜张力法监测影响的措施包括:监测胃液 pH,当胃液 pH<4.0 时,应用 H_2 受体拮抗剂或质子泵拮抗剂;禁止应用产生 CO_2 的抗酸剂,如碳酸氢钠。用于危重病患者预防应激性溃疡的硫糖铝(sucralfate)不干扰胃张力计监测。

(三) 进食

食物在胃内可产生大量的 CO_2,是造成胃黏膜 PCO_2 测量误差的一个重要原因。因此,当胃内食物尚未排空时测量胃黏膜 PCO_2,必然导致测量结果的假性升高。但目前尚无可靠的资料证实,进食后间隔多长时间可不影响胃内 PCO_2 的测量。以下 3 项措施可增加胃黏膜 PCO_2 测量的可靠性:

1. 至少在停止进食后 60~90 分钟开始计算平衡时间。
2. 开始测量前,尽可能地将残存的食物吸出。
3. 将饲养管置于胃张力计远端,如十二指肠或空肠内。

临床上对于已恢复肠内营养的危重病患者,突然测量到异常升高的胃黏膜 PCO_2,而各方面的检查都不支持有胃肠低灌注发生时,应考虑到食物因素的影响。

(四) 不同腹腔器官间血流差异

临床上监测胃 pHi 最为容易,也最为常用。小肠张力计需在手术中置放,乙状结肠张力计需在内镜下定位或手术帮助定位,较少应用。

当血流减少或代谢需要增加时,各器官灌注变化不完全相同。因此,张力法不可能反映整个腹腔内脏器官的灌注状况。低血容量时,小肠缺血和 pHi 下降出现最早。

六、临床应用

(一) pHi 与多器官功能障碍综合征

当机体发生缺血缺氧时,胃肠道是最早、最明显发生的器官。当胃 pHi 正常时,表示消化道氧合充足,通透性正常,黏膜结构完整,发生损伤的可能性极小;反之,胃 pHi 严重下降,则表明消化道发生损伤的可能性很大。目前普遍认为,消化道黏膜内 pH 是反映危重病患者内脏局部组织氧合状况充分与否的辅助诊断和监测指标。pHi 是危重患者组织氧合与灌注水平的敏感指标,能可靠地反映胃肠道缺血和缺氧状况,并进一步反映了胃肠道的损伤情况与功能恢复状况。

危重患者胃黏膜血流的减少导致胃肠道黏膜的氧供相对或绝对减少,严重的胃肠道缺氧,可造成胃肠黏膜的损伤。胃肠黏膜缺血也会引起胃黏膜屏障功能降低和上皮细胞代谢障碍,从而导致胃肠黏膜的出血和坏死。胃 pHi 下降超出正常范围一段时间后,表明胃肠黏膜缺血缺氧达到一定程度,可致多器官功能损害。

pHi 可以反映治疗效果,治疗中如果胃 pHi 连续测定结果持续低于正常值,则可认为目前治疗不能有效地纠正组织缺氧,需要及时更改治疗方案。有学者认为,胃 pHi 可作为复苏是否有效的标志,指导失血性休克早期复苏。

与动脉血 pH、乳酸及 DO_2 等指标比较,pHi 的降低是预测病死率和发生 MODS 最敏感的单一指标。与这些指标联合应用时,可显著提高判断预后的能力。

(二) pHi 与机械通气脱机

目前虽有一些指标应用于脱机,但预测脱机的准确性仍存在争议,有必要寻找一种简单、快速指标预测脱机。pHi 在脱机早期从组织氧代谢的角度,判断患者是否具备脱机条件,指导脱机,预测脱机结果。监测胃 pHi 可指导脱机。

根据脱机前及脱机过程中 pHi 的变化,可判断患者是否具备足够的自主呼吸能力,是否能适应脱机带来的变化,避免过早及过迟脱机带给患者的危害。若脱机前存在胃肠黏膜酸中毒,机体尚不具备脱机条件,脱机将加重肠道缺血缺氧,应待胃肠黏膜酸中毒纠正后脱机。在脱机过程中若胃 pHi 明显下降,说明呼吸肌做功明显增加,血液分流到呼吸肌,导致内脏缺血,脱机多不能成功;而无明显 pHi 改变者,提示呼吸负荷不高,多能成功脱机。

pHi 的监测简单易行,在脱机试验中监测 pHi,用以预测脱机成功或失败,具有良好的指导意义。

(三) pHi 与应激性溃疡

应激性溃疡大出血的危重病患者多存在显著的 pHi 下降。维持性血液透析的患者中,pHi 明显下降者易发生消化道出血,可能与血液从胃肠黏膜分流有关。在另一组 103 名收住 ICU 的危重患者,所有患者的胃液 pH 均＞5,其中 7 例发生了消化道大出血,pHi 为 7.02,而未发生消化道出血的患者 pHi＞7.24。说明应激性溃疡是胃肠道缺血缺氧的结果,监测 pHi 可以早期预防应激性溃疡。

(四) pHi 与重症患者预后评价

pHi 可以预测重症患者严重并发症和病死率。胃 pHi 下降是组织低灌注患者发生严重并发症的早期预警指标。一项对急性胰腺炎患者的前瞻性研究表明,对比第一个 48 小时之内监测胃 pHi 的最低值,ICU 住院患者显著低于外科住院患者($P=0.0015$),死亡组显著显著低于存活组($P=0.009$)。ROC 曲线表明 pHi 为 7.25 是预测死亡的界值(敏感性 100%,特异性 77%)。而另一项对 114 例创伤患者监测 24 小时胃 pHi 及 108 例患者的 PCO_2 gap。当胃 pHi≤7.25 时,多脏器功能衰竭的相对危险度为 4.3,而死亡的相对危险度为 4.6,提示 24 小时内胃 pHi 显著降低者发生多脏器功能衰竭和死亡的可能性明显增大。体外循环心脏手术的患者术中常发生胃黏膜缺血缺氧,pHi 常＜7.32。若术后持续存在 pHi 的降低,则住院时间延长,并发症多。因此,对重症患者监测 pHi,一方面有助于判断预后,另一方面有助于早期纠正潜在的组织低灌注,改善预后。

第二节 皮下及舌下二氧化碳监测技术

一、舌下二氧化碳监测技术

上一节讨论胃肠道黏膜二氧化碳分压或 pH 不仅可反映器官局部的氧合状况,还在一定程度上反映了全身的缺氧情况。虽然目前有气囊自动充放气的仪器可实时监测 pHi,但需放置胃管、操作繁琐,而且受到药物和食物等因素的影响,临床应用受到局限。一些研究显示,舌下黏膜二氧化碳分压(sublingual capnometry,$PslCO_2$)也能反映内脏灌注,$PslCO_2$ 因其无创、应用简单且与 pHi 具有密切相关性而引起人们的关注。

(一) $PslCO_2$ 测定基本原理

同 pHi 测定原理相同,$PslCO_2$ 也是通过张力法来测定的,即半透膜两侧的气体或液体,通过半透膜自由弥散,经过一段平衡时间后,半透膜两侧的气体浓度或分压能达到平衡。利用这一原理,通过测量半透膜一侧的气体分压,可间接测量半透膜另一侧的气体分压。

(二) $PslCO_2$ 测定方法

$PslCO_2$ 测定设备主要包括:

1. 一次性 CO_2 传感器(光学传感器)其末端为能透过 CO_2 的硅酮膜小囊(内含 CO_2 特异性荧光染料缓冲液),周围环境中的 CO_2 能通过硅酮膜,与荧光染料结合发出荧光,且染料产生的荧光量与 CO_2 的量呈正相关。

2. 光导纤维连接传感器到血气监测仪器。

3. 具有转换软件的血气监测仪器能感知传感器上 CO_2 所产生的荧光,并可将光信号转换为数值,计算出 CO_2 量及 $PslCO_2$。

在临床监测时,首先需将监测设备各主要元件按顺序连接;其次,用 37℃含氮气及 5%/20% CO_2 混合气体的标准液定标传感器;然后,将传感器置于舌下,使得硅酮膜小囊紧贴舌下黏膜。在测量过程中可使用胶带保持嘴巴闭合状态,每 2~4 分钟测量一次。

目前,临床和实验常用的监测 $PslCO_2$ 的装置有两种工作方式。第一种,由一个 CO_2 电极进行测量,需要在标准的 CO_2 气体中定标后使用。第二种远端配有一个一次性使用的探头的光纤完成 $PslCO_2$ 测量,这个探头是一可通透 CO_2 的半透膜,其内充满含有荧光指示剂的缓冲液,连接在监测仪上的光纤探头放置在舌和舌下黏膜之间,CO_2 可通过半透膜,经导线荧光指示剂检测到局部 CO_2 的密度和 pH 的变化即可计算出局部 CO_2 的数值即可得出 $PslCO_2$。

(三) $PslCO_2$ 临床应用

严重感染与感染性休克时,局部组织灌注及氧代谢改变往往发生较早,监测局部组织灌注状态与传统的容量、压力、血氧等指标相比,对于早期诊断、判断治疗效果与预后更为重要。

1. $PslCO_2$ 反映早期组织灌注研究显示 $PslCO_2$ 与动脉血乳酸变化呈高度一致性,与舌下血流量、内脏血流量及胃 PCO_2 有很好的相关性,与循环衰竭的严重程度呈正相关。在失血性和感染性休克的动物中 $PslCO_2$ 和 $PgCO_2$ 有很好的相关性,与反映组织灌注的常用指标平均动脉压、心输出量、血乳酸等也有明显的相关性,可用于局部组织血流灌注状态的评价,且较平均动脉压、心输出量等有更高的敏感性。因此,监测 $PslCO_2$ 可作为组织灌注不良的早期诊断指标,以便早期采取积极的治疗措施。

2. $PslCO_2$ 指导治疗疗效评价 $PslCO_2$ 改变与局部组织灌注、氧合状态具有良好的相关性。在临床观察中发现,随着休克加重,$PslCO_2$ 升高,休克纠正,$PslCO_2$ 降至正常,连续性监测 $PslCO_2$ 对休克复苏具有指导意义。因此,临床上 $PslCO_2$ 监测可作为危重病患者疗效评价的一个客观指标。但 $PslCO_2$ 在临床应用中的实用性以及是否可以用来作为评价复苏治疗的终点指标,仍需大规模临床研究证实。

3. $PslCO_2$ 指导预后评估,正常志愿者 $PslCO_2$ 值在 43~47mmHg 左右,而循环衰竭患者 $PslCO_2$ 值明显升高,且当 $PslCO_2$ 高于 70mmHg 预示着患者预后较差。$PslCO_2-PaCO_2$ 差也是评价危重病患者预后的较好的预测指标。对血流动力学不稳定的患者的研究发现,死亡者的 $PslCO_2-PaCO_2$ 差较生存者明显升高。在经过积极治疗早期恢复血流动力学稳定的患者中,死亡者的 $PslCO_2-PaCO_2$ 差仍较生存者明显升高。

$PslCO_2$ 监测可能成为今后更有效的休克监测与预后评估指标,但目前的研究有待进一步深入,特别是缺乏用其评价干预性治疗效果的大样本临床研究证据。

二、皮下二氧化碳分压监测技术

当全身循环和灌注指标已经达到正常时,组织缺氧仍可能持续存在,目前临床可以应用的监测组织灌注流量是否充分的直接方法尚难以深入到组织水平。反映缺氧代谢的指标,如乳酸、碱剩余、胃肠黏膜内或舌下 pH 或二氧化碳分压等,在临床应用中也有各自的局限性和干扰因素。虽然组织缺氧的表现既包含了细胞和亚细胞水平的形态结构异常、生化反应异常、功能异常等数方面内涵,但是迄今为止并没有一个统一的衡量标准,而能够应用到临床上的监测工具和指标更加有限。在这种情况下,经皮二氧化碳分压(transcutaneous partial pressure of carbon dioxide,$PtcCO_2$)监测逐渐得到重视。

(一) 原理

经皮二氧化碳分压监测的常用方法是电极法,应用一个含有加热材料的电极来提升皮下组织的温度,加快毛细血管的血流速度,并且增加皮肤对气体的通透性,从而测得皮下组织的气体分压。由于代谢时组织从血液中获取氧,所以组织氧分压对组织血流量就有很大的依赖性,尤其是对心输出量和皮肤灌注的依赖。1972年,临床开始应用这种监测方法,大量研究在这一时期出现,最初主要是作为有创的动脉血气分析的替代工具,特别是儿科不适于经常采血的患者,验证其在不同监测对象和不同临床状况下与动脉血气分析相比较的可靠性。很多观察证明了对儿科患者和成人患者这种无创方法的监测结果与动脉血气数值具有良好的相关性。但也有观察发现两者的相关性不好的报道,特别是在危重症患者血流动力学不稳定状态下。与此同时有关其应用局限性的报道如局部烧伤、选择部位差异等逐渐增多,一些机构甚至发布了$PtcO_2$和$PtcCO_2$监测的应用警告。这期间在成人患者这项监测应用较多的领域是外科。因为其无创的方式和反映局部的特点,被用于肢体血管病变的探查、决定截肢平面或血管重建、术后效果以及植皮、慢性伤口愈合的监测等。而在休克监测领域,在这项技术出现近30年,在血流动力学不稳定患者当中与动脉血气不一致,这一特点提示了休克的循环和灌注的某些特点。

(二) $PtcCO_2$ 的决定因素

在测定局部未加热条件下,从皮肤毛细血管中释出的氧绝大部分被周围组织耗尽,到达皮肤表面的氧量极少,而且被表皮结构阻挡,难以有效探测到;在测定局部加温时,电极下的皮肤毛细血管血管扩张,毛细血管血"动脉化",即局部血流灌注量增加使组织消耗量所占比例很小,使血气成分接近动脉血,同时皮肤角质层的脂质结构改变,有利于皮肤氧释出从而能够被皮肤外的探头被检测到。通常需要将电极下皮肤加热至43～45℃。但是这种所谓的"动脉化"实际上并不能消除组织代谢的影响。随着温度上升,每升高1℃血液$PtcCO_2$约增加4.7%,组织代谢率约增加7%,假如患者$PaCO_2$为40mmHg,那么探头加热至42℃时未经校准的$PtcCO_2$数值为55mmHg,但如同血气分析仪一样,经皮监测仪会自动校准到37℃并报告数值,这样消除了温度的影响。细胞通过有氧代谢和无氧代谢均产生CO_2并通过细胞间液向血液弥散,即使因为呼吸衰竭$PaCO_2$上升,组织内PCO_2可能因此随之上升,但只可能大于$PaCO_2$,除非吸入高浓度CO_2和呼吸衰竭急性CO_2潴留在动脉和组织间尚未达到平衡,组织内PCO_2才可能小于$PaCO_2$。在低灌注流量的情况下$PtcCO_2$升高的原因是组织在缺氧时,细胞产生的大量H^+与细胞内HCO_3^-结合产生CO_2,而因为流量不足不能及时携带清除组织内的CO_2所致。因此可以认为,$PtcCO_2$反映的中心内容包含局部组织灌注水平和代谢水平。

(三) 休克状态下监测 $PtcCO_2$ 的意义

休克的发生从第一分钟开始将出现氧债,这个氧债对机体的损伤一方面与氧债严重程度有关,另一方面与持续时间有关。在氧债发生之后,机体将动员代偿机制弥补氧债,当代偿能力不能弥补氧债时,将不可避免地发生组织细胞的损伤直至坏死或凋亡。大量研究已经证明,当休克发展到已经出现脏器功能衰竭阶段时,休克复苏治疗就难以有效了。因此,能够早期发现氧债存在的证据,特别是在机体代偿阶段,从而能够早期纠正组织缺氧是休克监测和治疗研究的热点。反映休克的传统指标包括血压、心率、心输出量、尿量、皮肤温度和颜色、毛细血管再充盈时间、神志改变等,被常规用来监测循环状态和组织灌注状态。虽然这些指标是判断休克状态和反映治疗效果不可或缺的,但不能及时、定量地反映组织灌注不足和细胞功能代谢障碍的程度。

休克时,一些重要脏器,如心和脑,有较高的代谢需求,代偿机制为保证重要脏器的灌注将首先分流相对不重要的器官血流,这可能是因为内源性儿茶酚胺对不同脏器和脏器内血管床的选择效应以及器官自主调节功能不同所致。传统指标并不能反映这种内在的差异,反而可能掩盖发生在组织、细胞水平的缺氧。大量研究已经证实,这种局部缺氧和酸中毒状态如果持续存在,虽不至于立即导致死亡,但可以引起全身炎症反应综合征(SIRS),进而全身不可逆性缺氧损伤,最终导致多脏器功能衰竭。很多研究表明休克时全身性指标不能准确反映局部组织低灌注和缺氧,而在休克状态下,因为$PtcO_2$反映的中心内容是局部组织灌注水平,因此使组织缺氧的监测能够深入到局部组织层面。缺氧代谢方面,我们了解其是否存在的方式局限于监测缺氧代谢产能途径产物,如乳酸、碱剩余、pH等,这些缺氧代谢指标因为是全身性指标,可以有很多混杂因素,使临床判断受到干扰,如乳酸是从组织洗出然后入血液稀释后得到的数值,不可避免地会反映更接近正常的有灌注的组织代谢,而不是真正缺乏灌注的组织,因此敏感性下降。

对动物和人的观察发现,休克时血流再分布最早被分流的器官是皮肤、胃肠道和肌肉,是在休克时体现局部组织灌注的良好部位,如很多研究发现以胃黏膜内 pH(pHi)反映的胃肠道黏膜氧代谢在休克时首先受到影响,在休克被纠正后最晚得到恢复,测量 pHi 已经被认为是临床上了解局部组织缺氧行之有效的方法之一。观察这些部位组织灌注的意义是:即便机体仍处于休克的代偿期,这些部位的血流灌注也会受到损害,而重建了这两处的灌注代表全身所有血管床的血流灌注都已充足。为了选择最敏感和特异的部位,组织 PO_2 和 PCO_2 监测已经比较了很多部位,除皮肤和胃黏膜以外如结膜、膀胱、小肠、结肠、舌下、肝脏表面、骨骼肌等部位都曾进行了尝试。虽然一些研究结果不一致,如对膀胱和尿液的观察,但较多研究显示组织内的 PO_2 和 PCO_2 可以反映组织的血流灌注和代谢状态。因为 $PtcCO_2$ 反映的中心内容是局部组织灌注水平和代谢水平(包括有氧或缺氧代谢),也使组织缺氧代谢的监测增加了一个局部组织指标。

虽然理论上在组织缺氧状态下组织 PO_2 将下降、组织 PCO_2 将上升,但实际观察结果并不一致,如内毒素血症时组织 PO_2 可能并不下降,提示了细胞病性缺氧的存在,但是这点与组织缺氧的定义并不矛盾。组织 PCO_2 在缺氧时也不总是上升,如 Vallet 等在下肢缺血动物模型上观察到,组织 PCO_2 对低氧性缺氧和缺血性缺氧的反应是不相同的,仅在缺血性缺氧时组织 PCO_2 才显著上升,这点可以解释为单纯缺氧时组织 CO_2 可以迅速被充足的血流带走清除,显示 $PtcCO_2$ 的上升与局部灌注流量不足的关系非常密切。

(四) $PtcCO_2$ 指标监测组织缺氧的应用方式

1. 绝对数值 既然 $PtcCO_2$ 能够显示局部组织的灌注状态和缺氧代谢状态,一些研究试图寻找休克时的临界 $PtcCO_2$ 绝对数值,其方法是观察一系列休克患者的 $PtcCO_2$,然后回顾性分析生存者与死亡者的数值得到一个临界数值。存活者与死亡者之间的这个临界绝对数值仅仅是休克治疗中应避免出现的底线,而不是最佳数值,现有临床资料甚至尚不能明确在临床主动干预之下避免临界数值以下的情况出现是否具有明确的临床益处。休克复苏时,$PtcCO_2$ 数值会受到吸入氧浓度和通气状况的影响,因此似乎很难确定一个最佳的绝对数值来指导休克的治疗。

2. $PtcCO_2$ 绝对数值与其他组织缺氧监测指标的比较 $PtcCO_2$ 数值在休克时与其他指标比较的相关研究较少。在休克发生时最先受到影响的是微循环前方的灌注指标,而后组织启动缺氧代谢途径维持能量供给,直到能量不足以维持组织和细胞正常的代谢功能而出现损伤/坏死或凋亡,因此不同的指标反映组织缺氧的内涵和时间关系是不同的。现有的研究表明,$PtcCO_2$ 与全身性指标相关性良好而敏感性更好,如果能够比较在休克发生发展过程中,不同氧债程度和氧债累积时间下了解 $PtcCO_2$ 数值与其他指标如乳酸、BE、pHi 等的相关性和敏感度、特异度,对更好地应用这个指标有重要意义。

3. $PtcCO_2$ 与 $PaCO_2$、$PvCO_2$(静脉二氧化碳分压)差值 在不同病理生理状态下,$PtcCO_2$ 与 $PaCO_2$ 和 $PvCO_2$ 的真正关系尚不十分明确。很多对儿童和成人的观察性研究证实了 $PtcCO_2$ 数值接近或高于 $PaCO_2$,两者相关性良好。随着 $PaCO_2$ 数值上升,$PtcCO_2$ 与 $PaCO_2$ 之间的差值逐渐增加,这可能是因为组织 CO_2 的产生和清除不平衡所致。同样理论上在休克时,一方面因为组织产生 CO_2 增加,另一方面因为流量下降 CO_2 清除减少,因此会在局部形成 CO_2 蓄积,使 $PtcCO_2$ 与 $PaCO_2$ 之间的差值增加。这个道理与应用胃肠道黏膜 PCO_2 与 $PaCO_2$ 差值意义相同,然而目前尚缺乏在休克状态下静态数值和动态数值变化与治疗和预后关系的研究。

(五) $PtcCO_2$ 监测的局限性

从生化电极法的监测原理可以看出,经局部加热使毛细血管血"动脉化"后测量到的经皮肤表面释出的 PCO_2 是否能真实反映的皮肤内组织气体分压是一个问题,因为显然该数值受到多种因素如局部微循环特征、局部组织代谢状况、电极下测量面积和压力、局部温度等影响,特别是在休克状态下局部皮肤灌注和代谢均显著异于正常时以及应用血管活性药物收缩皮肤血管时,这些因素的影响程度有多大、使组织缺氧的真实面貌多大程度上被歪曲尚不能回答。

局部长时间加热引起的烧伤问题早被提出,虽然少数研究进行了 8 小时或 12 小时监测没有发现烧伤和数值偏移,但通常推荐至少每 4 小时更换一次监测部位。另外测量前和更换部位时需要进行局部皮肤准备和仪器校准,为临床应用增加了负担和风险。

在满足了能测准和方便应用的前提后,如何应用测量数据反馈调节治疗措施从而获得临床益处才是这种设备的中心价值,目前尚缺乏在休克状态下应用该指标进行目标指导性治疗的研究。

总之,$PtcCO_2$ 能够用于组织缺氧的监测,为休克组织缺氧的监测提供了一个深入到组织层面的工具。通过监测皮肤这个休克时最早受到影响的局部组织的灌注状态和缺氧代谢状态,通过连续动态的监测方法结合其他全身性和局部性指标,使临床对组织缺氧有更直观确切和及时的了解。

(王 郝)

参考文献

1. Kivisaari J,Niinikoski J. Use of silastic tube and capillary sampling technic in the measurement of tissue PO_2 and PCO_2. American Journal of Surgery,1973,125:623-627.
2. Antonsson JB,Boyle CC,Kruithoff KL,et al. Validation of tonometric measurement of gut intramural pH during endotoxemia and mesenteric occlusion in pigs. American Journal of Physiology,1990,259:519-523.
3. Heard SO,Helsmoortel CM,Kent JC,et al. Gastric tonometry in healthy volunteers:effect of ranitidine on calculated intramural pH. Critical Care Medicine,1991,19:271-274.
4. Desai V,Weil MH,Tang W,et al. Gastric intramural PCO_2 during peritonitis and shock. Chest,1993,104:1254-1258.
5. Knichwitz G,Rotker J,Mollhoff T,et al. Continuous intramucosal PCO_2 measurement allows the early detection of intestinal malperfusion. Critical Care Medicine,1998,26:1550-1557.
6. Taylor DE,Gutierrez G,Clark C,et al. Measurement of gastric mucosal carbon dioxide tension by saline and air tonometry. Journal of Critical Care,1997,12:208-213.
7. Maynard N,Atkinson S,Mason R,et al. Influence of intravenous ranitidine on gastric intramucosal pH in critically ill patients. Critical Care Medicine,1994,22:A79.
8. Puyana JC,Soller BR,Parikh B,et al. Directly measured tissue pH is an earlier indicator of splanchnic acidosis than tonometric parameters during hemorrhagic shock in swine. Critical Care Medicine,2000,28:2557-2562.
9. Mythen MG,Webb AR. Perioperative plasma volume expansion reduces the incidence of gut mucosal hypoperfusion during cardiac surgery. Archives of Surgery,1996,130:423-429.
10. Antonsson JB,Engstrom L,Rasmussen I,et al. Changes in gut intramucosal pH and gut oxygen extraction ratio in a porcine model of peritonitis and hemorrhage. Critical Care Medicine,1995,23:1872-1881.
11. Cerny V,Cvachoveck K. Gastric tonometry and intramucosal pH-theoretical principles and clinical application. Physiological Research,2000,49:289-297.
12. Maldonado A,Bauer T,Ferrer M,et al. Capnometricrecirculations tonometry and weaning from mechanical ventilation. Am J RespirCrit Care Med,2000,161:171-176.
13. Tenhunen JJ,Usaro A,Karja V,et al. Apparent heterogeneity of regional blood flow and metabolic changes within splanchnic tissues during experimental septic shock. AnesthAnalg,2003,97:555-563.
14. MarikPE. Regional carbon dioxide monitoring to assess the adequacy of tissue perfusion. CurrOpinCrit Care,2005,11:245-251.

第二十九章　正交偏振光谱成像和旁流暗场成像

微循环是指微动脉与微静脉之间微血管(直径<100μm)的血液循环,是循环系统最基本的结构和终端,是血液和组织间进行物质代谢交换的最小功能单位。微循环内的主要细胞类型是微血管内皮细胞、平滑肌细胞(主要在微动脉内)、红细胞和白细胞,这些细胞出现功能或形态异常均影响微循环功能。早在20世纪70年代就已经提出了休克的微循环障碍学说,认为休克时的微循环缺血缺氧是造成器官微血管内皮细胞和实质细胞功能和结构损伤的基本环节。

监测全身氧输送相关指标不能准确反映或者甚而掩盖了微循环功能障碍的部分原因。要想真正了解微循环内发生了什么改变,显然对监测技术和方法提出了更高的要求。正交偏振光谱成像(OPS)、旁流暗场成像(sidestream dark-field,SDF)等监测微循环功能的方法逐渐在临床中受到重视。

一、原理

OPS通过浅表组织对偏振光的散射在被观测组织的内部产生一个虚拟的光源来实现组织内部微血管的照明成像。这样,不必使用荧光染料或者在透明状态下就可以对人体微循环实时成像。其原理如图 29-1 所示。

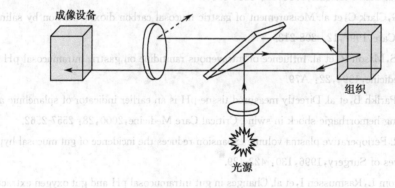

图 29-1　OPS 光学原理图

入射的线偏振光经分光棱镜反射后,射到生物组织样品上。从样品返回光的 90% 为样品表面反射光,不包含组织内部图像信息,对成像系统来说是背景噪声,降低了图像的对比度。这部分光保持了其偏振性,因而在被 CCD 接收成像前,被偏振方向与之正交的检偏器所阻挡,不会参与成像。而返回光的约 10% 为入射到样品内部经散射、反射后返回的光,携带了大量组织内部结构图像的信息。这些光线在组织内部发生复散射退偏,能够通过检偏器被 CCD 接收成像。如果所选择的光波长在红细胞的吸收谱内,就可以得到清晰的血管内红细胞流动的图像。由于在血管中,红细胞占了绝大部分,因此血管中流动的红细胞图像,就可以认为是微血管的动态图像。表征微循环的参数为微血管管径、血流速度以及功能性微血管密度,其中功能性微血管密度指的是红细胞灌注的微血管密度,因此利用 OPS 成像技术可以对这 3 个参数进行准确的测量。由以上分析可知,OPS 成像技术的关键两点是偏振光的复散射退偏和红细胞的吸收。

二、装置

实际的实验室状态 OPS 成像仪器装置如图 29-2 所示。光源采用经过隔热玻璃,成为冷光源,防止灼伤机体。光通过波长为 548nm 的滤光片以及起偏器,成为单色线偏振光,被分光棱镜反射后经过显微物镜聚焦在被测组织上,从组织返回的光经过物镜以及分光棱镜后成像在 CCD 靶面上。CCD 靶面前放置一块偏振方向与起偏器偏振方向垂直的检偏器,用以屏蔽生物组织表面反射回来的未携带微循环信息的光。CCD 传出的信号经图像采集卡送入计算机进行显示和处理。选用偏振分光棱镜提高光效率。

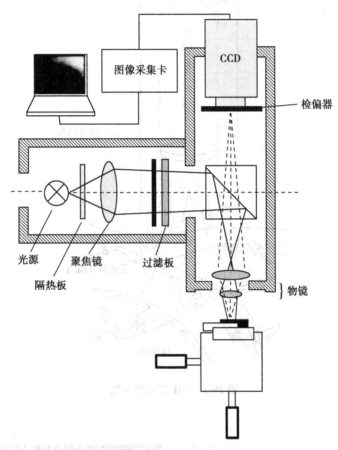

图 29-2　OPS 装置图

目前,临床上已经有手持便携式 OPS 仪器可供选购,操作性和实用性均大大提高,结合专用程序软件,可以直接提供相关数据。

三、SDF

旁流暗场成像(sidestream dark-field,SDF)成像是 OPS 技术的进步。其工作原理如图 29-3 所示。

其发光二极管发出光线的波长为 530nm,它被红细胞中的血红蛋白吸收后即可清晰显示流动的细胞,它的显像比 OPS 更清晰。SDF 显示毛细血管的质量明显高于 OPS,主要是因为前者显示的毛细血管对比性高于后者,而毛细血管清晰度则相似。此外,显示小静脉的质量两者差不多(图 29-4,图 29-5)。

四、局限性

然而 OPS 成像技术也存在一些缺陷,如探头压力对血流的影响,组织横向运动阻碍已选微血管区域的连续观察,难以测量血流速度高于1mm/s的血流。随着技术的发展,已经出现探头与组织之间距离固定并且能够消除移动和压力影响的新型OPS。此外,OPS在临床的应用从单纯的图像定量分析也发展到了血流评分系统以及半定量图像分析对比舌下微血管结构与肠道绒毛和隐窝。OPS-SDF技术被浓缩到一个小的手持图像显微镜中,临床上OPS可用于评价组织灌注和间接测量氧输送。人体最常用部位是口,OPS能够清晰显示舌下微循环情况。

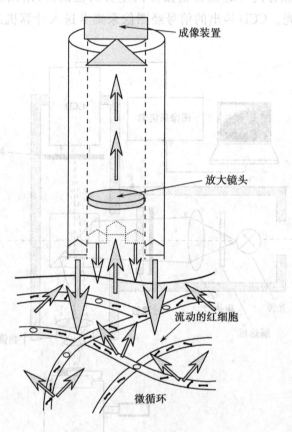

图 29-3 SDF 工作原理图

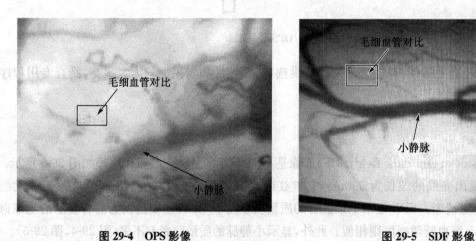

图 29-4 OPS 影像

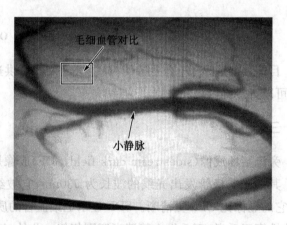

图 29-5 SDF 影像

五、临床应用

作为影像学监测技术,获得理想的影像画面是非常重要的,决定了对于结果的判断,影响治疗决定。

OPS 或 SDF 作为接触性连续观察手段,容易受到观察部位和探头等干扰。要获得理想的图像应做到以下五点:①每个器官观测 5 个部位;②避免探头压力对血流的影响;③及时清除接触面的分泌物;④仔细调节焦点和对比度;⑤高质量的影像记录技术。

　　理想的微循环状态报告应包括:①血管密度;②灌注血管密度(perfused vessel density,PVD);③灌注的血管比例[proportion of perfused vessels,PPV(%)];④微循环血流指数(microvascular flow index,MFI)等。

(王　郝)

第三十章　超声的血流动力学监测

第一节　重症超声内涵与发展

一、重症超声的内涵

超声具有动态、实时、可重复的特点,不仅可以用于重症患者瞬息万变的危重病情评估,还可以进行动态监测,获得许多其他监测手段不能得到的重要监测和评估数据,为重症患者的管理与治疗调整提供及时、准确的指导,与重症拥有完美的结合,因而被称为重症超声(critical ultrasound)。

近年来,超声因其直观、快捷、准确等特点,被国外发达国家和地区的 ICU、麻醉和急诊等科室作为重症患者监测和评估的常规工具而广泛应用。

(一)重症超声重在重症

重症超声主要可以用于重症患者的呼吸、循环监测与评估。传统方式下,重症患者是否发生气胸、胸腔积液、肺水肿和肺实变、不张等,需将患者搬运至放射科做 CT 等的影像学检查,即使床旁 X 线检查,也要经历拍片、洗片、读片、签发报告等环节。而有了重症超声后,前一分钟感到患者情况变化,临床医师马上在床旁应用超声评估患者,超声会及时直观告诉医师,患者是否有气胸、肺水肿,甚至是否有肺间质性病变,减少了判断时间,避免了可能的判断失误。循环监测方面,传统上使用脉搏指示连续心输出量监测(PiCCO)、肺动脉导管,这些监测手段给出的仅仅是一些数据,报告重症患者此时此刻血氧低、心输出量低,但什么原因需要医师自己判断。而结合重症超声则直观地告诉医师,出现了什么问题,如果是心脏的问题,是出在左心还是右心,是收缩功能有问题还是舒张功能有问题,有没有发生心肌梗死,同时还可以告诉你患者此刻是否需要扩容补液。而在器官灌注层面,包括心脑肾等重要器官的超声监测,还可从微血管到微循环直接床旁评估成为大循环氧输送与器官功能之间的桥梁。另外一些重症患者救治的技术如果有了超声的引导,变得准确而安全。如血管内导管的置入,气管插管与气切的引导与评估。而超声技术自身的快速发展一方面使重症患者的评估监测更加方便直观和准确,但如果没有重症理念的深刻理解和对患者病情变化的细微观察和思考,超声技术就只能是技术的进步;另一方面,重症自身专业特色正在影响着超声应用的改变与发展,因为重症的特色是患者的瞬息的多系统多器官性损害,需要超声技术的快速和有机整合,因此重症超声重在重症,重于超声技术本身。

(二)重症超声服务重症

重症超声技术直观报告病情和病因,减少了数据分析的时间,增加了临床判断的准确性,拉近了医师与病因及病情判断的距离,标志着临床治疗进入可视化监测评估诊治时代。重症患者出现重症问题均有应用超声的适应证,均可有助于快速评估病因病情和指导治疗。

(三)重症医学发展推动重症超声发展

近年来,重症医学飞速发展,从 sepsis 到 septic shock,ARDS,AKI,MODS 均有了较大的改变,包括诊断到评估监测和治疗的各个方面,临床与科研的需求均在快速增加,而重症超声技术正顺应了这些变化和进步,在每个环节都可以提供帮助,同时可以提供新的认识和见解,因此又推动了重症超声自身的发展。

二、重症超声在 ICU 的应用

重症患者的特点包括病情发展迅速的同时,器官损伤具有非系统特色,有多系统多器官交叉的特点,相互影响,又各有特色,其中血流动力学改变是核心影响之一,经常扮演着损伤网络交叉中心的角色,同时呼吸困难是涵盖多系统损伤的共同临床表现,因此,血流动力学的评估与呼吸困难的评估监测成为重症监测的核心内容,之后损伤的核心原因的评估,及器官功能及器官灌注的评估也尤为重要,包括微血管及微循环的精细化评估,在此,重症超声以独特的整合可视的结构评估和功能监测评估为一体的,定性与定量相结合的,无创与动态评估相呼应的多角度渗透到重症的各个角落。

(一) 重症超声的血流动力学评估

重症患者病情瞬息变化,需实时评价,包括低血压、低氧、心搏骤停、脱机困难,均包含了血流动力学全方面评估的需求,包括血流动力学改变的原因与过程管理。重症超声可以全方位评价心脏功能,从结构到功能,从收缩到舒张功能,从左心到右心,从局部到弥漫,从整体到心肌本身;而对于容量状态及容量反应性的评估也全面而准确,尽管还只有很少的循证的研究支持,但更多的研究提示:在机械通气患者,下腔静脉和经胸的主动脉流速呼吸变化及 PLR 引起的变化等指标均可强有力地诊断和评估容量反应性;另外,重症超声还可以实时评价治疗效果,无论容量状态的改变还是心脏功能的改变都可及时评估,进而动态连续地指导管理重症患者。

在最近几年中,功能血流动力学得到了发展,在血流动力学评估过程中不仅仅是关注数据和有创的监测工具,而是更加重视定性和功能的评估以及对治疗效果的预测与评估。其中心肺相互关系、动态和连续的监测评估理念以及与临床治疗策略紧密结合是功能血流动力学的核心,重症超声的发展完美地适应血流动力学的新的发展,首先出现了大量的有重症超声特色的心肺相互关系的容量反应性指标,具有无创、床旁、可快速重复的优势;其次,在临床实践中已经开始应用重症超声结合临床救治的流程的方案,尽管结果发现对于容量的判断与心功能的判断不同现有的临床治疗流程,导致容量治疗与强心治疗与现有流程格格不入,但或许真正发现了重症超声发展的契机。

另外,超声技术的飞速发展,包括组织多普勒之应力应变、三维或四维(3D/4D)、超声造影等技术对循环评估的进一步扩展和提升均有很大空间。

(二) 重症超声的呼吸监测:从诊断到指导治疗

呼吸困难是重症患者呼吸循环受累的共同表现,是影响重症患者预后的独立危险因素。重症患者常见的肺部病变包括:肺水肿(心源性、容量过负荷和 ARDS)、肺部感染、肺栓塞、气胸及 COPD 急性恶化等;肺部超声是近年来发展进步的评估监测肺部改变指导滴定治疗的有效工具,尽管很多年来超声均因为超声波无法穿过胸部骨头和肺内气体,仅仅被认为仅能用于检查胸腔积液和胸壁表面的包块。但近年来,肺部超声被认为可以敏感地监测肺部的变化及气与水的平衡,动态和静态地分析肺部超声的伪像和实际图像准确诊断肺部疾病,尤其在急诊和重症场所尤为有用;超声在评估肺泡受损是间质与肺泡含水增加还是胸腔内积水也非常准确。因此,肺部超声经常应用于三方面:间质、肺泡和胸腔的病变综合征,即肺部情况从正常到气胸、胸腔积液、肺渗出改变、实变与不张均可被肺部超声识别。

肺部影像手段已经从仅仅的肺部病理生理诊断工具发展成床旁监测技术。在过去的 25 年中,肺部影像尤其 CT 改变了对 ARDS 的认知,肺部病变具有多样性的特点,而在治疗过程中肺泡复张、过复张、不同 PEEP 诱导的肺部气化的改变可以被 CT、PET 和超声评估。而肺部超声在床旁即可提供良好的评估监测工具,其中关于肺水半定量 B 线评分与 CT 相关性研究提示 B 线评分可以准确地评估肺水的情况;监测评估机械通气的设置与肺部病变改变的相关性,最新的研究显示,运用超声指导最适 PEEP 的滴定与 P-V 曲线的低位拐点法相比相关性很好,仅略高于低位拐点法。而未来的研究依然着眼于肺部超声如何更有利于 ARDS 认知的进步与革命,从而促进临床预后的改善。

肺部超声已经从肺部病变测诊断工具发展成优秀的床旁呼吸监测工具。世界重症超声联盟（WIN-FOCUS)组织的国际肺部超声共识会议标准化了肺部超声专有名词和技术,提供了支持肺超临床应用的推荐意见,再次强调了肺部超声呼吸监测的重要性和实用性。

（三）重症超声的器官灌注评估

AKI 既是重症患者的常见受损器官,也是各种重症引起全身改变的前哨器官,尤其在休克低灌注,脓毒症乃至感染性休克时。因此在重症患者监测肾脏灌注的改变不仅有利于监测评估肾脏本身的灌注还有利于监测评估整体的器官灌注,而在床旁仅有超声提供了这种可能。尽管目前肾脏超声在鉴别诊断肾损害类型依然不能替代肾脏的活检,但已经可以在床旁迅速鉴别肾脏损害的急性与慢性,同时快速除外或确诊梗阻,最终有利于临床决策的形成。对于肾前性因素引起的肾损害肾脏超声很难有特殊的表现,超声的评估在于循环与呼吸的评估。但对于重症患者常见的急性肾损伤类型急性肾小管坏死,肾脏超声会表现为除了肾脏肿大以外的阻力指数增加,可以评估肾损伤的严重程度,而且在损伤发生期和恢复期,均早于肌酐的改变。超声造影应用微气泡造影剂可以使血管结构显影,同时利用特殊的影像模式或软件可以监测毛细血管水平的微循环情况,即可以涵盖微血管及微循环水平,定量分析肾脏、心肌、肝脏等器官的血流情况。近年来超声造影剂稳定而安全,包括对于重症患者,但对于重症患者包括肾脏灌注在内的器官灌注监测依然停留在科研水平,期待未来成为理想的床旁全方位监测肾脏器官灌注的工具。

心肌的超声造影不仅可以观察心肌的灌注,监测心肌在重症发生发展过程中相应的变化,还有利于鉴别心肌缺血与心肌顿抑,而关于脓毒症时心肌灌注改变的超声造影研究非常具有吸引力。

经颅多普勒(TCD)检查对于监测颅内血管微血管应对全身情况改变的相关性,非常有助于滴定调节全身循环与颅内情况的匹配。

总之,重症超声在器官水平评估的全覆盖对于重症患者的管理前途光明。

（四）重症超声有助于读懂器官之间的对话

重症患者多系统多器官损害是重症的特点,在损害发生的过程中各器官、各系统相互关系密切,互相影响,互相促进病情改变,犹如休克可以引起 ARDS,而 ARDS 又可以引起肺外器官损害,因而休克引起的多器官多系统损害,重症超声可以同一时间评估循环与呼吸的改变,同时监测器官灌注的改变,并且可以动态的反复进行,进而准确指导治疗,滴定治疗,如休克时血流动力学的监测评估结合超声肺水的监测促进氧输送环节的最佳化,同时,评估肾脏的灌注,使休克的血流动力学治疗安全而理性,多目标导向而重点突出。同时减少减轻了器官损害。因此重症超声有助于读懂器官之间的对话,有助于重症患者的更合理救治。

（五）重症患者救治的可视武器

重症患者的救治里离不开更多的有创操作,其中具有典范色彩的就是血管导管的置入和气管插管与气切。中心静脉和外周静脉以及动脉导管的置入均可应用超声引导,无论动态引导还是简单的静态评估均有助于减低损伤的发生,同时明显提高成功率,还能减少与之相关的院内感染发生,2012 年的相关指南已经发布,相关的推荐意见非常具有临床指导意义;而运用气管插管减少误入食管的发生率,气切定位提高准确成功率,减少并发症,也已经得到更多重症医师的认可。因此重症超声被称为重症患者救治的可视武器。

（六）重症超声流程使重症超声应用便捷

重症超声的流程化是近年来除了本身超声技术发展外的重要发展的方向之一,流程化可以帮助临床问题的快速准确判断和早期解决,同时流程更有助于重症超声的培训与推广,如心肺复苏的 FEEL 方案,休克循环评估的 RUSH,休克原因评估的 FALLS 流程,休克诊治的 GDE 方案以及创伤评估的 BEAT,腹腔出血评估的 FAST,呼吸困难的 BLUE 方案等,同时重症超声流程是重症超声各个方面有机整合的集中表现,如 FATE 方案,FALLS 方案均是心肺超声整合的典范,乃至 ICU-SOUND 达到全身超声整合的极致。因此,重症超声流程使重症超声全方位应用更便捷,也是未来发展会继续推进的方向。但临床实施的难点在于临床应用重症超声需要流程,但也会在众多的流程选择时导致无所适从,所以如何临床发展流程的同时增加其依从性、可操作性更加重要。

(七)重症问题的床旁现场的快速解决

Point of care 是重症超声不可或缺的特点,在危重症发生现场或 ICU 的床旁,重症问题复杂多样,第一时间获得快速而准确的判断,及时获得相应的救治是重症患者救治成功的关键,重症超声与其他诊治工具相比具有了不可比拟的优势,做到了快速性和准确性的完美结合,几乎是同步的、现场的诊断与治疗,最终达到重症超声指导的重症问题床旁现场的快速解决。

三、超声在 ICU 中应用的发展与特点

重症超声的发展以心脏超声为代表,早期在综合 ICU,心脏超声大多由被广泛资质认证的心脏专科医师来做,主要目的是帮助诊断心血管疾病。当时,心脏超声被限制于检查心脏和大血管的解剖结构,快速准确地获得图像,有助于诊断一些急性心血管疾病,如:心脏压塞、急性心肌梗死的并发症、自发的主动脉夹层和创伤性主动脉损伤等。对于血流动力学的无创评估仅仅是应用二维技术联合多普勒模式来测量每搏输出量和每分心脏输出量。事实上,当时的 ICU 医师对心脏超声的潜力和作用缺乏全面的认识。直到 20 世纪 80 年代中期,一些 ICU 医师的先行者开始拓展应用心脏超声对血流动力学进行全面而详尽的评估。首先他们推荐在感染性休克和 ARDS 的患者,可以应用心脏超声替代右心漂浮导管进行血流动力学评估,并且率先开始自己进行心脏超声检查,尤其是可以 24 小时随时进行和重复检查和评估,并且指导治疗。随后由于在循环衰竭的诊断与评估和有助于治疗的一些经验积累的增加,尤其 TEE 准确度的增加,在没有证据表明心脏超声对 ICU 患者预后有改善情况下,由于研究表明其对治疗支持的影响和预测病死率的作用,ICU 中心脏超声的应用价值有了较高的认识。

但直到 20 世纪 90 年代,ICU 医师对心脏超声的兴趣在才真正开始明显增加,主要原因有:心脏漂浮导管研究的大量阴性甚至负面结果的出现;与传统有创血流动力学评估手段相比心脏超声作用的增加;大量相关研究文献的发表和大量相关 ICU 医师心脏超声培训课程的出现。在此时期,在一些官方开始推荐 TEE 作为急性循环衰竭的一线评估手段。

近年来,由于功能血流动力学评估概念的提出再次间接推动了心脏超声在 ICU 循环衰竭患者中的应用。尤其由于一些超声参数准确地评估了 ICU 机械通气的感染性休克患者的心功能和液体反应性,而这些参数丰富了 ICU 时刻存在的心功能和液体反应性评估指标,同时大大促进了 ICU 医师对心脏超声的兴趣。

重症超声的推广应该关注资源的存储与整合、培训与质量控制、专业化与重症超声的亚专业化以及广泛的国际交流与合作。资源存储是非常重要的环节,只有完整的合理的资料保存整理才是最后整合的基础,形式可多样,包括结合病例资源,以及网络资源和科学研究的资源的存储与整合。国际上重症超声培训越来越多,目前已有基本合理的培训体系,包括培训教材和不同的培训形式,因此,培训的过程管理和质控变得非常重要。培训是发展与推广的基础,而质控是可持续发展的动力。重症医学发展已经到了亚专业化的阶段,出现了重症呼吸,重症血液净化,重症营养和重症感染等亚专业,尽管均处于发展阶段,但重症超声作为多系统多器官评估的工具,作为重症医学的一个关键环节,进行专业化发展也是必由之路。

重症超声未来在于发展,在于国际交流与合作,包括临床,培训与科研的每个方面。

第二节　重症超声基础

一、心脏超声基础

心脏超声能够在床旁提供实时有关心脏结构和功能信息,多普勒心脏超声技术可以更加详细地评估

血流动力学改变,因而更有助于快速明确循环衰竭的机制与原因。由于心脏超声具有即时、动态、无创、可重复性好等优势,可以在很短的几分钟内准确评估血流动力学状态,因此对于危重患者逐渐成为理想的适合的评估手段之一。近年来,由于功能血流动力学评估概念的提出再次推动了心脏超声在ICU循环衰竭患者中的应用。尤其由于一些超声参数准确地评估了ICU机械通气的感染性休克患者的心功能和容量反应性,而这些参数丰富了ICU时刻存在的心功能和容量反应性评估指标。作为ICU内进行血流动力学监测的工具,心脏超声正在发挥着越来越大的作用。

重症患者进行床旁超声存在其特殊性。由于患者床旁有很多仪器设备,有时几无立锥之地,操作者无法像常规心脏超声检查那样用自己习惯的方式进行,尤其在紧急的情况下,需要检查者无论在患者左侧还是右侧,无论是用左手还是右手,都能够准确获得图像。同时,常规心脏超声通常需要患者采用左侧卧位,但是由于危重患者的特殊性,平卧位可能为最常使用的体位。较之左侧卧位,平卧位时心脏在体表的投影会较多的被肺遮盖,在机械通气患者,尤其是气道压力较高的患者,可能难以获得理想的经胸超声图像。此外,平卧位的情况下易出现心尖缩短,会对测量产生一定影响。由于患者身上可能有各种敷料、伤口等,有些会干扰检查,必要时在检查时应去除,检查完毕应重新消毒换药。另外,目前任何单位都不太可能每个床单位配备一台超声检查仪器,因此,从感染控制角度,在给患者检查前后应当消毒探头及连线,检查时,检查者应当穿着隔离服,配戴手套,检查完毕后丢弃或更换。

进行床旁经胸心脏超声检查选用3.5MHz矩阵超声探头。由于超声波不能通过气体,所以,经胸心脏超声在存在气胸、纵隔气肿、胸部皮下气肿的患者很难获得满意图像。

(一)经胸心脏超声

二维超声心动图探查可因探头的位置和声束扫查的方向不同,而获得众多显示心脏和大血管结构的不同断面图像。甚至探头在心前区随意放置,即能获取一种切面图像。为了便于分析掌握,相互交流,对于常规检查推荐使用标准切面。

1. **胸骨旁左室长轴切面** 探头放于胸骨左缘3、4肋间,探测方位右胸锁关节至左乳头连线相平行。此图像可清晰显示右室、左室、左房、室间隔、主动脉、主动脉瓣及二尖瓣等结构(图30-2-1)。

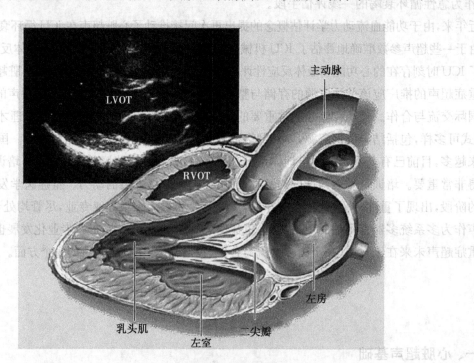

图 30-2-1 胸骨旁左室长轴

2. 胸骨旁心底短轴切面 探头置于胸骨左缘二三肋间心底大血管的正前方、扫描平面与左室长轴相垂直,此图可显示主动脉根部及其瓣叶,左房、右房、三尖瓣、右室及其流出道,肺动脉瓣、肺动脉近端、冠状动脉主干等,如探头稍向上倾斜则可见肺动脉干及其左右分支(图 30-2-2)。

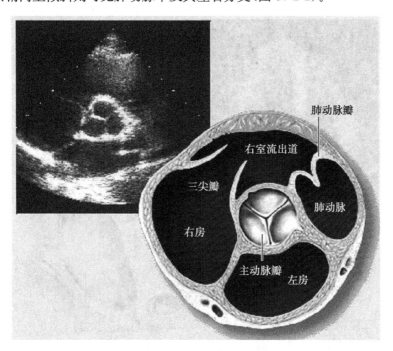

图 30-2-2 胸骨旁心底短轴

3. 胸骨旁左室短轴切面 探头置于胸骨左缘第 3、4 四肋间,方向与胸骨旁心底短轴切面相似。可以显示左右心室、室间隔、二尖瓣、腱索、乳头肌等结构(图 30-2-3)。

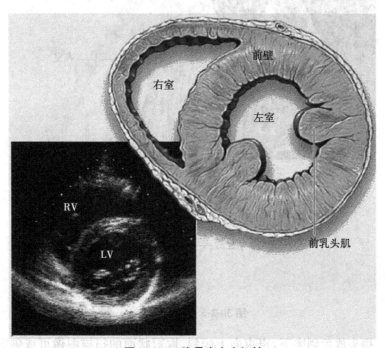

图 30-2-3 胸骨旁左室短轴

4. 心尖切面 探头置于心尖搏动处,指向右侧胸锁关节。二尖瓣口及三尖瓣口均可显示,并将左右心室左右心房划为四个腔室,是为心尖四腔心切面(图 30-2-4),还可以显示肺静脉。逆时针方向旋转探头 90°可显示左心房、左心室及二尖瓣等结构,是为心尖两腔心切面(图 30-2-5),再逆时针方向稍旋转探头,可获得心尖长轴切面,其显示的结构与胸骨旁左室长轴切面相同,在显示心尖方面优于胸骨旁左室长轴切面。在获得心尖四腔心切面的基础上稍倾斜探头可以显示左室流出道、主动脉瓣以及升主动脉根部,为心尖五腔心切面。

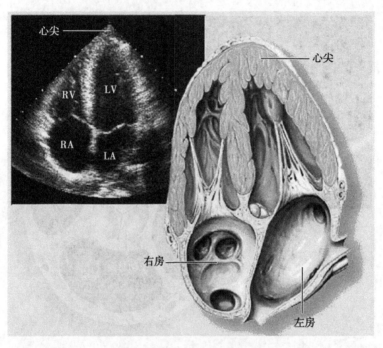

图 30-2-4 心尖四腔

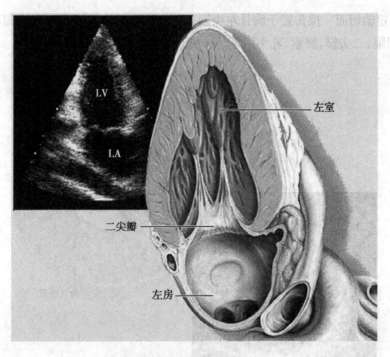

图 30-2-5 心尖两腔

5. 剑突下切面 探头放置剑突下,声束向上倾斜,取冠状面的扫描图像可或剑突下四腔心切面(图 30-2-6)。声束向左侧略倾斜,取矢状位扫查可以显示下腔静脉(图 30-2-7)。

6. 胸骨上窝切面 探头置于胸骨上窝,指向心脏,探测平面通过主动脉弓长轴,可显示主动脉弓及其主要分支和右肺动脉等。儿童常用,在成人往往不能获得理想图像。

7. M 型超声 M 型超声是一种定点探测的超声技术,是指探头固定于某点,声束方向不变,观察心

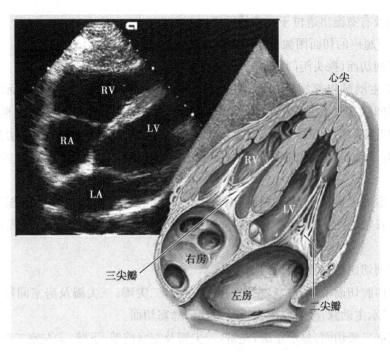

图 30-2-6 剑突下四腔

脏某一径线上各界面活动的规律。此法多在测量腔室大小、心室壁厚度及活动速度时应用。M 型超声的优势在于时间分辨能力,便于观察所显示的结构在同一时间的运动状况。

8. 多普勒超声技术 多普勒超声技术是利用多普勒效应对目标的运动速度进行分析的一种技术。可分为脉冲式多普勒、连续式多普勒、彩色多普勒血流显像、组织多普勒显像等,脉冲式多普勒应用最广是在二维超声心动图定位情况下,利用多普勒原理,采用一系列电子技术,实时显示心脏或大血管内某一点一定容积(SV)血流的频谱图。是一种无创伤性能检查出心内分流和反流的技术。连续式多普勒可连续发射脉冲波,因此具有测量高速血流的能力,对于定量分析心血管系统中的狭窄、反流和分流性病变,有其明显的优点。组织多普勒超声心动图是一种无创性分析室壁运动的技术。该技术根据多

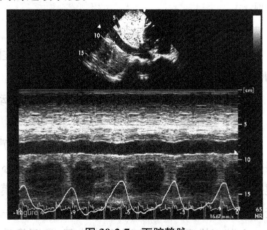

图 30-2-7 下腔静脉

普勒原理将多普勒取样容积置于心脏组织内探查其运动方向和速度。在传统的多普勒仪器的基础上,改变多普勒滤波系统,滤掉心腔内高速、低振幅的血流频移信号,保留心脏组织运动产生的低速、高振幅的频移信号,通过自相关信号处理技术,以彩色编码方法和频谱显示方法,将心肌室壁运动的信号实时展现在显示屏上。主要应用有定量评价心肌运动、检测和判断梗死部位、观察心内膜和心外膜不同的运动速度、判断梗死的程度、观察心肌厚度的变化、评价早期的舒张功能等。目前,以组织多普勒手段评价舒张功能已经广泛应用于临床。由于组织多普勒可以显示心肌运动速度,可以早于心输出量下降或 EF 值下降而发现心脏收缩功能的异常,因此在评估心脏收缩功能方面逐渐发挥着越来越大的作用。

(二)经食管心脏超声(TEE)

1. 特点 经食管超声是使用特殊的多平面经食管超声探头,从心脏的"后方"进行观察的一种超声检查方法,由于没有肺的遮挡,可以清晰地获得图像,对于观察瓣膜情况、心耳血栓等和经胸超声相比具有明显的优势。与经胸超声切面不同,由于探头位于心脏的后方,声束由后向前传播,在切面图像上心房位于

图像的近场,右室壁及右室流出道位于图像的远场。

2. 双平面经食管超声的切面图像包括:

(1)心脏心底系列切面(探头距门齿距离25～30cm)

1)水平切面:①主动脉根部短轴切面,近似胸主动脉根部短轴切面,主要显示主动脉瓣,主动脉窦,右室流出道,房间隔等结构;②冠状动脉长轴切面,主要显示左冠状动脉及左前降支近段,左旋支近段和右冠状动脉近段;③左心耳切面,显示左心耳,左房,左上肺静脉等结构;④升主动脉和上腔静脉短轴切面,显示升主动脉和上腔静脉的管壁及管腔;⑤肺静脉切面,显示左上、左下肺静脉;⑥主肺动脉切面。

2)纵切面:①左室流入道和左上肺静脉切面,显示二尖瓣和左上肺静脉;②右室流出道和主肺动脉长轴切面;③升主动脉长轴切面;④上腔静脉和房间隔长轴切面,显示上腔静脉入右房段和房间隔;⑤右上肺静脉长轴切面。

(2)食管中段系列切面(探头距门齿约30cm)

1)水平切面:①四腔切面,显示左室,左房,右室,右房,二尖瓣、三尖瓣及房室间隔;②五腔切面,在四腔切面基础上同时显示主动脉;③右室流入道及冠状静脉窦切面。

2)纵切面:①左室二腔切面,显示左房,左室,二尖瓣及左室前壁、下壁;②左室二腔、左心耳切面。

(3)经胃系列切面(探头距门齿距离35～40cm)

1)水平切面:①左室短轴二尖瓣口水平切面;②左室短轴乳头肌水平切面。

2)纵切面:①经胃左室二腔切面,显示左室、左房和二尖瓣;②经胃左室长轴切面,显示左室、左房和主动脉。

(4)主动脉弓和升主动脉

1)水平切面:①胸主动脉短轴切面,显示胸主动脉横断面结构;②主动脉弓长轴切面,显示主动脉弓纵切面结构。

2)纵切面:①胸主动脉长轴切面,显示胸主动脉纵切面结构;②主动脉弓短轴切面。

(三) 三维超声

自20世纪80年代初开始研制心脏三维超声重建(亦称三维超声心动图)以来,由于计算机技术的发展,本技术有了长足的发展。早期的三维超声心动图采用立体几何构成法或表达轮廓提取法。主要是重建左室心外膜和心内膜,均有其局限性。体元模型法(voxel)是一种新技术,它可对组织结构及血流信息进行重组,是目前最具临床应用价值的方法之一。

心脏三维重建需要四个基本步骤:①图像采集;②图像后处理;③三维重建、再现;④功能计算。

图像采集是最关键的一步,采样方式有:①机械驱动扫查,即利用机械臂由计算机控制步进马达带动探头做空间定位器。②自由扫查,指用声学定位或磁场空间定位进行自由扫查。③一体化三维探头,目前已有国外公司推出三维电子相控阵探头及相应的电子学系统。后者不用移动即可获得多幅二维图像数据,发展前途可观。目前用于心脏重建主要是采集组织灰阶图像信息用于组织结构的重建;静态的三维重建已经能采集血流的彩色多普勒显像或多普勒能量图信息用于血管结构及血流的三维重建。探测部位有胸骨旁探查和心尖部探查。

图像后处理是用计算机对一系列分立的二维图像进行数据重组,样条插值等处理,并对相邻切面之间的空隙进行像素插补,弥合使之平滑,形成一个三维立体的数据库。

三维重建是根据已建立的数据库把有限个平行轴切面依次进行排列,围绕边界采取若干个点,再把点用直线连接,然后在计算机显示器上再现三维立体图形。可对立体图像进行任意高度和方向的显示,还可以旋转动态显示。早期是用轮廓显示,包括网格化成像和薄壳型成像法,后者以灰阶图形式显示。自体元模型三维重建技术出现以来即采用总体显示法,可显示组织结构的所有灰阶信息。

临床用途：

（1）网格化和薄壳型显示主要用于显示左室或其他心脏的立体几何形变化，显示某心腔是否扩大、室壁瘤形成与否、室壁运动是否协调。而体元模型法则除此之外，还可显示心腔内的变化。比如心脏瓣膜三维重建可显示出瓣叶脱垂或穿孔情况，房间隔缺损的立体椭圆形缺损口、主动脉窦瘤形成及是否破裂等。三维超声在保留二维图像所有信息同时，能提供形象直观的立体图像，更有利于疾病的定性、定位。

（2）计算心功能：三维超声能准确地测定心功能（包括左室容量及其他参数）已被公认。许多国内外学者都做了这方面的研究，且与左室造影作过对比。它不需要假设心腔的立体形态，而是根据真实的心腔形态进行重建后测定的。

目前三维超声心动图仍存在一些不完善之处以致影响其临床普及：①费时，专用探头较昂贵；②二维图像质量优劣将直接影响三维重建的效果，因此二维图像要求高；③对心腔及大血管内血流的三维重建仍在研究中。我们相信随着三维成像技术的改进及不断深入的研究，三维超声心动图必将成为超声诊断领域的重要组成部分，发挥更大作用。

（四）重症患者的心脏超声检查操作要点

1. 虽然超声是一种无创的检查手段，但是在为不能配合的患者或比较躁动的患者检查时仍需要适当加深镇静。尤其是需要测量与呼吸周期相关的指标时，患者呼吸做功过大会影响结果的判读。

2. 由于危重患者的特殊性，有时难以获得准确而质量良好的标准切面图像，需要综合判断超声的结果，不要仅仅基于一个切面的图像就下结论，至少需要两个以上切面来进一步确认。有可能的话，需要两个或以上超声医师共同作出结论。但是，不要在质量不好的图像上进行勉强的测量，否则会获得错误的数据误导临床。此时检查者的经验和目测反而会更加可靠。

3. 由于有时难以获得经胸的满意切面，剑突下观察十分重要。经剑突下可以显示很多切面，包括四腔心、左室长轴、短轴等，可以获得对于心脏结构及功能的直观认识。但由于不是标准切面，所进行的测量及测量的结果仅供参考。

4. 紧急情况下，不需把所有切面均观察完毕，获得足够的信息能够对患者的循环状况进行判断即可，但是至少应当包括心脏各腔室大小的测量、心脏收缩及舒张功能的评估、容量状态的评估、明显解剖异常的排除或确定等。需要在其他时间进行完整的检查，完整的检查的目的不是获得所有常规需获得的数据，而是要对患者的循环状态进行全面的评估。连接心电图对于检查是必要的。

5. 经食管超声可以获得更好的图像，虽然绝大多情况下是安全的，但是毕竟是有创操作，实施需慎重。对于心功能判断在很多情况下经食管超声并不优于经胸超声，但是对于判断瓣膜状况、心内血栓、异常血流等，在经胸超声无法获得明确的结论时，要考虑实施经食管超声。

6. 经胸心脏超声有时会发现心脏之外的病变，比如胸腔积液、肺实变、气胸、纵隔气肿等，需要进行其他检查以明确。

7. 发现难以鉴别的解剖异常时，需要请心脏专科医师共同行超声检查。

二、肺部超声的应用

超声应用临床已经数十年，然而肺部超声用于重症患者始自于 20 世纪 90 年代末，经过了 20 年左右的时间，从理论到实践也得到了一定的发展。国际上，肺部超声不仅在重症医学、急诊医学和创伤外科广泛应用，也已开始应用于呼吸科和其他内科领域。目前，国内重症肺部超声用于临床还是还处于认识和发展阶段。

（一）肺部超声特点

传统意义上的肺部超声检查不被用于普通患者，与超声的性质有关，因为超声波理论上不能穿透空气,而肺部是主要的含气器官。然而重症患者的情况却大不一样,因为重症患者经常合并肺部感染、ARDS、胸腔积液、肺间质病变、肺实变等。而这些病变在超声下存在特殊的征象,根据这些征象给临床医师作出及时、准确的诊断。

肺部超声具有明确的优点:①低花费:超声的费用远比CT磁共振的费用低和普通胸片的费用相当,但是超声比胸片提供更准确的信息;②省时:所有检查均可在床边进行;③及时:遇到问题随时检查;④安全:重症患者经常为了行CT检查需要转运到科室之外进行,而这些患者经常是需要多种血管活性药物、应用呼吸机辅助呼吸,这样的患者转运是不安全的,同时一些极危重症患者客观上无法外出检查;⑤无辐射:这一点是普通胸片、CT无法比拟的也是其优势所在。

(二)肺部超声能够检查内容及超声征象

超声检查的基本原理是胸膜与肺之间气体和液体的比例不同超声会产生不同的征象,超声的不同征象帮助我们作出不同的诊断。

1. 胸腔积液　主要是两层胸膜之间充满液体,超声表现为四边形征,M超声表现为正弦波征,同时在胸腔积液中的肺叶在其中漂动表现为水母征。

2. 肺泡综合征　主要原理是肺泡腔中被渗出液、漏出液、血液、盐水等充填,超声表现为组织样征、碎片征(图30-2-8)。

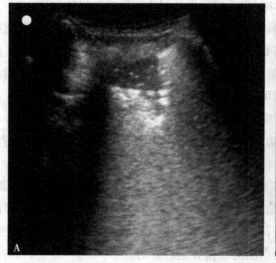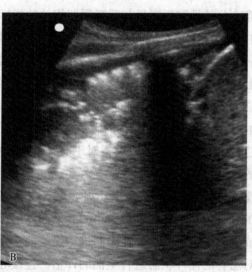

图30-2-8　碎片征/组织样征

A. 碎片征　B. 组织样征

3. 肺间质病变　一些急性的情况:如急性肺水肿,包括血流动力性或是渗出性的,血流动力性导致的包括液体过负荷、心源性肺水肿。渗出性的原因包括ARDS及任何炎症反应(细菌或病毒等),少数情况包括:特发性肺间质纤维化。超声在诊断肺间质综合征的主要征象是彗尾征(B线:彗尾征的一种、源自胸膜线、易识别激光样、高回声、长的到达屏幕底部无衰减、不与A线同时存在随胸膜滑动而运动),小叶间隔增厚表现为B7(B线间隔在7mm,图30-2-9),毛玻璃病变B3(相邻B线之间间隔在3mm,图30-2-10)。

4. 气胸　主要病变是胸膜之间存在气体,超声表现为胸膜滑动征消失A线,M超声表现为平行气流征,动态征象出现肺点(指气胸时在胸壁检查时随着呼吸运动时胸膜滑动产生和消失的点)出现这种征象可以诊断气胸。

以上是肺部超声在不同病变的典型表现,根据不同征象作出不同诊断。

(三)总结

重症超声作为血流动力学治疗的重中之重,其中心肺超声起到了关键作用,但全身其他部位的超声也非常重要,如肾脏与颅脑,代表了器官灌注的重要环节,因此,在未来,相关的内容将逐渐备受重症医师重视。

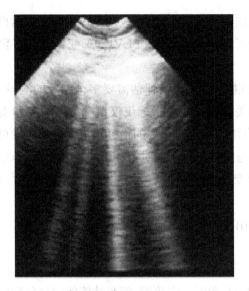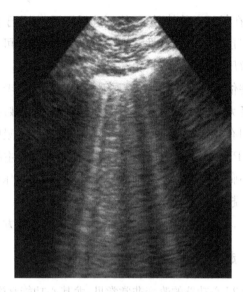

图 30-2-9　B7 线　　　　　　　　　　　　图 30-2-10　B3 线

第三节　超声在血流动力学中应用的概述

超声心动图是目前能够在床旁提供实时有关心脏结构和功能信息的唯一的影像工具。多普勒心脏超声技术可以更加详细地评估血流动力学改变,因而更有助于快速明确循环衰竭的机制与原因。由于可以在很短的时间内准确评估血流动力学状态,心脏超声对于休克或存在循环衰竭的重症患者,无论早期识别与评估还是整个诊疗过程中都有理由成为适合的理想的工具。另外,科学技术和电子技术的快速进步,以及经食管的多平面探头的出现,使心脏超声的图像质量大幅提高,因而使一些过去经胸心脏超声很难获得满意图像的患者也可以获得可靠的相关信息。并且许多研究表明,心脏超声在重症患者的应用,可以促使患者的治疗产生有益的改变。同时,值得关注的是,肺部超声、肾脏超声在重症的快速发展进一步丰富了超声在休克和循环功能监测及支持中的应用,因此超声作为有前途的重症监测与支持工具在 ICU 的应用逐渐走向成熟与普及。

一、超声在评估前负荷及容量反应性方面的作用

众所周知,在 ICU 管理血流动力学不稳定的患者时,最常见的临床行为就是以提高心输出量和组织灌注为目的的血管内容量和心脏前负荷的最佳化调节。而在此调节过程中,评估患者的容量状态极为重要,因为无论是让患者处于容量不足还是容量过负荷状态均会有严重的后果,所以在有指征给患者输液时,进行容量反应性的评估尤为重要,而心脏超声给我们提供了更多更准确便捷的选择。

心脏超声能够评估患者的容量状态,是传统有创血流动力学监测评估的有益补充,更有可能比之更加可信可靠。在 ICU,当超声图像欠理想时,TEE 可以提供理想图像,用于比经胸心脏超声更准确地评估心内流量、心肺相互作用、上腔静脉的扩张变异度等。当然,一般情况下,经胸心脏超声已经可以提供足够可用的信息。心脏超声对容量状态的评估一般给予静态指标和动态指标,静态指标即单一的测量心脏内径大小和流量快慢;动态指标用来判断液体反应性,包括流量和内径大小对于动态手段的变化[自主或机械通气时呼吸负荷的变化;被动抬腿试验(PLR);容量负荷试验等]。常见应用情况和常用方法有:严重低血容量时评估的超声征象包括:功能增强但容积很小的左室;在自主呼吸时下腔静脉吸气塌陷非常小;在机械通气患者下腔静脉呼吸变化非常小。心肺相互作用:在完全机械通气的窦性心律的患者,可以预测容量反应性,如上腔静脉塌陷率,下腔静脉扩张指数,左室射血的呼吸变化率等。PLR:在患者自主或完全机械

通气时,在任何心律情况下,均可选择应用,相当于内源性的容量负荷试验,应用超声观察左室射血流速增加情况来预测容量反应性。评估容量负荷试验:可以选择超声测量 CO 和 LVEDA 变化以及多普勒测量左室充盈压变化判断容量负荷试验。

在评估液体反应性时,以下因素一定要认真考虑:①液体反应性的评估需要多个参数的测量;②左室右室内径大小的变化对液体反应性的预测不可靠;③相关液体反应性指标仅仅在感染性休克和围术期患者被证明有效;④当患者存在心律失常或自主呼吸时,应用心肺相互作用的指标评估液体反应性可能不准确,此时 PLR 可能是有用的方法;⑤必须考虑自主呼吸与间歇正压通气对指标影响的不同;⑥非心脏超声获得的心肺相互作用评估液体反应性参数(如脉压呼吸变化率 PPV)的假阳性原因(尤其严重右心衰)可以被心脏超声简单发现。

总之,心脏超声在评估前负荷及容量反应性方面可用有效且极具前景。

二、超声在评估心功能时的作用

在 ICU 心功能的改变非常常见,尤其心功能衰竭或抑制,此时心室收缩、舒张功能的定量分析对于病情监测、指导治疗和判断预后具有十分重要的临床意义。心脏超声作为无创手段对心脏功能进行评估常包括二维心脏超声、M 型心脏超声、利用几何模型的容量方法、辛普森法、组织多普勒技术、Tei 指数和三维心脏超声等方法。心功能测定包括左(右)心室功能包括:收缩功能和舒张功能,左心室的功能临床上最为重要。

射血分数(EF)是目前研究最多,且最为临床所接受的心脏功能指标,具有容易获得(甚至有经验的操作者目测的结果与实测结果相差很小,相关系数达 0.91)、可重复性好以及能够较早评价全心收缩功能等优点(包括不同于 VCF,在有节段异常时,也经常能有改变);EF 还是目前发现与预后最相关的心功能指标,当然,有可能是其他指标研究的时间和规模还不够。EF 的测量方法有很多,其中 Simpson 最普遍,被美国超声学会所推荐,但最大的弊病在于对心内膜边缘的确认水平要求足够高,两腔像与四腔像垂直要求高,而且操作略显繁杂费时。EF 值作为一个最重要的普通心功能(收缩功能)指标,有限性明显,尤其对前后负荷的依赖非常明显,前负荷增加通过 Frank-Starling 机制增加 EF 值而后负荷增加抑制 EF 值,如在没有血管活性药物支持血压仅扩容治疗的感染性休克患者,前负荷稳定或增加同时血压/外周阻力明显下降都会导致 EF 测量值不能代表心肌的真实收缩功能。另外一个重要的普通心功能指标平均环周纤维缩短率(mVCF),最大优点在于不依赖于前负荷改变,同时,经过心率纠正后的指标 VCF(R-VCF)由于去除了心率的影响,因此似乎比 EF 能更好地评价心肌收缩功能,有关 RVCF 研究结果类似,应该说比 EF 稍强,但没有明显优势。

有研究证明,组织多普勒技术(TDD)的心肌收缩速度可以代表全心室功能,尤其二尖瓣环心肌收缩速度,但研究是与 EF 比较,证明相关性好,同时给出了可能的临界值;另外,相关研究显示,尽管也存在对前后负荷的依赖,但在肥厚性心肌病和那些具有舒张功能不全的患者,运用 TDI 的心肌收缩速度指标可以在显性心肌肥厚和显性心脏收缩功能不全之前即发现渐进的心肌收缩功能受损,似乎认为这些指标对前后负荷的依赖不大。

所以,近年来,有关心脏超声多普勒技术领域,评估左室心脏收缩指标的进展集中在两个方向,一是发展一些对负荷依赖程度低的指标,即接近心肌内在性能的指标,如左室压力时间变化率(LV dP/dT)不依赖于后负荷而前负荷轻度依赖,同时已有许多研究认为,这些指标有助于预后的判断;二是那些研究心肌本身的指标:以往的一些指标都是测量心室对血容量(腔室的大小)和血流(多普勒流速和压力的变化)的效果,而最近许多研究开始对心肌本身的研究产生强烈的兴趣,随着超声多普勒技术的进步,尤其组织多普勒的发展,应用无创技术测量心肌本身或内在的功能成为可能,目前已有的指标有:心肌收缩速度、左室质量、应变和应变率以及与应力的关系等。另外,这些指标对预后的影响研究尚少,尤其大规模的几乎没有,仅发现在充血性心衰患者心肌收缩速度<5cm/s 可以预测心脏不良事件的发生。

Tei 指数又称为心肌做功指数(MPI),MPI=(心室等容收缩时间+心室等容舒张时间)/心室射血时间。该指数于 1995 年由日本学者 Tei 提出,能综合反映心室收缩及舒张功能。目前 Tei 指数尚无公认的正常值,TDI

测定的 Tei 指数是无创、敏感、可行的评价左室功能的指标,是对常规测定的血流多普勒参数的重要补充。

实时三维心脏超声全面,快速准确地测定左室功能,一直是心脏超声工作者的梦想,有研究应用这一新的技术,测定正常人和心脏病患者的左室射血分数,并与常规双平面二维改良 Simpson 法测定左室射血分数进行对照研究,证明实时一次心动周期三维超声即能准确,快速测定左室射血分数。实时三维心脏超声可以产生实时三维的心脏图像及左室容积-时间曲线,克服了二维超声的限制,在测量心室容积时不需要几何形状的假定,不受心脏几何形态的影响,因而测量的结果更为准确,能全面实时地观察和测量动态心室的整体及局部容积大小、运动及功能状态,从而提高心功能评估的可靠性,是一种无创的新方法。

三、超声对外周阻力的评估

心脏超声多普勒技术可以直接测量外周血管阻力,但不易方便和简单使用,因此在临床工作当中,经常根据临床的和心脏超声的检查结果进行除外诊断,如在心脏足够负荷同时左右心脏收缩功能均满意的情况仍然存在的低血压提示了低外周血管阻力。

四、超声在特殊情况下的应用

严重感染和感染性休克是常见病,多发病,与 AMI 发病率相当,多于许多肿瘤,是院内最常见的死亡原因之一,且病死率随着年龄增加而增加,甚至大于急性心肌梗死,达到 30%～60%,其中早期出现心功能异常的患者国外研究提示若为低心排表现,死亡率大于 80%,另有相关的研究提示合并出现心血管损害的 sepsis 患者,死亡率由 20% 升至 70%～90%。所以在临床上严重感染和感染性休克时,心输出量大多是不变或增加的,而心肌功能却是不全的,且这种心功能不全也多出现于感染性休克的早期,而临床上心功能不全难以早期发现及早期处理,因此危害更大。随着心脏超声评估左室心脏缩指标的进展,目前已被应用于感染性休克相关的心肌抑制的早期发现与指导支持治疗。常用指标有:EF、VCF、心肌收缩速度等,而应用应变和应变率以及与应力的关系等对于早期发现感染相关的心肌抑制及指导正性肌力药物应用具有更好的前景。

在 ICU 无论是在围术期还是严重创伤患者,缺血性心脏病非常常见,局部心肌的缺血导致局部心肌的运动异常。临床实际中,局部心肌缺血的评估最常用到的方法是对二维超声显像室壁运动和室壁增厚率进行目测。与心肌节段的室壁增厚率相比较,二维超声应变成像对心肌缺血的变化更加敏感。急性心肌梗死后可出现多种舒张期充盈异常即左心室舒张功能异常,表现为二尖瓣血流频谱 E 峰峰值速度减低,A 峰峰值速度增高,E/A 比值小于 1,E 峰减速时间 DT 延长,IRT 延长,肺静脉血流频谱 S/D 峰值比值增加等。彩色多普勒心脏超声在临床的广泛运用,急性心肌梗死后左室舒张功能被深入认识,这有助于对急性心肌梗死后心脏功能改变有更全面深刻的认识。心脏超声可作为左心室舒张功能的一种重要的评估方式,对临床治疗方案的选择也起到重要作用。心肌应变测量的是心肌各节段的变形,在定量评价心肌各节段的收缩和舒张功能时,心肌应变与心肌的收缩和舒张功能密切相关,因此能准确评估心肌收缩和舒张功能。

急性肺血栓栓塞(PTE)是临床上一种危重心肺疾病,心脏超声对其病变程度、治疗效果及评估预后有重要作用,已经普遍应用于临床。超声检查 PTE 一般包括心脏超声检查及下肢深静脉检查。尤其对于确诊的 PTE 患者,超声探测到中度、重度右室功能障碍者,其近期及长期病死率明显升高,而不伴有右室负荷过重的患者,近期预后良好,因此超声能够根据右室功能状态进行危险度分层及预后判断。心脏超声可以动态、无创、重复估测肺动脉压力,因此可以判断治疗效果,可以作为随访追踪的一种快速、简便的检查手段。

五、肺部超声在循环监测与支持中的作用

最近几年来,随着肺部超声的进步与推广,成为能够发现与评估不同肺部与胸腔病变的有力技术。常见表现与特点有:

1. 肺正常通气时表现为胸膜线下平行排列的 A 线。

2. 肺泡-间质综合征 超声在诊断肺泡-间质综合征的主要征象是彗星尾征,根据 B 线的间隔不同分为 B7 线(B 线间隔大约 7mm,主要是肺小叶间隔增厚)和 B3 线(B 线间隔 3mm)。

3. 肺实变征 ①组织样征;②碎片征;③支气管气象。

4. 胸腔积液 超声诊断征象有静态征象-四边形征,动态的征象:①水母征;②正弦波征。

5. 气胸 超声诊断气胸的优势是快速、直接。

以上都是重症患者常见肺部病变的超声表现,而血流动力学性肺水肿患者,肺水含量的评估非常重要,肺部超声获得 B 线可以早期发现在血气分析改变之前的肺水肿,而超声具有简单、无创、无放射性和实时性等特点。超声监测导向诊断的难点在于急性心源性(血流动力学性)肺水肿与 ARDS 肺水肿的鉴别,最新有研究表明肺部超声具有良好作用;在循环支持的过程中,有研究表明,肺超的 A-优势型表现提示 PAOP 小于 13mmHg 的可能性大,而在 B-优势型时,提示 PAOP 大于 18mmHg 可能性大。

六、肾脏超声在循环监测及休克支持中的作用

肾脏是休克时最容易受损或最早受损的器官之一,即急性肾损伤,在手术后患者发生率达到 1%,而在重症患者达到了 35%,尤其在感染性休克患者发生率在 50% 以上。因此,发现和评估甚至预测急性肾损伤非常重要,重症肾脏超声能够床旁及时无创地监测肾脏改变,而有能够同时关注监测肾脏大循环与微循环情况,为休克循环监测支持提供了新的重要思路。

七、总结

重症超声包括超声心动图、肺部超声和肾脏超声在血流动力学评估,尤其对于心脏功能,液体反应性等血流动力学评估的作用越来越重大;在 ICU 常见的重症疾病如休克的监测与支持等诸多方面都开始扮演举足轻重的作用,已经被众多 ICU 医师所接受和掌握。因此,全世界范围内的重症医师的重症超声培训和认证正在如火如荼地进行。

第四节 血流动力学指标的获得

超声作为评估血流动力学评估的重要工具,可以全面评估重症患者的血流动力学状态,其可测量的指标很多,摘其重要的、在 ICU 有广泛应用的指标介绍其运用超声获得的方式与方法。

一、静态容量指标——右房压的估测

中心静脉压力是临床经常监测的指标,使用心脏超声可以无创估测右房压(表 30-4-1)

表 30-4-1 右房压估测

右房压(mmHg)	右房大小	下腔静脉内径(cm)	(深)吸气时下腔静脉管腔塌陷率
5	正常	正常,<1.5	>50%
5~10	轻度扩大	临界,1.5~2.0	>50%
10~15	中度扩大	扩张,2.0~2.5	不定
15~20	明显扩大	扩张,>2.5	<50%

二、估测肺动脉嵌顿压(PAWP)

精确测量 PAWP 需要 Swan-Ganz 导管。在血流动力学监测的领域中,Swan-Ganz 导管发挥了重大

的作用,虽然有研究表明,以 Swan-Ganz 导管所获得的指标为指导的休克治疗并不能真正改变休克患者的预后,还存在增加肺栓塞的风险,而且越来越多的无创或微创技术以及连续心输出量监测技术问世,使得目前 Swan-Ganz 导管临床上已经较少应用,但是由于它能够准确测量肺动脉压力、通过 PAWP 间接测量左房压力,至今仍不能完全被取代。

利用心脏超声的多普勒技术可以粗略估测 PAWP,有学者的研究表明,组织多普勒测量左室侧壁二尖瓣瓣环运动速度舒张早期峰值 E′L,脉冲多普勒测量二尖瓣跨瓣血流速度舒张早期峰值 E,和肺动脉导管测量的 PAWP 相比较,E/E′<8 能够 100％地预测 PCWP≤15mmHg,E/E′L>15 预测 PCWP>15mmHg 的特异性为 98.5％。

三、左室舒张末期内径及左室舒张末期面积

较之前述压力指标,容积指标更能够反映心脏的前负荷情况。通过 PiCCO 等方法能够获得全心舒张末容积,心脏超声能够通过左室舒张末期心室内径的测量来计算左心室舒张末期容积。通过胸骨旁切面获得 M 型超声可以测量左室舒张末内径(正常值男 45～55mm,女 35～50mm),通过心尖四腔切面测量二尖瓣瓣环连线中点到心尖的距离可以得到左室长径(正常值:70～84mm)。

通过手动描记心内膜或通过超声机自带内膜描记软件可以测量出左室舒张末面积,通常在胸骨旁左室短轴切面或心尖四腔/两腔切面上进行。

四、左室射血分数的测量

尽管对于射血分数这一指标有很多的争议,但它还是在临床上最为广泛使用的评估左室收缩功能的指标。获得射血分数的超声心动图学方法包括 M 型超声心动图、二维超声心动图和三维超声心动图等,尽管所应用的计算方法不同,但都是将左心室设想为一定形状的几何体,测其各切面的内径值,然后计算舒张末期容积和收缩末期容积,计算左心室每搏量和左室射血分数。M 型超声法常用的算法是 Teichholz 公式和 Pumbo 公式。均是把测得的内径值代入相应的公式进行运算得出结果,虽然简单易行,但前提条件是左心室几何形状没有改变,如果左心室存在节段运动异常,M 型超声所测得的结果常不准确,因 M 型超声所检查的部位常不能代表整个左心室,若所测的部位收缩强,则所得的左室射血分数加大,反之,若所测的部位收缩弱,则所得的左室射血分数减小,尤其是有心脏扩大时 M 型超声会高估左室射血分数。另外在心脏收缩功能很弱,后壁与间隔之间存在矛盾运动,心室内传导阻滞等情况下,M 型超声获得 EF 的准确性就会比较差。

二维超声心动图法常用的算法是 Simpson 方程和面积长度法。Simpson 方程不受固定几何体模型的限制,适用于伴有心室壁节段运动障碍的患者,但测定和计算方法复杂,一般通过计算机分析处理。左心室形态发生变化时需尽量增加断面数量,通过计算机处理或采用三维超声方法进行测定以求得准确结果。临床最常使用的是面积长度法,分单平面和双平面法,常用的方法是单平面测定法,采用心尖四腔、心尖二腔观或心尖左心长轴等清晰显示左室图像的切面,分别获取收缩末期和舒张末期左心室标准图像,描绘心内膜回声轨迹,测定其面积和长轴内径,计算左室射血分数。该法简单可靠,但受图像显示质量的影响大,在一些肥胖、肺气肿、胸廓变形等患者中应用受到限制,此外左心室几何形状有改变者计算左室射血分数也受到影响。

在 ICU 临床的应用中,由于有时图像条件不佳,难以获得清晰的心内膜线,Simpson 法受到了比较大的限制。M 型超声由于操作简便,是更为常用的方法。由于体位等的限制,在胸骨旁左室长轴切面取 M 型难以获得最短内径,有时需要使用解剖 M 型超声技术,但是图像质量就会下降。这时如果可以获得准确的胸骨旁左室短轴切面,则 M 型超声测量左室射血分数会更可靠一些。

五、Tei 指数

Tei 指数定义为左室等容收缩期加等容舒张期之和除以射血时间,即

$$Tei\ Index=(ICT+IRT)/ET$$

ICT——等容收缩期时间;IRT——等容舒张期时间;ET——射血时间

利用多普勒技术可以获得 Tei 指数。在多普勒模式下,测量二尖瓣口处 A 峰结束至下一个心动周期 E 峰开始的时间间隔,记为 a(图 30-4-1);测量主动脉瓣口处射血时间 ET,记为 b(图 30-4-2),a 减去 b 即为 ICT 与 IRT 之和。故左心室的 Tei 指数=(a-b)/b。同理可测得右心室或单心室的 Tei 指数。由于右心室形状不规则,收缩功能测量较左室困难,因此右心室 Tei 指数也是评估右心功能的一个较好的方法。正常值成人左室为 0.39±0.10,右室为 0.28±0.04。

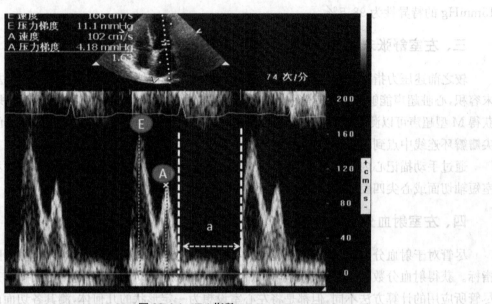

图 30-4-1 Tei 指数

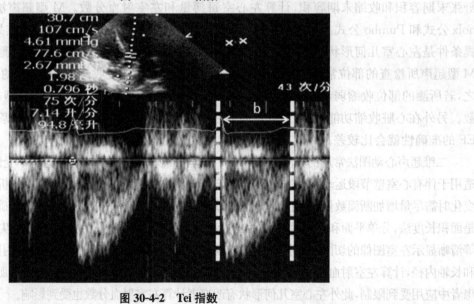

图 30-4-2 Tei 指数

六、右室收缩功能的指标之———三尖瓣环收缩期位移(tricuspid annular plane systolic excursion,TAPSE)

应用 M 型超声心动图于心尖四腔心切面,取样点置于三尖瓣侧瓣环,M 型取样线尽量平行于右心室游离壁,获得三尖瓣环运动曲线,于三尖瓣环运动曲线测量三尖瓣环从舒张末至收缩末的位移即三尖瓣环收缩期位移。TAPSE 可以定量评价右心室功能。美国超声心动图学会(ASE)及欧洲超声心动图协会

(ESE)推荐的 TAPSE 正常值为大于或等于 15mm,小于 15mm 意味着右室功能降低。虽然 TAPSE 测量方便,但它仅限于评价右室游离壁在长轴方向上的收缩功能,而不能反映室间隔及右室流出道的功能。

七、心脏及大血管血流量的测定

心腔大血管血流量的测定在计算心输出量,分析心功能方面至关重要。在多普勒超声心动图进入临床以前,心输出量的计算主要采用 M 型和二维超声计算心腔容积的方法。自从多普勒超声应用临床以来,由于它能够直接检测出心腔大血管血流的流速,计算其体积血流,从而可更迅速准确地测定心搏出量和心输出量。成为定量评价心功能的重要手段。心腔大血管血流量的测定同时也为计算心瓣膜反流量,心内缺损所致的分流量奠定了基础。

连续性方程的原理为在无瓣膜反流和心内分流的情况下,经过二尖瓣口的血流量应等于经过主动脉瓣口的血流量。连续方程的计算公式为:MVA×DVI=AOA×SVI。式中 MVA=二尖瓣口面积(cm^2),AOA=主动脉瓣环面积(cm^2),SVI=脉冲或连续多普勒方法测量流经主动脉环的收缩期流速积分,DW=脉冲或连续多普勒方法测量流经二尖瓣口的舒张期流速积分。大血管血流量的测定即根据连续方程的原理,即如果已知一正常瓣口的面积和血流速度积分,就可以求出正常瓣口的血流量,每搏量 SV=A×VTI,式中 A 代表瓣口面积,VTI 代表收缩期或舒张期流经瓣口血流的血流速度积分。心腔大血管血流量的测定,主要用于主动脉、肺动脉和二尖瓣口的血流量。在 ICU 临床应用中,主动脉、左室流出道及肺动脉的血流量较常进行测量。

主动脉血流测量:①计算主动脉瓣口面积:于舒张末期测得的主动脉根部直径代入截面积公式:$A=\pi/4\times D_{AO}^2$。可以在胸骨旁左室长轴切面测量。②计算血流速度积分(VTD):目前所使用的多普勒超声心动图仪都带有计算机计算软件,可直接计算血流速度积分。方法是用电子测量游标将主动脉血流频谱沿灰阶轮廓描记下来即可。③计算血流量:$SV=A\times VTI=\pi/4\times D_{AO}^2\times VTI$;心输出量(CO)=A×VTI×HR。

上述测量同样可以换成左室流出道,需要测量左室流出道直径以及左室流出道 VTI。

肺动脉血流量的计算与主动脉血流量的计算公式相同。可采取经胸骨旁大动脉短轴切面基础上调整探头方向获得主肺动脉图像(图 30-4-3)。但获得主肺动脉的满意图像在危重患者有时较为困难。

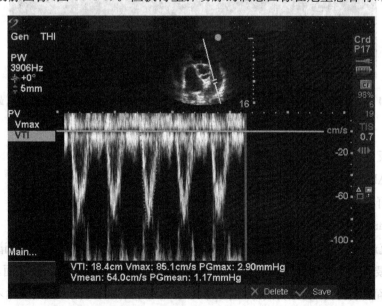

图 30-4-3 经胸骨旁获得主肺动脉图像,选取 PW,获得主肺动脉 VTI 为 18.4cm

上述公式均假定测定对象的横切面为圆形,但实际上,很少有正圆形的左室流出道、主动脉和肺动脉,所以会存在一定的误差。相信随着三维超声技术的进一步发展完善,会有更加理想的评估血流的方法。

连续方程的公式可以用来计算出狭窄瓣口的面积,但必须无瓣膜反流。在单纯主动脉瓣狭窄的患者,在心尖五腔心切面,将取样线置于左室流出道及升主动脉内,选取 CW,可以根据速度之比估测狭窄的主动脉瓣口面积。在二尖瓣狭窄合并反流的患者,由于反流量的影响,通过其他瓣口的血流量都将低于舒张期二尖瓣口的血流量,连续方程的方法不再适用。

八、肺动脉压力的测定

肺动脉压力是心脏超声检查的重要内容,彩色多普勒在测定肺动脉压方面有重要的临床价值。

用三尖瓣反流法估算肺动脉收缩压(PASP):此法是超声界较公认的较敏感和准确的方法。在无右室流出道梗阻情况下,肺动脉压=右室收缩压。

公式:RVSP=ΔP+SRAP

RVSP=右室收缩压;SRAP=收缩期右房压;ΔP=三尖瓣反流的最大跨瓣压差。根据伯努利公式,三尖瓣反流的最大跨瓣压差近似为三尖瓣反流最大速度的平方的 4 倍。测量三尖瓣反流的最大速度要使用连续多普勒。正常人右房压为 5～7mmHg;中度增大者为 10mmHg;重度增大者为 15mmHg。如果临床监测 CVP,即可以 CVP 代替右房压进行计算(图 30-4-4)。

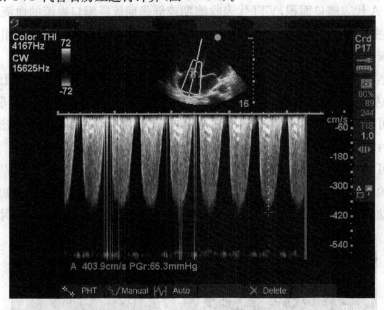

图 30-4-4 胸骨旁四腔心切面显示三尖瓣返流,连续多普勒获得的三尖瓣返流频谱,最大返流速度 403.9cm/s,最大跨瓣压差 65.3mmHg,显示存在肺动脉高压

利用肺动脉瓣反流估算肺动脉舒张压:

公式:PADP=ΔP+RAP

PAD=肺动脉舒张压;RAP=右房压;ΔP=肺动脉瓣反流最大跨瓣压差。

正常值:6～12mmHg。

通过三尖瓣反流最大速度的测量获得肺动脉收缩压需要获得完整的三尖瓣反流频谱且需要获得最大的三尖瓣反流速度,需要在多个切面仔细寻找测量,常用的切面包括右室流入流出道切面、胸骨旁大动脉短轴切面、心尖四腔心切面、胸骨旁四腔心切面等,且取样线与三尖瓣反流的血流方向的夹角不能超过 30°。

但在很多患者不能获得完整的三尖瓣反流频谱,或在 VA-ECMO 支持的患者右心的血流量小,难以探及显著的三尖瓣反流,亦无法获得满意的三尖瓣反流频谱,这时也可以通过肺动脉血流频谱压力上升时间估测肺动脉收缩压。有学者对比了肺动脉血流频谱压力上升时间(PAAT)和用三尖瓣反流法估算肺动脉收缩压(EPSPAP)两者的关系,发现两者呈明显负相关,总结出两者可能的函数关系为:

$$Lg(EPSPAP) = -0.004(PAAT) + 2.1$$

可以粗略地认为如无肺动脉高压，PAAT 应当在 100 毫秒以上。可以作为临床的参考。

在胸骨旁左室短轴观察室间隔的运动，如果偏向左心室方向，使得左心室短轴像呈 D 形改变，应当考虑存在中度以上的肺动脉高压。

九、左室舒张功能的评估

左室舒张包括等容舒张期和充盈期两个时相。后者还分为快速充盈期、缓慢充盈期和左房收缩期。它是一个涉及多种因素的复杂的生理过程，目前尚无一个公认的全面评价左室舒张功能的指标。

1. 在等容舒张期，影响左室舒张功能的主要因素是左室心肌的松弛性，能定量地反映该性能的指标主要有左室压力最大下降速率($-dp/dt$)，该值小于 1100mmHg/s 可判为舒张功能降低（条件：需要二尖瓣反流的存在）。

2. 在左室充盈期的指标中，目前尚无直接测量左室心肌松弛性和僵硬度的指标，仅能反映左室舒张的充盈变化，测量时应尽量排除心脏负荷状态、心率和心肌收缩力的影响，常用的指标有：

左室等容舒张时间（IVRT）：是指从主动脉瓣关闭至二尖瓣开放所需的时间。IVRT 的长短取决于主动脉瓣关闭和二尖瓣开放时的左室松弛性能和左室压力幅度。年龄校正后的正常值为：小于 30 岁者 IVRT＝(72±12)毫秒；30～50 岁者 IVRT＝(80±12)毫秒；大于 50 岁者 IVRT＝(84±12)毫秒。IVRT 延长（分别大于 92 毫秒，100 毫秒和 105 毫秒）是左室等容松弛减慢的证据。

二尖瓣血流舒张早期最大流速（E）与二尖瓣血流左房收缩最大流速（A）的比值（E/A）：正常值：1＜E/A＜2。

E 波减速时间（EDT）：是指 E 波减速肢所占据的时间。正常值 160～240 毫秒。

随着左室松弛性下降，E/A 逐渐减小并倒置，DT 延长。但随着左室舒张功能进一步下降，二尖瓣跨瓣压差增加致使左室充盈形式呈假性正常时，E/A 及 DT 均正常，当左室舒张功能严重下降，呈限制性充盈形式时，E 峰进一步增加，E/A＞2，DT 缩短。

二尖瓣瓣环组织多普勒也可以判断左室舒张功能，常用指标包括舒张早期心肌峰值运动速度 E′、舒张晚期心肌峰值运动速度 A′ 和 E′/A′ 比值。正常值 E′/A′＞1，E′＞8cm/s。左室舒张功能减退早期 E′ 降低 A′ 升高，疾病发展到二尖瓣血流呈假性正常化时，E′/A′ 倒置，E′/A′＜E/A。

心房收缩期肺静脉血流反流波（A 波）速度（AR）：正常值：＜0.2m/s。随舒张功能降低，AR 逐渐增高。肺静脉血流 A 波持续时间大于二尖瓣 A 波持续时间 30 毫秒等均提示左室舒张末期扩张度降低。其中，肺静脉血流 A 波持续时间大于二尖瓣 A 波持续时间 30 毫秒预测左室舒张末压大于 15mmHg 的敏感性为 85%，特异性为 79%。

十、动态指标的获得

动态指标是现今在血流动力学领域研究的热门之一。经典意义上的动态指标是基于循环系统对于一定量的前负荷变化的反应，在没有额外输液的情况下，前负荷的变化由可逆性的容量负荷引起或因某种操作或治疗引起的血容量重新分布（比如机械通气或肢体抬高）。可分为三类。第一类指标：机械通气引起的每搏量的变化及其衍生的指标，包括每搏输出量变化率（SVV）、脉搏压力变化率（PPV）、左室流出道（或主动脉）血流峰速度变化率（Delta Vpeak）等。第二类指标：机械通气引起的和每搏量变化无关的指标，包括下腔静脉内径扩张指数、上腔静脉内径塌陷指数等。第三类指标：非机械通气引起的容量重新分布，如被动抬腿试验引起主动脉血流增加等。

这些指标很多都可以用超声获得。早期的关于超声方面的研究通常使用经食管超声，但最近也有更多的研究采用经胸超声，并认为准确性与经食管超声相当。但是应当强调的是，这些指标都是在完全控制通气的情况下进行容量反应性判断的,而在自主呼吸时尚无公认的可靠的判断容量反应性的指标。另外,由于血流速度测量采用脉冲多普勒,取样容积的位置可能因呼吸时胸廓的起伏而稍有改变,在测量时需要注意尽量减少误差。下面介绍两个临床常用的动态指标的测量方法。

经胸超声取心尖五腔心切面,取 PW,将取样容积置于左室流出道,可以获得左室流出道的血流频谱,可以测量峰流速 Vpeak,以及血流速度时间积分 VTI。随呼吸周期测量最大值及最小值,可计算出

$$\Delta Vpeak = (Vpeakmax - Vpeakmin)/[(Vpeakmax + Vpeakmin)/2]$$
$$\Delta VTI = (VTImax - VTImin)/[(VTImax + VTImin)/2]$$

有研究认为,$\Delta Vpeak$ 在 12% 以上可以预测扩容后心指数可以上升 15% 以上,即存在容量反应性(图 30-4-5)。

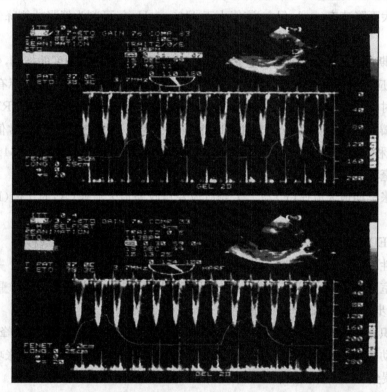

图 30-4-5　上图显示随呼吸变化左室流出道 VTI 变化大,存在容量反应性,下图显示随呼吸变化左室流出道 VTI 变化小,不存在容量反应性

在正压控制机械通气时下腔静脉在吸气时扩张,经体表超声取剑突下切面显示下腔静脉,尽量显示足够长的下腔静脉。随呼吸周期在吸气及呼气时测量下腔静脉内径,如选用 M 型测量则更佳(图 30-4-6)。

下腔静脉内径随呼吸变化率 dIVC =(吸气时下腔静脉内径最大值-呼气时下腔静脉内径最小值)/呼气时下腔静脉内径最小值。有学者认为,dIVC > 18% 可作为判断存在容量反应性的阈值。

十一、动态获得指标

心脏超声具有直观、即时的特点,可以床旁进行,对于治疗的反应有时可以起到连续监测的作用,这一点在 ICU 尤为重要。在给予患者一定的血流动力学干预之前、之后,甚至过程中进行超声检查,动态观察指标的变化,更是 ICU 进行超声血流动力学监测的精髓。

比如肺动脉高压的患者考虑存在梗阻性休克,经典的支持手段包括增加容量提高右心前负荷以期能够增加心输出量,但是能否真正达到这一点通过一般的容量反应性判断是难以做到的,如果在扩容前后监测肺动脉 VTI,即可以明确地知道通过扩容患者的右心能否真正泵出更多的血到左心去,对容量存在反应。如

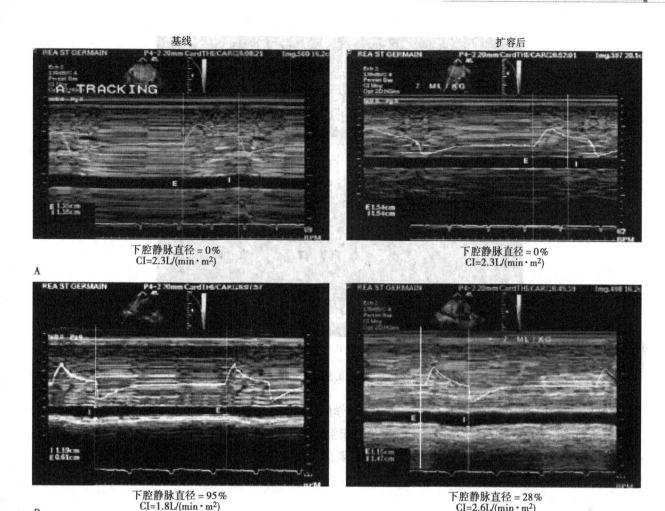

下腔静脉直径＝0%
CI＝2.3L/(min·m²)

下腔静脉直径＝0%
CI＝2.3L/(min·m²)

A

下腔静脉直径＝95%
CI＝1.8L/(min·m²)

下腔静脉直径＝28%
CI＝2.6L/(min·m²)

B

图 30-4-6 A：随呼吸变化下腔静径直径＝0，扩容后 CI 无变化。B：随呼吸变化下腔静径直径＝95%，扩容后 CI 由 1.8L/(min·m²)增加至 2.6L/(min·m²)，下腔静径直径下降至 28%

图 30-4-7，扩容前后肺动脉 VTI 没有增加，提示患者右心功能衰竭对容量没有反应，此时为了避免加重右心衰竭，应当采取保守的液体治疗策略，以降低右心后负荷为主要方向，必要时可以采取 VA-ECMO 辅助。

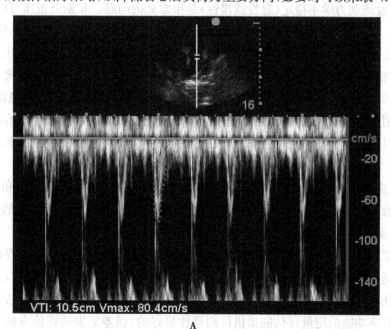

VTI: 10.5cm Vmax: 80.4cm/s

A

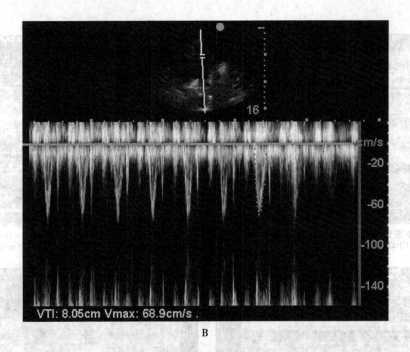

图30-4-7　A. 扩容前,肺动脉 VTI 10.5cm;B. 扩容后,肺动脉 VTI 8.05cm

　　这只是简单的例子。由于有连续监测血流动力学的工具如 PiCCO 等,加上超声检查需要一定的技术且结果的判读存在主观性,目前超声监测并不是临床常规的监测手段,但是超声是无创的检查方法,在一些特殊的情况下(如 VA-ECMO 支持的患者),或需要监测特殊的指标(如房室间隔缺损的分流量的变化)时,超声可能是最好的监测手段。

第五节　重症超声评价血流动力学

一、超声评价血流动力学的作用

　　在重症患者中,血流动力学不稳定(急性或慢性)是很常见的问题。长期低血压可能导致器官缺血、功能紊乱及不良后果。相反,快速的诊断和早期干预可以避免血流动力学的进一步恶化,改善结局。ICU 医师常规是寻找常见的、能直接治疗的问题。然而,仅仅靠临床检查经常是不足以作出诊疗决策的。对于不常见的临床问题,临床疑诊是建立鉴别诊断和灵活应用技术来作出诊疗决策的关键。超声心动图就是这些能够在不同疾病的快速诊断中发挥作用的技术之一。因此,对于血流动力学不稳定的原因,超声心动图能够发挥强大作用。各类研究表明,超声心动图的应用使至少 1/4 的重症患者的治疗有所改变。血流动力学的评估主要以包括前负荷、后负荷和心肌收缩力的评估,而这些指标都能够依赖超声心动图的参与而获得。

　　应该强调的是,应用超声心动图来评估重症患者,能快速而可靠地排查像肺栓塞和心脏压塞等能引起患者血流动力学不稳定的主要病因。而这些操作可由经过简易超声心动检查图训练的重症医师或者急诊医师即可完成,并且是重症血流动力学不稳定患者评估的关键第一步。

　　当排除了一些主要病因之后,下一步就是评价患者的容量状态和心功能。最重要也是最常使用的评价左心室整体或者局部室壁运动的方法是多切面的定性评估。这种方法快速而有效,并且与核素扫描结果具有很好的一致性。超声心动图的检查结果不仅能评估局部室壁运动,还能通过估计射血分数来评估左心室整体功能。心室功能的定量评估能提供可测量性更好的、误差更少的评价方法。但需要警惕的是所有有效的评估方法都既有长处,又有各自局限性。

在 ICU 中,经食管超声心动图(TEE)经常被认为比经胸壁超声心动图(TTE)更有优势,因为后者常常由于下列原因得到的图像质量欠佳:比如术后患者由于机械通气(PEEP>15cmH$_2$O)无法摆体位、缺乏合作的耐心、胸壁水肿以及由于伤口敷料、胸腔引流管、胸腹壁开放而使视野阻断。TTE 在被检患者中的成功率为 50%~80%,而 TEE 的成功率高达 90%。但近年来,更多研究表明,TTE 能够有助于诊疗的超声切面的获得率在 86% 以上。另外,TEE 的常规实施过程面临很多问题,与 TTE 相比,TEE 耗时更长,对专业知识要求更高,而且经食管置入探针有误入气道而阻塞气道的风险。另外,虽然 TEE 会产生像食管穿孔这样的严重并发症,但其可能性较小,大约只有 0.01%。

手持式可移动设备轻巧、简单而且方便,它们能提供定性评估。手持式设备在经超声引导下胸穿以及中心静脉置管等操作中作用明显。新一代的电池供电的检查设备也已出现,这些设备在血流动力学不稳定的 ICU 患者中的地位和应用在进一步加强。

不管检查形式是怎样的,但检查过程本身必须是完整的,并且跟从业人员在训练中要求的一样全面。如果初期检查因为不同原因有所限制,或者结果存在疑问,那么要求更加有经验的从业人员及早进行更全面的检查。全面检查就是尽量避免罕见疾病诊断的漏诊。经过反复练习之后,完整的检查过程应该在几分钟内完成。合理的检查程序应该是在体格检查的基础上定位于感兴趣的部位或者结构。一旦解决了直接问题,接下来应该做更加全面的检查,那么感兴趣的部位能够有更加充分的检查时间。目前的指南上有 TEE 和 TTE 检查的标准图像,以确保所有结构都是从多角度去查看的,而单个结构能被完整而准确地评估并且根据需要被记录下来。标准切面能保证任何结构不被遗漏,还能为从业人员的相互交流提供有效的媒介。

二、超声在容量及容量反应性监测时的作用

血管内容量和心脏前负荷的最佳化调节是提高心输出量和改善组织灌注的重要环节,通常是血流动力学支持最早期的临床行为。在此调节过程中,评估患者的容量状态极为重要。因为无论是让患者处于容量不足还是容量过负荷状态均会有严重的后果,所以在有指征给患者输液时,进行液体反应性的评估尤为重要。目前对容量治疗有反应定义为给予容量治疗后,心指数(CI)或每搏输出量指数(SVI)较前增加(≥15%)。心脏对容量治疗有反应的生理机制是基于 Frank-Starling 机制,当处于心功能曲线上升支时,增加前负荷,则可以显著增加心输出量,改善血流动力学,提高氧输送,从而改善组织灌注;而处于平台期时,前负荷潜能有限,扩容则难以进一步增加心输出量,反而可能带来肺水肿等容量过多的危害。

提出容量反应性近二十年来,大量研究力图寻找到简单可靠并且敏感快捷的指标或方法来预测,进而指导容量治疗,如何选择和应用这些指标也一直是研究的热点。目前预测容量治疗反应的指标或方法,主要包括传统的静态前负荷参数(前负荷压力指标及前负荷容积指标)的监测,容量负荷试验,以及近来研究较多的经心肺相互作用的动态前负荷参数(SPV,PPV,SVV 等)和被动抬腿试验(PLRT)等。

心脏超声能够评估患者的容量状态和容量反应性,是传统有创血流动力学监测评估的有益补充,更有可能比之更加可信可靠。在 ICU,当超声图像欠理想时,TEE 可以提供理想图像,用于比经胸心脏超声更准确的评估心内流量、心肺相互作用、上腔静脉的变异度等。当然,一般情况下,经胸心脏超声已经可以提供足够可用的信息。心脏超声对容量状态和容量反应性的评估一般包括静态指标和动态指标,静态指标即单一的测量心脏内径,面积及容积大小和流量的快慢;动态指标,广义包括流量和内径大小对于动态手段的变化(自主或机械通气时呼吸负荷的变化;PLR;容量负荷试验等),狭义即指心肺相互关系引导的动态指标。

(一)严重容量不足或输液有明显限制时液体反应性的评估

在有进行容量状态和液体反应性评估指征时,首先可以快速判断是否存在严重容量不足或输液有明显限制及容量过负荷,此时大多指标为静态指标:

严重低血容量时,即预测液体反应性阳性可能非常大,超声评估的指标包括:功能增强但容积很小的左室,LVEDA<5.5cm²/m²BSA;在自主呼吸时下腔静脉内径小且吸气塌陷非常明显;在机械通气患者呼气末下腔静脉内径非常小,常见小于9mm,并且容易随呼吸变化。

容量过负荷或输液限制明显时,即预测液体反应性阴性可能很大时的超声评估指标包括:在无心脏压塞时上下腔静脉有明显充盈的表现(扩张或固定);严重右室功能不全及过负荷(右室大于左室的超声证据);心脏超声估测有很高的左室充盈压时,如很高的E/E′值。

类似的这些静态指标在评估液体反应性时,有多种影响因素,所以尤其单纯根据一个静态指标评估液体反应性时,可靠性很差,但对于评估容量明显缺乏和明显过负荷时,却较为可靠,即尽管不敏感,但特异性很强。

(二)既不是严重容量不足,也不是容量过负荷时液体反应性的评估

当患者既不是严重容量不足,也不是容量过负荷时,即液体反应性判断比较困难时,此时包括完全机械通气和自主呼吸两种不同的情况,选择的指标和方法有:

1. 完全机械通气液体反应性的评估 在完全机械通气的无心律失常的患者,选择心肺相互作用相关的动态指标可以预测容量反应性,如主动脉流速和左室每搏射血的呼吸变化率以及上腔静脉塌陷率,下腔静脉扩张指数等,并且研究证明同非超声获得的动态指标一样,均明确优于静态指标。

近年来,随着心肺相互作用认识的进步,在机械通气的患者,左室每搏输出量的呼吸变化率可以作为液体反应性的指标,但由于床旁左室每搏输出量的测量依然复杂而相对困难,所以一些左室每搏输出量呼吸变化率的替代指标被应用和研究,包括动脉监测的脉压呼吸变化率和脉搏轮廓推导的每搏输出量变化率。当然随着心脏超声在ICU的更广泛应用,尤其对于血流动力学不稳定患者评估的应用,一些超声可以获得的左室每搏输出量呼吸变化率的替代指标被认识和研究应用。在2000年前后,Feissel等应用经食管超声测量主动脉瓣环的主动脉血流速的呼吸变化率,之后2005年Monnet和Teboul等应用食管多普勒探头直接测量降主动脉峰流速的呼吸变化率来预测液体反应性,均取得理想结果;更有在儿童相关的研究进一步证明经胸超声获得的主动脉峰流速呼吸变化率在预测液体反应性、评估心脏前负荷储备时优于PPV和SPV。另外,在动物研究(阶梯失血兔子模型),无论应用经食管超声测量主动脉流速还是经胸超声测量的主动脉血流速度积分呼吸变化率均可高度准确预测液体反应性。

更进一步的是,主动脉流速的测量无论经食管还是经胸,都存在一定的技术问题,一些研究者想到了外周的动脉血管,包括桡动脉,肱动脉和股动脉等,其中肱动脉峰值血流速的呼吸变化率预测液体反应性是敏感度和特异度都达到了90%以上,不次于PPV等动态指标,尤其优于一些静态指标。当然优点还在于完全无创同时简单易学,甚至于需要培训的时间很短且不需要很多的经验。

当然尤其对于非外周动脉流速的测量有限性在于需要减低操作者依赖性和进行可重复性可靠性研究,而对于外周动脉,仅仅需要关注局部肌肉收缩对测量的影响。另外,尤其注意这些指标需要应用于没有自主呼吸机械通气和无心律失常的患者。

另外,在具有心内膜自动描记功能的超声诊断仪时,可以用左室每搏射血的面积呼吸变化率来预测液体反应性。

最近,尽管大规模的荟萃综述的分析认为PPV是动态指标里最理想的,即预测液体反应性敏感度和特异度均好的指标,但研究对比的对象是SPV和SVV,在应用超声评估时,或许由于主动脉流速甚至外周动脉的流速更在产生SV之前,在未来的研究中会进一步明确其中的优劣。

有趣的是,之前的许多非动物研究多以机械通气的休克患者为研究对象,最近一个关于自主呼吸志愿者的研究证实在一些简单的情况下如仅仅是低血容量,在自主呼吸情况下主动脉流速的呼吸变化率似乎也可以预测液体反应性,不过此研究需要增加更多的相关研究来证实。

另外,还有关于腔静脉变异度的指导液体反应性的动态指标,如下腔静脉呼吸扩张率和上腔静脉呼吸

塌陷率。其中有研究表明,在感染性休克患者下腔静脉扩张率为18%时,预测液体反应性的敏感性和特异度均在90%以上,而上腔静脉呼吸塌陷率的预测值为36%,预测液体反应性的敏感性和特异度也均在90%以上,但要关注影响腔静脉的因素除了容量外还有右心功能和静脉顺应性。下腔静脉呼吸扩张率在较早期已经提出,近年来,随着对正压通气对下腔静脉认识的进步才被广泛接受和应用;而上腔静脉呼吸塌陷率的认识是由于经食管超声的广泛用于危重患者,尤其血流动力学不稳定患者的评估,才逐渐被认识。最近,针对失血性休克,sepsis,蛛网膜下腔出血患者,尤其慢性肾衰接受血滤患者的研究,进一步表明了腔静脉变异度的临床意义,但依然没有统一的预测值,仍需扩大研究规模。

2. 自主呼吸或存在心律失常时液体反应性评估　当患者存在自主呼吸或心律失常时,此时不能合理应用动态指标,可选择应用PLR相关的超声指标,相当于内源性的容量负荷试验,近于300~450ml血浆快速输入。有研究表明,应用超声观察SV的替代指标如PLR前后左室射血流速和流速积分变化可以来预测容量反应性,并且已经证明敏感性和特异性均优于SBP和HR等;而在具有心内膜自动描记功能的超声诊断仪时,可以用左室每搏射血面积在PLR前后变化情况来预测液体反应性。

既然可以应用左室射血流速和流速积分变化来预测容量反应性,那外周动脉的情况如何呢?最新有研究发现,对于sepsis和重症胰腺炎患者,在PLR前后,应用外周动脉如股动脉峰值流速的变化与每搏输出量,脉压变化都可以用来预测液体反应性,前后变化分别为8%,10%和9%,同时研究还发现,如果用心率来代表PLR前后自主神经功能时,前后没有变化,如此临床可操作性明显增强,当然除了选择股动脉还可以考虑其他外周动脉,如桡动脉和肱动脉等。

最近的一个包括9个相关研究的PLR荟萃分析认为PLR相关的CI和SV变化优于PP的变化来预测液体反应性,可喜的是,其中6个研究应用了超声技术,入选患者数居多,所以随着未来有关主动脉流速和外周动脉流速的研究的增加,或许会有不同结论产生。

当然,在完全机械通气时和任何心律情况下,无论此时能不能合理应用动态指标,也可选择应用PLR相关的超声指标。

3. 选择容量负荷试验进行液体反应性评估　当以上的方法依然不能合理预测液体反应性时,最终在谨慎考虑输液限制情况下,还可以选择容量负荷试验。此时,选择超声测量SV、CO和LVEDA变化以及多普勒测量左室充盈压变化判断容量负荷试验。最近的研究表明,容量负荷试验前后应用外周动脉流速变化如股动脉流速变化同样可以预测液体反映性,应该说除需要承担液体过负荷风险外,在评估液体反应性上完全与PLR接近,甚至于更可靠些。更有研究以100ml液体在1分钟内快速泵入,以经胸超声超声测量主动脉流速的变化,快速判断容量负荷试验的结果。不但很好地预测液体反应性,同时很好地减少了液体过负荷的风险。

4. 超声容量反应性评估时的注意事项　第一,液体反应性的评估需要多个参数的测量,因为没有任何一个指标是绝对的,是排他的,临床上应该结合临床情况联合应用,最终有助于准确评估液体反应性;第二,心脏超声获得心肺相互作用评估液体反应性的动态指标不但有助于评估液体反应性,同时心超易于发现非超声获得动态指标的假阳性(尤其严重右心衰),但依然需要更多的研究来证明临床价值。

总之,心脏超声在评估前负荷及液体反应性方面可用、有效,且极具前景。在应用心脏超声时,无论评估的流程还是指标的选择均有一定科学内涵,我们应该在应用时进一步设计合理的临床研究来证明临床有效性,期待能够对死亡率和致残率以及并发症发生率产生深远的影响。

三、左心室功能的超声心动图评估

心室收缩与舒张功能以及其随时间变化的评价在重症患者中作用巨大。由于超声心动图是以二维(2D)图像来展示三维(3D)的结构,所以在诊断或者治疗之前,每个结构至少要得到相互垂直的两个切面的图像。新出现的或者在进一步恶化的室壁运动异常可能提示急性心肌缺血或者缺血所致损伤,而像脓毒症等多种重症疾病所导致室壁运动异常并非心室局部的功能障碍,而是心室的整体功能异常,因此全心室收缩功能评估十分重要。

心室收缩功能同时依赖于前负荷和后负荷,所以必须在不同负荷状态下评估收缩功能才能确保得到真实结果。另外还要重申连续评估的重要性,不能仅仅依赖某一次评估的结果。压力-容积关系是不依赖于容量状态来的左心室心肌收缩力的评估方法。超声心动图中用来评估整个左心室收缩功能的定性和半定量测量指标有射血分数(EF)、缩短分数(FS)、面积变化分数(FAC)、左心室功能评估的 Simpson 法、二尖瓣环运动、用二尖瓣反流束计算 dP/dt、使用标准 17-节段模型和应变率来评估局部室壁运动异常。最常用的方法是射血分数(EF)。

(一) 左心室收缩功能的定性评估的首要问题

为了说明左心室的收缩功能,首先要解决下面的问题:①心室充盈如何? ②心肌有足够的收缩力吗? ③在冠脉分布的范围内心肌收缩统一吗?

(二) 左心室标准的 17-节段分法进行视觉评估左室功能

左心室功能评估的形式多种多样,如心脏 MRI、超声心动图、核素扫描、血管造影等。为了能统一术语,美国心脏学会达成共识,将左心室分成 17 个不同的节段。沿心脏长轴左心室分为基底段、中段和心尖段。基底段和中段又各自进一步分为六个节段,尖段分为四个节段,再加上第 17 节段的心尖帽部。相应的冠脉分布为:左前降支提供心脏的前壁和前间壁前 2/3 的血供;左回旋支提供左心室侧壁的血供;右冠状动脉提供室间隔后 1/3 和左心室下壁的血供。室壁运动评分和指数可以用来做半定量评估。左心室收缩力依赖心脏从基底部到心尖部的运动、室壁的厚度和左心室螺旋挤压和旋转运动。心室壁的切面厚度以及左心室局部心内膜运动幅度对心室壁运动的评估十分重要。室壁运动评分描述如下:

1. 正常(>30%心内膜运动幅度,>50%室壁厚度)。
2. 轻度运动功能减退(10%～30%心内膜运动幅度,30%～50%室壁厚度)。
3. 严重运动功能减退(<20%心内膜运动幅度,<30%室壁厚度)。
4. 运动不能(心内膜运动幅度为零,<10%室壁厚度)。
5. 运动障碍(收缩期反常运动)。

室壁运动评分指数是指局部的室壁运动分数/数字,它是一种主观评估方法,分数之间没有真正意义的线性关系。缺乏血流灌注的心肌将表现为异常的室壁运动。只有多个切面的图像才能真正反映左心室受损情况和相应冠脉分布情况。仅仅是心内膜运动幅度的改变可能是心肌栓塞造成的,而室壁厚度改变是缺血的确切指征。经过多次室壁厚度的测量可以得出以下结论:①沿长轴平面很难获得连续的室壁厚度数据;②多角度多平面测量可以减小误差;③确定边界、方位和角度值。

(三) 射血分数

每搏输出量等于舒张末容积与收缩末容积之差。射血分数等于每搏输出量除以舒张末容积。可以在TTE 的左室长轴和短轴不同平面测量,但美国超声心动图学会建议使用修改后的 Simpson 法——计算两个平面的射血分数然后取平均值。可以通过 TEE 的经中段食管切面、四腔切面、二腔切面来得到射血分数。这种方法有一定的局限性。因为测量时要求心内膜边界能清晰地呈现出来,而二尖瓣环的钙化通常会干扰边界的探查。如在四腔切面中,因为超声束与心室侧壁平行,所以会出现侧壁信号丢失的情况。左心室内小梁形成也会干扰边界探查。在这种情况下,使用造影剂能提高边界成像的清晰度。左心室尖部经常因为透视原理而缩小。一般情况下,有经验的超声心动图熟练者不需要正规测量就能估计射血分数,而估计的结果与正规测量结果具有很好的相关性。

(四) 左心室收缩功能的超声心动图定量评估

1. 心输出量的计算　公式如下：

$$心输出量＝心率×每搏输出量$$

在 ICU 中,肺动脉导管可以用来测量心输出量。但目前的证据显示肺动脉导管的使用并没有明显优势,所以超声心动图在 ICU 心输出量的评估中具有重要作用。左右心室的心输出量都可以通过超声心动图来测量。左心室心输出量测量的可重复性和准确性更高。

$$左心室流出道面积＝左心室流出道半径^2×3.14$$

心率可以通过心电图测量,或者从一个速度-时间积分到另一个速度-时间积分。心率能够自动储存在超声机当中。每搏输出量等于左心室流出道面积乘以左心室主动脉瓣收缩期射血的速度-时间积分。当血液从左心室射进圆柱体形的主动脉,每搏输出量就可以通过圆柱体血液的高度来计算,而这个高度就是速度-时间积分。圆柱体形的底是左心室流出道,而流出道面积能够很容易计算。圆柱体的高,也就是速度-时间积分,是通过 TTE 时的心尖五腔切面和 TEE 时经胃主动脉瓣切面或者经胃主动脉瓣长轴切面运用脉冲多普勒测量通过左心室流出道的血流得出。这个假设是基于用于计算每搏输出量的左心室流出道面积在收缩期是恒定不变的。左心室流出道半径的测量误差将使面积计算的误差放大。为了使误差最小化,图像的灰度要减小,而左心室流出道要尽量大。另一个假设是:通过左心室流出道的血流是层流。这个假设通过脉冲多普勒上的窄流速带和平滑的光谱信号来证实。将样本体积的液体流通过两个互相垂直的切面来解释液体流的中心流速和边缘流速相等,以此证实平均流速分布图的存在。值得强调的是,多普勒射束应该与血流平行或者小于 20°。多普勒信号记录的是与血流平行的拦截角,所以能准确地测量血流速度。左心室流出道直径和脉冲多普勒应该在同一解剖位置进行测量以保持脉冲多普勒的空间与即时关系。选择某一个靠近动脉瓣的位置当做常规测量点可以减小误差。因为在不同心率下血流动力学会有所不同,因此这些测量应该在同一时间点进行,当在不同时间点评估心输出量时,所有的测量都要重复进行。

2. 不同部位的每搏输出量的测量　使用 TEE 时,一般选择左心室流出道作为最主要的测量点,然后就是大的肺动脉和右心室流出道。TEE 测量每搏输出量时,可以选择在主动脉瓣瓣叶尖端或者升主动脉。升主动脉直径是从胸骨旁长轴切面测量的,从胸骨上切迹或者心尖部的 TTE 切面测出。二尖瓣口每搏输出量也可以通过脉冲多普勒在二尖瓣瓣叶尖端测量。因为二尖瓣的复杂几何特征和大量的假设,一般不选择该处作为心输出量的常规测量点。在心脏的右侧,可以选择三尖瓣或者肺动脉来测量每搏输出量。右心室心输出量也可以测量出来。然而,大的肺动脉直径不是固定的,而是依赖于切面的不同而不同。另外,并非时时都能取到与右心室射出血流平行的多普勒图。

(五) 半定量测量方法

1. 缩短分数　缩短分数是一种评价左心室整体收缩功能的一维测量方法。经左心室乳头肌短轴的 M 型超声能测量的出该参数的值。M 型超声的定格分析用来计算缩短分数。测定心室内尺寸是从前缘到感兴趣部位的前缘。缩短分数＝(左心室舒张期内径－左心室收缩期内径)/左心室舒张期内径×100 (正常值＞25%)。

这个方法的优点是快捷而且可重复性相当高。M 型超声可以节约很多时间,而且心内膜边界显示非常清晰。这是一种基本的粗糙的左心室整体收缩功能的评估方法,正常值在 25%～45% 之间。在测量过程中一定要注意:如果局部心室壁有异常运动存在的话,容易产生误差;一维平面的斜切可能导致长度测量的误差。因此,在这个半定量测量中加入另外维度的测量可以增加整体功能评估的准确性。

2. 面积变化分数(FAC)　这是一个测量左心室收缩功能的二维参数。得到这个测量值的先决条件是足够清晰的心内膜边界。但在心内膜边界显示不清晰时,描记出整个心内膜边界是十分困难和耗时的。

面积变化分数可以定量评估射血分数。面积变化分数＝(左心室舒张末面积－左心室收缩末面积)/左心室舒张末面积×100％(正常值＞50％～75％)。

面积变化分数高度依赖后负荷,也一定程度依赖前负荷。其中,经胃乳头肌短轴切面计算的面积变化分数与放射性核素血管造影术测量有很好的相关性。

3. 等容收缩压力增加速率(dP/dt)　左心室功能常见评价指标在射血期很容易得到,但这些指标的负荷依赖性明确影响了心室功能的正确评估。而等容收缩压力增加速率(dP/dt)用来反映收缩力的变化是敏感的,同时对后负荷改变和异常室壁运动不敏感,前负荷的变化对其影响也较小。因此对左室心肌收缩力的评估更为准确。测量方法如下:连续波超声多普勒(CW)测定二尖瓣反流的速度,通过测量从 1m/s 增加到 3m/s 所需时间。根据简化的伯努利方程(压力＝4×速度^2),等容收缩压力增加速率可以表示为:dP/dt＝32/Δt;即运用简化的伯努利方程,速度为 3m/s 时,压力为 $4\times3^2=36$mmHg;速度为 1m/s 时,压力为 $4\times1^2=4$mmHg,压力差为 32mmHg。用压力差除以速度从 1m/s 增加到 3m/s 所需的时间 Δt,dP/dt 即可计算出来。正常值大于 1200mmHg/s,小于 1000mmHg/s 则为异常,左心室功能良好的状态下这个时间可以大大缩短。值得注意的两点是:患者必须存在二尖瓣反流并且对于左心室中等收缩状态无法评估。

4. 组织多普勒成像评估心室功能　组织多普勒成像是一个可以量化测量左心室整体和局部功能的参数。组织多普勒显示的二尖瓣环下行速度可以评估左心室的收缩功能。心肌组织速率一般在二尖瓣环的室间隔、侧壁、下壁、前壁、后壁和前间隔部位测量。从上述部位得到的二尖瓣环下行平均峰速度可以衍生出一个方程:

左心室射血分数＝8.2×二尖瓣环平均峰速＋3％

这个方程可以评估心内膜边界显示欠佳病例的整体左心室功能。心肌速率成像的缺点在于不能鉴别真正的心肌运动与心肌被动牵拉运动或者心室的整体位移运动。这些参数能从节段性应变成像模式中获得。现在,这些参数被热衷于研究工具。

(六) 比较少用的工具

1. 压力-容积(P-V)环　P-V 环的斜率能不依赖于心脏的前后负荷状态反映心肌收缩状态,随着技术的进步,用左室面积的连续测量来代替左室容量已经成为可能。从 P-V 环中我们可以了解到,前负荷会影响到心室功能,在 P-V 环中,Y 轴代表压力,X 轴代表容量,左室收缩功能增强将使该环在坐标系中向左上移动,反之,收缩功能下降时环移向右下。将改变心室前负荷所得到的不同的环的收缩末压点相连,即可得到反映收缩末期 P-V 的线性关系,这也被称作弹量。这种评估左室收缩功能的方法对负荷条件的改变不敏感。然而这种评估左室收缩功能的方法在 ICU 几乎不可能实现,不仅因为缺乏足够的时间,而且担心受重症患者随时变化的负荷状态影响。

2. 室壁应力和左心室质量　室壁应力是指施加在单位心肌面积上的力,这取决于心腔容积、压力和室壁厚度。室壁应力包括圆周、子午或径向三个方面。我们一般计算收缩末期的圆周及子午室壁应力。将心肌体积乘以特异的心肌密度就能计算出左室心肌质量。超声心动图对收缩末弹量的评估可以通过评估左室流出道的收缩速度加速度以及心肌收缩的应变率得到。MPI(Tei)是另一种心肌收缩功能的评估方法,通过等容收缩期与等容舒张期之和除以射血时间得到,然而 MPI 的临床实用性仍有争议。

(七) 新技术

1. 组织多普勒,应变和应变率评估心功能　多普勒组织成像(DTI)和斑点追踪成像(STI)是最近发明的测量局部心肌功能的重要方法。组织速度信号是一种低速信号,它通过除去室壁过滤,并使用低增益放大,使得展示心肌组织速率成为可能。放置在心肌特定部位的脉冲多普勒或定向的 M 超声都可以用来展示心肌组织速率。对于多普勒组织成像的常见缺陷有:①它只能测量与超声束平行的运动成分;②不能鉴别心室平行的位移运动;③不能被鉴别被邻近组织牵拉的运动与正常收缩运动。心肌峰速度、应变率以及应变能识别静息状态以及应激状态下的局部心肌功能异常。当室壁运动异常与标准评估相混淆时,组织多普勒能用来证实结果。应变和应变率用来测量在超声扫描线上出现的变形。传感器定位十分敏感,比多普勒的角度依赖性更敏感。STI最近被用来避免角度依赖性。这种方式用来测量两个维度的变形。它能得到更准确的组织速度、应变率和应变力。在静息、应激(应力)、局部缺血等状态下的局部功能是运用多普勒组织成像或者STI进行应变率和应变评估的指征。将其与3D斑点追踪成像技术相结合是评估左心室功能的有力工具。

2. 其他 心内膜边界的清晰度在左心室功能评估中十分重要。处于不同状态时,如肥胖或者肺气肿的患者,心内膜边界不太清晰。超声心动图造影技术在这些患者中有重要作用。声学定量技术能够将组织和血液区分开来,自动勾勒出心内膜边界。彩色室壁运动技术遵循这一规律,通过记录每搏的心内膜边界能够动态定量分析左室功能。这些新技术虽然能够有效获得心内膜边界,但测得的绝对值仍需要校正。需要强调的是,在有室壁瘤或者其他心室不对称等异常情况下,这些方法都将无法真实反映左室功能,此时,仅有3D超声能够真实反映左心室功能。

四、左心舒张功能评估

左心室的舒张功能是指在低压力情况下的充盈能力,它能防止肺静脉淤血和肺水肿,舒张功能与收缩功能同等重要。跨二尖瓣充盈、肺静脉血流模式和二尖瓣环侧壁心肌速度联合应用来发现和评估舒张功能障碍的程度。

(一)跨二尖瓣左心室充盈评估左心舒张功能

将脉冲多普勒取样窗放置在二尖瓣瓣叶尖端可以获得舒张早期最大流速E和心房收缩期最大流速A。在正常左心室,E峰一般大于A峰。在左心室肥厚患者或者老年患者,E/A比值小于1,则反映出舒张功能受损。E峰加速度与左心房压力除以 τ 的比值成正比,其中 τ 是等容期左心室压力下降的指数时间常数。为了保证每搏输出量,在有进行性舒张功能障碍的患者中存在进行性左心房压力增高的代偿,以将受损的舒张形态逆转到假性正常化。当左心室功能严重受损,在很短的充盈时间内出现左房压的极度上升,表现为经典的减速时间减少和高E/A比值。这些参数都是随着前负荷的变化而改变,一些特定方法,像Valsalva试验等,可以帮助鉴别假性正常化的形态和进行性左心室舒张功能障碍。单凭这种评估方法不能鉴别舒张功能不全的所有形式,还可能造成一些病例的漏诊。

(二)肺静脉血流脉冲多普勒评估左心舒张功能

肺静脉血流脉冲多普勒是一种通过评估跨二尖瓣充盈来诊断舒张功能障碍的辅助手段。将脉冲多普勒放置在肺静脉入左心房开口的远心端能得到收缩波S,舒张波D和心房波A。在心房收缩产生的心房逆转波大小和形态最为有用。

跨二尖瓣时间与肺静脉A波时间的差值对于左心室舒张末压有预测功能。

(三)M型彩色多普勒测量血流加速度Vp

将彩色多普勒取样窗放置在左心室流入,再将M型取样线穿过此窗口即可获得此参数。舒张期通过二尖瓣血流的时空图与左心室舒张有关,而这个时空图就是血流加速度。将色彩基线调整至最大二尖瓣口流速的30%~40%,然后计算红蓝渐变斜率即可计算血流加速度。Vp小于45cm/s预示着舒张功能障碍。Vp不像跨二尖瓣口血流充盈评估,一般不会出现假性正常化的现象。对这种评估方式的主要负面评价是其可重复性不高。当跨二尖瓣血流充盈和肺静脉脉冲多普勒相结合在左室舒张功能不全的诊断中不明确时,像多普勒组织成像在外侧二尖瓣环获得的E'峰和A'峰以及Vp等附加标准有助于鉴别舒张功能障碍的程度。除了上述的左心室舒张功能障碍的定性评估,还有很多像松弛功能、顺应性、充盈压以及舒张吸力(心室内压力梯度)等定量评价也已有所述及。

（四）左心室充盈压评估

肺动脉导管可以用来测量左心室充盈压。在没有任何远端梗阻情况下的肺动脉闭塞压就等于舒张末期左心室压力。它可以反映左心室舒张末期容积，也就是前负荷。然而，只有在左心室顺应性良好的情况下该假设才成立。而在高龄或者高血压患者中，左心室肥厚以及左心室顺应性下降比较常见，压力-容积关系改变，即舒张末期左心室压力与左心室舒张末期容积关系改变。左心室舒张末压的预测可以通过评估早期左心室的被动跨二尖瓣充盈（E 峰）和与之相对应的侧面二尖瓣环移位（E′峰）关系及比值获得。E′峰的降低值相对于顺应性降低的心室 E 峰更大。如果这个比值大于 15，表示左心室舒张末压大于 15mmHg。如果这个比值小于 8，表示左心室舒张末压小于 15mmHg。而中间数值很难解释。E′速度小于 5cm/s 是心室顺应性低的表现。

（五）左心室容积进行半定量评估

尽管多年来争议不断，但是肺动脉导管还是被普遍使用，它通过压力的测量来评估左心室容量。然而，充盈压与充盈容积的关系在一些特定的患者身上，特别是机械通气的患者身上是不准确的。超声心动图中有很多方法才评估左心室容积和压力。这些方法既可以单次使用，也可以用于监测患者对补液的反应。左心室具有对称性，有两个相对相等的短轴，长轴从心底指向心尖。从长轴方向看心尖较圆钝，近心尖侧近半的左心室像一个半椭圆，而心底侧为圆柱形，所以在短轴切面左心室呈圆形。在计算左心室容积时，就可能假设为 M 型超声或者二维切面时的形状。因此，在使用这些参数来评估正常或者异常形状的左心室时一定要谨慎分析。

左心室舒张末容积、左心室舒张末表面积、上腔静脉塌陷性、下腔静脉宽度、容量反应性等都可用来评估前负荷。低容量的诊断指标包括舒张末直径小于 25mm、左心室腔收缩闭塞和左心室舒张末表面积小于 55cm²。在 TEE 的经胃乳头肌短轴平面可以比较容易得出这些参数。存在基础心脏疾病或者左心室低顺应性的患者中 P-V 关系都将改变，最适左心室舒张末表面积将比正常人的更大。这就突出了对于既定的左心室舒张末表面积与每搏输出量测量的匹配关系。相对于以来单次测量结果，连续测量左心室舒张末容积更加可靠，但非常耗时，同时在实践中很难实现。追踪容量状态变化能证实与左心室舒张末表面积测量的相关性，左心室舒张末表面积是通过追踪上述切面的左心室舒张末静态轮廓来计算的。此过程可以通过使用自动声学定量边界监测系统来简化。收缩末与舒张末的容积都应被检测，随着时间的推移，还可以追踪容量状态的变化。收缩末心室腔闭塞或者叫"乳头肌亲吻征"是低血容量的征象。它用来预测心室收缩末表面积减少的敏感性是 100%，但是预测前负荷降低的特异性只有 30%。

二尖瓣环（E′）的组织多普勒成像与二尖瓣口 E 波血流模式相结合可以预测左心室平均舒张压。E/E′比值小于 8 表示心室顺应性良好，大于 15 表示左心室平均充盈压高，顺应性低。中间值的评估还要有其他参数，比如肺静脉流入和二尖瓣流入减速时间。

五、左心室功能评估的新技术——3D 技术进行左心室功能评估

实时图像重建能提供左心室图像。当进行 3D 图像重建时，通过一个固定的传感器在 3°或 5°标准下可获得一系列的二维图像。平面的数量和二维图像的质量共同决定 3D 图像的质量。矩阵阵列传感器的发明使得多线图像同时用于重建一组超声数据。不过这也不能完全展现成人的左心室。为了能展现整个左心室，将连续心动周期获得的数据组整合起来得到更大的数据组。

左心室容量和功能也能通过 3D 方法来计算，而且能够更加准确。3D 方法比 MRI 更好，观察者之间的主观误差更少，因此更为准确。这不难理解，因为不像 M 型超声或者二维超声，3D 图像重建的假设成分更少。因为容量评估更准确，收缩期容量变化的评估也更准确，因此得到的左心室射血分数也更加可靠。3D 方法也有一定的局限性，3D 容积中的线条密度比 2D 图像低，所以经常需要填描。当图像是从垂

直于很多器官的固定传感器得到的,那么结果会是质量欠佳的图像。随着呼吸运动的心动和心律失常会出现结果的伪像。随着图像分析时间的进一步减少以及更多先进科技的出现,3D未来将成为评估危重患者左心室容积和功能的最好方法。

六、右心功能的评估

(一)右室收缩功能

心脏超声评估右心大多是定性的,定量困难的原因主要因为右室缺乏特殊的形态,不像左心室一样,在左室长轴时为椭圆形,短轴时为圆形。因此,在正常和疾病状态的情况下,右室形态大小与功能缺乏定量的数据。右心功能的评估分定性和定量评估。肉眼评估右室收缩功能仅能初步定性评估右室收缩功能,对于在标准化评估方面是远远不够的。但其中对于右室扩张程度的判断以及室间隔左向偏移及运动情况的判断是右室功能评估的基本要求。近年来,逐渐发展到定量的评估右心大小及功能的方法将有助于标准评估右心,有助于临床医师合理整合右心定量评估为心脏超声评估的一部分。在定量评估右心收缩功能方面,有以下几个简单可重复的应该整合到整个常规心脏超声评估的范畴中。它们包括:FAC,TAPSE,组织多普勒三尖瓣环心肌收缩速度和MPI。联合应用多个指标测量右室功能,将明显可靠地鉴别正常与异常功能,而这对于高度怀疑右室功能不全或临床行为明确影响右心功能时更为重要。尤其最近3D超声技术的进步发展将明确有助于临床评估右室大小及功能。其他的复杂技术,如IVA、应变与应变率等,目前暂时没有临床推荐,仅在有经验的实验室作为特殊临床或试验研究应用的最佳储备技术。

(二)右室舒张功能

在怀疑右室功能损害,作为早期或轻微右室功能不全的标记时,或在以右室损害作为预后不良的标记时,测量右室的舒张功能应该被考虑。三尖瓣E/A比,E/E'比,右房大小,已被证明有效同时被推荐。右室舒张功能的分级如下:三尖瓣$E/A<0.8$提示松弛不良,三尖瓣E/A在$0.8\sim2.1$同时,$E/E'>6$,或肝静脉舒张期流量显著提示假性充盈;三尖瓣$E/A>2.1$结合减速时间<120毫秒提示限制性充盈。进一步的研究需要针对敏感性及特异性的有效性进行研究,同时包括分级的预后意义。

七、肺部超声在循环监测与支持中的作用

最近几年来,随着肺部超声的进步与推广,成为能够发现与评估不同肺部与胸腔病变的有力技术。见表现与特点有:

(一)肺部超声在血流动力学性肺水肿的评估

以上都是重症患者常见肺部病变的超声表现,而血流动力学性肺水肿患者,肺水含量的评估非常重要,肺部超声获得B线可以早期发现在血气分析改变之前的肺水肿,而超声具有简单、无创、无放射性和实时性等特点,血流动力学性肺水肿时的部分典型表现就是随着双肺水肿的增加,由肺间质水肿到肺泡水肿,而肺部超声的B线是肺间质肺泡综合征的表现,包括B3线和B7线,与肺部含水量相关,也是由肺间质水肿到肺泡水肿。

(二)超声监测鉴别急性心源性(血流动力学性)肺水肿与ARDS肺水肿

超声监测导向诊断的难点在于急性心源性(血流动力学性)肺水肿与ARDS肺水肿的鉴别,最新有研究表明肺部超声具有良好作用,研究通过对比ARDS与急性心源性(血流动力学性)肺水肿的超声征象的不同来发现有助于鉴别诊断的征象,其中七个征象被研究:肺泡-间质综合征、胸膜线异常征象、胸膜滑动征消失、存在未受损伤的区域、肺部实变、胸腔积液和肺搏动征,研究结果表明:由于两者病理生理机制的不同,肺部超声表现不同。在心源性肺水肿时,超声肺彗尾征的绝对数量与血管外肺水明确相关,甚至肺部表现随着含水量的不同从黑肺到黑白肺直至白肺发展;在ARDS时,尤其早期CT能发现的所有特点包

括肺部及胸腔改变均可由肺部超声发现:不均匀的含有未受损伤区域的肺部间质综合征、胸膜线异常改变及常见肺实变和胸腔积液等。因此肺部超声有助于床旁即时鉴别诊断 ARDS 肺水肿与急性心源性(血流动力学性)肺水肿。

(三) 肺部超声估测 PAWP

在循环支持的过程中,有研究表明,肺超的 A-优势型表现提示 PAWP 小于 13mmHg 的可能性大,而在 B-优势型时,提示 PAWP 大于 18 可能性大。

八、肾脏超声在循环监测及休克支持中的作用

肾脏是休克时最容易受损或最早受损的器官之一,因此发现和评估甚至预测急性肾损伤非常重要,肾脏超声能够床旁及时无创地监测肾脏改变,而有能够同时关注监测肾脏大循环与微循环情况,为休克循环监测支持提供了新的重要思路。

应用超声监测多普勒技术为技术的肾脏阻力指数(RI)近年来成为评估肾脏灌注的重要工具,在过去的研究中,RI 建议用于监测肾脏移植后功能不全、尿路梗阻等,RI 与疾病的进展明确相关,近年来在 ICU 中由于其无创、简单、可重复性强成为首选的监测 AKI 发生发展的指标,尤其有益于调整体克的血流动力学策略。另外,由于超声造影技术的进展,使床旁定量实时监测大血管与微血管血流成为可能,尤其对于休克时肾脏灌注的变化,包括对于治疗干预的变化均有监测价值。

九、结论

重症超声是 ICU 中指导血流动力学治疗的有效方法。它为重症医学医师提供了连续动态管理重症患者的床旁工具。

第六节 重症超声的临床应用

重症超声作为血流动力学治疗的关键工具之一,在重症患者的常见循环异常中起到非常重要的作用,如感染性休克、重症患者的急性心肌梗死、肺栓塞等。以下分别叙述相关内容。

一、重症超声在感染性休克时应用

(一) 感染性休克的特点

感染性休克是转入 ICU 的常见原因之一。它是指全身炎症反应综合征(SIRS)合并复杂的血流动力学衰竭。脓毒症的分子病理生理学很复杂,超出了本章的范畴。但是,它的临床表现却为一线的重症医学医师所熟知。血流动力学衰竭是感染性休克的显著特点,因此超声心动图可以在床旁管理中得到应用。感染性休克的病理生理学特点包括低血容量、左室收缩期和舒张期功能障碍、右室收缩期功能障碍,及外周血管麻痹。超声心动图使 ICU 医师能识别这些过程,监控其发展,并采取相应的治疗性干预。

(二) 感染性休克的容量特点

绝对低血容量是指总循环血量的减少。绝对血管内低血容量常为脓毒性休克的最初表现,要立即纠正。根据潜在的疾病过程有如下几个原因:

1. 非显性丢失(如皮肤和呼吸)由于发热、出汗和过度通气而增加。
2. 经胃肠道丢失(如腹泻和呕吐)。
3. 经第 3 间隙丢失(如胰腺炎、烧伤、软组织损伤、血管渗漏、低胶体渗透压、腹水、胸腔积液)。
4. 液体摄入过少(如精神状态改变、身体虚弱、医院内液体复苏不足)。

相对低血容量由血液在外周和中心腔室内异常分布引起。相对血容量不足在感染性休克中常见，并可在初步液体复苏后持续存在。总血容量可能正常，但血容量分布在中心腔室以外。血管扩张是由于外周血管收缩机制障碍和血管扩张机制的异常激活。

无论低血容量是绝对、相对还是混合性，其结果是相同的。显著的中心低血容量将导致静脉回心血量、前负荷、每搏输出量(SV)、平均动脉压和心输出量的减少。液体复苏通过增加静脉回流、前负荷、SV、心输出量和动脉压(收缩压、平均压和脉压)以及组织氧输送来改善感染性休克。识别并纠正低血容量是感染性休克治疗的一个主要目标。

(三)感染性休克时的左室收缩功能障碍特点

心肌收缩障碍常出现于感染性休克。实验和临床研究表明，循环物质通过多种途径导致心肌功能抑制，如心肌水肿、心肌细胞凋亡、细胞因子作用(尤其是 IL-1、IL-6 和 TNF-α)，以及 NO 激活。无心肌梗死的肌钙蛋白水平升高在脓毒性休克中很常见，虽然冠脉灌注和心肌能量机制在脓毒性休克中未受损。

用超声心动图识别左室收缩功能障碍很难，因为传统的左室收缩功能超声心动图参数是负荷相关性的。低血容量可以显著影响前负荷，而血管扩张可以显著影响后负荷。心室低血容量而血管扩张的低血压患者射血分数可以正常。在容量复苏和血管加压药物使用后，再进行超声心动图才可能显示收缩功能下降。临床和实验研究显示，在感染性休克中早期发生但可逆的左室功能抑制，表现为左室压力-容积曲线的右移。在感染性休克中常出现射血分数下降，警示临床医师可能需要控制后负荷和给予强心支持。同样，感染性休克中射血分数正常也不能排除左室功能障碍。通过调整容量和血管加压药物来改变前负荷和后负荷可以改变超声心动图的结果。感染性休克中左室收缩功能障碍是否与生存的改善有关仍存在争议。Parker 等首先描述此相关性。但 Vieillard-Baron 和他的同事报道，有或无左室收缩功能障碍的患者其生存无差异。有假说认为，左室扩张与收缩功能抑制有关，是为维持心输出量而作的适应性改变，该假说已被超声心动图部分所证实。

(四)感染性休克时的左室舒张功能障碍特点

左室舒张障碍也在感染性休克中发现，并与死亡率增加有关。它与肌钙蛋白水平升高，细胞因子活性(TNF、IL-8、IL-10)增加有关，并常与收缩功能障碍同时发生，但在 20% 的病例中也作为独立的异常出现。

(五)感染性休克时的右室功能障碍特点

右室收缩功能受损常见于感染性休克。它可以出现在无肺动脉压高压或左室功能障碍的患者，且可能由与导致左室功能障碍同样的循环因子所引起。感染性休克常与间接导致右室功能障碍的并发症有关。肺部疾病如重症肺炎或急性呼吸窘迫综合征(ARDS)、缺氧性肺血管收缩和高通气压可以导致右室后负荷增加，从而导致急性肺心病。脓毒性休克可以通过直接或间接抑制右心功能导致右心功能障碍。

(六)超声心动图在感染性休克管理中的应用

由于显著的低血容量在脓毒性休克中很常见，初步液体复苏决不能因等待超声心动图而延迟。入院前和急诊的临床评估已提供足够的信息来决定给予脓毒症患者充足的容量复苏，因为早期容量复苏与结果的改善相关。但重症医师在 ICU 接收的患者常已给予了一定程度的容量复苏。因此，问题就在于患者是否还需要进一步的容量复苏、血管加压药物或强心支持。在这种情况下，超声心动图是评估脓毒症患者的理想工具，因为它能识别低血容量、左室收缩期和舒张期功能障碍和右室功能障碍。最初的评估结果有助于治疗计划的制订，而继续观察可以评估治疗的效果、疾病的进展并识别新问题的出现。

(七)超声心动图在脓毒性休克的管理中的评估前负荷反应性

对脓毒症患者进行容量复苏是初始复苏的重要部分。但过量的容量复苏可以导致相反的后果。解决该问题的一个方法就是使用床旁超声心动图来评估容量反应性。在使用超声心动图时,重症医师想要解决的问题是:进一步的容量复苏能否提高心输出量? 超声心动图使重症医师能在床旁回答这个问题。超声心动图通过对容量反应性进行动态测量来评估容量状态;而选用的类型取决于超声心动图技术员的熟练程度。静态测量相对可靠不佳。

　　具有初级重症监护超声心动图能力的重症医学医师在多普勒测量上能力有限,必须依赖 2D 图像来指导临床决策。下腔静脉(IVC)直径的呼吸变异是决定容量反应性的有效方法,可以很方便地由初级重症监护超声心动图技术员完成。患者必须有机械通气支持并完全丧失自主呼吸。此外,在脓毒性休克中识别到小的高动力的左室(收缩末左室腔消失)或小的 IVC 直径(<10mm)说明患者存在容量反应性。超声心动图在脓毒性休克中识别到小的高动力的左室和右室强烈收缩提示低血容量,这些结果对容量复苏的反应只有有限的预测价值。

　　具有高级重症监护超声心动图能力的重症医学医师能作多种多普勒评估来了解脓毒性休克患者是否需要进一步的容量复苏。如果患者依靠机械通气支持且完全控制呼吸,通过经食管超声心动图(TEE)测得的上腔静脉(SVC)直径的呼吸变异是测定容量反应性的一个简单方法。此外,由多普勒测得的 SV 的呼吸变异对识别前负荷反应性很有效。如同测量 IVC 的变异和 SVC 的直径,患者必须在呼吸机支持下完全控制呼吸且为窦性心律。被动抬腿前后用多普勒测量 SV 和心输出量是识别前负荷反应性的另一个方法。该方法主要用于有自主呼吸和心律不齐的患者。

　　超声心动图帮助重症医师指导容量复苏。最初的检查能确定患者是否处于前负荷敏感状态。如果有容量复苏的指征,连续监测对决定是否继续容量复苏很有效。

(八) 超声心动图在脓毒性休克的管理中的应用中评估左室收缩功能

　　在脓毒性休克的前期,左室功能障碍常被描述为"高动力"且心输出量被认为是增加的(脓毒症的高动力相)。事实上,对心脏功能非容量依赖性指数的研究显示即使心输出量和射血分数正常或升高仍存在收缩功能的损害。左室收缩功能下降出现在脓毒性休克的早期,且常常在脓毒症治愈后 7~10 天完全恢复。容量复苏和血管加压药物的使用能改变左室的负荷状态。

　　在初期,超声心动图可能将高动力的左室收缩显示为左室充盈不足和后负荷过低。在容量复苏和升压后,超声心动图结果可能变为左室收缩功能受损。

　　从实践的角度而言,评估左室收缩功能依赖于对射血分数(EF)的评估。具有初级重症监护超声心动图技术的重症医师测量 EF 的能力有限。对 EF 进行视觉估计如果由熟练的超声心动图技能 ICU 医师完成可以十分准确。但有初级重症超声心动图技术的重症医师不应试图进行数字估计,而是将左室功能分为严重受损、轻度受损、正常或高动力。此外,具有高级重症超声心动图能力的重症医师可以使用多种方法测定 EF。M 型超声依赖于直径测量。Teichholz 方法要求左室的直径在心室中央水平和胸骨旁长轴视图进行测量。该方法要求注重技术细节,且未在机械通气的重症患者中证实有效。它不能用于有室间隔异常的患者,且要求 M 型探头与左室壁垂直。这在重症患者中常难以实现,因为心脏难以朝向适合测量的方向。加上由机械运动周期导致的平移运动伪影和用直径测量来定义复杂的三维结构所导致的内在的几何假设,M 型 EF 测量方法可能不是测量重症患者的 EF 的可靠方法。另一个选择是使用面积测量法。一个简单的方法是通过在舒张末和收缩末用胸骨旁短轴在乳头肌水平(使用经食管超声心动图[TTE]或 TEE)测量左室腔的面积。这些测量值用于推算 EF(舒张末面积-收缩末面积/舒张末面积)。尽管在理论上优于基于直径的测量方法,面积测量法仍然易受室间隔异常和平移运动伪影的影响。EF 的准确评估可以采用 Simpson 方法。左室舒张末和收缩末面积通过 2 个直角平面的顶面观来测量(顶面四腔和顶面二腔视图)。Simpson 方法可以准确测量 EF,但可能对一线重症医师不够实用,因为它需要大量的时间来完成、明确的心内肌边界定义和对技术细节的注意(好的轴线和避免平移运动伪影),以及一台高质量的设备。

测定 EF 对衡量左室收缩功能很有帮助,但它不能反映 SV 和心输出量(这些数值与体表面积最为相关)。低灌注高动力的左室可以表现为 EF 正常,而 SV 和心输出量可能不足。同样,扩张而收缩功能下降的左室 EF 虽低,SV 和心输出量可能足够。测量 SV 和心输出量需要使用多普勒。在心尖五腔切面(TTE)或胃深部视图(TEE),多普勒探头的脉冲波置于左室流出道(LVOT)与血流方向平行。收缩期血流速度曲线下面积(VTI=速度时间积分)与 SV 成正比。VTI 乘以 LVOT 面积即得到 SV 和心输出量。这些值可能与体表面积成正比,可用于推导血流动力学的其他参数。EF 为重症医师提供左室功能的信息,而 SV 和心输出量的测量可用于衡量供氧情况。心输出量和 EF 的测量方法可随脓毒症状态的演变和对治疗干预的反应而不同。这使得系统性超声心动图检查成为可能。反映重复检查的重要性的一个例子是在感染性休克的恢复期。在感染休克早期所做的检查可能显示 EF 的显著下降。几周后,重复检查可能发现左室功能完全正常。这为患者的临床管理提供了重要信息。如果没有再次检查,患者可能被视为有慢性左心衰,从而对自限性状态进行了不恰当的长期治疗。

(九) 超声心动图在脓毒性休克的管理中的应用中评估——左室舒张功能

脓毒性休克可以改变左室舒张功能。舒张是一个耗能过程,可以被与导致收缩功能障碍同样的循环因子而干扰。传统测量方法依赖于多普勒分析二尖瓣流入量。它是负荷依赖性的。另一种非负荷依赖性方法是测量二尖瓣环组织的纵向运动多普勒速度(E′)。重症医师对舒张功能的测定很感兴趣,因为它可以帮助我们评估左室舒张压和左房压。左室舒张压升高将导致肺动脉压升高,又反过来增加了肺水肿的风险。目前推荐给予脓毒性休克患者积极的容量复苏。脓毒症休克患者有患急性肺损伤或急性呼吸窘迫综合征(ALI/ARDS)的风险。肺水肿可加剧该问题。在最初的容量复苏之后,尤其是当患者有 ALI/ARDS 时,用超声心动图评估左室舒张压是慎重的。如发现压力升高可以及时采取治疗性干预,如限制液体和利尿。目标是降低左心灌注压以减少肺水肿风险。多普勒使重症医师能用几种方法评估肺动脉嵌顿压(PAWP)。

跨二尖瓣舒张期流速能通过多普勒脉冲在顶面四腔视图上测量。E/A>2 与 PAWP>18mmHg 有关,其阳性预测值为 100%。肺静脉流入量对测量 PAWP 也有效。收缩期前向运动速度 VTI 比上收缩期和舒张期速度总 VTI<45% 预示着 PAWP>12mmHg,其阳性预测值为 100%。肺静脉反向 A 波时间大于二尖瓣流入 A 波时间提示 PAWP>15mmHg,阳性预测值为 83%。二尖瓣环组织多普勒可以测量早期舒张期环速度。二尖瓣 E 波速度比上 E′(E/E′)>9 提示 PAWP>15mmHg。通过 TTE 可测量二尖瓣流入和环速度。高质量的肺静脉流入速度难以通过 TTE 测得,常需要 TEE 测量。

(十) 超声心动图在脓毒性休克的管理中的应用中——评估右室功能

右室功能可能像左室一样因脓毒症循环因子而直接受损。此外,右室功能也可因脓毒症并发症而受损。急性肺损伤、缺氧性肺血管收缩和正压通气都可能增加右室后负荷而导致急性肺心病。超声心动图帮助重症医师识别急性肺心病。识别急性肺心病使重症医师能采取措施减少右室后负荷,减轻右室扩张。

(十一) 超声心动图对外周阻力进行评估

心脏超声多普勒技术可以直接测量外周血管阻力,但不易方便和简单使用,因此在临床工作当中,经常根据临床的和心脏超声的检查结果进行除外诊断,如在心脏足够负荷同时左右心脏收缩功能均满意的情况仍然存在的低血压提示了低外周血管阻力。

(十二) 超声心动图在感染性休克的管理中的临床应用流程

低血容量和低血压是感染性休克的最主要特点。除了立即使用广谱抗生素控制局部感染,最初的管理应包括足量的容量复苏和使用血管活性药物确保灌注(以去甲肾上腺素为代表)。该标准路径常在 ICU 外完成。重症医师在 ICU 接收的患者已做了初步的复苏处理,需要进一步制订管理治疗计划。早期使用超声心动图可以达到 2 个目的:

1. 排除其他或并存的导致休克的原因,如未发现的心脏压塞、严重瓣膜缺陷、室间隔异常,需要考虑缺血性心肌病或肺栓塞。

2. 帮助重症医师回答与感染性休克继续血流动力学管理有关的几个关键问题:

(1)患者能否从进一步容量复苏中获益? 超声心动图仅仅通过模式识别就可以回答这个问题:IVC直径小或高动力的左室,收缩末室腔消失,提示需要进一步容量复苏。如果患者应用呼吸机辅助呼吸且没有自主呼吸,显著的 IVC 直径呼吸变异的出现提示需要继续容量复苏,而未出现说明不需要。对有自主呼吸的患者,拥有高级超声心动图技能的 ICU 医师可以通过进行 PLR 测量回答该问题。此外,如果机械通气患者无自主呼吸且为窦性心律,显著的 SV 呼吸变异(通过超声心动图测量)提示需要继续液体复苏,而不出现说明不需要。决定是否继续容量复苏非常重要,因为不适当的容量复苏可以导致对重症患者造成损害。

(2)患者是否需要多巴胺和肾上腺素等进行正性肌力支持? 超声心动图可以帮助评价左心功能。初级超声心动图技能的 ICU 医师可以识别但不能量化 EF 的下降,而拥有高级超声心动图技能的 ICU 医师可以准确评估 EF 或进行量化。左室收缩功能下降在脓毒性休克中常见。但这不说明一定要使用正性肌力药物。直接测量 SV 和心输出量对此有帮助。如果 SV 和心输出量在正常范围,没有必要使用强心支持。达到超常的供氧水平不是脓毒性休克的治疗目标。从另一方面讲,如果 SV 和心输出量很低以至于供氧减少,就有使用正性肌力药物的指征。如果量化 SV 和心输出量测量无法完成,重症医师可能需要依赖临床指征来决定是否使用正性肌力药物。一般地,发现左室收缩障碍不能作为使用正性肌力药物的指征。测量 SV 和心输出量可以帮助医师作出决策,因为这是通过对患者临床状态的仔细评估而获得的信息。

(3)有没有 PAWP 升高和肺水肿的迹象? 拥有高级超声心动图技能的 ICU 医师可以识别患者有无 PAWP 升高。如果出现了该情况,针对该问题的治疗可以改善伴随 ALI/ARDS 的患者的肺功能。

(4)有无急性肺心病? 有初级超声心动图技能的 ICU 医师能识别右室扩张和室间隔运动障碍,两者对急性肺心病有诊断意义。急性肺心病可以是多因素的。脓毒症对可对右室功能产生直接影响,但继发因素,如给伴随 ALI/ARDS 的患者机械通气,也可能导致急性肺心病。识别急性肺心病使重症医师能及时采取措施减少右室后负荷。

二、超声心动图在重症相关心肌梗死时的应用

在 ICU 无论是在围术期还是严重创伤患者,缺血性心脏病非常常见,局部心肌的缺血导致局部心肌的运动异常。临床实际中,局部心肌缺血的评估最常用到的方法是对二维超声显像室壁运动和室壁增厚率进行目测。与心肌节段的室壁增厚率相比较,二维超声应变成像对心肌缺血的变化更加敏感。

急性心肌梗死后可出现多种舒张期充盈异常即左心室舒张功能异常,表现为二尖瓣血流频谱 E 峰峰值速度减低,A 峰峰值速度增高,E/A 比值小于 1,E 峰减速时间 DT 延长,IRT 延长,肺静脉血流频谱 S/D 峰值比值增加等。彩色多普勒心脏超声在临床的广泛运用,急性心肌梗死后左室舒张功能被深入认识,这有助于对急性心肌梗死后心脏功能改变有更全面深刻的认识。心脏超声可作为左心室舒张功能的一种重要的评估方式,对临床治疗方案的选择也起到重要作用。

心肌应变测量的是心肌各节段的变形,在定量评价心肌各节段的收缩和舒张功能时,心肌应变与心肌的收缩和舒张功能密切相关,因此能准确评估心肌收缩和舒张功能。

三、超声心动图在急性肺动脉栓塞时的应用

急性肺血栓栓塞(PTE)是临床上一种重症心肺疾病,心脏超声对其病变程度、治疗效果及评估预后有重要作用,已经普遍应用于临床。超声检查 PTE 一般包括心脏超声检查及下肢深静脉检查。心脏超声可以从直接征象及间接征象为诊断 PTE 提供依据。直接征象包括:主肺动脉和左右肺动脉主干内血栓;右

心内血栓伴有右心扩大、肺动脉高压；血栓到达肺动脉以前，可以被腔静脉入右房处的 Eustachil 瓣、三尖瓣、右心耳阻截，如果同时伴有右心室扩大或肺动脉高压，则可以直接诊断肺栓塞。经心脏超声发现直接征象的几率较低，主要原因为：当肺栓塞栓子位于肺动脉外周血管时，难于检出；新鲜的血栓回声多较低，超声不易识别；而机化的血栓与血管壁融合，也不易区分。

心脏超声检测 PTE 的间接征象包括肺动脉高压及肺源性心脏病征象。具体表现在以下几方面：右心系统扩大，栓子栓塞肺动脉，受机械、神经反射和体液因素的综合影响，肺血管阻力升高，右心负荷增大，右心系统扩大；右室壁运动幅度减低；室间隔与左室后壁运动不协调，在左室短轴切面，室间隔向左心室膨出，左心室呈"D"字形改变；三尖瓣反流，肺动脉高压，由于右心扩大，三尖瓣瓣环扩大，可引起不同程度三尖瓣反流，频谱 Doppler 可以测得三尖瓣反流压差，并据此可估测肺动脉压力；此外，还可见 Doppler 改变、肺动脉血流流速曲线发生特征性改变，主要表现为加速、减速时间缩短及频谱形态发生改变，如果伴有肺动脉高压，则血流频谱表现为收缩早期突然加速，上升支陡直，峰值流速前移至收缩早期，而后提前减速，呈直角三角形改变，有时可于收缩晚期血流再次加速，出现第二个较低的峰。心脏超声可通过上述的直接征象来直接诊断 PTE，而间接征象可以提示诊断，更重要的是对具有胸痛、呼吸困难、心悸、气短等症状的患者可以与急性心肌梗死、冠心病、主动脉夹层、心包积液等疾病进行鉴别。对于确诊的 PTE 患者，超声探测到中度、重度右室功能障碍者，其近期及长期病死率明显升高，而不伴有右室负荷过重的患者，近期预后良好，因此超声能够根据右室功能状态进行危险度分层及预后判断。心脏超声可以动态、无创、重复估测肺动脉压力，因此可以判断治疗效果，可以作为随访追踪的一种快速、简便的检查手段。

第七节　ICU 医师的超声培训

超声技术在 ICU 临床工作中的运用越来越广泛，必将成为 ICU 重症患者监测与指导治疗不可或缺的手段。由于超声需要一定的技术基础，传统上通常由某些专科医师（如心脏科）或超声专科医师进行。其中血流动力学学评估时重症超声的重中之重，由于重症患者的血流动力学有其独特的规律，ICU 医师正是掌握并运用这些规律的专业医务人员，而超声在评估血流动力学方面有其不可替代的优势。

应当对 ICU 医师进行循序渐进的超声技能培训。结合国际上的培训经验，可以总结为以下几个技术阶段。

1. 最初级的知识应当包括超声的基本原理，能够正确使用超声仪器，获得质量满意的图像。能够正确识别超声图像上的解剖结构，能够正确解读超声结果。

2. 应能正确获得心脏超声标准切面图像，能够根据要求显示需要观察的结构的解剖及功能。能够识别正常与异常的结构及功能。

3. 在此基础上，能够进行正确的测量，判断心脏收缩及舒张功能，测量心脏各腔室的大小，能够判断休克的类型。判断休克的类型需要能够识别心脏压塞、肺动脉高压、严重瓣膜疾病、低容量状态、进行心室收缩功能的测量及室壁运动异常的判定、识别心肌梗死后并发症等。能够完成超声诊断流程从而对患者的血流动力学状态作出评估。

4. 在此基础上进行足够的实践，可以成为"ICU 的超声专家"，能够熟练鉴别各种血流动力学状况及判断各种心血管系统解剖及功能异常，能够进行超声的科研，能够在超声指导下进行介入操作。能够充分理解超声结果及其体现的病理生理过程并提出进一步的治疗建议，包括决定是否寻求更高级别或其他专科的专业人士的帮助。这一阶段的训练与实践可能有些需要在 ICU 之外，包括在心脏专科进行。

5. 在此基础上随着经验的积累，对心脏超声有更加深入的理解，可以进行不逊于专科专家水平的超声检查，能够进行复杂的超声指导下的介入操作，能够进行前沿性研究，推动超声学科的发展。

　　可以在相关专科医师或已经处于高级别技术阶段的 ICU 医师指导下进行,包括理论学习以及手把手地传授技术,由于超声检查十分依赖检查者的主观经验与操作水平,所以最重要的是进行病房的实践,不断积累经验,注意收集患者的图像资料作为继续学习以及科研的资料;和心脏及超声专科医师的交流是必需的。

　　总之,随着超声技术的进一步进展,在血流动力学监测的领域必将发挥更大的作用。而作为每天都与血流动力学打交道的 ICU 医师,应当重视并掌握这项技术,它是提高专业水平、为患者提供更优质的治疗的有力工具。

(王小亭　刘　晔)

参考文献

1. Au SM, Vieillard-Baron A. Bedside echocardiography in critically ill patients:a true hemodynamic monitoring tool. J Clin Monit Comput, 2012, 26(5):355-360.

2. Brown SM, Pittman JE, Hirshberg EL, et al. Diastolic dysfunction and mortality in early severe sepsis and septic shock:a prospective, observational echocardiography study. Crit Ultrasound J, 2012, 4(1): 8.

3. Wetterslev M, Haase N, Johansen RR, et al. Predicting fluid responsiveness with transthoracic echocardiography is not yet evidence based. Acta Anaesthesiol Scand, 2012, 10. 1111/aas. 12045.

4. Mandeville JC, Colebourn CL. Can transthoracic echocardiography be used to predict fluid responsiveness in the critically ill patient? A systematic review. Crit Care Res Pract, 2012, 2012: 513480.

5. Bouferrache K, Amiel JB, Chimot L, et al. Initial resuscitation guided by the Surviving Sepsis Campaign recommendations and early echocardiographic assessment of hemodynamics in intensive care unit septic patients:a pilot study. Crit Care Med, 2012, 40(10): 2821-2827.

6. Volpicelli G. Lung sonography. J Ultrasound Med, 2013, 32(1): 165-171.

7. Constantin JM, Futier E. Lung Imaging in Patients with Acute Respiratory Distress Syndrome:From an Understanding of Pathophysiology to Bedside Monitoring. Minerva Anestesiol, 2013, 79(2):176-184.

8. Baldi G, Gargani L, Abramo A, et al. Lung water assessment by lung ultrasonography in intensive care:a pilot study. Intensive Care Med, 2013, 39(1): 74-84.

9. Rode B, Vučić M, Siranović M, et al. Positive end-expiratory pressure lung recruitment:comparison between lower inflection point and ultrasound assessment. Wien Klin Wochenschr, 2012, 124(23-24): 842-847.

10. Volpicelli G, Elbarbary M, Blaivas M, et al. International evidence-based recommendations for point-of-care lung ultrasound. International Liaison Committee on Lung Ultrasound(ILC-LUS)for International Consensus Conference on Lung Ultrasound (ICC-LUS). Intensive Care Med, 2012, 38(4): 577-591.

11. Schneider AG, Hofmann L, Wuerzner G, et al. Renal perfusion evaluation with contrast-enhanced ultrasonography. Nephrol Dial Transplant, 2012, 27(2): 674-681.

12. Bulte CS, Slikkerveer J, Meijer RI, et al. Contrast-enhanced ultrasound for myocardial perfusion imaging. Anesth Analg, 2012, 114(5): 938-945.

13. Lamperti M, Bodenham AR, Pittiruti M, et al. International evidence-based recommendations on ultrasound-guided vascular access. Intensive Care Med, 2012, 38(7): 1105-1117.

14. Schmidt GA, Koenig S, Mayo PH. Shock:ultrasound to guide diagnosis and therapy. Chest, 2012, 142(4):1042-1048.

15. Manno E, Navarra M, Faccio L, et al. Deep impact of ultrasound in the intensive care unit:the " ICU-sound" protocol. Anesthesiology, 2012, 117(4): 801-809.

16. 刘大为. 实用重症医学. 北京:人民卫生出版社,2010.

17. 王小亭,刘大为,张宏民,等. 扩展的目标导向超声心动图方案对感染性休克患者的影响. 中华医学杂志, 2011. 91(27):1819-1883.

18. 王小亭，刘大为. 重视心脏多普勒超声在重症医学领域中的应用. 中华内科杂志，2011,50(7):539-540.

19. Price S，Via G，Sloth E，et al. Echocardiography practice，training and accreditation in the intensive care；document for the World Interactive Network Focused on Critical Ultrasound (WINFOCUS). Cardiovascular Ultrasound，2008,6：49.

20. Expert Round Table on Ultrasound in ICU. International expert statement on training standards for critical care ultrasonography. Intensive Care Med，2011，37(7):1077-1083.

第六篇

血流动力学评估

第三十一章　容量状态与容量反应性

在重症患者的循环支持中,容量状态的判断非常重要。临床上面对急性循环衰竭或组织灌注不足时,多怀疑容量不足,扩容常是第一选择。扩容治疗后如果能观察到心率下降、血压上升、尿量增加、循环改善则提示扩容治疗有效,容量反应性好。临床研究中容量反应性好常指通过扩容治疗后,心输出量(CO)或每搏量(SV)较前增加≥15%。根据 Frank-Starling 机制,只有在左右心室均处于心功能曲线上升支时,增加心脏前负荷,才能显著提高心输出量,即容量反应性好;而只有某一心室处于心功能曲线平台支时,增加心脏前负荷,则难以进一步增加心输出量,即容量反应性差。因此容量反应性好是扩容治疗的基本前提。对于重症患者,特别是合并呼吸功能受累,液体耐受性差时,盲目的扩容治疗可能增加肺水肿的风险。近来 ARDS 液体管理策略的研究亦显示,与非限制性液体管理组相比,限制性液体管理组氧合指数明显改善,肺损伤评分明显降低,且 ICU 住院时间明显缩短。人们一直在寻找简单可靠并且敏感快捷的指标或方法来准确地评价和预测容量反应性,减少扩容治疗的盲目性,提高扩容治疗的有效性。

临床上常用的指标和方法,包括静态前负荷指标:中心静脉压(CVP)、肺动脉嵌顿压(PAWP)、右室舒张末容积指数(RVEDVI)和持续右室舒张末容积指数(CEDVI)、胸腔内血容量指数(ITBVI)和全心舒张末容积指数(GEDVI)等;心肺相互作用的动态前负荷指标:收缩压变异(SPV)、脉压变异率(PPV)、每搏变异率(SVV)等;广义动态指标与方法:容量负荷试验、被动抬腿试验(PLR)等。在 2012 年的 SSC 指南中,对于严重感染和感染性休克患者推荐应用容量负荷试验相关技术进行容量反应性评估,只有在基于动态指标如(PPV、SVV)和静态指标(动脉血压、心率)等提示会有血流动力学改善时才给予输液治疗。动态手段评估患者的容量反应性,近年来在 ICU 非常普遍,这些方法均基于监测机械通气或在自主呼吸患者时的被动抬腿引起的 SV 变化。但在房颤、存在自主呼吸或压力支持较低的患者中应用受限,并且患者需要镇静。因此容量状态与容量反应性评估是重症患者血流动力学评估的重中之重。

一、容量状态和容量反应性

容量状态和容量反应性是两个不同的概念。容量状态是指患者的前负荷状态,可以通过反映前负荷压力(如中心静脉压)和容量的指标(如全心舒张末期容积)进行评估。

容量反应性反映扩容后的效果,即前负荷的储备,是前负荷与心功能状况的综合反映。扩容治疗后心输出量(CO)或每搏输出量(SV)较前明显增加(≥10%~15%)提示容量反应性良好。容量反应性良好是液体复苏的基本前提。容量状态和容量反应性密切相关,但又不能直接代表容量反应性。容量反应性受到心功能状态的制约,例如感染性休克的患者尽管其容量状态可能是相对不足,但由于并存的心脏的基础疾病以及与感染相关的心肌抑制,患者容量反应性可能并不好。因此,在液体复苏过程中,应综合评估容量状态和容量反应性以便指导液体复苏的实施。容量反应性好并不代表患者可能从液体复苏中获益。患者的有效循环血量及组织灌注情况是决定其是否需要液体复苏的关键因素,而容量反应性仅仅反映患者对容量的耐受情况。例如健康人口的心脏前负荷储备良好,容量反应性是好的,但并不需要容量治疗;反之容量反应性差也并非代表患者不需要液体治疗。对于组织灌注不足需要液体复苏而容量反应性差的患者,在治疗中应更关注心功能的调整和改善,匀速缓慢补液,适当强心,改善心肌顺应性,增加心脏对容量的耐受性,应用血管活性药物适当收缩血管,避免单纯依靠大量扩容维持循环,通过以上一系列的综合治疗措施改善组织灌注。

目前临床上常用的评估容量状态及容量反应性指标和方法主要包括传统的静态前负荷指标和经心肺相互作用的动态前负荷指标。传统上，心脏充盈压的相关指标 CVP 和 PAWP 被用来指导液体治疗。在过去的30年里，众多的研究提示，心脏充盈压的相关指标不能理想地预测容量反应性。但在最近的10年中，许多容量反应性的动态评估手段被报道，这些动态的评估手段通过检测 SV 在机械通气时或 PLR 后的变化评估容量反应性。SV 的持续和实时监测通过微创或无创的技术进行，包括：超声多普勒技术、脉搏轮廓技术和生物电阻抗技术等。

（一）前负荷静态指标

前负荷是指肌肉在收缩前所承载的负荷。在细胞水平上是指心肌细胞收缩前的初长度，在器官水平指心室舒张末期容积。前负荷反映患者的容量状态，就个体而言，前负荷越低，容量反应性越好；反之，前负荷数值越高，容量反应性越差。就群体而言，不同个体心功能曲线是不同的，单个静态的前负荷指标就可能落在心功能曲线的上升支或平台支，其判断容量状态和容量反应性的价值目前仍然有争议。

1. 压力指标 以压力指标反映前负荷可能受到胸腔内压、胸廓及肺顺应性、心率、心肌顺应性、心脏瓣膜病及心室间相互作用等多种因素的影响。中心静脉压（CVP）和肺动脉嵌顿压（PAWP）是临床容量状态和容量反应性的常用指标。CVP 可以近似于右房压（RAP），是反映右心压力负荷和血管内容量的指标。PAWP 反映左室舒张末压，曾一度被认为是左心前负荷的"金标准"，但是预测容量反应性的能力倍受质疑。

2. 容积指标 心脏的前负荷是容积而不是压力，理论上容积指标比压力指标能更直接和准确地反映前负荷。随着监测技术的发展，心脏的容积负荷指标得到越来越广泛的应用。常用的指标有右室舒张末容积指数（RVEDVI）、左室舒张末面积指数（LVEDAI）、胸腔内血容量指数（ITBVI）及全心舒张末容积指数（GEDVI）等。心脏容积负荷指标在压力变化过程中保持相对独立，不会受到胸膜腔内压或腹内压变化等其他因素的影响，被认为更能准确反映心脏容量负荷。

（二）心肺相互作用的动态前负荷指标

很早前人们就发现，正压通气时动脉压的波形及压力值会随间歇的吸气与呼气相应发生升高与降低的周期性改变。血容量不足时，这种改变尤为显著，在自主呼吸时也能观察到。动态前负荷是通过心肺相互作用机制来评价容量的状态、预测容量反应性的功能指标。大量研究已证实，动态前负荷预测容量反应性的敏感性和特异性均明显优于静态前负荷指标。其机制尚未明确。在机械通气时，吸气相胸腔内压增加，静脉回流减少，右室前负荷减少，同时跨肺压增加又引起右室后负荷增加，最后引起右室射血减少（在吸气末达到最低），经过几次心搏后（肺循环），左室充盈随之下降，左室射血减少（在呼气末达到最低）；另外吸气时，肺循环内血管受到挤压，引起左室 SV 一过性增加；同时胸腔内压增加，降低左室后负荷，有利于左室射血。目前认为，左室 SV 周期性的变化主要与吸气时右室充盈，射血减少相关。因此，机械通气引起的左室 SV 变化幅度大则提示左右心室均处于心功能曲线的上升支，此时容量反应性好。反之，如果左室 SV 变化幅度小，则提示至少存在一个心室处于心功能曲线的平台支，容量反应性差。目前临床研究常用的动态前负荷参数包括：SPV、PPV、SVV 等。近来还有报道，经脉搏指氧波形变异率、中心静脉压变化指数也能较好地评价容量反应性。动态前负荷临床应用还受到其他条件的制约。要求恒定的潮气量（8～12ml/kg），容量控制通气。另外存在其他的因素引起每搏量幅度变异时，如：有心律失常或自主呼吸时，动态参数则不能有效预测液体治疗反应。

（三）广义动态指标

应该既包括心肺相互作用的动态前负荷指标又包括动态手段后引起 SV 或 CO 以及衍生指标改变的方法与指标，如容量负荷试验、被动抬腿试验、呼气末屏气等。

二、容量负荷试验

(一) 容量负荷试验

是临床较为经典的判断和评价容量反应性的方法是容量负荷试验,对患者的容量反应性有预测价值。传统的容量负荷试验是由 Weil 和 Henning 等提出的,CVP、PAWP 遵循"2-5"、"3-7"法则,在5～10 分钟内输注 100～250ml 液体,以检验心脏的容量反应性。心脏充盈压增加而血流动力学无改善,则应减少输液。一般在 30 分钟内输入晶体 500～1000ml 或胶体 300～500ml,并判断患者对容量反应性(血压增高及尿量增多)及耐受性(有无血管内容量过负荷的证据),从而决定是否继续扩容治疗。

近年来出现的改良容量负荷试验技术包括以下四方面:①液体的选择;②输液速度的选择;③时机和目标的选择;④安全性限制。后两条可简单可归纳为反应性和耐受性。现在认为,容量负荷试验的目的在于量化输液时的心血管反应,尽可能减少容量过负荷的风险和可能的不良反应,尤其是肺水肿,认为可用于血流动力学不稳定的危重患者。临床容量负荷试验实施时,如何判断其结果是核心问题,在相关的容量反应性的研究中,绝大部分以快速给予患者 500ml 液体,然后 CO 或 SV 能够明显增加(≥10%～15%)为有容量反应性,否则为无容量反应性;从而来判断其他的被研究指标是否可以用来预测容量反应性,因此成为经典的"金标准"。因而进行容量负荷试验时,如果能有 CO 或 SVI 监测将明显有利于评估结果。而那些与流量相关的指标,类似脉压、血压、心率等评估意义有限。

鉴于容量负荷试验的风险在于可能需要额外增加容量来判断心脏的反应,对于容量反应性差的患者,可能面临肺水肿的风险。因此,如果能运用更少的液体达到评估容量反应性目的最佳。因此有人提出,容量负荷试验不固定输液量,而是参照 CVP,快速输液值 CVP 增加 2mmHg 为目标,也不固定使用液体类型,之后观察 CO 或 SV 变化,以评估容量反应性。相应研究表明似乎用液量有下降表现。因此,其他类似的能够较少用液体,甚至不直接使用液体的方法,而且能达到评估容量反应性目的的方法很具吸引力。

另外,我们需要了解的是,对于容量负荷试验而言,可能输液速度越快,我们的判断越准确,所需要的液体量就会越少,而且晶体液和胶体液的差别就越小。基于这个理论,对于心功能不全的患者,我们更应该在密切监测下,加快输液速度,评价患者的容量反应性。

(二) 静脉滴注 100ml 胶体 1 分钟后主动脉内血流量

ICU 中液体复苏是重症患者包括感染性休克和低容量性休克患者重要的治疗手段。但过多的液体导致外周和肺水肿,氧输送下降。有研究假设,100ml 低剂量的液体负荷试验能够预测患者的容量反应性。这样在无反应的患者中将液体负荷试验带来的不良后果降至最低。容量有反应性的定义为扩容治疗 10～30 分钟心输出量(CO)或心脏指数(CI)较前增加大于 15%。此研究采用经胸腔超声监测主动脉弓下血流速(subaortic velocity time index, VTI)的方法。研究科研假设:1 分钟的时间扩容 100ml 胶体导致的 VTI 的变化(ΔVTI100)能够预测 15 分钟扩容 500ml 容量反应性的效应(ΔVTI500)。研究选择 39 例机械通气并存在急性循环衰竭的患者入组,容量体负荷试验和容量反应性评价 1 分钟输入 100ml 胶体,采用多普勒超声评价主动脉弓下血流速后,剩余 400ml 胶体 14 分钟输入,ΔVTI500 大于 15%定义为容量有反应性。研究提示,100ml 液体负荷试验预测容量有反应性的准确性,预测容量反应性的 ROC 曲线下面积为 0.92(95%CI:78%～98%);预测容量反应性具有较高的灵敏度、特异度;ΔVTI100 和 ΔVTI500 具有较好的相关性[$r=0.81(0.66～0.90)$, $P<0.0001$]。

(三) ScvO₂ 与中心静脉-动脉二氧化碳分压差指导的容量负荷试验

在重症患者,有许多关于通过容量复苏达到血流动力学最佳化的临床研究,而容量反应性被定义为输液后 CO 的增加,因此准确地评估容量反应性,尽管非常重要,但经常需要 CO 的测量,目前一些 CO 测量准确的方法多为有创的热稀释法或有操作者依赖性的超声。因此,如果容量反应性的评估若不需 CO 的测量就能准确分类将会是较大的进步,便捷而快速。近来,ScvO₂ 被推荐为感染性休克患者监测氧灌注充足性的安全替代指标。基于生理研究,在扩容后 CO,SvO₂ 和 ScvO₂ 存在平行增加的情况,因为绝大部分重症患者都放置中心静脉导管,ScvO₂ 可以常规监测。因此有研究利用 ScvO₂ 去判断容量反应性。研究中 30 例患者入选,分别放置了桡动脉和 PAC,CI,SvO₂ 和 ScvO₂ 在扩容前后测量。在扩容后 ScvO₂ 和 SvO₂ 的变化率与 CI 的改变显著相关。因此,扩容后 ScvO₂ 变化率能够有效诊断容量反应性,可以被建议用于在没有有创 CI 监测患者的容量反应性的替代指标。

中心静脉-动脉二氧化碳分压差 Pcv－aCO₂ 是指混合静脉血中二氧化碳分压($PvCO_2$)与动脉血中二氧化碳分压($PaCO_2$)之差:Pcv－aCO₂＝$PvCO_2$－$PaCO_2$。$PvCO_2$ 和 $PaCO_2$ 分别指混合静脉血和动脉血中二氧化碳所产生的张力,由于血液中 CO_2 的含量随 PCO_2 的上升而增加,几乎呈线性关系,而且没有饱和点,所以 $PvCO_2$ 和 $PaCO_2$ 能代表混合静脉血与动脉血中 CO_2 的含量,分别用混合静脉血 CO_2 含量($CvCO_2$)和动脉血 CO_2 含量($CaCO_2$)来表示。所以 Pcv－aCO₂ 实际的生理学意义反映了 $CvCO_2$ 与 $CaCO_2$ 之差。正常生理状态下 ΔPCO_2 的正常值为 $2\sim5mmHg$,Fick 公式指出在一段相对稳定的阶段,CO_2 在组织的产生量(VCO_2)等于 CO_2 在肺的清除量,而机体在单位时间内的 CO_2 清除量等于心输出量(CO)与混合静脉血 CO_2 含量与动脉血 CO_2 含量之差的乘积。所以得出公式 1:$VCO_2＝CO\times(CvCO_2－CaCO_2)$。而在人体大多数情况下,$PvCO_2$ 和 $PaCO_2$ 能代表混合静脉血与动脉血中 CO_2 的含量,所以我们可以推导出公式 2:$VCO_2＝CO\times k\times(PvCO_2－PaCO_2)$。通过数学转化可知公式 3:Pcv－aCO₂＝$VCO_2\times k/CO$,所以我们得出 ΔPCO_2 与 VCO_2 成正比,与 CO 成反比。Pcv－aCO₂ 不是一个反映组织灌注不足缺血缺氧的指标,而是一个有效反映静脉血流量(通常等于 CO)的指标,换句话说,就是反映机体的静脉流量能把外周组织产生的 CO_2 冲刷带走的能力,ΔPCO_2 可以成为代替流量的指标,但不是一个良好的反映组织灌注的指标。Mecher 等人发现,在感染性休克患者人群中,$\Delta PCO_2>6mmHg$ 组与 $\Delta PCO_2\leqslant6mmHg$ 组相比,CO 的平均值是低的并具有统计学差异,同时 2 组间在低血压的发生率和高乳酸血症的发生率没有差异。因此有研究评估 Pcv－aCO₂ 与扩容后 CI 改变的相关性。研究中纳入了 40 例择期的心外科患者,患者在 20 分钟输入 500ml 晶体液情况下,快速测量之前与之后的动脉与中心静脉的血气分析。研究结果输液前后认为 CI 的增加与 Pcv－aCO₂ 的下降有明显差异,Pcv－aCO₂ 和 CI 负相关。因此,在监测设备不可用或缺乏的情况下,可以检查 ScvO₂ 和(或)Pcv－aCO₂ 用于评估容量负荷后对 CI 的影响。当在扩容后 ScvO₂ 增加不够或 Pcv－aCO₂ 减低不足时,提示血流动力学治疗需要其他非扩容的方法。需要更多的研究去评价扩容后 ScvO₂ 和 Pcv－aCO₂ 的变化是否能够在不同类型的重症患者评估容量反应性,即进一步评估 ScvO₂ 和 Pcv－aCO₂ 导向的容量负荷试验的作用。

三、被动抬腿试验(passive leg raising,PLR)

如何预测血流动力学不稳定的患者是否可以因为扩容而获益,静态指标的预测能力有限,而动态指标有尽在没有自主呼吸的机械通气,同时没有心律失常的重症患者有效。因此在自主呼吸的患者,容量反应性的评估依然比较困难,PLR 成为在自主呼吸,甚至在心律失常的患者评估容量反应性的"金标准",后面还可以提到,PLR 可以减少液体的应用。

国外荟萃分析显示,临床医师怀疑患者容量不足而进行液体复苏时,仅约 50% 的患者容量有反应性,在急诊病房或 ICU,复苏的早期阶段,大部分重症患者都呈自主呼吸状态。另外,在 ICU,许多重症患者在减少镇静药物应用后,患者的经常是存在自主呼吸的机械通气状态。因此,一些依靠呼吸变化率的血流动力学参数,即心肺相互关系的动态指标在这些存在自主呼吸的患者不能准确地评估容量反应性,所以被动抬腿试验(PLR)被推荐使用。双腿被动从水平位置抬高后,因为重力作用下肢的血液流向胸腔,增加左室前负荷,从而依赖左室的 Frank-Starling 机制引起每搏输出量变化。当然,一旦双下肢被再次放平,上述血流动力学效果就会消失,因此 PLR 被认为是可逆的自我输液,甚至有研究发现 PLR 时可以通过增加张力容量从而增加静脉回流,之后增加 SV。

Boulain T,Teboul JL 等人在 2002 年最先在机械通气的患者提出了利用 PLR 评估容量反应性的概念,研究发现,PLR 后引起的动脉脉压增加与输液后热稀释的 SV 增加相关。之后,利用 PLR 评估容量反应性的准确性被更多的研究证明。但进一步的是,利用经食管多普勒监测 PLR 时,主动脉血流速的变化在存在心律失常或者自主呼吸的情况下依然有效,而此时 PPV 完全失去了其预测容量反应性的能力。

传统的容量反应性的判断指标被更精确敏感的指标 SV 和心输出量等指标代替,并将有反应性定义为补液试验后 SV 或心输出量增加≥10%。PLR 模拟了内源性补液,生理效应为增加心脏前负荷,如果患者心脏仍有储备能力、对补液有反应性,则 PLR 后亦会有心输出量或 SV 的增加。与经典的补液试验相比,PLR 没有外源性补液,前负荷增加的效应可逆,相对安全。然而每个患者 PLR 后回心血量不恒定,受到患者基础容量状态的影响。但对同一患者而言,改良的半卧位 PLR 募集回心血量大于平卧位 PLR,研究报道半卧位 PLR 回心血量在 250~450ml 不等,在判断容量反应性方面更敏感。因为改良的半卧位 PLR 不但募集了下肢的血液,还包括腹腔的血流。因此,在存在腹腔高压时(IAP>16mmHg),会影响静脉回流,减低 PLR 的预测容量反应性的能力。

PLR 增加前负荷的效应短暂,对观察指标的灵敏度要求高(如 SV 和心输出量),传统指标血压、心率等能否作为 PLR 过程中判断容量反应性的准确指标非常有限。由于 PLR 的最大血流动力学效果发生在抬腿后 1 分钟,所以评估此变化效果的一定是能够实时地追踪 CO 或 SV 变化的方法。因此,运用经食管超声测量降主动脉流速对 PLR 的反应;运用经胸超声测量 PLR 后主动脉速度时间积分;血管多普勒超声测量 PLR 的股动脉流速时间积分变化被认为有助于在存在自主呼吸活动的患者预测容量反应性。但遗憾的是,超声技术存在操作者依赖性以及不能持续实时监测。而许多年来,能够持续实时监测 CO 的人始终需要热稀释的肺动脉导管,而其对容量的反应需要 6 分钟左右作用,不能用于检测 PLR 的相应快速 SV 或 CO 变化。也有报道最新研制的持续 CO 监测的热稀释肺动脉导管反应时间大大减低,但还未推广应用。直到过去的十年,几个可以实时监测 CO 的微创技术设备被开发应用。这些技术包括经肺热稀释,脉搏轮廓分析及生物电抗技术。PiCCO 系统(pulsion medical systems,Munich,Germany)应用经肺热稀释校正脉搏轮廓引导测量的 SV,而 FloTrac-Vigileo™(Edward ifesciences,Irvine,CA)根据脉搏轮廓测量的 SV 未被校正。上述两者均可用于监测 PLR 后的血流动力学反应。有关于此,研究显示,在机械通气但有自主呼吸活动的重症患者,运用脉搏轮廓法测量的 CO 在 PLR 后增加 10%以上可以良好预测容量反应性。

尽管脉搏血氧饱和度体积描记波形的变化在机械通气患者可以预测容量反应性,但在自主呼吸患者 PLR 后脉搏血氧饱和度体积描记波形的变化不能良好预测容量反应性。研究表明,只有运用直接快速连续的测量 CO 或 SV 的技术运用于 PLR 时,才能够准确预测容量反应性,而仅仅运用动脉脉压评估 PLR 的效果会导致许多假阴性。因此认为,在自主呼吸的患者,运用脉压评估 PLR 的引起的 SV 变化不够敏感,但也有研究认为,当合并利用 CVP 指导 PLR 时,当 PLR 引起 CVP 增加大于 2mmHg,ΔPLR-PP 脉压(cutoff 值 8%)可以很好预测容量反应性。

PLR 的实施如下:①基础 1:患者取平卧位,稳定 1 分钟;②基线 1:患者取半卧位,将床头抬高 45°,床尾放平,稳定 1 分钟;③改良 PLR:床头放平,由一助手协助抬高患者双下肢 45°。腿抬起 1 分钟。PLR 期间不调整镇静药物、血管活性药物及正性肌力药物剂量,不调整呼吸机参数,保持其他治疗液体输注速率不变。

四、呼气末屏气试验

呼气末屏气试验的原理是机械通气时,长按呼气保持键(15 秒)消除吸气时胸腔内压力增加对静脉回流的影响,增加心室前负荷,相当于一种补液试验,对患者的容量反应性有良好的预测价值。有研究显示,呼气末屏气试验后以脉压(PP)≥5%或心脏指数(CI)≥5%预测患者容量反应的灵敏度分别为 87%和 91%,特异度均为 100%,ROC 曲线下面积分别为 0.957 和 0.972。该试验不受心律失常的影响,甚至入选患者包括由自主呼吸但不影响呼气末屏气 15 秒的患者;也适用于在低潮气量 SVV 和 PPV 不能良好预测容量反应性的患者。但其主要局限性是自主呼吸明显可能无法耐受长达 15 秒的屏气的患者。呼气末屏气试验是一种前景广阔的容量反应性评估方法,但仍需要大规模研究证实。

五、Valsalva 动作(VM)

正常人做 Valsalva 动作(声门紧闭,用力做呼气动作)时胸膜腔内压在较短时间即可从几毫米汞柱增高至一百多毫米汞柱,临床上 VM 常被用来观察胸膜腔内压增高对血流动力学的影响。借此判断患者的心血管功能状态,增加诊断的准确性。急剧增高的胸膜腔内压会引起心血管血流动力学改变,导致眩晕、昏厥,有时甚至发生脑血管事件。Valsalva 动作引起血流动力学变化的机制:Valsalva 动作张力期胸膜腔内压增高首先引起体静脉回心血流量减低,继之右室血容量减小,4~5 个心动周期后减少的右室血容量通过肺血管循环入左室,引起左室血容量减小。VM 最早记录于 1704 年,即为声门紧闭后持续用力呼气。而 VM 的心血管效应被记录于 1851 年,Weber 观察到在 VM 是所有与心脏运动相关的声音(心音)消失。在 1944 年,Hamilton 和同事报道了在充血性心衰的患者,VM 后心血管的反应。而正常的 VM 后动脉血压的变化分四个阶段:①在 VM 的初始阶段动脉血压增高;②之后因为 VM 的持续,出现血压急剧地下降至基线水平以下;③在结束 VM 动作,胸腔压力释放时,出现动脉血压的短暂下降;④之后跟着是动脉血压的显著超射性升高,产生经典的正弦波反应。而相应的机制是,第 1 阶段因为胸腔压力的急剧升高;第 2 阶段血压的降低因为胸腔压力导致静脉回流减少至 SV 减低,同时伴随外周血管阻力的代偿性增加和反射性的心率增加;而第 3 阶段因为胸腔压力的急性减低,从而出现血压的短暂下降;在第 4 阶段,因为外周血管阻力的下降和反射性心率减慢会引起 SV 的显著增加超过基础水平,从而血压升高。

VM 后动脉血压的变化已经被心脏科医师用于临床评估充血性心衰的患者几十年,被推荐为有用同时容易实施的监测高心室充盈压的工具。尽管 VM 后心血管反应是复杂的,包括机械反应和神经激素反应。因为 VM 急剧的胸腔内压增加快速影响静脉回流,根据 Frank-Starling 机制,患者的双室均处于心功能曲线上升支时,因为心室前负荷的减低会引起 SV 乃至动脉压的减低,而当患者的双室均处于心功能曲线平台支时,VM 引起的静脉回流减少,心室前负荷的快速减低不会引起 SV 乃至动脉压的减低。因此,VM 可以简单、可逆地用于评估患者前负荷依赖性状态,即容量反应性情况。

Dr. García 等报道了在自主呼吸的 ICU 患者,运用 VM 引起的动脉血压变化预测临床怀疑低血容量患者的容量反应性。因为扩容后引起的 SV 变化与 VM 引起的脉压和收缩压变化明确相关。VM 引起的动脉血压变化与 PLR 相比可以不用 CO 监测。研究中,VM 引起的脉压变化 52% 和收缩压变化 30% 具有很高的敏感性和特异性,而变化值远远高于 PLR 时引起的 SV 或脉压时的变化。两者的如此大的差异对液体管理影响不得而知,未来需要对比研究进一步明确。而对患者 VM 的合作程度是应用 VM 的最大的影响。年龄、并发症、基础健康状态、患者的培训可以显著地影响 VM 的质量和可靠性。但正确地进行 VM 更加重要,因为 VM 后的脉压和收缩压的明显改变可以很好地预测容量反应性。但此项研究中,患者的基础特征未被作者关注,未在两组进行比较。另外,血管活性药应用情况也没有相应的关注统计和分析,依然有赖于未来的研究进行。

总之,Dr. García 的工作介绍了一种非常有趣和可用在自主呼吸患者预测容量反应性的方法。然而,在 ICU,一些实践和方法学的问题需要被逐渐理清,在作最终结论前,VM 是否能够给临床提供线索,什么患者需要液体?结论是,目前的研究显示在怀疑低血容量没有机械通气的患者,10 秒 VM 引起的动脉压变化预测容量反应性是可用和有用的,不必进行 CO 监测,挑战那些在自主呼吸患者监测前负荷依赖性但需要 CO 检测的方法,如 PLR。

六、小结

总之,如何才能准确有效地评价和预测容量反应性仍是一个巨大挑战,虽然动态指标优于静态指标,但其临床应用受到多因素的制约。静态前负荷参数对容量反应性的预测价值有限。心肺相互作用相关的动态前负荷参数可良好地评估患者的容量反应性。但是对于存在心律失常或自主呼吸努力较强的患者，PLRT 和容量负荷试验可能是评估容量状态的有效方法。呼气末屏气试验和 VW 不失为有前景需进一步研究的方法。

（王小亭）

参考文献

1. Michard F,Teboul JL. Predicting fluid responsiveness in ICU patients：a critical analysis of the evidence. Chest,2002,121(6)：2000-2008.

2. Marik PE,Monnet X,Teboul JL. Hemodynamic parameters to guide fluid therapy. Ann Intensive Care,2011,1(1)：1.

3. Monge García MI,Gil Cano A,Díaz Monroveí JC. Arterial pressure changes during the Valsalva maneuver to predict fluid responsiveness in spontaneously breathing patients. Intensive Care Med,2009,35(1)：77-84.

第三十二章　静态前负荷指标的应用

在重症患者的循环支持中，确保足够的心输出量（cardiac output，CO）是维持组织灌注的重要手段。Starling 定律阐述了前负荷的调整是改善心脏做功的重要手段，它主要通过异长调节方式改善 CO。同时血流动力学"ABC"理论更是强调前负荷在改善 CO 中的重要地位——只有将心脏调整至最佳做功状态（最佳前负荷），才能发挥血管活性药物或正性肌力药物最佳的效果，并将副作用降至最低。

第一节　压力指标的意义及临床应用

前负荷有多种定义，本质上指舒张末期心肌纤维的初长度，对心脏整体而言则是心肌收缩前所承受的负荷。目前常用的指标包括由压力和容积指标组成的静态前负荷指标及动态前负荷指标。本节主要阐述压力指标，即中心静脉压（central venous pressure，CVP）和肺动脉嵌顿压（pulmonary artery wedge pressure，PAWP）。

一、CVP 反应前负荷需具备的条件及临床应用

压力指标是临床应用最早且最广泛的反映前负荷的指标，但随着监测技术的进步，使测定容量指标成为可能。有研究显示，压力指标不能很好地反映前负荷，也不能判断液体反应性；但也有研究认为，以 CVP 为指导的早期目标指导治疗能改善预后，这一结论还被纳入相关指南。面对这些争议，应首先明确 CVP 作为压力指标反映前负荷应具备的前提条件。

（一）右心房压力能反映右心室压力

因中心静脉与右心房和舒张末期的右心室间几乎没有阻力，故在心脏舒张末期，右房压与右室舒张末压相等，这是 CVP 反映前负荷的先决条件。但由于本质上 CVP 指的是右心房或者胸腔段腔静脉内的压力，而右室充盈压却是 CVP 与心包腔压力的差值，即跨壁压力，故 CVP 并不完全等同于右室充盈压。

即使除去与测量相关的因素（如零点位置、体位、插管深度等）和心脏的解剖异常（如三尖瓣反流或狭窄），任何影响心脏及大血管周围压力变化的因素，如呼气末正压（PEEP）、张力性气胸、心脏压塞、纵隔压迫、缩窄性心包炎、腹内高压等，均会影响压力与跨壁压力之间的关系，进而影响 CVP 反映右室充盈压的准确性。

（二）影响压力反映容量的因素

由于压力与容量之间并非呈线性关系，CVP 作为压力指标能否反映容量取决于心脏顺应性，即心室在单位容量改变时导致的压力改变，用 $\Delta V/\Delta P$ 表示。任何影响顺应性的因素均会对 CVP 反映容量造成影响。

1. 心脏功能影响 CVP　临床常见的引起心功能改变的因素有心肌梗死、心肌炎、急性瓣膜病、严重心律失常、心脏压塞等，在这种情况下，可出现容量未发生改变而 CVP 却显著升高的情况，此时应谨慎评估 CVP 反映前负荷的准确性。特别是在心功能异常时，通常定义的 CVP 的参考范围将不能准确反映容量状态，这也就是为什么不能单纯通过 CVP 水平的高低判断容量的原因，应与心功能相结合来综合评价（图 32-1-1，图 32-1-2）。

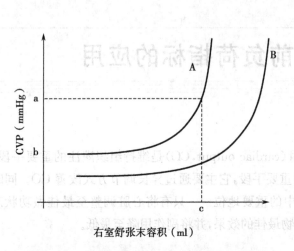

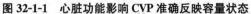

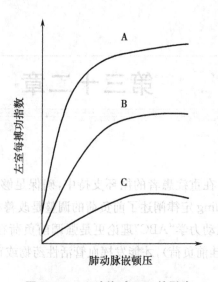

图 32-1-1 心脏功能影响 CVP 准确反映容量状态

图 32-1-2 心功能对 CVP 的影响

图 32-1-1 显示在相同的容量状态下（图中 c 点），但由于心脏功能不同（曲线 A 代表心功能下降，曲线 B 代表心功能正常），所对应的 CVP 的数值不同（分别为图中 a 点与 b 点），可见心功能会影响压力指标判断容量的准确性。在心功能下降时，即使容量状态未发生改变，但 CVP 的数值将升高

图 32-1-2 进一步显示心功能对 CVP 能否准确反映实际容量状态的影响。曲线 A、B、C 分别代表心功能正常、中度及重度抑制。在心功能正常时（曲线 A），在曲线平滑上升支，压力与心室舒张末容积呈现较好的一致性；心功能较差时（曲线 B），压力与容积间相关性下降；当心功能重度抑制时（曲线 C），曲线陡直，很小的容积变化即会引起较大的压力变化，压力与容积将缺乏相关性，压力不能很好地反映容量

2. 顺应性影响 CVP 除了心功能外，扩容、血管活性药物、扩血管药物等均有可能使心脏的顺应性或后负荷发生变化，从而导致 CVP 不能准确反映前负荷。这种顺应性对 CVP 的影响本质上是由于压力和容量之间不是线性关系，所以当试图用压力指标绝对值反映容量状况时，一定要注意上述前提条件，正确理解 CVP 的正常值。

（三）临床应用

尽管 CVP 作为前负荷指标受到上文提及的多种因素影响，但在临床工作中，CVP 还是有意义的。

首先，无论心功能如何，事实上只要患者的容量状态所对应的心功能点在心功能曲线的上升支，压力与容积之间仍然具有较好的一致性。在心功能正常时，将在较大范围内保持压力与容积的一致性，两者均能较好地反映前负荷。

另外，要动态看待 CVP 评估前负荷的价值。CVP 能否准确反映前负荷除了受心脏顺应性的影响外，还将随治疗改变而改变。例如随着扩容引起心室容量的增大，心室顺应性将相应下降。如恰好导致心功能点从上升支移动至平台支，将引起心室顺应性的明显改变，其后较小的容量干预就可能引起较大的压力改变，所以在临床工作中，要重视治疗干预不仅可引起心功能曲线整体位移（如强心治疗），而且还可能是在同一条曲线上的位置移动。动态看待 CVP 将有助于更好地理解其意义，并利用这种看似压力与容积"不匹配"现象，使其成为反映心脏功能的最便捷手段。

二、再认识 CVP 的临床价值

（一）CVP 是影响静脉回流的重要因素

在生理情况下，机体血液循环将遵循静脉回流量（即回心血量）等于心输出量（CO）。Guyton 最早阐述了这一理论，即 VR＝CO＝ΔP/Rvr＝（MCFP－CVP）/Rvr。

方程中 MCFP(mean circulatory filling pressure)指循环平均充盈压。它是循环容量在循环系统中形成的压力。其作用是提供驱动力,使血液克服静脉系统阻力,流回心脏。动物及人体研究显示,MCFP 为 7～12mmHg。它不依赖于心脏的搏动,而主要与循环容量和血管床容积有关。特别是循环血量,它是维持血管张力的决定因素,成为循环内压力的重要组成部分,尤其是在静脉系统。除此之外,静脉张力、心脏收缩及舒张、静脉瓣膜功能及骨骼肌运动等均会在一定程度上影响 MCFP,但相对轻微。

方程中 Rvr 指静脉回流阻力。因静脉是一个低压系统,对血流的阻力很小,仅占体循环总阻力的 15%,在通常情况下维持不变或变化很小,故 MCFP 与 CVP 的差值成为决定 VR 的最主要驱动力。任何增加这个压力梯度(如 MCFP 增加、CVP 降低、静脉阻力减少)的因素都可以增加回心血量。

(二) CVP 是反映心脏功能的重要指标

上文提到心脏功能影响 CVP,同样的,CVP 也能反映心脏功能。

首先,根据 VR 与 CO 相等,可以将静脉回流曲线与心功能曲线共同描记(图 32-1-3)。正常情况下,静脉回流曲线与坐标轴产生两个交点,横坐标的交点为 MCFP,此时 CO 为零;纵坐标的交点为 7mmHg,此时 CO 为 5L/min,曲线斜率则反映静脉回流阻力(Rvr)。它是曲线旋转的轴心,顺时针提示 Rvr 降低,逆时针提示升高。

该曲线反映了 CO,实际上是由心脏功能和静脉回流功能共同决定的。在正常心功能的情况下,决定 CO 的是静脉回流;而在正常静脉回流情况下,决定 CO 的是心功能。两条曲线的交叉点(C)表示压力(CVP)与流量(CO)的对应关系。同时,每一点的 CVP 都是心功能曲线和静脉回流曲线的交点,也就是说 CVP 受静脉回流(MCFP 及 Rvr 影响)、右心功能的影响。任何一个因素发生改变,均会使 CVP 的绝对值改变。换言之,监测 CVP 既能评价循环容量状态,又能反映心脏功能。图 32-1-4 较好地体现了上述因素间的相互依存关系。

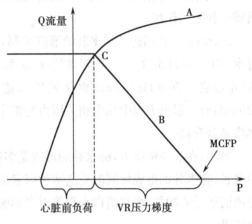

图 32-1-3 静脉回流与心功能曲线的相关性

注:曲线 A 表示心功能曲线,B 代表静脉回流曲线,P 为压力,Q 为流量

同时,静脉回流理论阐明 CVP 是决定 VR 的下游压力,故高的 CVP 将是不正常的。原因或者是测量零点问题,或者是心脏问题。如果患者具有正常的回流功能,高的 CVP 将提示低心输出量;反之,如果是正常心输出量,那么高的 CVP 提示高容量或高回流功能。

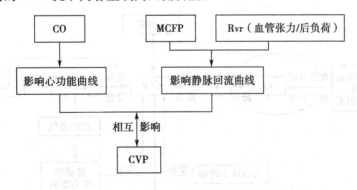

图 32-1-4 CVP 与心功能、静脉回流相互作用

再者,从心功能曲线上同样也可以看出 CVP 水平高低可以反映心功能。对于相对正常的心脏,CVP 与 CO 的关系越一致,较低的 CVP 提示处于上升支。在调整容量时,如果 CVP 显著升高,提示心室顺应性下降,在一定程度上提示心功能异常。关于此点,临床最常见的就是补液试验后观察 CVP 的变化可反

映心脏功能。如果一个患者在容量负荷后 CVP 显著增加,往往更多提示是心脏问题,而非单纯是循环容量问题。还可见于对心功能不全患者进行强心治疗后,尽管没有改变容量状态,但 CVP 会下降,原因就是心功能曲线发生了改变。所以,通过 CVP 的变化,可以了解心功能情况。

可见,如果不能进行床旁的心输出量监测或心室容量监测,可以通过压力对容量负荷的反映,进而间接了解心脏顺应性的变化,进而推断心功能状态。这是 CVP 除了作为评价前负荷指标外更重要的临床价值。

三、压力指标在输液安全管理中的作用

压力指标不仅是构成心脏前负荷的重要组成部分,还与组织水肿的形成密切相关。压力的增加可导致器官和组织水肿;对心脏而言,还会通过增加心室内压使冠状动脉的灌注压力梯度下降,减少心肌血供,所以在重症患者的液体管理中,避免组织水肿是非常重要的。对于 CVP 而言,临床最关注的就是它在预测肺水肿中的作用。

Starling 方程阐述了肺水肿的形成机制,$Qf=Kf[(Pmv-Ppmv)-\delta f(\pi mv-\pi pmv)]$,式中 Qf 为净滤过率;Kf 为滤过系数;δf 为反射系数;Pmv 肺毛细血管静水压(正常值 5mmHg);Ppmv 肺组织间隙的静水压(正常值－7mmHg);πmv 血浆胶体渗透压(正常值 25mmHg);πpmv 肺组织胶体渗透压(正常值 12mmHg)。根据方程中几个相关压力的正常值,认为 CVP＞20 或 PAWP＞18mmHg 时,肺水肿的发生率将显著升高。

当然,在病理情况下,肺水肿的形成是多因素的,常常是静水压与通透性原因共存。如严重肺部感染的患者,肺水肿的形成将同时受这两种因素的影响。另外,除了 Starling 方程描述的因素外,导致肺水肿的阈值还受心功能、血浆蛋白水平等因素影响,故在重症患者中,引起肺水肿的压力阈值将是多因素的综合结果。

四、CVP 在临床应用中的常见问题

(一)解读 CVP 绝对值

重症患者心脏前负荷指标的理想水平与正常范围有一定区别,而且在不同的病程阶段,心脏对前负荷的要求也不同,若机械的以正常 CVP 数值为参考,可能会误导容量管理。图 32-1-5 总结了常见的影响 CVP 的因素及影响程度,包括心功能、血容量、静脉血管张力、胸腔内压、静脉回心血量和肺血管阻力等,全面考虑才能用好 CVP。

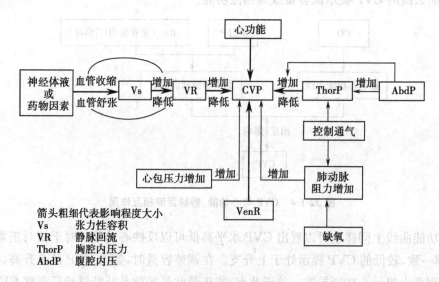

图 32-1-5　CVP 的影响因素

1. CVP 升高　可见于：①心功能正常而循环容量过多；②循环容量正常但心脏泵功能下降；③循环容量正常或降低，因压力测定因素导致 CVP 假性升高。常见于胸腔内压升高（特别是高的 PEEP）、控制通气（导致肺动脉阻力增加，使 CVP 增加）、心包压力增加（通过增加胸腔内压力，使 CVP 增加）、腹腔压力增加（通过直接作用，即血流从内脏经下腔静脉回流心脏和间接作用，即膈肌上移导致胸腔内压升高）、血管收缩、肺动脉高压等。

2. CVP 降低　可见于：①容量不足；②循环容量正常但伴有高心输出量；③循环容量正常或降低，因压力测定因素导致。如努力吸气时，胸腔内压下降，导致 CVP 下降；使用扩血管药导致血管扩张，增加非张力性容量，相应的张力性容量下降，CVP 降低。

3. CVP 在正常范围　可见于：①循环容量正常；②循环容量下降但机体代偿，如在血容量丢失＜10％的范围内，通过机体自身调节，部分非张力容量变为张力容量，维持 CVP 不变；③见于心功能不全伴低血容量，两者对 CVP 的不同影响相互抵消，CVP 趋于正常；④容量状态异常但伴随影响压力测定的因素，两者相互抵消使 CVP 假性正常。

总之，CVP 的"正常"与"异常"并不是总能准确反映容量状态，应结合病史、临床表现、CVP 波形逐一分析，全面考虑可能的影响因素，将有助于合理解读 CVP 绝对值。

(二) CVP 和 PAWP 的地位

1. 对 CVP 和 PAWP 的传统认识　从测定原理上，两者反映了不同部位的压力，临床意义不尽相同。CVP 较 PAWP 更接近右室前负荷，但由于三尖瓣及肺动脉瓣对血流的阻碍，肺动脉阻力将使来自于左心的压力产生衰减，故 CVP 不能代表左心功能。而 PAWP 当满足测定要求时，其与肺动脉舒张压、左室舒张末压近似，故 PAWP 较 CVP 能更好地反映左心前负荷。同时，理论上动脉系统的流量更取决于左心室输出量，而左室前负荷与心输出量更相关，故 PAWP 一度被认为是反映左室前负荷或判断容量状态的"金标准"，并且心室功能失调最早的体征就是 PAWP 升高。基于此，在相当长一段时间，人们都认为 PAWP 优于 CVP。

2. 影响 PAWP 反应左室舒张末压 (LVEDP) 的因素　随着对 PAWP 的深入理解，开始认识到它的局限性。从测定机制上，PAWP 不是对左房压 (LAP) 的直接测量，有多种影响压力的因素存在。尽管多数人都以肺动脉闭塞压 (PAOP) 作为肺毛细血管压 (PCP) 或肺毛细血管嵌顿压 (PCWP)，但 PAOP 仅仅是在一定程度上反映肺静脉压 (PVP)、左房压 (LAP) 及左室舒张末压 (LVEDP)，并不是真正的 PCP。由于血液向前流动，故 PCP 一定大于 PAOP。

同时，由于肺血管阻力较小，PADP（肺动脉舒张末压）取决于所有末梢压力的变化（如 PVP, LAP, LVEDP）。各种引起肺血管阻力增加的因素（如血管活性药物、肺栓塞、肺泡组织缺氧、酸中毒和急、慢性肺水肿等），都会改变 PADP 和 PAWP 之间的关系，引起 PCP 进一步大于 PAOP。

再者，心率增快时导致心脏舒张期缩短，也会改变与 PADP 的关系。故在严重的心动过速时，测得的 PAWP 将不再反映 PADP。其他影响 PAWP 的因素，包括导管尖端位置、PEEP 水平都能改变上述几个压力间的一致关系。

3. CVP 与 PAWP 在反映心脏前负荷中的地位　一方面，CVP 与 PAWP 不同，它近乎直接测量；再者，在稳定状态下，CO 与 VR 相等，右心是左心的基础，决定 VR，故右心前负荷对整个心脏功能具有决定性作用。右心通过射血为左心提供前负荷，调节左心的输出量。没有正常的右心功能就不会有正常的左心功能。在左右心不匹配的情况下，如果仅根据 PAWP 进行容量补充，不仅不能实现增加 CO 的目的，反而会出现因过量输液导致的严重后果。越来越多的研究显示，CVP 和 PAWP 相比，在反映前负荷及预测容量反应性中，CVP 更优。

(三) CVP 与液体反应性

1. 前负荷与液体反应性相互依存　液体反应性是指通过扩容（增加心脏前负荷）来提高心输出量的

潜力,常用的指标包括传统的静态前负荷指标和利用心肺相互作用原理的动态前负荷指标,如心输出量的变异性(SVV)或动脉收缩压力的变异性(PPV)、被动抬腿试验等。尽管动态指标在评价液体反应性中受到越来越多的关注,但以SVV或PPV为代表的指标同样受到多种条件制约。如它们仅适用于控制通气的患者,而不适用于自主呼吸,同时阳性率还受到潮气量高低的影响,心律失常、肺血管异常、右心衰、肺动脉高压,甚至应用血管活性药物,特别是去甲肾上腺素均会对其价值产生影响。再者,从本质上讲,动态指标并不是容量指标,它并不能反映前负荷。随着对这些局限性的认识,人们开始了解到前负荷与液体反应性两者间不能决然分开。

以判断液体反应性的容量负荷试验为例,补液后充盈压力的变化幅度,取决于基础容量状态。图32-1-6显示由于基线所处的容量状态不同,即使发生相同的容量改变(a),引起的压力改变将不同(c和b);基础容量状态越是处在心功能曲线的平坦区域,越容易使压力迅速增加,表现为无反应,故液体反应性受初始容量和心脏功能的影响。再以被动抬腿试验为例,研究显示,患者的基础容量储备在很大程度上影响容量负荷试验结果,甚至在应用收缩外周血管的药物时,由于基础容量储备的变化,更易出现假阴性。可见,正确解读液体反应性指标仍然要以基础容量状态为依托,认识到这一点,将提高我们对液体反应性评估的准确性。

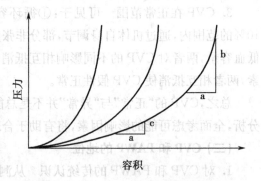

图32-1-6 P-V曲线或心室顺应性曲线

2. 如何应用压力指标判断液体反应性——CVP与容量负荷试验 判断液体治疗有反应的理论基础是心功能点处于心功能曲线的上升支。由于仅凭借一点的CVP将很难描记出其在曲线上的位置,所以静态CVP用于评价液体反应性不够精准,但当其在正常范围的上限或下限时,仍有一定意义。因为在此范围内,最有可能是在上升支或平台支,而在中间范围,则很难判断其所处的位置,故不能很好地评价容量反应性,此时我们需要结合CVP随着液体治疗后的变化情况,得到两个压力数值,才能判断曲线形态以及所处的心功能点,并用以预测液体反应性,此即容量负荷试验的理论基础。

在进行容量负荷试验时,应注意规范操作过程。要对输注时间、输注的液体量以及随后的评价时间进行限定,以便得出正确的试验结果。标准的容量负荷试验是通过短时间内快速补液(一般在30分钟内输入晶体液500~1000ml或胶体液300~500ml),并在其后立即评价是否引起特异性的流量依赖的指标(如CO,MAP,HR,SvO$_2$,CVP或POAP)的变化,来判断液体反应性。临床常遵照CVP、PAWP的"2-5"、"3-7"法则来判断。

(四)液体反应性与液体治疗

尽管液体治疗是最重要的临床措施之一,但循环干预的决策要基于对组织灌注的评估,而不是单纯依据CVP的绝对数值或液体反应性。如果不存在组织灌注异常,即使CVP低于"正常范围"或者有液体反应性,也没有指征进行干预。如正常人在静息状态下,CVP在0~2mmHg,但没有组织灌注不良的表现,同时扩容一定有反应,但事实上并不需要进行干预。

再者,液体治疗的最终目的并非仅仅是改善CO,而是改善组织灌注,若不能达到这个目的,目前不推荐超高氧输送。也就是说即使扩容能提高CO,但因为无法改善组织灌注,故并不一定进行扩容,应采取其他措施改善组织灌注。可见液体治疗的起点与终点,要以组织灌注为根本。

(五)液体管理

1. 保持较低的CVP与扩容治疗 从静脉回流曲线不难看出,为了提高VR应保持较低的CVP,但这似乎与针对低心输出量的患者进行扩容并提高CVP背道而驰。事实上,循环容量不足的患者存在的根本问题是张力容量(stressed volume,Vs)下降,MCFP降低。扩容的目的是人为增加Vs,进而提高MCFP,

增加静脉回流,从根本上改变机体的容量状态,使 MCFP 与 CVP 在新的水平上达到平衡,即静脉回流曲线向右上方移位。

2. 张力容量(stressed volume,Vs)与非张力容量(unstressed volume,Vu) 从静脉回流曲线可知,Vs 是影响 MCFP 的决定性因素,但它与 Vu 间密不可分,后者为机体提供应激储备,可向 Vs 转变,在实现应激状态下前负荷的自身调节中发挥重要作用(将在下一节具体阐述机体的容量组成)。

了解 Vs 与 Vu 间相互转换这一事实,有助于我们理解一些临床现象。如未对容量进行调整,但由于 Vs 与 Vu 间的转换导致实际的有效循环容量发生改变,容量监测指标数值改变。此种情况可见于应用扩血管药物;另外治疗干预,如输液后并不引起 CVP 改变,原因可能是补液仅仅使 Vu 增加,如内脏的静脉系统容量增加。

3. 胸腔内压对循环的影响 当胸腔内压力升高,理论上 CVP 升高,导致 MCFP 与 CVP 之间压力梯度下降,静脉回流减少,静脉回流曲线向左下方移动,心输出量减少,心功能曲线平行右移。心功能点从 a 点移向 b 点(图 32-1-7)。

如果患者循环容量不足,机体通过 Vu 向 Vs 转化的潜力不足,这时胸腔内压升高将会导致 CO 明显下降,甚至血压下降。严重容量不足时,呼吸周期引起的胸腔内压力的改变,也会引起 CO 的改变。从这一点上我们也可以看出,调整前负荷并保持机体固有的容量储备在改善患者对应激的自身调节中有重要作用。

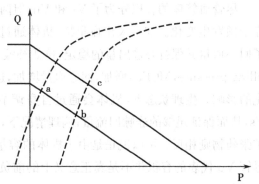

图 32-1-7 静脉回流与心功能的相互影响
注:实线表示静脉回流,虚线表示心脏功能。
P 代表压力,Q 代表流量

当临床面对胸腔内压力变化引起循环改变的患者(常见于正压通气,尤其是应用较高的呼气末正压、心脏压塞,甚至进行肺复张操作时),常通过扩容纠正,其目的并非单纯提高 CVP。从静脉回流的角度,扩容的本质是增加 MCFP,将胸腔压力对 CVP 的影响及静脉回流的影响降至最低,恢复或增加 CO。

五、总结

CVP 作为压力指标并不能完全代表容量,但由于其容易获得,并且在心功能相对正常的情况下,仍能较好地反映前负荷;它还是决定静脉回流的重要下游指标,这是 CVP 作为压力指标的独特作用;再者 CVP 还可以反映心脏功能。一个 CVP,囊括了上述三层含义。理解上述几点,将有助于临床正确解读 CVP,而不再单单以 CVP 的数值高低作为决定是否输液的唯一指标。

同时,维持一个恰当的 CVP,对于保证心血管系统的功能是非常重要的。关于前负荷指标与液体反应性指标的争议,我们应明确两者都不是进行液体干预的最终指标,同时对液体反应性指标的正确解读又与基础容量储备有关,即前负荷与液体反应性相互依存。

总之,了解 CVP 作为压力指标本身对静脉回流的影响以及 CVP 可反映心脏功能,可以使我们更好地解读静态压力指标,使其更好地指导临床治疗决策。

第二节 容积指标的意义及临床应用

静态压力指标作为评价心脏前负荷的指标受心脏顺应性、瓣膜功能及胸腔内压力等多种因素的影响,存在以"压力"代替"容积"的固有缺陷,理论上心室舒张末容积(EDV)才是最理想的反映心脏前负荷的指标。它在压力变化过程中保持相对独立,几乎不受胸腔内压或腹腔内压的影响。同时随着监测技术的进步,为测量包括 EDV 在内的容积指标提供了可能。本节将就容量指标的测定方法、临床应用及容量与压力间的关系进行介绍。

一、机体容量的组成

循环系统的容量由两部分组成,即张力容量与非张力容量。在静息状态下,循环系统有相当一部分容量只起到维持血管基本形状并充盈静息状态的血管作用,而不增加血管壁的张力,所以不参与压力形成,也不会直接影响静脉回流,这部分容量即为非张力容量(unstressed volume,Vu)。在此基础上的容量增加,才会对血管壁产生牵张,进而增加血管壁的张力,形成对管腔的压力,并决定 MCFP,影响静脉回流及 CO,这部分容量为张力容量(stressed volume,Vs),它占总循环血量的 25%～30%。可见,只有心室的舒张末的张力容量才对心输出量(cardiac output,CO)产生影响,也就是说真正意义上的前负荷。

尽管血管床的容积分为了 Vs 和 Vu,但两者并非截然分开。两者的比例可通过机体的自身调节或治疗干预发生变化。如在大出血早期,机体通过自身调节,使血管床的容积减少,大量的 Vu 转为 Vs,维持了回心血量并保持心输出量的稳定;再如补液治疗,主要是增加 Vs,使平均循环充盈压(mean circulatory filling pressure,MCFP)增加,回心血量增加,进而 CO 增加。同时,Vs 和 Vu 所占比例还受血管壁张力变化的影响。生理状态下,机体会通过自身调节功能(如神经体液调节可使血管床收缩)将部分 Vu 转向 Vs,从而保证足够的静脉回流量;病理情况下,治疗干预如血管收缩药物也可使部分 Vu 转为 Vs,而血管扩张药物则相反。可以说正是由于机体的容量分为两部分,才具备了对前负荷的自身调节与代偿能力。尽管 Vu 代表的容积并不是真正意义上的前负荷,但它是有效循环血容量的重要储备,两者相互转变,密不可分。

二、测定心脏容积的方法

传统上用来测定心脏容积的方法包括心室造影、超声心动技术、经食管超声技术、放射性核素技术等,但由于所需设备及操作技术复杂,对于危重患者的可操作性差,不易于时时评估,限制了其临床应用。近年来随着技术进步,呈现出了多种方法,如借助于心脏漂浮导管测定心脏容积,可得到右室舒张末容积(RVEDV)、持续右室舒张末容积(CEDV);借助于热-染料双指示剂法(thermo-dye transpulmonary dilution)或单指示剂法测定胸腔内血容量(intrathoracic blood volume,ITBV)和全心舒张末容积(global end diastolic volume,GEDV)等来评价心脏前负荷。

(一) RVEDV

通过右心容量导管,它是一种可以测量右心室射血分数的 Swan-Ganz 导管,仍采用热稀释方法测量 CO,只是在标准 Swan-Ganz 导管的基础上增添了两个心室内电极,它可以快速探测心电活动和心室内的温度变化。测量射血分数的原理与应用热稀释方法测量心输出量的原理相似。当向右心房注射已知温度、已知容量的液体后,注入的液体随血液由右心室走向肺动脉,过程中温度逐渐发生变化,在肺动脉中的热敏感电极可测出这种温度的改变。心输出量的测量取决于这个时间过程中的温度变化,而射血分数则取决于每次搏动时的温度变化。通过计算两个电极之间的温度改变并根据心电图的 R 波进行门控分析,计算机就可以计算出右室射血分数(RVEF)或者说是每次心脏搏动射血的比例。导管同时根据标准 Swan-Ganz 导管的方法测量出 CO 和 SV,然后通 RVEF 和 SV 就可以计算出右心室的舒张末容积,即 RVEDV=CO/(HR×RVEF)。近来还出现了连续心输出量热稀释导管,从而使持续监测右室舒张末容积(CEDV)成为可能。

(二) ITBV 和 GEDV

目前临床上常用脉搏指示连续心输出量(pulse indicator continuous cardiac output,PiCCO)技术,通过热稀释法得到 CO、GEDV、ITBV 和血管外肺水(extravascular lung water,EVLW)等。根据指示剂的

不同,分为双指示剂热稀释法和单指示剂热稀释法。

1. 双指示剂热稀释法 也称温度-染料稀释心输出量法(COTD)。

通过中心静脉导管外接温度探头,同时注射两种性质不同的指示剂,一种为热稀释指示剂,可渗透到毛细血管外,最常使用的是5%葡萄糖或生理盐水;另一种为染料稀释指示剂,只能保留在血管内,最常使用的是与白蛋白结合的吲哚蓝。同时通过股动脉导管,其尖端带有热敏电阻丝,采用与传统的漂浮导管相似的方法(只是近、远端温感探头的位置不同)描记出热稀释曲线。同时使用泵装置以30ml/min的速率,从股动脉导管抽吸股动脉血至外置的可视容器,分析并得出染料热稀释曲线,根据史德华-汉密尔顿法(Stewart-Hamiton equation)计算CO。另一方面,通过稀释曲线得出平均传输时间(mean transit time,MTt),即指示剂由注射点到检测点的传输时间,基于指示剂所流经的所有容积量等于CO与MTt的乘积,就能分别得出胸腔内热容量(ITTV)、胸腔内血容量(ITBV)、血管外肺水等。

2. 单指示剂热稀释法 也称单一温度稀释心输出量法(COST)。

由于检测染料指示剂的MTt准确性不够,同时操作复杂,费用昂贵,目前多采用单指示剂的热稀释法测定CO。其原理为从中心静脉注入一定量的生理盐水(2~15℃),经过上腔静脉→右心房→右心室→肺动脉→血管外肺水→肺静脉→左心房→左心室→升主动脉→腹主动脉→股动脉→PiCCO导管温度探头感受端。计算机将整个热稀释过程画出热稀释曲线,并自动对该曲线波形进行分析。

与双指示剂法相同,计算出稀释曲线的MTt,而后基于心、肺是由五个序贯而独立的容积腔组成,股动脉导管检测到的热稀释曲线可看成是每个容积腔稀释曲线的组合,稀释曲线中最长衰变曲线对应的应是其中最大的容积腔,即肺血管和血管外容积腔(PBV+EVLW)。通过数学方法将热稀释曲线取对数后即拟合得到稀释曲线的下降指数波形,并计算出下降时间(downslope time,DSt)。根据公式:CO×DSt=从注射位置到测量位置的最大容积腔的容积量,即CO×DSt=PBV+EVLW,同理,CO×MTt=ITTV,进一步得出CO×(MTt-DSt)=ITTV-(PBV+EVLW)=GEDV。基于大量研究证实,GEDV与ITBV之间有较好的相关性,并通过回归分析总结出单指示剂法ITBV和GEDV之间的经验公式为:ITBV=1.25×GEDV-28.4(ml),继而计算出ITBV。

三、容积指标与心脏前负荷及液体反应性

(一)容积指标与心脏前负荷

1. 容积指标反映心脏前负荷的相关研究 RVEDV作为反映右室前负荷的指标,数项研究表明其与CO有良好的相关性。在针对心脏术后患者的研究显示,EDV较CVP、PAWP能更准确地反映心脏前负荷,尤其是在使用较高呼气末正压(PEEP)时,容积指标优于压力指标。

同样的,针对ITBV的研究也得出了相似的结果。在心脏外科、感染性休克及ICU的重症患者的研究中显示:ITBV与CO相关,并且在分别给予容量、儿茶酚胺和机械通气等多种治疗时,只有ITBV能反映前负荷的变化。Hinder等利用食管超声测量左心室舒张末面积(LVEDA)确定左心室舒张末期容量的研究中,也证明LVEDA与ITBV密切相关。目前认为,GEDV可以作为前负荷的指标,其敏感性和特异性优于CVP及PAWP,也优于RVEDV。其最主要的优点是不受机械通气影响。另外还具有下列优势:与RVEDV相比,不需要使用漂浮导管,可操作性强;与LVEDA相比,不依赖于操作者技术,同时还可得到血管外肺水指标(EVLW)。

2. 容积指标反映心脏前负荷的影响因素 尽管研究显示,容积指标似乎更接近于心脏前负荷,但与压力指标测定会受一系列因素影响相同,目前测定容积指标的方法也受到各种影响因素的制约,从而对其判断前负荷的准确性产生影响。具体如下:

RVEDV的获得主要是根据温度的改变并据此计算射血分数和舒张容量,当出现静脉血未充分混合、心律失常、心脏瓣膜疾病等情况时,均会影响其测量准确性。

PiCCO 技术获得的容量指标尽管较其他容量指标具有优势,但也绝非十全十美。首先测定方法学的局限性,该技术基于两个假设,肺血管连同血管外容积腔为最大的腔;ITBV 和 GEDV 之间的经验公式(ITBV=$1.25 \times$ GEDV-28.4ml)。当患者存在心脏显著增大(扩张型心肌病)、肺叶切除、大面积肺栓塞、张力性气胸所致肺血管床面积减少,甚至严重的休克引起肺灌注严重下降等情况,测定的 ITBV 和 GEDV 则不能准确反映心脏容积。

其次适应证的局限性,因 PiCCO 技术较传统 S-G 导管近、远端温感探头的位置不同,路径长,在此路径上所有影响热稀释曲线的因素都可能影响曲线描记,从而不能准确得到 MTt 和 DSt,导致容积指标不准确。如存在心内分流、主动脉瘤、主动脉狭窄者和体外循环、持续高容量血液滤过、主动脉内球囊反搏(IABP)治疗,甚至不同的置管部位等情况可通过指示剂过早再循环对测量数据产生影响,导致偏差。另外,PiCCO 技术禁用于穿刺部位严重烧伤和感染的患者。

综上所述,我们应认识到,任何监测技术都存在不可避免的缺陷,临床工作中,应选择恰当的人群、获得正确的数据并进行合理的解读,才能切实用好监测指标。

(二) 容积指标与液体反应性

前一节阐述了液体治疗有反应的理论基础是容量状态处于心功能曲线的上升支。考虑到不同患者心功能曲线的多样性,因此单就一点的容积指标同样很难描记出其在曲线上的具体位置,所以静态容积指标用于评价液体反应性时仍然呈现出研究结果的多样性。但与静态 CVP 类似,对于大多数个体而言,当静态容量指标在正常范围的上限或下限时,如 RVEDV<90ml/m^2 或>140ml/m^2,LVEDA<5cm/m^2 或>20cm/m^2,ITBV<750ml/m^2 或>1000ml/m^2,GEDV<600ml/m^2 或>800ml/m^2,还是能够在一定程度上预测液体反应性的。因为在此范围内,最有可能是在曲线的上升支或平台支。可见,无论压力还是容量指标,预测液体反应性仅仅是在特别低或者特别高的情况下。

当然,我们还应了解最能精准反映心脏前负荷的容积指标应该是张力性容积。例如,当面对一名全心扩张的患者,尽管测量的容积指标提示都在正常高线甚至远远超出正常范围,但扩容治疗仍然有反应,就说明了这个道理,因为我们实际监测的心脏容积并不是真正的张力性容积。同时液体反应性会随心功能的改变而改变。例如,应用强心药物改善心脏功能后,心脏对液体治疗的反应性随之会发生改变,可能会从之前的无反应变为有反应。可见心功能、前负荷及液体反应性三者之间互相影响,调整其中的一个因素,其他变量也会随之改变,故应时时、动态评估血流动力学参数。此点将在下文进一步阐述。

四、压力与容积间的关系及临床应用

压力与容积指标都是反映心脏前负荷的指标,两者的地位及相互关系如何,或者在何种情况下应优先选择哪项指标更适宜,这些都是临床工作中经常面临的问题。

(一) 压力与容积间密切相关的理论基础

从机体容量的组成可以了解前负荷的准确定义应当为心室舒张末的张力容量,从这一描述中,我们就可以看出,要准确反映前负荷,就一定要将压力与容积结合在一起,要具备"张力"和"容量"两个要素。

众所周知,压力与容积密切相关,但又并非简单的线性关系,心室的压力-容积环所显示的就是在一个心动周期中压力与容积间的变化关系及对每搏输出量(SV)的影响。

(二) 压力及容积指标的地位及临床选择时的考虑

压力和容积相互影响、相互补充,而不是相互替代。两者对于维持正常的 CO 同等重要。这可以解释在感染性休克的研究中发现 EDV 增加的患者预后较好,原因就是针对感染所致的心功能抑制,能代偿性增加张力容量的患者,将能维持 CO,避免组织灌注恶化。可见压力与容积是密不可分的。

究竟临床应如何选择使用何种监测指标,除去技术因素及患者是否存在禁忌证原因后,还要考虑下列情况:

1. 基础的心功能状态 当心脏功能基本正常时,所测量的容积与张力性容量保持很好的一致性,故能更好地预测容量反应性。但当出现收缩功能异常时,或者继发于收缩功能异常的显著心脏扩大时,压力指标在反映实际的前负荷中将优于容积指标,因为后者不能代表张力性容量。相关研究也支持此点,如在左心功能明显异常的重症患者(如 EF<35%)的研究中显示,PAWP 较 RVEDV 能更好地预测液体反应性。

2. 患者特点　在机械通气及应用较高 PEEP 的患者,因容积指标不受气道压力及胸腔内压的影响,故较压力指标能更好地预测液体反应性。

3. 左右心相互作用　在肺动脉高压,或机械通气,尤其是应用较高的 PEEP 时,都会增加右室后负荷,使右室射血分数下降,导致右心容量增加,但左心却处于前负荷不足状态。此时,通过右心监测的前负荷指标,无论是压力及容量都不能反映实际的左心前负荷,此时应将反映左、右心的指标及压力与容积指标共同分析。

综上,压力与容积指标孰优孰劣不能一概而论,要针对具体情况选择最适宜的指标。

(三) 临床应用

压力与容积密不可分,在指导临床液体治疗中,若能同时监测将更容易实现扩容的理想结果——既能维持舒张末容积,又使压力指标不至于过分升高,进而动态反映心功能的变化情况。我们可以针对液体治疗后出现的不同情况,决定下一步治疗方案:

1. 扩容后 CVP 不变或升高后很快回到原水平,可以有或无容量监测指标,就能提示心功能曲线处于较平缓的位置,心室顺应性较好,仍有扩容潜力。这时,可以尽量利用扩容导致的心室前负荷的增加,以及通过扩容缓解由于交感神经兴奋性代偿性增强造成的外周血管收缩,降低后负荷的作用,增加每搏输出量。

2. 较少的输液即引起 CVP 大幅度上升,显著高于容积监测指标的增加,同时 SV 有增加趋势,此种情况提示压力、容积不匹配,心室的顺应性下降,心室的运动状态已经处于顺应性曲线较垂直的部位,若继续输液舒张末压力的增加要明显超过舒张末容积的增大;扩容风险增加,但并非扩容禁忌。在这种情况下,如果容积指标仍有潜力,需要继续扩容,应放慢速度,并可在扩容前或同时应用改善心室顺应性的药物,如硝普钠、硝酸甘油等,另外还要特别关注心率及心律,以达到在容积增加的同时压力不至于明显增加。如果患者已经出现明确的血压降低,应考虑应用正性肌力药物改善心脏功能,使心功能曲线发生整体位移后,再重新滴定前负荷。

3. 若 CVP 或 GEDV 增加,而 SV 变化不显著,则需调整血管活性药或正性肌力药物,由于治疗干预会改变心功能曲线,所以应在之后再次评估容量状态。

上述三种情况描述了血流(CO)、压力、容量三者间的关系,同时我们还应认识到各种治疗干预会对心功能曲线产生影响(无论是同一曲线上位置的移动还是整体的位移),需要在新的状态下寻找三者间新的平衡点。

五、小结

对于重症患者,理解滴定式治疗以及各个指标之间的联动性尤为重要。在判断容量及液体治疗效果时更是如此,一定要对容积、压力、流量、心功能进行综合评价,才能获得更接近正确的结果。压力和容量是构成心脏前负荷的不可或缺的重要组成部分,调整前负荷时应同时注意两方面指标的改变。

同时,使前负荷最适并不是临床实际工作的最终目标,我们最终的目标是:增加 CO,改善组织灌注。基于此,容量、压力、动态液体反应性指标都不是绝对和全面的,只有综合考虑,应用在不同的患者及同一患者不同的疾病状态,才有可能更好地将其局限性降至最低,指导临床液体管理。

(石　岩)

第三十三章 动态前负荷指标的应用

目前认为,动态前负荷指标预测容量反应性的灵敏度和特异度均明显优于静态前负荷指标。目前常用的动态前负荷指标包含两层含义,一类是根据心肺相互作用的机制来评估容量状态并判断容量反应性的心肺相互作用相关指标;另一类是通过动态手段如容量负荷试验,被动抬腿试验及呼吸末阻断法等引起静态或动态指标的动态变化。本章内容着重介绍目前较常用的动态指标的监测方法及临床意义。

第一节　PPV,SVV,SPV

一、动态前负荷指标的基本概念和监测方法

(一)动态前负荷指标的产生和定义

目前,采用液体复苏增加前负荷以期增加心输出量已成为休克(特别是脓毒症休克)治疗的重要手段。然而,液体的输入并非没有风险,液体超负荷可能导致肺水肿、心力衰竭等心肺并发症的发生。因此,如何正确评估患者的容量状态以及其对容量负荷的反应性是临床治疗成功与否的关键点之一。

我们知道,患者对液体负荷的反应不仅取决于前负荷的基线值,还取决于心肌收缩力和心室功能曲线的斜率。通过经典的 Frank-Starling 心室功能曲线我们可以看出:当前负荷很低或心脏处于 Frank-Star-ling 心室功能曲线的上升段时,通过补充液体增加心脏的前负荷,从而增加心输出量;但是当心脏处于曲线的平台段或曲线下移(心功能不全表现)时,则通过补充液体增加心脏前负荷的方法不能明显增加心输出量,反而可能导致心脏负荷过重(图 33-1-1)。

对于危重患者而言,其心脏状态处于 Frank-Starling 心室功能曲线哪一段并不清楚,究竟是否应该继续补充液体也难以判断。虽然理论上可通过直接监测心室舒张末容积来判断心脏前负荷,但在临床实践中尚无简便易行的监测方法。传统的监测手段是采用一些静态的、压力性的指标,如中心静脉压(CVP)、肺动脉嵌顿压(PAWP),来反映前负荷。但影响压力的因素很多,包括:容量、心室顺应性、胸腔压力等,因此压力参数往往并不能很好地反映容量。即使获知压力参数,也不能确定是否需要补液,因为我们不知道患者究竟处于哪一条心功能曲线上。大量的研究资料也已证实,用静态的压力指标来反映循环系统的前负荷情况并不十分理想,因此寻找新的血流动力学参数来预测机体对液体治疗的反应性变得十分重要。

动态性血流动力学监测是以心肺相互作用为基本原理,将循环系统受呼吸运动影响的程度作为衡量指标,以此预测循环系统对液体负荷的反应结果,进而对循环容量

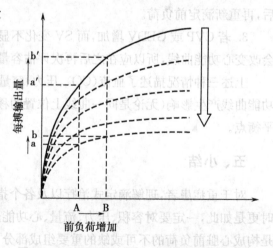

图 33-1-1　Frank-Starling 心室功能曲线示意图
心脏的每搏输出量与前负荷的关系取决于心脏功能。心脏前负荷从 A 增加到 B,当心功能差时,每搏输出量从 a 增加到 b;当心功能良好时,则能从 a′增加到 b′。a′b′>ab

状态进行判断的血流动力学监测方式。

（二）呼吸运动对血流动力学监测的影响

为了更好地理解为什么功能性血流动力学指标可以更为精确地预测液体负荷反应,我们先回顾一下呼吸运动对胸膜腔内压、左心及右心搏出量的影响。

1. 自主呼吸　吸气相,胸腔内压下降,右房压(RAP)随之下降,静脉回流随之增加,导致右室前负荷增加,右室搏出量增加(假设右室功能正常,位于心功能曲线陡峭部)。然而,当右室舒张功能障碍时(如右心衰),右房压在吸气相不出现降低,这表明右房/右室处于心功能曲线的平坦段,此时继续给予液体负荷不但不能增加右心搏出量,反可导致右心功能进一步恶化。

2. 机械通气　通过多普勒超声技术监测发现机械通气时搏出量随呼吸发生周期性变化:吸气期,右室搏出量(RVSV)下降,而左室搏出量(LVSV)增加;呼气期发生相反变化。其具体可能机制如下:

(1)吸气期右室搏出容积(RVSV)下降可能机制:右室前负荷(右室舒张末期容积,RVEDV)降低;右室后负荷增加。

机械通气时,吸气相正压通气导致胸腔内压上升,减少了静脉血回流心脏,右心房和右心室前负荷降低;而肺泡充气导致肺泡周围小血管床受压,血流阻力增加,导致右室后负荷增加。超声监测显示机械通气吸气期右室发生如下变化:舒张末期面积(RVEDA)恒定,收缩末期面积(RVESA)增加,而右室搏出容积(RVSV)和右室面积变化分数(RVSAC)下降。这些变化提示,在右室搏出容积下降中,后负荷增加的作用可能大于前负荷减少的作用(RVEDA恒定)。

(2)吸气期左室搏出容积(LVSV)增加可能机制:

1)左室前负荷增加:吸气期跨肺压增加对肺毛细血管床起到一种"挤压"作用,相对增加了左室前负荷。

2)左室后负荷下降:左室后负荷取决于左室壁张力,而左室壁张力又取决于左室跨壁压和左室半径。正压通气时,吸气期胸膜腔内压(ITP)的增加可导致左室跨壁压下降,从而使左室后负荷下降。研究显示:这种机制在左室收缩力降低的患者中表现尤为明显,而对心肌收缩力正常患者左室后负荷影响较小。

3)充气肺对心脏的直接挤压作用:磁共振研究显示,使用带PEEP的机械通气时,扩张的肺可直接挤压心脏,使左室射血增加。

4)左右心室间的相互影响:吸气期静脉回流减少,右室舒张末期容积(RVEDV)下降,室间隔相对右移,左室舒张期灌注增加,导致LVSV增加。

(3)呼气期,左右心室血流动力学发生相反变化:右室搏出容积增加,左室搏出容积下降。

由上述机制可以看出,左心室的每搏输出量在呼气相降至最低,而在吸气相达到峰值。这种搏出量的周期性变化是生理性的,可见于所有患者。当血容量不足(左心室前负荷低)时,左心室处于心功能曲线的上升段,由机械通气导致的每搏输出量变化比血容量正常时更为显著;当血容量充足(左心室前负荷高)时,左心室处于心功能曲线的平台段,每搏输出量的变化则不明显。因此,可以根据搏出量的变化来判断心脏功能,预测液体治疗的反应性。

（三）动态前负荷指标监测的方法和设备

目前已有多种方法可应用于动态指标监测,传统手段有经胸超声心动图(TTE)、经食管超声心动图(TEE)等;新近技术有经肺热量稀释结合动脉脉搏轮廓分析技术、锂稀释法结合动脉脉搏能量分析技术(arterial pulse power analysis)、动脉压力波形分析技术(arterial pressure waveform analysis),甚至脉搏血氧饱和度的波形等均可以得到。目前临床应用较多的是基于动脉脉搏轮廓分析技术或压力波形分析技术的方法。

基于动脉脉搏轮廓分析技术的方法目前主要是脉搏指示连续心输出量监测(pulse indicator continuous cardiac output,PiCCO)系统,这也是目前较常用的功能性血流动力学监测方法。该系统采用经肺热稀释技术和动脉脉搏轮廓分析技术。使用时需要进行中心静脉穿刺置管和(股)动脉穿刺置管,通过中心静脉注射冷盐水,而在(股)动脉端检测温度变化,从而绘制热稀释曲线,从此曲线计算获得心输出量。经大量研究统计,动脉脉搏轮廓与心输出量存在特定的函数关系,通过分析动脉压力波形曲线下面积(AUC)而获得即时的心输出量,并利用热稀释法获得的心输出量对此进行校正,实现由动脉脉搏获得连续心输出量的监测,并由此获得各种 FHI 参数。

锂稀释法结合动脉脉搏能量分析也可以获得这些参数,如锂稀释心排量(lithium dilution cardiac output,LiDCO)监测系统。其原理是应用锂稀释法获得心输出量(原理与经肺热量稀释法相似,把温度指示剂换为氯化锂),对应用动脉脉搏能量分析获得的心输出量进行校正,从而实现心输出量的连续监测。同PiCCO 类似,需同时放置中心静脉导管和动脉导管。

基于动脉压力波形分析技术的方法是 FloTrac/Vigileo 系统。该系统仅需要进行桡动脉穿刺,将放置于桡动脉的导管连接 FloTrac/Vigileo 系统即可提供心输出量等各种参数。其计算每搏输出量的基本原理是动脉压力与每搏输出量成正比,与主动脉顺应性成反比。动脉压力波形分析技术通过血流动力学模型将血流与动脉压力联系起来。FloTrac/Vigileo 系统的每搏输出量计算公式:$SV=\delta AP\times X$,其中 δAP代表动脉压力标准差,是评估脉搏压力的指标,设备对动脉压波形每 20 秒以 100Hz 频率进行取样计算获得;X 则代表血管张力,这一因素与年龄、性别和体表面积有关。在应用 FloTrac/Vigileo 监护仪时不需要校正,仅需要输入患者年龄、性别、身高和体重等基本参数即可。

二、动态前负荷常用指标

(一) 常用指标

如同用液体负荷试验来评价循环系统对增加前负荷的反应性一样,动态前负荷指标的监测已不只是单纯的监测手段,而是更多地含有治疗上的意义。包括每搏量变异率(SVV)、脉压变异率(PPV)、收缩压变异率(SPV)、主动脉峰值血流速变异率(ΔPeak)、右房压变异率(ΔRAP)等(表 33-1-1)。这些参数有着共同的特点:

1. 均以心肺相互作用为基本原理,综合考虑了呼吸运动对血流动力学的影响和循环系统本身变化,因而对患者循环状态的评价较静态指标更全面、更准确。

2. 不是某一时间点的静态参数,而是某一时间段内容量、压力或血流速等静态参数的变化率,是动态的指标。

3. 是预测循环系统对液体治疗反应性的参数,体现了心脏对液体治疗的敏感性,直接反映循环前负荷状态。

4. 绝大部分指标只可应用于控制性机械通气的患者。

5. 相对微创、安全性高、并发症少。

表 33-1-1 动态指标监测的常用指标

指标	预测值	说明
右房压变异率(ΔRAP)	ΔRAP>1	自主呼吸时,RAP 下降>1mmHg 预测对容量有反应
		PEEP 增加时,ΔRAP>1 无预测价值
		可应用于自主呼吸和(或)机械通气时
		吸气时需 PAWP↓>2mmHg
收缩压变异率(SPV)	>12~15mmHg(低容量)	可以用绝对值(mmHg)或百分数(%)表示
		除 SV 外,还受胸肺顺应性、潮气量等影响(Vt↑→SPV↑)

续表

指标	预测值	说明
	增加值>4mmHg 提示失血	补液时,SPV↑常与△CI↑相一致
		对前负荷依赖性预测较 CVP、PAWP 更可靠
		患者必须机械通气且潮气量稳定
		心律失常患者不适用
SPV 下降幅度(△DOWN)	>2~5mmHg(低容量)	绝对值取决于肺顺应性和潮气量
		患者需机械通气、深度镇静和(或)肌松
		心律失常患者不适用
脉压变异率(PPV)	>13%	仅受 SV 影响
		对前负荷依赖性预测较 SPV 更可靠
		患者需机械通气、深度镇静和(或)肌松
		受潮气量影响,结果比较时须保持潮气量稳定
		心律失常患者不适用
每搏量变异率(SVV)	神经外科患者 9.5%(Vt=10ml/kg)	对容量变化较 PAWP、CVP 和 ITBVI 更敏感
	>13%(脓毒症休克)	患者需机械通气、深度镇静和(或)肌松
		潮气量需保持稳定
主动脉峰值血流速变异率(△Peak)	>12%(脓毒症休克)	患者潮气量需保持稳定

本节主要介绍每搏量变异率(SVV)、脉压变异率(PPV)、收缩压变异率(SPV)三种指标。

(二) SPV、PPV 和 SVV

1. SPV　SPV 指 30 秒内收缩压(SP)最大与最小值间的变异程度。计算公式如下(下标 max 和 min 分别表示最大和最小值):

$$SPV=(SP_{max}-SP_{min})/[(SP_{max}+SP_{min})/2]\times100\%$$

在机械通气患者,以呼气末值(呼气末屏气 5~15 秒时 SP 值)为基线,吸气相收缩压通常升高 2~4mmHg(△up),呼气相通常下降 5~6mmHg(△down),△up 与 △down 差值即为 SPV,其值通常为 8~10mmHg(图 33-1-2)。在 PiCCO 监测仪中 SPV 则需要依据有创血压波形选择 30 秒内的最大与最小 SP 值人工计算而得到。

研究显示,对于容量诱发的心指数(CI)改变,SPV 与肺动脉嵌顿压(PAWP)同样敏感,甚至较后者更敏感。对于脓毒症引发急性循环衰竭的患者,SPV 大于 10 是判断补液有无反应性的良好指标。

对于活动性出血或隐匿性失血,SPV 也是一个可参考的判断指标。在心脏手术患者中,SPV 大于 4 提

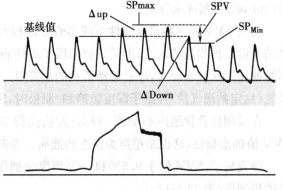

图 33-1-2　收缩压变异率(SPV)

示明显失血;由于 SPV 除受搏出量影响外,还受潮气量(Vt↑→SPV↑)、肺和胸壁顺应性以及跨壁压的影响,使用 SPV 绝对值来解释临床变化时应谨慎。

△down:△down 是一个呼吸周期中,收缩压在呼气末(屏气 5~15 秒时)基线值与最小值之间的差值。

基于大量人群的数据统计显示,Δdown 在 2~5mmHg 之间是判断液体反应性的良好指标。作为 SPV 的一部分,Δdown 幅度的变化是判断失血的一个早期指标,其发生变化的时间明显早于心率血压的变化,也早于传统的前负荷指标(CVP 和 PAWP)。但由于基线值需呼气末屏气 5~15 秒,Δdown 在临床上较难获得,限制了其临床应用。

2. PPV PPV 指 30 秒内脉压(PP)最大与最小值间的变异程度。计算公式如下(下标 max 和 min 分别表示最大和最小值):

$$PPV=(PP_{max}-PP_{min})/[(PP_{max}+PP_{min})/2]\times100\%$$

PPV 可由 PiCCO 检测仪自动计算产生(图 33-1-3)。

作为动脉收缩压和舒张压之差的脉压,其产生受三个因素影响:左室搏出量(LVSV)、动脉阻力以及动脉顺应性。在一次呼吸周期中,后两者并不会发生明显变化,也就是所在每次心跳搏动中,脉压反应的就是左室搏出量,换句话说,脉压变化只受心搏出量变化影响。这点与收缩压不同,后者明显受胸膜腔内压变化的影响。

与 SPV 相同,PPV 也只能应用于机械通气患者。

研究显示:对于脓毒症机械通气患者,输注 500ml 胶体液后,PPV 较基线值变化 13% 以上(例如脉压基线值为 40mmHg,变化 13% 则为 5mmHg)可作为判断对液体有无反应的有效指标,其敏感性 94%,特异性 96%。更重要的是,补液扩容前,PPV 越高,心指数(CI)对单剂量补液反应越高。

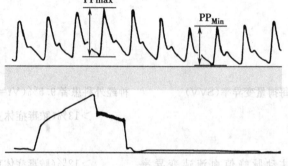

图 33-1-3 脉压变异率(PPV)

3. SVV SVV 指 30 秒内心脏搏出量(SV)最大与最小值间的变异程度。计算公式如下(下标 max 和 min 分别表示最大和最小值):

$$SVV=(SV_{max}-SV_{min})/[(SV_{max}+SV_{min})/2]\times100\%$$

SVV 也可由 PiCCO 检测仪自动计算产生。除脉搏轮廓法(PiCCO)外,SVV 也可通过经食管超声心动图(TEE)获得。

正如前面所述的那样,SVV 代表的是呼吸运动诱发的心搏出量(SV)的改变。与 SPV、PPV 相类似,SVV 与心搏出量变化的关联较 CVP 或 PAWP 指标更紧密。与其他功能性指标(Δup 和 Δdown)或容量性指标(胸腔内血容量)不同的是,当患者左心功能下降时,SVV 改变与 SVI 呈正相关,但 SVI 改变的界值(cut-off)目前尚未确定。

使用 SVV 预测容量反应性不同实验结论相差较大,分析其原因,主要是由于 SVV 代表的是呼吸运动诱发的心搏出量的改变,不同试验采用了不同的潮气量,导致 SVV 绝对值出现较大差异;此外,对于采用脉搏轮廓法技术而言,呼吸运动诱发的血管阻力改变也是必须考虑的问题。因此,只有当患者采用机械通气(稳定的潮气量)并给予深度镇静和/肌松时,SVV 才能较准确地预测容量反应性。

在采用经食管超声心动图(TEE)方法获得 SVV 时,操作者操作时的个体差异可明显影响所获得 SVV 值的准确性,这也是超声类检查的通病。为避免此类问题,操作人员须经过严格的超声培训。

研究显示:SVV 位于 9.5% 和 13% 可以分别作为神经外科患者和脓毒症休克患者判断液体治疗反应性的预测值(表 33-1-1)。

三、SPV、PPV 和 SVV 的临床应用

(一) SPV、PPV 和 SVV 在不同疾病患者中的应用

1. 心脏手术患者中的应用 SVV 可用于预测液体治疗的反应,预测是否能够通过液体治疗增加心输出量。很多心脏手术患者存在心功能不全,心脏手术又可能导致心脏功能受到一定损伤,精确地进行液

体治疗极其重要,既要避免容量不足,又要防止容量负荷过重,寻求个体化的液体治疗方案尤为重要。SVV与心指数的相关性很好,可以很好地反映左心室前负荷,可以用于指导心脏手术围术期间的液体管理。心脏手术过程中,在开胸后,由于机械通气对于胸腔压力的影响被消除,此时不能应用SVV来预测液体治疗的效果。但关胸后,呼吸运动对循环系统的影响恢复,此时SVV就可以用于指导心脏手术后患者的液体治疗。心脏手术后的患者多需要使用血管活性药物,但动物实验研究表明,SVV与后负荷的变化无关,因此血管活性药物并不影响SVV在心脏术后患者中的应用。研究表明,在此类患者中,SVV预测液体治疗效果的敏感度为71%,特异度为80%。其对于心脏功能差的患者具有更为重要的意义:射血分数低于35%的患者,SVV>9.5%预测液体治疗效果的敏感度为71%,特异度可达到80%。对于冠脉搭桥术后患者的研究显示:以扩容治疗使心输出量(CO)增加为标准,SPV和PPV均可作为预测使用,其中以PPV≥11%为界值,其敏感度为100%,特异度达93%。

　　由于SVV反映的是机械通气时胸腔内压力变化对心搏出量的影响,因此机械通气潮气量是影响SVV的重要因素,SVV的绝对值与潮气量直接相关。观察心脏手术后的患者,发现SVV随着潮气量的增加而变大,当潮气量为5ml/kg时,SVV为7.1%±0.6%;潮气量增加至10ml/kg时,SVV为14.8%±1.8%;潮气量继续增加至15ml/kg时,SVV为21.4%±1.9%。可见,对于同一类患者,SVV的界值应与特定的潮气量密切相关,为了获得稳定的潮气量,必须使用机械通气和深度镇静,必要时需使用肌松。

　　2. 脓毒症患者中的应用　　对机械通气脓毒症患者的研究显示:液体治疗后心指数(CI)的增加程度与SVV基础值呈正相关,还与SVV的降低程度呈负相关。SVV大于13%可以作为脓毒症休克患者判断液体治疗反应的预测值。

　　(1)PPV:对于脓毒症患者,潮气量8ml/kg行机械通气,以输注500ml胶体液后CI增加为标准,PPV较基线值变化13%以上(例如脉压基线值为40mmHg,变化13%则为5mmHg)可作为判断对液体有无反应的有效指标,其敏感性94%,特异性96%。而CVP及PAWP的变化程度对判断液体治疗后心指数的变化,敏感性和特异性均低。因更重要的是,扩容补液前,PPV越高,心指数(CI)对单剂量补液反应越高。由此可见,PPV等功能性血流动力学指标在指导机械通气的严重脓毒症患者液体治疗中可起到决定性的作用。

　　(2)SPV:对于容量诱发的心指数(CI)改变,SPV与肺动脉嵌顿压(PAWP)同样敏感,甚至较后者更敏感。对于脓毒症引发急性循环衰竭的患者,SPV大于10是判断补液有无反应性的良好指标。

　　3. 活动性出血　　对于活动性出血或隐匿性失血,SPV也是一个可参考的判断指标。在心脏手术患者中,SPV大于4mmHg提示明显失血。但也有研究显示,实验性放血时,SPV小于5mmHg时可认为无低血容量存在的指征。由于前面已阐述SPV除受搏出量影响外,还受潮气量、肺和胸壁顺应性以及跨壁压影响,使用SPV绝对值来解释临床变化时应谨慎。

　　对于SVV和PPV,尚无明确证据支持其在活动性出血中的判断作用。

　　4. 小儿患者中的应用　　由于小儿患者心输出量的调节与成人不同,更主要的是依靠心率变化,而不是每搏输出量。SVV等能否用于小儿的液体管理尚未有临床研究报道。但已有实验表明,在幼年动物模型中SVV可以用于预测液体治疗的效果,在潮气量10ml/kg时,敏感度最高,这提示SVV可能可以很好地指导小儿液体治疗。

(二)与传统指标的比较

　　CVP和PAWP是临床传统使用的间接反映前负荷的压力指标,在特定的心室顺应性下,它们与心室舒张末期容积密切相关。但"心脏前负荷"并不完全等同于"对液体治疗有反应"。正如心室功能曲线(图3-1-1)所描述的那样,心室收缩功能(心肌收缩力)的降低会减小前负荷和SV间的正比关系,因此仅仅以前负荷指标的大小来预测心脏对液体治疗是否有反应并不准确。有学者将SVV、SPV和PPV等功能性参数与 CVP、左室舒张末面积指数(LVEDAI)、胸腔内血容量指数(ITBVI)等反映前负荷的压力及容量性的静态参数进行了对比研究,结果是前者的受试者工作特性曲线(ROC)下面积明显大于后者,功能性参数预测液体反应性的价值高于静态参数。其他研究者的试验结果也表明,压力及容量性前负荷参数虽然能比较准确地反映循环系统的前负荷状态,但它们却不能像功能性血流动力学指标一样准确地预测液体反应性。

(三) SPV、PPV、SVV 的异同

前面已阐述了 SPV、PPV、SVV 三者均反映了呼吸运动对心脏搏出量的影响,左心室的每搏输出量在呼气相降至最低,而在吸气相达到峰值。当血容量不足(左心室前负荷低)时,左心室处于心功能曲线的上升段,由机械通气导致的每搏输出量变化比血容量正常时更为显著;当血容量充足(左心室前负荷高)时,左心室处于心功能曲线的平台段,每搏输出量的变化则不明显。由此可根据搏出量的变化来判断心脏功能,预测液体治疗的反应性。但由于三者监测方法不同,导致其受影响因素也不同。除了都受心搏出量影响外,SPV 还受机械通气时胸腔内正压对主动脉的直接作用影响。因此,即使 SV 保持不变,也有一定程度的 SPV 存在。而胸腔内压在收缩期和舒张期对主动脉均有作用因而对 PPV 无明显影响。有研究比较了 PPV、SVV、SPV 三个指标在预测液体反应性的相对效力,结果显示 SVV 和 PPV 密切相关,PPV 能准确地反映 SVV 的变化。但 PPV 预测循环系统液体反应性的能力强于 SVV 和 SPV。也就是说,PPV 能更好地反映 SV 的变异情况。这些结果也符合上述理论上的分析。

值得注意的是,不论预测价值怎样,SVV、SPV 和 PPV 均只能反映患者的低血容量状态。在犬的低、高血容量动物模型上进行的研究表明:低血容量状态可使 SVV、SPV 和 PPV 较基础值显著升高,而在高血容量状态下则无变化,提示它们不能用来判断血容量是否过多。另外也有学者认为,SVV 和 PPV 没有判别对液体负荷无反应患者的界值。

(四) SPV、PPV、SVV 的局限性

虽然 SVV 等作为一种新的监测指标对预测液体治疗的效果具有很好的指导意义,但任何血流动力学监测指标都有其适用范围和局限性,功能性血流动力学指标也不例外。其局限性包括:

1. SVV、SPV、PPV 均不能用于自主呼吸的患者,已有研究证实了 SVV 和 PPV 均不能预测压力支持通气或面罩吸氧患者对液体治疗的反应性。

2. 对于采用机械通气的患者,机械通气的潮气量对 SVV 等功能性血流动力学指标有着重大的影响,甚至决定了这些指标数值的可信性。仅在机械通气潮气量(Vt)>8ml/kg 时,SVV 等才是预测液体治疗反应的可靠指标;而 Vt<8ml/kg 时,其预测价值甚至小于某些压力参数。但当 Vt 过大(15ml/kg)时,即使血容量充足 SVV 也会显示患者对扩容治疗有反应的结果。因此,Vt 过大或过小都会造成指标的准确性下降。

3. 这些指标还受外周血管阻力变化的影响。在利用失血性休克犬模型研究去甲肾上腺素对 PPV 和 SPV 影响的实验中,去甲肾上腺素能在无充分液体复苏的情况下显著降低上述两项指标的数值,掩盖血管内容量缺乏的真实情况。这可能是由于去甲肾上腺素可改变血流分布,增加了有效循环血容量,及其增加外周血管阻力的效应使 PPV 和 SPV 降低。所以,当外周血管阻力变化时 SPV 和 PPV 的测定系统(PiCCO 监测仪)要及时进行校正。由于 SVV 与后负荷的变化无关,此种情况下 SVV 的受影响程度可能小于 SPV 和 PPV。

4. 不适于房颤、频发期前收缩等心律失常患者。心律失常本身就能使搏出量变异程度增大,此时的 SVV、SPV、PPV 等指标也就无法准确反映循环系统容量状态及对液体的敏感性。

5. 患有肺源性心脏病的患者,尚不能解释 SVV 等指标的意义。

6. 不同的监测系统进行动脉波形计算方法不同,得出的 SVV 等指标值不同。

7. 目前,尚无循证医学证据证明以 SVV 等指标为指导进行液体治疗与患者预后的关系。

作为一种崭新的血流动力学监测方式,动态血流动力学监测根据心肺相互作用的原理定量评价心脏搏出量、压力、血流速等的变异程度,以此来衡量循环系统对液体治疗的敏感性及其前负荷状态。SVV、SPV、PPV 等指标能比 CVP、PAWP 等传统更准确地预测液体反应性,对于指导容量治疗更有意义。但考虑其局限性,临床上,不能仅仅依靠 SVV 等预测液体治疗的效果,还要根据患者的病情以及其他血流动力学参数作出综合判断。

(于凯江)

第二节 其他动态指标

一、概述

动态前负荷指标是指通过一个可控、可逆的方法诱导前负荷改变,从而观察心脏对该变化的反应性。目前认为,动态前负荷指标预测容量反应性的灵敏度和特异度均明显优于静态前负荷指标。目前常用的动态前负荷指标包含两层含义,一类是根据心肺相互作用的机制来评估容量状态并判断容量反应性的心肺相互作用相关指标;一类是通过动态手段如容量负荷试验,被动抬腿试验及呼吸末阻断法等引起静态或动态指标的动态变化。这里我们主要阐述心肺相互作用相关的动态参数的作用原理及临床常用的心肺相互作用相关动态前负荷参数。前面章节已经提到了包括动脉压力波形相关动态参数,如 SPV,SVV,PPV。本节重点介绍腔静脉呼吸变化率,呼吸收缩压变化率(RVST),CVP(RAP)自主呼吸变化率及经脉搏血氧波形呼吸变异率等。

二、腔静脉呼吸变异率

腔静脉呼吸变异率是通过经食管超声心动图(TEE)或经胸超声心动图(TTE)手段探测上腔或下腔静脉(SVC/IVC)直径随呼吸运动的变化,计算其变异程度,进而判断循环系统对液体治疗的反应性及循环容量状态的指标。由于研究和计算方法的不同,上腔或下腔静脉变异率有不同的名称,如上腔静脉塌陷指数(collapsibility index of superior vena cava,SVC-CI),下腔静脉膨胀指数(distensibility index of inferior vena cava,dIVC),下腔静脉直径呼吸变异率(IVC%)。尽管名称不同,但它们都从不同角度反映了随呼吸发生的胸腔内压力周期性变化造成腔静脉直径改变的程度。

一项对 66 例机械通气的感染性休克患者研究显示,以 SVC 塌陷指数大于 36% 作为对容量负荷有反应的标准,敏感性 90%,特异性 100%。尽管 SVC 能够更好地反映胸膜腔内压的改变,评估容量反应性,但 SVC 通常需要经食管超声测量,临床应用相对受限,IVC 直径呼吸变异率和 IVC 膨胀指数可以用 TTE 测量,更易于临床操作和评估。有研究证实,用下腔静脉膨胀指数评估容量反应性,当阈值在 18% 时,ROC 曲线下面积为 0.91,灵敏度和特异度均大于 90%,18% 是 IVC 膨胀指数区分对液体治疗有或无反应患者的界值,它与液体负荷后的心指数增加值之间存在明显的正相关关系。最近,针对失血性休克、全身性感染、蛛网膜下腔出血患者,尤其是慢性肾衰竭接受血滤患者的研究,也进一步表明了腔静脉变异度的临床意义,但依然没有统一的预测值,仍需扩大研究规模,或评估不同疾病状态下的改变阈值。但至少目前观点认为对于完全机械通气患者应用腔静脉变异率是预测容量反应性的简便、无创且准确的参数。

任何指标运用过程中均有其局限性,在临床常规应用腔静脉变异指数动态指标时需注意影响腔静脉的因素除了容量,还有右心功能和静脉顺应性等其他因素,比如在右心功能障碍时,右心压力负荷增加,下腔静脉出现不同程度的固定扩张,此时应用下腔静脉直径呼吸变异率评估容量反应性会受到影响。严重腹内压增高状态也可能导致容量反应性的评估不当,当腹内压增加时,胸壁顺应性下降,从而导致呼吸改变对胸膜腔内压力影响的不同,减弱了动态指标对容量反应性的评估,除了对呼吸的影响外,腹内压力对下腔静脉直径及顺应性的直接影响也不容忽视,因此腹内压增高情况下,下腔静脉膨胀指数是否能够评估容量反应性,以及其预测阈值均值得进一步研究。

同时我们还需要注意到动态指标应用的主要原理是心肺相互作用,因此当患者存在自主呼吸和心律失常时,往往不能合理应用。有研究显示,在完全自主呼吸患者,dIVC 大于 50％可作为对容量负荷有反应的标准,但当患者自主呼吸努力以及机械通气患者存在自主呼吸时,腔静脉变异度将不适于评价容量反应性。此外,由于 SVC-CI 和 dIVC 主要取决于血管的直径而不是 SV 的周期性变化,所以理论上 SVC-CI 和 dIVC 对心律失常患者的容量反应性有预测价值,但其阈值需进一步研究证实。

三、呼吸收缩压变化率

呼吸收缩压变异试验(respiratory systolic variation test,RSVT)是一个标准化的操作试验,进行包括三个连续的增量式压力控制呼吸,测量最低的收缩压的斜率,计算呼吸收缩压变异。其改变的意义在于完全机械通气患者,在其他参数不变的情况下,随着气道压力的增加,胸腔内压增加,回心血量减少,收缩压下降。因此,当机械通气患者由于气道压力增高引起的收缩压下降幅度大,即左心室 SV 变化幅度大则提示左右心室均处于心功能曲线的上升支,容量反应性好。相反,如果收缩压下降幅度小,即左心室 SV 变化幅度小,则提示至少存在一个心室处于心功能曲线平台期,容量反应性差。所以理论上 RSVT 中呼吸收缩压变化率可以预测完全机械通气患者的容量反应性。

RSVT 最早是 Priesman 和他的同事们提出并用于预测液体反应性的方法。最初试验中 RSVT 需要较为复杂的呼吸操作、脱机测量以及计算。他们使用了 3 个气道压力,再使用线性回归计算最贴合的直线斜率。在使用 3 个点进行线性回归时,发现中间值不影响最贴合的直线斜率,因而使用 2 个气道压力($10cmH_2O$ 和 $30cmH_2O$)就能够达到相同的准确度。这样就能使呼吸操作更简单,当气道压力从 $10cmH_2O$ 转换到 $30cmH_2O$ 时,应用屏幕截图衡量两个最低的收缩压。然后通过方程 $[(10cmH_2O$ 最低收缩压力$)-(30cmH_2O$ 最低收缩压$)]/20$ 计算得出斜率。若使用他们实验计算出的斜率 cutoff 值 $0.52cmH_2O$ 将会使计算更为简单。在他们的实验中发现,当气道压力从 $10cmH_2O$ 转换到 $30cmH_2O$,如果最低收缩压下降大于 $10.2mmHg$,说明存在容量反应性。这个简单修改使 RSVT 成为一个简单的床边试验,通过使用一个标准的呼吸机和允许屏幕捕获监控即可完成,增加临床可行性。

RSVT 在急性心功能受损患者的容量反应性评估中具有一定优势。急性心功能受损患者的容量反应性评估相对困难,这种情况下甚至是小剂量的液体输注即可能导致容量过负荷。因此探讨准确预测心输出量对于容量治疗的反应性具有较大意义。在一项机械通气猪的动物实验中,研究者比较了在急性心功能损伤时不同的功能血流动力学参数,如脉压变异度(PPV),每搏变异度(SVV),静态前负荷指标如右房压(RAP),全心舒张末期容积(GEDV),以及呼吸收缩压变异实验(RSVT)预测容量反应性的能力。13 只机械通气的猪,持续使用维拉帕米抑制心功能使左心室压力峰值(dP/dt)下降 50％。放血 20ml/kg 造成低血容量后,使用上述指标分别评价容量反应性。研究结果发现,ROC 曲线 RSVT 的曲线下面积为 0.88,PPV 是 0.84,SVV 是 0.82,RAP 是 0.78,GEDV 是 0.77。研究证实,RSVT 能够较好地预测急性心脏功能受损动物实验模型的液体反应性。

同样,在 18 例进行冠脉搭桥手术患者围术期容量血流动力学参数预测容量反应性的研究中。分别进行了 70 次容量输入步骤(VLS),每次包括 250ml 胶体,在手术前及关胸后输入,每次容量输入步骤(VLS)的反应性以每搏量提高是否超过 15％分为有反应或是无反应,每个参数都描绘 ROC 曲线来评价它们的预测价值。研究结果同样提示预测性最好的参数是 RSVT 和 PPV。

四、CVP(RAP)自主呼吸变化率

在自主呼吸主动吸气时,胸腔内压下降,跨肺压下降,心功能曲线左移,CVP(RAP)下降,CO 增加。

在用图形表示的与回归曲线相关的一个向左移位的心功能曲线上,我们可以清晰地看到,如果回归曲线与心功能曲线升支相交,心功能曲线的左移,会导致右房压力的下降及静脉回流和心输出量的增加。如果回归曲线和心功能曲线的平台区相交,那么心功能曲线的左移不能导致右房压力的下降以及心输出量的减少。因此,在吸气期间没有右房压力的下降提示心脏处于心功能曲线的平台区,容量治疗不能提高心输出量。需要注意的是,若心脏处于功能曲线的平台区,这项测试对于提高心输出量的预测性较差,尽管此时吸气仍可能导致 CVP 大幅度下降,而当心脏位于心功能曲线的上升支时,这种效应更明显。因此,Magder 等人提出假设,当没有容量反应性时,不仅扩容不能增加 SV,而且吸气时右房压也不降低,因此可以通过右房压力的下降(DRAP)即 CVP(RAP)自主呼吸变异率预测患者是否存在容量反应性。为证实假设,他们进行了试验,在第一次试验中,36％患者是自主呼吸,64％患者是机械通气,但机械通气患者也都存在自主呼吸。在自主呼吸吸气时(其中机械通气患者短暂脱离呼吸机测量),均监测到 RAP 的下降,随后的实验发现,RAP 下降至少 1mmHg 可以准确预测患者存在容量反应性。但此实验的主要限制问题是患者的自主呼吸必须产生一个足够大的胸膜腔内压降低变化。

随后其对 33 例 ICU 患者分别置入了漂浮导管,监测右房压(Pra),肺动脉嵌顿压(PAWP),以及动脉压(Pa)进一步了解右房压吸气改变对容量反应性的预测价值。PAWP 必须下降≥2mmHg 提示吸气努力,液体治疗方法采用快速输注生理盐水到 Pra 增加 2mmHg,液体容量从 100～950ml 不等。如果期间吸气 Pra 下降≥1mmHg 定义为阳性呼吸反应,小于 1mmHg 定义为阴性反应,CO 增加≥250ml/min 考虑有容量反应性。结果 14 例阴性反应者中,只有 1 例患者 CO 是增加的,19 例阳性呼吸反应患者中 16 例患者 CO 增加,最初的 Pra,PAWP,CO 和 Pa 值不能预测容量反应性。因此,研究认为,扩容治疗在右房压没有吸气下降的患者不太可能引起 CO 的增加,而通常只有在吸气后右房压下降患者才会引起 CO 的增加。在这项实验中得出,在吸气引起 PAWP 下降大于 2mmHg 的患者,给予生理盐水进行扩容治疗直到 PAWP 增加大于 2mmHg 时,结果表明以吸气引起 RAP 下降≥1mmHg 来预测 CO 增加 250ml/min,阳性预测值为 84％,阴性预测值 93％。因此,自主呼吸患者对中心静脉压力(右房压力)自主呼吸变异率分析可以预测容量反应性。但临床上由于对自主呼吸努力的评价需要置入肺动脉导管,明显限制了其使用。

那么在不考虑自主呼吸努力的情况下,是否 CVP(RAP)自主呼吸变异率依然可以预测容量反应性? Heenen 等人进行了相关研究,同时他们为了避免肺泡塌陷,也考虑到脱机测量 RAP 值并不能真实反映机械通气状态时的容量反应性,因此没有采用脱机测量 RAP 方法,而是在机械通气自主呼吸状态下测量。结果发现,CVP(RAP)自主呼吸变异率似乎并不能预测容量反应性。作者认为,试验中很多患者接受正压通气未脱机评价右房压及未排除那些吸气努力未达到 PAWP 下降 2mmHg 的患者可以解释这一结果。但对于临床重症患者而言,多数患者处于镇静和机械通气状态,因此,可能限制了 CVP(RAP)自主呼吸变异率对容量反应性评估的应用。

五、脉搏血氧饱和度波形变异率

脉搏血氧饱和度仪能测定动脉血氧饱和度,间接评估氧输送平衡,从 70 年前,Karl Matthes 发明了首个能无创持续监测血氧饱和度设备以来,脉搏血氧饱和度已成为重症患者常规监测项目。脉搏血氧饱和度仪结合了分光光度测量法和基于血容量周期性变化的光电容积脉搏波描记法的工作原理,因此,除了能获取氧饱和度的数据外,还能显示与循环血容量变化相关的光电容积脉搏波描记的波形(PPG),常常一个尖锐的、有重搏切迹的波形表明组织灌注良好,而一个正弦波形状的波形提示组织灌注不良。随后也有一些学者提出用这种方法来评估动脉移植物的通畅性,肠道的活性以及用于桡动脉闭塞的早期监测。

但随着对血流动力学认识的深刻,越来越多的学者开始关注其对于循环的评价作用是否就局限于此范围,基于与循环血容量变化相关的光电容积脉搏波描记的波形原理,有些学者还认为,PPG 波形包含了其他被忽视的信息,即波形的呼吸变量因素。尽管与较小组织区域血容量的相对变化有关,PPG 信号与外周动脉压力波形应该原理上是相似的。事实上,通过反射束缘和脉搏血氧仪的光检测器之间的光束吸收过程中的搏动变化,"脉冲"波被认为是每搏心输出量有节律地变化的结果。因此,分析脉搏血氧饱和度仪测得的体积描记信号中的呼吸变量被提出作为评估患者血流动力学容量反应性监测的方法。

Solus-Biguenet 等人是第一个阐明了脉搏血氧仪波形描记中的呼吸变化是预测液体反应性的有效方法。他们应用无创连续指脉搏血氧测定证实了光电容积脉搏波描记波形能预测肝脏大手术患者的液体反应性。同样,Feisse 等通过对 20 例脓毒血症机械通气患者进行分析,证实 PPG 指数(PVI),即射血前期呼吸变化在评价容量反应性上与脉压变化(ΔPP)一样精确。Natalini 等人的研究也证实了其在容量反应性评估上的作用,他通过对 22 例低血压患者的研究发现单个呼吸周期中脉搏体积描记值(ΔPVplt)百分数的变化低于 15% 提示没有容量反应性,而 ΔPVplt 值超过 15% 则有容量反应性。Cannesson 等人报道了 22 例机械通气患者在 ΔPP 和脉氧体积描记曲线波形振幅的呼吸变化(ΔPOP)之间显示了很好的相关性和一致性。在该项研究中,ΔPP 显示数据是大于 13%,而 ΔPOP 显示数据是大于 15% 具有容量反应性。在一个全麻后机械通气患者的研究中也显示,进行容量复苏前 ΔPOP 大于 13% 可以区分有无反应性,其敏感性为 80%,特异性 90%。在另一项研究中,Feissel 等在应用体积描记脉搏波(ΔPplet)幅度中的呼吸变化评估机械通气下脓毒血症患者容量反应性实验中也得出,14% 的 ΔPplet 阈值对于区分反应者和无反应者有 94% 的敏感性和 80% 的特异性。实质上,我们可以看到,不论是 ΔPOP、PVI,还是 ΔPVplt、ΔPplet 等,都是反映脉搏血氧饱和度波形呼吸变异度这同一动态指标的专业术语和名词,其可以反映容量反应性,是针对有窦性节律,无自主呼吸的机械通气危重患者的无创性评估指标。

应用脉搏血氧饱和度波形呼吸变异度动态指标预测容量反应性可能提高手术中的液体管理。在一项腹部大手术患者研究中,82 例患者随机分为术中 PVI(pleth variability index)指导的液体管理组(PVI组)以及常规组(对照组)。在全身麻醉后,PVI组首先一次性给予 500ml 晶体液,再以 2ml/(kg·h)持续输注晶体,当 PVI 显示>13% 时,予输注 250ml 胶体,使用血管活性药物维持动脉压大于 65mmHg。在对照组,一次性输注 500ml 晶体液后,根据平均动脉压及中心静脉压对补液试验的反应进行液体管理。观察围术期乳酸水平、血流动力学数据以及术后并发症发生情况。结果在 PVI 组,术中的晶体液及总的输液量显著低于对照组;手术中及术后 48 小时的乳酸水平,PVI 组显著低于对照组(P<0.05)。研究提示,基于 PVI 的目标导向的液体管理减少了术中液体输注并减少了术中及术后的乳酸水平,说明脉搏血氧仪波形呼吸变异度可以指导术中的液体管理并改善循环。

脉搏血氧饱和度波形呼吸变异度评估容量反应性的局限性主要与其测量原理相关。每一次心搏,心室能将血液泵入外周,产生的脉压能使皮下组织的动脉、小动脉扩张,用发光的二极管照射皮肤,并测量传送或反射到一个光电二极管的光量能检测到由脉压引起的血液容量的变化。PPG 的概念就是基于对皮肤的照射以及测量光线吸收过程中的变化。在心脏收缩期,指尖的血红蛋白量急剧增加,光吸收减少,而在心舒张期观察到相反的现象。然后,红外线信号产生脉冲波,该信号主要受动脉血影响,从桡动脉显示的动脉压力曲线来看,每个脉冲都同时有一个高峰。PPG 可以从透射吸收(如在指尖)或反射吸收(如在前额)获得。PPG 波形形态各异,随部位和脉搏血氧仪安装方式的变化而变化,PPG 脉冲成分的高度与脉压成一定比例。因此,当心输出量过低,小于 $2.4L/(min·m^2)$ 或全身血管阻力指数很高时,脉搏血氧曲线就会消失。还有少数情况,如在重度三尖瓣关闭不全的患者,由于静脉血流也会产生搏动,测量的曲线可能与收缩压无相关性。有一个报道就证实,动脉血管的舒张能增加 PPG 振幅,从而增强波形的呼吸变量。因此,当严重休克状态,低温,大剂量血管活性药物应用及重度三尖瓣关不不全等情况下,脉搏血氧饱和度波形呼吸变异对容量反应性的评估受到限制。

关于监测脉搏血氧饱和度波形呼吸变异的最佳部位,截至目前相关研究仅包含一处的测量,即手指。临床上还可见耳垂及前额探针测量,耳垂和指夹式采用的是透射率体积描记法,前额探针需采用反射率体积描记法,但其波形都很相似,最近一项研究表明,前额探针能产生一个更复杂的信号,其中包含间歇的静脉成分。而耳垂探针被认为是最少受血管收缩剂影响的部位。Shelley 等发现,头部脉搏血氧仪波形中的呼吸信号比手指要强 10 倍。因此不同部位波形脉搏血氧饱和度波形呼吸变异的准确性及阈值尚有待于进一步研究。

此外,与其他心肺相互作用相关动态参数一样,窦性心律,恒定潮气量(大于 8ml/kg)以及机械通气下深度镇静无自主呼吸是其基本条件。因此,这些结论并不适用于有自主呼吸的患者。然而,最近也有文献报道,通过对 25 例自主呼吸志愿者研究发现,被动抬腿试验能诱导 ΔPP 显著减少,相信时间会证实脉搏血氧饱和度波形能否优于其他方法而作为危重症患者血流动力学监测的一项无创性手段。

综上所述,动态前负荷指标在容量反应性的评估上较静态指标有着许多优势,但其每个指标的影响因素也众多,常常由于某些特殊的病理生理状态导致动态指标的假阳性或应用受限,在应用动态前负荷指标进行容量反应性评估时,有时需要多个参数测量,临床上应该结合临床实际情况联合应用。

(王小亭)

参考文献

1. Wiesenack C,Prasser C,KeylC,et al. Assessment of intrathoracic blood volumeasan indicator of cardiacpreload:single transpulmonary thermodilution technique versus assessment of pressure preload parameters derived from a pulmonary artery catheter. J Cardiothorac Vasc Anesth,2001,15:584-588.

2. Della Rocca G,Costa GM,Coccia C,et al. Preload index:pulmonaryartery occlusion pressure versus intrathoracic blood volume monitoring during lung transplantation. Anesth Analg,2002,95:835-840.

3. Irwin,Richard S,Rippe,et al. Procedures,Techniques,and Minimally Invasive Monitoring in Intensive Care in Intensive Care Medicine. 4th Edition. Philadelphia:Lippincott Williams & Wilkins,2008:296-305.

4. Woods SL,Froelicher ES,Motzer SA. Cardiac Nursing. 5th Edition. Philadelphia:Lippincott Williams & Wilkins,2005:479-519.

5. Irwin Richard S.,Rippe James M. Irwin and Rippe's Intensive Care Medicine. 6th Edition. Philadelphia:Lippincott Williams & Wilkins,2008:262-273.

6. Renner J,Cavns E,Meybohm P,et al. Pulse pressure variation and stroke volume variation during different loading conditions in a paediatrie animal model. Aeta Anaesthesiol Scand,2008,52:374-380.

第三十四章　心功能评估

心脏是一个与体循环和肺循环相连的主要由肌肉构成的器官,心脏两个心室由单块肌纤维带组成,起于右室肺动脉瓣下,延伸至左室连接于主动脉,在进化和胚胎发育过程中进行扭转和包绕形成双螺旋结构,心外膜下肌纤维呈左手螺旋走向,中层肌纤维环形包绕,心内膜下肌纤维呈右手螺旋走向,即内外两层为纵向肌纤维,中层为环形肌纤维。其收缩和松弛造成了心室收缩期扭转和舒张期解旋运动。

心功能指心脏做功的能力,主要是保证机体各组织器官无论在休息或活动状态均有足够的血液供应。心脏功能是一个不可分割的整体,人为地分为收缩功能和舒张功能。心脏的收缩和舒张运动比较复杂,主要包括心脏长轴方向的向心性运动,即心脏长轴方向的纵向运动,以及心脏短轴方向的旋转运动等。舒张和收缩功能的改变会相互影响,左室和右室功能的改变也会相互影响。左室起着主要的泵血功能,并连接高压力的体循环系统,其内流动的是含氧量高的动脉血。左室形态规整,近似圆锥体,肌壁厚、收缩力强,耐受缓慢增加的压力负荷而对容量负荷相对不容易耐受。右室起着辅助的泵血功能,并连接低压力的肺循环系统,其内流动的是含氧量低的静脉血。右室形态不太规整,呈半月形,肌壁薄,顺应性好,对容量负荷较耐受,而陡增的压力负荷不耐受,在功能上从属于左室。下面分别从症状、体征、生化检查、无创、有创监测等几个方面介绍心功能的评估。

一、心功能不全的症状评估

(一) NYHA 分级

纽约心脏病协会根据患者自觉症状将心功能为四级:

Ⅰ级:体力活动不受限制,日常活动不致引起过度的乏力、心悸或呼吸困难等症状;

Ⅱ级:体力活动轻微受限,安静休息时无不适症状,但日常活动就会引起乏力、心悸、呼吸困难或心绞痛;

Ⅲ级:体力活动明显受限,安静休息时无不适症状,轻于日常的活动即可引起乏力、心悸、呼吸困难或心绞痛;

Ⅳ级:静息时有心力衰竭或心绞痛症状。

(二) 左心功能不全症状

1. 呼吸困难　呼吸困难经常是左心衰竭较早出现的症状,包括劳力性呼吸困难,夜间阵发性呼吸困难以及端坐呼吸等典型的表现。

(1)劳力性呼吸困难:呼吸困难最开始只是发生在重体力活动时,休息后可自行缓解。随着左室功能不全的加重,引起呼吸困难的劳动强度逐渐减低。

(2)夜间阵发性呼吸困难:阵发性呼吸困难常在夜间发作。患者常于夜间有严重的窒息和恐怖感,突然醒来,并迅速坐起,需30分钟或更长的时间才能缓解。其发生的机制可能与平卧位回心血量增加、睡眠时迷走神经张力增高导致小支气管痉挛以及卧位时膈肌抬高,肺活量减少等因素有关。

(3)端坐呼吸:平卧位时很快出现呼吸困难,常在1~2分钟内出现。左心衰竭使左室舒张末期压力增高,卧位时回心血量增加,使肺静脉和肺毛细血管压进一步升高,引起间质性肺水肿,降低肺顺应性,增加呼吸阻力从而加重呼吸困难。严重者可发展至急性肺水肿。

2. 咳嗽、咳痰和咯血　咳嗽是较早发生的症状,常发生在夜间,坐位或立位时咳嗽可减轻。咳痰通常为白色泡沫状,有时痰内带血丝,如肺毛细血管压很高,血液外渗进入肺泡,可有粉红色泡沫样痰。

3. 运动耐量下降　几乎所有患者都具有的症状,常见原因是肺淤血后发生呼吸困难,以及运动后心输出量不能正常增加,心输出量降低导致组织器官灌注不足。

(三) 右心功能不全症状

右心功能不全最常见的是体循环淤血导致的症状,包括:

1. 胃肠道症状　长期的胃肠道淤血,可引起食欲缺乏、腹胀、恶心甚至呕吐等症状。

2. 肝区疼痛　肝脏淤血肿大,肝包膜张力增加,右上腹饱胀不适,肝区疼痛。

3. 肾脏症状　右心功能不全导致肾脏淤血,引起肾功能减退,白天尿少,夜尿增多。

二、心功能不全的体征

(一) 左心功能不全的体征

左心功能不全的常见体征包括左室增大,肺部可闻及啰音,有时可伴有胸腔积液。

1. 一般体征　表现为活动后呼吸困难,严重者出现发绀、颧部潮红、动脉收缩压下降、脉压减少。外周血管收缩,表现为四肢末梢苍白、发冷、指端发绀及窦性心动过速等交感神经系统活性增高征象。

2. 心脏体征　一般以左心室增大为主。在急性病变,如急性心肌梗死、突发的心动过速、瓣膜或腱索断裂时还未及心脏扩大已发生衰竭。可闻及舒张早期奔马律。由于左室扩大引起相对性二尖瓣关闭不全,心尖部可闻及收缩期杂音,心功能代偿恢复后杂音常减弱或消失。

3. 肺部体征　肺底湿啰音是左心衰竭时肺部的主要体征。阵发性呼吸困难者,两肺有较多湿啰音,并可闻及哮鸣音。在急性肺水肿时,双肺满布湿啰音、哮鸣音。在间质性肺水肿时,肺部无干湿啰音,仅有呼吸音减弱。约1/4的左心衰竭患者伴有胸腔积液。

(二) 右心功能不全体征

右心功能不全的体征主要包括心脏增大,颈静脉充盈,肝大压痛,下垂性水肿,胸腔积液和腹腔积液。

1. 心脏体征　因右心衰竭多由左心衰竭引起,故右心衰竭时心脏增大较单纯左心衰竭时明显,呈全心扩大。单纯右心衰竭患者,可只有右心室、右心房肥大。当右心室显著肥厚时,可在胸骨下部左缘看到收缩期搏动或剑突下常可见明显搏动。可闻及右室舒张期奔马律。右心室显著扩大引起相对性三尖瓣关闭不全,在三尖瓣听诊区可闻及收缩期吹风样杂音。

2. 肝颈静脉回流征　轻度心衰患者休息时颈静脉压可以正常,但按压右上腹时上升至异常水平,称肝颈静脉回流征。颈外静脉充盈较肝大或皮下水肿出现早,故可作为右心衰竭的早期表现,有助于与其他原因引起的肝大相区别。

3. 淤血性肝大和肝区压痛　肝大和压痛常发生在皮下水肿出现之前,是右心衰竭最重要和较早出现的体征。右心衰竭在短时间迅速加重,肝急剧增大,肝包膜迅速被牵张,疼痛明显,并伴有黄疸、转氨酶升高。长期慢性右心衰竭患者可发生肝硬化,肝质地较硬,压痛不明显。

4. 水肿　常发生于颈静脉充盈及肝大之后,是右心衰竭的典型体征。首先出现在足、踝、胫骨前,可向上蔓延及全身。早期白天出现水肿,睡前水肿程度最重,睡后消失。晚期可出现全身性、对称性凹陷性水肿。

5. 胸腔积液和腹腔积液　主要与体静脉和肺静脉压同时升高及胸膜毛细血管通透性增加有关。一般以双侧胸腔积液多见,如为单侧,则多见于右侧。腹腔积液多发生在病程晚期,多与心源性肝硬化有关。

需要说明的是,呼吸困难、劳累等症状及外周水肿等体征对心功能不全诊断的特异性并不强。而端坐呼吸、夜间阵发性呼吸困难等症状及颈静脉充盈、心脏扩大及第三心音等体征特异性可达70%～90%,但是敏感性较低,只有11%～55%。

三、利用化验检查进行心功能评估

(一) 生化标记物-脑钠肽

在心室扩张、心室肥厚和室壁张力增加时,心室会分泌由 108 个氨基酸组成的激素原,该激素原可进一步被裂解成两个多肽:32 个氨基酸组成的脑钠肽(brain natriuretic peptide,BNP)和 76 个氨基酸组成的 N 末端脑钠肽前体(NT-proBNP)。NT-proBNP 无生物活性,而 BNP 有利尿、利钠、促进血管扩张以及降低肾素-血管紧张素-醛固酮系统和交感神经系统张力的作用。血浆 BNP 和 NT-proBNP 水平与心室的容量和压力是直接相关的,BNP 和 NT-proBNP 作为心功能不全的标志物已在临床应用,可作为心衰严重程度的判定指标,也是鉴别心源性呼吸困难与肺源性呼吸困难敏感性和特异性较高的指标,但不能区别收缩性和舒张性心功能不全。BNP 大大增加了以急性呼吸困难入院患者的心功能不全诊断的准确性,对于此类患者血浆 BNP 水平小于 100pg/ml,发生心功能不全的可能性较小,而大于 400pg/ml 则有助于心功能不全的诊断,但是对于慢性心功能不全患者目前尚无确切阈值进行判断。

(二) 混合静脉血氧饱和度/中心静脉血氧饱和度

要了解中心静脉氧饱和度($ScvO_2$)与心功能的关系,应从以下的公式推导开始:

氧供(DO_2)$\approx CO\times1.34\times Hb\times SaO_2$

氧耗(VO_2)$\approx CO\times1.34\times Hb\times[SaO_2-SvO_2(混合静脉血氧饱和度)]$

$SvO_2\approx(DO_2-VO_2)/CO\times1.34\times Hb\times SaO_2$

从以上公式可以看出,SvO_2 反映的是氧供需平衡与 CO 的关系,如在氧耗无明显增加的条件下,SvO_2 反映的是 DO_2 的变化,如除外呼吸条件及 Hb 的变化,SvO_2 的变化就与 CO 相关。因 $ScvO_2$ 与 SvO_2 相关性强,两者的变化趋势平行,且较易获得,因此临床更为常用。众所周知,$ScvO_2$ 已成为早期目标指导治疗的复苏指标。

(三) 中心静脉-动脉二氧化碳分压差

由于血液中 CO_2 的含量随 PCO_2 的上升而增加,几乎呈线性关系,而且没有饱和点,所以混合静脉血二氧化碳分压($PvCO_2$)和动脉血二氧化碳分压($PaCO_2$)能代表混合静脉血 CO_2 含量($CvCO_2$)与动脉血中 CO2 的含量($CaCO_2$)。

$$VCO_2=CO\times(CvCO_2-CaCO_2)$$
$$VCO_2=CO\times k\times(PvCO_2-PaCO_2)$$
$$Pv-aCO_2=VCO_2/CO\times k$$

所以,实际的混合静脉-动脉二氧化碳分压差生理学意义是反映了 $CvCO_2$ 与 $CaCO_2$ 之差。由公式可以看出 $Pv-aCO_2$ 与 CO 成反比,主要反映机体清除 CO_2 的能力。因此,对于一个组织灌注仍不满意的患者而言,如果 $Pv-aCO_2$ 高于正常值,提示该患者仍有通过增加 CO 改善组织灌注的潜力。近来应用中心静脉-动脉二氧化碳分压差($Pcv-aCO_2$)来替代 $Pv-aCO_2$ 使这个指标更具有临床应用价值,其可作为心输出量的粗略替代指标。$Pcv-aCO_2$ 与心输出量呈显著线性负相关,正常范围小于 $6\sim8mmHg$。$Pcv-aCO_2$ 显著增加,应警惕可能出现了严重的 CO 下降。

四、心功能精确评估

临床表现和生化指标对于轻症患者有提示意义,但对于重症患者,诊断更复杂,调整更应精细,因此对循环状态和心功能的评估需更精确,目前各种有创和无创的监测手段正在重症患者中得到广泛应用。

(一) 心输出量监测

心输出量的定量监测是血流动力学监测的重大进步,从较早的肺动脉漂浮导管(PAC),到脉搏指示心输出量监测(PiCCO)、部分二氧化碳重呼吸技术测定心输出量(NICO)以及超声多普勒技术,都能进行心输出量的监测,对临床的血流动力学调整起了很大的作用。

1. 经肺热稀释技术及动脉脉搏波形分析技术测量心输出量　经肺热稀释技术基本原理是容积等于流量与平均传输时间的乘积。该原理是 PAC 及 PiCCO 进行 CO 监测所采用的主要方法。所不同的是,PiCCO 通过经肺热稀释法 CO 值的初始校正后,根据心率计算出每搏输出量(SV),然后通过脉搏波形分析得到连续的心输出量。脉搏波形分析公式较复杂,它分析了动脉压力波形的形状及曲线下面积,而且对于个体患者的主动脉顺应性及外周阻力都进行了分析。该公式经反复验证,准确性已为临床所接受。但须注意的是,在连续监测过程中,如血流动力学有较大的变化,需重新校正。

2. 脉冲多普勒技术　脉冲多普勒方法是通过心脏超声测量患者 CO 的方法,随着重症超声的发展,因其具有无创及可重复性,临床应用前景巨大。该方法主要根据流量＝横截面积×流速的原理。因为心室射血是搏动血流,血流速度是变化的,因此主动脉流速需用积分的形式表示,记为速度时间积分(VTI),VTI 等于主动脉血流频谱上基线和多普勒频谱所围成的面积。常在心尖五腔或心尖三心腔切面,得到左室流出道或主动脉瓣口频谱并描记速度-时间积分(VTI)。左心长轴切面测量主动脉瓣环直径(D)或左室流出道直径,按圆面积公式计算横截面积。左室流出道可认为是圆形,面积等于 $\pi(D/2)^2$。需要注意的是,此方法不适用于明显主动脉瓣反流的患者。

主动脉流量公式:$SV = \pi(D/2)^2 \times VTI$

SV:每搏输出量,收缩期通过主动脉口的流量。

$$CO = HR \times SV$$

但是在临床实践中,要注意 CO 与心功能是不同的概念,首先说对于某一个特定患者而言,CO 无所谓的正常值,必须结合患者的组织灌注指标进行判断。另外,心功能不全分为三个阶段:①SV 和 CO 都在正常范围,但是心室充盈压代偿性升高;②SV 下降,HR 增快代偿,CO 仍维持正常;③CO 下降,标志心功能由代偿期转为失代偿期,因此 CO 正常,不代表心脏泵功能正常。

(二) 左室的收缩功能

心脏的四个腔室中,起着主要泵血作用的是左室。左室收缩功能是心功能的极为重要的一部分,也是临床判断心功能最常用的指标。

1. 心功能指数(CFI)和全心射血分数(GEF)　这两者都是 PiCCO 监测时,由 SV 与全心舒张末容积(GEDV)通过公式计算衍生出来的。CFI 不同于通常所用的 CI,它和 GEF 都是反映全心收缩功能的指标,能较可靠地反映左室收缩功能,但对于存在单独右室功能不全的患者,依靠 CFI 和 GEF 反映左室收缩功能并不准确。

$$CFI = CO/GEDV$$
$$GEF = SV/(GEDV/4)$$

2. 左室射血分数　利用心脏超声进行二维成像和多普勒技术进行心脏大小和功能的半定量评价,同时还能发现瓣膜疾病和节段性室壁运动障碍,因此是最为有用的评价手段之一。其中最常用的参数还是左室 EF,因为 EF 最易测得,同时也更为临床医师熟悉和接受。EF 是心脏每一次收缩时,左室射血量占左室舒张末容积的百分数。虽然它会受前后负荷的影响,EF 是最常用的反映心脏收缩功能的指标。有些患者虽然 CO 和 SV 在正常范围,但实际上心功能已出现下降,EF 会敏感得多。EF 是 SV 与左室舒张末容积的比值,在收缩功能不全的患者 EF 常常在 SV 正常时就表现出降低。需要注意的是,EF 由于可受前后负荷的影响,有一定局限性。例如二尖瓣关闭不全患者,因为有部分血液在左室射血时,反流到压力较低的左心房,因此 EF 较高。即便如此,如果 EF 在 50% 以上,收缩功能通常是正常的,如果 EF 小于 30%,提示心脏收缩功能受抑制。另外,对于舒张功能不全的患者,EF 意义有限。

虽然射血分数受到前后负荷的影响,但它在临床比较常用,是一个判断心功能及预后的较好指标。对于经常进行心脏超声操作的医师而言,如果病情紧急,无足够时间进行超声的测量,甚至"肉眼观察法"

(eyeballing)，预测 EF 值也比较准确。

(1) M 型超声心动图：适用于无节段性室壁运动异常的患者。在标准的胸骨旁左室长轴切面、二尖瓣腱索水平，或是胸骨旁左室短轴切面，乳头肌水平，将取样线垂直于室间隔和左室后壁，测量左室舒张末期内径(LVED)、左室收缩末期内径(LVES)。可测量出缩短分数(FS)及射血分数(EF)等。

$$FS=(LVED-LVES)/LVED×100\%$$
$$\Delta D^2=(LVED^2-LVES^2)/LVED^2×100\%$$
$$LVEF=\Delta D^2+(100-\Delta D^2)×15\%$$

(2) 二维超声心动图：因为对于存在节段性室壁运动异常的患者，应用 M 型方法测量 EF 不准确，这时需要应用二维超声心动图计算 EF 值，较常用的是根据 Simpson 公式原理采用碟片法(MOD)计算左室容积和 EF。在标准的心尖四心腔和二心腔切面，描记出左室内膜的边界，并把心腔分成多个(常为 20 个)圆柱体，计算出各个圆柱体的体积并相加即为左室的容积。该方法最关键的问题是心内膜边界要选择准确，肌小梁和乳头肌不能看作心室壁，而要算做心腔内的一部分。

3. 左室压力最大上升速率(dp/dt)　对于存在二尖瓣反流的患者，利用四心腔切面得到二尖瓣反流频谱，可计算左室压力最大上升速率 dp/dt。具体方法是准确测量频谱上 1m/s 和 3m/s 之间的时间差 dt。

$$dp/dt=32/dt$$

左室 dp/dt：正常值>1200mmHg/s；临界值 1000～1200mmHg/s；异常<1000mmHg/s。

(三) 左室舒张功能的判断

心功能不全不等同于心室收缩功能障碍，在新诊断的心衰患者中，40%～50%收缩功能在正常范围，而主要问题在于心脏的主动松弛和被动扩张能力下降，导致心室充盈不足，而非收缩异常，称为舒张性心功能不全。左室舒张功能是在心室收缩后，左室恢复到原来(即前一个舒张末期)容量和压力的能力。舒张性心功能不全多见于心室肥厚，心肌缺血后的心肌顿抑等情况。美国心脏协会(AHA)指南指出舒张性心功能不全的定义：心功能不全的症状和体征，而左室 EF 在正常范围，而且心肌松弛功能障碍和充盈压升高也是诊断依据。正常的心脏功能应包括：①收缩功能正常；②舒张功能正常；③静息和劳力状态下，心室舒张期充盈压正常。

虽然两种心功能不全的心室充盈压都会升高，但两种心功能不全心室舒张末容积的变化恰恰相反：收缩性心功能不全 EDV 增加，舒张性心功能不全 EDV 下降，因此两者的区别在于心室舒张末容积而不是舒张末压力。心室射血分数常用来区分两种心功能不全：舒张性心功能不全，EF 正常，而在收缩性心功能不全，EF 下降。

舒张功能异常的出现常早于收缩功能异常。左心室的舒张过程常被简化为松弛、充盈和心房收缩三个部分。首先，心室肌在舒张期首先主动松弛，是耗能的过程，因而松弛功能非常容易受损；这一过程始于射血后期，止于快速充盈期末。而后从快速充盈期末到下一心动周期始，心室肌被动弛张，与心室的顺应性(心肌僵硬度的倒数)有关。

目前判断心脏的舒张功能主要是利用心脏超声监测。虽然存在舒张功能不全的患者没有心脏结构和收缩功能的明显异常，但其二维超声心动图也很少会完全正常，多会提示左室肥厚，或由于心室充盈压增加而导致的左房增大。舒张功能不全的病因多为高血压，肥厚性心肌病或缩窄性心包炎等。虽然完全正常的二维图像几乎可以除外舒张功能不全，但是常规的多普勒检查及左房容量大小的测量对于舒张功能的判断仍是有帮助的。

1. 二尖瓣口血流频谱　脉冲多普勒取样点放在二尖瓣尖，使取样线平行于血流。主要包括舒张早期的 E 峰和舒张晚期的 A 峰。E 峰发生于左室快速充盈期，A 峰发生于舒张晚期，由左房主动收缩形成。E 峰最大流速：平均 73cm/s，A 峰最大流速：平均 40cm/s，E/A：1～1.5 之间。E 峰减速时间(EDT)：160～

240 毫秒。Valsalva 动作二尖瓣频谱改变:Valsalva 动作后,二尖瓣 E/A 比值出现明显改变,提示左室充盈压升高。

2. 肺静脉血流频谱 彩色多普勒显示肺静脉血流信号,将取样点置于肺静脉开口的 1~2cm 内,使取样线平行于血流。主要包括收缩期的 S 波,舒张早期的 D 波和舒张晚期的反向 Ar 波。Ar 波<35cm/s,舒张功能异常时>35cm/s。

3. 等容舒张时间(IVRT) 主动脉瓣关闭至二尖瓣开放的时间间期。应用连续多普勒,取心尖五心腔或三心腔切面,取样点放置于二尖瓣口和左室流出道之间,同时获得流入道和流出道的血流频谱。正常值:70~90 毫秒;>90 毫秒提示主动松弛功能异常;<70 毫秒提示限制型充盈障碍。

4. 组织多普勒 二尖瓣环舒张期频谱主要是舒张早期 Ea 峰和舒张晚期 Aa 峰。正常值:Ea/Aa>1;Ea>8.5cm/s,Aa>8cm/s。

5. 舒张功能分级

(1)舒张功能 1 级:主动松弛功能障碍,左室顺应性尚好,左房充盈压正常或轻度升高。超声表现:左房内径正常;E/A<1;E 峰减速时间>240 毫秒;IVRT>90 毫秒;Valsalva 动作后 E/A 无变化;二尖瓣环 Ea/Aa<1;D 波减低,S 波增高,S/D>1;Ar 波基本正常,<35cm/s。

(2)舒张功能 2 级:假性充盈正常,指二尖瓣频谱 E/A 正常,但左室舒张末压>15mmHg。除主动松弛功能障碍外,左室顺应性也开始降低。超声表现:左房内径增大;二尖瓣频谱假性正常化,E/A 1.0~1.5;E 峰减速时间 160~240 毫秒;IVRT 70~90 毫秒;Valsalva 动作后 E/A<1;二尖瓣环 Ea/Aa<1;S 波减低,S/D<1;Ar 波增加,>35cm/s。

(3)舒张功能 3 级:可逆性限制型舒张功能障碍。除主动松弛功能障碍外,左室顺应性明显降低,左房充盈压明显升高。超声表现:左房内径增大;E/A>2.0;E 峰减速时间<160 毫秒;IVRT<70 毫秒;Valsalva 动作后 E/A 降至正常或<1;二尖瓣环 Ea/Aa 仍<1,Ea、Aa 峰值速度低于正常;S 波减低,S/D<1;Ar 波增加,>35cm/s。

(4)舒张功能 4 级:不可逆性限制型舒张功能障碍。除主动松弛功能障碍外,左室顺应性严重降低,左房充盈压严重升高。超声表现:左房内径增大;E/A>2.0;E 峰减速时间<90 毫秒;IVRT<70 毫秒;Valsalva 动作后 E/A 降至正常或<1;二尖瓣环 Ea/Aa<1,Ea 明显减低;S 波减低,S/D<1;Ar 波增加,>35cm/s。

(四) 右室功能的评价

正常情况下,肺循环系统的阻力很小,且由于胸腔内负压的辅助作用,使得对右室的功能要求较低即可满足循环需要。病理情况下,如正压通气的应用、急性呼吸窘迫综合征、肺栓塞等均可导致右室后负荷增加,如右室功能明显下降,即可导致左心室前负荷不足,引起循环衰竭。因此右室功能的评价至关重要。毫无疑问,肺动脉导管可以作为评价手段,本书的相关章节已有详细介绍,在此重点介绍心脏超声对右心功能的评价。

1. 右室扩大是右室舒张期过负荷的表现 虽然左右心室的容积接近,但两者的形状不同,短轴上可以发现左室成圆形,而右室呈半月形。最好的评价右室扩张的方法是在四腔心切面测量左右心室的舒张期横径比值。如果右室与左室横径比值超过 0.6 即为右室轻度扩大,而两者比值超过 1.0 则为右室重度扩大。重度扩大或轻度扩大伴有室间隔矛盾运动均有病理意义。

2. 室间隔矛盾运动是右室收缩期过负荷的标志 右室收缩期过负荷导致右室收缩期延长,因此在左室舒张期开始时,右室仍处于收缩期,造成右室内压力高于左室,在左室舒张早期就出现室间隔向左运动。由于舒张期过负荷常与收缩期过负荷同时存在,因此在舒张期室间隔将处于受压左移的状态,直到左室开始收缩时,左室压力迅速超过右室,室间隔又迅速移回右侧,这种称为超声表现室间隔的矛盾运动。

3. 根据三尖瓣反流频谱峰值速度估测肺动脉收缩压(PSAP) 在右室流入道切面或心尖四腔心切面

利用连续多普勒测量三尖瓣的反流频谱,根据 $PSAP=4V^2+$ 右房压。需要注意,此方法受到右心收缩功能的影响。

4. 急性肺源性心脏病的超声表现　急性肺源性心脏病是由于肺血管阻力的急性升高所致。主要见于两种情况:急性大面积肺栓塞和急性呼吸窘迫综合征。它的超声表现结合了急性右心室的扩大和室间隔的矛盾运动。典型的表现在短轴切面可见到半月形的右室变得接近圆形,室间隔严重左移使得左室呈"D"征,三尖瓣反流速度增加,肺动脉收缩压明显升高。

总之,临床医师需要结合患者的临床表现、实验室检查,并根据患者的血流动力学状态,判断是否需要进行无创甚至有创的心功能的精确评估。但是需要谨记的是,不能与治疗相结合的监测是没有意义的。另外,心功能的监测应该与患者的组织灌注相结合,血流动力学调整的同时要注意兼顾心脏的保护。

(张宏民)

参考文献

1. 王吉耀. 内科学. 北京:人民卫生出版社,2005.
2. Oren-Grinberg A. The PiCCO Monitor. International Anesthesiology Clinics,2010,48:57-85.
3. Jaek OH,James BS,Tajik AJ. Echo Manual. Wolters Kluwer business,2006.
4. Jardin F,Vieillard-Baron A. Monitoring of right-sided heart function. Curr Opin Crit Care,2005,11(3):271-279.

第三十五章 血压与外周阻力的评估

心脏做功的作用之一即是保持血压,使外周组织得到足够的氧和营养物质,并带走废物。决定血压高低的主要因素是心输出量和外周阻力,因此血压的高低反映了心输出量和(或)外周阻力是否合适。同时血压与外周阻力也是左心室后负荷的重要组成部分,影响心输出量的大小。适当的后负荷虽然增加了心肌的张力,但也增加了心肌的收缩速度,结果使心肌能顺利地完成做功。而过高的后负荷则使心室射血时间延长,心肌射血量减少。另一方面,过低的心输出量不能维持足够的血压而外周阻力却显著增加,导致组织器官的灌注压不足,造成器官功能障碍。可见血压和外周阻力与心输出量和组织灌注均息息相关,是血流动力学监测中的重要参数。但是不同的患者,或是不同的疾病状态下,不同的监测方法和不同的监测部位需要维持的血压目标会有所同,本章将重点讨论血压和与之密切相关的外周阻力的评估。

第一节 血压的评估

评估血压首先要测得血压的数据或获得其波形。早在3000年前的黄帝时代,中国人就发现了脉搏与心脏射血相关,只是直到2500年后才首次有人定量测得血压。血压的测量是ICU最常见、最基本的监测技术,但是在日常工作中我们仍然会有许多困惑,比如听诊法测量的血压是否是"金标准",监护仪等其他无创法测得的血压与听诊法测到的血压是否等同,有创血压和无创血压为什么有时会相差很大,应以哪个为准,有创血压测量部位应该如何选择,中心动脉压和外周动脉压有何不同,收缩压、平均压、舒张压、脉压之间的临床意义又有何不同等,ICU的医护人员必须清晰地解释以上问题,才能更好地制订个体化的血压监测目标,使重症患者的血流动力学得以尽早的稳定,并尽可能地保护器官的功能。为回答这些普遍却又少有准确答案的问题,一些学者针对这项基本监测指标执著地进行了大量的看似简单实际很重要的研究。

一、有关血压的不同名词

先来看看几个最基本的概念。血压,准确地说,应该称作动脉血压或动脉压,是指血管内流动的血液对单位面积血管壁的侧压力(即压强),由左室将血液输入动脉血管时形成,是在循环平均充盈压的基础上,心室射血和所遇到的外周血管阻力相互作用的结果,等于心输出量与外周血管阻力的乘积。实际测量的数据中常包括收缩压和舒张压以及平均动脉压和脉压。四者的形成与心动周期和血管的特性相关,且在不同器官的灌注压中作用不同,在血流动力学监测中的意义和作用也有所不同。在主动脉,收缩压(systolic blood pressure,SBP)的峰值主要取决于左室每搏输出量、射血速率、峰值及主动脉的顺应性。舒张压(diastolic blood pressure,DBP)主要反映动脉系统流速及弹性,取决于舒张期压力下降的速率和时程,而压力下降的速率又取决于收缩压和外周血管阻力,心率决定了舒张期的时间,因此也影响舒张压。舒张期越长(心动过缓),舒张压下降越多;相反舒张期越短(心动过速),舒张压越高。舒张压决定了冠状动脉的灌注。平均动脉压(mean arterial pressure,MAP)是动脉系统压力平均值,MAP与舒张压更接近,尽管动脉压脉冲远离心脏时被放大,但MAP相对不变,可反映整体灌注情况。MAP=(收缩压+舒张压×2)/3=舒张压+1/3脉压。脉压(pulse pressure,PP)是指收缩压和舒张压的差值,更多地反映每搏输出量和动脉顺应性。脉压大表示每搏输出量多,而脉压小与每搏输出量低有关。加深对这几个表示血压的不同名词的理解,有助于我们在不同的临床状况下正确地评估和调控血压。

二、不同血压测量方法对血压评估的影响

ICU 的日常工作中最常用到血压测量技术可分为有创和无创两类。其中常用的无创动脉测压法为手动听诊测压法、自动血压计测压法、监护仪自动测压法等。有创动脉测压法是在动脉内放置动脉导管进行动脉压测量的方法。这里不再详细介绍不同方法的测量程序,而是着重讲解这些方法的原理、优势与不足,以助于我们对获得的血压数值或波形的可靠性做初步判断。

(一) 无创伤性测压法

目前无创伤性测压法一般指通过袖带测量血压的方法,因简便易行,是 ICU 最常用的方法,又因袖带充气方式的不同有手动测量和自动测量之分,但其原理均为通过袖带阻断远端血流或以振荡方式给袖带加压,然后以触诊或听诊的方法获得血压数值。手动测量可使用汞柱式、弹簧式血压计,自动测量可使用经国际标准【英国高血压学会(British Hypertension Society,BHS)和医疗设备进展协会(Association for the Advancement of Medical Instrumentation,AAMI)】检验合格的电子血压计或多功能监护仪。其中手动听诊法为血压测量的标准方法,而电子血压计或多功能监护仪自动测量法是 ICU 中最常使用的方法,两者共性之一是都使用气袖充气。此外还有一些不使用袖带自动连续无创测压的方法。

1. 手动听诊法　AAMI 基于美国国家标准,总结了 5 个研究中的 173 项主题,证实袖带/听诊法足以和有创血压法相媲美。对于 SBP 而言,五项研究中两种不同方法测量平均差异范围是 0.9～12.3mmHg,标准差范围 1.3～13mmHg。对于 DBP,平均差异范围是 8.3～18mmHg,标准差是 1.1～9.3mmHg。巨大的平均差异以及标准差说明这些研究在其实行时缺乏统一的标准方法。因为没有更好的间接 BP 测量方法可供选择,人们还是能接受袖带/听诊法测得的数据的准确性,并且多年来一直将听诊法作为临床决策的基础。但是袖带/听诊法有很多可能导致不准确的原因,既包括测量者的误差也包括了测量方法的误差。一些常见的测量者的误差包括精力不集中,袖带的过快放气和听诊的偏差;测量方法的误差包括存在脉搏搏动信号递减时只听取一个脉搏信号,只是连续听诊,而没有同时进行比较等。尽管大家对手动听诊法有着一些不同的看法,但它仍是测量血压的一种基础的方法,是 ICU 中有创血压监测和监护自动无创测压方法的重要补充,对其测量方法的详细掌握仍是十分必要的。

2. 自动血压计测压法　通过商品器械测量血压从 1970 年开始被广为接受,并且已经部分替代了听诊法和水银柱器械。这些器械能够广为流传是因为它们能够杜绝听诊法所带来的误差,而且应用便捷,没水银对环境污染的顾虑,数字化的显示也更加精确。此类设备一般是通过示波法监测血压,但是准确监测到 SBP 和 DBP 仍是工程学的难题。示波法测量的是 MAP,再根据 MAP 计算 SBP 和 DBP,但是却没有关于 SBP 和 DBP 标准的算法。因为很难得到有创动脉压力的数据,所以大部分示波法装置仍然在和听诊法测量的肱动脉压力相比较。在三个显示的数值中,MAP 是最精确的,而且无论是哪个厂商的产品,均有最佳的一致性。

3. 监护仪自动测量法　是 ICU 中应用最为广泛的无创血压测量方法,也是示波法的一种,因此也要考虑到上述示波法的天然缺陷。ICU 的患者与普通病房不同,由于患者的活动能力有限和治疗的需要,常常需要被动的置于某一体位,从而使袖带的位置低于或高于心脏平面,此条件下测得的血压不能反映患者的真实血压。

值得一提的是,不论是听诊法,还是自动测压法,都应注意气袖的大小要适合患者的上臂围,至少应包裹 80% 上臂。手臂过于粗大或测量大腿血压时,用标准气袖测值会偏高,反之,手臂太细或儿童测压时用标准气袖则结果会偏低。

4. 无创连续测压的技术　另外,目前已有一些无创连续测压的技术,但尚未在临床广泛应用,其准确

性和适用范围仍待进一步论证。

（二）有创血压监测

有创血压监测的方法是经动脉穿刺置管后直接测量血压，既可测量血压值，又可获得动脉压力波形。与间断无创监护相比，持续动脉血压监护可随时发现血压的即刻变化，适用于血流动力学不稳定时，尤其是使用较大剂量的血管活性药物时。

1. 有创血压准确性判断

（1）调零是准确监测动脉压的前提：零点（调零三通）可以邻近患者也可以邻近传感器。重要的是，要考虑到监护仪测得的压力是患者的血压加上患者到零点之间测压管路中水柱的压力。当由于患者的体位变化或传感器的位置变化时，均会导致患者与零点间管路内水柱压力改变，从而导致监护仪上所显示压力的改变。比如当传感器从固定的位置下落100cm，则额外有100cm水柱的压力作用在传感器上，并通过压电感应后传至监护仪，导致监护仪上血压的读数增加100cm水柱，相当于100/1.36mmHg，也即所测血压较实际高了73.5mmHg。反之，当传感器相对于患者的体位升高时，监护仪所测血压会低于实际血压。另外，动脉压力合适的衰减也是准确获得血压的前提，当压力衰减不足和过度时都会影响所测压力的准确性。衰减不足时收缩压测量值偏高而舒张压测量值可能偏低，常见于管路过长、测量中心动脉的压力或动脉显著的收缩时。衰减过度时收缩压测量值偏低而舒张压测量值可能偏高或不变，常见于管路中有气泡或凝血块、管路泄漏或链接不紧、管路刚性不足等。

（2）与无创血压的差异分析：由于两者测量方式不同，故存在本质区别。有创血压测量压力，而无创血压测量的是跨越充气袖带的流量。其次，还有导致动脉压直接与间接测量值不同的患者因素；患者存在动脉粥样硬化、周围血管疾病、主动脉夹层、动脉栓塞、手术牵拉或体位改变时，可导致局部动脉压力梯度的改变，而当在严重血管收缩及休克、心肺分流术后复温时周围血管扩张和脉压增大时，会导致全身动脉压力梯度的不同。还有一些导致直接测量值和间接测量值不同的技术因素：如袖带型号过小可导致测量值偏高；于手臂上圆锥形环绕、袖带受压、肢体与心脏的相对位置未在同一水平上、袖带放气过快可导致测量值偏低等袖带相关的问题；压力变化快、节律紊乱、严重血管收缩及休克、寒战、活动、交替脉等也是影响测量的技术因素。

分别观察收缩压、平均压、舒张压和脉压会发现有创和无创的方法对三者的影响也不尽相同。收缩压：AAMI所描述的有创肱动脉收缩压相对听诊法测量的SBP要高3~4mmHg。听诊法测量肱动脉血压一般情况下与中心动脉压接近，常常代替大动脉血压。众所周知，外周血压是高于中心动脉的。外周脉搏的示波放大作用是由于动脉管壁变硬，管腔变狭窄所致，最重要的是反射波对外周SBP的放大作用大于中心SBP。由于这些原因，随着中心动脉管壁的老化，外周和中心SBP的区别会减小。但是即便是老化，外周SBP仍然高于中心SBP 5mmHg。但是，当有创动脉压的数值明显高于肱动脉的无创血压，且排除了肱动脉器质性病变时，应先检查动脉导管的通畅程度、压力套装是否有气泡、连接是否紧密、传感器位置是否合适等。舒张压：外周的DBP与主动脉DBP差距在2mmHg以内，所以肱动脉的DBP能够反映主动脉DBP。早些时候AAMI报道，袖带测量DBP要略高于有创动脉的DBP，尤其是有单纯收缩期高血压的患者更加明显。平均动脉压：MAP的准确性主要取决于测量方法。收缩压与舒张压之间的均值称算数平均压。假设心率为60次/分，舒张期将占整个心动周期的2/3。但由于心率变化，实际上并非总如此。临床工作中，常以舒张压加上1/3的脉压估算平均压，并可受波形高度及宽度影响导致误差。如波形窄或振幅低可使平均动脉压读数偏低（识别低压所需时间长）。反之，波形宽或振幅高则可使平均动脉压读数偏高（识别高压所需时间长）。由于监护仪及显示器所示收缩压及舒张压数值源于峰值（收缩压）与谷值（舒张期），故利用有创方法测量平均动脉压的准确性高。平均动脉压即等于动脉波形曲线下面积除以心率。脉压：鉴于听诊法测量SBP略低于而DBP略高于有创动脉压，听诊法测量的PP应该略低于有创动脉测量值。

由于中心大动脉压力波形向周围传导时收缩压越来越高,而舒张压越来越低,导致脉压加大。尽管存在上述差别,Pauca 等的研究对比桡动脉与降主动脉之间的血压差异,提示周围动脉平均压较中心大动脉仅稍有变化。

(3)与无创差异较大的有创血压的评估:临床上确有些情况下,我们尽力排除了影响有创动脉压监测准确性的各种因素,有创动脉压仍与无创动脉压之间有 20mmHg 以上的差异(一般为有创高于无创),这时我们应通过反复对比找到各压力范围内两种方法差值的规律,动态观察有创动脉压的波动并调整治疗方案。

2.动脉波形的评估　有创动脉压监测可获得清晰的压力波形,能给我们带来比数值更丰富的信息。在不同的血流动力学状态和不同的治疗下,动脉波形的改变会给我们比数值更多的提示。

(1)首先评估动脉波形的质量:首先应通过方波试验判断动脉压波形的衰减是否合适,这是动脉波形及其数值可靠性的基础。

(2)分析动脉波:血流自左心室射入动脉系统产生压力波形,并向周围动脉系统传导。值得注意的是,压力波的传输速度较血液流速快得多。血液流速为 0.5m/s,而压力波的速度为 10m/s,故血流在几次搏动后才能达到同一触诊点。因此,当手指触及桡动脉搏动时,感应的是经动脉系统传输的压力波,而非左心室射出的血流。

动脉波形分为收缩期与舒张期两部分。收缩期内,血压自左心室射入主动脉,然后于舒张期内流向周围动脉,前者紧随心电图 R 波之后出现。值得注意的是,压力波形为全身动脉系统各阶段压力变化产生的图形。动脉压力波形包括压力快速上升期、平台期、峰值、压力快速下降期及压力缓慢下降期,且压力的上升及下降与左心室收缩射血相一致。重搏切迹为舒张末期主动脉瓣关闭的标志,出现于动脉压力波形下降支,可以此为界划分收缩期与舒张期。动脉系统的波形输出位置可影响图形清晰度。比如自主动脉测定的压力波形清晰,并可作为反映主动脉瓣关闭的有用标志。然而,若波形自动脉远端输出,如桡动脉,由于动脉管壁特性影响,导致图形清晰度下降(更平滑),且仅可用于估计主动脉瓣关闭。舒张期动脉血压逐渐降低,并于舒张末期降至最低。心电图上,T 波之后压力逐渐降低。

动脉压力波形中的收缩压与舒张压均极易识别,但仍需结合心电图对其进行分析。桡动脉压力曲线收缩期上升支于 R 波后 120~189 毫秒出现。因此,可利用动脉压力波形协助明确心脏异常出现时间,不过应重视以下几个原因导致的延迟现象:电除极过程、等容收缩、主动脉瓣开放以及左心室射血及之后的压力波不仅由主动脉传至桡动脉,同时也将压力信号传至传感器。血液由主动脉流向周围动脉时,动脉波形可发生特征性变化。变现为上升支更陡峭,收缩期峰压值更高,重搏切迹出现更晚,且舒张期波形更明显。舒张末压亦逐渐降低。

在不同的血管条件下,可以看到不同的动脉波形。在主动脉顺应性下降的严重动脉硬化患者的桡动脉压力波形上,可见其收缩压升高、舒张压降低、脉压增宽、血压急速降至重搏切迹和收缩压波峰后的反射压力波。而在以小动脉病变为主的 SLE 患者桡动脉压力波形上可见收缩期和舒张期多个发射波。

此外常见的异常动脉压波形还有:

1)圆钝波:波幅中等度降低,上升支和下降支缓慢,顶峰圆钝,重搏切迹不明显,见于心肌收缩力下降或血容量不足。

2)不规则波:波幅大小不等,期前收缩波的压力低平,见于心律失常患者。

3)高尖波:波幅高耸,上升支陡,重搏切迹不明显,舒张压低,脉压宽,见于高血压及主动脉瓣关闭不全。主动脉瓣狭窄者下降支缓慢及坡度较大,舒张压偏高。

4)低平波:上升和下降缓慢,波幅低平,为严重低血压,见于各种休克。

(3)通过脉搏波形估测心输出量:目前越来越多的研究利用分析动脉脉搏波形来测定持续心输出量,已经在临床上广泛使用的 PiCCO、Vigilo 监护仪和 Nexfin 监护仪等,就是通过分析动脉脉搏波形实现了连续心输出量的微创测量,相关内容可见 CO 监测的有关章节。事实上,我们也可以通过普通监护仪上的动脉压波形初步粗略地评估患者的心输出量。

三、目标血压的设定和血压高低的评估

在确认排除了各种干扰因素,并准确测得了血压后,重要的还是血压高低的评估。设定血压目标总的原则是:①达到外周各组织、器官足够的灌注压;②是心脏合适的后负荷。对于重症患者血压高低的判断与慢性疾病患者有所不同,除了参考高血压和低血压的诊断标准,还要考虑到重症患者的组织灌注情况、手术区域的创面失血等。相同的血压在这个患者可能过高,而对另一个患者可能为不足;同一个患者手术或疾病前后也可能需维持不同的血压水平。

(一) 维持充足的组织器官灌注压

不论休克患者还是高血压患者,此时此刻的血压是否维持的恰当,要根据有个体化的血压控制目标进行评判,标准即是要维持充足的组织器官灌注压。因此,看到患者的血压数值或波形时,我们就要首先判断目前的血压对此时的患者是否充足。

1. 休克患者的血压评估　低血压不是休克患者的必备条件,但是休克患者是否存在低血压和血压维持的目标与措施是诊断与救治休克时必须面对的问题。从诊断的角度讲,在成人如果 SBP<90mmHg 或 MAP<60mmHg 或 SBP 较基础值下降>40mmHg 就要考虑休克;如果血压没有低至上述水平,但是存在低灌注相关的神志改变、少尿、乳酸性酸中毒等也需考虑休克。从治疗的角度讲,我们通过各种措施提升血压,措施是否得当,血压是否达到最佳目标,都需要对血流动力学的理论有深刻的理解,并紧密联系患者实际情况。

Rivers 提出的早期目标指导性治疗(early goal directed therapy,EGDT)和国内国际的休克治疗指南均推荐感染性休克目标血压为≥65mmHg,但可以说这是针对感染性休克群体制订的目标,评估感染性休克患者个体的血压是否达标还应参考平时的血压,并监测组织和器官的灌注情况。盲目以相关指南或推荐意见维持血压于某一固定数值,对于平时血压在正常低限的患者可能会过高,而对于有高血压病、妊娠期高血压疾病的患者可能会仍然不足。一般认为,能最大限度改善组织器官灌注的血压水平是血压调控的目标水平,更高的血压不能改变预后。有研究对 11 例需要液体复苏和使用去甲肾上腺素的感染性休克患者的血压进行滴定,分别持续维持其 MAP 在 65mmHg,75mmHg 和 85mmHg 水平 2 小时,发现 MAP 从 65mmHg 增加到 75mmHg 尿量显著增加,肾脏阻力指数显著降低,但是将 MAP 由 75mmHg 再升至 85mmHg 无显著改变。也就是说这组患者血压 75mmHg 就已经合适了,85mmHg 就是过高了。

如何调控血压"正常"或是使之"达标",我们就要评估导致低血压的原因。根据公式 BP=CO×SVR,而 CO 与前负荷和心肌收缩力相关,因此就要分析低血压是前负荷、心肌收缩力和外周阻力中哪个或哪些参数调控不当。如果判断患者可能因左室前负荷不足导致低血压,应当先除外右室病变导致右室心输出量不足,如心脏压塞、肺栓塞、张力性气胸和右室衰竭;再通过前负荷的静态和动态指标,包括被动抬腿试验、容量负荷试验等进行确认。如果考虑低血压系左室功能不全所致,应除外心肌梗死、缺血或二尖瓣功能不全。如果系分布性休克,可能是外周阻力不足导致了低血压。

如果血压已经达标,尚需判断是否有呼吸困难、发热、疼痛等因素引起交感神经兴奋参与其中,此时的血压是不是最佳血流动力学状态的血压。另外,也要除外调控措施不当维持了达标血压的假象,如本应进一步扩容以达到最适前负荷和最佳 CO,却给予了更多的血管活性药物,此时虽血压看似充足,但流量不够,且可能导致外周血管收缩,组织灌注依然不良。

另外,即使是经过合适的措施保持血压"正常"或是达标,仍然有可能出现组织、器官的功能障碍或是其功能不能恢复,只是因为除了血压之外,还有其他的因素影响器官功能,比如灌注流量、全身血流动力学和局部血流动力学的差异、内皮损伤等,这也是我们评估血压是否不足时必须考虑的因素,不要一味地提

升血压。

评估休克患者血压是否合适，除了考虑组织灌注外，还要考虑某些特殊情况。比如各种外科创面出血，有时需适当降压；脑梗死的患者可能需维持相对高的血压；而心肌梗死的患者血压偏高增加心脏的后负荷降低 CO，而血压偏低则不能保证组织、器官足够的灌注压。此时需对血压目标行动态调整，寻找并维持个体化的理想血压。

2. 高血压患者血压的评估 ICU 中高血压的血压控制目标常常与心内科等专科目标有所不同。比如，对于慢性肾功能不全的患者可能会强调降低血压，从长远角度避免残余肾损害，但是慢性肾功能不全患者出现应激状态时再降低血压，可能会导致肾脏低灌注，发生急性肾损伤；还有，长期药物控制不理想的高血压患者和妊娠期高血压疾病的患者，降压至"正常范围"常常导致尿量显著减少甚至发生急性肾损伤，因此，ICU 高血压患者在高血压状态时降压和低血压状态时升压都要根据其基础情况，判断是否维持了合适的血压。

（二）从心室-动脉偶联的角度，评估血压对心室是否合适

在循环系统中，血液由心室泵出，送入大动脉，然后流入全身的器官组织。这一过程中的能量传递效率，即心血管功能。心血管功能不仅与心脏及血管自身的性质有关，更取决于两者功能的相互作用和相互匹配的程度。其中心肌收缩力和心室后负荷之间的匹配关系被称为心室-动脉偶联。心血管生理学家认为，心室-动脉偶联是心血管功能的主要决定因素。可以说这是从更高的层面对评估血压维持的是否恰当提出了要求。

1. 心室-动脉偶联评估 PV 模型的提出 20 世纪 60 年代末，提出了心室弹性随时间变化的模型，在研究中发现一过性阻断主动脉然后释放，主动脉血流先减少后增加，心室的收缩压会同时先升高后下降。通过观察一系列在不同前后负荷以及变时变力条件下的压力容积环（PV loop）的变化，提出心室的弹性随着心动周期不断变化，弹性的最大值是在收缩末期，即收缩末弹性（E_{es}）。E_{es} 与 PV 环上收缩末点连线的斜率相对应，并且随心肌收缩力的变化灵敏地变化着。之后，有人提出了另一个新的概念，有效动脉弹性（E_a），定义为收缩末压力与心搏量的比值，并且在研究中发现，心室对外做功在 E_a/E_{es} 为 1 时最大。至此，E_a/E_{es} 作为评估心室-动脉偶联的有效指标被提出，使得可以将心脏和血管放在同一平台进行功能分析研究。

2. 心室-动脉偶联的评估 目前已有临床可及的无创方法来评估收缩末压力容积的关系。有研究证实，用下述公式可以用来评估心室-动脉偶联。左心室的公式为

$$E_{es} = \frac{P_d - (E_{Nd(est)} \times P_s \times 0.9)}{E_{Nd(est)} \times SV}$$

P_s 和 P_d 分别代表收缩和舒张的袖带压力，$E_{Nd(est)}$ 是收缩起始时正常化的心室弹性，SV 是超声多普勒测得的每搏输出量。动脉系统可以用动脉收缩末压力 P_{es} 与每搏输出量的比值来评估，即有效动脉弹性，用 E_a 表示。E_a 是对阻抗的测量（受到稳态和脉冲式后负荷以及心率的影响）。计算公式如下：

$$E_a = \frac{P_{es}}{SV}$$

P_{es} 代表收缩末压力，可以用无创测得的 P_s，用肱动脉的压力估算，收缩末的压力可以用 0.9 倍的肱动脉收缩压力的峰值来表示，SV 代表每搏输出量。正常情况下，左心室和动脉的偶联几乎是最佳的匹配，接近 1（0.3~1.3），使每搏功以及心脏的代谢效率最大。左心室射血到动脉系统，然后流入组织。当 $E_a = E_{es}$ 或者 $E_a/E_{es} = 1.0$ 时，左心室和动脉系统恰当匹配来产生每搏功（SW）。每搏功是收缩期动脉压力和每搏输出量的乘积，来评估左心室产生的有用功。当 E_{es} 超过 E_a（$E_a/E_{es} < 1.0$）时，SW 保持接近理想，但是当 E_a 超过 E_{es}（$E_a/E_{es} > 1.0$）时，SW 会下降，左心室功效会降低。正常情况下，在静息状态和运动状态时，左心室和动脉系统偶联呈恰当状态。但是在收缩性心功能衰竭的患者，E_{es} 会降低，外周血管阻力会增加，

E_a 增大。在这种情况下,左心室和动脉系统偶联下降($E_a/E_{es}>1.0$)。而且,有研究表明,在出现明显的泵功能障碍之前,就已经表现出心室-动脉偶联缺陷。心率的增加会使 E_a 增加,使偶联进一步变差。扩血管药物治疗,降低 E_a,会使 E_a/E_{es} 比率回到 1.0,改善匹配。另外,应用正性肌力药物治疗,会增加 E_{es},也会改善 E_a/E_{es}。因此,对于心衰的患者,左心室和动脉系统的不成比例的偶联,会进一步的降低心脏的功效。通过扩血管药物和(或)正性肌力药物可以改善收缩期心衰患者的偶联和功能。在心肌梗死患者中,E_{es} 通常是降低的。神经激素的激活会产生血管收缩作用和心率增快,将会使 E_a 增加。在心肌梗死的动物模型中也可以看到这样的变化,因此心肌梗死的时候 $E_a/E_{es}>1.0$。梗死的面积越大,患者的病情越重,E_a/E_{es} 的比率就越大,这表明心室-动脉的偶联越差。心室-动脉偶联也是休克复苏过程中心血管功能改变的重要决定因素。以往的回顾性研究显示,心室-动脉偶联与创伤休克患者的病死率相关。存活者的心脏功能和组织灌注明显好于死亡者,而心功能的改善是因为有较好的心室-动脉偶联。一项以优化心室-动脉偶联指导复苏的前瞻性研究显示,优化心室-动脉偶联会改善创伤性休克患者的心肌做功效率,同时改善组织灌注。心室-动脉偶联也受到年龄因素的影响。老年人的心脏,心室收缩和舒张的硬度均增加,并伴有或不伴有心室肥大。E_a 越大,相偶联的 E_{es} 就越大。尽管随着年龄的增加心室和动脉的弹性都增加,E_a/E_{es} 保持不变,但是,血流动力学的稳定性和心脏的储备功能仍然受到影响。当循环系统的顺应性减低的时候,对于每搏输出量的改变,相应的压力改变就会增大,血压的波动就会增大。在运动时,因为心率和动脉波动的增强,E_a 会显著增加,由于心肌收缩力的增加,E_{es} 也会增加。当基础 E_a 和 E_{es} 已经升高时,那么再升高的空间就很小了,此时 E_a 的增加会引起收缩性高血压。另一个不利影响就是当心肌收缩力或收缩压下降引起的局部冠脉供血不足时,心室-动脉硬度增加会加重冠脉供血不足。心室-动脉硬化会导致血压对循环血容量和利尿剂的敏感性增加,因此会加重心衰,尤其是射血分数正常的心衰。心室-动脉硬化在射血分数正常心衰的病理生理机制是与年龄和血压不相关的,心室-动脉硬化使心脏的舒张功能降低。动脉的波动增大,使应激状态下的心脏的代谢要求增加。另外,有研究显示,心室-动脉偶联与体型不相关。

可见,在原有心脏及血管功能指标基础上提出心室-动脉偶联的概念,使心脏和血管的功能紧密联系在一起,从心血管系统整体上把握其变化,提高了我们对机体病理生理机制的进一步认识。从心室-动脉偶联的角度评估血压,即是要看血压是否是心室最佳匹配的血压。基于心室-动脉偶联的目标血压,可能会为解决诸如像严重感染及感染性休克时的血流动力学支持这一难题开启新的思路,对临床治疗有新的指导意义。

3. 中心动脉压 心室-动脉偶联中的动脉压实际是指主动脉的压力,最接近心脏后负荷的也是主动脉的压力,而主动脉与外周动脉之间在生理或病理状态下均可能存在差异。因此有必要介绍中心动脉压的概念。中心动脉压是指升主动脉根部血管所承受的侧压力,也分为收缩压(SBP),舒张压(DBP)及脉压(PP)。由于年龄、性别、体重、疾病状态(脓毒血症)和血管活性药物使用等各种原因导致脉搏波反射的变化,静水压力,动脉硬化程度的不同,整个动脉系统的血压并不是稳定不变的。中心动脉压的测量方法有直接、间接测量法。1896年以来,临床血压测定的对象都是上臂肱动脉,而一般所指的动脉血压实际上应当是主动脉压。临床采用肱动脉压力作为代表,是以肱动脉血压能够准确反映中心动脉压为假设;而肱动脉是否能够准确反映中心动脉压,与动脉功能密切相关。动脉本身具有传递及缓冲的功能,传递功能主要取决于平均动脉压、血流及两者关系,而缓冲功能与管壁的弹性有关。病理状态下,还有可能一侧或双侧肱动脉狭窄或闭塞,此时肱动脉血压不论是有创还是无创,测量结果均不能代表中心动脉压。在ICU中放置股动脉导管测压替代主动脉压是常用的直接法,尚有一些无创测量中心动脉压力的方式,但是每一种都存在一定的问题。如桡动脉平面压力测定法,是目前测量中心动脉压最简单、最容易、最常用的方法,通过 Syphymocor 装置能够准确估算中心动脉 SBP 的数值。应用这种装置,动脉波形可以被一个高频转换器所延展,而且这些脉搏信号需要应用肱动脉血压(听诊法或者示波法)来进行校准。得到稳定脉冲信号,然后整体平均,转化为主动脉 SBP、DBP、MBP。当脉冲信号被有创动脉或者大动脉压力校准后,预计的大动脉血压就和直接测量的主动脉血压相类似了。但是,如果桡动脉脉搏是通过前臂袖带血压进行校准,那么结果就不很可靠,因为有偏差的校准会转换成一部分预测值。一篇报道指出,预测的主动脉压力与单独测量肱动脉袖带压力相比较没有更多的价值。还有颈动脉张力波形法、桡动脉延展波校准法、颈动脉 SBP 替代法等。我们在临床上使用心室-动脉偶联的概念评估血压时,要考虑到这些非直接测量到的"中心动脉压"可能与实际的中心动脉压存在差异。

临床上,我们经常得到的血压是外周动脉压,我们更应充分地认识到,外周动脉的压力及波形与中心动脉的存在潜在不同,主要因为:①中心动脉压力更直接地决定了器官的灌注;②桡动脉血压受外周反射波的影响,并不能确切地反映中心动脉血压,中心动脉血压才是任何治疗干预所预定的目标血压。强调当需要精确监测器官灌注压、心脏后负荷(如感染性休克,应用大剂量缩血管药物或放置 IABP)的时候,应进行中心动脉压力监测。中心动脉与外周动脉之间在生理或病理状态下均可能存在差异,两者之间无明确固定的关系。目前多数人认为,外周血压放大和中心反射波增强是导致差异的主要原因。心脏收缩后,射血入主动脉,产生一个向前的压力,并通过动脉树向远端传播,在传导过程中,升主动脉和桡动脉或肱动脉之间的平均动脉压一般下降 1~3mmHg。脉搏波轮廓在传导过程中逐渐放大(中心向外周动脉的收缩压和脉压增加)。四肢末端收缩压可为升主动脉收缩压的 2 倍,中心动脉和桡动脉最大的差异可达到 40mmHg。从心脏近端弹性动脉向远端肌性动脉血管僵硬度不断增加,脉压通过血管树的变化产生中心和外周压力梯度,用脉压比率(CPP/PPP)表达正常中年人颈动脉与桡动脉之间僵硬梯度约为 25%。有研究指出,正常动脉树僵硬梯度也能产生反射波且可直接增加血压放大作用,因反射部位接近外周,外周动脉较僵硬,有较高脉搏波传导速度(PWV),使外周压力波振幅高于中心动脉,即放大现象。心脏收缩产生的向前的压力波在阻抗不匹配部位(动脉分叉处,大动脉和小动脉的交界,高阻动脉)等部位发生波反射,这种反射压力波迅速逆向传递,并与前向压力波在收缩晚期和(或)舒张早期重叠融合,成为实际状态的压力波。该反射波在收缩晚期重叠的高度,即反射波增强压(augmentation pressure)。在中心动脉,反射波重叠在压力波的位置受血管张力、动脉弹性或僵硬度及心率,甚至身高,年龄性别的影响。当血管扩张、动脉弹性好、心率快时,反射波传导速度慢,反射波重合在压力波的舒张期;而当血管收缩、动脉弹性减退或僵硬度增加、心率慢时,反射波叠加在压力波的收缩期,使 SBP 升高,PP 增大。不但两种压力波叠加的时间变化会影响中心动脉血压,外周动脉血管的收缩和舒张也会引起反射波幅度的改变,使中心动脉压发生变化。

正常生理状态下,年轻人主动脉弹性好,动脉僵硬梯度大,所以外周动脉放大现象明显,而中心动脉反射波增强较低,外周动脉反射波增强高,监测桡动脉脉压可以比升主动脉高 50%。老年人相反,随着年龄增大,动脉僵硬梯度消失,外周动脉放大现象消失,主动脉 PWV 增快,中心动脉反射波增强较高,监测桡动脉收缩压和脉压与升主动脉类似,甚至偏低。进行 Valsalva 动作,低血容量,低血压或血管扩张时,外周动脉脉压会缩小。后者在应用硝酸酯类药物时得到证实,外周脉冲反射的减弱,反射波的时间不同,使外周动脉血压下降的程度较中心动脉小,通过记录肱动脉或桡动脉的血压下降不能很好地反映主动脉收缩期血压的下降。在相反的情况下,强烈的血管收缩时,尤其是低血容量或心脏术后大剂量应用缩血管药物时,来自外周的脉冲反射增强,使桡动脉的血压低估了中心动脉的血压和器官灌注压,导致错误的液体复苏和血管活性药物的使用。药物所致的中心血压的和波形轮廓的变化主要是由动脉直径,动脉硬度和反射波的改变引起。任何临床情况所导致的血管扩张(如感染性休克),同样的机制也会发生,由于下半身的反射波的减弱,导致中心动脉收缩压下降,但对末梢动脉的收缩压影响较小,桡动脉血压可高估中心动脉压力达 20mmHg。

在很多的临床情况中,比如心肺分流术后,深低温停循环,心肺复苏(CPR),异氟烷麻醉,用大剂量血管收缩药物治疗的严重感染患者,以及肝移植术后再灌注的患者中,中心和外周动脉血压存在一定的差异。

有研究也证实了桡动脉和中心动脉血压（股动脉压代替）测量存在这种系统误差，研究对象为14位化疗术后感染性休克的患者，需要大剂量去甲肾上腺素治疗。在这些患者中，使用桡动脉进行监测时发现其外周动脉血压一直被低估。股动脉收缩压明显高于桡动脉收缩压[(143±8.9)mmHg比(86±4.5)mmHg]，更重要的是，股动脉的MAP也高于桡动脉[(81±2.5)mmHg比(66±2.2)mmHg]。这两个部位的差异相当大，以至于14位患者中的11位(79%)可以使得血管活性药物支持水平明显降低[(85.6±25.3)g/min减至(57.2±16.4)g/min，$P<0.05$]；在两位患者中甚至停用。这些数据强烈表明，需要大剂量血管活性药物，血流动力学不稳定的患者，更应该选用股动脉进行动脉血压监测，因为桡动脉可能会使得SBP和MAP显著低估，从而影响液体和血管活性药物的使用。

有研究显示，桡动脉血压在正常范围内，脉搏波形轮廓清晰，外周灌注良好，缩血管药物用量较小或正在减量过程中，外周动脉血压可以较好地反映中心动脉压。在桡动脉血压较低，脉搏波形态逐渐衰减（除外本身动脉管路问题）或动脉管路不被识别，外周组织低灌注状态，缩血管药物用量较大或正在加量过程中，进行中心动脉血压监测更能反映真实器官组织灌注压。因此，无论是在生理状态下（年龄，主动脉顺应性等不同），还是处于低流量/心输出量，尤其是休克时，应用血管活性药物导致血流动力学迅速改变的状态下，中心动脉和外周动脉均可存在明显血压阶差。处于低血容量和应用大剂量血管活性药物时，外周动脉血压高估或低估中心动脉血压主要取决于应用的是血管收缩药物还是血管扩张药物，以及低容量/心输出量的程度。因此在这种情况下，应用外周动脉血压可能会导致采取错误的临床治疗手段。

在一项临床试验中，对55例需要大剂量或小剂量血管加压药物的内科和外科患者进行持续血压监测，比较外周动脉与中心动脉血压发现：股动脉和桡动脉的收缩压[(135±31)mmHg比(126±30)mmHg]、舒张压[(63±14)mmHg比(62±13)mmHg]、平均动脉压[(85±17)mmHg比(82±17)mmHg]均无显著差异。且不管是大剂量血管活性药物组还是小剂量组，都没有发现差异，动脉血压的偏移分别是(3±4)mmHg和(3±4)mmHg，这表明通过桡动脉和股动脉进行动脉血压测量的一致性非常好，且与使用的血管活性药物的剂量无关，并且作者认为，这两种测量方法是可以互换的。与此类似的是，有人发现，桡动脉血压似乎可以作为中心动脉测量的一种有效的测量方法，他们对10位进行手术的健康患者进行的研究表明，无论是在用血管舒张药物造成控制性低血压之前、之中还是之后，外周和中心的动脉血压之间均没有统计学上的显著差异。

虽然研究的结果有所不同，但还是要提醒大家，外周动脉压与中心动脉压的不同还是存在的，我们在评估血压对心室的匹配是否合适时，一定要考虑到血压测量的部位。

（三）血压改变的原因分析

重症患者的血压常常随着病情的变化和治疗的调整而变化，正确地分析血压改变的原因，才能对血压有进一步完整的评估。血压受心输出量和外周阻力的影响，因此就需要判断究竟是心输出量低还是外周阻力不足。外周阻力的问题将在后文讨论。下面重点讨论与心输出量相关的两个问题。

1. 血压变化与心输出量变化的关系　扩容、使用血管活性药和正性肌力药物都可能增加CO，增加CO和使用血管活性药又都可能升高血压。但是血压的变化对CO改变的预测作用是怎样的呢？有人对分别接受扩容和使用去甲肾上腺素的两组休克患者进行研究，发现脉压与动脉收缩压可用于检测容量负荷试验导致的CO改变，但是有一定比例的假阴性，脉压与动脉收缩压不能用于检测去甲肾上腺素导致的CO改变。根据这些研究，综合观察动脉收缩压、平均动脉压、脉压的变化有助于我们分析血压变化的原因。

2. 血压的改变与心肺相互作用　心肺相互作用的现象在临床上早已观察到。正压通气时，人们发现动脉压波形及压力值会随间歇的吸气相和呼气相发生升高与降低，呈周期性改变，容量不足时，这种改变尤为显著，甚至在自主呼吸时也能观察到。这是由于呼吸导致的前负荷变化引起了CO变化，从而影响了血压。由此产生了 Δdown、收缩压变异(systolic pressure variation,SPV)、脉压变异率(pulse pressure variation,PPV)等通过血压值衍生出来的,能反映前负荷的动态血流动力学参数。这些参数可通过截取监护仪上的数据进行测算,其中 PPV 还可通过 PiCCO 等监测系统直接获得。

在机械通气时,以呼气末阻断时的收缩压做参照值,将呼吸周期中收缩压的最大值与参照值之差定义为 Δup,而将收缩压的最低值与参照值之差定义为 Δdown,另将收缩压的最大值与最小值之差定义为 SPV。研究显示,容量不足时 SPV 增加,并且主要由 Δdown 增加所致。另有研究显示,补液后 Δdown 和 SPV 下降。在失血性休克模型和感染性休克患者中亦证实,SPV 能敏感地反映容量的变化,预测容量反应性。目前认为,PPV 更能准确地反映左心室 SV 的变异幅度,能更准确地判断循环系统前负荷状态或预测容量反应性。

第二节　外周阻力的评估

体循环的主要阻力指标为外周血管阻力,所谓外周阻力就是指小动脉和微动脉对血流的阻力。在动脉系统,外周阻力也是形成血压的基本因素之一。如果没有外周阻力心室射出的血液将全部流至外周,即心室收缩释放的能量全部作为血流的动能,对血管壁的压力不会增加。

根据流体力学,血液流经血管遇到的阻力可从压力梯度及流量计算而来,即血流阻力 R=压力梯度 $(P_1-P_2)/Q$。根据泊肃叶定律,血流阻力与血管的长度和血液的黏滞度成正比,与血管半径的 4 次方成反比,即 $SVR=8\eta L/\pi r^4$。由于血管的长度变化很小,因此血流阻力主要由血管口径和血液黏滞度决定。

对于一个器官来说,如果血液黏滞度不变,则器官的血流量主要取决于该器官的阻力血管的口径。阻力血管口径增大时,血流阻力降低,血流量就增多;反之,当阻力血管口径缩小时,器官血流量就减少。机体对循环功能的调节中,就是通过控制各器官阻力血管和口径来调节各器官之间的血流分配的。正常情况下,循环系统的总阻力在各段血管的分配:主动脉及大动脉占 9%,小动脉及其分支占 16%,微动脉占 41%,毛细血管占 27%,静脉系统占 7%。可见小动脉和微动脉是产生阻力的主要部位。在临床工作中,对血流阻力的调节主要是通过对血管口径的调节来实现的。但 SVR 或 SVRI 不能直接测量,常使用下面的公式进行计算:

$$SVR=80(MAP-RAP)/CO \qquad SVRI=80(MAP-RAP)/CI$$

可见,如果知道了 MAP、RAP(常用 CVP 替代)、CO,即可计算出 SVR,再除以体表面积便可知道 SVRI。另外,由于 RAP 一般较小,常常使用近似公式即 $SVR=80\times MAP/CO$ 或 $SVRI=80\times MAP/CI$ 进行计算。MAP、CVP、CO 已在本章和其他相关章节有详细阐述,本节不再赘述。目前,PiCCO、漂浮导管等血流动力学监测系统、均可直接读出 SVR 和 SVRI 的数值,但均是先自动测得 MAP、RAP(常用 CVP 替代)、CO,再通过计算得出。

由于 CO 和 MAP 获得方法的不同,可能会造成 SVRI 的计算值有很大不同,临床上,不能一味地根据所谓的正常值进行调整治疗方案,而应动态地观察血流动力学参数和组织灌注的水平。有研究发现,在肝移植术中,采用 Vigilo 监测系统测得的 CO 与通过肺动脉导管自动热稀释技术测得的 CO 不一致,因此可知所计算的 SVRI 也不会一致。事实上,所有利用动脉波形测算 CO 的设备均需要另外一种 CO 测量方法来定标。由于不同患者之间和相同患者不同治疗阶段(比如肝移植过程中、使用血管活性药或扩容前后)动脉的特性都会有所不同,因此若缺乏定标,会使 CO 的测量有失准确。有人观察了一组心衰患者,对比 PAC 与最新的"手指动脉压波形分析系统",发现两种方法测得的 SVR 变异系数为 18%,从而认为两者方法相关性很好。另一个研究观察了 15 个 ICU 患者,发现使用桡动脉阻力指数(resistance index,RI)与使用 PAC 测算的 SVRI 有很好的相关性,但个体差异较大,建议作为拔除 PAC 后估算 SVRI 使用。另外,采用经食管超声行血流动力学监测,与肺动脉导管对比,发现食管超声测得的 SVR 不可靠。

外周阻力是心脏后负荷的重要影响因素,进行血流动力学监测时常使用外周血管阻力(systemic vascular resistance, SVR)或外周血管阻力指数(systemic vascular resistance index, SVRI)作为左心后负荷的主要指标。后负荷是反映心室射血所必须产生的力量。在左室流出道及心脏瓣膜没有狭窄的情况下,心室后负荷取决于射血时的心室张力及阻力血管对射血的阻力。

常见的 SVRI 降低的原因有:分布性休克和使用了过多的扩血管药物。而常见的 SVRI 增高的原因有:低血容量休克、心源性休克和梗阻性休克,以及分布性休克时使用了过量的缩血管药物。因此,SVRI除了用于判断休克的类型,还可以用于指导休克或高血压、心衰等治疗中调整血管活性药的剂量。

正确地评估外周阻力十分重要,否则会导致不稳定的循环状况趋于崩溃。一般来讲,心室的后负荷与心输出量呈负相关,也就是说后负荷越大,心输出量则越少。而后负荷降低,心室射血的阻力降低,在同样心肌收缩力的条件下,每搏输出量增加,心肌耗氧量减少。正常情况下,外周阻力在很大范围内变化时可以保持心输出量不变;但左心功能衰竭时,外周阻力增高可导致心输出量的急剧下降。因此,降低外周阻力可有效地减轻心脏的负荷,但是此时可能不能维持目标血压,心脏的灌注也会受到影响。这种情况下,严密地监测和谨慎地评估外周阻力十分重要,同时还要注意的是,此时的阻力增高可能是源自低 CO 和反应性的交感兴奋,使用血管扩张剂或减少缩血管药物的剂量可导致血管床扩张,不恰当地使用利尿剂可导致容量不足,CO 进一步下降,影响外周阻力的评估。在循环血量不足时,也可出现体循环阻力升高,这一方面是由于交感神经兴奋,阻力血管代偿性收缩,另一方面由于心输出量下降使得体循环阻力的计算值增加。可通过补充血容量后这两种原因均可去除或缓解,观察体循环阻力是否相应降低。在处理分布性休克时,CO 常常正常甚至偏高,但血压和 SVRI 偏低,此时可加用升压药或调整升压药的剂量,以保证足够的灌注压,再根据组织灌注的改善情况制订外周阻力的合适目标。

此外近些年有研究发现:SVRI 虽然反映了小动脉的弹性,但其对血管弹性的反映是建立在循环恒流基础上的,忽略了血流的波动性。在循环系统中,心脏搏血是呈周期性变化的,血流在循环系统中流动类似交流而非恒流。SVRI 是每搏外周血管阻力指数,计算公式是 $SVRI = 80(MAP - CVP)/SVI$,SVRI 考虑了在每个心动周期中,外周血管会因为心脏搏动而发生弹性变化,包含了交流因素的影响,因此能更准确地反映外周血管阻力。

总之,血压和外周阻力作为影响心脏后负荷和组织灌注压最重要的两个指标,是血流动力学调控中重要的参数,正确地评估并制订合适的目标对维持重症患者循环十分重要。

(陈秀凯)

参考文献

1. Deruddre S, Cheisson G, Mazoit JX, et al. Renal arterial resistance in septic shock: effects of increasing mean arterial pressure with norepinephrine on the renal resistive index assessed with Doppler ultrasonography. Intensive Care Med, 2007, 33 (9): 1557-1562.

2. Abuelo JG. Normotensive ischemic acute renal failure. N Engl J Med, 2007, 357(8): 797-805.

3. O'Rourke MF, Avolio A, Safar M, et al. Changes in the central arterial pressure pulse with aging. J Am Coll Cardiol, 2010, 55(19): 2183; author reply 2184.

4. Biais M, Nouette-Gaulain K, Cottenceau V, et al. Cardiac output measurement in patients undergoing liver transplantation: pulmonary artery catheter versus uncalibrated arterial pressure waveform analysis. Anesth Analg, 2008, 106 (5): 1480-1486.

5. Sokolski M, Rydlewska A, Krakowiak B, et al. Comparison of invasive and non-invasive measurements of haemodynamic parameters in patients with advanced heart failure. J Cardiovasc Med (Hagerstown), 2011, 12(11): 773-778.

6. Matsuura K, Imamaki M, Ishida A, et al. Low systemic vascular resistance state following off-pump coronary artery bypass grafting. Ann Thorac Cardiovasc Surg, 2008, 14(1): 15-21.

7. Avolio AP,Butlin M,Walsh A. Arterial blood pressure measurement and pulse wave analysis—their role in enhancing cardiovascular assessment. Physiol Meas,2010,31(1)：R1-47.

8. Chen CH,Fetics B,Nevo E,et al. Noninvasive single-beat determination of left ventricular end-systolic elastance in humans. J Am Coll Cardiol,2001,38：2028-2034.

9. Frenneaux M,Williams L. Ventricular-arterial and ventricular-ventricular interactions and their relevance to diastolic filling. Progress Cardiovasc Diseases,2007,49：252-262.

10. Antonini-Canterin F,Enache R,Popescu BA,et al. Prognostic value of ventricular-arterial coupling and B type natriuretic peptide in patients after myocardial infarction. A five year follow-up study. J Am Soc Echocardiogr,2009,22：1239-1245.

11. William C,Little,Min Pu,et al. Left ventricular-arterial coupling. Journal of the American Society of Echocardiography,2009,22：1246-1248.

12. Prabhu SD. Altered left ventricular-arterial coupling precedes pump dysfunction in early heart failure. Heart Vessels,2007,22：170-177.

13. Myrielle M,Bachar EI,Oumeiri,et al. Vantricular-arterial uncoupling in heart failure with preserved ejection fraction after myocardial infarction in dogs-invasive versus echocardiographic evaluation. BMC Cardiovascular Disorders,2010,10：32.

14. Hettrick DA,Pagel PS,Warltier DC. Alterations in canine left ventricular-arterial coupling and mechanical efficiency produced by propofol. Anesthesiology,1997,86：1088-1093.

15. Deryck YL, Fonck K, DE Baerdemaeker L, et al. Differential effects of sevoflurane and propofol anesthesia on left ventricular-arterial coupling in dogs. Acta Anaesthesiol Scand,2010,54：979-986.

16. Ghuysen A,Lambermont B,Kolh P,et al. Alteration of right ventricular-pulmonary vascular coupling in a porcine model of progressive pressure overloading. Shock,2008,29(2)：197-204.

17. Julio A,Chirinos,Ernst R,et al. Arterial load and ventricular-arterial coupling：physiologic relations with body size and effect of obesity. Hypertension,2009,54：558-566.

18. Pirracchio R,Legrand M,Rigon MR,et,al. Arterial catheter-related bloodstream infections：Results of an 8-year survey in a surgical intensive care unit. Crit Care Med, 2011, 39：1372-1376.

19. 刘大为. 实用重症医学. 北京：人民卫生出版社,2010：219-220.

20. Chew HC ,Devanand A,Phua GC,et al. Esophageal Doppler Ultrasound in the Assessment of Haemodynamic Status of Patients Admitted to the Medical Intensive Care Unit with Septic Shock. Ann Acad Med Singapore, 2009, 38：699-703.

（陈秀凯）

第三十六章　组织灌注的评估

血流动力学不稳定是临床危急时刻,包括各种原因所致的休克、急性心力衰竭、严重的高血压、严重的呼吸功能衰竭等疾病均可造成患者血流动力学不稳定。休克是临床表现和进展变化最为急剧的血流动力学不稳定。休克时各种强烈致病因素作用于机体,使循环功能急剧衰竭,全身组织有效血流灌注量迅速减少,导致全身器官缺血缺氧,重要生命器官代谢功能严重障碍。在血流动力学不稳定时,努力维持充足有效的组织灌注是保证组织细胞存活、器官进行正常代谢和损伤修复的前提,也是临床血流动力学治疗所要尽早尽快达到的首要目标。因此,实时准确地评估组织灌注状态是血流动力学监测的重要内容,对休克的早期诊断、预后的判断、治疗效果的观察、治疗方案的反馈与调整至关重要。临床工作者通过多种监测工具、方法和指标对组织灌注状态进行监测,评估组织灌注是否充足、灌注的氧和其他代谢底物是否能够与组织细胞的代谢需求相匹配,及时发现和彻底纠正组织灌注不足,是进行临床血流动力学治疗的基础,是临床血流动力学治疗的核心内容之一。可以说临床血流动力学的一切治疗手段,都是在反复进行的组织灌注评估之后采取的。如果不能准确及时地评估组织灌注状态,则给予的治疗措施有很大可能是盲目的,甚至可能是有害的。

近年来,在休克的血流动力学理论方面,可以看到这样一种趋势:在利用更加先进、细致、深入的监测方法,务求准确评估组织灌注状态和采用严格流程管理式治疗策略以尽早尽快达到血流动力学治疗目标的同时,需要尽可能减少和防止血流动力学治疗措施本身对心血管系统本身和心血管系统之外其他器官的损害,我们称之为"保护性血流动力学治疗策略(protective hemodynamic therapy strategy)"。实施这种策略首先要求能够全面准确地进行组织灌注的评估。

一、什么是充足的组织灌注

血流动力学是研究循环系统如何遵循流体力学规则进行血流运动的知识,这个运动的目的是使组织灌注达到"充足而不过度"的状态。用通俗的比喻可以这样理解:如果把循环系统看作是一个物流公司,各个器官或细胞是等着物流公司送货之后进行生产的客户,那么一个良好的物流公司应该能够做到一方面要能够把货物及时足量的运送至客户以满足生产所需,并且货物不能堆积加重客户生产负担,同时要把客户生产的产品和废物及时运送出去,否则客户不能进行持续生产就倒闭了;而另一方面要求物流公司必须以最低的成本和代价进行高效运营,否则公司就破产了。在休克状态下,为了维持"客户(器官和组织细胞)"代谢所需的物质和能量输入和输出,机体为了整体生存的大局利益,会暂时不理会"物流公司(循环系统)"的工作负荷量,而动员全身的储备代偿能力,并先力争满足"重要大客户"的需求,当然一些相对不那么重要的客户(如肠道、皮肤、骨骼肌等)会被置于次要供给名单。显然这是权宜之计不可长久,血流动力学治疗就是医务人员人为地对"物流公司"的运营给予帮助扶持,对"大客户、小客户"都尽可能给予保护和支持,以维持机体整体新陈代谢功能的安全运转。

所以,评估组织灌注是否充足就是对血流动力学不稳定的患者,经过各种检测证明如下问题:①大循环提供的压力、流量和氧输送量对全身组织器官而言是充足的,这包含三方面内容,首先是大循环灌注的数值不能低于正常范围低限(对绝大多数情况而言);其次是尝试增加大循环提供的氧输送量已经不能使全身器官和组织细胞总体代谢能力继续改善;再次是大循环的灌注压力和容量不能超过组织可承受的高限。从能量角度说，即全身组织代谢所需能量已经不受限于全身循环灌注量，也不受累于全身循环而必须增加代谢能力；从氧输送理论角度看，是全身氧消耗量已经不依赖于氧输送量；从临床角度看，容量负荷试验、正性肌力试验，或者说氧输送负荷试验已经呈阴性。②提供给所有器官或组织的局部灌注量充足，特别是休克时被分流被牺牲的组织，包括组织氧分压、氧饱和度、血流量、对增加全身灌注量的反应已经呈阴性。③全身和局部组织的代谢功能符合当时条件下机体的需要，包括因缺血缺氧导致的乳酸等代谢产物、局部组织代谢和功能指标在良好范围。

之所以把全身循环和局部分开来说，是因为从休克的分类可以看出，低容量性休克、心源性休克和梗阻性休克的共同特点都是氧输送（DO_2）下降，此时临床往往需要根据不同病因引起休克时不同血流动力学特点，选择重点监测方向和提高 DO_2 的相应方法。这些以 DO_2 降低为特点的休克在早期时，全身性氧代谢的改变往往与局部组织的氧合代谢状态有较好的相关性，随着 DO_2 的增加，组织缺氧通常也可得到相应的纠正。临床上可以根据血压、心输出量、皮肤温度、色泽、尿量等反映组织灌注的指标作为在血流动力学指导下循环功能支持的终点目标。而分布性休克时和其他类型休克在晚期时或者说在组织缺氧持续一段时间后，由于血流的异常分布和（或）组织细胞利用氧障碍，虽然整体 DO_2 增加，局部组织灌注并不一定能得到相应的改善，这时的监测评估和治疗更加复杂困难。反过来说，假如有办法能确定证明全身所有组织的灌注状态都是充足的，那么是否根本就不需要理会大循环指标数值呢？答案也许是肯定的，但是现代医学暂时还不能实现，因为一方面组织灌注是否充足只能以组织代谢和功能状况作为评价标准，而组织代谢和功能状况除了受灌注因素限制以外还有多种影响因素，并且反应速度慢；另一方面检测手段还不能实现对肾脏、肝、肠等多种内脏器官和组织灌注和代谢的有效监测；再者，组织灌注良好也不能排除是在全身循环代偿努力之下产生的结果。因此，全身指标与局部指标结合，循环指标与代谢指标结合，循环指标与功能指标结合，多方位立体评价才可能更加接近了解真相。

在这种要求之下，首先需要理解组织低灌注与组织缺氧的关系，进而监测和分析形成组织缺氧的原因可能有哪些。

二、组织低灌注与组织缺氧

组织低灌注（tissue hypoperfusion）与组织缺氧是两个不同的概念，评估组织灌注首先需要了解组织缺氧（tissue hypoxia）的概念。在 1995 年，在法国凡尔赛举行的欧洲共识会议上，组织缺氧被定义为组织利用氧减少同时伴随无氧代谢的状态，这个概念至少包含了 3 个方面的内容：由于组织低灌注迫使组织可利用的氧减少和（或）细胞利用氧障碍导致的组织氧利用下降，同时伴无氧代谢代偿现象存在。可以看出，监测组织缺氧必须至少包含两个方面：①组织的灌注量和氧合是否充足；②缺氧代谢是否存在。虽然组织缺氧的表现包含了细胞和亚细胞水平的形态结构异常、生化反应异常、功能异常等多方面内涵，但是迄今为止并没有一个统一的衡量标准，而能够应用到临床上的监测工具和指标更加有限。休克时，全身总循环灌注量在不同组织和器官之间，以及更进一步在组织和器官内存在再分布的病理生理状态，但是目前临床可以应用的监测组织灌注流量和氧合是否充分的直接方法尚难以深入到组织水平。反映缺氧代谢的指标，如乳酸、碱剩余、胃黏膜内或舌下 pH 或二氧化碳分压等在临床应用中也有各自的局限性和干扰因素。组织低灌注仅仅是引起组织缺氧的一方面原因。如果组织灌注量虽然低于正常范围，比如心输出量（CO）小于 $2.2L/(min \cdot m^2)$，但是患者没有组织缺氧的直接证据，也没有机体为维持组织灌注不下降而进行代偿反应的证据，则可以说此时组织灌注量与组织代谢需求是相匹配的，不能认为这种较低的灌注量是组织低灌注状态。在临床层面，当我们实现了全身性循环指标达到预设范围而仍发现组织缺氧的表现时（如高乳酸血症），目前还无法迅速区分导致组织缺氧的原因究竟是组织低灌注，抑或组织氧利用障碍或并存；在病理生理层面我们也无法为组织缺氧明确分型（如低张性、循环性、血液型、细胞性），目前也没有有效的划分组织缺氧的程度的方法，即无量化标准。这些基础理论受到限制的原因是目前能够监测组织缺氧的技术手段和切实可行的临床干预手段不足所致。

组织缺氧是休克的核心问题,可以说所有原因和类型的休克,在病理生理层面统一于组织缺氧。将组织缺氧直接用于临床监测,从组织缺氧的角度认识休克并指导临床治疗是对休克理解和治疗的一大进步。大量研究已经证明,全身或局部组织缺氧如果持续存在,将引起内皮细胞活化和损伤、触发和加剧全身炎症反应,促进凝血系统紊乱,最终导致或加速多器官功能障碍的进展。虽然不是全部,但是在一定程度上对休克进行血流动力学监测的目的是及时发现组织缺氧,治疗的目的是为了消除组织缺氧,血流动力学治疗的终点之一应该是没有组织缺氧。当然休克的血流动力学监测和治疗还包括保护已经受损和尚未显著受损的器官功能等其他内容。

目前已经认识到细胞水平的缺氧概念不仅包括到达细胞的氧供给与细胞氧需求的失衡,而且包括了利用氧障碍在内导致的细胞内能量产生和需求的失衡。面临这种情况,临床工作者却往往感觉监测手段匮乏不足,治疗手段难以为继。这时我们最想知道的是掩盖在全身性血流动力学指标"正常化"之下的组织和细胞到底发生了什么改变?为了进一步分析和解释导致组织缺氧的原因,一些学者相继提出了有关的学说和概念,如 1997 年 Fink 等论述了细胞病性缺氧(cytopathic hypoxia),2004 年 Spronk 和 Ince 等提出的微循环和线粒体窘迫综合征(MMDS,microcirculation and mitochondrial distress syndrome)的概念,2005 年 Singer 等阐述的代谢衰竭(metabolic failure)等。这些学说是综合了大量基础研究和临床观察的基础上,从不同角度描述休克时发生在微循环水平和亚细胞水平上的病理生理改变,对于我们加深对休克的理解,进而把血流动力学监测评估和治疗深入到组织层面乃至细胞层面具有重要意义。

Trzeciak 和 Rivers 等将休克时导致组织缺氧的各种原因归纳为:①组织低灌注;②广泛内皮细胞损伤;③凝血系统活化;④微循环和线粒体窘迫综合征(MMDS)。实际上,第四点仍然包含了组织低灌注因素在内,只不过是由微循环功能障碍而不是大循环所致的低灌注,应该改为细胞病性缺氧更为合适。自 20 世纪 80 年代起,以 Shoemaker 等为代表的超常氧输送治疗策略开始明确把解除组织缺氧作为休克复苏治疗的终点目标,把维持充足的氧输送使全身组织氧消耗脱离氧供依赖为目的,开创了休克的目标指导性治疗对策(goal-directed therapy)。然而遗憾的是,此后 20 年间的大量同类临床研究结果表明,仅靠监测全身性循环指标通过改善全身性氧供并不能彻底纠正所有患者的组织缺氧,特别是对感染性休克,如前所述,某些患者虽经复苏治疗使以中心静脉压(CVP)或肺动脉嵌顿压(PAWP)、CO、MAP、DO_2 为全身循环灌注标志的目标均已达到预设范围,然而组织缺氧的指标如代谢性酸中毒、高乳酸血症、过低的胃肠黏膜 pH(pHi)可能仍然存在或继续恶化,同时病死率也未得到显著改善。这一方面迫使研究者从其他角度继续进行深入研究,如调控炎症反应等,但迄今为止,尚缺乏可常规用于临床的可靠治疗策略;另一方面,研究者从如何进一步探测与纠正组织缺氧角度,希望把血流动力学治疗能够更深入地应用于休克患者。1995 年,在法国凡尔赛召开的会议统一了组织缺氧的定义,探讨了测量血乳酸、pHi、混合静脉血氧饱和度、氧输送-氧消耗曲线、最大化氧输送等方法对探测和纠正组织缺氧的意义。

三、评估组织灌注的原则要求

弄清组织低灌注与组织缺氧的关系之后,问题也随之而来:既然组织缺氧可以由这么多原因引起,组织低灌注只是其中一个因素,虽然可能是权重很大的因素,但是显然即便改善了组织灌注也并不一定就能彻底解决组织缺氧,那么在这种混杂因素之下,如何评估组织灌注是否充足?以目前的理论和技术,可以有两种途径评估:一是正向推理,即演绎法,当全身大循环指标已经远低于正常范围时,首先判定有发生组织低灌注的高度可能,再搜集局部组织灌注不足证据和全身或局部组织代谢异常指标辅助,从而判定组织灌注不足;二是逆向推理,即归纳法,当全身大循环指标已经接近于正常范围时,先寻找组织缺氧的证据,再逆向寻找局部循环代谢异常和全身循环代谢异常证据,从而分析出组织缺氧的原因是否为组织低灌注。无论是采用哪种推理评估方式,均需要遵循如下原则。

1. 力求准确评估　对组织灌注的评估首先应力求准确,无疑只有在准确评估的基础之上,才能制订出符合休克患者此时此刻病理生理状态的最合理的血流动力学治疗方案,才能给予患者最正确的治疗措施。反之,不准确地评估或错误解读信息,都将导致治疗失当,从而对患者产生危害,有时这种危害是迅速发生、不可逆转,乃至致命的。例如,对于一个心脏前负荷已经很高的患者,错误判断存在循环血容量不足而进行补液试验,可能迅速导致循环崩溃难以重建。

实现准确评估是基于深刻整体理解休克病理生理学;深刻理解休克时某一方面的病理生理学异常现象能被什么指标或者征象所反映;深入了解某个指标能以什么监测工具或方式准确测量;了解反映同一病理生理现象的多个不同指标间敏感性、特异性的横向对比差异;以及熟悉某种治疗干预措施会通过什么环节以什么监测指标反映出正向和负向病理生理学变化等。

2. 必须进行全面评估　休克是一个全身性的、连续变化的病理生理过程,对全身各个组织器官均会造成损害,显然必须要求全面监测和评估各个组织器官的缺氧状态、灌注状态、代谢和功能状态。休克时,实际上全身所有的组织器官都是通过血液循环系统这个纽带有机的联系在一起,这种联系使正常情况下器官与器官之间存在的相互依赖、相互调节、互为因果的关系,以更加剧烈、更加显著的方式展现在眼前,而且常常是以恶性循环的形式表现出来。同时,因为休克时各组织器官之间的病理生理存在显著的差异性,这种差异性将使组织灌注不足的状况反映在不同器官中、器官内不同组织中有显著差别,因此监测和评估组织灌注必须全面,不能以偏概全。

全面评估的实现需要基于掌握休克过程中的组织器官灌注变化差异性的生理学、病理学、病理生理学基础知识,结合临床获得的全身性与局部灌注指标、代谢指标、功能指标等,进行信息综合分析。

3. 追求个体化评估　因为不同患者在休克前存在的基础疾病不同,使不同患者的器官基础灌注状态具有巨大的差异性;引起休克的初始发病原因和病变器官在不同患者各不相同;休克后不同患者的器官对缺血缺氧和再灌注损伤的耐受力具有显著差异;休克后血流灌注再分布使器官之间乃至器官之内具有差异性;休克发生后各器官对组织低灌注的代偿能力和方式具有差异性;已经恶化的器官反过来对其他器官和全身血流动力学会产生显著影响,不同的器官产生的影响效果也具有显著差异性。所以,在临床血流动力学治疗过程中,需要了然于胸的是上述差异性在目前这个患者个体上是如何体现的,从而使组织灌注评估不仅准确、全面,而且更加有侧重点和实现个体化。

实现个体化评估需要全面掌握患者的病史资料,了解基础疾病可能对目前血流动力学的影响程度,了解各器官现有的功能、代谢状况,熟悉器官之间如何产生交互影响的病理生理机制。对休克时功能障碍恶化进展迅速的组织器官需要重点监测,如患者原有冠心病,评价组织灌注时就需要对心脏灌注、心脏结构、心功能进行深入监测。

4. 及时进行连续动态评估　对组织灌注的评估除了要求准确性外,还必须要求不断地、连续动态地反复进行。因为休克的病情进展常常非常急剧,甚至短时间内可以致命,同时机体对治疗干预的反应也是非常迅速的,所以某一时刻做出的评估具有一定的时限性,也许上一次准确评估的结果对这一刻的病理生理状态而言是不恰当甚至是错误的。如果休克这一个最剧烈的血流动力学改变过程、连续动态改变的病理生理过程被间断进行监测和评估,那么显然这种人为的分割有可能错失抢救治疗的重要时机,或者使治疗不连续,甚至总是被迫十分被动地跟着疾病恶化的脚步追赶。因此,对组织灌注的评估应该始终贯穿休克监测治疗的全程,其密集程度应与患者病情严重程度相适应匹配,甚至在患者病情已经稳定、休克状态已经解除之后仍然需要及时、反复进行评估,以防止出现波动和反复。

实现连续动态评估,首先需要临床医务工作者以高度的责任心贴近床旁守护患者,不能总是被动地让病情变化追赶着医务人员去检测,而应主动掌握病情变化信息。其次需要有良好的设备,目前的监测设备越来越向连续、微创、实时监测发展,实验室和影像学检测也在向床旁检测和信息化方向发展,这都为重症医学带来了新的变革,也为及时的连续动态监测提供了新的技术手段和技术要求,如越来越多的重症医学科医师开始学习床旁使用经胸或经食管心脏超声、经颅多普勒超声,为及时评价心脑灌注状态、功能状态提供了更好的方法。

总而言之,准确评估、全面评估、个体化评估和及时进行连续动态评估,是组织灌注评估的基本原则。在此需要特别强调的是,上述原则的重要性与熟练掌握某个指标或某种监测工具相比具有同等意义。一方面,是因为迄今为止从没有某个单一指标或某个监测工具可以准确描绘休克的全貌,所以不能过于相信和依赖某一项技术指标;另一方面,也因为在临床工作中常存在的一个现象是:监测设备很先进,但有时临床工作者对休克患者的监测和评估既不及时也不充分。如果说治疗休克是一场事关生死的战斗的话,那么这场战斗首先是信息战,需要利用各种探测工具、技术手段和量化数字化指标及时全面掌握信息;其次是依靠战斗人员的战术意志和技术能力,进行及时准确的信息分析,然后制订正确的治疗决策;最后是依靠药物、设备实现决策,最终才能战胜休克。

四、评估组织灌注的技术方法

因为即时评估组织灌注信息对治疗决策的重要影响,所以临床工作者均应力求满足前述原则,然而真正困扰临床工作者的也恰恰是这几点做起来都很不容易。理想的组织灌注评估指标、参数或方法应该能够满足以下几个方面的要求:首先,指标要能够迅速和早期反映病情变化,因为休克的进展速度、组织对缺氧的耐受程度是以分秒计算的,延时反映的信息或直至休克后很晚才出现的信息对治疗决策帮助价值较小,迄今为止的研究表明,当多脏器功能障碍已经形成之后的血流动力学治疗策略都很难获得良好效果;其次,评估指标的敏感性和(或)特异性较好,干扰因素太多的指标容易造成信息误解读;再次,临床能够快速获得监测或检验信息结果,否则即便指标能很好地反映病情,但数小时才能获取结果,对治疗帮助价值也有限;继之,具有有效的干预措施,只有得到不正常的参数信息之后有干预措施的指标,才是有用的或者说有功能的指标,才更具有监测价值。

评估组织灌注状态的指标可以分为四类,同时也是要求从这四个层次进行综合评估:代偿反应指标、微循环上游灌注指标、氧代谢失衡指标、器官损伤和功能障碍指标,把这些指标这样进行分类有利于从不同层面、不同角度进行立体的评估,以描绘休克时组织灌注状态全貌。在进行组织灌注评估时,应该从这四个层面分别进行监测获取信息,然后进行综合分析。还有一些其他分类方法,如床旁指标-实验室指标、全身指标-局部指标、循环指标-代谢指标、高技术指标-低技术指标、传统指标-新指标等也有助于理解和记忆。

1. 评估组织灌注不足引起的全身性代偿反应是否存在 尽管休克的始动病因不同,但组织的有效灌注量减少是各种类型休克的病理生理改变的共同基础,无论是低血容量、异常的外周血管扩张、还是心泵功能衰竭等原因。出现组织灌注不足将迅速触发机体各系统器官产生一系列代偿性反应,以维持重要器官的血液灌注。代偿反应的目的从微循环角度看可以解释为代偿降低的有效微循环灌注量,从机体整体角度可以解释为是围绕不能满足全身组织灌注需求的心输出量和灌注压力进行代偿,从氧代谢角度可以解释为代偿已经失衡的氧输送和氧消耗关系。

根据血流动力学原理,维持组织有效灌注的基础是:足够的循环血容量、正常的血管舒缩功能和正常的心泵功能,因此代偿反应主要是从这三个方面起作用。按照经典的休克的病理生理学分期,分为代偿期(缺血缺氧期)、可逆性失代偿期(淤血缺氧期)和不可逆期(微循环衰竭期)。需要注意的是,这种分期是描绘休克时微循环改变的,与全身性代偿反应含义不完全一致。这里所指的代偿反应是休克时出现最早的表现,这类指标可以在血压下降之前、器官功能明显损伤之前就已经出现,并且代偿反应在休克的全程持续存在,直至组织低灌注得以彻底解决或到了终末阶段代偿储备能力耗竭。这些代偿反应是否存在,可以作为探测和评估组织灌注的指标和线索之一,有利于在休克早期发现组织灌注不足,以及有助于发现经过初期复苏之后复苏是否充分,这时可能尽管器官代谢指标和功能指标在正常范围,有代偿反应存在也需要继续寻找和纠正引起代偿反应的原因,因为长时间的代偿反应不仅是非常耗能的过程,而且长时间维持代偿反应对机体各个器官本身而言就是一种损害方式。

临床常用的组织灌注不足的代偿反应指标主要是:心率、皮肤温度与色泽、呼吸异常、尿量。需要注意的是,虽然评估组织灌注首先要评估代偿反应是否存在,存在的可以给临床提供线索,但是如果不存在代偿反应指标异常,必须继续观察其他指标是否异常,而不能据此排除灌注不足存在。表 36-1 以失血的分级为例说明组织灌注不足的几个代偿反应表现形式,下面将详细叙述。

表 36-1　以失血的分级为例说明组织灌注不足的代偿反应

分级	失血量(ml)	失血量占血容量比例(%)	心率(次/分)	呼吸频率(次/分)	尿量(ml/h)
I	<750	<15	<100	14-20	>30
II	750~1500	15~30	>100	20~30	20~30
III	1500~2000	30~40	>120	30~40	5~15
IV	>2000	>40	>140	>40	无尿

注:摘自低血容量性休克的复苏指南(2006);以体重 70kg 为例

(1)心率

1)指标合理性:休克早期机体的代偿机制以交感神经-肾上腺髓质的兴奋为始动环节,机体大量释放儿茶酚胺,导致心肌收缩力和心率增加使心输出量增加、收缩微静脉和小静脉使血流重新分配、收缩小动脉使体循环阻力增加提高收缩血压。休克早期的这些代偿性血流动力学改变,有利于保证心、脑等重要器官的血供。上述这些效应中,床旁最易发现的是心率增快,通常以 100 次/分为阈值折点。作者的一项回顾性研究发现,放置肺动脉导管获取的初次血流动力学参数中,只有心率和平均动脉压在存活者和死亡者间有统计学差异,存活者的心率更低、平均动脉压更高。大量研究也证实,心率增快是休克患者的独立预后指标。

2)指标效能和局限性:在评估休克患者的组织灌注是否充足时,应首先观察心率,即便组织灌注的其他指标如血压正常,也很可能是仍然存在的组织灌注不足迫使代偿机制努力维持之下的假象正常。心率快则必须结合其他指标加以分析,心率加快虽然通常是休克的早期诊断指标之一,但是心率不是判断血容量欠缺多少量的可靠指标,比如较年轻患者可以通过血管收缩来代偿中等量的失血而仅表现为轻度心率增快,冠心病患者可能因为窦房结功能障碍或传导系统异常使心率不能代偿增快;同时心率也是受到干扰因素非常多的一个指标,如疼痛、发热、情绪、细菌毒素、心肌损伤等均可掺杂影响,所以其敏感性较高而特异性低。

3)设备技术需要:一般监护仪均可实现连续动态监护心率。在此,应该提示看护重症患者的医务人员注意的是,不是病房内摆放了监护仪就叫重症监护病房,仪器设备只有得到有经验、有责任心的医务人员的有效使用,不是室内装饰品;不及时观察记录、不加分析的关闭报警、不设定安全合理的报警界线、放任监护仪报警不加以及时处理,均属医疗不当行为,可能严重危及患者生命安全。对休克患者不应采用数脉搏次数的方法判断心率。

(2)皮肤温度与色泽

1)指标合理性:皮肤的温度和色泽能反映组织灌注状况。在代偿机制作用下,由于不同器官内血管的受体密度不同,对儿茶酚胺的反应不一致。皮肤、肠、肾脏、骨骼肌的血管 α 受体密度较高,收缩更加剧烈,血流灌注量减少,使血液在器官之间再分布以保证心脑灌注量。在休克低灌注早期,上述代偿作用会使皮肤出现冷、苍白或出现花斑;在休克晚期时因为微循环血流淤滞,皮肤会出现大片紫斑。这些皮肤灌注不足表现在全身均可能出现,先发生在四肢末梢,然后是头部,重者则发展到躯干,四肢是最早和易显现的部位,特别是膝部周围和足底花斑,以及指趾端和耳垂口唇出现发绀。

临床工作者常因衣服鞋袜、被子的遮盖而较易忽视观察下肢皮肤色泽变化。评估组织灌注时,如四肢皮肤温暖干燥,轻压指甲或口唇时局部暂时苍白而松压后迅速转为红润,表示外周循环已有改善;而皮肤苍白、湿冷、轻压指甲或口唇时颜色变苍白而松压后恢复红润缓慢,表示循环灌注不良。

2)指标效能和局限性:需要注意的是,对不同类型的休克,皮肤温度和色泽反映休克组织灌注的敏感性不同,如在以容量血管床扩张为主的如过敏性休克、感染性休克,在早期可能主要表现为末梢充血症状,而不表现为皮肤苍白和皮温下降。并且皮肤的色泽温度变化不能反映组织灌注不足的原因是上游灌注不足还是微循环障碍所致。皮肤灌注状态目前尚不能很好地被量化,近年来,以体表(如足踇趾)与核心或肛门温度差作为灌注量化指标在临床应用的观察性研究逐渐增多,如在心脏手术术中和术后患者中,有研究发现,体表-核心温度差与心输出量和体循环阻力密切相关。休克时有研究者采用核心体温与足踇趾温度差>7℃为阈值作为评估组织灌注的指标。但是一些回顾性荟萃分析提示,不应单独根据这一指标判定心输出量减低,因为即便在心脏手术低心输出量患者中两者也并非完全线性相关,必须结合其他评估指标综合分析;发热、寒战、冬眠药物、麻醉药物、室内温度均可能影响这一指标的评估准确性。

3)设备技术需要:采用监护仪带有的温度探头进行监测,可以获得连续监测数据。注意测量部位可能接触不实或受压,室内温度不恒定,均可能影响测量准确性。以水银温度计测量肛门和腋下或口腔温度之间的差值,一是因为部位不够合理、测量不能连续,二是研究资料证据不足,不做推荐。

(3)呼吸异常

1)指标合理性:呼吸异常可以表现为呼吸急促、窘迫、幅度增大、呼吸频率增快乃至喘息,是常见的休克时对缺氧和酸中毒的代偿反应。呼吸频率加快的作用一方面是通过增加分钟通气量以代偿低氧血症和维持机体代谢率增高所需的氧、排出代谢产生的二氧化碳;另一方面是通过呼碱代偿代谢性酸中毒。正常呼吸频率为12~20次/分,一般以20次/分为呼吸频率增快的阈值,比如全身炎症反应综合征(SIRS)以呼吸频率大于20次/分为界限;其他也有专著或研究以24、28或30次/分为界。一些研究表明,休克早期的临床表现中,心率增快与呼吸频率增快是独立预后指标。因此,当发现患者存在呼吸频率增快时,应当结合其他体检指征、检查结果、实验室检验结果进行原因分析,特别是需要对组织灌注状态进行评估分析。

2)指标效能和局限性:实际上,多数疾病能够导致呼吸频率这一生命体征异常的情况,均不可轻视,往往预示着病情严重。近年来,对重症患者采用心率、收缩压、呼吸频率、体温和意识进行量化评分的早期预警评分(early warning score,EWS)和改良早期预警评分(modified early warning score,MEWS)目前已在英国、澳大利亚等国家的急诊和ICU中进行应用。一些研究证明了在急诊、ICU、普通病房采用早期预警评分对及时识别危重患者很有帮助,对于预测患者预后与APACHE Ⅱ评分接近。

但是作为休克时组织灌注评估的指标,呼吸频率敏感性和特异性均不理想。其局限性主要在于混杂影响因素太多,比如精神因素、发热、疼痛、气道高反应性、颅内压异常等其他疾病,而非组织低灌注原因均可以改变呼吸频率。因此,呼吸频率增快常常是作为深入监测的一个线索对待,提示临床工作者去筛查有无组织低灌注的其他指征,去检查有无缺氧、肺水肿、酸中毒等。

3)设备技术需要:虽然一般的监护仪上都有呼吸频率的显示,但是这种计数多采用热敏或电阻抗方式测量计数,临床使用中常发现并不准确,因此不推荐采用。呼吸机监测显示的呼吸频率同样也不准确,在控制通气时发生人机对抗、自主模式下,因为内源性呼气末正压或设置呼吸机参数不恰当使触发困难,均可能影响呼吸频率监测数值的准确性。通过人工计数的方式记录呼吸频率只要认真做,准确性可以保证。

(4)尿量

1)指标合理性:近年来,一些临床研究显示肾功能轻度损伤即可导致病死率的增加,趋向将急性肾衰竭改称为急性肾损伤(acute kidney injury,AKI),期望尽量在急性肾衰竭的早期,在肾小球滤过率(GFR)开始下降,甚至肾脏有损伤(组织学、生物标志物改变)而GFR尚正常的阶段将之识别,以便及早干预。

2002年，急性透析质量指导组（acute dialysis quality initiative group,ADQI)制定了AKI的"RIFLE"分层诊断标准，将AKI分为如下5级：风险期（risk of renal dysfunction,R）、损伤期（injury to the kidney,I)、衰竭期（failure of kidney function,F）、失功能期（loss of kidney function,L）及终末期肾病期（end-stage kidney disease,ESKD）。2005年，急性肾损伤网络（acute kidney injury network,AKIN）于荷兰阿姆斯特丹制定了新的急性肾损伤共识。AKIN制定的AKI定义为：不超过3个月的肾脏功能或结构方面的异常，包括血、尿、组织检测或影像学方面的肾损伤标志物的异常。AKI的诊断标准为：肾功能的突然减退（在48小时内），表现为血肌酐升高绝对值$\geqslant 0.3 mg/dl(\geqslant 26.4 mmol/L)$；或血肌酐较基础值升高$\geqslant 50\%$；或尿量减少[尿量$<0.5 ml/(kg \cdot h)$，时间超过6小时]。

无论何种原因引起的尿量减少，必须给出合理的解释。需要结合其他组织灌注不足的表现明确分析清楚是否与组织灌注不足相关，即常说的肾前性因素，并及时给出治疗干预措施。然而在临床更多的问题却反而是，经常对血流动力学不稳定患者没有进行及时的尿量监测。从上述AKI的角度来看，必须对重症患者及时留置导尿管，并且测量每小时尿量，而不是累积6小时尿量再除以6。

2)指标效能和局限性：尿量减少有部分原因是代偿反应所致，是休克时全身血流再分布所致。在休克早期，有效循环血容量的减少不仅直接导致肾灌注血流量不足，而且还可激活肾素-血管紧张素-醛固酮系统和交感-儿茶酚胺系统，使肾血管强烈收缩，因而使肾血流量更加减少，肾小球滤过率减少。同时，在休克早期，肾小管上皮细胞虽然已经发生缺血，但是因为持续时间不久，故这些细胞仍能保持其正常的重吸收功能，在醛固酮和抗利尿激素分泌增多的调节下，肾小管对钠、水的重吸收加强。肾小球滤过率的减少和肾小管重吸收的增强导致临床可以观察到少尿或无尿。这种表现是临床出现比较早的指标，甚至在血压下降之前即可出现，敏感性较好。当休克持续时间较长时，可引起急性肾小管坏死，发生器质性的肾衰竭。此时，即使肾血流量随着休克的好转而恢复，患者的尿量也难以在短期内恢复正常。此时，尿量减少已经不单纯是代偿反应所致了，当然，基础肾病、药物损害、肾后性梗阻均可影响尿量，乃至如高血糖时的渗透利尿作用反而会使尿量增加，因此作为组织灌注评估指标其特异性较差。

3)设备技术需要：尿量监测的方法，无论手工以注射器计量，还是采用精密集尿器计量均可以准确测量，普通尿袋准确性不佳。近年来，随着电子工业的发展，如尿管外置传感器式流量仪、尿量尿比重连续自动测定记录仪等，可以实时测量尿流率、尿量，并图形化，对监测的准确性更加有帮助，但是普遍价格较高，尚不实用。

2. 评估微循环上游灌注指标是否存在异常　休克作为一种急性循环衰竭，微循环上游的压力、容量指标出现急剧变化是表现最突出的、最易被临床发现和监测的。休克的初始病因多首先作用于大循环，或是使循环血容量急剧减少，或是使心输出量骤降，或是外周血管阻力异常增减，使微循环上游的灌注量锐减导致微循环灌注不足而发生组织缺氧。当组织灌注不足发生之前，如前所述，机体将通过各种反馈调节方式代偿增加微循环上游的灌注量，当代偿反应仍不能满足组织代谢所需的灌注量而出现持续组织缺氧时，代谢失衡指标、组织器官损伤指标、器官功能障碍指标才出现异常。同时，从病理生理角度来讲，持续组织缺氧将通过炎症反应、自由基损伤等方式，反过来进一步使微循环上游灌注指标恶化。

初始打击之下立即发生的微循环上游灌注指标异常，往往临床不易及时发现，因为迅速发生的代偿反应一定程度上会使之被掩盖或是短暂逆转，或者在患者在初始打击发生时还没有被及时提前预见和密切监测。而组织缺氧一定时间之后出现的微循环上游指标恶化改变往往是滞后于组织缺氧指标的，我们常说，当休克已经进展到血压下降时，休克的进程可能已经过半了，就是这个道理。

微循环上游灌注指标可以分成两类，一是全身循环指标：如血压、心输出量、动脉血氧饱和度等都是最常用的监测指标；二是局部灌注指标：如组织氧分压（PtO_2）、经皮氧和二氧化碳分压（transcutaneous partial pressure of oxygen,$PtcO_2$；transcutaneous partial pressure of carbon dioxide,$PtcCO_2$）、组织氧饱和度（StO_2）、器官血流量等。这里必须强调的是，微循环上游灌注指标低于正常并不代表组织缺氧一定存在，只有灌注量与组织代谢需求量不匹配,不能满足代谢所需才是低灌注状态,当然微循环上游灌注指标低于正常是低灌注的可能性显著增加。

(1)血压:血压是最重要的一个全身性微循环上游灌注指标。心血管系统有三种不同类型的压力:血流动力学的压力、血液的动能和流体静力学的压力。血流动力学的压力是指由心脏收缩传递给血液的能量,与动脉系统的弹性有关;动能是指与血流运动相关的能,影响血压的测量;流体静力学的压力指流体液柱作用在管壁上的压力,流体的密度和重力与流体静力学的压力有关。动脉血压代表每单位面积的动脉壁的压力,是血流动力学、动能和流体静力学压力的总和。根据血流动力学原理,血压的数值高低是循环血容量、心脏泵功能、血管壁弹性、血管舒缩功能等因素的综合反映,无论哪个环节出现异常,最终均会反映为血压改变。血压是休克时诊断、评估组织灌注和治疗中最重要的观察指标之一,血流动力学治疗终点目标之一就是重建血压。尽管具体的血压数值对个体患者是有差异的,比如对存在基础高血压病的患者而言,所需的器官灌注压力可能较无高血压患者高,但是总体而言,血压低于器官灌注所需的最小压力将使灌注流量下降,产生组织低灌注状态。换句话说,血压低于正常范围,虽然不直接代表组织灌注不足和组织缺氧,但是与正常血压相比更有可能存在组织低灌注。血压的变化需要严密地动态监测,相比收缩压或舒张压,平均动脉压(MAP)能更好地反映组织灌注所需压力,一般以 MAP 低于 65mmHg 视为可能存在组织灌注不足的阈值,因此,在感染性休克的血流动力学治疗指南中提出,需要维持 MAP 在至少 65mmHg 以上,一些研究者建议,可能 MAP 在 75~85mmHg,能满足更多患者的组织灌注压力需要。

在监测血压时需要注意的问题,或者说血压反映组织灌注的局限性是:休克早期,由于代偿性血管收缩和应激反应,血压可能暂时保持或接近正常乃至短时间增高,以后血压才逐渐下降。实际上在临床屡见不鲜的一种情况是,医务人员发现患者心率增快、呼吸急促、血压高,原因暂时不能明确,给予对症治疗时往往因为不能除外急性冠脉事件而给予降压药物使用,但是用药之后,血压很快下降至低血压,停止使用降压药物之后,血压不能恢复,很快就需要使用升压药物了,这时才意识到是休克发生了。另一种常见情况是,在经过初期治疗后,由于使用血管收缩药物提高血压,但尽管血压看似维持在"正常范围",此时组织灌注仍可能不足,很多研究都观察到,在看似正常的血压数值之下,乳酸持续升高、组织氧分压继续下降等组织缺氧的证据仍然存在。因此,血压作为组织灌注评估指标的缺点是不够敏感,不直接反映组织灌注是否充足,也不能反映组织氧合状况。

测量血压的方法也可能产生错误,干扰信息分析。袖带宽度是影响无创血压测定准确性的最重要因素。适宜的袖带宽度应相当于上臂臂围的 40%,袖带过宽将使读数偏低,而袖带过窄则使读数偏高。通常低血压时无创血压读数较实际值高,而在高血压时读数低于实际数值,即无创血压数值总是趋向于正常范围。因此,对于休克患者,推荐采用有创血压监测,以获得更加准确和连续的数据。有创血压监测的准确性也可能受到多种因素影响,其中最常见的影响因素为压力传感系统衰减过度,此外,还应注意传感器调零和参考平面位置。

(2)心输出量:心输出量(CO)是另一个非常重要的全身性的微循环上游灌注指标。尽管单独的 CO 数值并不代表组织灌注状况,但是 CO 数值低于正常显然存在组织灌注不足的可能性或危险很大。更重要的是,CO 测量数值对于分析导致目前组织灌注不足的原因非常有帮助。对心输出量监测,我们常说的一句话是,休克时我们需要 CO 数值。因为对血压影响最大的是 CO 和全身血管阻力(SVR),当血压下降时如果没有 CO 测量数值,则临床医师只能经验性推测 CO 是低的,或是 SVR 是低的,实际上面对低血压更多医师会直接采用增加血管活性药物剂量,即直接增加 SVR,但是很多病例告诉我们,推测往往是不完全正确的或是错误的,比如可能 CO 是低的,但是也许是过高的 SVR 导致的。这一点从近年来一些学者提倡的进行"早期血管活性药物撤离实验"可以看出来。"早期血管活性药物撤离实验"的内容如下:当没有心输出量监测数值可供参考时,在 CVP 已经达到预设目标,其他容量反应性指标已经呈阴性,同时血压在血管活性药物已经维持在合理范围,而且上腔静脉血氧饱和度(ScvO$_2$)已经大于 70%,也就是说初步复苏已经稳定,这时要尽早进行血管活性药物撤离试验,逐渐下调升压药物,并重新滴定容量,看组织代谢指标是否能更加好转。实际上,这种试验是在没有 CO 监测的条件下防止血管活性药物过量危害心脏后负荷和组织灌注的一种积极方法,如果能更早地获得 CO、SVR 等参数数据,可能这种试验就能更加清晰地早期开始了。

我们对于 CO 另一句常说的话是,对休克患者个体而言,CO 没有正常范围。判定 CO 是否足够,唯一的标准是看这个 CO 数值是否能满足全身代谢需要。比如感染性休克患者可能 CO 已经高于健康人正常范围,但不能满足全身高代谢需求,有组织灌注不足的表现,则这个 CO 数值可能仍然是低的;而对低温或体外循环的患者,可能 CO 低于正常值,但全身代谢是良好的,则这个 CO 数值就是合理的。很多研究已经证明,在不加选择休克患者人群中通过增加 CO 或氧输送达到认为预设数值的治疗方式,并不能改善甚至可能恶化患者病情。

目前,临床上还没有十分准确评估血容量"足"或"不足"的方法。所谓的"足"与"不足",并非指血容量的绝对值,也并非是与正常血容量相比较,而是指是否与患者的心血管状态相匹配。调整患者的血容量,并使其与其心血管状态相匹配是临床治疗的目标,而不管它的绝对量有多少。长期来,人们习惯于用 CVP 或肺动脉嵌顿压(PAWP)的正常值作为评估血容量的标准,但是血容量并非是构成这些压力数据唯一因素,还有心血管顺应性、胸腔压力、心率等因素参与,这些因素在病理状态下会都发生很大的改变,导致静态和孤立的 CVP 和 PAWP 数据不能真实反映容量状态,而考察其在某些干预下压力的相对变化更显可靠。相关方法在目前最常使用的是诞生于 20 世纪 70 年代的"容量负荷试验"。近年有学者提出"功能性血流动力学"指标评估容量状态。原理是:在呼吸周期中,胸腔压力周期性的变化可以周期性地改变回心血量及心排量,造成吸气相与呼气相相应参数的差异,这种差异可以被低容量血症所放大。目前,已经提出的相关参数有 ΔRAP(右房压变异)、ΔPP(脉压变异)、ΔSPV(收缩压变异)和 ΔVpeak(主动脉峰流量变异)。无论容量负荷试验还是功能血流动力学监测,所有评估方法都有测量的条件。总体来说,测量期间都要求给予患者充分镇静,不允许进行任何可能改变代谢、呼吸、循环的操作。在功能性血流动力学监测,除了 ΔRAP 以外,其他检测都是在机械通气下进行,并且不允许患者存在自主呼吸及伴有较严重的心律失常。对于不能满足上述条件的患者,可以考虑采用"被动性下肢抬高试验(PLR)"。这种方法的原理是,通过变换体位而改变心脏前负荷,测量由此造成的心排量变异幅度。对比研究显示,在伴有心律不齐或保留自主呼吸的机械通气患者,扩容后能够达到增加心排量 15% 目标者(即有扩容真正需要者),其PLR 试验增加降主动脉流量 10% 时(阳性反应)的敏感性为 97%,特异性为 94%。而为取得同样目标,ΔPP>12 时的特异性则只有 46%。PLR 试验相当于一种自身的急性容量负荷试验,对有潜在心功能不全的患者存在诱发急性心衰的风险,故在该类患者应慎重使用。CO 改变被视为是评估容量状态的"金标准",任何其他评估方法最终都应该接受 CO 的检验。学者们认为,扩容后心排量必须获得 10%～15% 的增幅才可判定为存在真正的低容量血症,并被判为"阳性反应"。

CO 的监测方式有很多种,在这里不详细叙述,技术发展的趋势是向着微创或无创、连续方面发展,各种方法对不同医疗条件、不同患者对象孰优孰劣有待实践检验回答。对于 CO 监测,在临床工作中需要避免但是却经常存在的一个现象是:设备很先进,但数据不会解读,治疗方案也不参考获得的信息及时改进,简言之即武器很先进,但掌握武器的人不能充分发挥武器的作用。

(3)其他全身灌注指标是否异常:根据氧代谢观点,凡是可以导致氧输送降低的因素,都可以作为评估全身灌注的监测指标,如血红蛋白、动脉血氧饱和度。根据血流动力学原则,SVR、肺循环阻力(PVR)对于组织灌注具有强烈影响,也可以作为监测指标,但是遗憾的是,现在技术只能间接通过压力和流量计算获得数值。仍然与 CO、MAP 一样含义,这些数值异常不代表一定存在组织灌注不足,代表高度危险和高度可能。虽然都很重要,但是这里不加以详细叙述,其他章节会进行深入讲解。这里需要提到的是,临床决定输血或者增加吸入氧浓度等治疗决策,大多是基于两个原因,一是存在组织缺氧需要用这个办法尽快改善,二是为使患者远离危险使医师放心。这都是正确的,当然我们更加推崇有明确效果和益处的,且危害尽可能小的治疗方法,但是不提倡的是看到血氧饱和度低就增加氧浓度、血压低就增加升压药、血红蛋白低就输血,这种针对数字的简单草率治疗方法尽管不算是医疗错误,但往往容易忽略对原因的分析和对因治疗。

(4)采用局部组织灌注指标深入探查搜集组织灌注不足的证据:全身性循环灌注与局部组织灌注常常不是一致性变化的,局部灌注是局部组织对大循环血流量调节之后的局部血流量。当全身循环血容量已经充足不再是局部血流量的限制因素时,局部灌注量的多少主要取决于为适应器官功能所需的器官灌注量而进行的组织微循环自身调节因素。这些局部因素中,器官的代谢需求是最重要的,因此,充足的局部灌注也可以视为机体为匹配器官耗能以确保器官功能而所需的血流量。在生理情况下,这种调节可以有效进行,比如休息时和运动时,骨骼肌的血流灌注量相差巨大,而病理状态下器官代谢需求变化也非常剧烈,相应的对血流灌注量需求也很大,在这种情况下,显然全身循环灌注压力和流量不能为局部灌注提供更多信息。

组织器官任何水平血管段的血流灌注量取决于灌注压和阻力($F=\Delta P/R$)。微循环前小动脉和微动脉是体循环阻力的主要产生部位,微循环上游调节血流阻力的机制包括:代谢性、肌源性、自动调节、内皮细胞、体液和神经调节。交感神经通过释放去甲肾上腺素,使血管平滑肌收缩,维持或升高血压,但如果组织持续缺氧或代谢率持续增加,局部调节机制则可能部分或完全抵消交感神经的缩血管反应。心、脑血管系统更多的是自动调节血流,因此在全身低灌注时能更有效调节血管阻力以维持自身血流量;而皮肤、骨骼肌和小肠血管系统缺乏自动调节机制,在全身组织低灌注状态下更加容易被"牺牲",血液被分流至更重要的器官。在休克发生时,通常最先受到影响的是微循环上游的灌注指标,而后组织启动缺氧代谢途径维持能量供给,直到能量不足以维持组织和细胞正常的代谢功能而出现损伤、坏死或凋亡,因此不同的指标反映组织缺氧的内涵和时间关系是不同的。对动物和人的观察发现,休克时血流再分布最早被分流的器官是皮肤、胃肠道和肌肉,是在休克时体现局部组织灌注的良好部位。观察这些部位组织灌注的意义是:即便机体仍处于休克的代偿期,这些部位的血流灌注也会受到损害,而重建了这两处的灌注代表全身所有血管床的血流灌注都已充足。

局部灌注指标研究较多的有经皮氧和二氧化碳氧分压、组织氧分压、组织氧饱和度、舌下或胃黏膜下二氧化碳分压、局部器官血流量等。但是,应该说这些局部监测方法尚未能广泛应用于临床,或是因为设备昂贵问题,或是方法学尚有争议,或是临床研究数量尚少等问题。这里仅以 $PtcO_2$ 和 $PtcCO_2$ 为例进行详细讲解。

如果在同一固定部位、固定温度(温度主要影响氧解离曲线)和电极损耗,同时血红蛋白、组织氧消耗量短时间内维持恒定,则 PaO_2 和组织血流灌注量决定了该时刻 $PtcO_2$ 的绝对数值。在一项对 24 个重症患者的观察性研究中证明了 $PtcO_2$ 与血红蛋白和氧解离曲线位置没有显著相关性,而与 PaO_2、平均动脉压(MAP)直接相关。这些研究提示了,在休克状态下全身血流灌注量不足导致皮肤血流量减少对 $PtcO_2$ 有显著影响,所以可以认为 $PtcO_2$ 反映的中心内容是局部组织灌注水平。

在低灌注流量的情况下,$PtcCO_2$ 升高的原因是组织在缺氧时,细胞产生的大量 H^+ 与细胞内 HCO_3^- 结合使产生 CO_2 增加,而同时因为流量不足不能及时携带清除组织内的 CO_2 所致。因此,$PtcCO_2$ 反映的中心内容包含局部组织灌注水平和代谢水平(包括有氧或无氧代谢)。$PtcO_2$ 和 $PtcCO_2$ 数值与其他指标比较的相关研究发现,在休克状态下 $PtcCO_2$ 与 CI 显著负相关,与局部乳酸浓度相关性很好。有研究在失血性休克犬模型上证实在失血达到总失血量 10% 时,CI、PAWP、SvO_2 明显下降;20% 时 $PtcO_2$ 和 MAP 下降;30% 时 CVP 下降。复苏阶段中复苏量达 10% 失血量时,$PtcO_2$ 显著增加,并在整个复苏过程中持续增加,在复苏期间 $PtcO_2$ 和 SvO_2 比其他指标反应更快。

临床和实验室常通过绝对数值、指数、冲击试验来应用 $PtcO_2$ 和 $PtcCO_2$。常用指数是:$PtcO_2$ 指数

$(PtcO_2/PaO_2)$、$PtcCO_2$ 指数$(PtcCO_2/PaCO_2)$和经皮氧合指数$(PtcO_2/FiO_2)$。因为 $PtcO_2$ 与 PaO_2 和组织灌注量直接相关,理论上在血流量正常的情况下,$PtcO_2$ 和 PaO_2 应该是同向变化的,而当 PaO_2 不变时,$PtcO_2$ 与血流量变化直接相关。所以,尽管 $PtcO_2$ 与 PaO_2 绝对数值在每个个体是不同的,但可以获得比较固定的 $PtcO_2$ 指数$(PtcO_2/PaO_2)$。成人无休克患者的 $PtcO_2$ 指数为 0.79 ± 0.12。在休克时,$PtcO_2$ 受局部血流量影响增大,$PtcO$ 指数将减小、$PtcCO_2$ 指数将增大,反映的本质是局部灌注减少和缺氧代谢增加。在循环不稳定时,$PtcO_2$ 指数的改变能够反映休克的严重程度,一些研究者把 $PtcO_2$ 指数>0.7 作为组织灌注充足的指标。冲击试验或氧负荷试验(flush test 或 oxygen challenge)是这项监测技术的另一种应用方式:给予患者基础吸入氧浓度双倍的浓度或如果基础吸入氧浓度$<80\%$,给予 100% 吸入氧浓度,$PtcO_2$ 在 5 分钟内反应性升高一定数值提示周围灌注充足。其原理很容易理解,即如果没有局部皮肤灌注流量不足,$PtcO_2$ 数值将决定于 PaO_2 数值,有灌注不足则 $PtcO_2$ 随 PaO_2 的上升幅度有限。有试验观察到,如果休克患者复苏治疗后 24 小时 $PtcO_2\geqslant30mmHg$,且冲击试验 $PtcO_2$ 上升$\geqslant21mmHg$ 的患者生存率高。在后续研究中又发现一个有趣的现象,即超常冲击现象,指在吸入纯氧时 $PtcO_2$ 数值$\geqslant300mmHg$ 同时 $PtcO_2$ 与 PaO_2 差$\leqslant30mmHg$,认为这种现象提示存在细胞氧代谢功能障碍。在休克时,一方面因为组织产生 CO_2 增加,另一方面因为流量下降 CO_2 清除减少,因此会在局部形成 CO_2 蓄积,使 $PtcCO_2$ 与 $PaCO_2$ 之间的差值增加。另一个试验在失血性休克犬模型上观察到,在整个失血和复苏过程中,$PtcO_2$ 与 PvO_2 相关性良好$(r=0.78, P<0.01)$,$PtcCO_2$ 与 $PvCO_2$ 相关性$(r=0.82, P<0.01)$,优于与 $PaCO_2$ 的相关性$(r=0.63, P<0.01)$;随着 CO 的下降,$PtcO_2$ 逐渐小于 PvO_2,而 $PtcCO_2$ 逐渐高于 $PvCO_2$,作者认为这反映了严重休克时的组织灌注不足。

$PtcO_2$ 和 $PtcCO_2$ 监测也存在明显的局限性,显然 $PtcO_2$ 和 $PtcCO_2$ 数值受到多种因素,如局部微循环特征、局部组织代谢状况、电极下测量面积和压力、局部温度等影响,特别是在休克状态下局部皮肤灌注和代谢均显著异于正常时,以及应用血管活性药物收缩皮肤血管时,这些因素的影响程度有多大、使组织缺氧的真实面貌多大程度上被歪曲尚不能回答。

其他局部组织灌注指标正在逐渐从实验室研究走向临床,必将在评估组织灌注方面使我们的视线从宏观整体深入微观局部组织和细胞层面。如采用组织氧电极监测组织氧分压$(PbrO_2)$,已经在颅脑外伤和颅脑术后患者中进行了较多观察。将微电极放置于脑组织,可持续监测脑实质氧分压和局部温度,有些监测设备还可同时监测脑组织二氧化碳分压和 pH,$PbrO_2$ 监测引入临床的时间还不是很长,目前尚处于摸索阶段。综合多项研究结果提示,$PbrO_2$ 与吸入氧浓度、脑灌注压、脑血流量和血红蛋白呈正相关,与脑氧提取率呈负相关。休克时,各部位组织氧分压监测显示,肝脏与小肠的变化较骨骼肌的变化更为显著。但是不能单独依靠组织氧分压监测提示组织代谢和血流改变,在病理状态下不同部位的"正常"氧分压数值很难确定,特别是休克发展成为不可逆休克时内脏组织氧合的临界值的测定更加困难,且氧分压与氧解离曲线、弥散距离、血管密度等均有影响,能否成为一种监测休克过程中病情变化的可信指标仍需要进一步的实验研究。

其他与局部组织灌注相关的指标值得一提的是胃张力计(gastric tonometry),虽然几乎所有有关休克和组织缺氧的综述性文章均提到这种方法,但是其临床应用并不成功,已经逐渐淡出临床和实验室研究,其替代工具如舌下二氧化碳张力计也有待临床验证。胃张力计可监测组织中 CO_2 的增加和直接测定胃肠黏膜的 pH。胃黏膜 pH 降低和重症患者的病死率之间存在一定的关系,其监测的临床价值可以肯定的是有助于判断预后。感染性休克时组织氧利用的效果是影响预后的主要因素,pHi 的监测可反映胃肠道组织的灌注情况。而心血管功能变化的指标:血压、心输出量等对判断组织灌注,不如 pHi 敏感。在预测脓毒血症患者预后时,以 pHi 和动脉血乳酸为最有价值,明显优于血流动力学监测或其他氧合指标。但是在指导治疗方面,获得阳性结果的研究不多。近年一些研究发现,舌下黏膜二氧化碳分压$(PslCO_2)$改变与组织氧合状态具有良好的相关性,随着休克加重,$PslCO_2$ 升高,休克纠正,$PslCO_2$ 降至正常;并发

现 $PslCO_2$ 与动脉血乳酸变化呈高度一致性。因此,连续性监测 $PslCO_2$ 对休克复苏可能具有指导意义,但是现有临床研究尚少,有待继续搜集证据资料。

正交极化光谱成像(OPS)和旁流暗视野成像(SDF)能够在微血管水平观察微循环情况,包括是否存在组织毛细血管密度下降和未充盈、间断充盈毛细血管比例异常等,是最近出现的新颖的床边直视下监测微循环灌注状态的技术。虽然这种方法看起来很有前途,但还需更多深入的研究才能评价其在血流动力学评估和治疗当中的价值。

3. 依据全身/局部代谢指标判断氧代谢失衡是否存在 对血流动力学不稳定的危重患者,往往需要给予强有力的循环和呼吸支持,这些治疗归根结底是为了使机体能够获取足够的氧,并被输送至外周组织,满足组织细胞代谢的需要。因此,达到氧输送与氧需求(不是氧消耗量)相匹配是临床血流动力学治疗的重要指标。这种"匹配",一方面是指氧输送要够全身细胞代谢需求的氧量,另一方面也不能过度灌注,过度灌注不是没用而是有害。组织氧代谢障碍包含有组织氧输送减少和组织氧利用障碍两方面内容,休克时,各种损伤所致的有效循环血容量减少、血红蛋白降低、血氧饱和度下降、心脏功能抑制、器官灌注压力降低等全身循环功能衰竭,均可造成微循环氧输送减少,这是显而易见的,也是临床血流动力学治疗的重要方面。近年来的研究进一步阐述了其他机制对微循环功能障碍的促发作用:如阻力血管舒缩调节功能受损;内皮细胞功能障碍/凋亡;中性粒细胞活化增加,黏附、聚集、释放促炎介质;激活凝血系统微血栓形成;以及毛细血管开放数量减少、密度减低;开放的毛细血管流速增加,通透性增加;血管至细胞器距离增加,使氧弥散障碍;红细胞变形能力下降等引起的血液流变学异常等。上述这些因素阻碍了从大循环到微循环的氧输送,使得尽管全身性氧输送数值达到或超过正常,但微循环内和组织细胞仍不能得到充足的氧供给进行能量代谢。

评估氧输送/氧需求匹配关系是通过改变氧输送动态地观察氧消耗量的变化来判断是处在"氧供依赖"还是"氧供脱依赖"。临床常通过提高氧输送进行考量,通过输血、增加 CO 或提高血氧饱和度中任一措施均可以提高氧输送,而测量氧消耗临床使用的主要是逆 Fick 法和间接卡路里法,质谱分光光度仪测量法被认为是具有最高精确度的测量方法,但是设备复杂、成本高昂。虽然计算氧输送、氧消耗的操作不算复杂,但解读结果并不简单,其原因主要是:使用方法本身有缺陷;增加氧输送本身可能造成的机体代谢率改变而增加氧需求,强心、增加输血、输液均可以由于增加心血管活动而使机体代谢率增加。因此,通过增加氧输送计算和观察氧消耗是否增加,来判断组织灌注是否充足,临床已经越来越少采用。而采用更多的是反映代谢失衡之后的指标和存在缺氧代谢的指标,如静脉血氧饱和度、乳酸、碱剩余等。

(1)上腔静脉血氧饱和度($ScvO_2$)和混合静脉血氧饱和度(SvO_2) 把这个指标作为氧代谢失衡指标是因为其反映的是组织器官对氧的摄取状态,当全身氧输送降低或氧需求超过氧输送量时组织摄取氧增加导致 SvO_2 降低,在一定程度上能够及时反映全身氧输送和氧消耗之间平衡关系,前提是没有组织摄取和利用氧障碍,因为当组织器官氧利用障碍或微血管分流增加时,SvO_2 也会升高,尽管此时可能组织氧输送低或氧需求量高,但 SvO_2 却不能准确反映。SvO_2 的变化主要取决于四个因素:心输出量、SaO_2、血红蛋白含量和机体氧消耗量的变化,凡是影响到这四种因素的原因均能引起 SvO_2 的改变。所以实际上这个指标一定程度上也是反映微循环上游灌注不足的全身灌注指标之一。

SvO_2 是严重感染和感染性休克复苏的重要监测指标之一,较多研究已经证明在严重感染和感染性休克早期,即使血压、心率、尿量和 CVP 代偿维持在正常范围,全身组织灌注不足可能已经出现并较早表现在 SvO_2 降低,提示 SvO_2 能较早反映病情变化。$ScvO_2$ 和 SvO_2 有良好的相关性,虽然测量的 $ScvO_2$ 值比 SvO_2 值高 5%~15%,但它们随着病情变化的趋势相同,可以反映组织灌注状态。一些学者更加推崇 SvO_2,但是实际上仅仅是在临床上 $ScvO_2$ 更具可操作性,能够迅速简便甚至连续获得监测数据这一点,已经足以使 SvO_2 的监测走入历史,更何况 SvO_2 测量方法还具有较高的复杂性、风险性和技术设备要求。一般情况下,SvO_2 范围为 60%~80%。研究表明,在严重感染和感染性休克患者中,$ScvO_2<70\%$ 提示病

死率明显增加，成人与儿科严重感染和感染性休克治疗指南均明确推荐 $ScvO_2$ 作为休克早期血流动力学治疗的目标之一。针对其他血流动力学不稳定的患者人群中，如外科高危患者，也有较多研究证明术中和术后监测 $ScvO_2$ 并维持在 70%～75% 以上，可以减少因为术中失血出现继发低血容量、贫血和因术后疼痛、麻醉、体温导致氧消耗增加引起的器官低灌注损害，减少术后并发症，并有助于早期发现各种意外事件，如出血、血容量不足、心律失常、心功能不全、心肌梗死及吸入氧气浓度过低等。需要说明的是，尽管在其他患者人群研究如失血性休克、心源性休克、颅脑外伤和颅脑术后、血透相关性低血压等均证实了 $ScvO_2$ 对全身性组织灌注不足的监测价值，但是监测 $ScvO_2$ 对指导低血容量休克等其他类型休克的复苏目前尚缺少有力的循证医学证据。

在我国，绝大多数医院 $ScvO_2$ 监测数据只能通过中心静脉置管抽血进行血气分析获得，虽然是间断获得数据，而且可能回报结果周期较慢，但是确实对指导如输血或应用正性肌力药物的治疗决策具有明显帮助。连续监测需要特定的管路和设备，所有的静脉血血氧饱和度监测都是通过反射光的分光光度法原理进行的，光线从 LED 发射，经过两根光导纤维中的一根传送纤维进入静脉血液，该光的一部分被反射回来，被另一根光导纤维接收，并由光电探测器识别，被静脉血吸收（或反射）的光量是由氧合血红蛋白的量决定的。2003 年开始，通过光导纤维技术连续监测 $ScvO_2$ 的中心静脉导管开始应用于临床，通过 Vigileo 监护仪或 Vigilance 监测系统测量并显示。技术问题和治疗方面的干扰均可影响光导纤维，由于导管的远端腔较粗大，以及传送和接收光谱的光学触点均位于导管的尖端。因此，当导管尖端接触在血管壁上时，可影响信号的质量指数（SQI）和 $ScvO_2$ 读数。使用远端腔隙输液也会影响 SQI 和 $ScvO_2$ 读数（例如：脂肪乳-全胃肠外营养液，或异丙酚，蓝色或绿色染料以及快速输注晶体液）。此外，导管扭曲也会引起 SQI 异常增高。

（2）乳酸、乳酸清除率和碱剩余：葡萄糖无氧酵解的产物为丙酮酸，丙酮酸经丙酮酸脱氢酶氧化成乙酰辅酶 A，再进入三羧酸循环氧化，然而，一旦在无氧条件下，丙酮酸即转化成乳酸。组织灌注不足仍是休克时高乳酸血症最常见的原因，乳酸可作为反映组织低灌注、细胞氧代谢失衡的一个指标。临床为了准确评估机体组织细胞的灌注和氧代谢情况以及患者对治疗的反应，动态监测血乳酸浓度变化较单一的血乳酸指标更有意义。有研究显示，血乳酸浓度超过 2mmol/L 的持续时间和患者脏器功能恢复密切相关，乳酸清除率也可作为一个重要的反映预后的指标。对 95 例 SICU 患者进行动态血乳酸浓度监测发现，在 24 小时内乳酸恢复到正常水平的患者病死率为 3.9%，在 24～48 小时，乳酸恢复到正常水平的患者病死率为 13.3%，在 24～48 小时乳酸恢复到正常水平的患者病死率为 42.5%，而在住院期间未达到正常乳酸水平的患者有几乎 100% 的病死率。随着临床研究的进一步深入，发现急性呼吸窘迫综合征（ARDS）、菌血症和烧伤等临床休克表现不明显的患者，也观察到血乳酸增高及对预后不同的影响，乳酸可作为评价疾病严重程度和预后的重要指标之一。早期和近年来，一些以乳酸和乳酸清除率为休克复苏终点指标的研究获得了良好结果。例如，一项研究在 2007—2009 年选择 300 例急诊严重脓毒症或感染性休克患者，随机分为 $ScvO_2$ 组和乳酸清除率组，两组复苏目标分别以 CVP、MAP、和 $ScvO_2$ 达到 70% 或乳酸清除率达到 10%，结果显示，$ScvO_2$ 组和乳酸清除率组分别死亡 34 例（23%）和 25 例（17%），病死率没有显著差异，说明乳酸清除率指导治疗的效果不逊于 $ScvO_2$。而且 $ScvO_2$ 测定对时间、经验和设备要求很高，而通过血液乳酸浓度改变计算得出乳酸清除率，比 $ScvO_2$ 测定更加简便易行。

乳酸数值和乳酸清除率虽能敏感地反映组织氧氧代谢失衡状况并提示治疗的有效性和判断预后，但乳酸增高机制尚有其他非组织低灌注导致的原因，如应激时高儿茶酚胺促进骨骼肌 Na^+-K^+-ATP 酶活化、有氧代谢加速、器官清除乳酸能力下降，以及丙酮酸脱氢酶功能障碍等；同时，由于患者不同的机体基础状态如肝脏、肾脏基础，以及既往药物使用史，当前受到的应激强度也不完全相同；再者由于组织内的乳酸进入血液需要数分钟的时间和一定的组织灌注（洗出现象），可能出现血乳酸水平改变的延迟性和组织灌注严重不良时的局部乳酸潴留现象，而且血乳酸浓度受到已经受损害的异常肝肾功能的影响，也不能反映原发疾病的可逆状况,因此乳酸和乳酸清除率作为单独的一个因素来判断预后还是有其局限性的,应结合多种因素综合判断。究竟在休克过程中哪一时段、多少临界阈值的乳酸清除率对预后评估具有最大的敏感性和特异性尚无定论,均需进一步探讨。

碱剩余(BE)反映全身组织代谢性酸中毒的程度,轻度($-2\sim-5$mmol/L),中度($<-5\sim-15$mmol/L),重度(<-15mmol/L)。很多研究表明,碱剩余与低灌注时间、与急性失血量、与患者的预后密切相关;碱剩余数值越低,多器官功能障碍发生率、病死率和凝血障碍的几率越高,住院时间越长。血气分析可以迅速获得碱剩余数值,是临床非常有价值的一个监测指标,在评估组织灌注时不可或缺。但是这一指标往往会受到治疗干扰而影响其监测组织灌注状态的价值,如临床医师很难忍受在血 pH<7.15 时不补充碳酸氢钠来中和酸性物质。

(3)近红外光谱仪(NIRS,near infrared spectroscopy) NIRS 可以获得的测量指标主要是组织氧饱和度(StO_2)、器官血流量、细胞色素氧化酶(cytochrome oxidase)氧化还原状态。虽然这项技术尚未广泛走入临床,但是对于理解评估组织灌注的多种技术手段有帮助,在此进行简述。

20 世纪 70 年代末,Jobsis 提出光能通过人体组织(包括颅骨),并指出 NIRS 可用于脑血流与氧合的监测。近 20 年来,NIRS 作为一种无创组织氧含量检测技术发展很快。NIRS 根据氧合血红蛋白与去氧血红蛋白的光吸收波长不同的原理,能够无创和连续地进行组织氧饱和度测定。但是,NIRS 测定的组织氧饱和度不能区分动静脉血,所监测的是整个组织血管床内血液的氧饱和度。NIRS 通过无创地直接检测 StO_2 来准确地反映局部组织实际氧合情况。这项技术在对脑组织灌注和代谢方面的研究最为集中。因不同患者、不同部位的血管构成密度不同、氧摄取率不同,构建正常值很困难,同时目前大多数 NIRS 组织氧监测仪只能做到半定量测量(即测量一个相对于基线的时间变化量),NIRS 在临床上的应用受到一定限制。

NIRS 可测量组织血流量,以脑血流量(CBF)为例,NIRS 利用氧合血红蛋白 HbO_2 作为示踪物,测量过程中短暂改变吸入气体的氧分压,使动脉血氧饱和度(SaO_2)出现一个持续数秒钟的突然上升过程,相应地,大脑中的氧合血红白(HbO_2)也有一个增加量。CBF 测量中假设 HbO_2 都是由动脉血的流入所引起的,忽略了静脉流出的影响。为了满足这一假设条件,需要在一个很短的时间内完成测量,这个时间要小于血液流经大脑所需的时间。在测量过程中,还要求脑血流量(CBF)、脑血容量(CBV)、脑摄氧量相对不变。利用核素、PET 等经典脑血流测量手段对 NIRS 脑血流测量的结果进行了验证,表明利用 NIRS 监测仪具有良好的准确性和可重复性。

细胞色素氧化酶(CtOx)是组织呼吸链的终端环节,位于线粒体内膜,在 ATP 生成中扮演重要角色。这些氧化酶可分四种:两种含铁血红素(细胞色素 a 和细胞色素 a3)以及两种铜原子(CuA 和 CuB)中心。金属离子中心在酶的氧化还原反应中,会通过接受和释放电子从而改变它们的状态,对近红外光具有较强的吸收特性,可以利用 NIRS 对 CuA 的氧化还原状态进行检测,从而得到线粒体呼吸链的活动信息。有学者认为,细胞色素氧化酶指标较之氧合血红蛋白更能准确地反映组织缺氧的程度。目前,对影响细胞色素氧化还原状态的各项生理因素之间的关系,还存在很多争议,但是由于它可以反映细胞分子的能量代谢情况,已逐渐成为 NIRS 研究中一个新热点。

(4)微透析监测(microdialysis):微透析是一种微创、连续记录细胞间液生化介质动态变化的技术,通过监测细胞外液的生化指标,微透析技术代表了组织代谢监测的重要进展。微透析可以对组织代谢监测的参数包括:①能量代谢相关参数:葡萄糖、乳酸、丙酮酸、腺苷、黄嘌呤、乳酸/丙酮酸比值;②神经递质:谷氨酸、天冬氨酸、GABA;③组织损伤和炎症反应参数:甘油、钾离子、细胞因子;④外源性物质:药物浓度。有试验通过对挫裂伤及血肿周围脑组织的代谢物监测来调整灌注压。另一项试验发现,脑过度灌注可以导致细微的但是明显的细胞外乳酸、谷氨酸聚集,乳酸/丙酮酸比值增加,表明过度灌注可以导致局部脑组织再灌注损伤。一些研究认为,微透析反映脑缺血的敏感指标是乳酸/丙酮酸比值和葡萄糖浓度,预警界限分别为＞30mmol/L 和＜0.8mmol/L。

做一个通俗的比喻：如果把组织比喻成一块农田，细胞是其中的禾苗，那么循环系统就是一套完整的灌溉系统，要想了解这个灌溉系统是否适合禾苗生长，应该一方面监测农田上游的灌溉量和灌溉水成分的情况，另一方面观察禾苗的生长状况是否良好，再一方面需要了解农田当中和流出农田的水质情况，综合这些信息，才能准确分析出现在的灌溉量和营养成分是否适合这块农田中的禾苗生长。微透析就是了解农田当中水质和禾苗代谢的方法。这项技术目前临床主要在神经外科领域的研究中应用，其他疾病部位的监测也有一些研究。虽然微透析技术能测定组织氧及代谢产物，但也存在一定的局限性，微透析探头仅能对标本区的代谢状态进行评价，而对整体却无法评价。微透析技术监测的生化指标对临床是否有价值很大程度取决于探头的位置，如果探头放在正常组织内，它所反映的指标对临床是没有意义的。尽管尚未广泛走入临床，但是微透析技术开辟了一个从全身代谢到局部代谢监测的途径，对于理解组织灌注的监测具有重要意义，是一项有前途的组织层面监测方法。

4. 监测器官损伤和功能障碍指标的动态变化　血流动力学不稳定导致的组织低灌注、缺血缺氧损害的最终结果是器官和组织细胞受损、代谢功能出现障碍。由于低灌注是全身性的，所以损害也是波及全身所有器官组织的，只是由于器官耐受的差异、代偿导致血流再分布的差异等原因，使器官功能恶化的程度和出现时间有所不同。当然，不同的器官功能异常的表现形式和量化指标各具特点。临床最常用的是意识、肝脏、肾脏等器官损伤指标和功能指标，一些代表全身多个器官功能障碍严重程度的评分经过临床验证与患者预后相关性良好，也在临床得以广泛应用。在此，不一一列举，其他章节将有叙述。

作为评估组织灌注的一类指标，显然器官损伤和功能异常指标常常既不敏感也不特异，原发病、药物损害、细菌毒素、免疫和炎症反应等因素均可能与组织低灌注因素混杂在一起难以分辨，不能直接根据指标的变化作出血流动力学治疗决定。在血流动力学不稳定的情况下，如果动态监测这类指标发现继续恶化，可以高度提示存在组织灌注不足，需要结合分析其他三类指标确定是否有组织灌注不足；反之，如果动态监测显示器官功能指标确实在逐渐好转，但是血流动力学指标数值并不"正常"，也许不需刻意去改变。所以，临床常在分析病情时按照循环状况、呼吸状况、代谢情况、器官功能的顺序表述和分析病情。在评估组织灌注时，这类指标是必不可少的，不仅因为是血流动力学恶化的结果表现，而且可能是反过来促使血流动力学恶化的加重因素。比如，胃肠道缺血缺氧导致功能受损害，可以出现肠麻痹、腹腔内压增高，会直接影响其他内脏器官灌注压力和流量，甚至改变胸腔内压力，直接抑制心脏功能，进一步恶化血流动力学状况。因此，及时获得这类指标也有助于分析血流动力学持续不稳定的构成原因。

五、综合信息进行量化评估组织灌注

简述上文，即需要分为四个层面和顺序来评估组织灌注状态，单独一个层面的指标或单一指标均不能准确判定。然而，这样最终获得的结论仍然是模糊的"有或无"，甚至是更令人不满的"可能有或无"组织低灌注存在。因此，如果能够把组织灌注的评估指标综合量化，显然更有利于满足前述组织灌注评估的原则，更有利于制订治疗决策和监测治疗反馈结果及时调整治疗方案。遗憾的是，至今尚缺乏这方面令人信服的研究，这也是我们目前正在致力研究的内容之一。

实际上，评估组织灌注最终获得的结论，不仅仅是"不足"与"充足"，还应该有第三个结论"是否过负荷"。保护性血流动力学治疗策略的宗旨就是防止不足与过负荷并重。该策略目的是在利用更加细致的监测和治疗方法，尽早尽快改变组织灌注不足状态，达到血流动力学治疗目标的同时，尽可能减少和防止血流动力学治疗措施对心血管系统本身和心血管系统之外其他器官的损害。策略内容主要包括：结合压力及流量指标，全身、局部灌注和代谢指标，不断反复评价是否需要继续进行积极的血流动力学治疗，以防止组织灌注不足或过负荷；更加注重最适血流动力学目标监测，如乳酸、乳酸清除率、SvO_2、StO_2、$PtcO_2$、$PtcCO_2$ 等指标，探索对组织缺氧和组织灌注进行量化分级以指导治疗；同时更加注重最佳前负荷的监测和滴定,更多应用容量反应性预测指标,如 PPV、SVV、PLR、ITBV、Δdown 等,以期减少低灌注事件出现的同时,减少液体过负荷对心、肺、脑、腹腔脏器等器官的损害;更加注重最适心功能监测和维护,不仅使用心脏对外周灌注,而且针对心脏本身,防止仅关注组织氧代谢是否重建而忽视心脏过负荷导致的循环崩溃发生;努力使血流动力学治疗对其他器官产生最小损伤,更加关注血管外肺水监测、呼吸力学监测、颅内压和脑血流、脑代谢监测、腹腔内压监测、肝淤血、肠淤血监测等,平衡血流动力学治疗不足与过度之间的关系。组织灌注量化评分也对保护性血流动力学治疗策略增加了工具,对于防止休克复苏导致的液体过负荷、防止加重心血管系统工作负担,保护重要器官功能具有重要意义。

正如刘大为教授所言:血流动力学对重症患者而言是无处不在的,是正在从理念迈向实践,也是由细节决定成败的时代。近年的血流动力学研究是更加注重细节的年代,有多种技术百花齐放。我们看到很多新设备、新技术、新方法、新指标在临床尝试、比较,如众多心脏前负荷指标、容量反应性指标(GEDVI、SVV、PPV、Δdown、被动抬腿试验等)、心输出量测量方法(肺动脉导管、PiCCO、NiCCO、LidCO、Flo Trac 等)、超声肺水定量、OPS、NIRS、TTE、TEE 等,更加关注心肺交互、左右心交互、胸腹交互、颅内外交互影响,更加关注局部组织缺氧、细胞代谢障碍监测等。这些新技术和新理念有待于我们在血流动力学评估和治疗方面不断地实践探索。

(谢志毅)

参考文献

1. Shoemaker WC, Appel PL, Kram HB, et al. Prospective trial of supranormal values of survivors as therapeutic goals in high risk surgical patients. Chest,1988,94:1176-1186.

2. Hayes MA,Timmins AC, Yau EH,et al. Elevation of systemic oxygen delivery in the treatment of critically ill patients. N Eng J Med,1994,330:1717-1722.

3. Hanique G, Dugernier T, Laterre PF, et al. Significance of pathologic oxygen supply dependency in critically ill patients: comparison between measured and calculated methods. Intensive Care Med,1994,20:12-18.

4. Gattinoni L, Brazzi L, Pelosi P, et al. A trial of goal-oriented hemodynamic therapy in critically ill patients. N Eng J Med,1995,333:1025-1032.

5. Heyland DK, Cook DJ, King D, et al. Maximizing oxygen delivery in critically ill patients:a methodologic appraisal of the evidence. Crit Care Med,1996,24:517-524.

6. Boyd O, Grounds RM, Bennett ED. A randomized clinical trial of the effect of deliberate perioperative increase of oxygen delivery on mortality in high risk surgical patients. JAMA,1993,270:2699-2707.

7. Rivers E,Nguyen B, Havstad S, et al. Early Goal-Directed Therapy Collaborative Group:Early goal-directed therapy in the treatment of severe sepsis and septic shock. N Engl J Med,2001,345:1368-1377.

8. Fink MP, Evans TW. Mechanisms of organ dysfunction in critical illness:report from a Round Table Conference held in Brussele. Intensive Care Med,2002,28:369-375.

9. Dellinger RP, Levy MM, Rhodes A, et al. Surviving Sepsis Campaign guidelines for management of severe sepsis and septic shock. Intensive Care Med,2004,30:536-555.

10. Duke T. Dysoxia and lactate. Arch Dis Child,1999,81:343-350.

11. Trzeciak S,Rivers EP. Clinical manifestations of disordered microcirculatory perfusion in severe sepsis. Crit Care,2005,9 (Suppl 4):S20-S26.

12. Spronk PE,Zandstra DF,Ince C. Bench-to-bedside review:Sepsis is a disease of the microcirculation. Crit Care,2004,8: 462-468.

13. Boerma EC,Mathura KR,van der Voort PH,et al. Quantifying bedside-derived imaging of microcirculatory abnormalities in septic patients:a prospective validation study. Crit Care,2005,9(6):R601-R606.

14. Siegemund, M, van Bommel J, Ince C. Assessment of regional tissue oxygenation. Intensive Care Med, 1999, 25:1044-1060.

15. Schey BM, Williams DY, Bucknall T. Skin temperature and core-peripheral temperature gradient as markers of hemodynamic status in critically ill patients: a review. Heart Lung, 2010, 39(1):27-40.

16. Venkatesh B, Morgan TJ. Monitoring Tissue Gas Tensions in Critical Illness. Critical Care and Resuscitation, 2002, 4:291-300.

17. Friedman G, Berlot G, Kahn RJ, et al. Combined measurements of blood lactate concentrations and gastric intramucosal pH in patients with severe sepsis. Crit Care Med, 1995, 23:1184-1193.

18. Vallet B, Teboul JL, Cain S, et al. Venoarterial CO_2 difference during regional ischaemic or hypoxic hypoxia. J Appl Physiol, 2000, 89:1317-1321.

19. Shoemaker WC, Wo CC, Lu K. Outcome prediction by a mathematical model based on noninvasive hemodynamic monitoring. J Trauma, 2006, 60(1):82-90.

10. Duke T. Dysoxia and lactate. Arch Dis Child, 1999, 81:343-350.

第三十七章 氧负荷试验

氧负荷试验顾名思义,指通过增加氧负荷,观察机体的反应。氧,在这里是指氧输送的氧,增加的方式众多,可以通过扩容增加心输出量、输血、增加吸入氧浓度等实现。观察机体反应,包括全身氧代谢动力学的反应,还包括局部组织氧代谢的反应。从诊断层面,氧负荷试验有助于判断全身和局部组织氧代谢的情况。从治疗层面,增加吸入氧浓度进行氧负荷试验,还存在其特殊的效应,对机体既存在益处也存在不好的作用。

一、氧负荷试验的临床诊断价值

在重症患者的治疗中,维持氧输送和氧需求平衡是永恒的话题。氧输送和氧耗的失衡是细胞缺氧的主要原因。氧供和氧耗的不匹配如果持续不能被纠正,则可能进展为多器官功能不全乃至患者死亡。目前评价氧输送和氧耗关系的指标和方法众多:中心静脉血氧饱和度($ScvO_2$)或混合静脉血氧饱和度(SvO_2);动脉血乳酸;局部灌注指标:胃黏膜 pH、组织血氧饱和度、经皮肤氧分压及二氧化碳分压;微循环指标:正交偏振光谱成像(orthogonal polarization spectral imaging,OPS)等。但如评价是否存在组织低灌注,进一步提高氧输送是否安全和有效,一直以来都是一个挑战。有学者提出了氧负荷试验,这类似于容量负荷试验。一般可分为全身和局部的氧负荷试验,用来寻找 DO_2 的拐点,评价增加氧输送的安全性和有效性,评估组织缺血缺氧的情况,确定休克复苏的终点,其具体临床实践应用尚存在一定的争议。

1. 全身的氧负荷试验 假定组织的氧需量在较短的时间内是恒定的,在很短时间内增加 DO_2(一般 $30\sim60$ 分钟),同时测量 DO_2 和相应的 VO_2,描绘曲线,用于寻找 DO_2 的临界值。一般增加氧输送进行氧负荷的途径有:扩容增加 CO(补液试验),强心增加 CO(多巴酚丁胺试验),输血。氧负荷试验的判读参考标准如下:①如 DO_2 增加$>80ml/(min \cdot m^2)$,VO_2 相应增加$>15ml/(min \cdot m^2)$,则呈 DO_2 依赖,未到达拐点,提示可继续增加氧输送;反之,则提示到达拐点,不应继续增加氧输送。②如干预治疗(增加氧负荷后)后,氧耗斜率至少增加 10% 以上方可判读为阳性,提示可继续增加氧输送;反之,则提示到达拐点,不应继续增加氧输送。多巴酚丁胺试验是临床常用的氧负荷方法之一,多巴酚丁胺试验通过持续输注多巴酚丁胺 $10\mu g/(kg \cdot min)$1 小时,如果氧耗增加$>15\%$,提示增加氧输送治疗是安全和有效的。然而目前实际临床工作中全氧负荷试验的应用推广面临以下问题:①在氧输送理论中,氧输送可在相当大的范围内变动而氧耗维持不变。当氧输送降至某一阈值后,氧耗即随氧输送波动。但至今未能获得正常人的氧输送阈值。一般人在 $500\sim600ml/(min \cdot m^2)$。氧摄取率在 $20\%\sim30\%$。研究表明,在 ARDS/感染性休克等病理状态下可以发现两种氧供依赖的形式,Ⅰ型病理氧供依赖(氧输送阈值明显提高);Ⅱ型氧供依赖(测量不到阈值)。②数学偶联的问题,DO_2 和 VO_2 的相关性建立在组织氧需量恒定的基础上,氧适应性的问题增加了操作的复杂性。所以,目前在判断全身氧供氧耗关系时,全身氧负荷试验应用甚少,更多通过中心静脉血氧饱和度($ScvO_2$)或混合静脉血氧饱和度(SvO_2)来简单的判断是否存在全身的氧供氧耗的不匹配。

2. 局部的氧负荷试验 在临床工作中,常会面临即使全身氧供-氧耗匹配,但仍存在局部氧供-氧耗不匹配,持续存在组织缺血缺氧的情况。氧代谢的监测从整体深入到局部,从全身水平深入到组织层面是临床迫切的需要。短期增加吸入氧浓度进行局部氧负荷试验可作为反映局部氧代谢的方法。一般通过临时增加吸入氧浓度,同时监测局部组织氧分压的变化,如果局部组织不缺氧,则氧分压相应同步上升;如果组织细胞存在缺氧,则增氧后,组织的氧分压上升有限。在早期进行局部氧负荷试验,多通过监测皮下或肌肉内组织的氧分压的变化来判断是否存在组织细胞缺氧。应用皮下组织氧分压(tissue PO_2)监测,增氧后(5L/min),20分钟内 tissue PO_2 较基础值增加幅度>20%,则提示局部细胞代谢良好,无明显缺氧。有研究证实,氧负荷试验可以作为评价外科术后患者组织灌注指标之一;另一项研究亦报道了氧负荷试验可以作为判断休克复苏是否到位的一种方法,可以反映全身氧供-氧耗的关系。近来也有学者在氧负荷试验时,应用无创的皮肤氧分压来进行解读。应用经皮氧分压($PtcO_2$)监测时,增氧后(100% O_2),5分钟内,$PtcO_2$ 增氧绝对值<40mmHg,提示局部细胞缺氧,预后不佳。但也有学者认为,通过增加物理溶解的来提高氧输送可能有限,并且过高的氧分压对局部组织可能导致血管的收缩进而血流的减少等问题,氧负荷试验可能反映的是局部血流灌注,能否反映细胞氧代谢尚存在争议。目前,氧负荷试验应用最多是在血管外科患者,增氧后,如局部氧分压不能上升,甚至下降,则提示局部血流极差,严重细胞缺氧,是紧急开放动脉血管指征之一,也可由来判断截肢时机和截肢平面的选择。而在重症患者中,如何解读局部氧负荷试验及其操作流程尚未达成一致,例如增加吸入氧浓度的多少、吸入时间的长短、如何计算增加的氧含量、如何界定缺氧等问题,尚需进一步研究回答。但无创经皮氧分压(transcutaneous partial pressure of oxygen,PtO_2)监测作为反映组织水平氧代谢的方法,具有持续性,可实时监测,无创性等优点,结合氧负荷试验可进一步评价局部组织灌注和细胞氧代谢。

早在1951年,有研究者将人的手指浸入45℃的磷酸缓冲液中约15分钟后,发现缓冲液中的氧分压则近似等于其动脉血的氧分压,首次报道了经皮肤测量氧分压的方法。1956年,Clark设计了氧电极,进一步推进了无创氧分压监测的应用。1972年的研究进一步证实了经皮氧分压测量技术在新生儿方面的可靠性,PtO_2 可以准确地评估 PaO_2,减少有创血气的监测。在20世纪70年代末,当 PtO_2 监测应用于成人时,人们发现 PtO_2 与 PaO_2 存在偏差,特别是在低灌注时 PtO_2 不能反映 PaO_2 的变化。研究表明,PtO_2 的测量受到局部灌注、呼吸情况、个体皮肤差异等因素的影响,其在成人中的临床应用价值一度受到质疑。近年来,在重症患者的休克复苏监测中,PtO_2 作为反映局部组织灌注氧代谢的指标之一,再次引起了人们的重视。

经皮氧分压传感器测量通过加热局部皮肤而从皮下弥散到体表的氧分压。①角质层平均厚度10μm,是有效的弥散屏障,是气体弥散至皮肤表面主要影响因素。PtO_2 通过加热局部皮肤后,角质层从固态转变成液态会增加弥散常数,气体通过角质层的速度增加100~1000倍,有利于氧气的弥散。②上皮层由无血管的活体组织构成。弥散常数大,不构成氧气弥散屏障。但氧气通过上皮层弥散到皮肤表面的过程中,被上皮层的细胞消耗一部分。上皮层的厚度存在个体差异。③真皮层富含血管组织,真皮层毛细血管在真皮层乳头内呈盘旋上升。局部加热可导致毛细血管扩张,增加局部血流量。毛细血管完全动脉化后,因为加热毛细血管可导致氧合血红蛋白解离曲线右移增加,所以毛细血管 PO_2 往往略大于 PaO_2。加热后局部血流增加,毛细血管动脉化,氧弥散可能机制如下:①毛细血管的氧供增幅大于局部氧耗;②毛细血管袢的作用是对流交换,入毛细血管袢端氧含量高于出毛细血管袢端。对流交换产生一个指向毛细血管顶端的氧分压梯度。随着毛细血管血流速的增加,血流通过毛细血管袢的时间缩短,这种氧分压梯度也随之降低。因此,增加真皮层毛细血管血流可以增加真皮层 PO_2。但是同时也会增加组织代谢率,增加组织的氧消耗(降低 PO_2)。

目前,临床上多通过计算 PtO_2 指数(PtO_2/PaO_2),作为反映局部灌注血流量的指标之一。有人研究 PtO_2 与患者循环衰竭程度的关系,发现在血流动力学稳定时,PtO_2 与 PaO_2 的比值为0.62;而在低血压休克时,$PtcO_2$ 与 PaO_2 的比值则明显降低。另一项研究表明,在 $CI>2.2L/(min \cdot m^2)$,PtO_2 指数为0.79±0.12;而 CI 在1~2L/(min·m²),PtO_2 指数为0.49±0.12,PtO_2 指数与全身灌注流量相关。因为 PtO_2 影响因素众多,个体差异性大,目前尚缺乏具体 PtO_2 数值作为休克复苏的理想目标的证据。

短期吸入纯氧后进行氧负荷试验作为经皮氧分压监测的另外一种方式,通过增氧来观察局部 PtO_2 的反应,是一种判断局部灌注的巧妙而无创的方法。其理论基础主要为:①如果局部组织灌注良好,PtO_2 则呈 PaO_2 依赖性,在短时间内能够很好地反映增氧后 PaO_2 的增加。②依据 Fick 原则,如果存在局部组织缺氧,通过增氧后增加的游离氧含量,则被缺氧的细胞摄取,在一定的时间内 PtO_2 不能相应的升高,所以氧负荷试验可以反映组织细胞缺氧。可以 PtO_2 数值或 PtO_2 指数反映组织灌注和氧代谢的能力。

一项研究在 38 例休克的危重患者复苏中监测 PtO_2 变化并进行氧负荷试验,发现复苏后 24 小时死亡组,存活组 DO_2,$ScvO_2$,PtO_2 均无统计学差异,而死亡组 PtO_2 对增氧的反应显著低于存活组,增加氧后 PtO_2 上升幅度 $<21mmHg$ 和死亡率相关;其后进行的 69 例感染性休克的随机临床对照研究,分别以增氧后 PtO_2 上升幅度 $>40mmHg$ 和 $SvO_2>70\%$ 作为复苏终点指导休克复苏,研究对象均置入 PAC 导管进行血流动力学监测,结果发现以增氧后 PtO_2 上升幅度 $>40mmHg$ 组死亡率低于以 $SvO_2>70\%$ 指导复苏。其认为,氧负荷试验可指导休克复苏治疗。

另外,吸入纯氧进行氧负荷试验,还可作为评价肺功能的方法之一。在肺移植中,吸入纯氧后如果 $PaO_2>300mmHg$,提示移植肺功能良好;在 ARDS 的肺复张策略中,吸入纯氧后 $PaO_2+PaCO_2>400mmHg$,是最大氧合法评估肺开放的标准。

二、氧负荷试验的治疗价值

在休克的治疗中,维持局部和全身的氧输送-氧消耗的平衡是呼吸循环支持的核心内容。中心静脉血氧饱和度作为反映全身氧输送-氧耗平衡的指标之一,已被推荐作为休克早期复苏的终点。研究表明,EGDT 可降低重症感染患者的病死率,并已在全球推广应用,但 EGDT 主要强调通过调整心脏前负荷、后负荷、输血、强心等手段来实现氧输送-氧耗平衡,却忽视了氧疗在休克早期复苏中的价值,通过增加吸入氧浓度,提高氧分压会在休克复苏中产生复杂的病理生理影响。

数百年以来,氧疗在人类医疗史中起到极重要的作用,虽然氧疗一直作为各种类型休克治疗的基本辅助手段,但氧本身作为一把"双刃剑",目前在重症患者中关注更多的是氧中毒引起的相关副作用。在心肺复苏中,研究发现在自主循环恢复后,动脉血氧饱和度持续维持在 100%,过高的氧分压会加重中枢神经系统损害,增加患者死亡率;另在 ARDS 的机械通气中,也应避免过高的氧分压导致肺损伤的加重;近来有学者回顾性研究收入 ICU 重症患者的第一个 24 小时内 PaO_2/FiO_2 和死亡率的相关性,其发现高 PaO_2/FiO_2 的患者死亡率反而更高,PaO_2 在 $150mmHg$ 时,死亡率则最低。目前,在成人重症患者中,一般推荐使用最低吸入氧浓度来维持 PaO_2 在 $55\sim88mmHg$,SPO_2 在 $88\%\sim95\%$。

的确,长时间吸入纯氧对机体的损害是明确的,但短期吸入纯氧的益处不能因此被忽视,目前短期吸入纯氧在重症患者中的治疗价值也日益被重视。正如在糖尿病足、伤口感染、缺血缺氧性脑病等疾患中,高压氧治疗已成为常用的临床治疗手段。在不同的病理生理状态下,高氧对全身和局部血流动力学、氧代谢、内脏灌注、微循环、血管内皮细胞功能、组织氧合等会产生复杂的影响和作用。有研究表明,在严重的失血性休克复苏以及缺血再灌注的动物模型中,吸入纯氧后可改善微循环和组织灌注,改善心肌灌注和功能,提高失血性休克动物模型的存活率。目前,在病情稳定的脑血管患者,多通过高压氧舱进行的高压氧治疗,一般在 $2\sim3$ 个标准大气压下进行氧疗,PaO_2 可高达 $2280mmHg$。而关于重症患者的高氧治疗尚处于探讨阶段,目前多在 1 个标准大气压下通过增加 FiO_2 进行高氧通气(hyperoxic ventilation,HV)来实现高氧治疗,可起到高压氧类似的作用和影响,并在实际临床工作中简便易得,亦称为正常大气压高氧治疗(normobaric hyperoxia therapy,NBO),也有学者定义 $PaO_2>150mmHg$ 即为高氧治疗。

短期吸入纯氧进行高氧通气,增加动脉氧分压,主要的生理作用有:①增加了动脉血氧含量,提高全身氧输送。②物理溶解在动脉血的氧含量提高了,可增加血和组织细胞间的氧分压差,加强了氧的弥散功能,提高组织氧含量。③高氧还可能会引起外周血管收缩,增加外周血管阻力。有研究表明,在腹腔高压综合征、骨筋膜室综合征时,吸入纯氧后,可以提高内脏、肌肉组织内氧含量,可能与高氧增加了氧的弥散能力有关。据报道,即使在组织严重低灌注时,通过提高动脉氧分压,仍可提高组织氧含量,进而改善组织氧代谢。因此,在休克的复苏中,当流量灌注复苏的潜力不大时或受到限制时,给予高氧通气,提高动脉氧分压,进行高氧的复苏亦可能是另一新的途径。目前,在失血性休克的院前复苏中或手术大出血抢救中血红蛋白未能被及时补充时,吸入纯氧已被推荐为临时提高氧输送,改善组织氧合的可选择策略之一。

感染性休克作为一种特殊类型的休克,以内皮功能损伤、内源性 NO 增加、过度氧化应激、微循环功能紊乱为病理生理特点,多表现为外周小动脉血管扩张、血管阻力下降,常合并组织细胞氧代谢障碍,进而发生和发展为多器官功能衰竭。正常情况下,高氧会增加氧化应激,导致氧自由基增多,可能会引起细胞损害和凋亡,同时会抑制细菌的生长,而感染性休克时,给予高氧在增强氧化应激作用的同时,也会影响到氮化应激,可能会对抗内源性 NO 增加,目前高氧通气在感染性休克的作用尚存在争议。近来有研究在猪的感染性休克模型中,比较在感染性休克早期吸入纯氧 12 小时的作用,较对照组,吸入纯氧可改善血流动力学和全身氧代谢,降低去甲肾上腺素的剂量,而未观察到肺功能的损害及氧化应激的加重。

最近有研究表明,在正常人中,短期吸入 100％氧气可导致内源性促红细胞生成素显著增加,可能是短期吸入纯氧的后效应所致,推测在恢复吸入空气后会引起组织氧含量相对急剧下降,从而刺激促红细胞生成素的生成。吸入纯氧可作为间接提高血红蛋白的方法。已有学者建议,短期吸入纯氧可作为补充 EPO 的替代方法。有研究报道,在心脏外科术后患者,术中吸入 2 小时 100％ O_2 组,转入重症监护室后,测量促红细胞生成素较对照组提高了 3 倍。研究证实,促红细胞生成素对中枢神经、心血管、肾脏具有重要的保护作用。短期吸入纯氧后,增加内源促红细胞生成素的后效应,在感染性休克中的应用价值,还需进一步研究探讨。

三、总结

目前,短期吸入纯氧的治疗价值多限于动物实验,尚缺乏在重症患者的临床研究证实,还存在吸入纯氧的时机、具体剂量、氧化应激、去氮肺不张的监测等诸多问题需要解答。但重症患者中短期吸入纯氧的效应,应引起重视,这可能会开拓新的临床治疗思路。在重症患者中,短期吸入纯氧进行局部氧负荷试验还可作为评估组织灌注、细胞氧代谢、肺功能的方法之一。

(何怀武)

参考文献

1. Rivers E, Nguyen B, Havstad S, et al. Early goal-directed therapy in the treatment of severe sepsis and septic shock. N Engl J Med, 2001, 345: 1368-1377.

2. De Jonge E, Peelen L, Keijzers PJ, et al. Association between administered oxygen, arterial partial oxygen pressure and mortality in mechanically ventilated intensive care patients. Crit Care, 2008, 12: R156.

3. Acute Respiratory Distress Syndrome Net-work. Ventilation with lower tidal volumes as compared with traditional tidal volumes for acute lung injury and the acute respira-tory distress syndrome. N Engl J Med, 2000, 342: 1301-1308.

4. Dellinger RP, Levy MM, Carlet JM, et al. Surviving Sepsis Campaign: international guidelines for management of severe sepsis and septic shock: 2008. Intensive Care Med, 2008, 34: 17-60.

5. Bitterman H. Bench-to-bedside review: Oxygen as a drug. Crit Care, 2009, 13: 205.

6. Jens M, Patrick L, Harry K, et al. The effects of hyperoxic ventilation on tissue oxygenation. Transfusion Alternatives in Transfusion Medicine, 2010, 10: 30-38.

7. Pierre A, Enrico C, Markus HL, et al. Hyperoxia duing septic shock -Dr. jekyll or Mr. hyde? Shock, 2012, 37: 122-123.

8. Barth E, Bassi G, Maybauer DM, et al. Effects of ventilation with 100％ oxygen during early hyperdynamic porcine fecal

peritonitis. Crit Care Med, 2008, 36: 495-503.

9. Balestra C, Germonpre′ P, Poortmans J, et al. Erythropoietin production can be en-hanced by normobaric oxygen breathing in healthy humans. Undersea Hyperb Med, 2004, 31: 53-57.

10. Balestra C, Germonpre′ P, Poortmans JR, et al. Serum erythropoietin levels in healthy humans after a short period of normobaric and hyperbaric oxygen breathing: The "nor- mobaric oxygen paradox." J Appl Physiol, 2006, 100: 512-518.

11. Burk R. Oxygen breathing may be a cheaper and safer alternative to exogenous erythro - poietin (EPO). Med Hypotheses, 2007, 69: 1200-1204.

12. Ciccarella Y, Balestra C, Valsamis J, et al. Increase of endogenous erythropoietin levels in postoperative cardiac surgery patients through the normobaric oxygen paradox. Eur J Anaesthesiol, 2009, 26(Suppl 49): S84.

13. Jonsson K, Jensen JA, Goodson WH, et al. Assessment of perfusion in postoperative patients using tissue oxygen measurements. Br J Surg, 1987, 74: 263-267.

14. Waxman K, Annas C, Daughters K, et al. A method to determine the adequacy of resuscitation using tissue oxygen monitoring. J Trauma, 1994, 36: 852-856.

15. Baumberger JP, Goodfriend RB. Determination of arterial oxygen tension in man by equilibration through intact skin. Fed Proc Am Soc Exp Biol, 1951, 10: 10-11.

16 . Clark LC. Monitor and control of blood and tissue oxygen tensions. Trans Am Soc Artif Organs, 1956, 2: 41-48.

17. Lofgren O, Henriksson P, Jacobson L, et al. Transcutaneous PO₂ monitoring in neonatal intensive care. Acta Paediatr Scand, 1978, 67: 693-697.

18. Tremper KK, Shoemaker WC. Transcutaneous oxygen monitoring of critically ill adults, with and without low flow shock. Crit Care Med, 1981, 9: 706-709.

19. Yu M, Morita SY, Daniel SR, et al. Transcutaneous pressure of oxygen: a non-invasive and early detector of peripheral shock and outcome. Shock, 2006, 26: 450-456.

第三十八章 血管外肺水(EVLW)与肺血管通透(PVP)

肺水肿是临床上常见的影响呼吸功能的疾病之一。它可由多种疾病发展而来,并对疾病的最终预后产生深远的影响。根据病因的不同,肺水肿可分为压力增高性肺水肿和通透性增高性肺水肿两大类,它们在发病机制、临床表现、治疗手段上都存在明显的差异。随着临床血流动力学的发展,我们需要更精确地评估肺水肿的严重程度,尽早地鉴别出肺水肿的原因。因此提出了血管外肺水(extravascular lung water,EVLW)和肺血管通透性(pulmonary vascular permeability,PVP)的概念,来指导血流动力学的调整。

第一节 血管外肺水

肺水的测定对了解循环系统,特别是肺循环的生理和病理改变以及肺的气体交换及弥散功能十分重要。肺含水总量由肺血含水量和血管外肺水量(extravascular lung water,EVLW)组成,无疑 EVLW 在肺的病理生理改变中更为重要。

一、血管外肺水形成的原理

EVLW 是指分布于肺血管外的液体,由细胞内液、肺间质内液和肺泡内液组成,通常情况下,细胞内液变化较小,而肺间质内液和肺泡内液能准确反映肺水肿的严重程度。

EVLW 是由血管滤过进入组织间隙和肺泡的水,主要是由肺毛细血管静水压、肺间质静水压、肺毛细血管胶体渗透压、肺间质胶体渗透压、肺血管通透性和淋巴回流决定的。依据 starling 公式,可用以下公式表示:

EVLW=｛Kf[(Pmv－Ppmv)－σf(πmv－πpmv)]｝－Flymph,其中 Kf=SA×Lp。其中 Kf 为液体滤过系数,SA 为滤过面积,Lp 为水流体静水传导率,Pmv 为肺毛细血管静水压,Ppmv 为肺间质静水压,πmv 为肺毛细血管胶体渗透压,πpmv 为肺间质胶体渗透压,σf 为反射系数,表明肺毛细血管膜对蛋白质的障碍作用,Flymph 为淋巴回流量。

正常情况下,肺血管内胶体渗透压为 25~28mmHg,由血浆蛋白形成,是对抗肺毛细血管静水压的主要压力;肺毛细血管静水压与肺间质静水压的差值越大,毛细血管内液体渗出越多;肺间质静水压受胸腔内负压的影响通常为－10~－8mmHg。这样肺组织间隙的负压作为吸引的力量,促使一定量的液体通过毛细血管内皮的孔隙缓慢进入肺组织间隙,保持肺泡表面为湿润状态。

进入肺间隙的液体过多将引起肺组织间隙中的蛋白含量稀释,使肺间质胶体渗透压降低,从而减慢自毛细血管流入肺间质腔的液体量。肺组织间隙内的液体遵循压力梯度机制进入淋巴系统,或者由肺血管重吸收,或通过气道分泌排出。进入淋巴管的液体借助淋巴管内定向瓣膜的作用和肺小动脉搏动的按摩作用,推动其中的液体通过淋巴结汇积于肺门,并最终进入中心静脉。每天离开肺间质腔的淋巴回流量约为 500ml。

当喉痉挛、声带麻痹或喉部肿物压迫等上呼吸道梗阻和塌陷肺复张过快、肺毛细血管通透性异常增加、左心功能异常、肺毛细血管静水压明显增加或肺毛细血管通透性增加时,EVLW将显著增加。总之,任何原因引起肺血管滤出增多或液体排出受阻,均可导致EVLW增加,发生肺水肿。过多的EVLW首先蓄积于肺间质,EVLW显著增多将进入肺泡腔中。这种蓄积的EVLW将影响肺的功能。

二、血管外肺水测定的方法

血管外肺水的理想测量方法应当是无创、定量、简便、经济、精确并且能连续监测。目前,测定EVLW的方法有创的包括比重法、双指示剂稀释法、单指示剂热稀释法,无创的方法有CT、MRI、阻抗法等。

(一)比重法

比重法是一种经典的EVLW测定法,1965年首先提出,以后许多学者对该法进行了修正,使该方法更趋精确。具体方法如下:动物全身肝素化,处死动物前抽取动脉血,测其血红蛋白并称湿重,烘干,再称干重,得出全血含水百分比。氯化钾处死动物,迅速开胸,扎闭双侧肺门,以防肺血丢失。切取两完整肺组织,称重后加入同重量的蒸馏水,搅拌器充分搅拌形成肺匀浆。取10ml匀浆,高速离心(5000r/min,5分钟)后放置于5℃1小时,取上清液。采用分光光度计比色法分别测定动脉血、肺组织匀浆和上清液血红蛋白浓度。另取动脉血、肺组织匀浆和上清液,80℃干燥72小时以上,分别计算含水百分比。根据下列公式计算可得出EVLW。

肺匀浆血红蛋白浓度=上清液血红蛋白浓度×(匀浆含水百分比/上清液含水百分比)

肺血重=匀浆重×匀浆中血红蛋白浓度/血液血红蛋白浓度

肺血液中水重=肺血重×血液含水百分比

肺脏中总的水含量(TPW)=匀浆含水百分比×肺匀浆重-附加水(蒸馏水)

EVLW=TPW-血液中水重

比重法测定EVLW方法经典,结果可靠,缺点是不能动态观察EVLW变化,不能重复活体测定,应用范围局限,仅限于动物实验,且费时较长。

(二)双指示剂稀释法

1954年建立了双指示剂稀释法原理并使用核素标记一定的指示剂测定EVLW,但由于核素双指示剂法的准确度较差,未能用于临床。后来经多人的研究用热-染料稀释法代替放射性核素法测定EVLW,由于热作为指示剂在通过肺毛细血管的瞬间能与肺水充分混合,从而提高了测定值的准确性。1978年,将热-染料稀释法与计算机结合,开发了EVLW测定仪,实现了床边监测EVLW。具体做法如下。

通过颈内静脉或锁骨下静脉放置中心静脉导管,外接温度探头。自中心静脉注射两种不同的指示剂,一种为热稀释指示剂,可渗透到毛细血管外,常用5%葡萄糖或生理盐水;另一种为染料稀释指示剂,只能保留在血管内,常用与白蛋白结合的吲哚绿。股动脉放置一根尖端带有热敏电阻丝的导管检测热稀释曲线,从股动脉导管中抽取股动脉血(抽血速度为30ml/min),经分光光度计测出动脉血中的染料浓度,分析得出染料稀释曲线。根据各自的稀释曲线分别得出稀释曲线的平均传输时间(mean transit time,MTt)。根据史德华-汉密尔顿法(Stewart-Hamilton equation),通过热稀释曲线计算出心输出量(CO)。由于染料稀释指示剂不能渗透至毛细血管外,因此其所流经的所有容积量为胸腔内血容量(intrathoracic blood volume,ITBV);热稀释指示剂能渗透至毛细血管外,因此,其所流经的所有容积量为EVLW和ITBV的总和,即胸腔内热容量(intrathoracic thermal volume,ITTV)。根据公式:CO×MTt=指示剂所流经的所有容积量,可得ITTV=CO×MTt(热稀释指示剂),ITBV=CO×MTt(染料稀释指示剂),两者之间的差值为EVLW,即EVLW=ITTV-ITBV。

肺水测定仪的优点在于重复性好,测定时间短,操作简便,便于连续动态监测。但需注意以下因素可影响该仪器测量的准确性:

1. 肺毛细血管床减少 肺血流重新分布，阻碍指示剂的充分扩散，因而不能反映实际 EVLW 值。

2. 指示剂的丢失 犬实验表明，随着心输出量下降，EVLW 也减少。此外，染料浓度的测定波长为染料与蛋白质结合之最大吸收波长（780～805nm），若血清蛋白浓度低下，测定血中有效染料浓度减少，则 EVLW 值偏大。

3. 热指示剂扩散 温度除在肺组织扩散外，还可扩散至心脏、支气管、肺动静脉，使所测 EVLW 值过大；相反，在严重肺水肿时，温度不能充分扩散入肺泡，则所得 EVLW 与重量法相比仅能测出 EVLW 的54%。另外还有操作因素，如果抽血速度迟缓，使曲线变形，也会影响 EVLW 的准确性。

由于检测染料指示剂的 MTt 准确性不够，另外操作复杂，费用昂贵，近年来该法已为更先进的单指示剂热稀释法所替代。

（三）单指示剂热稀释法

由于染料指示剂稀释法测定时需要抽取血样，并需待体内染料浓度基本消退后才能进行第二次测定，为增加动态观察的连续性，1982 年提出仅用热作为单一指示剂测定 EVLW，即从腔静脉注入冷却的 5% 葡萄糖溶液 10ml，通过漂浮导管，同时在肺动脉与主动脉描记两条热稀释曲线，由心输出量乘以主动脉热稀释曲线的指数衰减时间与肺动脉热稀释曲线的指数衰减时间之差，计算出 EVLW。经研究此法与比重法、热-染料稀释法的相关性分别为 0.91 和 0.94。后通过动物实验，推导出稀释曲线的衰减时间公式，使该法测定更趋简便。在大量临床和实验数据的支持下，单指示剂热稀释法经进一步修改完善，发展出一种更为简单方便的 EVLW 测定方法。该项技术只需中心静脉导管和尖端带有热敏电阻的股动脉导管，两者均连接至 PiCCO 监护仪。测量时，经中心静脉导管注入 10～15ml 冰盐水，依次经过上腔静脉、右心、肺、左心、主动脉、股动脉，计算机将整个热稀释过程画出温度-时间变化曲线，根据 Stewart-Hamilton 方程式计算出心输出量。如果将热稀释曲线绘制在自然对数图纸上，指示剂衰减近似于线性函数，其中开始点定在最大温度反应的 75% 处，终点定在最大温度反应的 45% 处，则可计算出两点之间（约 30%）的时间差，即指数下斜（或称衰减）时间（exponential downslope/decay time，DSt）。心、肺可看作相联的系列混合腔室，股动脉所测得的稀释曲线实际上是一组曲线的合成，其衰减由最大混合腔室决定。肺热容量（pulmonary thermal volume，PTV）为指示剂从注入点到探测点所通过的最大容量，因此，可由下列公式计算出来：

$$PTV = CO \times DSt$$

平均传输时间（mean transit time，MTt）为半数指示剂通过探测点的时间。胸内热容量（ITTV）为注入点到探测点之间的全部容量，可由下列公式计算出来：

$$ITTV = CO \times MTt$$

ITTV 由 PTV 和全心舒张末期容积（global end diastolic volume，GEDV）组成，后者是全部心腔的最大容量，因此：

$$GEDV = ITTV - PTV, \text{ 或 } GEDV = CO \times (MTt - DSt)$$

胸腔内血容量（intrathoracic blood volume，ITBV）包括心腔血容量和肺血容量，与 GEDV 呈线性相关，可由下列经实验和大量临床观察与统计得出的公式计算：

$$ITBV = a \times GEDV + b, \text{ 人体的系数 } a = 1.16, \text{ 常数 } b = 86ml/m^2$$

最后，EVLW 可由 ITTV 和 ITBV 的差值计算出来：

$$EVLW = ITTV - ITBV$$

由于单指示剂热稀释法测得的 ITBV 和 EVLW 均由推算得来，而未直接测得，其结果可靠性如何值得关注。有研究将 57 例患者的 GEDV（由单指示剂热稀释法测得）和 ITBV（由双指示剂稀释法测得）进行分析得出方程：

$$ITBV = 1.25 \times GEDV - 28.4ml$$

进一步运用该方程计算出 209 例患者的 ITBV* 和 EVLW*，并将其与由双指示剂稀释法直接测得

ITBV 和 EVLW 进行比较,得出:

$$ITBV^* = 1.06 \times ITBV - 124.3ml$$

其回归系数 r=0.98(P<0.000 1);

$$EVLW^* = 0.83 \times EVLW + 133.9ml$$

其回归系数 r=0.96(P<0.000 1)。

动物实验均已证实,无论是高通透性肺水肿还是高静水压性肺水肿,用单指示剂经肺热稀释法测量的 EVLW 与用比重法测量的 EVLW 的相关性都非常好。

PiCCO 技术测定 EVLW 的优点为:①不需要使用漂浮导管,损伤更小;②测定数据准确,适用范围广,适合儿科患者;③PiCCO 导管留置可较长,可达 10 天;④可以通过计算肺血管通透性指数[pulmonary vascular permeability index,PVPI,PVPI=EVLW/(PTV-EVLW)]来判定肺水肿的类型。

(四) 无创法

除常用的 X 线胸片法外,近年来,正电子体层扫描仪监测、电子计算机 X 线体层摄影、磁共振成像仪、阻抗法、电阻抗断层成像法以及超声检查等无创的方法逐渐应用于临床 EVLW 的监测。

1. X 线胸片法　胸片是比较经典和常用的判断肺水肿及其演变的手段。肺水肿典型的 X 线表现是肺血管扩张、淤血,肺纹理增加;在间质性肺水肿可形成 Kerley A 线和 Kerley B 线,肺泡性肺水肿则表现为以肺门为中心的蝴蝶状阴影。但是胸片受很多因素的影响,如胸腔内渗出的影响,床旁拍摄 X 线片技术方面的限制,只能定性判断;而且只有血管外肺水达到一定程度才能发现,相对滞后于临床,在肺水肿早期,胸部 X 线可以无明显异常。另外,胸片判断不同人员主观差异非常大。

2. 电子计算机 X 线体层摄影(computed tomography,CT)　CT 具有敏感、无创伤等优点,CT 成像彻底消除了常规 X 线技术不分层次、影像重叠的固有缺点,它显示的是人体横断面解剖学的分布图像,因而有助于三维图像分析,提高诊断效能。各种不同密度组织(如空气、水)的 CT 值不一样,CT 能检测出肺密度变化。根据每单位容积里的 X 线衰减系数(CT 值)可以定量估价肺组织中的水分含量。研究显示,肺内水容量与 CT 值具有良好的相关关系。CT 可以鉴别不同类型的肺水肿,高静水压性肺水肿肺门部密度增加,而高通透性肺水肿则表现为小叶外周部密度增加。

3. 正电子体层扫描仪监测(position emission tomography,PET)　PET 是一种脏器显像高新技术,将能发射正电子的放射性核素或所标记的化合物导入人体内作为显像剂,这些显像剂按其化学特性选择性地浓集于某一器官组织。正电子放射体在体内的分布情况经电子计算机加工处理显示核素在截面的分布图,再转为三维图像,其独特之处是可以显示组织器官的功能,反映体内生理、生化的变化,并可对脏器作动态摄影与观察。1981 年,有学者首先应用 PET 检测反映 EVLW 的肺密度影像,并与肺水肿状态进行鉴别。1984 年,有人进一步在油酸肺损伤实验中算出的 EVLW 与热-染料双指示剂法所测值相关系数为 0.94;PET 与比重法所测值也有良好的相关性。并有学者认为,PET 不仅能定量测出全肺的 EVLW,且能测出局部肺水量。

4. 磁共振成像仪(magnetic resonance imaging,MRI)　MRI 作为 20 世纪 80 年代起的影像诊断技术,较 CT 已有新的重大突破。在成像的原理上,它从生物化学和物理状态的改变去揭示组织学的特性,由于组织的生物化学与物理状态改变均早于病理解剖学的变化,故进一步提高了疾病的临床诊断能力。因为水中含有大量氢,故任何组织内水含量的改变将引起磁场非均匀性变化,其结果显示于 MRI 图像上。1982 年,有研究者首先提出用 MRI 定量测定 EVLW,在离体肺与完整动物实验中,MRI 与比重法所测得肺水值具有良好的相关性,相关系数分别为 0.948 与 0.823。与比重法、双指示剂法等方法相比,MRI 具有无创、不需要指示剂、也不受通气与血流灌注的影响,且能提供高度分辨能力等优点。MRI 不仅在图像上具有与 CT 相同的特点,而且可以根据 MRI 影像的弛豫时间(relaxation time)区分不同原因引起的肺质子密度增加。如早期充血性心功能不全与肺水肿,前者表现为血管容量增加,EVLW 正常,后者恰恰相反,由于两者弛豫时间的不同,可予以鉴别;但现阶段,MRI尚不能把血管内外肺水区分开来。

5. 单频电阻抗法　阻抗法测定EVLW于1969年提出,其原理是心、肺、脂肪组织、骨骼的生物电阻抗值不同,水的阻抗值较低,而空气的阻抗值较高,肺组织含水量的增减会引起胸部电阻抗的变化。胸腔基础阻抗(Z_0)是反映胸阻抗稳定状态的指标,其数值能反映胸腔内液体含量。胸腔积液和肺水肿时Z_0减少,治疗好转后Z_0增高。因此,Z_0又称为胸腔液体指数(thoracic fluid index,TFI),其倒数即为胸腔内液体含量。方法为应用16个电极置于低胸部,相邻电极间用5mA电流,频率为50kHz,使电极间产生不同电压,这样电压变化即显示了EVLW的变化。动物实验研究表明,阻抗法与比重法所测EVLW值具有良好相关性。在多数情况下,胸部阻抗值的下降先于肺水肿的临床表现与X线变化。因此,阻抗法有助于早期诊断肺水肿。因其正常值变化甚大,且同时受血红蛋白和肺血流量的影响,电极位置和体位也会影响其准确性,故单次测定绝对值意义不大,常根据其变化趋势来提示EVLW的变化情况;另外,轻度肺水肿时不如重度肺水肿敏感,并且不能鉴别水分是蓄积在血管内、血管外、胸膜腔还是皮下。

6. 双频电阻抗法　1998年,在单频电阻抗法的基础上提出了测定EVLW的双频电阻抗法。因低频电流仅能通过细胞外液体,而高频交流电能很好地通过细胞内及细胞外的液体,所以测定的低频电阻抗率(Re)便与总胸腔的电阻抗(Zi)相等,即|Zi|=|Re|,而高频电阻抗率(Zh)便与细胞内外电阻率相等。细胞内/外液体量之比即为细胞内/外电阻抗之比|Zh/Zi|。当Re由于肺水肿增加时|Zh/Zi|减少。具体方法为:在额部、双颈侧及胸腔两侧对称安放9个电极,用64kHz及1024kHz分别进行刺激,由测定的|Zh/Zi|改变值得出EVLW的变化情况。

7. 电生物阻抗法　电生物阻抗法是无创测量血管外肺水的新技术。利用体内各组织导电性能的不同,探测体内各成分的阻抗,再将所得资料输入微电脑运算,交叉比对即可换算出受测者的脂肪、水等成分含量。测定方法是分别将6只电极置于前额、左膝下、两侧颈根部、胸部剑突水平、左右腋中线。测出颈围(颈根部放置电极的周径)、胸围(胸部放置电极的周径)、胸长(颈部电极至胸部电极的垂直距离),将以上的数据和红细胞比容、体重、身高、心率、收缩压以及舒张压输入监测仪,所有电极连于生物阻抗计算机上,给予2.5mA电流,频率为70kHz,通过电阻率测定获得相应的结果。

8. 电阻抗断层成像法(electrical impedance tomography,EIT)　早期的单频电阻抗法是测量整个胸廓的电阻,而EIT可以选择病变部位(感兴趣的某个区)进行测量。不同的组织具有不同的电阻,其电阻的大小与其含水量的多少密切相关,肺的电阻是由于肺水造成的,所以可用于测量EVLW。

9. 超声检查　近期研究表明,胸部超声检查可以用于监测肺间质水肿的情况。正常肺超声图像是由大致水平的平行线组成,当超声遇到声阻抗较大的物体时,就会发生反射现象,产生回声。而肺水声阻抗较大,使得肺间质水肿的超声图像大致为垂直的平行线组成。方法是将探头定位于胸部,在肺水肿的患者可以发现"彗尾"图像,这个图像是从水肿肺的叶间裂呈放射状展开的多个"彗尾"所形成的回声图像,为监测EVLW提供了有用的信息。

三、血管外肺水监测的临床应用及意义

(一) 早期诊断肺水肿,直接反映肺水肿的严重程度

1. 早期诊断肺水肿　湿啰音和胸部X线检查是临床发现肺水肿的常用手段,然而特异性和敏感性均较低,且胸片相对滞后于临床。例如,重症患者接受机械通气数天,已经接受一定量的液体治疗,出现氧合恶化,这在肺水肿、新发的肺部感染、肺不张和胸腔积液形成等之间将比较难以鉴别,而测定EVLW有助于鉴别诊断、指导治疗,特别在肺水肿早期。EVLWI>7ml/kg明确诊断存在肺水肿。

2. 反映肺水肿的严重程度　临床常见两类肺水肿,高通透性肺水肿(如ARDS)和高静水压性肺水肿(如心源性肺水肿),均可致肺间质和肺泡内的液体明显增多,引起通气/血流比例失调,临床表现为低氧血症,胸部X线片显示大片致密影。由于肺毛细血管通透性改变、白蛋白水平等因素的影响,中心静脉压

(CVP)和肺动脉嵌顿压(PAWP)并不能真实反映肺水肿的变化情况。比如 ARDS,其主要特征是肺血管通透性增高造成的肺水肿,其 CVP 和 PAWP 可能并无明显增高。由于 EVLW 中的细胞内液变化较小,而肺间质内液体和肺泡内液体会随着肺水肿的发展发生明显的变化,与肺水肿的严重程度密切相关。因此,血管外肺水监测是在床边能够及时准确得到肺水肿动态变化的可靠指标。在对 29 例全身性感染患者的研究中发现,EVLW 和氧合指数(PaO_2/FiO_2)、机械通气时间以及住院死亡率均显著相关。

(二) 更好地指导容量状态的评价和管理

临床上常习惯通过 CVP 和 PAWP 间接了解心脏容量负荷来指导液体复苏,评价肺水肿,但大量研究表明,由于心脏顺应性的改变、肺毛细血管通透性的变化、胸腔内压力的改变以及瓣膜病变等因素的影响,CVP 和 PAWP 与心脏容量状况之间的相关性很差。目前认为,CVP 和 PAWP 不能用于准确评价患者的容量状态,如在心肌顺应性明显降低的情况下,较少的容量也会引起 CVP 和 PAWP 的明显增加。而对感染性休克导致肺水肿患者的研究发现,ΔEVLWI(血管外肺水指数变化)与 ΔITBVI(胸腔内血容量指数变化)有着较好的相关性。另外一项包含了 1000 例 ALI/ARDS 患者的多中心随机研究,随机分组(PAWP 和 EVLW 组)对患者进行液体管理,PAWP 组将上限定为 18mmHg,EVLW 组将上限定为 7ml/kg,超过上限值就进行限液并使用利尿剂,比较开放的液体治疗与限制液体治疗策略对 ALI/ARDS 患者呼吸功能及病死率的影响。尽管在病死率方面没有差异,但 EVLW 组机械通气时间和 ICU 住院时间较 PAWP 组明显缩短,肺功能相对改善。Holger 等对儿科 ICU 的 10 个新生儿和婴幼儿用单指示剂热稀释法测定心排量、胸腔内血容量、血管外肺水、全心舒张末期容积等参数,一共得到 194 组数据,数据分析发现每搏输出量指数(SVI)和全心舒张末期容积的相关系数为 0.76($P<0.001$),和胸腔内血容量的相关系数为 0.56($P<0.001$),且每搏输出量指数和中心静脉压(CVP)之间没有相关性,故认为 EVLW 和 ITBV 比 CVP 和 PAWP 更能反映心脏前负荷的状况,指导容量的管理。

(三) 指导呼气末正压的选择和肺复张效果的评价

1. 呼气末正压(PEEP)是治疗 ARDS 的重要手段,应用适当的 PEEP 不仅能改善氧合,还能减少 EVLW。对 18 只高通透性肺水肿猪模型研究发现,早期应用 PEEP 可以明显减少 EVLW,同时获得较高的氧合指数。另一项研究显示,PEEP 减少 EVLW 的程度与 PEEP 水平直接相关。PEEP 低于 $5cmH_2O$ 时,EVLW 无明显降低,PEEP 增加到 $10cmH_2O$ 和 $15cmH_2O$ 时,EVLW 则明显减少。

2. 通过实验研究显示,肺保护性通气策略可降低 EVLW。单用小潮气量通气可能不能增加肺水清除。有研究显示,小潮气量加最佳 PEEP 在 1 小时内 EVLW 降低,3 小时回升到基础水平;小潮气量加最佳 PEEP 再联合控制性肺膨胀(sustained inflation,SI)组 EVLW 降低最明显,提示 EVLW 可以指导肺复张效果地评价。

3. 可指导通气模式的选择,有研究发现,高频振荡通气(high-frequency oscillatory ventilation,HFV)在 EVLWI>15ml/kg 时对治疗非常有效;但在 EVLWI<11ml/kg 时压力支持通气对于患者来说更能耐受。

(四) 指导复苏液体的选择和血管活性药物使用

1. 休克患者液体复苏时一方面要维持有效的灌注,另一方面要避免不合适液体复苏带来的组织器官水肿,特别是肺水肿。有研究表明,生理盐水复苏后 EVLW 明显增加;人工胶体不仅能改善血流动力学状态,且不增加肺水肿的危险性;白蛋白输注后短期内 EVLW 有减少的趋势,可见 EVLW 监测可指导理想复苏液体的选择,为临床液体治疗提供理论依据。

2. 有研究表明,多巴酚丁胺[6~14μg/(kg·min)]引起心输出量的增加对 ARDS 绵羊早期 EVLW 无显著影响;而通过分子生物学研究得出 β-肾上腺素能激动剂通过上调 γ-rENaC 的表达,可增加急性肺损伤肺泡液体清除。另一项研究则显示,静脉使用沙丁胺醇可以加速 ALI/ARDS 患者肺泡水肿的消除。

（五）反映危重病患者的预后

在 Eisenberg 首次提出了 EVLW 水平和生存率的关系后，一项对 373 例重症患者回顾性研究发现，EVLWI>15ml/kg 的患者的死亡存率是 65%，而 EVLW<10ml/kg 的死亡率是 33%，说明 EVLW 可作为预后的独立预测因素之一。另一项对 29 例全身性感染患者的临床研究，观察到 EVLW 和氧合指数（PaO_2/FiO_2）、机械通气时间以及住院病死率均显著相关，进一步提示，EVLW 对判断危重病患者的病情及预后均有着重要的价值。临床研究还显示，感染性休克患者如治疗后 EVLW 下降，提示预后较好。因此，动态评价血管外肺水可作为患者预后的判断指标之一。

四、降低血管外肺水的策略

（一）合适的容量管理和液体选择

1. 容量管理 EVLW 由肺毛细血管内静水压、肺间质静水压、肺毛细血管内胶体渗透压和肺间质胶体渗透压等共同决定。在维持组织基本灌注的前提下，降低肺毛细血管内静水压可降低肺水肿的风险。已有研究显示，对于 ALI/ARDS 患者采取限制性液体治疗有助于降低 EVLW，改善呼吸功能，缩短机械通气时间。

2. 胶体与晶体 晶体液和胶体液都是常用的有效扩容液体，一般认为，在合并有肺损伤的患者应用晶体液会加重肺水肿，因为晶体为小分子物质，会通过通透性增加的肺毛细血管壁渗透到组织间隙，而应用胶体液可以提高血浆胶体渗透压减轻肺水肿。在用油酸引起的肺损伤继发休克的狗模型中，分别用林格液、羟乙基淀粉（HES）以及狗的血浆进行液体复苏发现，林格液组的 EVLW 大大增加，而 HES 组与犬血浆组之间的血流动力学各项指标以及 EVLW 均无明显差异。

另外，在用羊做的动物实验中，放血至平均动脉压 50mmHg，使之成为失血性休克模型，30 分钟后输入 6% 的羟乙基淀粉溶液，记录放血前、放血后 30 分钟后和输入羟乙基淀粉溶液后的平均动脉压（MAP）、心输出量（CO）、肺毛细血管楔压（PCWP）、胶体渗透压（COP）、血管外肺水（EVLW）等参数，发现羟乙基淀粉的用量为（29.1±10）ml/kg，与放血前比较，放血后 30 分钟的 MAP、CO、PCWP 明显下降，而输入羟乙基淀粉后，MAP、CO、PCWP 明显升高，且输入羟乙基淀粉后的 EVLW 与放血前、放血后 30 分钟相比无明显差别，认为羟乙基淀粉是一种有效的液体复苏溶液，其用量在临床范围内（<30ml/kg）并不增加 EVLW。

（二）选择合适的机械通气策略

1. 选择合适的 PEEP 不少研究发现，应用合适的 PEEP 能降低血管外肺水。PEEP 常用在 ARDS 患者的治疗中，主要目的是为了改善低氧血症，其作用机制主要是防止呼气末肺泡塌陷，增加功能残气量和气体交换面积，减少肺内分流，改善通气/血流比例失调。关于 PEEP 对肺水肿血管外肺水的影响，一直有不同的争论，一些研究发现，PEEP 对肺水肿的血管外肺水无明显影响，但一项针对 21 只高通透性肺水肿猪模型进行研究发现，PEEP 能明显减少 EVLW，提高动脉血氧分压，结果不同可能与应用 PEEP 的水平和时间及测量血管外肺水的方法不同有关。近期研究还发现，不同 PEEP 水平对 EVLW 影响不同。在高静水压性肺水肿的动物模型中，PEEP 10cmH$_2$O 或 20cmH$_2$O 可以显著减少 EVLW。其他研究同样也显示，PEEP 减少 EVLW 的程度与 PEEP 水平直接相关。PEEP 低于 5cmH$_2$O 时，EVLW 无明显降低，PEEP 增加到 10cmH$_2$O 和 15cmH$_2$O 时，EVLW 则明显减少。

2. 肺保护性通气策略 通过实验研究显示，肺保护性通气策略可降低 EVLW。单用小潮气量通气可能不能增加肺水清除。小潮气量加最佳 PEEP 再联合控制性肺膨胀（SI）可使 EVLW 明显降低。

3. 高频振荡通气（HFV） HFV 是一种高频率低潮气量的通气方式，通气频率至少是人或动物正常呼吸的 4 倍，而潮气量近于或少于解剖无效腔。HFV 既能维持患者的有效气体交换，又能降低通气治疗期间的吸气峰压，减少肺损伤。动物实验结果目前不一致，有研究显示，对正常肺、轻度肺水肿与重度肺水肿应用 HFV 后,对 EVLW 均无明显影响,也有提示在肺通透性增加的犬肺模型中,应用 HFV 能明显减少 EVLW,原因考虑在于其增加了肺毛细血管气体交换面积,并增加肺间质静水压。可见,HFV 对 EVLW 的作用受到多种因素影响,其具体机制有待进一步研究。

4. 控制通气模式与辅助通气模式　保留自主呼吸有助于下肺的充张及塌陷肺泡的复张。早期研究显示,在轻到中度 ALI 患者中,应用压力支持模式和压力控制模式相比,应用压力支持组 EVLW 增加不明显,而压力控制组 EVLW 增加明显。

(三) 药物对血管外肺水的影响

1. 利尿剂　利尿剂作为治疗肺水肿的传统用药,其降低血管外肺水主要是通过利尿作用减少循环血量,减少微血管滤过液体量。此外,静脉注射呋塞米还可扩张静脉,减少静脉回流。有研究用新生小猪肺灌注使之产生肺损伤模型。因新生小猪肺表面活性物质缺陷,实验分为 3 组,呋塞米组经气管吸入呋塞米,表面活性剂组经气管吸入表面活性物质,混合组则经气管两者混合吸入,发现 3 组均能有效地降低血管外肺水,但混合组降低血管外肺水的作用比其他两组强,表明不仅静脉呋塞米注射有降低血管外肺水的作用,经气管吸入也同样有效。

2. 米力农　米力农作为一种非苷类强心药,不少研究发现,其有降低血管外肺水的作用。用犬做动物实验使之产生急性肺动脉高压模型,用双指示剂方法测定其血管外肺水,米力农组经静脉应用米力农,而对照组则用等量生理盐水,发现应用米力农组血管外肺水明显降低,并且认为其降低血管外肺水的原理主要是扩张肺血管,降低肺血管阻力和肺动脉压,从而降低肺血管与肺间质肺泡之间的压力梯度,减少肺水的形成。

3. 硝酸酯制剂　硝酸甘油和硝普钠等血管平滑肌松弛药常用在肺水肿的治疗中,其主要作用促进扩张血管,减少肺循环血流量和肺血管静水压力,进而减轻肺水肿。

4. 血管活性药物　在 ICU 中,对于低血压患者常会用到血管活性药物,最常见的是多巴胺、多巴酚丁胺、去甲肾上腺素(NE)与肾上腺素(NA)。有研究表明,儿茶酚胺改变了肺静脉的血管张力,从而增加了 CO,但并不增加 EVLW。但动物实验结果却发现,NE 能引起 EVLW 的显著降低,而 NA 引起 EVLW 的轻度增加,这可能与 NE 收缩毛细血管前微血管而 NA 收缩毛细血管后微血管有关。

另外,通过分子生物学研究得出 β-肾上腺素能激动剂通过上调 γ-rENaC 的表达,增加急性肺损伤肺泡液体清除。一项研究显示,静脉使用沙丁胺醇可以加速 ALI/ARDS 患者肺泡水肿的消除。因此,临床上针对肺水肿患者可试用 β-肾上腺素能激动剂,以增加肺水的清除,减轻肺水肿。再者,必要时也可应用适量糖皮质激素以减轻水肿,减少渗出。

第二节　肺血管通透性

肺血管通透性(pulmonary vascular permeability,PVP),又称肺泡毛细血管通透性。如前面的公式 $EVLW=\{Kf[(Pmv-Ppmv)-\sigma f(\pi mv-\pi Pmv)]\}-Flymph$ 所述,Kf 是单位压力梯度下,跨血管的液体净滤过率,即液体滤过系数,是反映肺血管通透性的重要指标。肺血管通透性的监测对指导患者总体的液体管理和通气策略的选择具有重要意义。

一、肺血管通透性测定的原理和方法

(一) 通透性与肺-毛细血管膜

根据通透性的微孔学说,Kf 决定于所有有通透能力的微孔对流体静压的传导作用。理论上,单一微孔对流体静压的传导性与其半径的 4 次方成正比。微孔半径略有增加,即可导致 Kf 的明显增加。因此,Kf 被认为是评价血管通透性的最敏感指标之一。由于小分子很容易通过微孔,而大分子主要取决于其半

径与微孔半径之比。因此,小分子物质可以通过的微孔的总面积远远大于大分子物质可以通过的微孔总面积。Kf 主要反映血管壁对小分子物质的通透性。

肺泡-毛细血管膜或称气血屏障是气体交换的主要场所。全膜由六层组织构成,从肺泡内算起:①液层,主要为肺泡表面活性物质;②肺泡上皮;③肺泡上皮基底膜;④结缔组织,内有淋巴管、血管、神经纤维等;⑤毛细血管基底膜;⑥毛细血管内皮。全膜厚度为 $0.2\sim1.0\mu m$,平均 $0.7\mu m$。在肺泡周围,基底膜由结缔组织隔开。前者便于气体交换,后者便于肺泡液体循环。气体交换,主要采取扩张或弥散方式。各种原因导致的肺泡上皮和毛细血管内皮的损伤均可以导致肺血管通透性的增加。

(二) 内皮细胞和上皮细胞功能及通透性改变

1. 内皮细胞及其通透性

(1)内皮细胞的生理功能特征:内皮由排列在血管腔内表面的单层内皮细胞组成,其功能主要包括屏障功能、分泌功能、舒张功能。内皮作为组织和血液之间的屏障,发挥保持血液的流动性,对一些大分子和血液内溶解的物质进行双向过滤的作用,保证物质交换的进行;它可以感知血流动力学的改变和血液中的一些信号,通过自分泌和旁分泌的作用调整自身和血管的功能,平衡局部的促炎和抗炎反应,参与新生血管的形成和程序性细胞死亡;血管内皮还可以通过分泌内皮源性血管舒张因子和收缩因子介导血管紧张度。

内皮细胞是肺气血屏障的第一道防线。ALI 早期因为炎症因子和一些细胞因子对内皮细胞的损伤,气血屏障的破坏,富含蛋白的液体进入肺间质和肺泡,引起肺水肿,肺顺应性下降。

(2)调整肺血管内皮通透功能机制:内皮细胞的通透性增高和肺泡液清除能力的下降可引起通透性肺水肿。调整内皮通透性增加机制:①内皮细胞通过内源性或外源性凋亡途径使内皮细胞完整性破坏,通透性增加;②肌球蛋白在肌球蛋白磷酸酶通过钙离子依赖途径使其磷酸化,引起肌球蛋白/肌动蛋白驱使的钙黏蛋白向内移动,与配体相解离,导致内皮收缩、内皮间隙增加、通透性的增加;③影响微管的稳定,抑制Rho 依赖的肌球蛋白轻链激酶的活性,增强内皮细胞的收缩功能,导致内皮通透性的增加。这些信号通路都是通过影响连接蛋白的稳定性和调整它们之间的连接而发挥作用的。

2. 上皮细胞及其通透性　肺泡上皮细胞是肺脏结构和功能的基础,尤其是 II 型肺泡上皮细胞对肺泡内水分的清除能力(肺组织中钠泵主要在肺泡 II 型上皮细胞中表达),合成、分泌及损伤后的修复能力,以及对其生长、分化的调节在 ALI/ARDS 病程的进展和转归中起着重要作用。

上皮屏障是液体从血管进入肺泡腔的最后一道屏障,正常情况下较内皮屏障更致密,更能耐受感染、创伤等外界因素的打击,故相对于内皮屏障发挥着更为重要的作用。正常生理状态下,肺泡上皮细胞膜屏障的完整性阻止了液体由肺间质进入肺泡腔,同时肺泡上皮细胞可通过主动转运钠离子来清除肺泡腔内过多的液体,在维持肺泡内液体的稳定中发挥了关键的作用。但在感染等损伤因素作用下,肺泡上皮细胞受损,肺泡上皮细胞凋亡,上皮屏障破坏,通透性增加,大量液体漏入肺泡腔;同时肺泡上皮细胞液体转运功能受损,肺泡内液体清除能力下降,导致肺泡性肺水肿。

(三) 测定方法

肺血管通透性测定方法有伊文思蓝染料荧光比色法、双核素体内标记技术、肺泡灌洗液蛋白含量/血浆蛋白含量,以及单指示剂热稀释法。

1. 伊文思蓝(evans blue dye,EBD)染料荧光比色法　用于动物实验。伊文思蓝在血中可以和白蛋白牢固地粘合,没有放射性,且易于检测,是一个很好的指示白蛋白渗漏的指标。而且,它不会改变肺血管的反应性和屏障作用,许多研究表明,肺的 EBD 含量与肺内放射性标记蛋白的含量密切相关,提示 EBD 含量可以用来比较实验组之间血管外的血浆蛋白清除率,被广泛用于血浆蛋白量测定及血-脑屏障和血管壁通透性的研究。简要检测方法如下:先描绘 EBD 的甲酰胺溶液的标准曲线,动物取样前 15 分钟经静脉注射伊文思蓝染料,开胸取出肺,以滤纸吸干表面水分,剪去周围组织,将肺浸泡于甲酰胺溶液中(甲酰胺用量 20ml/100g),置于 37℃温箱中温育 72 小时,取出组织,离心,取上清液,用荧光光度计比色,根据伊文思蓝-甲酰胺标准曲线来计算每克肺组织中伊文思蓝含量,以反映肺血管通透性。

2. 双核素体内标记技术　双核素体内扫描技术是以 ^{113}铟(^{113}In)或 ^{67}镓(^{67}Ga),自体标记转铁蛋白,用以测定肺的蛋白质积聚量,同时以 ^{99m}锝(^{99m}Tc)自体标记红细胞,校正胸内血流分布的影响。分别算出 ^{113}In、^{99m}Tc 的肺心放射计数比值。观察 2 小时的变化得出血浆蛋白积聚指数,用以反映肺血管通透性,健康人参考值为 $0.138×10^{-3}$/min。

3. 肺泡灌洗液蛋白含量/血浆蛋白含量　ARDS 时,水分和大分子蛋白质进入间质和肺泡,使水肿液蛋白质含量与血浆蛋白含量之比增加。测定肺泡灌洗液中蛋白浓度或肺泡灌洗液蛋白浓度与血浆蛋白浓度的比值,可反映从肺泡毛细血管中漏入肺泡的蛋白量,是评价肺泡毛细血管屏障损伤的常用方法。肺泡灌洗液中蛋白含量与血浆蛋白含量之比>0.7,考虑 ARDS;心源性肺水肿时比值<0.5。灌洗部位多取左肺舌段和右肺中叶,一般采用 100ml 灌洗液,回收大概 40~60ml。因受操作技术、回收率以及病变部位差异的影响,临床具体测量时差异较大。

4. 单指示剂热稀释法　单指示剂热稀释法是目前测量肺血管通透性比较理想的一种方法,目前临床上多采用 PiCCO 技术,测定肺血管通透性的基本原理和方法和目前测量 EVLW 一样。每次经中心静脉注射热指示剂,得出肺血管通透性指数(PVPI),或利用公式 PVPI=EVLW/PBV×100%,而 PBV=ITBV−GEDV,其中 PBV 为肺血容量,GEDV 为全心舒张末期容积,ITBV 或 GEDV 可直接测定,两者之间存在一定换算关系。PVPI 正常值是 1.0~3.0。PVPI>3,提示肺血管通透性增高。

二、肺血管通透性指数监测的临床意义

(一) 协助 ARDS 诊断

ARDS 是一组复杂的临床综合征,患者处于不同的病程,相应的临床表现不同。自 1967 年首次提出其概念和诊断标准以来,一直存在争议。模糊的概念与缺乏特征性的诊断标准,不仅造成误诊或诊断延误,同时使众多 ARDS 患者未得到确当治疗。近来文献报道,ARDS 的病死率为 25.0%~68.7%,其原因不仅与治疗对策有关,也与概念和诊断标准的不明确有明显关系。故进一步寻求特征性的诊断指标具有重要的临床意义。

最初 ARDS 的诊断标准主要依据 1967 年 Ashbaugh 等描述的临床特点,包括呼吸频速、严重低氧血症、肺顺应性降低、胸片异常等,但不同研究采用的动脉血氧分压(PaO_2)阈值差异较大,影像学异常的类型也常不明确。20 世纪 80 年代初,ARDS 被确定为某些特定高危因素导致的非心源性、高渗透性肺水肿,因此诊断标准中增加了存在高危因素和肺动脉嵌顿压(PAWP)不增高两条标准,且 X 线胸片的异常也被明确为双肺的弥漫性浸润影。1988 年提出了曾被许多 ARDS 研究采用的肺损伤评分(LIS)表,包括 X 线胸片、氧合指数、呼气末正压(PEEP)、呼吸系统顺应性 4 项指标,但临床使用复杂繁琐,而且 X 线胸片判读和 PEEP 设置受主观影响较大,对 PAWP 也无要求且易造成误诊。1992 年,由美国和欧洲危重病医学会倡导,欧美危重病专家、呼吸专家召开 ARDS 联席会议,指出急性肺损伤(acute lung injury,ALI)和 ARDS 是感染、创伤和休克等疾病过程中,以肺泡通透性增加和肺部炎症反应为特征,具有临床、影像学异常改变,且不能用急性左心衰竭解释的临床综合征。具体标准如下:急性起病,双肺弥漫性浸润影、PAWP<18mmHg 或没有左心房高压的临床表现;氧合指数≤200mmHg 为 ARDS,氧合指数<300mmHg 为 ALI。我国也在此基础上于 2000 年通过了《急性肺损伤/急性呼吸窘迫综合征诊断标准(草案)》,并增加了发病的高危因素和临床表现两个指标。尽管这些标准目前广为使用,但依然存在一定的不足。针对上述问题,2012 年最新的 ARDS 诊断标准颁布,即 ARDS 柏林定义。

ARDS 表现为两肺水肿,但以排除左心衰竭或 PAWP<18mmHg 作为 ARDS 的诊断标准之一,势必

将 ARDS 与急性左心衰竭或高容量状态对立起来。PAWP 的影响因素众多,部分研究已经证实,CVP/PAWP 与心脏前负荷之间的相关性较差。高水平 PEEP 或气道平台压、针对休克的早期大量液体复苏、感染对心肌的抑制、腹内压的增高、肺血管阻力的增加(如 COPD)或测量不当均可导致 CVP/PAWP 水平的明显升高,因此不能将 PAWP>18mmHg 简单归结为急性左心衰竭所致而排除 ARDS;而且在 Ferguson 等研究中,动态观察入选时符合 1992 年欧美联席会议 ARDS 标准患者的 PAWP,发现有 30% 的患者病程中 PAWP>18mmHg,心脏指数 $5.3L/(min \cdot m^2)$,一定程度上可排除急性左心衰竭。而随着社会的进步,对于越来越多高龄危重病患者,此项标准具体执行很困难。

ARDS 的病理生理特点为急性炎症反应综合征在肺部导致的高渗透性肺水肿。依据热稀释曲线计算出血管外肺水(EVLW)与肺血容量(PBV)的比值,就得出肺血管通透性指数(PVPI),可用来直接反映肺毛细血管通透性,理论上可更好地协助 ARDS 的诊断。在 48 例急性呼吸衰竭患者的研究中,纳入的标准为 EVLWI>12ml/kg,结果显示,36 例 ARDS 患者的 PVPI 明显高于 12 例非 ARDS 患者,若以 PVPI>3 为临界值,则该指标诊断 ALI/ARDS 的敏感性达到 85%,特异性达 100%。也许,将来在 ARDS 的诊断标准来会添加直接反映 ARDS 高通透性肺水肿特征性的指标。

(二) 协助 ALI/ARDS 与急性心源性肺水肿的鉴别

根据 Starling 定律可将肺水肿分成两类:一是毛细血管内外的静水压或胶体渗透压差上升而引起的"静水压性肺水肿";二是感染、创伤、缺血等多种因素导致大量炎症介质释放,引起肺毛细血管内皮、肺泡上皮通透性升高,大量血管内液渗透至肺间质及肺泡内,即为通透性肺水肿。到目前为止,对内皮细胞通透性测定尚缺乏准确可靠的手段。

肺血管通透性指数可通过以下公式计算:PVPI=EVLW/PBV×100%。急性左心衰竭与高容量状态导致的高静水压性肺水肿不仅 EVLW 明显增加,PBV 也会明显增加,则 PVPI 降低或正常;相反,ARDS 引起的肺水肿,EVLW 增加,而 PBV 不增加或增加不明显,则 PVPI 将明显升高。可见 PVPI 抵消了肺血容量增加对肺水的影响,可作为反映肺毛细血管通透性、鉴别 ARDS 与高静水压性肺水肿的标志性指标。一项回顾性研究显示,将 48 例急性呼吸衰竭患者的研究显示,36 例 ARDS 患者的 PVPI 明显高于 12 例非 ARDS 患者。在另一项选择 40 例行脉搏轮廓曲线连续心输出量(PiCCO)监测的肺水肿患者,置管 0 小时 ARDS 组 PVPI 显著高于急性心源性肺水肿组($P<0.01$);ARDS 组 PVPI 与 EVLWI 明显正相关($r=0.904$,$P<0.01$)、与 PaO_2/FiO_2 明显负相关($r=-0.554$,$P<0.01$);采用 EVLWI、PVPI 结合 CI 的变化,取 PVPI 截断点 2.23,在早期可以作为鉴别静水压性及通透性肺水肿的重要指标。

(三) 协助肺内肺外 ARDS 的鉴别

肺内原因:ARDS 常见原因为误吸、肺部感染(细菌、病毒、肺孢子虫等)、淹溺、有毒气体吸入和肺钝挫伤等;肺外原因:ARDS 常为肺外因素引起的严重感染、胸部以外的创伤、体外循环、复苏时液体过量以及急性胰腺炎等所致,两者的损伤机制不同。肺内原因:ARDS 的病理损伤率先损伤的是肺泡上皮,并促使肺泡巨噬细胞和炎症反应链的激活,导致肺内炎症反应;肺外原因:ARDS 是由于肺外炎性介质的激活而通过循环系统进入肺内引起的进一步损伤,其首先导致肺血管内皮细胞的损伤,肺间质水肿则更为明显。对于 10 例患者的研究显示,相对于肺外原因(如全身性感染)引起的 ALI/ARDS,肺内原因(如误吸、肺炎)引起的 ALI/ARDS 组 PVPI 高,EVLWI、ITBVI 在肺外原因组高。在我们初步研究中,同样发现肺外原因 ARDS 组 EVLWI、ITBVI 高于肺内原因组,而肺外原因 ARDS 组 PVPI 高于肺内原因 ARDS 组,由于两组病例数均相对偏少,PVPI 对肺内肺外 ARDS 鉴别意义尚需进一步论证。

(四) 协助 ARDS 患者预后的判断

PVP 可以反映肺损伤的程度,评价重症患者的预后状况。对 14 例 ICU 的 ARDS 患者用 PiCCO 进行监测,发现随着 ARDS 病情加重,PVP 也显著增加,而 PaO_2/FiO_2 则降低,提示肺血管内皮屏障破坏加剧,功能上表现 PVP 增加。另一项研究发现,预后较好的 ARDS 患者的 PVP 入院后具有动态下降趋势,而预后较差的 ARDS 患者入院后的 PVP 动态升高,患者临终前 PVP 最高,表明肺血管通透性反映了肺损伤的程度,可以评价重症患者的预后。

三、降低肺血管通透性指数的策略

维持和调节毛细血管结构完整性和通透性的成分包括细胞外基质、细胞间连接、细胞骨架以及胞饮运输与细胞底物的相互作用。肺损伤包括直接损伤和间接损伤,临床上间接损伤为常见,主要是肺部的炎症反应引起的。肺部炎症时,产生的氧自由基、蛋白溶解酶、细胞因子、花生四烯酸代谢产物、微栓子以及高荷电产物等通过多种机制导致肺血管内皮损伤,或细胞连接破坏,或内皮细胞收缩从而导致肺血管通透性增高。因此,要降低肺血管通透性,首先需积极地控制原发疾病,如控制感染、创伤,纠正休克;其次,加强器官功能的支持;再次,可考虑通过以下策略来降低肺血管通透性。

(一)机械通气策略

无论是高潮气量造成的容积伤,还是严重低潮气量造成的萎陷伤,或者高气道压导致的气压伤,其组织学改变均可伴有肺泡上皮和血管内皮的广泛性破坏、肺泡-毛细血管膜通透性增加、肺水肿、出血、透明膜形成和炎性细胞浸润。故欲降低肺血管通透性,就应避免大潮气量,限制气道平台压,避免肺泡反复塌陷开放,改善肺的不均一性,和控制炎症反应,减少生物性损伤。部分研究已经显示,使用小潮气量通气和较高 PEEP 的保护性肺通气策略,能有效地减少细胞因子的释放和 ARDS 患者的死亡率。

(二)容量管理

1. 避免液体过负荷　在维持组织灌注的前提下,避免容量过高,以免在通透性增加的基础上合并静水压的升高,形成恶性循环。针对低蛋白血症(白蛋白<25g/L)合并肺水肿患者,适当补充白蛋白的同时以呋塞米干预是改善肺水肿的策略之一。

2. 羟乙基淀粉　羟乙基淀粉溶液(HES)是目前临床上常用的扩容剂。有研究发现 HES,特别是其中分子溶液,如 HES 200/0.5,HES 130/0.4,有一定的防止和堵塞毛细血管渗漏效应,从而降低肺毛细血管通透性。

用兔子做脓毒症动物模型,然后按 7.5ml/kg、15ml/kg、30ml/kg 的速度静脉注射 HES 200/0.5,发现其能有效地降低肺血管通透性,且随着剂量的增加作用增强。其降低 PVP 的机制是可能是通过衰减炎症介质的致炎作用,如肿瘤坏死因子(TNF-α)、白介素 1 和 6(IL-1,IL-6)等;抑制 mRNA 表达和核因子 κB(NF-κB)、激活蛋白-1(AP-1)的激活等多方面的综合作用。

另有研究显示,与生理盐水相比,胶体治疗可以改善 ALI 肺泡上皮通透性。ALB 和 HES 可以减轻ALI 肺泡上皮细胞的凋亡,减轻肺组织病理损伤,HES 还能增加肺泡上皮细胞 SP-C mRNA 的表达,从而改善肺泡上皮通透性,减轻肺水肿。

(三)药物治疗

1. 一氧化氮(NO)　一氧化氮(NO)为血管内皮细胞衍生舒张因子,具有广泛生理学活性,参与许多疾病的病理生理过程。一般认为,NO 可进入通气较好的肺组织,扩张该区肺血管,使通气/血流比例低的血流向扩张的血管,改善通气/血流比,降低肺内分流;另外,NO 能降低肺动脉压和肺血管阻力,从而降低肺血管通透性。用犬做动物实验,用佛比醇酯诱导产生肺损伤模型。预处理组在佛比醇酯注射前静脉注射 N-硝基-L-精氨酸(为一种体内 NO 合成物抑制药),而对照组注射等量生理盐水,研究发现与对照组相比,预处理组的 PVP 明显增高。Poss 等用离体兔子肺做实验,用过氧化氢葡萄糖氧化酶缓冲液灌注肺使之产生肺损伤模型,也得出同样的结论。

2. 糖皮质激素　糖皮质激素可以通过抑制炎症反应、调节细胞凋亡和调节氧化/抗氧化平衡来减少血管外肺水的生成;也可以通过影响 Na^+-K^+-ATP 酶的活性或其组成成分,或在转录、转录后、翻译及蛋白表达水平调节 ENaC 来增加血管外肺水的清除。不少研究发现,地塞米松等糖皮质激素能减轻肺部炎症反应,促进肺表面活性物质的合成,降低外周血管阻力和稳定溶酶体膜,降低肺血管通透性,从而减轻肺损伤。

目前在糖皮质激素在 ALI/ARDS 治疗中的应用,多数人不主张早期大剂量应用,比较倾向于中晚期长疗程小剂量治疗。

3. 乌司他丁 乌司他丁是一种典型的 Kuniz 型蛋白酶抑制剂,可以抑制体内广泛分布的丝氨酸蛋白酶活性,具有减少炎性细胞浸润,抑制多种炎症因子和介质释放,消除氧自由基的功能。

有研究显示,通气前给予乌司他丁预处理后,大鼠肺组织炎症反应减轻,不但 BALF 中白细胞计数和中性粒细胞比例下降,血清和 BALF 中 TNF-α 水平也明显下降,血管通透性的指标,如肺 W/D 比值和 BALF 中总蛋白也明显减少。在用大鼠制作坏死型胰腺炎动物模型,乌司他丁治疗组用乌司他丁 10 万 U/kg 持续静脉推注,而对照组则代以等量生理盐水。发现乌司他丁组与对照组相比,治疗后 6 小时,肺毛细血管通透性明显降低。病理切片显示,肺间质毛细血管扩张、充血及出血、水肿改变较对照组减轻,研究结果表明,乌司他丁能降低急性肺损伤的 PVP,对急性肺损伤有一定保护作用。

4. 山莨菪碱 山莨菪碱是一种生物碱,通常作为毒蕈碱型乙碱拮抗剂用于缓解平滑肌痉挛,因具有保护细胞膜抑制炎性介质生成等作用,现已被用于减轻心、脑、肠等器官的缺血再灌注损伤的实验研究。

肺脏缺血再灌注后,中性粒细胞的激活及黏附可引起微血管通透性增高,细胞间质水肿,肺含水量增多,是引起患者呼吸功能下降的主要原因。有研究表明,经过山莨菪碱预处理的缺血再灌注实验组肺血管通透性得到了明显的改善,显示山莨菪碱对大鼠肺水肿有明显的预防作用,可以降低肺血管通透性。

5. 肾素-血管紧张素系统的阻滞与调整 肾素-血管紧张素系统(RAS)已经证实同 ALI/ARDS 的发病有相关性。动物实验证明,急性肺损伤大鼠血管紧张素 Ⅱ 及其受体表达增多,拮抗血管紧张素 Ⅱ 或其受体,或给予血管紧张素转化酶抑制剂(ACEI)类和血管紧张素转化酶受体拮抗剂(ARB)类药物后能够减轻 ALI 大鼠肺毛细血管通透性,但其对 ALI/ARDS 患者的临床疗效还需要进一步的评价。近期研究发现,血管紧张素转化酶 2(ACE2)可以减少血管紧张素 Ⅱ 水平,并且 ACE2 基因敲除的小鼠肺损伤加重。

(杨 毅)

参考文献

1. Sakka SG,Ruhl CC,Pfeiffer UJ,et al. Assessment of cardiac preload and extravascular lung water by single transpulmonary thermodilution. Intensive Care Med,2000,26(2):180-187.

2. Martin GS,Eaton S,Mealer M,et al. Extravascular lung water in ill patients with severe sepsis:a propective cohort study. Crit Care,2005,9:74-82

3. Holger S,Bemhald E,Dominique S,et al. Assessment of cardiac output,intravascular volume status,and extravascular lung water by transpulmonary indicator dilution in critically ill neonates and infants. Joumal of Cardiothoracic and vascular Anethesia,2002,16:592-597.

4. Katzenelson R,Perel A,Berkenstadt H,et al. Accuracy of transpulmonary thermodilution versus gravimetric measurement of extravascular lung water. Crit Care Med,2004,32:1550-1554.

5. Ware LB and Matthay MA. Acute Pulmonary Edema. N Engl J Med,2005,353:2788-2796.

6. Ferguson ND,Meade MO,Hallett DC,et al. High values of the palmonary artery wedge pressure in patients with acute lung injury and acute respiratory distress syndrome. Intensive Care Med,2002,28:1073-1077.

7. 马丽君,秦英智. 血管外肺水指数和肺毛细血管渗透性指数在肺水肿诊断中的意义. 中国危重病急救医学,2008,20(2):111-114.

8. Malluel R,Enrique F,Benjamin H,et al. Immediate application of positive end expiratory pressure is more effective than delayed positive end expiratory pressure to reduce extravascular lung water. Cri Care Med,1999,27:380-384.

9. Sakka SG,Klein M,Reinhart K,et al. Prognostic value of extravascular lung water in critically ill patients. Chest,2002,122(6):2080-2086.

10. 杨从山,邱海波,刘松桥,等. 血管外肺水指数对感染性休克患者预后的评价. 中华内科杂志,2006,45(3):192-195.

11. Monnet X,Anguel N,Osman D,et al. Assessing pulmonary permeability by transpulmonary thermedilution allows differentiation of hydrostatic pulmonary edema from ALI/ARDS. Intensive Care Med,2007,33(3):448-453.

12. 陈永铭,杨毅,邱海波,等. 肺保护与肺开放通气策略对急性呼吸窘迫综合征家兔血管外肺水的影响. 中华结核和呼吸杂志,2005,28(9):615-618.

13. Luecke T,Roth H,Herrmann P,et al. PEEP decreases atelectasis and extravascular lung water but not lung tissue volume in surfactantwashout lung injury. Intensive Care Med,2003,29:2026-2033.

14. 沈菊芳,邱海波. 糖皮质激素调节急性呼吸窘迫综合征血管外肺水生成和清除的研究进展. 国外医学呼吸系统分册,2005,25(7):512-514

15. Perkins GD,McAuley DF,Thiekett DR,et al. The beta-agonist lung injury trial(BALTI):a randomized placebo-controlled chnical trial. Am J Respir Crit Care. Med,2006,173(3):281-287.

16. 邱海波,孙辉明,杨毅等. β-肾上腺素能激动剂对急性肺损伤大鼠肺泡液体的清除效应. 中华医学杂志,2006,86(3):187-191.

17. Groeneveld AB and Verheij J. Extravascular lung water to blood volume ratios as measures of permeability in sepsis-induced ALI/ARDS. Intensive Care Med,2006,32(9):1315-1321.

18. Wiedernann HP,Wheeler AP,Bernard GR,et al. comparison of two fluid-management strategies in acute lung injury. N Engl J Med,2006,354(24):2564-2575.

19. van der Heijden M,AB Groeneveld. Extravascular lung water to blood volume ratios as measures of pulmonary capillary permeability in nonseptic critically ill patients. J Crit Care,2010,25:16-22.

第三十九章　功能性血流动力学监测

血流动力学监测是一种对心血管参数进行评估的方法,如对血压、心率、心输出量等参数及这些参数变化模式进行监测。血流动力学监测的临床意义在于通过发现这些参数所发生的偏差和异常变化,确定心血管系统的具体疾病状态,如低血容量、心功能衰竭和严重感染等。而功能性血流动力学监测是对血流动力学参数的动态相互作用进行评估。这里所说的动态相互作用是指血流动力学参数对一已知的机体变化发生反应时所出现的改变。这种动态反应可导致血流动力学常用参数的急剧变化,从而在很大程度上增加常规监测对心血管状态的诊断能力和对治疗反应的预测能力。

实际上,任何血流动力学监测方法都会受到功能性改变的影响,并通过其对应激的反应产生进一步的信息。这就好比心电图(ECG)和负荷心电图试验。心电图能有效评估心脏在静息状态下某一特定时期内的电活动。而负荷心电图试验的是从基线(静息状态)到应激状态(运动)的变化,从而将心脏潜在的缺血信息传输到同一检测工具。目前,一些基本类型的功能性血流动力学监测方法已被大量临床试验证实,在识别隐匿性心血管功能不全(休克代偿期)和预测容量反应性具有重要作用。如通过对血管闭塞试验(VOT)中组织氧饱和度变化的检测可以有效识别心血管功能不全。而容量反应性的鉴别来自于心肺相互作用的量化,在正压通气患者,其呼吸周期中左心室每搏输出量或动脉压的变化能提供有效的监测容量反应性的手段;在自主呼吸的患者,吸气对中心静脉压的影响或在被动抬腿试验中平均心输出量的变化也能有效反映容量反应性的信息。

一、鉴别心血管功能不全

通过监测组织氧饱和度(StO_2)在血管闭塞试验(VOT)中的变化来评估心血管功能储备。

利用近红外光谱仪无创性地测定组织氧饱和度的方法已经被广泛用于评估微循环状态,尤其是在脓毒症和创伤的患者。由于组织氧饱和度绝对值在休克进展很重时依然保持正常范围,因此组织氧饱和度绝对值的识别能力有限。但是缺血性应激例如血管闭塞试验(VOT)能改善和增强组织氧饱和度的预测能力,以更好地辨别发现组织低灌注。血管闭塞试验(VOT)能评估总血管闭塞引起的组织缺血的情况和压力释放后下游氧饱和度的变化。组织氧饱和度可以在鱼际隆起处监测,运用血压计将手臂压力升高到收缩压超过30mmHg以瞬时快速闭塞血管,或间隔特定的时间,通常是3分钟,或直到组织氧饱和度降到阈值以下,一般是40%。脱氧率能反映局部代谢率和线粒体功能,而复氧率能反映局部心血管储备和微循环流速。一些文献发现,组织氧饱和度结合血管闭塞试验(VOT)能鉴别不同的血流动力学受累,并预测生存率。然而,与其他监测方法一样,该技术的几个方面必须标准化,以确保数据的精确性和准确解读。

二、液体反应性

临床医师通常要对不稳定的血流动力学进行干预。一般会有多种选择,如补液、血管收缩药的使用等,而最终决定用什么药一般都不甚明确,因为患者往往合并其他疾病,而某些药物的使用会对原有疾病造成损害。在决定使用哪一种干预手段前,最重要的问题是明确患者的心输出量是否会随液体摄入的增加而增加。容量反应性是指每输入500ml液体心输出量会增加15%以上。尽管容量反应性的定义就是补充液体后心输出量或每搏输出量会增加,但患者存在容量反应性并不等同于患者需要补液。更重要的是,所有反映前负荷的静态血流动力学评估指标包括中心静脉压、肺动脉嵌顿压、右室舒张末容积及左室舒张末面积都不能理想地预测液体反应性。液体反应性的有效评估需要测量功能性参数。评估液体反应性最简单的方法是给予一个小量液体的静脉注射,进而评估血流动力学的反应性。如果患者的流量依赖变量如心输出量、平均动脉压、混合静脉血氧饱和度、尿量有显著的升高,那么说明该患者对容量是有反应的。容量负荷试验中最主要的问题是对于血流动力学不稳定的患者在补液后只有一半的人心输出量会增加,而容量扩充对于那些容量无反应性的患者可能是有害的(尤其对于左心室衰竭或肺心病的患者);另外,容量负荷试验需要花费时间来实施和评估,而在一些特殊情况下,时间上并不一定可行。

出于这个原因,在重症监护病房出现了指导容量反应性的替代方法。这些方法都不尽相同,取决于患者是否有机械通气,因为它们有赖于心室工作的生理原理如心肌的 Starling 曲线,以及在正压通气条件下密切的心肺相互作用。

(一) 正压通气中左心室输出量的变化

在正压通气的吸气相,胸腔内压力被动增加,使右心房压力增加,引起静脉回流的减少,从而减少了右心室心输出量。在 2 或 3 个心搏后,如果左右心室都是有容量反应性的,左心室输出量就会减少。因此,前负荷依赖患者的左室每搏输出量和由之产生的动脉压会发生周期性变化,变化的大小与液体反应性成一定比例。相关的每搏输出量呼吸变异率(SVV)和脉压呼吸变异率(PPV)被量化的方式取决于其是通过微创心输出量监测仪(如 PiCCO,LiDCO,FloTrac)还是通过直接检测压力和流速来监测。一般来说,这两者的计算方法是平均 3 个或以上的呼吸中,SV 或 PP 最大值与最小值之差与其平均值的比率。大量的研究证实,在潮气量为 8ml/kg 以上时,SVV>10% 或 PPV>13%~15% 能很好地预测容量反应性。PPV 比 SVV 更易测量,因为它仅需检测动脉压的波形,而直接测量 SVV 需借助多普勒超声心动图或类似设备通过动脉压波形来预计左心室每搏输出量。由于脉氧体积描记信号直接受外周动脉压波形的影响,心脏产生的每搏输出量的节律性变化传输到动脉血流,从而形成体积描记波振幅的节律性变化 ΔPPLET,容量反应性的阈值大约 14%。尽管体积描记信号是一种简单易行而又能无创地预测容量反应性的方法,其在循环性休克、肢体震颤、低温或动脉血管收缩时信号常常会丢失。

此外,最早提出的预测容量反应性的方法是量化收缩压呼吸变异率(SPV),但其预测能力较小。基于相同的在正压通气期间胸腔压力增加的生理学原理,用多普勒技术测定下腔静脉或上腔静脉血流变异也能很好地预测容量反应性。正压吸气相关的下腔静脉扩张,即下腔静脉直径变化>12% 也能预测液体反应性。通过经食管超声心动图或经皮连续多普勒(USCOM 系统)可简单地测定主动脉血峰流速的呼吸变化率以预测容量反应性,能很好地反映左室每搏输出量的呼吸变化,峰值速度呼吸变化率阈值约>12%。

所有现有的评估正压机械通气患者容量反应性的方法已列在表 39-1 中。

表 39-1　机械通气患者容量反应性的评估方法

间歇正压通气引起的流量变化
a)左室流量(>10%~15%)
□ PPV
□ SVV
□ 脉氧体积描记波形变化率
□ 主动脉峰流速变化率(经胸心脏超声/USCOM®)
b)静脉塌陷(>10%~15%)
□ 下腔静脉呼吸变化率(经胸心脏超声)
□ 上腔静脉塌陷率(经食管心脏超声)

尽管这些参数是诊断的有力指标,但是当正压机械通气足以改变中心静脉压时,它们在很大程度上依赖于胸腔内压力的周期性变化。因此,在潮气量<6ml/kg或强加的不同水平的自主呼吸努力时常常导致假阴性的PPV和SVV值。同样,所有这些技术需要有一个恒定的心率。因此,在房颤或频发室性期前收缩时,这些测量结果往往都是不准确的。在这些情况下可以进行被动抬腿试验(PLR)以预测容量反应性。

(二)评估自主呼吸期间的容量反应性

在自主呼吸期间,胸腔内压力降低,静脉回心血量增加。因此,如果右心室功能完好,并且能将增加的血容量通过肺循环传送到体循环,那么右心房压力在吸气时就会降低。当胸腔内压力下降超过2mmHg时,如果右心房压力在吸气相降低超过1mmHg,则能预测自主呼吸患者的前负荷反应性。尽管要测量右心房压力的微小变化往往很困难,但右心房压力波动较大的负面压力波形往往更容易识别。被动抬腿试验(PLR)是快速评估自主呼吸患者容量反应性的标准方法。具体方法是保持头部在0°位置,被动抬高下肢到30°~45°,能瞬间增加静脉回心血量。在有容量反应性时,心输出量会增加15%或更多。运用流速测量功能的经食管多普勒测定降主动脉血流速(如果增加超过10%或更多,提示有反应),或通过经胸超声心动图测定每搏输出量也能监测容量反应性(大于12.5%预计有容量反应性,77%的灵敏度和100%的特异度)。被动抬腿试验(PLR)的优点是其不需要特殊的装备就可以实施,可行性强,而且在循环内血容量的转换中是可逆的,并具有较高的可重复性和安全性。在具有自主呼吸的患者以及非窦性心律的患者中也可以实施,因此,PLR已经成为普遍应用的功能性血流动力学容量负荷试验。它的局限因素主要是对于极度低血容量的患者,血流转换运输量太少,不足以引起心输出量的增加,尽管这种情况在严重失血性休克中也很少见。

三、功能性血流动力学监测的适用性

大量的临床试验试图证明,通过监测休克伴器官功能损害患者的血流动力学指标,进行超正常的氧输送能够有效改善患者预后,但都没有成功。然而,Lopes等人通过将具有高风险的手术患者的PPV最小化,从而得出了血流动力学指标指导下的超正常的氧输送,显著减低了致残率。同样,Pearse等人进行了另一项研究,评估在高风险患者术后目标导向性治疗的效果。他们发现将氧输送指数的目标值设定在>600ml/(kg·min)的条件下,能有效减少术后并发症,并可以缩短平均住院时间。

这两个案例说明功能性血流动力学监测在重症患者处理正确性和指导休克复苏中起着重要的作用。

(Pinsky MR 王小亭)

参考文献

1. Pinsky MR D. Payen. Functional hemodynamic monitoring. Crit Care,2005,9:566-572.

2. Creteur J,Carollo T,Soldati G,et al. The prognostic value of muscle StO₂ in septic patients. *Intensive Care Med*,2007,33:1549-1556.

3. Gomez H,Torres A,Polanco P,et al. Use a non-invasive NIRS during vascular occlusion test to assess dynamic tissue O₂ saturation response. *Intensive Care Med*,2008,34:1600-1607.

4. Bezemer R,Lima A,Myers D,et al. Assessment of tissue oxygen saturation during a vascular occlusion test using near-infrared spectroscopy:the role of probe spacing and measurement site studied in healthy volunteers. Crit Care,2009,13(Suppl 5):S4.

5. Bezemer R,Ksremaker JM,Klijn E,et al. Simultaneous multi-depth assessment of tissue oxygen saturation in thenar and forearm using near-infrared spectroscopy during a simple cardiovascular challenge. Crit Care,2009,13(Suppl 5):S5.

6. Gomez H,Mesquida J,Simon P,et al. Characterization of tissue oxygen saturation and the vascular occlusion test:influence of measurement sites,probe sizes and deflation thresholds. Crit Care,2009,13(Suppl 5):S3.

7. Michard F,Boussat S,Chemla D,et al. Relation between respiratory changes in arterial pulse pressure and fluid responsiveness in septic patients with acute circulatory failure. *Am J Respir* Crit Care *Med*,2000,162:134-138.

8. Michard F,Teboul JL. Predicting fluid responsiveness in ICU patients:a critical analysis of the evidence. *Chest*,2002,121:2000-2008.

9. Berkenstadt H,Margalit N,Hadani M,et al. Stroke volume variation as a predictor of fluid responsiveness in patients undergoing brain surgery. *Anesth Analg*,2001,92:984-989.

10. Feissel M,Michard F,Mangin I,et al. Respiratory changes in aortic blood velocity as an indicator of fluid responsiveness in ventilated patients with septic shock. *Chest*,2001,119:867-873.

11. Cannesson M,Besnard C,Durand PG,et al. Relation between respiratory variations in pulse oximetry plethysmographic waveform amplitude and arterial pulse pressure in ventilated patients. Crit Care,2005,9:R562-R568.

12. Perel A. Assessing fluid responsiveness by the systolic pressure variation in mechanically ventilated patients:systolic pressure variation as a guide to fluid therapy in patients with sepsis-induced hypotension. *Anesthesiology*,1998,89:1309-1310.

13. Feissel M,Richard F,Faller JP,et al. The respiratory variation in inferior vena cava diameter as a guide to fluid therapy. *Intensive Care Med*,2004,30:1834-1837.

14. Vieillard-Baron A,Chergui K,Rabiller A. Superior vena cava collapsibility as a gauge of volume status in ventilated septic patients. *Intensive Care Med*,2004,30:1734-1739.

15. Thiel S,Kollef M,Isakow W. Non-invasive stroke measurement and passive leg raising predict volume responsiveness in medical ICU patients:an observational cohort study. Crit Care,2009,13:R111.

16. Monnet X,Teboul JL. Passive leg raising. *Intensive Care Med*,2008,34:659-663.

17. Magder SA,Georgiadis G,Cheong T. Respiratory variations in right atrial pressure predict response to fluid challenge. J Crit Care,1992,7:76-85.

18. Monnet X,Rienzo M,Osman D,et al. Passive leg raising predicts fluid responsiveness in the critically ill. Crit Care Med,2006,34:1402-1407.

19. Lopes RL,Oliveira MA,Pereira VOS,et al. Goal-directed fluid management based on pulse pressure variation monitoring during high-risk surgery:a pilot randomized controlled trial. Crit Care,2007,11:R100.

20. Pearse R,Dawson D,Fawcet J,et al. Early goal-directed therapy after major surgery reduces complications and duration of hospital stay. A randomised,controlled trial. Crit Care,2005,9:R687-R693.

第七篇

血流动力学支持

第四十章 容量管理

容量管理是重症医学的重要组成部分,通过血管内容量的干预措施,维持合适的心脏前负荷,以保证有效的心输出量和器官的血流灌注。重症患者往往存在容量过多或过少,同时由于自身血管调节功能障碍,心脏及其他器官功能储备有限,对容量耐受范围窄,所以常常表现为血流动力学不稳定,容易出现器官灌注不足、心功能不全和肺水肿、组织水肿等。总的容量管理原则为:首先要判断重症患者的容量状态,其次,评估患者的容量反应性,最后根据患者的容量状态和容量反应性制订容量调整方案。液体复苏是容量管理的核心内容,液体复苏的失败往往会导致重症患者发生多器官功能障碍综合征(MODS),甚至死亡。准确判断患者的容量状态以及液体复苏的剂量和时机是每位 ICU 医师都应该掌握的技能。然而,在液体复苏的判断和治疗时,临床医师经常会面临困惑与矛盾。可见,探讨重症患者的容量管理策略是十分重要和必要的。

第一节 容量状态的评价及监测

体液(body fluid)包括细胞内液和细胞外液。正常成年人的体液量约占体重 60%,其中细胞外液占总体液的 1/3,细胞内液占总体液的 2/3,细胞外液中约 3/4 分布于细胞间隙,称为组织间液或组织液;其余约 1/4 则在血管中不断循环流动,即为血浆。细胞在体内直接所处的环境即细胞外液,称之为内环境。内环境是细胞直接进行新陈代谢的场所,是细胞直接生活的环境。细胞代谢所需的氧气和各种营养物质只能从内环境中摄取,而细胞代谢产生的二氧化碳和代谢终末产物也需要直接排到细胞外液中,然后通过血液循环运输,由呼吸和排泄器官排出体外。内环境对于细胞的生存及维持细胞的正常生理功能非常重要。从物质在体内的运输和交换过程可以看出,血液循环正常地进行,就可以避免内环境中物质因不断地被细胞利用而耗竭,有助于维持内环境成分的相对恒定。内环境的稳态是细胞进行正常生命活动所必需的。

维持重症患者内环境稳态是容量管理的本质,对容量状态的准确评估则是容量管理的前提和基础。如何正确判断患者的容量状态常常困惑临床医师。患者容量状态的判断,即患者存在容量不足还是容量过多。一般先通过病史、症状、体征等重要的临床指标和信息来判断患者前负荷,但当上述临床指标无法准确判断患者前负荷时,需要进一步,甚至是有创性的检查和监测手段来判断,如压力指标(如中心静脉压)和容量指标(如全心舒张末期容积)。

一、容量状态

(一) 容量状态的定义

容量状态是指患者的心脏前负荷,前负荷是指心肌收缩之前所遇到的阻力或负荷,在细胞水平上是指心肌细胞收缩前的初长度,在器官水平指心室舒张末期容积。有效循环血量是指单位时间内在心血管系统中循环的血量,不包括贮存在肝脾淋巴窦内的血液,根据循环血量的多少将患者异常的容量状态分为低血容量状态和高血容量状态。低血容量是指血管内有效血量低于正常,高血容量状态是指血管内有效血量超过正常。

(二) 前负荷指标

临床上常用中心静脉导管监测中心静脉压,反映右心室舒张末期压,间接反映右心室的舒张末期容

436

积,可用 Swan-Ganz 肺动脉漂浮导管来测定肺动脉嵌顿压反映左心室舒张末期压力,间接反映左心室前负荷。目前,随着血流动力学监测手段的发展,可以通过直接监测胸腔内血容量、全心舒张末期容积等容积指标来直接反映患者的容量状态,同时每搏输出量变异率等来反映心脏前负荷。心室舒张末期容积等容量指标是反映心脏前负荷的直接指标,可以直观地反映心脏的容量状态,该指标可以通过超声、CT、核素扫描等方法获得,但需要在特定地点和特殊设备完成。由于患者病情危重,不宜搬动,在床边直接获得心室舒张末期容积有困难。

1. 右心房压力或中心静脉压(CVP) CVP 是反映右心前负荷的一项重要指标。正常值为 6～12mmHg。有效血容量不足可表现为 CVP 降低,高血容量状态时 CVP 往往偏高。但 CVP 除了受血容量的影响外,还受到其他因素的影响:①参考点的设置:CVP 测量的参考水平是否正确,因为参考位置的错误会影响 CVP 的测量值。通常公认的参考水平是在右心房,在 ICU 中更常简单易行的参考位置是在腋中线第 4 肋间,但这个参考位置在体位改变时与右房的关系也发生改变。②胸腔内压力对 CVP 的影响:CVP 的测量值实际上反映的是中心静脉相对于心脏周围的压力,或称之为跨壁压。心脏被胸膜腔所包围,并且胸膜腔压力随着呼吸周期大气压的变化而变化,仪器校零是相对于稳定的大气压而言,在呼气末,胸膜腔压力略低于大气压,CVP 的测量值才最接近跨壁压。然而用呼气末正压通气(PEEP)时,测得的CVP 总是高估了跨壁压;并且 PEEP 对 CVP 的影响还受到肺顺应性的影响,当肺顺应性下降时,气道内压力经肺传导到胸腔的亦较小,对 CVP 的影响也较小。③心脏瓣膜病变对 CVP 的影响:三尖瓣无狭窄和反流时,CVP 才能间接反映右室舒张末压力,反映右室舒张末容积。④心脏顺应性对 CVP 的影响:相同右室舒张末容积,若心脏顺应性下降,CVP 测量值明显升高。⑤CVP 测量存在个体差异。

2. 肺动脉嵌顿压(PAWP) 临床上,把 PAWP 作为评估肺毛细血管静水压和左心室前负荷的一项重要指标。PAWP 并不等同于肺毛细血管压,也不全等于左心前负荷。正常值为 8～12mmHg。有效血容量不足时,可表现为低肺动脉嵌顿压,高血容量状态时 PAWP 往往偏高。但 PAWP 除了受血容量的影响外,还受到其他因素的影响:①测量的准确性:通过典型肺动脉压、肺动脉嵌顿压波形或 PEEP 试验确定导管顶端位于Ⅲ区,此时肺血管内有持续血流,测定的 PAWP 才可反映左房压及左室舒张末压。②PAWP 的测量亦受到胸腔内压的影响。只有在呼气末呼吸肌肉处于舒张状态时,肺容积最小,此时胸腔内压力对 PAWP 影响最小,故此时测量 PAWP 较准确。而用力呼吸或呼吸困难时胸腔内压变化大,影响 PAWP 的测量,此时测量平均PAWP 可能比呼气末要准确。PEEP 不利于 PAWP 监测左室前负荷。高 PEEP(PEEP>15mmHg)使得肺血管塌陷,这时 PAWP 反映气道压。③二尖瓣狭窄可使 PAWP 升高,巨大左房黏液瘤也可升高 PAWP,主动脉瓣反流时,PAWP 小于 LVEDP。④此外,PAWP 还受到心脏顺应性的影响,相同的压力下心脏顺应性下降的患者,左室舒张末容积更小。⑤不同的患者之间 PAWP 存在很大的个体差异。

3. CVP 联合 PAWP 更有助于容量状态的判断 临床上在患有心肺疾病的重症患者,由于左室和右室功能情况不同,CVP 和 PAWP 相关性很差。例如在肺栓塞时,CVP 和肺动脉收缩、舒张压都升高,而 PAWP 因为血流减少而降低。由于临床上影响 CVP 和 PAWP 与心脏左右心室前负荷关系的因素众多,所以单凭某一特定的 CVP 或 PAWP 水平判断容量状态,显然是不合理的,应将临床存在的主要问题与 CVP、PAWP 和心功能的关系都考虑进去。例如一个心脏外科术后的患者,CVP 14mmHg 伴 PAWP 8mmHg,CI 只有 1.8L/(min·m²)。首先考虑的可能是左心充盈不足。然而,可能性更大的原因是由于右心充盈的受限。虽然左心充盈不足是事实,但是在该患者主要原因是患者的右心功能不全,并且右心不能将足够多的容量转移给左心。该患者右心可能处于心功能曲线的平台部分,并且进一步增加容量负荷并不会增加右心的输出,容量反应性差,因此不能增加左心输出量。虽然容量负荷可能会增加 PAWP,但是 PAWP 的增加可能只是因为右心的压力传递给左心,而实际上左心的容量没有任何改变。事实上,容量负荷可能会使情况变得更糟,因为它会增加心室壁的压力并且因此妨碍冠脉的血流,并将室间隔推向左侧,降低左心的顺应性,产生周围性水肿。因此在实际临床工作中应在了解病史的基础上,考虑到 CVP、PAWP 可能的影响因素,结合超声心动图、心输出量及容量反应性的判断,综合动态分析,解读压力监测指标所提供的临床意义。

(三)前负荷的影响因素

前负荷与静脉回流量有关,在一定范围内,静脉回流量增加,前负荷增加。静脉回心血量受心室舒张充盈时间和静脉回流速度的影响。心率增加时,舒张期缩短,充盈不完全,前负荷减少,反之亦然。静脉回流速度取决于外周静脉和心房、心室压之差,差值大,可促进静脉回流,增加心脏前负荷。影响静脉回流,进而影响前负荷的因素有:①瓣膜病变:如二、三尖瓣、主动脉瓣关闭不全可使容量负荷增加,二尖瓣、三尖瓣狭窄可使容量负荷降低;②内外分流性疾病:如房间隔、室间隔缺损、动脉导管未闭可使容量负荷增加;③血容量改变:如短时间内输入大量液体、甲亢、慢性贫血等可使容量负荷增加。大汗、腹泻、失血、液体分布异常等导致有效循环血量减少,使静脉回流减少、前负荷降低。失血、失液和液体分布异常是最常见的前负荷降低的原因。

二、低血容量状态

低血容量指的是细胞外液容量的减少,主要是指有效循环血容量减少。它分为绝对和相对血容量不足,前者指细胞外液的实际丢失量,后者指体液分布不均匀所导致的有效循环血量减少。有效循环血量明显降低和器官组织低灌注是休克的血流动力学特征,组织缺氧是休克的本质。随着对休克发病机制及病理生理认识的不断深入,休克的治疗目标已从19世纪的维持血压和组织灌注,扩展至改善微循环障碍及纠正氧代谢异常。

(一)病史

根据患者的病史及原发疾病的基本病理生理改变可大致判断患者的容量状态。低血容量后期表现主要有少尿、心动过速和低血压。大多数临床医师将血压、心率和尿量作为判断灌注是否充分的证据。然而,很多患者处于休克代偿状态,血流分配不均而生命体征却正常,但存在组织灌注不足。此时,在血压、心率和尿量均正常时停止补液治疗,患者就可能加重已经存在的基础疾病如全身性炎症反应综合征(SIRS)等,导致多脏器功能障碍综合征(MODS)的发生。显性失液和不显性失液都可以导致有效循环血量不足,由于低蛋白血症、感染等导致液体渗漏或丢失到第3间隙的隐性丢失常容易被忽视。此外,由于内源性或外源性因素造成血管扩张、血管通透性增加、血管内液体再分布也可引起有效循环血量不足(表40-1-1)。

表 40-1-1 低血容量状态的病因

细胞外液容量不足
脱水
胃肠道丢失(呕吐、胃管吸引、腹泻、造瘘口丢失)
肾脏丢失(利尿剂、渗透性利尿、非少尿型急性肾小管坏死、肾上腺功能不全)
腹膜丢失(外科引流)
皮肤丢失(烧伤、出汗)
出血(胃肠道、腹腔内和腹膜后)
钠和水摄入减少(禁食、禁饮)
体液再分布
低白蛋白血症和(或)静水压增加(肾病、营养不良、肝硬化、心衰)
血管通透性增加、血管扩张(感染、休克、创伤、烧伤、肝功能衰竭)
腹膜炎
胰腺炎
挤压伤
腹水
血管扩张剂

（二）症状和体征

根据容量多少程度而异。一般血容量减少<10%以内，由于反射性交感神经兴奋，周围血管床收缩，血压仍可维持或接近正常。血容量进一步减少（10%～25%），可出现明显体位性低血压。血容量更进一步减少，则上述代偿机制已不再能维持血压，患者出现明显休克，循环衰竭等症状。患者可能会存在有效血容量不足的直接证据：表现为心血管系统和肾脏对低血容量的代偿性反应，如血压降低、心率加快、口渴、皮肤湿冷、黏膜花斑、尿少等；也可能存在有效容量不足的间接证据：表现为血容量不足导致机体灌注不足、器官功能不全的失代偿表现（如意识障碍、肝肾功能不全等）。这些临床表现对低血容量有一定的诊断价值，但缺乏特异性，并且低血压等临床症状出现时已处于休克的失代偿期，治疗将明显滞后。体格检查最早可发现皮肤黏膜干燥，弹性减退，但在老年人不一定反映容量过低，颈静脉不易显露，皮肤黏膜受色素沉着的影响（表 40-1-2）。

表 40-1-2　低血容量状态的临床特征

脱水的征象

　皮肤干燥、弹性差

　口渴

　口干、舌面纵向皱褶

　腋下干燥

　眼窝深陷

　高钠血症、高蛋白血症、Hb/HCT 浓缩升高

循环系统的代偿性表现

　心动过速

　低血压

　血乳酸升高

　肢端湿冷

肾脏灌注下降

　浓缩尿（尿钠和尿氯浓度下降、高渗尿）、尿量减少

　血清 BUN 与血清肌酐比值升高（正常 10∶1，可升至 20∶1 或更高）

　低钾血症、代谢性碱中毒（呕吐患者最为明显）

其他脏器灌注下降表现

　神志改变（意识模糊、谵妄和昏迷）、肝酶升高、应激性溃疡

（三）实验室检查

实验室检查除可确诊低容量状态外，还可对病因识别提供帮助。血容量不足会引起抗利尿激素（ADH）释放增多、肾小管对钠的重吸收增多，从而导致水钠潴留，尿量减少，尿液最大限度地浓缩。患者尿 Na^+ 浓度常低于 10～15mmol/L，但凡由肾脏疾病、利尿剂应用、渗透性利尿、肾上腺皮质功能不全，以及某些合并代谢性碱中毒情况等，尿 Na^+ 浓度可>20mEq/L；尿渗透压>450mOsm/kgH$_2$O；血尿素氮/血肌酐比值常大于 20∶1。部分患者钠离子的重吸收增多是以钾离子从尿中排出增多为代价的，故而导致低钾血症，钾离子不足及远曲小管对钠的重吸收增加，会增加氢离子的排出，从而导致代谢性碱中毒。但如果是原发性肾脏疾病导致的血容量不足，则尿钠浓度不会降低，患者反而会有尿量增多及尿钠增多的表现，可能会导致误诊（表 40-1-2）。

三、高血容量状态

(一) 病史

明确的容量补充过多或存在导致细胞外液增多的原发病都有助于诊断高血容量。高血容量通常指伴有外周水肿、腹水或其他液体潴留的细胞外液的增多。血管内容量有可能减少、正常或增多。其常见的病因见表 40-1-3。

表 40-1-3　高血容量状态的病因

伴有血管内有效血容量减少
肝硬化伴腹水
肝前或肝后性门静脉高压伴有腹水
蛋白丢失性肠病引起低蛋白血症,营养不良,肾病综合征
充血性心力衰竭
伴有血管内容量增加
钠摄入过多
钠储存增加
肾功能不全(特别是肾小管疾病)
醛固酮增多症,皮质醇增多症
肾素、血管紧张素分泌增加
药物(皮质醇、部分抗高血压药物)

(二) 症状和体征

水肿是细胞外液容量增多的一个主要特征。但水肿不一定提示血管内容量增多。有可能腹胀,发现肺水肿,听诊可以有啰音以及哮鸣音,肝脾肿大及组织水肿等。

(三) 实验室检查

通过血液生化学检查,可了解患者有无肝、肾功能异常和低蛋白血症,明确部分高血容量状态的病因,结合某些激素水平的测定,还可发现有无内分泌异常。血浆脑钠肽(brain natriuretic peptide,BNP)的分泌受心室被牵张程度和心室内压力调节。心室受牵张越重,心室内压力越高,则 BNP 分泌越多。因此,其可用于心力衰竭所致容量过负荷的诊断。但对于肾衰患者,其基线 BNP 水平也可升高,因此观察 BNP 的动态变化趋势更有意义。

第二节　评估容量反应性

一、重症患者容量反应性的评价

绝对或相对容量不足是导致急性循环衰竭或组织灌注不足的常见原因,液体复苏是恢复有效循环血量改善组织灌注的重要手段。早期液体复苏在休克治疗中具有重要临床意义,但重症患者往往存在微血管壁通透性增加,血浆胶体渗透压下降等情况,易导致血管内外液体交换失衡而发生组织水肿。然而,在 ICU 环境,约一半的重症患者因各种原因导致容量反应性差,大量的液体正平衡可能导致毛细血管静水压升高,此时液体复苏不仅不能改善有效循环血量及组织灌注,还可能导致组织水肿加重,严重时发生肺水肿和呼吸衰竭。可见,容量状态和容量反应性的评估对危重患者的循环支持至关重要。

(一)容量反应性定义

容量状态和容量反应性密切相关,但又不能直接代表容量反应性。容量反应性受到静脉回流和心功能两方面的制约。容量反应性是反映扩容后的效果,即前负荷的储备,是前负荷与心功能状况的综合反应。扩容治疗后心输出量(CO)或每搏输出量(SV)较前明显增加(≥10%~15%)提示容量反应性良好。根据 Frank-Starling 定律,心脏具有异长自身调节的能力。当左右心室均处于心功能曲线上升支时,通过液体复苏增加心脏前负荷,能够提高心输出量,改善组织灌注,即容量反应性好。而如果任何一个心室处于心功能曲线平台期时,增加心脏前负荷也难以进一步增加心输出量,液体复苏难以获益反而可能带来肺水肿等容量过负荷的危害。容量反应性良好是液体复苏的最基本前提。

(二)评估患者容量反应性时机

临床上,当对是否液体复苏存在困惑时,患者的容量状态及容量反应性的评估显得尤为重要。当患者明确存在大量失血或失液,容量状态明显不足需要液体复苏时,常见的临床指标(如心率、血压等)就能反映患者的血流动力学不稳定状态。当患者高度怀疑存在感染性休克或在感染性休克初期,临床上需要立即按照早期目标导向治疗(early goal-directed therapy,EGDT)的原则进行液体复苏。当患者经过积极液体复苏仍存在组织灌注不良表现:收缩压(SAP)<90mmHg(或之前高血压患者血压下降>40mmHg)、尿量<0.5ml/(kg·h)持续至少1小时、心动过速(HR>100次/分)、乳酸(Lac)>2.0mmol/L、四肢冰冷、皮肤花斑、仍需血管活性药物维持血压[多巴胺>5μg/(kg·min)或去甲肾]、中心静脉血氧饱和度(ScvO$_2$)<70%、氮质血症时,主管医师根据患者情况[如 CI<2.5L/(min·m^2)、DO$_2$<600ml/(min·m^2)、CVP<8~12mmHg 或机械通气患者 12~15mmHg;PAWP<18mmHg 和氧合指数>100mmHg 等],为明确患者的容量反应性,尝试提高心输出量、增加氧供、避免无效补液的风险(尤其在需要适当限液的患者如合并ARDS 或肾功能不全及老年患者),而决定进行评估危重患者容量状态和容量反应性,避免无效的扩容及其带来的不利影响。

二、如何评估容量反应性

(一)静态前负荷指标

1. 心脏压力负荷指标 以压力指标反映前负荷可能受到胸腔内压、胸廓及肺顺应性、心率、心肌顺应性、心脏瓣膜病及心室间相互作用等多种因素的影响。中心静脉压(CVP)和肺动脉嵌顿压(PAWP)是临床容量状态和容量反应性的常用指标。CVP 可以近似于右房压(RAP),是反映右心压力负荷和血管内容量的指标。PAWP 反映左室舒张末压,曾一度被认为是左心前负荷的"金标准"。

心脏压力负荷指标预测容量反应性的能力倍受质疑。单纯以基础 CVP 或 PAWP 评估容量反应性并不可行,不存在一个特定的 CVP 或 PAWP 的阈值来有效地预测容量反应性。目前临床上严重感染和感性休克的 EGDT 中,以 CVP 8~12mmHg、PAWP 12~15mmHg 为液体复苏治疗的指导目标,但仍缺乏大规模临床试验的验证。以给定的 CVP 或 PAWP 具体数值作为液体复苏的目标仍值得商榷。

2. 心脏容积负荷指标 随着血流动力学监测手段的不断进步,人们一直在寻找简单可靠的指标或方法来准确地评估患者的容量状态及容量反应性,以提高液体复苏的有效性。心脏的前负荷是容积而不是压力,理论上,容积指标比压力指标能更直接和准确地反映前负荷。常用的指标有右室舒张末容积指数(right ventricular end-diastolic volume index,RVEDVI)、左室舒张末面积指数(left ventricular end-diastolic area index,LVEDAI)、胸腔内血容积指数(intrathoracic blood volume index,ITBVI)和全心舒张末血容积指数(global end-diastolic volume index,GEDVI)等。

心脏容积负荷指标判断容量状态和容量反应性的价值目前仍然有争议。RVEDVI 为右心室前负荷指标。研究显示,RVEDVI 与心输出量相关性良好,但用以预测容量反应性仍无定论。右室功能不全可能会限制患者的容量反应性,此时,左室前负荷指标(如 LVEDAI)可能是评估容量反应性的良好指标。

前负荷反映的是患者的容量状态,就个体而言,前负荷越低,容量反应性越好;反之,前负荷数值越高,容量反应性越差。就大多数个体而言,当前负荷数值超出正常范围的上限或下限时,可能对于预测其容量反应性有实用价值。就群体而言,不同个体心功能曲线是不同的,单个静态的前负荷指标就可能落在心功能曲线的上升支或平台支,由于心功能曲线具有个体差异性,仅就某一给定的静态前负荷参数(无论压力或容积),往往难以有效地区分出心脏是处于心功能曲线的上升支或平台支,因此难以对单个患者的容量反应性作出精确的预测。

(二) 动态前负荷指标

所谓动态前负荷指标是指通过一个可控、可逆的方法诱导前负荷改变,从而观察心脏对该变化的反应性。目前认为,动态前负荷指标预测容量反应性的灵敏度和特异度均明显优于静态前负荷指标。

1. 心肺交互作用相关的动态前负荷参数 心肺交互作用相关的动态前负荷参数,是根据心肺交互作用的机制来评估容量状态并判断容量反应性的指标。心脏位于胸腔内,胸腔内压力的变化可导致心输出量的变化。自主吸气时,胸腔内压力下降,CVP下降,回心血量增加,心输出量增加,而当心脏处于心功能曲线的上升支时,这种效应更加明显。而正压通气吸气时,胸腔内压增加,回心血量减少,右室每搏输出量减少,同时跨肺压增加,左室后负荷减少,左室每搏输出量增加。因此,临床上通过监测呼吸过程中CVP、每搏输出量的变化幅度,就可以判断患者的前负荷储备,预测容量反应性。

(1)SVV、SPV以及PPV:目前临床常用的动态前负荷参数包括收缩压变异(SPV)、脉压变异(PPV)和每搏输出量变异(SVV)等。SVV和PPV指通过记录单位时间内每次心脏搏动时的每搏输出量或脉压,计算它们在该段时间内的变异程度。机械通气时以呼气末的收缩压作为参考值,呼吸周期中收缩压最大值与最小值的差值定义为SPV。PPV界值在$10\%\sim15\%$之间时,预测容量反应性的ROC面积在$0.85\sim0.98$。SVV和PPV数值越大,提示患者容量反应性越好。上述指标对于患者容量反应性有良好的预测价值。

(2)超声测量主动脉血流速评价:心脏超声能够评估患者的容量状态和容量反应性,是传统有创血流动力学监测评估的有益补充,并有可能比之更加准确。经食管超声心动图(trans esophageal echocardiography,TEE)可以提供理想图像,比经胸心脏超声更准确地评估心内流量、心肺相互作用、上腔静脉的变异度等。应用食管多普勒探头直接测量降主动脉峰流速的呼吸变化率可以预测容量反应性,经胸超声获得的主动脉峰流速呼吸变化率在估测容量反应性、评估心脏前负荷储备时优于PPV和SPV。无论应用经食管超声测量的主动脉流速还是经胸超声测量的主动脉血流速度积分呼吸变化率均可高度准确预测容量反应性。

(3)上腔静脉塌陷指数、下腔静脉膨胀指数:目前临床常用上腔静脉塌陷指数(collapsibility index of superior vena cava,SVC-CI)和下腔静脉膨胀指数(distensibility index of inferior vena cava,dIVC)。SVC-CI和dIVC是机械通气过程中呼吸对腔静脉几何形态影响的指标,也能较好地评估患者的容量反应性。由于SVC-CI和dIVC主要取决于血管的直径而不是SV的周期性变化,理论上SVC-CI和dIVC对心律失常自主呼吸的患者的容量反应性有预测价值。

(4)呼气末屏气试验:呼气末屏气试验的原理是机械通气时,长按呼气保持键(15秒)消除吸气时胸腔内压力增加对静脉回流的影响,增加心室前负荷,相当于一种容量负荷试验,对患者的容量反应性有良好的预测价值。该试验不受心律失常的影响。但其主要局限性是自主呼吸明显的患者可能无法耐受长达15秒的屏气。呼气末屏气试验是一种应用前景广阔的容量反应性评估方法,但仍需要大规模研究证实。

2. 容量负荷试验 容量负荷试验简便易行,对患者的容量反应性有一定预测价值。传统的容量负荷试验是由Weil和Henning等提出的,CVP、PAWP遵循"2-5"、"3-7"法则,以检验心脏对容量的反应性。近几年也出现了一些改进后的容量负荷试验,包括在液体的类型、液体输注的速度、终止的目标等方面。

容量负荷试验的风险在于可能需要额外增加容量来判断心脏的反应,对于容量反应性差的患者,可能面临肺水肿的风险。

3. 被动抬腿试验 被动抬腿试验(passive leg raising,PLR)对于容量反应性的预测很有价值,具有可逆性、可重复性、不需要额外增加容量,不受自主呼吸和心律失常等因素影响的优点。PLR 效应的可逆性增加了其操作的安全性,但是其效应的短暂性,从技术上要求能够实时监测心输出量的变化。目前临床可采用食管超声监测主动脉血流流速的变化,也可通过 PiCCO 实时监测 SV 的变化及脉压的变化来预测容量反应性,其中 PLR-主动脉血流速变化(PLR-induced aortic blood flow,PLR-ΔABF)的容量反应性预测价值最好,研究显示 PLR-ΔABF>10% 其 ROC 面积在 0.91~0.96。

三、影响容量反应性评估的因素

(一)容量反应性调节的生理基础

心功能曲线和静脉回流曲线分别反映心脏功能和外周血管阻力对心输出量的影响。心脏功能指心脏的泵血能力,即心脏将回流的血液泵出的能力,受心脏的前负荷、后负荷及心肌收缩力的影响。心功能曲线可以很好地反映心脏功能,其横轴为肺动脉嵌顿压,纵轴为左室每搏功指数,在一定范围内,随肺动脉嵌顿压升高,左室每搏功指数逐渐升高,即曲线的上升支;当肺动脉嵌顿压达到一定水平后,肺动脉嵌顿压升高,左室每搏功指数维持相对稳定,即曲线的平台支。而静脉回流的多少取决于右房压、周围血管与右心房之间血管的阻力,以及平均体循环充盈压的大小。在静脉回流曲线上,当心输出量为零时所对应的右心房压力为平均体循环充盈压,是推动血液回流到心脏的动力,受血容量和血管床容积即应激容量和非应激容量的影响。右房压受心脏泵血和静脉回流的共同调节,心脏泵血和静脉回流在同一右心房压力水平上进行,故心功能曲线和静脉回流曲线可以在同一坐标轴上描记(图 40-2-1)。综合考虑心脏和血管系统的作用,容量反应性受心肌收缩力、血容量及血管阻力的影响。

1. 心肌收缩力和心脏功能 心肌收缩力的变化直接影响心功能曲线的位置,从而影响患者的容量反应性。当患者心肌收缩力增加时,心功能曲线向左上方移动,与静脉回流曲线的交点同时向左上方偏移,最终导致心输出量、静脉回心血量的增加和右房压的下降;当心肌收缩力降低时,则发生相反的变化(图 40-2-2)。应用影响心肌收缩的血管活性药物,患者的容量反应性可能会相应的发生改变。如肾上腺素、多巴酚丁胺等增加心肌收缩力,心功能曲线向左上方移动,容量反应性可能改善。

2. 血容量和静脉回流 充足的血容量是保证有效循环血量的基本前提。在心肌收缩力、周围血管阻力均不改变的

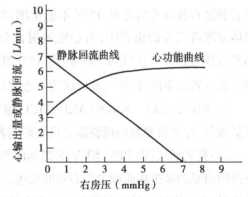

图 40-2-1 容量反应性的影响因素

前提下,给予液体复苏增加血容量,血容量和血管内容积之间相互关系发生改变,应激容量增加,平均体循环充盈压增加,静脉回流曲线向右上方移动,与心功能曲线的交点同时也向右上方移位(图 40-2-3)。而应用缩血管药物在收缩小动脉的同时,对全身静脉血管也有一定的收缩作用,导致血管床容积减少,应激容量增加,平均体循环充盈压增加,促进静脉回流,类似"内源性补液"。此时静脉回流曲线向右上方移动,容量反应性反而降低。

3. 小动脉阻力 小动脉阻力的变化可引起心脏和血管系统均相应发生改变,导致心功能曲线和静脉回流曲线同时移动,机制更为复杂。在心肌收缩力及血容量均不改变的前提下,小动脉的阻力增加,心脏的后负荷提高,心脏泵出的血液相应地减少,此时,心功能曲线向右下方移动,心输出量降低,静脉回流减少,静脉回流曲线向左下方移动,心功能曲线和静脉回流曲线在新的位置重新建立平衡(图 40-2-4)。重症

患者常合并心功能不全,心脏后负荷增加的同时,心功能曲线和静脉回流曲线均向下移动,容量反应性将受到影响。

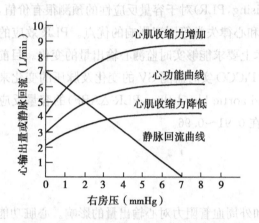

图 40-2-2 心肌收缩力对容量反应性的影响

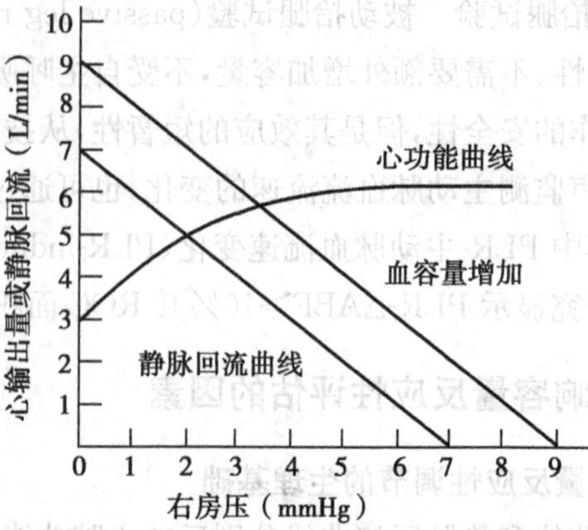

图 40-2-3 血容量对容量反应性的影响

(二)影响容量反应性监测的临床因素

1. 右心功能不全和肺源性心脏病　部分 ICU 患者存在显著的右心室功能不全(或急性肺源性心脏病),PPV,SVV 的增高可能来源于呼吸机送气过程中导致右心室后负荷的增高,没有容量反应性的患者可以有较高的 PPV,SVV 数值(即假阳性)。所以右心室功能不全(或急性肺源性心脏病)的患者即使 PPV 明显增高,也并不意味着对容量有反应性。对于合并肺动脉高压的心脏手术后早期的患者和脓毒性休克的患者,PPV 不能预测容量反应性。对液体复苏有反应的患者中,右心室的射血分数没有下降,而对液体复苏没有反应的患者中,有 44% 的患者有右心室

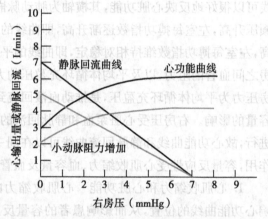

图 40-2-4 小动脉阻力对容量反应性的影响

的射血分数的下降,推测可能原因为右心室功能的不全导致了 PPV 预测容量反应性准确性明显下降。

2. ARDS/ALI　ARDS/ALI 是 ICU 最常见的综合征之一,其独特的机械通气特点如高频通气、小潮气量通气、呼吸机参数的调整都会显著影响容量反应性监测指标。

(1)高频通气:以 PPV、SVV 为指标的前负荷反应性是依赖于以下的假设:呼吸机的送气导致右心室每搏输出量的减少从而减少左心室的充盈。如果采用高频通气,可能会在相同的呼吸周期内出现以下两种情况:右心室输出量的下降和左心室充盈的减少。所以,即使双心室都有前负荷反应性,但由于高频通气导致每搏输出量的变化非常小,所以 PPV 或 SVV 的值也偏低。伴随着呼吸频率的增加,PPV 从 21%(18%~31%)降至 4%(0~6%),PPV 值在心率/呼吸的比值小于 3.6 时变得几乎非常微小。所以在高频率通气的情况下,PPV 预测容量反应性的准确性很差。

(2)小潮气量:潮气量可以影响容量反应性监测指标。VT>8ml/kg 时,容量反应性监测指标(PPV,SVV,SPV)对容量反应性具有较高的预测价值。相反,VT<8ml/kg 时,PPV,SVV,SPV 对容量反应性的预测价值显著下降。研究证实,高潮气量时 PPV,SVV,SPV 都明显升高,而在 VT 6ml/kg、PEEP 13cmH_2O 设置下,除了 PPV(ROC 曲线面积仍达到 0.875),SVV,SPV 都明显降低了预测容量反应性的准确性。在 ALI 机械通气采用小潮气量高 PEEP 时,除了 PPV,其他的功能血流动力参数不能准确预测容量反应性。

(3)气道驱动压:气道驱动压(平台压-PEEP)也可以影响容量反应性监测的准确性。在一项评价

PPV与预测机械通气患者的容量反应性的研究中,以每搏输出量指数增加15%为判断阈值,57名机械通气患者中有41名对容量复苏有反应,而这41名患者中又有30名患者的PPV<13%,进一步分析发现,这30名患者的气道驱动压≤20cmH$_2$O,多因素回归分析也显示气道驱动压是预测PPV<13%患者仍有容量反应性的独立的危险因素。所以对于机械通气患者,如果气道驱动压≤20cmH$_2$O时,PPV<13%不能排除患者没有容量反应性。

3. 腹腔内压增高 腹内压增高也是ICU中常见的一种症状,现在的研究发现,腹内压增高时,PPV或SVV预测容量反应性准确性会下降或判断的阈值要发生改变。研究还发现,腹腔内压≥16mmHg是预测被动抬腿试验失败的独立预测参数。所以这个研究说明,无论是重症患者还是腹腔内压增高的患者,PPV的阈值在不同的患者或不同的状况下都可能需要调整。SVV和PPV在腹腔内压增高的患者中仍能准确地预测容量反应性,但是具体的阈值可能会随着腹腔内压增高的不同程度而变化。在腹腔内压增高时,如果PPV仍以12%作为判断液体有无反应性的阈值是错误的,但是具体的阈值还需要进一步探讨。

4. 血管活性药物的影响 血管活性药物是休克重要的循环支持手段,目的是改善血流动力学状态、恢复组织器官灌注、逆转器官功能损害。鉴于不同类型血管活性药物的作用机制不同,其对容量反应性的影响也截然不同。

(1)去甲肾上腺素:去甲肾上腺素为休克时常用血管活性药物,尤其为感染性休克的一线用药,使用去甲肾上腺素后可能降低患者容量反应性。除作用于外周阻力血管的α肾上腺素受体外,也可针对静脉壁的α受体起激动作用,即在收缩静脉血管的同时,从静脉系统募集血液,增加静脉回流从而提高心输出量。有临床研究证实,存在容量反应性的感染性休克患者,加大去甲肾上腺素用量可以增加静脉回流,增加心脏前负荷,容量反应性明显受到影响,部分患者甚至从有容量反应性变为无容量反应性。其他缩血管药物对患者容量反应性影响的相关报道较少,需进一步研究证实。有学者就利用失血性休克犬的模型研究了去甲肾上腺素对PPV和SPV的影响。去甲肾上腺素能在无充分液体复苏的情况下显著降低上述两项指标的数值,掩盖血管内容量缺乏的真实情况。可能是由于去甲肾上腺素改变血流分布,增加了有效循环血量,及其增加外周阻力的效应使PPV和SPV降低。总之,对重症患者使用血管活性药物,特别是在剂量发生改变的时候,对于PPV和SVV的解读要慎之又慎,绝不能按照常规的阈值进行容量反应性的预测。

(2)多巴酚丁胺:多巴酚丁胺作为正性肌力药物在临床工作中广泛使用,它改变心功能曲线位置,改善患者的容量反应性。多巴酚丁胺明显提高心肌收缩力,导致心输出量增加,心功能曲线上移,在静脉回流曲线不变的前提下,两条曲线的交点随之上移,即同样的前负荷下心输出量增加。此时,患者心功能状态可能由平台支下移至上升支,即原本容量无反应性的患者在应用正性肌力药物后可能变为容量有反应性,但目前仍缺乏相关的研究。

(3)硝酸甘油:硝酸甘油在扩张静脉的同时,对冠状动脉也有一定的扩张作用,使硝酸甘油在对合并有心肌供血不足的危重病患者中起到非常重要的作用。硝酸甘油扩张静脉,引起应激容量减少,平均体循环充盈压降低,回心血量减少,心输出量可能降低。应用硝酸甘油后,患者静脉回流曲线向左下方移位,与心功能曲线的交点同时向左下方移动,使得心脏泵血从心功能曲线的平台支回落至上升支,此时予以液体复苏,增加回心血量和心输出量,容量反应性可能改善。然而,硝酸甘油对容量反应性的改善作用尚需有关研究加以证实。

综上所述,随着容量反应性监测在临床中的广泛应用,其局限性也正在被广大的医务人员所认识。只有更清晰、更透彻地了解其局限性,临床工作者才能根据患者的实际情况对容量反应性监测指标作出科学地解读和正确地处理。尽管容量反应性监测指标存在一定的局限性,但仍然是目前血流动力学监测和判断容量反应性最重要的手段之一。

第三节 容量状态的调整

一、低血容量状态的液体复苏

（一）液体复苏的时机

目前有关液体复苏开始的时间是液体复苏研究的热点和难点之一,特别是失血性休克,对于少于30分钟的院前转运患者,液体复苏并不能改善预后,最好的策略是控制出血,尽快转运。大量有关失血性休克模型的实验室研究显示,积极的液体复苏增加出血和死亡率;有几项研究显示,增加血压可使已形成的血栓受到破坏,引起进一步出血,而且大量晶体液输注增加血流速度,稀释凝血因子,也使出血增加。因而对于出血原因尚未得到控制的患者,推荐需进行延迟复苏。有研究者认为,在出血发生后,尤其是休克期,骨骼肌、皮肤及内脏血管代偿性收缩,就可以维持重要脏器的临界灌注压,而大量液体复苏会降低存活率。但对于感染性休克,则宜尽可能早地进行液体复苏。大量研究表明,早期目标导向治疗(EGDT)可以明显改善全身性感染和感染性休克患者的组织灌注指标,降低病死率。

（二）休克复苏不同阶段的目标

根据休克复苏治疗的阶段和目标的不同,大致可将休克的复苏治疗过程分为 ABC、DE 和 F 等 3 个阶段(表 40-3-1),分别以纠正血流动力学紊乱、氧代谢紊乱和防止多器官功能障碍综合征(MODS)为目的,因此,也可将复苏治疗的 3 个阶段称为血流动力学恢复阶段、氧代谢恢复阶段和 MODS 防治阶段。

表 40-3-1 休克复苏各阶段的病理生理特征及目标

休克复苏阶段	病理生理特征	阶段目标	具体目标
ABC 阶段	血流动力学不稳定	血流动力学稳定	心率<90 次/分钟
血流动力学恢复阶段	全身器官均存在缺氧		动脉收缩压>120mmHg
			平均动脉压>80mmHg
			尿量>50ml/小时
			四肢温暖
			动脉血气正常
DE 阶段	血流动力学稳定	纠正氧代谢紊乱	氧输送>600ml/(min·m²)
氧代谢恢复阶段	内脏器官仍存在氧债		氧摄取率<30%
			动脉血乳酸正常
			混合静脉血氧饱和度>65%
			混合静脉血氧分压>35mmHg
			胃黏膜 pH>7.35
F 阶段	血流动力学稳定	防止发生 MODS	恢复炎症反应平衡
MODS 防治阶段	氧代谢紊乱基本纠正		抑制肠道毒素/细菌移位
	机体炎症反应激活		避免再灌注损伤
	肠道毒素/细菌移位		
	缺血再灌注损伤		

（三）液体复苏治疗目标的监测

传统复苏的最终目标是心率、血压、尿量恢复正常。根据患者的神志状态、口渴程度、尿量等指标进行评估,另外收缩压、中心静脉压、肺动脉嵌顿压等血流动力学指标亦可作为判断标准之一,同时也可反映心脏的前负荷。另外,血红蛋白水平及血细胞比容在判断出血量及输血量是否合适时也较为可靠。然而,在满足上述目标后,仍存在组织低灌注,长时间的低灌注可导致 MODS。目前,很多研究对多种复苏指标进行探讨,寻求判定复苏终点的最佳指标,包括 CO 和氧耗、心输出量指数(cardiac output index,CI)> 4.5ml/(min·m²)、氧输送(oxygen delivery,DO₂)>600ml/(min·m²)、氧消耗(oxygen consumption,VO₂)>166ml/(min·m²)、酸碱平衡、血乳酸值和特殊器官的监测等。最新研究指出,休克患者在全身血流动力学纠正之后,仍然出现死亡或出现多脏器功能衰竭,很大一部分原因是与微循环未得到纠正有关,微循环监测为休克复苏评估提供新的指标。

1. 心输出量监测 心输出量的监测可以准确了解心功能的情况,对于循环管理非常重要,特别是指导重症患者如何进行合理补液治疗,以及正性肌力药物或血管活性药物的使用有指导价值。通过肺动脉漂浮导管(Swan-Ganz 导管,PAC)可以获得大量血流动力学和氧输送相关信息,对危重患者的滴定式循环支持提供监测依据。PAC 为临床上监测血流动力学的主要方法之一,血流动力学监测的"金标准"。但肺动脉导管有一些缺点难以克服如操作复杂,需要富有经验的医师进行;放置时间不宜过长,一般不超过72 小时,对于重症患者的抢救不利。

近年来,微创甚至无创测定心输出量的方法不断出现,希望能够代替传统的肺动脉导管测定心输出量以及其他指标。目前主要有下列一些方法:脉搏指导连续心输出量监测(PiCCO)、胸壁阻抗法、电抗法(NICOM)、超声多普勒法、食管超声法(TEE)、部分 CO₂ 重吸收法(NICO)等。在术中、术后循环监测、休克患者血流动力学类型判断、患者容量状态判断、心功能状态和指导液体复苏等方面具有一定前景和优势。

2. DO₂、VO₂ 氧输送(DO₂)指单位时间内由左心室向全身组织输送氧的总量,或者说是单位时间内动脉系统向全身输送氧的总量,氧输送取决于心输出量指数(CI)、血红蛋白(Hb)含量和肺氧合功能[动脉血氧分压(PaO₂)和动脉血氧饱和度(SaO₂)],受循环、血液及呼吸系统的影响。氧耗(VO₂)指单位时间内组织细胞实际消耗氧的量,代表全身氧利用的情况,但并不能代表组织对氧的实际需要量(计算公式中混合静脉血氧含量反映经过组织代谢后循环血液中所剩余的氧,混合静脉血来自肺动脉)。氧消耗只是说明组织实际获得并利用的氧,并不一定代表组织对氧的实际需求量,后者就是氧需求,代表机体为维持有氧代谢对氧的需求量,反映了机体的代谢状态,但是氧需求的临床监测较为困难,正常情况下等于氧消耗。

任何休克所导致最终的后果都是组织缺氧,组织缺氧是组织所得到的氧供应和氧消耗不匹配造成细胞水平的氧代谢异常,最终使得线粒体中发生的有氧代谢不能充分进行,从而引起受累脏器的功能受影响。若这种影响尚处于代偿范围内,则不会发生功能障碍,一旦缺氧继续加重,则会造成相应脏器功能障碍,甚至导致多脏器功能不全。

3. 混合静脉血氧饱和度(SvO₂)和中心静脉血氧饱和度(ScvO₂) 混合静脉血进行血气分析,可以反映全身氧代谢状况,指导危重患者的休克复苏。混合静脉血是指从全身各组织回流并经过均匀混合后的静脉血。从肺动脉内取得的血是理想的混合静脉血标本。通过 Swan-Ganz 导管可以获得混合静脉血标本。混合静脉血氧饱和度(SvO₂)反映组织器官摄取氧的状态。当全身氧输送降低或全身氧需求超过氧输送时,SvO₂ 降低,提示机体无氧代谢增加。但当组织器官氧利用障碍或微血管分流增加时,可导致 SvO₂ 升高,尽管此时组织的氧需求量仍可能增加。在休克早期,全身组织的灌注已经发生改变,即使血压、心率、尿量和中心静脉压仍处于正常范围,此时可能已出现 SvO₂ 降低,提示 SvO₂ 能较早发现病情的变化。在休克早期,当 SaO₂、Hgb、CI 没有下降以前,若存在组织氧消耗的增加,即 VO₂ 明显增高时,可以出现 SvO₂ 的明显下降,所以,用 SvO₂ 反映氧的供应和氧的消耗之间的平衡关系比 SaO₂、CI 的变化更为敏感,能够在早期发现组织缺氧的存在,因此,SvO₂ 被认为比传统的血流动力学指标更为敏感和优越。

中心静脉血氧饱和度(ScvO₂)与 SvO₂ 有一定的相关性,在临床上更具可操作性,虽然测量的 ScvO₂ 值要比 SvO₂ 值高 5%~15%,但它们所代表的趋势是相同的,可以反映组织灌注状态。SvO₂ 必须通过取得肺动脉导管的肺动脉内的血液才能获得,因此在临床上的实际应用受到一定的限制。近年来,诸多研究表明,中心静脉血氧饱和度($ScvO_2$)和SvO_2数值相近,并具有良好的相关性,可以用来替代SvO_2。测定$ScvO_2$可以从颈内静脉或锁骨下静脉中取血,此时导管的顶端位于上腔静脉或近心房开口处。

$SvO_2/ScvO_2$主要用于急性心功能不全、各型休克尤其是感染性休克、多脏器功能不全时的氧利用监测。由于机体的储备功能,通常SvO_2是稳定在一定范围内的。SvO_2下降表明存在组织无氧代谢,临床上可能发现出现乳酸酸中毒。一般认为,$SvO_2 < 60\%$说明已出现机体对缺氧的代偿,$< 50\%$说明发生了无氧代谢和酸中毒,$< 40\%$说明机体对缺氧的代偿能力已达到极限,$< 30\%$提示患者预后极差,濒临死亡。此时,相应的处理方法包括通过输液扩容、正性肌力药物等方法增加心输出量,降低体温以降低高代谢导致的过度氧消耗,充分镇静镇痛、机械通气也可以减轻患者的呼吸做功以减少氧需求和氧消耗。SvO_2超过正常范围可能的原因包括:氧供应增加、氧需求减少或者组织不能利用氧,严重的感染性休克患者细胞功能严重障碍,无法利用氧,可见于各种重症以及终末期患者。

4. 胃黏膜 pH(pHi) 胃黏膜 pHi 是一种无创的连续监测组织灌注和氧合状态的较好方法,能够早期获知可能存在的组织氧合障碍,有助于休克的早期诊断及及时处理。胃肠黏膜是对缺氧最为敏感,也是最早受到损害的脏器,而且复苏治疗的延迟会造成胃肠黏膜功能的恢复非常迟钝。胃肠道是应激反应时最容易受到打击的一个器官。测量胃肠黏膜组织内的酸度 pHi 可成为反映其灌注和氧代谢的替代指标。同时,pHi 也是复苏后最后恢复组织灌注的部位。胃黏膜缺氧是否存在可以用来判断是否存在早期全身缺血缺氧的重要依据,同时也是反映复苏治疗效果的重要工具。由于缺氧可以导致组织无氧代谢增加,发生乳酸堆积和酸中毒,因此出现局部组织 pH 下降,所以通过监测脏器、组织是否出现酸中毒以及其程度就能反映组织的无氧代谢,即缺氧状态。

相比其他方法,pHi 监测能更敏感、更可靠地反映组织氧合和代谢状况。组织乃至细胞水平缺氧状态的及时监测是重症监护的重要目标,但目前临床上常用的一些手段,比如SvO_2、乳酸等都存在一些问题:SvO_2需要进行肺动脉导管的安置,连续监测需要特殊设备、费用昂贵而且有一定的风险和并发症;乳酸是反映无氧代谢的良好指标,具有良好的敏感性,但反映的主要是全身总体情况,对局部组织缺氧缺乏敏感性,在循环衰竭的休克早期,乳酸也可以正常。机体缺血缺氧较为局限时,往往仅表现在胃肠道,测定胃黏膜 pHi 可以获知胃肠道组织氧合状况,有利于早期甄别较为隐蔽的代偿性休克,为早期液体复苏创造最佳时机,提高复苏成功率,减少多脏器功能不全的发生,降低休克的病死率。pHi 可以及时准确地评估危重患者的病情程度,可以作为危重患者转归的有效预测指标,也可以用来监测治疗是否有效。

5. 血乳酸 血乳酸可正确地判断休克的严重程度,预测死亡率和评估对液体复苏的反应。因其能直接反映无氧代谢,也可作为机体低灌注的指标,乳酸水平升高提示氧需增加。有研究表明,以血乳酸正常化作为复苏充分的标志,要优于 MAP 和尿量,也较 DO_2、VO_2 和 CI 为好。作为缺氧或无氧代谢的指标,乳酸增高的敏感性非常好。一旦发生组织低灌注或休克等缺氧状况,休克发生时,特别是感染性休克,炎症介质大量释放、微循环功能障碍等原因造成组织低灌注,细胞内正常的有氧代谢障碍,无氧代谢明显增加以代偿氧耗量的增加及氧供应的不足,由丙酮酸参与的需氧三羧酸循环减少,无氧糖酵解增加,造成乳酸产生增加,乳酸水平立即增高。当组织灌注好转,乳酸水平随之下降,一般会早于生命体征各指标的好转。组织缺氧使乳酸生成增加。在常规血流动力学监测指标改变之前,组织低灌注与缺氧已经存在,乳酸水平已经升高。研究表明,血乳酸持续升高与急性生理和慢性健康评分(APACHE Ⅱ)评分密切相关,感染性休克时若血乳酸 $> 4mmol/L$,病死率达 80%,因此,乳酸可作为评价疾病严重程度及预后的指标之一。

动态观察血乳酸水平的变化尤为重要,监测患者血乳酸清除率可以更好反映患者预后。仅以血乳酸浓度尚不能充分反映组织的氧合状态,如合并肝功能不全的患者,血乳酸浓度明显升高。另外,在严重脓毒症或感染性休克患者中,组织低灌注导致无氧代谢增加,大量乳酸产生,提高氧供以达到氧供应和氧消耗的平衡后,乳酸水平增高现象可持续存在,提示此时还存在引起乳酸增高的其他因素(如肝脏血流减少、乳酸清除减少)。因此,单纯的高乳酸血症对于感染性休克患者预后的判断意义受到质疑。更多的学者认为,连续监测血乳酸水平,尤其是乳酸清除率对于疾病预后的评价更有价值。国内外诸多研究表明,乳酸水平的动态改变,即乳酸清除率比乳酸水平对于评估休克的治疗效果和预后判断更有价值。感染性休克患者复苏 6 小时内乳酸清除率≥10％者,血管活性药用量明显低于清除率低的患者,则提示休克的复苏治疗有效,预后较好。因此,动态监测乳酸浓度变化或计算乳酸清除率可能是更好的监测指标。

6. 其他指标　碱缺失不但可反映全身组织的酸中毒情况,还能准确反映休克的严重程度和复苏的程度。碱缺失不仅与休克时血流动力学和组织灌注的变化密切相关,还可反映创伤后休克时出血量的多少。碱缺失与出血量呈正相关,碱缺失值增大说明出血量增多,休克的严重程度重,是一种简单而敏感的测定方法。复苏后碱缺失为>6mmol/L 的患者,ARDS、MODS 的发生率和死亡率均显著增加。

微循环也可作为判断液体复苏是否充分的指标之一。采用旁流暗视野成像(SDF)对微循环中灌注血管密度进行监测,常用的指标包括总血管密度、灌注血管密度、灌注血管比例、微血管血流指数等。有研究表明,休克时可导致上述微循环指标明显下降,进行积极液体复苏后,血压、中心静脉压、乳酸等指标纠正后,若微循环指标为亦得到有效的纠正,则可改善患者病死率,若微循环指标未得到纠正,患者的病死率仍偏高。但是否能将微循环恢复作为休克复苏的终点目前仍然缺乏有效的研究证实。

(三) 液体复苏的种类与特点

1. 晶体溶液　目前,选择何种液体,何种复苏终点,以及何时输血都没有明确的答案。唯一能肯定的是,早期恰当的液体复苏可以改善预后。晶体溶液是失血性休克液体复苏时的常用选择。通常情况下,在采用晶体溶液进行复苏会导致液体在血管内外的再分布,约有 25％存留在血管内,而 75％则分布于血管外间隙。因此,我们常需补充 3~4 倍的失血量去维持有效的循环血容量。晶体溶液我们可以选择 0.9％生理盐水、乳酸林格液等。生理盐水属于非平衡盐溶液,有研究对采用平衡盐溶液和非平衡溶液进行失血性休克液体复苏进行比较,研究结果指出虽然采用生理盐水可恢复血压,降低全身炎症反应,但是可导致严重的高氯血症,加重代谢性酸中毒,且与平衡盐溶液组相比,并未恢复肾脏血流灌注,亦没有改善肾脏微血管的氧合功能。乳酸林格液是晶体溶液复苏的另一选择,乳酸林格液的组成接近生理,同时含有少量的乳酸,但其并不增加血中乳酸的水平,只要肝功能没有明显受损,乳酸盐即可转化成碳酸氢盐,减少酸中毒的发生,虽然如此,但是最新有研究指出,不仅对失血性休克,同时也对感染性休克,采用林格液复苏可导致更严重的肺脏及肝脏的损伤,晶体溶液液体复苏量大是其中一种原因。另外,可能与林格液导致炎症因子,如 IL-6 等激活相关。有学者提出,采用高渗液容量进行失血性休克液体复苏,后又有研究提出,采用高渗盐水联合右旋糖酐 70 溶液,虽然高渗盐水联合右旋糖酐 70 溶液扩容效率优于生理盐水和 7.5％盐水,可扩展毛细血管,降低外周的血管阻力,但是其并没有降低失血性休克病死率,甚至可增加患者的早期病死率,而且尤其导致的医源性高渗状态及高钠血症亦限制了其在临床的应用。

2. 胶体溶液　胶体溶液进行失血性休克液体复苏也是临床常见的选择。胶体溶液我们可以选择羟乙基淀粉、白蛋白、明胶、右旋糖酐等。多项动物实验证明,使用胶体进行液体复苏可更快恢复组织灌注,更好改善氧输送,更有效地降低胃肠道损伤及肺损伤。但是有学者将白蛋白与生理盐水进行比较发现,虽然生理盐水复苏用量明显高于白蛋白,但是采用白蛋白进行液体复苏并没有降低患者的机械通气时间、肾脏替代治疗时间及 28 天病死率。而且白蛋白在应用时也有一些潜在的不利之处,包括其可能存在传播血源性疾病风险及价格昂贵等。羟乙基淀粉是人工合成的胶体溶液,在体内主要经肾脏清除,分子量越小,肾脏清除越快,有研究对感染性休克液体复苏进行比较发现,羟乙基淀粉相对于生理盐水而言,可更有效地恢复灌注压,并可明显改善感染性休克患者舌下微循环。但是羟乙基淀粉对肾功能及凝血系统存在一定的影响,主要与其分子量及取代级相关,如 HES 200/0.5 相对于 HES 130/0.4 而言,能够维持更长时间的容量效应,且对凝血机制抑制作用更小。但是,与晶体液相比,HES 130/0.4 增加病死率以及肾功能损害的发生风险。明胶主要有琥珀酰明胶和尿素交联明胶,因其分子量较小,主要用于短期扩容,且对凝血功能影响较小。对于低血容量性休克液体复苏时不同人工胶体溶液的选择仍需要大规模的相关临床研究。

3. 血制品　失血性休克患者血红蛋白低于 70g/L 应进行输血治疗。是否决定输血的因素包括失血量、失血速度、心肺储备能力及心脑肾动脉硬化情况及氧耗量。有研究对失血性休克鼠采用血制品和晶体液进行液体复苏比较发现,两者均可有效恢复灌注基础状态时血压水平,且无明显的统计学差异,且对凝血系统的影响也没有明显差异,但是血制品放置的时间长短对病死率有一定的影响,将新鲜冰冻血浆和放置 5 天后的新鲜冰冻血浆进行比较发现,放置 5 天后的冰冻血浆组的动物病死率高于新鲜冰冻血浆组。大量失血时也应注意凝血因子的补充。创伤患者可出现稀释性血小板减少症,从而导致微血管出血及凝血功能紊乱,输入新鲜冰冻血浆可纠正微循环出血,多数成人输入 2 个单位新鲜冰冻血浆后即可达到 30% 的凝血因子活性。血浆相对于晶体液而言,可更长时间停留在血管内,引起长时间的血流动力学改善,可以避免晶体溶液复苏后期胶体渗透压的降低,但是单纯使用血浆进行液体复苏无法纠正间质液体的缺乏,而且亦存在费用昂贵、用来大等潜在缺点。

二、高血容量状态的治疗

无论是何种原因引起的高血容量状态,都要尽早干预,降低体内的容量负荷,减轻其对组织器官的损害。对于水潴留,首先要尽可能去除大循环波动因素的影响,是否因为心输出量下降或血压下降导致肾脏灌注不足引起急性肾损伤、尿量减少、容量过负荷。若存在此可能,可通过调整血管内有效容量,应用血管活性药物,以达到满意的心输出量和灌注压。在循环维持满意的前提下仍存在水负荷过多时,再通过药物和血液净化装置来治疗。

临床上最常用的利尿药是呋塞米,其为袢利尿剂,除了通过抑制肾小管髓袢对 Na^+、Cl^+ 的主动重吸收,达到渗透利尿的目的外,呋塞米还能抑制前列腺素分解酶的活性,使前列腺素 E_2 含量升高,扩张肾血管,降低肾血管阻力,使肾血流量,尤其是肾皮质深部血流量增加,加强利尿的效果。同时,因为急性肾损伤时,肾素-血管紧张素-醛固酮系统激活,还可加用醛固酮受体拮抗剂螺内酯来增强利尿效果。药物治疗最主要的副作用是电解质紊乱,因此使用时需密切监测。另外需要注意的是:利尿剂在大剂量使用时,本身也可造成肾损伤。因此,在利尿剂效果不佳或高容量状态已经危及生命,需要马上纠正时,应尽早使用肾脏替代治疗。

肾脏替代治疗是重症患者生命支持中的重要手段之一,其在维持容量和内环境稳定中可以起到很强的作用。肾脏替代治疗在纠正高血容量状态时需要注意脱水的速度,使其尽量趋近于血浆回输速度,避免引起有效循环血量的不足造成循环波动,对机体产生二重打击。同时,由于肾脏替代治疗会清除一些血液中的体内代谢产物,因此维持血渗透压稳定,避免代谢产物浓度急剧下降引起失衡综合征等也尤为重要。

除上述两点外,对高容量状态,还可以通过限制入量,穿刺引流胸、腹水等降低全身的水负荷;或通过体位改变,减少回心血量,缓解部分症状。在治疗过程中,需密切监测容量状态,定时评估。脑钠肽(BNP)及其前体(NT-proBNP)的动态变化对判断治疗效果很有意义。通过血流动力学中的容量指标,如 CVP、PAWP、GEDV、ITBV、EVLW 等,可以对容量状态有更精确的评价监测。

(黄英姿)

第四节　容量复苏"金三角"

容量复苏是休克复苏的基本方法,也通常是复苏过程中首先要进行的措施。虽然容量复苏受到液体的种类、输液的速度、时间、输液量和参照的监测指标等多种因素的影响,但由于在临床实际应用中的时间紧迫性及目标要求,容量复苏需要明确的指导原则及定量控制。容量复苏"金三角"是根据血流动力学原理,应用临床最常用的指标构成容量复苏的框架,而定量指导容量复苏的过程。在复苏效果最大化的同时,尽可能减少液体输入导致的副作用。无论采用什么方法,容量复苏都应该在对组织灌注、压力、容量及容量反应性等血流动力学指标充分理解的基础上进行(图 40-4-1)。

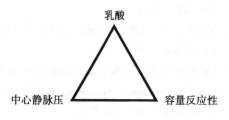

图 40-4-1 容量复苏"金三角"

首先,容量复苏必须有明确的复苏目标,而且这个指标越具体越好。休克复苏的目的是改善组织灌注。由于缺少直接代表组织灌注的指标,可以用血乳酸等指标代替。容量复苏通常是复苏整个过程之中的组成部分,目标也可以用采用阶段性指标,如心率、血压等。这个指标应该放在三角的顶点。要注意的是,采用的目标不同,复苏的层面不同,对后续治疗的要求也不同。若以乳酸为复苏目标,可以按以下步骤指导临床的实际应用。

1. 由三角的顶点进入,确定血乳酸是否正常。这是决定是否需要进行容量复苏的先决条件。若血乳酸(≥4mmol/L)不正常,则可以开始进行容量复苏。第一步应检查中心静脉压是否在安全范围(<8~12mmHg)。若中心静脉压在安全范围,可进行输液,至中心静脉压达到 8~12mmHg。在中心静脉压达标并稳定一段时间后,查看乳酸水平。如果乳酸水平回到正常范围或乳酸清除率>30%,则实现容量复苏目标。这时应该再次回到中心静脉压,努力通过控制液体的出入平衡降低中心静脉压。在血乳酸正常基础上使中心静脉压保持在最低值。

2. 如果乳酸高于正常值,而且中心静脉压已经达到安全上限,甚至超过安全范围,若再行输液,势必使中心静脉压继续升高。此时应检查中心静脉压升高的原因,尤其是非循环系统直接导致中心静脉压升高的原因,如呼吸机的设置、胸腔积液或气胸等。如果有这些原因的存在,应该先去除这些原因或努力减弱其作用强度后,再进行容量复苏。

3. 如果没有其他导致中心静脉压升高的原因存在,或原因无法立即去除,则进入"金三角"的另一个顶端——容量反应性。测量容量反应性可采用临床上常用或床旁工作人员自己熟悉的方法,如容量负荷试验、被动抬腿试验、下腔静脉直径变异度、每搏心输出量变异度等。若容量反应性呈阳性,则说明补充液体后仍然可能增加心输出量,容量复苏可以继续进行。此时的临床监测应回到三角的顶点,继续监测乳酸变化,直至乳酸回到正常范围或乳酸清除率>30%。乳酸达标之后,继续调整中心静脉压,使中心静脉压保持在尽可能低的水平。

4. 若容量反应性呈阴性,而先决条件,如乳酸仍然没有达到正常范围,提示继续补液不能改善先决条件指标。此时应停止容量复苏,选取补液之外的其他方法继续复苏。

5. 停止容量复苏后,一定要继续对中心静脉压进行调整,努力使中心静脉压力保持在尽可能的较低水平。降低中心静脉压可以通过调整循环容量、降低胸腔或腹腔内压、增加心肌收缩力、改善心脏顺应性、应用血管扩张药物等方法来实现。这些治疗方法在容量复苏中有着非常重要的实际意义,不仅可以根据循环压力的改变调整其他治疗,如调整呼吸机的设置条件,而且当中心静脉压降低、循环做功环境改变时,容量反应性可再次呈现阳性。临床上可以再次回到"金三角",继续进行容量复苏。

(刘大为)

参考文献

1. Michard F,Teboul J L. Predicting fluid responsiveness in ICU patients:a critical analysis of the evidence. Chest,2002,121

(6)：2000-2008.

2. Monnet X,Rienzo M,Osman D,et al. Passive leg raising predicts fluid responsiveness in the critically ill. Crit Care Med,
2006,34(5)：1402-1407.

3. Preisman S,Kogan S,Berkenstadt H,et al. Predicting fluid responsiveness in patients undergoing cardiac surgery：func-
tional haemodynamic parameters including the Respiratory Systolic Variation Test and static preload indicators. Br J An-
aesth,2005,95(6)：746-755.

4. Michard F,Boussat S,Chemla D,et al. Relation between respiratory changes in arterial pulse pressure and fluid respon-
siveness in septic patients with acute circulatory failure. Am J Respir Crit Care Med,2000,162(1)：134-138.

5. Vieillard-Baron A,Chergui K,Rabiller A,et al. Superior vena caval collapsibility as a gauge of volume status in ventilated
septic patients. Intensive Care Med,2004,30(9)：1734-1739.

6. Slama M,Masson H,Teboul J L,et al. Monitoring of respiratory variations of aortic blood flow velocity using esophageal
Doppler. Intensive Care Med,2004,30(6)：1182-1187.

7. Monge GM,Gil CA,Diaz MJ. Brachial artery peak velocity variation to predict fluid responsiveness in mechanically venti-
lated patients. Crit Care,2009,13(5)：R142.

8. Cavallaro F,Sandroni C,Antonelli M. Functional hemodynamic monitoring and dynamic indices of fluid responsive-
ness. Minerva Anestesiol,2008,74(4)：123-135.

9. Gelman S. Venous function and central venous pressure：a physiologic story. Anesthesiology,2008,108(4)：735-748.

10. Peters J,Mack GW,Lister G. The importance of the peripheral circulation in critical illnesses. Intensive Care Med,2001,
27(9)：1446-1458.

11. Jansen JR,Maas JJ,Pinsky MR. Bedside assessment of mean systemic filling pressure. Curr Opin Crit Care,2010,16(3)：
231-236.

12. Maas JJ,Geerts BF,van den Berg PC,et al. Assessment of venous return curve and mean systemic filling pressure in
postoperative cardiac surgery patients. Crit Care Med,2009,37(3)：912-918.

13. De Backer D,Taccone FS,Holsten R,et al. Influence of respiratory rate on stroke volume variation in mechanically venti-
lated patients. Anesthesiology,2009,110(5)：1092-1097.

14. Da SRF,de Oliveira EM,Park M,et al. Heart-lung interactions with different ventilatory settings during acute lung inju-
ry and hypovolaemia：an experimental study. Br J Anaesth,2011,106(3)：394-402.

15. Muller L,Louart G,Bousquet PJ,et al. The influence of the airway driving pressure on pulsed pressure variation as a pre-
dictor of fluid responsiveness. Intensive Care Med,2010,36(3)：496-503.

16. Tavernier B,Robin E. Assessment of fluid responsiveness during increased intra-abdominal pressure：keep the indices,
but change the thresholds. Crit Care,2011,15(2)：134.

17. Malbrain ML,Reuter DA. Assessing fluid responsiveness with the passive leg raising maneuver in patients with increased
intra-abdominal pressure：be aware that not all blood returns! Crit Care Med,2010,38(9)：1912-1915.

18. Stanchina ML,Levy MM. Vasoactive drug use in septic shock. Semin Respir Crit Care Med,2004,25(6)：673-681.

19. Nouira S,Elatrous S,Dimassi S,et al. Effects of norepinephrine on static and dynamic preload indicators in experimental
hemorrhagic shock. Crit Care Med,2005,33(10)：2339-2343.

20. Rivers E,Nguyen B,Havstad S,et al. Early goal-directed therapy in the treatment of severe sepsis and septic shock. N
Engl J Med,2001,345(19)：1368-1377.

第四十一章　血管活性药物与正性肌力药物

第一节　概　述

在临床血流动力学不稳定,特别是处于低血压休克状态患者的治疗中,血管活性药物和正性肌力药物起着举足轻重的作用。使用得当可以迅速提升血压,改善心脏和脑血流灌注,增加肾脏和肠道等内脏器官血流灌注,纠正组织缺氧,防止或逆转多器官功能障碍的发生或发展;但使用不当也可增加心肌氧耗,引起局部血管收缩,加剧微循环血流障碍。因此,如何正确合理使用血管活性药物和正性肌力药物是临床医师特别是重症医学医师必须掌握的技能之一。

一、药物分类及简介

传统意义上的血管活性药物,依其对血管的不同作用分为血管收缩剂和血管扩张剂两大类,其区分的主要标志就是以升血压还是降血压为主。随着药物研究的不断深入和重症医学临床经验的积累,血管活性药应用的机制和范围也在不断加深和扩展。目前研究表明,血管活性药物对心血管系统的影响主要体现在三个方面:①对血管紧张度的影响;②对心肌收缩力的影响(心脏变力效应);③心脏变时效应,而临床上使用此类药物的目的也由单纯的升降血压改变为调整血压、增加心输出量和改善微循环。随之,血管活性药物则分为血管加压药物和血管扩张药物。而正性肌力药物因为其作用机制和作用效应与血管活性药物有着不同程度的交集,所以在临床治疗中两者往往密不可分。下面将各类药物作一简单列举:

(一) 血管加压药物

去甲肾上腺素、多巴胺、肾上腺素、血管加压素、去氧肾上腺素、麻黄碱、间羟胺等。

(二) 血管扩张药物

硝酸甘油、硝普钠、酚妥拉明等。

(三) 正性肌力药物

多巴酚丁胺、米力农、毛花苷丙等。

二、作用机制

(一) 肾上腺素能受体作用

血管活性药物特别是血管加压药物,绝大部分都作用于肾上腺素能受体,但因为肾上腺素能受体在人体内不同器官分布的类型不同和分布密度不同,所以各种作用于肾上腺素能受体的血管活性药物其机制也不相同。

肾上腺素能受体在体内分为 α 肾上腺素能受体和 β 肾上腺素能受体,皮肤和血管的效应细胞受体就多为 α 受体,而心肌和骨骼肌的效应细胞受体就多为 β 受体。α 受体又分为 α_1 受体和 α_2 受体,α_1 受体兴奋的结果是外周血管收缩,血压上升;α_2 受体在中枢分布占优势,在外周分布较少,在中枢,α_2 受体兴奋,抑制交感神经活性,迷走神经兴奋性增加,在外周,α_2 受体兴奋可使血管扩张,血压下降,心率减慢。β 受体又分为 β_1 受体和 β_2 受体,β_1 受体主要分布于心肌,兴奋可使心率增快,心肌收缩力增加;β_2 受体主要分布于支气管和血管平滑肌上,兴奋可使小动脉扩张,支气管扩张。作用于肾上腺素能受体药物,其主要作用受体见表 41-1-1。

表 41-1-1　药物主要作用受体及强度

	α_1	β_1	β_2
多巴胺	++	+++	++
去甲肾上腺素	+++	+	-
肾上腺素	+++	+++	++
去氧肾上腺素	+++	-	-
异丙肾上腺素	-	+++	+++
间羟胺	++	+	-
麻黄碱	++	++	+
多巴酚丁胺	-	+++	+

　　除受体的分布外,各效应器官内受体的密度也是决定药理作用的一个重要因素。改变受体数将改变其对药物的反应。由于受体数和血浆浓度成反比,长时间应用其激动药可显著降低受体数,但不降低受体对激动药的生物反应。在肾上腺素能受体中,β 受体的这种反应很快,在肾上腺能阻滞去除后 30 分钟以内,β 受体数目即可上升。此种 β 受体上调的变化可以解释为什么突然停用 β 受体阻滞剂后可以引起反应性心动过速和心肌缺血与梗死。

(二) 非肾上腺素能受体作用

　　小部分的血管加压药物,可以不通过肾上腺素能受体,直接刺激血管平滑肌受体,收缩血管,达到血管加压目的,如血管加压素。

　　血管扩张药物则通过抑制 α 受体,如酚妥拉明;或者通过体内代谢产生一氧化氮,如硝酸甘油,达到舒张血管的目的。

　　正性肌力药物则通过兴奋 β_1 受体,如多巴酚丁胺;抑制 cAMP 在体内的降解,如磷酸二酯酶抑制剂(米力农、氨力农);与 K^+-Na^+-ATP 酶结合,抑制 Na^+ 泵,如洋地黄类(毛花苷丙、地高辛)等机制,达到正性肌力作用。在以下章节,会对每个药物做具体介绍。

三、给药途径和给药方法

　　因为血管活性药物和正性肌力药物均有作用效果强,代谢快,不易控制,且对外周血管刺激性大等特点,因此建议所有血管活性药物和绝大部分正性肌力药物均应经中心静脉微量推注泵入作为给药途径。仅洋地黄制剂可以静脉注射或口服作为给药途径,并建议使用血管活性药物患者均应进行有创动脉压监测。

　　血管活性药物的给药方法,目前推荐的是"滴定式"量化给药方法。它是在连续的、动态的、定量的血流动力学监测基础上,制订一个比较固定的模式和一个精确、恒定的用药量,最终达到治疗指标,这样可大大提高了治疗的准确性。

　　要达到"滴定式"量化治疗的目的,应注意以下两点:

　　1. 要达到这样的精确量,以传统静脉点滴是很难实现的。一般需要应用微量注射泵进行药物的输注,微量注射泵的精确度一般是 0.1~99.9ml/h,所用注射器一般选用 50ml。

　　2. 药物量化应用的剂量,一般要以 $\mu g/(kg \cdot min)$ 来计算。将公斤体重(kg)×3 的药物总量(mg)稀释至 50ml,则 1ml/h=1$\mu g/(kg \cdot min)$。同理,公斤体重(kg)×0.3 的药物总量(mg)稀释至 50ml,则 1ml/h=0.1$\mu g/(kg \cdot min)$。

第二节　血管加压药物

一、多巴胺

多巴胺是去甲肾上腺素和肾上腺素的前体,其最主要的特点是随着剂量的增加而显示不同的受体反应:

应用低剂量[$1\sim5\mu g/(kg\cdot min)$]多巴胺时,多巴胺能 D_1 受体被激活,导致肾脏、肠系膜、脑及冠状血管扩张。可增加肾血流和肾小球滤过率,通过抑制醛固酮和肾小管中钠的输送而增加尿钠排泄。

应用中等剂量[$5\sim10\mu g/(kg\cdot min)$]多巴胺,β肾上腺素能受体被激活,显示心肌的正性肌力作用和变时性作用,增加每搏输出量,从而增加心输出量。

应用大剂量[$>10\mu g/(kg\cdot min)$]多巴胺时,α肾上腺素能受体被激活,使体循环血管收缩,伴随体循环阻力增加。

虽然多巴胺有随剂量变化的受体改变特性,但在临床使用中,这种剂量特性有很大的个体化差异和交集性。随着患者的不同,剂量界限会相差很大,且在某一剂量时,有可能体现出 2 种以上的受体效应。因此需要临床医师在使用时仔细观察。

在《拯救脓毒症运动:2012 严重脓毒症和脓毒症休克管理指南》中,多巴胺已不是脓毒症休克时的首选血管加压药物。新的指南指出,虽然多巴胺能兴奋肾脏循环的多巴胺能 D_1 受体,扩张肾血管,增加肾血流,可比较小剂量多巴胺和安慰剂的大样本随机研究和荟萃分析均显示,不论主要结果(血清肌酐峰值、肾替代治疗的需求、尿量、恢复正常肾功能的时间)或继发结果(在 ICU 或医院的生存率、ICU 留驻时间、住院时间、心律失常)没有差异。因此不推荐小剂量多巴胺用作对肾脏保护治疗。

二、去甲肾上腺素

去甲肾上腺素具有很强的 α_1 受体兴奋作用,收缩外周血管,使小动脉和小静脉均收缩,增加后负荷,具有很强的升压作用。同时还有较弱的 β_1 受体作用,在较大剂量时可增加心率和心肌收缩力,而通过 β_2 受体作用则很小。总的作用表现为血压升高,外周阻力增加,冠状动脉和脑动脉血流量增加,心室做功增加。

起始剂量可从 $0.05\mu g/(kg\cdot min)$ 开始,使平均动脉压达到 65mmHg 为目标,最大剂量无明显限制,但剂量过大时应考虑使用二线替代药物。

去甲肾上腺素的使用经历了很长一段时间的探索。过去,去甲肾上腺素被认为会引起强烈的血管痉挛,导致器官灌注减少,最终引起器官功能障碍,其中以肾功能障碍最为明显,易致急性肾衰竭。但经过大量的基础和临床的试验研究后,现在对去甲肾上腺素的看法已完全改变,在感染性休克治疗中,它不但不会引起内脏灌注减少,还可在保证心脑灌注的同时提升血压,调节阻力,从而改善内脏灌注。而且有研究证实,感染性休克患者应用去甲肾上腺素改善血流动力学状态,增加尿量,改善肾功能。

因此,在《拯救脓毒症运动:2012 严重脓毒症和脓毒症休克管理指南》中,去甲肾上腺素已成为脓毒症休克时的首选血管加压药物。

2010 年 3 月发表在新英格兰医学杂志上的针对多巴胺和去甲肾上腺素在休克治疗中的比较的一项多中心、随机、对照研究给了我们一些启示。这项研究共纳入 1679 名需要血管加压药物维持血压的休克患者,依照随机、双盲原则,其中 858 名患者使用多巴胺,821 名使用去甲肾上腺素。结果显示,在主要终点事件 28 天的死亡率上,两者无明显差异(多巴胺组 52.5%,去甲肾上腺素组 48.5%,95%可信区间 0.97~1.42;$P=0.10$)。但是在并发症中,多巴胺组心律失常的发生率要明显高于去甲肾上腺组[(207 件

(24.1%)比102件(12.4%),$P<0.001$]。在亚组分析中,感染性休克亚组和低血容量性休克亚组,多巴胺和去甲肾上腺素组两者28天死亡率无明显差异,但在心源性休克亚组,多巴胺组死亡率要高于去甲肾上腺素组($P=0.03$)。因此该试验最终结论告诉我们:尽管在总的死亡率上,多巴胺治疗组与去甲肾上腺素治疗组无明显差异,但由于多巴胺治疗组有更多心律失常不良事件的发生,并且在心源性休克亚组中有更高的28天死亡率,因此我们高度关注多巴胺在休克治疗中的安全性问题。

三、肾上腺素

肾上腺素可强烈兴奋所有的肾上腺素能受体(α_1、α_2、β_1、β_2),产生相应的临床血流动力学效应:①兴奋心脏β_1受体,能增强心肌收缩力和缩短心肌收缩时间,升高血压,增快心率;②兴奋皮肤、黏膜、肝和肾血管的α_1受体,导致广泛小血管收缩;③兴奋骨骼肌血管β_2受体,致血管扩张,降低体循环血管阻力。

肾上腺素同多巴胺一样,不同剂量可产生不同的受体效应:

小剂量[$0.01\sim0.03\mu g/(kg \cdot min)$]肾上腺素,主要兴奋$\beta_1$、$\beta_2$受体,增强心肌收缩及扩张周围血管。

中等剂量[$0.03\sim0.1\mu g/(kg \cdot min)$]肾上腺素,$\alpha_1$受体兴奋作用明显增强,表现为$\alpha_1$、$\beta$受体作用均较明显。

大剂量[$>0.1\mu g/(kg \cdot min)$]肾上腺素,主要兴奋α_1受体,其血管收缩作用显著掩盖β_1受体的心脏作用。

肾上腺素在使用过程中应注意以下几点:

(1)肾上腺素翻转作用:在应用α受体阻滞剂(如酚妥拉明、氯丙嗪)后出现血压下降,使用肾上腺素后可出现血压进一步下降的情况。与肾上腺素能α受体阻断,仅发挥β_1和β_2受体作用,使外周血管舒张,阻力下降有关。

(2)肾上腺素虽然可增加心输出量和全身氧输送,但它同时损害内脏循环,增加肠道和全身的氧耗,使血乳酸水平增高,因此在《拯救脓毒症运动:2012严重脓毒症和脓毒症休克管理指南》中,肾上腺素仅作为脓毒性休克去甲肾上腺素反应不佳时的首选替代药物,而不能作为一线药物。

(3)肾上腺素是心肺复苏时的首选血管活性药物,推荐用法为1mg静脉推注,必要时每间隔$3\sim5$分钟,重复应用。

(4)肾上腺素是过敏性休克的首选药物,血压下降时,可静脉推注肾上腺素;支气管痉挛时也可应用肾上腺素。

四、血管加压素

血管加压素即抗利尿激素,是由下丘脑的视上核和室旁核的神经细胞分泌的9肽激素,在体内经下丘脑-垂体束到达神经垂体后释放出来,当给药剂量远远大于其发挥抗利尿激素效应时,血管加压素将作为一种强大的非肾上腺素,能使周围血管收缩而发挥作用,其收缩血管的机制是通过直接刺激血管平滑肌V_1受体而发挥作用。

血管加压素因其强烈的非肾上腺素能缩血管作用,故在休克治疗,特别是脓毒症致血管扩张性休克的治疗中,常作为与去甲肾上腺素联合应用或替代去甲肾上腺素维持血流动力学的血管活性药物。而在2008年2月,新英格兰医学杂志就血管加压素与去甲肾上腺素在感染性休克中治疗作用的比较发表了一篇多中心、随机、对照研究。在这项研究的结果告诉我们:小剂量血管加压素联合儿茶酚胺类缩血管药物使用,较单纯使用儿茶酚胺类缩血管药物并未见死亡率的明显下降,仅在程度较轻的感染性休克可能存在一定优势,但仍需将来的试验证明。随着血管加压素的研究越来越深入,在2009年10月,由VASST小组发表的文章,比较了小剂量血管加压素与去甲肾上腺素在伴有急性肾衰竭的感染性休克患者中的作用。结果显示,与去甲肾上腺素组比较,血管加压素组不但可以减缓肾衰竭的进展(分别是21.2%,41.2%,

$P=0.02$），而且显著减少了 28 天死亡率（分别是 30.8％，54.7％，$P=0.01$）和 90 天死亡率（分别是 37.3％，62.3％，$P=0.01$）。这篇文章的结论是：对于伴有急性肾衰竭的感染性休克的患者，应用小剂量血管加压素较单纯应用去甲肾上腺素更具优势，可让患者受益更多。

随后在 2010 年 9 月份的另一篇文章里，通过前瞻性、对照、开放标签的试验方法，对感染、全身性炎症反应或心脏手术后的需要去甲肾上腺素＞0.6μg/(kg·min)维持的血管扩张性休克的患者，联合应用血管加压素的剂量问题进行了研究。结果表明：联合应用 0.067IU/min 或 0.033IU/min 的血管加压素，不但可以维持血管扩张性休克患者的心血管功能，而且还可以减少去甲肾上腺素的用量。同时，该研究也表明，血管加压素的剂量与去甲肾上腺素的用量及改善心血管功能的有效性方面均有显著的相关性，而且应用血管加压素 0.067IU/min 较 0.033IU/min 能使去甲肾上腺素的用量更少（$P=0.006$），提示其作用具有剂量相关性。

基于上述这些研究，《拯救脓毒症运动：2012 严重脓毒症和脓毒症休克管理指南》建议血管加压素不作为脓毒症休克的初期升压药，但给予去甲肾上腺素后联合 0.03U/min 血管加压素可升高平均动脉压使其尽快达标，还可降低去甲肾上腺素的用量（MG）。

五、去氧肾上腺素

去氧肾上腺素又名苯肾上腺素，是人工合成的主要兴奋 α 受体的肾上腺素受体激动剂，主要作用为直接兴奋突触后膜的 α 受体，小部分为间接作用（促使去甲肾上腺素释放），使全身血管收缩，特别是静脉血管收缩，增加回心血量，血压升高后可导致反射性心动过缓。在《拯救脓毒症运动：2012 严重脓毒症和脓毒症休克管理指南》中，不推荐在脓毒症休克治疗中应用去氧肾上腺素，但以下情况除外：①与去甲肾上腺素相关的严重心律失常；②心输出量偏高，但血压持续偏低；③联合应用正性肌力药/血管收缩药和血管加压素仍不能达到目标平均动脉压时的补救治疗。

六、间羟胺

间羟胺为 α 肾上腺素受体激动剂，对心脏 $β_1$ 受体具有较弱的激动作用，主要作用是收缩血管，同时反射性地减慢心率、轻度增加心肌收缩力。其升压作用比去甲肾上腺素弱，缓慢而持久。间羟胺可以被节后交感神经末梢摄取，类似作用微弱的假神经递质，突然停用间羟胺可以导致血压显著下降，直至神经末梢去甲肾上腺素的贮备恢复。在《拯救脓毒症运动：2012 严重脓毒症和脓毒症休克管理指南》中，该药物无推荐建议。

七、麻黄碱

麻黄碱可以直接兴奋 $α_1$ 和 $β_1$、$β_2$ 受体，也可促使神经末梢释放去甲肾上腺素而产生间接作用。麻黄碱对心血管的作用和肾上腺素相似，但效能只有后者的 1/250，而作用持续时间长近 10 倍。当交感神经阻滞（椎管内麻醉），或吸入及静脉麻醉药造成血压下降时，麻黄碱是最常用的拟交感药。但重复使用麻黄碱后，其作用减弱，产生快速抗药性。在《拯救脓毒症运动：2012 严重脓毒症和脓毒症休克管理指南》中，该药物无推荐建议。

第三节 血管扩张药物

近年来，随着病理生理学研究的不断深入和血流动力学监测技术的不断完善，血管扩张剂在临床的应用已不仅仅局限于降压和心血管急重症的抢救，其在休克治疗，尤其是脓毒症性休克的治疗作用是目前的研究热点。虽然在《拯救脓毒症运动：2012 严重脓毒症和脓毒症休克管理指南》中并没有关于血管扩张药物的推荐意见,但已有越来越多的临床病例报道提示使用血管扩张剂可改善脓毒症性休克患者,尤其是低排高阻型休克时的微循环和组织灌注。目前所缺少的是大型临床多中心、随机、对照研究的结论。

一、分类

根据血管扩张剂扩张血管的种类不同,常将血管扩张剂分为3大类:

1. 以扩张小动脉为主的扩张药 常用制剂有酚妥拉明。扩张全身小动脉,降低外周阻力,明显降低左室后负荷。随着左室射血阻力降低,心输出量可增高。适用于各种原因所致的外周阻力增高的患者。

2. 以扩张小静脉为主的扩张药 常用制剂有硝酸甘油。扩张小静脉,可使血液重新分布到静脉系统,使回心血量迅速减少,降低心脏前负荷,使肺淤血减轻,从而改善左心衰竭的症状。虽能改善肺淤血症状,但心输出量指数并不增加。

3. 同时扩张小动脉和小静脉药 常用制剂有硝普钠。因可同时扩张小动脉和小静脉,适用于心脏前后负荷均增高的患者。

二、应用血管扩张药的注意事项

1. 必须在有效血容量得到充分补充情况下才可加用血管扩张药物。

2. 应在血流动力学监测下使用。

3. 有的患者对某种血管扩张药特别敏感,首次使用可能产生严重低血压,故首次使用血管扩张药需严密监测。

4. 长期应用一种血管扩张药可能产生"受体脱敏"现象,对药物不敏感。

5. 针对休克患者,近年来提倡血管加压药物与血管扩张药物联合使用,如多巴胺联用硝普钠等。但加压药物和扩血管药物需分开静脉泵入,以便根据血压等指标调整各药泵速。

三、常用血管扩张药物

(一)硝普钠

硝普钠为硝酸酯类血管扩张药。能直接松弛小动脉和小静脉的平滑肌,降低体循环动脉压和肺动脉压,同时降低心脏的前后负荷,可反射性引起心动过速。常用于高血压脑病、脑出血等高血压危象;有时用于心力衰竭以降低心脏的前后负荷;对低排高阻性休克有较好的效果。

硝普钠应用剂量过大和时间过长,可能发生氰化物中毒,造成组织缺氧。停用硝普钠后可能发生反跳性高血压。

硝普钠需避光泵管静脉泵入。配制后的应用时间不应过长,以防发生氰化物中毒。

(二)硝酸甘油

硝酸甘油为硝酸酯类药物,以扩张静脉为主,可降低静脉张力,显著减少心室的充盈压力,降低心室壁张力,减少心肌的氧耗量。硝酸甘油还可扩张大的冠状血管,缓解冠脉痉挛,使冠状动脉血流量明显增加,血流由心外膜向心内膜重新分布,使心肌供氧增加,改善缺氧心肌的代谢,使心功能改善,心输出量明显增加。

硝酸甘油常见的不良反应有低血压、反射性心动过速和头痛。长时间使用通常会产生耐药性,每天停药几小时可减轻耐药性。

(三)酚妥拉明

酚妥拉明是一种α肾上腺素受体拮抗剂,可同时拮抗α$_1$、α$_2$受体,α$_1$受体拮抗效应主要引起小动脉扩张,α$_2$受体拮抗效应可产生正性变力作用。临床上常用于治疗肺充血或肺水肿的急性心力衰竭和急性心肌梗死;用于严重高血压,尤其是由嗜铬细胞瘤引起者;还用于血管痉挛性疾病如肢端动脉痉挛症。

快速输注酚妥拉明可引起反射性心动过速、心律失常及严重低血压,可出现腹痛、恶心、呕吐、低血糖及加重消化性溃疡。由于存在明显的个体差异,故应用时应根据患者的血压情况进行精确调节,由小剂量开始。

第四节　正性肌力药物

正性肌力药物的应用有悠久的历史,特别是在急性心功能不全的治疗中起着非常重要的作用。但近年来,正性肌力药物的地位呈逐步下降的趋势,在一系列的大型临床试验中,正性肌力药物并未体现出优势,甚至还增加死亡率,使得其在心衰指南中的推荐级别由原来的Ⅰ类下降为Ⅱa类(2005年ACC/AHA慢性心力衰竭指南)。正性肌力药物是否即将退出历史舞台呢?答案自然是否定的,在合并低心输出量的心源性休克和脓毒性休克的治疗中,正性肌力药物仍有着不可替代的作用。我们在临床治疗中必须掌握好适应证和和使用方法,并且一定要注重病因治疗和改善心肌灌注,不能仅仅是"鞭抽老马"。

一、多巴酚丁胺

多巴酚丁胺为多巴胺的前体。为选择性肾上腺素能 β_1 受体激动剂,增强心肌收缩,增加心输出量和心输出量指数,降低肺动脉压力,反射性降低外周阻力。其尚能轻度兴奋 β_2 受体,但常用剂量下周围动脉扩张作用极为微弱。常规剂量下不明显增加心肌耗氧量。

临床上多用于治疗:①低排高阻型心功能不全;②脓毒症休克。

在《拯救脓毒症运动:2012严重脓毒症和脓毒症休克管理指南》中,多巴酚丁胺是唯一推荐的正性肌力药物,建议在心脏充盈压升高且存在低心输出量提示心肌功能障碍时,或者尽管维持合适的血管内容量和合适的平均动脉压仍存在低灌注时推荐输注多巴酚丁胺,并建议在低血压状态时与血管加压药物联用。

二、米力农和氨力农

米力农和氨力农均属于磷酸二酯酶抑制剂,选择性抑制心肌磷酸二酯酶,减少细胞内环磷酸腺苷(cAMP)的降解,从而增加心肌细胞内的cAMP。cAMP可促进 Ca^{2+} 内流,使细胞内 Ca^{2+} 浓度升高,从而增强心肌收缩力;cAMP还可直接作用于血管平滑肌使之松弛,导致外周血管阻力下降,这一作用呈剂量依赖性。因此,在应用磷酸二酯酶抑制剂使心肌收缩力增强的同时,心肌氧耗一般是不增加或降低的。心脏变时效应小,一般不引起心率加快。米力农为氨力农的衍生物,两者作用相似,但相似剂量时前者作用较后者强20~30倍;米力农半衰期较短,为2~3小时。

临床可用于短期治疗各种原因引起的严重心力衰竭。与多巴酚丁胺合用可增强其正性肌力作用,因为多巴酚丁胺可使cAMP含量升高;也可作为多巴酚丁胺耐药后的替代治疗。但磷酸二酯酶抑制剂不能长期使用,因为有大型随机对照多中心临床试验证实,心功能Ⅲ~Ⅳ级的患者长期使用磷酸二酯酶抑制剂后总病死率、心脏病死亡及住院较对照组明显增多,低血压、晕厥等副作用的发生率也明显增多。

因为氨力农副作用较多,除易发生低血压外,还可出现血小板减少症和胃肠道症状,故在临床已较少使用。米力农使用时,一般先给予负荷剂量,然后持续静脉泵入。

三、洋地黄类

洋地黄类药物与心肌细胞膜上 Na^+-K^+-ATP 酶结合,从而抑制 Na^+ 泵,使 Na^+-K^+ 交换减少,而 Na^+-Ca^{2+} 交换增加,使细胞内 Ca^{2+} 浓度增加,后者可进一步促进肌浆网内 Ca^{2+} 的释放,细胞内 Ca^{2+} 增加通过心肌兴奋-收缩偶联使心肌收缩力增强,起到正性肌力作用;另外,洋地黄通过减慢房室结传导速度,有效不应期延长,增强迷走神经张力,使心室率减慢,降低了心脏的耗氧量。

根据作用强度快慢和维持时间长短可分为三类：①慢效类：洋地黄、洋地黄毒苷等；②中效类：如地高辛、甲基地高辛等；③速效类：如毛花苷丙、毒毛花苷K等。重症患者常选用速效类强心苷，最常用者为毛花苷丙。

临床应用主要用于急性充血性心力衰竭，对风湿性心脏病、高血压、动脉硬化、先天性心脏病等引起心衰效果较好。对非洋地黄类药物引起的快速房颤、房扑有较好的疗效。

洋地黄类药物在治疗中需注意：①其安全范围较小，治疗量约为中毒量的2/3，在缺氧、心肌损害、电解质失衡、甲状腺功能减退等情况下易致中毒，其中毒反应表现多样化，涉及各类心律失常和消化系统、神经系统及皮肤症状，有时临床上很难鉴别洋地黄过量中毒或用量不足；②急性心肌梗死合并心功能不全，发病24小时内尽量不用洋地黄，避免扩大梗死面积或导致心脏破裂；③洋地黄类忌用于心脏电复律术、肥厚梗阻型心肌病及缩窄性心包炎等患者，否则易致猝死。

四、左西孟旦

左西孟旦是一种新型的正性肌力药物，是一种收缩蛋白的Ca^{2+}增敏剂，同时还有平滑肌K^+通道开放致血管扩张和可能的磷酸二酯酶抑制作用。左西孟旦与心肌肌钙蛋白C结合，可以增加心肌肌钙蛋白C对Ca^{2+}的敏感性，增加心肌收缩力，而不需要提高细胞内的Ca^{2+}浓度，且不影响心率，心肌耗氧量也未见明显增加。

左西孟旦半衰期长达80小时，因此作用可持续24小时，主要适应于收缩功能不全所致的低心输出量但不伴低血压的患者，用药后可有心输出量和每搏输出量上升，体循环阻力和肺循环阻力的下降，使心力衰竭症状好转。急性心力衰竭指南中将其定位为Ⅱa类适应证。

一项对有心肌抑制脓毒症患者的研究发现，与多巴酚丁胺比较，左西孟旦可降低肺动脉嵌顿压，增加心输出量指数，降低左室舒张末期容积，增加左室射血分数，增加胃黏膜血流，增加尿量和降低血乳酸浓度，能更好地增强心肌收缩力和改善组织灌注。为临床脓毒症心肌抑制和正性肌力药物的使用提供了新的思路。

（黄英姿）

参考文献

1. Dellinger RP, Levy MM, Rhodes A, et al. Surviving sepsis campaign: international guidelines for management of severe sepsis and septic shock: 2012. Crit Care Med, 2013, 41(2): 580-637.

2. Daniel DB, Patrick B, Jacques D, et al. Comparison of Dopamine and Norepinephrine in the Treatment of Shock. N Engl J Med, 2010, 362(9): 779-789.

3. Anthony C, Gordon, James A, et al. The effects of vasopressin on acute kidney injury in septic shock. Intensive Care Med, 2010, 36(1): 83-91.

4. Seth R, Bauer, Joseph J, et al. Discontinuation of vasopressin before norepinephrine increases the incidence of hypotension in patients recovering from septic shock: a retrospective cohort study. J Crit Care, 2010, 25(2): 362. e7-362. e11.

5. Morelli A, De Castro S, Teboul JL, et al. Effects of levosimendan on systemic and regional hemodynamics in septic myocardial depression. Intensive Care Med, 2005, 31(5): 638-644.

第四十二章 心脏功能保护

心脏是我们人体最重要的器官之一,它的功能直接影响到我们其他组织器官的灌注,但是心脏往往又是最脆弱最容易受到伤害的器官,当一个人出现严重感染,感染性休克,过敏等全身系统性疾病的时候,心脏的功能会受到或多或少的影响。轻者仅仅表现为心肌细胞一过性的水肿,严重的会出现心肌酶或者心房利钠肽等血清酶学的变化,更严重的甚至会导致心脏收缩和舒张功能的变化。

大多数情况下,为了改善全身组织灌注,我们能够容忍人体自然反馈或药物刺激后的心脏做功增加,但有时候出于保护心脏的目的,我们又需要用药物来抑制心脏的做功,从而改善远期预后,使整体治疗获益。但是,真正应用于患者的时候,何时应该用何种药物,强心还是抑制心脏做功,从而保证全身利益就成为一个非常复杂的问题了。

一、正性肌力药物

脓毒症的患者往往容易出现心功能抑制,在临床上则表现为与严重感染相平行的心脏收缩或舒张功能障碍。但是与心源性休克不同的是:虽然脓毒症时会出现左心收缩功能障碍(LVEF<45%),但左心室的充盈压却往往是正常或偏低的。随着感染被控制,心功能抑制表现会在 7~10 天内完全消失。因此,在脓毒症发生时,如果患者出现严重的心功能不全,需考虑应用正性肌力药物来维持心脏的有效做功。由于强大的 β 受体激动作用,肾上腺素能药物就成为了首选。

然而有大量文献报道,在心功能不全的时候,大剂量肾上腺素能药物本身就会导致心肌细胞和心脏功能的损伤。在众多的肾上腺素能药物当中,到底哪一种可以既增加心肌收缩力,又对心脏损伤最小呢?

早在 1993 年,就有研究者在感染性休克患者中施行多巴酚丁胺刺激试验。具体方法是:在充分容量复苏后,持续静脉泵入多巴酚丁胺 $10\mu g/(kg\cdot min)$ 一小时,应用 Swan-Ganz 导管监测患者泵入多巴酚丁胺前后的氧供和氧耗的变化,若氧耗增加>15%则认为试验阳性。这次试验结果提示:多巴酚丁胺刺激试验阳性的患者死亡率是 14%,而阴性的患者死亡率高达 91%。此后该项试验被多次重复,结果类似。2008 年有人做了进一步研究:在 20 分钟内调节多巴酚丁胺剂量,从 $5\mu g/(kg\cdot min)$ 加至 $15\mu g/(kg\cdot min)$,再逐渐减停,在此期间测量心功能的各项参数。同时调整容量负荷和血管活性药物维持 PAWP 大于 15mmHg,MAP 大于 65mmHg。结果发现两组患者的 SVI 基础值没有区别,但存活组患者 SVI 的增加明显,是死亡组的 5 倍,两者间的 cut-off 值是 $8.5ml/m^2$。该研究提示我们,因为存活的患者对多巴酚丁胺有反应,因此可以尝试使用肾上腺素类药物,改善患者存活率。

与其他肾上腺素能药物相比,多巴酚丁胺仅作用于心脏的 β 受体,大量的动物和临床试验证实,同样是感染性休克引起的心肌抑制模型,相比多巴酚丁胺,肾上腺素组的患者更容易提升血压、心率、SVI 和 LVEF,治疗后 pH 改善和尿量增加也比多巴酚丁胺组效果好,但是超过 48 小时后,乳酸高于多巴酚丁胺组的患者,28 天死亡率两者也没有明显区别。这些研究告诉我们,肾上腺素可能比多巴酚丁胺更容易增加患者的氧输送,但是同时也带来氧耗的明显增加,甚至氧耗的增加大于氧输送的增加,所以才会出现迟发的乳酸升高。从这些试验中还可以看到,应用肾上腺素组的冠脉事件发生率并没有明显的增加。因此对于没有严重冠脉狭窄基础的患者,应用肾上腺素增加心脏做功,提升血压还是安全的。在去氧肾上腺素组的患者也得到了相同的结论。

具有增加心输出量作用的,不仅有肾上腺素能药物,还包括洋地黄类药物。在 1989 年,有人尝试应用地高辛来治疗感染性休克患者的心功能抑制。在保证充分容量复苏(PAWP>15mmHg)的基础上,3 分钟内静脉予毛花苷丙 $10\mu g/kg$ 推注,测量给药前后患者的左心室做功指数(LVSWI),发现 LVSWI 平均能增加 $13\%\pm10\%$。

虽然洋地黄类药物对感染性休克患者增加心脏收缩力的作用是明确的,而且它还兼有降低心室率的作用,但它有两个致命的弱点。首先是它的代谢周期太短。有一项研究在给 4 名患者注射 $12\mu g/kg$ 的毛花苷丙后,可以看到血流动力学改善发生在静脉推注药物后的 1 小时内,但 2 小时后其作用就明显减弱了。若选择洋地黄类作为增强心肌收缩力的药物,如何保持其有效的血药浓度和作用时间会是一个很大的问题。其次,由于地高辛的有效血药浓度和中毒血药浓度间差距很小,只有通过监测血药浓度才能有效减少中毒反应的发生,因此在临床上操作起来存在一定的困难。另外,洋地黄类药物的应用还需要纠正严重的电解质紊乱,肾功能较好,近期内没有急性心肌梗死或急性冠脉事件等相对危险因素,因此其实用性大打折扣。

近些年,左西孟旦作为一种钙离子增敏剂,逐渐进入了研究者的视线。大量的动物实验和临床试验证实:左西孟旦可以改善心脏的顺应性,增加心肌收缩力,联合多巴酚丁胺应用还有叠加效应。

在一个动物实验中,给兔子静脉注射内毒素脂多糖造成感染性休克模型,研究其心脏容积压力曲线。在注射内毒素脂多糖后,心脏的收缩和舒张功能都出现了严重抑制,应用多巴酚丁胺后心脏收缩功能明显提高,而舒张功能没有变化;而在应用米力农后心脏收缩功能改善,但舒张功能无变化。应用左西孟旦后虽然心脏的收缩功能改善不像多巴酚丁胺那么明显,但难得的是舒张功能也有改善。这点的确值得关注,毕竟在临床上我们能够改善心脏收缩功能的药物很多,而对心脏舒张功能有所增益的药物却很有限。

另一个关于左西孟旦的试验显示:28 名常规治疗无效的心功能抑制患者随机分组,24 小时内应用左西孟旦 $0.2\mu g/(kg\cdot min)$ 静脉泵入,或多巴酚丁胺 $5\mu g/(kg\cdot min)$ 静脉泵入治疗,左西孟旦组患者的肺动脉嵌顿压明显降低,心输出量指数增加,左室舒张末容积下降,左室射血分数增加,胃黏膜血流改善,24 小时肌酐清除率、尿量、血乳酸改善都非常明显。因此左西孟旦的确很值得关注,但目前还缺乏切实有力的临床资料,因此需要更多大样本试验来证明其对患者整体预后的意义。

总结:感染性休克时可增强心肌收缩力的药物很多,首选多巴酚丁胺,左西孟旦作为新药存在很大的潜力,但是还需要更多的临床试验加以证实。

二、降低心脏收缩力的药物

对于感染性休克的患者,降低心脏收缩力、降低心率的研究开展的较晚,因为这些患者往往伴有心功能低下,此时我们想尽办法提高心肌收缩力尚且不及,很少敢冒着增加组织脏器灌注不足的风险应用降低心率和心肌收缩力的药物。但 1987 年的一项回顾性研究引起了大家的注意。该研究中观察了 48 名感染性休克的患者,在 APACHE II 评分相同或相近的情况下,治疗开始之前心率<106 次/分的患者存活率较高。如果经过 24 小时的有效治疗,患者心率能下降到 95 次/分以下,或心率下降超过 18 次/分也提示患者存活的可能性大。因此,有人大胆地提出:尽管患者存在感染性休克,需要代偿性的增加心输出量。强行用药物干预致心率下降,虽然可能引起心输出量的下降,但如果心输出量下降的数值在全身组织代谢可以接受的范围内,则可能对患者的整体预后是有利的。随后在动物实验中,给感染性休克的小鼠应用艾司洛尔 $10\sim20mg/(kg\cdot h)$ 静脉泵入控制心室率,能够看到改善心肌氧利用(动脉血乳酸不变而心脏做功效率增加),24 小时血 TNF-α 水平降低,提示艾司洛尔可能有保护感染性休克的动物模型心功能的作用。

在临床试验中,6 名存在中等程度感染性休克的患者(应用血管活性药物剂量不大,短期内没有明显的血压波动),在呼吸机支持治疗的同时给予充分镇静后,予艾司洛尔主动降低其心率 20%,发现患者的每搏心输出量指数几乎不变,而心输出量虽有明显下降,但是肝脏和组织器官的血流并没有明显地减少,甚至略有增加。这一试验为临床应用 β 受体阻滞剂控制患者心室率,尝试保护心脏功能开辟了新的思路。

总结:目前看来,在感染性休克心肌损伤人群中,需要密切监测氧供和氧需的比值,一旦氧供大于氧需能稳定一段时间,则可以考虑适当的减少心脏做功从而保护心脏。首选的还是减少肾上腺素能药物的应用,其次可以考虑静脉泵入 β 受体阻滞剂,甚至口服选择性更强的 $β_1$ 受体阻滞剂来控制心室率,以心室率下降 20% 为目标,可能会起到保护心脏功能的作用,从而最终改善预后。

三、心脏前后负荷对心功能的影响

心脏的前负荷这一概念来源于 1914 年,Starling 在对动物的实验研究中发现,哺乳类动物心肌纤维收缩前的初长度与心脏的功能存在相关性。Starling 定律所描述的是心肌的收缩力与心肌纤维收缩的初长度呈正相关,也就是说,心肌纤维在心室充盈压力的作用下,于收缩前被拉的长度越长,心肌产生的收缩力也就越大。从心室的整体来讲,心室舒张末容积越大,心室收缩时所做的功也越多,每搏输出量也就越多。因此,今天我们用于评价心脏前负荷的指标更多的应用了心室舒张末容积这一概念。主要包括:超声心动图评价左心室舒张末容积,PICCO 描述的全心舒张末容积指数(GEDI)。还假定心脏顺应性在一定范围内不变衍生出压力和容积的相关性,从而用压力代表心脏的前负荷:Swan-Ganz 导管测得的肺动脉嵌顿压(PAWP)和右心前负荷指标中心静脉压(CVP),尽管目前有很多文章认为 CVP 和心脏的前负荷没有很好的相关性。

在心脏充盈的前提下,心脏的前负荷越大,心肌承受的张力就越大,从而增加心肌耗氧,损害心功能,但同时,心脏前负荷的增加有可能增加冠状动脉的灌注压力,进而改善冠状动脉的血液供应,保护心脏。根据患者是否存在基础冠状动脉粥样硬化性心脏病,我们将心脏前后负荷对心功能的影响分为两部分。

1. 存在冠状动脉狭窄基础疾病的患者　冠状动脉狭窄的动物心脏实验中发现:如果按照左心室舒张末期压力(LVEDP)将前负荷分为三个等级,7mmHg,11mmHg,16mmHg,LVEDP 从 7mmHg 上升到 11mmHg 的时候轻度改善心脏局部和全心的功能,而没有明显加重心肌缺血区域的血供;但当 LVEDP 达到 16mmHg 的时候,狭窄冠脉供血部位的心肌二氧化碳分压显著增加、心电图 ST 段水平抬高提示心肌缺血加重,虽然这时候心脏整体做功还在增加。因此,对于存在冠心病的患者,我们应当选择足以充盈心室的最佳前负荷来保护冠脉血供,如果能够满足组织灌注,就尽量避免过高的前负荷。我们可以通过心前区导联心电图 ST 段变化来有效地预测患者是否存在前负荷过高的可能。另一项动物实验也证实,在冠脉狭窄的犬模型中,增加 LVEDP 可以继续增加心输出量,从而改善全身氧供,但会以加重原本就供血不良部位的缺血为代价。因此,在冠脉狭窄的患者,如果 CO 能够满足全身组织灌注所需,则不需要继续增加心脏的前负荷,若不得已需要增加 CO 满足全身组织灌注,则需警惕心脏前负荷增加带来的心肌损伤。当心肌损伤和全身组织灌注间存在矛盾时,我们可以尝试减少全身组织代谢(如充分镇静,减少呼吸机人机对抗,降低体温减少基础代谢率),以期获得心脏做功和避免心肌损伤之间的最佳平衡。

相比较而言,针对存在基础冠状动脉粥样硬化性心脏病的患者,心脏后负荷的调整似乎显得更为重要。同样是用冠脉狭窄的犬模型,研究发现如果通过静脉应用血管紧张素提高心脏的后负荷,虽然会降低心输出量,但由于同时提高了冠脉窦口的灌注压力,冠脉血流得到了明显的改善,缺血部分的组织的氧代谢也得以改善。

不仅如此,外周血压提升后狭窄部位的心肌氧摄取能力也得到了提高,说明局部心脏组织的氧代谢也得到了明显改善。总而言之,在存在冠脉狭窄的患者,提升其心脏后负荷会增加心肌缺血部位的血供从而保护心脏功能,但是要记住,这是以降低心输出量为代价的,是否会因此导致全身组织灌注不良的加重,需要我们临床工作中权衡利弊作出决定。

2. 无冠状动脉狭窄基础的患者　严重感染的患者即使没有明确的冠心病病史,也会出现或轻或重的心功能损伤,损伤表现的方式从心电图的动态改变到心肌酶的升高,心脏超声出现形态学的动态演变

(dP/dT,收缩或者舒张功能受到抑制),甚至神经内分泌水平的异常(BNP 的明显升高)等。严重的患者甚至可以出现应激性心肌病或者感染性心功能抑制,难以满足全身组织脏器氧供,加重休克,如何通过血流动力学的监测调整好这类患者的心脏的前后负荷,从而做到最大限度的心功能的保护也成为了一个难点。

在一项实验中,尝试结扎小鼠的大动脉,监测其血压升高对于心脏功能的影响,结论是后负荷的增加将很快导致心脏舒张功能不全。随后在犬的实验研究中也得到了类似的结果。传统意义上认为,严重感染的患者是由于冠脉血流的下降引起心肌的损伤,但是事实反驳了这一观点。感染性休克的时候,冠脉血流不仅没有减少反而明显增加。至于患者出现的特异性心肌损伤,如 cTnI 的升高,现多归于严重感染本身释放的内毒素对心肌的直接损伤,或治疗中使用的有抑制心肌作用的镇静药或肾上腺素能药物所致。由于上述原因,在这类患者增加左心室后负荷不能起到类似于有基础冠状动脉粥样硬化性心脏病患者心肌局部缺血得到改善的获益。

不同于左心室,严重感染的患者往往伴有右心室后负荷的明显增加,可能的原因是严重感染对肺血管的损伤或者微小血栓的形成。很多研究都发现,在感染性休克的患者,会出现以右室射血分数降低和右心室扩张为代表的右心功能不全。有人甚至指出,肺血管阻力增加和肺动脉压并非造成右心功能不全的主要原因,在感染性休克的患者右心功能不全往往和左心功能不全有很强的时间相关性。在研究中发现,得以存活的严重感染的患者会经历显著的右心室扩张,右室射血分数及右心室每搏做功指数下降,但是在 7~14 天之内会恢复到正常。而死亡组的患者虽然同样表现为明显的右心室扩张和 RVEF 的下降,但下降的 RVEF 在整个病程中却不再恢复。

有证据证实,在感染性休克的患者,右心房的压力和右心室舒张末容积的相关性很差,因此,应用 CVP 来评价严重感染患者的前负荷,甚至是右心室前负荷很可能会引起误判。因此,有人指出,在这个时候可以考虑做连续心脏超声心动图监测,甚至经食管超声心动图监测心脏的功能,尤其是 LVEDV 和 RVEDV 来判断前负荷对于心脏功能的整体影响。

总之,在感染性休克的患者,左心前负荷在保证全身组织灌注的前提下越低越好,寻找最适前负荷的方法可以通过经胸超声心动图,经食管超声心动图,PiCCO,甚至肺动脉漂浮导管来确定。心脏的后负荷对于感染性休克的患者冠脉血流的提升作用很小,在保证全身组织灌注的前提下,不需要提升过高。

四、抗血小板和抗凝药物对心脏的保护作用

根据内科治疗的原则,我们常常会给窦性心律的心功能不全患者应用抗血小板药物。其机制是通过抑制前列腺素 G_2 的合成进而抑制前列腺素过氧化物和血栓素 A_2 的产生,在临床上达到血小板解聚的目的。除此以外,抗血小板药物还具有减少成纤维细胞的反应、重塑未梗死的心肌细胞肌层、抑制诱导型一氧化氮合成酶产生的作用。究其根本,我们是想利用其稳定冠状动脉的粥样斑块,从而减少心肌梗死的发生,降低死亡率抗血小板药物除阿司匹林外,还有双嘧达莫(潘生丁)和氯吡格雷。但有研究指出双嘧达莫与阿司匹林相比,抗血小板的作用较弱。与之相反,氯吡格雷在大规模临床试验中却表现出了更好的减少冠状动脉粥样硬化性心脏病患者脑梗死,心肌梗死和其他冠脉事件发生率的效果。

针对存在心功能不全的患者,与安慰剂组相比,应用了抗血小板药物的患者可以降低总体死亡率。这当中,心源性死亡被分为了心功能衰竭加重导致的死亡,与心功能衰竭加重无关的突然死亡和致死性心肌梗死三种类型。通过剔除混杂变量,心功能衰竭加重导致的死亡不受是否应用了抗血小板治疗的影响。除了降低死亡率外,抗血小板治疗还可以减少因心衰而住院的几率,并延长从发病到死亡的时间。

尽管抗血小板药物对心功能不全患者的心脏保护作用明显,而且对大多数人是安全的,但它也有着不可忽视的副作用。相关的数据显示,长期口服阿司匹林可以导致患者的消化道出血的发生率增加四倍。而老年人消化道出血当中又有 30% 以上与口服阿司匹林相关。此外,长期口服阿司匹林还容易引起腹胀

消化不良等不适症状,需要应用 H_2 受体阻滞剂或质子泵抑制剂来改善症状,由于这些原因的存在会降低患者对长期口服阿司匹林的依从性。

相对于阿司匹林,氯吡格雷是新一代的抗血小板药物,尽管其作用机制不同,但是已经被广泛应用于冠状动脉粥样硬化性心脏病的二级预防和支架植入术后的预防性治疗中。2009 年,一项包含了 1500 多名患者的比较氯吡格雷,阿司匹林和华法林对于心功能不全患者治疗效果的前瞻随机双盲对照试验显示:因为心功能衰竭需要住院的患者危险系数比值是:华法林组对阿司匹林组 0.94(95％ CI,0.84～1.04;$P=0.22$);氯吡格雷组对阿司匹林组 0.97(95％ CI,0.78～1.21;$P=0.79$);华法林组对氯吡格雷组,0.90 (95％ CI,0.72～1.12;$P=0.37$)。很显然,单纯从数字上来看,华法林抗凝似乎更不容易让患者发作心衰。但是考虑到出血相关并发症的明显增加,这当中甚至包括了中枢神经系统等致命性出血的可能,并不能得出口服华法林抗凝对慢性心功能不全的患者总体获益更大这一结论。只是从统计数字来看,似乎华法林抗凝的确对心脏血管的保护要优于单纯的抗血小板治疗。该研究还得出了抗血小板药物对心血管的保护方面和减少出血风险方面似乎氯吡格雷都要略优于阿司匹林的结论。

尽管到目前为止,人们的共识仍是在心功能不全的患者首选抗血小板药物,但随着新的口服抗凝药物的逐渐推出,华法林有可能因此退出口服抗凝药物的舞台。2012 年,欧洲心脏病学会 ESC 新推出的房颤治疗指南就引起了众多的关注。其中明确提出:在伴有房颤的心功能不全患者,首选新型口服抗凝药物(如达比加群酯,利伐沙班或阿哌沙班)来代替华法林作为传统的一线抗凝药物。因为大量的文献证实上述新型口服抗凝药物对于几乎所有的人群与华法林相比都明显减少出血的风险。同时这些新型口服抗凝药物在减少血栓性疾病的风险方面也不弱于华法林。与华法林相比,所有的新型口服抗凝药物都可以显著降低脑出血的发生率。

上述都是针对有心功能不全的患者抗凝和抗血小板治疗意见。对于没有心功能不全的患者,阿司匹林和安慰剂的比较研究显示,在无冠心病基础而仅有血压升高的患者,阿司匹林的应用不能够减少脑卒中和其他心血管事件的发生,也就是说,在这样的患者人群应用了阿司匹林抗血小板,不能够起到稳定冠状动脉内粥样斑块的作用,从而最终保护心脏。即使有的研究提示,可以轻度降低心血管事件,但是应用阿司匹林导致的大出血风险也足以抵消这些获益。针对阿司匹林和氯吡格雷在单纯高血压患者的比较也不提示两者在减少心肌梗死的发生率上有明显的区别。

另一项单独应用阿司匹林,单独应用华法林和联合应用华法林加阿司匹林的小规模研究发现:在单纯高血压的患者,死亡率和心血管事件的发生率(心肌梗死,心绞痛,卒中,心搏骤停和需要再次血管成形干预)没有区别。

总而言之:对于那些仅有单纯高血压的患者,应用阿司匹林抗血小板的确能够在减少心肌梗死方面获益;但由于大出血风险的增加,该获益在全身预后方面被抵消了。单独应用华法林或华法林联合阿司匹林针对高血压人群的治疗未见到心血管事件发生率的下降,反而有增加出血风险的倾向。新型抗血小板药物及口服抗凝药物在这类人群中是否能获益还有待进一步实验明确。

五、极化液和胰岛素对心脏的保护作用

极化液(1:4 的胰岛素和葡萄糖的配比,加上成比例的钾离子)对心脏功能的保护早在 1962 年就有人关注了,极化液的应用可以减少缺血性心脏病的心律失常,当时认为它具有节省心肌能源物质,改善心脏氧利用的作用。虽然此后的多项动物和临床试验证实极化液的病理生理机制并非如此简单,其中包括:胰岛素可以抑制心肌梗死/再灌注损伤后的心肌细胞凋亡;作为信使物质激活残存的传导路径;大量激活心肌内磷酸激酶,产生 NO 保护心肌等。

近年来,极化液对于心脏功能的保护作用再次进入了人们的视野。2011 年,有研究对比了极化液和安慰剂治疗存在左心室肥厚的主动脉瓣狭窄术后患者的血流动力学改变,发现极化液治疗组的患者术后

低心排综合征的发生率明显减少,术后早期正性肌力药物的应用也相应减少,但外周血管收缩药的使用有所增加。该研究提示,在心脏的收缩功能方面,极化液有助于保持或早期恢复心肌收缩力。

极化液对心肌的保护作用可以被高血糖所拮抗,因此在2010年前大量的研究并未发现心肌梗死后应用极化液有效,这主要是因为心肌梗死后大量输液所致的高血糖和胰岛素抵抗。自从强化胰岛素治疗出现之后,严格的血糖控制有助于改善预后。在减少全身炎性反应的同时,很多人也关注到了强化胰岛素治疗的真正病理生理基础。另一项研究还显示:接受心脏手术的新生儿,极化液加强化胰岛素治疗还有助于减少IL-6,IL-8和CRP等炎性因子,从而减轻全身炎性反应。尽管目前对于极化液和极化液联合强化胰岛素治疗的研究已经很多,但仍然不能完全揭示其真正的病理生理机制,还需要更多的研究来阐明极化液对于心脏的保护作用。但至少有一点是明确的:对于已经存在心功能不全的患者,在调整心脏的容量负荷的基础上,维持正常的电解质水平,控制好血糖7.8~11.1mmol/L(140~200mg/dl),应用极化液不会对心脏或全身其他器官产生副作用,并且可能有益于心脏功能的保护。

六、核糖在保护心脏功能中的作用

1. 磷酸戊糖途径的生理功能 D-核糖(D-Ribose)是自然界存在的一种五碳醛糖,磷酸戊糖途径是糖、脂肪酸、嘌呤核苷酸和嘧啶核苷酸代谢的枢纽。由糖原分解或细胞摄取葡萄糖所产生的葡萄糖-6-磷酸(G-6-P)主要通过糖酵解和有氧代谢氧化。但有一小部分G-6-P进入磷酸戊糖途径。这条途径的第一个酶,葡萄糖6-磷酸脱氢酶(G-6-PDH或G-6-PD)是限速酶。

这条途径主要有两个功能:①产生还原当量。以NADPH的方式应用于合成脂肪酸和将氧化型谷胱甘肽(GSSG)转变成还原型(GSH)。后者通过谷胱甘肽过氧化物酶清除氧自由基对机体非常重要。②生成核糖-5-磷酸(R-5-P):R-5-P是磷酸戊糖途径的重要中间产物。R-5-P可以转变成5-磷酸核糖焦磷酸(PRPP),后者是嘌呤核苷酸从头合成、乳清酸转变成UTP的前体物质。它还有利于嘌呤碱(腺嘌呤和次黄嘌呤)通过"补救途径"重新利用。

2. 心肌的磷酸戊糖途径 通过比较性研究,可以得出大鼠几种器官的磷酸戊糖途径的能力由高向低分别是肾脏,肝脏,心脏和骨骼肌。比较研究各种动物(包括人)后证明,磷酸戊糖途径活力低并不是大鼠心脏唯一的特征。测定数据表明,在被研究的各种动物心脏中,磷酸戊糖途径的发育都是不好的。由于心肌磷酸戊糖途径的代谢活力低,心肌就出现了一个特征性的代谢性质,即生成PRPP的速度很慢。研究表明,在犬和大鼠心肌缺血后重新灌流时,其心肌ATP水平要经过好几天才能恢复到正常水平。其原因可能是:在缺血时,ATP大量分解,ATP分解的产物,如腺苷、肌苷和次黄嘌呤核苷酸可以渗出细胞膜而被"洗掉"丢失,这样心脏就不能利用补救途径来重新利用它们,ATP代谢库的恢复就只能依靠磷酸戊糖途径提供的PRPP进行腺苷酸的从头合成来完成。又因为心肌磷酸戊糖途径活性很低,ATP代谢库的恢复就很慢。所以当心脏严重缺血后,其功能的恢复依赖ATP代谢恢复。在这种情况下,PRPP就成为腺嘌呤合成以及腺嘌呤和次黄嘌呤转变成AMP和IMP的限制因素。

有两种途径可以提高心脏中可利用的PRPP代谢库:①刺激心脏G-6-PD的活性,因为这个酶是调节磷酸戊糖途径的第一个酶兼限速酶;②用核糖来跳过磷酸戊糖途径的限速步骤,增加PRPP的生成。实验和临床研究发现,核糖可以增加心肌中腺苷酸的合成,改善心脏的功能。

3. 使用核糖改善试验动物的心脏功能 使用核糖可以跳过磷酸戊糖途径的限速步骤,产生的R-5-P可促进PRPP的合成,因而也增加腺苷酸的生物合成,对促进ATP的合成,改善心脏功能有很大帮助。目前已有许多动物实验证明,通过这种代谢干预能够改善动物心脏的功能。

4. 临床应用核糖的安全性 首先核糖的临床应用是安全的,1982年首次报道是将核糖用于治疗肌肉腺苷酸脱氨酶缺陷(MAD)的患者,没有发现副作用。

5. 核糖临床研究 有研究发现,核糖与腺苷合用可达到最大保护心脏的功能。在大鼠用异丙肾上腺素来降低心脏的 ATP 代谢库的水平,连续静脉注射核糖 5 小时,不能完全对抗异丙肾上腺素的影响。但如果核糖与腺苷合用,则 ATP 水平可以完全恢复到正常。这个结果表明,单独增加腺苷酸生物合成(使用核糖)或单独增加补救途径(使用腺苷或肌苷)都不能在 5 小时内恢复异丙肾上腺素引起的 ATP 水平。只有当核糖使 PRPP 代谢库升高之后(约 12 小时),ATP 才能恢复到原有水平。

(芮 曦)

参考文献

1. Mahmoud KM, Ammar AS. Norepinephrine supplemented with dobutamine or epinephrine for the cardiovascular support of patients with septic shock Indian J Crit Care Med, 2012, 16(2): 75-80.

2. Barraud D, Faivre V, Damy T, et al. Levosimendan restores both systolic and diastolic cardiac performance in lipopolysaccharide-treated rabbits: comparison with dobutamine and milrinone. Crit Care Med, 2007, 35(5): 1376-1382.

3. Gore DC, Wolfe RR. Hemodynamic and metabolic effects of selective betal adrenergic blockade during sepsis. Surgery, 2006, 139(5): 686-694.

4. CAPRIE Steering Committee. A randomised blinded trial of clopidogrel versus aspirin in patients at risk of ischaemic events (CAPRIE). Lancet, 1996, 348: 1329-1339.

5. Barry M, Massie MD, Joseph F. Randomized Trial of Warfarin, Aspirin, and Clopidogrel in Patients With Chronic Heart Failure: The Warfarin and Antiplatelet Therapy in Chronic Heart Failure (WATCH) Trial Circulation, 2009, 119: 1616-1624.

6. Camm AJ, Lip GY, De Caterina R, et al. 2012 focused update of the esc guidelines for the management of atrial fibrillation: An update of the 2010 esc guidelines for the management of atrial fibrillation-developed with the special contribution of the european heart rhythm association. Europace, 2012, 14: 1385-1413.

常来源伴心肌的 ATP 代谢库的水平，为受损伤肌体引出保持 3 小时，本组光合实验很易于内有上吸�

（有 缺）

参考文献

1. Mahmoud KM, Ammar AS. Norepinephrine supplemented with dobutamine or epinephrine for the cardiovascular support of patients with septic shock. Indian J Crit Care Med, 2012, 16(2): 75-80.

2. Barraud D, Faivre V, Damy T, et al. Levosimendan restores both systolic and diastolic cardiac performance in lipopolysaccharide-treated rabbits: comparison with dobutamine and milrinone. Crit Care Med, 2007, 35(5): 1376-1382.

3. Gore DC, Wolfe RR. Hemodynamic and metabolic effects of selective beta1 adrenergic blockade during sepsis. Surgery, 2006, 139(5): 686-694.

4. CAPRIE Steering Committee. A randomised blinded trial of clopidogrel versus aspirin in patients at risk of ischaemic events (CAPRIE). Lancet, 1996, 348: 1329-1339.

5. Barr M, Massie MD, Joseph T. Randomized Trial of Warfarin, Aspirin, and Clopidogrel in Patients With Chronic Heart Failure. The Warfarin and Antiplatelet Therapy in Chronic Heart Failure (WATCH) Trial Circulation, 2009, 119: 1616-1624.

6. Camm AJ, Lip GY, De Caterina R, et al. 2012 focused update of the esc guidelines for the management of atrial fibrillation: An update of the 2010 esc guidelines for the management of atrial fibrillation-developed with the special contribution of the european heart-rhythm association. Europace, 2012, 14: 1385-1413.

第八篇

循环机械辅助

当前,机械循环辅助技术在重症医学领域中发挥着重要的作用,在预防高危患者心肌梗死及心源性休克中,在常规的药物及液体不能复苏的顽固性休克时,在突发心搏骤停的紧急心肺复苏中都得到了广泛的应用。

常用机械循环辅助技术主要有三种,即主动脉内球囊反搏术、体外生命支持系统和左心室辅助系统。

第四十三章　主动脉内球囊反搏术

主动脉内球囊反搏术(intra-aortic balloon pump，IABP)于1968年首次应用于临床，主要用于心脏围术期血流动力学不稳定、心源性休克或心功能衰竭患者的循环支持，通常需要外科手术切开血管植入主动脉内球囊。20世纪80年代，经皮穿刺技术的出现使IABP具有创伤小、并发症少以及操作简便等优点，目前已广泛应用于重症患者的循环支持。

1. IABP的组成及设备

(1)双腔带球囊的导管：一腔为血管腔，可采血或冲洗管路，还可进行动脉压力监测。另一腔为球囊腔，远端通一个密闭的20～50ml大小的球囊，用于周期性的输送或抽吸氦气。

(2)可移动氦气驱动的控制系统，由电源、驱动系统-氦气、监测显示屏系统、调节系统、触发系统等组成，可按一定的周期向球囊充气或放气。

2. IABP原理　主动脉内球囊通过与心动周期同步的充气及放气，达到辅助循环的作用。在舒张早期，主动脉瓣关闭后瞬间立即充气球囊，大部分血流逆行向上升高主动脉根部压力，增加大脑及冠状动脉血流灌注，小部分血流被挤向下肢和肾脏，轻度增加外周灌注。在等容收缩期主动脉瓣开放前瞬间快速排空球囊，产生"空穴"效应，降低心脏后负荷、左心室舒张末期室壁张力，减少心脏做功及心肌氧耗，增加心输出量10%～20%。球囊触发模式：心电触发、动脉压力触发、起搏信号触发、内触发。

3. 经皮IABP操作方法　绝大多数经股动脉路径置入。在无菌操作下，穿刺股动脉，送入导丝，经血管扩张器扩张后送入鞘管。将气囊导管中心腔穿过导丝，经鞘管缓慢送至左锁骨下动脉开口远端1～2cm处(气管隆嵴水平)，撤出导丝。固定鞘管和气囊导管，经三通接头将导管体外端连接反搏仪，调整各种参数后开始反搏。采用无鞘球囊导管时，先用血管扩张器扩张血管，再用止血钳扩张皮下组织，经导丝直接送入气囊导管。

4. IABP的适应证及禁忌证　常见IABP的适应证包括急性心肌梗死合并心源性休克、难治性不稳定型心绞痛、血流动力学不稳定的高危心脏介入治疗(PCI)患者(左主干病变、严重多支病变、重度左心功能不全)、PCI失败需过渡到外科手术等。

IABP的禁忌证包括主动脉夹层、重度主动脉瓣关闭不全、主动脉窦瘤破裂、严重周围血管病变、凝血功能障碍，以及严重贫血、脑出血急性期等。

5. IABP并发症及局限性　IABP是一项动脉置管的有创操作，常见并发症包括主动脉及股动脉夹层、动脉穿孔、穿刺点出血、气囊破裂、斑块脱落栓塞、血栓形成、溶血、血小板减少、感染、下肢缺血等。另外，IABP具有一定的局限性。首先，IABP最大的局限性是不能主动辅助心脏，心输出量增加依赖自身心脏收缩及稳定的心脏节律，且支持程度有限，对严重左心功能不全或持续性快速型心律失常者效果欠佳。其次，IABP不适用于股动脉较细或动脉粥样硬化严重的女性或老年患者。另外，IABP不能解决冠状动脉狭窄远端的血流，放置时间过长会引起肢体缺血等并发症。

IABP在临床上的应用已比较成熟，尤其在重症患者辅助循环中发挥着重要作用。合理选择适宜患者、熟练掌握IABP操作技术以及提高IABP使用期间的管理等，才能更好地发挥IABP的治疗作用，提高抢救成功率，改善患者预后。

(隆　云)

第四十四章　体外生命支持系统

体外生命支持系统(extracorporeal life support system, ELSS),通常称为体外膜氧合(extracorporeal membrane oxygenation, ECMO)是一种改良的体外循环及呼吸支持系统,对于常规治疗策略无效时的顽固心衰或呼吸衰竭患者提供体外心肺功能支持。它通过一种以循环血流泵与体外氧合器为核心组成的人工体外循环装置,进行以体外替代性气体交换支持和心脏替代支持为目的的心肺支持。ECMO 同时可以降低重症患者对其他常规心肺支持措施的要求,可减少血管活性药物及机械通气参数,为心肺功能的恢复赢得时间。

ECMO 应用已有 70 年历史,最初衍生于心外科的体外循环,主要用于心外科患者术后短期的心肺功能支持。20 世纪 70 年代后,改进后的 ECMO 首次被用于急性呼吸窘迫综合征(ARDS)患者的支持和抢救。ECMO 在新生儿疾病救治中首先获得成功,并使新生儿病死率下降。1989 年,国际体外生命支持组织(Extracorporeal Life Support Organization, ELSO)正式成立。目前,该技术已被广泛应用于治疗各年龄段经传统治疗措施失败的潜在可逆性心肺功能衰竭。至今为止全球有近 5 万人接受过这种治疗,总体存活率达到 62%。

按照 ECMO 支持的方式和目的,可分为三种:从静脉到动脉(VA)、从静脉到静脉(VV),从动脉到静脉(AV)。简单地说,其中 VV 常用于呼吸支持,而 VA 用于循环支持,而 AV 用于体外二氧化碳清除。

第一节　ECMO 设备

ECMO 由驱动泵、控制台、氧合器、血管内插管、连接回路管、供氧管、恒温水浴箱、空氧混合器、不间断电源、紧急驱动器等组成。其中氧合器、血管内插管、连接回路管、供氧管为一次性设备。目前最新的 ECMO 将控制台、驱动泵及氧合器整合为一体,明显节约空间、方便操作、便于携带,而且增加了压力氧合等监测参数。

1. 驱动泵或动力泵　其作用是在体外提供动力,驱使血液在体外连接回路中按一定方向流动。临床上主要有两种类型的动力泵:滚轴泵、离心泵。

滚轴泵是通过滚动式连续挤压泵管,驱使体外血液向一侧流动。优点是无论阻力大小保证血流量恒定,并可以提供搏动血流,缺点是体积较大不易移动,而且滚轴挤压对红细胞和血小板有破坏作用,容易产生溶血。泵管内径的粗细、泵管弹性、泵槽直径、泵的转速及泵管的出入口大小,均会影响血流通过的速度和血液破坏的程度。在高流量时,泵速和流量呈线性关系。滚柱对泵管的挤压过紧或过松均会造成血液的破坏。滚轴泵还包括管夹、泵槽、泵盖等装置。其中管夹用于固定泵管防止泵管滑移影响灌注,泵槽内壁一般为半圆弧形或圆形,泵盖常透明可观察滚柱运转情况,还可起保护作用,并防止液体或异物进入泵内损伤泵管,一旦揭开泵盖,则泵停止运转。滚轴泵遇到管路阻力升高时会增加挤压力度来保证流量恒定,因此常易导致泵前负压。为避免过度抽吸,管路中常连接辅助储血装置即血囊,如血囊膨胀充满血液则滚轴泵辅助转动,如静脉引流不足,血囊充盈不足,则自动停止供电使滚轴泵停止转动。

新一代的 ECMO 常采用离心泵作为动力泵。离心泵由离心泵主机或控制台和离心泵驱动器两部分组成。其中驱动器连接循环管路中的一个密闭圆形薄片容器称为离心泵泵头。泵头通过带有磁性装置的磁性后室与驱动器耦合连接。当驱动器高速旋转时,带动泵内轮片结构高速旋转,产生涡流和离心力,推动血液前进。产生离心力的同时形成泵头内压力梯度,圆心中部形成低压区,外周为高压区,中心和外周部各开一孔,血液从中心孔低压区进入,通过高速旋转而获得高压从外周孔甩出产生单向流动。其优势是安装移动方便,管理方便,血液破坏小;在合理的负压范围内有抽吸作用,可解决某些原因造成的低流量问题;新一代的离心泵对小儿低流量也易操控。可能的缺点是提供非搏动血流,但目前尚无证据表明非搏动血流影响器官灌注。

多数离心泵驱动器为外置,便于散热和调节便利的位置。Jostra Rotaflow 驱动器具有集成式流量传感器和气泡探测器,可通过超声检测管路流量。不同型号的泵头各具特征。Bio-Medics 泵头内为一系列的旋转锥体,最内一个锥体与泵控制仪磁性连接,当其高速旋转时,产生离心力带动外面两个锥体旋转,推动血液向前,预充容积 80ml。Sarns Delphin 泵头也是靠磁性连接,其内部带有高度光滑的翅片,使其能以相对低的转速产生与前者相同的流量,以减少因高速旋转产生热溶血的机会。与前面两种泵头相比,Jostra Rotaflow 泵头更符合物理学曲线设计的原理。操作更简便具有较高的效率。预充容积仅 30ml 可减少预充量和表面积,没有无效腔,没有金属支撑物和轴承可减少机械故障,减少红细胞破坏。血流带动轴承,底座部位不会升温,不会造成血液凝结,减少发生机械故障的风险。

2. 控制台   用于调节驱动泵的转速,并监测 ECMO 体外循环时参数的操作台。常见的参数有驱动泵转速、ECMO 流量。通常转速和流量匹配,当高转速伴有低流量时常提示回路阻力高。通过驱动泵超声监测 ECMO 流量,当流量不稳定时,提示管路有负压,引流不足。新一代 ECMO 机器可监测循环各种压力包括泵前压、泵后压或氧合器进口压、氧合器出口压,还有泵前氧饱和度或引流血氧饱和度。泵前压反应引流状态,保持在正压状态表明引流通常,也可是适度负压,但负压越高越容易溶血。可能由于容量不足、静脉回流不畅、插管位置不佳及管路扭曲等因素导致。泵后压反映经驱动泵加压达到的压力。泵后压与氧合器出口压的差值为跨膜压(ΔP),反映氧合器内部的阻力,如跨膜压进行性升高,提示氧合器内血栓形成。泵前氧饱和度反映引流血氧合状况,泵前氧饱和度高可能是由于再循环导致。应尽可能引流到体内最黑即氧合最差的血,以使氧合器发挥最大的效力。

3. 氧合器   其功能是通过供氧管将膜前乏氧血氧合成富氧血。ECMO 的氧合器有硅胶膜型与中空纤维型两种。硅胶膜型氧合器相容性好,少有血浆渗漏,血液成分破坏小,适合长时间辅助。例如支持心肺功能等待移植、感染所致呼吸功能衰竭。其缺点是排气困难,价格昂贵。中空纤维型氧合器易排气,2~3 日可见血浆渗漏,血液成分破坏相对大,但由于安装简便急救时可选用。如需要,稳定病情后可于 1~2 日内更换合适的氧合器。

氧合器具有三个特征:交换膜足够薄以便氧气和 CO_2 能自由通过;交换面积足够大以便在有限时间内对氧合器内血进行充足交换;血流和气流在膜两侧相向流动,形成所谓对流以便气血最大化接触。如果存在膜变湿导致膜厚度增加,血栓形成减少膜面积,吸入气体氧浓度低等因素,将导致氧合血能力下降而发生缺氧。

氧合器监测参数包括跨膜压,即氧合器进出口压力差,其数值与流量相关。应避免入口压力过高,应小于 300mmHg。进行性跨膜压升高,常提示抗凝不足,氧合器阻塞,是更换氧合器的指征。还应监测膜后的氧分压和氧饱和度,反映氧合器的功能。另外,还可以肉眼观察氧合器内血栓形成情况,定期排检膜渗漏情况。

中空纤维型氧合器代表为 Affinity 氧合器,硅胶膜型氧合器代表为 QUADROX 渗透膜型氧合器。后者的原理是气体和血流之间有一层直径小于 $0.2\mu m$ 的微孔膜,可以阻隔细菌、病毒、尘埃,但允许气体通过。血气各走一边,O_2 和 CO_2 在膜两侧的转移主要通过气体分压梯度弥散,血液则不能通过膜,从而避免了诸如蛋白变性、溶血、血小板耗竭、氧合性能有限、预充量大、消毒困难、操作繁琐等问题的发生,具有气体交换能力高、血液破坏轻的特点。与 Affinity 氧合器相比,既能防止气体进入时可能引起的细菌感染,而且没有血浆渗漏的可能,不会有微气泡产生。

当出现以下情况之一,应考虑更换氧合器和管路:①氧合器氧合性能下降,不足以提供充足的氧合血;②氧合器内或管道内血栓形成,影响氧合或产生高阻力;③游离血红蛋白升高,尿少;④大量血浆渗漏,蛋白丢失。

4. ECMO 血管内导管 从体内引流血液到氧合器的血管内导管称为静脉引流管,而血液经氧合器泵回体内的血管内导管称为动脉灌注管。商品化的静脉引流管有蓝色标记,而动脉灌注管为红色标记。

管路阻力是影响 ECMO 循环的重要因素。根据泊肃叶定律,阻力与血液黏滞度和管路长度成正比,与管路内径的四次方成反比。因此管路选择总的原则是尽可能选择较短较粗的管路,以减少阻力达到充分引流和灌注。由于管路内径对阻力的影响大于长度,临床上更关注导管内径。商品导管型号常用导管外径表示,单位为 Fr。它是代表导管外周径为多少 mm。以其代表内径时应考虑管壁的厚度。相同尺寸的插管尽量选择管壁薄且坚固者为佳,带有钢丝缠绕设计的插管弹性好,不容易发生折曲。

对于静脉引流管应尽可能靠近心脏,以保持引流通畅。如能获得短而粗的静脉引流管如长度 20cm 周径 21Fr,可经颈内静脉置管引流以获得最大流量。当前临床上成人血管内导管常见长而粗或短而细导管,多数情况引流管经下肢股静脉置管,尖端置于右房开口水平或略低。由于静脉引流管作用为引流血液进入管路,可导致血管塌陷或贴壁而阻塞管路,一般都具有端孔和诸多侧孔,不易发生堵塞,靠重力以及虹吸现象引流静脉血。动脉灌注管内的血流由驱动泵驱动流出,不容易贴壁。为了降低插管的阻力,提高流量,通常需要增加插管的弹性以降低插管壁的厚度。选择动脉灌注管的型号还也应满足患者流量的需求,尽可能选择更粗的灌注管。

文献中常用"M 值"来衡量插管性能,反映当选择不同型号的静脉和动脉置管而对应的插管流量-阻力。M 值越大表明阻力越大流速越低。根据"M 值",可以大体估计出在特定压力下的流量。标准"M 值"以及流量值是在重力落差为 100cm 情况下测定的。

婴幼儿及儿童进行 VV-ECMO 经常使用薄壁双腔插管,这种类型插管具有两个独立的腔,分别起到引流、灌注功能,由于插管直径有限,所以该种插管在婴幼儿方面受到一定限制。另外,这种薄壁双腔插管在临床使用过程中证明容易发生折曲。但随着材料技术的改进,以上缺点正逐步得以克服,双腔插管以其创伤小操作简便,将会在临床得到广泛应用,目前也有成人开始使用这种插管。某些双腔管放置后,应经造影或影像定位,如 Avalon Elite Bi-Caval 双腔管的引流腔分别在上下腔静脉有开口,可充分引流上下腔静脉的乏氧血,而灌注腔位于右心房内,引流腔与灌注腔保留足够距离以减少再循环。

血管内导管常用肝素涂抹表面(HCS)技术,在管路内壁螯合上肝素,肝素保留抗凝活性。HCS 技术的成功对 ECMO 技术有强大的促进作用。使用 HCS 技术可以使血液在低 ACT 水平时,不在管路产生血栓;HCS 技术还可减少肝素用量、减少炎症反应、保护血小板及凝血因子。因此 HCS 可减少 ECMO 并发症,延长支持时间。

5. 空氧混合器 通过管路分别连接氧气气源和空气气源,为氧合器提供一定流量和氧浓度的空氧混合气。组成包括氧气浓度表和气体流速表,前者控制氧气浓度从 21%～100%,后者提供 1～10L/min 的气体流速,主要用于控制二氧化碳清除率。气体流速表中还包括从 1L/min 以下,最小刻度为 40ml/min 的微量流速表,在小儿使用 ECMO 或脱机时应用。

6. 恒温水箱 在氧合器内除了血流、气流外,还有一层水流用于保持和调节血温,避免低温或高热导致器官损伤。安装水箱时,应注意水流方向。

第二节 ECMO 时的生理

一、机体对缺氧耐受的能力

正常状态下的氧输送（DO_2）是指单位时间里（每分钟）心脏通过血液向外周组织提供的氧输送量，它是由 SaO_2、Hb 和 CO 三者共同决定的：DO_2（ml/min）＝$1.36 \times SaO_2 \times Hb \times CO \times 10$。氧消耗（$VO_2$）为机体每分钟实际消耗氧量，$VO_2$（ml/min）＝$1.36 \times CO \times Hb \times (SaO_2 - SvO_2) \times 10$。氧消耗与氧输送的比值为氧提取率（$O_2ext$）。机体在正常代谢状况下，$DO_2$ 约为 1000ml/min，VO_2 为 200～250ml/min，即 O_2ext 仅为 20%～25%已能满足此时组织氧代谢的需要。

当代谢率保持恒定时如全麻状态下，即便是氧输送明显下降，机体也可通过提高 O_2ext 来保证 VO_2，满足氧代谢的需求。此时 VO_2 与 DO_2 呈非依赖型。O_2ext 最高可达到 70%，超过 O_2ext 的极限，如 DO_2 进一步下降时，可使 VO_2 不能再通过升高 O_2ext 保持恒定，导致 VO_2 追随 DO_2 变化而变化，即 VO_2 与 DO_2 呈依赖型。此时，VO_2 不能满足氧需求，机体存在缺氧。正常成人氧需求为 3～4ml/(kg·min)，而氧输送可达到 20ml/(kg·min)，因此即便是氧输送下降到正常值的一半，由于 O_2ext 代偿性的提高，氧输送与氧消耗仍在非依赖区，机体仍然没有缺氧。

当动脉氧饱和度 SaO_2 为 100%时，混合静脉血氧饱和度（SvO_2）可以反映 O_2ext。即 $SvO_2 = 1 - O_2ext$。当 SvO_2 为 80%时，O_2ext 为 20%；而 SvO_2 为 50%，O_2ext 为 50%。

理论上说，正常状态下 O_2ext 为 20%时，DO_2 与 VO_2 的比值为 5:1。当 DO_2 下降使 O_2ext 达到阈值 70%时，DO_2 与 VO_2 的比值为 1.4:1。如 DO_2 进一步下降，将会导致组织缺氧乳酸升高。假定导致 DO_2 下降的原因是动脉缺氧，如果一个体重为 60kg 的成年男子动脉血氧饱和度为 35%，CO 为 5L/min，Hb 为 140g/L，DO_2 仍可达 333ml/min，VO_2 可达到 238ml/min。也就是说，在生理条件下，如氧需求保持不变，患者有可能在氧饱和度 35%时存活。但是在病理条件下，会出现炎症反应等高氧代谢，氧需求将发生改变。此时如果氧需求成倍增加由 4ml/(kg·min) 上升到 8ml/(kg·min)，对于上述患者此时氧需求已从 240ml/min 上升到 480ml/min，若 CO 仍 5L/min，Hb 140g/L，O_2ext 70%时，氧饱和度需达到 70%以上才能保证不缺氧。必须强调的是，在生理状态下动脉氧饱和度 35%和病理状态下 70%都位于临界状态，而非 ECMO 氧饱和度的目标。理论上，应保持混合静脉血氧饱和度在 75%以上，才是 ECMO 的治疗目标。此时 O_2ext 为 25%时，DO_2 与 VO_2 的比值为 4:1。

二、ECMO 时的气体交换原理

1. ECMO 氧合 氧合器通过吸氧管进行氧合，吸入气体通过氧合器中气血膜靠膜两侧气体压力梯度进行交换。氧合器中血液氧合的状况受到氧合器效能的影响，总体反映氧合器效能的因素称为额定流量（rated flow）。

(1) 额定流量：是指单位时间内某一氧合器将 75%的血氧合到 100%时能氧合的最大血流量。在额定流量以下，单位时间内氧合器供氧量受 ECMO 血流量的影响，甚至呈线性相关。然而，如果 ECMO 血流量超过额定流量，将不能充分氧合，不再额外增加供氧量。额定流量受到氧合器表面积、膜材质、膜厚度，氧合器应用时间等因素的影响。氧合器 AVECOR0800 膜面积 0.8m²，每分钟供氧量为 50ml/min；AVECOR1500 膜面积 1.5 m²，每分钟供氧量为 90ml/min。而新一代的 2.5 m² 膜面积的 Affinity 及 1.8 m² 膜面积的 QUADROX 氧合器每分钟供氧量甚至可达为 400ml/min 以上。如果将 Hb 为 140g/dl 的氧饱和度为 75%的静脉血氧合到 100%，此时如果用 AVECOR0800 氧合器，额定流量＝$50/(1.36 \times 140 \times 25\%)$＝1.05L/min。如果用 AVECOR1500 氧合器，额定流量＝$90/(1.36 \times 140 \times 25\%)$＝1.89L/min。

如果用 Affinity 或 QUADROX 氧合器,额定流量=400/(1.36×140×25%)=8.4L/min。实际推荐的流量范围为 1~7L/min。

(2)吸氧流量:氧合器吸氧量和血流量比值应为 1∶1。由于氧离曲线的特征,在氧分压大于 100mmHg 以上时,氧分压对氧含量的贡献小。使用高流量吸氧可使氧分压上升,然而氧分压从 150mmHg 增加到 500mmHg,氧含量增加仅 1.4ml/dl。因此,进一步提高 ECMO 氧合器吸氧量对氧合影响小。

(3)混合静脉血氧含量或氧饱和度:VV-ECMO 时经 ECMO 氧合器氧合的血回到体内静脉系统,与体内未氧合的静脉血在肺动脉混合。最终的混合静脉血氧含量或氧饱和度应由这两部分血氧含量或氧饱和度分别乘以各自流量再除以 CO 而得到。

VA-ECMO 时,经 ECMO 氧合器氧合的血流直接流到动脉系统,而混合静脉血氧含量或氧饱和度反映经外周组织摄取利用后残存的氧量,反映全身氧代谢状况,可以判断是否存在组织缺氧。

(4)动脉血氧含量或氧饱和度:VV-ECMO 时经 ECMO 氧合器氧合的血回到体内静脉系统中与体内未氧合的静脉血在肺动脉混合,然后再经肺氧合。最终的动脉血氧含量或氧饱和度受到 ECMO 血流膜氧合与回心血流肺氧合这两部分的共同影响。

VA-ECMO 时一部分血流经 ECMO 氧合器氧合后直接泵到动脉系统,而其余血流回心经肺氧合,再经心脏泵到动脉系统。这两股不同氧合状况的血流在动脉系统交汇。置管方式,心功能状况及 ECMO 流量将影响不同部位动脉氧合状况。如股动静脉置管 VA 方式,置管部位远端肢体氧饱和度为 100%,氧分压可达 500~600mmHg,如此时为严重 ARDS 肺功能极差,而心脏射血量较高,此时经肺氧合的血可能灌注上半身,上肢尤其是右侧肢体的血可能仍处于缺氧状态。

(5)再循环:理想状态下,ECMO 应引流体内最黑的血,以期发挥氧合器的最大作用。然而在 VV-ECMO 时,由于引流管与灌注管的位置问题,或者是静脉系统总体容量不足,可能导致一部分刚被体外氧合回到体内的氧合血又重新被抽吸到体外再次氧合,称为再循环。股动静脉 VA-ECMO 时,如心脏本身仍有较大的心输出量,经体外氧合的血返回动脉系统后主要灌注下半身躯体,灌注后又从股静脉被引流到体外,再次氧合导致再循环。再循环明显降低 ECMO 的效率,实际有效循环量=ECMO 流量-再循环量。然而再循环量的计算非常复杂。在 VV-ECMO 时,从上下腔静脉、冠状窦及 ECMO 灌注回流的血都有可能被引流到体外或直接返回心脏。此时,减少再循环的方式是确保引流通畅的前提下,保证引流管与灌注管间隔一定的距离,一般 10~15cm。在 VA-ECMO 时,减少再循环的方式是避免引流和灌注同在下半身或上半身。如从股静脉引血而从颈动脉灌注,可适当减少再循环。

2. ECMO 时的 CO_2 清除　ECMO 时,CO_2 清除是通过氧合器中气血膜两侧 CO_2 压力梯度来驱动。血中 PCO_2 大于吸入气体 PCO_2,因此血 CO_2 向气体中弥散而被清除。影响 CO_2 清除的因素有氧合器吸入气体流速(sweep gas flow)、气流中 CO_2 浓度,膜面积等。

与氧合状况相反,PCO_2 在正常水平下,PCO_2 对血液中 CO_2 含量的影响几乎呈线性相关。PCO_2 从 52mmHg 下降到 40mmHg,CO_2 含量可能下降 12.5ml/dl。增加吸入气体流量能有效增加血 CO_2 的清除量。

三、ECMO 时的血流动力学

1. VA-ECMO　不同的置管方式具有不同的血流动力学特征。股静脉引流股动脉灌注时,经 ECMO 氧合的血和经肺氧合的血在主动脉混合,各器官的灌注取决于两股血流的比例。通常认为,上半身包括心脑等重要器官由经肺氧合血灌注,而下半身腹腔内脏及下肢由经 ECMO 氧合血灌注。股静脉引流颈动脉灌注方式可保证除心脏自身以外全身的灌注,而心脏自身灌注由于来源于主动脉根部冠脉血流,通常认为是经肺氧合的血流灌注。如果本身肺功能极差,为了改善心脏的灌注可以再置一根相对细的灌注管,将灌注血流分流一部分到股或颈静脉返回心脏,即所谓的 V-AV。这样可以保证一定程度氧合的血流返回心脏,但分流的量较难把控。

离心泵驱动器提供的是持续血流,此时随 ECMO 流量的加大,由心脏泵出的血流将逐渐减少,表现为脉压逐渐下降。当动脉血流几乎完全由 ECMO 提供时,此时出现仅有平均动脉压而无脉压的现象。有人把这种现象称为心肌顿抑。心肌顿抑的发生率为 2.4%~38%,表现为心电活动正常,而脉压小于 10mmHg。超声提示心脏几乎无运动。最可能的机制为后负荷增加,高速血流直对主动脉瓣,导致过重的后负荷,阻止左室射血。其他还可能受再灌注损伤、代谢等因素影响。

2. VV-ECMO VV-ECMO 时因不影响回心血流量,对血流动力学的影响较小。然而,对于严重缺氧患者而言,由于 VV-ECMO 改善氧供而纠正了机体的代偿反应,可以稳定血流动力学,如减慢心率,减缓呼吸,稳定血压。

3. AV-ECMO 依靠动静脉血压力差驱动的 AV-ECMO 明显影响血流动力学。选择不同管径对循环影响不一。通常选择13Fr 的动脉管和15Fr 的静脉管,此时分流量或 ECMO 血流量可达 1~2.5L/min,为常规 CO 的 20%~50%。此时需要代偿性增加 CO 才能维持 BP 的恒定。

4. ECMO 时的血流动力学监测 ECMO 对血流动力学和氧输送的影响大,使得常规的血流动力学监测方式可能不实用。

常规的 CO 测量方式为热稀释法测量,通过注射室温或冰水造成血温变化。测量随时间变化的血温变化曲线而得到 CO。然而由于引流管抽吸作用,导致注射液体可能被抽到体外,造成注射容积不准确;大量的血液在体外循环,使得基础血温不恒定;VA-ECMO 时,造成右向左分流等因素,均会影响 CO 测量数据的准确性。

脉搏轮廓法也是测量 CO 的方式之一,它是基于生理学原理脉搏压(PP)和每搏量(SV)成比例,根据 PP 特性,计算 SV 而得到 CO。然而,脉搏轮廓法常需要间歇的热稀释法校准,而后者难以准确获得。更重要的是,在 VA-ECMO 非搏动血流时,脉搏搏动将减弱或消失。

心脏超声可能是 ECMO 时最可靠的心脏功能评估工具。使用心脏超声可评估即时的心脏容量状态、心脏收缩舒张功能和心脏做功。常用的参数包括左心室内径、左心室容积、射血分数、左心室等容收缩期压力最大变化率(dp/dt$_{max}$)、每搏输出量等。

第三节 血管内导管插管方式及技术

ECMO 血管内置管根据支持类型、年龄、体重及具体临床情况不同,插管技术和方式也各异。插管方式根据年龄不同可分为婴幼儿、儿童及成人;根据目的不同可分为 VA、VV 等。

1. 婴幼儿 ECMO 支持方式的选择 婴幼儿的血管细小,所以插管尤其困难。插管的方式依据所选用 ECMO 的方式、体重以及具体的临床情况不同而不同。如果心、肺功能均需要支持,推荐采用 VA 方式。仅需呼吸支持,采用 VV 模式,但插管困难时,也可以采用 VA-ECMO。

(1)VA-ECMO 时的插管:最常用为右颈内静脉-颈总动脉。这是由于婴幼儿的脑组织占体重比例较大,所以供应头部的血管较粗大,插管也比较容易。有时候也采用中心插管,但是婴幼儿的升主动脉较细,在流量较低的情况下容易导致左心室射血阻力增加。

(2)VV-ECMO 时的插管:通常采用双腔静脉插管,经由右颈内静脉插入右心房。这种插管取决于右颈内静脉的粗细,目前最细的双腔静脉插管是 12F。如右颈内静脉过细,将会给插管带来困难。当颈内静脉过细而不能进行双腔插管时,也可进行颈内-股静脉插管。此时可将颈内静脉作为灌注管,股静脉作为引流管,引流效果不一定很好,但可以减少再循环血量,能够较好地提高血氧饱和度。

2. 儿童及成人插管方式的选择 10kg 以上儿童的血管较粗,与成人类似,插管的方式可有较多选择。VA-ECMO 多用于心肺功能不全的支持,包括心脏术后脱离体外循环困难。而 VV-ECMO 多用于呼吸功能不全的支持。

3. 置管技术　置管是否成功是进行 ECMO 的前提条件。普通的血管内置管周径为 4～7Fr,而 ECMO 血管内导管周径为 15～21Fr。ECMO 导管置入要比普通导管更为困难。常见的置管方式有血管切开技术、半切开技术和穿刺技术。

(1)切开置管技术:切开技术是指使用外科手术方式切开血管置入导管,它适用于各种置管方式。以股动脉置管行切开术为例,患者仰卧位,术侧下肢外展,在腹股沟韧带中点下 2～3cm 为切开部位做皮肤常规消毒,铺无菌巾,用普鲁卡因或利多卡因作局部麻醉。在切开部位做 3～4cm 长度横切口,暴露游离股动脉。分别在股动脉血管下穿过粗棉线 2 根,血管切开部位近段和远端各一根,先将血管远端结扎。然后牵引远侧棉线将血管提起,再用近侧丝线提起血管,在其远侧将血管剪一小口,迅速插入导管,结扎近侧棉线以固定血管内导管。优点是操作确切简便,缺点是可能导致远端缺血,必须置入转流管进行远端肢体灌注。

(2)半切开置管技术:半切开技术是指使用外科手术切开皮肤,分离血管再使用血管穿刺技术进行血管置管。以颈静脉置管为例,患者仰卧位,头偏向对侧,以胸锁乳突肌胸骨头和锁骨头之间的颈部为切开部位做皮肤常规消毒,铺无菌巾,用普鲁卡因或利多卡因作局部麻醉。做一个长 1.5～2cm 的横向切口,分离暴露颈内静脉,观察静脉直径,选择合适口径静脉插管。使用套管针在切口上方 2cm 处穿刺皮肤,套管针可以在穿刺进入皮肤后,颈部切口上方进入颈内静脉,也可以进入切口视野,在切口处直视进入颈内静脉。退出针头,通过套管插入导丝,直至右心房,退出套管。通过导丝置入导芯,直至右心房。皮肤的出口使用锐器轻轻扩大,为下一步放置插管做准备。注射肝素后,将插管通过导芯直视下插入静脉,插管动脉口须朝向三尖瓣,使进入体内的动脉血大部分进入三尖瓣,减少再循环。缝合切口固定插管。

(3)经皮穿刺插管:动脉、静脉置管都可以采取穿刺方式。动脉穿刺置管可以减少插管远端肢体缺血,拔管后通过血管缝合避免动脉狭窄或者假性动脉瘤。随着插管技术和插管质量的不断改进,经皮穿刺置管的临床应用正在增加。

穿刺插管采用 Seldinger 技术,即导管导丝交换技术。以股静脉穿刺置管为例,患者取仰卧位,术侧下肢外展,在腹股沟韧带中点下 2～3cm 股动脉搏动内侧为穿刺点,皮肤常规消毒,铺无菌巾,用普鲁卡因或利多卡因做局部麻醉。穿刺股静脉成功后,导丝循穿刺针进入血管腔内,退出穿刺针,以尖刀切开皮肤约 1cm,将细扩张器循导丝进入扩张皮下隧道,再退出细扩张器,更换粗扩张器循导丝再次扩张皮下隧道,再退出粗扩张器,最后将带有导芯的导管循导丝送入血管腔内,保留适当位置后,退出导丝和导芯。在进行穿刺置管的过程中,应确保导丝没有阻力顺利地进入血管,在使用扩张器扩张隧道时,应确保扩张器轻松顺利无阻力的通过引导钢丝。应避免引导钢丝在血管内打圈,导致扩张器进入困难,置管失败。

(4)左心房插管:不管任何年龄段的患者,在左心功能非常差的情况下,由于左心室不能有效地将血液射出,导致左心室胀满不利于心功能恢复,需要安置左心房引流管,将血液引流至静脉端,然后通过泵泵入体内。

4. ECMO 插管常见问题　ECMO 插管经常会遇到一些问题。充分的术前准备、对插管医师进行培训,大多数问题都能够避免或者减少,进而减少 ECMO 支持期间插管相关不良事件的发生。

(1)引流管或静脉置管常见的问题:包括静脉插管困难、静脉破裂、引流不畅、远端缺血等。

1)置管困难:在新生儿或者儿童,因为静脉过细,插管较粗;患者容量不足;切口较小,静脉游离不充分等情况都会导致静脉插管困难。有时候患者的头过伸或扭曲过度,致使锁骨或第 1 肋骨阻碍静脉插管的进入,也会造成颈内静脉插管困难。气胸、膈疝以及胸腔积液可以导致纵隔严重移位,致使插管困难。成人的股静脉插管困难比较少见,正确使用导丝、扩张器等,多数能够顺利插入。

2)静脉破裂:新生儿插管时,由于血管较细小,插管困难,容易导致静脉破裂,使插管更为困难。这种情况下,要想安全快速插管,最重要的是使用阻断钳控制血管。使用导丝引导置管,缝置牵引线,静脉套带等,都有助于插管。拔管时结扎荷包线止血,如果静脉破裂不能进行插管,可改为中心插管。

3)引流不畅:当管路扭曲,插管位置不当,容量不足时,可能引起静脉引流不畅导致灌注流量不够,不能提供满意的支持。此时应检查管路是否通畅,胸部 X 线检查确定插管位置是否合适,必要时调整插管位置,补足容量。

4)远端回流不畅:当静脉置管过粗,导致远端血液回流不畅,可造成置管远端肿胀。如股静脉置管,可导致下肢肿胀甚至下肢坏死;小儿颈静脉插管远端引流不好可导致颅内压增高,增加神经系统并发症发生率。远端肿胀多在短期内发生。解决办法是选择合适口径静脉插管,荷包缝置静脉插管部位,而不阻断插管远端静脉;严密监测远端肢体,定期测量插管下肢固定位置的周径,并做记录;严密观察插管下肢温度、颜色以及甲床血运;或者行插管下肢远端超声检查,密切关注插管远端血供。

(2)灌注管或动脉系统常见的问题:股动脉置管肢体远端最易发生缺血。虽然存在髋关节动脉网作为插管远端下肢的侧支循环,但是长时间 ECMO 支持下难以代偿,一些患者仍可出现置管侧的下肢缺血。解决方法是从股动脉置管分出转流管,对置管远端肢体进行灌注。给肢体远端进行供血的动脉分支不必太粗,通常 7～8Fr 动脉转流管就可保证插管远端血供。足背动脉穿刺测压可了解插管下肢远端血供情况,如果低于 50mmHg 应该设法增加血供。通过超声多普勒也可了解下肢血流。当 ECMO 结合 IABP 时,进行 ECMO 和 IABP 可以分别放置在两侧不同的股动脉中。

5. ECMO 的拔管技术　经过一段时间的 ECMO 支持后,综合评价患者可以脱离 ECMO 时,需要拔除插管。

(1)静脉的处理:新生儿颈内静脉拔管后可以结扎,一般情况下患者能够耐受,但是容易造成一些脑部并发症。静脉上缝置荷包线,这样拔管后可以结扎荷包线止血,最多静脉会有狭窄,而不至于堵塞,有条件的也可以修补静脉,需要有牛心包或者自体心包。股静脉不能结扎,拔管后必须恢复股静脉通畅。

(2)动脉的处理:股动脉拔管时可以用线缝合血管壁切口,或者用生物材料修补血管壁,颈总动脉的处理同股动脉。

第四节　ECMO 进行循环功能支持

在各种原因导致低心排时,VA-ECMO(veno-arterial extracorporeal membrane oxygenation)使静脉血经静脉引流管引出体外,氧合后经动脉插管泵回体内,一方面经氧合器氧合静脉血,可提高动脉血 PaO_2;另一方面静脉血经驱动泵加压泵入动脉,为动脉系统提供充足的血流和灌注压力,既可替代因严重呼吸衰竭而导致的低氧,又可替代因各种原因导致的低心输出量,保证提供足够的氧供。

一、循环支持的适应证

ECMO 因其强大的心肺功能支持且操作相对简单而广泛应用。在顽固性休克令许多医师束手无策时提供了新的循环支持选择,使得许多重症患者的抢救成功率明显上升。在循环支持方面,常见的适应证包括心脏外科手术后低心排综合征、心肺复苏、坏死性心肌炎、病因去除前的循环支持,甚至严重感染及感染性休克、心脏移植前的过渡等。

1. 心脏外科手术后低心排综合征　低心排综合征,即低心输出量综合征(low cardiac output syndrome,LCOS),简称低心排,是心脏外科最严重的生理异常,是导致术后患者死亡的主要原因之一。如心输出量指数降低至 3L/(min·m²)以下,且有周围血管收缩,组织灌注不足的现象时,称为低心输出量综合征。常见原因有心脏畸形矫治不满意;有效循环血量不足;阻断循环导致心肌损害;缺氧或酸血症、心律失常、心脏受压、心肌梗死、术前心功能较差、肺动脉高压等。通常机制是由低温体外循环期间心肌能量供需失衡而导致。主动脉阻断后心肌代谢由有氧代谢转变成无氧代谢,能量生成锐减,难以维持细胞正常代谢的需要。细胞膜钠泵的功能发生障碍,大量钠离子滞留在细胞内造成心肌水肿。无氧代谢终产物乳酸增多引起细胞内酸中毒,使心肌细胞受损害。缺血缺氧期间左心室内膜下心肌缺氧最严重,局部代谢产物堆积,心内膜下微血管扩张。保护差的心肌,在缺血期间可发生较严重的心肌结构损伤,细胞膜通透性增加,毛细血管完整性遭到破坏,血流再灌注后大量水和电解质可在短时间内进入细胞,加重心肌水肿,使心内膜下血管阻力增加,血流量减少,内膜下氧的供需失衡进一步加重,最终发生内膜下出血坏死。

心外科术后低心排综合征是最常见的应用 VA-ECMO 的指征,一个心脏中心每年进行 ECMO 支持的数量可被用于评估该中心的技术水平。VA-ECMO 可以改善器官灌注,等待心肌损伤恢复。

2. 超长心肺复苏 超长 CPR 是指超过一般复苏时限而进行长时不懈的努力,通常超长 CPR 的时间超过 30 分钟,包括开始复苏前心搏骤停的时间和复苏抢救的时间。如果临床复苏中一度或反复出现自主循环,此时超长 CPR 应从自主循环最后一次恢复后再次消失算起,超过 30 分钟为超长心肺复苏。至于上限从严格意义上讲没有确切的时限,要依患者的具体情况而定。曾有报道,CPR 长达 5、6 小时,甚至 24 小时。美国心脏协会曾提出,只有基础生命支持及进一步心脏生命支持失败才是医学干预无效而终止复苏的标准。

超长 CPR 主要应用在以下几个方面:①特殊病因导致的心搏骤停,如溺水、低温、强光损伤、药物中毒等,实施超长 CPR 成功率较高;②特殊群体的心搏骤停,尤其是 5 岁以下儿童、孕产妇终止心肺复苏时需特别谨慎;③特殊医疗环境下出现的心搏骤停,主要指在手术麻醉状态下。此时有麻醉低代谢的基础,加上监护与治疗设施齐备和训练有素的复苏人员,有人称为超长 CPR 理想场所。心搏骤停是宣布患者死亡前的最后一道关口,掌握适当的超长 CPR 应用指征,有助于改善 CPR 的成功率。

VA-ECMO 在超长 CPR 中是一个重要的选择,尤其是在病因明确但短期内难以去除时能发挥重要作用。VA-ECMO 在一定时间内可以替代部分和全部心肺功能,创造时机等待病因去除。使用 ECMO 进行 CPR 有研究者称之为 ECPR。法国一项回顾性研究显示:从 1997 年 6 月到 2003 年 1 月,ECMO 应用到 40 例顽固性心搏骤停患者,18 例存活 24 小时,8 例最终存活出院。另一项为期 3 年的前瞻性观察研究,比较应用 ECPR 与传统 CPR 对院内心源性心搏骤停的优劣。有 113 例纳入传统 CPR 组,59 例纳入体外 CPR 组。结果发现,接受体外 CPR 的非匹配患者,其出院存活率高于传统 CPR 组,1 年存活情况也好于后者。在美国的一项研究中,6 年 32 例患儿进行了 34 次 ECPR,出院存活率高达 73%。近年来,ECPR 改善 CPR 预后的关键在于某些医院成为 ECMO 中心,其中有训练有素的 ECMO 团队,有总协调员负责掌握调度,技术人员随时待命,病房每天有一套已预充的管路,可在数分钟内将 ECMO 启动运转起来。总之,ECPR 可改善约 20% 成人,40%~70% 儿童 CPR 患者的生存率,缩短心搏骤停到建立 ECMO 的时间及培训 ECMO 团队可能进一步改善预后。

3. 暴发性心肌炎 由病毒、立克次体、细菌或药物中毒等引起的暴发性心肌炎,可导致严重左心功能不全,多器官功能衰竭。当常规治疗措施如大剂量血管活性药物及 IABP 治疗失败时,可考虑使用 VA-ECMO。

一项研究包括了 135 例机械循环辅助患者,比较了 ECMO 与心室辅助装置即 VAD 的作用。结果发现 37 例 ECMO 支持患者存活率达到 70%,优于心室辅助 30%~78% 的存活率。在 75 例年龄 30 岁左右的暴发性心肌炎患者中,当应用大剂量血管活性药物或出现心搏骤停患者中进行 VA-ECMO 支持,支持时间为 171 小时,存活率达到 60%。

总之 VA-ECMO 在暴发性心肌炎中的治疗成功率可达 60%~70%,可作为一线治疗选择。而且由于操作便利,文献报道在心肌炎的疗效优于心室辅助装置,避免了心脏移植。

4. 其他病因去除前的循环功能支持 心肌梗死后心源性休克也是其适应证之一,可在冠脉血运重建前提供血流动力学支持。可减少大剂量血管活性药物的应用,降低氧耗,减少心脏负荷,恢复舒张期心脏灌注。也有个案报道,在暴发性肺栓塞面临顽固性休克时,ECMO可以提供有效的血流动力学支持,改善低氧血症并降低右心负荷,改善体循环低灌注,为其后的溶栓和取栓创造时机。

5. 感染性休克 传统观念认为,严重感染及感染性休克并不是ECMO的适应证,因为感染性休克患者的血流动力学特征为高排低阻。理论上说,对于已通过自身调节机制提高了心输出量的感染性休克患者,再额外增加心输出量似乎并无好处。然而,感染性休克的血流动力学和氧代谢是复杂而多变的,VA-ECMO在某些临床状态通过改善血流动力学和氧输送,可能对感染性休克的治疗起到积极的作用。

(1)婴幼儿感染性休克:新生儿感染性休克的血流动力学特征与成人迥异。在新生儿,感染性休克引起的主要改变是肺血管收缩,继发严重低氧,肺动脉高压,最后导致右心衰,同时左心功能受损和心输出量下降。此时采用VA-ECMO,一方面提供充分氧合的血液,可抑制肺血管的收缩;另一方面从右心向左心输送高氧合的动脉血流,减轻右心负荷,并弥补心输出量不足引起的组织灌注恶化,改善预后。对于新生儿感染性休克,应用ECMO治疗的存活率能达到70%~100%。目前,美国重症医学会发布的儿童感染性休克指南推荐:对新生儿,ECMO可用于治疗对儿茶酚胺类药物反应差的难治性休克。在一篇回顾性研究中,2605个婴儿感染性休克患者应用ECMO存活率达到73%。

(2)儿童感染性休克:较大儿童感染性休克的血流动力学特点则类似于成人,主要是血管张力改变,伴有心输出量增高,因此ECMO作用有限。最近有研究发现,无心源性因素的感染性休克儿童患者应用ECMO,随着年龄的增长,存活率逐渐下降,这与儿科感染性休克患者血流动力学特点相吻合。而对儿童,基于循证医学证据,只有儿茶酚胺抵抗、常规休克针对性治疗完全失败的,才考虑使用ECMO。有报道介绍了3名革兰阳性球菌脓毒症的儿童,合并严重心功能抑制,其中两人为重度左心室扩张、收缩功能下降,一人为轻度左心功能不全伴进展性快速房性和室性心律失常,在积极应用ECMO后好转。另一项研究观察了9名血管活性药物不敏感而应用ECMO的难治性休克患儿,平均年龄为12岁,平均血管活性药物用量为4μg/(kg·min)的肾上腺素加3.5μg/(kg·min)的去甲肾上腺素,用药剂量远远超过儿童常规的最大剂量。在应用VA-ECMO 24小时后,其中7人停用了正性肌力药物,最终有5人完全康复。

ECMO的模式对儿童感染性休克患者的存活率也有影响。VA-ECMO可提供呼吸和循环两方面功能的支持,对常伴有不同程度心功能抑制的感染性休克患者更适宜。而VV-ECMO可用于纠正低氧血症和高碳酸血症,但同时其也能改善冠状动脉氧供,间接改善心脏功能。一项对非心源性脓毒症儿童的研究发现:VV-ECMO的存活率高于VA-ECMO(79%比64%,$P<0.001$),这可能得益于VV-ECMO并发症较少,同时避免了VA-ECMO引起的心肌顿抑,有利于保护正常心功能,更好地改善肾脏和组织灌注。ECMO置管部位也对儿童感染性休克的预后有影响。有研究发现,采取中心通路即通过开胸在右房和主动脉放置VA-ECMO管路比常规外周通路,即股动静脉或颈动静脉置管的患者存活率高。这可能与在中心血管放置管路可获得更高的血流速度,能尽早逆转休克和器官功能障碍有关,同时,因为中心通路置管位于主动脉,相比于外周通路,对改善冠状动脉和脑灌注更有帮助,有利于心功能的恢复和降低神经系统并发症的风险。

(3)成人感染性休克:相对于在儿童感染性休克治疗中广泛应用ECMO,现阶段尚无指南支持ECMO可有效治疗成人感染性休克。但一些个案报道显示:成人感染性休克患者应用ECMO也可取得较好的效果。有研究报道了一名漏斗胸术后患者伤口感染,引起感染性休克合并严重心功能抑制,其射血分数在5%~10%,在使用VA-ECMO后可停用正性肌力药,维持灌注满意,最终在感染控制后康复。另一篇文献报道了一名29岁H1N1肺炎合并严重感染性休克患者,其去甲肾上腺素达到1.4μg/(kg·min)。患者表现为严重低氧,常规机械通气及高频振荡通气无效,同时心脏超声证实有双心室功能抑制,左室射血分数仅10%,应用VA-ECMO后氧合及循环很快维持满意,灌注指标改善。2周后完全撤除机械辅助装置。值得注意的是,本例患者也采用了开胸中心通路(右心房、降主动脉)放置ECMO,从而减少了整个机械辅助(包括左心辅助装置)时期抗凝剂的用量,且没有因管路堵塞更换增加额外风险,可能对最终预后也有一定的帮助。对伴有感染性休克的围术期患者,ECMO 也可起到一定的辅助治疗作用。一名 55 岁自发食管破裂的患者,在食管手术后第 8 天出现上纵隔脓肿、严重脓毒症,并引起 ARDS 导致严重低氧。患者无法耐受再次清创手术麻醉过程中的单肺通气,行 VV-ECMO 维持氧合后顺利度过了围术期。需要注意的是,年龄可能是影响 ECMO 治疗感染性休克的独立预后指标。对于 60 岁以上的难治性感染性休克患者应用 ECMO 死亡率是 100%。

总之,ECMO 可作为感染性休克患者恢复的桥梁。对于婴幼儿感染性休克,推荐使用 ECMO 治疗。对于合并严重缺氧和心功能下降的儿童及成人感染性休克患者,ECMO 的潜在益处是提供临时的呼吸循环支持,避免为维持呼吸而被迫采用高呼吸机条件,引起呼吸机相关的压力伤和容积伤,以及部分替代脓毒症时顿抑的心肌功能,改善外周灌注和氧合,为原发病的治疗提供机会。

二、置管位置的选择

常用的置管方式有两种:外周置管,包括股静、动脉插管和颈内静脉、颈总动脉插管;中心置管,即右心房-升主动脉插管。

1. 股静、动脉置管　股静、动脉 ECMO 是将静脉插管从股静脉置入,插管向上延伸至右房,引出的静脉血在氧合器中氧合,经泵驱动从股动脉注入体内。可将 80% 回心血量引流至氧合器,降低肺动脉压和心脏前负荷。该方法在临床较为常用。但可能存在由股静脉血引流到股动脉,再经股动脉灌注组织器官回到股静脉,这样主要在躯体下半身循环,未引流上半身的缺氧血。替代的方式是,经颈静脉引流血从股动脉返回。由于不同患者心脏自身功能的不一致,经肺氧合心脏泵出的血流和与经 ECMO 氧合股动脉泵入的血流在主动脉内交汇的位置也存在个体差异。如此时肺功能较差,血流经肺氧合不佳而心功能较强,可能导致上半身,尤其是冠状动脉和脑组织由乏氧血灌注。监测右上肢或右耳垂血氧饱和度可评估上半身的氧合状况。另外,VA-ECMO 时回心血流量减少,导致肺循环血流量减少,增加了肺循环血栓形成的危险性。经验认为,应保持 10%~20% 的回心血流量并保持主动脉瓣开放,可避免肺循环及心室内血栓形成的风险。定期使用超声监测主动脉瓣是否开放,或监测动脉血压,保持 10~20mmHg 的脉压,从而保证部分心脏射血,避免血栓形成。

股动、静脉置管的另一个常见问题是,股动脉置管侧肢体远端缺血。应持续监测动脉置管侧肢体远端的灌注,可用血管超声或测量远端血压的方法。如有灌注不足时,在股动脉置管处远端置入转流管,通过分流一部分灌注血流保证远端肢体灌注。

股动脉插管型号一般为 15~17Fr,股静脉插管为 17~21Fr。股动脉插管深度为插管侧孔后 5~8cm,股静脉插管深度为 30~40cm。

2. 颈内静脉、颈动脉置管　颈内静脉、颈动脉转流是目前婴幼儿 ECMO 最常用的方法。由于右颈部血管对插管有很强的耐受力,一般通过颈内静脉插管,经右房将血液引流至氧合器,氧合血通过颈动脉插管至主动脉弓输入体内。优点是可降低肺动脉压力,依赖人工呼吸的成分少,适用于严重的呼吸衰竭者。不足之处为非搏动灌注成分较多,血流动力学不易保持稳定,插管拔管操作复杂。

3. 中心置管　中心插管适用于接受体外循环手术不能脱离体外循环机的患者,并且预计辅助时间较短,开胸心肺复苏等。选择右心房置入引流管,选择升主动脉插管作为灌注管常见于心外科手术中。如需完全引流回心血流量,或者是需要高 ECMO 流量如 7L/min 以上时,可选择使用中心置管。其优点是引流灌注充分,ECMO 流量可达到较高数值。如在感染性休克时,可提高 CO 迅速纠正缺氧。缺点是操作复杂,需外科手术。

三、搏动血流与非搏动血流

ECMO 使用中是否需保留搏动血流的争论从体外循环开始出现时就存在,一直持续到现在。20 世纪前半期,生理学家在做动物离体器官和组织灌注的实验时,总是用一种产生间断血流的泵,因此发明了许多活塞泵,隔膜泵。当时人们能接受的概念是心脏的自然血流是最好的。20世纪50年代,在全世界许多中心开始做心脏直视手术,用的是蠕动泵,它产生低振幅(细小波浪状)的脉动血流,这种泵的成功使用使人们对以前必须用搏动血流的概念提出了疑问。因此,在体外循环心脏手术中用搏动灌注,还是非搏动灌注产生了很大的争议。此后的许多实验和临床对比研究都以这些争议为主题,研究结果也不尽一致。

搏动血流可能的优点在于:①搏动血流为生理性;②搏动灌注增加组织液的流动和形成,淋巴流动增加;③组织代谢率和废物排出加快;④从泵到组织的能量传递更有效;⑤搏动血流改善肾脏的灌注。这些优点可能与改善和保护某些器官的功能有关,其表现为氧耗率较高,围术期高血压发生较少。2012年一篇荟萃分析比较搏动血流与非搏动血流对肾脏灌注的影响。总共有477例患者为非搏动灌注,708例为搏动灌注。搏动方式使用滚动泵或IABP形成。结果发现,虽然搏动灌注改善肌酐清除率,但对肌酐和尿素氮的水平无影响。目前,由于非搏动泵的大量临床应用,效果基本良好。且多数人认为,搏动灌注技术复杂,优点不明显,可能加重血液破坏,产生溶血。因此搏动灌注至今没有在临床上广泛推广应用。

第五节 ECMO在重症急性呼吸窘迫综合征中的应用

急性呼吸窘迫综合征(acute respiratory distress syndrome,ARDS)是指肺内、外严重疾病导致以肺毛细血管弥漫性损伤、通透性增强为基础,以肺水肿、透明膜形成和肺不张为主要病理变化,以进行性呼吸窘迫和难治性低氧血症为临床特征的急性呼吸衰竭综合征。ARDS是急性肺损伤发展到后期的典型表现。该病起病急骤,发展迅猛,预后极差,死亡率高达50%以上。

自1967年首次报道ARDS以来,得到广泛认同的是1994年美国一欧洲共识会(AECC)上提出的ARDS定义。此定义利于临床和流行病学资料的获取,规范了临床研究患者人选的标准,并由此进行了多个多中心的临床研究(ARDSnet),从而提高ARDS认识和治疗水平。然而,在经过多年的实践研究后,发现了一些关于信度和效度的问题。

鉴于此,2011年欧洲重症医学学会组建专家小组制定了新版定义——柏林定义。

新定义提高了对疾病的预测有效性。柏林定义根据轻度、中度和重度缺氧来分类,提示缺氧越严重,病死率就越高,幸存者接受机械通气的时间就越长。更为重要的是,不同严重程度的ARDS的治疗措施不一样。对于重症ARDS面临严重缺氧时,ECMO可以作为拯救缺氧的一线选择。

一、应用ECMO的基础ARDS影像学特征

早期曾认为,ARDS的肺部病变是弥漫而均匀的,胸片常显示肺透亮度减低或者边界模糊的磨玻璃影。然而自从有研究者使用CT进行ARDS肺部监测后,人们对ARDS的病变有了崭新的认识。在胸片中表现为均匀阴影,实质在CT上则表现为斑片状、区域性或随重力分布。有人根据71例ARDS患者的胸片及CT表现,发现ARDS的胸片表现多为下肺受累,82%以上的患者出现下肺实变,中上肺受累为29%~100%,胸片显示的病变形态类型与CT不完全符合,仅42%的ARDS患者胸片分型与CT一致。CT可清晰地显示ARDS是多种不同病变的组合,ARDS的肺部阴影形态随病因、病程、机械通气及患者体位不同而存在差别。通常认为,病程小于1周左右典型的渗出期,肺部病变由3部分组成,一部分为正常或接近正常的肺野即位于仰卧位的腹侧;磨玻璃阴影位于中间;实变影位于最下面即仰卧位的背侧。斑片影、均匀一致的实变影以及磨玻璃影,这三类征象可在不同部位同时出现,病变范围也不相同。ARDS的肺部阴影存在从腹侧到背侧的密度梯度,以及从头侧到足侧的梯度,即肺部阴影的密度从腹侧到背侧,从肺尖到肺底逐渐增高。另外根据CT图像中气体与组织的容积和分布的差异,将其分为三种不同的影

像类型,即弥漫型、大叶型及斑片型。这三种类型中双肺下叶均表现为充气不良或完全不充气,而上叶的充气状况区别很大。弥漫型 ARDS,肺组织 CT 值柱图为单峰型,充气不良或完全不充气的肺区占呼气末肺容积的 80％以上,在 CT 上表现为双侧弥漫性肺部阴影和磨玻璃阴影,均匀累及上肺和下肺;与之不同的是,大叶型 ARDS 肺组织 CT 值柱图为双峰型,正常充气的肺区与充气不良或完全不充气的肺区分别占呼气末肺容积的 45％,在 CT 上表现为致密的下叶与近乎正常充气的上叶并存;斑片型 ARDS 肺组织 CT 值柱图亦为双峰型,正常充气的肺区容积小于大叶型且大于弥漫型,在 CT 上表现为下叶不充气,上叶见斑片状阴影,阴影之间见正常充气的肺区。

根据 ARDS 的病因,可将 ARDS 分为肺源性 ARDS 和肺外源性 ARDS。前者多为肺泡上皮直接损伤导致的肺泡实变,后者是由于肺外因素引起的血管内皮损伤导致肺间质水肿渗出。一项研究对比了 22 例肺源胜 ARDS(ARDSp)与 11 例肺外源性 ARDS(ARDSexp)的 CT 表现、临床特点以及肺功能之间的关系,发现典型肺源性 ARDS 的实变区在肺中部和肺底部多见,右肺多于左肺,推测该实变为直接肺损伤造成。因此,实变的分布不很对称,实变的范围体现了肺损伤的严重程度,范围大者预后差。典型 ARDSp 的磨玻璃阴影是由肺不张或水肿引起的,来源于肺损伤所造成的全身反应,所以分布均匀,从肺尖到肺底部、从胸骨后区到椎体旁区分布均匀一致。肺外源性 ARDS 的典型 CT 表现是肺内多发磨玻璃阴影在两肺对称分布,密度均匀,实变常位于椎旁肺底区,形成的主要原因是上方的肺组织和心脏压迫所产生的下叶肺不张。

二、呼吸机相关性肺损伤

机械通气是治疗 ARDS 的重要手段,可以纠正缺氧,挽救生命。然而,由于 ARDS 肺部病变的不均一性,当面临相同的压力水平时,顺应性好的肺泡优先开放,而顺应性差的肺泡延迟开放或未开放。这样肺内存在不同的通气状态,导致某些区域顺应性佳的肺泡被过度通气,而某些区域顺应性略差的肺泡被周期性牵张,而还有些区域肺泡未开放。研究表明,在肺通气过程中随气道压力的升高,绝大多数的情况下,肺内塌陷肺泡复张和肺泡过度膨胀实际上几乎是同时发生的。绝对的只复张肺泡而不增加肺泡过度膨胀,是理想状态,在现实中难以实现。这种通气不均一导致交界区域存在极大的应力可导致呼吸机相关性肺损伤。有研究发现,在周期性肺泡开放和塌陷中,30cmH$_2$O 的跨肺压可导致肺泡局部产生 140cmH$_2$O 的剪切力。

从避免呼吸机相关性肺损伤的角度而言,应进行肺保护性通气。即限制潮气量在 4～8ml/kg,限制平台气道压在 30cmH$_2$O 以下。然而,这种小潮气量通气策略未解决严重缺氧时肺复张的问题,而且,即便是以每公斤体重 6ml 的潮气量进行通气,仍然有患者存在过度膨胀。有学者通过使用肺复张潜能判断,将 ARDS 患者分为肺复张有反应组和无反应组。对于有反应组的 ARDS 患者,采取肺复张和高 PEEP 可改善缺氧,无反应组采取低 PEEP 小潮气量策略。然而,对肺泡而言,任何形式的跨肺压力增加都会增加肺应力和应变,都将导致肺泡损伤。

三、ECMO 对严重 ARDS 的治疗策略

1. ECMO 治疗 ARDS 的历史　早在 1885 年,就研发装置了第一台氧合血液的机器来灌注单独的器官,1937 年研发出第一台心肺机开展心脏直视手术,1954 年开始在心外科手术中使用一种气血直接接触的生物相容性差的氧合器。后者对红细胞和蛋白的损害大,体外循环时间短。1956 年,膜氧合器发明减少了体外循环中溶血等并发症的发生率。最具里程碑的是,1972 年有研究者使用一个大型能储存 8L 血液的 ECMO 机器,进行了 3 天的 VA-ECMO,成功救治一位 24 岁创伤后 ARDS 患者。随后 1975 年又成功进行了第一个新生儿 ARDS 的 ECMO 支持。

1979 年的一项 9 个中心的前瞻性对照研究,比较 V-A ECMO 与机械通气策略,一共有 90 例 ARDS

患者入选,48 例行机械通气,42 例行 VA ECMO,结果 ARDS 死亡率高达 90%,ECMO 治疗与传统治疗无差别。这是在机械通气及 ECMO 技术都极其不成熟的前提下进行的研究,结果显著阻止了 ECMO 在 ARDS 中的应用。然而在 1980 年新生儿 ECMO 治疗取得显著进展,在 45 例新生儿中应用 ECMO 结果超过 50% 存活。在接下来的几年中,更多的中心应用 ECMO 治疗新生儿 ARDS,存活率达到 80% 以上。80 年代后期,ELSO 成立 ECMO 治疗 ARDS 的资料库,从 80 年代末到 2000 年初,每年全球有近 700 例新生儿和 200 例儿童 ARDS 患者接受 ECMO 治疗。同时在成人 ARDS 的 ECMO 治疗中也取得了显著进展。有文献回顾 1989—2003 年 255 例接受 ECMO 的 ARDS 患者存活率达到 50%。尤其是 2000—2006 年在英国进行的 CESAR 研究,他们在 30 个中心 180 例年龄在 18~65 岁的重症 ARDS 中随机比较 ECMO 与常规机械通气。结果发现,ECMO 组的 6 个月存活率为 63%,而机械通气组为 47%,表明 ECMO 明显改善重症 ARDS 患者的预后。

2. 重症 ARDS 进行 ECMO 的适应证

(1)传统的 ARDS 进行 ECMO 的适应证:当前还没有统一的重症 ARDS 进行 ECMO 的适应证。有许多适应证是源于对死亡风险的评估。如在新生儿中使用肺泡动脉氧分压差(A-aDO$_2$)来作为标准。当持续 12 小时 A-aDO$_2$>600 时,预测死亡的敏感性 0.888,特异性达到 0.933。PaO$_2$ 也是评估指标之一,当 PaO$_2$<50mmHg 持续 4 小时,预测死亡的敏感性 0.86,特异性达到 0.96。氧合指数(oxygen index,OI)>40 时预测死亡率为 80%,OI=(平均气道压×吸入氧浓度×100)/PaO$_2$。当面临上述死亡风险的时候,即是进行 ECMO 的指征。

不同历史时期 ECMO 治疗指征也不一致。在 1979 年,NIH 治疗 ECMO 的指征是吸纯氧、PEEP>5cmH$_2$O 时,PaO$_2$<50mmHg 持续 2 小时。另一种标准为 PEEP 由 5cmH$_2$O 加到 15cmH$_2$O 时 PaO$_2$ 无改善,同时肺顺应性<30ml/cmH$_2$O。CESAR 研究中的标准是严重可逆性呼吸衰竭,机械通气时间≤7 天,Murray 肺损伤评分>3.0,并且 pH<7.2。

显而易见的是,所有上述指征没有提供统一的机械通气治疗策略及结合其他拯救性治疗策略。尤其是如何将最近的保护性通气策略、肺开放策略、俯卧位通气、高频振荡通气等技术和理念的进步结合起来,避免盲目和过度治疗。

ECMO 的禁忌证包括严重凝血异常,颅内大出血,不可治疗的疾病或不可逆的终末状态。

(2)ARDS 的六步法:重症 ARDS 通常应用 ECMO 治疗的适应证是急性可逆性疾病在通气策略治疗失败时。如何将传统通气策略和其他拯救缺氧的措施结合起来,有学者提出了 ARDS 的六步法。当 Murray 肺损伤评分>3.0,实施肺保护性通气策略。此时若出现下列任一情况:顽固性的低氧血症(FiO$_2$>80% 时 SaO$_2$<90% 并且持续 1 小时以上);顽固性呼吸性酸中毒(pH<7.10 并且持续 1 小时以上);潮气量 4~6ml/kg 时气道平台压持续升高>30~35mmHg。即应考虑实施拯救性治疗措施。

低氧血症的治疗六步法:当平台气道压力(Pplt)<30cmH$_2$O 时,实施肺复张或单独使用高 PEEP;当 Pplt>30cmH$_2$O 实施俯卧位通气或高频振荡通气。然后分别评价氧合改善效果、静态顺应性和无效腔通气。如改善明显则继续上述治疗。如改善不明显,则可吸入一氧化氮(NO)观察氧合是否改善;如果数小时内氧合及顺应性改善不明显。可考虑使用小剂量糖皮质激素。如果上述治疗失败,高气道压通气时间不应超过 7 天,考虑实施 ECMO。

危及生命的呼吸性酸中毒处理策略是:在不增加内源性 PEEP 的前提下,可增加呼吸频率至 35 次/分。如果呼吸性酸中毒没有改善,给予缓冲剂治疗。在肾功能良好的前提下,首选三羟甲基氨基甲烷(Tris)。如果呼吸性酸中毒没有改善,开始实施肾脏替代治疗。如果呼吸性酸中毒仍然没有改善,而考虑高气道压通气时间不应超过 7 天,应实施 ECMO。

(3)年龄选择:至少有三个独立前瞻性随机对照研究证实,ECMO 是治疗婴幼儿重症 ARDS 的抢救性措施。根据 ELSO 注册资料,到 2007 年 21 500 名婴幼儿重症 ARDS 接受了 ECMO 治疗,平均 ECMO 治疗时间 165 小时,拔管成功率达到 85%,出院存活率达到 76%。

在儿童重症 ARDS 中,一项多中心回顾性研究比较了 ECMO 和常规治疗策略在 53 例疾病严重程度匹配的患者中的治疗效果,ECMO 组显著降低死亡率,26% 比 47%。

成人重症 ARDS 中最具影响的是 CESAR 研究,ECMO 组与常规通气治疗组比较可提高存活率,63% 比 47%。

(4)病因选择:2007 年 3500 例儿童因重症 ARDS 进入 ELSO 的 ECMO 注册研究。总体脱离 ECMO 率达到 64%,医院存活率达到 56%。平均 ECMO 时间为 260 小时。在这些患儿的病因分析中,存活率较高的是误吸性肺炎(66%),病毒性肺炎(64%)。2010 年,澳大利亚和新西兰联合报道了 68 例重症甲型流感 ARDS 患者进行 ECMO 治疗,其中包括 53 例确证及 15 例疑似感患者。进行 ECMO 治疗的 ICU 存活率达到 71%,医院存活率达到 47%。这些患者在进行 ECMO 前 PaO_2/FiO_2 仅 56mmHg,峰值气道压为 36cmH_2O,Murray 评分 3.8。因此,曾有研究者提出,当面临严重甲型流感所致 ARDS 时,ECMO 是一线或首选治疗手段。

3. ECMO 治疗呼吸衰竭方式的选择

(1)静脉-静脉体外膜氧合:ECMO 治疗呼吸衰竭的首选方式为 VV-ECMO。即将乏氧的静脉血引出体外,经氧合器氧合后再泵回到静脉系统,目的是代替肺功能为乏氧的静脉血液进行氧合,同时将呼吸机参数设置为可接受的最低范围,以最大限度地减少呼吸机所致肺损伤。由于引流管和灌注管都在静脉系统,为了减少分流两管尖端应保持一定的距离。

常见的置管方式为两条静脉置管,分别在股静脉及右侧颈内静脉。通常的做法是以股静脉置管做引流管,颈内静脉置管为灌注管。这种方式优点是股静脉置管深,易固定。缺点是引流管和灌注管较接近,易造成分流。在国外某些单位,以短而粗的颈内静脉置管为引流管,而股静脉置管做灌注管。优点是能保持足够的距离,以减少分流,同时引流管位于上腔静脉,引流较充分。婴幼儿及儿童,或是对流量要求不高的成人进行 VV-ECMO 可以使用双腔插管,双腔管的引流腔分别在上下腔静脉有开口,可充分引流上下腔静脉的乏氧血,而灌注腔位于右心房内,引流腔与灌注腔保留足够距离可减少再循环。

(2)静脉-动脉体外膜氧合:VA-ECMO 也是重症 ARDS 的治疗选择,尤其是当合并有心脏功能损伤时。如果起初选择 VV-ECMO,病情改变出现休克需要心脏功能支持时,也可从 VV-ECMO 转向 VA-ECMO。与 VV-ECMO 相比较,VA-ECMO 对血管创伤更大,导致左心后负荷升高,血栓易进入动脉系统等风险,但是可减少肺血,替代部分心功能。

(3)体外 CO_2 清除(extracorporeal CO_2 removal,ECCO_2R):当重症 ARDS 进行肺保护性通气面临严重 CO_2 潴留时,可以选择 ECCO_2R。由于 CO_2 清除对 ECMO 流速的要求不高,通常在 500~1000ml/min,主要依赖于吸入气体流速。因此进行 ECCO_2R 时,可选用较细的 13Fr~15Fr 引流灌注管,通过无泵式动静脉压差驱动,或者采用双腔静脉置管使用泵低速驱动。

4. ECMO 时的通气策略　在应用 ECMO 时,鉴于氧合及 CO_2 清除可部分或完全由 ECMO 完成,此时使用机械通气不用或更少考虑气体交换,而更多地涉及肺保护策略。通常认为,导致肺损伤的机制是,高气道压大潮气量导致的肺泡过度膨胀及周期性肺牵张引起的剪切力损伤。有研究表明,ARDS 机械通气时第一天的平台气道压力与患者的预后相关,平台气道压力越低,预后越好。小潮气量通气策略表明,降低潮气量改善预后,而从应力应变的角度,减少肺机械牵张的方式是尽量降低跨肺压和降低潮气量与功能残气量的比值。因此,肺保护最佳的策略即减少机械牵张,降低平台气道压力,减少潮气量,降低跨肺压,减慢呼吸频率。

1978 年,一项研究 ECCO_2R 时减慢呼吸频率的肺静息策略时,在动物实验中发现进行每分钟 0.66 次,潮气量 15ml/kg 的通气,实验动物可存活 7 小时。在 1988 年,43 例重症 ARDS 患者 ECCO_2R 时实施肺静息通气,即呼吸频率 3~5 次/分,PEEP 15~25cmH_2O,气道峰压(PIP)在 35~45cmH_2O。结果肺功能改善 71%,存活 48.8%。

另一篇文献回顾了从 1989—2003 年 255 例重症 ARDS 的 ECMO 治疗,其中通气策略采取肺静息或非损伤设置,即 FiO_2 0.3～0.5,RR 6～10 次/分,PEEP 10cmH_2O,PIP 30cmH_2O。而在 CESAR 研究中,采取肺静息策略,PEEP 10～15cmH_2O,PIP 20～25cmH_2O,FiO_2 0.3,RR 10 次/分。

在 ARDS 肺保护性通气策略中,应用 $ECCO_2R$ 的研究中,32 例 ARDS 患者以 6ml/kg 潮气量进行肺保护性通气,其中 22 例患者平台气道压(Pplat)在 25～28cmH_2O 之间,10 例患者 Pplat 在 28～30cmH_2O 之间。在这 10 例患者中以每公斤体重 1ml 减少潮气量直到 Pplat 在 25～28cmH_2O 之间。然后根据 ALVEOLI 研究应用高 PEEP,并增加 RR 到 40 次/分,以 20mg/h 输注碳酸氢钠,如此时存在 CO_2 潴留,将使用 $ECCO_2R$ 纠正至少 3 天。最终,这 10 例患者都进行了 $ECCO_2R$,应用高 PEEP 结合 $ECCO_2R$ 治疗 72 小时后明显改善动脉氧合,降低 CO_2 潴留,并减轻肺渗出,减少炎性介质水平。

第六节 体外 CO_2 清除

人们很早就寻求在保护性通气中使用人工辅助体外循环方式进行体外 CO_2 清除(extracorporeal CO_2 removal,$ECCO_2R$)。与 ECMO 不同的是,$ECCO_2R$ 主要目的是清除 CO_2,而对改善氧合的作用较弱。先前的动物实验表明,$ECCO_2R$ 技术与单独应用小潮气量通气或高频通气相比,减少肺损伤且显著改善预后。目前临床上可选择应用无泵式体外肺辅助系统或低流速泵驱动静脉-静脉 CO_2 清除系统。

一、无泵式体外肺辅助系统(Novalung)

德国发展起来一种无泵式体外肺辅助系统(pumpless extracorporeal lung assist device,PECLA),并在 1996 年首次应用到临床。PECLA 是一种通过置管连接动静脉血管的低阻力氧合器系统。与 ECMO 相比,PECLA 特点是无泵,以动静脉压力差为驱动力,从而减少了泵驱动导致的血细胞破坏及凝血紊乱,以及降低治疗费用,而疗效与 ECMO 近似。有人报道自,1996—2007 年,159 例患者接受 PECLA 治疗。97% 的患者使用 PECLA 均可稳定呼吸功能,出院存活患者占 33.1%。

为了减少常规 ECMO 中泵驱动造成的副作用,临床上可将最初用于心肺同时支持的 VA-ECMO 向 PECLA 进行转换。还有报道介绍了 18 例患者由 VA-ECMO 转换到 AV-ECMO。这些患者最初存在严重的呼吸循环功能衰竭,在治疗过程中血流动力学逐步稳定而呼吸衰竭仍持续存在,在 ECMO 体外循环中撤离了离心泵而成为由动静脉压力差驱动的 AV-ECMO。18 例患者中 66.7% 成功撤离 AV-ECMO,30 天存活率为 55.6%,出院存活率为 33.3%。

二、泵驱动的静脉-静脉 CO_2 清除系统

Gattinoni 率先介绍了严重 ARDS 患者中应用泵驱动的静脉-静脉 CO_2 清除技术,限制每分钟呼吸频率 3～5 次,通过气体弥散去氧合,进行所谓的窒息氧合(apneic oxygenation)。另外,有学者使用 15F 的双腔颈内静脉置管连接一种泵驱动的静脉-静脉 CO_2 清除系统(Hemolung),在 7 例接受机械通气的猪中进行静脉-静脉 CO_2 清除治疗。在上述动物中将分钟通气量由 5.6L/min 降低到 2.6L/min。调整 Hemolung 血流速为 (447 ± 5) ml/min,可达到 (72 ± 1.2) ml/min 的 CO_2 清除。该研究发现,Hemolung 能够在分钟通气量下降 50% 时维持正常 $PaCO_2$ 水平。

三、$ECCO_2R$ 的抗凝

有研究在 PECLA 患者中比较阿司匹林(ASA)结合肝素与单独肝素抗凝效应。结果发现,ASA 组明显减少每日肝素剂量及肝素总量,不增加出血也不增加输血量,并有增加 CO_2 清除及改善氧输送的趋势。电镜监测下 ASA 组膜氧合器中空纤维中有更少的血栓及纤维蛋白。

与传统 ECMO 相比，静脉-静脉 CO_2 清除系统具有较低的流速，有可能做到体外局部抗凝。有人在 5 只健康的绵羊中进行静脉-静脉 CO_2 清除系统，并检验枸橼酸局部抗凝。置管选用 18F 的双腔颈内静脉置管，连接膜氧合器和可变流速的滚动泵。输入端持续枸橼酸输注进行抗凝，监测离子钙调整 $CaCl_2$ 的输注。测量不同血流及气流下的 CO_2 清除速率。结果发现，CO_2 清除速率与血流及气流速率平行。血流从 500ml/min 到 1000ml/min，气流 15L/min，CO_2 清除速率由 31ml/min 到 150ml/min。分钟通气量下降 75% 时，仍可维持正常 $PaCO_2$ 水平，并且持续体外抗凝下连续 24 小时管路无血栓，血红蛋白维持在正常水平，所有动物未见临床出血。

四、$ECCO_2R$ 的指征

各种原因导致的 CO_2 潴留，而常规通气难以纠正，导致严重并发症如酸中毒、休克、皮下气肿、纵隔气肿、气胸时，都可以应用 $ECCO_2R$。常见的是 AECOPD、哮喘持续状态和重症 ARDS 肺保护性通气时。

2009 年，有杂志报道了一例 AECOPD 的 42 岁女性患者，当采取压力控制通气时，PEEPi 达到 $20cmH_2O$。从眼眶到肚脐都是皮下气肿，$PaCO_2$ 55mmHg。该患者采取 18Fr 右颈内静脉双腔置管，800ml/min 的血流速度，初始气流速度为 10L/min 的 $ECCO_2R$。皮下气肿逐渐消失，88 小时后撤离 $ECCO_2R$，13 天后存活出院。另一例哮喘持续发作的男性 74 岁患者，入院时即发生窒息、休克，pH 达到 7.08，$PaCO_2$ 106mmHg，对普通平喘药物及激素治疗无反应。收入 ICU 后，予镇静、肌松、延长呼气等标准哮喘通气治疗措施无缓解，pH 达到 6.87，$PaCO_2$ 147mmHg，休克恶化。采用左侧股动静脉置管 $ECCO_2R$，动脉管 15Fr 引流，静脉管 17Fr 灌注，血流速度 1500ml/min，初始气流速度为 15L/min。93 小时后 $PaCO_2$ 稳定在 45～60mmHg，气道痉挛缓解，121 小时后脱离 $ECCO_2R$，病情缓解后出院。

AECOPD 时的呼吸机制为气道阻力升高，呼气受限导致 PEEPi 和呼气不全，过度充气，呼吸浅快。发作时间长时，会出现呼吸肌无力，高碳酸血症。而高碳酸血症反过来又增加呼吸做功，导致分钟通气量高，呼吸泵衰竭，意识障碍。无创通气(noninvasive ventilation，NIV)是 AECOPD 时最常用的机械通气措施，然而，NIV 可能面临通气失败，常导致通气失败的原因是严重呼吸性酸中毒、意识障碍、血流动力学不稳定、咯血、面部创伤等。一项研究中发现 64 例 COPD 患者，40 例 NIV 失败需要转向有创通气。无论应用有创还是无创通气，此时使用机械通气治疗目的是克服 PEEPi，降低气道阻力，增加肺泡通气，纠正呼吸肌无力，最终纠正高碳酸血症。而应用 $ECCO_2R$ 却反其道而行之，其作用是直接通过体外清除 CO_2 纠正高碳酸血症，减少呼吸驱动，减少呼吸做功，而纠正呼吸困难。2012 年，欧洲某 ECMO 中心发起 "DECOPD study"旨在研究 AECOPD 的 $ECCO_2R$。入选标准是 COPD 存在严重急性呼吸衰竭伴有持续高碳酸血症，无创通气两小时无效，存在明显呼吸肌用力或腹部反常呼吸，pH≤7.30，$PaCO_2$>45mmHg，RR>25 次/分。

有人研究重症 ARDS 和肺炎时的 PECLA 治疗，其应用指征为在积极机械通气支持下 $PaCO_2$>70mmHg。平均治疗时间 7 天，出院存活率达到 33.1%。ARDS 患者面临的呼吸机相关性肺损伤，常需要进行保护性肺通气策略。这种低潮气量低气道压力的低肺牵张策略，可能出现严重 CO_2 潴留和低氧血症。结合 $ECCO_2R$ 可清除 CO_2 部分纠正缺氧。

第七节 ECMO 管理

重症患者进行 ECMO 支持时，呼吸与循环完全由 ECMO 掌控，基本的生命体征包括 HR、BP、SpO_2、体温等都可能由强有力的 ECMO 所控制。瞬时的哪怕几秒 ECMO 设备的故障，将会导致致命性的后果。因此，在完成放置 ECMO 导管，连接 ECMO 体外循环后，艰巨的工作才刚刚开始。可以说，良好的 ECMO 管理是成功开展 ECMO 工作的重中之重。

一、ECMO 同传统体外循环的区别

ECMO 区别于传统的体外循环有以下几点：①ECMO 是密闭性管路，无体外循环中的储血瓶装置；体外循环则有储血瓶作为排气装置，是开放式管路。②ECMO 是肝素涂层材质，并且是密闭系统管路无相对静止的血液。因此激活全血凝固时间（ACT）要求维持在 120～180 秒；体外循环则要求 ACT＞480 秒。③ECMO 维持时间 1～2 周，有超过 100 天的报道；体外循环一般不超过 8 小时。④体外循环需要开胸手术，时间长，要求条件高，很难实施；ECMO 多数不需要开胸手术，相对操作简便快速。以上特点使 ECMO 可以走出心脏手术室成为生命支持技术。低的 ACT 水平（120～180 秒）大大地减少了出血的并发症，尤其对有出血倾向的患者有重要意义。例如肺挫伤导致的呼吸功能衰竭，高的 ACT 水平可加重原发病，甚至导致严重的肺出血。较低的 ACT 水平可在不加重原发病的基础上支持肺功能，等待肺功能恢复的时机。长时间的生命支持向受损器官提供了足够的恢复时间，提高治愈率。简便快速的操作方法可在简陋的条件下以极快的速度建立循环，熟练的团队可将时间缩短到 10 分钟以内，这使 ECMO 可广泛应用于临床急救。

二、ECMO 中的抗凝

尽管目前 ECMO 循环管路及血管导管的生物相容性较好，且螯合上肝素不易形成血栓，有实验已证明可不使用肝素进行一定时间的 ECMO，但由于 ECMO 系统仍为非生理的人工材料。血细胞尤其是血小板易被激活聚集而导致数目下降，同时由于患者往往面临手术创伤，持续缺血缺氧，严重感染等因素导致血管内皮损伤，内毒素及炎症因子释放，凝血过程被激活放大，而易导致凝血血栓形成。因此，临床上对 ECMO 患者仍要求连续使用肝素抗凝，以防止循环中的血栓形成和栓塞。同时应密切监测凝血功能，如 APTT、ACT 等，避免抗凝不当导致的大出血。肝素作为最常用的抗凝剂，通过加速凝血酶的失活、抑制血小板的黏附聚集以及增强蛋白 C 的活性而产生预防凝血作用。通常肝素使用剂量，在进行管路预充时肝素浓度为 5mg/500ml，启动 ECMO 时负荷量为 0.5～1.0mg/kg，维持剂量为 5～20U/(kg·h)。当然，应用肝素应注意个体化原则，警惕肝素相关性血小板减少症，抗凝过量时可考虑用鱼精蛋白拮抗。并密切监测凝血功能，每 1～2 小时测一次 APTT 或 ACT，以保证无活动出血时 APTT 为正常的 1.5～2 倍，ACT 在 120～180 秒。同时，应根据临床情况适当调整肝素剂量，如 ECMO 流量低或已肉眼可见血栓时需维持 ACT 在高限水平，而有活动性出血或高流量支持时可适当减少剂量维持 ACT 在低限水平。

ACT 为激活凝血时间，测定内源性凝血途径中各种凝血因子是否缺乏，功能是否正常，或者是否有抗凝物质增多。ACT 与 APTT 都反映凝血过程中的内源性途径和共同通路。在低浓度肝素应用时，由于 ACT 收到血小板数目影响，APTT 较 ACT 准确。然而在高浓度肝素应用时与 APTT 比较，ACT 更能准确地反映与肝素剂量的线性量效关系。

抗凝过程中，应密切关注患者是否有出血倾向，尽可能减少不必要的血管穿刺和其他有创操作，气道和口鼻腔护理时应减少负压，避免气道和口鼻腔黏膜出血。保持血小板计数在 100×10^9/L 以上，必要时输注血小板。

三、ECMO 连接持续肾脏替代治疗

在应用 ECMO 治疗前，患者往往面临严重缺氧、休克，此时已进行大量的液体复苏，导致严重组织水肿。研究表明，重症患者液体过负荷往往面临更差的预后。进行持续肾脏替代治疗（continuous renal-replacement therapy，CRRT）将不必要的容量负荷脱出，可能改善患者的预后。当然对于严重感染的患者，应用 CRRT 的削峰效应还可能增加炎症介质清除，减轻炎症反应。因此，在某些 ECMO 中心会对进行 ECMO 患者主动进行 CRRT，以期望减轻容量负荷和炎症反应，改善预后。当然若本身已存在肾衰竭的

患者,更需进行 CRRT。

当存在各种原因需要进行 CRRT 时,为了减少再次血管穿刺操作的风险,可以将 CRRT 管路连接在 ECMO 管路上。连接 CRRT 管路是临床上较复杂的问题,原因是需要将 CRRT 的泵连接到 ECMO 循环中,可能面临 CRRT 泵输入和输出端压力阈值不匹配的问题。有时需要调整压力感受器的阈值。同时还应避免管路操作负压等因素导致的系统进气、空气栓塞等问题。有学者的经验是,为避免 CRRT 时气体及血栓进入体内,采用反向连接,即将 ECMO 泵后、氧合器前连接 CRRT 的入口,以驱动泵入口负压乏氧血连接 CVVH 的出口。这样可利用氧合器吸收部分气体阻止血栓。连接前应使用盐水预充管路,充分排气。

四、ECMO 的转运

ECMO 的管理往往需要细致而繁复的工作,在完成 ECMO 置管,启动 ECMO 治疗后,应考虑将患者转运至高度专业训练的 ECMO 中心去,以便于 ECMO 患者管理,提高患者存活率。而随着 ECMO 技术的进展,设备越来越轻便,甚至可以做成手提式,从而使得 ECMO 的转运变成现实。

从 1995 年人们开始策划 ECMO 的转运,1996 年 5 月进行 ECMO 的动物转运实验,同年 12 月成功进行了第一例地面 ECMO 患者转运。1997 年 5 月进行短途的直升飞机 ECMO 转运,1998 年 12 月开展长途固定翼飞机转运,1999 年 2 月进行能容纳救护车的大型运输机转运。

1. ECMO 中心 当前欧美发达国家成立许多 ECMO 中心,其意义在于集中优势的医疗资源,便于规范化合理化的 ECMO 患者管理,创造更大的抢救成功可能性。这些 ECMO 中心 24 小时待命,随时整装出发到世界各地,进行 ECMO 现场抢救治疗,并应用 ECMO 转运重症患者。瑞典 Karolinska 医院 ECMO 中心每年转运的 ECMO 患者,从 20 世纪 90 年代的 5～10 例,到现在的 80～90 例。德国 Regensburg 到 2008 年已完成 402 例院间 ECMO 转运任务。ECMO 中心收治的重症 ECMO 患者治疗成功率明显高于普通医院水平。据瑞典 Karolinska 医院 1987-2010 年资料,对于重症呼吸衰竭患者,成人存活率 70%,高于 ELSO 的 51%;儿童存活率 71%,高于 ELSO 的 56%;新生儿存活率 85%,高于 ELSO 的 75%。

2. 转运前准备 进行 ECMO 转运前,应明确转运的原因,权衡转运的利弊。通常的原因是患者遭遇急性可逆性重症,如严重呼吸或循环衰竭,需要立即进行 ECMO 支持才能存活,然而当地不具备开展 ECMO 的技术条件,应用 ECMO 转运到上级医院或 ECMO 中心,为这些患者的抢救创造一线机会。从某种程度上说,拒绝 ECMO 转运实际上是拒绝抢救患者的最后一点机会。让患者家属明白上述情况,知情同意尤为重要。

转运人员应包括能够独立完成 ECMO 技术操作的医师、设备管理的技术人员、或有经验的护士。ECMO 硬件设备包括泵、驱动器、控制台等应为便携式装备,要求较小的体积、较轻的重量。为了避免转运中活动性出血,转运前常不进行充足抗凝,因此务必使用肝素包被的血管内导管和氧合器及连接管路。转运还需要进行 ECMO 操作的手术器材、耗材、药物和无菌装备,充足的备用血,不间断电源、手驱动装置以及转运呼吸机、氧气瓶、便携式监护仪和负压吸引装置。上述所有设备都应具备航空或地面转运的许可证书。还应认真计划转运时间,分析天气状况,考虑转运车辆或飞机的空间大小,电源插座是否配套,各种设备的电池是否充足,设备间的电磁干扰,转运时相关人员的位置及任务等一切与转运相关的细节问题,并制订各种不利条件下的应急预案。

出发前应分别检测上述所有的设备状况,然后再集中进行检测。有经验的 ECMO 中心每日都有专职人员进行上述检测,并将上述所有设备提前包装好,24 小时能够使用。

3. 转运适应证 急性可逆性疾病经过充足的液体复苏、血管活性药物治疗、机械通气支持仍然面临顽固性休克,持续低氧血症、持续低灌注时,同时患者家属知情同意是进行 ECMO 置管和 ECMO 转运的指征。

转运前,应明确通过 ECMO 支持后是否获益,如是否恢复了组织氧供,减少了血管活性药物或呼吸支持条件。同时明确当地是否具备管理 ECMO 的条件,还有是否有必要转运至上级医院进行更进一步的治疗。如急性心肌梗死,冠脉再通是成功抢救患者的必备措施,如当地不具备冠脉造影的技术条件,可以进行 VA-ECMO 支持恢复组织灌注后,转运到有条件的医院再进行冠脉再通术。

某些情况下可能会限制患者转运,如正在进行其他的强有力支持,如吸入 NO、应用高频通气、俯卧位通气或 IABP 治疗等。在应用 ECMO 后,观察是否可以降低上述支持水平,为转运创造条件。

五、ECMO 并发症的防治

在强力的 ECMO 支持下,可以说监护仪上的数据是 ECMO 造出来的。然而这种强力支持下,可能会面临 ECMO 相关的并发症。有些并发症是难以避免,只有轻重程度差异。有人说,出现并发症不一定可怕,最可怕的是在错误的时间由没有经验的人做出了错误的医疗行为。患者生命本处于垂危,不要雪上加霜。并发症难以避免,应着重预防和早期处理,避免由次要矛盾上升为主要矛盾。常见的并发症可分为设备相关的机械性并发症和患者相关的并发症。

1. 机械性并发症 包括氧合器、泵、血管内导管等异常。

(1)氧合器功能障碍:据 ELSO 资料报告,氧合器功能障碍的发生率,在新生儿中占 6%、儿童占 13.7%、成人占 18%。机制是静水压升高超过膜的抗渗透能力,通气-血流比例失调,氧合器内血栓形成。临床表现为血浆渗漏、跨膜肺阻力升高、氧合和 CO_2 清除能力下降。不同氧合器的理论安全时限不一致,通常为 6 小时至 15 天,在上述时限内,膜的完整性和气体交换性能应该可以保持稳定。

常见导致氧合器功能障碍的原因有高流量辅助、超安全时限使用、抗凝不足等情况下所致的气体交换膜完整性被破坏,血液可进入气相,导致容量丢失,换气障碍,而空气进入血液通路,则导致气栓。还有当体内抗凝不足时,可导致氧合器内血栓形成,结果氧合器内血流缓慢,跨氧合器阻力增大、气体交换不良。甚至血栓脱落到动脉管路,导致体内栓塞等严重并发症。

预防氧合器功能障碍,需要选择高质量的氧合器,同时掌握氧合器的安全时限,避免破坏膜的药物进入循环。另外,应严密监测跨氧合器压力,定时监测膜后血气,判断氧合状态。还可以目视观察氧合器内是否有血栓形成,观察氧合器有无血浆渗漏等现象。每天应定时检查氧合器气体流量是否与血流量匹配,氧合器血流量是否在氧合器性能范围内,气体管道连接是否正确,氧合器气体出口是否开放,氧合器气体出口内积液是否清亮,氧合器顶端是否有气泡等。

当出现跨氧合器压力增高、气体交换效能下降、血浆渗漏、血液破坏逐渐明显等现象时,应判断为氧合器功能障碍,这时需要进行氧合器更换。更换氧合器前,应将呼吸和循环支持适当上调,尽快预冲另一套 ECMO 管路,然后逐渐下调至停止 ECMO 流量,更换氧合器,重新启动 ECMO。应严格训练,完全停止 ECMO 流量应在 20 秒以内。

(2)血管内导管相关问题:血管内导管相关问题也是常见的 ECMO 并发症。通常有导管位置异常、导管脱出、局部血管损伤等。引流管异常常表现为引流不畅,流量上不去。在 VV-ECMO 当引流与灌注插管位置不当时,可出现再循环增加。灌注管或动脉管常见问题是阻力增大,可导致血液破坏,甚至插管崩脱。另外在穿刺置管时,可出现插管处血管受损。常见动脉夹层。ELSO 资料中发生率为婴儿 11.2%、儿童 13.6%、成人 10.8%。颈总动脉置管位置不当易出现严重并发症,如置管进入升主动脉或穿过主动脉瓣,可导致后负荷增加,主动脉瓣关闭不全。如进入降主动脉易出现心、脑缺氧。如进入右锁骨下动脉,右上肢为 ECMO 氧合血流灌注,同时身体其他部位仍处于缺氧状态。而股动脉置管可导致血管穿破,曾有报道股动脉插管误入腹腔。血管导管脱出是由于体外固定不严格而发生的意外脱管。任何脱管可大量放血、气栓以及 ECMO 被迫终止,均可能是致命性并发症。

预防置管相关并发症,首先应明确导管定位,可以使用床旁 X 线或超声定位。监测体外缝扎固定是否良好,插管创口有无活动性出血或渗血,患者手是否约束等,还应密切观察血流动力学、阻力和引流管负压的变化。

(3)血栓形成:氧合器和体外循环管路血栓形成是导致 ECMO 系统丧失功能的首要危害。ELSO 资料报道婴儿发生率为 18.3%、儿童为 6.9%、成人为 9.5%。血栓形成可导致大量凝血因子消耗,并导致血管栓塞。

抗凝不充分是导致血栓形成的主要原因,由于 ECMO 患者常有出凝血功能异常,抗凝措施可能受到出血风险的影响,同时凝血监测不及时等会导致抗凝不充分。密切监测凝血功能,根据凝血状态及时调整抗凝剂量;输入红细胞、血小板等血液成分时加大抗凝剂量;选择肝素涂层管道;维持 ECMO 循环充足的血流量等是通常预防血栓形成的方法。

(4)空气栓塞:ECMO 体外循环是密闭系统,且具有极高的流速,如果系统中有任何连接不紧密将导致系统进气易导致空气栓塞,严重影响 ECMO 功能,甚至导致致命性并发症。ELSO 资料婴儿发生率为 5.2%,儿童为 2.0%,成人为 1.0%。静脉系统空气栓塞的常见原因为管道接口破裂或密封不良。动脉系统空气栓塞的原因有静脉空气到动脉,接头操作失误,氧合器气相压力高于血液相,氧合器内气体交换膜破裂等。

避免空气栓塞是 ECMO 管理中的重点。应保证各管路和接头完整性和密闭性。避免引流端负压过低,避免灌注端的血路操作。当发生管路积气时,应立即处理,及时驱除进入的气体。如果是静脉段少量积气,可以被离心泵和氧合器捕捉,不用特别处理。少见的情况是出现血浆渗透时,出气口被凝血块堵塞。但如果管路中出现中量甚至大量积气,应立即停机,重新排气。在 ECMO 初始建立时,在引流端和灌注端可留置动静脉桥。当进行 ECMO 系统排气时,在保证引流管和灌注管关闭的前提下可开放 ECMO 动静脉桥,进行排气。排气时患者取头低位,从灌注端抽气充分排气,然后高流量自循环,检查所有管路和接头完整性,再重新启动 ECMO。

(5)泵驱动器故障:泵驱动器故障是 ECMO 并发症中少见的原因。ELSO 资料中婴儿占 1.8%,儿童 3.0%,成人 4.1%,常见原因为断电或设备故障。预防的主要措施是准备备用设备,尤其是手动驱动器,应随时固定在床旁。一旦发生设备故障,立即使用备用设备维持 ECMO 正常运转,等待检测原因和修复故障设备。条件好的单位,可备用驱动器。断电也可能是重要因素,尤其是在患者转运时。应定期检测泵控制台的电池寿命,必要时配置不间断电源(UPS)。

2. ECMO 时患者相关的并发症

(1)出血:由于长期 ECMO 支持时,需要充足的抗凝以确保 ECMO 氧合器的功能。此时如合并出血,将使问题变得复杂。有人说 ECMO 运转时,出血是最常见、最具威胁、最难处理的并发症。

外科患者的手术创面、置管部位或新的操作导致的局部出血往往是常见的出血原因和部位。临床表现为血液通过切口渗出至体表或流至体腔,血红蛋白浓度进行性降低、静脉引流量下降、CVP 降低、脉压降低和心率增快等。还可能出现全身肝素化和凝血功能障碍导致的其他部位出血,如颅内出血、消化道出血、鼻腔出血等。

预防出血的方法中,充分外科止血是首要的因素。尽可能避免不必要的穿刺等介入操作也至关重要。维持充足的凝血成分,需要补充新鲜血浆、血小板,保护呼吸道、消化道等黏膜完整性,预防血栓形成导致的凝血因子消耗等。应定期检测 ACT、凝血和血小板功能、血小板计数和血浆纤维蛋白原含量。保持血小板计数在 80×10^9/L 以上,血浆纤维蛋白原在 1.5g/L 以上。如发生明显出血或可能发生出血并发症的高危患者,可适当减低肝素剂量控制 ACT 在 120~160 秒,并使用 6-氨基己酸、氨甲环酸等抗纤溶药物。

ELSO 资料显示,ECMO 过程中颅内出血的发生率:婴儿为 5.8%、儿童为 4.9%、成人为 2.6%;存活率婴儿为 46%、儿童为 27%、成人为 22%。ECMO 前颅内出血是应用 ECMO 禁忌证。对于新生儿和小婴儿,ECMO 前应常规行头颅超声检查,以除外颅内出血。对于新生儿,ECMO 过程中动脉收缩压过高(>90mmHg)是颅内出血的重要发病原因之一,应选用降压药物控制动脉收缩压低于 90mmHg。若新生儿 ECMO 运行中一旦出现明显的颅内出血,应终止 ECMO 治疗。

ECMO 治疗过程中多种因素可导致消化道出血。常见原因为出凝血异常,感染应激等。应控制感染减轻全身炎症反应,补充缺失的凝血因子,适当应用抑酸剂预防溃疡。若出血必要时,可静脉使用垂体加压素收缩血管或局部加压止血。鼻咽气道出血也是常见原因,在吸痰时动作轻柔,控制负压强度,出血后应适当控制抗凝、补充凝血因子,鼻咽部出血可以采用填塞止血的方法。

(2)急性肾损伤:急性肾损伤是 ECMO 过程中的常见现象。往往发生在 ECMO 前,由各种原因导致的低灌注引起。如果在 ECMO 治疗中,发生低血容量、溶血、感染、应用肾毒性药物等也可能出现。在 VA-ECMO 时的非搏动血流也会影响肾血流。有荟萃资料显示,非搏动血流影响肌酐清除率,但不影响血肌酐和尿素氮。急性肾损伤临床表现为血肌酐和尿素氮升高、尿少、电解质和酸碱平衡紊乱等。ELSO 资料发生率为 33%～35%,治疗上常需要进行 CRRT。

其实,无论 VV-ECMO 还是 VA-ECMO,都是增加氧输送,改善全身灌注。维持足够的 ECMO 循环流量,提高动脉血压和动脉氧饱和度,能改善肾脏血液循环和氧供。另外,在 ECMO 过程中,应注意监测氧合器内血栓,避免引流端负压,减少灌注端操作,从而减少血液破坏和血栓形成。如出现肾脏损伤,少尿或无尿,应尽早进行持续肾脏替代治疗。

(3)感染:继发感染是应用 ECMO 过程中常见并发症,尤其是在长时间 ECMO 支持的患者。由于长时间血管内置管,大量管路上的操作,镇静约束,反复输血等因素均可能导致感染。临床可表现为全身炎症反应综合征,血培养阳性,肺不张,肺功能下降,甚至出现肝、肾功能损伤等。严重感染可导致明显器官功能损伤或衰竭,严重危及患者预后。ELSO 资料报道,发生率婴儿为 6.5%,儿童为 20.8%,成人为 21.2%。发生感染后存活率婴儿为 55%,儿童为 46%,成人为 41%。

ECMO 时,应动态监测感染相关的炎性反应指标,如体温、血白细胞、中性粒细胞比例、C 反应蛋白和降钙素原等。近年来,真菌感染的风险明显升高,也应监测 G 试验及 GM 试验。尽早进行可疑部位的微生物检测,尤其是反复多次留取血培养。预防感染应着重强调管路操作的无菌技术,注意手卫生,加强气道管理和肺部物理治疗。如炎症反应轻,尽量维持患者清醒状态。尽早开始肠内营养,保持肠道通畅,避免腹腔高压。某些单位提出的预防性使用抗菌药物,目前还存在争议。

(4)中枢神经系统损伤:婴幼儿患者中枢神经系统损伤是导致 ECMO 失败的重要原因之一。尤其是 VA-ECMO 时由于颈部血管插管及动脉灌注不足,容易出现脑组织出血、脑梗死。临床表现包括:脑水肿、脑缺氧、脑梗死和颅内出血等。完全性脑梗死是 ECMO 治疗中最严重的并发症。ELSO 资料中,中枢神经系统损伤在儿童的发生率为 25.7%,成人发生率为 28.8%。

防治神经系统并发症,应注意避免导致脑损伤的因素。如需进行颈部血管置管,应检测 Willis 环是否完整。应避免全身性缺血缺氧。置管时应注意血管保护,必要时进行血管修补。ECMO 运行期间,应维持循环和气体交换稳定,保持良好的头部位置,定期进行中枢神经系统监测,如条件许可应尽可能保持患者清醒,保证睡眠节律。

出现神经系统并发症时,有颅内高压表现应进行脱水,可应用连续肾脏替代治疗和利尿药物。应调整抗凝药物,避免脑出血。如出现明显的脑出血或原有出血范围明显扩大,表现为不可逆脑损伤或脑死亡时,应考虑放弃 ECMO 支持。

(5)溶血:ECMO 体外循环的过程中由于负压抽吸、血栓形成、血泵挤压等因素可能导致不同程度的红细胞完整性破坏,血红蛋白逸出形成溶血。临床表现为血红蛋白下降、血浆中游离血红蛋白浓度上升,达到 100mg/dl 以上并出现血红蛋白尿。溶血程度通常随 ECMO 流量的增加、时间的延长而加重。ELSO 资料显示,婴儿发生率为 12.0%,儿童为 8.8%,成人为 5.2%。

控制 ECMO 流量,监测和控制引流端负压<40mmHg 以下,纠正引流流量不足,减少血路上操作等因素可以减少溶血。溶血发生时应监测游离血红蛋白浓度,碱化尿液维持尿量,必要时可进行连续肾脏替代治疗,更换 ECMO 装置,缩短 ECMO 时间。

(6)高胆红素血症:ECMO 治疗过程中,高胆红素血症的发生率婴儿为 8.2%,儿童为 3.2%,成人为 4.3%。严重高胆红素血症对中枢神经系统、心脏、肾脏及肝脏等重要生命器官均可能产生毒性作用。常见原因包括溶血、血栓形成导致的红细胞破坏,低灌注及感染等全身炎症反应综合征导致的肝损伤。

减少红细胞破坏,维持良好的氧供,保护肝功能,积极控制感染是防止高胆红素血症的重要环节。在出现肝功能损害时,应及时采取相应治疗措施,避免发展成肝功能衰竭。

(7)其他并发症:VA-ECMO 时由于流量调节的问题,可造成心肌顿抑、心腔内血栓形成。可能是由于后负荷增加,主动脉瓣关闭而导致。应注意调节流量,避免主动脉瓣关闭。还应警惕和纠正电解质异常,严重电解质紊乱,如低钙血症或血钾异常等可能造成心律失常和心搏骤停。出现胸腔积液或心包积液时,如无血流动力学影响可不必引流,否则可能导致更为严重的气胸或张力性气胸,心脏压塞。选择股股VA-ECMO 时,应防止肢端缺血。应常规监测下肢血压,必要时进行转流。注意监测胸部影像,避免肺部相关并发症,如胸腔出血、气胸、肺水肿、肺出血、肺不张及肺部感染等。

第八节　ECMO 的撤离

1. VV-ECMO　当呼吸情况明显改善,如 X 线逐渐清晰,肺顺应性改善,气道峰压明显下降,气体交换改善,PaO_2 上升及 $PaCO_2$ 下降,可考虑撤离 ECMO。撤离前可试停止氧合器供气,观察动脉氧合的状态及机械通气支持的条件,是否能在 PEEP≤10cmH_2O,气道平台压(Pplat)≤30cmH_2O 时,PaO_2/FiO_2≥150mmHg。由于保持 ECMO 循环,停止氧合器吸氧,可观察较长时间。

2. VA-ECMO　撤离时,应兼顾呼吸和循环两方面因素。如超声提示心脏功能已恢复,且呼吸情况满足 VV-ECMO 的前提下,可逐渐降低 ECMO 流量。减流量过程中应密切监测血流动力学变化,当减低流量至 1～1.5L/min 范围时,并保证血管活性药物应用不超过两种,剂量如下:多巴胺≤10μg/(kg·min)、多巴酚丁胺≤10μg/(kg·min)、肾上腺素≤0.3μg/(kg·min),同时 CI>2.2L/min,乳酸<2mmol/L,$ScvO_2$>70%,血小板>5×10^9/L,纤维蛋白原>2g/dl,可考虑拔除 ECMO。在某些单位还进行试撤离试验,即在动静脉端放置动静脉桥,然后先阻断动静脉插管通路。开放动静脉桥,将 ECMO 流量减至 0.5L/min 观察 10～15 分钟,如血流动力学稳定,则可终止 ECMO。拔除血管内导管后,应进行外科缝合。拔管后,密切监测穿刺部位远端血流,避免血管狭窄及远端供血不足。

(隆　云)

启用 ECMO 流量，监测和处理乳酸酸性化，当 PCV <40mmHg，钠血乳酸酸量不足，缺少血清硫上调作用
时需增加小分时量，确定为是否应用碳酸氢钠治疗；碳化氢钠泵体内部，分系含二氧化碳能利用
除：最大值 ECMO 无益…

第四十五章　左心辅助装置

心脏是维持全身有效血液循环及氧输送的动力来源，如各种原因导致心脏功能低下，不能满足组织代谢的需求，将会危及患者的生命。人们一直在寻求使用机械的方式去部分支持或全部替代心脏和肺脏功能，使心脏和肺脏得以休息并减少氧耗。改善心肌血供和代谢，促进心脏恢复。

利用人造心脏进行心功能辅助的历史可以追溯到 1957 年，美国克里夫兰医院的两位科学家利用聚氯乙烯装置替代犬心脏，结果这只犬活了 90 分钟。7 年之后，美国前总统约翰逊在美国国家卫生研究院批准人工心脏计划。1969 年，德州休斯敦心脏研究所在紧急情况下首次将人工心脏植入患者体内，作为心脏移植手术前过渡，在找到可供移植的人类心脏前，它维持患者生命达 64 小时。直到 1981 年，才有第 2 例人工心脏植入手术。2 年后完成的一例人工心脏植入手术，患者靠人工心脏活了 620 天，是目前已知活得最久的。2000 年 4 月，FDA 批准人工心脏进行人体移植。

心脏辅助装置可根据功能、部位、方法、驱动时间、驱动能源及动脉波形等分类。其中最常用的体内左心室辅助装置(left ventricular assist device，LVAD)。LVAD 概念在 20 世纪 80 年代已为临床普遍接受，各种不同类型的 LVAD 在 80 年代中期相继问世并投入临床试验，大部分 LVAD 均由管道连接外部气源提供搏动血流动力，现已发展为经皮电磁感应传导能源的电机搏动泵，由此实现了 LVAD 的全内置化，同时高能电池微型化改善了能源的便携性，前者减少了感染的发生，后者改善了患者的生活质量。部分患者随左心功能逐步改善而脱离辅助，部分患者在配型后可接受心脏移植。

1. LVAD 的特点　IABP 仅能改善已存在的循环动力，而 LVAD 是一个可提供动力的血泵，其效能较 IABP 高 6~8 倍，能有效代替心脏工作能力的 80% 以上，泵血能力可达到 10L/min。左心辅助装置是将左心房或左心室血流引入辅助泵体，经泵体驱动血流进入主动脉，完全替代左心泵血功能。经左心辅助后，左心室内张力可降低 80%，心肌氧需求降低 40%，是纠正顽固性心衰和心脏移植术前的一种理想治疗手段。

2. LVAD 的使用指征　LVAD 的使用指征是：在对畸形或病变已完成满意的手术矫正，代谢紊乱和心电生理异常已控制较满意的前提下，心脏前后负荷调整及正性肌力药物应用无效，IABP 使用禁忌或无效时，表现为：①心输出量指数小于 1.8L/(min·m²)；②动脉收缩压小于 80mmHg；③左房压、肺动脉嵌顿压大于 20mmHg；④体循环阻力大于 2000dyn·s/cm⁵；⑤尿量小于 20ml/h。对危重心脏手术患者，在适宜足量药物治疗下，如体外循环转流量小于 0.8L/(min·m²)时，患者难于维持正常循环则预示应启用 LVAD。

LVAD 禁忌证包括：年龄大于 70 岁，手术畸形或病变未能矫正，感染性心内膜炎，败血症，急性脑损伤，严重阻塞性肺疾病，凝血功能障碍，严重肝肾功能衰竭或合并恶性肿瘤。

3. LVAD 装置的植入和使用　LVAD 需在体外循环支持下植入。全植入式血泵常置入腹内左腰部，控制器埋于腹直肌外，感应线圈埋于左上腹皮下，便携式电池及外部感应线圈悬于腰带上。手术行正中胸腹联合切口，常规建立体外循环，降温，将 LVAD 输出涤纶管缝于升主动脉右外侧壁或肾动脉以下腹主动脉上，阻断升主动脉，心脏停搏后，用全层间断褥式缝合将装有聚四氟乙烯固定环的接口缝于左室心尖部，用特制环行刀将环内心肌切除，插入输入管，将管上缝环与固定环严密缝合。输入及输出

管穿过膈肌以快速衔接环连接于 LVAD 血泵,驱除气体后连接控制器及感应电源输入线后即可待机启动。用体外电源感应线圈传递控制信号,通过控制器调节 LVAD 辅助泵血,维持左房压 10～15mmHg,体循环阻力 1000dyn·s/cm⁵。首先开始慢速非同步搏动,启动 LVAD 血泵以 35～45 次/分的频率开始搏动,同时逐步减少体外循环流量,增加 LVAD 血泵搏动次数以达到 LVAD 逐步替代体外循环维持循环的作用。在心率为 60～120 次/分之间时,使血泵搏血量达到 2.5～3.5L/min,患者血压稳定在 140/80～85/50mmHg 之间,然后以心电信号触发控制器调控以达到 LVAD 与左室同步反向搏动(左室收缩时血泵舒张,左室舒张时血泵向主动脉泵血)的状态,在 24 小时内尽量达到左室压最低、血泵每搏血量和每分搏血量最大的理想状态,在这种辅助状态下,维持直到左心功能恢复或行心脏移植手术。LVAD 辅助期间须注意纠正低血容量和右心功能不全,必要时酌情使用适量正性肌力药物或少量 α 受体激动剂提高体循环阻力,使平均动脉压大于 70mmHg。抗凝初期使用肝素,使 ACT 维持在 100～200 秒,血泵流量小于 1.5L/min,ACT 应控制在 200～250 秒,后期可改为口服华法林等抗凝药物。辅助期间应注意保温,维持有效胶体渗透压,注意适当补充新鲜血浆、凝血因子及血小板,注意伤口无菌处理及预防感染。LVAD 的并发症有渗血,脏器血栓、气体栓塞,感染,LVAD 失灵及右心衰竭等。

4. LVAD 撤离　LVAD 辅助一般至少使用 24 小时以上,以后可结合心功能恢复情况,逐步减低血泵流量或频率,增加心脏前负荷,监测左、右心压力,当辅助流量减低至 0.5～0.8L/(min·m²),达到下列指标可停机:EF 大于 40%;LAP 小于 20mmHg; CI 大于 2.2L/(min·m²);收缩压大于 100mmHg,SvO₂ 大于 65%。

具体脱机方法有:①可每 6 小时减少辅助流量 25%,至辅助流量为 1L/min 左右时,观察血流动力学稳定达 12 小时以上,可考虑在手术室撤除 LVAD。②调节控制器以改变心电、血泵触发比率,比率从 1:1 逐步降到 1:10,作间断同步反搏,增加左心室独立搏血功能。③以上两种方法合用直至达到停机指征。试停阶段应全身肝素化以防止血栓形成。

5. 各种类型驱动泵的介绍

(1)轴流泵(hemopump):依靠一持续、高速旋转泵头,将血自心室抽出排入主动脉内。该泵于 1988 年首次使用,命名为 Hemopump。其最大输出量为 3.5L/min。转速达 2700 转/分。自外周动脉逆行插管入主动脉跨主动脉瓣进入左心室。Hemopump 因具有较其他装置使用简便,不需要手术安装,并发症很低,术后处理简单,能维持良好的血流动力学,具有良好相容性,血液破坏小,对心脏无明显损伤,可明显改善心肌代谢和供血,不用开胸在短时间内(10 分钟)迅速建立的优点,是很有前途的安全有效的 LVAD。有待解决得问题:①约 20% 患者因股动脉、髂动脉狭窄等原因不能自股动脉插入血泵,只有开胸自腹主动脉、升主动脉或降主动脉插管。②流量偏小,对严重心衰患者作用较差,不宜作为心脏移植患者的桥梁过渡。③血泵传动电缆有可能断裂。④患者活动受限。Hemopump 适宜作为短期急性左心衰辅助,或作为使用较复杂辅助装置前的过渡,特别适宜高危患者进行 PTCA 时,预防性抢救措施。⑤不适宜长期辅助。近来改进了的 Hemopump 流量可达 5L/min,开胸下经主动脉置入左室,代替体外循环机,心脏不停跳下进行冠脉搭桥术,在术后还可以辅助患者。

(2)DeBakey 泵:微型转子轴流式 VAD,于 1988 年开发研制,1996 年发展成商业化的 DeBakey VAD。1998 年 11 月,作为心脏移植过渡桥梁首先在欧洲试用,2000 年 6 月,开始在美国试用。目前全世界应用超过 300 例。特点是血泵约 30.5mm×76.2mm 大小,重量 95g,容量 25ml。流量可达 10L/min。

(3)HeartMate Ⅱ:微型转子轴流式 VAD,1991 年研制,1992 年在动物体内实验长达 90 天,流量可达 10L/min,结果满意。2000 年 7 月,首先在以色列开展临床试验。现在欧美进行临床试用。

(4)Novacor VAD:电动泵 VAD,从 1970 年开始研制,80 年代进行动物实验。Novacor VAD 于 1993 年在巴黎首先用于扩张性心肌患者的心脏移植过渡,同年被允许在欧洲使用。1998 年,美国得到

FDA 批准用于临床,但适应证只是作为心脏移植的过渡。1999 年,日本和加拿大卫生部门分别允许其用于临床患者。特点是装置较大,外形约 16cm×13cm×6.5cm。要求体表面积>1.5m²。只用于左心辅助。

(隆 云)

第九篇

休　　克

第四十六章　休克概述

　　休克,作为对一种综合征的命名来描述循环功能衰竭的发生发展过程,应用于临床已经有远久的历史。1773 年法国医师 LeDran 采用"休克"的名称来描述一位枪伤患者的临床表现,首先将休克的命名应用于临床。从伤员在战场上的受到打击(shock)后出现以创伤和失血为主要原因及表现的症候群,到 Moore 等人的"沼泽和溪流"学说,为休克理论的形成奠定了基础,以致从微循环水平认识休克以及发展到今天的从休克与多器官功能不全综合征(MODS)的相互关系及从分子水平去探讨休克的机制和治疗的可能方法,人们对休克的认识走过了一个漫长的过程。休克是指有效循环容量不足,组织器官微循环灌注急剧减少为基本原因的急性循环功能衰竭综合征。当血流动力学及氧输送的概念被引入临床后,休克则被描述为氧输送不能满足组织代谢的需要。使一些原本只是在理论上反映休克的指标可切实有效地应用于临床实践,从而导致了对原有治疗方法的重新认识,并引出了新的治疗方法。这种认识水平的提高及治疗方法的进步也导致了临床有关概念的更新。

一、休克的病理生理特点

　　确切地说,休克不是一种病,而是机体以代谢及循环功能紊乱为主的一种综合征,是多种致病因素都有可能引发的一种病理生理演变过程。当可以引起休克的致病因素作用于机体后,机体就已经具备了发生休克的潜在危险,或者说,休克的病理生理过程已经开始。但临床上并不马上表现出血压下降或出现其他可反映休克的临床指标。休克的病理生理过程是一个进行性发展的过程。虽然有些作者为了易于理解而将休克分为代偿期、失代偿期和不可逆期,但是,休克的发展过程实际上是渐进的、连续的、无法绝对分割的。

　　当损伤因素作用于机体并启动休克的过程后,体内会发生一系列的改变。循环系统的较早变化是由于心输出量的减少或外周阻力的下降而出现的血压下降。但在一般情况下,这种血压下降可能不出现或是非常短暂的,通常不易引起临床上的注意。这是由于这种早期改变的本身马上启动机体的代偿系统,引起机体出现多种自身反应。这些反应中包括了大量的血管收缩因素。交感-肾上腺髓质系统强烈兴奋,使儿茶酚胺大量释放,引起小血管收缩或痉挛;肾素-血管紧张素-醛固酮系统的活动增强,导致血管收缩和水钠潴留;左心房容量感受器对下丘脑合成和释放加压素的反射性抑制作用减弱,垂体后叶加压素的分泌释放增加,导致外周及内脏血管收缩;血小板产生的血栓素 A_2 生成也增多。这些因素共同作用的结果导致了血管的收缩性反应。在微循环中,微动脉和毛细血管前括约肌比微静脉对儿茶酚胺更为敏感,所以,微动脉和毛细血管前括约肌的收缩比微静脉的收缩更为强烈,从而,微循环的改变主要是毛细血管前的阻力增加,微循环动脉血液的灌注更加减少,开放的真毛细血管数目急剧减少。同时,微循环中的动-静脉短路开放,导致组织缺氧更为严重。各个器官对血管收缩物质的反应有所不同,内脏血管和皮肤小血管可强烈收缩,但脑血管和冠状动脉的收缩并不明显,可基本保持原有血流量。从整体上讲,可维持血压的正常,维持组织灌注的正常,至少是要维持所谓"重要器官"的组织灌注在正常范围。这时的血流动力学改变,在临床上要仔细观察才可能发现。如血压可以很快恢复正常或略有下降,心率轻度增加,有早期周围血管收缩的表现。如果能开始针对休克进行治疗,多能收到良好的效果。

　　如果休克的过程继续发展,组织器官的灌注将不能维持,细胞的缺血缺氧则持续加重。组织中酸性代谢产物大量堆积。在微循环中,微动脉和毛细血管前括约肌对酸的耐受性较差,而逐渐对血液中儿茶酚胺收缩血管的反应性降低。而微静脉和小静脉对酸的耐受性较强，持续保持收缩状态。由此，毛线血管网处于流入多而流出少的状态，毛细血管大量开放，血管内容量明显增加，毛细血管网内出现大量的血液淤积。终于，毛细血管内压力升高，同时由于酸性代谢产物、毒素及细胞因子的作用血管的通透性增加，而使液体从血管中大量进入组织间隙，导致循环容量的进一步下降。这些改变导致器官功能的受损，可出现诸如意识障碍、尿量减少、心肌缺血等一系列表现。此时的临床表现可谓是休克典型的表现，出现血压下降、心率加快、呼吸急促、皮肤黏膜湿冷、苍白、发绀、周身皮肤花斑等。这时的临床处理应是紧急的循环功能支持，迅速恢复组织灌注和维持器官功能。如果治疗及时有效，患者有恢复的可能。

如果病情恶化，微循环功能没有得到改善，则休克进一步加重。淤滞在微循环中的血液浓缩，血液流动更加缓慢，血小板红细胞聚集，出现弥散性血管内凝血。血管内皮损伤，组织细胞的损伤进一步加重，释放出大量的细胞因子。器官组织不仅功能性损伤加剧，而且出现组织结构性改变。细胞膜功能改变，组织细胞发生变性坏死。临床上表现为 MODS，导致更为严重的代谢紊乱及血流动力学的异常。这种紊乱和异常又导致组织器官功能及结构的损害进一步加剧。由此形成休克的恶性循环，使休克走向不可逆。

针对在休克时所出现的这些循环、代谢及组织器官功能改变的原因，多年来一直受到人们的重视并进行了多方面的研究。休克的始动因子（initiator）已经被临床学者所熟悉，如出血、创伤、感染、缺氧、内毒素等都可成为导致休克的病因。近年来，对于休克介导因子（mediator）的探讨又有所突破。有关的重点内容大致有以下几个方面。

细胞因子：细胞因子是一组具有免疫调节及其他病理生理活性的多肽，分子量在 15 000～30 000Da 之间。当机体在诸如缺氧、内毒素等损伤因素的作用下，以单核细胞及巨噬细胞为主的炎性细胞产生细胞因子。在适量的情况下，这些细胞因子引起机体正常的炎性应激反应。但是，如果损伤因素过强或持续存在，或是机体反应异常，细胞因子就会大量产生。这些细胞因子相互作用，使机体的反应过程进行性发展，形成一个呈失控状态并逐级放大的连锁反应过程，并通过直接损伤细胞膜，影响细胞代谢及造成器官的缺血等使机体受到损伤。这种反应被称为全身炎症反应综合征（systemic inflammatory response syndrome，SIRS）。肿瘤坏死因子（TNF）和白介素（IL）被认为是导致休克和炎性反应较为重要的细胞因子。动物实验已经证实，TNF 可以诱导出感染性休克时的循环系统改变。

心肌抑制因子：自 1966 年在失血性休克动物模型的血浆中发现心肌抑制因子（MDS）的存在后，至今对 MSD 并不十分了解。大量的动物实验和临床研究发现，在失血性休克、感染性休克、心源性休克等不同类型休克循环系统中存有不同水平的 MDS，主要表现为对心室功能的抑制。其中较多的研究发现，循环中 MDS 的水平与内脏器官缺血的程度有关，尤其是与胰腺的灌注受损程度有密切的关系。所以，有人认为，MDS 主要是在胰腺细胞受损时产生。但多年来一直未能进行 MDS 的分离提纯。近年来有人认为，MDS 实际上就是一组有心肌抑制作用的细胞因子，如 TNF-α 和 IL-1β 等。

一氧化氮：一氧化氮（NO）是一种无色的气体分子，有非常强烈的血管扩张作用。1998 年的诺贝尔生理与医学奖授予了 NO 的发现者，表彰他们发现了 NO 是一个心血管系统的信号分子。NO 在水中有很好的溶解性。NO 在水中的半衰期一般不超过 3 秒钟。NO 是一种具有很强生物活性的物质，在出生数分钟的婴儿呼出气中就可测量到 NO 的存在。NO 通过促进 cGMP 的形成而具有很强的舒张血管平滑肌的作用。在正常情况下，体内也可生成一定量的 NO。NO 主要在血管内皮细胞和神经细胞内，由 L-精氨酸在结构型一氧化氮合成酶（cNOS）的作用下而生成。NO 通过血管扩张作用而起到调节血压，维持组织器官的血流分布的作用。中枢神经系统内产生的 NO 在神经传导方面和调整神经细胞功能与脑血流的相关性方面起着重要的生理效应。NO 直接参与机体的炎症反应，是自身反应中重要的炎性介质。一些报道发现了 NO 的细胞损伤作用和对肺表面活性物质活性的抑制作用。另外，还可以抑制血小板的聚集和粒细胞的黏附。NO 与血红蛋白结合可以严重地影响血红蛋白的携氧能力。NO 的代谢产物有较强的细胞毒性。

机体受到损伤时,在细菌的内毒素和一些细胞因子,如肿瘤坏死因子(TNF)、白介素 1(IL-1)、γ-干扰素等的刺激下,内皮细胞、巨噬细胞、血管平滑肌细胞、心肌细胞等多种组织细胞可产生平时并不存在于体内的诱导型一氧化氮合成酶(iNOS),从而,生成大量的 NO,导致外周血管的扩张及血管反应性下降,毛细血管通透性增高,体循环阻力下降。有人认为,NO 的过量生成是休克时血管病理性扩张机制的最后共同通道。

氧自由基:组织发生缺血或再灌注损伤的情况下,可产生大量的氧自由基。这些分子基团所具有的非配对电子极易与组织细胞的构成成分发生反应,从而,导致细胞的破坏。氧自由基对机体的损伤作用已经得到了广泛的证实。组织灌注的重建是休克治疗的基本要求,但再灌注性损伤却成为休克恶化的原因之一。

另外,应激状态下环氧化酶对花生四烯酸的作用异常,血栓素与前列腺素系统的产生失衡。血栓素引起血小板和中性粒细胞的聚积,血管通透性增加,肺脏、冠状动脉、内脏的血管床收缩,支气管痉挛等,导致器官功能的进一步损伤,休克的进行性加重。其他,诸如血小板激活因子,补体系统的异常,细胞溶酶体的破坏等多种因素,都在休克的发生发展中起重要作用。

二、休克的分类

对休克进行分类主要是出于临床治疗的要求,反映了人们对休克发生发展的认识程度和对威胁患者生命的主要原因的理解程度。多年来临床上一直沿用以基础疾病或病因诊断对休克进行分类的方法。这种分类方法体现了当时对休克的认识和治疗是以诊断基础疾病和纠正休克病因为主。1960 年,有人将休克分为七类。即,低容量性、心源性、感染性、过敏性、神经性、梗阻性和内分泌性休克。以后又有人再分出创伤性、中毒性等。这种分类的方法明确地指出了导致休克的病因,为临床的病因性治疗提供了依据。随着对休克认识和理解的不断深入和临床治疗手段的更新,尤其是当血流动力学理论被应用于临床后,大多数患者可以安全度过初始打击所造成直接损害的阶段,导致休克患者死亡的主要原因不再是基础病因而是由此造成的循环功能的紊乱,同时,不同病因导致的休克可以表现为相同或相近的血流动力学改变。在这种情况下,原有的休克分类方法就显示出明显的不足。

休克的血流动力学变化可以表现为不同的特征。为了区分这些特征,可以把循环系统中主要影响血流动力学的因素分为五个部分:①阻力血管,包括动脉和小动脉;②毛细血管;③容量血管;④血容量;⑤心脏。几乎所有类型的休克都是通过对这五个部分的不同影响而导致的循环功能紊乱。可以由于动脉系统的阻力改变,血液的重新分布,毛细血管的开放充盈程度,动静脉分流的改变,静脉容量血管的扩张,血容量的变化和心功能的改变而决定了休克的不同特性。这些特征在很大程度上影响了治疗方法的实施。与血流动力学发展的同时,治疗手段也在不断地更新和增多,循环功能的支持在休克的治疗中已经显示出越来越重要的作用。Weil MH 等人于 1975 年提出对休克新的分类方法,已经得到了临床学者的广泛接受。

按照这种分类方法,休克可被分为,低容量性(hypovolemic)、心源性(cardiogenic)、分布性(distributive)和梗阻性(obstructive)四类。

(一) 低容量性休克

低容量性休克的基本机制为循环容量丢失。循环容量的丢失包括外源性丢失和内源性丢失。外源性丢失是指循环容量丢失至体外,包括失血、烧伤或感染所致的血容量丢失,呕吐、腹泻、脱水、利尿等原因所致的水和电解质的丢失。内源性容量丢失是指循环容量丢失到循环系统之外,但仍然在体内,其原因主要为血管通透性增高,循环容量的血管外渗出或循环容量进入体腔内,可由过敏、虫或蛇毒素和一些内分泌功能紊乱引起。

低血容量性休克时的氧输送下降,其基本原因是循环容量不足,心脏前负荷不足,导致心输出量下降,组织灌注减少。肺循环灌注减少使肺脏气体交换发生障碍,氧合功能受损,导致氧输送的进一步下降。在低容量性休克的早期,机体可通过代偿性心率加快和体循环阻力增高维持心输出量和循环灌注压力。进行血流动力学监测时可发现,中心静脉压下降,肺动脉嵌顿压下降,每搏输出量减少,心率加快和体循环阻力增高等参数的改变。

如果容量丢失的原因可以及时被去除,容量得以及时补充,低容量性休克可以很快得到纠正。如果休克持续存在,组织缺氧不能缓解,休克的特点可能发生变化。近些年来对内皮细胞功能及细胞因子的研究已经初步揭示了由于机体的自身反应导致组织细胞进一步损伤的可能性。从而使导致休克的病因也进一步复杂化。临床上也会因为机体自身反应程度的不同及并发症的不同而表现出不同的血流动力学特点。

(二)心源性休克

心源性休克的基本机制为泵功能衰竭,其原因主要为心肌梗死,心力衰竭和严重心律失常等。由于心脏泵功能衰竭而导致心输出量下降,引起的循环灌注不良,组织细胞缺血缺氧。所以,心输出量下降是氧输送减少的根本原因。血流动力学监测时可发现中心静脉压升高,肺动脉嵌顿压升高,心输出量下降,体循环阻力升高等参数的改变。

心输出量下降是心源性休克的基本原因,但是心脏的多种疾病都可能导致心输出量下降,所以,心源性休克时可能会出现不同的血流动力学表现,尤其应该注意的是某些血流动力学参数会表现出明显的局限性。不同心室的功能衰竭也会有不同的血流动力学改变和不同的治疗要求。当右心室功能衰竭时中心静脉压力升高,体循环淤血,右心室的前负荷增加,但由于右心室的输出量减少,而不能为左心室提供足够的前负荷,这时左心室与右心室的前负荷可能处于不同状态。所以,在监测时应注意血流动力学参数的系统性和不同参数的不同意义。

另外,因为心内梗阻性的原因,如心瓣膜的狭窄、心室流出道的梗阻等原因导致的心输出量下降,由于其本质上并不是泵功能的衰竭,治疗上也与泵功能衰竭有明显的不同,所以,这一类型的休克已经不再被认为是心源性休克,而应该属于梗阻性休克。

(三)分布性休克

分布性休克的基本机制为血管收缩舒张调节功能异常。这类休克中,一部分表现为体循环阻力正常或增高,主要由于容量血管扩张、循环血量相对不足所致。常见的原因为神经节阻断、脊髓休克等神经性损伤或麻醉药物过量等。另一部分是以体循环阻力降低为主要表现,导致血液重新分布,主要由感染性因素所致,也就是临床上称为的感染性休克(septic shock)。

临床上,分布性休克往往以循环容量的改变为早期的主要表现,常表现为循环容量的不足。与低容量性休克不同的是,这种循环容量的改变不是容量已经丢至循环系统之外,而仍然保留的血管内,只是因为血管收缩与舒张调节功能的异常使容量分布在异常的部位。所以,单纯的容量补充常不能纠正休克。感染性休克是分布性休克的主要类型。虽然,在严重感染时出现的毛细血管通透性增加等诸多因素可以导致循环容量的绝对减少,但导致休克的基本原因仍然是血流的分布异常。相比之下,血流分布异常是导致感染性休克低容量状态的根本原因。所以,不应将感染性休克早期的低容量状态与低容量性休克混为一谈。分布性休克的血流动力学改变与其他三种类型的休克有着明显的不同,治疗上也有一定的区别。以感染性休克为例试述分布性休克的特点。

感染性休克的血流动力学特点为:体循环阻力下降,心输出量增高,肺循环阻力增加和心率的改变。感染性休克时的血压下降主要是继发于阻力血管的扩张。导致组织灌注不良的基本原因是血流分布异常。

1. 体循环阻力下降 病理性的动脉系统扩张是感染性休克的主要血流动力学特点。虽然血中儿茶酚胺水平增加,但 α-受体的兴奋性明显下降,血管的自身调节功能受损。导致这种现象的原因尚不十分清楚,但几种起主要作用的炎性介质已经受到特别的关注。肿瘤坏死因子(TNF)有直接的血管扩张作用,白介素 1(IL-1)和前列腺素也可通过影响 α 受体和直接的作用而导致血管的扩张。近年来对一氧化氮(NO)的研究正在逐步深入。NO 是由左旋精氨酸通过一氧化氮合成酶(NOS)的作用转化而成,主要通过激活可溶性鸟苷酸环化酶而增加内皮细胞和平滑肌细胞内的 cGMP 水平,导致血管扩张。正常情况下,主要在内皮细胞、脑组织和肾上腺内合成一定量的 NO,起调节血管张力的作用。感染时,巨噬细胞、中性粒细胞、Kupffer 细胞、肝细胞等在内毒素、TNF、IL-1、γ-干扰素等炎性介质的作用下产生大量的、在正常生理状态下不存在的诱导型 NOS,而释放出大量的 NO,使血管扩张,体循环阻力下降。NO 除作用于血管外,还可抑制血小板的聚集和参与白细胞的杀菌作用。另外,有人发现感染性休克时循环中存在目前尚未了解的"血浆因子",在血管扩张中起一定的作用。

2. 心输出量增加 心输出量在感染性休克时常表现为正常或增高。通常认为,心输出量的增加是由于感染性休克时心脏后负荷的下降,血儿茶酚胺水平增高和高代谢状态所致。

应该注意的是,感染性休克时的循环容量减少是影响心输出量的主要因素。感染时的高热、容量血管扩张、毛细血管通透性增加等因素都可造成有效循环容量的急剧下降。也正是由于低容量状态在感染性休克的一开始就已明显存在,使得人们在一个相当长的时间内错误地认为感染性休克与心源性休克有着基本相似的血流动力学改变。直到 20 世纪 70 年代后期,当临床上注重了早期的容量复苏后,才认识到心输出量增高是感染性休克的主要表现形式。甚至在出现顽固性低血压,呈现临终状态时,心输出量仍然可能保持在高于正常水平。心输出量的正常或增高并不等于感染性休克时心脏功能不受到损害。1984 年,Parker 等人已经证实,感染性休克的早期已经出现左室射血分数下降。感染时出现心肌抑制的主要原因曾被认为是冠状动脉灌注不良所致。近年来,由于积极的容量复苏及血管活性药物的合理应用,已经发现感染性休克时的冠状动脉血流量并不减少,而是正常甚至增加,但这时流经心肌的动静脉血氧含量差明显减少。提示心肌的氧摄取能力下降,存在氧供需的失衡状态。造成这种现象的原因是在感染时心肌抑制因素的存在。如 TNF、IL-1、白介素 2(IL-2)、白介素 6(IL-6)、NO 都可以影响心肌细胞的代谢状态和血管反应性,直接或间接地抑制心肌的收缩力。早期的左室射血分数下降,可能因为舒张末容积的扩大而维持了正常或高于正常的心输出量。反而那些左室扩大不明显,不足以维持心输出量的患者有更高的死亡率。

3. 肺循环阻力增加 感染性休克时常伴有肺动脉压力的增高,多表现为轻度至中度的肺动脉高压。其原因可能是由于在感染性休克时肺循环与体循环血管反应性的不同。动物实验发现,感染性休克时肺循环血管对去甲肾上腺素的反应性并不像体循环血管那样受到抑制。肺循环阻力升高造成右心后负荷的增加,影响右室功能。所以,应注意在感染性休克时中心静脉压(CVP)与肺动脉嵌顿压(PAWP)的不一致性。心率在感染性休克时可以加快,但也有心率减慢的报道,可能与 β-受体的数量减少及亲和力下降有关。炎性介质和毒素可以影响心脏传导系统,导致心律失常。

4. 循环高流量与组织缺氧 感染性休克时,心输出量的正常或增高提示循环高流量状态的存在。这与同时的组织缺氧,如血乳酸水平增加、酸中毒等似乎有自我相驳之处。这种现象强烈地提示,一定有流量改变之外的原因导致了休克的发生。近年来的研究强调了这样的几种可能性:①血流分布异常:阻力血管舒张收缩调节功能的损害是造成血流分布异常的基础。以致尽管在心输出量增高的情况下,一些器官仍然得不到足够的血流灌注。甚至在同一器官的内部也可以出现一部分区域组织的血流灌注过多,而另一部分灌注不足。动物实验已经发现在感染性休克时不同器官血流灌注的不同改变,且与其他类型的休克有着明显的不同。②动-静脉短路的开放:从理论上讲,动-静脉分流量的增加是在感染时容易出现,且易造成心输出量增高,同时伴有组织灌注减少的重要原因。但是,这种理论尚需进一步的工作加以证实。曾有实验发现,经左心室注入直径为 $15\mu m$ 的放射性颗粒并不能出现在静脉系统,反而被阻留在毛细血管水平。动-静脉短路(直径 $25\sim40\mu m$)如果开放,应足以使这些颗粒通过。③线粒体功能不全:细菌毒素和炎性介质对细胞的影响是造成线粒体功能不全的主要原因,以致在正常灌注或高灌注条件下的细胞缺氧。对这种解释,虽然目前未得到反对性证据,但尚有待于进一步论证。

(四) 梗阻性休克
梗阻性休克的基本机制为血流的主要通道受阻。如腔静脉梗阻、心包缩窄或填塞、心瓣膜狭窄、肺动脉栓塞及主动脉夹层动脉瘤等。梗阻性休克的血流动力学特点根据梗阻部位的不同而不同,但大都是由于血流的通道受阻导致心输出量减少,氧输送下降,而引起循环灌注不良,组织缺血缺氧。近年来又有人根据梗阻的部位将梗阻性休克分为心内梗阻性和心外梗阻性休克。

梗阻性休克往往会出现非常急剧的血流动力学改变,血流动力学参数变化的幅度较大。由此,血流动力学参数除了具有功能性监测意义之外,对明确梗阻的部位也有较强的诊断价值。对梗阻性休克的根本治疗是梗阻的解除。如暂时无法解除梗阻,则应在血流动力学监测下通过手术或非手术治疗减少梗阻两端的压力差。

近年来的一些流行病学资料显示,分布性休克和心源性休克正在成为休克的主要类型,占据了临床休克的绝大部分,是 ICU 收治患者的主要组成,且有较高的死亡率。分布性休克增多的原因,一方面是因为感染性休克是分布性休克的主要组成部分。由于临床干预性治疗措施的增加、重症患者生存期的延长、免疫受损情况增多,严重感染和感染性休克占临床患者的比例正在增加。另一方面是组织灌注不良等原因导致的机体炎症反应使任何原因的休克向血液分布异常发展。临床上已经越来越多地发现,低容量性休克的患者在早期复苏后表现为体循环阻力下降和心输出量增加的休克状态。心源性休克由于心脏疾病本身的高发病率和心脏作为循环动力的特点而仍然占临床休克组成的重要地位。

从根据病因对休克进行分类到按照血流动力学改变特点对休克进行分类标志着对休克理解的深入和对休克治疗的进步。在积极控制病因的基础上,将休克治疗的重点转移到循环功能支持方面是这种分类的主要临床意义。

三、休克的诊断

休克是从组织灌注不良开始,诊断也应该针对组织灌注的改变进行。对休克的诊断与监测应该强调对生命体征稳定下组织缺氧的发现。

多年来,临床上诊断休克多包括四个方面的内容,导致休克的病因、一定程度的血压下降、组织灌注不良及组织缺氧的表现、器官功能的改变。如感染性休克的诊断标准包括:临床上有明确的感染灶;有全身炎症反应综合征(systemic inflammatory response syndrome,SIRS)的存在;出现低血压,表现为收缩压低于 90mmHg 或较原基础值下降幅度超过 40mmHg,至少 1 小时,或血压依赖输液或药物维持;有组织灌注不良的表现,如少尿(<30ml/h)超过 1 小时,或有急性神志障碍。这样的诊断指标具有非常具体、量化的特点,非常有利于临床的日常工作。但随着时间的发展,其局限性更加明显地表现出来。

从某种意义上讲,血压下降似乎已经成为临床上表达休克的同义语。虽然几乎每个临床医师都可以讲出休克的诊断不能完全依赖血压的改变,但由于血压在临床上非常容易测量,以及缺少其他的评价组织灌注的参数,血压的下降实际上常在休克诊断上被过度应用。对组织灌注来讲,血压下降是非常不敏感的指标。血压决定于心输出量和外周循环阻力。当其中一个因素首先发生改变时,机体调动一切可以调节的因素保持血压的稳定,甚至不惜牺牲一部分器官或组织的灌注,如消化道。这种现象曾被称为机体的"代偿"。血压变化之前已经有众多因素发生了改变,而血压的改变是这些因素的共同结果。机体自身的所谓"代偿"作用使得血压的变化出现较晚。应当看到,这些"代偿机制"的出现仍然是机体受损的结果和进一步损伤的原因。所以,可以说休克时血压如发生改变,那么休克的过程不仅已经开始,而且已经走过了相当的路程。这些被牺牲的器官可以是之后发生 MDOS 的启动因素。有报道发现,仅有 33% 左右的重度失血患者出现血压下降。如果用静脉氧饱和度或血乳酸评价组织灌注,则有 45% 左右的患者在组织灌注减少时血压保持在正常范围。如果等待患者的临床表现满足休克的诊断标准,则已经失去了重要的治疗时机。目前 ICU 的监测和治疗手段已经可以在血压变化之前更早地发现这些因素,使对休克治疗开始的更早,更为及时。

当氧输送的概念提出后,休克被定义为氧输送的减少不足以满足组织代谢的需求,包括了氧的运输障碍和组织利用障碍。从循环功能不全到细胞功能障碍,休克表现为一个连续的过程。休克在临床上所表现出的是一个由启动因子触发,介导因子促进的循序渐进的过程。虽然在极端强大的启动因子作用下,休克的发生发展过程可以异常迅猛,但休克的临床过程仍然表现出自始至终的连续性。如果将这个过程看作一条线,那么,休克的诊断标准只是这条线上的一个点。这个点固然有自己的定位价值、对比观察的价值等。但是,对于临床治疗来说,在这个点到来之前就确定这条线的存在,认识到可能向休克发展的变化趋势,则更具有实际意义。

所以,对于临床医师来讲,诊断休克的重要性是确定休克的过程是否已经开始,同时还应该了解休克已经发展到这个过程的哪个阶段,及休克的血流动力学改变属于什么类型。临床治疗首先应当强调"早"。不仅发现要早,干预也要早。其次,要注重干预的整体性和连续性。目前的一些临床和基础研究工作,已经发现一些生物学指标可能在较早的阶段提示组织灌注不良的存在。如:①混合静脉血氧饱和度(SvO_2)或上腔静脉血氧饱和度($ScvO_2$)在氧输送恒定的情况下可以反映组织对氧的摄取量。Rivers 等人在对一组严重感染和感染性休克患者的治疗中,在满足容量和灌注压力的条件之后,以 $ScvO_2$ 作为治疗目标,可以明显降低死亡率。②血乳酸是临床上已经应用多年的指标,由于容易受到多种因素的干扰,在实际应用上受到影响。近年来越来越多的工作发现,如果动态监测血乳酸浓度的改变,计算血乳酸的清除率,与组织代谢的改变有明确的相关性。③黏膜 pH 或二氧化碳分压可以直接反映组织本身的代谢情况。尤其是选择微循环易损的区域(如消化道黏膜等)进行监测对临床治疗的目标有更强的指导意义。这些部位通常被认为在休克发生时较早受到损伤,而在休克被纠正后灌注较晚得到恢复。④其他指标(如动脉血 pH、碱剩余等)与组织灌注改变的相关性和作为监测指标在方法学上的发展也正在受到越来越多的重视。

可以看出,将组织灌注改变作为休克的诊断内容已经成为目前临床可行的方法。休克的诊断应包括:对诱发因素的判断、临床表现的观察、生物学指标的评价和血流动力学的监测(表 46-1)。作为对休克监测的综合方法,其中血流动力学监测可以定量地指导治疗如何进行,而对组织灌注的评价则提示临床治疗应该何时开始或是否需要。随着科学技术的发展,一些新监测手段的临床应用也在一定程度上促进了对休克的早期认识。ICU 中的监测性和治疗性的仪器在休克的早期诊断和早期治疗中起到了重要的作用。从另一个角度上看,这个对病情判断的过程体现了监测与诊断的不同。在重症患者的治疗中,临床医师要适应这种从诊断向监测的转变。

表 46-1 休克诊断应包括的内容

诱发因素:可从病史和伴随表现中获得

临床表现:包括肢体皮肤的温度和湿度,甲床再充盈速度,神志、尿量的变化。其他基本生命体征和可能与病因相关
　　　　的症状和体征

生物学指标:主要包括混合静脉血或上腔静脉血氧饱和度、血乳酸清除率、组织黏膜 pH 或二氧化碳分压、血碱剩余
　　　　及与灌注相关的动脉血 pH 的改变等

血流动力学指标

休克可以是危重病的起始原因,也可以发生在危重病的发展过程当中,是导致危重病恶化的重要因素。任何程度及原因的组织灌注不足、组织缺氧都是多器官功能不全综合征(MODS)的重要启动因素。如果休克的临床过程一直进行性发展,患者将逐步出现多个器官或系统功能的改变,直至发展成为多器官功能衰竭。这是在休克的诊断和监测过程中所必须要注意的。

四、休克的治疗

休克治疗的基本原则为,减少进一步的细胞损伤,维持最佳的组织灌注,纠正缺氧。要实现这个原则,提高氧输送是首先要完成的基本措施。虽然休克的治疗方法可分为病因性治疗(definitive treatment)和

支持性治疗(supportive treatment)两个方面,但病因治疗和循环功能支持在休克的治疗过程中是密切相关,相互影响,不可截然分开的。

(一)早期紧急判断

当患者出现组织灌注不良的表现,无论血压是否正常,临床医师首先应该依次回答三个方面的问题。

1.**心输出量是否降低**　心输出量是维持循环功能和组织灌注的基本因素,也是影响血压的更早期指标。如果临床表现为脉压增大、舒张压降低、发热等感染的表现,很大程度上提示心输出量增加。应该尽快进行容量补充。如果有容量明显丢失的病史(如失血、肠梗阻等)、脉压减小、心率加快、颈静脉无怒张、肢体湿冷,则提示心输出量减少因为循环容量不足,需要进行容量复苏。这两种情况时,容量补充的速度要快,但总量应当控制,因为此时心脏泵功能的改变可能是起始原因或作为潜在因素隐藏其中。尤其是当心脏检查有异常发现、双肺可闻湿啰音,结合心脏病病史,强烈提示心脏本身问题。此时,应尽快转入下一问题。

2.**容量负荷是否足够**　无论心脏功能如何,对容量负荷的判断都是至关重要的。甚至在心脏功能不全时也应当回答这个问题。因为当心室收缩功能不全时,舒张末容量的增加是首先的调节机制。临床上可以观察到一系列与容量负荷相关的症状或体征,包括肺底湿啰音、胸部 X 线改变、颈静脉怒张、组织水肿,心电图改变等。如果心源性休克诊断成立,仍然应该对容量负荷进行调整。根据血流动力学的"ABC理论",尽可能恢复心脏的最佳前负荷。对回答第一个问题时已经开始容量补充的患者,此时的容量评价可以再次调整补液的速度,避免容量的过量补充。如果判断容量负荷已经足够,则应针对心脏泵功能衰竭选用正性肌力药物,或针对周围血管扩张应用血管活性药物。

3.**治疗的程度是否合适**　无论对前两个问题是否有明确的回答,是否有足够的证据支持已经采取的治疗措施,此时都应该回答这个问题。严重感染和感染性休克时心脏同样是受害器官,通常会合并心脏功能改变;低容量性休克时的心肌灌注不足可导致心肌梗死的发生;心源性休克可以合并循环容量不足或严重感染。这些情况是临床上常见的问题。患者可出现肢体水肿,甚至出现肺水肿,并不一定循环容量过多。体液在机体不同腔隙中的异常分布,严重影响对循环功能的临床判断。此时可根据需要,选用有创的导管或心脏超声检查等方式,获得更多的血流动力学参数,指导更进一步的治疗。

(二)早期复苏

休克的早期复苏是通过提高氧输送,尽快恢复组织灌注,减少组织缺氧导致的器官功能损伤。在之前的紧急判断中,通过对三个问题的回答,已经获得初步参数和对治疗的反应。在这个阶段,可以根据这些资料,以及进一步的血流动力学监测指标,对治疗进行调整。

1.**气道管理与机械通气**　气道与呼吸功能是氧进入机体的门户。大多数休克的患者都有不同程度的呼吸困难或呼吸功能不全,或有这样或那样的原因需要建立人工气道。这时,应积极进行气管插管,建立人工气道,应用机械通气。这样不但可以保证气道通畅,维持肺脏的气体交换功能,而且,可以纠正呼吸做功的增加。休克时无论是呼吸系统、循环系统或是其他系统或器官的因素都可能导致呼吸的急促和呼吸肌肉做功的增加。严重时呼吸肌肉所需要的氧可以占全身氧耗量的大部分。减少呼吸肌肉的氧耗量,而将这部分氧送至机体的其他部分,在休克组织缺氧时有着非常重要的意义。另外,建立人工气道为进一步的操作提供了必要的保证。如患者的转运、深静脉导管的安置等。因为在这些操作的过程中,气道的管理和呼吸功能的维持常受到不同程度的限制。

气管插管和机械通气都可能由于胸腔内压的升高而影响静脉回心血量,使心输出量下降。气管插管前应建立可靠的静脉通路,尽可能补足循环容量。谨慎选择插管时麻醉诱导所需药物的种类和剂量。呼吸机可以低潮气量、低气道压力、高吸入氧浓度为初始设置,待适应后再作调整。

2.**循环容量的调整**　当早期的紧急判断建立之后,容量复苏已经开始,这时,应该在尽可能短的时间内(如 1 小时内)将心脏的容量负荷恢复到最佳水平。适当的前负荷水平是维持心脏功能和静脉回流的基础。如果临床判断有困难，可以选用进一步的监测指标，如中心静脉压（CVP）等。这些反映心脏前负荷的指标应与其他血流动力学指标结合应用，如评价 CVP 与心输出量的相关性等。但这并不是说所有的患者都需要进行心输出量的监测，可以选择心输出量的替代指标。如对心率、血压和甲床的再充盈时间进行综合判断可提示心输出量的改变。最好不要单纯应用血压作为替代指标，由于血压的影响因素较多，容易对治疗产生误导。如果病情复杂，对循环状态的判断仍有困难，可以应用肺动脉漂浮导管、PiCCO 等方法，进行更为系统的血流动力学监测。

容量负荷试验是临床上经常选用的方法。可以在连续进行监测的基础上，在短时间内快速输入一定量的液体，观察心输出量或替代指标的改变，以发现继续进行扩容治疗的潜力。容量负荷试验的输液量和时间在不同患者有极大的区别。通常在怀疑心源性休克时，可采用生理盐水 250ml 在 15~20 分钟内静脉输入的方式，也可应用下肢被动抬高的方法增加回心血量。但在低容量性休克或感染性休克的早期进行容量补充，则需要更大剂量、更快的速度才可能观察到循环功能的改善。在容量负荷试验中观察可能导致的副作用也有重要的意义，如肺部啰音增多、CVP 明显升高、心率加快、肺部弥散功能下降等。

血红蛋白是保证氧输送的三个因素之一。在循环容量调整的同时，应注意血液中血红蛋白的含量。必要时应补充红细胞，保持红细胞比容不低于 30%。无论是胶体液和晶体液都可以用于休克的容量复苏。不同的液体由于渗透压的影响在循环内停留的时间不同，对容量复苏效果的维持有一定的影响。但输液的速度越快，需要的液体量越少，胶体液与晶体液的差别也越小。另外，容量调整后如果循环功能趋于稳定，应尽可能在循环功能稳定的前提下保持容量负荷的最低状态，以最大可能的减少由于输液导致的副作用。如果循环功能仍然不稳定，应积极选用正性肌力药物或血管活性药物。

3. 正性肌力药物和血管活性药物　如果容量补充仍然不能将心输出量维持在足够水平，则提示心脏功能障碍，有指征应用正性肌力药物，如多巴酚丁胺等。应用正性肌力药物应注意药物增加心肌耗氧量的作用。单纯增加心肌的耗氧量对于在休克状态下，组织灌注不足的心脏是十分危险的。关键的问题在于对心肌氧的供需平衡的影响。多巴酚丁胺增加心脏做功，增加心肌的耗氧量。在心源性休克时，心肌的灌注不足主要由于心输出量的减少，多巴酚丁胺由于增加心输出量，在增加心肌耗氧的同时也增加了冠状动脉的血流量，改善了心肌的氧输送，使心肌的氧供需平衡向良好的方向改变。如果应用多巴酚丁胺后心输出量没有明显增加，而心率明显加快，则难以起到治疗效果。

血管收缩药物由于可以升高血压，可能在临床上被过度应用。在容量负荷不足的情况下，应用血管收缩药物可导致外周血管进一步收缩，组织灌注更加减少。同时，由于心脏后负荷的增加而使心输出量下降。仅有的可能的有利因素是静脉系统的收缩可增加回心血流量，增加心脏前负荷。

组织的灌注主要依赖于血流量。心输出量是血流量的决定因素。任何影响心输出量的因素都可能减少组织灌注量。循环系统对压力的自身调节功能使血压在一个相当大的范围内波动并不影响组织灌注的血流量。只有当血压低于这个范围，组织灌注才表现为压力依赖性。如在严重感染性休克时，尽管在足够的液体复苏的条件下，心输出量明显增加，但血压下降，导致患者出现无尿伴动脉乳酸水平逐渐升高。应用去甲肾上腺素可以明确升高血压，虽然使心输出量有一定程度的减少，但改善组织灌注是主要获得的治疗效果。如果组织灌注的指标得以改善，并能够维持，包括尿量正常、神志好转、血乳酸保持在正常水平，尽管血压的具体数字还没有达到某个指定的标准，也没有必要继续增加血管收缩药物的剂量，以获得更高的压力。

4. 复苏的目标　休克早期复苏的目标应该是在最短的时间内改善组织灌注，纠正组织细胞缺氧，恢复器官的正常功能。提高氧输送是实现这些目标的基本方法。血流动力学监测指标为复苏的过程提供反馈性指导，保证具体方法在时间上和程度上的准确实施。应当注意的是，不要将诸如血压、心输出量、中心静脉压等血流动力学指标作为复苏的最终目标。这些指标作为复苏过程中的阶段性目标可以保证整个复苏过程以最合理及最快的方式进行，复苏的最终目标一定要尽可能地与组织灌注相关，如混合静脉或上腔静脉血氧饱和度、乳酸清除率、黏膜 pH,或其他反映器官功能的指标。中心静脉压低,甚至容量负荷试验阳性并不提示患者一定要进行扩容治疗,而只是提示此时输液仍然有提高心输出量、改善组织灌注的潜力。Rivers 等人在对一组严重感染和感染性休克的患者中应用早期目标指导治疗,内容包括:在常规治疗的基础上,分别将 CVP 和平均动脉压先后作为阶段性治疗目标,而将 $ScvO_2 \geqslant 70\%$ 作为最终目标。整个复苏过程要求在最初的 6 小时内完成。应用这种方法使患者的 28 天病死率下降 16%。

针对尚未控制活动性出血的低容量性休克的治疗,有人提出延迟复苏。因为有工作发现,如果积极复苏,增加血压可使出血更加严重,有可能使预后更加恶化。这些工作恰恰提示这时控制活动性出血非常重要,甚至比积极复苏更为重要,并不提示延迟复苏符合道理。因为,任何原因导致的组织缺血、缺氧时间延长和程度加重,都与器官功能的损伤密切相关,导致病程向不可逆发展。应该看到,延迟复苏的提出实际上更加强调了尽早止血的重要性。目前尚没有可以反映休克程度的指标对延迟复苏进行指导。将动脉血压作为延迟复苏的标准对于个体患者的治疗有着明显的局限性。

(三) 病因治疗

病因治疗是治疗休克的基础。当人们对休克的血流动力学改变了解不多以及临床上对休克支持性治疗的手段非常有限时,病因治疗几乎包括了对休克治疗的全部内涵。即使是在今天,病因治疗仍然是休克治疗的基本内容,是休克支持治疗的基础。如果导致休克的病因不能被去除,单纯的支持性治疗无法收到良好的效果。

休克的病因治疗是指对导致休克发生发展原因的去除。低容量性休克时纠正造成循环容量减少的原因,如进行彻底的止血等;心源性休克是对心脏本身基本的治疗,如治疗心肌梗死、纠正心律失常等;分布性休克时去除导致血管收缩舒张功能异常的原因,如彻底控制感染、稳定机体自身炎症反应、去除过敏原因等;梗阻性休克时疏通循环血流通路,如狭窄瓣膜的扩张、心脏压塞的引流等,这些治疗都属于对休克病因治疗的范围。休克的病因治疗往往需要一定的时间过程(如控制感染)或在另一方面对机体造成新的损伤(如手术打击),使得患者没有机会等待病因治疗的完成或无法耐受病因治疗的实施。这种矛盾已经成为导致休克的死亡率难以进一步下降的主要原因。所以,在治疗休克时,病因治疗一定要与支持性治疗有机的结合才有可能提高休克的治愈率。重症医学注重器官之间的相互影响。ICU 以强有力的支持性治疗为休克提供了病因治疗与支持性治疗相互结合的理想治疗场所。

休克的支持性治疗近些年有了很大的发展。由于氧输送理论的形成及对组织缺氧的进一步理解,血流动力学监测应用于临床,使得支持性治疗在休克的治疗中占有越来越重要的地位,甚至引起了对休克治疗重点的转移。休克的支持性治疗已经成为当今影响休克治愈率的关键所在。

从对休克的分类中也可以看到对休克的认识和治疗是由对导致休克病因的认识和治疗发展起来的,并将休克的治愈率提高到一个相当的水平。但随着治疗水平的提高,休克病程更为严重的阶段可以得以表现,临床上也出现了更为严重的休克。由于病情危重而没有机会等待病因治疗的完成或是无法耐受病因性治疗所必须造成的新损伤(如手术打击)已经成为导致休克治疗失败的主要原因。这样,对休克的支持性治疗则逐步成为影响休克治愈率的关键因素。强调休克的支持性治疗并不是要否认病因治疗是基础,但如果仍然只以病因治疗作为对休克治疗的全部,那么,对休克的治疗水平只停留在数十年之前的状态。

(四) 延续性支持治疗

在早期复苏达到目标之后,在医疗措施的干预下,机体组织灌注得以改善。继续维持组织灌注、纠正机体内环境的紊乱及进行营养支持则成为支持治疗的主要组成部分。

提高氧输送是休克支持性治疗的基本原则。通过早期的复苏,氧输送已经提高到一定的范围,组织灌注也有所改善,但此时的组织缺氧是否完全被纠正,是否有进一步发生缺氧的可能性,仍然需要进行仔细的监测和对治疗进行及时的调整。提高氧输送是以改善组织灌注,改善组织的氧代谢为目的。目前,可以通过对血流动力学的监测和对氧输送相关指标的监测指导临床治疗而改善循环功能、呼吸功能和维持足够的血红蛋白含量来提高对组织的氧供。而在改善组织细胞对氧的利用方面,目前尚缺少切实有效的措施。近年来对自身反应及细胞因子、细胞代谢研究的进展有望在不久的将来从分子水平对休克的治疗提供确实的理论和治疗方法。

无论对于何种类型的休克,提高氧输送都是对休克支持性治疗的基本要求。氧输送所表达的是在单位时间内由左心室送往全身组织氧的总量;或者说是单位时间动脉系统所送出氧的总量。氧输送主要受循环系统、呼吸系统和血红蛋白含量的直接影响。氧输送概念的提出使临床治疗注重了器官之间的相互关系及治疗的相互影响,并将氧作为敏感的监测指标对病情的演变和治疗的效果进行定量的监测。同时,根据血流动力学对休克进行临床分类,指出了血流动力学改变的中心点,成为循环功能支持性治疗的关键。这样,大大地提高了对病情的理解程度和治疗的准确性。

维持组织灌注和纠正缺氧应从提高氧输送做起。在休克的不同类型当中,低容量性休克、心源性休克和梗阻性休克的共同特点是氧输送减少。所以,这三类休克的支持性治疗应以提高氧输送为原则。虽然,感染性休克时氧输送往往是正常或增高的,但维持较高的氧输送仍是目前治疗感染性休克的主要措施,也是目前临床上可行的基本措施。这是因为即使感染性休克在高氧输送条件下仍有很高的死亡率,但如果氧输送下降则可使组织缺氧更为加重,为原本死亡率很高的感染性休克雪上加霜。在组织细胞水平改善氧利用及控制机体的炎性反应方面的措施,目前基本处于实验研究阶段。有些方法虽然可初步应用于临床,但效果尚待进一步观察。虽然这些研究工作距临床实际应用尚有一定距离,但对临床治疗概念和方法的更新有着方向性的意义。

氧输送由心输出量和动脉血氧含量的乘积构成,涉及呼吸、循环和血红蛋白的功能或数量。这些指标在休克的监测中对治疗提供了定量性反馈性的指导,是休克治疗过程中非常重要的中间目标。如果作为休克治疗的终点,这些指标有着明显的局限性。应用氧输送与氧耗量相关性的临界值作为终点有着明确的理论价值,但缺乏临床的可操作性。Shoemaker 提出的保持"超正常"的血流动力学状态有着明确的非生理性。目前认为,动脉血乳酸清除率、碱缺失、黏膜 pH 等指标更接近组织灌注的状态。将这些指标作为终点指标与血流动力学指标结合,在休克的治疗中有较大的临床应用价值。如果终点指标已经实现,应根据氧输送相关指标调整支持措施的强度。寻求在保证组织灌注前提下最少的支持措施和最低的支持强度。

纠正机体内环境紊乱是延续性支持治疗的重要内容。机体内环境在休克的过程中受到破坏,虽然经过早期的复苏,组织灌注可基本维持,但并不是内环境紊乱被纠正。这时,导致休克的原因可能还没有被完全去除,休克导致的组织细胞损害仍然存在,治疗措施对机体的影响尚未结束。此时,应积极地对导致休克的原因及其产生的后果进行治疗,以减少对机体的进一步损害。应该看到,医疗干预措施通常带有明显的非生理性。早期复苏的必要措施所导致的一些后果,需要在后期的治疗中进行一定的调整。例如,早期的容量复苏使大量的液体进入体内。这些液体在早期复苏阶段是非常必要的,或者说是生命攸关的,随着血管收缩舒张功能的恢复及毛细血管通透性的改善,这些已经输入体内的液体可能导致循环系统的容量负荷增高,加重肺水肿及其他器官组织水肿的形成。所以,采用脱水、利尿的方法,积极地降低循环的容量负荷可能成为此时的重要治疗措施。应根据患者的具体情况,在血流动力学监测指标的反馈指导下,对循环功能状态进行积极的调整。

营养支持是休克治疗的重要组成部分。当患者的生命体征平稳之后,甚至只是在积极治疗措施的干预下的生命体征稳定后,就应采用相应的方法进行必要的营养支持治疗。

(刘大为)

第四十七章　低血容量性休克

一、概述

低容量性休克是指各种原因引起的循环容量丢失而导致的有效循环血量急剧减少,心输出量减少、组织血液灌流严重不足、导致各重要生命器官和细胞的功能代谢障碍及结构损害的全身性病理过程。近三十年来,低血容量休克的认识与治疗已取得较大进展,然而其临床病死率仍然较高。低血容量休克的主要死因是组织低灌注以及大出血、感染和再灌注损伤等原因导致的多器官功能障碍综合征(MODS)。在中国,每年每10万人口中有73人死于创伤,其中失血性休克死亡者占创伤总死亡例数的30%～40%。

二、病理生理

有效循环血容量丢失触发机体各系统器官产生一系列代偿的病理生理反应(包括交感神经-肾上腺轴兴奋、儿茶酚胺类激素、醛固酮、抗利尿激素释放)以保存体液,增加心输出量以维持灌注压,保证心、脑等重要器官的血液灌流,同时也具有潜在的风险,这些代偿机制使血压下降在休克病程中表现相对迟钝和不敏感,若以血压下降作为判定休克的标准,必然贻误对休克时组织灌注状态不良的早期认识和救治;同时,代偿机制对心、脑血供的保护是以牺牲其他脏器血供为代价的,持续的肾脏缺血可以导致急性肾功能损害,胃肠道黏膜缺血可以诱发细菌、毒素易位。内毒素血症与缺血-再灌注损伤可以诱发大量炎性介质释放入血,促使休克向不可逆发展。需要注意的是:虽然由于外周血管代偿性收缩,在低血容量休克早期,血流动力学表现为低心排、高或正常外周阻力,但随着低血容量时间的延长,组织缺氧逐渐加重,外周血管张力亦会下降,出现低外周阻力等分布性休克的表现。机体对低血容量休克的反应还涉及代谢、免疫、凝血等系统,同样也存在对后续病程的不利影响。肾上腺皮质激素和前列腺素分泌增加与泌乳素分泌减少可以造成免疫功能抑制,患者易于受到感染侵袭。缺血缺氧、再灌注损伤等病理过程导致凝血功能紊乱。

组织细胞缺氧是休克的本质。低灌注导致毛细血管渗漏现象,造成亚细胞结构(包括线粒体、离子交换泵)的功能改变。缺氧早期,线粒体的重要功能——三羧酸循环受损,糖有氧氧化受阻,无氧酵解增强,腺苷三磷酸(ATP)生成显著减少,乳酸生成显著增多并组织蓄积,导致乳酸性酸中毒。随着低灌注时间延长,线粒体水肿及进一步结构性损伤将会加重氧债积累,形成恶性循环,使脂质生物膜结构破坏,释放大量活性酶,受损的线粒体释放相关损伤模式识别分子介导休克后期炎症发生,导致重要脏器发生器质性损伤。低血容量休克损害血管内皮 Na^+/H^+ 交换泵功能,使毛细血管充盈与灌注功能受损,即使在充分复苏后仍难以逆转 Na^+/H^+ 交换泵功能。低血量休克时,肠-肝-肺轴细胞因子的释放也可能是导致 MODS 的原因。由此可见不同机制在低血容量休克的病理生理过程均有重要意义。

三、组织氧输送与氧消耗

低血容量休克时,由于有效循环血容量下降,导致心输出量下降,因而 DO_2 降低。对失血性休克而言,DO_2 下降程度不仅取决于心输出量,同时受血红蛋白下降程度影响。在低血容量休克、DO_2 下降时,VO_2 是否下降尚没有明确结论。由于组织器官的氧摄取增加表现为氧摄取率(O_2ER)和动静脉氧分压差的增加,当 DO_2 维持在一定阈值之上,组织器官的 VO_2 能基本保持不变。DO_2 下降到一定阈值时,即使氧摄取明显增加,也不能满足组织氧耗。

血红蛋白下降时,动脉血氧分压(PaO_2)对血氧含量的影响增加,进而影响 DO_2。因此,通过氧疗增加血氧分压应该对提高氧输送有效。

有学者在外科术后高危患者及严重创伤患者中进行了以超高氧输送(supranormal DO_2)为复苏目标的研究,结果表明可以降低手术死亡率。但是,也有许多研究表明,与以正常氧输送为复苏目标相比,超高氧输送并不能降低死亡率。有研究认为,两者结果是相似的,甚至有研究认为可能会增加死亡率。Kern等回顾了众多 RCT 的研究发现,在出现器官功能损害前,尽早复苏可以降低死亡率,对其中病情更为严重的患者可能更有效。

四、监测

(一) 传统监测

1. 一般临床监测 皮温与色泽、心率、血压、尿量和精神状态等监测指标。心率加快通常是休克的早期表现之一,但不是判断失血量多少的可靠指标。血压的变化需要严密地动态监测。休克初期由于代偿性血管收缩,血压可能保持或接近正常。尿量是反映肾灌注较好的指标,可以间接反映循环状态。当尿量<0.5ml/(kg·h),比重增加者,提示血容量不足。需注意,临床上患者出现休克而尿量并不减少的情况,如高血糖和造影剂等有渗透活性的物质造成的渗透性利尿。

当低血压或外周血管收缩导致血流减少和局部组织缺氧,颈动脉体反射致呼吸急促。最近一项研究显示,规整、有节律、清晰、可靠的呼吸频率(RR)变化的监测,对院前急救创伤患者的大出血有显著的早期诊断意义,与脉压 PP 相仿,若结合两者(称之呼吸指数 RR/PP)早期诊断效能明显提高。

低血容量休克的发生与否及其程度,取决于机体血容量丢失的量和速度。以失血性休克为例估计血容量的丢失(表47-1)。成人的平均估计血容量占体重的7%(或70ml/kg),一个70kg体重的人约有5L的血液。可根据失血量等指标将失血分成四级。

表 47-1 失血的分级(体重 70kg 为例)

	Ⅰ级	Ⅱ级	Ⅲ级	Ⅳ级
失血量(ml)	<750	750~1500	1500~2000	>2000
失血量占血容量比例(%)	<15	15~30	30~40	>40
脉率(次/分)	<100	100~120	120~140	>140
血压	正常	正常	下降	下降
脉压(mmHg)	正常或增加	缩小	缩小	缩小
呼吸频率(次/分)	14~20	20~30	30~40	>40
尿量(ml/h)	>30	20~30	5~15	无尿
神经系统症状	轻度焦虑	中度焦虑	焦虑或精神错乱	精神错乱或昏睡
液体补充	晶体	晶体	晶体和血液	晶体和血液

2. 实验室监测

(1)血常规监测:动态观察红细胞计数、血红蛋白(Hb)及红细胞比容(HCT)的数值变化,可了解血液有无浓缩或稀释,对低血容量休克的诊断和判断是否存在继续失血有参考价值。有研究显示,红细胞比容

HCT在4小时内下降超过5%～10%时,提示存在严重创伤性大出血(特异性＞94%)。但由于HCT容易受到静脉输液和血液浓缩等因素的影响,在判断患者是否继续出血及出血的程度方面的敏感性较低(＜50%),对于短期大量出血的患者,连续性监测HCT,其数值可能没有多大的变化。所以不推荐应用单个的HCT指标去评估机体是否有活动性出血。

(2)电解质监测与肾功能监测:休克时,应动态监测肾功能及血电解质相关实验室指标,以便及早的对病情作出正确的评估以指导治疗。

(3)凝血功能监测:在严重创伤导致的低血容量休克患者,早期即可出现创伤相关的凝血功能异常,而这种异常与患者的死亡率增加有明显的关系,如果凝血异常持续存在,则死亡率明显增加,所以在休克早期即进行密切的凝血功能监测,并采取相应的处理措施是必要的。

常规凝血功能监测包括国际标准化比值(INR)、活化部分凝血活酶时间(APTT)、凝血酶原时间(PT)、纤维蛋白原定量和血小板计数等,其中纤维蛋白原定量及血小板计数近年来在临床上越来越受到重视。临床上常用的INR、APTT、PT的指标存在一定的缺陷,它们反映的是凝血级联反应到纤维蛋白多聚体形成的过程,即凝血过程,而不能反映凝血到纤溶的整个过程,也不能反映血小板、红细胞与凝血级联之间的关系。有研究显示,能够反映整个凝血及纤溶过程的血栓弹力图(thromboela-stogram,TEG),可在床边更及时、准确地监测凝血全过程并指导血浆、血小板、纤维蛋白原的输注。

(二) 氧代谢监测

氧代谢障碍是对休克本质认识的重大进展。氧代谢的监测改变了对休克的评估方式,同时使休克的治疗由以往狭义的血流动力学指标调整转向氧代谢状态的调控。传统临床监测指标往往不能对组织氧合的改变具有敏感反应,此外,经过治疗干预后的心率、血压等临床指标的变化也可在组织灌注与氧合未改善前趋于稳定。氧代谢指标能较准确的预测低血容量休克患者的预后,并且其水平与器官功能相关。

1.脉搏氧饱和度(SpO_2)　SpO_2主要反映氧合状态,可在一定程度上表现组织灌注状态。低血容量休克的患者常存在低血压、四肢远端灌注不足、氧输送能力下降或者给予血管活性药物的情况,影响SpO_2的精确性。

2.碱缺失　血气分析中的碱缺失水平能反映全身无氧代谢的状况和组织酸中毒的程度,按数值可分为正常(-2～2mmol/L),轻度(-5～-3mmol/L),中度(-9～-6mmol/L),重度(≤-10mmol/l)。一项前瞻性、多中心、大样本的研究发现:碱缺失越严重,MODS发生率、死亡率和凝血障碍的几率越高,住院时间越长。碱缺失联合其他指标(如生命体征、乳酸等)有助于增加预测的敏感性。一项包括1435名创伤患者的大样本回顾性研究发现,在生命体征异常(SBP＜90mmHg或HR＞100次/分)的创伤患者中,单用生命体征对鉴别创伤患者是否严重(24小时内HCT下降10%或需要输血)的敏感性只有40.9%,如果加入碱缺失(≤-2mmol/L)和乳酸水平(2.2＞mmol/L),其敏感性可增加至76.4%。另一项队列研究发现,碱缺失是判断腹部钝性创伤是否存在腹内伤的有效指标,BD≤-6mmol/L提示剖腹手术及更多的血制品输注。

此外,有关于静脉血气分析的报道称,死亡者中心静脉碱缺失水平明显低于存活者(-2.9mmol/L比-0.3mmol/L),多重Logistic回归方法分析显示,静脉碱缺失也可用于预测急性创伤患者24小时后存活率。

3.血乳酸监测　血乳酸浓度是反映组织缺氧的高度敏感的指标之一,其增高常先于其他休克征象出现。失血性休克的患者的血乳酸初始水平＞3.5mmol/L死亡率远高于初始水平＜3.5mmol/L的患者(47%比15%)。有研究发现,血乳酸水平在24小时内降至正常(≤2mmol/L)的多发性创伤患者100%存活,48小时内降至正常的生存率降至77.8%,超过48小时仍未降至正常水平的生存率仅有13.6%。其他研究也发现,持续高水平的血乳酸预示患者的预后不佳。复苏的第一个24小时血乳酸浓度恢复正常(≤2mmol/L)极为关键,在此时间内血乳酸降至正常的患者100%生存。一项大样本的回顾研究显示,血乳酸比收缩压能更准确地预测创伤患者的输血需求和死亡率,血乳酸≤2.5mmol/L时,仅有4.8%的患者需要输血,100%存活;随着血乳酸水平的升高,输血比例逐渐由12.1%升至42.3%,死亡率由2.4%逐渐升至26.7%。乳酸值上升与器官功能障碍的发生率密切相关。

4. 氧输送 Shoemaker把CI(心脏指数)>4.5L/(min·m²)、DO_2>600ml/(min·m²)及氧消耗>170ml/(min·m²)作为高危手术患者的复苏目标,实现复苏目标的患者只有4%的死亡率,而未达标的患者死亡率高达33%。而另一项前瞻随机对照研究发现,100名高危患者(包括手术,感染性休克,呼吸衰竭)中实现高氧输送的患者死亡率明显增高(34%比54%),此后的一项大样本的RCT研究发现,对重症患者实行以高氧输送为目标的治疗没有改善也没有增加死亡率。一项前瞻性随机对照研究发现,将失血性休克患者分为以上述指标为复苏目标的治疗组与对照组相比,治疗组有70%的患者实现了目标,而对照组虽然没有以此为目标,仍有40%的患者达标,两组患者病死率、器官功能衰竭发生率并无明显下降,ICU住院时间和总住院时间也无明显缩短;两组达标的患者都没有死亡,而未达标的患者有30%的病死率,该研究提示DO_2可能是个很好的预后指标。目前的研究发现,从正常或超氧输送目标中受益的都是低血容量休克发生前的高危患者(如手术,大创伤)而非已发生休克的患者。两项Mata分析发现,外科大手术围术期予以正常或超正常氧输送策略治疗,能减少器官功能受损的发生率。

5. 混合静脉血氧饱和度/中心静脉血氧饱和度(SvO_2/$ScvO_2$),组织氧饱和度(StO_2) SvO_2可作为评估出血性休克预后的良好指标,一项回顾性研究发现,将SvO_2维持在正常水平的多发性创伤患者预后更好。$ScvO_2$与SvO_2有一定的相关性,且前者相对容易获得。一项前瞻性观察研究显示,$ScvO_2$≤65%的创伤患者,28天死亡率较高(31.3%比13.5%),ICU住院时间(28.5天比16.6天)和总住院时间均延长(45.1天比33.2天)。高危手术患者$ScvO_2$与术后并发症的发生密切相关。

组织氧饱和度(StO_2)反映肌肉组织氧代谢状况,检测方法也从单纯静态检测发展为阻断前臂动脉血流前后的动态检测。研究发现,初始StO_2<75%对低血容量休克患者死亡率和发生器官功能障碍的预测能力与碱缺失相当。在严重产后出血患者中,初始StO_2变化率与心肌受损存在密切相关。

6. 胃黏膜内pH(pHi)和胃黏膜内CO_2分压($PgCO_2$) pHi和$PgCO_2$能够反映肠道组织的血流灌注情况和病理损害,同时能够反映出全身组织的氧合状态,对评估复苏效果和评价胃肠道黏膜内的氧代谢情况有一定的临床价值。57名大创伤患者的前瞻随机观察研究发现,复苏24小时后pHi仍<7.3时患者的死亡率达到53.9%,而pHi>7.3时患者的死亡率仅有6.8%。有一小样本研究发现,复苏24小时后胃黏膜PCO_2与动脉血PCO_2的差值[$P(g-a)CO_2$>18mmHg]可以用于预测严重创伤患者死亡率,其死亡的相对风险为4.6。其他一些研究也发现pHi,$P(g-a)CO_2$与大创伤和术后患者的预后和术后并发症密切相关。一项前瞻随机对照研究将157名大创伤低血容量需要复苏的患者分为两组,一组以pHi>7.25和$P(g-a)CO_2$≤18mmHg为复苏目标,另一组为常规治疗组,结果发现两组的病死率、MODS发生率、机械通气时间和住院天数的差异并没有显著统计学意义。

五、治疗

(一) 一般治疗

1. 需快速建立输液通道,有效补充液体,尽快补充血容量以改善组织灌注。

2. 吸氧 可用鼻导管、面罩给氧,改善组织缺氧,必要时呼吸机辅助通气。

3. 纠正酸中毒 快速发生的代谢性酸中毒可能引起严重的低血压、心律失常和死亡。临床上使用碳酸氢钠能短暂改善休克时的酸中毒,但是两项小样本前瞻随机研究表明,输注碳酸氢钠并未改善乳酸酸中毒患者的血流动力学和氧代谢指标或没有减少血管活性药物的使用。因此代谢性酸中毒的处理应着眼于病因处理、容量复苏等干预治疗,在组织灌注恢复过程中酸中毒状态可逐步纠正,过度的血液碱化使氧解离曲线左移,不利于组织供氧。因此,在低血量休克的治疗中,碳酸氢盐的治疗可用于紧急情况或 pH <7.15。

4. 及时复温 严重低血容量休克常伴有顽固性低体温、严重酸中毒、凝血障碍,失血性休克合并低体温是一种疾病严重的临床征象,回顾性研究显示,低体温往往伴随更多的血液丢失。低体温(<35℃)可影响血小板的功能、降低凝血因子的活性、影响纤维蛋白的形成,维持围术期的体温正常能够降低失血量及输血需求。严重创伤所致低体温患者发展成为 MODS 是正常体温患者的 3 倍,低体温(<35℃)是 MODS 的高危因素。手术后低体温是术后患者死亡的独立预测指标。创伤患者体温小于 35℃导致严重的后遗症,如凝血障碍、酸中毒、降低心肌收缩性及高死亡风险。严重创伤患者意外低体温是死亡的独立高危因素,使死亡率上升 3 倍,应尽力使体温达到 35℃之上。

5. 应激性溃疡的防治 两项大样本的前瞻观察研究发现,呼吸机的使用和凝血功能障碍是重症患者出现消化道出血的两大危险因素,而低血压本身并不是出血的直接高危因素。两项较大样本的前瞻性对照临床研究和一项 Meta 分析证实 H_2 受体抑制剂与质子泵抑制剂预防应激性溃疡的效果相当。

（二）病因治疗

休克所导致的组织器官损害的程度与容量丢失量和休克持续时间直接相关。如果休克持续存在,组织缺氧不能缓解,休克的病理生理状态将进一步加重。所以,尽快纠正引起容量丢失的病因是治疗低血容量休克的基本措施。创伤或失血性休克的相关研究较多,对于创伤后存在进行性失血需要急诊手术的患者,多项研究表明,尽可能缩短创伤至接受决定性手术的时间能够改善预后,提高存活率。另有一项前瞻研究表明,对医师进行 60 分钟初诊急救时间限制的培训后,可以明显降低失血性休克患者的死亡率。一项多中心包含 537 名死于手术室的大创伤患者回顾分析发现:在手术室死亡的创伤失血患者主要原因是延迟入室,并且应该能够避免。另一项医院 151 例死亡的创伤患者的回顾分析发现延迟的出血控制占总死亡人数的 47%,并且是可以避免的。进一步研究提示,对于出血部位明确的失血性休克患者,早期进行手术止血非常的必要,一个包括 271 例的回顾对照研究提示,早期手术止血可以提高存活率。对于存在失血性休克又无法确定出血部位的患者,进一步评估很重要。因为只有早期发现、早期诊断才能早期进行处理。目前的临床研究提示,对于多发创伤和以躯干损伤为主的失血性休克患者,床边超声可以早期明确出血部位从而早期提示手术的指征,一项包含 1540 名创伤患者的前瞻性观察研究发现,采用"创伤重点超声评估"诊断患者腹部损伤有高度的特异性(99.7%)和较高的敏感性(83.3%);另有研究证实:CT 检查比床边超声有更好的特异性和敏感性,一项单中心前瞻性临床观察中共收录 94 名因盆腔出血致失血性休克患者,经快速超声诊断后再行 CT 二次确认后发现:超声检查的特异性虽然达 96%,但敏感性只有 26%,同时,阳性预测值及阴性预测值分别为 85% 及 63%。在 2009 年,一篇纳入 4 千余名严重复合伤患者的回顾性分析显示:对于复合伤患者,全身性 CT 扫描能增加生存率,并且 CT 作为生存率的独立影响指标。因此,迅速及时的辅助检查能缩短外科干预的准备时间,但对不明原因的低血容量休克患者行早期病因筛查时仍应注意选择适当的辅助手段。

（三）容量复苏

容量复苏的根本目的在于补充丢失的液体量,保证有效循环血容量,逆转组织器官低灌注及继发的器官功能障碍。复苏液体的选择,应考虑适应证,治疗剂量,副作用和并发症。

1. 复苏液体的特性 复苏液体可分为晶体液,胶体液和高渗盐/高渗盐-胶体混合溶液三大类。

常用晶体液包括生理盐水和乳酸林格液,前者钠离子和氯离子浓度均为 154mmol/L,后者钠离子 130mmol/L,氯离子 109mmol/L。

常用胶体液包括羟乙基淀粉、明胶、右旋糖酐等人工胶体和白蛋白、血浆等天然胶体,其特性见表47-2～表47-5。

表 47-2 羟乙基淀粉溶液的特性

浓度(%) 平均分子量/取代级	平均分子量 (kD)	取代级	C2/C6 比率	初始容量效应(%)	血浆增容时间(h)	每日最大剂量(g/kg)	钠离子 (mmol/L)	氯离子 (mmol/L)
6% 70/0.5	70	0.5	4:1	100	1~2	20	154	154
6% 70/0.5	70	0.5	4:1	100	1~2	20	106	92a
6% 130/0.4	130	0.38~0.45	9:1	100	3~4	50	154	154
6% 130/0.4	130	0.38~0.45	9:1	100	3~4	50	140	118b
6% 200/0.5	200	0.45~0.55	6:1	100	3~4	33	154	154
10% 200/0.5	200	0.45~0.55	6:1	145	3~4	20	154	154
6% 200/0.62	200	0.60~0.66	9:1	145	5~6	20	154	154
6% 670/0.75	670	0.75	4~5:1	100	5~6	20	143	124c

a. 此产品含钾离子 4.0mEq/L,钙离子 2.7mEq/L,乳酸 20mEq/L,葡萄糖 1%
b. 此产品含钾离子 4.0mEq/L,钙离子 2.5mEq/L,镁离子 1.0mEq/L,苹果酸 5mmol/L
c. 此产品含钾离子 4.0mEq/L,钙离子 2.7mEq/L,镁离子 0.9mEq/L,葡萄糖 0.1%

表 47-3 明胶溶液的特性

	平均分子量(kD)	初始容量效应(%)	血浆增容时间(h)	每日最大剂量(g/kg)	钠离子 (mmol/L)	氯离子 (mmol/L)
3.5%尿联明胶	35	80	1~3	无限制	110	110
5.5%交联明胶	30	80	1~3	无限制	110	110
4%琥珀酰明胶	30	80	1~3	无限制	110	110

表 47-4 右旋糖酐溶液的特性

	平均分子量(kD)	初始容量效应(%)	血浆增容时间(h)	每日最大剂量(g/kg)	钠离子 (mmol/L)	氯离子 (mmol/L)
6%右旋糖酐 70	70	100	5	1.5	145	145
10%右旋糖酐 40	40	175	3~4	1.5	145	145

表 47-5 白蛋白溶液的特性

	平均分子量(kD)	初始容量效应(%)	血浆增容时间(h)	每日最大剂量(ml/kg)	钠离子 (mmol/L)	氯离子 (mmol/L)
4%~5%白蛋白	69	100	1~3	无限制	145	130
20%白蛋白	69	350	—	无限制	145	130

高渗盐/高渗盐-胶体混合溶液的复苏方法起源于 20 世纪 80 年代。一般情况下高渗盐溶液的钠含量为 400~2400mmol/L。常用溶液包括高渗盐-右旋糖酐注射液(HSD,7.5% NaCl+6% dextran70)、高渗盐注射液(HTS 7.5%、5%或 3.5% NaCl)及 11.2%乳酸钠等高张溶液,其中以前两者为多见。

2. 复苏液体的有效性

(1)晶体液与胶体液:容量复苏治疗常用的晶体液为生理盐水和乳酸林格液。晶体液获得容易,价格低廉,是容量复苏的一线选择。胶体液和晶体液的主要区别在于胶体溶液具有一定的胶体渗透压,因此,低血容量休克时若以大量晶体液进行复苏,可能引起胶体渗透压的下降,同时出现组织水肿。但近几年多项大规模多中心随机对照研究显示:初始复苏时胶体液与晶体液相比,并不能改善生存率。

(2)高渗盐/高渗盐-胶体混合溶液与晶体液:高渗盐/高渗盐-胶体混合溶液曾被认为对于创伤导致的低血容量患者的预后和减少并发症是有益的,特别是存在颅脑损伤的患者,有多项小样本研究表明,由于可以很快升高平均动脉压而不加剧脑水肿,因此高渗盐溶液可能有利于患者预后。然而近几年的多项大样本随机对照双盲的研究已经否认了这个观点:2010年一项大样本双盲RCT研究(纳入853名院前创伤低血容量休克患者)结果显示:与生理盐水相比,HTS和HSD并没有改善患者的预后,三组28天生存率分别是74.4%,73%和74.5%;在24小时内没有输血的低血容量休克患者中,输注HTS/HSD组的死亡率远高于生理盐水组,三组28天的死亡率分别是10%,12.2%和4.8%。另两项大样本随机对照双盲研究纳入了低血压的脑损伤和正常血压的脑损伤患者,结果显示高渗溶液较等渗晶体液并没有改善这些脑损伤患者的预后。

3. 复苏液体的安全性　常用复苏液体除了即刻的副作用(如加重出血),还应该注意其延迟的并发症如影响创伤后的免疫功能,液体过多(导致腹腔间隔室综合征,肺水肿等),贫血,血小板减少,电解质/酸碱平衡紊乱,心肺并发症等。

(1)晶体液:生理盐水含氯高,大量输注可引起高氯性代谢性酸中毒;乳酸林格液虽然电解质组成接近生理,但含有少量的乳酸。因此,大量输注乳酸林格液应考虑其对血乳酸水平的影响。

(2)高渗盐/高渗盐胶体混合溶液:高渗盐溶液主要的危险在于医源性高渗状态及高钠血症,甚至因此而引起的脱髓鞘病变。在烧伤患者中使用HTS与乳酸林格液相比较,虽可以减少第1个24小时液体的需要,但能导致高钠血症以及急性肾功能损害,增加患者病死率。

(3)胶体液:已有研究证实,人工胶体可以引起急性肾损害、凝血功能障碍。羟乙基淀粉平均分子质量越大,取代程度越高,在血管内的停留时间越长,扩容强度越高,但是其对肾功能及凝血系统的影响也就越大,并且具有一定的剂量相关性。目前关于应用羟乙基淀粉对凝血的影响缺乏大规模的随机的研究,多项小规模研究表明:分子质量小和取代级稍小,C2/C6比率高的羟乙基淀粉对凝血功能影响较小。一项多中心观察性研究结果显示,使用明胶进行容量复苏出现过敏反应的发生率是0.345%,高于右旋糖酐的0.273%、白蛋白的0.099%和羟乙基淀粉的0.058%;使用明胶进行容量复苏是发生过敏反应的独立危险因素。临床上对于白蛋白的争论从未间断过。20世纪末,一些研究认为,应用白蛋白可以增加死亡率,之后的SAFE研究发现,白蛋白没有增加重症患者的死亡率。仅在亚组分析研究中显示,对于合并颅脑创伤的患者白蛋白组的病死率明显高于生理盐水组。另一项Meta分析则显示:白蛋白治疗组相对晶体组明显能降低死亡率。一项前瞻性队列研究,对1013例ICU内进行容量复苏治疗,分别观察晶体液、低渗人工胶体液、高渗人工胶体液和高渗白蛋白应用风险,结果显示,高渗人工胶体液和高渗白蛋白均与肾脏事件相关,高渗白蛋白也增加ICU死亡风险,提示高渗胶体溶液可能存在肾功能损伤作用,选用时应予以注意。

4. 输血治疗与凝血功能支持

(1)浓缩红细胞:对一项838例重症患者限制性输血和积极输血相比较的前瞻性RCT研究发现,限制性输血(输血指征为小于70g/L,将Hb维持在70~90g/L)与开放性输血(输血指征为小于100g/L,将Hb维持在100~120g/L)相比较,两组的死亡率,ICU、住院时间都没有差别。对其中203例创伤患者资料的亚组分析得出两组的预后没有差异。对于有活动性出血的患者、老年人以及有心肌梗死风险者,血红蛋白保持在较高水平更为合理。输血可以带来一些并发症,如输血相关性肺损伤、感染率增加、肾衰竭等。资料显示,输血量的增加是预测患者不良预后的独立危险因素。输注贮存超过14天库存血增加并发症的发生率。

(2)血小板:血小板输注主要适用于血小板数量减少或功能异常伴有出血倾向的患者。血小板计数

＜50×10^9/L,或确定血小板功能低下,可考虑输注。

(3)新鲜冰冻血浆:输注新鲜冰冻血浆的目的是为了补充凝血因子的不足,新鲜冰冻血浆含有纤维蛋白原与其他凝血因子,FFP 不用于单纯增加血容量或白蛋白浓度,应防止滥用 FFP 扩容。有研究表明,多数失血性休克患者在抢救过程中纠正了酸中毒和低体温后,凝血功能仍难以得到纠正,因此,应在早期积极改善凝血功能。当 PT 和 APTT 值超过正常值的 1.5 倍时或大量失血时输注红细胞的同时应注意使用新鲜冰冻血浆。输注血浆的初始剂量为 10～15ml/kg,并及时检测患者凝血情况而考虑是否增加剂量。

(4)冷沉淀:内含凝血因子Ⅴ、Ⅷ、Ⅻ、纤维蛋白原等,适用于儿童及成人轻型甲型血友病,血管性血友病(vWD),纤维蛋白原缺乏症及因子Ⅷ缺乏症患者。对于大出血的患者,纤维蛋白原浓度低于 80～100mg/dl 者,可以输注冷沉淀,如纤维蛋白原浓度高于 150mg/dl 不必输注。

(5)离子钙:钙以离子或结合的形式存在,在体内起着重要的生理作用,对于血小板活化,凝血因子的功能、维持心肌收缩力以及全身血管阻力等起重要作用。一项纳入 212 名严重创伤患者的前瞻观察研究发现,患者的死亡率与入院初始的离子钙浓度密切相关。离子钙浓度小于 0.9mmol/L 的患者病死率明显高于离子钙浓度大于 0.9mmol/L 的患者,而严重创伤失血休克等患者容易出现离子钙下降,其与大量输注胶体液复苏稀释以及大量输注加入抗凝剂的血制品有关。另两项回顾性研究也发现,重症患者的离子钙水平与预后密切相关。所以低血容量性休克容量复苏或输血治疗时要注意血浆离子钙的监测并及时补充,为维持正常生理功能,建议维持离子形式钙浓度在 0.9mmol/L 以上。

(6)抗纤溶药物:传统认为,对于失血性休克患者或未控制出血患者,使用抗纤溶药物会导致凝血功能紊乱、增加血栓性疾病的风险,且并不能够控制出血。一项系统回顾分析纳入了 3836 名手术患者,发现抗纤溶药物可以减少 1/3 的输血量,患者的死亡率和血管栓塞的发生率没有差别。全球多中心参与的大样本 RCT 研究在 2010 年发表,该研究随机纳入 20211 名创伤失血性休克患者,结果显示对于创伤失血性休克患者,早期(创伤发生后 8 小时内)使用氨甲环酸(1g 负荷量 10 分钟内静推完毕,1g 维持量静脉泵注维持 8 小时)可以将死亡率由 16% 降低至 14.5%,出血导致的死亡风险也明显下降,两组患者的输血量无明显差异,两组的血管栓塞总的发生率也没有差异。

5. 血管活性药与正性肌力药 低血容量休克的患者一般不常规使用血管活性药,一项对 921 例失血性休克患者的前瞻性队列研究也表明对于失血性休克的患者,早期运用血管活性药物比不早期使用血管活性药物增加 80% 的死亡率风险,24 小时死亡风险增加 1 倍,而积极地早期容量复苏则降低 40% 的死亡率风险。故血管活性药物的早期使用需谨慎,且并不能代替积极地容量复苏治疗。临床通常仅对于足够的容量复苏后仍存在低血压的患者,才考虑应用血管活性药与正性肌力药。

(1)去甲肾上腺素:是强烈的 α 受体激动药,同时也激动 β 受体。通过 α 受体的激动,可引起血管极度收缩,使血压升高,冠状动脉血流增加;通过 β 受体的激动,使心肌收缩加强,心输出量增加。一项多中心随机对照的研究中纳入了 1679 例休克患者,结果显示使用多巴胺和去甲肾上腺素的患者在 28 天病死率无明显差别,多巴胺组发生心律失常的比例更高。

(2)多巴胺:是一种中枢和外周神经递质,去甲肾上腺素的生物前体。它作用于三种受体:血管多巴胺受体、心脏 β_1 受体和血管 α 受体。1～3μg/(kg·min)主要作用于脑、肾、和肠系膜血管,使血管扩张;2～10μg/(kg·min)时主要作用于 β 受体,通过增强心肌收缩能力而增加心输出量,同时也增加心肌氧耗;大于 10μg/(kg·min)时以血管 α 受体兴奋为主,收缩血管。

(3)肾上腺素和去氧肾上腺素:仅用于难治性休克,其主要效应是增加外周阻力来提高血压,同时也不同程度的收缩冠状动脉,可能加重心肌缺血。

(4)血管加压素:血管加压素是一种有效的血管收缩药,可作为除肾上腺素外的另一种备选药物。目前尚缺乏足够的资料来建议低血容量休克患者使用血管加压素。仅有少量病例报道显示,其对于未控制出血的失血性休克患者较其他儿茶酚胺类药物有优势。

（5）多巴酚丁胺：多巴酚丁胺作为 β_1，β_2-受体激动剂可使心肌收缩力增强，同时使血管扩张和降低后负荷。如果低血容量休克患者进行充分容量复苏后仍然存在低心输出量，可考虑使用多巴酚丁胺增加心输出量。若同时存在低血压可以考虑联合使用血管活性药。但不推荐通过多巴酚丁胺增加低血容量休克患者的氧输送。两项 RCT 研究显示，使用多巴酚丁胺提高氧输送的方法不能改善重症患者的预后，甚至有害。

六、容量反应性的判断

低血容量定义为血容量的减少，但是在临床上没有方法可以准确计算血容量的丢失，因此关于低血容量的临床定义一直未达成共识。从广义上来说，低血容量是低灌注并且可以通过液体治疗改善的状态。在临床研究中，如果低血容量的患者在接受容量负荷试验后可以引起 SV 或者 CO 显著增加（一般认为要大于 10%），那么这个患者的心肌收缩力处于 Frank-Starling 曲线的上升支，对容量复苏是有反应的，容量治疗是有效的，可以增加患者的心输出量和氧供；如果患者的心功能处于 Frank-Starling 曲线的平台期，意味着容量复苏不能增加患者的心输出量和氧供，并可能造成患者的组织水肿和缺氧。目前判断容量复苏的反应性有静态血流动力学和动态血流动力学指标。

（一）静态指标

1. 压力指标　CVP、PAWP 是常用的判断血容量状态的压力学指标，CVP 反映右心压力负荷，PAWP 反映左心前负荷。同心率、血压一样，许多研究表明 CVP、PAWP 并不能精确的预测血容量的情况，一篇纳入 24 个研究 803 名患者的 Meta 分析显示，CVP 和血容量相关性差，CVP 及 CVP/△CVP 均不能预测容量反应性，预测的准确性约 50%。因此，在临床上不能通过 CVP 来指导容量管理。在对容量有反应的患者和无反应的患者之间 CVP、PAWP 的数值，并没有统计学差异。因此，通过 CVP、PAWP 的数值并不能区分患者对液体输注有反应还是无反应，也无法判断患者的血容量状态。

2. 容积指标　容积指标在压力变化的过程中保持相对独立，不会受到胸腔内压力等其他因素的影响，被认为能更准确地反映容量负荷。

（1）右室舒张末期容量（right ventricular end-diastolic volume，RVEDV）、左室舒张末期血容量（light ventricular end-diastolic volume，LVEDV）：与 PAWP 相比，通过超声心动图测得的 LVEDV 更能反映左心室前负荷，对于急性失血时左心室功能的改变也能更好地反映。但 LVEDV 同样不能用来预测输入液体后的血流动力学变化。一项研究显示，对于输液有反应和无反应的患者，输入液体前 LVEDV 的基线值并没有显著性差异，LVEDV 的数值和输入液体后 CI 增加的百分比也没有显著的关联性。同样，研究表明在对输液有反应的患者和无反应的患者之间，RVEDV 的数值也没有统计学的差异。但有研究显示，REVDVI 和扩容时 SV 的变化呈一定的相关性，但在预测容量反应性上反而不如 PAWP。

（2）胸腔内血容积指数（ITBVI）、全心舒张末期容积指数（GEDVI）：ITBVI、GEDVI 通过 PiCCO 经肺热稀释技术测得。以前研究显示 ITBVI 能够反映前负荷的变化，并且优于 PAWP。此外，其他研究显示 ITBVI 和 CI、DO_2 都有很好的相关性。但近来有研究显示，ITBVI 对比 CVP 在急性循环衰竭的患者中预测容量反应性的能力上是相似的。GEDVI 也是反映心脏前负荷的指标，一篇研究显示对容量治疗有反应组的 GEDVI 显著低于无反应组。然而，也有研究认为，GEDVI 作为静态监测指标并不能够反映动态的变化，而且不能准确预测 CI 的改变，它判断容量治疗的反应性与 CVP 相当。

（二）动态指标

1. 容量负荷试验　容量负荷试验是在短时间内给予 100～500ml 液体，观察患者的血压变化，这种方法通常用于低血容量休克复苏的早期，因为这个阶段患者处于严重的低血容量状态；当严重的低血容量状态被纠正后，需要 SV 和 CO 变化的监测来判断是否需要继续容量复苏。通过容量负荷试验监测 CO 和 SV 的变化是判断患者是否存在低血容量状态和评价其他指标是否能准确预测容量反应的"金标准"。容量负荷试验有个显而易见的缺陷在于，必须给予患者大量液体而不考虑患者是否需要容量复苏，结果可能导致患者严重的组织水肿和缺氧。

2. 功能血流动力学监测 功能血流动力学监测的出现弥补了静态血流动力学指标和容量负荷试验缺陷，通过指标的动态变化来评估容量治疗的效果，比静态血流动力学指标更适合用来预测容量反应性，并避免了液体的过量输注。

（1）SPV、SVV、PPV：收缩压变异（systolic pressure variation，SPV），每搏输出量变异（stroke volume variation，SVV），脉压变异（pulse pressure variation，PPV）是常用的容量反应性指标，通过 SPV/SVV/PPV 的监测有利于指导我们对低血容量性休克患者的容量管理。但要注意影响 SVV/PPV/SPV 的因素很多，例如不能用于有心律失常、自主呼吸的患者中。此外，呼吸频率及潮气量等均可影响 SVV/PPV/SPV 预测容量反应性的准确性。这些指标中，PPV 是预测容量反应性最好的指标，而 SVV 准确性稍差，甚至有研究发现，SVV 与容量反应性不相关。

（2）被动抬腿试验（passive leg-raising test，PLRT）：由于 SVV/PPV/SPV 受到太多条件的限制，有人提出采用 PLR 的方法来预判患者的容量反应性。有多篇前瞻性的观察研究均表明，通过 PLR 时 CO/SV/主动脉流速的变化可以预测容量反应性，并且不管何种通气模式还是心率如何，PLR 引起的 CO 变化来预测容量反应性都是可靠的。虽然 PLR 后脉压的变化预测容量的反应性较 CO 差，然而该参数在临床中容易获得，易于在临床开展。有研究表明，PLR 引起的脉压的变化与快速补液引起的 SV 的变化有显著的相关性，但是心率并没有明显的变化，因此 PLR 引起心率的变化不能预测患者的容量反应性。

七、未控制出血的失血性休克患者的损伤控制性复苏

未控制出血的失血性休克患者死亡的原因主要是大量出血导致严重持续的低血容量休克甚至心搏骤停。活动性出血控制前，通过允许性低血压、补充凝血因子、补充红细胞、限制复苏液体量、预防低体温、预防低钙血症等措施，在短期内纠正酸中毒、凝血功能障碍、维持重要脏器的灌注和氧供、避免早期积极复苏带来的不良反应，即损伤控制性复苏（damage control resuscitation，DCR）。

有研究比较了即刻复苏和延迟复苏对躯体贯通伤的创伤低血压患者（收缩压＜90mmHg）死亡率和并发症的影响，即刻复苏组死亡率显著增高，急性呼吸窘迫综合征、急性肾衰竭、凝血功能障碍、严重感染等的发生率也明显增高。回顾性临床研究表明，未控制出血的失血性休克患者现场就地早期复苏病死率明显高于到达医院延迟复苏的患者。即刻复苏组的术前总输液量、收缩压高于前者，而死亡率也高于前者，大量的晶体复苏还增加继发性腹腔间隔室综合征的发病率。无论何种原因的失血性休克，处理首要原则必须是迅速止血，消除失血的病因，容量复苏的目的只是为止血创造时机。

允许性低血压（permissive hypotension）是 20 世纪 Cannon 和 Beecher 根据对战场伤员救治的观察首先提出的，主要内容就是允许性低血压能够提高生存率。目前对比不同目标收缩压的唯一的临床研究为 Dutton 等在 2006 年完成，发现活动性出血早期复苏时将目标收缩压维持在 70mmHg 或 100mmHg 并不影响患者的病死率。对于老年失血性休克患者，Edwards M 等通过对 6071 例≥50 岁的创伤失血性休克患者的统计，发现 50～69 岁患者入院 110mmHg≤SBP＜120mmHg 者生存率最高，而 70 岁患者入院时 140mmHg≤SBP＜150mmHg 者生存率最高。允许性低血压在有高血压病史的患者应被视为禁忌。对于颅脑损伤患者，合适的灌注压是保证中枢神经组织氧供的关键。颅脑损伤后颅内压增高，此时若机体血压降低，则会因脑血流灌注不足而继发脑组织缺血性损害，进一步加重颅脑损伤。因此，一般认为，对于合并颅脑损伤的严重失血性休克患者，宜早期输液以维持血压，必要时合用血管活性药物，以保证脑灌注压，而不宜延迟复苏。

（管向东）

参考文献

1. David SK, Charles EW. The epidemiology and modern management of traumatic hemorrhage. Critical Care, 2005, 9 (S5):

S1-S9.

2. Zhang Q,Raoof M. Circulating mitochondrial DAMPs cause inflammatory responses to injury. Nature,2010,464(7285)：104-107.

3. Zhang Q,Itagaki K. Mitochondrial DNA is released by shock and activates neutrophils via p38 map kinase. SHOCK,2010,34(1)：55-59.

4. Paladino L,Subramanian RA,Nabors S,et al. The utility of shock index in differentiating major from minor injury. Eur J Emerg Med,2011,18(2)：94-98.

5. Rossaint R,Bouillon B,Cerny V,et al. Management of bleeding following major trauma：an updated European guideline. Critical Care,2010,14(2)：R52.

6. Edwards M,Ley E,Mirocha J,et al. Defining Hypotension in Moderate to Severely Injured Trauma Patients：Raising the Bar for the Elderly. Am Surg,2010,76(10)：1035-1038.

7. Callaway DW,Shapiro NI,Donnino MW,et al. Serum Lactate and Base Deficit as Predictors of Mortality in Normotensive Elderly Blunt Trauma Patients. J Trauma,2009,66(4)：1040－1044.

8. Nichol AD,Egi M,Pettila V,et al. Relative hyperlactatemia and hospital mortality in critically ill patients：a retrospective multi-centre study. Crit Care,2010,14(1)：R25.

9. Giglio MT,Marucci M,Testini M,et al. Goal-directed haemodynamic therapy and gastrointestinal complications in major surgery：a meta-analysis of randomized controlled trials. Br J Anaesth,2009,103(5)：637-646.

10. Brienza N,Giglio MT,Marucci M,et al. Does perioperative hemodynamic optimization protect renal function in surgical patients? A meta-analytic study. Crit Care Med,2009,37(6)：2079-2090.

11. Ireland S,Endacott R,Cameron P,et al. The incidence and significance of accidental hypothermia in major trauma-A prospective observational study. Resuscitation,2011,82(3)：300-306.

12. Huber-Wagner S,Lefering R,Qvick LM,et al. Effect of whole-body CT during trauma resuscitation on survival：a retrospective,multicentre study. Lancet,2009,373(9673)：1455-1461.

13. Van der Heijden,Verheij,Joanne ,et al. Crystalloid or colloid fluid loading and pulmonary permeability,edema and injury in septic and nonseptic critically ill patients with hypovolemia. Crit Care Med,2009,37(4)：1275-1281.

14. Gondos T,Marjanek Z,Ulakcsai Z,et al. Short-term effectiveness of different volume replacement therapies in postoperative hypovolaemic patients. Eur J Anaesthesiol,2010,27(9)：794-800.

15. Santry HP,Alam HB. Fluid resuscitation：past,present,and the future. SHOCK,2010,33(3)：229-241.

16. Bulger EM,May S,Brasel KJ,et al. Out-of-Hospital Hypertonic Resuscitation Following Severe Traumatic Brain Injury：A Randomized Controlled Trial. JAMA,2010,304(13)：1455－1464.

17. Préau S,Saulnier F,Dewavrin F,et al. Passive leg raising is predictive of fluid responsiveness in spontaneously breathing patients with severe sepsis or acute pancreatitis. Crit Care Med,2010,38(3)：819-825.

18. CRASH-2 trial collaborators. Effects of tranexamic acid on death,vascular occlusive events,and blood transfusion in trauma patients with significant haemorrhage (CRASH-2)：a randomised,placebo-controlled trial. Lancet,2010,376(9734)：23-32.

19. De Backer D,Biston P,Devriendt J,et al. Comparison of Dopamine and Norepinephrine in the Treatment of Shock. N Engl J Med,2010,362(9)：779-789.

20. 刘大为. 实用重症医学. 北京：人民卫生出版社,2010：410-416.

第四十八章　心源性休克

心源性休克是指由于各种原因引起心脏功能减退,导致心输出量显著减少,重要脏器及组织供血不足,全身微循环发生障碍的一种病理生理过程。常见的病因以急性心肌梗死最多见,急性暴发性心肌炎、原发或继发性心肌病、药物毒品等引起的心脏抑制,心脏压塞、严重心律失常以及所有类型心脏疾病终末期等均可导致本症。

一、心源性休克发生机制

心源性休克的发生机制较为复杂,但其核心还是心脏泵功能的衰竭。

1. 心肌损伤坏死影响心肌收缩、舒张功能导致心输出量降低　心肌缺血性损伤及心肌细胞死亡是心肌梗死发生时心肌收缩能力减退,导致心输出量减低,并引起休克发生的根本原因。有人观察了 22 例死于休克的急性心肌梗死患者,发现 50% 以上的左心室心肌丧失收缩和舒张功能。当心肌细胞死亡或缺血性损伤发生时,有功能心肌细胞显著减少,心肌收缩力下降导致心输出量下降,同时心脏可能由于缺乏有效舒张致心脏前负荷降低进一步影响心输出量。另外心输出量的下降导致动脉压降低,从而影响冠状动脉血流量,进一步加重心肌缺血缺氧性损伤,导致心肌梗死范围的扩大,形成恶性循环。

心脏每搏输出量急剧下降,在静脉回流无变化的情况下,短期内心室内残余血量增加。根据 Frank-Starling 定律,此时心肌纤维伸展,滑动长度增加,心输出量增加。根据此前的研究,心室充盈压不高于 20mmHg 的范围内,心脏每搏输出量随心室内压力的上升而增加。而急性心肌梗死时,梗死区域的心肌僵硬明显影响心室的舒张与充盈。当梗死范围较大时,由于心肌纤维伸展代偿的心输出量的增加,不能提供有效的动脉压及组织灌注压。另外,舒张期充盈压上升,使心肌特别是心内膜下心肌的灌注进一步减少,加重心肌缺血性损伤及梗死范围的扩大。

心脏每搏输出量的下降,还可影响心肌的化学和压力感受器与主动脉弓和颈动脉窦内压力感受器之间的关系,使之趋向于强烈的反调节。此过程称为交感肾上腺反应。其结果是交感神经末梢释放大量儿茶酚胺。一方面刺激心肌细胞,使非梗死区域的心肌纤维收缩加强,增快心率;另一方面,大量的儿茶酚胺刺激周围血管的 α 受体,收缩血管,维持动脉血压,保证冠脉灌注。但交感肾上腺反应会增加心肌耗氧量,且当灌注压低于 65~70mmHg 时,冠状动脉血流将不成比例地急剧下降,如原有冠状动脉狭窄,下降更为明显。从而均会加重心肌缺血性损伤,导致梗死区域的增加,心输出量进一步下降,循环衰竭。

急性暴发性心肌炎或原发、继发性心肌病发生时,心肌本身无法正常收缩舒张,且缺乏代偿能力,是导致心源性休克发生的直接原因。

2. 恶性心律失常　心律失常可导致心脏收缩节律的异常或不同步。舒张期心脏不能有效的充盈,并且可能影响冠脉血流灌注从而造成心肌缺血缺氧加重病程进展;收缩期,心室收缩不同步直接引起心输出量的减少。同时,动脉压降低也可以导致冠状动脉灌注不足,心肌梗死发生。恶性心律失常如心室颤动甚至可引起心搏骤停,此时心脏电-机械分离,心肌收缩停止,心输出量可降至零。当心肌同时存在缺血性损伤时,心脏自身代偿能力下降,更易发生恶性心律失常,心脏电活动的异常将进一步增加氧耗,而不能有效地提高心输出量。

3. 其他附加因素　β受体阻滞剂、胺碘酮等抗心律失常药,血管紧张素转换酶抑制剂,以及某些镇静、镇痛药物均可能增加高危患者心源性休克的发生率;同时若存在一些伴发性疾病。如酸中毒、凝血功能障碍,就更易进展为休克。

二、临床表现

心源性休克的主要临床表现为循环的衰竭和重要器官血流灌注量的降低。单纯的血压的降低不能确诊为心源性休克。其临床特征包括:①血压降低,收缩压低于 90mmHg 或者原有高血压者,其收缩压下降幅度超过 40mmHg;②心率增加、脉搏细弱;③面色苍白、肢体发凉、皮肤湿冷;④神志障碍;⑤尿量每小时少于 0.5ml/kg;⑥肺动脉嵌顿压(PAWP)高于 18mmHg、心输出量指数(CI)低于 2L/(min·m²);⑦除外由于疼痛、缺氧、继发于血管迷走反应、药物反应或低血容量血症等因素的影响。查体还可发现与基础心脏疾病相关的特异性体征。急性心肌梗死患者出现心肌收缩能力下降时可闻及第一心音减弱,出现左心衰竭后可闻及奔马律;新出现的胸骨左缘响亮的收缩期杂音,提示有急性室间隔穿孔或乳头肌断裂所致急性二尖瓣反流,如杂音同时伴有震颤或出现房室传导阻滞,则支持室间隔穿孔的诊断;急性心脏压塞可及心音低钝及心包摩擦音。

三、心源性休克的血流动力学特点

大多数心源性休克的血流动力学都表现为低排高阻型休克。由各种原因导致的心输出量下降是始动因素,同时由于交感神经兴奋,儿茶酚胺类物质分泌和释放增加,α 受体兴奋占优势地位,使微小动脉和前毛细血管剧烈收缩,外周血管阻力升高。但是如果心源性休克长时间得不到纠正,组织器官持续缺血缺氧,外周血管自主调节能力也会出现障碍,血管张力逐渐下降,血流动力学表现为低排低阻型休克。

四、监测技术及手段

(一) 实验室检查

1. 血常规血细胞比容和血红蛋白　降低常提示血液稀释。并发弥散性血管内凝血时,血小板计数进行性降低。

2. 尿常规及肾功能　休克发生时,尿量减少,可出现蛋白尿、红细胞、白细胞和管型。并发急性肾衰竭时,尿比重由初期偏高转为低而固定在 1.010～1.012,血尿素氮和肌酐增高,尿/血肌酐比值常降至 10,尿渗透压降低,使尿/血渗透压之比<1.5,尿/血尿素比值<15,尿钠可增高。

3. 血气分析　休克早期可有代谢性酸中毒和呼吸性碱中毒,休克中、晚期常为代谢性酸中毒合并呼吸性酸中毒,pH 降低,氧分压和血氧饱和度降低,二氧化碳分压升高。血乳酸作为全身灌注与氧代谢的重要指标,它的升高反映了低灌注情况下无氧代谢的增加,血乳酸清除率比单一的血乳酸值更有意义。但仅以血乳酸浓度尚不能充分反映组织的氧合状态,如合并肝功能不全的患者,血乳酸浓度明显升高。SvO_2 是混合静脉血氧饱和度,反映全身组织器官氧供需的平衡。当全身氧输送降低或全身氧需求超过氧输送时,SvO_2 降低,提示机体无氧代谢增加。当组织器官氧利用障碍或微血管分流增加时,可导致 SvO_2 升高,尽管此时组织的氧需求量仍可能增加。静动脉血二氧化碳分压差($Pcv\text{-}aCO_2$)与心输出量成反比,其明显升高提示心输出量过低,而其动态变化则可以评估治疗措施对心输出量改善的效果。

4. 肌钙蛋白及心肌酶谱　急性心肌梗死并心源性休克时,肌钙蛋白,谷草转氨酶,乳酸脱氢酶(LDH)及其同工酶 LDH 1,肌酸激酶(CK)及其同工酶 CK-MB 均明显增高,其升高幅度和持续时间有助于判断梗死范围和严重程度。其中肌钙蛋白(cTnT、cTnI)测定是早期诊断心肌梗死特异性极高的标志,肌钙蛋白 I(cTnI)在急性心肌梗死 3～6 小时即可明显升高;心肌炎时,肌钙蛋白也可见升高。

(二) 辅助检查

1. 心电图　心电图对急性心肌梗死合并心源性休克的诊断有较大的临床意义,典型者常有病理性 Q

波、ST段抬高和T波倒置及动态演变。必须指出,有20%~30%急性心肌梗死可无病理性Q波(无Q波心肌梗死),故应结合临床表现和血清酶学及心肌肌钙蛋白等有关检查作出诊断。一般认为,心电图对急性心肌梗死诊断的特异性和敏感性均为80%左右。凡遇不明原因的休克,均应常规作心电图检查,以排除心肌梗死引起的心源性休克。

2. 超声心动图 无论M型或二维超声心动图均能发现急性心肌梗死受累的心室壁运动幅度降低或呈矛盾运动,而未梗死区域的心肌常有代偿性运动增强。当合并室壁瘤、乳头肌功能不全、腱索断裂或室间隔穿孔时,超声均有特异性表现。脉冲多普勒或连续多普勒可检出异常的湍流信号,对诊断室间隔穿孔和急性二尖瓣关闭不全很有帮助。彩色多普勒血流显像技术的应用,与二维超声心动图相结合,可监测到异常血流束,并能评估流量的大小。此外,超声心动图还可通过测定每搏输出量(SV)、射血分数(EF)定量评价心脏的收缩功能,通过二尖瓣口血流频谱、等容舒张时间(IVRT)等指标反映心脏的舒张功能,对全面评估心功能有极为重要的意义。

3. 放射性核素心肌显像 心肌显像是利用某些放射性核素或其标记物直接显示心肌形态的技术。因显像剂的不同有两种心肌显像方法。一类是能在正常心肌浓聚,反映有功能的心肌组织的放射性核素如^{131}铯(^{131}Cs)、^{201}铊(^{201}Tl)等。如局部心肌血流受损,心肌细胞坏死或瘢痕组织形成,则无吸收此类放射性核素的功能,病灶处表现为无放射性核素的放射性"冷区",故称为"冷区显像"。另一类则相反,显影剂能被新鲜梗死的心肌组织所摄取,而正常心肌却不显影,如^{90m}Tc-焦磷酸盐等,在病灶部位显示放射性"热区",故称"热区显像"。核素心肌显像能直接显示梗死区的部位、大小和形态,显示病变较直观,是心电图和酶学等检查的重要补充。此外,通过核素心血管造影和血池显像,尚能对心功能状态作出评价。

4. X线检查 紧急冠状动脉造影不仅对确定心肌梗死相关冠脉病变有重要价值,也为溶栓疗法、经皮冠脉球囊扩张术和冠脉搭桥术提供影像学资料。此外,床边X线胸片检查也可发现有无肺充血、肺水肿征象,以评价心功能状态,对鉴别诊断如肺梗死、心肌炎、心肌病、主动脉夹层和并发症如肺炎的发现,也有一定帮助。近年来电子计算机X线断层扫描(CT)、超高速CT(UFCT)、磁共振和数字式减影心血管造影技术等技术的发展,对急性心肌梗死的并发症以及心源性休克的病因鉴别也有很大的帮助。

(三)血流动力学监测手段

1. 血压测定 包括有创的动脉血压监测及无创血压,例如袖带血压监测。无创血压监测由于其获得便捷,临床中常用于循环评估及动态监测。有创血压可应用动脉导管经桡动脉、肱动脉或股动脉处插管测压。当机体处于休克状态,尤其是低排高阻型休克,由于外周小血管剧烈收缩,常用的袖套血压计往往测量极不准确,多数测量值偏低。在这种情况下,直接桡动脉穿刺测压是十分必要的。往往在袖套血压计测不到血压或血压很低时,并不一定能真正反映动脉压极度低下,有时发现桡动脉直接测压仍处于正常水平,此时根本不需要使用血管收缩性升压药,否则盲目加大升压药的用量,反而使患者的病情进一步恶化,故对重度休克患者持续直接动脉测压极为重要。由于血压测量影响因素较多,仅作为一种辅助评估手段,且连续测量血压分析其动态变化较单一测量值意义大。

2. 中心静脉压测定 中心静脉压(CVP)是反映心脏前负荷的压力指标。一般认为CVP 8~12mmHg为休克的治疗目标。因此,中心静脉导管应在休克发生的早期予以留置。有研究表明,CVP不能反映全身组织缺氧的情况;即使是在健康志愿者中,CVP和心室的充盈程度也没有必然的关联。此外,除去医务人员的技术原因,还有其他因素影响CVP的测定,如心率、左心室顺应性、肺静脉压、胸腔内压等。动物实验表明,腹腔高压或腹腔间隔室综合征可使CVP升高,腹内压达到20mmHg以上时尤其显著。因此,CVP单个测量值价值不大,但在参考基线水平的基础上观察其动态变化有一定意义。

3. 肺动脉漂浮导管(Swan-Ganz导管)

(1)肺动脉嵌顿压(PAWP):众所周知,左心室舒张末压(LVEDP)对评估心脏功能十分重要,在无肺血管病变(如肺动脉高压)和二尖瓣病变(如二尖瓣狭窄)情况下,PAWP≈左房压(LAP)≈LVEDP,因而

PAWP 能较好地反映左室的功能状态。测定 PAWP 目的在于给左室选择最适宜的前负荷,以增加心输出量。一般认为 PAWP 正常值为 8～12mmHg,当 PAWP>18mmHg 时易发生肺水肿。

(2)心输出量:利用 Swan-Ganz 导管系统中的热敏电阻,采用热稀释法测量 CO 是目前最广泛采用的床旁测定心排出量的方法。若出现心源性休克时,心输出量指数(CI)明显降低。心输出量监测可精确指导药物应用,动态监测病情进展,评估预后。

4. 脉搏指导连续心输出量监测(PiCCO)　利用经肺热稀释技术和脉搏波形轮廓分析技术,进行血流动力学监测。不但可以连续动态监测心输出量、每搏输出量(SV)等常见的反映心功能的血流动力学指标,还有一些特有指标反映心功能状况,如 GEF、CFI、Dp_{max} 均反映全心收缩功能。除此之外,通过 PiCCO 测得的一些容积指标如 GEDI、ITBV 已被许多研究证明是一项可重复的敏感的较肺动脉嵌顿压(PAWP)、右心室舒张末压(RVEDP)、中心静脉压(CVP)更能准确反映心脏前负荷的指标。

5. NICO　NICO 是近年来出现的以生物电阻抗技术(bioreactance)为基础的无创血流动力学和心输出量监测系统。监测数据包括心输出量(CO),每分钟心跳次数(BPM),心输出量指数(CI),每搏输出量(SV),每搏输出量变异(SVV),每搏输出量指数(SVI),心室射血时间(VET),以及通过测量胸腔电阻抗(也被称为 Zo)来跟踪胸腔液体变化的胸腔液体含量(TFC)。同时还能够记录无创血压(NIBP)和总外周阻力(TPR)。

临床试验证明,其对于重症患者进行容量管理的指导意义与有创心输出量监测技术无统计学差异。临床工作中评价容量反应性时,被动抬腿试验及容量负荷试验为较为常见的选择方法。NICO 技术不仅可以动态监测输出量等数据,而且内置的 PLR 功能也可以直观的评估容量反应性。

6. 锂离子稀释法心输出量监测 LiDCO(lithium dilution cardiac output)　锂离子稀释法心输出量监测基于血管内注射的 1ml 等渗氯化锂溶液(150mmol)进行血流动力学监测。该技术优点在于不需要中心静脉,因为指示剂会通过外周血管被检测到。由一个特殊的一次性传感器附着在患者的动脉端,通过检测血流中锂离子介导的通过细胞膜的电流,该锂离子介导的细胞膜内外电压差被传感器接受,通过计算机处理为锂浓度,从而获得锂浓度-时间曲线。从而推算心输出量等血流动力学指标。

7. Vigileo　最近开发的 ViGileo 检测系统也同样基于动脉脉搏轮廓分析技术。该技术需要一特殊的血流量传感器(FloTrac)来连接动脉端(股动脉、腋动脉或者径动脉),不需外部校准。该技术每 20 秒通过心率乘以每搏输出量计算一次心输出量。

五、治疗

心源性休克治疗的目的是改善心功能,使心输出量能够满足机体器官、组织灌注和细胞代谢的需要。因此应包括病因治疗和支持治疗两部分。

(一) 基本治疗原则

根据其血流动力学的典型特点,心源性休克的治疗应以增加心肌收缩力,改善全身氧输送;调节前负荷,降低后负荷,充分保护心脏功能为主。

(二) 支持治疗

1. 止痛　急性心肌梗死等心脏疾病发作时常伴有胸前区的不适甚至剧烈疼痛,加重患者的焦虑状态,使患者心率增快,心脏做功增加,机体耗氧量提高,甚至可引起冠脉痉挛,诱发心律失常。此外,剧痛本身也可引起休克。吗啡不仅能止痛,且具有镇静作用,可减少肌束活动,降低心脏的工作负荷。并且吗啡具有扩张容量血管(静脉)及阻力血管(动脉)作用,可减轻左心室充盈压,对缓解肺淤血和肺水肿有重要作用,治疗心源性休克应作为首选。但吗啡忌用于合并有慢性肺部疾患、神志不清者,呼吸抑制者亦不宜使用(除非有呼吸机等辅助呼吸的设备存在)。在下壁或后壁心肌梗死合并房室传导阻滞或心动过缓者,吗啡由于可加重心动过缓,也不宜使用;必须使用时,需联合使用阿托品。吗啡禁忌使用的情况下可改用哌替啶(度冷丁)止痛。需要注意的是应用止痛剂时必须密切观察病情变化,警惕这些药物可能引起的不良反应,包括低血压、恶心、呕吐、呼吸抑制、缺氧和二氧化碳张力增高以及心动过缓等,临床中应根据病情变化选择不同的止痛药物及剂量。

止痛剂的剂量应根据疼痛程度、病情及个体差异而定。在应用止痛剂的同时,可酌情应用镇静药如地西泮(安定)、苯巴比妥等,既可加强止痛剂的疗效,又能减轻患者的紧张和心理负担。此外,心源性休克患者应绝对卧床休息,可采用平卧位,伴急性肺水肿者亦可采用半卧位。

2. 呼吸支持

(1)氧疗:患者应常规吸氧和保持呼吸道通畅,以防止低氧血症的发生,维持正常或接近正常的氧分压。有利于缩小急性心肌梗死患者的梗死范围,改善心肌功能,减少诱发心律失常可能,同时可改善脏器缺氧,从而纠正代谢性酸中毒、改善微循环和保护重要脏器的功能。

(2)机械通气:心源性休克时常常伴发急性肺水肿,引起严重低氧血症,进一步加重组织缺氧,同时大量分泌物渗出到肺泡中,使气道堵塞,通气不畅,出现高碳酸血症,大大增加死亡的风险。若出现上述呼吸衰竭表现,应尽早行机械通气治疗。机械通气使胸腔内压增加,能够减少回心血量,降低心脏的前负荷,同时收缩期左室壁张力下降,左室后负荷下降,减少了心脏做功的阻力。机械通气后可及时清除气道分泌物,保证通气;气道内正压还可以减少分泌物的渗出,提高血氧饱和度,从而改善全身包括心肌的缺氧状态,有利于心肌收缩力的恢复。

3. 补充血容量 休克患者均存在有效循环血量不足(包括绝对或相对不足),约 20% 急性心肌梗死患者由于呕吐、出汗、发热、使用利尿药和进食少等原因,可导致血容量绝对不足。临床中,对于心源性休克患者首先建立静脉输液通道,迅速补充有效血容量,是纠正休克的关键措施之一。对疑有血容量不足的患者可进行容量负荷试验、被动抬腿试验等评价容量反应性。必要时可通过 CVP、PCWP、GEDI 等血流动力学指标指导容量调整。

4. 正性肌力药物 通过使用正性肌力药物提高心输出量是从理论上治疗心源性休克最直接简便的方法,但在实际应用中,还要参照患者的原发疾病、伴随症状、药物的副作用等加以选择。

(1)洋地黄类药物:通过抑制心肌细胞膜上 Na^+-K^+-ATP 酶活性,阻止 Na^+-K^+ 的主动转运,刺激 Na^+-Ca^{2+} 交换增强心肌收缩力。一般认为,在心源性休克伴发快速房性心律失常时可考虑应用洋地黄类药物。在心肌梗死第一个 24 小时内,尤其是 6 小时内应避免使用洋地黄类药物,因为其可能诱发室性心律失常。此外,心肌梗死早期出现的泵衰竭主要是心肌缺血、水肿所致顺应性下降引起,而左室舒张末期容量并不增加,洋地黄难以发挥正性肌力作用。但也有人认为,若有心脏扩大而其他药物治疗无效时,也可酌情应用短效洋地黄制剂。应用洋地黄类药物前应首先纠正电解质紊乱,同时因其有效剂量接近中毒剂量,若长期应用需定期监测血药浓度。

(2)β 受体激动剂:常用的有多巴胺、多巴酚丁胺、肾上腺素。这三种药物均可兴奋 $β_1$ 受体,提高心输出量。多巴胺、肾上腺素还有兴奋 α 受体的作用,更适用于伴有体循环阻力下降的心源性休克患者。但这三种药物在提高 CO 的同时,都有可能提高心率,增加心肌氧耗,不利于恢复本已十分脆弱的心脏功能,因此在使用中需密切监测,评估用药后的利弊以及对全身组织灌注的影响。

(3)磷酸二酯酶抑制剂:通过增加心血管系统细胞中的环腺苷酸水平,增加心肌收缩力,扩张外周血管。代表药物是氨力农(amrinone)和米力农(milrinone)。因氨力农强心作用较米力农弱,且有血小板减少等副作用,现在已很少在临床应用。因磷酸二酯酶抑制剂的扩血管作用会引起血压下降,因此在使用时需密切监测,必要时需联合小剂量去甲肾上腺素应用。

(4)左西孟旦:是心肌收缩蛋白的 Ca^{2+} 增敏剂,不改变细胞内的 Ca^{2+} 浓度,不影响心率,也不增加心肌耗氧量。但其半衰期较长,不利于在心源性休克复苏时进行瞬时地滴定式调节。同时,其也有扩张血管的作用,可能影响外周灌注压。

5. 血管活性药物　该类药物主要指血管扩张药和血管收缩药两大类；两类作用迥然不同，但均广泛用于休克治疗中。在应用血管活性药物过程中，应避免仅仅为了追求所谓正常血压水平而滥用血管收缩药；或者不顾生命器官所必需的灌注压，片面强调应用血管扩张药，造成组织器官灌注不足。这两种做法都是不可取的。

(1)使用原则：①无论何种类型的休克首先必须补足血容量，但在低血容量没有得到纠正时，就应使用血管加压类药物以保证低血压时的血流灌注。推荐将 MAP 保持在≥65mmHg，具体治疗目标根据患者基础疾病及病情变化而定。②必须及时纠正酸中毒，因为一切血管活性药物在酸性环境下(pH<7.3)均不能发挥应有作用。③使用血管收缩药用量不能过大，以免引起血管剧烈收缩，加剧微循环障碍和肾脏缺血，诱发或加剧肾衰竭；同时外周血管阻力明显增高，增加心脏后负荷，加剧心功能衰竭。④应密切关注药物输注浓度及速度，以免造成血压剧烈波动，有条件均应采取输液泵控制输注速度。待血压平稳后，视病情和休克纠正情况，逐渐减慢输注速度或降低药物浓度，直至停药。⑤应用血管扩张药后，由于淤积在毛细血管床内的酸性代谢产物可较大量地进入体循环，加重机体酸中毒，因此应根据血气分析和二氧化碳结合力等有关参数，酌情补充碳酸氢钠。⑥应用血管扩张药初期可能会出现一过性血压下降(常降低 10～20mmHg)，若此时休克症状并无加重，可在密切观察下待微循环改善后血压多能逐渐回升。若经 30～60分钟观察，血压仍偏低，患者烦躁不安，应适当加用血管收缩药，如去甲肾上腺素等提升血压。⑦用血管活性药物同时：必须配合病因治疗和其他治疗措施。

(2)药物选择：心源性休克时血管活性药物的选择要根据休克的不同状态，器官组织对流量和灌注压的不同要求来决定。既要维持合适的后负荷，不增加额外的心脏射血阻力，又要改善组织器官的微循环血流障碍，最终改善全身氧输送。去甲肾上腺素对于心源性休克合并外周阻力下降的患者可以提高灌注压，改善心脏和全身的血流灌注；而 α 受体阻滞剂如酚妥拉明可以解除血管痉挛，改善微循环。一些正性肌力药物如肾上腺素、异丙肾上腺素对某些血管也有扩张作用，从而降低外周阻力，促进微循环功能的恢复。硝酸甘油可以扩张冠状动脉，改善心肌血供，对心肌缺血引起的心源性休克有治疗作用。

6. 其他　近年来，新型抗休克药物不断问世，加上对休克认识的深入，对某些药物的抗休克作用有了新的认识。现将有关药物作一简介。

(1)纳洛酮(naloxone)：许多神经肽在介导多种休克状态的心血管反应中起作用。休克时血中 β-内啡肽水平增高，它通过中枢的鸦片受体抑制心血管功能，使血压下降；而纳洛酮属于鸦片受体阻滞药，可逆转休克状态。纳洛酮抗休克的可能机制包括：①纳洛酮具有拮抗 β-内啡肽和兴奋中枢的作用，可阻断内啡肽抑制自主神经调节，结果导致中枢交感神经冲动发放增加，肾上腺髓质分泌增多，血中去甲肾上腺素和肾上腺素水平均升高，使血压升高；②抑制中枢迷走神经发放冲动，减弱迷走神经对心血管功能的抑制作用；③能拮抗外周组织释放的鸦片样肽的作用；④具有稳定溶酶体和兴奋呼吸的作用，能减少心肌抑制因子的产生。

纳洛酮对正常人并无加压作用，仅在休克状态下才有升压作用。本药副作用少，偶尔可出现躁动不安、心律失常和血糖降低等。

(2)1,6-二磷酸果糖(fructose-1,6-diphosphate,FDP)：1,6-二磷酸果糖是葡萄糖代谢过程中的重要中间产物，具有促进细胞内高能基团的重建作用，可用于心源性休克的辅助治疗。

(3)血管紧张素转换酶抑制药(ACEI)：目前已知，休克过程中，由于交感神经兴奋，肾脏缺血，导致肾素-血管紧张素系统兴奋，而血管紧张素Ⅱ具有强力缩血管作用，可促进微循环障碍进一步加剧，且对交感的缩血管作用有协同作用，因此应用血管紧张素转换酶抑制药可拮抗血管紧张素Ⅱ的上述作用。常用药物有卡托普利、依那普利等。

7. 循环辅助装置　对于心源性休克的患者，除了上述治疗措施外，机械性循环辅助装置也是近年来发展较为迅速的治疗手段之一。主要包括主动脉内球囊反搏(intra-aortic balloon pump,IABP)、体外膜氧合(extracorporeal membrane oxygenation,EOMO)、左心室辅助装置(left ventricular assist device LVAD)。

(1)主动脉内球囊反搏:通过球囊在降主动脉内与心动周期同步的充放气,可以使心脏收缩期后负荷降低、做功减少;舒张期冠状动脉血流增加;平均动脉压升高;减少心肌耗氧量。从而在心源性休克中补充替代部分受损的心功能。但 IABP 应用也有一定的局限性,对持续性快速型心律失常或严重动脉粥样硬化患者 IABP 效果欠佳。同时 IABP 还可能引起肢体缺血等并发症。

(2)体外膜氧合:对于心源性休克患者主要采用 V-A 模式,可以为其提供呼吸循环支持。早期应用可以尽快达到血流动力学稳定,避免因持续性休克导致严重并发症,为病因治疗争取时间。

(3)左心室辅助装置:相较于 IABP,LVAD 可提供额外动力,能有效代替心脏做功。广泛用于心源性休克、心脏术后循环支持等领域。

(三) 病因治疗

病因治疗是心源性休克能否逆转的关键措施,例如急性心肌梗死施行紧急经皮冠脉腔内成形术(PTCA)和冠脉搭桥术(CABG),这些新措施为心肌梗死治疗开创了新纪元。实践证明,急性心肌梗死合并心源性休克若单纯药物治疗,其病死率高达 80%,溶栓治疗不能显著降低病死率。目前认为,只有紧急 PTCA 和(或)CABG 才有可能降低病死率,且尽可能在休克开始后 24 小时内执行,若超过 24 小时,即使冠脉血运重建,其病死率仍然很高。一般认为,急性心肌梗死合并心源性休克对血管活性药物有反应者,仍可应用静脉溶栓治疗。当对升压药物反应不佳时,应在主动脉内气囊反搏支持下行急诊冠脉造影,并对闭塞的梗死相关动脉(IRCA)进行 PTCA。对于非梗死相关动脉有慢性完全闭塞病变存在,而该血管分布区域内有存活心肌,亦应考虑试行 PTCA;对 IRCA 的 PTCA 未成功者,特别是多支病变,血管又适合搭桥者,可考虑急诊 CABG。持续性严重心律失常所致心源性休克,若属室性心律失常可予药物或同步直流电电复律。极度心动过缓所致心源性休克,药物治疗无效者,宜安置人工心脏起搏器。至于各种心脏病所致的心源性休克,应在抗休克治疗同时分别采用相应处理。

(严 静 汤 铂)

第四十九章 分布性休克

    分布性休克源于血流动力学分类,基本机制为血管收缩舒张功能调节异常导致的休克。这类休克中,一部分表现为体循环阻力正常或增高,主要是容量血管扩张,循环血量相对不足所致,常见原因包括神经节阻断、脊髓休克等神经性损伤或麻醉药物过量等;另一部分是以体循环阻力降低为主要表现,导致血液重新分布,主要见于感染性休克。严重的全身性炎症反应也可引起分布性休克,主要见于重症急性胰腺炎早期、严重烧伤早期等。典型的血流动力学特点是心输出量升高或正常,伴体循环阻力降低。低血压、脉搏洪大、四肢末梢温暖是常见的临床特征。临床上,分布性休克早期往往表现为循环容量不足。与低血容量休克不同的是,分布性休克的循环容量改变不是容量丢失到循环系统之外,而仍然保留在血管内,只是因为血管收缩与舒张调节功能的异常使容量分布在异常部位。所以,单纯的容量补充常常不能纠正休克。虽然严重感染时存在毛细血管通透性增加,导致有效循环血量明显降低,但导致休克的基本原因依然是血流的分布异常。感染性休克是分布性休克的主要类型。

第一节 分布性休克的诊断

一、病因

    导致分布性休克的原因很多,主要包括:①各种严重感染导致的感染性休克;②急性重症胰腺炎、烧伤早期、创伤等引起的全身性炎症反应性休克;③神经节阻断、脊髓休克、颅内高压等导致的神经源性休克;④药物过敏致过敏性休克;⑤肾上腺皮质功能不全引起的内分泌性休克等。其中感染性休克是最常见的分布性休克。

二、分布性休克的特点

    分布性休克的典型血流动力学特点是高排低阻。但在分布性休克的早期,由于血管扩张,未及时容量复苏,机体处于低容量状态,表现为体循环阻力升高、心输出量正常或降低。经积极的容量复苏后,心脏获得充足的前负荷,表现为体循环阻力明显降低,心输出量明显升高。

    当然也有少数分布性休克患者,特别是感染性休克患者,经积极容量复苏,心脏前负荷恢复后,血流动力学未表现为高排低阻,而仍然表现为低排高阻。主要原因包括:①分布性休克伴有心肌梗死或严重心肌缺血,导致心脏功能严重抑制,前负荷恢复后仍然不能代偿性增加心输出量;②分布性休克,特别是感染性休克,如心室顺应性明显降低,则由于心脏舒张功能障碍,导致患者前负荷恢复后仍然不能代偿性增加心输出量,出现低排高阻。

    尽管分布性休克首先表现为低前负荷状态,但与低血容量性休克具有明显不同的特征。低血容量性休克以血管内容量明显减少为特征,而分布性休克引起的循环容量减少是相对的,血管收缩和舒张功能异常使血管容积明显增加,血容量分布到异常部位,导致有效循环血量减少,也就是说,血管收缩和舒张异常导致血流分布异常是导致分布性休克早期低血容量状态的根本原因。容量补充能够纠正低血容量性休克,而分布性休克则不能纠正。因此,不能将分布性休克早期的低血容量状态与低血容量性休克混为一谈。

感染性休克是分布性休克的典型类型。下面以感染性休克为例,试述分布性休克的发病机制、病理生理和诊断。

三、发病机制

机体遭受各种感染(细菌、真菌、病毒、寄生虫及毒素)时激活机体免疫炎症系统,导致全身炎症反应,引起组织细胞的自身性破坏,最终发生感染性休克。感染是感染性休克的始动因子,而感染性休克是机体炎症反应失控的结果,从本质上来看,感染性休克是全身炎症反应综合征导致自身损害的结果。机体受到感染性侵袭时,必然引起炎症反应。细胞或毒素激活巨噬细胞等炎症细胞,释放大量的炎性介质,其中白介素-1(IL-1)-和肿瘤坏死因子(TNF)可进一步激活机体炎性细胞,形成瀑布一样连锁反应,可引起广泛的全身代谢和生理功能的紊乱。主要包括:①发热和白细胞动员;②肝脏合成功能;③能量利用障碍;④血管通透性增加等。

炎性细胞因子引起广泛血管舒张效应和毛细血管通透性增高,使有效循环容量明显减少,这是感染性休克最重要的发病机制。①一氧化氮暴发性释放:TNF等炎性细胞因子刺激巨噬细胞、中性粒细胞、肝细胞等,激活在生理状态下不表达的诱导型一氧化氮合酶,导致一氧化氮暴发性释放,血管强烈扩张,严重时可出现对α受体激动剂无反应的"血管麻痹"状态;②血管内皮损伤和毛细血管通透性明显增加:首先,TNF等炎性细胞因子直接或间接损害血管内皮细胞,导致血管通透性明显增加,使液体到细胞外。其次,炎性细胞因子同时经经典及旁路途径激活补体系统,C3a和C5等补体系统激活产物引起毛细血管扩张和通透性明显增加。另外,微生物的各种抗原成分激活凝血、纤溶、激肽及缓激肽系统,导致强大的扩血管效应。总之,感染致病微生物和毒素通过激活机体免疫炎症反应,导致强烈的血管扩张和毛细血管通透性增加,构成感染性休克体循环阻力明显降低和血流分布异常的基础。

四、病理生理

感染性休克的血流动力学和氧代谢特征是体循环阻力明显降低、心输出量增加和组织灌注障碍、组织缺氧。血压降低是外周血管扩张、体循环阻力明显降低的结果,而血流分布异常是导致组织灌注障碍和组织缺氧的根本原因。

(一) 体循环阻力降低

体循环阻力降低是感染性休克的主要血流动力学改变。一氧化氮和炎症介质的暴发性释放导致血管扩张和通透性增加是体循环阻力降低的病理生理基础。病理性的动脉系统扩张是感染性休克的主要血流动力学特点。虽然血中儿茶酚胺水平增加,但α受体的兴奋性明显下降,血管的自身调节功能受损。导致这种现象的原因尚不十分清楚,但几种起主要作用的炎性介质已经受到十分的关注。肿瘤坏死因子(TNF)有直接的血管扩张作用,白介素-1(IL-1)和前列腺素也可通过影响α受体和直接的作用而导致血管的扩张。近年来对一氧化氮(NO)的研究正在逐步深入。NO是由左旋精氨酸通过一氧化氮合成酶(NOS)的作用转化而成,主要通过激活可溶性尿苷酸环化酶而增加内皮细胞和平滑肌细胞内的cGMP水平,导致血管扩张。正常情况下,主要在内皮细胞、脑组织和肾上腺内合成一定量的NO,起调节血管张力的作用。感染时,巨噬细胞、中性粒细胞、Kupffer细胞、肝细胞等在内毒素、TNF、IL-1、γ-干扰素等炎性介质的作用下产生大量的、在正常生理状态下不存在的诱导型NOS,而释放出大量的NO,使血管扩张,体循环阻力下降。NO除作用于血管外,还可抑制血小板的聚集和参与白细胞的杀菌作用。另外,有人发现感染性休克时循环中存在目前尚未了解的"血浆因子",在血管扩张中起一定的作用。

(二) 心输出量增加

心输出量在感染性休克时常表现为正常或增高。通常认为心输出量的增加是由于感染性休克时心脏后负荷的下降,血儿茶酚胺水平增高和高代谢状态所致。

应该注意的是感染性休克时的循环容量减少是影响心输出量的主要因素。感染时的高热、容量血管扩张、毛细血管通透性增加等因素都可造成有效循环容量的急剧下降。也正是由于低容量状态在感染性休克的一开始就已明显存在,使得人们在一个相当长的时间内错误地认为感染性休克与心源性休克有着基本相似的血流动力学改变。直到 20 世纪 70 年代后期,当临床上注重了早期的容量复苏后,才认识到心输出量增高是感染性休克的主要表现形式,甚至在出现顽固性低血压,呈现临终状态时,心输出量仍然可能保持在高于正常水平。心输出量的正常或增高并不等于感染性休克时心脏功能不受到损害。1984 年,Parker 等人已经证实,感染性休克的早期已经出现左心室射血分数下降。感染时出现心肌抑制的主要原因曾被认为是冠状动脉灌注不良所致。近年来,由于积极的容量复苏及血管活性药物的合理应用,已经发现感染性休克时的冠状动脉血流量并不减少,而是正常甚至增加,但这时流经心肌的动静脉血氧含量差明显减少,提示心肌的氧摄取能力下降,存在氧供需的失衡状态。造成这种现象的原因是在感染时心肌抑制因素的存在。如 TNF、IL-1、白介素-2(IL-2)、白介素-6(IL-6)、NO 都可以影响心肌细胞的代谢状态和血管反应性,直接或间接地抑制心肌的收缩力。早期的左心室射血分数下降,可能因为舒张末容积的扩大而维持了正常或高于正常的心输出量。反而那些左心室扩大不明显,不足以维持心输出量的患者有更高的死亡率。

(三) 肺循环阻力增加

感染性休克时常伴有肺动脉压力的增高,多表现为轻度至中度的肺动脉高压。其原因可能是由于在感染性休克时肺循环与体循环的血管反应性的不同。动物实验发现感染性休克时肺循环血管对去甲肾上腺素的反应性并不像体循环血管那样受到抑制。肺循环阻力升高造成右心后负荷的增加,影响右心室功能。所以,应注意在感染性休克时中心静脉压(CVP)与肺动脉嵌顿压(PAWP)的不一致性。心率在感染性休克时可以加快,但也有心率减慢的报道,可能与 β 受体的数量减少及亲和力下降有关。炎性介质和毒素可以影响心脏传导系统,导致心律失常。

(四) 循环高流量与组织缺氧

感染性休克时的心输出量的正常或增高提示循环高流量状态的存在。这与同时的组织缺氧,如血乳酸水平增加、酸中毒等似乎有自我相驳之处。这种现象强烈地提示一定有流量改变之外的原因导致了休克的发生。近年来的研究强调了这样的几种可能性。

(1)血流分布异常:阻力血管舒缩调节功能的损害是造成血流分布异常的基础,以致尽管在心输出量增高的情况下,一些器官仍然得不到足够的血流灌注,甚至在同一器官的内部也可以出现一部分区域组织的血流灌注过多,而另一部分灌注不足。动物实验已经发现在感染性休克时不同器官血流灌注的不同改变,且与其他类型的休克有着明显的不同。

(2)动—静脉短路的开放:从理论上讲,动-静脉分流量的增加是在感染时容易出现,且易造成心输出量增高,同时伴有组织灌注减少的重要原因。但是,这种理论尚需进一步的工作加以证实。曾有实验发现,经左心室注入直径为 15μm 的放射性颗粒并不能出现在静脉系统,反而被阻留在毛细血管水平。动-静脉短路(直径 25～40μm)如果开放,应足以使这些颗粒通过。

(3)线粒体功能不全:细菌毒素和炎性介质对细胞的影响是造成线粒体功能不全的主要原因,以致在正常灌注或高灌注条件下的细胞缺氧。对这种解释,虽然目前未得到反对性证据,但尚有待于进一步论证。

五、诊断

(一) 临床诊断

脓毒症是指伴有系统表现的确诊或可疑的感染(表 49-1-1)。严重脓毒症是伴有器官功能障碍或组织低灌注的脓毒症(表49-1-2)。而感染性休克指由脓毒症引起的低血压状态,且不能被单纯容量复苏所纠正。感染性休克可以认为是以严重脓毒症、低血压、低灌注为表现的脓毒症特殊类型。

表 49-1-1 脓毒症的诊断标准

确诊或可疑的感染,伴有下述表现:

一般指标

发热(>38.3℃)

低体温(核心体温<36℃)

心率>90 次/分或大于同年龄正常值两个标准差

呼吸急促

神志改变

明显水肿或需要液体正平衡(>20ml/kg 超过 24 小时)

高血糖(无糖尿病情况下血浆血糖>140mg/dl 或 7.7mmol/L)

炎症指标

白细胞增多(WBC>12×10^9/L)

白细胞减少(WBC<4×10^9/L)

白细胞计数正常,但有超过 10% 未成熟细胞

血浆 C 反应蛋白高于正常值两个标准差

血浆降钙素原高于正常值两个标准差

血流动力学指标

低血压(收缩压<90mmHg,平均动脉压<70mmHg,或成人收缩压下降超过 40mmHg,或低于同年龄正常值两个标准差)

器官功能受损指标

低氧血症(PaO$_2$/FiO$_2$<300)

急性少尿(经容量复苏后,尿量<0.5ml/(kg·h)持续 2 小时以上)

血肌酐升高>0.5mg/dl 或 44.2μmol/L

凝血异常(INR>1.5 或 aPTT>60 秒)

肠梗阻(无肠鸣音)

血小板减少(PLT<100×10^9/L)

高胆红素血症(血浆总胆红素>4mg/dl 或 70μmol/L)

组织灌注指标

高乳酸血症(>1mmol/L)

毛细血管再充盈减慢或呈花斑状

表 49-1-2 严重脓毒症

严重脓毒症=伴有器官功能障碍或组织低灌注的脓毒症

脓毒症引起的低血压

乳酸高于实验室正常值上限

经容量复苏后,尿量<0.5ml/(kg·h)持续 2 小时以上

非肺部感染时急性肺损伤 PaO$_2$/FiO$_2$<250

续表

肺部感染时急性肺损伤 $PaO_2/FiO_2<200$
血肌酐$>2.0mg/dL(176.8\mu mol/L)$
胆红素$>2mg/dL(34.2\mu mol/L)$
血小板$<100\times10^9/L$
凝血障碍(国际标准化比值)>1.5

(二) 血流动力学特点

感染性休克的血流动力学特点是体循环阻力下降,心输出量正常或增高,肺循环阻力增加。感染性休克的血压下降是继发于阻力血管的扩张。导致组织灌注不良的原因是血流分布异常。心输出量正常或升高与组织低灌注并存是感染性休克的特征。

1. 体循环阻力下降　病理性动脉系统扩张是感染性休克的主要血流动力学特点。阻力血管的扩张导致体循环阻力的下降,这是感染性休克时发生血压下降的主要原因。

2. 心输出量正常或增高　感染性休克早期常常存在低血容量状态,血流动力学表现为低排高阻,似乎与心源性休克有相同的血流动力学表现。但研究证实,前负荷正常或积极体液复苏后,心输出量增高是感染性休克的主要表现形式,主要与外周血管阻力降低和心室扩张、顺应性增加有关。甚至在感染性休克患者临终状态时,心输出量仍然保持在高于正常水平上。对于逐渐恢复的感染性休克患者,心室容积逐渐缩小,顺应性恢复,心输出量也逐步恢复正常。

3. 肺动脉压力升高　可能与肺循环和体循环的血管反应性不同,也可能与感染引起的肺损伤有关。

如经过仔细的体格检查后,休克原因仍不清楚,放置肺动脉漂浮导管对诊断及治疗均有益。感染性休克的特点是经过积极容量复苏后,肺动脉嵌顿压大于10mmHg,心输出量正常或高于正常,而动脉血压仍低,体循环阻力明显降低。值得注意的是:第一,所有引起体循环阻力明显降低的疾病均可表现出上述血流动力学特征,例如,动静脉分流的患者也符合以上标准;第二,不是所有感染性休克患者均表现典型的血流动力学特点。合并心功能衰竭的感染性休克患者,体循环阻力可能不低,心输出量并不升高,甚至降低。

应注意将感染性休克与非感染因素引起的低体循环阻力低血压进行鉴别诊断。低体循环阻力低血压常见于严重肝病、食物及药物过敏、扩血管药物过量、原发性及继发性肾上腺功能不全和动静脉瘘等。过敏常伴有支气管哮喘及喉头水肿和皮肤过敏表现,严重时有腹泻及红皮病。药物中毒见于药物接触史,镇静药过量也会引起低血压,常伴有意识障碍。

(三) 病原学诊断

明确导致感染性休克的感染灶及其致病菌,是确诊感染性休克病因的关键。结合病史,体检及实验室检查,感染部位常可明确。中枢神经系统感染、肺部感染、腹腔感染或泌尿系统感染、皮肤或软组织感染、菌血症等均是感染性休克的常见原因。

重症肺炎是感染性休克的常见原因。铜绿假单细菌、不动杆菌、金黄色葡萄球菌、肠杆菌科和嗜肺军团菌等是较常见的致病菌。剧烈呕吐、吞入尖锐物品以及食管镜检查,可引起食管穿孔和急性纵隔炎,胸片检查可见纵隔积气,食管造影可明确诊断。

中枢神经系统感染也常引起感染性休克。细菌性脑膜炎以肺炎球菌和脑膜炎双球菌感染较多见。多数患者存在颈项强直,意识障碍。肺炎球菌脑膜炎患者,胸片上常有肺炎表现。脑膜炎双球菌性脑膜炎引起的休克,常无脑膜炎表现,但皮肤常有瘀点、瘀斑。神经外科术后发生的医院获得性颅内感染,金黄色葡萄球菌、肠杆菌科、铜绿假单胞菌是主要病原,但早期很少发生休克。脑脓肿,硬膜下或硬膜外脓肿及病毒性脑炎的神经系统症状明显,但很少合并休克。

腹腔感染是感染性休克的主要原因之一。患者大多有腹部手术史,化脓性胆管炎和胆囊脓肿最为常见。肠穿孔并发急性腹膜炎及肠黏膜缺血也常引起感染性休克。急性胰腺炎后期的继发性感染是休克的重要病因之一。乳酸酸中毒进行性加重是休克的强烈信号。对女性患者,流产或子宫内膜炎也可能引起腹腔感染。急性肾盂肾炎多见于尿道梗阻引起的肾盂积脓,有时也引起休克,细菌主要是来自肠道的大肠埃希菌或者是肠球菌。当患者出现腹腔感染征象时,应早期处理。腹部平片有助于肠穿孔的诊断,腹部超声和CT有助于胆系疾病、腹腔内脓肿、胰腺及肝周脓肿、肾盂肾炎的诊断。血管造影可以排除或明确肠系膜动脉的缺血。

皮肤及软组织感染也引起感染性休克。常见于金黄色葡萄球菌和链球菌引起的各种类型的蜂窝织炎。静脉注射吸毒者易发生革兰阴性菌,特别是假单胞菌感染,临床症状明显,常伴有菌血症。由厌氧菌及需氧菌混合引起的坏死性软组织炎易导致休克。另外,A族B型溶血性链球菌引起组织的坏死和毒素释放,也易引起感染性休克。

实验室检查有助于感染性休克诊断。白细胞计数增加伴核左移或白细胞计数减少的患者伴杆状核白细胞明显增加,均提示患者存在严重感染。即使临床上无过度通气的表现,血气分析可显示呼吸性碱中毒,有时伴有轻度的低氧血症,而且常伴有乳酸浓度升高的代谢性酸中毒。呼吸性碱中毒及不同程度的代谢性酸中毒见于各型休克。血清胆红素、碱性磷酸酶及转氨酶升高提示胆道梗阻。早期血清肌酐升高多见于肾盂肾炎及肾盂脓肿,尿检常见白细胞。

血及尿道细菌培养对所有感染患者都是必需的。除非胸片完全排除肺部感染,否则呼吸道分泌物的革兰染色及培养也是必需的。可疑部位的细菌培养包括胸腔积液、腹水、脓肿或窦道的引流液、关节腔积液等细菌性检查有助于感染的病原学诊断。对有颈项强直、头痛及意识障碍的患者应进行腰穿及脑脊液培养。

感染部位标本的革兰氏染色是快速选择抗菌药物的根据,也是诊断病原菌的依据。经验性抗菌药物治疗的同时,应及时送检有关感染部位的标本等待培养结果。许多化脓性细菌培养较快,24小时可培养出细菌,但药敏需再等24小时,而厌氧菌培养至少需72小时。

(四) PIRO 分级系统

全身性感染和感染性休克的概念和诊断对于广大临床医师和研究人员仍然是有用的,但目前相关的定义不能精确地反映机体对感染反应的分层和预后。2001年12月SCCM、ACCP、美国胸科学会(ATS)、欧洲危重病学会(ESICM)及美国外科感染学会(SIS)在美国华盛顿召开联席会议,对1991年ACCP/SCCM提出的sepsis相关术语的定义和诊断标准重新进行评估,最终形成共识文件,其主要内容可以总结为:会议设想制订出sepsis的分级诊断系统,它以易患因素、感染性质、机体反应特征、器官功能障碍程度等为基础,即所谓PIRO分级系统,将有利于提高严重感染和感染性休克患者救治水平,最终改善感染性休克的预后。

PIRO分级系统的基本内容包括:①易患因素指sepsis患者病前的基础状况、年龄、性别、文化、宗教习俗、对疾病及治疗的反应性、对sepsis的易感性等;②感染或损伤主要涉及感染的部位、性质和程度、致病微生物种类及其毒性产物、药物敏感性等;③要求所采用的指标能够准确、客观反映机体反应严重程度,通过临床流行病学观察以确定新的指标是否有助于sepsis患者的分层分析;④希望建立一个类似肿瘤患者诊断的肿瘤淋巴结转移(TNM)分类系统,最终能清晰而又准确地反映器官功能障碍程度。

六、血流动力学监测

由于机体交感神经和副交感神经系统的作用,对于休克的判断不能只以"正常"的血流动力学参数来界定,而应注重循环血量是否满足组织的代谢需求;在关注临床症状和传统血流动力学指标的基础上,更应重视氧输送的足够和组织代谢的充分,分布性休克的特征是氧输送正常或增高状态下的组织缺氧。对感染性休克患者进行客观细致的、量化并动态连续的血流动力学监测对及时评估病情和指导治疗有着非常重要的价值。

（一）一般监测

1. 神志 休克早期主要是精神状态的改变,反映中枢神经系统缺血缺氧,后期中枢抑制出现表情淡漠、反应迟钝、意识模糊或昏迷。

2. 皮肤 交感神经兴奋致皮肤血管收缩、汗腺分泌增加,出现皮肤苍白、周围性发绀或花斑状改变、四肢湿冷,毛细血管再充盈时间延长(≥2秒)。

3. 脉搏细弱,心音低钝,血压下降。

4. 呼吸加快。

5. 尿量减少 提示肾脏灌注不足。

严重感染与感染性休克时组织持续缺氧,上述指标的出现提示脏器有效灌注不足,但对组织氧合改变的反应不够敏感,经过治疗干预后,上述临床指标可得到恢复,但组织灌注与氧合并不一定改善。

（二）血流动力学监测

血流动力学的监测对严重感染与感染性休克的早期诊断、预后的判断以及治疗过程中效果的观察、方案的反馈与调整至关重要,早期合理地选择监测指标并正确解读有助于指导严重感染与感染性休克患者的治疗。常规血流动力学监测可以用于基础循环状态、容量复苏和药物治疗效果的评价,其核心内容是组织灌注与氧代谢状况,包括全身和局部灌注指标的监测。

1. 无创血流动力学监测

(1)心率与心音:心率增快为心血管功能失代偿时心脏首先发生的代偿机制,以保证足够的心输出量,但心率代偿过快将导致左室舒张末期容积不足和心肌供血受限,严重心血管失代偿时心率下降。另外,第一心音幅值的大小与心肌收缩能力强弱和左心室压力上升最大速率的变化密切相关。

(2)无创血压:通过袖带方式和多普勒血流技术测定的动脉压。简单、方便、可间断监测;测定应选用合适的袖带,适当的紧张度,减少压力的衰减;相比收缩压或舒张压,平均动脉压(MAP)能更好地反映组织灌注水平,一般以 MAP<65mmHg 视为组织灌注不足。感染性休克往往表现高心输出量和血管扩张,复苏时需要维持 MAP 在 65mmHg 以上。

(3)超声心动图:常规超声心动图可床旁检查以直接获取心脏解剖、功能及血流动力学方面的信息,在重症患者的诊断和监护中显示出独特的应用价值。常用心血管功能指标包括每搏输出量(SV)、左室舒张末期容积(LVEDV)、左室收缩末期容积(LVSDV)、短轴缩短率(shortening fraction)、射血分数(EF)及 E/A 峰比值等,但床旁进行的超声检查受透声条件、体位等影响。

(4)胸电阻抗法(thoracic electrical bioimpedance,TEB):是将 8 枚电极分别置于颈部和胸部两侧,利用颈部和胸部的胸腔生物阻抗电极来测定胸腔生物阻抗的变化评估患者的血流动力学状况和心脏功能,随着主动脉内血流量变化,其阻抗也随之变化。TEB 可同步连续动态监测记录 16 项参数,包括 SV、CO、心肌加速度指数(ACI)、胸液成分(TFC)、外周血管阻力(SVR)等。TEB 操作简单、费用低,但抗干扰能力差,易受呼吸、机械通气、肥胖、放置胸腔闭式引流管及心律失常等的干扰,不适合应用于特殊体形(如过高、消瘦、超重)的人群以及主动脉瓣反流、重度高血压的患者,故无法完全取代有创监测。

(5)超声心输出量监测(ultrasonic cardiac output monitoring):是将多普勒超声探头放置在相对与大动脉起始部位合适的位置,通过监测主动脉和肺动脉血流,无创监测左右心心排量的方法。如将超声探头置于胸骨上窝或锁骨上窝或胸骨左缘第 2~4 肋间隙为 USCOM 技术;将前端带有超声换能器(直径 5mm)的特殊气管导管置入气管进行监测的为经气管导管多普勒测定法(transtracheal Doppler);将超声探头经口置入食管,探头位置置于第 3、4 肋骨或第 5、6 胸椎间隙进行监测的方法为食管超声技术(TEE)。上述各技术部位不同,但机制相同。可测定 CO、血流峰流速等多项心功能指标,均与热稀释法具有良好的相关性。具有高敏感度及良好重复性,是准确、无创、操作简便的监测方法,适用于从新生儿至成年人的任何年龄阶段。气管导管法技术要求高,有喉头水肿可能。TEE 技术配有 M 型 10MHz 和多普勒超声 5MHz 系统探头,通过 M 型超声定位系统可以清晰看到主动脉前后壁,同步精确连续测量单位时间内主动脉内的血流速度(ABF),不需要根据年龄、身高等参数来间接推算主动脉直径。

(6)部分二氧化碳重吸收法监测(NICO):根据 Fick 原理,以 CO_2(弥散能力强)为指示剂,在气管导管和呼吸机 Y 型环路间加上一个 CO_2 分析仪,由 CO_2 产生量和呼气末 CO_2 与动脉 CO_2 含量之间的比例常数求得心输出量(CO)。可连续自动监测 CO 及心脏指数等指标,与热稀释法有良好的相关性。该法测定是假设混合静脉血 CO_2 浓度不变,肺动脉分流是通过动脉血氧饱和度和吸氧的部分(FiO_2)间接算出,凡影响混合静脉血 CO_2、无效腔潮气量比及肺内分流的情况均可影响 CO 监测结果的准确性。该方法避免了肺动脉插管可能带来的损伤和并发症,且操作简单,但仅能局限应用在气管插管的机械通气患者。

2. 有创血流动力学监测 有创血流动力学监测包括体循环的监测参数:中心静脉压(CVP)与心输出量(CO)和体循环阻力(SVR)等;肺循环监测参数:肺动脉压(PAP)、肺动脉嵌顿压(PAWP)和肺循环阻力(PVR)等;氧输送监测参数:氧输送(DO_2)、氧消耗(VO_2)等;氧代谢监测参数:血乳酸、脉搏氧饱和度、混合静脉血氧饱和度(SvO_2)或中心静脉血氧饱和度($ScvO_2$)的监测等。监测和评估全身灌注指标(DO_2、VO_2、Lac、$ScvO_2$ 或 $ScvO_2$ 等)以及局部组织灌注指标(胃黏膜 pH 测定或消化道黏膜 PCO_2 测定等)很有必要。

(1)中心静脉压(CVP):CVP 反映右心功能和有效循环血容量负荷,相当于右心房和右心室舒张压。其只能反映右心室与回心血量之间的关系,不能反映左心的功能,临床价值也存在争议。即使是在健康志愿者中,CVP 也与心室的充盈程度没有必然的关联。此外,除去医务人员的技术原因,还有其他因素影响 CVP 与 PAWP 测定,如心率、心室顺应性、肺静脉压、胸腔内压等。动物实验表明,腹腔高压或腹腔间隔室综合征时 CVP 增加,腹内压达到 20mmHg 以上时尤其显著。因此,CVP 单个测量值价值不大,但在参考基线水平的基础上观察其动态变化则有一定意义。近年来,CVP 作为压力指标评价容量负荷受到了挑战,现认为 CVP 反映的只是压力指标,而压力指标与容量曲线并不成直线相关,受到心脏顺应性的影响。

一般认为 CVP 8~12mmHg 作为严重感染和感染性休克的治疗目标。因此,中心静脉导管在严重感染诊断确立时应早期予以留置。

(2)有创动脉压:通过桡动脉、足背动脉或股动脉置管,连接换能器,可连续监测有创脉压。脉压变化的意义比单一收缩压或舒张压改变要大。有创动脉压比袖带法(无创)结果高(2~8mmHg),低血压状态时可高(10~30mmHg)。有创动脉压监测的另一个优点是可连续监测、连续显示每次心搏的压力曲线。但有发生动脉痉挛、损伤、局部血肿或感染等风险。

(3)静动脉血二氧化碳分压差($Pcv-aCO_2$):根据 Fick 原理,$Pcv-aCO_2$ 和全身组织 CO_2 的产生成正比,与心输出量成反比。若我们假定一段时间内全身组织产生的 CO_2 速率恒定,则 $Pcv-aCO_2$ 的变化可以间接反映心输出量的变化。正常情况下 $Pcv-aCO_2$ 在 2~5mmHg,但当患者出现感染性休克,循环血流量不足时,$Pcv-aCO_2$ 明显升高,提示我们可以通过调整容量或强心治疗提高 CO,最终达到改善组织灌注的目标。

(4)肺动脉漂浮导管(PAC):经颈内静脉插入 Swan-Ganz 导管至肺动脉,可以检测右房压(RAP)或 CVP、右室压(RVP)、肺动脉收缩压(PASP)、肺动脉嵌顿压(PAWP),应用热稀释法还可监测心输出量(CO);同时通过体循环动脉和肺动脉采血(混合静脉血)可测量动静脉氧分压差;可计算体循环阻力(SVR)和肺循环阻力(PVR)。以热稀释法测定 CO 在临床应用广泛。测定 CO 对于判断心功能、诊断心力衰竭和低心排都具有重要意义,并可指导临床输液及药物治疗。以 CO 除以体表面积得出的心输出量指数(CI),是比较不同个体心脏排血功能的可靠参数。每搏输出量/每搏输出量指数(SV/SI)主要反映心脏的泵功能,是关键的血流动力学变量。在低血容量和心力衰竭时,SV/SI 是首先改变的变量之一,SI 下降提示心脏射血功能减弱;包括血容量不足(如出血);心室收缩力受损(如心肌梗死);体循环阻力增加;心脏瓣膜功能障碍(如二尖瓣反流)。SV/SI 升高与外周血管阻力降低有关。有随机、多中心、大规模、前瞻性临床研究表明,肺动脉漂浮导管在危重病治疗中对患者的病死率、总住院时间、ICU 住院时间、器官支持治疗时间均无影响。该方法为有创技术,操作复杂,并发症多,易产生感染、肺动脉破裂、血栓形成、心律失常等并发症,且价格昂贵,对操作技术人员要求高,使其在临床应用受到一定的限制。一般认为 PAWP 12~15mmHg 作为严重感染和感染性休克的治疗目标。

(5)脉搏指导连续心输出量监测(PiCCO):将跨肺双指示剂稀释技术与动脉脉搏波形(pulse contour,PC)分析技术结合起来制造出了 PiCCO 系统,该系统同时具备了 CO 的测量和连续监测功能,并可监测容量指标和血管阻力的变化。PiCCO 只需深静脉和动脉置管即可完成。而不需要行漂浮导管。其基本原理是通过经肺热稀释法测量 CO 的同时进行系统校正,然后利用动脉压力波形曲线下面积与 SV 的相关性进行 CO 的实时动态监测。PiCCO 对 CO 的监测与肺动脉导管热稀释曲线测得的 CO 相关性良好。

PiCCO 系统通过热稀释法和脉搏波形连续监测:①心输出量(CO)、每搏输出量(SV)、全心射血分数(GEF);②全身血管阻力(SVR)/全身血管阻力指数(SVRI);③容量监测方面:通过计算可得出全心舒张末期容积(GEDV)、胸腔内血容量(ITBV)和血管外肺水(EVLW)。ITBV 已被许多学者证明是一项可重复、敏感,且比肺动脉嵌顿压(PAWP)、中心静脉压(CVP)等压力指标更能准确反映心脏前负荷的指标,实现了对容量判断从压力监测到容量监测的进步。PiCCO 缺点是需要经肺热稀释法校正,并且系统正确性与动脉波形密切相关。

3. 氧输送与氧代谢

(1)胃黏膜 pH(intramucosal pH,pHi)监测:虽然 Swan-Ganz 导管和血流动力学监测进入临床已极大拓展了循环系统的监测能力,但仍不能解决胃肠缺血(局部脏器)的监测问题。pHi 是能早期、敏感、可靠地反映重症患者内脏局部组织氧合状况充分与否的辅助诊断和监测指标,也是全身组织灌注和氧合发生改变的早期敏感指标,可以判断复苏和循环治疗是否彻底和完全。pHi 不但具有安全、无创、经济的优点,敏感性、特异性等方面也优于其他传统方法。pHi 可早期反映危重患者组织氧合与灌注水平,对危重患者进行疗效评价和预测患者转归,对 ICU 患者的死亡有独立的预警作用。临床上常采用胃 PCO_2 张力计法间接测量胃 pHi,胃 pHi 降低表示黏膜内酸中毒,提示黏膜组织缺氧,内脏血流灌注不足。近年研究认为通过 pHi 可以了解组织氧合,但是能否将之作为感染性休克患者指导治疗的指标尚不确定。

(2)氧输送和氧消耗:氧输送(DO_2)即循环系统向全身组织输送氧的能力,氧消耗(VO_2)是组织细胞氧的消耗量,两者之比为氧摄取率(O_2ER)。通过肺动脉漂浮导管测得心输出量,抽取肺动脉内混合静脉血,结合动脉血气分析和血红蛋白,可计算 DO_2、VO_2 和 O_2ER。O_2ER 反映了组织微循环灌注和细胞线粒体的呼吸功能,正常值为 0.25~0.33,最高可达 0.75,危重患者氧摄取率接近 0.50 时非常危险。在一定范围内如 DO_2 下降,机体增加 O_2ER 以维持 VO_2 不变;若 DO_2 降至临界值以下,O_2ER 仍可有所增加,但已不能满足有氧代谢的需求,VO_2 随 DO_2 下降也呈线性下降,两者存在依赖关系。全身性感染时,机体血流分布异常、各组织氧摄取的不同和线粒体功能障碍,存在"病理性氧供依赖"现象:即使 DO_2 正常或高于正常,也可能存在 VO_2 对 DO_2 的依赖关系,揭示 DO_2 临界值升高和氧摄取能力下降,组织氧供不足,氧债存在;如果氧供达到一定值后,氧耗不再增加,就能逆转氧债,提高危重患者存活率。O_2ER 作为评价氧供需平衡的指标,其效果比单纯应用 DO_2 和 VO_2 更敏感,O_2ER 可以作为判断患者预后的指标。目前认为提高氧输送是对休克进行支持治疗的基本原则。为提高感染性休克患者的氧输送,可以通过提高心输出量,提高血红蛋白含量,更好的呼吸支持,疏通微循环,改善组织水肿。但是,研究表明,提高感染性休克患者的氧输送并不能完全降低病死率。

(3)经皮氧分压($P_{tc}O_2$)和经皮二氧化碳分压($P_{tc}CO_2$):氧代谢动力学参数是反映组织细胞氧合状态的客观指标。临床使用的 S_aO_2 和 P_aO_2 仅反映动脉血的氧合状况,不代表组织细胞对氧的需求和利用。美国学者 Shoemaker 通过 $P_{tc}O_2$ 和 $P_{tc}CO_2$ 进行无创氧动力学监测。$P_{tc}O_2$ 和 $P_{tc}CO_2$ 可反映组织灌注或氧代谢情况。$P_{tc}O_2$反映输送到局部组织的氧,与局部皮下氧张力相关;$P_{tc}CO_2$反映皮下组织CO_2张力。在循环稳定、外周灌注充足时,$P_{tc}O_2$与P_aO_2具有良好的相关性,$P_{tc}O_2$可代替P_aO_2反映循环变化;在心输出量减少时,$P_{tc}O_2$将随局部流量变化,比血压、心率、尿量等更敏感。$P_{tc}O_2$对呼吸和循环变化呈双重反应;P_aO_2、$P_{tc}O_2$成比例降低,提示病变原因在肺部;P_aO_2正常且$P_{tc}O_2/P_aO_2<0.8$,则提示从心脏至局部存在灌注不足。$P_{tc}O_2$的监测较pHi更为直接、精确。无创氧动力学监测方法的最大优点是安全、方便、易操作,数据呈连续动态性,能较客观及时地反映组织细胞内在的氧代谢情况。

(4)动脉血乳酸监测:严重感染与感染性休克时组织缺氧使乳酸生成增加。在常规血流动力学监测指标改变之前,组织低灌注与缺氧已经存在,乳酸水平已经升高。研究表明血乳酸持续升高与APACHE Ⅱ评分密切相关,感染性休克血乳酸>4mmol/L,病死率达80%,因此乳酸可作为评价疾病严重程度及预后的指标之一。但仅血乳酸浓度尚不能充分反映组织的氧合状态,如合并肝功能不全的患者,血乳酸浓度明显升高。进一步研究显示:感染性休克患者复苏6小时内乳酸清除率≥10%者,血管活性药用量明显低于清除率低的患者,且病死率也明显降低(47.2%比72.7%,$P<0.05$);积极复苏后仍持续高乳酸血症者预后不良,故提出高乳酸时间的概念,即乳酸>2mmol/L所持续时间。更多的学者认为连续监测血乳酸水平,尤其是乳酸清除率对于疾病预后的评价更有价值。因此,动态监测乳酸浓度变化或计算乳酸清除率可能是更好的监测指标,有助于筛选出早期患者,有利于严重感染和感染性休克患者的早期治疗。

(5)混合静脉血氧饱和度(SvO_2):SvO_2是严重感染和感染性休克复苏的重要监测指标之一。SvO_2反映组织器官摄取氧的状态。当全身氧输送降低或全身氧需求超过氧输送时,SvO_2降低,提示机体无氧代谢增加。当组织器官氧利用障碍或微血管分流增加时,可导致SvO_2升高,尽管此时组织的氧需求量仍可能增加。在严重感染和感染性休克早期,全身组织的灌注已经发生改变,即使血压、心率、尿量和中心静脉压仍处于正常范围,此时可能已出现SvO_2降低,提示SvO_2能较早地发现病情的变化。中心静脉血氧饱和度($ScvO_2$)与SvO_2有一定的相关性,在临床上更具可操作性,虽然测量的$ScvO_2$值要比SvO_2值高5%~15%,但它们所代表的趋势是相同的,可以反映组织灌注状态。一般情况下,SvO_2的范围在60%~80%。在严重感染和感染性休克患者,$SvO_2<70\%$提示病死率明显增加。临床上,SvO_2降低的常见原因包括心输出量的减少、血红蛋白氧结合力降低、贫血和组织氧耗的增加。

第二节 分布性休克的治疗

感染性休克的治疗包括积极抗感染和器官功能支持治疗。近年来,虽然抗菌药物和器官功能支持手段取得了巨大的进步,但感染性休克的病死率一直居高不下。面对严重感染和感染性休克的挑战,2004年首次发布了《严重脓毒症和脓毒症休克诊疗指南》,强调早期目标性血流动力学支持治疗是感染性休克治疗指南的关键性内容,但除了积极有效的血流动力学支持外,还需要同时联合其他有效的治疗,也就是形成一个联合治疗的套餐,称之为"严重感染的集束化治疗"。此后该指南经过了两次更新,最新的指南收集了众多近年来感染性休克的循证医学证据,对部分推荐意见进行了调整,并于2013年初发布。

(一) 6小时复苏集束化治疗

6小时复苏集束化治疗是指在确诊严重感染立即开始并在6小时内必须完成的治疗措施。包括动脉血乳酸水平测定;抗菌药物使用前留取病原学标本;在1小时内开始广谱抗菌药物治疗;如果有低血压或血乳酸>4mmol/L,立即给予容量复苏(30ml/kg),使中心静脉压(CVP)≥8mmHg;如低血压仍不能纠正,加用血管活性药物,维持平均动脉血压≥65mmHg;若低血压或高乳酸血症持续存在,继续积极复苏使中心静脉血氧饱和度($ScvO_2$)≥70%或混合静脉血氧饱和度(SvO_2)≥65%。血流动力学监测和治疗是早期集束化治疗中最重要的组成部分,早期集束化治疗强调时间紧迫性,尽可能在1~2小时内放置中心静脉导管,监测CVP和$ScvO_2$,开始积极容量复苏,6小时内达到上述目标,并通过监测和调整治疗维持血流动力学的稳定。确诊严重感染和感染性休克的早期 6 小时又被称为"黄金 6 小时",显示出早期集束化治疗在临床上的重要性。

1. 液体治疗　有效循环血量减少是严重感染和感染性休克突出的病理生理改变,尽早恢复有效循环血量是治疗的关键。容量复苏的初期目标是保证足够的组织灌注。一旦临床诊断严重感染和感染性休克,应尽快积极容量复苏,达到早期目标指导(early goal-directed therapy,EGDT)的液体治疗目标。若容量复苏后 CVP 达 8～12mmHg,而 $ScvO_2$ 未达到 70% 或 SvO_2 未达到 65%,需输注浓缩红细胞使血细胞比容达到 30% 以上,或输注多巴酚丁胺强心以达到复苏目标。在接受机械通气的患者,因为其胸腔内压较高,允许中心静脉压达到 12～15mmHg,腹内压高的患者也是如此。

容量复苏是指早期容量扩充,要严密监测患者的反应。在这个时期,要在短时间内输入大量液体,同时要严密监测患者的反应以防止发生肺水肿。在可疑低血容量的患者可以先快速补液,初始容量复苏量应达到 30ml/kg 的晶体液,然后观察患者对容量复苏的反应(血压增高及尿量增多)及耐受性(有无血管内容量过负荷的证据)。同样是严重感染的患者,其容量缺乏的程度却大有不同,随着静脉扩张和毛细血管渗漏,大多数患者在最初的 24 小时内都需要持续大量的容量复苏,入量明显多于出量,此时,不能再以入量/出量比例来判断对容量的需求。

严重感染与感染性休克患者容量复苏时晶胶体的选择一直存在很大的争议。目前关于感染性休克液体选择方面的多项研究显示,晶体液或胶体液在患者复苏的效果上没有差异。但因为人工胶体可能增加肾脏替代治疗的几率,并影响凝血功能,因此推荐首选晶体液进行复苏,不建议使用羟乙基淀粉进行容量复苏。严重感染和感染性休克患者选用生理盐水或白蛋白同样有效。因此对需要大量容量复苏的患者也可选用白蛋白进行治疗。

2. 血管活性药物和正性肌力作用　严重感染和感染性休克的初始治疗应为积极的早期目标指导性的容量复苏,即便在容量复苏的同时,亦可考虑合并应用血管活性药物和(或)正性肌力药物以提高和保持组织器官的灌注压,使平均动脉压≥65mmHg。常用的药物包括去甲肾上腺素、肾上腺素、血管加压素、多巴酚丁胺等。

(1)去甲肾上腺素(norepinephrine):去甲肾上腺素具有兴奋 α 和 β 受体的双重效应。其兴奋 α 受体的作用较强,通过提升平均动脉压(MAP)而改善组织灌注;对 β 受体的兴奋作用为中度,可以提高心率和增加心脏做功,但由于其增加静脉回流充盈和对右心压力感受器的作用,可以部分抵消心率和心肌收缩力的增加,从而相对减少心肌氧耗。因此被认为是治疗感染中毒性休克的首选血管活性药物。其常用剂量为 0.1～2.0μg/(kg·min)。但剂量超过 1.0μg/(kg·min)时,可由于对 β 受体的兴奋加强而增加心肌做功与氧耗。

近年来的一些研究还报告:对于容量复苏效果不理想的感染性休克患者,去甲肾上腺素与多巴酚丁胺合用,可以改善组织灌注与氧输送,增加冠状动脉和肾脏的血流以及肌酐清除率、降低血乳酸水平,而不加重器官的缺血。

(2)肾上腺素(epinephrine):肾上腺素由于具有强烈的 α 和 β 受体的双重兴奋效应,特别是其较强的 β 受体兴奋效应在增加心脏做功、增加氧输送的同时也显著增加氧消耗,其促进组织代谢的产热效应也使得组织乳酸的生成增多,血乳酸水平升高。因此目前不推荐作为感染性休克的一线治疗药物,但在需要增加药物维持血压时,可替代去甲肾上腺素或联合去甲肾上腺素使用。

(3)血管加压素(vasopressin):已发现感染性休克患者血中的血管加压素水平较正常显著降低。某些观察显示,在感染性休克患者,血管加压素通过强力收缩扩张的血管,提高外周血管阻力而改善血流的分布,起到提升血压的作用;也有人推测其作用可能与抑制交感神经冲动及增益压力反射有关。血管加压素还可以与儿茶酚胺类药物协同作用。由于大剂量血管加压素具有极强的收缩血管作用,使得包括冠状动脉在内的内脏血管强力收缩,甚至加重内脏器官缺血,故目前多主张小剂量(0.03U/min)联合去甲肾上腺素应用,使平均动脉压尽快达标。临床上现有的药物目前主要是精氨酸加压素(arginine vasopressin)以及特利加压素(terlipressin)。

(4)多巴胺(dopamine):兼具多巴胺能与肾上腺素能 α 和 β 受体的兴奋效应,在不同的剂量下表现出不同的受体效应。小剂量[小于 5μg/(kg·min)]多巴胺主要作用于多巴胺受体(DA),具有轻度的血管扩张作用。中等剂量[5～10μg/(kg·min)]以 β1 受体兴奋为主,可以增加心肌收缩力及心率,从而增加心肌的做功与氧耗。大剂量多巴胺[10～20μg/(kg·min)]则以 α1 受体兴奋为主,出现显著的血管收缩。既往认为小剂量[小于 5μg/(kg·min)]多巴胺还可以通过兴奋多巴胺受体而扩张肾和其他内脏血管,增加肾小球滤过率,起到肾脏保护效应。但近年来的国际合作研究提示,小剂量多巴胺并未显示出肾脏保护作用。目前推荐:仅有心律失常风险极低或伴有心动过缓的感染性休克患者才考虑使用多巴胺。

(5)去氧肾上腺素:为 α 肾上腺素能受体激动剂,其作用比去甲肾上腺素弱而持久。目前不推荐在脓毒症休克治疗中应用去氧肾上腺素,但以下情况除外:①与去甲肾上腺素相关的严重心律失常;②心输出量偏高,但血压持续偏低;③联合应用正性肌力药/血管收缩药和血管加压素仍不能达到目标平均动脉压时的补救治疗。

(6)多巴酚丁胺(dobutamine):多巴酚丁胺具有强烈的 β1、β2 受体和中度的 α 受体兴奋作用,其 β1 受体正性肌力作用可以使心脏指数增加 25%～50%,同时也相应使得心率升高 10%～20%;而 β2 受体的作用可以降低肺动脉嵌顿压,有利于改善右心射血,提高心输出量。总体而言,多巴酚丁胺既可以增加氧输送,同时也增加(特别是心肌的)氧消耗,因此在心脏充盈压升高且存在低心输出量提示心肌功能障碍时,或者尽管维持合适的血管内容量和合适的平均动脉压仍存在低灌注时推荐输注多巴酚丁胺。其常用剂量为 1～20μg/(kg·min)。

(7)左西孟旦:通过使肌钙蛋白对 Ca^{2+} 敏感性增加来提高心肌收缩力。其不影响心率,也不增加心肌耗氧量。有研究发现:对有心肌抑制的脓毒症患者,左西孟旦可降低肺动脉嵌顿压,增加心输出量,最终改善组织灌注。

3. 及时合适的抗菌药物治疗 早期有效的抗菌治疗能明显降低严重感染和感染性休克患者的病死率。因此,一旦确诊严重感染和感染性休克,应在 45 分钟内留取病原学标本,在 1 小时内开始广谱的抗菌药物治疗。

抗菌药物使用的时机明显影响严重感染患者预后。研究表明,对于医院获得性肺炎,早期经验性使用抗菌药物的患者病死率为 38%,而早期未予抗菌药物治疗患者,病死率高达 60%。最近有报道,重症肺炎患者若能在诊断后 4 小时内应用抗菌药物,能够明显改善预后。抗菌药物应用延误 1 小时,存活率降低 7.6%。可见,对于严重感染和感染性休克,尽早使用抗菌药物治疗,具有重要临床意义。

尽早经验性使用抗菌药物能改善患者的预后,但经验性使用抗菌药物是否合适,是否有效覆盖可能的病原菌,是影响预后的关键因素。早期经验性抗菌药物的选择不仅要考虑患者的病史、基础疾病状态、临床症状体征和可能的感染部位,而且要充分考虑患者所在地社区、医院或病区的微生物和药敏的流行病学情况,尽可能选择广谱的强有效的抗菌药物,覆盖可能的致病菌。同时应每日评估抗感染治疗的效果,一旦获得病原微生物培养结果应选择目标性的窄谱抗菌药物降阶梯治疗,以减少耐药菌的发生和药物毒性,降低费用。另外若怀疑感染性休克由病毒感染所致,则应尽早进行抗病毒治疗。

急性梗阻性化脓性胆管炎、脓肿及组织坏死引起的感染性休克,多数需要外科处理。尽管积极的抗菌药物治疗及其他支持治疗,可能使患者的病情稳定,但是,积极而有效的外科引流是抗感染治疗最关键的第一步。积极支持和合适的抗菌药物治疗后,心肺功能仍不稳定,不是延迟外科处理的理由。相反,正是需要引流的指征,这在溶血性链球菌引起的组织坏死中,尤为突出。早期的临床表现可能不典型,但外科手术探查可为早期诊断提供依据,而且能够准确、彻底的清除感染灶和坏死组织。

（二）其他治疗

1. **小剂量糖皮质激素应用** 严重感染和感染性休克患者往往存在有相对肾上腺皮质功能不足,血清游离皮质醇正常或升高,机体对促肾上腺皮质激素释放激素(ACTH)反应改变,并失去对血管活性药物的敏感性。曾有学者主张根据机体接受 ACTH 刺激试验后血清皮质醇的变化区分"有反应组"与"无反应组",并将"无反应组"视为相对肾上腺功能不足,建议补充糖皮质激素。但近年来有研究发现,对感染性休克患者是否需要补充糖皮质激素和 ACTH 试验结果并没有相关性,因此目前对感染性休克不建议行ACTH 试验,只要机体对血管活性药物反应不佳,即可考虑应用小剂量糖皮质激素。一项多中心、对照研究显示,200 例感染性休克患者激素治疗组停用升压药的比例明显高于安慰剂组;而且 28 天病死率从61％下降到 55％。进一步分析相对肾上腺皮质功能不全的感染性休克患者,糖皮质激素治疗效果更为显著。提示对于存在相对肾上腺皮质功能不全的感染性休克患者,中小剂量糖皮质激素治疗 7 天可以明显改善预后。另一项前瞻性、双盲、随机对照研究亦显示相似的结果。一般糖皮质激素宜选择氢化可的松,每日补充量不超过 200mg,最好持续静脉输注。超过 300mg 以上的氢化可的松并未显示出更好的疗效。

2. **积极的血糖控制** 感染性休克患者往往伴有明显的高血糖,对于非手术的内科重症患者的研究显示,严格控制血糖,虽然总的病死率下降无统计学差异,但可以降低医院内获得性肾损伤的发生率,缩短机械通气时间和 ICU 住院天数。但 VISEP 及 NICE-SUGAR 研究则发现在感染性休克患者中强化胰岛素控制血糖反而会增加低血糖的发生率。因此,对于严重感染和感染性休克患者,目前的主张是将血糖控制在 110~180mg/dl。

3. **重症患者活化蛋白 C 的使用** 炎症反应导致激活广泛的血管内凝血是严重感染导致器官功能衰竭的重要机制,积极干预凝血系统,有可能逆转严重感染导致的多器官衰竭(MOF)。遗憾的是,肝素、抗凝血酶Ⅲ等在严重感染者的治疗中均难以奏效。严重感染中的炎症反应与促凝活性及内皮细胞活化紧密相关。炎症介质能激活凝血系统,抑制纤维蛋白的溶解;而凝血激活、血栓形成又能通过多种途径激活炎症反应。

严重感染早期阶段的表现以促凝活性增强为主。活化蛋白 C 是一种内源性抗凝物质,具有促进纤维蛋白溶解、抑制血栓形成及抑制炎症反应的特性。因此,应用重组人活化蛋白 C 可抑制严重感染中的血性栓形成,又能抑制通过多种途径激活的炎症反应,进而改善严重感染的预后。在一项大规模、多中心、随机对照研究中观察了 1690 例严重感染患者,结果显示,以 $24\mu g/(kg \cdot h)$ 连续 96 小时静脉注射重组人活化蛋白 C 能明显改善感染导致的多器官功能不全患者的预后,特别是对于年龄＞60 岁和 APACHE Ⅱ＞25 的 MODS 患者,重组人活化蛋白 C 具有更为明显的疗效。当然,昂贵的价格和一定的出血风险限制了重组人活化蛋白 C 的应用。

4. **机械通气策略** 对于感染引起的 ARDS,机械通气时同样要遵循小潮气量通气策略,目标潮气量为 6ml/kg,同时患者可有允许性高碳酸血症。气道平台压力反映肺泡内压,机械通气期间肺泡内压过高是产生呼吸机及相关性肺损伤的重要原因之一。ARDSnet 的研究发现进行潮气量调整后,随气道平台压力的升高,患者病死率显著增加。提示机械通气时应限制气道平台压力,以防止肺泡内压过高,这可能比限制潮气量更为重要。因此,机械通气患者限制气道平台压力不超过 $30cmH_2O$,以避免呼吸机相关性肺损伤和肺外器官损伤。在机械通气时,还建议使用最低 PEEP 来避免呼气末肺泡塌陷。对于严重顽固性低氧的患者,推荐进行肺复张;肺复张效果差的可尝试俯卧位通气。

5. **体温的控制** 体温不升者预后差,应及时纠正。发热明显增加患者的氧需,也需要处理。冰毯可以有效快速降低体温。但要记住,降温时可能出现寒战,增加机体氧耗。机械通气患者发生寒战伴高热,镇静后予以肌松剂,可以明显降低氧耗。

6. **内环境稳定** 及时纠正酸碱失调、电解质紊乱,低钾血症、低镁血症、低磷血症应及早注意,及时纠正。低钙血症与低蛋白血症有关,发现低钙血症时予以补充氯化钙或葡萄糖酸钙。

7．肾功能支持 所有感染患者都必须监测尿量及肾功能。血肌酐升高或明显少尿应首先考虑血容量是否合适以及血管活性药的使用是否合适。因为低血压和低心输出量引起的肾脏低灌注是引起少尿的主要原因。感染性休克时肾功能的维护是十分重要的，与液体平衡、营养支持、感染控制等相关治疗有关。对于合并 AKI 的严重脓毒症患者，建议行血液净化治疗；其中血流动力学不稳定的患者，则建议行持续肾脏替代治疗。

8．营养支持 营养支持也是感染性休克患者的重要支持手段之一。首先，应在诊断感染性休克 48小时内开始肠内营养。缺血和感染抑制肠胃道蠕动，另外镇静、镇痛剂的应用，也可导致肠胃道蠕动减弱，引起胃排空障碍和胃肠胀气。应用胃肠道动力药物，部分患者的胃肠动力可恢复。胃排空障碍不能改善者，可放置空肠营养管进行肠内营养。在感染性休克发病第一周内，营养支持并不需要给予足量热卡，仅需低热量营养（每天大于 500 卡路里）即可。若患者耐受良好，再逐渐增加喂养量。

9．其他治疗 脓毒症患者是下肢深静脉血栓（deep vein thrombosis，DVT）发生的高危人群，因此建议皮下注射低分子肝素或使用小剂量肝素预防 DVT，同时辅以充气性机械装置治疗。对于有肝素禁忌的患者，如血小板减少、活动性出血、近期脑出血等，可单纯使用充气性机械装置预防。

脓毒症患者还易伴发应激性溃疡，对于存在出血风险的严重脓毒症患者，可使用药物预防应激性溃疡，首选质子泵抑制剂治疗。

感染性休克是机体炎症反应失控的结果，干预和降低炎症反应可能有益。炎症介质拮抗剂在动物实验有效，但临床应用均告失败。应用血液滤过可清除炎症介质，大部分的炎症介质和细胞因子属中分子物质，血液滤过治疗可通过对流及吸附的原理达到清除炎性介质的目的，近期研究显示高流量血滤能够有效清除感染患者体内的炎症介质和细胞因子，从而降低机体的炎症反应，明显减轻受累器官的损伤程度，可降低血管活性药物用量，改善氧合状态，并能最终降低病死率。

（邱海波 汤 铂）

参考文献

1. Vincent JL, Abraham E. The last 100 years of sepsis. Am J Respir Crit Care Med, 2006, 173: 256-263.

2. Levy MM, Pronovost PJ, Dellinger RP, et al. Sepsis change bundles: converting guidelines into meaningful change in behavior and clinical outcome. Crit Care Med, 2004, 32: S595-S597.

3. Rivers E, Nguyen B, Havstad S, et al. Early goal-directed therapy in the treatment of severe sepsis and septic shock. N Engl J Med, 2001, 345: 1368-1377.

4. Gao F, Melody T, Daniels DF, et al. The impact of compliance with 6-hour and 24 hour sepsis bundles on hospital mortality in patients with severe sepsis: a prospective observational study. Crit Care, 2005, 9: 764-770.

5. Jonathan E, Mitchell M, John J. Mechanical ventilation in sepsis-induced acute lung injury/acute respiratory distress syndrome: an evidence based review. Crit Care Med, 2004, 32: S548-S553.

6. Cole L, Bellomo R, Hart G, et al. A phase II randomized, controlled trial of continuous hemofiltration in sepsis. Crit Care Med, 2002, 30: 100-106.

7. Tsung O Cheng. Increasing incidence of pulmonary embolism in China: Another price of modernization. International Journal of Cardiology, 2007, 120: 143-144.

8. Lana K. Hirai, Jayme M. Takahashi and Hyo-ChunYoon. A Prospective Evaluation of a Quantitative D-dimer Assay in the Evaluation of Acute Pulmonary Embolism. Journal of Vascular and Interventional Radiology, 2007, 18: 970-974.

9. Yoshihisa T, Satoshi F, Yoshiaki K, et al. Acute Cardiac Tamponade Due to a Bleeding Pericardial Cyst in a 3-Year-Old Child. The Annals of Thoracic Surgery, 2007, 84: 282-284.

10. Simon LS. European Resuscitation council guidelines for resuscitation-Ruling out tension pneumothorax in cardiac arrest.

Resuscitation,2006,71:395.

11. Hollenberg SM,Ahrens TS,Annane D,et al. Practice parameters for hemodynamic support of sepsis in adult patients:
    2004 update. Crit Care Med,2004,32:1928-1948.

12. Vincent JL,Dufaye P,Berre J. Serial lactate determinations during circulatory shock. Crit Care Med,1983,11:
    449-45113.

13. Dellinger RP,Levy MM,Carlet JM,et al. Surviving Sepsis Campaign:international guidelines for management of severe
    sepsis and septic shock:2008. Intensive Care Med. 2008,34(1):17-60.

14. Brunkhorst FM,Engel C,Bloos F,et al. German Competence Network Sepsis (SepNet). Intensive insulin therapy and
    pentastarch resuscitation in severe sepsis. N Engl J Med. 2008,358(2):125-139.

15. Finfer S,Chittock DR,Su SY,et al. NICE-SUGAR Study Investigators. Intensive versus conventional glucose control in
    critically ill patients. N Engl J Med. 2009,360(13):1283-1297.

16. 中华医学会重症医学分会. 成人严重感染与感染性休克血流动力学监测与支持指南(2006). 中华内科杂志. 2007,46
    (4):344-349.

17. Dellinger RP,Levy MM,Rhodes A,et al. Surviving sepsis campaign:international guidelines for management of severe
    sepsis and septic shock:2012. Crit Care Med,2013,41(2):580-637.

第五十章　梗阻性休克

梗阻性休克源于休克血流动力学分类,包括腔静脉梗阻、心包缩窄、心脏瓣膜狭窄、肺动脉栓塞及主动脉夹层动脉瘤等多种病因。血流动力学特点根据梗阻部位的不同而不同,但大都是由于血流的通道受阻导致心输出量减少,氧输送下降,从而引起循环灌注不良,组织缺血缺氧。

一、病因

梗阻性休克根据梗阻部位不同分为心内梗阻和心外梗阻性休克(表 50-1)。心内梗阻性因素常见于瓣膜和结构异常、左心房黏液瘤或血栓、乳头肌功能不全或断裂和室间隔穿孔;心外梗阻性因素包括肺动脉主干栓塞、急性心脏压塞、缩窄性心包炎、静脉回流障碍、气胸、血胸、腹压增高以及正压机械通气等其他导致右心室和左心室后负荷明显增加的疾病等。创伤后发生的梗阻性休克,多由胸部的贯通伤引起,钝性损伤导致心脏压塞不常见。各种致病因素中又以急性心脏压塞、肺栓塞和张力性气胸最常见。

表 50-1　梗阻性休克的常见病因

1. 心外梗阻性因素
(1)静脉回流障碍
　心脏压塞
　　　心包积液
　　　心包积血
　限制性心包炎
　胸腔内压力过高
　　　张力性气胸
　　　大量胸腔积液
　　　正压通气
　　腹内压升高
　　　　腹水
　　　腹部大手术后
　肿瘤压迫或侵入腔静脉
　静脉血栓形成
　呼气末正压过高
(2)右心室后负荷明显增加
　肺栓塞
　肺血管疾病
　低氧性肺血管痉挛
　酸中毒
　急性呼吸窘迫综合征、肺纤维化、睡眠呼吸暂停综合征、
　慢性阻塞性肺病

（3）左心室后负荷明显增加

  主动脉缩窄

  恶性高血压

2. 心内梗阻性因素

  瓣膜和结构异常

    二尖瓣狭窄/反流、心内膜炎、主动脉瓣狭窄/反流

    左室流出道狭窄

  肥厚性心肌病

  心房黏液瘤或血栓

  乳头肌功能不全或断裂

  室间隔穿孔

凡是能引起心包腔积液并使其内压力急剧升高的疾病都可导致心脏压塞，见于急性心肌梗死、急性主动脉夹层、胸部损伤、结缔组织疾病、炎症、肿瘤、代谢性疾病、放射及药物等。自发性心脏破裂仅见于心脏本身有器质性病变，如室壁瘤和心脏肿瘤破裂等。

肺栓塞是指各种栓子阻塞肺动脉系统的一组疾病或临床综合征的总称，包括肺血栓栓塞症、脂肪栓塞综合征、羊水栓塞、空气栓塞等。其中，肺血栓栓塞症是肺栓塞的最常见类型，相关易患因素分为先天性和获得性两方面因素。前者包括 Ⅴ 因子 Leiden 变异（factor-Ⅴ Leiden mutation）、蛋白 C 缺乏、蛋白 S 缺乏、G20210A 基因变异、抗凝血酶缺乏、抗磷脂抗体综合征和同型半胱氨酸血症等，常以反复静脉血栓栓塞或所谓的"易栓症"为主要临床表现。获得性或继发性易患因素则较多，包括高龄、吸烟、肥胖、长途旅行、恶性疾病、血栓性静脉炎、静脉曲张、近期手术、全身性感染、创伤、心肺或神经系统疾病、既往血栓病史、长期制动或卧床、服用避孕药或雌激素等。

胸部创伤后，气体从肺组织、支气管裂口处和胸膜外被压入胸膜腔，当损伤处形成活瓣，气体只进不出形成高压，进而引起张力性气胸。除了外伤后肋骨骨折，机械通气、手术麻醉时也可发生危及生命的张力性气胸。如此时误以为患者发绀是通气不足引起，继续加大通气量，以致加重张力性气胸而造成患者死亡。张力性气胸时高压气体可经胸膜破口持续进入纵隔或胸壁软组织，引起纵隔气肿或面、颈、胸部的皮下气肿。

另外，对于重症患者使用机械通气有时也会引起梗阻性休克，原因包括：①膨胀的肺压迫上下腔静脉使静脉回流减少，心脏充盈降低，心输出量减少；②右心房和右心室受压；③肺扩张挤压肺周围血管，右心室射血阻力增加。增加 PEEP 水平，可能进一步加重低血压和心动过速。虽然严密的监测可发现机械通气引起的血流动力学变化，但早期诊断并不容易。

二、病理生理

根据梗阻部位不同引起的病理生理改变也各有特点，其中，血流动力学表现都是因血液循环内在受阻或外在受压，使回心血量降低，心室舒张期不能充分充盈，且心脏自身的有效泵血受阻，从而心输出量降低，氧输送减少和组织细胞缺血缺氧。

（一）心脏压塞时的病理生理改变

心脏是维持人体血液循环的动力器官，它保障供给全身各个脏器和组织的血液供应。心包为一包裹心脏及出入心脏大血管根部的囊样结构。心包腔是指壁层心包与心脏表面的脏层心包之间的潜在腔隙。正常心包腔内有 15～30ml 淡黄色液体润滑心脏表面。由于心包的弹力有限，如积聚较多液体时，心包腔内压力会升高，当液体积聚达到一定程度时，可显著妨碍心脏舒张期的血液充盈，降低心肌的顺应性，从而

产生心脏压塞症状。急性心包积液或积血达到 150ml 即可限制血液回心和心脏跳动,引起急性循环衰竭,进而导致心搏骤停。心脏压塞时对心脏功能的影响主要由于在舒张期阻碍了心室的舒张,致心脏内血液充盈减少,心搏出量下降而引起代偿性心动过速,收缩压因心输出量减少而下降,舒张压无明显变化,脉压减小。另一方面心包腔内压力增加使静脉血液回流到右心困难,致使静脉压升高。这些改变构成了心脏压塞的临床表现。

心脏压塞是由 Starling 提出并在 1954 年为 Isaacs 所证实的,心脏压塞发生时为维持足够的心功能,增快心率以暂时阻止心输出量的减少,尽管心输出量已减少,因周围血管收缩亦能暂时维持正常的动脉压,因此,心脏压塞时,静脉压影响较早,动脉压影响较晚,如果动脉血压已下降提示病情濒危。

(二)急性肺栓塞时的病理生理改变

急性肺栓塞时会出现血流动力学的改变,尤其当 30%～50% 的肺血管床被栓塞后症状较为明显。栓子阻塞肺动脉及其分支达一定程度后,通过机械阻塞作用,加之神经体液因素和低氧所引起的肺动脉收缩,导致肺循环阻力增加、肺动脉高压;右心室后负荷增高,右心室壁张力增高,达一定程度后引起急性肺源性心脏病,右心室扩大,可出现右心功能不全,回心血量减少,静脉系统淤血;右心扩大致室间隔左移,使左心室功能受损,导致心输出量下降,进而可引起体循环低血压或休克;主动脉内低血压和右心房压升高,使冠状动脉灌注压下降,心肌血流减少,特别是心室内膜下心肌处于低灌注状态,加之肺栓塞时心肌耗氧增加,可致心肌缺血,诱发心绞痛。

栓塞部位的肺血流减少,肺泡无效腔量增大;肺内血流重新分布,通气/血流比例失调;右心房压升高可引起功能性闭合的卵圆孔开放,产生心内右向左分流;神经体液因素可引起支气管痉挛;毛细血管通透性增高,间质和肺泡内液体增多或出血;栓塞部位肺泡表面活性物质分泌减少,肺泡萎陷,呼吸面积减小;肺顺应性下降,肺体积缩小并可出现肺不张;如累及胸膜,则可出现胸腔积液。多种因素导致呼吸功能不全,出现低氧血症,代偿性过度通气或相对性低肺泡通气。

肺动脉发生栓塞后,若其支配区域的肺组织因血流受阻或中断而发生坏死,则称为肺梗死,多见于原有肺循环异常者或病情严重影响到肺组织的多重氧供者。如果血栓栓子长期、反复脱落至肺动脉内,血栓机化后可形成慢性肺动脉栓塞,并造成血栓栓塞性肺动脉高压,此期治疗非常棘手,缺乏有效的治疗措施,预后不佳。

(三)张力性气胸时的病理生理改变

当肺组织、气管、支气管、食管破裂,或因胸壁伤口穿破胸膜,空气进入脏层胸膜和壁层胸膜构成的胸膜腔,使肺组织受压萎陷,从而产生一系列临床表现。根据胸膜破裂情况及胸腔压力变化,将气胸分为以下 3 种类型:闭合性气胸(单纯性气胸)、开放性气胸(交通性气胸)、张力性气胸。由于张力性气胸可在短时间内造成肺脏严重萎陷,纵隔显著向健侧移位,健侧肺受压,可诱发梗阻性休克。

张力性气胸对机体的主要危害是进行性缺氧,这是由于胸部创伤后,损伤肺部组织,形成单面活瓣,空气进入胸膜腔;呼气时压力升高,活瓣关闭,气体不能排出,空气不断进入胸腔,且只进不出,胸腔内压力不断升高。肺组织不断被压缩并将纵隔推向健侧,使健侧肺组织也被压缩,呼吸通气面积不断减少,形成萎陷肺的肺内分流,出现进行性低氧血症;同时纵隔移位又造成心脏及大血管移位,腔静脉回心血流量减少,心输出量降低,引起梗阻性休克。

三、诊断

(一)临床诊断

常见低血压、心动过速、肢端厥冷、少尿和意识障碍等外周低灌注的表现,也可见腹胀、食欲缺乏、颈静脉怒张、肝脏肿大和肝颈静脉回流征阳性等体循环淤血的表现。尽管容量不足时患者可不存在颈静脉怒张,但颈静脉怒张具有重要诊断意义。临床可根据患者的临床表现对其病因作出初步判断,如端坐呼吸、

Beck 三联征(血压突然下降、颈静脉怒张、心音低钝遥远)、Kussmaul 征(自主呼吸时,吸气时颈静脉怒张程度反而增加)以及奇脉(自主呼吸过程中,吸气时收缩压下降超过 10mmHg,伴有脉搏减弱或消失)提示心脏压塞;有胸部外伤史,尤其心前区部位有锐器伤史,当患者出现低血压休克时,即使无典型的 Beck 三联征,也要考虑到心脏血管损伤合并心脏压塞可能。呼吸困难、胸痛、晕厥及低氧血症提示肺栓塞。患侧胸部叩诊鼓音,呼吸音消失,气管移位伴颈静脉怒张是张力性气胸特有的体征。

(二)血流动力学诊断

梗阻性休克时是由于血流的通道受阻导致心输出量减少,氧输送下降,而引起循环灌注不良,组织缺血缺氧。但不同原因导致的梗阻性休克由于其梗阻部位不同以及导致的血流动力学影响的差异,具有各自不同的血流动力学特点。

心脏压塞可引起心脏收缩和舒张受限,血流动力学特征是右房压、右室舒张末期压、肺动脉舒张压和肺动脉嵌顿压(特别是波形)均明显升高,而心输出量降低。中心静脉压、肺动脉压和肺毛细血管嵌顿压相等,强烈提示心脏压塞。床边超声心动图检查可见心包积液、右房和右室舒张受限、吸气时室间隔左移。吸气时,由于室间隔左移,减少左室舒张期充盈,同时胸腔内压力降低,使左心后负荷增加,导致心输出量降低,脉搏变细,形成"奇脉"。

而肺栓塞时肺循环阻力增高,右心功能不全以及合并左心功能障碍。血流动力学常表现为肺动脉压增高,肺血管阻力增高,中心静脉压增高,而肺动脉嵌顿压往往不高,而心输出量降低,进而可引起体循环低血压或休克。

(三)病因学诊断

明确导致梗阻性休克的梗阻性因素是诊断的关键。结合病史、体检及实验室检查,尽早准确判定导致梗阻的病因十分重要。包括瓣膜和结构异常、左心房黏液瘤或血栓、乳头肌功能不全或断裂和室间隔穿孔和肺动脉主干栓塞、急性心脏压塞、缩窄性心包炎、静脉回流障碍、气胸、血胸、腹压增高以及正压机械通气等多种心内和心外梗阻性因素均可能成为病因。

四、实验室检查与监测

实验室监测有助于了解休克的程度和并发症的情况。动脉血乳酸浓度是反映休克程度和组织灌注障碍的重要指标。影像学检查可见心影增大,无特异性,但对张力性气胸有确诊意义。X 胸片可见一侧或双侧肺透光度增加及纵隔向对侧移位。B 超检查可明确诊断心包积液。但如怀疑张力性气胸,不能等有 X 线检查结果后才开始治疗。对可疑的失代偿创伤性心脏压塞,也不能因为等待影像学的结果而延误治疗。

五、治疗

梗阻性休克的治疗原则包括快速、安全地解除梗阻,治疗原发病因和提高氧输送。

(一)病因治疗

立即缓解致使血流的主要通道受阻的病因尤其重要,心包引流、纵隔引流、胸腔开放、降低腹压等措施可迅速改善心脏受压状态,可使静脉回流、心输出量和血压戏剧性增加。降低机械通气压力水平并增加循环血容量往往可以纠正 PEEP 对循环的影响。

瓣膜和腱索功能障碍均也是引起梗阻性休克的常见原因。腱索或乳头肌断裂导致急性二尖瓣反流,多见于缺血性损伤。特征性杂音和肺动脉嵌顿压波形中巨大 v 波均提示二尖瓣反流。心肌梗死引起室间隔破裂,可导致严重的左向右分流,食管超声心动图可明确诊断;肺动脉漂浮导管发现右心房与肺动脉血氧饱和度递增,也有助于明确诊断。左房血栓或黏液瘤偶然可导致二尖瓣急性梗阻,出现梗阻性休克。上述原因引起的梗阻性休克往往来势凶猛,预后凶险,多需外科急诊手术治疗。

因此,需要迅速判定病因,并针对病因采取积极的救治措施。在病因治疗的同时,特别强调休克治疗的时间性。延误治疗的必然后果常是多器官功能障碍综合征。

(二) 容量复苏和药物治疗

梗阻性休克时心脏充盈受限，前负荷不足，从而引起心输出量降低，在此时进行循环功能支持评估和调整心脏前负荷尤其重要，迅速建立大静脉通路开始早期补充容量，使前负荷处于心肌收缩力的最佳状态。根据 Frank-starling 左心功能曲线，在 S 形曲线中斜率较大的上升段中，可以较小的代价（心肌耗氧量增加）换取较大的治疗效果（心输出量增加）。随着心输出量的增加，组织的缺氧通常也得到相应的纠正，临床上可以根据患者皮肤温度、色泽、尿量等反映组织灌注的指标作为指导循环支持的目标。快速的液体输注可暂时代偿心室充盈量的降低，但必须注意的是中心静脉压通常在输液前已经明显升高，其绝对值并不能用于指导补液。

瓣膜功能不全明显加重各类休克。主动脉瓣使舒张期血液反流，导致左室舒张末期压明显升高。通过肺动脉漂浮导管或经食管超声心动图监测心输出量及瓣膜反流情况，可以指导扩血管药物剂量调整。应用小剂量硝普钠等动脉扩张剂可以改善血液反流，明显增加心输出量，对平均动脉压、脉压和舒张压无明显影响。

（杨 毅）

第十篇

心血管系统功能改变与血流动力学

第五十一章　心室功能改变

第一节　收缩功能改变

　　心脏作为维持生命的重要器官，必须输出适量的血液以满足全身组织和器官的灌注及其对营养的需求。而心脏在泵血过程中，必须克服来自体循环和肺循环阻力血管的阻力，才能将血液输出至大血管中，并在血管中形成一定的压力即血压。而心室的收缩功能在维持心输出量和血压方面起着十分重要的作用。射血分数是过去半个世纪来人们用于评价心脏收缩功能的最常用指标，用来描述心室泵血的能力，然而随着对心功能不全和心力衰竭研究的不断深入，需要一些更为准确而敏感的方法来评价心脏收缩功能的变化。本节将通过对心室收缩机制、功能异常的探讨，从而对收缩功能不全作出整体评价。

一、影响心输出量的因素

　　心输出量为心室在每个心动周期射出的血容量（每搏量）与心率的乘积。可以通过多种方法（如 Fick 法、热稀释法）测得心输出量并除以心率，或通过计算心室舒张末和收缩末的容积以获得每搏量。通过对每搏量的了解，可以评价心室的泵血功能，但在一些情况下每搏量并不能准确地反映心室的收缩功能的变化，因为心室的收缩末血容量（前负荷）、心室射血阻力（后负荷）、心肌收缩力和心肌质量对每搏量的变化均有很大影响。例如在收缩性心力衰竭的进展过程中，受损心肌的收缩功能不断下降，与此同时，代偿性的心室重构过程使得心室腔不断扩大，从而维持每搏量的稳定。每搏量与前负荷和收缩力成正比，而与后负荷成反比。心室的自然大小（即心室肌的质量）也是决定每搏量的一个重要因素，在心室前、后负荷和心肌收缩力完全相同的情况下，大象的心室比老鼠心室的每搏量要大得多。心室在异常的容量负荷（前负荷）阻力负荷（后负荷）的影响下，可以发生代偿性的扩张或肥厚，从而使每搏量发生变化。当容量负荷增加为主时，心室肌的重构过程使新生肌小节呈纵向排列，心室腔容积增大（即离心性肥厚）。而压力负荷增加为主时，新生的肌小节成平行排列，导致心室壁厚度增加（向心性肥厚），在心室质量增加，但心室腔体积缩小或者不变。因此在评价整体心脏收缩功能时，必须同时考虑心肌质量、心室前、后负荷以及心肌收缩力等各项指标。

二、心室前负荷

　　根据 Frank-Starling 定律，心室舒张末期容积和舒张期肌小节的牵张长度在一定范围内的增加，收缩力会随之增强。当肌小节被牵张的长度达到 $2.0 \sim 2.4 \mu m$ 时，心肌细胞的收缩力达到最大。当各种外来因素使心室前负荷发生变化时，心室肌收缩力的变化符合 Frank-starling 定律。因此，学术界将心室舒张末期肌小节的实际牵张长度、或心室腔的容积、或舒张末期心室内的压力均定义为心室前负荷。从理论上说，心肌细胞肌小节的牵张长度是代表心室前负荷准确指标，因为肌小节的牵张长度决定了心肌的收缩功能，但是临床上不可能直接测定这一指标。

　　在临床上，心室舒张末期压力、舒张末期室壁应力、舒张末期容积和内径是评价前负荷的常用指标。然而，单纯通过对心室压力测定所得到的前负荷，不能反映在相同压力下不同心肌顺应性带来的心室容积的变化;而单纯对心室容量或心腔内径的测量所代表的前负荷,又不能反映心室内压力的情况。因此,临床上常常需要采用不同的检测手段,同时了解心室在舒张末腔径和压力的情况,以更准确地反映心室的前负荷的情况。

三、心室后负荷

心室后负荷是心肌收缩所必须克服的阻力。当心室后负荷增加时,心肌收缩力会发生代偿性的增强,克服射血阻力以保证每搏量的稳定。尽管如此,在后负荷突然增加时,心室收缩力的增强并不足以完全使心室射血分数或每搏量达到基础水平,表现为心室肌缩短的程度减弱,此时如果单纯测定心室舒张末到收缩末容积的变化,可能误认为出现了心肌收缩力的下降。但是在去除引起后负荷增加的因素后,心室射血分数即可恢复至正常。

外周阻力、收缩期应力和收缩期阻抗都是用于评价心室后负荷的常用指标。收缩期大动脉内压力也是用来评价后负荷的常用指标。从临床的角度来说,收缩期动脉压是对心室收缩阻力的实际体现,代表心室的后负荷。但收缩期动脉压本身并没有与心室肌质量相关联,在心室肥厚的情况下,有更多的心肌来承受收缩期负荷,为了更好地反映心肌收缩功能,需要根据标准化的心肌数量来评价单个心肌纤维的后负荷。因此,室壁应力是较大动脉压更好的评价后负荷的指标。根据 Laplace 定律,室壁应力表达:室壁应力=$(p \times r)/2h$,p 代表压强,r 代表心室腔半径,h 代表室壁厚度。室壁应力是用心室的半径和室壁厚度等指标处理后得到的标准化的压强,所以它代表的是一个心肌单位在收缩变短时所产生的力量。尽管室壁应力评价的是每一个心肌单位的收缩能力,但仍然忽略了心室与血管系统的关系,而心室收缩所必须克服的阻力正是来源于与心室相连的血管。

主动脉阻抗是评价后负荷的另一个指标。主动脉阻抗是心室在收缩期所需要克服的血管阻力。通过对收缩期主动脉压力和血流的即刻关系做傅立叶分析,我们可以得出主动脉阻抗值。但是,当存在主动脉狭窄或二尖瓣反流时,由于存在主动脉瓣的梗阻和收缩期二尖瓣的分流,主动脉阻抗的测定则不能准确地反映后负荷的高低。

外周阻力主要来自于阻力血管,其与动脉内压力和心输出量的关系,符合下列数学公式:外周阻力=平均动脉压/心输出量。由于平均动脉压=舒张压+(收缩压-舒张压)/3,可见由上述公式得出的外周阻力,在很大程度上受舒张压的影响,所反映的是在收缩和舒张期均存在外周阻力,因此外周阻力显然不适宜用于对心室收缩期射血阻力(即后负荷)的评价。

四、心室收缩力

心室收缩力是心肌收缩产生的力量,所反映的是心室的收缩功能,它与心脏前、后负荷的高低无关。在后负荷显著增高的情况下,但心肌收缩力的增强不能完全克服射血阻力增高时,对心肌收缩参数的测定可能也不能准确地反映心室收缩功能的变化。当疾病引起的心肌损伤导致心肌收缩力下降时,心肌收缩力的变化是预测患者远期心血管预后的敏感指标,大量临床流行病学研究和药物临床试验证实了反映心室收缩力的射血分数与患者临床预后的相关性。以下是反映心室收缩功能的常用指标。

(一) 等容收缩参数

等容收缩期是心室肌开始收缩时,心腔内压力的升高已经使房室瓣关闭,而此时心室内压力的升高还不能克服大血管压力使半月瓣开放。等容收缩期心腔内压力逐渐升高,而心室容积不发生变化,因而得名。

等容收缩参数是评价心室在等容收缩期收缩能力的参数,其标志性指标是心室时间-压力曲线(dP/dt)。它反映了等容收缩期心肌肌节缩短的速率。在不同的压力水平下测量主动脉瓣开放之前的 dP/dt,从而可以推测心室内无压力存在的情况下时间-压力速率的变化,也就是在无心脏负荷存在的情况下,心肌收缩元件缩短的最大速率（即 dP/dt 峰值），曾经被认为是评价心室收缩功能最好指标。由于 dP/dt 峰值对心肌收缩力的变化很敏感，采用心室内导管测压并计算是最准确的测定方法，而临床上通过无创技术对其检测的准确性一直是令人困扰的问题。同时其正常值的变异性非常大，用于随时间变化的个体或各组之间的比较时，其准确性有限。

（二）射血期收缩功能参数

射血期的收缩功能参数主要用于评价从半月瓣开放到心室收缩期末的心室功能。最常用的是心室射血分数和平均周径缩短率。射血分数是每搏量与心室舒张末期容积的百分比。因此，射血分数并非直接反映心室的收缩力，而是对心室的整体周径缩短功能的评价。

射血分数所评价心室收缩功能对患者的心血管预后有重要的预测价值，这一方面以往在大量的流行病学研究中和临床试验中得到证实。目前，超声心电图是临床测定左心室射血分数的最简便可靠的方法，不仅可以了解心室收缩功能的状态，治疗后对射血分数的动态随访，还能反映临床治疗的效果和治疗对患者长期预后的影响。射血分数用于评价心室收缩功能的缺点是不能反映心室内压力的变化。例如，在心室后负荷增加时，测出的射血分数的下降可能被误认为心室收缩功能的降低，实际上，此时心肌收缩力是增强的。此外，在二尖瓣反流的情况下，心室前负荷明显增加，而收缩期二尖瓣开放使心室内血液再射入主动脉的同时，一部分血液回流至低压力的左心房，此时测出的左心室射血分数实际上过高估计了实际的收缩功能。

平均周径缩短率是心室缩短分数与射血时间的比值：(EDD-ESD)/(EDD×ET)，EDD 代表舒张末期内径，ESD 代表收缩末期内径，ET 代表射血时间。这一指标对前负荷的依赖比射血分数小，但受后负荷变化影响的程度与射血分数相似。

（三）收缩末期参数

1. 收缩末期容量　收缩末期心室容量和内径主要取决于心室的收缩状态、后负荷和左室质量。通过测定收缩末期心室的内径和容积，可以了解心室收缩功能的状态。心室收缩功能下降时，收缩末期内径和容量增加。当心脏疾病导致心室容量负荷增加时（如主动脉和二尖瓣关闭不全），心室的改变以心腔扩大为主，对其收缩末期容量和内径的测定是决定手术治疗时机以及术后临床转归的重要指标。随着收缩末期容量和内径的增大，术后的临床转归越来越差。

2. 收缩末期应力/容量比值　收缩末期应力和收缩末期容积的比值主要用来矫正后负荷对收缩末期容量的影响。该比值越高，反映心室收缩功能和射血能力越好。在后负荷增高的情况下，即使收缩末容量或内径有所增加，正常的收缩功能仍然能够将收缩末期应力-容量比值维持在可以接受的范围。

五、心室的每搏做功

在心室压力容量曲线图上，每搏做功表现为一个心动周期的曲线下面积。心室压力和容量的改变均可导致每搏做功的变化，正如我们所熟知的心室的每搏做功在一定程度上决定于心室的前、后负荷。舒张末期容量与每搏做功的关系也作为评价收缩功能的指标。心室收缩功能的增加使可恢复的每搏功增加，而舒张末期容量轻度增加。因此，该参数主要反映收缩力变化的情况。

上述各项评估心室收缩功能的指标主要立足于对心室整体功能的评价。但疾病（如冠心病）对心室肌以及心室收缩功能的影响是节段性的，在这种情况下，上述指标只能粗略地了解节段性收缩功能异常对心室总体功能的影响。在临床上，目前已经可以采用超声心动图尤其是组织多普勒的方法来评估节段性室壁运动异常以及相应的收缩功能改变。

目前，较实用的临床收缩功能检测指标仍然缺乏，射血分数是被用来评价收缩功能的最常用指标。在冠状动脉疾病时，心室的负荷状态相对正常，而射血分数与收缩功能紧密相关，因此射血分数可以作为评价收缩力和预后的有用指标。但在瓣膜性心脏病时，负荷状态往往严重异常，所以必须同时考虑心脏的负荷状态。在这些患者,采用不依赖于前负荷的参数,如收缩末期容量或内径等,在预测患者的临床转归方面比收缩时相参数的测定更为准确。

（严晓伟）

第二节　舒张功能改变

舒张期可以分为等容舒张期和充盈期。充盈期又可以被分为早期快速充盈期、舒张末期和心房收缩期。在正常情况下,左心室70%到80%的充盈在早期快速充盈期完成,但随着年龄的增长或在疾病状态下,快速充盈期的充盈量减少。舒张早期左心室的快速充盈是由左心房和左心室之间的压力梯度所驱动的,这一过程受很多因素的影响:包括心肌舒张、左心室的被动弹性和弹性回缩、左心室的收缩状态、左心房的压力、心室相互作用、心包限制、心房的弹性、肺静脉以及二尖瓣口面积。舒张末期是指当左心房和左心室压力大致相等时的心脏舒张阶段,它对心室的充盈不足心室舒张末容量的5%。在正常人,心房收缩提供左心室舒张总充盈的20%,同时左心房平均压力并不增加。诸多因素(如PR间期、心房变力状态、心房前负荷、心房后负荷、自主神经张力、心率、心室肌的顺应性等)均可影响心房收缩对心室的充盈。

舒张功能可以通过有创的诊断技术(心脏导管术)或无创的影像学技术(超声心动图、放射性核素血管造影术)来评估。近来有许多综述对左心室舒张功能的有创和无创测定方法进行了广泛的分析。

一、左心室的舒张

左心室的舒张是一个主动的、耗能的过程,开始于心脏收缩的射血期,持续到等容舒张期和快速充盈期。左心室的舒张受心脏收缩期负荷、心肌纤维的顺应性的影响。tau为反映心室舒张功能的一种指标,它表示等容舒张期时左心室内压力下降的速度。通过心导管检查,将从收缩末期(峰值 $-dP/dt$)到左心室充盈开始这段时间的压力数据代入各种不同的方程式后就能算出等容舒张期的tau值,tau的数值越大,舒张功能受损越严重。

许多心血管疾病都会导致左心室舒张功能受损,舒张功能受损会使得到达左心室最低压力的时间延迟至心脏舒张中期甚至末期,并影响平均左心房压力,在心室后负荷增加时尤其明显。在运动时,由于心率加快,静脉回流会增加,舒张充盈期会缩短。正常情况下,运动时的心室舒张速度加快,舒张期心室最低压力会进一步降低,即使在左心房压力没有增加的情况下,左心室舒张期充盈血量也会增多,以满足机体运动时的需要。然而在疾病状态下如心力衰竭时,运动时左心室的舒张速度不会加快,因此需要增加左心房压力来增加舒张早期的充盈血量。因此,对于左心室舒张功能受损的患者,其劳力性症状可能是因运动时心脏舒张功能无法加强造成的。因此,即使心室收缩功能基本正常或接近正常的患者,当存在明显舒张功能障碍时,左心房压力的显著升高也可以引起劳力性呼吸困难,甚至急性肺水肿的发作。

在心室的快速充盈期,左心室心肌由于受收缩末期心肌纤维缩短后形成的势能的影响,左心室会出现被动充盈,这种收缩期产生的势能的释放与心脏的收缩功能水平密切相关。被动充盈过程是导致左心室压力迅速下降的重要原因,而且在一定程度上受心肌顺应性的影响较少。因此,舒张功能异常对心室充盈的主要影响是在缓慢充盈期和心房收缩期。

二、室壁的顺应性和僵硬度

顺应性是指应力的变化与其造成的拉伸之间的关系,与顺应性相反的是僵硬度。左心室壁的僵硬度在心动周期中不断变化,取决于心室内压力和容量的关系。因此,僵硬度是指在收缩末期和舒张末期的不同前负荷下,测得的压力—容量关系。这些关系会随着心脏收缩或舒张功能而改变。舒张期左心室僵硬度同左心室压力变化速度有关,而压力变化与容量变化密切相关。正常的舒张末期压力-容量关系的曲线特性是指,当左心室舒张期充盈血量增加时,左心室的僵硬度和抗性也会增加。

在心室舒张末期压力-容量关系曲线上,不同的点对应的室壁顺应性不同。动态顺应性不仅受到心肌固有僵硬度的影响,还受到持续舒张及回弹、心包限制、心室间相互作用、胸膜腔内压以及冠脉充盈的影响。而心肌固有僵硬度则与左心室壁的结构以及正常心肌黏弹性力有关。在肥厚性心肌病、高血压性左心室肥厚、急性缺血、瓣膜病变以及限制性心肌病患者,常合并左心室顺应性降低,此时心室舒张期充盈压力升高,室壁僵硬度增加。

三、心室舒张性功能受损

舒张性功能通常是指心室为了维持正常的心室容量和心输出量,而使得左心室充盈压力升高的状态。通常与左心室顺应性进行性下降及充盈压升高有关。在各种心脏疾病中,均存在不同程度的心室舒张性功能不全,但在肥厚性心肌病、限制性心肌病患者,心室舒张功能受损表现得尤为突出,是导致患者出现心力衰竭症状的主要原因,而此时心室的收缩功能可以维持正常或仅仅轻度受损,即所谓的舒张性心力衰竭或收缩功能尚存的心力衰竭。在原发性扩张性心肌病或缺血性心肌病患者,心室收缩功能异常通常是导致心力衰竭的主要原因,但同时患者均存在不同程度的心室舒张功能障碍。引起左心室舒张僵硬度加重的机制包括:影响心室间相互作用和外源性力的因素、心肌细胞外基质、心肌细胞以及心肌纤维本身。

早期心室舒张功能受损时,室壁顺应性轻度下降,此时心室在快速充盈期和缓慢充盈期的充盈量轻度降低,在心房收缩期,室壁僵硬度增加更为明显,因此心房需要加强收缩以维持心室的正常充盈,由此在引起心房压升高的同时,房室瓣的跨瓣血流速度加快,超声心动图的二尖瓣血流频谱表现为 E 峰<A 峰;随着心室舒张功能异常进一步加重,心房扩大,即使此时房内压进一步升高,也不足以维持左心室的正常充盈,房室瓣的跨瓣血流速度逐渐下降,此时超声心动图的二尖瓣血流频谱表现为假性正常化,即 E 峰>A峰;在病情继续进展、出现严重舒张功能受损时,室壁僵硬度显著增高,室壁在收缩期蓄积的势能在舒张早期迅速而短暂释放,表现为快速充盈期心室内压力骤降,心室快速充盈,但在缓慢充盈期和心房收缩期心室充盈几乎停滞,此时超声心动图的二尖瓣血流频谱表现为限制性心室舒张功能障碍,即 E 峰显著大于A 峰。

需要知道的是除心室顺应性外,心房顺应性也是调节心房内平均压力和平均肺静脉压的重要因素。心室舒张早期、中期和晚期的压力以及心房收缩压都对左心房平均压力,即肺静脉系统面临的充盈阻力起作用。在限制性心肌病血流动力学的一个重要标志就是在心房波压力波形中出现巨大的 V 波,这是由于在心房充盈的心房舒张期,随着心房顺应性的降低,心房内压力可以显著升高,甚至可以超过 50mmHg,在此阶段肺静脉内收缩期的前向血流大大减少。

四、引起心室舒张功能受损的病因

心室舒张功能障碍除了见于限制性心肌疾病以往,更多见于其他的临床情况。以往对收缩功能尚存的心力衰竭(HFNEF)患者的研究显示,心室舒张功能异常常见于有高血压病史的老年女性,46%~70%的患者存在肥胖,糖尿病的罹患率高达 83%,心房颤动 76%,还有相当一部分患者存在慢性肾脏疾病。

(一) 年龄增长

正常的年龄增长是引起心室舒张功能降低的最常见原因之一。研究显示,左心室早期舒张充盈率在 20 岁之后就逐渐降低;即使没有心血管疾病时,随年龄的增加心室舒张的速度降低,同时左心室收缩及舒张僵硬度增加。其发生机制可能是随年龄增长的心脏结构改变,如心肌细胞体积增大,细胞凋亡增加和心肌细胞数目减少。此外,生长因子表达异常和调控的改变,使局灶性胶原沉积增高也与年龄依赖的舒张功能降低有关。这些研究提示,老年人随年龄增长的心室功能改变,是他们 HFNEF 发病风险增高的主要因素之一,即使在没有基础心脏疾患的老人,突然发生的血容量增高(如外科手术后大量输液)也可能引起HFNEF,其他因素如阵发性室上性快速心律失常、高血压急症等,均是老年患者发生 HFNEF 的常见诱因。一些研究显示,长时间坚持耐力训练有助于维持左心室顺应性,减轻年龄对心室舒张功能的影响。

另一方面,随年龄增长血管僵硬度增高,可以引起负荷依赖性的舒张功能不全。

(二)性别

对 HFNEF 的流行病学研究显示,高龄女性是罹患 HFNEF 的高危群体。一项基于人群的研究显示,女性左心室收缩和舒张僵硬度高于男性,而且女性左心室收缩僵硬度随年龄升高的增高幅度远大于男性,且女性心房僵硬度随年龄升高的幅度也远大于男性。与心室收缩僵硬度和心房僵硬度相关的心室舒张功能异常与女性的大动脉僵硬度较高有关。这些研究都未能了解女性随年龄增高而出现的心室舒张异常是否与女性心腔和血管的容量变化、激素影响或其他的危险因素相关。

(三)高血压

高血压是引起心室舒张功能异常最常见、最重要的原因之一。也是在老年 HFNEF 发病最常见的诱因之一。长期血压升高会引起左心室肥厚、血管和心室收缩僵硬度增加、舒张期僵硬度增加。即使在没有引起明显左心室肥厚的情况下,高血压也能引起心室出现明显的舒张功能异常,甚至诱发 HFNEF。

(四)糖尿病

研究显示,糖尿病与左心室舒张功能不全呈独立相关,即使患者年轻、血压正常、而且血糖也控制良好,超声心动图仍然可以发现患者存在左心室舒张功能受损的征象,并且左心室舒张功能受损的程度与糖化血红蛋白的水平相关。糖尿病对心肌组织的影响包括引起心肌肥大、基质胶原增生、间质性纤维化、心肌微血管病等,此外,胰岛素分泌异常还会引起心肌葡萄糖和脂肪酸代谢异常,所有这些都是糖尿病患者心室舒张功能异常的病理生理基础。

糖尿病影响心室舒张功能受损还与糖基化终末产物(AGE)的形成有关,蛋白质的非酶糖基化可以促进 Schiff 碱的形成,进而转变成一种更为稳定的化合物。糖化蛋白经过进一步修饰后形成一种交联蛋白,即 AGE。通过与胶原分子的交联,AGE 可以增加胶原的牵引韧力,减少基质金属蛋白酶对其的降解,AGE 由此可以增加主动脉和左心室胶原的含量和硬度,从而增加这两种组织的僵硬度。

(五)肥胖

肥胖与众多心血管危险因素如高血压、糖尿病相关,冠心病和心房颤动的罹患率也显著高于非肥胖的个体。肥胖患者更容易出现临床前的舒张功能不全,发生 HFNEF 的风险也明显增高。应用了多普勒超声心动图对左心室充盈情况的研究显示,肥胖使左心室的充盈状态会发生明显改变。组织多普勒显像的研究也显示左心室舒张功能受损与肥胖之间明确相关,表现为二尖瓣环运动速度(E')减慢以及充盈压升高。而且 E 与空腹胰岛素水平和运动能力下降也明显相关。在校正了受试者年龄、平均动脉压力、左心室体积指数,以及胰岛素水平后,体重指数仍然与 E 的均值独立相关。研究还提示肥胖患者肺动脉压力的升高与其心输出量、心搏出量、及肺毛细血管楔压的升高有关,表明患者的肺淤血与左心室舒张功能受损,心室舒张末压升高以及左心房压力升高相关。当然,肥胖引起的低通气状态本身也会造成肺血管床损伤,影响血管内皮功能,在肺动脉压的升高中也起着重要作用。因此,在肥胖患者,心室舒张功能受损究竟在多大程度上与肥胖本身有关并不清楚,但心室舒张功能异常与肥胖的相关性在很多的临床研究中均得到证实。

(六)心房颤动

非瓣膜性心房颤动本身就是心室舒张功能障碍的后果,心室舒张功能不全增加心房压力并引起心房扩张,是造成心房颤动的直接原因,而这种舒张功能障碍常常发生在高血压、糖尿病、冠心病等疾病的基础上。由于心房的收缩和功能对心室的充盈起着关键作用,因此在心房颤动发生后,心室的舒张功能障碍会进一步加重。以往研究显示,急性失代偿 HFNEF 患者中 23%～76% 存在心房颤动,而慢性 HFNEF 患者中 4%～36%合并心房颤动。有学者对 840 例没有房性心律失常的老年患者为期 4 年的随访显示,其中 80(9.5%)例患者在随访期内出现心房颤动,而舒张性功能不全的存在和严重性是这些老年患者发生心房颤动的独立预测因素。可见,心室舒张性功能异常与心房颤动之间存在密切联系,互为影响,彼此促进,两者之间存在共同的发病机制。

(七) 冠状动脉粥样硬化性心脏病(冠心病)

研究人员对冠心病、心肌缺血和心室舒张功能异常的关系进行了系统的总结,研究显示,急、慢性心肌缺血均可引起舒张功能受损和舒张僵硬度增加。冠心病患者也是发生 HFNEF 的高危群体,由于这些患者常同时合并老年、高血压、糖尿病等,冠心病和心肌缺血本身在 HFNEF 发病中究竟其多大作用尚不明确。有研究显示,冠状动脉血管血运重建术后左心室舒张功能有所改善,但患者仍可能发生 HFNEF,因为慢性心肌缺血本身(包括微血管病变引起的缺血)以及患者合并的其他危险因素是不可能发生根本改变的。

(八) 引起心室舒张功能受损的其他因素

除上述罗列的引起心室舒张功能受损的常见原因之外,临床上还有众多其他因素可以引起或促进心室舒张功能的受损,包括瓣膜严重关闭不全、肾功能不全、室上性快速心律失常、慢性阻塞性肺疾病/哮喘、肺炎、败血症、贫血等。

五、超声心动图对心室舒张功能的评估

由于超声心动图操作方便、无创性、可重复性,目前是用于评估左心室舒张功能异常的最常用方法。尽管前面提到的采用二尖瓣血流频谱根据 E/A 比值仅可以对左心室舒张功能进行粗略判断,但由于其可操作性强,仍然是目前用于临床评估心室舒张功能的最常用方法,此外,以下测定指标也可以用于从不同角度评估心室舒张功能。

(一) 左心室肥厚

在各种原因引起的明显左心室肥厚患者中,几乎所有患者都存在不同程度的心室舒张功能异常。值得注意的是,左心室肥厚并非是左心室舒张功能受损的必要条件,可以说大多数心室舒张功能受损的患者可能并不存心明确的左心室肥厚。大多数左心室肥厚患者,心室功能改变主要表现为舒张功能受损,部分患者存在心室收缩功能下降,尤其是严重高血压性心脏病的晚期,出现心室扩张,此时心室收缩功能异常的收缩性心力衰竭与舒张性心力衰竭常合并存在。

(二) 多普勒超声心动图心室舒张功能

多普勒对舒张功能的评估早期主要根据二尖瓣血流频谱的变化。心室早期充盈压与晚期充盈压所决定的在相应时相经二尖瓣血流速度的比值(E/A 比值)是临床上用于评估心室舒张功能的最常用方法,该比值降低≤1 时,即提示存在心室舒张功能受损,一般出现在舒张功能受损的早期;当该比值>2 时,提示更严重的心室舒张功能异常,即限制性舒张功能障碍,通常在心肌病变的晚期或严重限制性心肌病患者。介于上述两者情况之间的心室舒张功能异常,E/A 常表现为假性正常化,这时可以采用早期心室舒张充盈流速的减速时间(DT)或等容舒张时间(IVRT)来了解心室舒张功能的改变,舒张充盈流速的减速时间(DT)延长或等容舒张时间延长都提示存在不同程度的心室舒张功能受损。

(三) 其他提示舒张功能异常的超声心动图改变

一些非特异性的超声心动图参数也可以从侧面反映心室舒张功能的情况,如节段性室壁运动异常提示存在慢性心肌缺血或心肌坏死,其基础的冠心病是引起左心室舒张功能异常的常见原因;左心房扩张在没有明显二尖瓣关闭不全的情况下,常常继发于左心室舒张功能改变和心室舒张末压的升高;在除外慢性肺部疾病或肺血管病变后,右心室扩张和肺动脉高压可以是晚期左心室收缩和(或)舒张性心力衰竭所导致的结果。

（四）超声心动图对左心室舒张功能评估中需要注意的问题

尽管超声心动图是临床常用、且具有较高临床价值的评估心室舒张功能不全的方法，对早期心室舒张功能的异常有较高的敏感性，在高血压、糖尿病、肥胖、老年患者，可以用于诊断早期的舒张功能改变。然而，对超声心电图报告单中左心室舒张功能受损的诊断还是应该密切结合患者的个体特点进行合理的解释。超声多普勒发现的心室舒张功能受损并不能等同于心肌病变或心脏疾病，例如，对不存在心脏疾病或上述各种危险因素的正常老年人，伴随着正常衰老过程的心室舒张功能降低究竟有多大临床意义尚不明确，大多数正常老年人的舒张功能受损可能在一生中都不表现出任何心血管后果。然而另一方面，伴随着正常衰老过程的心室舒张功能降低与病理性心室舒张障碍并没有明确的界限划分，在某些触发因素存在的情况下（如阵发性室上性快速心律失常、过量输液或输入胶体或蛋白），可以在既往心脏完全健康的老年人诱发急性左心室衰竭和肺水肿。因此，对老年患者进行外科术前评估时，应该较一般查体更重视收缩功能正常的左心室，其舒张功能改变的情况，并以此提醒手术医师注意避免围术期心脏急症的发生。

（严晓伟）

第三节　心肌顿抑

心脏作为循环系统的发动机，其功能对于组织灌注的维持至关重要。在临床中，由于心肌缺血或严重感染，可使心脏功能出现可逆性降低，目前称为心肌顿抑（myocardial stunning）或心肌冬眠（myocardial hibernation），下面进行简要介绍。

一、心肌缺血时心功能障碍

当前观点认为心肌缺血可造成心肌顿抑和心肌冬眠，两种情况有所区别。大多数学者将心肌顿抑说成在心肌急性缺血后，冠脉血流在短时间内恢复，而心肌功能障碍持续存在的一种状态，而将心肌冬眠定义为由于持续的低灌注所导致的心肌功能障碍。因此，心肌灌注水平与心肌功能障碍的关系是区分心肌顿抑和心肌冬眠的关键。

（一）心肌顿抑

心肌顿抑又称缺血后心肌功能障碍，是指经短时间缺血后，心肌尚未发生坏死，但结构和代谢发生改变，收缩功能障碍在再灌注后数小时、数天或数周才恢复的现象。因此，心肌顿抑的诊断需有两个必要条件：一是心肌收缩功能障碍是可逆的，二是功能障碍的心肌已恢复或基本恢复了正常血流。心肌顿抑的机制还不明确，主要有下列几种假说，其中氧自由基、钙超载为目前比较认可的原因。临床上心肌顿抑往往产生于以下几种情况：不稳定型心绞痛及劳累诱发的心绞痛；急性心肌梗死再灌注治疗；心脏手术后的心肌顿抑；心脏复律后的心肌顿抑。

心肌顿抑的预防和治疗：消除缺血原因；改善顿抑心肌所致的循环功能低下，可以选用正性肌力药。这是目前作为治疗心肌顿抑的主要药物，给药期间顿抑心肌功能可恢复正常，但远期疗效及利弊有待观察；另一方面针对顿抑的发生机制，从根本上抑制缺血再灌注造成的心肌损伤，如自由基清除剂、钙拮抗剂（CCB）、血管紧张素转换酶抑制剂（ACEI）。

（二）心肌冬眠

1978年Diamond首次提出了心肌冬眠的概念。心肌冬眠不是进行性能量缺乏的结果，而是心肌适应性地下调其收缩功能以适应血流供应的减少，从而保持心肌的完整性和生命力。目前较统一的认识是指心肌在长期低血流灌注下通过自身调节降低其功能使心肌血流量和心肌功能再次达到平衡的状态。在这种状态下，心肌并未发生不可逆的坏死，临床上既没有心肌梗死的症状，也没有缺血症状，在恢复心肌灌注或减少心肌耗氧时,受损心肌的功能可部分或全部恢复。心肌冬眠的特点是:持续性收缩功能障碍,可长达数月至数年;功能障碍是可逆的,在血管重建术后可以完全恢复正常;局部心肌血流降低,但尚足以维持组织的存活;糖代谢正常甚至略升高。

心肌冬眠的防治:心肌冬眠与冠脉长期缺血有关,对于高危人群应预防性地应用一些改善心肌缺血的药物,而对慢性左室功能不全引起的冬眠应避免使用正性肌力药,以免加重心肌损伤。有研究证实钙离子拮抗剂(CCB)、血管紧张素转化酶抑制剂(ACEI)、β受体阻滞剂短期内对改善静息状态下慢性左室功能不全有效,所以在正常血流恢复之前短期使用这些药物可能对冬眠心肌起保护作用。尽早采取有效的措施,恢复血流灌注。手术治疗是目前公认的治疗心肌冬眠的最有效方法,显著改善由心肌冬眠引起的左室功能不全,提高生存率。

(三) 心肌顿抑与心肌冬眠的区别

Luss 等发现,冬眠的心肌细胞中环磷酸酰苷(cAMP)在高位达到了新的平衡,而顿抑的心肌中没有这种现象,提示心肌冬眠和心肌顿抑有着不同的形成机制。与心肌冬眠不同的是,顿抑心肌在灌注和收缩功能上是不平衡的,其发生被认为与缺血再灌注后产生的氧自由基或 Ca^{2+} 的过载有关。但无论是在特定的动物模型心脏还是在特定的人类心脏,心肌冬眠和心肌顿抑可能是同时存在的。随着冠脉狭窄进展,2~3 个月之内心肌从顿抑就会发展至冬眠阶段。

正电子发射 X 线断层显像(PET)是检测心肌存活的“金标准”,能测量局部心肌血流和确定局部心肌的代谢活性,因而能将心肌冬眠和心肌顿抑进行鉴别。常用的方法有 $^{13}NH_3$ PET 显像和荧光去氧葡萄糖(FDG)代谢显像。采用注射 FDG 后,若同时有血流和 FDG 摄取下降(血流-代谢匹配)主要标志着梗死;若血流下降 FDG 摄取正常或增加(血流-代谢不匹配)的区域代表着心肌仍存活,这也是冬眠心肌的有力佐证;若血流正常而心肌代谢下降(血流-代谢不匹配)说明心肌顿抑的存在。PET 用于评价血管重建后心功能改善的阳性预测率和阴性预测率均可达到 80％以上,是目前最准确的方法。

二、严重感染时心功能障碍

严重感染所致病死率较高,其发生率也在以每年 1.5％的速度增加,而相应的治疗费用也随之增加。严重感染导致多器官受累,心脏是重要脏器之一。在严重感染的患者中,超过 50％会有各种形式的心功能不全。在 ICU 严重感染病例中,心功能不全是病死率和死亡率增加的重要标志,据统计严重感染合并心功能抑制的患者死亡率为 70％,而无心功能抑制的患者死亡率只有 20％。因此,心功能抑制是严重感染的焦点问题。

1951 年,根据严重感染患者的查体表现,有学者首先描述了严重感染时的心血管系统变化。他发现感染时存在一种高动力状态,包括脉搏增强,面红,发热,少尿及低血压。另外,他还描述了少部分患者表现更为严重,即湿冷、苍白、低血压。在当时认为两者都经历了同样的过程,只是后一种情况是感染患者即将死亡的最后阶段。

随着心导管、核素心室造影及心脏超声等技术的应用,人们逐渐认识到虽然经充分容量补充,由于外周血管阻力显著下降,严重感染患者心输出量(CO)正常甚至增高,但常用的临床参数很难反映心脏功能。对感染性休克的患者行核素心室造影的研究中证实了严重感染时心肌抑制的存在。研究显示,射血分数(EF)下降发生在感染发生后的 24~48 小时,而且可逆,存活患者在 5~10 天恢复正常。外周阻力下降的同时伴有左室射血分数降低,强烈提示内在的心功能抑制。在严重感染发生时,右室扩张,射血分数也下降,在 7~14 天后恢复正常。因此,感染时左右心室均受到抑制。

在由于严重感染而死亡的患者的研究中,发现组织学表现与器官功能不全程度并不一致。心肌死亡细胞很少,不能解释临床上表现出的严重心肌抑制。而那些存活患者,感染控制后心功能也能完全恢复到正常水平,有人把这种现象也称为“心肌冬眠”。对盲肠结扎穿孔(CLP)小鼠进行的研究中也发现在严重感染小鼠有心肌冬眠的证据。在实验中,他们首先进一步证实了严重感染心肌的血流供应并未减少,然后应用 PET 检测心肌^{18}F-FDG 代谢,应用免疫印迹法检测心肌葡萄糖转运体的表达,并检测心肌糖原沉积情况,发现全身感染时心肌的代谢呈现与缺血冬眠心肌同样的代谢表现,同时也伴有收缩功能降低,因此认为全身感染心肌也存在冬眠现象。有学者因发现严重感染心功能抑制时其心肌 ATP 仍正常,曾怀疑细胞病性缺氧的存在。上述研究为这种现象提供了合理解释。线粒体功能不全是严重感染心肌冬眠的核心环节,因为氧化磷酸化受到抑制而造成心肌处于冬眠状态,收缩功能下降,对 ATP 的需求减少,从而使 ATP 维持正常。

(一)线粒体功能不全与严重感染心肌抑制

心脏每天跳动 10 万次,需泵出 10 吨血液,消耗 6kg 的 ATP。线粒体是生物体能量产生的主要装置,三羧酸循环和氧化磷酸化都在线粒体进行,被喻为生物体内的"发电厂",全身氧耗的 90% 都是被线粒体用来产生 ATP。在临床中发现长期的全身感染患者,组织的氧分压与病情的严重性同步进展,也就是说,病情越重,组织氧分压越高。这提示问题的关键可能在于线粒体氧摄取及利用障碍导致细胞的氧利用减少,而不是氧输送不足。严重感染造成线粒体内 NO 和过氧化物水平过高,引起细胞内氧化磷酸化解偶联进而影响高能磷酸盐的产生,即细胞不能利用氧产生 ATP,这种现象称为"细胞病性缺氧"。在严重感染时,线粒体功能受到很大影响,线粒体功能不全被认为是严重感染所致多器官功能不全的重要机制,与预后相关。

线粒体功能不全在严重感染心功能抑制中的作用也在动物实验中得到证实,改善线粒体功能可以改善心功能,降低病死率。在大肠埃希菌注射狒狒的严重感染模型中,心肌细胞色素氧化酶(线粒体电子传递链复合体Ⅳ)活性降到基础值的 51%。Levy 在 2004 年的大鼠盲肠结扎穿孔(CLP)模型研究中证实,心肌细胞色素氧化酶抑制在 6 小时时为可逆性,而在 48 小时后随着低动力状态的进展,死亡率提高,细胞色素氧化酶抑制逐渐不可逆。严重感染细胞色素氧化酶抑制最有可能与以下因素有关:NO,氧化亚硝酸盐以及活性氧等。

细胞色素氧化酶活性的可逆及不可逆抑制,最可能与心肌冬眠相关。但是关于严重感染心肌冬眠仍有待进一步研究。首先,严重感染心肌冬眠的机制是细胞病性缺氧,而在心肌细胞氧供正常情况下认为心肌冬眠是一个略有争议性的说法。而若要进一步证实严重感染心肌冬眠的存在,就是找出心肌冬眠的确切机制,并通过逆转这一机制,使心肌的收缩功能及代谢恢复正常。再者,严重感染时心肌冬眠表现,据推测可能与线粒体细胞色素氧化酶有关,但仍需进一步研究证实。第三,虽然严重感染心肌冬眠被看作心肌细胞病性缺氧时的适应,甚至保护机制,但是由于它造成了心脏收缩功能下降,会对全身感染时全身灌注产生影响,甚至导致死亡,因此对这种现象的研究意义深远。

(二)严重感染心功能抑制的其他机制

1. 外周循环及微循环异常对心脏的影响 早期严重感染及感染性休克多表现为血管功能异常,导致容量不足及血管扩张,并因此导致心输出量下降,这种情况可需要充分容量复苏。但是由于炎症反应血管通透性增高导致的心肌水肿,对心脏顺应性及心功能会产生影响。另外,心室功能也受后负荷影响。肺动脉高压会恶化右室功能,右室的扩张,室间隔左移导致左室受压,进而影响左心功能。

目前关于冠脉微循环在严重感染心功能抑制中的作用仍有争论。有动物实验研究认为,在内毒素休克所致心功能抑制的中存在冠脉微循环的异常,包括异常的微循环血流、血管内皮细胞的肿胀、血管内非阻塞性的纤维蛋白的沉积等。但更多研究认为,虽然感染性休克时组织灌注不足,冠脉供血是正常的,冠脉内的乳酸没有增加,并没有心肌的整体缺血发生,甚至有研究表明,感染性休克时冠状动脉微循环的血流也是增加的。在大鼠感染性休克模型的研究中也发现,心肌细胞并不存在氧供应不足。有人对收入急诊的严重感染患者进行的一项多中心研究表明,上腔静脉氧饱和度(ScvO$_2$)高于正常的患者,对早期目标指导治疗反应差,并提出此类患者重点是改善微循环血流或线粒体功能。也有人主张进一步重视严重感染时的微循环改变。但是,目前关于微循环的研究主要局限于严重感染或感染性休克时舌下血管的改变,即使舌下微循环对硝酸甘油等治疗有反应,也不能就说明冠脉发生同样的病理变化。而最近关于应用硝酸甘油改善微循环的研究得出的是阴性结果。

但是对于存在冠脉疾病的患者,严重感染可导致局部心肌缺血的加重,是心功能障碍的重要因素,这一点已经明确证实。有学者对比了感染休克患者中,伴有冠心病和非冠心病患者的严重程度,结果表明,冠心病患者心脏表现更差,心指数更低,多巴酚丁胺和去甲肾上腺素需要量更大,而且死亡率也更高。因此,治疗严重感染时,对于既往有冠脉病变的患者要密切监测心功能变化。

2. 自主神经系统调节紊乱 严重感染时,自主神经调节紊乱也对心功能有很大影响,这种调节紊乱可通过监测 24 小时心率变化率来反映。有研究显示,内毒素可直接阻断心肌起搏细胞的内向电流通道(I_f),也可影响 I_f 通道对肾上腺能神经所致儿茶酚胺的敏感性。自主神经调节紊乱的影响是多方面的,除了降低心肌收缩力外,也会出现负性变时调节功能的失调导致心率增快,这两点都与预后有关。

3. Toll 样受体 20 世纪 90 年代末,Bruce Beutler 的实验室首先发现了 Toll 样受体-4(TLR4)。Toll 样受体系统是少数能与各种外源性感染物质结合,从而激活内源性免疫反应的受体之一,TLR 在心肌细胞表面也有表达。TLR 能识别及结合微生物特定结构,产生细胞因子,心肌炎症因子的产生也是 TLR 依赖的,对 TLR4 和 TLR2 的竞争性抑制,可以控制 LPS 导致的炎症反应及减轻心肌抑制。TLR 能通过激活核因子 NF-kappaB,上调炎症因子及诱导酶的表达,提示它在严重感染心功能抑制中起重要作用。鉴于 TLR 在感染中的重要作用,我们有理由相信阻断 TLR,会减轻感染对机体的损害,目前关于 TLR4 拮抗剂正在研发过程中。

4. 细胞因子 TNF-α 和 IL-1,2,6,在内毒素血症时释放入血,直接或通过一氧化氮(NO)对心肌收缩力起抑制作用。

TNF-α 是内毒素休克的重要调节因子,它是由活化的巨噬细胞分泌。有学者发现严重感染时,心肌细胞也可分泌 TNF-α。虽然应用抗 TNF-α 抗体可以提高感染性休克患者的左室功能,但应用针对TNF-α 或可溶性 TNF-α 受体的单克隆抗体,却没能提高严重感染患者的生存率。IL-1 是由单核细胞、巨噬细胞及中性粒细胞在 TNF-α 的刺激下分泌的,它通过刺激 NO 的合成,抑制心肌收缩力。

尽管有证据表明细胞因子能降低心肌细胞收缩功能,但它们在严重感染导致的心功能不全中所起作用可能有限。首先,这些因子的血液浓度在数小时或几天后会恢复正常,而心肌抑制仍存在。另外,实验发现这些因子对心脏的作用,在正常心脏离开包含细胞因子的灌洗液数分钟后迅速消失,而从感染性休克动物的离体心脏研究发现,心肌抑制至少持续 12 小时。近期研究认为,细胞因子不仅对心肌功能产生抑制,而且在促炎症反应状态下,心肌也能合成细胞因子,从而加剧心肌抑制及心功能不全。而在心脏局部产生的细胞因子对于心肌的作用持续时间较久,有作者发现,细胞因子,包括 TNF-α,在心脏局部释放,浓度与心肌抑制程度相符。应用儿茶酚胺兴奋 β 受体,会使 IL-6 的产生增加,这种效应能被 β-受体阻滞剂卡维地洛阻断。因此,能减少儿茶酚胺剂量的措施,包括激素的应用,都会减轻心肌的炎症因子负担。

5. 一氧化氮(NO) NO 对严重感染时的心脏是一把"双刃剑"。现在已经证实,NO 对心脏的收缩和舒张功能均有影响。低剂量的 NO 通过不依赖鸟苷酸环化酶(cGMP)的腺苷酸环化酶(cAMP),对心脏起正性肌力作用。而且 NO 的血管扩张作用,也对严重感染所致心血管紊乱起有益作用。一氧化氮合酶(NOS)是产生 NO 的关键酶,共分三种:神经源性一氧化氮合酶(nNOS),诱导性一氧化氮合酶(iNOS),内皮源性一氧化氮合酶(eNOS)。动物实验表明,eNOS 可能会对严重感染心肌抑制起保护作用。严重感染iNOS 在心肌表达迅速增加,使 NO 浓度升高,大剂量的 NO 通过减少 GMP 依赖的蛋白激酶,导致心肌肌丝对 Ca^{2+} 的反应下降,对心脏起负性肌力作用。NO 与活性氧反应可产生细胞毒性的氧化亚硝酸盐和过氧化物,氧化亚硝酸盐是 NOS 的终产物,能降低心肌收缩力。氧化亚硝酸盐能通过干扰电子传递链导致线粒体功能不全,而且它还可以直接影响心肌收缩蛋白的功能。严重感染的心肌病也与线粒体呼吸链的变化有关,NO 可与呼吸链复合物Ⅳ结合,抑制该复合物功能,增加活性氧的产生。在一组感染患者中,注射甲基蓝,一种非特异的 NOS 抑制剂,改善了平均动脉压、每搏输出量和左室功能,减少了对强心药物的依赖,遗憾的是,并没有改变预后。

6. β受体反应性下降　研究发现,把分离的心肌细胞放在严重感染患者的血浆中,心肌功能未发生改变,但 β-肾上腺能神经反应被阻断。交感神经 β受体信号转导的改变,损害了心肌对内源性及外源性儿茶酚胺的反应性。同样,也有研究发现,感染性休克患者中,肾上腺能反应性下降较心肌收缩力下降更常见。因此,在严重感染导致的心功能不全中,肾上腺能反应性下降可能是内源性心肌收缩力下降的重要机制。

7. 心肌纤维对钙反应性的下降　有研究表明,在内毒素休克动物心肌内质网的钙转运发生了改变,包括 ATP 依赖的钙转运和 Na^+-Ca^{2+} 转运体。进一步的研究证实,功能性 L 型钙通道在感染动物心肌明显减少,且这种改变与心肌功能不全不平行。在兔的内毒素休克模型中,人们发现心肌纤维对钙的敏感性下降,这种改变是时间和剂量依赖的,而且可逆。心肌对钙反应性的下降,也许是感染性休克急性期,容量复苏后心室扩张的细胞机制。因为心肌对钙的反应性与单个心肌细胞长度的增加及心室的膨胀、扩大相关。关于心肌对钙反应性下降的确切机制还不清楚,可能与心肌收缩蛋白的磷酸化有关。

左西孟旦是剂量依赖的钙增敏剂,它选择性结合于肌钙蛋白 C 的 N 末端,稳定肌钙蛋白 C 和肌钙蛋白 I 之间的钙依赖性的相互作用,改善心肌收缩力。在高剂量时选择性抑制磷酸二酯酶,起强心作用。但它在治疗剂量不增加 cAMP 浓度,不会影响细胞内钙浓度,不会引起心率加快,不会增加心肌氧耗。左西孟旦附着于肌钙蛋白 C 也是钙依赖性的,在舒张期,当细胞内钙浓度下降时,它会从肌钙蛋白 C 解离,不会影响心肌的舒张。因此,左西孟旦在改善心功能的同时,也起到心脏保护作用,但是最近的死亡率研究认为,关于左西孟旦的安全剂量还需更多的临床试验证实。

总之,关于严重感染心肌抑制的机制及治疗方法虽受到越来越多的学者关注,但目前尚无定论,因此大多数学者对于严重感染心肌抑制时的血流动力学支持策略仍建议按照严重感染与感染性休克治疗指南所提供的意见进行。

(张宏民)

参考文献

1. Opie LH. Mechanisms of cardiac contraction and relaxation//Libby P, Bonow RO, Mann DL, et al. Heart Disease: A Textbook of Cardiovascular Medicine, 8th ed. Philadelphia: Elsevier Saunders, 2008: 509-539.

2. Zile MR, Brutsaert DL. New concepts in diastolic dysfunction and diastolic heart failure: Part 1. *Circulation*, 2002, 105: 1387-1393.

3. Corsi C, Lang RM, Veronesi F, et al. Volumetric quantification of global and regional left ventricular function from real-time three-dimensional echocardiographic images. *Circulation*, 2005, 112: 1161-1170.

4. Opie LH, Hasenfuss G. Chapter 24 - Mechanisms of Cardiac Contraction and Relaxation//Braunwald E. Heart Disease- A Textbook of Cardiovascular Medicine. 9th ed. Philadelphia: Elsevier, 2012.

5. Diamond GA, Forrester JS, Deluz PL, et al. Post-extrasystolic potentiation of isehemic myocardium by atrial stimulation. Am Heart J, 1978, 95: 204-209.

6. Werdan K, Oelke A, Müller-Werdan U. 'Myocardial depression' or 'Septic cardiomyopathy'? //Vincet JL. 2009 Year-book of Intensive Care and Emergency Medicine. Heidelberg: Springer, 2009: 183-194.

7. Oliver C, Kumar A, Parrillo JE. Clinical review: Myocardial depression in sepsis and septic shock. Crit Care, 2002; 6: 500-508.

8. Levy RJ. Evidence of myocardial hibernation in the septic heart. Crit Care Med, 2005, 33: 2752-2756.

9. Parker MM, Shelhamer JH, Bacharach SL. Profound but reversible myocardial depression in patients with septic shock.

Ann Intern Med，1984，100：483-490.

10. Levy RJ，Deutschman C. Evaluating myocardial depression in sepsis. Shock，2004，22：1-10.

11. Ren J，Ren BH，Sharma A. Sepsis-induced depressed contractile function of isolated ventricular myocytes is due to altered calcium transient properties. Shock，2002，18：285-288.

12. Parrillo JE. Myocardial depression during septic shock in humans. Crit Care Med，1990，18：1183-1184.

13. Phillips DP，Kaynar AM. Septic myocardiography. International Anesthesiology Clinics，2012，50：187-201.

第五十二章　血管功能改变

血管是血流动力学研究中的一个重要组成部分,其主要由动脉,静脉及微血管组成。与动脉相比,静脉数量多、口径大、管壁薄,可扩张性较大,在血管系统中起着血液储存库的作用,被称为容量血管。而血液在血管内流动时会遇到相应的阻力,即血流阻力。阻力在全身并不是均匀分布的,静脉系统阻力很小,动脉系统阻力较大,我们把阻力最大的小动脉和微动脉等血管也称为阻力血管。容量血管与阻力血管在血液循环中的作用已经逐渐被认识,其改变对于机体血液循环及血流动力学状态也会产生很大的影响。本章将分别讨论容量血管与阻力血管改变时对血流动力学的影响。

第一节　容量血管改变

一、概述

在安静状态下容量血管容纳了循环血量的60%～70%,在血管系统中起着血液储存库的作用。静脉压(venous pressure)指血液对静脉管壁产生的向外膨胀的压力,在一个特定的膨胀压下静脉容纳的血量称为静脉容量。随静脉压变化而变化的静脉血量即静脉顺应性。静脉系统不仅仅是血液从外周流入心脏的通道,同时也起着血液储存库的作用。静脉系统的另一个重要功能是对心输出量的调节,因其容量大、顺应性高等特点,通过神经反射等调节静脉的扩张和收缩即可通过改变回心血量来调节心输出量及循环血量,代偿血流动力学的变化。

二、静脉的储血功能

静脉系统容纳了循环血量的60%～70%,顺应性为动脉系统的24倍,起着机体储血库的作用。在失血等紧急情况下,机体可通过交感神经动员该循环储备增加回心以维持循环稳定,在循环血量减少近20%时仍能维持循环系统的基本功能。静脉储血分散于机体各个部分。正常肝脏容量约为450ml,占全身血容量的10%,当肝静脉压降低时,血液可从肝静脉和窦状隙转移至中心静脉循环,使循环血量增加约300ml。充血性心衰时中心静脉压升高,使肝静脉压升高,肝脏淤血,可从体循环转运出多达1000ml液体。脾脏能够储存100ml可被动员的血液,腹部大静脉约300ml,皮下静脉网也可达数百毫升。此外,交感刺激时心脏射血增加50～100ml,肺回心血量可增加100～200ml。正是有了静脉系统强大的血容量储备,机体在应激、出血等病理生理状况下才可在短期内维持循环的稳定,保障器官灌注及功能。

描述血管内容量与压力变化的关系的曲线称为

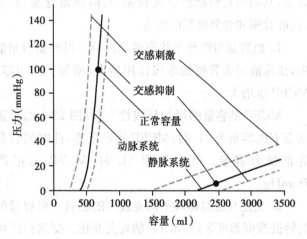

图 52-1-1　动脉系统和静脉系统的容量-压力曲线

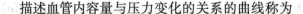

容量-压力曲线(volume-pressure curve)(图 52-1-1)。如图左边与右边的实线分别代表了体循环动脉和静脉系统的容量-压力曲线。动脉系统中充盈 400ml 液体时其压力为 0,而当其充盈 700ml 液体时压力升至100mmHg。而在体循环静脉系统中,其容量可从 2000ml 到 3500ml,且数百毫升的容量变化仅能引起较小的压力变化,这种高容低压的特性使静脉系统能够很好的充当储血库的角色。

三、非张力容量与张力容量

设想静脉最初为一根塌陷的弹性管道,逐步向里面注入血液,静脉开始充盈,管道内压力逐渐升高。当血量增加到管道内外压力相等即静脉跨壁压为零时的静脉内血量称为非张力容量(unstressed volume)。非张力容量占总静脉容量的 70%~75%,它不增加血管壁的张力,只起到维持血管形状的作用。非张力容量是作为机体在必要时动员回流心脏以维持血流动力学稳定的贮备血量。当静脉管道内血量继续增加,对血管壁产生向外膨胀作用,管腔内压力增加,静脉跨壁压大于零时,静脉内血量称为张力容量(stressed volume,VS),占总静脉容量的 25%~30%。

静脉系统类似一个有着出水口的圆柱形水桶,正常情况下出水口约位于水桶高度 3/4 平面的某一位置。出水口平面以下的容量就是非张力容量,出水口平面以上的容量就是张力容量。张力容量增加主要依靠血容量增加或静脉收缩使静脉非张力容量减少。静脉补液时,实际上是增高了水桶模型的水平面,张力容量增加。静脉系统收缩时,相当于将出水口平面下降,非张力容量减少,张力容量即增加。非张力容量更多的是反映血管床容积,静脉收缩时血管容积减少,非张力容量减少,转化为张力容量。当支配静脉的交感神经兴奋或使用药物使静脉血管收缩时,部分非张力容量转变为张力容量,当静脉血管扩张时,部分张力容量又转变为非张力容量。

张力容量与非张力容量的概念并非只针对静脉系统而言,实际上整个循环系统容量都是由张力容量和非张力容量构成。心室舒张期末的容量也由张力容量和非张力容量构成,张力容量决定着心输出量的大小。

四、循环平均充盈压、中心静脉压与静脉阻力

(一) 循环平均充盈压

理论上,当心脏停止泵血几秒后,循环系统各部分血流停止流动,此时循环系统内各处压力相等,其值称为循环平均充盈压(mean circulatory filling pressure,MCFP),约为 7mmHg。MCFP 的主要决定因素是张力容量,其他因素包括静脉血管张力、静脉血管泵、心室张力、静脉瓣和骨骼肌等的状态。

1. 血容量对循环平均充盈压影响 循环血容量的增加,使血液对血管壁的牵张作用增大,增加了张力容量,MCFP 也增大。

MCFP 随容量的增加呈线性上升(图 52-1-2)。正常状态下血容量为 4L 时,MCFP 接近于零,此时的容量即为非张力容量。血容量为 5L 时,MCFP 达正常值7mmHg。

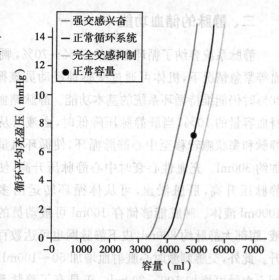

图 52-1-2 MCFP 容量压力曲线

2. 交感神经对循环平均充盈压的影响 血容量的改变或交感神经兴奋水平变化所引起的血管容积的轻微改变都可导致 MCFP 的较大变化。交感神经兴奋性增高时,各血管收缩,血管容积减少,张力容量增加,MCFP 亦增加,曲线左移。在正常血容量下最大的交感兴奋可使 MCFP 增加 2.5 倍(约 17mmHg)。

交感神经兴奋性下降时，各血管张力降低，曲线右移。完全抑制交感兴奋时 MCFP 下降至 4mmHg。

3. 体循环平均充盈压(mean systemic filling pressure,MSFP)　　与 MCFP 有轻微不同。钳夹心脏大血管以使血流停止，可以排开肺循环而单独测量体循环压力。血流停止时体循环各处压力相等，称为 MSFP。MSFP 几乎不可能在活体中测量，却是决定静脉回流的重要压力。由于肺循环容量不足体循环的 1/8，且只占血容量的 1/10，因此 MSFP 的大小接近于 MCFP，与 MCFP 的意义相当。

（二）中心静脉压

体循环静脉从外周经胸腔大静脉流入右房。右房内压力即为中心静脉压(central venous pressure,CVP)，其高低取决于心脏的射血能力和静脉回心血量之间的相互关系。若心脏射血能力较强，能及时将回流入心脏的血液射入动脉中则中心静脉压低，如果心脏射血能力较弱则中心静脉压升高。任何增加外周静脉回流的因素也会引起中心静脉压升高，如血容量增加、外周静脉压增加、微动脉扩张引起的外周静脉流量增加等。中心静脉压是反映心血管功能的一项重要指标。如上述，在严重心衰、短期大量输血和静脉回流急剧增加等情况下可迅速上升达 20~30mmHg。在心泵功能异常增加或血容量重度降低等情况下，右房压下降至低限，为 -5~-3mmHg，约等于胸腔内压。

（三）静脉阻力

大静脉在膨胀时对静脉回流的阻力接近于 0。然而生理情况下多数大静脉的某些部分都受到其周围组织器官的压迫而产生一定的阻力。如颈静脉受大气压的影响，上肢静脉进入胸腔时因与第 1 肋骨成角而受到压迫，腹腔大静脉受腹腔脏器及腹内压影响而成椭圆形等。所以外周静脉在回流时确实受到一定的静脉阻力影响回流血量。但生理情况下这些阻力很小。

五、静脉回流

人体循环是一个闭合回路，心脏射血量等于静脉回心血量。所以，生理状态下心输出量大小完全取决于静脉回心血量。容量血管对心输出量的调节就是通过静脉回流来实现的，任何影响外周静脉回心血量的因素都会影响心输出量。当静脉回心血量增加后，心脏前负荷增加，牵拉心腔壁，心肌初长度拉长，收缩力增加，心输出量增加(Frank-Starling 定律)。其他机制包括：增加的回心血量使右房内压力增高，直接牵张位于右房的窦房结，心律可增快 10%~15%，右房牵张也启动班布里奇反射(bainbridge reflex)，大脑血管运动中枢发放冲动通过交感和迷走神经增加心率，提高了心输出量。然而，当静脉回心血量超过心脏的泵血能力时，心脏则成为限制心输出量的瓶颈。

（一）静脉回流曲线

在讨论体循环系统静脉功能时，我们先除开心脏和肺的影响。如上所述，有三个主要的决定静脉回流的因素：①右房压，即中心静脉压，是静脉回流入心脏的反向力，其升高会阻碍静脉回流；②体循环充盈程度，以体循环平均充盈压来量化，它驱动外周静脉血回流入心脏；③静脉系统阻力。

静脉回流曲线是描述右房压力水平与静脉回流量关系的曲线，能量化反映上述三个因素对静脉回流的影响。

图 52-1-3 为正常静脉回流曲线。可以看出，当心脏泵血能力下降，右房压力增加时，体循环静脉回流的反向力增强，回流入心血量减少。当右房压上升到体循环平均充盈压(7mmHg)时，在没有神经血管反射的代偿调节下，体循环回心血量为零。因为容量血管顺应性很高，外周循环回流驱动力低，右房压轻度上升就会导致静脉回流的急剧下降(图倾斜段)。

反之，随右房压下降回心血量增加。但当右房压低于大气压即小于 0 时，静脉回流逐渐停止，到右房压降至 -2mmHg 时静脉回流曲线到达平台段，即无论右房压多低，静脉回流也不再增加。平台段形成的原因是：右房负压的抽吸作用使进入胸腔的大静脉陷闭，阻碍外周静脉的进一步回流。

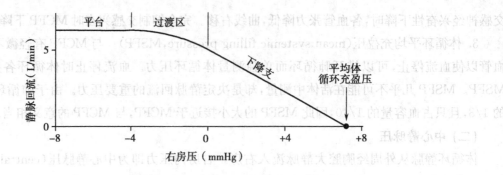

图 52-1-3 静脉回流曲线

（二）体循环平均充盈压对静脉回流曲线的影响

如图 52-1-4 所示，随 MSFP 增高，静脉回流曲线右移，静脉回流量增加，MSFP 降低，静脉回流曲线左移，静脉回流量减少。MSFP 代表了体循环系统的充盈程度，体循环越充盈，静脉血越容易回流入右心，体循环充盈程度降低，回心血量减少。

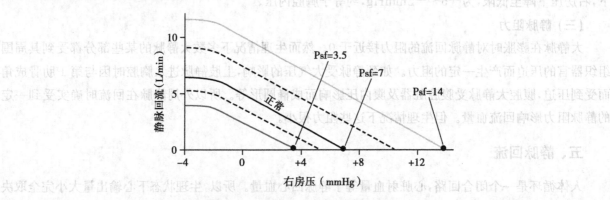

图 52-1-4 MSFP 对静脉回流曲线的影响

当右房压升至 MSFP 大小时，外周静脉压与右房压差为 0，不再有静脉血回流入右心，当右房压下降或体循环平均充盈压增加时，静脉回流量相应增加，也就是说，体循环平均充盈压与右房压之间差异越大，静脉回流量越多。体循环平均充盈压与右房压之差称为静脉回流压力梯度。

（三）静脉回流阻力对静脉回流曲线的影响

在外周静脉血回流入心脏的同时也受到一定的血管阻力，称静脉回流阻力。它与静脉阻力的概念稍有区别，因为虽然大多数静脉回流阻力产生于静脉中，但也有一部分产生于小动脉和微动脉。静脉阻力升高使血液拦蓄在静脉中，静脉压力开始增加。而因为静脉的高顺应性，静脉压上升幅度小，不能有效地克服静脉阻力，故回心血量明显减少。同理，小动脉和微动脉阻力升高也会导致血液潴留减少回心血量，但是因为他们的顺应性低（为静脉的 1/30），轻度的血液潴留也会导致小动脉和微动脉压力急剧升高（静脉阻力的 30 倍）而最大限度地克服阻力。静脉回流阻力中静脉阻力占 2/3，小动脉和微动脉阻力占 1/3。所以静脉回流阻力主要由静脉阻力决定。

如图 52-1-5 可以看出在体循环平均充盈压不变的情况下，静脉回流阻力大小明显影响着静脉回流。静脉回流阻力降低 1/2，静脉回流增加一倍；反之静脉回流阻力增加一倍则静脉回流减少一半。值得注意的是无论静脉回流阻力大小，只要右房压等于体循环平均压，即静脉回流压力梯度消失，静脉回流量为零。不难理解，无论患者心衰严重程度如何，右房压最高值即是体循环平均充盈压。

综合以上三个因素，静脉回流可表示为：VR＝(Psf-PRA)/PRV 其中 VR 为静脉回流，Psf 为体循环平均充盈压，PRA 为右房压，PRV 为静脉回流阻力。在健康成人中，静脉回流为 5L/min，Psf 为 7mmHg，右房压为 0，静脉回流阻力为 1.4mmHg/L。

图 52-1-6 所示为不同体循环平均充盈压和右房压、静脉阻力对回心血量影响的静脉回流曲线。综合分析上述三个因素,在生理情况下因为静脉阻力很小,静脉回流主要受体循环平均充盈压与右房压的压力梯度的影响,压力梯度越大,静脉回流越多。而如前述,体循环平均充盈压近似于循环平均充盈压,受张力容量、静脉血管张力、静脉瓣、血管泵等的影响。右房压即中心静脉压受心脏功能和回心血量的影响。当大量补液时增加了张力容量,即增大了循环平均充盈压,两者压力梯度增大,静脉回流曲线右移,静脉回流增加。增加的静脉回流也会加大中心静脉压及心输出量。而当增加的静脉回流超过心脏的泵血量时,就会引起中心静脉压的急剧升高。静脉回流压力梯度减小,静脉回流逐渐停止。

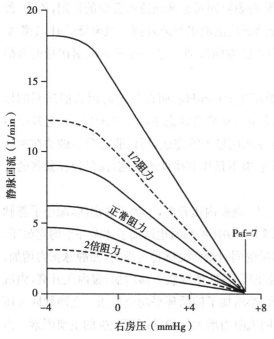

图 52-1-5　静脉回流阻力对静脉回流曲线的影响

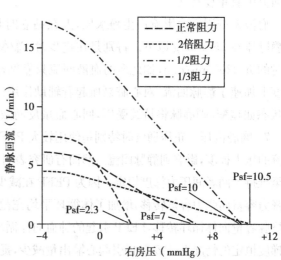

图 52-1-6　不同 MPSF、PRA、PVR 时的静脉回流曲线

(四)影响静脉回流的因素

如前述,静脉血流入心脏的主要驱动力是循环平均充盈压,静脉回心血量主要取决于循环平均充盈压与中心静脉的压力梯度及静脉回流阻力,所以任何影响上述三个要素的因素都可能影响静脉回心血量。另外,静脉回流是外周各器官组织回流血液的总和,所以影响外周各脏器、组织静脉容量的因素均可影响静脉回流。

临床上常见影响静脉回流的因素包括:

1. **血容量**　血容量减少(如出血、脱水等)为减少静脉回流最常见的因素。血容量减少的同时减少了非张力容量,张力容量向非张力容量移位,体循环平均充盈压减少,驱动血液回流至心脏的动力减少,静脉回流曲线左移。同时由于非张力容量的减少,机体可有效动员的血液储备减少。输血、补液等增加血容量的措施使容量血管张力容量增加,循环平均充盈压增大,静脉回流曲线右移,回心血量增加。随着回心血量的增加,右房压升高,但循环平均充盈压也在增加,两者压力梯度并未减小。而当静脉回流超过心脏的泵血能力时,中心静脉压升高明显,循环平均充盈压与中心静脉压的压力梯度减少,静脉回流减少。当右房压上升至循环平均充盈压大小时,静脉回流停止。

2. **心肌收缩力**　心脏收缩时将血液射入主动脉,舒张时从大静脉抽吸血液。当心肌收缩力较强时,舒张期心室内压降低,导致右房压降低,循环平均充盈压与中心静脉压之间的压力梯度增大,静脉回流增加。右心衰竭时,心脏舒张期右房压明显升高,静脉回流压力梯下降,静脉回流量减少,临床上表现为体循环淤血,颈静脉怒张,肝脾肿大等。

3. **静脉张力与静脉容积**　麻醉、镇静、中枢损害等因素可引起交感神经抑制,血管张力下降。此时体循环平均充盈压降低,静脉回流减少。同时因外周容量血管扩张,静脉容积增大,血液潴留在外周容量血管,也使回心血液减少。

4. 大静脉阻塞 少见,大静脉阻塞使回心血液急剧减少,心输出量通常明显下降。

5. 组织质量减少 特别是平滑肌质量减少。长期卧床或老年患者通常骨骼肌容积减少。因此骨骼肌氧需求下降反馈调节使心脏输出血液分配至这些组织的血流量下降,从它们流出的静脉血量也减少,总外周静脉回流减少。

6. 骨骼肌挤压作用 运动时骨骼肌收缩,肌肉内和肌肉间的静脉受到挤压,使静脉血流加快;因静脉内存在瓣膜,使血流只能向心脏方向流动,所以骨骼肌和静脉瓣膜协同对静脉回流起着泵的作用,称为"静脉泵"或"肌肉泵"。例如行走时,下肢骨骼肌规律性收缩,使静脉功能能很好地发挥。肌肉舒张时,毛细血管及微静脉内血液流入静脉中,肌肉收缩时挤压静脉血流向心脏方向流动。这一特有的机制在骨骼肌静脉回流中有重要意义。

血液系统因重力影响产生静水压,人在站立时足部静脉压为 90mmHg,而在行走时因为肌肉泵的作用静脉压在 25mmHg 以下。特别是在跑步时,总体肌肉血流量可从静息状态下的 1000ml/min 上升至运动时的近 22000ml/min,如此多的血液回流只靠循环平均充盈压明显不能完成,所以肌肉泵的做功在相当程度上加速了静脉回流,对心脏泵血起着辅助作用。但若是肌肉不是作节律性的收缩,而是处在紧张的收缩状态如痉挛,则静脉将持续受压,回心血量反而减少。

7. 胸腔内压 正压通气时特别是使用较大 PEEP 的情况下,胸腔内压升高,增加了右房压,减小了静脉回流的压力梯度,影响到静脉回流。然而有研究表明,PEEP 增大右房压的同时也增加了体循环平均充盈压,甚至维持了两者间压力梯度恒定。因为 PEEP 在减少心输出量的同时激活交感神经反射,使静脉张力增加,非张力容量向张力容量转移,增加了体循环平均充盈压;胸腔正压升高,使膈肌下移增加,腹内压升高,内脏室静脉容量向体循环转移,PEEP 引起的肺血向体循环转移等,都增加了体循环平均充盈压。在静脉回流压力梯度恒定的情况下,PEEP 仍引起心输出量减少,提示静脉回流阻力增大是静脉回流减少的主要因素。当胸膜腔内压为负压时,胸腔大静脉跨壁压较大,使静脉处于充盈状态,静脉回流阻力小。而当胸膜腔内压为正压甚至进一步增大时,使胸腔内大静脉塌陷;同时向下压迫肝脏及肝静脉流出道,增加了静脉回流阻力。

8. 腹内压 腹内压升高时,内脏血管跨壁压增加,内脏静脉经肝脏及肝静脉回流入下腔静脉量增加,所以在腹内压升高低于下腔静脉内压时,静脉回流增加。而当腹内压升高引起下腔静脉阻力增加或膈肌上移引起胸膜腔内压增加同时有 CVP 增加时,回心血量减少。这种情况下 CVP 升高不能反映容量状态,反而会导致回心血量的减少,因为 MCFP 与 CVP 的压力梯度减少了。

9. 体位 由于静水压的影响且因静脉顺应性高,人下垂部位的静脉跨壁压较大,静脉充盈扩张,故站立位时人低垂部位的血液可比卧位多 400～600ml,静脉回心血量暂时减少,心输出量减少。所以在长期卧床的患者因静脉系统紧张性低,在突然起立时可因血液急剧向下肢转移而减少静脉回流,心输出量下降而晕厥。

(五)机体对静脉回流的自我调节

呼吸、体位、运动等生理情况及其他的病理生理改变(如失血、正压通气早期、PEEP)等都会影响静脉回流。为维持血流动力学稳定,机体通过一系列神经反射来调节静脉回流。血容量减少时,颈动脉窦感受器感受到低血压,交感神经系统兴奋,引起动脉阻力、心率、心肌收缩力增加,静脉平滑肌张力增加,非张力容量减少。心肌收缩力增强使右房压力下降,静脉张力增加使循环平均充盈压增加,增大了静脉回流压力梯度,导致静脉回流增多。这是机体自我调节以增加心输出量的主要方式之一。若使用 α 受体拮抗剂酚妥拉明预处理,可以使颈动脉窦反射降低 72%,而使用 β 受体拮抗剂普萘洛尔预处理可使其减低 35%,联用上述两种药物的效果是 73%,可以看出 α 肾上腺素能机制比 β 肾上腺素能机制对静脉系统顺应性的影响更大。调节高血压和低血压的生理反射不仅包括颈动脉窦,也包括主动脉体压力反射。但后者维持血压的角色比颈动脉窦反射要弱一些。另外一些其他类型的反射,如静脉内容量增加伴随静脉扩张会引起动脉阻力反射性增加,即所谓的局部交感轴突反射或称静动脉反射。它可以调节更少的血流入静脉导致跨壁压和容量的减少。

(六)容量血管对静脉回流的调节

血容量增加后通过提高体循环平均充盈压等机制增加静脉回流,增大心输出量。但这种效果只持续数分钟即在机体调节下消失。首先,心输出量增加导致毛细血管压增加,液体外渗入组织间隙,以减少血管内容量。其次,静脉压力增加启动压力-舒张反射,静脉血管逐渐膨胀,特别是一些大的储血库如肝脏、脾等扩张,降低体循环平均充盈压,减少静脉回流。同时外周血管增加的血容量通过自主调节增加外周静脉血管阻力,也就增加了静脉回流阻力,也降低了静脉回流。通过这些调节机制,在 10～40 分钟后心输出量逐渐恢复至正常。

六、容量血管的两室模型

(一)概述

容量血管的两室模型把体循环分为内脏室和非内脏室,更细致的反映了容量血管的功能及其调节。容量血管的收缩和动员主要体现在内脏静脉系统上,这是基于:①内脏血管接受心输出量 25% 的血液,且内脏系统容纳总血容量的 20%;②内脏和皮下静脉网在静脉系统中顺应性最高,是容量血管中最大的储血库,而四肢静脉顺应性较低,储血功能不如前两者;③内脏和皮下静脉网具有更高密度的 α_1 和 α_2 肾上腺素能受体,对交感神经等的调节敏感,而骨骼肌静脉则相对不敏感;④皮下静脉网主要受温度调控。

两室模型把全身循环分为两个环路(图 52-1-7)。非内脏室由非内脏的动脉、微动脉、顺应性相对低的非内脏静脉构成。内脏室由内脏动脉、微动脉和顺应性高、血流慢的内脏静脉构成,他们单列于主循环之外。在内脏室,动脉、微动脉收缩减少该室血流,导致内脏室血流移位到体循环增加回心血量。而内脏室的动脉、微动脉扩张,会增加内脏室血流,使血流积聚在内脏室,体循环血流向内脏室移位,回心血量减少。非内脏室的情况却相反。当他们的动脉和微动脉扩张,如果不引起或较小引起动脉压减少,反而会增加回心血量。其机制在于:当非内脏动脉和微动脉扩张时,其毛细血管网流量增加,外周静脉回心血量相应增加,动脉血直接移位到静脉,回心血量增加。另一方面,扩张的动脉

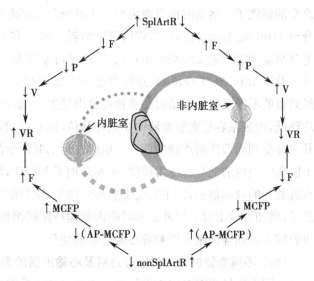

图 52-1-7　容量血管两室模型

激活交感神经和(或)血管紧张肽,收缩静脉系统,同时减少内脏室流出端肝静脉及肝脏阻力,均使回心血量增加。更重要的是,非内脏室的动脉阻力降低,在动脉压下降较小的情况下会显著增加循环平均充盈压。原因在于降低了动脉和外周静脉之间的压力梯度。增加的循环平均充盈压也会增加外周静脉的回心血流量。而当非内脏室外周动脉及微动脉阻力下降伴有明显动脉压降低时,循环平均充盈压及回心血量则下降。

(二)内脏室的静脉阻力

静脉收缩减少其容量,驱动静脉血向体循环移位。然而静脉收缩也会增加静脉阻力,减少回心血量和心输出量。只有内脏静脉收缩不会增加回心血流的阻力,因为内脏循环是在外周静脉经腔静脉回流主流之外的。

内脏容量血管血液经肝脏及肝静脉流入体循环,其受到的阻力主要来自于肝脏及肝静脉。这些地方

的阻力增加会使内脏室流出血流蓄积于肝脏及邻近部分,限制内脏血液流出。而在其阻力减少时内脏室血液易于向下腔静脉移位,增加回心血量。通过这一方式内脏容量血管可以调节静脉回流量进而影响回心血量。在动脉低血压的脓毒症休克猪模型上观察到循环平均充盈压并没有明显降低,而内脏室流出远端阻力的明显增加,提示其前负荷减少的主要原因之一是内脏室对血液的扣留。类似情况也在内毒素休克猪模型上观察到。

肝静脉及肝脏的阻力主要受肾上腺素能受体的调节。α肾上腺素能受体激活增加阻力,β_2肾上腺素能受体激活减少阻力。给予纯α肾上腺素能受体激动剂能减少静脉容量增加张力容量和平均循环系统充盈压,增加静脉回流。而它也能增加肝静脉及肝脏阻力,减少内脏室血流向体循环移位,减少静脉回心血量。其综合效果因不同情况而异。在血容量正常或相对低程度的α受体激活的情况下,静脉容量减少占主导地位,而肝静脉、肝脏阻力增加居次要地位,所以内脏血向体循环移位,增加静脉回流。在低容量即可动员的非张力容量减少或高程度的α受体激活情况下,肝静脉及肝脏阻力增加占主导,内脏室血液潴留,回心血量减少。

当α肾上腺素能受体激动剂和β_2肾上腺素受体激动剂联用时更能促进内脏室血液向体循环转移。而在重度低血容量情况下,可动员的非张力容量非张力容量几乎丧失,机体无法靠动员容量血管的储备来增加回心血量,只有靠α受体收缩外周动脉来提高动脉压维持灌注。

(三) 两室模型与运动时的血流动力学改变

运动时的血流动力学变化是一个阐明机体不同血管床为满足机体不同部位氧供氧耗需求而发生相反改变的好例子。运动时内脏血流可从1500ml/min减至350ml/min,动静脉氧差异从4ml氧/100ml血上升至17ml氧/100ml血,以节省内脏氧消耗。另一方面,总体肌肉血流量可从静息状态下的1000ml/min上升至运动时的近22000ml/min,心输出量可增加至25L/min,氧摄取增加至4L/min。肌肉动静脉氧差异上升至18ml氧/100ml血,意味着近90%的氧摄取。机制在于内脏及非内脏的动脉与微动脉对交感神经兴奋的不同反应。运动时交感神经放电增加,内脏小动脉收缩,内脏血流量减少,内脏室静脉流量、压力均降低,内脏室容量血管血液向体循环移位,回心血量增加。而非内脏室肌肉动脉较少受交感神经调节,其主要受到局部代谢产物的调节。肌肉在运动时产生的乳酸、腺苷及其他产物引起动脉的显著扩张,减少了肌肉组织内的动静脉压力梯度,从而增加了MCFP,增加回心血流量。非运动肌肉及其他组织由于较少有乳酸等的局部蓄积,则主要受交感神经调节,他们的小动脉收缩,增加动脉压及MCFP,亦增加了回心血流量,增加心输出量。另外运动时肌肉收缩压榨肌组织内静脉血通过大静脉回心,即"肌肉泵",心率及心肌收缩力增加等机制也影响着心输出量的变化。

(四) 不同血管扩张剂对回心血量及心输出量的影响

不同血管扩张剂对回心血量及心输出量的影响取决于内脏室与非内脏室的血流分布情况。通过分别引流内脏室及非内脏室血流回心,及右心旁路处理控制CVP及回心血量的试验,可以证明不同血管扩张剂对内脏室及非内脏室血管阻力的不同影响。卡托普利减少内脏动脉血管阻力,增加内脏室的血流量,体循环血液向内脏室移位,回心血量减少,心输出量也减少。而硝苯地平不影响内脏动脉血管的阻力,而是减少非内脏动脉血管的阻力。所以非内脏动脉与外周静脉的压力梯度减少,MCFP增加,回心血量也增加,故心输出量增加。

血管扩张剂在给药时诱导产生介质对血管的间接效果有时会调整其直接效果。例如异丙肾上腺素给药时机体同时释放去甲肾上腺素和血管紧张素。结果是内脏室血流量显著减少,而不是显著增加。根据流量、压力、容量关系我们知道,内脏室血流量增加导致内脏室扣留更多的血容量。而实际上则相反,内脏室血流量显著减少。因为去甲肾上腺素通过特异介导β_2受体而不是β_1受体,减少内脏室流出段即肝静脉及肝脏的阻力,同时去甲肾上腺素和血管紧张素还能引起内脏室静脉的收缩,两者协同导致内脏室血流量减少,内脏室血液移位入体循环,回心血量增加,心输出量增加。

肾上腺素增加回心血量及心输出量主要也是通过 $β_2$ 受体介导。在正常心脏,通过 $β_1$ 受体增加心脏收缩力来增加心输出量的作用是很微弱的。

七、容量血管与血流动力学监测

血流动力学监测的目的是维持组织灌注,减少不合理治疗的副作用。满足组织灌注的基础是必须要有足够容量和灌注压,所以前负荷监测是临床血流动力学监测的重要内容。在右心功能正常的情况下前负荷取决于静脉回流量,所以前负荷监测在一定程度上就是静脉回流量的监测。

(一) 中心静脉压监测

临床上在影响静脉回流的三大因素中,分别监测循环平均充盈压、容量血管张力难以实现,而中心静脉压能直接反映静脉回流量,且容易测量,所以常用中心静脉压来反映前负荷,静脉回流增加,中心静脉压升高。但是中心静脉压同时还受心功能的影响,所以单独监测中心静脉压存在局限性。如中心静脉压升高可以发生在心功能不全,循环血量正常时;也可以发生在心脏功能正常而循环血量过多时。中心静脉压降低可发生在心功能正常,循环血量不足时,也可以发生在循环血量正常而心肌收缩力增强时。正常人在静息状态下,中心静脉压在 $0\sim2mmHg$ 范围内,直立时 CVP 可以更低,并没有容量不足的表现。监测 CVP 一定要结合心输出量和患者的临床情况综合分析,动态监测 CVP 的变化更能反映容量状态。

(二) 每搏量变异

正压通气,特别是使用较大 PEEP 的情况下,胸腔内压升高增加了右房压,减小了静脉回流压力梯度,同时 PEEP 增大了静脉回流阻力,导致静脉回流减少。然而 PEEP 增大右房压的同时也可通过激活交感神经反射增加体循环平均充盈压,以代偿静脉回流的减少。当血容量不足时容量血管储备少,可动员的非张力容量减少,难以有效地增加体循环平均充盈压;另一方面,血容量不足时不能维持大静脉的充盈以减低静脉回流阻力。在这种情况下,呼吸对静脉回流的影响扩大,前负荷波动较大。而血容量不足时前负荷处在心功能曲线的上升段,所以心输出量变异增大。这是监测搏出量变异来反映前负荷的理论基础。类似的原理,可以通过监测呼吸周期中上腔或下腔静脉塌陷率来反映前负荷情况。

(三) 容量负荷试验与被动抬腿试验

容量不足的患者处在心功能曲线的上升段,在前负荷上升的情况下搏出量进一步增加。因此血容量不足时短期快速补液能通过增大张力容量来增加循环平均充盈压,还能使静脉充盈,回流阻力减小,增加静脉回流(图 52-1-6)。而容量充足的患者处在心功能曲线的平台段,补液后右房压升高幅度大于循环平均充盈压的幅度,静脉回流增加不明显,不能引起搏出量的明显改变。所以通过补液也可以反映容量负荷状态,即容量负荷试验。

容量负荷试验的基础是心功能基本正常。重症患者特别是合并呼吸功能严重受累时,液体耐受性差,反复的补液实验可能加重肺水肿风险,甚至在多器官功能已经十分脆弱的情况下启动"最后一击",带来严重后果。所以人们试图寻找一种简单、可靠且可逆的容量负荷试验,以提高容量判断的准确性及减少评估风险。被动抬腿试验即是一种安全、可靠的"可逆性"容量负荷试验。其判断容量反应性的敏感性可达 $84.1\%\sim93.4\%$,特异性 $85.9\%\sim95.2\%$。

因为容量血管的高顺应性,处于半卧位的患者受到静水压的影响,低垂的下肢部位容量血管容纳了更多血液。当改变体位,放平躯干部并抬高下肢时,下肢静脉静水压升高,右房压降低,下肢血液迅速回心达到 $150\sim350ml$ 的扩容效果,引起心输出量的明显增加。但是被动抬腿试验同样受心功能的影响,且对于体位有要求的患者应用受限。

(康 焰)

第二节　阻力血管改变

一、阻力血管相关概念

阻力血管主要指外周小动脉、微动脉和微静脉,其产生的阻力占体循环总外周阻力的 2/3。此类血管管腔较细,故血流阻力较大。其管壁的平滑肌比弹性组织明显增多,当平滑肌收缩或舒张时可显著改变血管口径,从而影响血管阻力。小动脉、微动脉称为毛细血管前阻力血管,特别是微动脉,是动脉系统终末的最细分支,管壁富含平滑肌,其舒缩活动可使血管口径发生明显变化,从而改变对血流的阻力,调节所在器官组织的血流量。微静脉称毛细血管后阻力血管,其舒缩活动可影响毛细血管前阻力和毛细血管后阻力的比值,从而改变毛细血管血压以及体液在血管内及组织间隙内的分配。循环系统的外周阻力主要是指小动脉和微动脉对血流的阻力。

二、阻力血管的功能

(一) 微动脉与血流阻力

血流和血管内皮摩擦产生阻力,层流状态下阻力可表示为 $R = \dfrac{8\eta L}{\pi r^4}$。其中 L、η 分别表示血管长度和血液黏滞度,r 表示血管口径。而血管长度变化很小,血液黏滞度和血管口径就决定了血流阻力。对一个器官来说,在血液黏滞度不变的情况下,该器官的血流量主要取决于其阻力血管的口径。微循环也呈现类似的情况,微动脉管壁平滑肌很发达,其舒缩活动可以使管腔完全关闭或者成倍扩张,依据"4 次方法则",微动脉口径的轻微变化就可明显导致血管阻力的变化,口径减小 1/4,就可使阻力增加 256 倍。这一特性使微动脉在体循环总外周阻力和血流行病调查节中起着重要作用。

(二) 阻力血管与血压

血压是指流动着的血液对单位面积血管壁的侧压力。其形成的基本条件是循环系统内的血液充盈、心脏射血和外周阻力,及主动脉和大动脉内的弹性储器作用。由于心脏是搏动性射血,所以血压又分收缩压和舒张压。心脏收缩时主动脉压升高,在收缩中期达到的最高值即为收缩压;而在心脏舒张末期主动脉压最低值为舒张压。收缩压和舒张压的差值称为脉压。一个心动周期中每一瞬间动脉血压的平均值称为平均动脉压,可以通过血压曲线面积的积分来计算,粗略表示为舒张压与 1/3 脉压之和。由于心脏连续泵血入主动脉,主动脉内平均压力最高,达 100mmHg,收缩期压力可达 120mmHg,舒张期可达 80mmHg。血液流动中因为阻力的存在,一部分动能转变为热能,故血液在血管内流动时压力逐渐降低,通过腔静脉进入右房时的压力为零。全身毛细血管的压力从微动脉末端的 35mmHg 到静脉末端的 10mmHg,但大多数毛细血管床的功能压力为 17mmHg,低到几乎没有血浆从微孔中渗漏,而营养却可以轻松弥散到外面的组织细胞。正是血管两端的压力差驱动着血液流动,通过血管的流量符合欧姆定律,可表示为 $F = \dfrac{\Delta P}{R}$。并非绝对压力而是压差决定了血流量,因此组织入口和出口的压力差决定了组织的血流量。

循环系统的外周阻力主要是指在小动脉和微动脉中产生的对血流的阻力。外周阻力的增加可以使心脏舒张期血液流向外周的速度减慢,舒张末期存留在主动脉中的血量增多,故舒张压升高。所以一般情况下,舒张压高低反映外周阻力的大小。在此情况下收缩压也会升高,但不如舒张压升高明显,故脉压相对缩小。生理状态下外周阻力的适当增加是为了提高舒张压和平均动脉压,有利于改善组织灌注。

(三) 阻力血管与器官血流

1. 动脉压力与器官血流量　器官血流量为器官动静脉压力差与血管阻力之比 $Q = (P_1 - P_2)/R$。相对动脉压力而言,静脉压力很小。增加动脉压力会引起器官血流量的增加。然而其对器官血流量的影响远超出人们的想象。对于大多数组织,如果血管直径不受影响的情况下,动脉血压在100mmHg时的血流量是50mmHg时的4~6倍,而不是想象中的2倍(图52-2-1)。这是因为动脉血压的增加不仅增加了血液流入器官的驱动力,同时也扩张了阻力血管减轻其阻力。

　　2. 阻力血管与器官血流量　由上述公式可知器官血流量主要取决于动脉压力和血管阻力,阻力血管口径变化范围大,其对血流阻力的变化范围也大,这一特性使其一方面可以通过调节动脉血压来影响器

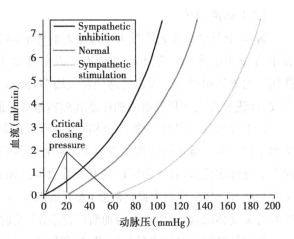

图 52-2-1　动脉压与血流

官血流量,另一方面也可以改变口径即血流阻力来影响器官血流量。总体说来,组织器官的血流量是与其代谢水平相适应的,代谢水平高的组织器官血流量丰富,代谢水平低的组织器官血流量相对低下,机体通过多种调节方式来调节阻力血管,以调整不同组织的血流水平,达到血流的合理分布。

(四) 阻力血管与微循环

　　微循环是指微动脉和微静脉之间的血液循环。典型的微循环由微动脉、后微动脉、毛细血管前括约肌、真毛细血管、通血毛细血管(或称直捷通路)、动-静脉吻合支和微静脉等部分组成,其中真毛细血管是血管内血液和血管外组织液物质交换的场所。微循环的血流量取决于微动脉与微静脉的压力差及微循环的血管阻力,微动脉与微静脉压力差越大,微循环血量越大,血管阻力越大,微循环血量越小。血液在流经微循环血管网时血压逐渐降低,在微动脉处落差最大,因此微动脉对血流的阻力最大,微动脉阻力对微循环血流量的控制起主要作用。

三、阻力血管的调节

(一) 神经调节

　　人体血管中除真毛细血管外都有血管平滑肌分布,绝大多数血管平滑肌都有自主神经支配,这些支配血管平滑肌的神经纤维统称为血管运动神经纤维,可分为缩血管神经纤维和舒血管神经纤维两大类。缩血管神经纤维都是交感神经纤维,它支配的血管平滑肌中有 α 和 β$_2$ 两类肾上腺素能受体,去甲肾上腺素结合 α 受体使血管平滑肌收缩,结合 β$_2$ 受体使血管平滑肌舒张,但因为后者结合能力弱,交感缩血管纤维兴奋的综合效应是血管收缩。

　　体内几乎所有有平滑肌的血管都有交感缩血管纤维支配,且多数仅接受其单一支配。但同一器官中微动脉密度最高。当交感神经兴奋性增高时,阻力血管的缩血管效应加强,增加了组织血流阻力,血流量减少。因为微动脉的缩血管纤维密度大于微静脉,使前者缩血管效应更明显,毛细血管压降低,组织液的生成减少,重吸收增多,血流量增加。而交感舒血管纤维对血管的影响较小,它主要分布在骨骼肌血管。有实验表明其可能在运动早期就可使骨骼肌的阻力血管扩张,血流量增加。副交感舒血管纤维主要分布在少数器官如脑膜、唾液腺、胃肠外分泌腺和外生殖器等,主要通过释放乙酰胆碱与平滑肌的 M 受体结合使血管舒张,但这种调节只对少数器官组织血流起局部调节作用,对总外周阻力影响很小。

　　神经调节主要作用于阻力血管的急性调节。在动脉血压降低时,交感神经兴奋使全身阻力血管收缩,同时它还收缩容量血管增加回心血量以提高心输出量,增加心脏收缩力等,这些作用表现为动脉血压快速升高,甚至可在5~10秒内升高达正常值的两倍。抑制交感神经活性,可使血管张力降低,血管扩张,血流量明显增加。强交感刺激则引起血管收缩,血流量明显减少。

（二）体液调节

肾素-血管紧张素系统是人体最重要的体液调节系统。其家族成员包括 Ang Ⅰ、Ang Ⅱ、Ang Ⅲ 等，其中 Ang Ⅱ 的作用最为重要，主要有促进全身微动脉收缩，使血压升高，促进静脉收缩，回心血量增多的作用。另外还可使交感缩血管递质释放增多，减弱中枢压力感受性反射的敏感性，增强交感缩血管中枢紧张度，促进神经垂体释放血管加压素和缩宫素等，通过中枢和外周机制使外周阻力增大，血压升高。

肾上腺素和去甲肾上腺素是体内另一重要的体液调节系统，他们通过与 α 和（或）β 受体结合行使其生物活性。肾上腺素的作用主要取决于血管平滑肌上的 α 受体与 β 受体分布，在皮肤、肾、胃肠、血管平滑肌上 α 受体占优势，肾上腺素能使其血管收缩。而在骨骼肌和肝血管上 $β_2$ 受体占优势，小剂量肾上腺素主要兴奋 $β_2$ 受体，使阻力血管舒张，大剂量则因与 α 受体结合而使血管收缩，动脉压升高。去甲肾上腺素主要与 α 受体结合，可引起全身血管广泛收缩，动脉压升高。

其他体液因素包括血管加压素（抗利尿激素）等。血管加压素是目前已知最强的缩血管物质之一，它作用于血管平滑肌相应受体后引起血管平滑肌收缩，但在一般剂量下并不对血压起调节作用，在失水失血等情况下通过对细胞内外液量的调节实现对动脉血压的调节。缓激肽和血管舒张素是已知最强的舒血管物质，可使血管平滑肌舒张和毛细血管通透性增高。心房钠尿肽也可舒张阻力血管，降低外周阻力，并有减少平滑肌细胞增殖、对抗交感缩血管的作用等。其他如前列环素、组胺、阿片肽等也具有舒血管作用。

（三）内皮对阻力血管的影响

随着对血管内皮认识的深入，发现它不只是衬在血管内腔的一层单层上皮组织，内皮细胞有部分深入血管平滑肌层，形成肌内皮连接，影响着平滑肌功能。血管内皮具有代谢活性，能够合成精细调节物质，其中对血管舒缩有影响的包括缩血管因子如内皮素，血管紧张素 α，舒血管因子如一氧化氮（NO），前列环素（PGI2）等。在不同状态下，他们直接作用于阻力血管，引起其舒缩反应，调节阻力血管口径及阻力的大小。如 NO 可激活血管平滑肌内的可溶性鸟苷酸环化酶（sGC）升高 cGMP 浓度，降低游离钙浓度，使血管舒张。P 物质、5-羟色胺、ATP、乙酰胆碱等均可促进 NO 的释放，另外有些缩血管物质如去甲肾上腺素等也可引起内皮释放 NO，以减弱自己对血管平滑肌的直接收缩效应，血流对血管内皮产生的切应力也可引起内皮释放 NO。

（四）局部调节

身体各组织的血流受到组织需要的精确调控。当组织开始活动时，他们需要的营养增加，血流量增加可达静息时的 20～30 倍。而心输出量增加只能达到静息时的 4～7 倍，所以当某个组织血流量需求增加时，不可能是简单地增加全身血流量，所以神经调节不能满足此时机体的需求。高代谢的组织需要更多的血流，低代谢的组织对血流的需求则较少，机体存在调节机制来调节不同组织器官的血流量，使血流合理重分布。器官血流量主要通过对灌注该器官的阻力血管的口径调节得到控制，这需要局部调节机制来调节不同组织和器官的阻力血管。组织的微血管能连续监测其组织代谢需要，如氧利用、其他营养物、积聚的二氧化碳、组织代谢废物等，这些物质直接影响局部阻力血管，使其扩张或者收缩来精确控制血流量来达到组织活动需要的水平。

有两种基础理论来解释组织代谢对血流的影响。血管扩张理论：组织代谢率越高或可用氧及其他营养物质越少，组织细胞生成的血管扩张物质越多。这些物质弥散至毛细血管前括约肌、后微动脉、微动脉，引起其扩张，包括腺苷、二氧化碳、腺苷磷酸盐复合物、组胺、钾离子、氢离子。多数血管扩张理论假定组织释放血管扩张基质主要是对缺氧的反应，而腺苷可能是控制局部组织血流最重要的血管扩张剂。如当冠脉血流减少时，心肌释放极少量的腺苷就可以引起局部冠脉的足够扩张来恢复正常血流量。氧缺乏理论：氧及其他一些营养物质是引起血管平滑肌收缩的营养物，所以在组织氧不足的情况下血管自然张力降低而扩张。当组织氧代谢增加时，氧浓度下降，阻力血管平滑肌特别是毛细血管前括约肌张力降低，组织血流增加。增加的血流带来更多的氧，而氧浓度升高又使阻力血管收缩。氧缺乏理论和血管扩张理论都可以用来解释组织局部代谢水平对血流的影响，但都缺乏明确的证据。或许两者起着互相补充的作用。

局部组织对血流的调控主要分两期，急性调控和长期调控。急性调控主要是在几秒至几分钟内快速改变局部微动脉、后微动脉、毛细血管前括约肌的收缩和舒张，以及时维持组织血流量恒定。长期调控是通过几天、几周甚至几月的时间缓慢的调整局部血流量以更匹配组织需求。这一调控主要靠供应组织的实际血管数量和物理尺寸的增减来实现。

局部调节机制不依赖外部神经、体液因素，这种调节机制存在于器官组织或血管本身，也称自身调节。在一定的血压变动范围内可以适当的调节器官、组织的血流量，有代谢性自身调节、肌源性自身调节两类。

1. 代谢性自身调节　代谢性自身调节是通过细胞代谢需求和代谢产物来完成的。组织细胞代谢消耗氧，产生各种代谢产物，如 CO_2、H^+、腺苷、ATP、K^+ 等。当代谢活动增强时，局部组织氧消耗增加，氧分压降低，产生多种代谢产物积聚。这些代谢产物直接刺激局部的微动脉和毛细血管前括约肌，使其口径增大，局部血流量增多，向组织提供更多的氧来满足代谢需要；局部血流量增多后这些使阻力血管舒张的代谢产物清除增加，局部浓度下降，微动脉和毛细血管前括约肌收缩，血流量下降。当血流量下降后代谢产物有开始积聚，扩张阻力血管。局部组织微循环这种随氧分压下降和多种代谢产物增加而引起的局部舒血管效应，称为代谢性自身调节机制。在高代谢的组织，代谢性局部调节机制占主要地位，阻力血管随代谢水平的增加而舒张，交感神经兴奋发放缩血管冲动不能使其收缩。

2. 肌源性自身调节机制　多数血管平滑肌存在肌源性活动，即其本身经常保持一定的紧张性收缩，当受到牵张时其肌源性活动加强，对于阻力血管尤其如此。灌注压突然升高时，增加的跨壁压使阻力血管受到更大的牵张刺激，肌源性活动增强，阻力血管的阻力进一步增大，减少器官血流量。这种调节机制在器官灌注压升高时通过对阻力血管的调节器官的血流量不致因灌注压升高而增多，灌注压突然降低时则阻力血管舒张，保持了血流量的相对稳定。这种肌源性自身调节现象在肾血管表现特别明显，也可见于脑、心、肝、肠系膜和骨骼肌血管，但皮肤血管一般不出现这种情况。

在微循环中也存在局部调节机制。后微动脉和毛细血管前括约肌不断发生每分钟 5～10 次的交替性收缩和舒张，称为血管舒缩活动。当他们收缩时，其后的真毛细血管网关闭，舒张时真毛细血管网开放。组织中不同后微动脉和毛细血管前括约肌不同步的交替收缩舒张，维持一定量的微循环开放。如安静状态下骨骼肌组织，在同一时间内只有 20%～35% 的真毛细血管处于开放状态，通过这种机制维持器官的血流量在一定时间内相对稳定。

与微动脉一样，后微动脉和毛细血管前括约肌舒缩活动主要受局部组织的代谢调节，当其关闭毛细血管网时，该区域内氧分压降低，代谢产物积聚，局部的后微动脉和毛细血管前括约肌受它们的作用而舒张。毛细血管开放，局部氧分压上升，积聚的代谢产物被血流清除，后微动脉和毛细血管前括约肌又收缩，使毛细血管再关闭。当组织代谢活动加强时，不断上升的代谢产物浓度和氧分压的进一步下降使更多的后微动脉和毛细血管前括约肌舒张，开放更多的微循环，以满足代谢的需要。

四、重要脏器的血流量调节

(一) 心脏的血流量调节

心脏由冠状动脉供血，其能量来源几乎仅依靠有氧代谢。冠脉受交感和迷走神经支配，交感神经兴奋激活血管平滑肌上的 α 受体而使冠脉收缩，迷走神经兴奋激活血管平滑肌上的 M 受体使冠脉舒张。但在切除支配心脏的神经后仍可发现冠状动脉随心肌耗氧量增加或心肌组织中的氧分压降低而舒张，血流量增加。冠脉血流量主要受心肌自身代谢水平的调节，其次才是神经调节作用。目前认为引起冠脉舒张的主要因素不是低氧本身，而是心肌产生的某些代谢产物增多所致，其中主要是腺苷。当心肌代谢增强而使局部组织中氧分压降低时，心肌细胞中的 ATP 分解为 ADP 和 AMP，存在于冠脉血管周围间质细胞中的 5'-核苷酸酶可使 AMP 分解产生腺苷，腺苷对小动脉具有强烈的舒张作用，但腺苷生成后在几秒钟即被破坏，因此不会引起其他器官的血管舒张。心肌的其他代谢产物如 H^+、CO_2、乳酸、缓激肽、前列腺素 E 等也有舒张冠脉的作用。局部代谢调节不但使心脏血供适应代谢的需要，还能平衡神经调节的作用。当交感兴奋时冠脉收缩，但同时交感递质激活心肌上的 β 受体使心率加快、心肌收缩力增强、耗氧量增加、代谢加强而使代谢产物增多,继发性引起冠脉舒张。迷走神经兴奋激活血管平滑肌上的 M 受体使冠脉舒张,但同时迷走活动加强可通过抑制心脏活动而使心肌代谢水平降低,继发性引起冠脉收缩。局部代谢调节是调节冠脉舒缩的主要机制,这客观上也是心脏的自我保护机制。当剧烈运动或大失血等情况下交感神经兴奋使全身血管收缩时,冠脉的神经反射性收缩因代谢调节的平衡作用而无明显收缩,使血流得以重新分配,保证了心脏血供。

除上述两种机制,冠脉还受激素的调节。肾上腺素和去甲肾上腺素可通过增强心肌代谢水平和耗氧量使冠脉舒张,也可以直接作用于冠脉血管上的 α 或 β 受体引起冠脉血管收缩或舒张;甲状腺素增多时心肌代谢水平提高,耗氧量增加,可使冠脉舒张,血流量增加。血管紧张素 II 和大剂量血管升压素却使冠状动脉收缩,血流量减少。

(二) 脑的血流量调节

脑血流量主要取决于进入脑的动脉与流出端静脉的压力差及血管阻力,由于颅骨是一个闭合腔隙,所以脑血流量也受到颅内压的影响。平均动脉压与颅内压之差为脑灌注压,当脑灌注压在 60~160mmHg 时,大脑可以通过阻力血管的自身调节来维持血流量的相对恒定,这可能是由于脑动脉血管平滑肌对平均动脉压改变的直接反应(肌源性理论),也可能是由于脑代谢性自身调节的结果。当脑组织代谢增加时,代谢产物产生增加,刺激血管平滑肌使阻力血管舒张,脑血流量增加,氢离子、一氧化氮、腺苷等都可能介导该反应。脑血流量增加后带走多余的代谢产物,阻力血管收缩,血流量又减少。

自主调节是脑和心脏血流的主要调节方式,这一特性使其在运动、低氧、失血等不利条件下能尽量稳定其血供以保证这两个重要脏器的功能。骨骼肌则不同,在静息时其神经调节占主要地位,运动开始前交感舒血管纤维扩张容量血管,增加血流量,在运动开始后局部因素调节阻力血管影响血流量。非运动肌肉和组织的阻力血管主要受交感影响而收缩,使血液向运动肌肉转移,保障其充足的氧供。运动时由于上述机制作用,动脉血二氧化碳分压接近正常。当动脉血二氧化碳分压上升时,交感神经激活引起广泛血管收缩,而在运动肌肉,高 $PaCO_2$ 仍可通过局部调节扩张阻力血管,增加血流量以满足进一步增加的氧需求。

五、阻力血管与休克

休克是指有效循环容量不足,组织器官微循环灌注急剧减少为基本改变的急性循环功能衰竭综合征。它不是一种疾病,而是机体以代谢和循环功能紊乱为主的一种综合征,是多种致病因素均可能引发的一种病理生理改变过程。这个过程涉及众多的炎症因子及介质,多种神经反射、激素及代谢产物等均参与其中,但阻力血管是其中最核心的角色之一。

休克的病理生理过程是一个进行性发展的过程,连续而无法绝对分割。经典教科书将休克分为代偿期、失代偿期和不可逆期,以阻力血管的调节和改变为主线,以方便理解和阐述,完整的来描述休克的全过程。

当损伤因素作用于机体并启动休克后,在炎症因子和毒素等影响下,循环系统障碍表现为短暂的心输出量减少或外周阻力下降。这种早期改变立即启动了机体的代偿系统,即进入休克的代偿期。除容量血管收缩增加回心血量及心脏收缩能力和节律增加外,机体启动多种机制对阻力血管进行调节以维持循环稳定。在休克的代偿期,神经调节和体液调节是阻力血管的主要调节方式。低血压激活交感-肾上腺髓质系统使其强烈兴奋,儿茶酚胺大量释放;肾素-血管紧张素-醛固酮系统激活增强;左心房容量感受器对下丘脑合成和释放加压素的反射性抑制减弱,垂体后叶加压素的分泌释放增加;血小板产生的血栓素 A2 增多等。这些因素共同作用调节阻力血管收缩。然而如前所述,阻力血管调节具有特殊性,皮肤、腹腔内脏和肾的小血管上有丰富的交感神经纤维分布,同时这些血管上 α 受体占优势,在此期受到神经、体液因素的调节,交感兴奋的结果是这些脏器、组织微动脉、后微动脉和毛细血管前括约肌收缩,血流量减少。重要脏器如心脏、脑等此期仍然是自身调节为主,在局部代谢产物浓度作用下冠脉及脑阻力血管仍维持一定的口径以满足代谢需要。此期阻力血管改变的意义在于:外周阻力的增加在一定程度上稳定了平均动脉压,维持重要脏器的灌注压,配合自身调节维持重要脏器的功能,不同脏器、组织的调节方式不同使血液分布发生变化,皮肤、腹腔内脏及肾血液向心、脑等重要脏器转移,维持其正常血流量围,起到"移缓救急"的作用;在微循环方面,毛细血管前阻力血管的收缩使一定量的微循环关闭以减少皮肤、腹腔内脏及肾的血流量,另一方面由于毛细血管前阻力血管比静脉对儿茶酚胺更敏感,使毛细血管前阻力大于后阻力,毛细血管流体静压减小,组织液回吸收加强,增加了血容量,即"自体输液"。

可见在休克代偿期,阻力血管改变是为了代偿灌注压力的下降,减缓重要脏器的衰竭进程。然而这种代偿却让机体付出了很大代价。皮肤、腹腔内脏、肾脏的阻力血管收缩以减少其血流量,毛细血管前阻力血管收缩导致大量微循环关闭,组织灌注进一步减少。若此期休克得不到纠正,病情进一步进展至休克失代偿期。在此期局部调节成为阻力血管的主要调节方式,因为组织的低灌注,细胞缺血缺氧加重,组织中酸性代谢产物堆积,阻力血管逐渐对儿茶酚胺等变得不敏感。在这些代谢产物的作用下阻力血管扩张,大量微循环开放,血压进一步降低,血容量相对不足,进一步加重低灌注。微静脉和小静脉对局部调节不敏感,毛细血管后阻力仍高,毛细血管压增加,同时由于各种炎症介质使血管通透性增加,液体大量从血管渗入组织间隙,循环血容量进一步下降。这种情况的后果是交感系统进一步兴奋,组织灌注进一步减少。灌注压的急剧下降使心、脑等重要脏器血流需求已不能代偿,灌注进一步下降,如此形成恶性循环。血液浓缩、红细胞体积增大致血液黏滞度增高,使红细胞发生聚集,有效循环血量进一步减少。此时若休克仍得不到纠正,细胞缺血缺氧进一步加重,器官组织不仅功能损伤加重,更出现结构性改变,阻力血管平滑肌完全麻痹,对各种调节机制均无反应,对血管活性药物失活,休克将不可逆转,逐步出现 DIC 及多器官功能障碍。

可见,阻力血管对于器官血流量的分布、调节及灌注维持等有着十分重要的作用,机体通过多种机制对阻力血管进行的调节,使其相互协调和制约,以特有的方式维持着循环和机体的正常功能。

(康 焰)

参考文献

1. 朱大年,吴博威,樊小力. 生理学. 第7版. 北京:人民卫生出版社,2008:100-108.
2. 刘大为. 实用重症医学. 北京:人民卫生出版社,2010:217-227.
3. Guyton AC,Hall JE. 医学生理学(第11版)(英文影印版)(E). 北京:北京大学医学出版社,2007:161-243.
4. Simon Gelman,Venous Function and Central Venous Pressure:A Physiologic Story. Anesthesiology,2008,108:735-748.
5. Fabio C,Claudio S,Cristina M,et al. Diagnostic accuracy of passive leg raising for prediction of fluid responsiveness in adults:systematic review and meta-analysis of clinical studies. Intensive Care Med,2010,36:1475-1483.
6. Feihl F,Broccard AF. Interactions between respiration and systemic hemodynamics. Part I:basic concepts. Intensive Care Med,2009,35(1):45-54.
7. Barbier C,Loubieres Y,Schmit C,et al. Respiratory changes in inferior vena cava diameter are helpful in predicting fluid responsiveness in ventilated septic patients. Intensive Care Med,2004,30:1740-1746.
8. Vieillard-Baron A,Chergui K,Rabiller A,et al. Superior vena caval collapsibility as a gauge of volume status in ventilated septic patients. Intensive Care Med,2004,30:1734-1739.
9. Rowell LB. Human Cardiovascular Control. New York,Oxford University Press,1993:37-96.
10. 金惠铭,王建枝. 病理生理学,第7版. 北京:人民卫生出版社,2008.
11. G. Edward Morgan,Jr.,Maged S. Mikhail,Michael J. Murray. 摩根临床麻醉学. 岳云,吴新民,罗爱伦,译. 北京:人民卫生出版社,2007.
12. David M,Lois He. Cardiovascular Physiology,Seventh Edition. Rowell LB:Human Cardiovascular Control. New York:Oxford University Press,1993:37-96.

第五十三章 微循环功能改变

微循环作为循环系统的组成部分,承担着血流分配、物质交换等重要功能。由于微循环的特殊功能,对微循环的研究一直是医学研究的热点。近年来,随着医学理念的进步和研究技术的发展,微循环研究领域的前沿正在快速向前推进,其范围也以加速度向外扩展,成为现代科学揭示生命奥秘的尖端,也是基础与应用生物学、医学不可缺少的一部分。使这一特殊领域得以进一步辉煌的重要因素之一是来自基础与临床的研究者在自己的研究实践中认识到了微循环的重要性并正在积极投身其中,利用分子生物学、细胞生物学、化学、物理和工程学的大量工具和分析手段,由此入手而开始解开在过去被认为非常复杂的难题。微循环信息独特而丰富,它是任何动物活体组织不可缺少的组成部分,并且是活体细胞与外部环境之间独特的物质交流途径。

在重症领域,多种因素都可以导致微循环改变,如休克、感染、创伤等。微循环一直都是血流动力学的研究范畴。

第一节 休克时的微循环改变

不同病因所致的休克,都有组织血液灌注不足,细胞代谢功能障碍等变化,进而使某一器官或系统的功能衰竭。但在休克早期则依病因不同而有所差别。就影响循环的部位而言,有中心和外周的不同,心脏功能受损时主要是心源性休克,而外周循环受损时则主要为低容量性休克和感染性休克。就影响循环的机制而言,低血容量休克和感染性休克也有所不同。微循环主要由微动脉、真毛细血管、微静脉组成。微动脉中存在大量血管平滑肌,机体主要靠儿茶酚胺调节平滑肌收缩,改变微循环血流量,微静脉对儿茶酚胺的敏感性较微动脉低,其口径变化在一定程度上决定静脉回心血量。安静状态时,真毛细血管仅有20%开放,即可容纳全身血量的5%~10%。可见微循环有很大的潜在容量。如果某些原因引起全身真毛细血管开放数目增多,大量血液将滞留在微循环内,影响血流动力学稳定。

一、休克时的机体自身调节

无论何种休克,均可通过不同途径兴奋交感-肾上腺髓质系统引起血流动力学的改变。这种应激反应本质上是为了维持机体自身的生存。如果休克的病因不能消除,应激反应过度或时间过长,则可转化为不利的因素。

低血容量时,交感-肾上腺髓质系统兴奋引起的反应,主要表现在心肌收缩力和心率的改变,体内血液和细胞外液的重新分布。低血容量发生后,首先是静脉回流量减少,心输出量降低,以致平均动脉压不能维持在正常水平。交感-肾上腺髓质系统兴奋时,儿茶酚胺的分泌量增加。动物实验证实失血性休克时,肾上腺素与去甲肾上腺素的释出量增加10~100倍。升高的儿茶酚胺对脑血管和心脏冠状血管的影响较少,尚能保证心、脑足够的供血。与此相反,皮肤与内脏的受体分布较密,故交感-肾上腺髓质系统兴奋时,内脏与皮肤的血管强烈收缩,使血液从外周循环转向中心循环,这是休克早期重要的血流动力学变化。如果这类应激反应持续时间过久或过于强烈,会对机体造成严重损害,包括微循环障碍、组织灌流障碍、钙内流超载等。

细胞外液的重新调整在休克早期的作用也很重要。休克早期交感神经兴奋,毛细血管前微动脉和括约肌强烈收缩,血液不能进入毛细血管床,因此静水压降低。由于胶体渗透压作用,组织间液被吸收入血液中。这常见于缓慢的中等量失血的病例,如成年人反复消化道出血,失血量在1500ml左右,每小时组织间液回吸量150~500ml,直到血液总容量恢复为止。急性失血时由于此种作用缓慢,其意义不大。当休克持续未得到纠正,毛细血管前微动脉和括约肌松弛,而后微静脉仍处于收缩状态,血液淤积在毛细血管网,使静水压升高超过胶体渗透压,且毛细血管的通透性亦增加。此时液体漏入组织间隙,特别常见于创伤组织中,造成组织水肿,形成所谓的"第三间隙"。这对维持功能性细胞外液的稳定极为不利。创伤愈严重,就需要更多的平衡溶液来维持有效循环血容量。约在48小时后毛细血管的通透性恢复,大量水肿液重吸收,可致循环超负荷,损害心肺功能。

休克时由于失血、失液,血液浓缩,血浆渗透压升高,细胞外容量减少,一方面抗利尿激素可大量释放,使肾小管重吸收水的能力增强,使水排出量减少,维持血容量和增加细胞外液量;另一方面肾动脉压力下降,肾小球旁细胞分泌肾素增多,肾素通过血管紧张素作用,促进肾上腺皮质分泌醛固酮,此外休克时血液浓缩,血浆渗透压升高,尿钠升高,通过刺激球旁的致密斑也可促进醛固酮分泌。醛固酮促进肾小管钠重吸收及钾的排出,从而促进水分再吸收而增加细胞外液量。这一机制在休克早期有较好地代偿作用。

二、微循环功能变化

(一) 微循环结构和生理特点

微循环即微动脉与微静脉间的血液循环,这部分血管口径多在$50\sim100\mu m$之间,由微动脉、后微动脉、毛细血管前括约肌、真毛细血管、直接通路、动-静脉吻合支和微静脉组成。按照微血管的不同生理功能,可分为四类:

1. 阻力血管　包括微动脉、中间微动脉及毛细血管前括约肌。微动脉调节微循环的总血流量。毛细血管前括约肌则控制一至数个毛细血管的血流。阻力血管收缩时增加周围血管阻力,此为维持动脉压的重要因素之一。根据流体力学原理,流经血管的血容量(即容积速度)符合Poiseuille公式,血流量的决定因素主要是其半径与血管两端的压力差(ΔP)。如其他因素不变,当血管舒张使半径增加1倍时,则血流量增加16倍。反之,当血管收缩使半径缩小一半时,则血流量减少到原来的1/16。组织血流灌注和血管半径关系密切。毛细血管前血管阻力的大小影响血液流入毛细血管网的量,而毛细血管后血管阻力的大小则影响血液从毛细血管网流出的量。只有前后血管阻力恰当的调节,才有利于在营养血管内进行物质交换。

2. 交换血管　交换血管是指真毛细血管网。为了维持正常的营养物质交换,必须有足够的血液进入真毛细血管网,且需停留足够的时间。交换血管的生理特点是交替开放,血流缓慢,以及有各种不同的物质交换方式。

据估计人的毛细血管总数达300亿根以上,因此毛细血管网的潜在容量很大。正常体循环毛细血管仅含总血量的6%左右,肺毛细血管仅含总血量的2.2%,表明毛细血管在同一瞬间,只少数(20%)开放,而大多数(80%)是关闭的。毛细血管开放的多少取决于该器官的功能状况,如安静时的骨骼肌只开放5条/m^2。运动时可增至195条/m^2。这种轮流交替开放由毛细血管前括约肌周期性舒缩所决定,受局部的体液因素和代谢因素所控制。

当毛细血管前括约肌舒张时,毛细血管静水压可升高至45mmHg,收缩时可降低至10mmHg。此种脉冲式的灌注有利于毛细血管网内的物质交换。人在安静时主动脉内平均血流速度为$180\sim200mm/s$,毛细血管内平均血流速度为$0.3\sim1.0mm/s$,两者相差200~600倍,在毛细血管后小静脉中血流速度缓慢,有利于控制静脉回心血量。血流过慢,特别是在微静脉中容易发生红细胞聚集、血液淤滞及外渗。毛细血管内径为$3\sim7\mu m$,而红细胞直径为$6\sim9\mu m$,红细胞通过毛细血管时需进行可塑性变形。红细胞通过毛细血管的速度很慢,且其细胞膜与内皮细胞膜紧密接触,这对气体的弥散交换极为有利。体内的血液流动呈轴流(axial stream)现象,由于轴流现象,不同的微血管网中的血细胞比容也不同,处于活动状态的微血管中的血细胞比容高,有利于气体的充分交换。流速快的血流含红细胞多,流速慢的血流则红细胞少而血浆多,此现象称为撇流(skimming),因此周围静脉血中的血细胞比容要低于中心静脉血。

毛细血管的管壁是由一层内皮细胞组成,其外有薄层基膜和稀疏的外周细胞。毛细血管本身无收缩性,由于毛细血管内压力变化、内皮细胞及外周细胞中微丝的缓慢收缩,易使其管径大小可在一定范围内变化。外周细胞为一种类平滑肌细胞,对许多血管活性物质也产生反应。

通过毛细血管的物质交换有三种方式:弥散、胞饮及滤过重吸收。弥散又分为自由弥散和易化弥散。氧、二氧化碳和脂溶性物质可通过细胞膜自由弥散,有些水溶性分子可通过筛孔与细胞间隙自由弥散。葡萄糖和氨基酸以易化弥散通过血管屏障。内皮细胞中有许多囊泡,是细胞膜内陷包绕物质分子或颗粒而成,这一过程称胞饮。过滤重吸收主要适于水与水溶性分子(包括蛋白质)的交换。一般来说液体从毛细血管动脉端滤出,由静脉端重新吸收,但不是绝对的。对于某一毛细血管而言,因其前后阻力改变,可能在某一时间内出现纯滤出,另一瞬间则以重吸收为主。对某一组织内的毛细血管网而言,在同一时间内一些毛细血管内压大于关闭的毛细血管内压,液体从开放的毛细血管滤出,流经实质细胞周围,而后进入关闭的毛细血管内。由于毛细血管是轮流灌注的,实质细胞可从不同的方向获得营养和运走代谢产物。后小静脉处也具有物质交换功能,它对组胺、激肽、5-羟色胺等很敏感,故为渗出的主要部位。

3. 容量血管 指毛细血管后的静脉系统。后微静脉兼有交换与容量双重作用;微静脉与肌性微静脉纯属容量血管。它的生理功能类似于后闸门的作用。当它强烈收缩时,可造成毛细血管网淤血和回心血量减少。

4. 短路血管 主要指动静脉吻合支和直捷通路。其生理功能尚不十分明确。休克早期皮肤与内脏的微血管强烈收缩,而大量血液均经短路血管,没有进行物质交换便迅速流回心脏。高心排血量、低阻力型的感染性休克,可能是由于细菌毒素的作用,使皮肤和内脏区的短路血管大量开放所致。

(二) 微循环的调节

微循环的调节是保证正常组织器官血液灌流量的关键,微循环通过稳定性调节,维持着组织、器官血液灌流的相对恒定,同时也维持着血压的相对稳定。调节障碍会引起微循环灌流不足,导致缺血、缺氧和组织细胞损伤。微循环的调节方式可分为四种,即神经性调节、体液性调节、代谢性调节和肌源性调节。

1. 神经性调节 微动脉的交感神经支配极为丰富。后微静脉及小静脉也受交感神经的支配。至于毛细血管前括约肌和微静脉有无交感神经支配尚有争论。不同的器官中交感神经分布的密度不同,其次序是皮肤和肾、肝与胃肠、骨骼肌、心与脑,由此决定了休克时交感神经兴奋所造成的体内血液重分布的情况。已证实毛细血管内皮细胞上有 α-受体,交感神经兴奋使内皮细胞收缩和滤过系数增加。

2. 体液性调节 体液因素可分为全身性与局部性两类。全身性因素主要是儿茶酚胺与血管紧张素。各种微血管对儿茶酚胺的反应差别很大,毛细血管前括约肌的反应是微动脉的 $500\sim1000$ 倍,而微动脉又是微静脉的 $2\sim10$ 倍。血管平滑肌细胞膜上含有 α_1(收缩)与 β_2(舒张)两种受体。由于两种受体在不同血管的分布密度和比例不同造成微血管对儿茶酚胺的敏感性具有以下特点:①微血管的敏感性高于大血管;②毛细血管括约肌尤为敏感,这可能有利于控制组织灌流量和组织液生成;③微动脉的敏感性大于微静脉;④剂量不同引起的血管收缩和舒张反应不同。血管紧张素Ⅱ、Ⅲ都有收缩血管作用,以血管紧张素Ⅱ的作用最强,约为去甲肾上腺素的 40 倍。微动脉对血管紧张素的敏感性比微静脉强。

局部性体液因素包括前列腺素(PG)、激肽、组胺、5-羟色胺及代谢因素。前列腺素分两类,前列腺环素(PGI_2)和 PGE_2 等具有舒血管作用,而血栓素 A_2(TXA_2)、PGG_2、PGH_2、PGF_2 等具有缩血管作用。近年提出的 TXA_2-PGI_2 系统受到广泛的重视。它们之间的平衡与血栓形成有密切关系。PGI_2 由完整的血管内皮细胞合成,主要作用是舒张血管和抑制血小板聚集;TXA_2 由血小板合成,主要作用是收缩血管和促进血小板聚集。内皮细胞完整时不会发生血小板聚集,与其释放 PGI_2 有关。内皮细胞损害后,PGI_2 生成减少;因血小板聚集,使 TXA_2 生成增多,可促进血管内凝血。激肽是激肽释放酶作用于激肽原的水解产物。体内常见的激肽有两种:缓激肽(9 肽)与赖氨酰缓激肽(10 肽,又名血管舒张素或胰激肽)。它们对微血管具有强烈的舒张作用。不同的微血管对激肽的敏感性不一致,其顺序是微静脉、毛细血管前括约肌、微动脉。激肽能使内皮细胞的微丝收缩,可使交换血管特别是后微静脉的通透性增加。激肽可被羧肽酶灭活,其半衰期仅 15 秒,它只参与局部微血管的调节。组胺主要由皮肤、肺、胃肠道等处的肥大细胞和血液中嗜碱性粒细胞释放。肥大细胞围绕着微动脉排列,与微血管的活动有关。组胺使体循环的微血管舒张,反应顺序是微动脉、毛细血管前括约肌、微静脉。在肺循环中,组胺使微动脉和微静脉均收缩,以微静脉收缩更显著。H_1 受体与缩血管有关,H_2 受体不仅与舒血管有关,也可增加交换血管的通透性。组胺能迅速被组胺酶灭活,正常时只参与局部微血管的调节。5-羟色胺广泛存在于身体各器官中,以肥大细胞和血小板含量最高。它使微血管,特别是肺微动脉和微静脉发生强烈收缩。急性缺氧刺激肥大细胞和血小板聚集时均可释放 5-羟色胺。

3. 代谢性调节　组织中的 O_2、CO_2、腺苷、H^+、K^+、丙酮酸、乳酸、核苷酸等代谢产物会影响微血管的口径和毛细血管开放,从而对局部微循环产生调节作用,这种调节称之为代谢性调节。

(1)血氧张力:血液或组织液的氧张力增加,可引起微动脉收缩,毛细血管内血流速度减慢。反之,组织细胞氧张力的降低则会引起微动脉舒张,毛细血管开放,组织血流量增加。

(2)CO_2:动脉血 CO_2 增多引起微动脉舒张。脑微循环对 CO_2 张力十分敏感。一般认为 CO_2 对微血管平滑肌的舒张作用是通过改变 H^+ 浓度而发挥作用的。

(3)腺苷:缺血、缺氧时 ATP 的代谢产物腺苷产生增加,腺苷对微血管具有明显的舒张作用,可引起微动脉扩张,毛细血管括约肌松弛,毛细血管开放数增加。

(4)H^+ 和 K^+:缺血、缺氧使组织无氧代谢加强,乳酸等酸性代谢产物生成增加。微血管周围 H^+ 浓度升高,也可引起微动脉扩张。细胞外 K^+ 浓度增加会加强酸性物质的扩血管作用。

器官血流量主要由局部组织中代谢产物的浓度决定。当器官灌注压增加时,器官血流量暂时增加,此时组织中的代谢产物过多地被血流带走,导致局部血管收缩,器官血流阻力增大,使器官血流量重新回到原来的水平。当器官灌注压下降时,发生相反的过程,仍使器官血流量保持在稳定的水平。

4. 肌源性调节　血管平滑肌本身能保持一定的紧张性收缩,称为肌源性活动。微循环灌注压升高时,血管平滑肌就受到牵张刺激而使肌源性活动进一步加强。这种现象在微动脉和毛细血管前括约肌表现特别明显。血流阻力增加,使器官血流量在高灌注压情况下仍能维持在相对稳定的水平。当血压在一定范围变动时,通过微循环的这种调节,维持局部血流量在一个比较稳定的水平,从而保证组织灌流量的恒定。

5. 体液因子的调节　休克时产生很多体液因子,下面介绍其中较重要的几种。

(1)儿茶酚胺:休克时由于交感-肾上腺髓质系统的兴奋性增强,血内儿茶酚胺浓度升高。各类休克均可发生此种反应,这是机体对应激的一种反应。如果休克未纠正,微血管长期收缩,会加重细胞的损害。但是儿茶酚胺不是造成难治性休克的唯一因素。

(2)组胺:过敏性休克、创伤性休克、感染性休克和失血性休克时血浆组胺浓度增加。给动物注射组胺可造成"组胺性休克"。组胺的来源有二:许多组织的肥大细胞含有组胺,而血液中的组胺主要来源于嗜碱性粒细胞和血小板。组胺对血管的作用因动物的种属不同而异。已知在周围血管中有两类组胺受体:H_1 和 H_2 受体,各自有相应的受体阻滞剂。H_1 受体的阻断剂为苯海拉明,H_2 受体阻滞剂为甲氰咪呱。关于组胺在休克中的作用,意见尚不一致。休克时如果组胺作用于 H_1 受体,使血管收缩,尤其是后微静脉的收缩,使微循环淤滞,加重休克。相反,如作用于 H_2 受体,则使微血管舒张,而且增加心肌收缩力,有抗休克作用。

（三）休克不同阶段的微循环改变

各种原因所致休克,最终必导致组织灌注不足和细胞功能障碍。但在休克发展的不同阶段,微循环的变化不相同,可人为地分为四个阶段。

1. 缺血期(代偿期) 失血性和创伤性休克的血容量减少和血压降低、感染性休克的致病微生物和毒素、心源性休克的心输出量减少等,均可通过不同的途径,引起交感-肾上腺髓质系统强烈兴奋,血中儿茶酚胺含量显著升高,皮肤和内脏的血管收缩而缺血,以重点保证脑、心等生命有关脏器的血供。此外,引起血管收缩的因素尚有肾素-血管紧张素-醛固酮系统以及 TXA_2-PGI_2 系统。皮肤和内脏的阻力血管发生强烈收缩,周围阻力增加,调节全身血压;肌性微静脉和小静脉收缩,使血管容积缩小,迅速短暂地增加回心血量,起到"快速自身输液"的作用,又称为休克时增加回心血量的"第一道防线";由于毛细血管内压降低,有利于组织间液的重吸收,组织液进入血液循环,起到"缓慢的自身输液"的作用,又称为休克时增加回心血量的"第二道防线"。这三点在血容量减少初期对维持有效循环血量、回心血量及血压有一定代偿意义,故称为代偿期。又由于微血管收缩,局部组织苍白、缺血,而称为缺血期。

2. 淤血期(失代偿期) 休克进一步发展或治疗不当,内脏微循环由缺血期转入淤血期。产生这种变化的原因主要是微动脉对代谢产物的敏感性比微静脉强。在持久的缺血缺氧条件下,微动脉比微静脉先舒张,而微静脉对缺氧的耐受性较微动脉强,当微动脉丧失对儿茶酚胺的反应时,微静脉仍保持有收缩反应。若休克不能及时控制,出现微动脉舒张而微静脉收缩,造成毛细血管网内淤血,即使补充大量血液也不能恢复有效循环血量。缺氧刺激肥大细胞产生组胺,使肺外阻力血管舒张。局部的代谢产物如 CO_2、乳酸等也有舒血管作用。毛细血管网淤血的后果是减少回心血量,血浆外渗导致血液浓缩,血流缓慢导致红细胞聚集,使休克恶化,形成恶性循环。

上述改变在体内各脏器之间是不均一的,微循环的血流淤滞主要见于肝、肠、胰,晚期还可见于肺脏;脾、肾上腺有一定程度淤滞;而皮肤、骨骼肌、肾脏则一直是处于缺血状态。

3. 弥散性血管内凝血(DIC)期 各种休克的病因和休克本身均可激活凝血因子和血小板的功能,使血液呈高凝状态。休克晚期血液逐渐浓缩,纤维蛋白原浓度增加,促进红细胞凝集,血液黏滞性增加,血流缓慢淤滞,代谢障碍加剧,代谢性酸中毒越来越重。肝素在酸性环境下失活,内皮细胞受到损害,这些条件均促进 DIC 的发生。依照休克的病因不同,DIC 的发生有早有晚,严重程度亦各异。如严重创伤和烧伤性休克的患者,大量的组织因子释放入血;感染性休克的病原微生物和内毒素直接作用并损伤内皮细胞;异型输血所致溶血释出的细胞膜成分等,均可通过不同途径很快诱发 DIC。而失血性休克只有到晚期才发生 DIC。DIC 的危害是造成微血管的堵塞,使血液黏度增高,阻力血管舒张,容量血管收缩,加重微循环障碍;DIC 后期由于凝血因子和血小板减少、纤溶系统激活可引起广泛出血,从而使循环血量进一步减少,加重微循环障碍。

4. 器官功能衰竭期 细胞内多数酶都需在一定的 pH 环境下发挥其功能。细胞代谢功能障碍,就是酶的活性发生障碍。休克晚期组织中的乳酸堆积过多,pH 愈来愈低,不仅使大多数酶体系活性降低甚至灭活,而且导致溶酶体膜破裂,蛋白水解酶释放使细胞自溶。

不论何种休克,血乳酸超过 $10mmol/L$,存活率都会明确下降。测定血中酸性磷酸酶、β-葡糖醛酸酶及组织蛋白酶,可反映溶酶体膜破裂情况。测定血中乳酸脱氢酶及其同工酶、谷丙转氨酶、谷草转氨酶的活性,可反映细胞坏死程度。当功能丧失的细胞达一定的数量时,该器官功能就会陷入衰竭状态。

第二节 微循环的评估

在所有的评估微循环的方法中,既有直接方法,也有间接方法,但目前为止,仍然没有一个评估微循环的"金标准"。传统的直接评估方法可通过观察机体末梢(手指、脚趾、耳垂或鼻子等)组织的颜色、毛细血管充盈状态以及温度来评估微血管灌注水平。在19世纪末,Hueter用反射光线的原理直接观察了下唇血管的分布,使显微镜成为观察微循环的重要技术。间接的方法包括对一些提示微循环障碍的下游指标的监测,如乳酸、CO_2和氧饱和度等。

一、微循环的直接评估

(一)活体显微镜(IVM)

由于IVM成像依赖于跨越组织或表面照明,使其应用仅限于表层较薄组织的观察。通过使用荧光染料可以对不同表现的组织和特殊细胞进行标记,使其图像更为直观。由于染料的潜在毒性,只允许其应用于动物实验和一些特定的组织中,如眼、皮肤和甲皱。

(二)激光多普勒血流仪

原理是根据激光检测到红细胞数目推断微循环血流量。它测量小部分组织的血流量,估测全身的微循环平均血流量。它可以用于测量皮肤、肌肉、胃黏膜、直肠等部位的血流,并在药物干预血流的实验中得以验证其精确性。激光多普勒仪的局限性在于它只能测量直径约1mm的血管,且不能对血管的形态、血流方向、微循环的异常分流作出精确判断,同时,不能估计血细胞比容的变化产生的影响。

(三)正交偏振光谱成像(OPS)

OPS是应用绿色偏振光照射研究部位,对微循环直接成像的一项无创新技术。其原理是偏振光经组织发散后,光线被物镜重新收集,经过一个偏振过滤器分析仪后在照相机上成像。来自深部组织的去极化光通过机体表面吸收结构,如血管,形成高对比度的微循环图像。它特别适用于研究薄的上皮覆盖的组织,如黏膜组织。舌下黏膜是最常见的观察部位,其结果也得到了很多专家的认可。

二、微循环的间接评估

(一)乳酸

血中乳酸水平被认为是与缺氧密切相关的代谢指标,因此可预测患者预后及其对治疗的反应性。然而,影响乳酸代谢的因素很多。对于其生成来说,可受三部分因素影响:全身性(休克、缺氧)、局部(组织灌注不足)和细胞性(线粒体功能障碍)等;另一方面,乳酸清除率又依赖于肝细胞代谢功能等因素。这些都使以乳酸作为判断病情的指标变得困难且不确定。即便如此,乳酸仍可作为判断疾病严重程度及预后的独立危险因素。有研究者将830例重度感染患者的静脉血乳酸值划分为低(<2mmol/L)、中(2~3.9mmol/L)、高(≥4mmol/L)三组,发现中等以上乳酸水平两组28天死亡率明显增加,且器官功能障碍发生率同样升高。目前关于乳酸检测标本的选取部位没有一个明确的标准,各研究间有所不同。最近有研究对比了不同取血位置对乳酸值的影响,发现中心静脉血与动脉血乳酸水平有很好的相关性和临床一致性,而静脉标本检测值往往高估乳酸水平,导致不必要的治疗。

(二)混合静脉氧饱和度(SvO_2)

通过肺动脉导管测得的SvO_2可以反映几乎全部微血管床的平均氧代谢水平,$ScvO_2$与SvO_2有一定的相关性,在临床上更具可操作性,多数医学中心更倾向于以$ScvO_2$作为复苏终点。感染性休克复苏时,如能在6小时内使乳酸恢复正常或使$ScvO_2>70\%$均可显著改善患者预后。然而$ScvO_2$过高或过低都是不恰当的,$ScvO_2<70\%$或$ScvO_2>90\%$时死亡率均增加,可能与组织细胞氧利用障碍相关。

(三)CO_2张力

另一种评价组织氧代谢的技术是测量组织的CO_2张力,基于以下原理:在缺氧时,无氧代谢增强而使酸性产物增多,需HCO_3^-进行中和,从而导致组织中的CO_2张力升高。但监测CO_2的最佳部位尚不明确,食管、胃、小肠和直肠的CO_2都已有研究进行监测,最近还有人对舌下黏膜、皮肤等非内脏循环的组织进行监测。舌下血气监测较内脏张力测量有很多优势:操作简便,没有创伤,而且可以迅速得出结果,可以作为床旁监测手段。它不需要提前给药和抑酸治疗，患者也不需要禁食，应用方便。由于动脉CO_2受机械通气影响较大，故组织CO_2较动脉CO_2更有意义。在胃内，正常的组织-动脉CO_2梯度应<7mmHg。研究表明，舌下CO_2与胃黏膜CO_2相关性很高，舌下CO_2与动脉CO_2的差值可以作为判断生存率的良好指标。

大量的临床和实验室检查为我们提供了判断微循环障碍时组织灌注不良的指标，我们应该正确判断感染性休克时低血压和组织低灌注。除了用宏观的血流动力学和氧耗指标来评判休克的严重程度外，更应该认识到微循环参数的重要性。休克的治疗不仅要纠正血容量不足，同时更应该注重改善微循环的血流分布，保证足够的氧供。对血流动力学的宏观评价和微观评价相结合，才能正确指导脓毒症休克的复苏治疗。

第三节　感染性休克时微循环的变化

感染性休克是感染导致的循环衰竭，进一步可发展为多脏器功能障碍综合征（MODS），2%～11%的患者以感染性休克为原发病入住ICU，其死亡率可高达50%。

一、感染性休克时的微循环变化及机制

动物实验表明，向豚鼠肠系膜注射内毒素，肠系膜血管开始为收缩状态，继而迅速转为扩张状态直至血管瘫痪，微循环的自身调节能力发生障碍，继发动静脉短路开放，血流分布发生异常改变，同时伴有血管反应性降低，表现为全身性的低阻力状态。Landry等研究了血管平滑肌张力降低的机制，主要与细胞膜表面ATP敏感的K通道激活以及诱导型一氧化氮合酶（iNOS）激活等因素相关，它们主要是通过减少胞质内钙水平，增加环鸟苷酸（cGMP）和影响肌球蛋白磷酸化来引起血管舒张。Takakura等发现一氧化氮（NO）与超氧阴离子反应生成的过氧硝酸盐可以降低α_1受体的活性。

（一）内皮细胞损伤

1. 基本功能障碍　当发生感染性休克时，微循环中的各类细胞均受到影响，其中最重要的就是内皮细胞结构和功能的障碍。内皮细胞总面积4000～7000m^2，是人体最大的"器官"，凭借其重要位置——血液与组织液的交界部位，内皮细胞成为炎症和凝血的反应平台，介导和控制着血浆与组织间液的跨内皮交流，维持止凝血平衡，调节白细胞迁移和细胞因子的释放。同时，内皮细胞通过监测血流量、新陈代谢和其他活性物质浓度的改变，调节血管张力和毛细血管容量，对微循环灌注调节起到核心作用。而且，内皮细胞能够感知毛细血管下游血流动力学变化，如乳酸水平等，释放血管舒缩物质，通过细胞间信号转导，调节上游血液灌注。感染性休克时，内皮细胞过度激活，其效应被放大，可以引起组织损伤，这种现象称为内皮细胞功能障碍。

在脂多糖（LPS）诱导的感染性休克动物模型中，我们发现内皮细胞从基底膜分离，使原本密闭的血管对大分子物质通透性增加，大量液体漏入组织间隙，引起组织水肿，对肺和体循环均产生影响。内皮细胞可刺激白细胞释放大量炎性介质（肿瘤坏死因子、白介素、干扰素等），同时内皮细胞过度凋亡，刺激黏附分子表达增强，并释放氧自由基，进一步放大白细胞的作用，凋亡内皮细胞的磷脂膜暴露于血液中，形成了促凝反应表面，激活凝血系统。

2. NO系统　NO是内皮细胞在一氧化氮合酶（NOS）作用下合成的最重要的扩血管物质，NO在感染性休克病理生理过程中起到非常关键的作用。感染性休克时的NO合成受阻是一个复杂的、随时间演进的过程，初始阶段以内皮型一氧化氮合酶（eNOS）介导的NO合成减少为特点，研究发现，TNF-α等炎性介质可引起eNOS的mRNA表达下调，eNOS数目减少。在此阶段，微循环血管趋于收缩状态，故血压仍可维持正常。在感染性休克后期，各种细胞毒素促使NF-κB表达增强，激活iNOS，iNOS的活性是

eNOS 的 1000 倍,致使 NO 合成急剧增多,微循环血管弥漫性扩张,血压降低。另外,NO 的过度合成还可导致强氧化剂——过氧酸盐生成增多,同样可对机体造成损伤。

3. 内皮细胞糖蛋白 糖蛋白覆盖于内皮细胞表面,由蛋白多糖、透明质酸和选择性血浆吸附蛋白构成,其厚度可调节器官血流量和红细胞流速,内毒素血症时糖蛋白结构破坏,从而导致了微血管的灌注障碍。

(二) 凝血系统

感染性休克时机体的促凝-抗凝系统也被累及,其中活化蛋白 C(APC)的改变至关重要。蛋白 C 是一种天然的抗凝物质,它在凝血酶-凝血蛋白复合体的作用下可转化为 APC,血栓调节蛋白(TM)可放大 APC 的抗凝作用。APC 可介导凝血因子 Ⅴa 和 Ⅷa 降解,增强纤溶系统活性,同时还可以抑制 iNOS 表达,减少活性氧释放,减少血浆外渗。感染性休克发生时,机体 APC 合成减少,这可能与肝脏蛋白合成受阻和机体蛋白消耗增多有关。另外,中性粒细胞释放弹性蛋白酶,使 TM 被破坏。APC 缺失已被证实会增加败血症和感染性休克患者的死亡率。

(三) 其他

内皮细胞不是感染性休克时微循环中唯一发生变化的部分,其他细胞也受到了不同程度的影响。红细胞的变形能力下降,从而增加了血液黏滞度。骨髓中未分化或不成熟白细胞生成增多,外周血中淋巴细胞和单核细胞表面的各种受体发生变化(趋化因子受体 2,肿瘤坏死因子受体 p50 和 p75,白介素受体 1,C5a 受体和 Toll 样受体 2 和 4 等),人类白细胞抗原(HLA)表达下调。

这些细胞和大分子物质的变化引起了微循环血管网结构和功能受损。微动脉对儿茶酚胺反应性降低,毛细血管的数量减少,密度降低,微静脉由于中性粒细胞浸润导致血流受阻。除了数量减少外,无灌注或间歇性灌注的毛细血管比例增加,动静脉短路大量开放。同时伴发线粒体功能障碍,即使体循环缺氧和氧输送恢复正常时,组织缺氧状态仍不能纠正,MODS 持续的时间长短可以对患者的预后产生影响。

二、治疗对微循环的作用

有证据表明,对宏观血流动力学的复苏并不能改善微循环灌注、器官功能和生存率,微循环已成为判断感染性休克预后的一个重要依据。Ledoux 等通过研究感染性休克时应用去甲肾上腺素对全身血流动力学参数和组织氧供的影响,发现当平均动脉压由 65mmHg 升至 85mmHg,同时伴有预期的心率和心指数的上升时,尿量并不增加,提示器官灌注并未改善。他们认为,感染性休克时仅平均动脉压或心输出量恢复是远远不够的。还有研究应用图像直观地呈现了感染性休克时微循环状态是与宏观血流动力学参数不匹配的,De Backer 等报道了感染中毒性休克患者的血管密度显著降低,这一变化在死亡病例中更为明显,且与平均动脉压高低无关。如何改善微循环已成为治疗感染性休克时应考虑的重要问题。

(一) 液体复苏

目前得到普遍认可的液体复苏方案即:早期目标指导性治疗(EGDT),根据此方案进行治疗的各项研究结果显示患者的微循环血流和器官灌注得以改善,死亡率降低,从而进一步奠定了 EGDT 在感染性休克中的地位。

目前就复苏液体的对微循环的影响无统一意见。仅在动物实验中白蛋白与生理盐水的治疗效果是有显著差别的,白蛋白不仅可以降低死亡率、维持血流动力稳定,而且可以减轻中性粒细胞浸润、减少炎症因子 IL-1β、IL-6 的释放,同时缓解氧化应激和 iNOS 的过度表达,改善微循环。

血液是一种很好的氧载体,可能比晶体或人工胶体更好地改善微循环氧输送,但需要进行输血治疗时则有可能意味着患者的病情更重,机械通气时间及住院时间更长,死亡率也更高。

因此复苏液体类型的选择,在微循环层面需要进一步研究去明确。

（二）升压药/正性肌力药

虽然血压高低不能反映微循环状态，但当血压降至一定水平时，组织灌注必将受到严重影响，危及生命。指南推荐将平均动脉压 65mmHg 作为复苏的最低水平。去甲肾上腺素、肾上腺素、加压素等升压药都是纠正低血压的有力武器，但目前仍没有循证医学证据表明何种药物能够取得最佳复苏效果。作为纠正低血压的一线用药，去甲肾上腺素等有各自的作用特点：而去甲肾上腺素通过提高血管阻力使血压升高，对心脏影响小。虽然肾上腺素有可能引起心动过速或内脏缺血，然而，并没有研究证实在感染性休克时应用肾上腺素会导致不良预后。加压素是最近讨论较多的一种药物，据报道，感染性休克时机体的加压素含量降低，或许小剂量应用加压素即可改善难治性低血压。它能够在提高血压的同时增加尿量，但也有实验表明它会引起循环淤滞，还需要有进一步的研究来确定不同药物对微循环的影响。而 De Backer 等发现正性肌力药中，多巴酚丁胺对微循环的影响独立于其对心输出量和动脉血压的影响。

（三）NOS 抑制剂

感染性休克时，iNOS 活性上调，内皮细胞过度合成 NO。过度合成的 NO 可对线粒体复合体造成不同程度的抑制，从而可逆或不可逆性抑制线粒体的呼吸功能。能否通过抑制 NOS 的活性，减少 NO 生成从而改善循环状态呢？早期对于感染性休克的研究发现，应用 NOS 抑制剂可以升高血压，减少升压药物的用量。但随后的一系列关于 NOS 抑制剂的多中心、随机、对照试验不得不提前终止，因为一些短期报告提示死亡率明显增加。一些学者认为，在感染性休克时完全阻断 NOS 的作用是不恰当的，特异性阻断 iNOS 也许会取得更好的治疗效果。1400W 是一种人工合成的 iNOS 抑制剂，不但可以降低 NF-κB 的活性，同时还可下调 K-ATP 通道的表达，并维持钙通道在正常水平，有助于维持动脉血压和血管张力，使微血管灌注恢复，细胞呼吸功能改善。动物实验还发现，单独应用选择性 iNOS 抑制剂 BYK191023 较单独应用血管活性药更有益于肺循环阻力、气体交换、内脏血流及乳酸水平的改善，而将其与去甲肾上腺素联合应用时，可进一步提高体循环血压，同时增加肾脏血供。

（四）类固醇

在感染性休克时应用类固醇激素是一种非特异性治疗，主要目的是调节系统性炎症反应和 iNOS 的活性。但是，这种治疗方案是具有时间依赖性的，因为脓毒症时 NO 激活从而抑制了糖皮质激素受体的活性。在欧洲进行的多中心的 CORTICUS 研究结果表明：在感染性休克时接受类固醇治疗死亡率并未降低，指南推荐只有在成人患者对液体复苏和血管活性药物反应性差时才应接受类固醇治疗。

（五）他汀类药物

他汀作为降低胆固醇的药物已被广泛应用于临床，近年有研究表明该类药物还具有改善微循环的能力，其主要机制可能与增加 eNOS 的表达，下调 iNOS 的活性有关，有助于改善内皮功能，维持血管内皮完整性。他汀类药物对感染性休克患者的影响还包括抗氧化能力增强、抑制动脉粥样硬化进展等，他汀在感染性疾病中的应用前景广阔。

（六）其他药物

左西孟旦是一种新型血管活性药物，可与心肌肌钙蛋白 C 结合增加其对钙离子的敏感性，增强心肌收缩力。感染性休克时应用左西孟旦不仅可以达到与儿茶酚胺同样的维持心输出量的效果，同时还可增加组织氧供，缓解微循环功能障碍。褪黑素不仅存在于松果体，全身的多种脏器均能合成这种抗氧化物质。近来一些研究发现，褪黑素具有对抗细菌和病毒感染的作用，其抗炎作用可能与 NOS 被抑制从而使过氧硝酸盐合成减少有关，同时褪黑素还可以增强体内各种抗氧化酶的活性，保护线粒体功能，减轻组织损伤。

第四节　MODS 时的微循环改变

多器官功能障碍综合征（MODS），一直是影响人类健康和生存的重要医学问题。在医院内，MODS

患者是住院患者死亡率的重要组成部分。在各类突发公共卫生事件发生时,目前影响重症患者救治成功率的关键是对那些有发生 MODS 危险的,或早期已发生 MODS 或由于初期治疗方法和策略的限制而随之发生 MODS 或多器官功能衰竭(MOF)患者的救治。组织灌注导向治疗是这部分治疗策略的核心所在。微循环作为大循环与细胞代谢之间的桥梁,不仅在整体治疗策略中有着重要的位置,而且随着监测与治疗方法的进步,已经成为临床治疗的重要组成部分。

一、MODS 定义

MODS 是严重感染、创伤、休克及重症胰腺炎等急性病理损害,导致多个(2 个或 2 个以上)器官同时或序贯性发生功能障碍或衰竭,不能维持其自身生理功能,从而影响全身内环境稳定的临床综合征。受损器官包括肺、肾、肝、胃肠、心、脑、凝血及代谢功能等。

二、MODS 流行病学情况

在最近一项成人 ICU 患者的研究中,发现在 ICU 停留期间 47% 患者存在多器官功能衰竭[定义为 2 个或 2 个以上的器官及系统中,序贯器官衰竭评分(SOFA)评分≥3 分],同时发现在 MODS 患者中,器官功能状态发展到器官衰竭者,日常生活中需要医疗帮助的几率是无器官衰竭患者的 3.9 倍。另一项在 ICU 患者中进行的长期调查发现大约 54% 患者发展到不同程度的 MODS。最常见的导致 MODS 的危险因素是无低血压的低灌注、无休克的严重感染和病因不明的休克。MODS 是公认的 ICU 最常见的死亡原因,MODS 的严重度直接与死亡率和住院时间相关。有关损伤和大手术后 MODS 的长期前瞻性研究发现 MODS 的发生率和严重性在下降,总体死亡率没有变化,而 MODS 归因死亡率稍有下降,各项研究中,MODS 患者预后一定程度的改善被归因于早期识别和较好的支持治疗。

三、MODS 的机制与微循环

1. MODS 机制认识的进步　MODS 是常继发于感染和休克等重症患者的独特现象,MODS 和被称为其前驱表现的全身炎症反应综合征(SIRS)或脓毒症(sepsis)已成为当前重症医学所面临的最大挑战。目前有多种病理生理学学说对其机制进行解释,如缺血-再灌注损伤假说、细菌毒素假说、胃肠道假说、炎症失控假说、两次打击和双相预激假说、基因诱导假说等。自 20 世纪 80 年代以来,明确提出了休克的本质是组织细胞缺氧,并确立了以纠正细胞缺氧为目标的复苏治疗方向,使血流动力学治疗由单纯循环系统延伸至细胞代谢,而组织缺氧是 MODS 最主要原因。但在临床工作中,我们经常会面临一些困惑:如一些感染性休克患者,虽然已经采用早期目标指导性治疗方案(EGDT),甚至放置了肺动脉导管或 PiCCO 监测,进行了充分的血流动力学治疗,使中心静脉压(CVP)、心输出量(CO)、平均动脉压(MAP),甚至氧输送(DO_2)、上腔静脉氧饱和度($ScvO_2$)等治疗目标均已达到目标范围,甚至更进一步监测局部器官血流量、局部组织氧分压可能均已达到正常,但患者的代谢性酸中毒、高乳酸血症持续恶化、MODS 仍持续进展。此时,临床医师往往感觉监测手段匮乏不足、治疗手段难以为继。这种现象实际上是全身性血流动力学指标"正常化"之下的组织和细胞发生了改变。Trzeciak 和 Rivers 把在感染性休克时 MODS 的上述改变归纳为:①全身性组织缺氧;②广泛内皮细胞损伤;③凝血系统活化;④微循环和线粒体窘迫综合征(MMDS,microcirculation and mitochondrial distress syndrome)。其中最受关注的一是联系大循环和组织细胞之间的纽带—微循环功能障碍;二是以线粒体功能异常为核心的组织细胞氧利用障碍,其中微循环障碍近年来越来越从实验室走向临床。

2. 微循环与 MODS 时微循环障碍　对于 MODS 最常见原因休克时的微循环障碍的分期和发生机制,经典病理生理学已经进行了详细描述,包括熟知的缺血性缺氧期、淤血性缺氧期、微循环衰竭期,在此不予赘述。此时往往有多种机制参与微循环功能障碍,在这些机制中广受关注的主要包括组织氧代谢障碍、微循环自调节功能障碍、自由基损伤、白细胞与内皮细胞相互作用、和凝血功能紊乱几个方面。近年来的研究进一步阐述了其他机制对微循环功能障碍的促发作用：如阻力血管舒缩调节功能受损；内皮细胞功能障碍/凋亡；中性粒细胞活化增加，黏附、聚集、释放促炎介质，激活凝血系统微血栓形成；毛细血管开放数量减少、密度减低，开放的毛细血管流速增加，通透性增加，血管至细胞器距离增加，使氧弥散障碍；红细胞变形能力下降等引起的血液流变学异常等。上述这些因素阻碍了从大循环到微循环的氧输送，使得尽管全身性氧输送数值达到或超过正常，但微循环内和组织细胞仍不能得到充足的氧供给进行能量代谢。在感染性休克时这种现象比其他类型休克表现得更显著，De Backer 等和 Boerm 等在不同的研究中应用正交偏振光谱成像(orthogonal polarization spectral，OPS)技术均观测到感染性休克时出现了微循环血流灌注的异质性改变，如毛细血管的开放数量显著减少、一些毛细血管处于低灌注状态而另一些血流正常甚至超常。这可以部分解释为什么临床常见到一些患者上腔静脉血氧饱和度($ScvO_2$)正常乃至异常升高、全身氧摄取率低于正常，而组织缺氧仍然存在。另一个佐证是以微电极测定到的"氧分压间隙(PO_2 gap)"，即微循环内氧分压低于静脉内氧分压，代表了分流的严重程度。这也是为什么监测全身氧输送相关指标不能准确反映或者掩盖了微循环功能障碍的部分原因，同时解释了在全身氧输送相关指标基本正常情况下，器官功能仍然恶化明显的原因。

3. MODS 时微循环监测与干预 要想真正了解微循环内发生了什么改变，显然对监测技术和方法提出了更高的要求。一些微循环监测的新技术及设备的出现，如舌下 CO_2 张力计、经皮 PO_2 和 PCO_2 监测仪、组织氧电极、近红外光谱仪(near infrared spectroscopy，NIRS)、正交偏振光谱成像(OPS)、旁流暗场成像(sidestream dark-field，SDF)等，大大增强了人们对疾病状态微循环变化的理解。但是目前监测微循环功能的方法尚未在临床得到广泛使用。作为监测指标，将这些方法用于指导临床治疗也在继续探索当中。在探索改善微循环障碍的研究过程，毫无疑问是血流动力学治疗的重要组成部分，而且始终贯穿在MODS、休克治疗的整个过程当中。因为组织灌注改变是 MODS 时最突出最急剧的问题，不解决好这个问题则其他治疗措施不可能发挥作用；有研究提示被动抬腿试验与容量负荷试验同样达到改善微循环的目的，因此从血流动力学角度积极进行组织灌注导向的循环支持就是改善微循环障碍的重要组成部分。除此之外，改善微循环障碍的药物研究始终热情不减，大量基础研究和临床观察，例如在微循环领域进行了较多研究的 Ince 等人以舌黏膜 OPS 积分为评价方法，对感染性休克患者采用硝酸甘油改善微循环，观察到显著改善微循环灌注，尽管研究未涉及对病死率的影响，但对临床治疗过程中应用药物或其他手段改善微循环起到很大的推进作用；一些改善微循环的药物和广泛采用的方法正在被研究当中，如一些液体和物理方法等，期待被普遍接受的药物和方法很快出现，从而继续推进相关的临床研究，最终达到进一步降低 MODS 死亡率的目的。

所以，MODS 的产生和发展固然与微循环障碍密切相关，但是在实际的临床工作中明确的是：不管微循环障碍是 MODS 发生的原因，或者是其发展的结果，它产生的原因是多方面的，如组织缺氧、代谢性酸中毒、广泛微血栓形成、微循环调节机制障碍等，所以针对不同病因、不同病程、不同严重程度的 MODS 患者，改善微循环障碍的前提是发现微循环障碍，然而应该指出，尽管目前我们对这一领域的探索可能是不全面的，但是能够提出和探索这些问题的本身就标志我们对 MODS 的治疗已经深入到了组织和细胞水平，因此，在 MODS 患者中积极进行临床的微循环监测及干预研究具有很强的现实意义。

第五节 围术期及体外循环支持装置微循环改变

一、围术期微循环改变

在进行非心脏的高危手术的患者中，有研究报道在出现术后并发症的患者可以观察到明确的微循环改变,而在术后平稳过渡未出现并发症的患者,微循环保持正常状态;有趣的是,因为两组患者均按 EGDT 的流程进行了复苏,所以在两组的大循环监测中未见到差异。在心脏外科手术患者,会出现明确的微循环改变,Bauer 等人首先报道了在患者在体外循环心肺支持术后,会出现短暂的微循环灌注改变,而微循环异常改变的原因与白细胞在微循环内皮细胞表面的滚动有关,Den Uil 等观察到在体外循环心肺支持开始后皮下微循环出现改变,但这些改变与动脉压的改变无关。尽管非常这些现象有吸引力,但由于观察都集中在手术期间,依然不能完全鉴别是外科手术的影响还是体外循环本身的影响。De Backer 等人最近观察到一批外科手术患者,其中,心外手术患者包括应用体外循环和未应用体外循环者,发现两组患者均发生了微循环改变,在手术过程中表现最明显,尤其在应用体外循环的患者更是如此,只有缓慢改善。但在对照组接受甲状腺手术的患者,接受了基本相同的麻醉,但未能表现出相同的微循环改变。需要强调的是微循环改变在 24 小时后,依然轻度存在。有趣的是,这些改变与全身的血流动力学参数改变无关,但却与手术后乳酸水平的峰值和器官功能不全水平的严重程度明确相关。

需要提出的是,麻醉本身可以诱导一些微循环改变,经常是轻微和短暂的,并且接受两种手术的患者在麻醉诱导后出现相似的轻微的微循环改变,但在甲状腺手术的患者术后迅速消失。类似的,Koch 等人观察到应用高剂量的丙泊酚进行短时间的麻醉时出现轻度的微循环改变,仅在结束输注后消失。

所以,众多的研究表明,在高位手术的患者经常合并出现微循环功能不全,并且在术后器官功能不全的发生过程中具有重要作用。

二、体外循环支持装置的应用与微循环改变

最近的一些研究,也观察了体外循环支持装置对微循环的影响,一方面,一些人认为这些体外生命支持设备因为激活了炎症、凝血、和补体系统而导致影响微循环系统。另一方面,也因为体外生命支持设备改善了全身灌注和氧合因而有利于微循环。如果没有这些设备,全身的灌注和氧合将会严重受到影响。在大多研究中,研究人员通过短暂的关闭这些设备来观察其影响,发现甚至在对照组依然存在潜在的不利的影响。运用这种方研究 IABP(intra-aortic balloon pump)和 ECMO,结果即是如此。与心脏辅助设备安装前相比,安装后微循环改善,同时可以持续至少 24 小时。总而言之,全身灌注若严重受累,一定影响微循环,但维持或恢复一个最低限度的灌注,需要有一个满意的微循环。

第六节 大循环血流动力学与微循环改变之间的关系

大循环血流动力学改变与微循环改变之间的关系一般是相对松散的。当然,在循环骤停的患者,微循环灌注也会停止,但在一般范围的心输出量和血压,微循环改变相对独立于全身的血流动力学改变。De Backer 等发现多巴酚丁胺对微循环的影响独立于其对心输出量和动脉血压的影响。虽然,我们期望动脉血压和心输出量存在一个阈值,只要低于阈值,微循环灌注将依赖于动脉血压和心输出量。近来,有两个研究观察了在感染性休克的患者,增加动脉血压对微循环灌注的影响。在其中一个研究中,16 个患者以 10mmHg 为上升阶梯,把平均动脉压从 60mmHg 逐渐升高至 90mmHg,微循环灌注没有发现有任何相应的改变,研究中在 60~70mmHg 之间,微循环灌注血管的比例有增加趋势,但没有统计学意义。需要强调的是,在研究的其中几例患者中,基础状态的微循环灌注即是正常的,很难期望在这些患者进一步增加和提高微循环灌注。在第二个研究,Dubin 等观察在 20 个感染性休克的患者,评估平均动脉压从 65mmHg 到 75mmHg 再到 85mmHg 时微循环的改变,整体统计结果发现微循环灌注保持不变,但个体化的反应却是非常不同的,一些别人在 65mmHg 时,微循环达到了最大的微循环灌注,而其他的患者在平均动脉压 75mmHg 或 85mmHg 时达到最大。更重要的是,微循环灌注改变与微循环基础值呈负相关,在基础状态微循环不佳的患者,微循环灌注改善明显,但在初始微循环维持正常的患者,微循环恶化明显。

　　这些不同的临床研究不仅显示了大循环改变与微循环改变分离，而且明确的显示微循环灌注对治疗反应的巨大个体差异性。正因为微循环的反应无法准确预测，因此微循环导向的复苏需要必要的微循环监测。

　　总之，各种重症状态下，微循环改变都是血流动力学改变的重要的环节，而且本身对血流动力学的影响也不言而喻，因此临床上重视与关注、评估与针对性的处理都是非常重要的环节。

（王小亭）

参考文献

1. Sakr Y, Dubois MJ, De Backer D, et al. Persistent microcirculatory alterations are associated with organ failure and death in patients with septic shock. Crit Care Med,2004,32：1825-1831.

2. De Backer D, Ospina-Tascon G, Vincent JL, et al. Monitoring the microcirculation in the critically ill patient：current methods and future approaches. Intensive Care Med,2010,36(11)：1813-1825.

3. Ince C. Sidestream dark field imaging：An improved technique to observe sublingual microcirculation. Crit Care, 2005, 9：72.

4. Cohn SM, Nathens AB, Moore FA, et al. Tissue oxygen saturation predicts the development of organ dysfunction during traumatic shock resuscitation. J Trauma,2007,62：44-55.

5. Spronk PE, Ince C, Gardien MJ, et al. Nitroglycerin in septic shock after intravascular volume resuscitation. Lancet, 2002,360：1395-1396.

6. Ince C. Microcirculation in distress：A new resuscitation end point? Crit Care Med,2004,32：1963-1964.

7. Barry A. Mizock . The Multiple Organ Dysfunction Syndrome. Dis Mon,2009,55：476-526.

8. J. Perren Cobb, MD. MORE for multiple organ dysfunction syndrome：Multiple Organ REanimation, REgeneration, and REprogrammingCrit Care Med 2010 Vol. 38, No. 11.

9. De BD, Dubois MJ, Schmartz D, et al. Microcirculatory alterations in cardiac surgery：effects of cardiopulmonary bypass and anesthesia. Ann Thorac Surg,2009,88：1396-1403.

10. Koch M, De BD, Vincent JL, et al. Effects of propofol on human microcirculation. Br J Anaesth,2008,101：473-478.

11. De Backer D, Creteur J, Dubois MJ, et al. The effects of dobutamine on microcirculatory alterations in patients with septic shock are independent of its systemic effects. Crit Care Med,2006,34：403-408.

12. Jhanji S, Stirling S, Patel N, et al. The effect of increasing doses of norepinephrine on tissue oxygenation and microvascular flow in patients with septic shock. Crit Care Med,2009,37：1961-1966.

13. Dubin A, Pozo MO, Casabella CA, et al. Increasing arterial blood pressure with norepinephrine does not improve microcirculatory blood flow：a prospective study. Crit Care,2009,13：R92.

第十一篇

呼吸功能改变与血流动力学

机体摄入氧,将氧输送至各个组织器官是血流动力学的重要内容之一。肺通过通气和换气将氧摄入人体,再通过循环系统将氧输送至各个器官进行释放利用,在这个氧输送的整个过程中,呼吸系统与循环系统互相作用,又互相影响。呼吸功能的改变除了影响通气与换气外,也会对循环系统造成直接影响;反之,循环系统的病变也是造成呼吸系统症状的一个重要原因。因此,了解呼吸系统的结构、功能、病理生理过程对我们理解血流动力学有着非常重要的意义。

第五十四章 呼吸困难

呼吸困难是临床常见症状,可能涉及多种病因,其中呼吸系统和心血管系统疾患是其最重要的原因,同时,呼吸困难所造成的呼吸做功增加,缺氧,交感神经兴奋等情况也会对循环系统造成不可忽视的影响。本章将从呼吸困难的成因,表现,诊断及治疗方面详细进行阐述。

第一节 呼吸困难的概念及病因

一、呼吸困难概念

呼吸困难(dsypnea)源自拉丁语的 dyspnoea,文献中对呼吸困难的定义多种多样,概括而言,呼吸困难被定义为呼吸时的"气短"或者"不适感";常伴有呼吸费力或者呼吸频率、深度、节律的改变;严重者可有发绀、张口呼吸、端坐呼吸以及辅助呼吸肌参与呼吸。根据 1999 年的美国胸科协会(ATS)指南,呼吸困难的定义是"呼吸不适的主观感受,由程度不同、性质各异的感觉组成;这种感受源自多种生理、心理、社会以及环境因素的交互作用,并诱导继发性生理与行为反应"。

二、呼吸困难的病因

呼吸困难的病因大致可以分为心源性、肺源性、心肺混合性以及非心肺源性四种,具体如下表(表54-1-1)。

表 54-1-1　呼吸困难的病因

心源性	心肺混合性
充血性心衰(左、右或双心室)	COPD 合并肺动脉高压或肺源性心脏病
冠心病	慢性肺血栓栓塞症
心肌梗死(新发或既往)	创伤
心肌病	
瓣膜功能不全	
左室肥厚	
非对称性室间隔肥厚	
心包炎	
心律不齐	

肺源性	非心、肺源性
慢性阻塞性肺疾病(COPD)	疼痛
哮喘	中毒
限制性肺疾病	血液系统疾病(重度贫血)
遗传性肺疾病	内分泌、代谢性疾患(酸中毒)
气胸	神经肌肉疾患
误吸	口鼻咽疾患
	功能性(焦虑、恐慌发作、过度通气)

在英文文献中,有关呼吸困难的病因可以用各种疾病的字头组成"ACUTE DYSPNEA(急性呼吸困难)"进行记忆:

A:气道阻塞(airway obstruction)、吸入(aspiration)、高空病(altitude sickness);

C:COPD,CO 中毒;

U:上位神经中枢病变(upper motor neuron lesion or event);

T:气道阻塞(tracheal obstruction)、心脏压塞(tamponade);

E:内分泌甲减(endocrine [hypothyroid])、环境毒物吸入(environmental inhalation);

D:胸廓畸形漏斗胸(deformed chest wall [flail chest]);

Y:过度通气综合征(hyperventilation syndrome);

S:结节病(sarcoid)、休克(shock);

P:进行性脊髓神经性肌萎缩(PNA)、肺孢子病(pcp)、心包炎(pericarditis)、肺栓塞(Pulmonary embolism)、胸膜痛(pleuritic pain)、纵隔积气(pneumomediastinum)、气胸(pneumothorax);

N:肿瘤(neoplasm);

E:水肿(edema);

A:贫血(anemia)。

第二节　呼吸困难的病理生理

由于不同呼吸困难的主观体验是由不同的病理生理机制引起的,同时,目前仍无法确定呼吸困难在中枢神经系统所对应的特定投射区域或受体。因此,目前呼吸困难的机制研究主要是由呼吸系统的研究推导而来。

从机制上看,呼吸困难常常是由呼吸驱动增加或呼吸系统力学负荷增加引起,并以气急和呼吸费力为特征性的感受。而以呼吸间断或者胸闷为主诉者则可能是由于肺内刺激性受体的激活造成。除此之外,呼吸困难还受传出性的中枢呼吸驱动与外周呼吸系统传入反馈的共同调控。

一、呼吸费力的感觉

感觉到呼吸用力是指意识上对骨骼肌活动的知晓。呼吸肌用力的感受与肌肉收缩产生的压力(P_{breath})和肌肉最大收缩压力(P_{imax})的比值有关。当呼吸肌需要产生更大压力或者呼吸肌产生最大收缩压力的能力下降时就会出现呼吸用力的感觉。前者见于呼吸道弹力、阻力以及负荷阈值增加;后者见于呼吸肌无力、疲劳或因肺容积增加造成的机械性损害。

(一) 化学感受器

外周或中枢化学感受器受到刺激后都能增加通气,进而产生呼吸费力的感觉。低氧血症能够刺激上述感受器增加通气,引起或导致呼吸费力的感受。不过不少呼吸困难的患者并无低氧血症,而低氧血症患者即使纠正低氧,其症状也仅有轻度改善。

正常人或者肺病患者吸入二氧化碳时都有气短感觉,但其具体的临床意义还不明确,这是因为间质性肺病和肺血管疾患中高碳酸血症很罕见,而多数 COPD 或高碳酸血症患者静息状态下很少有呼吸困难发作。

(二) 机械感受器

机械感受器是指接受机械系刺激的感受器,在整个呼吸系统均有分布。

1. 上呼吸道　上呼吸道和面部感受器参与了对呼吸困难感觉的修正。例如在通风或打开窗户时患者时常会感觉呼吸困难的程度会有所减低;相反,这类患者如果需含住口件进行肺功能测定就会感觉到呼吸困难加重。对正常人的试验研究发现沿三叉神经分布的感受器可能影响到呼吸困难感受的程度。

2. 胸壁感受器 胸壁关节、肌腱和肌肉均参与通气,并影响着对呼吸困难的感受,而分布其间的感受器则都能投射到大脑。能够激活上述感受器的机械刺激,如颤动,会影响呼吸困难的感觉。在正常受试者的研究中发现,吸气时胸骨旁肋间肌的振荡能够减轻呼吸困难;对COPD患者的研究也发现,理疗时的胸壁振荡可缓解呼吸困难。

3. 肺部感受器 肺部有多种感受器能够将相关信息传导至中枢。气道的牵张感受器能够感受到肺部充气,气道上皮的刺激感受器可感受多种机械和化学刺激,并介导气道痉挛;C-纤维(无髓鞘神经末端)位于肺泡壁和血管壁,可感受肺间质的充血。以上这些迷走神经感受器在呼吸困难的发生中同样发挥着作用。研究表明迷走神经的传入神经对呼吸困难的感受取决于感受器的类型:激惹刺激感受器能够加重呼吸困难程度,并产生胸闷或痉挛的感觉;而刺激牵张感受器可减轻呼吸困难。

二、感觉信息的集成

大脑皮层必须有呼吸刺激信息的传入才能形成呼吸困难的体验,因此传入神经的信息处理是呼吸困难产生的重要步骤。Campbell 和 Howell 在 1963 年提出了"长度-张力不匹配(length-tension inappropriateness)"理论,以说明呼吸困难的原因。根据该理论,呼吸肌收缩产生的张力应与随之发生的肌肉长度或肺容积的变化匹配,如果该联系被破坏,则会导致呼吸困难。以机械通气患者为例,如果设置的频率或者潮气量不足以患者增加的通气需要,就会造成呼吸困难。

换句话说:"长度-张力不匹配理论"意味着在一定的条件下,中枢总是会有相对应的通气方式,并可以根据相应的传入反馈进行调整,任何对此联系的干扰都会产生或加重呼吸困难。因此,该理论可以简化为外向的中枢呼吸驱动与内向的传入神经信息的不匹配,因此有作者认为这是一种"传入不匹配(afferent mismatch)"或"神经-通气分离(neuro-ventilatory dissociation)"现象。

三、常见疾病的呼吸困难

多数患者呼吸困难的病因与机制是多方面的,至今我们对呼吸困难的理解仍然不能达到"专病专治"的程度,幸运的是对疾病病理生理的了解有助于我们寻找导致呼吸困难的潜在机制(表54-2-1)。

表 54-2-1 呼吸困难的机制

	哮喘	COPD	左心功能不全	间质性肺病	神经肌肉疾病	肺栓塞
用力呼吸	√	√	√	√	√	
低氧血症	±	±		±		±
高碳酸血症	±	±				
刺激感受器	√					
C-纤维			√	?	?	?
传入不匹配	√	√	√	√	√	

(一)哮喘

哮喘是气道炎症性疾病,以气道阻力增加及气道在高肺容量陷闭为特征。这些病理生理学异常导致了哮喘时呼吸困难的发生。尽管医生经常以呼气流速评价哮喘的严重度——第一秒用力呼气量 FEV_1 和呼气峰流速 PEF 是严重度的标准测定方法,但导致哮喘呼吸困难的最重要机制却与吸气肌有关。气道痉挛时,气流阻力增加,吸气肌必须产生足够的张力来应对。如果哮喘合并过度通气,吸气肌收缩时程缩短,不能达到产生目标张力的最适长度。过度通气还可能改变膈肌的弯曲半径,从而导致其力学性质的变化,同时过度通气还造成吸气肌的负荷阈值增加,以上这些因素会造成中枢呼吸驱动的增加,使得呼吸肌肉呼吸用力增加,导致呼吸困难。不仅如此,吸气肌的负荷阈值(所谓的 Auto-PEEP 或内源性 PEEP)正好就是前述"传入不匹配"或"神经—通气分离"的最佳例证:在吸气肌开始收缩时,并无容积变化,只有当吸气气流足以克服呼吸系统的弹性回缩力(Auto-PEEP)时肺容积才会改变。试验研究的证据显示过度通气对于哮喘呼吸困难的形成意义重大。例如轻型哮喘患者吸入醋甲胆碱后诱发的气道痉挛中,呼气末肺容积增加是导致受试者呼吸困难的最大独立危险因素,同样,吸入沙美特罗后,呼吸困难能生理缓解的最佳水平就是呼气末肺容积恢复到基础状态。

也有报道认为过度通气并非导致哮喘呼吸困难的唯一机制,例如不少慢性哮喘患者肺容积的增加很少,但呼吸困难症状很重。有研究发现,通过增加外部的吸气阻力负荷或吸入组胺使正常受试者产生呼吸困难。尽管两者的呼吸末肺容积相近,但同样条件下组胺吸入组的呼吸困难感受要显著高于增加外部吸入阻力负荷组,吸入利多卡因能够缓解前者的呼吸困难,但对后者负荷增加所致不适感无效,此外,利多卡因吸入并不引起呼吸末肺容积的任何变化。该研究说明迷走神经的刺激感受器参与了气道痉挛时呼吸困难的发生。不仅如此,迷走神经感受器还能传入许多哮喘患者体验到的胸闷。

(二)慢性阻塞性肺疾病(COPD)

COPD 患者的呼吸肌同样也面临着许多上述哮喘患者面临的问题。不仅如此,在任何负荷(及 CO_2 生成水平)下由于无效腔通气的存在都会造成 COPD 患者分钟通气量增加。如同哮喘一样,这些因素都会导致中枢呼吸驱动的增加和呼吸用力的感觉增加。当然还有其他因素的参与,例如发生在 COPD 患者呼气时的动态肺陷闭。某些 COPD 患者爱在呼气时自发地缩唇,其他患者则在学会该动作后自称呼吸困难有所改善。尽管缩唇呼气可以通过多种途径改善肺功能,其对呼吸感觉的影响主要还是通过肺内气道的跨膜压的变化实现的。试验发现若对重度 COPD 患者口周施予负压,若压力导致气道塌陷则呼吸困难加重。这可能压力感受器参与呼吸困难的感受调控有关,这些压力感受器分布于气道,可以感受气道压迫或跨膜压的变化。化学感受器的作用在 COPD 患者中可能并不显著。尽管 COPD 患者存在急性或慢性低氧血症,实际上即使低氧血症被纠正,几乎全部患者仍然存在呼吸困难。部分慢性高碳酸血症的 COPD 患者静息时并无呼吸困难,因此有人怀疑高碳酸血症对呼吸困难产生的作用。与慢性代偿性的高碳酸血症比较,COPD 急性加重期新发生的高碳酸血症或者原有高碳酸血症加重,反而是呼吸困难的重要刺激因素。

(三)慢性左心功能不全

很多左心功能不全患者即使未发生心衰也会感觉呼吸困难。其具体机制包括慢性心脏疾患导致的肺部力学特性的改变,如肺顺应性下降和气道阻力增加。绝大多数严重左心功能障碍的患者在活动时由于无效腔通气的增加而存在过度通气反应。上述这些对呼吸肌的异常需求实际都是发生在呼吸肌肉功能减弱的背景下的,诸多研究已证实此点。不仅如此,还有研究发现这类患者在活动负荷增加时会出现呼吸肌缺血情况。综上所述,慢性左心衰患者的 P_{breath}/P_{imax} 的比例将严重减少,从而导致呼吸用力的感觉增加。此外,慢性左心衰患者静息时的肺毛细血管楔压增加,并随运动增加。而肺静脉高压可刺激 C-纤维,该机制参与了慢性心衰患者劳力性呼吸困难的发生。多数慢性左心功能不全患者并无高碳酸血症,运动时也少有显著的动脉血去饱和情况发生,因此化学感受器在此类患者呼吸困难的体验中并未发挥重要作用。

(四)间质性肺病(ILD)

ILD 患者的肺顺应性下降,无效腔增加,从而导致静息时通气增加,运动时通气反应明显增强。这些因素会造成中枢呼吸驱动增加,从而出现呼吸用力的感觉。不过部分患者静息时也存在低氧血症,通气和呼吸做功被动增加的水平仍难以解释低氧血症。目前已知肺间质疾患发展到一定程度会出现肺泡炎,因此炎症对迷走神经受体的刺激可能是患者呼吸困难的原因。在肺炎动物(与 ILD 的呼吸方式类似)的实验中已经发现异常呼吸是由迷走神经介导的。

（五）神经肌肉疾病

肌萎缩侧索硬化或重症肌无力患者中，呼吸系统的力学性质仍然正常，但呼吸肌的无力（P_{imax}下降）需要更高的中枢呼吸驱动，例如由作者发现重症肌无力患者在静息状态下呼吸室内空气时，其$P_{0.1}$要高于对照组。此外，重症肌无力患者的膈肌与肋间肌在肌电图中还表现为静息呼吸活性与最大呼吸活性比值增加。这说明此类患者促进用力呼吸的神经驱动是增加的，这也是神经肌肉疾病患者在无并发症发生时呼吸困难的最主要机制。

（六）肺栓塞

肺栓塞患者的呼吸困难很常见，但有关的系统研究并不多。尽管肺栓塞涉及的病理生理学机制很多，但其呼吸困难可能超出任何呼吸力学或气体交换的范畴，尤其是非大块肺栓塞。曾有报道溶栓治疗能迅速患者呼吸可能，这提示位于肺血管床中感受压力变化的感受器可能参与呼吸困难的形成，而最可能的就是C纤维。动物实验中，C纤维的冲动会随着肺动脉压力的增加或者肺血栓的存在而增加，说明C纤维引发或者至少参与了肺栓塞患者呼吸困难的产生。

四、呼吸困难的定性

如上所述，很多机制参与了呼吸困难的形成，这些不同机制会产生不同的呼吸困难的体验。不同刺激产生不同感觉；不同患者会用不同的语言表述呼吸困难（表54-2-2）。气急的感觉来自于脑干呼吸驱动的增加；而呼吸负荷增加、呼吸肌无力或神经肌肉疾病患者会报告使劲用力或呼吸费力。中、重度阻塞性肺病患者是以过度充气为特征，尤其是运动时潮气量会因呼气末肺容积对肺总量的比例增加而减少，在这种情况下患者的主诉将是"难以深吸气"或"吸气不足"，这也是此类患者最主要的呼吸不适感。最后，问卷调查显示即使在气流阻塞很少或不存在的情况下，胸闷也是哮喘患者的主要感受。

表54-2-2 呼吸困难在不同疾患中表述

感觉	COPD	充血性心衰	间质性肺病	哮喘	神经肌肉/胸壁疾病	妊娠	肺血管疾病
呼吸增快	√						√
呼气不完全				√			
呼吸浅快			√	√	√		
呼吸费力	√		√	√	√		
窒息感	√	√		√			
气急	√	√				√	
胸闷				√			
喘粗气				√			

总之，呼吸困难是大脑皮层、脑干与分布于上气道、肺部和胸壁受体信号复杂的交互作用的产物（图54-2-1），同时，行为与心理状态对呼吸困难的影响也不能忽视，由此也决定了呼吸困难的程度与性质。很多研究已经显示尽管不同疾病可能共享共同的呼吸困难的机制，但多数疾病是通过至少一种机制产生呼吸困难。而每位患者在不同时间的呼吸困难则可能是由决定呼吸困难强度和性质的不同病理生理因素构成的独一无二的组合产生的。最后，不同疾患的患者会用不同的语言表述其呼吸困难的感受，这为了解疾病性质和引起呼吸困难的机制提供了线索。

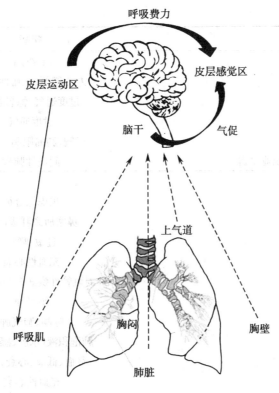

图 54-2-1 呼吸困难的发生机制

第三节 呼吸困难的临床表现与处理

临床评估是呼吸困难管理的重要步骤。评估者需要清楚,呼吸困难是由多种信息途径构成的"复合感觉",每一个患者呼吸困难的定性与定量都有着显著的不同,这种多变的特质也决定了通过单一的诊查很难确定其程度并成功治疗。

一、呼吸困难的病史与临床表现

呼吸困难的病史采集十分重要,主要目的就是确定患者呼吸困难对应的病理生理机制,这能为确定呼吸困难的病因提供有价值的线索(表 54-3-1)。而呼吸困难的持续时间、起病环境,如劳累、日间或夜间发作、是否合并胸痛和心悸,是否端坐呼吸、睡眠如何、是否合并咳嗽、运动耐力下降等都有助于鉴别诊断。

表 54-3-1 引起呼吸困难的疾病的病史与体检线索

临床所见	疾病
病史:	
劳力性呼吸困难	心、肺疾患(失代偿)
静息呼吸困难	严重心肺疾患或非心肺疾患(酸中毒)
端坐呼吸,阵发性夜间呼吸困难、水肿	充血性心衰、COPD
用药	β受体阻滞剂可加重呼吸困难或运动耐力下降,部分还能导致肺纤维化
吸烟	肺气肿、慢性支气管炎、哮喘
过敏、喘鸣或哮喘家族史	哮喘

续表

临床所见	疾病
冠心病	心绞痛
高血压	左心肥厚、充血性心衰
焦虑	过度通气、惊恐发作
轻微头痛、手指与口周麻木	过度通气
近期创伤	气胸、胸痛限制了呼吸
粉尘、石棉或挥发性化学物质的职业暴露	间质性肺病
体检：	
焦虑	焦虑综合征
鼻息肉、鼻中隔移位	鼻塞所致呼吸困难
鼻后滴涕	过敏/哮喘
颈静脉怒张	充血性心衰
脉搏减弱或杂音	外周血管性疾病合并冠脉疾病
桶状胸	肺气肿
喘鸣	哮喘、肺气肿
啰音	肺泡积液(水肿、感染等)
心动过速	贫血、低氧、心衰、甲亢
第三心音	充血性心衰
心脏杂音	瓣膜疾病
肝大、肝颈回流征、水肿	充血性心衰
发绀、杵状指	严重慢性低氧血症

　　其他还要考虑的因素包括：既往或目前有无吸烟史、运动耐力、环境刺激原、职业史以及是否有哮喘、冠脉疾病、充血性心衰或瓣膜疾病。哮喘家族史或肺病史(慢性支气管炎、支气管扩张、严重肺部感染)、过敏和干草热等也都需要考虑。如果要评估是否有精神心理因素参与，最好了解焦虑与呼吸困难是否同时发生，是否有口唇或手指的感觉麻木以及焦虑与呼吸困难发生次序。

　　从临床表现来看，呼吸困难根据不同病因和部位会有相应表现。一般按照发病部位，可分为呼吸、循环、神经、血液系统以及中毒等表现。肺源性呼吸困难有如下分类：吸气性呼吸困难：见于大气道梗阻如气管肿瘤、异物，表现为吸气费力，有"三凹"现象(吸气时胸骨上凹、上凹、肋间隙明显凹陷)；呼气性呼吸困难：见于小气道梗阻如支气管哮喘，表现为呼气费力，呼气相延长，可闻及哮鸣音；混合性呼吸困难：常见于肺部广泛病变或胸腔病变，表现为吸气呼气均感费力，常有病理性呼吸音。心源性呼吸困难可分为：呼吸困难于活动时加重，休息后减轻；仰卧位加重，因此常取坐位(端坐呼吸)；急性左心衰竭时可有夜间阵发性呼吸困难，患者常于夜间突感呼吸困难而惊醒，重度气喘(心源性哮喘)，大汗，发绀，咳嗽，咳粉红色泡沫痰，两肺满布哮鸣音，肺底有多数细湿啰音，轻者于坐起数分钟至数十分钟后可逐渐缓解，重者需紧急处理。

　　从伴随症状看，如为发作性呼吸困难伴有哮鸣音，则见于支气管哮喘、心源性哮喘。骤然发作的严重呼吸困难见于急性喉头水肿、气管异物、大块肺栓塞、自发性气胸等。如呼吸困难伴有一侧胸痛，见于大叶性肺炎、急性渗出性胸膜炎、肺栓塞、自发性气胸、急性心肌梗死、支气管肺癌等。呼吸困难伴发热见于肺炎、肺脓肿、胸膜炎、急性心包炎、咽后壁脓肿等。如伴咳嗽、咳脓痰见于慢性支气管炎、阻塞性肺气肿合并感染、化脓性肺炎、肺脓肿、支气管扩张症并发感染等；伴大量浆液性泡沫痰见于急性左心衰和有机磷杀虫药中毒。呼吸困难伴有昏迷者见于脑出血、脑膜炎、尿毒症、糖尿病酮症酸中毒、肺性脑病等。

二、体格检查

　　通过完整的体格检查(表 54-3-1)，医生可以形成相应诊断并进行必要的实验室检查。

通过口、鼻腔检查能够发现患者是否存在口咽或鼻咽部疾病。颈部触诊能够发现是否存在肿物、例如甲状腺肿物就能导致呼吸道阻塞。颈部杂音提示大血管疾病，尤其当患者有糖尿病、高血压病史或吸烟史时，则提示合并冠脉疾病。

胸部体检会发现桶状胸。呼吸频率增加、脊柱后凸或侧凸畸形、创伤或辅助呼吸肌呼吸。脊柱后凸或侧凸可导致肺部扩张受限。肺部听诊可提供呼吸音性质和对称度的信息，例如肺部干、湿啰音、喘鸣或浊音、湿啰音或者喘鸣音提示心脏充血性疾病，而单独的呼气相喘鸣音提示阻塞性肺疾病。

心脏体检要注意有无瓣膜杂音、额外心音、心尖搏动异常以及心率和心律的变化。收缩期杂音提示主动脉瓣狭窄或二尖瓣关闭不全，第三心音提示充血性心衰，节律不齐提示房颤，四肢末梢的灌注可通过脉搏、毛细血管充盈时间、水肿以及毛发生长情况考察。

精神检查能够发现焦虑是否伴有身体发抖、出汗以及过度通气。

三、诊断实验

呼吸困难最常用的诊断方法就是心电图和胸片，既经济、安全，又易于操作，可用于诊断和除外多种常见疾病。

（一）普通实验室检查

心电图能够显示心跳频率与节律的异常、心肌缺血、损伤和梗死。电压的异常可提示左、右心室肥厚、心包积液或者阻塞性肺病。胸片能够发现骨骼畸形，例如侧凸、骨质疏松或骨折；肺实质病变则包括过度充气、肺包块、浸润、肺不张、胸腔积液或气胸。心影增大则提示心包或心脏腔室病变。

血常规可提供是否贫血的信息、甲状腺病变尽管少见呼吸困难，但血清促甲状腺素测定可资诊断。

病史、体检和初步的心电图、胸片检查可以发现呼吸困难的常见病因，但对部分病例而言还需更进一步的检查，包括肺功能、脉氧仪和平板运动试验等。这些检查在初步诊断异常或者诊断不清时有助于确定病因。

（二）肺量计

肺量计测定需要患者用力呼吸，如果患者不能提供最大的呼吸努力，则该测定价值有限。试验前多数患者要接受详细的演示和指导以确保测定值的准确和较佳的可重复性。肺量计极为安全，几乎没有严重的并发症。最常见的错误是患者不能以最快的速度呼气或尽可能长时间保持呼吸时间。

肺量计可用于阻塞性肺疾病的鉴别诊断（表 54-3-2）。COPD 和哮喘患者以阻塞性通气障碍为特征。限制性通气功能障碍也可以来自于肺外病因，例如肥胖、后凸或侧凸的骨骼畸形、胸腔积液压迫、多发性硬化与肌营养不良症等神经肌肉疾患。某些全身性疾患，如风湿性关节炎、红斑狼疮、结节病可引起间质性疾病从而引起限制性通气功能障碍。其他引起间质性肺病的原因还包括农民肺、肺尘埃沉着症、恶性肿瘤浸润、药物引起的肺纤维化和隐源性肺间质疾病。

表 54-3-2　阻塞与限制性通气功能障碍的鉴别

类型	肺量计			肺容积	
	FVC	FEV_1	FEV_1/FVC	TLC	RV
阻塞性通气功能障碍	↓ 或 N	↓↓	↓↓	↑ 或 N 或 ↓	↑
限制性通气功能障碍	↓ 或 ↓↓	↓ 或 ↓↓	N 或 ↑	↓	↓

↓＝减低，↓↓＝中度或重度降低，N＝正常

FVC：用力肺活量，FEV_1：第一秒用力肺活量，TLC：肺总量，RV：残气容积

（三）脉氧仪

脉氧仪可通过红外光源确定血氧饱和度，氧饱和度高低主要取决于动脉血氧分压（PaO_2）的高低。氧分压与氧饱和度之间的关系，可用氧离曲线来表示。血液 PCO_2 升高、PH 降低、湿度升高或红细胞内

2,3-DPG 含量增加,都可使血红蛋白氧亲和力降低,氧离曲线右移。根据氧离合曲线,在温度及 pH 值正常时,氧饱和度与氧分压的对应关系参见表 54-3-3。其中看出只要 PaO_2 不低于 60,氧饱和度就在 90% 以上,这意味着在当血氧饱和度在正常或临界值是氧分压已经处于较低水平。不过脉氧仪由于其快速、无创和准确的特点而被广为利用。

表 54-3-3 氧饱和度与氧分压对应关系

氧饱和度(%)	97.4	95	94	90	80	70	32
氧分压(mmHg)	100	80	70	60	50	40	20

(四)动脉血气分析

动脉血气分析提供了有关血液 pH 值、高碳酸血症、低碳酸血症以及低氧血症的信息,是急性缺氧评估中最常应用测量值。同样,在渐进性呼吸困难和慢性低氧血症患者中也可应用。要注意某些有临床表现的肺疾病的血气分析是正常的,还有一些则仅在运动时出现异常,并随休息迅速恢复正常。因此血气分析正常也不能排除心肺疾患可能是呼吸困难的病因。

(五)完整的肺功能试验

如果肺量计无法发现病因,可以进行完整的肺功能试验。可测量肺容积,例如肺总量、残气容积,可以提示呼吸功能障碍是限制性还是阻塞性。一氧化碳弥散量测定(DLCO)可用于间接测定氧气和二氧化碳在肺泡表面的弥散功能。很多肺泡或肺间质性疾病,例如水肿、炎症、感染和肿瘤浸润,会发生弥散量降低。氧气的弥散功能减低可引起显著的呼吸困难,通常也伴发肺流量的异常。

(六)平板运动试验

平板运动试验的目的在于确定缺氧是否是呼吸困难的病因。当劳力性心绞痛症状不典型或者怀疑静息性缺血是劳力性呼吸困难病因时可选择该试验。患者的运动量会因氧气条件不足或因关节炎、波形或者水肿等关节疾病以及合并肺部疾患而受限。该试验相对安全,但也有风险:恶性心律失常或急性心肌梗死的发生率大约为 1/10 000,而大约非致命性心律失常或其他并发症的发生率约为 2/10 000。

平板运动试验的正常反应是心率和血压增加、未达到最大负荷,心率应该至少达到对应年龄组目标心率的 85%。如有心脏疾患则会出现 ST 段改变,心律失常或不适当的血压升高、由于平板运动试验的敏感性和特异性的限制,对试验结果的解读可能各异。若非胸痛的呼吸困难患者该试验结果阴性,则提示呼吸困难的原因可能是冠脉疾病以外的疾患,若运动试验结果不清或仍然难以解释则需考虑其他诊断试验或会诊。

(七)超声心动图

超声心动图可直接探查瓣膜疾患,有助于伴有可疑瓣膜杂音的呼吸困难患者的诊断。其他还包括心腔大小、心肌肥厚以及左室射血分数的测量。多门控心脏造影或放射性核素心室造影也可用于射血分数的量化测定。

(八)心肺运动试验

心肺运动试验可量化心脏功能、肺部气体交换、通气和体能。可用于初始试验仍无确诊的病例,尤其适用于不能进行平板运动试验的肥胖、焦虑、功能减退、运动性哮喘或合并其他疾病的患者。

试验也是在平板自行车测力计上进行,在试验时需要患者含住口件,并逐步增加运动负荷直至疲劳。在运动状态下,通过脉氧仪以及动脉血监测机体的摄氧量(VO_2)、二氧化碳排出量(VCO_2)、心率(HR)、血压、分钟通气量(VE)等来评价心肺等脏器对运动的反应,同时还要监测运动用力程度、呼吸困难、胸痛以及腿部不适等情况。该试验有助于确定心、肺和骨骼肌系统的病变。

(九)脑钠肽(B 型钠尿肽,BNP)

近年来,新型诊断标志物已广泛用于门诊或急诊呼吸困难诊断与鉴别诊断。其中,脑钠肽(B-type

natriuretic peptide,BNP)是近年来最受关注的心血管生物学标志物之一。BNP 是由心肌细胞合成的具有生物学活性的天然激素,主要在心室分泌。当左心室功能不全时,由于心肌扩张刺激 BNP 合成分泌并释放入血,其升高的程度与心室扩张和压力超负荷成正比。BNP 的主要生理功能是利尿、排钠和血管松弛的作用,具有改善心脏舒张功能,抑制心肌肥厚等功能。

呼吸困难多由心肺疾病引起,鉴别"心源性哮喘"与"肺源性哮喘"经常是令急诊或重症监护病房(ICU)临床医生棘手的问题,大样本的临床研究表明 BNP 能够早期快速鉴别呼吸困难的病因,对心源性呼吸困难诊断的敏感性和特异性较为满意。另一方面,约 20%肺部疾病的患者 BNP 水平升高,提示同时存在心力衰竭,或其呼吸困难的真正病因是心力衰竭,而在以往,这些患者可能常被误诊为肺部疾病。

在心力衰竭的诊断和治疗中,BNP 既可用于早期无症状性心力衰竭患者的筛查,也可用于心衰患者的危险分层或预后判断。药物经济学研究也显示 BNP 检测的成本-效益比高。另外,研究还显示 BNP 和超声心动图联合应用有助于高危心衰患者的筛查。由于 BNP 准确有效,现已成为临床筛查急性呼吸困难和心衰诊断治疗的重要实验室指标,如检测的同时及时综合其他临床信息,可明显改进急性呼吸困难患者的评估和治疗,从而缩短出院时间和治疗的总费用。

(十) D-二聚体(D-dimer)

D-dimer 是血栓中交联纤维蛋白在降解过程中产生的一种特异性降解产物,它在血清中的浓度变化与机体内血栓溶解密切相关,是反映机体纤溶活性的一项重要指标。

作为一种无创性检查手段,D-dimer 在急性肺栓塞诊断中具有十分重要的价值。其对急性肺栓塞诊断的敏感性高达 92%~100%,但特异性仅为 40%左右,因此主要用于急性肺栓塞的排除诊断。在最新推荐的肺栓塞国际诊疗指南的诊断程序中,首先要根据病史、体检、血气分析、心电图及 X 线胸片等常规手段,将可疑肺栓塞的患者分为临床低度可疑、中度可疑和高度可疑肺栓塞 3 种类型。低度可疑肺栓塞者,应首选 ELISA 法测定 D-dimer,若<500μg/L 则完全排除肺栓塞;若≥500μg/L 则应进一步行螺旋 CT 或电子束 CT、超声心动图等检查。中度可疑肺栓塞时应首选螺旋或电子束 CT 检查,如 CT 诊断肺栓塞证据不足,则采用 ELISA 法测定 D-dimer,若<500μg/L 则完全排除肺栓塞;则完全排除肺栓塞;若≥500μg/L 则应考虑行超声心动图及肺血管造影检查。高度可疑肺栓塞时,目前认为 D-dimer 的诊断价值有限,一般不予采用。

D-dimer 测定的主要问题是只要机体血管内有活化的血栓形成及纤维溶解活动就会有升高,因此除肺栓塞外,心肌梗死、脑梗死、静脉血栓形成、手术、肿瘤、弥散性血管内凝血、感染及组织坏死等均可导致 D-dimer 升高,因此必须与其他临床与理化指标联合应用,综合判断。

(十一) 呼吸困难的评价

呼吸困难有很大个体差异的主观感受,为客观而可靠地对呼吸困难进行评价,需要制定评估量表,同时量表也可以用来研究呼吸困难和其他临床指标之间的关系,包括肺功能、运动能力、生活质量及预后。目前在临床研究中的呼吸困难评估量表主要分为两种:用于日常活动诱发气短的评价和用于运动性呼吸困难的评价。前者包括医学研究会呼吸困难量表(medical research council scale,MRC)、氧耗图(oxygen-cost diagram,OCD)、基础呼吸困难指数(baseline dyspnoea index,BDI)和加州大学圣地亚哥呼吸困难问卷(the university of california at San Diego shortness of breath questionnaire,UCSDQ)。后者包括视觉类比呼吸困难评分法(visual analogue scale,VAS)和 Borg 量表(Borg scale)。其中 Borg 量表是应用最为广泛的呼吸困难评价表,由 0~10 级构成,这些等级用于描述患者运动时的呼吸努力程度。

不过目前仍没有一种呼吸困难评分工具可以充分反映呼吸困难的特性,还需进一步完善。

总之,多数呼吸困难的病因可以通过对常见心肺疾患病史的询问和全身体检直接发现,而某些患者则需要专门的试验检查或会诊以确定诊断,或为进一步治疗提供帮助。

四、呼吸困难的处理原则

(一) 病因治疗

在病因明确的情况下呼吸困难的处理应以病因治疗为主,其根本在于原发病的治疗。在严重急性呼吸困难可能危及生命时,应首先保持气道通畅,尽量保证机体的氧气供应。积极地病因治疗是综合治疗的基础:心衰者用强心、利尿、扩血管治疗;肺源性者以平喘为主,慎用强心和利尿治疗;严重贫血时可以输血和改善血液的携氧能力;而中枢性者用上述治疗均无效。癔症者心理暗示治疗可能有效。

(二) 去除诱因

慢性阻塞性肺病者经验性选择敏感抗生素控制呼吸道感染;心力衰竭者则要限制活动强度,适当卧床休息,并根据患者的心肾功能调整输液速度和输液量。

(三) 通畅气道

采取叩背、祛痰、吸痰等措施清除气道分泌物,可选择的药物有氨溴索、乙酰半胱氨酸及雾化吸入等;抗感染治疗减轻气道黏膜肿胀,解除支气管痉挛,减少痰液分泌,具体药物包括糖皮质激素、氨茶碱、白三烯受体拮抗剂孟鲁司特钠等;部分患者亦可给予呼吸兴奋剂尼可刹米、洛贝林、纳洛酮改善低通气;必要时气管插管或者气管切开术,行呼吸机辅助呼吸。

(四) 吸氧

适当提高吸入氧浓度,可提高血氧分压,改善机体氧供应。可根据患者病情采取不同的氧疗方法。如急性左心衰竭可以高流量吸氧,Ⅱ型呼衰则应该持续低流量吸氧,刚刚复苏的患者可以吸入纯氧等。

(五) 对症治疗

由气胸、大量胸腔积液引起的呼吸困难可采取闭式引流,促进肺复张。急性多发性神经炎(格林-巴利综合征)可采用激素治疗、血浆置换、营养神经以及一般支持等对症治疗等。而慢性呼吸衰竭患者经适当的高营养疗可使机体营养状态及通气功能明显改善。

(六) 理疗

针灸与穴位按压能够促进内源性阿片肽的释放,已有的研究证明无论是 COPD 还是癌症相关性呼吸困难,针灸与穴位按压都不能不同程度地改善病情严重程度以及运动耐力,缓解症状。其他治疗还包括按摩或者耐力锻炼等,也可改善呼吸循环功能,提高神经肌肉的活动效能,尤其对慢性阻塞性肺病所引起的慢性进行性呼吸困难甚为重要。

在具体治疗选择上,可参照美国胸科协会(ATS)指南推荐的基于病理生理机制的呼吸困难治疗措施(表 54-3-4)。

表 54-3-4　基于病理生理机制的呼吸困难治疗措施

呼吸困难的病理生理机制	治疗措施
降低通气驱动	
减少代谢负荷	运动锻炼:改善 CO_2 排出能力
	氧疗
降低中枢驱动	氧疗
	药物治疗
	阿片类药物
	抗焦虑治疗
呼吸系统传入信息的调整	
	振荡
	呼吸机设置调整

续表

呼吸困难的病理生理机制	治疗措施
降低中枢驱动	吸入药物治疗
	电扇吹风(fans)
	改善 CO_2 排出能力
	改变通气模式
降低通气阻抗	
降低或对抗肺部过度通气	外科减容手术
降低阻力负荷	持续气道正压通气
	药物治疗
改善吸气肌功能	营养支持
	吸气肌训练
	体位
	部分通气支持
	皮质激素用量最小化
改善中枢知觉	教育
	认知-行为训练
	脱敏治疗
	药物治疗

（黄 伟）

参考文献

1. American Thoracic Society. Dyspnea. Mechanisms, assessment, and management: a consensus statement. Am J Respir Crit Care Med,1999,159:321-340.

2. Manning HL, Mahler DA. Pathophysiology of dyspnea. Monaldi Arch Chest Dis,2001,56:325-330.

3. Manning HL, Schwartzstein RM. Pathophysiology of dyspnea. N Engl J Med,1995,333:1547-1553.

4. Silvestri GA, Mahler DA. Evaluation of dyspnea in the elderly patient. Clin Chest Med,1993,14:393-404.

5. Ray P, Delerme S, Jourdain P, et al. Differential diagnosis of acute dyspnea: the value of B natriuretic peptides in the emergency department. QJM,2008,101:831-843.

6. Wang HK, Tsai MS, Chang JH, et al. Cardiac ultrasound helps for differentiating the causes of acute dyspnea with available B-type natriuretic peptide tests. Am J Emerg Med,2010,28:987-993.

7. 刘欣欣,王浩彦. 慢性阻塞性肺疾病呼吸困难评价. 心肺血管杂志,2007,26(1):59-61.

8. Manning HL. Dyspnea treatment. Respir Care,2000,45:1342-1350.

9. Weinberger M, Abu-Hasan M. Perceptions and pathophysiology of dyspnea and exercise intolerance. Pediatr Clin North Am,2009,56:33-48.

第五十五章 肺 水 肿

肺水肿(pulmonary edema)是指由于某种原因引起肺内组织液的生成和回流平衡失调,使大量组织液在很短时间内不能被肺淋巴和肺静脉系统吸收,从肺毛细血管内外渗,积聚在肺泡、肺间质和细小支气管内,从而造成肺通气与换气功能严重障碍,在临床上出现一系列症状与体征的一种病理状态。

一、肺水肿的生理和病理生理基础

(一)生理状态下肺内液体的转运

影响正常生理性液体转运的因素,主要有肺毛细血管内皮基底膜和肺泡上皮细胞组成的肺泡膜通透性,以及肺毛细血管内、肺组织间隙、肺泡内、肺表面张力和淋巴管内等物理力的相互作用和平衡。当其中之一因素发生变化并超过机体的代偿范围时,就可发生肺水肿。

1. 肺泡膜通透性 肺泡表面为上皮细胞,主要为扁平 I 型肺泡细胞还有较少的 II 型肺泡细胞,这些肺泡上皮细胞排列紧密,正常情况下液体不能透过。II 型肺泡细胞含有丰富的磷脂类物质,其分泌物进入肺泡,在肺泡表面形成一薄层具有减低肺泡表面张力的表面活性物质,使肺泡维持扩张,并有防止肺泡周围间质液向肺泡腔渗漏的功能。

进入肺间质的液体主要通过淋巴系统回收。当间质水分增加,胶原纤维肿胀刺激"J"感受器,传至中枢,反射性使呼吸加快加深,引起胸腔负压增加,淋巴管液体引流量增多。由于血管内皮和肺泡上皮对液体滤过速率的不同,则出现如下的现象:①液体不断地从血管内滤出至肺组织间隙,以保持肺的正常湿润;②肺组织间隙的液体不能进入肺泡内,而是通过淋巴系统进行有效的转移。一旦肺泡上皮细胞及其细胞间连接遭到破坏,同时有肺毛细血管内皮通透性增高,则为肺水肿的发生创造了解剖学条件。

2. 肺毛细血管内静水压与胶体渗透压 血浆胶体渗透压是防止血管内液体外渗的主要因素。血浆胶体渗透压过低,可使血管内液体渗入肺间质和肺泡内。肺毛细血管静水压平均为 1.07~1.33kPa。肺毛细血管静水压增高,超过相应的血浆胶体渗透压时,可使肺毛细血管内液体滤出。

3. 肺组织间隙的静水压与胶体渗透压 由于大量淋巴回流可对肺组织间隙形成吸引作用,同时肺组织反复的机械运动以及肺的弹性回缩,形成了肺组织间隙的负压,其正常值为 $-3 \sim -17mmHg$。正常情况下肺组织间隙的液体大部分是处于一种"胶滞状态",一旦组织间隙静水压升高并接近于大气压时,由于胶滞容量增加很少,所以聚积的液体多呈自由液体状态。由于肺组织间隙的负性静水压,导致了肺毛细血管和肺泡腔内液体倾向于向肺组织间隙渗出或转移,最终经淋巴管引流。由于支气管血管周围鞘、肺叶间隔和胸膜均为疏松的结缔组织,因此早期肺泡壁间隙的液体先潴留在该间隙。

肺组织间隙的胶体渗透压是调节血管内液体滤出的重要因素,正常值为 12mmHg,其来自血管外蛋白质(包括凝胶),以及能影响渗透压的其他物质如透明质酸。当肺毛细血管静水压递增时,其渗液使肺组织间隙的蛋白质含量相应减低,血浆与组织间隙的胶体渗透压的梯度减低,对防止肺水肿的发生和恶化起到积极作用。

4. 肺泡表面张力 肺泡表面张力是指在正常情况下,在肺泡上皮内表面分布的极薄的液体层,与肺泡气体形成气-液界面,由于界面液体分子密度大,导致液体分子间的吸引力大于液、气分子间的吸引力,好像一个拉紧的弹性膜,因而产生的表面张力。这种表面张力使液体表面有收缩的倾向,因而使肺泡趋向回缩,肺表面活性物质是构成肺回缩力的主要成分。肺泡表面张力可保持大小肺泡容积的稳定性;防止肺泡萎陷,有利于肺扩张;也防止肺泡内形成组织液,以利于肺换气。

5. 淋巴引流 肺部有广泛的淋巴管分布,正常淋巴管内静水压低于大气压,有利于肺组织间隙和肺泡内液的引流。肺淋巴管病变导致排流不全,可致肺液体交换失衡。当肺毛细血管滤出增多时,肺淋巴管能增加回流达 3~10 倍(慢性间质性肺水肿时可达 25~100 倍)以代偿之。故毛细血管流体静压如非急速上升至>4.00kPa(30mmHg),不易发生肺水肿。但当肺淋巴管功能不全时,这种代偿就受限制。

(二) 肺水肿形成的机制

毛细血管中液体交换遵循 1896 年 Starling 提出的 Starling 定律:

$$Q_f = K_f[(P_{mv} - P_{pmv}) - \sigma_f(\pi_{mv} - \pi_{pmv})]$$

Q_f:在单位时间内液体通过单位面积毛细血管壁的净流量。

K_f:液体过滤系数,即每单位压力改变所引起的管壁通透液量的改变。

σ_f:反射系数(0.8),表明肺毛细血管膜对蛋白的屏障作用,其有效率为 80%。

$K_f + \sigma_f$:肺毛细血管的通透性。

P_{mv}:毛细血管静水压。

P_{pmv}:肺组织间隙的静水压。

π_{mv}:血浆蛋白胶体渗透压。

π_{pmv}:组织液的胶体渗透压,可以淋巴为代表。

肺毛细血管:$P_{mv} = 0.667$kPa(5mmHg),$\pi_{mv} = 3.33$kPa(25mmHg)

肺组织间隙:$P_{pmv} = -0.933$kPa(-7mmHg),$\pi_{pmv} = 1.60$kPa(12mmHg)

因此:$Q_f = 1[5 - (-7) - 0.8(25 - 12)] = 1.6$(mmHg)

通常情况下 Q_f 与肺淋巴回流量基本相等,若 Q_f 大于肺淋巴回流量,则出现肺水肿。肺血管静水压增加、胶体渗透压下降以及血管通透性增加是导致 Q_f 增加,形成肺水肿的主要原因。

1. 肺毛细血管静水压增高 肺毛细血管静水压升高引起的肺水肿为心源性肺水肿。当肺毛细血管静水压升高时,液体由毛细血管向肺间质滤过的压力增加,液体的净外流增加,当其超过淋巴管引流时则发生肺间质水肿,由于肺间质最多仅能容纳约 100ml 液体,因此肺间质水肿进一步加重则将使得液体从肺间质进入肺泡引起肺泡水肿。

2. 肺毛细血管壁通透性增加 肺毛细血管壁通透性增加引起的肺水肿为高通透性肺水肿。由于肺泡壁及毛细血管壁十分菲薄,易受缺血、缺氧、有毒气体、感染、毒素、酸性代谢物质、组胺、儿茶酚胺等因素损害,使肺泡壁破坏,血管内皮细胞损伤,组织间裂隙增加,通透性增加,血管内液体包括部分血浆蛋白进入肺间质和肺泡引起肺水肿。

3. 肺毛细血管内血浆胶体渗透压降低 在毛细血管内血浆胶体渗透压是肺内唯一能将液体留在毛细血管内的压力。如果毛细血管内血浆胶体渗透压下降,液体净外流增加,当其超过淋巴回流时则发生肺水肿。血浆蛋白质是胶体渗透压的主要维持者,总蛋白为 70g/L 时,胶体渗透压为 25~30mmHg,当血浆总蛋白下降至 55g/L,白蛋白下降至 25g/L 时,渗透压下降至低于毛细血管静水压,液体外渗。胶体渗透压下降很少是引起肺水肿的唯一因素,它常常是在肺毛细血管静水压增加或毛细血管壁通透性增加导致肺水肿的基础上的加重因素。有关狗的动物实验研究显示,在血浆蛋白浓度下降至正常的 43% 时,左房压超过 11mmHg 肺水即开始明显增加。

4. 肺间质淋巴回流障碍 淋巴管的静水压低于大气压,有回收间质内液体的作用,当各种原因引起淋巴回流障碍时,则有利于肺水肿的发生。如前所述,淋巴管在肺毛细血管压慢性升高时可代偿性扩张,使得淋巴引流增加最多达基础回流量的 10 倍,从而在慢性二尖瓣狭窄的患者肺毛细血管压高达 40mmHg 时仍未发生致命性肺水肿,而在急性肺毛细血管压升高时,当肺毛细血管压超过 20mmHg 时即可发生明显的肺水肿。

二、导致肺水肿的病因

急性肺水肿的发病因素甚多,总体上不外乎液体产生过多或消除减少,或两者兼有。液体消除的减少或中断,则多与淋巴系统的梗阻或破裂有关。按解剖部位分为心源性肺水肿(又称静水压性肺水肿或血流动力性肺水肿)和非心源性肺水肿(又称渗透压增高性肺水肿、急性肺损伤、急性呼吸窘迫综合征)两大类。按发病机制的不同可分为下述六类。

1. 肺毛细血管内压增高 见于各种原因引起的左心衰竭(二尖瓣狭窄、高血压性心脏病、冠心病、心肌病等),输液过量,肺静脉闭塞性疾病(肺静脉纤维化、先天性肺静脉狭窄、纵隔肿瘤、纵隔肉芽肿、纤维纵隔炎、等可压迫静脉)引起肺毛细血管内压力增高,致血管内液外渗产生肺水肿。

2. 肺毛细血管通透性增高 生物理化物质都能直接和间接损伤通透膜细胞,导致肺水肿,临床上常见的原因有:细菌性或病毒性肺炎,放射性肺炎,过敏性肺泡炎,吸入有害气体如光气、臭氧、氯气、氮氧化合物,尿毒症,氧中毒,DIC,严重烧伤,淹溺等。

3. 血浆胶体渗透压降低 如肝病、肾病、蛋白丢失性肠病、营养不良性低蛋白血症等,当血浆蛋白降到 5g/L 或白蛋白降到 2g/L 以下时,可导致肺水肿。

4. 淋巴循环障碍 当某些病变如硅沉着病等致肺内淋巴引流不畅,肺间质就可能有水液滞积,发生肺水肿。

5. 组织间隙负压增高 突然大气道闭塞或短时间内除去大量气胸和胸腔积液均可使肺内压骤降,形成肺组织负压和对毛细血管产生吸引作用,因而发生肺水肿。

6. 综合性因素或原因不明 急性呼吸窘迫综合征、高原性肺水肿、神经性肺水肿、麻醉药过量、肺栓塞、电击复律等。

三、肺水肿的临床及转归

(一)临床影响

肺水肿对肺功能的影响,取决于患者原来的心肺功能状态,以及水肿液的积聚区域和容量。肺组织中水肿的出现具有时相性,首先是血管、支气管和淋巴管周围的液体积聚;其次肺泡隔与支气管周围组织肿胀;再次,肺泡角肿胀;最后肺泡内充满水肿液。不同时相肺水肿对临床的影响不尽相同。如心源性肺水肿,在发病前期因肺血管的淤血而影响到肺的机械性功能。又如肺间质水肿,首先反映于肺功能试验与呼吸做功的障碍,只要血气屏障能保持相对的功能,则气体交换还不会受到显著的影响。一旦出现全肺性的肺水肿,则肺功能试验的每项指标以及动脉血气分析都呈显著的异常。肺静态顺应性因肺容量下降和肺弹性的改变使顺应性下降,出现了肺"僵直",以致出现呼吸增快与呼吸困难;小气道的闭合容量常超过功能余气量(FRC),导致肺泡塌陷;因肺顺应性下降和气道阻力增加,吸气做功增加可达正常人的 2~3 倍,从而增加能量消耗与肌肉疲劳。

肺水肿可导致肺通气血流比例失调,加重低氧血症。水肿液在肺内并非均匀地分布,各部分顺应性改变和肺泡的萎陷也不一致。一般血灌流多可保持相对正常,而通气障碍较为显著。由于通气与灌流比率失调,以及肺内分流,必将出现低氧血症。至于对 $PaCO_2$ 的影响程度要视肺受累的面积而定。若早期受累范围小,可因通气过度而致 $PaCO_2$ 下降。若晚期或肺大部受累,则因通气不足而出现 CO_2 潴留和 $PaCO_2$ 增高;$PaCO_2$ 增高多提示病情严重或同时存在有慢性阻塞性肺部疾病。

(二)临床表现

肺水肿间质期,患者常有咳嗽、胸闷,轻度呼吸浅速、急促。查体可闻及两肺哮鸣音,心源性肺水肿可发现心脏病体征。PaO_2 和 $PaCO_2$ 均轻度降低。肺水肿液体渗入肺泡后,患者可表现为面色苍白,发绀,严重呼吸困难,咳大量白色或血性泡沫痰,两肺满布湿啰音。血气分析提示低氧血症加重,甚至出现 CO_2 潴留和混合性酸中毒。

(三)肺水肿的转归

通过积极有效的治疗,则肺泡内水肿液可有如下的转归:水肿液和蛋白质反流至气道;通过肺泡上皮细胞再吸收,若上皮细胞功能已恢复正常,则此机制显著受限;水肿液内蛋白质被水解为小分子,迅速经上皮或经吞噬细胞移除。某些患者由于病因持续存在或机体的代偿能力差,虽经治疗仍无法扭转病程进展,终致患者严重缺氧和循环衰竭而死亡。

四、肺水肿临床评估

(一)病史和体格检查

心源性肺水肿和非心源性肺水肿的临床表现是相似的。肺组织间隙可引起呼吸困难或呼吸急促。肺泡水肿可能导致低氧血症、咳嗽、咳粉红泡沫痰。应关注患者病史中可能导致肺水肿的临床疾病。通常导致心源性肺水肿的原因包括心肌的缺血缺氧、心脏收缩功能和舒张功能的恶化以及主动脉瓣或二尖瓣的功能障碍;另外也要考虑液体的过负荷。典型的阵发性呼吸困难或者端坐呼吸提示心源性肺水肿的存在。然而,寂静型心肌梗死或隐性舒张功能障碍也可表现为急性肺水肿,此时并无明确的病史可以提示。

相反,非肺心源性肺水肿通常和其他临床疾病相关联,主要包括肺炎、感染、胃内容物误吸、多发伤后大量血制品的输注等。患者的病史应当着重关注感染的症状和体征,呕吐时患者意识、多发伤以及内科的治疗措施。可惜的是鉴别心源性和非心源性肺水肿的临床病史往往又不是很充分。例如,急性心肌梗死(如心源性肺水肿)可能伴有晕厥或者胃内容物误吸后的心力衰竭。

相反严重创伤或感染的患者,液体复苏可能导致容量过负荷和肺血管静水压增高导致的肺水肿。

(二)实验室检查

1. 病因筛查　心电图可能提示心肌缺血或者心肌梗死。TNI 水平增高提示心肌细胞损伤。但是 TNI 增高也可在重症感染的患者中出现,但未存在急性冠脉综合征。反应迟钝或者未知原因的肺水肿,电解质测量、血浆渗透压以及毒性物质筛查可能导致刻意误吸的诊断。胰酶和脂肪酶的提高提示患者存在急性胰腺炎。

2. 血浆脑钠肽(BNP)　BNP 的水平通常用于肺水肿的评估。BNP 主要由心室牵张或者心内压力增加后分泌,在充血性心力衰竭的患者中,血浆 BNP 水平和左心室舒张末期压力以及肺动脉嵌顿压关联很好。研究显示当患者的 BNP 低于 100pg/ml 时其发生心衰的可能性小,而当 BNP 高于 500pg/ml 时,发生心力衰竭的可能性很大,BNP 在 100～500pg/ml 之间时不能提供充足的诊断价值。

然而,在重症患者中应谨慎使用 BNP,主要是因为在这部分患者中 BNP 的临床预测价值是不确定的。通常认为 BNP 小于 100pg/ml 对于重症患者是有意义的。BNP 同时在没有心衰的肾衰患者中增高,BNP 低于 200pg/ml,肾小球滤过分数小于 60ml/min 时就可以排除心力衰竭。BNP 也可以由右心室分泌,急性肺栓塞、肺源性心脏病或者肺动脉高压的患者中 BNP 有中度水平的增高。

3. 胸片　心源性和非心源性肺水肿的不同形成机制导致了两者不同的胸片表现。测量血管宽度或许可以提高胸片的诊断的准确性,但是其对于非心源性肺水肿的鉴别能力是有限的。胸片诊断准确性受限可由多方面因素引起。首先只有当肺水增加到 30% 以上时才在胸片中辨别出,其次任何像肺泡出血、化脓、支气管癌等可以填满气体间隙的病变都可以引起类似于肺水肿的影像学表现。

4. 超声心动图　床边心电图可以评估心肌和心脏瓣膜功能,帮助判断肺水肿的原因。利用超声检测数据结合患者的其他检测数据可以作为评价左心室以及瓣膜功能的首选,而在这部分患者中病史、查体和实验室检查、胸片都无法提示肺水肿的原因。可惜的是在部分患者中经胸多普勒超声有时候是不精确的,此时经食管超声或许是有用的。

尽管食管超声在判断左心室收缩功能和瓣膜功能有效，但其判断心脏舒张功能时不敏感。因此标准方法测到正常心脏彩超并不能排除心源性肺水肿的存在。新型的多普勒超声技术或许可以通过二尖瓣环组织多普勒超声来评定左心室舒张末期压力以及心脏舒张功能。

5. 肺动脉导管 肺动脉导管可用于测量肺动脉嵌顿压（PAWP），通常被认为是判断急性肺水肿原因的"金标准"。PAC 也可以监测心脏充盈压、心输出量以及全身血管阻力。PAWP 大于 18mmHg 表示心源性肺水肿或者容量过负荷引起的肺水肿。中心静脉压的测量不能代替 PAWP，因为有研究证据明确证实两者之间的关联性很差。在急性或者慢性肺动脉高压或者右房压增高时，会出现 CVP 的增高，但并不会出现左心房压的增高。

6. 血管外肺水的测定 血管外肺水（EVLW）由细胞内液、肺间质液体和肺泡内液体组成。通常情况下，细胞内液变化较少，而肺间质以及肺泡内液体含量的变化与肺水肿的发生发展密切相关，并可以直观反映肺水肿的严重程度，其评价肺水肿的价值日渐受到重视。目前测定 EVLW 的方法包括比重法、双指示剂稀释法、单指示剂热稀释法以及双阻抗法等。其中单指示剂热稀释法测定简便，床旁即可操作，目前应用最为广泛。动态监测 EVLW 可了解肺水肿的病情变化，为临床防止和治疗肺水肿提供直观依据。

五、肺水肿治疗

肺水肿的治疗应在判断其发病原因的基础上进行有针对性的治疗。基本治疗原则包括通过有效的方法来降低肺血管静水压，提高血浆胶体渗透压，改善肺毛细血管的通透性。对于肺水肿导致的低氧血症，应充分给氧并在必要时采用无创及有创更正压通气呼吸来减轻气体交换障碍，纠正低氧血症。同时，肺水肿患者易继发肺部感染，应积采取积极的预防措施。

（一）降低肺毛细血管静水压

1. 增强心肌收缩力 增强心肌收缩力可能降低左室舒张末期充盈压，使左心室能在较低的充盈压下维持或增加心输出量。可应用速效强心苷、拟肾上腺素药、给氧和能量合剂等。

2. 减低心脏后负荷 降低外周血管阻力和心脏射血期主动脉阻抗，提高左心室排血的效应，减低左心室充盈压。可考虑应用血管扩张药，如酚妥拉明、硝普钠和硝酸甘油，但应注意上述药物对血压的影响。

3. 减少循环血浆容量和减轻心脏前负荷 减少循环血浆容量和减轻心脏前负荷可降低左心室充盈量或充盈压。可采用注射吗啡、利尿药等。吗啡是心源性肺水肿常用的药物，具有降低静脉张力、扩张小动脉和镇静的作用。静注呋塞米可使静脉扩张，降低静脉回流和减轻肺水肿，上述作用可出现在尿量增加之前。

4. 降低左心房压 对于合并心房颤动的患者恢复窦性心律可减低左心房压，应用洋地黄制剂减慢心室率可延长左心室充盈时间，降低左心房压。

（二）提高血浆胶体渗透压

输注白蛋白等胶体液并非益于所有肺水肿患者，尤其对因血管通透性增加引起肺水肿患者可能有害。当白蛋白液漏入肺间质后可加重水肿的程度，白蛋白在肺内半衰期可达 2~4 小时之久。肺水肿液蛋白质含量与渗透压的监测可能有助于输液种类的选择。

（三）降低肺毛细血管通透性

抑制或消除引起毛细血管损伤的因素是降低肺毛细血管通透性的首要措施。虽然目前尚未能证实皮质醇类可恢复已受损的毛细血管，但皮质醇的可抑制炎症反应，促使水肿的消退，不失为预防毛细血管通透性的增加的有效措施。

（四）充分供氧和呼吸支持

1. 氧疗 鼻管和简易面罩氧疗对肺水肿导致的严重低氧血症患者多难奏效。无重复呼吸面罩，氧流量 5~15L/min，FiO_2 可达 70%~90%，若仍不能纠正低氧血症，则应积极采用正压通气。

2. 消除呼吸道的泡沫痰 可用去泡沫剂如 50％乙醇置于一般湿化器内,通过吹氧而吸入,但要避免长时间的应用。

3. 正压通气 正压通气治疗肺水肿导致的低氧血症机制如下:通过增加肺泡压与肺组织间隙压力,以阻止肺毛细血管内液滤出与肺水肿的产生;降低右心房充盈压与胸内血容量;增加肺泡通气量;有助于提高氧的吸入浓度;减少呼吸肌疲劳,降低组织氧耗量;加压气流可使气道内的泡沫破碎,以利通气。

无创正压通气是治疗心源性肺水肿的有效措施。早在 20 世纪 30 年代的研究已发现,持续气道内正压(CPAP)与常规治疗相比,可明显改善肺水肿患者的症状,降低病死率及气管插管率。目前无创正压通气以作为改善心源性肺水肿及其导致的低氧血症一线治疗。应用 CPAP 及间歇无创正压(如双水平正压通气 BiPAP)均能改善氧合并降低气管插管率,急性冠脉综合征的发病率亦无明显差异,因此两者均可用于急性肺水肿的治疗。肺水肿的早期即应采用无创通气进行治疗。无创通气治疗急性肺水肿(特别是急性心源性肺水肿)的传统观念上多是"被动选择",往往在吸氧、镇静、利尿、扩血管及强心等常规治疗措施无效后才考虑无创通气的应用。前瞻性研究显示早期 CPAP(急救车上即采用 CPAP)与晚期 CPAP 相比能明显改善急性心源性肺水患者的症状,并进一步降低气管插管率。因此对于此类患者,应尽早采用无创正压通气。对于非心源性肺水肿的患者,早期应用无创通气也具有减轻肺水肿及改善氧合疗效。无创通气治疗失败应及时改为有创正压通气。

气管插管及有创正压通气是治疗肺水肿导致低氧血症的有效措施。气管插管保证气道的通畅,有利于分泌物的吸引与有效的供氧。有创通气避免了无创通气漏气等缺点,更有效地保证正压通气的效率,在减轻肺水肿并改善低氧血症,为患者提供生命保障。

(刘　玲)

参考文献

1. Ware LB,Matthay MA. Clinical practice. Acute pulmonary edema. N Engl J Med,2005,353:2788.

2. Givertz MM,Colucci WS,Braunwald E. Clinical aspects of heart failure: pulmonary edema,high-output failure// Zipes DP,Libby P,Bonow RO,et al. Heart Disease: A Textbook of Cardiovascular Medicine. 7th ed. Philadelphia:Elsevier Saunders,2005:539.

3. Morrison LK,Harrison A,Krishnaswamy P,et al. Utility of a rapid B-natriuretic peptide assay in differentiating congestive heart failure from lung disease in patients presenting with dyspnea. J Am Coll Cardiol,2002,39:202.

4. Levitt JE,Vinayak AG,Gehlbach BK,et al. Diagnostic utility of B-type natriuretic peptide in critically ill patients with pulmonary edema: a prospective cohort study. Crit Care,2008,12:R3.

5. National Heart,Lung,and Blood Institute Acute Respiratory Distress Syndrome (ARDS) Clinical Trials Network,Wiedemann HP,Wheeler AP,et al. Comparison of two fluid-management strategies in acute lung injury. N Engl J Med,2006,354:2564.

6. Zambon M,Vincent JL. Mortality rates for patients with acute lung injury/ARDS have decreased over time. Chest,2008,133:1120.

7. Sedý J,Zicha J,Kunes J,et al. Mechanisms of neurogenic pulmonary edema development. Physiol Res,2008,57:499.

8. Thistlethwaite PA,Madani MM,Kemp AD,et al. Venovenous extracorporeal life support after pulmonary endarterectomy: indications,techniques,and outcomes. Ann Thorac Surg,2006,82:2139.

9. Sohara Y. Reexpansion pulmonary edema. Ann Thorac Cardiovasc Surg,2008,14:205.

10. Feller-Kopman D,Berkowitz D,Boiselle P,et al. Large-volume thoracentesis and the risk of reexpansion edema. Ann Thorac Surg,2007,84:1656.

11. Sporer KA,Dorn E. Heroin-related noncardiogenic pulmonary edema:a case series. Chest,2001,120:1628.

12. Goldhaber SZ,Elliott CG. Acute pulmonary embolism: part Ⅱ: risk stratification,treatment,and prevention. Circula-

13. Porcel JM,Light RW. Pleural effusions due to pulmonary embolism. Curr Opin Pulm Med,2008,14:337.

14. Porcel JM,Madronero AB,Pardina M,et al. Analysis of pleural effusions in acute pulmonary embolism: radiological and pleural fluid data from 230 patients. Respirology,2007,12:234.

15. Peters CJ,Khan AS. Hantavirus pulmonary syndrome: the new American hemorrhagic fever. Clin Infect Dis,2002,34:1224.

16. Arquès S,Ambrosi P,Gélisse R,et al. Hypoalbuminemia in elderly patients with acute diastolic heart failure. J Am Coll Cardiol,2003,42:712.

第五十六章　急性呼吸窘迫综合征

急性呼吸窘迫综合征(acute respiratory distress syndrome,ARDS)是以低氧血症为特征的急性起病的呼吸衰竭。病理基础是各种原因引起的肺泡-毛细血管损伤,肺泡膜通透性增加,肺泡表面活性物质破坏,透明膜形成和肺泡萎陷,肺顺应性降低、通气血流比例失调和肺内分流增加是 ARDS 典型的病理生理改变,进行性低氧血症和呼吸窘迫为 ARDS 特征性的临床表现。随着对 ARDS 了解的深入,人们越来越发现,其病理生理改变,临床表现以及治疗策略都与心血管系统紧密相关。本章将详细从这几个方面来阐述 ARDS 中的血流动力学改变。

第一节　概述与发病机制

一、概述

1967 年 Ashbaugh 首先描述并提出 ARDS,四年以后"成人呼吸窘迫综合征"被正式推广采用。根据病因和病理特点不同,ARDS 还被称为休克肺、灌注肺、湿肺、白肺、成人肺透明膜病变等。1992 年欧美危重病及呼吸疾病专家召开 ARDS 联席会议,为统一概念和认识,提出了 ARDS 的现代概念和诊断标准。①急性而非成人:ARDS 并非仅发生于成人,儿童亦可发生。成人并不能代表 ARDS 的特征,急性却能反映 ARDS 起病的过程。因此,ARDS 中的"A"由成人(adult)改为急性(acute),称为急性呼吸窘迫综合征。②急性肺损伤与 ARDS 是连续的病理生理过程:急性肺损伤是感染、创伤后出现的以肺部炎症和通透性增加为主要表现的临床综合征,强调包括从轻到重的较宽广的连续病理生理过程,ARDS 是其最严重的极端阶段。这一认识反映了当前 ARDS 概念的转变和认识的深化,对早期认识和处理 ARDS 显然是有益的。③ARDS 是多器官功能障碍综合征的肺部表现:ARDS 是感染、创伤等诱导的全身炎症反应综合征(SIRS)在肺部的表现,是 SIRS 导致的多器官功能障碍综合征(MODS)的一个组成部分,可以肺损伤为主要表现,也可继发于其他器官功能损伤而表现为 MODS。④推荐的诊断标准包括:急性发病;X 线胸片表现为双肺弥漫性渗出性改变;氧合指数(PaO_2/FiO_2)小于 300mmHg;肺动脉嵌顿压(PAWP)≤18mmHg,或无左心房高压的证据,达上述标准为急性肺损伤(ALI),PaO_2/FiO_2 小于 200mmHg 为 ARDS。

创伤是导致 ARDS 的最常见原因之一。根据肺损伤的机制,可将 ARDS 病因分为直接性和间接性损伤。创伤后 ARDS 病因复杂,常有多因素交叉作用。早期主要是直接损伤,包括肺钝挫伤,吸入性损伤和误吸,后期主要为间接性损伤,主要是持续的创伤性休克,挤压综合征和急性肾损伤,积极的液体复苏以及创面的反复感染和菌血症。由于这些因素的长期作用,导致创伤后 ARDS 病程持续时间较长,而且可以出现多次反复,临床上必须高度重视。

时至今日,虽然 ARDS 治疗策略不断改进和更新,但与 1967 最初提出 ARDS 相比,ARDS 的病死率没有显著改善,仍高达 30%～40%。患者年龄、病变严重程度、导致 ARDS 病因以及是否发展为 MODS 均是影响 ARDS 预后的主要因素。其中,感染导致的 ARDS 患者病死率高于其他原因引起的 ARDS。研究表明,发病早期低氧血症的程度与预后无相关性;而发病后 24～72 小时之间氧合指数的变化趋势可反映患者预后;另外,肺损伤评分(LIS)(表 56-1-1)也有助于判断预后,有研究显示,LIS>3.5 患者生存率为

18%,2.5<LIS<3.5 生存率为 30%,1.1<LIS<2.4 生存率为 59%,LIS<1.1 生存率可达 66%。

表 56-1-1 LIS 评分表

	胸片	低氧血症(PiO_2/FiO_2)	PEEP 水平(mmHg)	呼吸系统顺应性(ml/cmH_2O)
0 分	无肺不张	≥300	≤5	≥80
1 分	肺不张位于 1 个象限	225~299	6~8	60~79
2 分	肺不张位于 2 个象限	175~224	9~11	40~59
3 分	肺不张位于 3 个象限	100~174	12~14	20~39
4 分	肺不张位于 4 个象限	<100	≥15	≤19

上述 4 项或 3 项(除肺顺应性)评分的总和除以项目数(分别为 4 或 3),得到肺损伤评分结果。

二、发病机制

虽然 ARDS 病因各异,但发病机制基本相似,不依赖于特定病因。大量研究表明,感染、创伤等各种原因引发的全身炎症反应综合征(SIRS)是 ARDS 的根本原因。其中炎症细胞如多形核白细胞(PMN)的聚集和活化、花生四烯酸(AA)代谢产物以及其他炎症介质为促进 SIRS 和 ARDS 发生发展的主要因素,彼此之间错综存在,互为影响。

(一)炎症细胞的聚集和活化

1. 多形核白细胞 多形核白细胞(PMN)介导的肺损伤在 ARDS 发生发展中起极为重要的作用。研究显示,ARDS 早期,支气管肺泡灌洗液(BALF)中 PMN 数量增加,PMN 蛋白酶浓度升高,两者与 ALI 的程度和患者的预后直接相关。由脓毒血症导致 ARDS 而死亡的患者 BALF 中,PMN 及其蛋白酶浓度持续升高。

正常情况下,PMN 在肺内仅占 1.6%,PMN 包括中性、嗜酸性和嗜碱性粒细胞,其中中性粒细胞所占比例最高,对 ARDS 的发生和发展的作用也最大。机体发生脓毒血症后数小时内,肺泡巨噬细胞产生白介素(ILs)和肿瘤坏死因子 α(TNF-α),同时上调肺毛细血管内皮细胞和中性粒细胞表面黏附分子的表达,均促进 PMN 在肺内积聚和活化,通过释放蛋白酶、氧自由基、花生四烯酸(AA)代谢产物等损伤肺泡毛细血管膜。另外 PMN 还可通过释放上述炎症介质激活补体、凝血和纤溶系统,诱发其他炎症介质的释放,产生瀑布级联反应,形成恶性循环,进一步促进和加重肺损伤。在 ARDS 发生和发展的过程中,PMN 发挥着中心作用。

2. 巨噬细胞 为多功能细胞,主要来自骨髓内多核细胞,在机体的防御中起重要作用。根据所在部位不同,巨噬细胞分为不同亚型,包括肺泡巨噬细胞、肺间质和肺血管内巨噬细胞、胸膜巨噬细胞、血管巨噬细胞和支气管巨噬细胞等。肺泡巨噬细胞主要分布在肺泡膜表面的一层衬液中,是体内唯一能与空气接触的细胞群,组成肺组织的第一道防线。受到毒素等的刺激后产生炎症介质如肿瘤坏死因子(TNF)α、白介素(IL)-1 等细胞因子和白三烯等,有助于杀灭病原体;同时在肺泡局部释放大量氧自由基、蛋白溶解酶,强烈趋化 PMN 在肺内聚集,进一步促进炎症介质大量释放,导致肺泡-毛细血管损伤。肺间质巨噬细胞与间质内其他细胞及细胞外基质密切接触,具有较强的调节功能,形成肺组织防御的第二道防线。该细胞产生和释放炎症介质的能力明显低于肺泡巨噬细胞,但有较强的分泌 IL-1 和 IL-6 的功能。肺血管内巨噬细胞受到毒素等的刺激后,也可产生氧自由基、溶酶体酶、前列腺素和白三烯等炎症介质,参与 ALI 的发病。

3. 淋巴细胞 耗竭绵羊的 T 淋巴细胞可缓解内毒素诱导的肺动脉高压,提示 T 淋巴细胞可能释放 TXA_2,参与 ARDS 发生。

4. 上皮细胞和内皮细胞　有害气体吸入后,首先损伤肺泡上皮细胞。而创伤或感染等产生的有害物质首先损伤肺毛细血管内皮细胞,释放氧自由基,并表达黏附分子。黏附分子诱导粒细胞和巨噬细胞黏附于血管内皮,损伤内皮细胞。研究表明,肺毛细血管内皮细胞损伤 2 小时后可出现肺间质水肿,严重肺损伤 12～24 小时后可出现肺泡水肿。

(二) 炎症介质合成与释放

1. 花生四烯酸代谢产物　花生四烯酸(AA)存在于所有的细胞膜磷脂中,经磷脂酶 A_2(PLA_2)催化后通过两个途径代谢产生氧化产物。经脂氧酶催化,最终转化为白三烯 A_4(LTA_4)、LTB_4、LTC_4 和 LTD_4 等物质。LTB_4 具有强大的化学激动和驱动作用,PMN 的趋化活性几乎全部来源于 LTB_4。LTC_4 和 LTD_4 具有支气管平滑肌和毛细血管收缩作用,增加血管渗透性。另外经环氧合酶途径代谢为前列腺素 $F_{2\alpha}$($PGF_{2\alpha}$)、PGE_2、PGD_2、血栓素 A_2(TXA_2)和前列环素(PGI_2)。TXA_2 显著降低细胞内环磷酸腺苷(cAMP)水平,导致血管的强烈收缩和血小板聚集。PGI_2 主要来自血管内皮细胞,可刺激腺苷酸环化酶,使细胞内 cAMP 水平升高,因此具有对抗 TXA_2 的作用。

脓毒血症、休克、弥散性血管内凝血等导致 TXA_2 与 PGI_2 的产生和释放失调,是引起肺损伤的重要因素。ARDS 动物的血浆和肺淋巴液中 TXA_2 水平明显升高,布洛芬、吲哚美辛(消炎痛)等环氧化酶抑制剂能部分缓解 ARDS,ARDS 患者及动物血浆中 LT 亦明显升高。AA 代谢产物是导致 ARDS 的重要介质。

2. 氧自由基　氧自由基(OR)是诱导 ARDS 的重要介质。PMN、肺泡巨噬细胞等被激活后,细胞膜上 NADPH 氧化酶活性增强,引起呼吸爆发,释放大量 OR。OR 包括超氧阴离子(O_2^-)、羟自由基(OH)、单线态氧($1O_2$)和过氧化氢(H_2O_2)。OR 对机体损伤广泛,损伤机制主要包括:①脂过氧化:主要作用于生物膜磷脂的多不饱和脂肪酸,形成脂过氧化物,产生大量丙二醛及新生 OR。该反应一旦开始,则反复发生。细胞膜上的多不饱和脂肪酸的损失及丙二醛的作用可使细胞膜严重损伤,导致细胞功能改变。细胞线粒体膜受损伤后,失去正常氧化磷酸化过程,导致三羧酸循环障碍和细胞呼吸功能异常。溶酶体膜损伤导致溶酶体酶释放和细胞自溶。核膜的破坏可造成 DNA 等物质损伤。②蛋白质的氧化、肽链断裂与交联:OR 可氧化 α_1-抗胰蛋白酶等含疏基的氨基酸,使该类酶和蛋白质失活。③OR 可导致 DNA 分子的断裂,从而影响细胞代谢的各个方面。④与血浆成分反应生成大量趋化物质,诱导粒细胞在肺内聚集,使炎症性损伤扩大。

3. 蛋白溶解酶　蛋白溶解酶存在于白细胞的颗粒中,白细胞、巨噬细胞等炎症细胞激活时可释放大量蛋白溶解酶,直接参与 ARDS 的发生发展。主要包括中性粒细胞弹性蛋白酶、胶原酶和组织蛋白酶等,其中中性粒细胞弹性蛋白酶具有特异性水解弹性蛋白的作用,破坏力最强。弹性蛋白是构成气血屏障细胞外基质的主要成分,被分解后上皮细胞之间的紧密连接破坏,大量蛋白和活性物质渗透至肺间质。中性粒细胞弹性蛋白酶还分解胶原蛋白和纤维连接蛋白等结构蛋白;降解血浆蛋白;激活补体;诱导细胞因子表达,分解表面活性蛋白,降低表面活性物质的作用。可见中性粒细胞弹性蛋白酶的多重效应构成一个级联网络而形成恶性循环。正常肺组织有 α_1-抗胰蛋白酶(α_1-AT)等抑制物对抗中性粒细胞弹性蛋白酶的破坏作用。但随着病情的发展,机体 α_1-AT 保护性作用受到破坏,导致急性肺损伤。

4. 补体及凝血和纤溶系统　补体激活参与 ARDS 发生。ARDS 发病早期,首先补体系统被激活,血浆补体水平下降,而降解产物 C3a 和 C5a 水平明显升高,导致毛细血管通透性增加。脓毒血症导致的细菌毒素或细胞损伤等可直接激活凝血因子Ⅻ,引起凝血系统的内源性激活,导致高凝倾向和微血栓形成,是导致 ARDS 的重要原因;Ⅻa 可使激肽释放酶原转化为激肽释放酶,引起缓激肽的大量释放,诱导肺毛细血管扩张和通透性增高,导致肺损伤。

5. 血小板活化因子　血小板活化因子(PAF)主要来自血小板、白细胞、和血管内皮细胞。血小板受到血液循环中的致病因子或肺组织炎症的刺激,在肺内滞留、聚集,并释放 TXA_2、LTC_4、LTD_4 和 PAF 等介质。PAF 引起肺-毛细血管膜渗透性增加的机制为:①PAF 是很强的趋化因子,可促使 PMN 在肺内聚集,释放炎症介质。②PAF 作用于肺毛细血管内皮细胞膜受体,通过第二信使磷酸肌醇的介导,使内皮细胞中 Ca^{2+} 浓度升高,使微丝中的肌动蛋白等收缩成分收缩,内皮细胞连接部位出现裂隙,通透性增加。

6. 肿瘤坏死因子 肿瘤坏死因子(TNF-α)是肺损伤的启动因子之一。主要由单核-吞噬细胞产生。TNF-α 可使 PMN 在肺内聚集、黏附、损伤肺毛细血管内皮细胞膜,并激活 PMN 释放多种炎症介质;刺激PCEC 合成前凝血质和纤溶酶原抑制物;刺激血小板产生 PAF;导致凝血-纤溶平衡失调,促使微血栓形成。TNFα 还能抑制肺毛细血管内皮细胞膜增生,增加血管的渗透性。

7. 白介素 与 ARDS 关系密切的白介素(IL)包括 IL-1、IL-8 等。IL-1 主要由单核-吞噬细胞产生。是急性相反应的主要调节物质,亦为免疫反应的始动因子,具有组织因子样促凝血作用。IL-1 与 IL-2 和 γ 干扰素同时存在时可显著增强 PMN 趋化性。IL-1 还诱导单核-吞噬细胞产生 IL-6、IL-8、PGE_2 等。IL-8 是 PMN 的激活和趋化因子,IL-8 不能被血清灭活,在病灶内积蓄,导致持续炎症反应效应。

(三) 肺泡表面活性物质破坏

表面活性物质的异常是 ARDS 不断发展的主要因素之一。表面活性物质由肺泡 II 型上皮细胞合成,为脂质与蛋白质复合物,其作用包括:降低肺泡气液界面的表面张力,防止肺泡萎陷;保持适当的肺顺应性;防止肺微血管内液体渗入肺泡间质和肺泡,减少肺水肿的发生。脓毒血症、创伤等导致 II 型肺泡上皮细胞损伤,表面活性物质合成减少;炎症细胞和介质使表面活性物质消耗过多、活性降低、灭活增快。表面活性物质的缺乏和功能异常,导致大量肺泡陷闭,使血浆易于渗入肺间质与肺泡,出现肺泡水肿和透明膜形成。

(四) 神经因素

脓毒血症、休克和颅脑外伤等都通过兴奋交感神经而收缩肺静脉,导致肺毛细血管充血、静水压力升高和通透性增加,导致 ALI。动物实验显示使用 α-肾上腺能阻断剂,可防止颅脑外伤导致的肺水肿,提示交感神经兴奋在 ARDS 发病机制中的作用。颅内压增高常伴随周围性高血压,使肺组织血容量骤增,也是诱发 ALI 的原因。

(五) 肝脏和肠道等器官在 ALI 发生中的作用

1. 肝功能 正常人大约 90% 的功能性网状内皮细胞存在于肝脏,主要为 Kupffer 细胞,能够清除循环中的毒素和细菌。肝脏功能损害可能加重 ARDS,主要机制如下:①肝功能不全时,毒素和细菌可越过肝脏进入体循环,诱导或加重肺损伤。②肝脏 Kupffer 细胞受内毒素刺激时,释放大量 TNFα、IL-1 等炎症介质,进入循环损伤肺等器官。③Kupffer 细胞具有清除循环中的毒性介质的功能,肝功能不全时炎症介质作用时间会延长,可能使 ARDS 恶化。④肝脏是纤维连接蛋白的主要来源,肝功能损害时,纤维连接蛋白释放减少,将导致肺毛细血管通透性增高。$α_1$-抗胰蛋白酶主要也来源于肝脏,对灭活蛋白酶具有重要作用。

2. 肠道功能 胃肠黏膜的完整性是机体免受细菌和毒素侵袭的天然免疫屏障。胃肠黏膜对缺血缺氧以及再灌注损伤的反应非常敏感,脓毒血症、创伤、休克等均可导致胃肠黏膜缺血缺氧性损伤,造成肠道黏膜对毒素和细菌的通透性增高,毒素和细菌移位入血,诱导或加重肺损伤。

(六) 炎症反应在 ARDS 发病机制中的地位

目前认为,ARDS 是感染、创伤等原因导致机体炎症反应失控的结果。外源性损伤或毒素对炎症细胞的激活是 ARDS 的启动因素,炎症细胞在内皮细胞表面黏附及诱导内皮细胞损伤是导致 ARDS 的根本原因。代偿性炎症反应综合征(CARS)和 SIRS 作为炎症反应对立统一的两个方面,一旦失衡将导致内环境失衡,引起肺内、肺外器官功能损害。

感染、创伤等原因导致器官功能损害的发展过程常表现为两种极端,一种是大量炎症介质释放入循环,刺激炎症介质瀑布样释放,而内源性抗炎介质又不足以抵消其作用,结果导致 SIRS。另一种极端是内源性抗炎介质释放过多,结果导致 CARS。SIRS/CARS 失衡的后果是炎症反应扩散和失控,使其由保护性作用转变为自身破坏性作用,不但损伤局部组织细胞,同时打击远隔器官,导致 ARDS 等器官功能损害。就其本质而言,ARDS 是机体炎症反应失控的结果,也就是说是 SIRS/CARS 失衡的严重后果。

总之,感染、创伤、误吸等直接和间接损伤肺的因素均可导致 ARDS。但 ARDS 并不是细菌、毒素等直接损害的结果,而是机体炎症反应失控导致的自身破坏性反应的结果。ARDS 实际上是 SIRS/CARS 失衡在具体器官水平的表现。

第二节　病理和病理生理

一、病理学改变

各种原因所致 ARDS 的病理变化基本相同,分为渗出期、增生期和纤维化期,三个阶段相互关联并部分重叠(图 56-2-1)。

(一) 病理分期

1. 渗出期(exudative phase)　发病后 24～96 小时,主要特点是毛细血管内皮细胞和 I 型肺泡上皮细胞受损。毛细血管内皮细胞肿胀,细胞间隙增宽,胞饮速度增加,基底膜裂解,导致血管内液体漏出,形成肺水肿。由于同时存在修复功能,与肺水肿的程度相比,毛细血管内皮细胞的损伤程度较轻。肺间质顺应性较好,可容纳较多水肿液,只有当血管外肺水超过肺血管容量的 20% 时,才出现肺泡水肿。 I 型肺泡上皮细胞变性肿胀,空泡化,脱离基底膜。II 型上皮细胞空泡化,板层小体减少或消失。上皮细胞破坏明

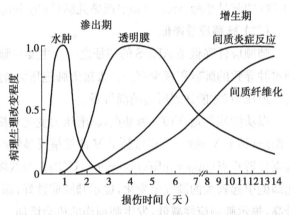

图 56-2-1　ARDS 病理分期

显处有透明膜形成和肺不张,呼吸性细支气管和肺泡管处尤为明显。肺血管内有中性粒细胞扣留和微血栓形成,有时可见脂肪栓子,肺间质内中性粒细胞浸润。电镜下可见肺泡表面活性物质层出现断裂、聚集或脱落到肺泡腔,腔内充满富蛋白质水肿液,同时可见灶性或大片性肺泡萎陷不张。

2. 增生期(proliferative phase)　发病后 3～7 天,显著增生出现于发病后 2～3 周。主要表现为 II 型肺泡上皮细胞大量增生,覆盖脱落的基底膜,肺水肿减轻,肺泡膜因 II 型上皮细胞增生、间质多形核白细胞和成纤维细胞浸润而增厚,毛细血管数目减少。肺泡囊和肺泡管可见纤维化,肌性小动脉内出现纤维细胞性内膜增生,导致管腔狭窄。

3. 纤维化期(fibrotic phase)　肺组织纤维增生出现于发病后 36 小时,7～10 天后增生显著,若病变迁延不愈超过 3～4 周,肺泡间隔内纤维组织增生致肺泡隔增厚,III 型弹性纤维被 I 型僵硬的胶原纤维替代。有研究显示,死亡的 ARDS 患者其肺内该胶原纤维的含量增加至正常的 2～3 倍。电镜下显示肺组织纤维化的程度与患者死亡率呈正相关。另外可见透明膜弥漫分布于全肺,此后透明膜中成纤维细胞浸润,逐渐转化为纤维组织,导致弥漫性不规则性纤维化。肺血管床发生广泛管壁增厚,动脉变性扭曲,肺毛细血管扩张。肺容积明显缩小。肺泡管的纤维化是晚期 ARDS 患者的典型病理变化。进入纤维化期后,ARDS 患者有 15%～40% 死于难以纠正的呼吸衰竭。

(二) 病理学特征

ARDS 肺部病变的不均一性是其特征性、标志的病理变化,这种不均一性导致 ARDS 机械通气治疗策略实施存在困难。不均一性主要包括:病变部位的不均一性、病理过程的不均一和病理改变的不均一。

1. 病变部位的不均一性 ARDS病变可分布于下肺,也可能分布于上肺,呈现不均一分布的特征。另外病变分布有一定的重力依赖性,即下肺区和背侧肺区病变重,上肺区和前侧肺区病变轻微,中间部分介于两者之间。

2. 病理过程的不均一性 不同病变部位可能处于不同的病理阶段,即使同一病变部位的不同部分,可能也处于不同的病理阶段。

3. 病因相关的病理改变呈多样性 不同病因引起的ARDS,肺的病理形态变化有一定差异。全身性感染和急性胰腺炎所致的ARDS,肺内中性粒细胞浸润十分明显。创伤后ARDS肺血管内常有纤维蛋白和血小板微血栓形成。而脂肪栓塞综合征则往往造成严重的肺小血管炎症改变。

二、病理生理改变

(一) 肺容积减少

ARDS患者早期就有肺容积减少,表现为肺总量、肺活量、潮气量和功能残气量明显低于正常,其中以功能残气量减少最为明显。严重ARDS患者实际参与通气的肺泡可能仅占正常肺泡的三分之一。因此,ARDS的肺是小肺(small lung)或婴儿肺(baby lung)。

(二) 肺顺应性降低

肺顺应性降低是ARDS的特征之一。主要与肺泡表面活性物质减少引起的表面张力增高和肺不张、肺水肿导致的肺容积减少有关。表现为肺泡压力-容积(P-V)曲线与正常肺组织相比有显著不同,需要较高气道压力,才能达到所需的潮气量。

以功能残气量(FRC)为基点,肺泡压力变化为横坐标,肺容量变化为纵坐标绘制的关系曲线为肺顺应性曲线(肺P-V曲线)。正常肺P-V曲线呈反抛物线型,分为二段一点,即陡直段和高位平坦段,二段交点为高位转折点(upper inflection point,UIP)。曲线陡直段的压力和容量的变化呈线性关系,较小的压力变化即能引起较大的潮气量变化,提示肺顺应性好;而在高位平坦段,较小的容量变化即可导致压力的显著升高,提示肺顺应性减低,发生肺损伤的机会增加。正常情况下,UIP为肺容量占肺总量85%~90%和跨肺压达35~50cmH$_2$O的位置。

ARDS患者由于肺泡大量萎陷,肺顺应性降低,故肺P-V曲线呈现S形改变,起始段平坦,出现低位转折点(lower inflection point,LIP),同时FRC和肺总量下降,导致中间陡直段的容积显著减少。低位平坦段显示随着肺泡内压增加,肺泡扩张较少,提示肺顺应性低;随着肺泡内压的进一步升高,陷闭肺泡大量开放,肺容积明显增加,肺P-V曲线出现LIP,代表大量肺泡在非常窄的压力范围内开放;随着肺泡内压的进一步增加,正常肺组织和开放的陷闭肺组织的容积增加,出现陡直段;同正常肺组织相似,肺容积扩张到一定程度,曲线也会出现UIP和高位平坦段,提示肺泡过度膨胀,肺顺应性降低。

在ARDS的纤维化期,肺组织广泛纤维化使肺顺应性进一步降低。

(三) 通气/血流比例失调

通气/血流比值失调是导致低氧血症的主要原因。ARDS由于肺部病变的不均一性,通气/血流比值升高和通气/血流比值降低可能同时存在于不同的肺部病变区域中。

1. 通气/血流比值降低及真性分流 间质肺水肿压迫小气道、小气道痉挛收缩和表面活性物质减少均导致肺泡部分萎陷,使相应肺单位通气减少,通气/血流比值降低,产生生理学分流。另外,广泛肺泡不张和肺泡水肿引起局部肺单位只有血流而没有通气,即出现真性分流或解剖样分流。ARDS早期肺内分流率(Qs/Qt)可达10%~20%,甚至更高,后期可高达30%以上。

2. 通气/血流比值升高 肺微血管痉挛或狭窄、广泛肺栓塞和血栓形成使部分肺单位周围的毛细血管血流量明显减少或中断,导致无效腔样通气。ARDS后期无效腔率可高达60%。

（四）对 CO_2 清除的影响

ARDS 早期，由于低氧血症致肺泡通气量增加，且 CO_2 弥散能力为 O_2 的 20 倍，故 CO_2 排出增加，引起低碳酸血症；但到 ARDS 后期，随着肺组织纤维化，毛细血管闭塞，通气/血流比值升高的气体交换单位数量增加，通气/血流比值降低的单位数量减少，无效腔通气增加，有效肺泡通气量减少，导致 CO_2 排出障碍，动脉血 CO_2 分压升高，出现高碳酸血症。

（五）肺循环改变

1. 肺毛细血管通透性明显增加　由于大量炎症介质释放及肺泡内皮细胞、上皮细胞受损，肺毛细血管通透性明显增加。通透性增高性肺水肿是主要的 ARDS 肺循环改变，也是 ARDS 病理生理改变的特征。

2. 肺动脉高压　肺动脉高压，但肺动脉嵌顿压正常是 ARDS 肺循环的另一个特点。ARDS 早期，肺动脉高压是可逆的，与低氧血症和缩血管介质（TXA_2、$TNF\alpha$ 等）引起肺动脉痉挛以及一氧化氮生成减少有关。ARDS 后期的肺动脉高压为不可逆的，除上述原因外，主要与肺小动脉平滑肌增生和非肌性动脉演变为肌性动脉等结构性改变有关。值得注意的是，尽管肺动脉压力明显增高，但 ARDS 肺动脉嵌顿压一般为正常，这是与心源性肺水肿的重要区别。

第三节　临床表现、分期和辅助检查

一、临床表现

ARDS 由于病因复杂，部分患者存在严重创伤，包括截肢、巨大创面及骨折等，同时又具有强烈的精神创伤，故临床表现可以隐匿或不典型，主要表现为呼吸困难不典型，临床表现与 X 线胸片明显不一致，临床医生必须高度警惕。

（一）症状

呼吸频速、呼吸窘迫、口唇及指端发绀是 ARDS 的主要临床表现。其特点是起病急，呼吸频速、呼吸困难和发绀进行性加重。通常在 ARDS 起病 1～2 天内，发生呼吸频速，呼吸频率大于 20 次/分，并逐渐进行性加快，可达 30～50 次/分。随着呼吸频率增快，呼吸困难也逐渐明显，危重者呼吸频率可达 60 次/分以上，呈现呼吸窘迫症状。

随着呼吸频速和呼吸困难的发展，缺氧症状也愈益明显，患者表现烦躁不安、心率增快、唇及指甲发绀。缺氧症状以鼻导管或面罩吸氧的常规氧疗方法无法缓解。此外，在疾病后期，多伴有肺部感染，表现为发热、畏寒、咳嗽和咳痰等症状。

（二）体征

疾病初期除呼吸频速外，可无明显的呼吸系统体征，随着病情进展，出现唇及指甲发绀，吸气时锁骨上窝及胸骨上窝下陷，有的患者两肺听诊可闻及干湿性啰音、哮鸣音，后期可出现肺实变体征，如呼吸音减低或水泡音等。

二、分期

按照 Moore 标准，一般将 ARDS 分为 4 期。

（一）第一期（急性损伤期）

损伤后数小时，原发病为主要临床表现。呼吸频率开始增快，导致过度通气。无典型的呼吸窘迫。可不出现 ARDS 症状，血气分析示低碳酸血症，动脉血氧分压尚属正常或正常低值。X 线胸片无阳性发现。

(二) 第二期(相对稳定期)

多在原发病发生 6～48 小时后,表现为呼吸增快、浅速,逐渐出现呼吸困难,肺部可听到湿性啰音或少数干性啰音。血气分析示低碳酸血症,动脉血氧分压下降,肺内分流增加。X 线胸片显示细网状浸润阴影,反映肺血管周围液体积聚增多,肺间质液体含量增加。

(三) 第三期(急性呼吸衰竭期)

此期病情发展迅速,出现发绀,并进行性加重。呼吸困难加剧,表现为呼吸窘迫。肺部听诊湿性啰音增多,心率增快。动脉血氧分压进一步下降,常规氧疗难以纠正。X 线胸片因间质与肺泡水肿而出现典型的、弥漫性雾状浸润阴影。

(四) 第四期(终末期)

呼吸窘迫和发绀持续加重,患者严重缺氧,出现神经精神症状如嗜睡、谵妄、昏迷等。血气分析示严重低氧血症、高碳酸血症,常有混合性酸碱失衡,最终导致心力衰竭或休克。X 线胸片显示融合成大片状阴影,呈"白肺"(磨玻璃状)。

不同原因引起的 ARDS,其临床表现可能会有所差别。通常内科系统疾病引起的 ARDS 起病较缓慢,临床分期不如创伤等原因引起的 ARDS 分期那样明确。但一般的,ARDS 的病程往往呈急性过程。但也有一部分病例,病程较长。

三、辅助检查

(一) X 线胸片

早期胸片常为阴性,进而出现肺纹理增加和斑片状阴影,后期为大片实变阴影,并可见支气管充气征。ARDS 的 X 线改变常较临床症状延迟 4～24 小时,而且受治疗干预的影响很大。为纠正休克而大量液体复苏时,常使肺水肿加重,X 线胸片上斑片状阴影增加,而加强利尿使肺水肿减轻,阴影减少;机械通气,特别是呼气末正压(PEEP)和其他提高平均气道压力的手段,也增加肺充气程度,使胸片上阴影减少,但气体交换异常并不一定缓解。

(二) 肺气体交换障碍的监测

监测肺气体交换对 ARDS 的诊断和治疗具有重要价值。动脉血气分析是评价肺气体交换的主要临床手段。ARDS 早期至急性呼吸衰竭期,常表现为呼吸性碱中毒和不同程度的低氧血症,肺泡-动脉氧分压差$[(A-a)DO_2]$升高,高于 35～45mmHg。由于肺内分流增加($>10\%$),通过常规氧疗,低氧血症往往难以纠正。对于肺损伤恶化、低氧血症进行性加重而实施机械通气的患者,PaO_2/FiO_2 进行性下降,可反映 ARDS 低氧血症程度,与 ARDS 患者的预后直接相关,该指标也常常用于肺损伤的评分系统。另外,除表现为低氧血症外,ARDS 患者的换气功能障碍还表现为无效腔通气增加,在 ARDS 后期往往表现为动脉二氧化碳分压升高。

(三) 肺力学监测

肺力学监测是反映肺机械特征改变的重要手段,可通过床边呼吸功能监测仪监测。主要改变包括顺应性降低和气道阻力增加。

(四) 肺功能检测

肺容量和肺活量、功能残气量和残气量均减少;呼吸无效腔增加,无效腔量/潮气量>0.5;静-动脉分流量增加。

(五) 血流动力学监测

血流动力学监测对 ARDS 的诊断和治疗具有重要意义。ARDS 的血流动力学常表现为肺动脉嵌顿压正常或降低。监测肺动脉嵌顿压,有助于与心源性肺水肿的鉴别;同时,可直接指导 ARDS 的液体治疗,避免输液过多或容量不足。

（六）支气管灌洗液

支气管灌洗及保护性支气管刷片是诊断肺部感染及细菌学调查的重要手段，ARDS 患者肺泡灌洗液的检查常可发现中性粒细胞明显增高（非特异性改变），可高达 80%（正常小于 5%）。肺泡灌洗液发现大量嗜酸性粒细胞，对诊断和治疗有指导价值。

（七）肺泡毛细血管屏障功能和血管外肺水

肺泡毛细血管屏障功能受损是 ARDS 的重要特征。测定屏障受损情况，对评价肺损伤程度具有重要意义。测定肺泡灌洗液中蛋白浓度或肺泡灌洗液蛋白浓度与血浆蛋白浓度的比值，可反映从肺泡毛细血管中漏入肺泡的蛋白量，是评价肺泡毛细血管屏障损伤的常用方法。

肺泡灌洗液中蛋白含量与血浆蛋白含量之比>0.7，应考虑 ARDS，而心源性肺水肿的比值<0.5。血管外肺水增加也是肺泡毛细血管屏障受损的表现。肺血管外含水量测定可用来判断肺水肿的程度、转归和疗效，目前用染料双示踪剂稀释法测定。正常人血管外肺水含量不超过 500ml，ARDS 患者的血管外肺水可增加到 3000~4000ml。

（八）胸部 CT

目前胸部 CT 是评价 ARDS 肺组织复张的"金标准"。通过计算 ARDS 塌陷和通气不良肺组织容积的减少，胸部 CT 可以准确评价 RM、PEEP 引起的肺复张大小。肺复张=（塌陷肺组织容积+通气不良肺组织容积）$_{ZEEP}$-（塌陷肺组织容积+通气不良肺组织容积）$_{PEEP}$。而通过评价 RM 和 ZEEP 条件下塌陷和通气不良肺组织的变化，胸部 CT 进一步可以评价肺组织的可复张性。最近的研究表明 ARDS 肺组织具有高可复张性是应用高 PEEP 等肺复张手法的前提条件。可见，胸部 CT 的定量分析不仅可以评价 PEEP 引起的肺复张效果，而且可以指导是否应该应用高 PEEP。

胸部 CT 不仅可以分析 ARDS 肺组织复张，也可以评价 ARDS 肺组织过度膨胀。肺组织过度膨胀=（过度膨胀肺组织容积）$_{PEEP}$-（过度膨胀肺组织容积）$_{ZEEP}$。由于 PEEP 不仅引起 ARDS 肺组织复张，而且导致正常通气肺组织的过度膨胀，通过同时分析 PEEP 引起复张和过度膨胀，从而有利于指导合理 PEEP 设置，在肺泡复张和过度膨胀之间达到平衡。

通过在吸气末和呼气末暂停时进行 CT 扫描可以评价潮气量引起的肺组织通气状态的变化。潮汐性肺泡塌陷复张（%）=[（塌陷肺组织容积+通气不良肺组织容积）呼气末-（塌陷肺组织容积+通气不良肺组织容积）吸气末]/正常通气肺组织容积呼气末；潮汐性肺泡过度膨胀（%）=（过度膨胀肺组织容积吸气末-过度膨胀肺组织容积呼气末）/正常通气肺组织容积呼气末。对于部分重症 ARDS 患者来说，潮气量引起的气道压力变化也同样会导致潮汐性肺泡塌陷复张和过度膨胀，加重呼吸机相关性肺损伤。因而评价潮汐性肺泡塌陷复张和过度膨胀有利于潮气量的合理设置。

（九）电阻抗断层成像技术

新近，EIT（electrical impedance tomography，电阻抗断层成像技术），由于无辐射，无创伤等优点，被认为是有广泛应用前景的床旁呼吸监测技术。EIT 能较准确反映肺不同区域气体分布状态和容积改变，可能是实现 ARDS 床旁个体化潮气量选择、实施肺复张和指导 PEEP 选择的重要手段和希望。

评价肺组织局部通气状态：EIT 可以评价肺组织局部通气状态。应用肺泡灌洗的猪 ARDS 模型，通过监测 PEEP 滴定过程中潮气量的分布，EIT 可以较早的发现局部肺组织的塌陷和复张，因而有利于床旁滴定最佳 PEEP。通过与动态 CT 比较，应用局部通气延迟指数（regional ventilation delay index，RVD）可以描述局部肺复张，从而有利于发现潮汐性肺泡复张，同时局部通气延迟时间与 CT 测定的肺组织复张数量存在良好的相关性。由此可见，EIT 可以评价局部肺组织的通气状态。

测量功能残气量（FRC）：通过测定呼气末肺组织电阻抗（EELI）的改变，EIT 可以计算不同 PEEP 条件下 FRC 的变化值。电阻抗的变化与潮气量之间存在良好的线性关系。

评价肺组织灌注:近来 EIT 逐渐成为一种评价肺组织灌注的新方法。虽然与通气引起的肺组织电阻抗变化相比,肺组织灌注导致的电阻抗变化较小,用 EIT 直接测定肺组织灌注存在困难,但是通过应用呼吸暂停、新的重建算法或者注射对比剂(高张盐水)的方法,EIT 可以区分两者引起的阻抗变化,从而测定肺组织灌注。EIT 评价肺组织灌注需要进一步研究。

评价局部肺组织呼吸力学特征:EIT 可以在床旁评价 ARDS 局部肺组织力学特征。肺组织不均一性是 ARDS 典型的病理生理学特征,整体的呼吸力学指标,如压力容积曲线(PV 曲线)、呼吸系统顺应性等,不能反映局部肺组织的力学改变。通过测定 ALI 患者局部和整体电阻抗-时间曲线,应用函数 $y = ax^2 + bx + c$,推算系数 a($a > 0$ 提示肺泡复张,$a < 0$ 提示肺泡过度膨胀),Hinz 发现局部与局部之间、整体和局部之间,a 值有明显差异,提示患者同时存在肺泡复张和过度膨胀。

(十) 胸部超声

由于具有无创、床旁和反复应用的优点,超声越来越多地用于胸部疾病的诊断和治疗。胸部超声已经成功应用于诊断胸腔积液和气胸。目前其应用范围进一步扩展至对于急性呼吸衰竭的鉴别诊断、评价 VAP 的抗生素疗效等方面。对于 ARDS 患者,胸部超声则可以进一步用来评价塌陷肺泡复张。

通过比较肺组织 A 线、B 线和实变影像的变化,胸部超声可以用来评价 PEEP 所致的 ARDS 肺组织塌陷肺泡的复张。Bouhemad 通过计算 30 名 ARDS 患者 12 个肺区域的肺组织超声再通气积分(ultrasound reaeration score),发现其与通过 PV 曲线计算的塌陷肺泡的复张有着良好的相关性($R = 0.88$),当积分大于 8 分时,提示 PEEP 引起的肺复张容积大于 600ml,而当积分小于 4 分,提示肺复张容积仅有 $75 \sim 450ml$。因此,胸部超声可以用来评价 PEEP 所致的 ARDS 患者塌陷肺泡的复张。

第四节 诊断和鉴别诊断

一、诊断

(一) 诊断依据

具有脓毒血症、休克、重症肺部感染、大量输血、急性胰腺炎等引起 ARDS 的原发病;疾病过程中出现呼吸频速、呼吸窘迫、低氧血症和发绀,常规氧疗难以纠正缺氧;血气分析示肺换气功能进行性下降;胸片示肺纹理增多,边缘模糊的斑片状或片状阴影,排除其他肺部疾病和左心功能衰竭。

(二) 诊断标准

1. Murray 评分法诊断标准　1988 年 Murray 等提出了 ARDS 的评分法诊断标准,对 ARDS 作量化诊断。评分内容包括 3 方面内容:①肺损伤程度的定量评分;②具有 ARDS 患病的危险因素;③合并肺外器官功能不全。

根据 PaO_2/FiO_2、PEEP 水平、X 线胸片中受累象限数及肺顺应性变化的评分评价肺损伤程度。0 分无肺损伤,$0.1 \sim 2.5$ 分轻度-中度肺损伤,评分 > 2.5 分为重度肺损伤,即 ARDS。

Murray 评分法 ARDS 诊断标准强调了肺损伤从轻到重的连续发展过程,对肺损伤作量化评价。Owens 等研究显示肺损伤评分与肺脏受累范围呈显著正相关($r = 0.75, P < 0.01$),而且也与肺血管通透性密切相关($r = 0.73, P < 0.01$)。可见,该标准可较准确地评价肺损伤程度。

2. 欧美联席会议诊断标准　尽管 Murray 标准有利于临床科研,但应用于临床就显得过于繁琐,难以推广。1992 年欧美 ARDS 联席会议提出新标准(表 56-4-1),被广泛推广采用。

表 56-4-1　急性肺损伤与 ARDS 的诊断标准

	起病	氧合障碍程度	X线胸片	肺动脉嵌顿压
急性肺损伤	急性	PaO_2/FiO_2 ≤300mmHg	双肺有斑片状阴影	肺动脉嵌顿压≤18mmHg,或无左心房压力增高的临床证据
ARDS	急性	PaO_2/FiO_2 ≤200mmHg	双肺有斑片状阴影	肺动脉嵌顿压≤18mmHg,或无左心房压力增高的临床证据

急性肺损伤:①急性起病;②PaO_2/FiO_2≤300mmHg(不管 PEEP 水平);③正位 X 线胸片显示双肺均有斑片状阴影;④肺动脉嵌顿压≤18mmHg,或无左心房压力增高的临床证据。诊断 ARDS 除要满足上述急性肺损伤的诊断标准外,PaO_2/FiO_2 需≤200mmHg,反映肺损伤程度更严重。

该标准与以往标准有很大区别:①PEEP 改善氧合的效应具有时间依赖性,而且其水平的提高与氧合改善并不呈正相关,因此不考虑 PEEP 水平;②医师的经验及指征掌握等许多因素均影响机械通气应用,可因未及时采用机械通气,而使患者延误诊断,因此,也不把机械通气作为诊断条件;③肺动脉嵌顿压≤18mmHg 作为诊断条件,有助于排除心源性肺水肿;④与以往诊断标准中的 PaO_2/FiO_2≤100~150mmHg 相比,PaO_2/FiO_2≤200mmHg 作为诊断条件能使 ARDS 患者更早的得到诊断和治疗。

3. 柏林标准　2012 年提出的 ARDS 的柏林标准已经取代了以往的 ARDS 诊断标准,其主要的改变是取消了"急性肺损伤"的概念,并且取消了肺动脉嵌顿压的标准,同时加入了最小的呼吸机设定条件。ARDS 的柏林定义需满足以下标准:

(1)呼吸症状必须在已知的临床损害一周内出现,或者患者在一周内出现新的症状;

(2)X 线或 CT 扫描示双肺致密影,并且胸腔积液、肺叶/肺塌陷或结节不能完全解释。

(3)患者的呼吸衰竭无法用心力衰竭或体液超负荷完全解释。如果不存在危险因素,则需要进行客观评估(例如超声心动图)以排除静水压相关的肺水肿。

(4)必须存在中到重度的氧合下降,定义为动脉氧合指数(PaO_2/FiO_2)。低氧的程度决定了 ARDS 的严重程度:

1)轻度 ARDS:PaO_2/FiO_2 = 201~300mmHg,且呼气末正压(PEEP)或持续气道正压(CPAP)≤5cmH_2O;

2)中度 ARDS:PaO_2/FiO_2 = 101~200mmHg,且 PEEP≥5cmH_2O;

3)重度:PaO_2/FiO_2≤100mmHg,且 PEEP≥5cmH_2O。

(三)鉴别诊断

ARDS 突出的临床征象为肺水肿和呼吸困难。在诊断标准上无特异性,因此需要与其他能够引起和 ARDS 症状类似的疾病相鉴别。

1. 心源性肺水肿　见于冠心病、高血压性心脏病、风湿性心脏病和尿毒症等引起的急性左心功能不全。其主要原因是左心功能衰竭,致肺毛细血管静水压升高,液体从肺毛细血管漏出,至肺水肿和肺弥散功能障碍,水肿液中蛋白含量不高。而 ARDS 的肺部改变主要是由于肺泡毛细血管膜损伤,致通透性增高引起的肺间质和肺泡性水肿,水肿液中蛋白含量增高。根据病史、病理基础和临床表现,结合 X 线胸片和血气分析等,可进行鉴别诊断(表 56-4-2)。

表 56-4-2　ARDS 与心源性肺水肿的鉴别诊断

	ARDS	心源性肺水肿
发病机制	肺实质细胞损害、肺毛细血管通透性增加	肺毛细血管静水压升高
起病	较缓	急

续表

	ARDS	心源性肺水肿
病史	感染、创伤、休克等	心血管疾病
痰的性质	非泡沫状稀血样痰	粉红色泡沫痰
痰内蛋白含量	高	低
痰中蛋白/血浆蛋白	>0.7	<0.5
体位	能平卧	端坐呼吸
胸部听诊	早期可无啰音	湿啰音主要分布于双肺底
	后期湿啰音广泛分布,不局限于下肺	
肺动脉嵌顿压	<18mmHg	>18mmHg
X线		
心脏大小	正常	常增大
血流分布	正常或对称分布	逆向分布
叶间裂	少见	多见
支气管血管袖	少见	多见
胸膜渗出	少见	多见
支气管气像	多见	少见
水肿液分布	斑片状,周边区多见	肺门周围多见
治疗		
强心利尿	无效	有效
提高吸入氧浓度	难以纠正低氧	低氧血症可改善

2. 其他非心源性肺水肿 ARDS 属于非心源性肺水肿的一种,但其他多种疾病也可导致非心源性非水肿,如肝硬化和肾病综合征等。另外还可见于胸腔抽液、抽气过多、过快,或抽吸负压过大,使胸膜腔负压骤然升高形成的肺复张性肺水肿。其他少见的情况有纵隔肿瘤、肺静脉纤维化等引起的肺静脉受压或闭塞,致肺循环压力升高所致的压力性肺水肿。此类患者的共同特点为有明确的病史,肺水肿的症状、体征及 X 线征象出现较快,治疗后消失也快。低氧血症一般不重,通过吸氧易于纠正。

3. 急性肺栓塞 各种原因导致的急性肺栓塞,患者突然起病,表现为剧烈胸痛、呼吸急促、呼吸困难、烦躁不安、咯血、发绀和休克等症状。动脉血氧分压和二氧化碳分压同时下降,与 ARDS 颇为相似。但急性肺栓塞多有长期卧床、深静脉血栓形成、手术、肿瘤或羊水栓塞等病史,查体可发现气急、心动过速、肺部湿啰音、胸膜摩擦音或胸腔积液、肺动脉第二音亢进伴分裂、右心衰竭和肢体肿胀、疼痛、皮肤色素沉着深静脉血栓体征。X 线胸片检查可见典型的三角形或圆形阴影,还可见肺动脉段突出。典型的心电图可见 I 导联 S 波加深、III 导联 Q 波变深和 T 波倒置(即 $S_I Q_{III} T_{III}$ 改变)、肺性 P 波、电轴右偏、不完全或完全性右束支传导阻滞。D-二聚体(+)。选择性肺动脉造影和胸片结合核素扫描可确诊本病。

4. 特发性肺间质纤维化 此病病因不明,临床表现为刺激性干咳、进行性呼吸困难、发绀和持续性低氧血症,逐渐出现呼吸功能衰竭,可与 ARDS 相混淆。但本病起病隐袭,多属慢性经过,少数呈亚急性;肺部听诊可闻及高调的、爆裂性湿性啰音,声音似乎非常表浅,如同在耳边发生一样,具有特征性;血气分析呈 I 型呼吸衰竭(动脉血氧分压降低,二氧化碳分压降低或不变);X 线胸片可见网状结节影,有时呈蜂窝样改变;血免疫检查示 IgG 和 IgM 常有异常;病理上以广泛间质性肺炎和肺间质纤维化为特点;肺功能检查可见限制性通气功能障碍和弥散功能降低。

5. 慢性阻塞性肺疾病并发呼吸衰竭 此类患者既往有慢性胸、肺疾患病史,常于感染后发病;临床表现为发热、咳嗽、气促、呼吸困难和发绀；血气分析示动脉血氧分压降低，多合并有二氧化碳分压升高。而 ARDS 患者既往心肺功能正常，血气分析早期以动脉低氧血症为主，二氧化碳分压正常或降低；常规氧疗不能改善低氧血症。可见，根据病史、体征、X线胸片、肺功能和血气分析等检查不难与 ARDS 鉴别。

第五节　治　疗

ARDS 是 MODS 的一个重要组成部分，对 ARDS 的治疗是防治 MODS 的一部分。其原则为纠正缺氧，提高全身氧输送，维持组织灌注，防止组织进一步损伤，同时尽可能避免医源性并发症，主要包括液体负荷过高、氧中毒、容积伤和院内感染。在治疗上可分为病因治疗和支持治疗。调控机体炎症反应和以纠正病理生理改变为基础的肺保护性通气策略始终是 ARDS 主要的研究方向。目前对于 ARDS 肺毛细血管通透性增加、肺泡上皮受损以及失衡的炎症反应而言，缺乏特异且有效的治疗手段。主要限于器官功能支持及全身支持治疗，呼吸支持治疗为缓解肺损伤的发展创造时间，为促进肺组织恢复和减轻炎症反应提供可能，肺保护性通气是近十多年来 ARDS 机械通气策略的重大突破，但大量阴性结果的 RCT 使得肺保护性机械通气策略面临前所未有的争议和挑战。

病因治疗仍是治疗、控制 ARDS 的关键。

（一）控制致病因素

原发病是影响 ARDS 预后和转归的关键，及时去除或控制致病因素是 ARDS 治疗最关键的环节。主要包括充分引流感染灶、有效的清创和使用合理的抗生素。当然，腹腔、肺部感染的迁延，急性胰腺炎的发展等都使病因治疗相当困难。

（二）调控机体炎症反应

ARDS 作为机体过度炎症反应的后果，SIRS 是其根本原因，调控炎症反应不但是 ARDS 病因治疗的重要手段，而且也可能是控制 ARDS、降低病死率的关键。近年来，国内外学者对 SIRS 的调控治疗进行了大量研究：①糖皮质激素：糖皮质激素是 ARDS 治疗中最富有争议的药物。前瞻性多中心安慰剂对照试验显示，ARDS 早期应用大剂量激素，不能降低病死率，同时可能增加感染的发生率。1998 年，Meduri 进行的临床研究显示，糖皮质激素可明显改善 ARDS 肺损伤，降低住院病死率，但该研究样本量较小，需进一步扩大样本量，进行多中心的对照研究。近几年有研究显示，ARDS 晚期应用糖皮质激素有助于阻止肺纤维化的进展，可改善患者生存率。但应用的同时必须监测患者病情，防止并发或加重感染；其作用也有待于进一步大规模临床、前瞻、对照研究进行验证。②环氧化酶抑制剂及前列腺素 E_1：布洛芬、吲哚美辛等环氧化酶抑制剂对炎症反应有强烈抑制作用，可改善 ARDS 炎症反应，降低体温和心率。前列腺素 E_1 具有扩张血管、抑制血小板聚集和调节炎症反应、降低肺动脉和体循环压力、提高心输出量、氧合指数和组织供氧量的作用。但有关前列腺素 E_1 对 ARDS 的治疗作用尚不肯定，需进一步研究明确其作用。③酮康唑：酮康唑是强烈的血栓素合成酶抑制剂，对白三烯的合成也有抑制作用。初步的临床研究显示，对于全身性感染等 ARDS 高危者，酮康唑治疗组 ARDS 患病率明显降低；而对于 ARDS 患者，酮康唑能明显降低病死率。④己酮可可碱：己酮可可碱是一种磷酸二酯酶抑制剂。在全身性感染和 ARDS 的动物实验研究中，己酮可可碱能明显抑制白细胞趋化和激活，对肿瘤坏死因子等炎症性细胞因子的表达具有明显抑制效应。但己酮可可碱对 ARDS 的临床疗效尚不肯定，需进一步临床研究证实。⑤内毒素及细胞因子单抗：内毒素单克隆抗体、细菌通透性增高蛋白可阻断内毒素对炎症细胞的激活，而 TNF、IL-1 和 IL-8 等细胞因子单克隆抗体或受体拮抗剂（IL-1ra）可直接中和炎症介质，在动物实验中均能防止肺损伤发生，降低动物病死率，结果令人鼓舞。但针对细胞因子等炎症介质的免疫治疗措施在感染及 ARDS 患者的临床试验均未观察到肯定疗效。

（三）呼吸支持治疗

1. 氧疗 纠正低氧血症是 ARDS 治疗的首要任务，早期有力的呼吸支持是 ARDS 治疗的主要手段，其根本目的是保证全身氧输送，改善组织细胞缺氧。氧疗是最基本的纠正 ARDS 低氧血症、提高全身氧输送的支持治疗措施。

（1）氧疗装置和给氧方式：临床上有多种氧疗装置可供选择和应用，在选择氧疗装置时需考虑到患者低氧血症的严重程度，装置给氧浓度的精确性，患者的舒适度及对氧疗的依从性等。Beers 将氧疗装置依据流速的高低分为两大类：低流速系统和高流速系统。低流速系统给氧的流速较低，一般<6L/min，患者每次吸入的为氧疗装置送出氧与室内空气混合的气体，因此吸入的氧浓度是可变化的，它取决于氧气流速、患者呼吸的频率和潮气量。高流速系统则以高的流速给氧，通常超过患者分钟通气量的 4 倍，患者的呼吸方式对吸入氧浓度没有影响。

（2）氧疗装置及其特点：鼻导管或鼻塞：为临床最常用的方法，具有简单、经济、方便的优点。吸入的氧浓度可根据下列公式算出：吸入氧浓度(FiO_2)（%）＝[21＋4×氧流速(L/min)]/100。

面罩：临床常用的为简单面罩、附贮袋面罩和文丘里(venturi)面罩。其中简单面罩和附贮袋面罩属于低流速氧疗系统，而 Venturi 面罩属于高流速氧疗系统。

氧帐或头罩：由塑料或有机玻璃制成的各种不同大小的氧帐和头罩主要用于儿童或重症不合作的患者，帐顶连接氧气喷嘴，可调节帐内氧浓度、湿度和温度。患者用起来较舒适，但耗氧量大是其缺点。

2. 机械通气治疗 当常规氧疗不能纠正低氧血症和缓解呼吸窘迫时，应早期积极进行气管插管实施机械通气，使患者不致死于早期严重的低氧血症，为治疗赢得时间。近年来，呼吸支持治疗取得长足的进步，并系统地提出机械通气治疗的新策略，主要包括以下内容：

（1）选择小潮气量：小潮气量通气是 ARDS 病理生理改变的要求和结果。"小肺"或"婴儿肺"是 ARDS 的特征，ARDS 参与通气的肺容积显著减少，大量研究显示，常规或大潮气量通气易导致肺泡过度膨胀和气道平台压力过高，激活炎症细胞，促进炎症介质释放增加，引起或加重肺泡上皮细胞和肺泡毛细血管内皮细胞损伤，产生肺间质或肺泡水肿，导致呼吸机相关肺损伤以及肺外器官如肠道、肾脏损伤，诱发多器官功能障碍综合征。因此，ARDS 患者应避免高潮气量和高气道平台压，应尽早采用小潮气量（6ml/kg 理想体重，见表 56-5-1 公式计算理想体重）通气，并使吸气末气道平台压力不超过 $30cmH_2O$。

表 56-5-1　NIH ARDSnet 机械通气模式和参数设置方法

NIH ARDSnet 机械通气模式和参数设置方法

通气模式——容量辅助/控制通气

潮气量 6ml/kg(理想体重*)

保持气道平台压<$30cmH_2O$

潮气量 6ml/kg 时气道平台压>$30cmH_2O$，减少潮气量至 4ml/kg(理想体重)

动脉血氧饱和度或经皮血氧饱和度 88%～95%之间

不同 FiO_2 对应的预期 PEEP 水平

FiO_2	0.3	0.4	0.4	0.5	0.5	0.6	0.7	0.7	0.7	0.8	0.9	0.9	0.9	1.0
PEEP	5	5	8	8	10	10	10	12	14	14	14	16	18	20～24

* 理想体重的计算公式

男性＝50＋2.3[身高(英尺)－60]或 50＋0.91[身高(cm)－152.4]

女性＝45.5＋2.3[身高(英尺)－60]或 45.5＋0.91[身高(cm)－152.4]

目前 5 个多中心随机对照试验比较了常规潮气量与小潮气量通气对 ARDS 病死率的影响（表 56-5-2）。其中 3 项研究显示患者病死率均无显著改变。Amato 和 NIH ARDSnet 的研究则表明，与常规潮气量通气组比较，小潮气量通气组 ARDS 患者病死率显著降低。进一步对比分析各项研究显示，阴性结果的研究中常规潮气量组和小潮气量组的潮气量差别较小，可能是导致阴性结果的主要原因之一。可见，ARDS 患者应采用小潮气量通气。

表 56-5-2　五个 ARDS 小潮气量与常规潮气量机械通气的比较研究

作者	病例	潮气量（ml/kg）		病死率（%）		P
		对照组	小潮气量	对照组	小潮气量	
Amato 等	53	11.9 ± 0.5	6.1 ± 0.2	71	38	<0.001
Brochard 等	116	10.4 ± 0.2	7.2 ± 0.2	38	47	0.38
Stewart 等	120	10.6 ± 0.2	7.2 ± 0.8	47	50	0.72
Brower 等	52	10.2 ± 0.1	7.3 ± 0.1	46	50	0.60
ARDSnet	861	11.7 ± 0.1	6.3 ± 0.1	40	31	0.007

肺顺应性导向的小潮气量选择更为合理。小潮气量是 ARDS 肺保护性通气策略的重要内容，虽然 2000 年 ARDSnet 显示 6ml/kg 的小潮气量可显著降低 ARDS 患者病死率，但是由于 ARDS 病因、病变类型不同、塌陷肺泡程度和分布不均，机械地制订 6ml/kg 的小潮气量不可能适用于所有 ARDS 患者。对于已使用 6ml/kg 小潮气量的患者，若平台压在 $28\sim30cmH_2O$ 以上，仍有可能导致呼吸机相关肺损伤，需要进一步降低潮气量。

虽然在判断肺顺应性基础上限制平台压选择潮气量已被临床医生接受，但对于每一个患者具体选多大的潮气量才是真正合适的还需要依靠进一步的监测和分析。近年来 EIT 逐渐应用于临床，具有安全、直观、便捷的特性，通过观察局部肺组织的塌陷、复张和过度膨胀时肺容积的变化，使床旁个体化选择潮气量成为可能。

ARDS 患者机械通气时应采用小潮气量（6ml/kg 以下）通气，同时限制气道平台压力不超过 $30cmH_2O$，以避免呼吸机相关肺损伤和肺外器官损伤，防止多器官功能障碍综合征，最终能够降低 ARDS 病死率。

（2）高碳酸血症不再是限制小潮气量实施的主要原因：高碳酸血症是小潮气量通气最常见的并发症。虽然有研究发现 ARDS 患者可以耐受一定程度的 $PaCO_2$ 升高，但急性二氧化碳升高导致包括脑及外周血管扩张、心率加快、血压升高和心输出量增加等一系列病理生理学改变。颅内压增高是应用允许性高碳酸血症的禁忌证，而某些代谢性酸中毒的患者合并允许性高碳酸血症时，严重的酸血症可能抑制心肌收缩力，降低心脏和血管对儿茶酚胺等药物的反应性。$PaCO_2$ 升高至 80mmHg 以上时，需考虑增加呼吸频率（40 次/分），补充碳酸氢钠（最高剂量 20mEq/h）等方法处理，若 $PaCO_2$ 仍高时可用体外膜肺清除 CO_2，随着科学技术和医疗水平的提高，体外膜肺清除 CO_2 逐渐成为小潮气量通气顺利实施的有利保障。

（3）积极、充分肺复张：ARDS 广泛肺泡塌陷和肺水肿不但导致顽固的低氧血症，而且导致可复张肺泡反复吸气复张与呼气塌陷产生剪切力，导致呼吸机相关肺损伤。大量临床和实验研究均表明，适当水平呼气末正压（PEEP）防止呼气末肺泡塌陷，改善通气/血流比值失调和低氧血症。另一方面消除肺泡反复开放与塌陷产生的剪切力损伤。另外还可减少肺泡毛细血管内液体渗出，减轻肺水肿。因此，ARDS 患者应在充分肺复张的前提下，采用适当水平的 PEEP 进行机械通气。

充分肺复张是应用 PEEP 防止肺泡再次塌陷的前提。PEEP 维持塌陷肺泡复张的功能依赖于吸气期肺泡的充张程度，吸气期肺泡充张越充分，PEEP 维持塌陷肺泡复张的程度越高。

1)肺复张手法(recruitment maneuver,RM)是在可接受的气道峰压值范围内,间歇性的给予较高的复张压,以期促使塌陷的肺泡复张进而改善氧合。目前常用的 RM 方式主要包括控制性肺膨胀(sustained inflation,SI)、PEEP 递增法(incremental PEEP,IP)及压力控制法(PCV 法)(图 56-5-1)。

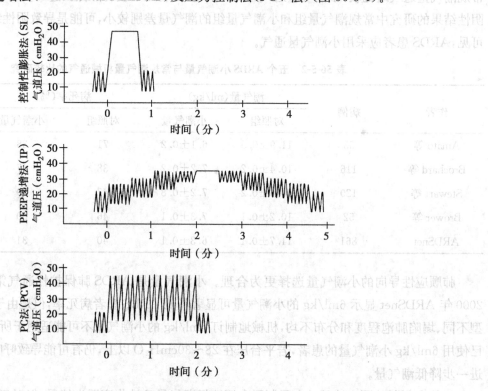

图 56-5-1 肺复张手法实施过程压力—时间波型

控制性肺膨胀:控制性肺膨胀的实施是在机械通气时采用持续气道正压的方式,一般设置正压水平 30~45cmH$_2$O,持续 30~40 秒,然后调整到常规通气模式。

PEEP 递增法:PEEP 递增法的实施是将呼吸机调整到压力模式,首先设定气道压上限,一般为 35~40cmH$_2$O,然后将 PEEP 每 30 秒递增 5cmH$_2$O,气道高压也随之上升 5cmH$_2$O,为保证气道压不大于 35cmH$_2$O,高压上升到 35cmH$_2$O 时,可只每 30 秒递增 PEEP 5cmH$_2$O。直至 PEEP 为 35cmH$_2$O,维持 30 秒。随后每 30 秒递减 PEEP 和气道高压各 5cmH$_2$O,直到实施肺复张前水平。

压力控制法:压力控制法的实施是将呼吸机调整到压力模式,同时提高气道高压和 PEEP 水平,一般高压 40~45cmH$_2$O,PEEP 15~20cmH$_2$O,维持 1~2 分钟,然后调整到常规通气模式。

临床上肺复张手法的实施应考虑到患者的耐受性,可予以充分的镇静以保证 RM 的顺利实施。由于 ARDS 患者存在程度不等的肺不张,因此,打开塌陷肺泡所需的跨肺压也不同。实施 RM 时临床医师需结合患者具体情况选择合适的肺复张压力。

2)肺复张效果的评价:如何评价肺泡复张效果,目前还无统一认识。CT 法是测定肺复张容积的"金标准",但无法在床边实时开展。目前临床上常用肺复张后氧合指数≥400mmHg 或反复肺复张后氧合指数变化<5%,来判断是否达到完全复张。也可用 PaO$_2$＋PaCO$_2$≥400mmHg(吸入氧浓度 100%)评价肺复张的效果,Borges 等通过观察复张后氧合和胸部 CT 的关系,发现 PaO$_2$＋PaCO$_2$≥400mmHg(吸入氧浓度 100%)时,CT 显示只有 5% 的肺泡塌陷,而且 PaO$_2$＋PaCO$_2$≥400 对塌陷肺泡的预测 ROC 曲线下面积 0.943,说明 PaO$_2$＋PaCO$_2$≥400mmHg 是维持肺开放可靠指标。此外,电阻抗法评价肺开放效果尚处于实验阶段。目前临床上还可根据 P-V 曲线和呼吸力学的变化判断肺复张效果。

3)肺复张的影响因素:肺复张对 ARDS 预后影响的不确定性可能与多种因素有关,以下因素影响患者对肺复张的反应性：

导致 ARDS 的病因：肺内原因和肺外原因会影响肺复张的效应，如肺炎等肺内原因的 ARDS，存在充满大量水肿液、纤维素、炎性介质、炎性细胞和的塌陷肺泡，甚至实变；肺外原因的 ARDS 主要由肺外原发灶释放大量炎症介质，通过血液循环至肺微循环，导致肺泡间质水肿明显，肺泡的可复张性好，所以肺外原因的 ARDS 对肺复张的反应好。Riva 和 Kloot 等通过动物实验证实，在相同跨肺压的条件下，肺复张更容易使肺外原因 ARDS 的塌陷肺泡复张、更好的改善呼吸力学，避免肺泡上皮细胞损伤。Wrigge 等通过 EIT 和 CT 亦发现，与肺内原因 ARDS 相比，肺复张使得肺外原因 ARDS 的肺组织分布更均一。

肺损伤的严重程度：肺损伤的严重程度影响肺复张的效果。Ornellas 等的最新研究发现，对于轻、中度和重度 ALI 患者，肺复张均可改善氧合，使塌陷肺泡复张，但不改善轻、中度 ALI 患者肺泡水肿液的清除、过度膨胀及肺部炎症的激活。

患者的病程：ALI/ARDS 的病程大致分为渗出期和纤维增殖期。渗出期对肺复张反应较好，纤维增殖期由于肺组织结构重构、间质纤维化，对肺复张反应差。

实施肺复张的压力、时间和频率：实施肺复张时压力的高低对疗效有决定性作用，压力过低，塌陷的肺泡不能复张；压力过高，易引起气压伤。ARDS 患者的肺具有不均一性，使远端塌陷的肺泡和小气道复张不仅需要一定的压力，还要一定的维持时间，因此，时间依赖性是肺复张的另一特性。开放肺泡常用的持续时间为 30～60 秒，有的可达 2 分钟。复张不同时间常数的肺泡需要开放压维持一定时间，同时这样也有利于气体重新分布。此外，实施肺复张的频率也是影响因素之一，肺损伤严重程度是决定肺复张频率的重要因素，若肺损伤较轻，需要做肺复张的频率低；肺损伤程度重，随着病情的变化，可能需要经常实施肺复张。尽管实施肺复张的最佳频率与肺损伤严重程度密切相关，但仍不推荐使用过高的复张频率和过低的复张压力。

不同的肺复张方法：不同的肺复张手法对肺复张效果会有不同，相对于 SI 和 PEEP 递增法，PCV 有类似雪崩样的开放肺泡作用和较频繁减速气流冲击，在 VILI 的 ARDS 猪模型中开放肺泡的效果较好；同时有较低平均气道压和短暂压力释放，在肺炎球菌灌注的 ARDS 猪模型中对血流动力学影响小，故压力控制法相对安全可靠。但由于 SI 实施方法简单、快速，所以当患者容量状态较好、耐受性较好时，也常选用此方法。

患者的体位影响肺复张的效果。俯卧位使得脊柱侧的跨肺压增加，从而复张塌陷肺泡，改善肺均一性和通气/血流比，增加氧合。在动物实验和临床研究中均发现与仰卧位相比，俯卧位可以明显减少背侧肺泡的过度膨胀和肺泡反复塌陷-复张。研究证实在俯卧位基础上实施肺复张，可以减小肺组织的应力、改善肺均一性，明显改善氧合，降低 PEEP。因此，俯卧位不仅有利于肺复张的实施，增加肺复张的效应，而且从某种角度来看，俯卧位本身就是一种肺复张。

肺的可复张性。目前认为高可复张的患者应积极实施 RM，复张后可选用较高水平 PEEP，维持肺泡的开放。而低可复张性的患者反复实施 RM，不但不能将塌陷肺泡复张，反而导致非依赖区的肺泡过度膨胀，导致或加重 VILI，因此，这类患者不适于积极复张，不适于选择较高 PEEP。由此可见，对可复张性的准确判断是实施肺复张的前提和保障。ARDS 患者肺的可复张性差异明显，所以对可复张性的判断是肺复张实施的前提和保障，目前依赖影像学、功能学和力学的评估来判断肺的可复张性。

ARDS 病因及病程的早晚、实施 RM 的压力高低及时间长短、实施 RM 的时机和频率、患者肺的可复张性及复张后 PEEP 的选择均影响肺复张效果。对所有 ARDS 患者均采用统一的肺复张手段，显然不妥，甚至是有害的。这也可能是 RM 临床研究难以获得阳性结果的主要原因。

（4）最佳 PEEP 的滴定：重症 ARDS 患者仍然需要较高水平 PEEP。肺复张后使用恰当的 PEEP 维持塌陷肺泡复张是 ARDS 肺保护性通气策略的重要内容。恰当的 PEEP 既能维持复张肺泡开放，又能防止肺泡过度膨胀,并且与 ARDS 病程、肺的可复张性、肺损伤类型及严重程度等因素密切相关。2010 年 Meta 分析显示使用高 PEEP 后明显改善 ARDS 患者住院病死率,对 ALI 患者影响不大。提示患者病情越重、塌陷肺泡越多,需要的 PEEP 水平越高,以维持塌陷肺泡复张、改善氧合、减轻肺损伤,进而有可能改善预后。

肺可复张性对 PEEP 选择的影响。病情严重程度、PEEP 选择方法及肺可复张性的判断都会影响 ARDS 患者对 PEEP 的反应。高可复张的患者使用高水平 PEEP 后,肺复张容积明显增加,顺应性改善;低可复张性患者使用高水平 PEEP 后肺复张容积无显著增加,顺应性反而降低。

积极寻找可行的判断肺可复张性的方法是实施肺开放策略的重要保证。ARDS 患者 PEEP 的设置方法目前缺乏大规模、前瞻、随机、对照研究,无统一标准,实验和临床研究的设置方法各不相同。目前主要有以下几种方法:①上述 NIH ARDSnet 关于小潮气量的对比研究中,依赖氧合障碍的严重程度以及维持足够氧合所需的吸入氧浓度(FiO_2)来设置 PEEP(表 56-5-1),从表中可见,该方法以维持一定动脉血氧饱和度为目标,所需 FiO_2 越高,设置的 PEEP 水平也越高,可以看出,PEEP 的设置基于患者氧合障碍的严重程度,但 PEEP 维持肺泡复张的效应如何不明确。②一些专家认为依据床边测定的肺顺应性来滴定 PEEP 水平,即设置为获得最大顺应性所需的 PEEP 水平,但最大顺应性并不代表最佳的肺泡复张。③以 Pflex 作为设置 PEEP 的依据(Pflex+2cmH$_2$O),该方法综合考虑 PEEP 对动脉氧合和心输出量的影响,但 Pflex 对应的压力仅代表塌陷肺泡开始复张,随着气道压力的升高,塌陷肺泡的复张仍在继续,故 Pflex+2cmH$_2$O 也不能反映充分的肺泡复张。④有学者提出肺泡充分复张后依据 PEEP 变化引起的动脉血氧分压变化来选择 PEEP。即 PEEP 递增法复张塌陷肺泡后逐步降低 PEEP,当动脉氧分压较前一次 PEEP 对应的值降低 5% 以上时提示肺泡重新塌陷,则动脉氧分压显著降低前的 PEEP 为最佳 PEEP。⑤应力指数法:有学者提出通过测定恒定流速、容量控制通气条件下气道压力-时间曲线吸气支的应力指数(stress index)来确定 ARDS 患者的 PEEP 水平,应力指数位于 0.9 和 1.1 之间时,提示塌陷肺泡充分复张,该指数对应的 PEEP 为最佳 PEEP。可见,上述方法从维持塌陷肺泡复张的角度设置 PEEP,更加符合 ARDS 的病理生理改变,可能成为设置 PEEP 的主要方法,但其临床实用和可靠性需要循证医学的证据加以证实。⑥在床边利用 EIT,通过观察塌陷和复张肺组织容积分布的变化及肺组织均一性的改变来滴定最佳 PEEP,着眼于使用合适 PEEP 后 ARDS 肺病理生理、组织形态学的改善,从而直观、快速反映肺复张和 PEEP 的效果、指导肺开放策略的实施,具有一定的优势和临床应用前景。

(5)调整吸呼比:吸呼比影响肺内气体分布和通气/血流比值。对于 ARDS 患者,采用反比通气,有助于传导气道与肺泡之间气体的均匀分布;延长气体交换时间;升高平均肺泡压力,改善通气/血流比值,纠正低氧血症;降低气道峰值压力,减少气压伤的可能性;形成内源性 PEEP(PEEPi),有助于时间常数长的肺泡保持复张状态,改善通气/血流比值。当然,通过延长吸气时间而产生的 PEEPi 与外源性 PEEP 不同,PEEPi 有助于稳定时间常数长的肺泡,而外源性 PEEP 主要使时间常数短的肺泡趋于稳定;辅助通气时,患者触发吸气需额外做功克服 PEEPi,增加呼吸负荷;PEEPi 难以监测和调节,且 ARDS 肺单位以时间常数短的肺泡为主,因此,临床多采用外源性 PEEP 治疗 ARDS。

(6)尽可能保留自主呼吸:采用保留部分自主呼吸的通气模式是 ARDS 呼吸支持的趋势。部分通气支持模式可部分减少对机械通气的依赖,降低气道峰值压,减少对静脉回流和肺循环的影响,从而可能通过提高心输出量而增加全身氧输送;有助于使塌陷肺泡复张,而改善通气/血流比值;可减少镇静剂和肌松剂的使用,保留患者主动运动能力和呼吸道清洁排痰能力,减少对血流动力学和胃肠运动的干扰,同时,有助于早期发现并发症。当然,部分通气支持尚存在一些问题,例如自主呼吸引起胸腔内压降低,可能使肺泡的跨肺压增大,有可能增加气压伤的危险性,需进一步研究观察。

常用的支持自主呼吸的压力预设通气主要包括压力支持通气(PSV)、容量支持通气(VSV)、气道压力释放通气（APRV）及双相气道压力正压通气（BIPAP）等。

双相气道正压通气（BIPAP）是一种定时改变 CPAP 水平的通气模式，可支持患者的自主呼吸。高水平 CPAP 促使肺泡扩张，CPAP 的压力梯度、肺顺应性、气道阻力及转换频率决定肺泡通气量。在无自主呼吸情况下，BIPAP 实际上就是压力控制通气，但有自主呼吸时，自主呼吸可在高、低两个水平 CPAP 上进行。目前认为 BIPAP 是实施低潮气量通气的最佳模式之一。容量支持通气（VSV）是 PSV 的改进模式，通过自动调节 PSV 支持水平，使潮气量保持恒定，具有较好的应用前景。另外，成比例通气（PAV）是一种新型的通气模式，吸气期呼吸机提供与患者吸气气道压力成比例的辅助压力，而不控制患者的呼吸方式。该通气模式需要患者具有正常的呼吸中枢驱动。采用 PAV 时，患者较舒适，可减少人机对抗和对镇静剂的需求量；同时利于恢复和提高患者的呼吸控制能力，适应自身通气的需求。可见，PAV 是根据患者自主呼吸设计的通气模式，更接近于生理需求，或许是治疗 ARDS 的更有前途的通气模式。

（7）俯卧位通气在 ARDS 肺保护中具有重要地位：ARDS 病变分布不均一，重力依赖区更易发生肺泡塌陷和不张，相应地塌陷肺泡的复张较为困难。俯卧位通气降低胸膜腔压力梯度，减少心脏的压迫效应，促进重力依赖区肺泡复张，有利于通气/血流失调和氧合的改善，同时还有助于肺内分泌物的引流，利于肺部感染的控制。

俯卧位通气是 ARDS 肺保护性通气策略的必要补充。既往研究显示即使已经采用小潮气量肺保护性通气和积极肺复张，仍有 10%～16% 的重症 ARDS 患者死于严重低氧血症。可见严重、顽固性低氧血症仍是十分棘手的临床难题。俯卧位时通过体位改变改善肺组织压力梯度，改变重力依赖区和非重力依赖区的分布，明显减少背侧肺泡的过度膨胀和肺泡反复塌陷-复张，减小肺组织应力、改善肺均一性，改善氧合，并且减少肺复张时的压力和 PEEP 水平，避免或减轻呼吸机相关肺损伤。另外，俯卧位后体位的改变有利于气道分泌物的引流。因此，俯卧位不仅有利于氧合改善，减轻肺损伤，还有助于气道分泌物的引流，有利于肺部炎症的控制。早期的研究发现俯卧位通气虽然能够改善 ARDS 患者氧合，但对病死率影响不大。新近的 Meta 分析发现对于严重 ARDS 患者（氧合指数低于 100mmHg）俯卧位通气不仅可以改善氧合，还可以明显改善患者预后。

俯卧位的持续时间及病情严重程度影响俯卧位的效果。俯卧位的持续时间长短与患者病情的严重程度及导致 ARDS 原因有关，肺损伤越严重，需要俯卧位时间越长，有研究发现对于重症 ARDS 患者，俯卧位的时间甚至需要长达 20 小时/每天；另外，肺内原因的 ARDS 对俯卧位反应慢，需要时间长，肺外原因的 ARDS 患者俯卧位后氧合改善较快，需时间较短。一般建议看到氧合不再升高时应该停止俯卧位通气。

俯卧位通气可通过翻身床来实施，实施过程中避免压迫气管插管，注意各导管的位置和连接是否牢靠。没有翻身床的情况下，需在额部、双肩、下腹部和膝部垫入软垫。防止压迫性损伤和胸廓扩张受限。

俯卧位通气伴随危及生命的潜在并发症，包括气管内插管及中心静脉导管的意外脱落。但予以恰当的预防，这些并发症是可以避免的。对于合并有休克、室性或室上性心律失常等的血流动力学不稳定患者，存在颜面部创伤或未处理的不稳定性骨折的患者，为俯卧位通气的禁忌证。

（8）采用 45°半卧位，以防止呼吸机相关肺炎的发生：机械通气患者平卧位易于发生院内获得性肺炎。研究表明，由于气管内插管或气管切开导致声门的关闭功能丧失，机械通气患者胃肠内容物易于反流误吸进入下呼吸道，是发生院内获得性肺炎的主要原因。前瞻性随机对照试验观察了机械通气患者仰卧位和半卧位院内获得性肺炎的发生率，结果显示平卧位和半卧位（头部抬高 45°以上）可疑院内获得性肺炎的发生率分别为 34% 和 8%（$P=0.003$），经微生物培养确诊后发生率分别为 23% 和 5%（$P=0.018$）。可见，半卧位显著降低机械通气患者院内获得性肺炎的发生。进一步相关分析显示，仰卧位和肠内营养是机械通气患者发生院内获得性肺炎的独立危险因素，格拉斯哥评分低于 9 分则是附加因素，进行肠内营养的患者发生院内感染肺炎的几率最高。因此,机械通气患者、尤其对于进行肠内营养和(或)昏迷患者,除颈部术后、进行操作、发作性低血压等情况下保持平卧位外,其余时间均应持续处于半卧位,以减少院内获得性肺炎的发生。

(9)每日唤醒、进行自主呼吸测试:机械通气一方面纠正低氧血症,改善肺泡通气,促进肺泡复张,降低患者呼吸做功,另一方面可产生呼吸机相关肺炎、呼吸机相关肺损伤、呼吸机依赖等并发症。因此,机械通气期间应客观评估患者病情,相应做出合理的临床决策,每日唤醒、适时进行 SBT,尽早脱机拔管,尽可能缩短机械通气时间。

自主呼吸试验(SBT)的目的是评估患者是否可终止机械通气。因此,当患者满足以下条件时,应进行 SBT,以尽早脱机拔管。需要满足的条件包括:①清醒。②血流动力学稳定(未使用升压药);③无新的潜在严重病变;④需要低的通气条件及 PEEP;⑤面罩或鼻导管吸氧可达到所需的 FiO_2。如果 SBT 成功,则考虑拔管(图 56-5-2)。SBT 可采用 $5cmH_2O$ 持续气道正压通气或 T 管进行。

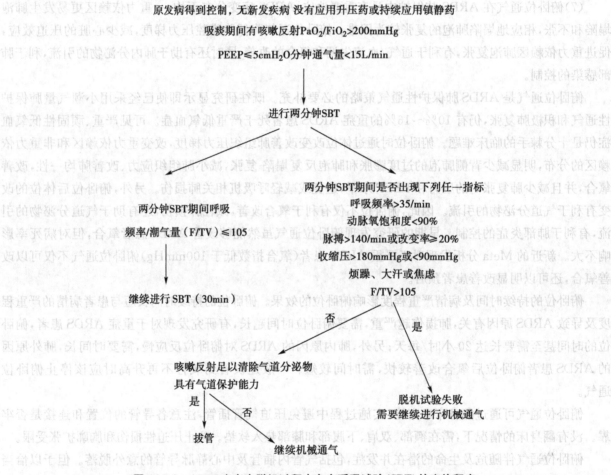

图 56-5-2　ARDS 患者在脱机过程中自主呼吸试验(SBT)的实施程序

最近前瞻、随机、多中心、对照研究表明,对达到上述条件的机械通气患者每日进行 SBT,可缩短机械通气时间,提高脱机拔管成功率。SBT 的实施程序和观察指标参照图 56-5-2 进行。SBT 方式包括 T 管、$5cmH_2O$ 持续气道正压通气(CPAP)或低水平(依据气管插管的内径采用 $5\sim10cmH_2O$)的压力支持通气。另外,有研究对比了 SBT 持续 30 分钟与 120 分钟对患者的影响,结果显示两种 SBT 时间对患者成功脱机拔管和再插管率均无显著差异,而 SBT 持续 30 分钟组住 ICU 时间和总住院时间均显著缩短(表 56-5-3)。故 SBT 推荐持续 30 分钟。需要指出的是,该方法也适用于 ALI/ARDS 以外的机械通气患者。

表 56-5-3　**SBT 持续时间**(30 分钟和 120 分钟)对患者的影响

	SBT 时间(min)		P
	30	120	
患者数(例)	270	256	
脱机拔管率(%)	87.8	84.4	0.32
SBT 失败率(%)	12.2	15.6	0.32
48 小时无再插管率(%)	13.5	13.4	0.91
ICU 病死率(%)	13	9	0.18
住院病死率(%)	19	18	0.96
ICU 停留时间(d)	10	12	0.005
总住院时间(d)	22	27	0.02

(10)"六步法"机械通气策略:缺乏统一、规范的治疗策略是重症 ARDS 治疗中临床医生面临的重大难题。如小潮气量设定,最佳持续气道正压(PEEP)选择,肺复张频率、时机、压力都十分困惑临床医生;另外高频通气,俯卧位,体外膜氧合等抢救性治疗措施的适应证、应用时机等不明确可能是重症 ARDS 患者预后差的原因之一。2010 年珍妮特(Janet)和马特海(Matthay)等从现有资料、指南推荐和临床实施经验等角度总结归纳了重症 ARDS 治疗的具体步骤和实施方法,共六个步骤(简称"六步法")。

步骤 1:小潮气量肺保护性通气(6ml/kg,如果气道平台压仍高于 30cmH$_2$O,则潮气量可逐渐降低至 4ml/kg),测量气道平台压力。如果<30cmH$_2$O,进入步骤 2a。如果>30cmH$_2$O,则进入步骤 2b。

步骤 2a:实施肺复张和(或)单独使用高 PEEP。

步骤 2b:实施俯卧位通气或高频振荡通气。

步骤 3:评价氧合改善效果,静态顺应性和无效腔通气。如果改善明显则继续上述治疗。如果改善不明显,则进入步骤 4。

步骤 4:吸入一氧化氮;如果数小时内氧合及顺应性改善不明显,则进入步骤 5。

步骤 5:小剂量糖皮质激素(须权衡利弊)。

步骤 6:考虑实施体外膜氧合。入选患者高压机械通气时间小于 7 天。

六步法使得重症医生在及时、准确判断 ARDS 患者病情严重程度的基础上,规范、有序地实施小潮气量通气、肺复张等治疗措施。重症 ARDS"六步法"将提高 ARDS 规范化治疗的可行性和依从性,有望降低患者死亡率。

3. 一氧化氮吸入　近年来,一氧化氮在 ARDS 中的作用受到重视。其生理学效应主要表现为以下几方面:①调节肺内免疫和炎症反应:主要通过杀灭细菌、真菌及寄生虫等病原体而增强非特异性免疫功能,同时可抑制中性粒细胞的趋化、黏附、聚集和释放活性物质,减少炎性细胞释放 TNFα、IL-1、IL-6、IL-8 等炎症性细胞因子,减轻肺内炎症反应。②减轻肺水肿:吸入一氧化氮可选择性扩张肺血管、降低肺动脉压力,减轻肺水肿。③减少肺内分流:一氧化氮吸入后进入通气较好的肺泡,促进肺泡周围毛细血管的扩张,促进血液由通气不良的肺泡向通气较好的肺泡转移,从而改善通气/血流失调,降低肺内分流,改善气体交换,改善氧合。可见,吸入一氧化氮不仅对症纠正低氧,而且还具有病因治疗作用。吸入的一氧化氮很快与血红蛋白结合而失活,可避免扩张体循环血管,对动脉血压和心输出量无不良影响。一般认为,吸入低于 20ppm 的一氧化氮就能明显改善气体交换,而对平均动脉压及心输出量无明显影响。由于一氧化氮吸入改善顽固性低氧血症,能够降低呼吸机条件和吸入氧浓度,对需高通气条件和高吸入氧浓度的重度 ARDS 患者,可能减少医源性肺损伤,并赢得宝贵的治疗时间。

4. 补充外源性肺泡表面活性物质　肺泡表面活性物质有助于降低肺泡表面张力,防止肺泡萎陷和肺容积减少,维持正常气体交换和肺顺应性,阻止肺组织间隙的液体向肺泡内转移。ARDS 时,肺泡Ⅱ型上皮细胞损伤,表面活性物质合成减少;肺组织各种非表面活性蛋白如免疫球蛋白、血清蛋白、纤维蛋白、脂肪酸、溶血卵磷脂以及 C 反应蛋白等浓度大大增加,竞争表面活性物质在气液界面的作用,稀释表面活性物质的浓度,并且抑制磷脂和表面活性物质合成和分泌;导致肺泡表面活性物质明显减少和功能异常。补充外源性肺泡表面活性物质在动物实验和小儿患者取得了良好效果,能够降低肺泡表面张力,防止和改善肺泡塌陷,改善通气/血流比例失调、降低气道压力以及防止肺部感染。另外,有研究认为,外源性补充肺泡表面活性物质还具有抑制微生物生长和免疫调节的作用。

目前关于表面活性物质对成人 ARDS 治疗的时机、使用方法、剂型(人工合成或来源于动物)、使用剂量、是否需要重复使用以及应用时所采取的机械通气模式和参数设置等均需进行进一步的研究和探讨。

5. 液体通气　液体通气,特别是部分液体通气明显改善 ARDS 低氧血症和肺功能,可能成为 ARDS 保护性通气策略的必要补充。目前液体通气多以 Perflubron(有人译为潘氟隆,PFC)为氧气和二氧化碳的载体。其有效机制包括以下几方面:①促进下垂和背部肺泡复张:PFC 的比重较高,进入肺内位于下垂部位或背部,使该区域肺内压升高,有效对抗由重力引起的附加静水压,促进肺泡复张。可见,PFC 的作用类似于 PEEP 的作用,但可避免 PEEP 引起的非下垂区域肺泡过度膨胀引起的气压伤以及心输出量下降的副作用。②改善肺组织病变:PFC 可减轻血浆向肺泡内渗出,促进肺泡复张;PFC 比重较大,作为灌洗液将肺泡内渗出物及炎症介质稀释清除。③类表面活性物质效应:PFC 的表面张力低,进入肺泡可作为表面活性物质的有效补充。促进肺泡复张,改善通气/血流比例失调,纠正低氧血症。

尽管液体通气用于动物 ARDS 模型的研究已经取得相当成功的经验,但用于人类的研究尚处于初级阶段。由于液体通气的作用机制是针对 ARDS 的病理生理过程,故成为 ARDS 治疗的新途径。但液体通气需较强镇静,甚至肌松抑制自主呼吸,循环易发生波动;PFC 的高放射密度,可能影响观察肺部病理改变;PFC 剂量和效果维持时间的进一步探讨均是应用液体通气需关注的方面。

6. 气管内吹气　气管内吹气(TGI)通过放置于气管或主支气管近端的导管,连续或定时向气管内吹入新鲜气体。可达到以下治疗作用:①吸气期 TGI 可减少无效腔通气,增加肺泡通气量,降低动脉血二氧化碳(CO_2)分压,升高动脉血氧分压。②提高气管内氧浓度(特别是呼气期),升高动脉血氧分压。③呼气期 TGI 可增大 PEEP。缺点是无统一的 TGI 的设备,且导管本身和高速气流皆可能损伤气管黏膜。目前主要用于 PFC 通气的辅助治疗。

7. ECMO 是重症 ARDS 肺保护性策略的最后防线　部分重症 ARDS 患者即使已经采用最优化的机械通气策略,仍然难以改善氧合,继而出现严重低氧血症和继发性器官功能障碍。体外膜氧合(extracorporeal membrane oxygenation,ECMO)是通过体外氧合器长时间体外心肺支持,也就是通过体外循环代替或部分代替心肺功能的支持治疗手段。重症低氧血症患者通过 ECMO 保证氧合和二氧化碳清除,同时积极治疗原发病,是重症 ARDS 患者的救援措施,可有效纠正患者气体交换障碍,改善低氧血症。2009 年 CESAR 和澳大利亚、新西兰用 ECMO 治疗重症甲型(H1N1)流感并发 ARDS 患者的多中心研究显示,若病因可逆的严重 ARDS 患者,通过 ECMO 保证氧合和二氧化碳清除,同时采用较低机械通气条件,等待肺损伤的修复,能明显降低患者病死率。由此可见,对充分肺复张、俯卧位通气、高频振荡通气和 NO 吸入等措施仍然无效的 ARDS,ECMO 可能是不错的选择。

8. 神经电活动辅助通气在 ARDS 肺保护方面有优势　神经电活动辅助通气(Neurally adjusted ventilatory assist,NAVA)是一种新型的机械通气模式。NAVA 通过监测膈肌电活动信号(electrical activity of diaphragm,EAdi),感知患者的实际通气需要,并提供相应的通气支持。越来越多的研究显示 NAVA 在肺保护方面有下列突出优势:①改善人机同步性,NAVA 利用 EAdi 信号触发呼吸机通气,不受内源性

PEEP 和通气支持水平的影响,与自身呼吸形式相匹配。②降低呼吸肌肉负荷。由于 NAVA 能保持良好的人机同步性,并且滴定合适的 NAVA level,从而提供最佳的压力支持,使得患者呼吸肌肉负荷显著降低。③有利于个体化潮气量选择,避免肺泡过度膨胀。NAVA 采用 EAdi 信号触发呼吸机送气和吸/呼气切换,通过患者自身呼吸回路反馈机制调节 EAdi 强度,从而实现真正意义的个体化潮气量选择。④增加潮气量和呼吸频率变异度,促进塌陷肺泡复张。动物实验证实潮气量的变异度增加能够促进塌陷肺泡复张,改善呼吸系统顺应性,同时降低气道峰压,减少肺内分流及无效腔样通气,改善肺部气体分布不均一性。研究表明 NAVA 潮气量大小的变异度是传统通气模式的两倍,更加接近生理变异状态。⑤有利于指导 PEEP 选择。由于 ARDS 大量肺泡塌陷和肺泡水肿,激活迷走神经反射,使膈肌在呼气末不能完全松弛,以维持呼气末肺容积,防止肺泡塌陷,这种膈肌呼气相的电紧张活动称为 Tonic EAdi。若 PEEP 选择合适,即在呼气末维持最佳肺容积、防止肺泡塌陷,Tonic EAdi 也应降至最低。在 ALI 动物实验中发现当 Tonic EAdi 降至最低的 PEEP 水平即为 EAdi 导向的最佳 PEEP,还需进一步临床研究证实 Tonic EAdi 选择 PEEP 的可行性和价值。

9. 变异性通气可能具有 ARDS 肺保护作用 变异性通气(variable mechanical ventilation)是呼吸频率和潮气量按照一定的变异性(随机变异或生理变异)进行变化的机械通气模式。这种通气模式不是简单通气参数的变化,而是符合一定规律的通气参数的变异,可能更符合患者生理需要。临床及动物研究均发现变异性通气能改善 ARDS 氧合和肺顺应性,促进肺泡复张,减轻肺损伤。Suki 等研究发现,变异性通气可以促进重力依赖区塌陷肺泡的复张,增加相应区域血流分布,有肺保护作用。可能的原因为:变异性通气过程中产生与患者需要想匹配的不同的气道压力和吸气时间,从而使得不同时间常数的肺泡达到最大限度的复张和稳定。Gama 等在动物实验中发现 PSV-变异性通气可以明显改善 ALI 动物氧合。变异性通气的肺保护作用还需要进一步研究。

(四)其他治疗

肺外器官功能支持和全身营养支持是 ARDS 治疗不可忽视的重要环节。近年来,早期有力的呼吸支持使患者较少死于低氧血症,而主要死因是 MODS。ARDS 恶化可诱发或加重其他器官发生功能障碍,甚至衰竭,而肺外器官功能的衰竭反过来又可加重 ARDS。加强肺外器官功能支持,防止 MODS 的发生和发展,可能是当前改善 ARDS 患者预后的重要手段。

1. 液体管理 液体管理是 ARDS 治疗的重要环节。ARDS 的肺水肿主要与肺泡毛细血管通透性增加导致血管内液体漏出有关,其次毛细血管静水压升高可加重肺水肿的形成。故对 ARDS 应严格限制液体输入。通过限制输液和利尿而保持较低肺动脉嵌顿压的 ARDS 患者,有较好的肺功能和转归。而且,早期限制输液和利尿并不增加肾衰和休克的危险性。因此,在维持足够心输出量的前提下,通过利尿和适当限制输液量,保持较低前负荷,使肺动脉嵌顿压不超过 12mmHg 是必要的。当然,应注意避免患者出现低血容量状态,导致心输出量降低和全身组织缺氧。

ARDS 时补液的种类,如输注胶体或晶体,一直存在争议。有研究认为,ARDS 时肺毛细血管通透性增加,输注的胶体漏入肺组织间隙,不但抵消了正常情况下肺毛细血管与肺间质间存在的胶体渗透压差,使对抗血液成分进入组织间隙的压力差减小,而且组织间隙和肺泡内富含蛋白质的水肿液难以清除,加重病情。而有的学者则认为,输注晶体液提高肺毛细血管渗透压的作用小,相反却能很快进入肺组织间质与肺泡,加重肺水肿,而胶体液能迅速提高毛细血管胶体渗透压,阻止血液向肺间质和肺泡内转移。一般主张在 ARDS 早期,肺毛细血管通透性明显增加的情况下,输注晶体液;当血清蛋白浓度降低时,可输注胶体液如血浆和代血浆制品,必要时应用白蛋白。

创伤患者肺水肿发生率高,肺水肿的发生与肺毛细血管通透性持续升高,静水压升高/胶体渗透压下降有关,因此,严格液体限制,提高胶体渗透压,降低静水压显得尤其重要。

2. 营养和代谢支持 早期营养支持值得重视。危重患者应尽早开始营养代谢支持,根据患者的肠道功能情况,决定营养途径。肠道功能障碍的患者,采用肠外营养,应包括糖、脂肪、氨基酸、微量元素和维生素等营养要素,根据全身情况决定糖脂热卡比和热氮比。总热卡量不应超过患者的基本需要,一般为25~30kcal/(kg·d)。如总热卡过高,可能导致肝功能不全、容量负荷过高和高血糖等并发症。肠道功能正常或部分恢复的患者,尽早开始肠内营养,有助于恢复肠道功能和保持肠黏膜屏障,防止毒素及细菌移位引起 ARDS 恶化。

3. 促进肺泡上皮修复和水肿液吸收 促进肺泡上皮细胞修复是 ARDS 肺功能恢复的重要条件。动物实验证实上皮生长因子(EGF)、角质细胞生长因子(KGF)、转化生长因子(TGF)和成纤维细胞生长因子(FGF)等能够促进肺泡上皮修复。但缺乏临床资料。肺泡水肿液吸收主要为被动吸收,但也包括主动 Na⁺ 转运,肾上腺能激动剂对此可能具有促进作用,但尚缺乏临床对照资料。

4. 其他 ARDS 是 MODS 的一个重要组成部分,对 ARDS 的治疗是防治 MODS 的一部分。进行 ARDS 呼吸功能支持和治疗的同时,不容忽视对循环功能、肾功能、肝功能等器官功能的监测和支持。

(五) ARDS 机械通气策略的具体实施步骤

机械通气是 ARDS 重要的治疗手段,经过大量的临床研究和具体实践,小潮气量肺保护性通气、肺开放策略和针对重症 ARDS 的救援措施均逐步应用于临床。面对重症 ARDS,尤其是严重、顽固性低氧血症的患者,临床医生对于机械通气治疗措施的选择和实施需要有正确的判断和清晰的思路。我们根据文献及实践经验初步拟定 ARDS 机械通气治疗流程图(图 56-5-3),以使 ARDS 机械通气治疗更加规范、有序,为临床医生提供清晰的治疗临床思路。

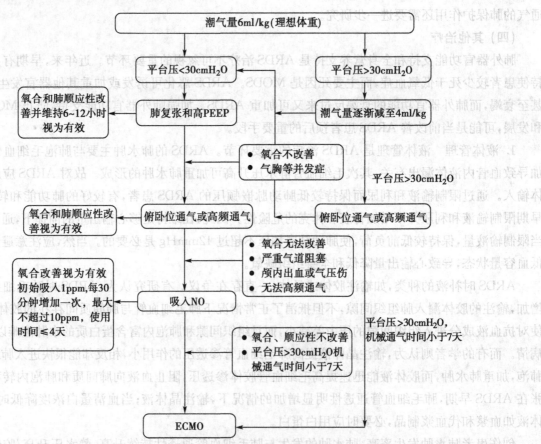

图 56-5-3 ARDS 患者机械通气治疗流程图

第六节　ARDS 中的右室保护策略

尽管对 ARDS 的病理生理已经有了充分的了解，肺保护性通气策略也成为了 ICU 的常规治疗手段，但 ARDS 的死亡率仍然很高，其中的一个重要的原因是，ARDS 的患者常伴有肺动脉的功能异常。ARDS 患者治疗的一个重点是如何代偿以及减少这种异常。我们知道，ARDS 除了会引起肺泡的损伤以外，同时也累及肺血管，导致肺动脉高压。肺血管的重构过程是可逆的，其对血流动力学的影响会累及右心室。最近的一项研究发现，肺动脉功能异常的程度是预后的独立危险因素，同时，有学者发现，CVP 高于 PAWP 是死亡率的一个很强的独立危险因素。因此，在 ARDS 的患者中，右心保护需要引起足够的重视。近些年来，一种新的机械通气策略——"右心保护策略"引起了越来越多的关注。

在正常情况下，由于肺动脉系统的阻力低，顺应性高，右室的收缩力很小。因此，其对肺血管阻力的升高非常敏感，很容易超过其代偿能力，导致收缩功能障碍。然而，由于其舒张弹性也很低，右心室能够通过舒张进行一定程度的调节。

自主呼吸时，右心室处于最佳的工作状态。由于胸腔负压的存在，静脉回流处于最佳状态，并且由于跨肺压较低，右室的后负荷也较小。正压通气时，胸腔内压变为正值，同时上腔静脉的胸腔部分或者完全塌陷，导致体循环的静脉回流减少。而 PEEP 越大，其对静脉回流的影响越明显。而跨肺压增加时，右室的后负荷增加，在潮气量较大，肺顺应性降低时情况尤为明显，这两种情况下，肺的毛细血管可能会受到肺泡的压迫而塌陷。因此，在 ARDS 的患者中，右室的功能障碍会引起急性的肺心病。

很多研究都是用肺动脉导管来评估 ARDS 患者的右心功能及肺循环状态。历史上，对于右室心肌梗死的患者，人们曾将右室收缩功能障碍定义为 CVP>PAWP。在 ARDS 患者中，最近又有人提出来可以将其用于 ARDS 患者右心功能的评估。快速反应的热稀释法显示，ARDS 患者中右室容量较右室压力更能评估其前负荷，并且快速反应的热稀释法可以用来计算右室射血分数。

在 ARDS 患者中，可以通过经胸或者经食管超声来评估患者的心脏功能。只要患者处于气管插管机械通气状态，常规推荐经食管超声，因为其受操作者的影响更小，也更易于重复。在这种情况下，可以使用重点评估的方法对右室功能进行定性评估，主要采用四腔，短轴以及大血管切面。超声的主要目的在于评价肺损伤以及正压通气对于右室功能的影响，从而调整机械通气的策略。

急性肺心病的患者常合并右室的扩张及收缩末期的室间隔矛盾运动。右室的扩张通常伴随着右房及下腔静脉的扩张以及三尖瓣的反流，这通过超声很容易发现。室间隔的矛盾运动通常在左室短轴进行观察，其发生的基础在于收缩末期左右心室的压力梯度发生变化。另外，对肺动脉的血流进行测量也可以有助于判断右室是否可以克服其后负荷。

肺保护性通气策略的推行对于急性肺源性心脏病的发生率有很大的影响。在实行肺保护性通气策略之前，有研究显示，ACP 的发病率可以高达 60%，所有出现严重的右室扩张的患者均最终死亡。在限制了平台压后，ACP 的发病率下降至 25% 左右，随着 ARDS 程度的不同略有变化。很多研究已经显示，呼吸机的设定以及机械通气策略会对右室功能产生显著影响。首先，通过 TEE 可以发现，正压通气对于右心室的影响与潮气量直接相关，同时，最近的一项大规模的研究显示，ACP 的发生率与平台压显著相关。其次，PEEP 在吸气相和呼气相均会加重右室负荷。研究发现，即使严格限制了平台压，使用高 PEEP 的通气策略也会对右室功能造成损害。最后，由于高碳酸血症会收缩肺血管，其会使机械通气对右室后负荷的影响进一步恶化。

考虑到机械通气对 ARDS 患者右室功能的影响，近年来有学者提出了一种新的机械通气策略：右室保护策略，其概念简而言之即：有利于右室的即有利于肺。右室保护策略的首要目标是限制平台压。当右室功能障碍出现血流动力学后果时，平台压必须严格限制在 27cmH$_2$O 以下，这是右室的安全限。第二个目标是评估肺复张及过度牵张时不断增加的 PEEP 的影响,但目前仍难以进行床旁测量。CT 可能是最有效的测量方法,但难以应用于临床中。然而,当肺以过度牵张为主时,右室功能受损,这种情况下的反应应该是降低 PEEP。因此,研究右室功能能够帮助 ICU 医师去寻找肺复张及肺过度牵张之间的平衡。最后,正如之前所强调的,必须通过减少设备无效腔(湿化器)及增加呼吸频率来限制高碳酸血症,同时不额外产生内源性 PEEP,后者对右室功能同样会有影响。

在一些非常严重的 ARDS 患者中,很难将血气控制,呼吸力学以及右室保护结合在一起。因此,应该进行俯卧位治疗。俯卧位可以使得肺复张,从而降低气道压;可以通过增加 PaO_2 以及降低 $PaCO_2$ 来减少肺血管的收缩,这些可以显著地改善右室功能。从另一个角度说,俯卧位能够将肺保护性策略及右室保护策略有机地结合起来。最近有报道认为,这种策略应该被纳入常规治疗。

ARDS 患者出现急性肺心病时药物治疗很有效。吸入一氧化氮(NO)可以改善 ARDS 患者的右室收缩功能,尽管尚未发现其有改善死亡率的作用。临床实践中,如果患者在优化了机械通气后仍有与 ACP 相关的持续休克时,可以尝试使用 NO。去甲肾上腺素可以改善右室的灌注压,从而能够改善右室的功能,但目前仍没有在 ARDS 患者中的研究。最后,已经有研究证实,在心肌梗死相关的右心衰竭中,钙离子增敏剂(左西孟旦)优于多巴酚丁胺。而在 ARDS 中,其也有改善肺循环,增加右室收缩力的作用。

(邱海波)

参考文献

1. Rubenfeld GD, Caldwell E, Peabody E, et al. Incidence and outcomes of acute lung injury. N Engl J Med, 2005, 353: 1685-1693.

2. Lu Y, Song Z, Zhou X, et al. A 12-month clinical survey of incidence and outcome of acute respiratory distress syndrome in Shanghai intensive care units. Intensive Care Med, 2004, 30: 2197-2003.

3. Lim SC, Adama AB, Simonson DA, et al. Intercomparison of recruitment maneuver efficacy in three models of acute lung injury. Crit Care Med, 2004, 32: 2371-2377.

4. Quasney MW, Waterer GW, Dahmer MK, et al. Association between surfactant protein B+1580 polymorphism and the risk of respiratory failure in adults with community acquired pneumonia. Crit Care Med, 2004, 32: 1115-1159.

5. Lmai Y, Kuba K, Rao S, et al. Angiotensin-converting enzyme 2 protects from sever acute lung failure. Nature, 2005, 436: 112-116.

6. Marshall RP, Webb S, Bellingan GJ, et al. Angiotensin converting enzyme insertion/deletion polymorphism is associated with susceptibility and outcome in acute respiratory distress syndrome. Am J Crit Care Med, 2002, 166: 646-650.

7. Villar J, Kacmarek RM, Perez-Mendez L, et al. A high positive end-expiratory pressure, low tidal volume ventilatory strategy improves outcome in persistent acute respiratory distress syndrome: a randomized, controlled trial. Crit Care Med, 2006, 34: 1311-1318.

8. Henzler D, Pelosi P, Dembinski R, et al. Respiratory compliance but not gas exchange correlates with changes in lung aeration after a recruitment maneuver: an experimental study in pigs with saline lavage lung injury. Crit Care, 2005, 9: R471-482.

9. Grasso S, Terragni P, Mascia L, et al. Airway pressure-time curve profile (stress index) detects tidal recruitment/hyperinflation in experimental acute lung injury. Crit Care Med, 2004, 32: 1018-1027.

10. American Thoracic Society and the Infectious Diseases Society of American. Guidelines for the management of adults with hospital-acquired, ventilator-associated, and healthcare-associated pneumonia. Am J Respir Crit Care Med, 2005, 171: 388-416.

11. Steinberg KP, Hudson LD, Goodman RB, et al. Efficacy and safety of corticosteroids for persistent acute respiratory distress syndrome. N Engl J Med, 2006, 354: 1671-1684.

12. Meade MO, Cook DJ, Guyatt GH, et al. Lung Open Ventilation Study Investigators. Ventilation strategy using low tidal volumes, recruitment maneuvers, and high positive end-expiratory pressure for acute lung injury and acute respiratory distress syndrome: a randomized controlled trial. JAMA, 2008, 299: 637-645.

13. Huh JW, Jung H, Sook CH, et al. Efficacy of positive end-expiratory pressure titration after the alveolar recruitment manoeuvre in patients with acute respiratory distress syndrome. Crit Care, 2009, 13: R22.

14. Terragni PP, Sorbo LD, Mascia L, et al. Tidal Volume Lower than 6ml/kg Enhances Lung. Anesthesiology, 2009, 111: 826-835.

15. Bodenstein M, David M, Markstaller K. Principles of electrical impedance tomography and its clinical application. Crit Care Med, 2009, 37(2): 713-724.

16. Talmor DS, Fessler HE. Are esophageal pressure measurements important in clinical decision-making in mechanically ventilated patients? Respir Care, 2010, 55: 162-172.

17. Papazian L, Forel J M, Gacouin A, et al. Neuromuscular blockers in early acute respiratory distress syndrome. N Engl J Med, 2010, 363: 1107-1116.

18. Michael A, Matthayl, Steven idell, et al. Update on Acute Lung Injury and Critical Care Medicine 2009. Am J Respir Crit Care Med, 2010, 181: 1027-1032.

12. Meade MO, Cook DJ, Guyatt GH, et al. Lung Open Ventilation Study Investigators. Ventilation strategy using low tidal volume, recruitment maneuvers, and high positive end-expiratory pressure for acute lung injury and acute respiratory distress syndrome: a randomized controlled trial. JAMA, 2008, 299:637-645.

13. Terragni PP, Scho LD, Mascia L, et al. Tidal Volume Lower than 6ml/kg Enhances Lung Protection. 2009, 111:826-835.

14. Rodenstein M, David M, Parsa cello K, Dinople, of electrical Impedance tomography and its clinical applications for the ...

17. Papazian l, Forel J M, Gacouin A, et al. Neuromuscular blockers in early ...

第五十七章　呼吸支持治疗在休克治疗中的作用

休克是全身有效循环血量明显下降,引起组织器官灌注量急剧减少,导致组织细胞缺氧以及器官功能障碍的临床病理生理过程。有效循环血量明显降低和组织器官低灌注是休克的血流动力学特征,组织缺氧是休克的本质,其最终结果是多器官功能障碍综合征(MODS)。休克的本质决定了休克复苏的根本目标是纠正组织缺氧,防止 MODS 的发生。

氧输送减少是导致组织缺氧的主要原因。氧输送由动脉血氧含量和心指数决定,而动脉血氧含量由动脉血氧分压或动脉血氧饱和度和血红蛋白含量决定。因此,提高动脉血氧分压或动脉血氧饱和度是提高氧输送的重要环节。临床上常用的提高动脉血氧分压或动脉血氧饱和度的呼吸支持手段主要包括氧气疗法和机械通气。

第一节　氧　气　疗　法

氧气疗法是指通过简单的连接管道在常压下向气道内增加氧浓度的方法,简称氧疗。现在广泛认为,应将氧视为一种药物,氧疗应有相应的指征、用法、剂量、疗程,并监测疗效。

一、氧疗的适应证

(一) 纠正组织缺氧

正常情况下,组织氧分压低于 20mmHg 时,组织细胞即开始无氧代谢。因此通过氧疗纠正低氧血症,增加动脉血氧含量,进而增加氧输送,改善组织细胞缺氧具有重要意义。临床上,对于不同疾病类型的患者,开始氧疗的指征也有不同。

1. 理论上,只要动脉血氧分压降至正常水平以下就可以给予氧疗,由于轻度低氧血症时,患者可以通过增加组织对氧气的摄取来代偿,因此,对于那些单纯低氧血症的急性疾病患者,当动脉血氧分压低于 60mmHg 或动脉血氧饱和度低于 90% 时,应实施氧疗,且可以给予高浓度的氧气吸入。

2. 对于低氧血症伴有高碳酸血症(常见于慢性阻塞性肺疾病)的患者,由于其呼吸中枢对血中二氧化碳浓度变化的敏感性较低,其呼吸主要靠低氧血症对外周化学感受器的兴奋作用来维持通气代偿,而外周化学感受器仅在 PaO_2 低于 60mmHg 时起兴奋作用,因此,这类患者一般在 PaO_2 低于 50mmHg 时才给予氧疗,且氧浓度也应该控制在较低水平。

3. 对 PaO_2 正常但存在组织缺氧的患者,如:休克、心输出量减少、急性心肌梗死、贫血、高代谢状态等,不管其 PaO_2 水平,一般均需给予氧疗。

(二) 降低呼吸功

低氧血症和缺氧及其引起的酸中毒刺激呼吸中枢,作为代偿性反应,呼吸频率加快、通气量增加,引起呼吸肌肉作功增加,结果呼吸氧耗增加,形成恶性循环,加重低氧血症。通过氧疗增加吸入氧浓度,可降低机体对通气的需要,从而降低呼吸功。

(三) 减少心肌作功

低氧血症和缺氧可引起心血管系统发生代偿性反应,使得心肌作功增加,心肌氧耗增加,加重心肌的氧供和氧需的失衡。对于休克的患者,机体氧耗量的增加可进一步加重组织缺氧和血流动力学紊乱的程度。通过氧疗纠正低氧血症,减少心肌作功和氧耗具有重要意义。

二、氧疗的禁忌证

氧疗无特殊禁忌证,但应慎用于百草枯中毒及使用博来霉素者,因前者高浓度氧会增加其毒性作用,后者高浓度氧会加重其致肺纤维化的作用。

三、氧疗的实施

(一) 氧疗的装置

根据氧疗系统提供的气体是否能够满足患者吸气的需要,一般将氧疗装置分为低流量给氧系统和高流量给氧系统。低流量给氧系统是指其氧流量为患者提供部分吸入需要,剩余部分由空气补充,吸入氧浓度取决于氧流量、患者的潮气量、储气囊、呼吸频率和呼吸方式,包括鼻塞、鼻导管、简单面罩和附储气囊面罩,临床实施较方便,患者易于耐受。高流量给氧系统提供的气体流量可以完全满足患者的吸入需要,并不受患者通气方式的影响,可以提供较准确的、不同浓度的氧气,主要为 Venturi 面罩。对于病情相对稳定,且对吸入氧浓度准确性要求不高的患者,宜采用低流量给氧系统进行氧疗,反之则需采用高流量给氧系统。

(二) 氧疗的方法

1. **鼻导管与鼻塞** 鼻导管与鼻塞是临床上最常用的氧疗方法,具有简单、方便、舒适、价廉等优点,可允许患者在一定范围内活动,不影响患者说话、进食、咳嗽,易被患者接受。但在烦躁不安或神志不清的患者易脱出,易被鼻腔分泌物阻塞,吸氧浓度不易控制,且流量过大($>5L/min$)时可引起鼻腔不适和鼻黏膜干燥。鼻导管应每 $8\sim12$ 小时更换一次,且换至另一侧鼻孔。也可使用双侧鼻导管,可同时插入双侧鼻前庭,疗效相似,较单侧鼻导管更方便舒适。鼻塞使用较软而光滑的硅胶、有机玻璃或塑料材料制作而成,使用时紧密置于鼻前庭,鼻塞较鼻导管舒适,易被患者接受,氧疗效果与鼻导管相似。使用鼻导管或鼻塞进行氧疗时,其 FiO_2 与氧流量有关,其推算公式为:$FiO_2=[21+4\times 氧流量(L/min)]/100$。但实际上 FiO_2 还受潮气量和呼吸频率的影响;张口呼吸、说话、咳嗽和进食会使 FiO_2 降低。

2. **普通面罩** 一般用塑料或橡胶制成,氧气输入位于面罩底部,两侧是呼气孔,面罩需与患者面部保持紧密贴合并用头带固定于患者头面部防止漏气。与鼻导管/鼻塞相比,面罩能提供中等的 FiO_2,一般能达到 35%(氧流量 6L/min)至 55%(氧流量 10L/min)。但面罩给氧影响患者的进食和说话,在睡眠变换体位或烦躁不安时容易脱落或移位,患者呕吐时易发生呕吐物误吸。

3. **附储气囊面罩** 未进行气管切开或气管插管的患者需吸入高浓度氧气($FiO_2>60\%$)时,需在普通面罩上加装一体积为 $600\sim1000ml$ 的储气囊。氧流量须在 5L/min 以上,以确保储气囊适当充盈和将面罩内 CO_2 冲洗出。根据呼出气体的重复吸入可分为以下两种。

(1)部分重复呼吸面罩:氧气持续流入储气囊,呼气时,呼出气的前三分之一进入储气囊和供氧混合,剩余部分则通过呼气孔排出,吸气时,患者重复吸入部分呼出气体。该面罩能提供的最高 FiO_2 大约为 60%。

(2)无重复呼吸面罩:面罩使用了两套单向活瓣,一套单向活瓣覆盖在面罩侧孔外侧以保证吸气相所有吸入气体来自储气囊,另一单向活瓣位于面罩和储气囊之间,以确保呼出气不进入储气囊而是经过侧孔或面罩周围排出。在氧流量超过 10L/min 时,FiO_2 可以达到 80%~95%。

4. **Venturi 面罩** 根据 Venturi 原理,氧气经过狭窄的孔道进入面罩时,在喷射气流周围产生负压将一定量的空气从开放的边缝吸入面罩以稀释氧至所需浓度制成的。该面罩能提供的 FiO_2 范围是 24%~50%,可在面罩上调定。Venturi 面罩具有以下优点:①可提供较恒定的 FiO_2;②由于喷射入面罩的气体流速超过患者吸气时的最高流速和潮气量,因此,患者通气模式变化不影响 FiO_2;③不需要湿化,不受张口呼吸的影响;④高流速气体迫使面罩中呼出气的 CO_2 排出,基本无 CO_2 潴留。

5. 其他氧疗方法　包括经环甲膜穿刺气管导管给氧、氧帐、头罩等。

四、氧疗的注意事项

(一) 氧疗的监测

由于各种氧疗方法 FiO_2 变化较大且难以准确判定,因此除了严密观察患者神志、呼吸状态、发绀、心率等临床体征变化外,还需定期进行动脉血气分析直接测量 PaO_2 或 SaO_2,或采用脉搏血氧仪持续测定 SpO_2 来监测氧疗效果。

(二) 氧疗中的湿化

氧疗时对吸入氧气的湿化有助于保护气道与支气管黏膜,防止分泌物结痂。当氧流量在 $1\sim4L/min$ 时,不论使用何种氧疗方法,口咽或鼻咽部均能对吸入气体充分湿化,不需要特别加湿,但在高流量氧疗或直接经气管内给氧时则应对吸入气体进行充分的湿化,常要求在吸入气体通路上连接一加温湿化器,但应注意,加温后气体到达下呼吸道时其温度不能超过 $40℃$,否则将严重影响纤毛活动,并导致呼吸道烫伤。

(三) 氧疗的不良反应

氧疗对纠正低氧血症所致的缺氧疗效肯定,但也需注意其不良反应。氧疗的不良反应主要包括:呼吸道黏膜损伤和分泌物结痂、高碳酸血症、细菌污染、吸收性肺不张、氧中毒等。

第二节　机械通气

对于休克的患者,如经过积极的氧疗,不能维持足够的动脉血氧分压或动脉血氧饱和度,组织缺氧依然存在时,应早期采用机械通气方式进行呼吸支持治疗。

一、机械通气的目标

(一) 机械通气的生理目标

1. 维持适当的肺泡通气,需根据患者的病情制定个体化的通气目标。

2. 改善或维持动脉氧合,纠正低氧血症,提高氧输送。在吸入氧浓度适当的条件下,维持 $SaO_2>90\%$ 或 $PaO_2>60mmHg$。

3. 维持或增加肺容积,特别是呼气末肺容积的维持,可预防和治疗肺不张及其相关的氧合、顺应性、防御机制异常。

4. 减少呼吸肌作功,机械通气替代患者呼吸肌作功,降低呼吸肌氧耗,有助于改善其他重要脏器的氧供,防止 MODS。

(二) 机械通气的临床目标

1. 纠正低氧血症　通过改善肺泡通气量、增加功能残气量、降低氧耗,可纠正低氧血症和组织缺氧。

2. 纠正急性呼吸性酸中毒。

3. 缓解缺氧和 CO_2 潴留引起的呼吸窘迫。

4. 防止或改善肺不张。

5. 防止或改善呼吸肌疲劳。

6. 保证镇静剂和肌松剂的安全性。

7. 减少全身和心肌的氧耗。

8. 降低颅内压　通过控制性的过度通气,降低颅内压。

9. 促进胸壁的稳定　在胸壁完整性受损的情况下,机械通气可促进胸壁稳定,维持通气和肺膨胀。

二、机械通气的适应证及禁忌证

(一)机械通气的适应证

各种原因引起的急性呼吸衰竭或慢性呼吸衰竭急性加重,经保守治疗后效果不佳而且病情继续发展者、呼吸停止及某些特殊治疗目的,均为机械通气的适应证,具体如下:

1. 心肺复苏。

2. 通气功能异常　呼吸肌功能异常、呼吸驱动力下降、气道阻力增加或气道阻塞。

3. 氧合异常　难治性低氧血症、需要 PEEP、呼吸做功明显增加。

机械通气除上述适应证外,还可用于下列特殊的环境,如麻醉中保证镇静和肌松剂的安全使用;减少全身和心肌的氧耗;过度通气降低颅内压;促进肺泡复张、预防肺不张等。

(二)机械通气开始的时机

一般来说,患者的呼吸生理指标或循环指标恶化到一定程度(表 57-2-1 中任意一项)时,均需开始机械通气治疗。

表 57-2-1　开始机械通气的指标

通气力学指标	
潮气量(ml/kg)	$<3(5\sim7)$
呼吸频率(次/分)	>35 或 $<5(15\sim20)$
呼吸浅快指数(f/Vt)	>105
每分通气量(L/min)	<3 或 $>20(6\sim10)$
肺活量(ml/kg)	$<10\sim15(65\sim75)$
第一秒用力呼气量(ml/kg)	<10
最大吸气压(cmH$_2$O)	$<-25\sim-20(-75\sim-100)$
生理无效腔量/潮气量	$>0.6(0.25\sim0.4)$
气体交换指标	
PaO$_2$(吸氧浓度>0.5)(kPa)	$<6.7(>10.7)$
P(A-a)O$_2$(kPa)	$>46\sim60(3.3\sim8.6)$
PaCO$_2$(kPa)	$>6.7\sim8.0(4.6\sim6.0)$
PaO$_2$/FiO$_2$	<300
Qs/Qt	$>15\%$
循环指标	
心输出量(L/min)	<2
心输出量指数[L/(min·m^2)]	<1.2

这些指标虽然很重要,但患者是否需要机械通气治疗,关键还要根据患者的病情结合医师的临床经验来综合判断。还需注意的是,多数情况下,医生更多的依据患者的呼吸生理指标恶化程度决定是否开始机械通气治疗,常常忽略了循环指标变化,使得患者丧失了早期救治的机会。对于休克的患者,更应该全面评估患者的呼吸生理指标、循环血流动力学指标以及全身氧输送及氧消耗的指标综合判断,适时开始机械通气治疗。

(三) 机械通气的禁忌证

随着机械通气技术的不断进步,机械通气的应用范围越来越广,一些原来认为的禁忌证经过特殊处理后,或者使用特殊的通气方式,亦可进行机械通气。目前一般认为,机械通气没有绝对的禁忌证,对于一些特殊疾病,可归结为机械通气的相对禁忌证,主要包括:

1. 气胸 气胸患者接受机械通气易发生张力性气胸,进一步压缩功能不全的肺组织,加重呼吸衰竭。因此,这类患者在接受机械通气时必须采取胸腔闭式引流,并且在机械通气过程中注意避免加重气胸的因素,包括通气压力、胸腔闭式引流的通畅程度等。

2. 咯血 过去认为,咯血患者应用气管插管及机械通气可诱发剧烈咳嗽,导致咯血加重或大咯血,且正压通气可能将凝血块送至远端小气道及肺泡,引发肺不张。为避免气管插管加重咯血,通常在插管前给予患者充分咽喉局部麻醉,使咳嗽反射消失或明显减弱,并由技术熟练者实施气管插管操作或经纤维支气管镜引导插管,保证插管安全准确。进行机械通气前,先将气道内凝血块清除,反复冲洗和引流气道,并可借助纤维支气管镜进行局部止血治疗。研究表明,只要吸入气体湿化恰当,正压通气并不影响气道黏膜纤毛上皮的廓清功能,反而可经气管导管引流吸引气道内积血,保持气道通畅,避免窒息。

3. 肺大疱 肺大疱伴呼吸衰竭患者实施机械通气时,气道及大疱内压力升高引起大疱破裂,引起气胸、纵隔气肿、皮下气肿等气压伤。但经过广泛的临床实践认为,根据患者肺大疱程度、范围、有无气胸病史,严格掌握机械通气的适应证,通气过程中严密监测,采用压力预设模式及保护性通气策略,改善人机协调性,一旦发生气胸,立即进行胸腔闭式引流。

4. 低血压及心力衰竭 由于心肺相互作用,低血压及心衰患者进行机械通气时,正压通气可增加胸内压,减少回心血量,减少心输出量,加重低血压及心衰。对于休克患者在进行机械通气时,应充分考虑到心肺相互作用的影响,补充充足的血容量,并采用小潮气量和较快的呼吸频率,以减少正压通气对血流动力学的不良影响。而对于心力衰竭患者,机械通气可降低心脏前负荷及后负荷,对心衰的治疗有利。因此,对于休克和心力衰竭患者也可进行机械通气治疗。

三、休克患者机械通气的实施

休克患者进行机械通气的目的是纠正低氧血症,降低机体氧耗量,改善组织缺氧。但目前临床常用的机械通气模式均为正压通气,违背了正常呼吸生理机制,在心肺相互作用影响下,会对心血管功能产生抑制作用。因此,如何对休克患者实施正确的机械通气治疗,优化参数设置,既达到改善组织缺氧的目的,又尽可能降低对血流动力学及心功能的不良影响,是临床医生关注的要点。

(一) 无创机械通气与有创机械通气的选择

根据呼吸机与患者相连接方式的不同,机械通气可分为无创机械通气和有创机械通气两种形式。前者通过鼻罩或口鼻面罩将呼吸机与患者相连接,后者则借助于人工气道实现呼吸机与患者的连接。

1. 无创通气 无创机械通气由于避免气管插管/气管切开相关的并发症,并保留患者正常的吞咽、谈话和咳嗽等正常生理功能,易于实施和拆除,允许间歇性使用,增加患者的舒适感,减少了镇静肌松剂的使用,其在重症患者中的应用越来越引起大家的重视。

多种病因所致的呼吸衰竭均可考虑使用无创机械通气,总体可以分为两类:气道阻塞性疾病(如COPD急性加重、支气管哮喘、囊性纤维化、阻塞性睡眠呼吸暂停综合征等)和低氧性呼吸衰竭(如ARDS、肺炎、肺水肿等)。

无创通气的禁忌证包括:心肺复苏、血流动力学不稳定、呼吸暂停或即将发生呼吸暂停、未控制的上消化道出血、不能控制的呕吐、不能保护上呼吸道或清除气道分泌物、多器官衰竭等。

休克患者一方面血流动力学极不稳定,且大多数患者存在精神紧张、焦虑、烦躁或意识淡漠等情况,部分患者可能伴随多器官功能障碍的存在,因此对于选择无创机械通气进行呼吸支持应非常慎重。

2. 有创机械通气　有床机械通气由于建立了人工气道与呼吸机相连接,可充分保证患者所需的通气需求,因此,对于伴随躁动、呼吸急促等情况的休克患者,可应用镇静肌松等药物抑制患者自主呼吸,保证机械通气能够顺利、安全的进行,同时能够降低呼吸肌和全身氧耗量,减少进一步加重机体氧代谢障碍。因此,对于休克患者,特别是血流动力学极不稳定及伴有多器官功能障碍的患者,应考虑进行有创机械通气治疗。

(二) 人工气道的建立

人工气道是将导管直接插入气管或经上呼吸道插入气管所建立的气体通道,为气道的通畅、有效引流及机械通气提供条件。目前最常用的人工气道是气管插管和气管切开管。一般来说,短期或紧急情况需要机械通气治疗时常选择气管插管建立人工气道,而对于长期机械通气治疗或伴有反复误吸、喉部狭窄、意识障碍的患者,在病情相对平稳时,可考虑进行气管切开。

(三) 机械通气模式的选择

总的来讲,通气模式可概括为容量预置型通气和压力预置型通气,许多通气模式都是在这两类模式的基础上衍生出来的。

1. 容量预置型通气模式　是指预设潮气量/每分通气量,气道压力由呼吸机设置条件、患者自身呼吸系统机械特性及人机协调性等因素决定,主要有容量预置型辅助/控制通气、同步间歇指令通气等。其优点是潮气量恒定,小潮气量通气对 ALI 与 ARDS 有益,易于监测呼吸系统机械特性。缺点是当气道阻力或顺应性变化时,可产生过高气道压,容易导致呼吸机相关肺损伤(VILI);不能对患者的通气需求变化作出反应,容易导致人机不协调,从而增加呼吸功,增加镇静剂和肌松剂的用量;吸气波形多为方波,肺泡在吸气中后期才能完全开放,不利于肺泡气体充分氧合。

2. 压力预置型通气模式　是指预设呼吸机维持的目标压力,呼吸机的送气量取决于设置参数、患者自身呼吸系统机械特性及患者自身努力情况,主要有压力控制通气、压力支持通气等。其优点是人机同步性更佳,减少镇静剂和肌松剂的用量;易保留患者自主呼吸,患者更加舒适;气道压力保持在预设水平,利于限制过高的肺泡压和预防 VILI;吸气波形多为减速波,肺泡在吸气早期即充盈,利于肺内气体交换。缺点是潮气量随气道阻力及胸肺顺应性变化而变化,可能导致低通气或过度通气。

临床上,通气模式的选择通常根据医师对各种模式的熟悉程度和呼吸机本身的性能来决定。原则上来讲,没有一种适用于所有患者和所有疾病的万能通气模式,通气初始,一般使用 A/C 或高频 SIMV 以实现完全通气支持,使患者呼吸肌充分休息,随着病情改善,逐渐过渡到部分通气支持及自主通气模式,如 SIMV、PSV 等。对于容量预置型和压力预置型通气模式的选择,目前尚无研究证明哪类模式对改善患者预后更佳。事实上,容量和压力都与患者呼吸系统机械特性,尤其是呼吸系统顺应性密切相关又相互影响,两类模式对患者来说其差别可能是微不足道的。

(四) 机械通气参数的设定

通气参数的设定是否恰当是机械通气治疗能否成功的关键。尤其对于休克患者来说,通气参数的设定既要考虑到通气本身的需求,又要兼顾到心肺相互作用,尽量减少或避免对循环血流动力学的不良影响,以免影响休克患者的复苏治疗。

1. 潮气量　目标潮气量为 5～15ml/kg,容量预置型通气模式可直接设定,压力预置型通气模式需通过设置吸气压力水平来调节潮气量。设置潮气量应结合患者一般情况,罹患疾病的病理生理特点,呼吸机管路的压缩容量丢失以及如何避免发生呼吸机相关肺损伤等。原则上只要潮气量保持在压力-容积曲线的陡直段,气道平台压不超过 $30cmH_2O$,一般可避免肺泡过度膨胀并因此导致的呼吸机相关肺损伤。此外,应明确有效肺泡通气量才是真正参与肺泡气体交换的,而患者的解剖无效腔、生理无效腔、呼吸机回路中的机械无效腔及可压缩容量丢失的动态无效腔则不参与气体交换,在使用小潮气量进行通气时,这些无效腔的存在可能严重影响肺泡通气,影响患者的氧合状态。

不同的潮气量除了影响肺泡通气之外,对心血管系统也具有不同的影响作用。研究显示,当潮气量从300ml逐渐增加到950ml时,在气道压力逐渐增加的同时,肺动脉压、右心室压及食管压均发生改变,使得右心室在等容收缩期需要更大的压力来打开肺动脉瓣(即肺动脉舒张压和右心室舒张末压的差值增大),阻碍了右心室射血。因此,对于休克患者也应选择较小的潮气量进行机械通气治疗。

在进行压力预置型通气时,随气道压力的不同,对心血管系统的影响也不同。研究发现,当气道压力从$10cmH_2O$增加到$30cmH_2O$时,右心房压和肺动脉嵌顿压明显增高,而心指数明显下降。患者基础的右房压水平能够影响其心指数降低的幅度,对于基础右房压低于10mmHg的患者,随气道压力的增加,其心指数降低的幅度较基础右房压高于10mmHg患者更为明显。对于休克患者,因其有效循环血容量的减少,右房压常处于较低水平,增加了机械通气对其心血管功能的不良影响。因此,对于休克患者在进行机械通气时,一方面要注意设置适宜的气道压力,同时也要进行积极的液体复苏,恢复适宜的右房压,以减少机械通气的不良作用。

2. 呼吸频率 呼吸频率与潮气量共同决定每分通气量,因此设置呼吸频率时,必须同时考虑潮气量及有效肺泡通气量。呼吸频率的设置除了与通气模式有关,还应考虑机体代谢率、$PaCO_2$目标水平和自主呼吸水平。控制通气成人频率一般为12～20次/分,限制性肺疾病患者可能需要设置较高的频率,而阻塞性肺疾病患者则需要较慢的呼吸频率。一般来说,潮气量与吸气流速决定吸气时间,而呼吸频率则与呼气时间有关,呼吸频率越快,呼气时间越短,反之亦然。为了获得较低的平均气道压,避免气体陷闭和内源性PEEP,尤其是在阻塞性肺疾病的患者,给予足够的呼气时间是必要的。

对休克的患者,不同的呼吸频率也可产生不同的血流动力学影响。在失血性休克动物模型研究中发现,在其他干预手段保持不变的时候,将机械通气频率从12次/分降至6次/分,可使主动脉收缩压和舒张压、冠状动脉灌注压以及心输出量明显升高,继续将通气频率增加到30次/分时,上述指标明显下降,甚至低于基础水平,当再次将通气频率降至6次/分时,上述指标又可恢复增高的结果。为了排除上述血流动力学指标的变化与呼吸频率增加导致的过度通气和低碳酸血症相关,又有学者在高通气频率的基础上外源给予CO_2以纠正低碳酸血症,并与低通气频率比较对血流动力学的影响,结果发现,不论是否纠正低碳酸血症,高通气频率均能增加平均胸腔内压和右心房舒张压,降低冠状动脉灌注压及生存率。上述研究结果提示低呼吸频率对循环血流动力学指标可发挥正性作用,而呼吸频率过高则对循环血流动力学指标发挥负性作用。因此,对休克患者进行机械通气治疗时,呼吸频率的设置不宜过高。

3. 吸气时间或吸呼比 设置吸气时间或吸呼比应该考虑通气对血流动力学的影响、氧合状态和自主呼吸水平。正常成人自主呼吸时吸呼比一般为1:2～1:1.5,吸气时间一般为0.8～1.2秒,小儿肺容积较小,呼吸频率较快,吸呼比常小于1:2。压力预置型通气模式需要设置吸气时间,并与呼吸频率共同决定吸呼比,容量预置型通气模式则由吸气流速与呼吸频率共同决定吸呼比。

对于严重低氧血症的患者,为了改善氧合状态,在呼吸机设置时常常延长吸气时就按或增加吸呼比,以保证肺泡内气体充分的氧合。但延长吸气时间常导致平均气道压增加并产生内源性PEEP,增加胸腔内压力,对血流动力学产生不利影响,对休克患者尤为不利,应用时需注意监测。

4. 吸气流速 一般只有容量预置型通气模式才需要设置吸气流速,压力预置型通气模式其吸气流速由预设压力、呼吸阻力和患者用力程度三者共同决定。吸气流速的选择需要根据患者吸气用力水平,其设置是否得当会直接影响患者的呼吸功和人机协调性。当应用辅助型通气模式时,理想的吸气流速应与患者的最大吸气流速相匹配,根据患者的吸气力量大小和每分通气量,一般讲吸气流速设置在40～100L/min,应用控制型通气模式时,预设吸气流速可低于40L/min。

吸气流速设置的同时需要选择流速波形。目前呼吸机提供的流速波形共有四种:正弦波、方波、减速波和加速波,其中临床上最常用的是方波和减速波。方波在吸气初始吸气流速达到设定值,并按该流速持续送气至吸气结束。减速波则是在吸气初始流速达到设定最大值,随吸气时间延长,吸气流速逐渐递减。

在相同流速时,方波产生的气道峰压更高,而减速波产生的平均气道压高于方波。虽然减速波形更接近患者的生理波形,气体分布更佳,人机协调性更好,但由于其能够明显增加平均气道压,而平均气道压在正压通气过程中对血流动力学的影响最大,因此,减速波形在对血流动力学影响方面具有不利的因素。对于休克患者来说,更应该全面考虑通气、压力及血流动力学指标的变化,选择适宜的吸气流速和波形。

5. 触发灵敏度　触发灵敏度分为吸气触发灵敏度和呼气触发灵敏度,前者又可分为压力触发和流量触发。吸气触发的设定原则是在呼吸机自动切换的基础上,使患者触发呼吸机送气所需的呼吸功最小。压力触发灵敏度一般设置在$-2\sim-0.5cmH_2O$,流量触发灵敏度一般设置在$1\sim3L/min$。呼气触发灵敏度主要用于 PSV 模式时,即吸气流速降至某一水平时,呼吸机停止送气并切换为呼气,一般为吸气流速降至峰流速的 25% 或 5L/min 时,触发呼气。

6. 吸入氧浓度　虽然对休克患者机械通气的主要目的是纠正低氧血症,改善组织缺氧,但长时间吸入高浓度氧可产生氧中毒,因此,原则上在 $SaO_2>90\%$ 的情况下,应尽量降低氧浓度。若 $FiO_2>50\%$ 仍不能维持 $SaO_2>90\%$,则可合理应用呼气末正压(PEEP),延长吸气时间,适当增加潮气量或应用镇静剂改善人际协调,降低氧耗量。

7. 呼气末正压(PEEP)　应用 PEEP 的主要目的是增加肺容积、提高平均气道压、改善氧合,并抵消内源性 PEEP,降低内源性 PEEP 引起的吸气触发功,因此,PEEP 主要用于纠正顽固性低氧血症和对抗内源性 PEEP(PEEPi)。但是 PEEP 可导致胸腔内压升高,导致静脉回流减少,左心前负荷降低。PEEP 水平的设置理论上应选择最佳 PEEP,即获得最大氧输送的 PEEP 水平,临床应用较为困难。当用于肺实质损害所致的低氧血症,尤其是 ARDS 时,PEEP 水平的选择应结合 FiO_2、吸气时间、动脉氧分压水平及目标水平、氧输送水平等因素综合考虑,常通过静态压力-容积曲线(P-V 曲线)来滴定最佳 PEEP,一般为在 P-V 曲线低位拐点上增加 $2\sim3cmH_2O$。

由于 PEEP 使得肺容积和平均气道压增高,因此对血流动力学指标影响较大。研究显示,对失血性休克的动物机械通气时,发现 $5cmH_2O$ PEEP 较 $0cmH_2O$ 明显降低平均动脉压和心输出量。对于接受高水平 PEEP($20cmH_2O$)的动物模型进行心脏超声检查,可发现高水平 PEEP 可明显降低 RV 和 LV 舒张末期容积,尤以左心室改变更为明显,显示出对循环血流动力学的不良影响。同时,随 PEEP 水平的增高,肺循环阻力也明显增加,进一步加重对心脏的负荷。因此,对于血流动力学不稳定,尤其是休克的患者,在进行机械通气时,如何合理应用 PEEP,避免其对血流动力学的不良影响尤其重要。

近期研究显示,PEEP 对血流动力学的影响与患者的容量状态密切相关。对于 21 名 ARDS 患者(其中 16 名病因为感染性休克)进行机械通气治疗,随机分为三组,分别为低 PEEP 组($5cmH_2O$)、高 PEEP 组($13cmH_2O$)和高 PEEP($13cmH_2O$)+容量复苏(被动抬腿试验)组,比较三组患者呼吸力学与血流动力学指标的不同变化。结果发现,高 PEEP 水平较低 PEEP 水平明显改善氧合,增加平均气道压,但却明显降低心脏指数,增加平均肺动脉嵌顿压水平,但高 PEEP 对血流动力学的这种不良影响可通过容量复苏(被动抬腿试验)得以纠正,因此提示患者的容量状态影响 PEEP 对血流动力学的不利作用,尤其对于休克患者,在应用机械通气和 PEEP 同时,一定要充分进行容量复苏,才能减少或避免 PEEP 对血流动力学的不良影响,以免加重机体的氧输送障碍。

8. 肺复张　对于一些顽固性低氧血症的 ARDS 患者在机械通气时,常需进行肺复张(RM)治疗。肺复张是在可接受的气道峰值压范围内,间歇性的给予较高的复张压,以期促使塌陷的肺泡复张进而改善氧合。除了传统的叹气(sigh)外,目前常用的 RM 方式主要包括控制性肺膨胀(SI)、呼气末正压递增法(IP)及压力控制法(PCV)。

(1)控制性肺膨胀的实施是在机械通气时采用持续气道正压的方式,一般设置正压水平 $30\sim45cmH_2O$,持续 $30\sim40$ 秒,然后调整到常规通气模式。

(2)PEEP 递增法的实施是将呼吸机调整到压力模式,首先设定气道压上限,一般为 $35\sim40cmH_2O$,

然后将 PEEP 每 30 秒递增 $5cmH_2O$,气道高压也随之上升 $5cmH_2O$,为保证气道压不大于 $35cmH_2O$,高压上升到 $35cmH_2O$ 时,可只每 30 秒递增 PEEP$5cmH_2O$,直至 PEEP 为 $35cmH_2O$,维持 30 秒,随后每 30 秒递减 PEEP 和气道高压各 $5cmH_2O$,直到实施肺复张前水平。

(3)压力控制法的实施是将呼吸机调整到压力模式,同时提高气道高压和 PEEP 水平,一般高压 40～$45cmH_2O$,PEEP 15～$20cmH_2O$,维持 1～2 分钟,然后调整到常规通气模式。

在实施肺复张过程中,由于采用了较高的复张压力,胸腔内压也随之增加,在短时间内可能产生以下不利的病理生理学改变:①部分肺泡过度膨胀导致局部肺血管阻力增加,产生无效腔样通气,同时血液流入充气不良或塌陷的肺泡区域,又导致肺内分流增加。②胸腔内压增加压迫心脏,导致右心房压升高,回心血量减少,心输出量随之下降。③膈肌下移,腹内压增加,阻碍肝脏血流回心。因此,在临床实施 RM 的过程中需注意其对血流动力学的不良影响。研究显示,三种肺复张手法均可导致心输出量和平均动脉压的明显下降,但在 5～15 分钟内可恢复到基础水平。因此,对于基础血流动力学不稳定的患者实施肺复张手法时应格外慎重,必须首先保证充足的容量状态。此外,对于肺部感染导致的 ARDS,控制性肺膨胀对心输出量的影响明显高于压力控制通气法,提示对此类 ARDS 患者应尽量避免使用 SI 方法进行肺复张。

在肺复张过程中需密切监测血流动力学指标变化,如动脉收缩压降低到 90mmHg 或较复张前下降 30mmHg,心率增加到 140 次/分或比复张前增加 20 次/分,经皮动脉血氧饱和度(SpO_2)降低到 90% 或比复张前降低 5% 以上,以及出现新发生心律失常时,应及时终止肺复张。

(五)应用机械通气改善氧合的方法

对于休克患者进行机械通气治疗的根本目的是提高动脉血氧分压或动脉血氧饱和度,增加氧输送,纠正组织缺氧。因此,须进行适宜的通气参数调整,以利于动脉血氧分压的提高。

1. 增加 FiO_2 尽快纠正严重缺氧,再逐步纠正导致缺氧的原因,并逐渐降低 FiO_2。

2. 加用适当的 PEEP 对 FiO_2 达到 0.6,而 PaO_2 仍小于 60mmHg 时,应选择 PEEP,一般起始 $5cmH_2O$,逐渐递增,在观察改善 PaO_2 的同时,应观察对血流动力学的影响。

3. 延长吸气时间甚至反比通气 延长吸气时间可增加气体在肺内交换的时间,但也可能潜在发生 PEEPi 和动态过度充气,影响血流动力学,故需监测 PEEPi 及循环系统。

4. 适当增加潮气量,但同时也增加 VILI 的风险,因此需防止气道平台压超过 $35cmH_2O$。

5. 适当应用镇静剂和肌松剂,降低机体氧耗。

6. 纠正贫血、心衰、休克等,增加氧输送。

(六)机械通气的撤离

机械通气的撤离是指由完全支持通气转向自主呼吸的全过程。当导致需要机械通气的原发疾病好转或控制,血流动力学稳定,酸碱失衡和电解质紊乱得到纠正,容量过负荷得到纠正,精神状态稳定,呼吸肌功能恢复时,应尽早撤机。

评估患者能否撤机的传统标准包括潮气量、每分通气量、最大每分通气量、呼吸频率、最大吸气压、氧合指数、气道闭合压、浅快呼吸指数等。但是这些参数对预测成功撤机的敏感性和特异性都较差,目前仍没有一个理想的参数可以成功预测撤机。

现在通行的做法是:实施机械通气的原因被去除后应开始进行撤机筛查试验,包括 4 项内容:①导致机械通气的病因好转或被去除;②氧合指标:$PaO_2/FiO_2 \geq 150mmHg$;$PEEP \leq 5～8cmH_2O$;$FiO_2 \leq 0.40$;$pH \geq 7.25$;对于 COPD 患者:$pH > 7.30$,$FiO_2 < 0.35$,$PaO_2 > 50mmHg$;③血流动力学稳定,无心肌缺血动态变化;④患者呼吸中枢能维持自主呼吸节律。

通过筛查试验后,需要对患者的自主呼吸能力作出进一步评估。目前较准确的预测撤机的方法是 3 分钟自主呼吸试验(SBT),包括 3 分钟 T 管试验和 CPAP $5cmH_2O$/PSV 试验。实施 3 分钟 SBT 期间,医生应在床旁密切观察患者的生命体征,当患者出现下列指标时应终止 SBT,转为机械通气:浅快呼吸指数>105;呼吸频率<8 次/分或>35 次/分;心率>140 次/分或变化>20%,出现新发的心律失常;自主呼吸时 VT<2～4ml/kg;SaO₂<90%。

　　3 分钟 SBT 通过后,继续自主呼吸 30～120 分钟,如患者能够耐受则可以预测撤机成功。SBT 成功的客观标准为:$SpO_2 \geqslant 85\% \sim 90\%$,$PaO_2 \geqslant 50 \sim 60mmHg$,pH>7.32,$PaCO_2$ 增加<10mmHg,HR<120～140 次/分或变化<20%,SBP>90mmHg 且<180～200mmHg 或变化<20%,RR<35 次/分或变化<50%。主观标准为:无明显呼吸困难,无辅助呼吸肌参与呼吸。如 SBT 失败,则恢复患者机械通气,并维持原参数,第二日再进行筛查和 SBT 直至成功。

　　SBT 失败后,除了恢复患者机械通气外,应该寻找撤机失败的原因。撤机失败通常意味着引发机械通气需求的病因尚未完全解,除常见原因是通气需求与自主呼吸能力间的失衡,而且以呼吸泵衰竭为主,心血管功能不全也是重要原因。除此之外,撤机失败的原因还包括电解质紊乱、酸碱失衡、营养不良、贫血、心理因素(包括恐惧、焦虑和对呼吸机的心理依赖等)。

　　(七) 机械通气的并发症

　　机械通气的并发症包括人工气道的并发症和机械通气相关的并发症。

　　1. 人工气道的并发症

　　(1)气管插管的并发症:主要包括气管插管期间的并发症:如气管导管误入食管、口鼻软组织及牙齿损伤、高血压和心律失常、胃内容物误吸、颅内压升高、休克等,气管导管留置期间的并发症:如气管导管阻塞、意外拔管、支气管痉挛、肺部感染、中耳炎及鼻窦炎、黏膜溃疡坏死、气管食管瘘、气管无名动脉瘘等,气管插管拔管时及拔管后的并发症:如喉痉挛、喉头水肿、声门下水肿、杓状软骨脱位、拔管后气管塌陷窒息、气管软化、气管狭窄等。

　　(2)气管切开的并发症:主要有出血、皮下气肿、纵隔气肿、气胸、套管阻塞、肺部感染、气管食管瘘等。

　　2. 机械通气的并发症　　主要包括呼吸机相关性肺损伤、呼吸机相关性肺炎等。

　　(1)呼吸机相关性肺损伤(VILI):VILI 的严重性与通气压力、潮气量及通气时间呈正相关。VILI 除了包括过高的吸气压力所引起的气压伤和过高容量导致肺泡过度扩张所引起的容积伤之外,还包括剪切伤和生物伤。

　　剪切伤是指在低肺容量通气时,肺泡反复开放和关闭,可沿支气管肺泡壁产生剪切力,破坏肺泡表面活性物质并损伤上皮结构,导致肺泡-毛细血管屏障功能丧失,最终引起支气管肺泡损伤,肺顺应性下降,透明膜形成。

　　生物伤是指机械通气期间由肺牵张引起的机械传导可激活一系列细胞,包括中性粒细胞、巨噬细胞、表皮和上皮细胞、细胞外基质的信号通路,释放炎症介质,甚至还可以通过局部炎性介质转移及细菌入血引发肺外器官受损,最终造成多器官功能不全。

　　VILI 的临床表现主要包括气胸、纵隔气肿、心包积气、皮下气肿、肺实质中的气压伤,肺水肿以及系统性气体栓塞。

　　VILI 重在预防,一旦发生,必然加重原发肺损伤。预防 VALI 的主要措施包括:①维持 $SaO_2>90\%$ 或 $PaO_2>60mmHg$,确保足够的氧输送。②实施小潮气量通气,防止肺泡过度扩张,并限制气道平台压维持在 $30cmH_2O$ 水平,必要时可实施"允许性高碳酸血症"策略。③维持肺泡复张,保持肺泡在整个呼吸周期中处于膨胀状态,减少肺泡反复开闭导致的剪切伤。通过调整 PEEP 设置水平,达到最大限度地减少肺泡塌陷、最多肺单位保持膨胀状态的目标,同时防止肺过度膨胀,寻找达到上述目标的最佳 PEEP,同时还需考虑到 PEEP 对血流动力学及氧输送的影响。④使用压力预置型通气模式,可以有效控制气道峰压和平均气道压,有利于保护肺免受损伤。⑤除上述预防措施外,机械通气患者还必须加强 VILI 的监测,对疑诊患者,应尽早进行影像学检查,明确诊断,并及时给予治疗。

（2）呼吸机相关性肺炎（VAP）：VAP 是指开始气管插管机械通气 48 小时后发生的肺炎。随着机械通气时间的延长，VAP 的发生率逐渐增加。前 5 天，发生率每天增加 3％，第 5～10 天，每天增加 2％，10 天以后，每天增加 1％。其死亡率可高达 24％～50％，部分特殊场所或病原体更高达 76％。

VAP 的危险因素有烧伤、创伤、中枢神经系统疾病、呼吸系统疾病、心脏疾病、机械通气时间大于 24 小时、误吸、应用肌松药等。发生 VAP 的前提条件是宿主的防御功能与微生物的定植和侵入两者间的平衡遭受破坏，病原体侵入下呼吸道。口咽部病原体吸入或气管导管气囊周围细菌渗漏是细菌进入气管最重要的途径，其他途径包括直接吸入含有细菌的微粒、远处感染灶的血行播散、胃肠道细菌易位、多项治疗干预因素（包括使用 H_2 受体阻滞剂或制酸剂、抗生素等药物、频繁更换呼吸机管路、纤维支气管镜、鼻胃管）等。

诊断 VAP 必须具备三要素：感染的全身及局部症状、胸部 X 线片出现新的渗出病变或原有病变加重以及肺实质感染的细菌学证据。目前诊断 VAP 的"金标准"仍然是组织病理学有炎症反应和肺活组织培养微生物阳性，但此标准临床难以实现。临床诊断标准为 X 线胸片出现新的浸润阴影或原有浸润阴影扩大，同时具备下列三项中的两项或两项以上：①体温＞38℃；②白细胞计数增高或降低；③脓性痰。此诊断标准的敏感性为 69％，特异性为 75％。临床肺部感染评分（CPIS）有助于 VAP 进行量化的诊断，主要从体温、血白细胞计数、痰液性状、X 线胸片、氧合指数和半定量培养结果诊断 VAP，总分 12 分，一般以 CPIS 大于 6 分作为诊断标准，与"金标准"相比其敏感性为 77％，特异性为 42％。

微生物学诊断是指对下呼吸道分泌物进行定量培养，确定诊断阈值，超过阈值，可考虑诊断 VAP，低于阈值，一般认为是定植或污染。其目的是判断何种微生物为致病菌，以及是否开始抗菌药物治疗、选择何种抗菌药物。保护性毛刷（PSB）、支气管肺泡灌洗液（BAL）和器官抽吸分泌物定量培养诊断的阈值分别为 10^3 cfu/ml、10^4 cfu/ml 和 10^6 cfu/ml。特别强调在抗菌药物治疗前应留取标本，但不能因为需要留取标本或等待结果而延误抗菌药物治疗。

VAP 的治疗原则主要是根据病原菌是否存在多药耐药（MDR）危险性和肺炎发生的时间，结合本单位具体情况，早期及时应用合适、足量的抗菌药物，并根据微生物学涂片结果、培养和患者的临床治疗反应作出相应调整。对于合适抗生素治疗，2005 年美国胸科协会（ATS）和美国感染病协会（IDSA）制定的 VAP 防治指南中做出了明确的定义。对于明确的感染，在进行抗感染治疗时，适当治疗应包括以下 4 个方面：①选择正确抗生素，即病原菌敏感的抗生素；②使用最佳的抗生素剂量和疗程；③给药途径正确，确保药物渗透到感染部位；④必要时联合用药。

近年来，在 VAP 的防治上，强调对感染危险因素应用多种非抗生素抗感染策略集束化预防。根据循证医学证据，强烈推荐将半卧位、洗手、持续声门下吸引应用于机械通气患者 VAP 的预防。早期经皮胃造瘘和氯己定口腔护理也可以降低 VAP 的发生率。目前尚无明确的临床循证医学证据支持热湿交换器和封闭式吸痰能够降低 VAP 发生率，因此，并不推荐常规使用。

总之，休克患者存在明显的氧代谢障碍，易发生多器官功能障碍综合征，因此在对休克患者进行容量复苏，恢复有效循环血量的同时，进行多器官支持治疗也非常重要。通过氧疗和机械通气等呼吸支持治疗手段，提高动脉血氧分压及动脉血氧饱和度，有助于增加氧输送，降低氧消耗，最终改善组织缺氧。因此，适宜的呼吸支持治疗在休克的整体治疗中是不可或缺的。

第三节　机械通气在休克治疗中的作用

心肺系统是一个复杂的有机整体，对机体变化需求的反应受心功能储备量、循环血容量、血流分布、自主神经张力、内分泌功能以及肺容积、胸腔内压力和循环末端周围压力的影响。临床进行机械通气过程中，由于患者基础心血管功能状态不同，相同的通气策略可以导致不同的血流动力学效应。机械通气时，患者的胸腔内压力(ITP)增加,吸气动作会在呼气末容积基础上增加了肺容积,肺容积及胸腔内压力的变化均会循环造成影响,从而在休克的治疗中起到了重要作用。

一、胸腔内压在休克治疗中的作用

(一)正压通气对胸腔内压的影响

正压通气通过增加气道内压(Paw)引起胸腔内压(ITP)增加,但受到气道阻力与胸肺顺应性的影响,并不能将 Paw 的改变与 ITP 和肺容积的改变等同起来。正压通气时,在肺容积增加相等的情况下,如果肺或胸壁顺应性降低,Paw 也增加。但这种 Paw 增加对 ITP 和血流动力学的影响是不同的。在肺顺应性降低时,Paw 的增加只引起 ITP 轻微增加,对血流动力学的影响较小。而胸壁顺应性降低则使 Paw 传递至 ITP,引起明显的血流动力学改变。然而,如果潮气量不变,肺顺应性的单独改变并不引起 ITP 的变化。在 ARDS 时,如果降低潮气量以维持同正常相同的吸气末 Paw,其 ITP 增加的程度也减少。

右心房压(Pra)、肺动脉压(Ppa)和肺动脉嵌顿压(PAWP)随 ITP 的变化而变化,并与大气压相关。机械通气时可以发现 PAWP 在整个呼吸过程中都变化,并且主要因 ITP 变化而引起,这种通气诱导的 PAWP 改变(ΔPAWP)在呼吸过程中将会反映 ITP 的变化。肺顺应性是肺容积改变引起的肺组织张力的变化,如果将呼吸时 PAWP 的改变(ΔPAWP)与相应的肺泡压改变(ΔPalv=吸气末气道压−呼气末气道压)进行比较,则可得到从肺泡间隔到肺静脉的压力传递系数(It=ΔPAWP/ΔPalv)。我们可以采用吸气末和呼气末阻断气流的 Paw 来反映 Palv。因此,肺顺应性越大,传递系数 It 越大。有研究显示,左心室充盈压能够通过计算透壁 PAWP(tPAWP)来估计,即呼气末(ee)PAWP 减去总 PEEP(PEEPtot)与传递系数的乘积[tmPAWP=eePAWP−(PEEPtot×It)]。因此,医护人员可在床旁应用 PAWP 和 Paw 数据对机械通气患者测量 tmPAWP 来评估其左心室充盈压,而不需撤出呼吸机或通过其他干扰患者的方式进行。

(二)胸腔压力改变时对前负荷的影响

ITP 变化可影响全身静脉血液回流到右心室和左心室射血的压力梯度。ITP 增加,通过增加右心房压,降低 LV 收缩时的透壁压,从而降低静脉回流和 LV 射血的压力梯度,减少胸腔内血容量。同样,降低 ITP 能够促进静脉回流并阻碍 LV 射血,从而增加胸腔内血容量。

1. 全身性静脉回流 右心房压(Pra)是全身性静脉回流的下游压力。正压通气能够增加 ITP,并同时增加 Pra,降低了静脉回流的压力梯度,从而降低静脉回流速度、右心室充盈量并最终是右心室搏出量降低。

但是如果仅仅根据 Pra 的变化来评估正压通气对静脉回流的影响,往往会高于实际情况。其原因在于正压通气增加了肺容积同时引起膈肌下降,导致腹腔内压力增加,压迫上游静脉血管床,增加了静脉回流的上游压力。因此,PEEP 并不能降低静脉回流的压力梯度,尤其对于那些高血容量的患者。有研究显示,对于心脏手术后患者应用 20cmH$_2$O CPAP 治疗并不降低心输出量,分析其原因发现增加的气道压力仅有 30% 能够传递到右心房,而更为重要的是,大部分患者右心房压力的增加是由于腹腔压力增加所造成的,从而使右心室舒张末期容积降低的比例不超过 8%。因此,膈肌下降所造成的腹压增加能够减轻正压通气对静脉回流的不利影响。

2. 右心室充盈 右房压减去心包压力即为右心室充盈压。在快速容量负荷引起右房压增加的同时,心包压力也增加,因此,右心室充盈压并不发生改变。在正压通气及应用 PEEP 降低右心室舒张末期容积时,也可看到类似的结果。这样的结果表明,在正常情况下,右心室具有很高的舒张期顺应性,容量负荷所引起的右房压的增加仅反映了心包的顺应性及心窝的硬性,并不反映 RV 扩张压的变化。因此,右房压的改变并不一定引起 RV 舒张末期容积的改变。

静脉回流是心输出量的重要决定因素。理论上,RV 输出量应与静脉回流量相等,否则持续增加的静脉回流血液将使 RV 过度扩张,增加右房压。自主呼吸时,吸气相 ITP 降低使得静脉回流增加,在呼气相 ITP 升高减少静脉回流,发挥机体自身的调节机制。同时,肺循环系统具有很高的顺应性,能接受 RV 搏出量的极大增加而保持压力不变。因此,任何静脉回流量的增加都被成比例地搏入肺循环,而不需要增加右心室收缩力和心肌耗氧。

如果 RV 舒张顺应性下降或右房压不依赖于 RV 舒张末期容积变化而增高,机体将丧失这种代偿机制。如在急性 RV 扩张或急性肺心病时,RV 舒张顺应性下降,导致心输出量的显著下降且对容量复苏没有反应。正压通气由于人为地增加 ITP 使得右房压增加,造成右房压和 RV 舒张末期容积的分离,削弱了正常的循环适应过程。即便是应用部分通气支持模式进行机械通气,恢复右房压和 RV 舒张末期容积的结合,也只有在 RV 能够将增加的静脉回流转导为前向血流时,心输出量才会增加。

不论何种模式的机械通气对正常机体心血管功能的主要影响是改变静脉回流从而改变 RV 前负荷。因此,临床上可以通过液体复苏增加静脉系统平均压力或通过保持尽可能低水平的 ITP 和肺容积波动幅度来抵消正压通气对心血管系统的不良作用。因此,延长呼气时间,降低潮气量,避免应用 PEEP 均可发挥这种作用。

(三)胸腔内压对后负荷的影响

左心室后负荷等于收缩期室壁张力。根据 Laplace 方程,收缩期室壁张力与 LV 跨壁压和 LV 曲缘半径乘积成正比,而 LV 曲缘半径与 LV 容积成正比。正常情况下,最大 LV 室壁张力发生在等容收缩末期,反映了最大的 LV 曲缘半径(舒张末期容积)和主动脉压力(舒张压)乘积。而在充血性心力衰竭发生左心室扩张时,最大的 LV 室壁张力却发生于 LV 射血期。因此,LV 后负荷受基础心肌收缩力、动脉血压和血管内容量的影响。LV 收缩跨壁压即为 LV 射血压力,可以等同于动脉跨壁血压。由于机体压力感受器的存在以维持稳定的动脉血压,因此当 ITP 增加而动脉血压维持不变时,LV 室壁张力就会下降。同样,如果动脉血压维持不变,ITP 增加引起静脉回流降低造成 LV 舒张末期容积降低时,LV 室壁张力也下降。因此,不论通过何种机制,ITP 增加都会降低 LV 后负荷。ITP 降低而动脉血压不变时将会增加 LV 后负荷。ITP 变化对 LV 后负荷的不同作用具有深远的临床意义。

首先,任何能够引起 ITP 显著降低的情况都会伴随 LV 后负荷增加和心肌耗氧量增加。从机械通气支持转向自主通气的过程中会引发 ITP 显著的波动以及呼吸肌肉能量需求的改变,增加心脏负荷,因此撤机过程对心脏来说是一个很大的应激事件。研究表明,能够成功脱离呼吸机的患者在撤机过程中都表现出心输出量的增加,而撤机失败的患者其静脉血氧饱和度下降伴随心血管功能抑制。另一方面,严重 LV 衰竭患者接受机械通气治疗后表现出 LV 收缩功能的改善,也进一步验证了机械通气能够降低 LV 后负荷。

如果 ITP 水平持续增加,静脉回流量下降,最终将导致主动脉血流速度和动脉血压下降。由于机体压力感受器的存在维持稳定的动脉血压和器官灌注,如果 ITP 增加引起动脉血压增加而不改变动脉跨壁压,外周血管将发生反射性的扩张以保持稳定的胸腔外动脉压力-流速关系。冠状动脉灌注压反映了动脉血流的胸腔内压力梯度,不会随 ITP 引起的动脉压增加而增加,另一方面,肺膨胀还可以压迫冠状动脉造成血流阻断,共同造成冠状动脉血流下降诱发心肌缺血的发生。

无论 ITP 增加到高于大气压水平,还是 ITP 从负值增加到大气压水平,只要其改变的绝对值相同,LV 收缩功增加的能量需求是相似的。在两种情况下,LV 射血压力的下降均与 ITP 的相对增加量成正比,但对静脉回流的影响却存在明显不同。ITP 从负值增加到大气压水平时对静脉回流的影响较小,而当 ITP 增加到超过大气压水平时,由于导致右房压增加,从而阻碍静脉回心血量。因此,ITP 存在较大的负向波动,常见于在气道梗阻(哮喘、上气道梗阻、声带麻痹)时伴随的明显的吸气努力或硬肺(间质性肺疾病、肺水肿、ALI),能够选择性的增加 LV 后负荷,而这种自主的吸气努力常常是上述患者发生 LV 衰竭和肺水肿的主要原因,尤其是对基础 LV 收缩功能障碍的患者更为明显。同样道理,通过气管插管解除上气道梗阻或者进行机械通气治疗,去除自主吸气努力,能够降低 LV 后负荷,改善心功能。

二、肺容积改变在休克治疗中的作用

(一) 肺容积改变时的血流动力学效应

肺容积改变能够使自主神经张力和肺血管阻力发生改变。肺容积增大时可压迫心脏,限制心脏的绝对容积,发生类似于心脏压塞的改变。但心脏压塞时仅仅选择性的增加心包压力,而肺过度充气时,近心脏的胸膜腔压力和心包压力同时增加,引起血流动力学参数的改变。

1. 自主神经张力变化　肺脏同时接受体神经和自主神经系统的神经支配,这些神经网络通过自主神经系统调节机体多种状态。肺扩张可即刻引起自主神经传出系统发生改变,最常见的是迷走神经介导的肺扩张变时效应。正常潮气量(<10ml/kg)的肺扩张通过减少副交感神经张力增加心率,而大潮气量(>15ml/kg)的肺扩张可使心率减慢。

肺血管收缩反应也可以通过迷走神经反射实现,但似乎并不引起显著的血流动力学效应。在肺过度扩张时也可发生反射性的动脉扩张。在健康人及呼吸机依赖患者行高频通气和肺过度扩张时,这种扩张-血管舒张反应可引起呼气相关的左心室收缩力下降,但对其他人群的作用尚不明确。由于 ALI 患者仅有一部分肺组织参与通气,常表现为局部的肺组织过度充气,并引起反射性的心血管系统抑制作用。另外,在应用 PEEP 和失血造成心输出量同等程度降低时,前者心率增快的幅度低于后者,其原因可能反映出 PEEP 所引起的交感神经阻滞作用以及增加动脉血压从而降低对压力感受器的刺激作用。

正压通气也可以通过释放激素来改变血管内外的液体平衡。正压通气和持续的肺膨胀可以刺激内分泌反应,通过右心房的牵张感受器引起液体潴留。正压通气时,无论是否应用 PEEP,都可使血浆去甲肾上腺素、肾素和心房利钠肽水平增加。

2. 肺容积改变引起肺血管阻力变化　根据其周围压力的不同,肺循环的血管可以分为两类,其一为肺小动脉、小静脉和肺泡毛细血管,这些血管以肺泡压作为其周围压,称为肺泡血管;其二为大的肺动脉、肺静脉和心脏及胸腔内体循环的大血管,这些血管以肺间质压力或 ITP 作为其周围压,称为肺泡外血管。肺泡压与 ITP 的差值是跨肺压,和肺顺应性一起决定肺的扩张。增加肺容积需要跨肺压的增加,反之亦然。因此,肺泡和肺泡外血管的压力梯度随肺容积的变化而变化。

肺容积的改变通过以下 2 个机制影响肺血管阻力:

(1)通过低氧性肺血管收缩增加血管阻力:如果局部肺泡气体氧分压(PAO_2)低于 60mmHg,局部肺血管阻力增加,使得局部肺血流减少。这种低氧性肺血管收缩反应在一定程度上是通过肺血管内皮细胞合成和释放一氧化氮的变化而完成的。很多肺疾病如肺不张、气道梗阻和通气/血流比例失调等都可以引起局部 PAO_2 降低,这种低氧性肺血管收缩反应能够通过减少缺氧区域的肺血流,从而优化通气/血流比例。但是,如果全肺都存在肺泡缺氧的情况,则可引起全部肺血管阻力增加,进而影响右心室排血量。在较小的肺容积(如 ARDS)时,肺泡塌陷,间质牵拉力丧失,导致终末气道关闭,引起肺泡缺氧,进而发生低氧性肺血管收缩反应。

机械通气可通过以下途径缓解低氧引起的肺血管收缩反应:增加肺泡通气提高全身 PaO_2;增加局部肺泡 PAO_2;复张塌陷的肺泡,增加肺泡通气以逆转急性呼吸性酸中毒;降低呼吸作功,减轻中枢性交感神经兴奋性。这些作用需要正压通气复张塌陷的肺泡,常需要一定的 PEEP。因此,如果 PEEP 能够使萎陷的肺泡复张并使其含氧量增加,则可减轻低氧性肺血管收缩反应,降低肺血管阻力,改善右心室射血。

(2)通过被动的压迫肺泡血管。心脏和肺泡外血管的周围压是 ITP,而肺泡血管的周围压是肺泡压。因此在肺泡外血管和肺泡血管之间存在腔外跨肺压梯度。当肺容积增加时,这种压力梯度也增加。肺动脉腔内压的产生是 RV 射血相对 ITP 作用的结果,但肺泡血管的腔外压是肺泡压,如果跨肺压足够大到超过血管的腔内压,当肺泡外血管进入到肺泡区域时就会发生塌陷,减少了血管截面积,使得肺血管阻力增加。同样,肺容积增加可牵拉和扩张肺泡间隔,压迫肺泡毛细血管,从而增加肺血管阻力。

(二)肺容积改变对右心功能的影响

机械通气引起肺容积增加,影响肺血管阻力,通过改变右心室(RV)的前负荷和后负荷,进而影响心功能和心输出量。

RV 后负荷是右心室收缩期最大的室壁张力,等于右心室曲率半径(舒张末期容积的函数)与透壁压力(右心室收缩压的函数)的乘积。在不伴有肺容积改变的 ITP 变化时(如屏气时的吸气努力),由于右心室与肺动脉之间的压力梯度未发生变化,因此肺血管阻力不受影响。

在没有肺动脉狭窄的情况下,右心室收缩压等于收缩期肺动脉透壁压。两种作用机制可以引起肺动脉透壁压增加:①肺动脉压力增加不伴有肺血管张力改变,如血流量增加(运动)或被动性的流出道压力增加(左心室衰竭);②肺血管阻力增加导致肺动脉透壁压力增加。通常情况下,在正压通气过程中既不能同时增加心输出量也不能增加左心室充盈压,因此肺动脉透壁压增加是由于肺血管阻力增加所引起的。肺动脉透壁压力的增加阻碍了右心室射血,降低右心室每搏输出量,引起右心室扩张,影响静脉回心血量,可迅速进展为急性肺心病。如果右心室扩张和压力过负荷持续存在,就会发生右室壁心肌缺血和梗死。值得注意的是,在急性肺心病时,快速的液体负荷能够进一步扩张右心室,加重右心室缺血,并通过心室相互作用影响左心室充盈,引起严重的心血管不良作用。

三、机械通气对心室间的相互作用的影响

由于两侧心室通过肺血管相连,RV 排出量的变化势必会影响到左心室(LV)的充盈。同时,RV 舒张末期容积的变化也直接影响 LV 前负荷。RV 舒张末期容积增加使室间隔向 LV 移动,从而降低 LV 舒张顺应性。因此,对于相同的 LV 充盈压,RV 扩张降低了 LV 舒张末期容积和心输出量。

肺过度充气时,在两肺之间的心脏可能受到压迫,使得心脏周围压增大。由于胸壁和横膈可以活动,而心脏局限在心包内,所以近心端 ITP 的增加超过侧胸壁和横膈处 ITP 的增加。这种肺扩张对心脏的压缩效应可见于自主的肺过度扩张或应用 PEEP 的正压通气引起的肺扩张。由于这种压缩效应的存在,当 LV 充盈压力或 PAWP 保持不变时,LV 的每搏功仍是下降的。以前这种下降被误认为是 LV 收缩功能受损所引起的,但多项研究已经显示这种变化与容量状态相关,当进行充分的液体复苏治疗将 LV 舒张末期容积恢复到原始水平时,尽管持续应用 PEEP,每搏功和心输出量都可以恢复到原始水平。

由于左右心室的相关性,静脉回流的改变最终会引起 LV 前负荷发生方向一致的改变。如果机械通气时潮气量过大或呼吸频率过快或者患者存在低血容量状态时,将增大从右心室到左心室的心输出量调整上的延迟。除此之外,心室间相互作用也具有临床意义。RV 容积增加引起室间隔移向左心室,同时降低 LV 舒张顺应性。在正压通气时,由于 RV 容积降低,减弱了心室间的这种相互作用。心脏超声显示,虽然 PEEP 能够引起室间隔发生一定程度的右向左的移位,但这种变化是很小的。事实上,正压通气引起肺容积的增加同时压迫左右心室并相互挤压,使得左右心室容积同时降低。研究显示在临床上应用 PEEP 的过程中所引起的心输出量的下降主要是由于 LV 舒张末期容积下降所造成的,并可通过液体复苏得以纠正。

在自主呼吸时,RV 容积增加可引起一过性室间隔向左移动,降低 LV 舒张顺应性及 LV 舒张末期容积。这种短暂的室间隔移位是吸气相动脉血压下降的主要原因,如血压下降超过 10mmHg 则成为奇脉。由于在机械通气过程中患者也可以有自主呼吸存在,临床上也可出现奇脉的现象。

由于心肺相互作用的存在,机械通气在增加肺容积,改变胸腔压力的同时,势必会对循环血流动力学

产生很多不利的影响。如何进行合理的机械通气支持治疗，及发挥其增加氧输送的有利作用，又尽可能避免或减少其对血流动力学的不良影响，是决定休克患者呼吸支持治疗能否成功的关键所在。

（马晓春）

参考文献

1. 刘大为. 实用重症医学. 北京：人民卫生出版社，2010.

2. Fink MP, Abraham E, Vincent JL, et al. Textbook of Critical Care Fifth Edition, 2005.

3. Michael RP. Recent advances in the clinical application of heart-lung interactions. Current Opinion in Critical Care, 2002, 8:26-31.

4. Jardin F, Vieillard-Baron A. Right ventricular function and positive pressure ventilation in clinical practice: from hemodynamic subsets to respirator settings. Intensive Care Medicine, 2003, 29:1426-1434.

5. Jellinek H, Krafft P, Fitzgerald RD, et al. Right atrial pressure predicts hemodynamic response to apneic positive airway pressure. Critical Care Medicine, 2000, 28(3):672-678.

6. Pepe PE, Raedler C, Lurie KG, et al. Emergency ventilatory management in hemorrhagic states: elemental or detrimental? J Trauma, 2003, 54(6):1048-1055.

7. Aufderheide TP, Sigurdsson G, Pirrallo RG, et al. Hyperventilation induced hypotension during cardiopulmonary resuscitation. Circulation, 2004, 109(16):1960-1965.

8. Krismer AC, Wenzel V, Lindner KH, et al. Influence of negative expiratory pressure ventilation on hemodynamic variables during severe hemorrhagic shock. Crtical Care Medicine, 2006, 34(8):2175-2181.

9. Vieillard-Baron A, Prin S, Chergui K, et al. Echo-Doppler demonstration of acute cor pulmonale at the bedside in the medical intensive care unit. Am J Respir Crit Care Med, 2002, 166(10):1310-1319.

10. Fougeres E, Teboul JL, Richard C, et al. Hemodynamic impact of a positive end-expiratory pressure setting in acute respiratory distress syndrome: importance of the volume status. Critical Care Medicine, 2010, 38(3):802-807.

11. Iannuzzi M, De Sio A, De Robertis E, et al. Different patterns of lung recruitment maneuvers in primary acute respiratory distress syndrome: effects on oxygenation and central hemodynamics. Minerva Anestesiol, 2010, 76(9):692-698.

予手术等相应处理，如可进行右各间减压通气。支持治疗，其发挥其相应作用的局限性，又发可能造成对其本身血流动力学产生不良影响。具体在临床上如果是怎样复杂，仍可有很多未知待解答。

第五十八章　机械通气对血流动力学的影响

机械通气是重症患者经常采用的一种治疗手段，其在改善患者氧合，增加肺容积，改善患者通气，减少呼吸作功等方面的作用已经得到了广泛的肯定。但是由于机械通气通常是采用正压通气的方法，与正常的生理机制存在偏差，并且由于心肺相互作用的存在，使其对于患者的血流动力学本身也会产生重要的影响。本章将从机械通气时的容量评估以及脱机过程所参与的心源性因素两个方面阐述机械通气这项治疗对血流动力学所产生的影响。

第一节　机械通气时的容量评估

重症患者容量状态及容量反应性的准确评估非常不易，临床医师所面对的需要进行此类评估的患者大体分为三类：第一类是急性液体丢失的患者。这些患者往往有明显的容量不足的临床表现，如低血压、心动过速、少尿、皮肤花斑及神志状态的改变等。这些表现能较准确地提示患者对容量复苏有反应。第二类是高度可疑严重感染或感染性休克的患者。Rivers 的研究强调了这类患者早期容量复苏的重要性，显然在这一阶段可以预见绝大多数患者对容量有反应，因此在复苏早期进行容量反应性的判断并非必要。第三类是已收入 ICU 数小时，甚至数天但循环仍不稳定的患者。这些患者可能存在心脏前负荷不足，补液扩容也许有效，但是因为这些患者均已经过早期复苏，患者是否仍有容量反应性并不肯定，因此继续扩容很可能无效，甚至还会造成肺水肿等严重的副作用，特别是对于肺血管通透性增加的患者这种风险更高。有研究显示，持续的液体正平衡是严重感染患者死亡风险增加的独立危险因素。而限制性的液体管理策略使 ARDS 患者带机时间及住 ICU 时间明显缩短。

由于 ICU 患者临床征象很难准确反映容量状态，多数的研究提示循环不稳定的 ICU 患者只有 50% 左右扩容后心输出量增加。Frank-Starling 曲线能很好地解释前负荷与心输出量的关系。在该曲线的上升支，通过扩容增加前负荷会明显增加每搏量，临床称为有容量反应性，而在曲线的平坦部分，扩容所导致的每搏量增加十分有限，此时即为无容量反应性。因此，准确判断患者的容量状态在 Frank-Starling 曲线上所对应的位置对于判断患者能否通过扩容获益十分重要。

一、容量反应性的评估

（一）反映前负荷的静态指标

由 Frank-Starling 曲线可以看出，在心脏前负荷较低时扩容有反应的可能性较大，这也是早期用心脏的前负荷指标来代表容量反应性的原因。事实上，相当多的研究显示心脏的前负荷指标，无论是 CVP、PAWP，还是左室舒张末容积、血浆 BNP 水平等均无法准确的预测容量反应性。究其原因，首先从方法学方面来说，所有上面提到的前负荷指标均无法准确反映心脏的前负荷；另一方面从生理学角度看，由于受到心脏收缩功能的影响，用来反映心脏前负荷与每搏量关系的并非只有一条固定的曲线。同样的心脏前负荷会由于心脏收缩功能的不同导致 Frank-Starling 曲线的不同。也就是说，对于某个特定的前负荷数值，如果心功能正常可能就会代表容量有反应，而如果心功能异常可能就代表着无容量反应性。但是，虽然静态前负荷指标无法预测容量反应性，他们却可用来反映由于输液所造成的心腔充盈压力或容积的增加。

(二) 容量反应性的动态判断

关于容量反应性的另一个想法就是既然我们无法判断前负荷增加所导致每搏量如何变化，即无法预测患者 Frank-Starling 曲线的形态及目前容量状态所对应的位置，那么我们可以用动态的方法来改变前负荷，观察患者的每搏量或床旁可获得的每搏量替代指标如何改变，从而对容量反应性作出判断。实际上，我们常提到的容量负荷试验也是基于此想法，首先给患者快速输注一定量的液体，然后观察患者输液后的反应。但是由于该方法面临着给容量无反应性的患者输注 500ml 晶体液的风险，从而受到较多学者诟病，其他不需输液即可判断容量反应性方法也已经逐渐被采用。

观察血流动力学指标随呼吸变化的理念来自于机械通气时的心肺相互作用原理，并且在近些年广为接受。具体说来就是机械通气会引起右室前负荷周期性的变化，如果右室容量状态处于心功能曲线的上升支，那么右室搏出量会出现相应周期性的改变。而右室搏出量动态变化会造成左室前负荷发生周期性的改变。相应的如果左室容量状态也处于心功能曲线的上升支，那么左室每搏量也会随之发生周期性变化。所以，只有在左右心室均存在容量反应性的前提下，才会出现机械通气造成的左室搏出量的周期性变化，而只要左右心室其中一个处于容量无反应状态，这种现象就不会出现。根据以上所说，机械通气造成胸腔内压变化导致的左室搏出量的变化主要是由于左室前负荷发生了变化。支持这种说法的另一种现象就是由血管活性药物导致的心脏后负荷的增加不会影响机械通气导致的左室搏出量周期性变化。

目前有较多研究表明，机械通气导致的搏出量替代指标的变化也可以准确反映容量反应性，其中提及较多的就包括脉压变异率(PPV)。动脉脉压与每搏量成正比，而与大动脉的顺应性成反比。可以设想，动脉的顺应性不随呼吸周期而改变，那么我们可以推测 PPV 应该可以反映呼吸导致的每搏量的变化，也就是作为判断容量反应性的指标。

涉及不同患者人群(严重感染，急性呼吸窘迫综合征或术后患者)的研究均表明，在正常潮气量通气，去除自主呼吸和心律失常等影响，PPV 可以很好地判断容量反应性，而且 PPV 会明显优于心室充盈压等静态指标。更重要的是，PPV 评价容量反应性的临界值大多介于 $10\%\sim15\%$，在不同研究中的可比性很强。PPV 可通过脉压最大值减去最小值再与两者平均值相比得出，较新的血流动力学监测设备如 PiCCO、LidCO 等可以自动读出 PPV 数值，并可做到持续、实时监测。通过心脏超声多普勒技术测得的左室流出道流速、经食管超声多普勒技术测得的降主动脉流速、PiCCO 或 FloTrac/Vigileo 系统通过脉搏轮廓波形分析得出的每搏量变异等均可作为判断机械通气导致的每搏量周期变化的替代指标。只要没有明显的外周血管收缩，无创监测手指动脉脉压变异也可以作为替代指标。虽然其原理尚未完全阐明，外周动脉氧饱和度波形的波幅变化也可以作为参考指标。最新上市的 Masimo 装置可以实时显示脉氧变异率，并有研究证实可以反映手术患者的容量反应性，但是这种装置的功能尚未在 ICU 患者中得到证实。通过超声监测到的机械通气患者下腔静脉或上腔静脉呼吸变异率也被证实能够判断容量反应性。最近一篇关于应用动态指标判断机械通气患者容量反应性的 Meta 分析，囊括了目前为止几乎所有的相关研究。该文章发现，PPV 优于收缩压变异(SPV)和 SVV，三者 ROC 曲线下面积分别为 0.94、0.86 和 0.84。而且在判断容量反应性方面，所有动态指标均优于中心静脉压和左室舒张末面积，后两者的 ROC 曲线下面积分别为 0.62 和 0.55。

那么，是否这些动态指标会改善患者预后呢？Lopes 等就此进行了一项随机对照研究，选定高危手术患者为研究对象。其中对照组 16 人按常规方法补液，而治疗组 17 人以 PPV 为指标进行补液。具体方法是治疗组患者一旦 PPV 高于 10%，即给予补液直到 PPV 低于 10% 为止。结果，治疗组患者输液量明显高于对照组(4618±1557ml 比 1694±705 ml)，更重要的是治疗组带机时间和住 ICU 时间明显少于对照组。当然，这需要进一步的研究来证实。

虽然动态指标判断容量反应性已经毋庸置疑，但同时我们也不能忽视这些指标的局限性。首先，在低于正常潮气量通气的情况下,PPV的预测价值会明显降低。但是对于重症ARDS患者,其胸廓和肺顺应性明显下降,即使小潮气量通气也会造成跨肺压和胸腔内压的明显变化,进而仍可通过心肺相互作用使得动态指标有预测容量反应性的价值。第二,血流动力学指标的改变极易受到自主呼吸和心律失常的影响,在此种情况下,我们临床观察到的动态指标变化很可能并非心肺相互作用所致,从而影响其判断价值。最近已有较多研究报道了在存在自主呼吸或心律失常的患者中无法准确判断容量反应性。第三,在高频通气、开胸患者或严重右心功能衰竭患者,动态指标也无法应用。

二、自主呼吸患者容量反应性的评价

(一)被动抬腿试验(passive leg raising,PLR)

近来由于镇静药物使用的逐渐减少,大多数应用机械通气的重症患者往往仍存在自主呼吸。这时,动态指标无法用来作容量反应性的判断,而被动抬腿试验这时是可供选择的容量反应性判断方法。下肢抬高后,由于重力的作用会增加下肢的血液回流,进而通过增加心脏前负荷使患者心功能点沿Frank-Starling曲线上移。该方法的另一个优点就是患者容量的增加是"可逆的",如果患者无容量反应性,放平下肢后,增加的回心血量可以再分布到下肢,避免严重并发症的发生。因此,PLR常被称作"自体输血"。

有研究用PLR来判断机械通气患者的容量反应性,并发现PLR后的脉压的增加与PLR后热稀释法测得的每搏量增加有相关性。基于PLR的优点,应用PLR判断容量反应性的较多研究很快在重症患者中展开。一项研究纳入71例循环衰竭的患者,应用TEE判断下肢抬高45°后主动脉流速的变化,并与输液500ml后主动脉流速变化相对比,两者有很好的一致性。正如我们前面所讨论的,对于存在自主呼吸或心律失常的患者,PPV等动态指标均已失去意义,而在该研究针对此类患者的亚组分析中,PLR结合TEE也有很好的判断价值。

由于PLR所造成的回心血量增加发生在下肢抬高后的1分钟内,因此能实时观察到心输出量或每搏量变化的方法显得异常重要。通过超声多普勒技术测量自主呼吸患者PLR前后降主动脉流速、左室流出道速度-时间积分或测量股动脉峰流速变化均已被证实可作为有效容量反应性判断的指标。其他的例如PiCCO或FloTrac/Vigileo等可实时监测心输出量变化的方法也非常适用。在存在自主呼吸的机械通气患者,PLR后脉搏轮廓方法测得的CO上升超过10%可作为容量有反应的指标。最近的一项Meta分析肯定了PLR作为重症患者容量反应性的有效方法,ROC曲线下面积0.95。

应用PLR方法判断容量反应性时,最好是应用自动床使患者从45°半卧位开始,逐渐上半身放平,同时抬高下肢。而单纯地从平卧位抬高下肢,增加的回心血量全部来自下肢,有时不足以引起心脏前负荷显著增加。相反,如PLR从半卧位开始时,回心血量的增加来源就包括下肢和腹腔的血液,使得PLR方法更为可靠。

(二)呼气末阻断试验

机械通气时,每次吸气都会引起胸腔内压增加,静脉回流相应减少。最近有研究提出,应用呼气末阻断,避免吸气所造成的胸腔内压增加可以增加回心血量,进而可以用来作容量反应性的判断。该研究收入34例机械通气患者,这些患者或存在心律失常,或存在自主呼吸但不足以影响15秒的呼气末阻断操作。结果发现有容量反应性的患者(500ml液体可以使CO增加超过15%),呼气末阻断同样增加了脉压及CO。而容量无反应的患者,呼气末阻断未发现脉压及CO的明显变化。结论是呼气末阻断后CO及脉压增加超过5%可以很好地判断容量反应性。而且这种方法的优点是临床应用极为方便,即使对于存在心律失常或小潮气量患者仍然有效。

三、结论

对于住ICU已过数天仍存在血流动力学不稳定的患者而言,扩容后血流动力学是否改善无法确定,且容量过负荷后造成的肺水肿等后果极为严重,因此容量反应性的判断极为重要。对于应控制通气的患者,除非存在潮气量过低或呼吸频率过快等因素,应用 PPV 等动态指标可以很好判断容量反应性。对于存在自主呼吸的患者而言,通过 PLR 或呼气末阻断等方法,实时判断血流动力学的反应为较好的选择。但是,必须要强调的是,容量反应性只是机体对于前负荷增加的生理反应,容量反应性的判断必须与容量复苏相结合才有意义,而容量复苏的决定必须基于患者仍存在组织灌注不足的判断。

(Teboul JL 张宏民)

第二节 脱机失败的心源性因素

当机械通气的患者病情缓解,自主呼吸逐渐恢复时,我们通常都会进行自主呼吸试验(SBT)以评价其是否能够成功脱机。但是,即使了满足脱机的标准,仍有 25% 的患者会出现脱机失败的情况,这在存在左心疾病和(或)慢性阻塞性肺疾病(COPD)的患者中更为常见。脱机失败会延长机械通气的时间,增加重症患者的死亡率,因此,明确脱机失败的原因尤为重要。

尽管大多情况下,脱机失败主要是呼吸系统的原因,但脱机本身对于循环系统的影响可能也会造成其脱机失败。对于心功能正常的患者而言,呼吸机每次送气时,胸腔内正压均会引起静脉回流减少,从而使得心脏的前负荷下降,心输出量下降。但是对于心源性肺水肿的患者来说,正压通气却是一个有效的治疗手段。当左心功能存在障碍时,从机械通气向自主呼吸转换的这个过程会对血流动力学造成显著影响,甚至会诱发急性心功能障碍导致脱机失败。正确认识脱机诱发的急性心功能障碍的机制,早期进行干预治疗,是决定脱机成败的关键。

一、病理生理基础

(一)脱机对心血管系统的影响

从机械通气向自主呼吸转换时,对心血管系统来说,产生的影响主要包括两个方面。首先自主呼吸时呼吸肌活动增加,从而会引起呼吸功的增加以及胸腔内压的下降;另外交感神经的张力也会升高。

1. 呼吸功增加 自主呼吸时呼吸肌运动明显增加,从而会导致全身氧需求的升高,继而引起心脏作功以及心肌耗氧量增加,使得心肌缺血的风险升高,在有冠心病病史的患者中尤为如此。另外,呼吸肌氧耗的增加可能会导致血流向呼吸肌再分布,也会增加核心器官低灌注的风险。

2. 胸腔内压下降 在脱机过程中,胸腔内压由正压变为负压,这会导致全身的静脉回流压力梯度升高,左室射血压力梯度下降。静脉回流压力梯度的升高会引起中心血量增加,使得出现心源性肺水肿的风险升高。另外,吸气时胸腔内压的下降会导致左室舒张末期跨壁压的下降,从而导致左室后负荷升高。

3. 交感张力升高 脱机时的情绪应激可以导致儿茶酚胺的释放,从而引起一系列的变化。研究表明,COPD 的患者在脱机时肾上腺素和去甲肾上腺素会升高两倍。脱机时,急性出现的低氧血症和高碳酸血症可能与这种儿茶酚胺的释放有关。儿茶酚胺的释放会引起全身动脉压力增加及心肌需氧量增加,继而导致左室后负荷增加,心肌缺血的风险升高。

(二)脱机诱发心源性肺水肿的机制

1. 左心室后负荷增加 脱机后左心室后负荷增加主要与胸腔内压的下降与交感神经兴奋有关。自主吸气时,胸腔内压下降,左室舒张末期跨壁压增加,左室后负荷增加。脱机后释放的儿茶酚胺也可以引起外周阻力增加,导致左室后负荷增加。研究表明,撤机时所导致的左室后负荷增加可导致左室射血分数显著下降。

2. 左心室前负荷增加 自主吸气时,胸腔内压下降导致右房压下降,静脉回心血量增加,左室前负荷增加。此外,交感神经兴奋造成周围静脉收缩也可以增加回心血量。前负荷增加后会导致左心室灌注压显著增加,加重了肺水肿的风险。

3. 左室舒张功能障碍 左室舒张功能障碍主要与心室间相互作用和心肌缺血缺氧有关。自主呼吸时,静脉回流增加,右心室舒张末期容积增大,室间隔向左室移动,可造成左室顺应性下降,舒张期充盈不全。而脱机后由低氧血症,呼吸性酸中毒等各种原因造成的肺动脉压力升高可使得右心室后负荷增加,导致右室压力显著增加,室间隔向左室移动,进一步造成左室顺应性下降,COPD 的患者常合并右心病变,因而脱机后引起的左室顺应性下降更为明显。脱机后各种原因导致的心肌缺血缺氧也会造成左室顺应性下降,最终引起心室舒张功能障碍。

4. 心肌缺血 脱机可能会导致冠心病患者发生心肌缺血缺氧。心肌的缺血缺氧可造成心肌收缩和舒张功能障碍。心肌缺血的根本原因是脱机后心肌氧供需失衡。

(1)心肌氧输送下降:脱机后心肌氧输送的下降可能与动脉氧分压的下降与冠脉血流的减少有关。脱机后可能会出现肺泡通气不足,肺水肿,引起动脉氧分压下降;交感张力增加后引起的冠脉收缩以及心动过速都会引起冠脉血流量减少。

(2)心肌氧耗增加:脱机可以引起心肌氧耗增加。一方面,脱机后呼吸肌做功增加,心脏需相应增加做功能力以提高氧输送满足机体需要;另一方面,自主吸气时胸腔内压下降使得左室后负荷增加。另外,脱机困难时儿茶酚胺的释放也会导致心率增加,心肌收缩力及心脏后负荷增加,进而造成心肌氧耗增加。

二、脱机相关肺水肿的诊断

当患者不能耐受自主呼吸试验(SBT)并且排除了其他脱机失败的原因时,需要考虑脱机相关肺水肿的诊断。患者的病史,临床表现均具有一定的特征,另外,右心导管,心脏超声也可以为我们提供重要的诊断信息。

(一) 病史与临床表现

1. 病史 既往存在左心疾病的病史对脱机相关肺水肿的诊断具有重要的提示意义。如果患者有左心疾病合并慢性阻塞性肺疾病的病史,出现脱机相关肺水肿的风险更高。在这种情况下,气道阻力增加,使得引起左室充盈压升高的两个机制尤为明显:自主呼吸时,吸气相胸腔内压下降的程度增加,从而导致 LV 后负荷的显著升高;呼吸做功增加更为明显,从而增加心肌氧耗,心肌缺血的风险更高。另外,由于 COPD 的患者通常存在右室扩张,脱机时的心室相互作用更为明显,从而进一步影响左室充盈压。

2. 体征 脱机早期出现的呼吸窘迫通常提示可能存在脱机相关性肺水肿,这种情况下,通常动脉血压和心率会同时升高。

(二) 右心导管

右心导管可以对肺动脉嵌顿压,肺动脉压,右房压以及氧输送的一系列参数进行测量,从而可以对基础存在心肺疾病的呼吸困难患者进行有效的评估。在 SBT 失败的患者中,如果测量的 PAWP 高于正常值,高度提示存在脱机相关性肺水肿。尽管通常认为 PAWP 高于 18mmHg 时,提示存在心源性肺水肿,但在临床实践中并不能单纯以 PAWP 的数值作为标准。大量的试验已经显示,脱机失败的患者脱机过程中有 PAWP 的升高。有研究显示,在合并 COPD 和左心疾病的患者中,脱机试验失败时 PAWP 平均升高了 8~25mmHg,而当进行利尿治疗后,60% 的患者 PAWP 未再进一步增加,并且脱机成功。这有力地证实了脱机相关的 PAWP 的升高在这些患者的脱机困难中起到了主要作用。

在这些研究中,脱机失败时 PAWP 增加,但心输出量并没有下降。事实上,脱机的过程类似于一种运动负荷试验,当患者从机械通气转为自主呼吸的过程中,呼吸功的增加事实上可能反而会使得心输出量增加。而心功能障碍的患者的心输出量并不能随着氧需求的增加而增加,因此这些患者在脱机时除了

PAWP升高以外,还会出现混合静脉饱和度(SvO_2)的下降。虽然SvO_2的下降显然不是心源性肺水肿的标志,但它与PAWP一样可以明确脱机的失败是心源性的因素造成的。由于中心静脉氧饱和度可以反映SvO_2,因此用中心静脉导管就可以监测心源性因素引起的脱机失败。

总而言之,右心导管是诊断心源性的脱机失败的重要手段,其不仅可以发现脱机时PAWP的升高,还可以为发现脱机引起的急性心功能不全提供重要信息。然而,肺动脉导管是一项有创操作,是否可以采用创伤较小的手段(比如中心静脉导管)来替代仍需要进一步研究的证实。

(三) 经胸心脏超声

心脏超声可以在脱机试验的过程中发现脱机困难的心脏原因。常见评估指标包括:代表左心房压力改变的多普勒指数改变;新发的或原有的节段室壁运动异常;左心室整体功能下降;新出现或恶化的二尖瓣反流。因此有共识推荐在开始脱机试验前应用心脏超声进行心脏的基础评估,以便前后进行比较,获得准确的预测脱机失败风险结果。

在最新的一个双中心前瞻观察性研究中,评估了经胸心脏超声监测评估SBT对血流动力学的影响能力,判断哪些指标有助于预测脱机失败的心源性因素。研究在SBT前压力支持状态下和SBT结束时(计划拔管前、由于呼吸恶化需要继续机械通气前)均由有经验的超声专家进行检查评估,研究选用了LVEF、RVEDA/LVEDA比、二尖瓣反流的半定量评估(轻中重)、E/A比、DTE、E/E'比、LV每搏输出量和CO。结果发现,超声可以敏感、准确、无创地发现由SBT引起的血流动力学改变;经胸心脏超声有助于主治医师辨别具有高危脱机失败风险的患者,表现为:抑制的LVEF,缩短的DTE和增加的E/E'。超声对脱机过程的影响及对患者预后的影响仍需要进一步深入研究。

(四) 生物标记物

心肌伸展增加时,心室肌细胞会产生脑钠肽(BNP)与N末端BNP前体(NT-proBNP)。左室的收缩与舒张功能障碍均会引起BNP和NT-proBNP的升高。在重症患者中,这些生物标记物常被用来作为心功能障碍的筛查指标。在由于心源性因素而脱机失败的患者中,BNP或NT-proBNP是否会升高呢?近期有研究对这个问题进行探讨,但结果不明确。研究仅发现出现脱机困难的患者脱机前的BNP水平较高,而脱机前后的BNP水平并无差异。事实上,SBT前BNP浓度的升高仅提示患者的全身情况更差,并不能作为其不能进行SBT的证据。并且由于血浆中的BNP和NT-proBNP在高龄,感染,肾功能不全,肺动脉高压等情况下也会出现升高,因此,其在评价心源性相关的脱机失败中的作用需要进一步谨慎的解读。

(五) 血浆蛋白浓度

由于脱机相关的肺水肿主要是由左室充盈压升高引起的,因此属于静水压性的肺水肿。静水压的升高会导致低张液体从肺毛细血管腔向肺间质转移。当转移的液体量足够大时,静水压性的肺水肿即会导致血液的浓缩,从而可以检测到血浆蛋白或者血红蛋白的浓度的改变。在近期的一项研究中发现,因心源性因素引起脱机失败的患者在SBT的过程中血浆蛋白浓度显著升高,而在经过利尿药物或血管扩张药物处理后,这些患者未再出现脱机相关的肺水肿,并且血浆蛋白浓度亦未再改变。这为诊断心源性因素相关的脱机失败提供了一种创伤最小的方法。

三、心源性因素引起的脱机失败的治疗

对脱机相关的肺水肿进行治疗时显然需要将其产生的因素考虑在内。因此,在SBT时,应该进行血流动力学检测以明确SBT对心血管系统的影响从而选择适当的治疗方案。

(一) 利尿剂

当考虑前负荷的过度增加为脱机失败的原因时,应该进行利尿治疗。有研究显示,脱机时因出现肺水肿而失败的患者在用利尿剂治疗一周后,SBT时的PAWP明显下降,脱机的成功率显著升高。现在,对

脱机困难的患者利尿剂的使用已经越来越频繁。然而，由于前负荷过高仅为心源性脱机失败的原因之一，并且过度利尿治疗会带来相应的后果，因此，很难将其作为脱机失败患者的一项常规治疗策略。

（二）血管扩张药物

如果后负荷的增加为脱机失败的主要原因时，应该首选血管扩张药物而不是利尿剂。一般来说，SBT的过程中动脉收缩压力显著增加是应用血管扩张药物的一个指征。血管扩张药物首选硝酸酯类药物，降低左室后负荷的同时还可以减少心脏前负荷。同时，其还具有扩张冠脉的效果，对因为心肌缺血而造成脱机失败的患者也有一定的帮助。

（三）强心药物

1. β₁ 受体激动剂 由于脱机相关的肺水肿并不是由于心肌收缩力的减弱引起的，因此这种情况下并不推荐使用 β_1 受体激动剂，比如多巴酚丁胺。并且，脱机失败常常会伴有内源性儿茶酚胺的释放，应用 β_1 受体激动剂会进一步增加心肌的氧耗，从而增加心肌缺血的风险。

2. 磷酸二酯酶抑制剂 有研究报道，磷酸二酯酶抑制剂，比如米力农，对治疗心外科术后出现的脱机相关肺水肿有一定的疗效。其机制可能主要还是因为其具有血管扩张的效果。

四、小结

在脱机的过程中可能会出现急性的心功能不全及心源性肺水肿，在既往存在左心疾病和 COPD 的患者中尤为显著。心肌缺血，左室后负荷过度增加，心脏前负荷增加在其中起到了主要作用。右心导管可以用于心源性的脱机失败的诊断，同时经胸超声或测量血浆蛋白浓度具有一定的诊断价值。治疗方面目前没有统一的治疗方案，在仔细分析病因后可以考虑选择利尿剂和（或）硝酸酯类药物进行治疗。

（丁 欣）

参考文献

1. Brochard L, Rauss A, Benito S, et al. Comparison of three methods of gradual withdrawal from ventilatory support during weaning from mechanical ventilation. Am J Respir Crit Care Med, 1994, 150: 896-903.

2. Ely EW, Baker AM, Dunagan DP, Burke HL, Smith AC, Kelly PT, Johnson MM, Browder RW, Bowton DL, et al. Effect on the duration of mechanical ventilation of iden-tifying patients capable of breathing spontaneously. N Engl J Med, 1996, 335: 1864-1869.

3. Pinsky MR. Breathing as exercise: the cardiovascular response to weaning from mechanical ventilation. Intensive Care Med, 2000, 26: 1164-1166.

4. Lamia B, Monnet X, Teboul JL. Weaning-induced cardiac dysfunction. In Vincent JL (ed) Yearbook of intensive care and e-mergency medicine. Springer, Berlin Heidelberg New York, 2005: 239-245.

5. Lemaire F, Teboul JL, Cinotti L, et al. Acute left ventricular dysfunction during unsuccessful weaning from mechanical ventilation. Anes-thesiology, 1988, 69: 171-179.

6. Mekontso-Dessap A, De Prost N, Bra-connier F, et al. B type natriuretic peptide and weaning from mechanical ventila-tion. Intensive Care Med, 2004, 30: S182.

7. Cabello B, Mancebo J. Withdrawal from mechanical ventilation in patients with COPD: the issue of congestive heart fail-ure. In: Vincent JL (ed) Yearbook of intensive care and emergency medicine. Springer, Berlin Hei-delberg New York, 2008: 295-301.

8. Hurford WE, Favorito F. Association of myocardial ischemia with failure to wean from mechanical ventilation. Crit Care Med, 1995, 23: 1475-1480.

9. Jubran A,Mathru M,Dries D,et al. Continuous recordings of mixed venous oxygen saturation during weaning from mechanical ventilation and the ramifications thereof. Am J Respir Crit Care Med,1998,158:1763-1769.

10. Zakynthinos S,Routsi C,Vassi-lakopoulos T,et al. Differential cardiovascular responses during weaning failure:effects on tissue oxygenation and lactate. Intensive Care Med,2005,31(12):1634-42.

11. De Backer D,El Haddad P,Preiser JC,et al. Hemodynamic responses to successful weaning from mechanical ventilation after cardiovascular surgery. Intensive Care Med,2000,26:1201-1206.

12. Richard C,Teboul JL,Archambaud F,et al. Left ventricular function during wean-ing of patients with chronic obstructive pulmonary disease. Intensive Care Med,1994,20:181-186.

第十二篇

肾脏功能改变与血流动力学

第五十九章 肾脏灌注的调节

第一节 肾血流量及灌注压的调节

一、肾的血液供应

肾动脉由腹主动脉垂直分出,其分支经叶间动脉→弓形动脉→小叶间动脉→入球小动脉。每支入球小动脉进入肾小体后,又分支成肾小球毛细血管网,后者汇集成出球小动脉而离开肾小体。出球小动脉再次分成毛细血管网,缠绕于肾小管和集合管的周围。所以,肾血液供应要经过两次毛细血管网,然后才汇合成静脉,由小叶间静脉→弓形静脉→叶间静脉→肾静脉。肾小球毛细血管网介于入球小动脉和出球小动脉之间,而且皮质肾单位入球小动脉的口径比出球小动脉的粗1倍。因此,肾小球毛细血管内血压较高,有利于肾小球的滤过作用;肾小管周围的毛细血管网的血压较低,可促进肾小管的重吸收。

肾脏血液供应丰富。正常成人安静时每分钟约有1200ml的血液流经两侧的肾,占心输出量的1/5~1/4,其中90%左右的血液分布在肾皮质,10%左右分布在肾髓质。肾血流量的调节包括肾血流量的自身调节和神经体液调节。

二、肾血流量的调节

肾血流量是尿生成的前提,肾血流量的调节包括肾血流的自身调节(autoregulation)和神经体液调节(neuro-humoral regulation)。

(一)自身调节

肾血流量的自身调节是指肾动脉平均动脉血压在一定范围(80~180mmHg)内变动时,肾血流量基本保持恒定,这种现象称为肾血量的自身调节。离体肾实验观察到,当肾动脉的灌注压(相当于体内的平均动脉压)由20mmHg提高到80mmHg的过程中,肾血流量将随肾灌注压的升高而成比例地增加;而当灌注压在80~180mmHg范围内变动时,肾血流量不随灌注压的增高而增加。关于肾血流量自身调节的机制解释,目前基于肌原学说和管球反馈学说。肌原学说认为:当肾灌注压增高时,血管平滑肌因灌注压增高而受到牵张刺激,使平滑肌的紧张性增加,血管口径相应缩小,增大血流阻力,因而肾血流量变化不大;当灌注压降低时,则发生相反的变化。这样使肾血流量保持相对恒定。管球反馈学说认为:当肾血流量和肾小球滤过率增加时,到达远曲小管致密斑的小管液的流量及钠量增多,致密斑发出信息,使肾血流量及肾小球滤过率恢复到正常。相反,当肾血流量和肾小球滤过率减少时,流经致密斑的小管液的流量及钠量就减少,致密斑发出信息,使肾血流量和肾小球滤过率增加至正常水平。

(二)神经体液调节

肾交感神经主要从胸12至腰1~2脊髓发出,其纤维经腹腔神经丛支配肾动脉(尤其是入球小动脉和出球小动脉的平滑肌)、肾小管和释放肾素的颗粒细胞。肾交感神经末梢释放去甲肾上腺素,调节肾血流量、肾小球滤过率、肾小管的重吸收和肾素释放。

一般情况下,肾交感神经的缩血管作用不明显。而肾上腺素、去甲肾上腺素、抗利尿激素、血管紧张素等对肾血管有收缩作用;前列腺素对肾血管有扩张作用。但这些血管活性物质在正常肾血流调节中的意义尚不能肯定。

一般而言，通常情况下，动脉血压在一定范围内变动时，肾脏主要依靠自身调节来保持血流量的相对稳定，并维持正常的泌尿功能。而紧急情况下，通过交感神经兴奋及去甲肾上腺素的作用，使全身血液重新分配，减少肾血流量，从而保证脑、心等重要器官的血液供应。

肾脏单位体积血流量高于脑、肝和心肌，其内部血流分布不均匀，因为由分支毛细血管吻合网构成的肾小球位于肾皮质，肾皮质血流灌注量远高于髓质，导致血流灌注量按皮质、外髓质和内髓质的顺序依次减少。

三、肾脏灌注压的调节

肾脏灌注的调节与肾脏血流量有着密切的关系，但肾脏血流量增加不一定肾脏灌注增加。肾灌注与肾灌注压密切相关，肾灌注压取决于肾动脉和肾静脉之间的压力差。

当平均动脉压（MAP）维持在一定范围时，肾脏具有自身调节血流量的能力，其灌注压高于其他脏器。此外，肾灌注压-血流量曲线较其他脏器陡峭，也就是说相同程度的血压下降，肾血流量减少比例更大；当肾灌注压低于肾自身调节阈值时，肾血流量会明显下降，从而导致肾缺血，甚至肾衰竭。此时需要升压药来维持最低灌注压，以维持足够肾血流量。

机体对肾脏血流有自身调节作用，即平均动脉压在 80～160mmHg 范围内时，肾血管阻力不随血压变化而变化，从而保证了肾血流量相对恒定。低血压时肾血流可减少 50%。但是，肾血流的变化随区域不同而呈现明显差异。肾脏皮质血流高于髓质，外层髓质处于相对低氧状态，氧分压仅为 10～20mmHg，皮质氧分压则为 50mmHg。长时间的休克可以导致自身调节机制受损，外层髓质缺氧进一步加重，肾脏对各种损伤因素的代偿能力降低。

第二节　肾灌注的监测参数

肾灌注不足是肾前性 AKI 的主要的发病机制，如何对肾脏的灌注水平进行检测，早期发现肾脏的灌注不足并进行干预，对肾功能的恢复乃至患者的预后都至关重要。目前，尽管评价肾功能的参数有很多，对于肾灌注的监测指标仍以血流动力学监测为主，而近年来，肾脏超声技术的发展为肾脏灌注的监测提供了新的途径。

一、尿量

尿量是反映内脏灌注的敏感指标：尿量＞1.0ml/(kg•h)，提示内脏灌注正常；尿量 0.5～1.0ml/(kg•h)，提示内脏灌注减少；＜0.5ml/(kg•h)，提示内脏灌注明显减少。连续观察非常重要。

二、血流动力学监测

（一）BP、MAP、CVP

尿液的生成依赖于肾小球有效滤过压的存在，一般来讲：80mmHg＜BP＜160mmHg：肾血管自身调节功能正常，肾血流量（RPF）、肾小球滤过率（GFR）保持稳定；50mmHg＜BP＜70mmHg：肾血管自身调节减弱，RBF、GFR 降低 1/2～2/3；BP≤40mmHg：RBF、GFR 几乎为零。但血压正常或偏高时肾灌注不一定充足，有效循环血容量充足也不一定肾灌注充足。还需要判断患者处于高动力循环状态还是低动力循环状态。肾脏的灌注压＝MAP−CVP。CVP 作为肾脏的后负荷，其值越高，肾脏的阻力也越大。过高的 CVP 可使脓毒症性 AKI 发生率和病死率升高。

（二）CO 和 CI

CO、SVR、PAP 和 PCWP 和 PAOP，EF 等，从这里不难看出判断患者到底处于高动力循环状态还是处于低动力循环状态的因素主要有 CO 等指标，心输出量是与肾血流存在明显相关性；心输出量增加肾血流增加，但肾血流增加不一定肾灌注增加，还取决于入球小动脉与出球小动脉扩张的程度。从这一层面来讲，只有肾灌注压增加，尿量才会增加。

三、肾阻力指数（resistance index，RI）

（一）概念

肾脏多普勒超声有助于评估肾灌注及肾功能。大多数学者用 RRI 表达肾内多普勒波形特征，将获得的 3～5 个重复波形进行计算，得到平均值，即每个肾脏的 RI，肾动脉阻力指数（RRI）=（收缩期最高速率－舒张期最低速率）/收缩期最高速率，其范围在 0～1 之间，正常值<0.7，双肾 RI 的差异<5%。因为 RRI 部分依赖舒张期最低速率，所以，受到心率的影响，因此此公式需要经过心率的较正：校正 RI＝观察的 RI－0.0026×（80－心率）。此外，还受到：肾血管顺应性，患者特征（年龄、肾脏疾病、动脉疾病），腹内压，肾间质压的影响。

（二）肾阻力指数在危重症领域的应用

肾脏多普勒超声检查是一项快速、无创、可重复技术，因此可能在重症患者肾灌注或肾功能方面有一定前景。

1. RI 评估危重患者肾灌注，预测急性肾损伤　多普勒超声检查所得的肾阻力指数，近年来可以评估重症患者肾灌注，可以预测重症感染患者发生急性肾损伤（acute kidney injury，AKI）。全身性感染引起肾脏小血管血流动力学的变化，大多为低灌注，即低流速、高阻力的血流动力学状态，超声测定肾动脉 RI 值的高低，可以直接反映肾脏的血流灌注情况。RRI 在 2006 年第一次在全身性感染和危重病领域应用，研究前瞻性观察 35 例感染性休克患者，入组 24 小时内均应用多普勒超声检查测定肾阻力指数，第 5 天按照 RIFLE 分级标准，18 例发展为 ARF（RIFLE-I，RIFLE-F），其第一天的 RI 值较其余 17 例非 ARF 患者显著提高[（0.77±0.08）比（0.68±0.08），$P<0.001$]，提示如果最初几个小时肾阻力指数增高，可能预示着肾功能障碍的发生，即 RRI 有助于筛选感染性休克发生 ARF 的高危人群，可以作为发生 ARF 的预测因子。

2. RI 有助于指导感染性休克患者血管活性药物的调节　有报道显示，应用去甲肾上腺素将感染性休克患者 MAP 由 65mmHg 提高到 75mmHg，伴有 RI 的显著性降低和尿量的显著增加，而将 MAP 进一步提高到 85mmHg，却没有上述的显著性差异，考虑原因为随着去甲肾上腺素剂量的提高。导致血管阻力增高，降低肾血流量。因此，应尽早应用 RI 来优化患者的治疗，滴定合适的血管活性药物。

RRI 受肾灌注、血管阻力、血管顺应性、间质水肿多种因素的影响，作为肾灌注的指标有局限性。因此，临床上应用更多的方法来评估危重患者的肾灌注情况。

第三节　容量对肾灌注的影响

扩容和使用血管活性药物维持肾灌注压，对于保护肾功能是非常重要的。其中最关键的是尽快恢复循环血容量，满足肾灌注，缩短低血压期，而不靠使用大量利尿剂或多巴胺等药，否则将事倍功半，甚至加快肾功能障碍的发生。在循环衰竭的危重患者，补液常常被作为重要的治疗措施以纠正低血压。但是，血压的维持是由有效循环血量、心输出量、外周血管阻力共同决定的，而补液仅仅可能起到补充血容量的作用，对整个循环复苏不一定有效。况且在危重患者，往往已有全身炎症反应综合征（SIRS）发生，机体释放的多种炎症介质使毛细血管通透性增高，静脉补充的液体往往很快离开血液循环系统进入组织间隙形成组织间液,其扩充血容量的作用是有限的,而大量组织间液的积聚可造成各种组织器官水肿、静脉压增高、血流灌注下降和功能受损,例如肺水肿以及由此导致的急性呼吸窘迫综合征,故此时大量补液往往无效甚至有害。同理,对于肾脏而言,容量负荷过重会导致肾静脉压增高、肾间质水肿、肾血流灌注降低,并可激活肾素-血管紧张素系统,而这些均不利于 AKI 患者肾功能恢复。液体过负荷会增加 AKI 患者患者的死亡率。总之,目前还没有可靠证据证明无限制的补液对肾脏有保护作用,反而有越来越多的证据表明,过量补液在危重患者,尤其是在 AKI 患者中容易造成容量负荷,而后者是影响预后的独立的危险因素。

一、容量过负荷对肾灌注压的影响

容量过负荷在危重患者尤其是 AKI 患者中很常见,可造成组织器官水肿和功能障碍,是增加患者不良结局的重要因素。在危重患者的救治中,应在确保补液能够改善组织灌注的前提下谨慎选择补液策略,防止造成未达到容量复苏目的反而造成容量过负荷的弊大于利的局面。

AKI 患者液体超负荷的防治:

1. 控制性液体复苏　重症患者的液体复苏,在稳定血流动力学,降低死亡率方面起重要作用,这一点已被 Rivers 等的里程碑式的单中心 RCT 所证实。Rivers 的研究中,前 72 小时接受了 13～14L 的液体,显然作者认为是有需要的,但在报道中没有总结液体超负荷的发生率。尽管重症患者纠正相对的低血容量非常重要,但它不是纠正血管扩张,而血管加压药的使用有助于恢复血压和保护肾功能。2009 年在 ESICM 的肾病工作组专家意见:对确诊和怀疑为容量不足的患者,进行控制性液体复苏,即液体复苏中较早地较大剂量的使用血管加压药,以利于尽早增加心输出量,增加肾血流灌注和恢复尿量,减少复苏中体液潴留。

2. 复苏后的液体管理　为减轻液体超负荷及其不良作用,在目标导向性的治疗(early goal-directed therapy,EGDT)达到血流动力学稳定后,有必要对液体状态进行仔细的再评估。文献一致认为,以患者入院时的体重为基准,净显性液体入出量差超过体重的 10%,应视为液体超负荷。在重症患者的急性期,由于交感神经兴奋和肾素-血管紧张素轴激活和毛细血管渗漏,促使钠水潴留和组织间液增加,液体复苏总是不可避免地引起液体正平衡和组织水肿,尤其在少尿性 KAI。所以,对早期 AKI 要有高度警惕性,并能采取适当措施进行液体管理,在复苏后,治疗焦点应该是排出过剩的钠水潴留。正如 Rivers 等指出的那样,在复苏或急性肺损伤的落潮期(ebb phase),液体也许是朋友,但当液体不再有生理需求时,过剩的液体则会成为敌人。

二、利尿剂与 CRRT 对肾灌注压的影响

在重症患者的急性期一般都不能自动达到入出液体平衡或负平衡,为此常常会使用袢利尿剂,但过度使用袢利尿剂可能会诱发高钠血症、肾功能恶化和(或)利尿剂抵抗。尽管选择使用远曲小管和集合管的利尿剂,如螺内酯(安体舒通)、氨苯蝶啶或阿米洛利等与袢利尿剂合用,利尿剂抵抗有时候可被克服,但 Bagshaw 的荟萃分析显示,利尿剂对 AKI 的临床过程未能产生有力影响。所以,一旦单用利尿剂不能达到利尿效果,为成功的维持液体入出平衡或负平衡,即应给予血液净化治疗。

血液净化模式的选择直接关系到控制液体平衡的效果。有研究首先清晰地提示,CRRT 能有效纠正 AKI 的液体超负荷,而传统的 IHD 可发生与间断透析相关的日益增加的液体正平衡。此外,传统 IHD 在透析期间可伴有透析低血压,并增加复发性肾损伤的风险;CRRT 由于超滤率较为恒定而缓慢,机体有充裕的时间完成血管再充盈,故在有效控制液体平衡的同时能够保持血流动力学的稳定性,将其作为起始治疗伴有较高的肾功能恢复率。上述结论和原理已得到 ICU 中大系列 AKI 随机对照研究的验证和强化。

纠正液体潴留,如单靠利尿剂和 CRRT 而不控制摄入水量,最终仍然达不到目标,而且限制水摄入比排出水潴留要容易得多。为此,一旦血流动力学稳定,就应该依据出量限制水摄入,保持钠和水的入出平

衡,甚至负平衡。

综上所述,AKI 患者的液体管理,应提倡在急性期分两阶段实施。第一阶段,在有创血流动力学监测下进行控制性液体复苏;第二阶段,一旦血流动力学稳定,既早期向液体出入平衡,然后向负平衡过渡,限制液体超负荷及其不良后果。迄今为止,已有证据可证明采取较严格的液体限制比传统的管理策略有利。不过为了避免医源性低血容量及其对肾功能的损害,执行这些策略时,尤其在积极清除液体期间,应有适当的监测。尽管如此,如何确定什么是更合理的液体平衡指标,并能更好地证明其对肾恢复具有良好效果,进一步的临床试验显然非常必要。

第四节 血管活性药物对肾灌注的影响

稳定的肾血流量是维护肾脏功能的重要因素,肾血流量具有自身调节能力,表现为动脉血压在一定范围波动时,肾血流量仍保持相对稳定,这是低血压时使用血管收缩药的理论基础。血管活性药物主要通过其正性肌力以及选择性血管收缩作用,借此形成有利的血液再分配来提高动脉血压,以保证心脏重要生命器官的血液灌注,从而使休克得到改善。但若使用不当,致血管强烈收缩,外周阻力增加,心输出量下降,反而对肾灌注不利。理想的血管活性药物应能迅速提高血压,改善心脏的血液灌注和增加肾脏等重要器官的灌注,改善组织缺血、缺氧,防止多脏器功能衰竭的发生。

一、多巴胺对肾灌注的影响

过去的观点认为,多巴胺在低剂量时对肾具有保护作用。肾脏剂量多巴胺(小剂量多巴胺):多巴胺能够抑制肾小管 Na^+-K^+-ATP 酶,扩张肾血管,从而增加肾血流量和 GFR,达到利钠和利尿作用。小剂量多巴胺通过兴奋 D1 和 D2 受体扩张入球和出球小动脉,增加肾血流量。另外,多巴胺作用于髓袢升支和远曲小管的 D1 受体,以一种类似袢利尿药的方式刺激 Cl^- 泵,增加尿量。近期研究显示:由 Bellomo 主持在澳大利亚和新西兰进行的多中心随机临床对照研究,将 23 个 ICU 的 328 例合并全身炎性反应综合征(SIRS)和 ARF 的患者,随机分为多巴胺组[$2\mu g/(kg \cdot min)$]或安慰剂组。分析两组患者的肌酐峰浓度,肌酐增加水平,需要肾脏替代治疗的患者数量,住 ICU 时间,住院时间或病死率均没有显著差异。更有研究显示:应用小剂量多巴胺后,ARF 血流动力学及肾功能没有显著性差异,而肾阻力指数显著提高,提示小剂量多巴胺不仅不能改善危重患者的肾功能,甚至有可能加重肾损害。所以,小剂量多巴胺并不能改善或保护肾功能,因此不建议在重症 ARF 患者中广泛使用。但亦有学者提出,多巴胺增加肌酐清除率(CCr)依赖于心脏指数(cardiac index,CI)的增加,CI 增加使肾脏灌注改善,CCr 升高;CI 无显著增加时,肾脏灌注不改善,CCr 不升高。

二、多巴酚丁胺对肾灌注的影响

对于充分容量复苏后,心输出量仍持续低下的脓毒性休克患者,则考虑应用多巴酚丁胺。多巴酚丁胺可以通过 β_1 肾上腺素能受体的作用增加心脏功能,通过 β_2 肾上腺素能受体的作用,改善休克状态下外周血管的收缩,预防肾血流减少,增加肾脏血流和有效灌注压,增加肾小球滤过率改善肾功能。多巴酚丁胺治疗标准应参照血流动力学指标,而不是剂量。然而,危重患者个体对药物反应不同,有很大的变化范围。老年人对多巴酚丁胺的反应明显较差。多巴酚丁胺剂量范围是 $2\sim20\mu g/(kg \cdot min)$。

亦有报道:多巴酚丁胺主要作用于肾上腺素能 β 受体,单独使用时不能明显提高休克患者的血压,而去甲肾上腺素具有显著地升压作用。两者联合应用具有明显优势。研究结果显示,使用去甲肾上腺素+小剂量多巴酚丁胺可使严重感染患者的 CI 和 CCr 明显升高。提示去甲肾上腺素+多巴酚丁胺是保护或逆转严重感染患者肾功能的最佳选择。用去甲肾上腺素+多巴酚丁胺和肾上腺素者尿量均明显多于去甲肾上腺素组,可能与多巴酚丁胺和肾上腺素能激动 β 受体,增加 CI,增加肾脏灌注有关。另外去甲肾上腺素＋多巴酚丁胺联合使用不是简单的 α 受体和 β 受体激动剂的叠加,可能与多巴酚丁胺改善肾皮质血流,增加肾小球血流有关。因此在充分扩容的同时联用去甲肾上腺素和小剂量多巴酚丁胺可能对改善脓毒性休克患者的肾功能有利。

三、去甲肾上腺素对肾灌注的调节

去甲肾上腺素升压作用很强,主要药理学作用是通过 α_1 肾上腺素能受体收缩外周血管,通过 β_1 肾上腺素能受体增加心率和心肌收缩力;1988 年 Girbes 等应用大剂量的去甲肾上腺素诱导出急性肾衰竭的动物模型,使临床医师误认为应用去甲肾上腺素可加重肾损害。近来越来越多的研究表明,去甲肾上腺素可改善肾脏灌注,增加肾小球滤过率,可能有肾脏保护功能,特别是感染性休克引起的急性肾损伤。感染性休克患者尿量减少的主要原因是肾小球囊内压的下降,动物研究表明,去甲肾上腺素对肾血流量的影响主要是引起入球小动脉和出球小动脉收缩,而对后者的影响大于前者,因此使囊内压增高,从而增加滤过压致尿量增加。另外,在应用去甲肾上腺素期间由于肾灌注压的增加,减除了因灌注压不足对压力感受器的刺激,而使抗利尿激素减少,亦产生利尿作用。同时又有发现脓毒血症并未减少肾血流量,肾功能紊乱可能与脓毒血症时低灌注不相关,因此认为使用去甲肾上腺素增加肾灌注压以改善肾功能可能是无效的。Bour 有学者用去甲肾上腺素维持感染性休克患者血压,而当平均动脉压(MAP)从 65mmHg(1kPa＝7.5mmHg)增至 85mmHg 后肾功能及机体氧代谢并未得到进一步改善,但血管阻力在一定程度的增加也未对组织灌注产生不利影响。这表明 MAP 并不是越高对肾功能越有利,使用较低剂量去甲肾上腺素维持合适的 MAP 即可。

四、血管加压素

2008 年新英格兰医学杂志上血管加压素与去甲甲肾上腺素在感染性休克中比较的多中心对照研究(VASST 试验),结果显示两组在 28 天和 90 天死亡率均无明显差异。对于伴有急性肾衰竭的感染性休克患者,应用小剂量血管加压素较单纯应用去甲肾上腺素更有优势,可使患者更多受益。有学者比较了小剂量血管加压素较单纯应用去甲肾上腺伴有急性肾衰竭的感染性休克患者,结果显示,与去甲肾上腺相比,血管加压素不但可以减少肾衰竭的进展,而且显著减少了 28 天死亡率和 90 天死亡率。

第五节　常见急危重症对肾灌注的影响

肾脏是血供最为丰富的器官之一,其血流量达心输出量的 20％ 左右,并受全身血容量,外周血管阻力,交感神经系统,肾脏的自分泌和旁分泌激素,肾小球,肾小管反馈等多种因素影响,形成复杂的调节系统。

急性肾衰竭(ARF)是危重患者常见的并发症之一。一般来说,导致危重患者出现 ARF 的主要危险因素可以分为两类。一类是影响肾灌注的因素,包括 Na^+ 丢失、应用利尿药、心输出量降低和其他任何促进 Na^+ 重吸收增加的因素。造成大型手术后 ARF 的主要原因是肾脏低灌注和缺血,特别是髓质缺血。各种大中型手术,如心脏及血管手术、胰腺手术、大型腹腔手术等是外科患者 ARF 的主要危险因素。心脏手术后 ARF 的发生率接近 30％,腹主动脉手术后少尿型 ARF 的发生率为 2％～7％,而在胸腹主动脉手术后则达 15％～50％。另一类是既往已经存在肾功能损害,如血管性疾病、严重感染、糖尿病或肝脏疾病。肝脏疾病常导致药物代谢异常,并伴有肾内血流动力学改变,有明显的 Na^+ 潴留,可能对肾毒性因素更加敏感。糖尿病患者存在广泛的血管内皮损害,肾脏也明显受累,应激时产生内皮素或一氧化氮的能力严重受损,影响了对肾毒性因素损伤的代偿能力。在全身性感染(sepsis)的患者由于炎症反应导致血管内皮异常,对肾毒性因素的耐受能力也会降低。

一、脓毒症对肾灌注的影响

脓毒症(sepsis)和脓毒症休克是引起 ICU 患者急性肾损伤(AKI)最重要的原因,一项 23 个国家 54 家医院参与的研究显示 47.5% 的 ICU 患者 AKI 病因是脓毒症,脓毒症性 AKI 住院病死率明显高于非脓毒症性 AKI。脓毒症引起急性肾损伤(AKI)的发病机制并不十分清楚,通常认为是多因素造成的,主要包括肾脏血流动力学改变、缺血再灌注损伤、直接的炎症损伤、凝血和血管内皮细胞功能紊乱、肾小球内微血栓和肾小管堵塞,细胞凋亡等。

(一) 血流动力学变化对肾灌注的影响

脓毒症影响肾灌注的因素有多个方面,主要依赖患者的血流动力学状态,也就是高动力循环状态及低动力循环状态,患者所处的血流动力学状态不同,对肾血流的影响也是不同的,处于高动力循环状态时肾血流增加;处于低动力循环状态时肾血流减少。肾脏血流量与肾脏灌注的调节有着密切的关系,但肾脏血流量增加不一定肾脏灌注增加。肾灌注与肾灌注压密切相关,而肾灌注压取决于肾动脉和肾静脉之间的压力差。在脓毒症急性肾损伤发展过程中,肾静脉充血,肾静脉压力增高是隐匿存在的,需充分认识。

大量的脓毒血症动物模型研究中对肾血流量的检测结果近 2/3 提示明显减少,1/3 提示保持不变或增加,这说明肾脏血流动力学改变可能是脓毒血症 AKI 的重要因素,但不是唯一的因素。META 分析的数据显示在脓毒血症导致 AKI 的研究中,62% 提示肾血流量下降,38% 提示肾血流量保持不变甚至增加。其中一个非少尿型急性肾衰竭患者肾血流量高达 2000ml/min,远远超过正常状态下的 600~700ml/min,并且肾血流量与心输出量呈显著正相关。虽然肾血流在正常范围,但仍导致脓毒症 AKI。新近的动物及人体试验发现,脓毒症休克时,肾血管也是舒张的,肾血流增加的同时肾小球滤过率反而下降,而且随着脓毒症休克的改善,肾血流下降的同时肾小球滤过率反而上升。给 9 只羊注射大肠埃希菌造成高动力学脓毒症的模型中,血肌酐由平均 65.4μmol/L 上升到 139μmol/L,而肾血流量由平均 278.8ml/min 上升到 547.9ml/min。这些研究的发现对传统的观点构成了挑战,一种可能的机制认为,在脓毒症休克时,肾血管舒张,但出球小动脉的舒张大于入球小动脉的舒张,故而在肾血流增加的同时,肾小球内灌注压反而是下降的,滤过率也随之下降。用严重脓毒症或脓毒症休克猪模型观察到肾的血液循环参与全身性血管的扩张,而且肾血流量并没有减少,并且发现导致脓毒症合并 ARF 不是发生在肾低灌注模型中,相反,是发生在肾灌注充足甚至增加的模型中。心输出量增加的感染动物模型中,肾血流量常增加,肾静脉压升高,肾血管阻力无明显改变,肾灌注压降低。这或许可以表明,在高动力型脓毒症时,肾脏损伤可能并非由缺血所致,存在因肾静脉充血,肾静脉压升高,导致肾灌注压下降的可能性。肾静脉充血作为 AKI 的危险因素,其作用可能被低估。这些研究的结果,将为脓毒症急性肾损伤的治疗提供新的可能。另一方面,脓毒症时外源性毒素进入血液循环系统,刺激机体释放大量细胞因子和炎症介质,使动脉血管舒张和全身血管床阻力下降,静脉血容量增加,且静脉血管通透性增加,液体向组织间隙漏出,使得有效血容量不足,肾脏血流量代偿性减少,肾小球滤过率下降,影响肾功能。该类肾损伤一般为可逆的,但如果肾灌注持续不足或已出现肾衰竭有可能出现不可逆的肾小管结构性损伤。

(二) 细胞因子对肾灌注的影响

脓毒症时多种细胞因子,如肿瘤坏死因子-α(TNF-α)、白介素(IL)、血小板活化因子(platelet activating factor,PAF、白三烯等)以及许多内源性血管活性激素的受体表达下降,引起肾血流动力学异常,导致严重肾缺血低灌注。

1. 应激激素 脓毒症时血管扩张,通过压力感受器引起交感神经兴奋、中枢神经系统释放精氨酸血管加压素并激活肾素-血管紧张素-醛固酮系统(RAAS)、缓激肽系统等,引起肾血管收缩及钠、水潴留,是脓毒症并发 AKI 的主要原因之一。

2. **血小板活化因子(PAF)** 可增加出、入球小动脉阻力而减少肾血浆流量(RPF)和肾小球内压,导致肾小球滤过率(GFR)降低。文献报道脓毒症患者血、尿 PAF 水平均升高,并与 AKI 严重程度呈正相关,抗 PAF 抗体则能降低脓毒症动物模型的死亡率。

3. **内皮素 1(ET-1)** 具有强效缩血管作用,可引起 GFR 和 RPF 降低。动物实验表明,给予抗 ET-1 抗体能减轻脂多糖(LPS)所致肾脏低灌注

4. **NO 合成酶** 内毒素刺激诱生型 NO 合成酶增加,NO 介导血管扩张,通过主动脉和心脏压力感受器,反馈性使中枢精氨酸加压素释放增加,激活肾素-血管紧张素-醛固酮系统,内皮素合成增加,从而使肾血管收缩,水钠潴留;内毒素使血管内皮损伤,导致内皮型 NO 合成酶增加,对抗缩血管的能力下降,引起肾缺血,诱发 AKI。

5. **肾外因素** 脓毒症引起急性肺损伤时可造成缺氧和神经内分泌变化,使肾血管收缩和肾血流量减少;机械通气治疗,会进一步加重肺内和血浆炎性介质释放,加重 AKI。

(三) 内皮细胞损伤及凝血功能紊乱

补体、凝血-纤溶系统的活化可引起血管内皮细胞损伤、肾血管内凝血、血栓形成等。脓毒症时炎症介质的过度释放,激活凝血因子Ⅷ,引起内源性凝血链锁式反应,纤维蛋白酶原被激活,大量纤维蛋白形成并沉积在毛细血管腔内,其中凝血因子的活化是脓毒症病理生理变化的重要环节。当大量纤维蛋白沉积在肾小球毛细血管腔内,降低肾小球滤过率导致肾缺血性坏死。在组织严重受损时丝氨酸蛋白酶激活加速内源性和外源性凝血瀑布式效应,全身呈高凝血状态。肾脏血流量丰富,全身血流均经肾脏毛细血管网滤过大量代谢产物,且肾小球入球动脉和出球动脉之间存在压力差,这一特殊的功能结构使纤维蛋白更容易沉积在肾小球毛细血管腔内,从而形成机械性梗阻,降低肾小球滤过率。动物实验已经证实给脓毒症大鼠注射凝血Ⅶ灭活因子,发现可改善肾功能,减轻代谢性酸中毒,且组织病理学提示小管受损轻微,炎症细胞浸润和纤维凝块明显减少。

二、心功能障碍对肾灌注的影响

详见第六十一章心肾综合征。

三、严重肝脏疾病对肾灌注的影响

(一) 肝肾综合征的概念

肝肾综合征(hepatorenal syndrome, HRS)是终末期肝病较严重的并发症之一,其病理生理学特征为肾血管收缩、肾小球滤过率下降和水钠潴留,与肝脏疾病严重程度呈正相关,主要表现为循环系统失调与肾脏功能紊乱。因为 HRS 肾脏结构没有改变,所以若能够及时纠正激活肾血管收缩的因素,在理论上 HRS 是可逆的。HRS 肾血管收缩的机制尚不十分明确,"动脉血管舒张理论"和"心脏功能降低"得到学者们普遍认可。由于门脉高压,内脏血管显著扩张,刺激压力感受器,引起肾血管收缩;同时肾素及去甲肾上腺素水平增高,心输出量作为代偿机制却没有明显增加,不足以维持有效循环血量,导致肾血流量降低。

(二) 肝肾综合征的机制

1. **内脏血管扩张** 肝硬化门脉高压诱导血管舒张的机制尚不十分清楚,可能是由于血浆中存在高浓度的舒血管物质所致。由于内脏舒血管物质增加,内脏动脉阻力减低,门静脉血流增加,加重门脉高压形成高动力性内脏循环;外周动脉扩张,心脏回流量减少,心率加快,流经中央血管的血流速度加快,形成高动力性体循环;但流经中央血管的血量却是减少的。这些舒血管物质主要包括:①一氧化氮(NO):由内皮细胞、血管平滑肌细胞合成,是最早发现的血管扩张因子,起到介导血管舒张的作用。NO 在不同部位血管床的活性不同,内脏、体循环中 NO 活性高,可致内脏血管舒张,平均动脉压下降;肝内 NO 合成减少,使肝内血流阻力上升,加重门脉高压;肾脏中 NO 活性高,对维持肾灌流至关重要。②胰高血糖素,肝硬化

时胰高血糖素增加,它可降低全身血管阻力,但对门静脉却有收缩作用,是肝硬化全身动力循环和门脉高压形成的重要因素之一。

2. 缩血管物质增多　①交感神经系统(SNS)、肾素-血管紧张素-醛固酮系统(RAAS)、抗利尿激素(ADH):由于门脉高压有效血容量降低,兴奋肾小球入球动脉的压力感受器,肾脏 SNS 活性增强,刺激肾素释放,启动 RAAS。动脉血管容量不足,刺激容量感受器,使神经垂体释放 ADH 增加。②内皮素(ET):家族成员有 ET-1、ET-2、ET-3,其中 ET-1 具有强烈缩血管作用,ET-3 通过刺激血栓素 A_2 释放而间接收缩血管。肾脏组织中 ET 水平最高,对 ET 的结合力极强。ET 不仅收缩肾小球血管平滑肌细胞,使肾血流量减少;而且还能收缩系膜细胞,使肾小球滤过面积减少,GFR 下降。内毒素血症可刺激 ET-1、ET-3 水平升高,血管舒张、肝星状细胞活化、有效血容量降低均可使 ET 合成增加。③系膜细胞:HRS 时 GFR 下降与肾血流量减少不成比例,这表明除了肾血流量减少外,还有其他因素参与 GFR 下降,有可能就是系膜细胞,系膜细胞对许多缩血管物质有反应,其收缩后不仅使肾小球血管阻力增加,还可导致肾小球滤过面积减少,超滤系数(Kf)值下降,GFR 减少。④腺苷:为 ATP 降解产物,主要在组织缺氧时产生,肾内腺苷增多时,通过血管壁相应受体,收缩入球动脉,舒张出球动脉,促进 Ang Ⅱ 的作用,引起 GFR 下降。⑤血栓素 A_2(TXA_2)是肾内代谢产生的另一种缩血管物质,正常时肾脏局部血管化学物质比例相对恒定,维持肾脏正常血流灌注,而 HRS 时,其比值失衡,导致肾血管痉挛。

3. 内毒素　晚期肝病时体内内毒素血症发生率大大提高,内毒素具有强烈的促肾血管收缩作用,使肾血流量减少,肾小球滤过率下降。内毒素还能激活单核-吞噬细胞系统,释放血管活性物质。内毒素作为 NOs 激活剂,催化内皮细胞产生 NO,扩张腹腔血管,使肾供血减少,诱发肾功能不全。

4. 肝肾反射　当肝功能恶化、门脉高压持续加重时,肝细胞肿胀,窦内压升高,通过肝肾间的交感神经系统引起肾交感神经活性增加,肾小球动脉收缩,GFR 下降;此外,门脉压力增高,门脉血流减少时,通过肝内容量依赖性腺苷堆积,使肝脏传入神经活化,从而导致肾交感神经活化。

5. 二次打击　在 HRS 的发病中,肝功能障碍和门脉高压是前提因素,即第一次打击;但尚需要其他因素协同作用,如自发性细菌性腹膜炎(SBP)、消化道出血、过度利尿、大量放腹水、肾毒性药物等,使肾血流量进一步降低,加重肾脏损伤,即第二次打击,诱发 HRS 发生。

6. 大量腹水造成的腹腔高压,导致肾灌注压降低,加上静脉淤血使肾小球滤过率降低。肝硬化患者,腹腔压力由 22mmHg 降至 10mmHg 时,尿量和肌酐清除率明显改善。总之,肝肾综合征是在晚期肝病肝功能失代偿基础上,在多种影响水钠代谢、血管舒缩因素的共同作用下发生的肾脏血管收缩,肾脏血流量下降,肾小球滤过率降低的一种功能性肾功能不全。这其中全身血流动力学变化、内毒素血症等诸多因素起到了主要作用。

四、腹腔高压对肾灌注的影响

在重症监护病房,由腹腔内高压(intra abdominal hypertension,IAH)导致的腹腔间隔室综合征(abdominal compartment syndrome,ACS)是急性肾损伤的常见病因,但临床医师,甚至是肾脏病专科医师也往往缺乏对这一常见的 AKI 病因的认识。

(一)腹腔高压概念

腹腔内压力(intra-abdominal pressure,IAP)是腹腔封闭腔隙内稳定状态下的压力,主要由腹腔内脏器的静水压产生,其数值随呼吸而变化,吸气时上升,呼气时下降。正常腹内压在 5mmHg 左右,肥胖及术后会相对高一些。同理于脑灌注压的概念,腹腔灌注压(abdominal perfusion pressure,APP)等于平均动脉压与腹腔内压的差值(APP=MAP－IAP)。任何引起腹腔内容物体积增加的情况都可以增加腹腔内压力,例如腹腔内出血、腹部创伤致内脏器官的水肿、胃肠扩张、腹腔镜操作中 CO_2 气腹、复杂的腹腔内血管手术如肝脏移植、使用腹腔内填塞物止血、腹部切口的张力性缝合等。另外,重症胰腺炎、低血容量性或分布性休克等任何需要大量液体复苏的患者也常常出现腹腔内压力的升高。成年危重病患者，腹腔内压力（IAP）持续≥12mmHg，或反复出现病理学表现则为腹腔内高压（IAH），IAP 持续＞20mmHg、并出现新的器官功能障碍即为腹腔间隔室综合征（ACS）。

（二）IAP 升高对肾脏的影响

早在 1983 年就报道指出，IAP 达到 15mmHg 时动物出现少尿，IAP 达到 30mmHg 时动物出现无尿。IAP 升高引起少尿并非由于 IAP 升高压迫输尿管所致，而是由于 IAP 升高导致肾静脉压升高所致。在猪的动物模型中观察单纯肾静脉压升高对肾损伤的影响，发现肾静脉压升至 30mmHg 时，GFR 显著降低（由 26ml/min 降至 8ml/min），同时伴有血清醛固酮和血浆肾素活性的显著升高，这种现象在单纯肾实质内压力升高时却没有出现。在 ACS 引起肾衰竭的过程中，心输出量下降，通过扩容提高心输出量并不能使肾功能恢复获益，这似乎进一步证明了 IAP 所致肾衰竭是 IAP 引起肾静脉压升高所致。尽管肾实质和肾静脉压升高被疑为 IAH/ACS 时肾损伤的可能机制，但它们各自对肾损伤的作用究竟有多大并不清楚。最近的研究发现，在大鼠肾脏缺血再灌注损伤模型中，通过对肾包膜切开减轻因肾间质水肿造成的囊内压升高，可明显缓解肾功能损伤的危险性，这表明虽然单纯的肾实质内压力升高可能不足以导致肾功能损害，但其对缺血引起的 AKI 可能有协同作用。大量关于 IAH/ACS 所致 ARF 的病理生理机制研究结果似乎都表明，IAH 早期肾内血管充血可诱导 ARF，随着 IAH 进入 ACS 阶段，其他众多致病因素（包括心输出量下降，儿茶酚胺类的增加，肾素、血管紧张素和炎症细胞因子的增加等）的参与进一步加重了肾脏的损害。

（马朋林　丁　欣）

参考文献

1. Langenberg C,Bagshaw SM,May CN,et al. The histopathology of septic acute kidney injury a systematic review. Critical Care,2008,12:R38.

2. ChvojkaJ,SykoraR,Krouzecky A,et al. Renal haemodynamic,microcirculatory,metabolic and histopathological responses to peritonitis-induced septic shock in pigs. Critical Care,2008,12:R164.

3. Bellomo R,Wan L,Langenberg C,et al. Septic acute kidney injury: new concepts. Nephron Exp Nephrol,2008,109:e95-e100.

4. Milsom AB,Patel NS,Mazzon E,et al. Role for endothelial nitric oxide synthase in nitrite-induced protection against renal ischemia-reperfusion injury in mice. Nitric Oxide,2010,15,22:141-148.

5. Langenberg C,Wan L,Egi M,et al. Renal blood flow and function during recovery from experimental septic acute kidney injury. Intensive Care Med,2007,33:1614-1618.

6. Macedo E. Mehta RL. Prerenal failure:from old concepts to new paradigms. Curr Opin Crit Care,2009,15:467-473.

7. Ronco C. Cardiorenal syndromes:definition and classification,Contributions to Nephrology,2010,164,33-38.

8. Tang WH,Mullens W. Cardiorenal syndrome in decompensated heart failure. Heart,2010,96:255-260.

9. Mohmand H,Goldfarb S. Renal dysfunction associated with intra-abdominal hypertension and the abdominal compartment syndrome. J Am Soc Nephrol,2011,22:615-621.

10. Cheatham ML. Abdominal compartment syndrome. Curr Opin Crit Care,2009,15:154-162.

11. Peng ZY,Critchley LA,Joynt GM,et al Effects of norepinephrine during intra-abdominal hypertension on renal blood flow in bacteremic dogs. Crit Care Med,2008,36:834-841.

12. Sood P,Dass B,Bakuzonis C,et al. Intra-abdominal hypertension can be monitored with femoral vein catheters during CRRT and may cause access recirculation. Clin Nephrol,2010,74:223-228.

13. Robert W. Schrier. AKI:fluid overload and mortality. Nature reviews/nephrology,2009,5:485.

14. Bellomo R,Wan L,May C. Vasoactive drugs and acute kidney injury. Crit Care Med,2008,36:S179-S186.

15. Joannidis M, Druml W, Forni LG, et al. Prevention of acute kidney injury and protection of renal function in the intensive care unit. Expert opinion of the working Group for Nephrology, ESICM. Intensive care Med, 2010, 36: 392-411.

16. Bagsshaw SM, Delaney A, Haase M, et al. Loop diuretics in the management of acute renal failure: A systematic review and meta analysis. Crit Care Resusc, 2007, 9: 60-68.

17. The RENAL Replacement Therapy Study Investigators. Intensity of continuous enalreplacement Therapy in critical ill patients. N Engl J Med, 2009, 361: 1627-1638.

18. ARDS Clinical Trial Network. Comparison of two fluid-management strategies in acute lung Injury. N Engl J Med, 2006, 354: 2564-2575.

第六十章　肾脏在血流动力学支持中的地位

急性肾损伤(acute kidney injury,AKI)是重症患者常见的并发症之一。尽管重症医学及肾脏替代治疗有了很大进展,但 AKI 的发病率仍呈逐年上升趋势,其病死率依然居高不下,很大程度上增加了重症患者的住院时间和医疗费用,加重了社会负担。

近些年完成的针对成年 ICU 患者的流行病学调查显示,ICU 内 AKI 发病率为 $10.8\%\sim67.0\%$,远高于医院内住院患者 AKI 发病率($3.2\%\sim34.0\%$)。AKI 患者的 ICU 病死率为 $9\%\sim54.4\%$,住院病死率为 $13.3\%\sim24.2\%$,明显高于非 AKI 患者。由于 AKI 在 ICU 人群中的高发病率和高病死率,肾脏本身在血流动力学支持中的地位显得尤为重要。

血流动力学支持的目标就是要保证全身各个组织、器官稳定而充足的灌注,从而为它们维持有效的功能提供基础条件。肾脏作为这些器官之一,与全身的水、电解质平衡、毒素和废物以及药物和微量元素的代谢等密切相关,对于维持血流动力学稳定有更苛刻的要求;同时肾脏的功能改变也在一定程度上反映了血流动力学状态的变化,严密的观察肾脏的灌注与功能的动态改变有助于我们实现对血流动力学的监测与掌控;此外肾脏在代谢功能之外也参与炎症反应与内分泌功能,对血流动力学有着直接间接的影响;再有血流动力学支持的各种措施在维护全身或肾脏灌注的同时也可能会带来相应的肾脏损害,故对支持血流动力学的各种治疗策略也提出了更高的要求。本章将针对以上相关内容,详细探讨肾脏在血流动力学支持中的重要地位。

一、肾脏对血流动力学的要求

充分的肾脏灌注既需要足够的血流量,又需要充足的灌注压。在正常机体,肾血流量是具有自身调节功能的,即在一定范围内(血压在 $80\sim180$mmHg),无论血压如何波动,肾脏都能通过自我调节功能使肾血流量维持相对稳定,使到达肾小管的溶质量相对不变,以控制其再吸收和排泌。而当血压超出这个范围时,如在 80mmHg 以下或 180mmHg 以上时,肾血流量的自身调节便不能维持,肾血流量将随血压的变化而变化。在肝硬化、感染、全身炎症反应综合征和心衰等病理情况下,上述机制可以发生改变,肾血流量也将随之发生变化。有学者认为即使在正常血压下,如果存在引起入球小动脉和出球小动脉对上述调节机制反应变差,也可导致肾小球滤过率下降,引起急性肾损伤。

(一) 肾脏对血流量的要求

在低血容量性休克等低动力休克中,肾脏一般只需要维持与以往相近的血流量,但在全身感染时情况可能会有所不同。在严重感染时肾血流量的变化存在下降、不变或升高等不同的报道。长期以来,人们多认为严重感染时存在全身血管扩张及肾血管的收缩,导致肾血流量下降和肾脏灌注不足,并曾被认为是严重感染所致 AKI 的发病机制的核心。因为目前对人的肾血流量监测尚无较好准确的监测方法,上述观念的根据直接来源于动物实验;而多数有关严重感染及感染性休克的动物实验报道肾血流量是降低的。系统性研究发现,报道肾血流量减少的研究多为在麻醉和镇静状态下,啮齿类动物内毒素休克早期的低心输出量的情况下测定的,肾脏是否血流减少与所维持的心输出量相关。有人采用大肠埃希菌持续输注的方法制作出大动物的高动力感染性休克模型,并采用目前监测血流量的黄金标准 Transonic Systems 的 Transit time 技术测量非麻醉状态下的肾血流变化,发现严重感染时随着心排出量的升高,肾血流量可升高达 2 倍以上。有研究发现,心指数在低于 2.5L/(min·m²) 的感染性休克患者 AKI 发病率最高,心指数在 2.5~4L/(min·m²) 和大于 4L/(min·m²) 的两组患者 AKI 发病率并无明显差异。在低动力情况下,肾脏的灌注常明显降低,容易导致 AKI 的发生;因此,积极复苏改变感染性休克患者的低动力状态非常重要。由于心输出量之外尚有其他导致 AKI 的因素,在心输出量已经复苏到某一水平之后,或许没有必要将心输出量进一步提高到更高的水平;但是这个"某一水平"在具体的患者却不是一个定数,须做到个体化。

(二) 肾脏对灌注压的要求

肾脏的灌注压也一直是个热点问题。实际上影响肾脏的灌注压的血流动力学因素包括肾血流的推动力(肾脏动脉压)和阻力(肾静脉压)两个方面。以临床可测得的参数作为替代,就是平均动脉压(mean arterial pressure,MAP)和中心静脉压(central venous pressure,CVP);也即我们常采用"MAP-CVP"代表肾脏的灌注压。

在较低水平的血压下,即使还在正常范围内,在感染等疾病状态下,肾血流自身的调节曲线可能右移,引起肾脏灌注的降低,容易发生肾损伤。较高水平的血压水平往往需要通过较多剂量的血管活性药物来实现,而收缩血管的副作用也将随着剂量增大而增大,导致肾脏灌注减少。有学者使用去甲肾上腺素将感染性休克患者的 MAP 从 65mmHg 升至 85mmHg 后的研究发现,患者血肌酐和尿量并无明显增加,肾功能无进一步改善,而肾血管阻力指数(resistive index,RI)在 75mmHg 时最低。在感染性休克所致的 AKI 研究中发现,平均动脉压在 80~90mmHg 时 AKI 的发病率最低。也就是说肾脏不需要过高的血压。当然,部分患者由于平时的血压偏高,肾脏血流的自身调节也一直发生在较高的灌注压水平之上,此时如不加区分的以"指南"为限,就可能出现某种的"血压正常的休克"和"血压正常的肾脏低灌注"。总之,临床上合理地制订血压目标(即充足而不过高)对肾脏保护非常重要。

我们常用"MAP-CVP"代表肾脏的灌注压,但是事实上,肾脏内的灌注压随血液的流经途径逐级下降,正常情况下肾小球毛细血管的压力和肾小管旁毛细血管内压分别在 50mmHg 和 10mmHg 左右,"CVP"本身是一种压力,与肾脏的后负荷密切相关。CVP 越高,肾脏的阻力也越大,肾脏内各级血管压力与肾静脉的压力差越小,相应灌注组织的灌注压越小,肾脏内靠近下游的血管(肾小球及肾小管旁毛细血管)会尤为明显。高的 CVP 增加了其后负荷,从而降低了肾脏的灌注。CVP 过高可能会对肾脏产生不利影响,部分学者在心血管疾病中进行过研究。有人发现 CVP 增高与各种心血管疾病患者肾功能损害和各种原因导致的病死率增加相关。也有学者提出降低 CVP 可能改善肾功能,减缓心衰的进程,改善预后。在没有治疗干预的感染性休克猪的研究中,有人发现 AKI 组的 CVP 高于对照组。而如果排除高低 CVP 组间容量的影响,从压力的角度观察感染性休克所致 AKI 时 CVP 对 AKI 预后的影响,其结果显示:低 CVP 组中有 21 例患者发生 AKI(51.2%),高 CVP 组中有 34 例患者发生 AK(75.6%),高 CVP 组的 AKI 发生率明显高于低 CVP 组;低 CVP 组中有 9 例患者在 ICU 死亡(22.0%),高 CVP 组中有 20 例患者在 ICU 死亡(44.4%),有统计学差异。该研究认为 CVP 升高增加感染性休克所致 AKI 的发病率和病死率,降低 CVP 可减轻 AKI 严重度。可见,从改善血液回流、减轻肾脏充血的角度,肾脏希望维持尽可能低的 CVP。

(三) 全身血流动力学和肾脏内血流动力学

虽然全身的血流动力学稳定是肾脏血流动力学稳定的基础,但是全身的血流动力学状态还不能代表肾脏的局部血流动力学状态。虽然有众多研究灌注肾脏的血流动力学,并尝试以肾脏叶间动脉阻力指数(resistive index,RI),肾血管阻力(renal vascular resistance,RVR)等对进行检测及采用多巴胺、非诺多泮等药物来改善肾脏灌注,但是肾脏血流动力学监测方法仍不完善,支持的目标也仍然没有较为一致的意见。有学者应用能量多普勒超声(power Doppler ultrasound,PDU)初步探讨了肾脏血流动力学的监测价值,研究认为 PDU 可用于 AKI 患者的肾脏血流动力学监测,并可根据 PDU 评分评估 AKI 的严重程度和预后。或许可以以 PDU 半定量评分大于 2 分作为肾脏微循环的维持目标之一。总之,肾脏内血流动力学稳定是维持肾脏功能所必要的条件,但监测的手段和目标尚需做更多的工作。

二、肾脏对血流动力学的影响

肾脏既可以是血流动力学不稳定的受害者,其实也可能是造成血流动力学不稳定的始作俑者。首先肾脏与水、电解质的平衡调节密切相关,当出现急性或慢性肾损伤时,患者可能有水钠潴留、全身水肿、心脏液体过负荷等表现,即为Ⅲ型和Ⅳ型心肾综合征即"急性肾心综合征"、"慢性肾心综合征",在下一节"心肾综合征"中将详细讲解肾脏与心脏之间的相互作用。其次,肾脏还会对全身的血管张力产生影响。肾素-血管紧张素-醛固酮系统与自主神经系统之间存在正反馈,它们的异常,将直接导致心血管系统的异常;当出现肾损伤时,酸性代谢产物的堆积将影响血管对儿茶酚胺的反应性;局部产生的炎性介质也会进入循环,导致血管通透性增加,出现毛细血管渗漏综合征,血管内的液体向组织间转移,有效循环血量减少。再次,肾脏还是分泌促红细胞生成素等激素的内分泌器官,当促红细胞生成素分泌不足时,血红蛋白合成不足,会直接对氧输送产生影响。可见,肾脏对维持血流动力学稳定具有重要的作用。

三、肾脏是血流动力学监测的窗口

随着血流动力学理念的不断更新,血流动力学支持的目标也在不断地变化,与肾脏相关参数逐渐成为血流动力学连续与动态监测的项目之一。从组织器官灌注导向的血流动力学支持的层面上讲,肾脏的灌注状况的监测不仅仅是诊治 AKI 的需要,更是血流动力学监测中重要的一部分。首先是利用尿量反映肾脏灌注,尿量很早就成为诊断休克和评价治疗休克效果的指标之一,并且业内有尿量是第二个心输出量的说法。其次是血肌酐、血尿素的水平参与 AKI 的及休克的诊断。此后中性粒细胞明胶酶相关脂质运载蛋白、胱抑素 C 等各种 AKI 相关生物标记物出现,使 AKI 的诊断得以提前,也是对常规血流动力学的监测有益补充。为实现对休克时微循环的监测,诸多学者专注于"正交偏振广谱(OPS)成像"和"旁流暗场成像(SDF)"等观察舌下微循环的变化已评估休克的程度和对治疗的反应。事实上,针对肾脏微循环的监测技术也在不断进步,在这方面,重症超声的作用不断地被开发和利用。

重症肾脏超声单纯从技术本身来讲与普通超声无异,但重症医学工作者将其重症患者的监测与治疗结合起来,并实现了从诊断到监测、从静态向动态的转变,使同一台超声机、相同的检查方法发挥了不同的重要作用。重症肾脏超声利用的超声技术除了二维超声测量肾脏的大小、观察血肿或积液的变化,更重要就是与血流灌注相关的技术:彩色多普勒、脉冲多普勒、能量多普勒(power Doppler ultrasound,PDU)和超声造影(contrast-enhanced ultrasound,CEUS)等。通过彩色多普勒或能量多普勒可显示肾脏内血管,一般选取叶间动脉后可再采用脉冲多普勒技术得到其血流频谱,经过手工或自动描记可获得该血管的收缩期最高速率、舒张期最低速率和加速时间等,通过公式即可计算出肾脏 RI,RI=(收缩期最高速率-舒张期最低速率)/收缩期最高速率。在血管顺应性正常的情况下,血管阻力与 RI 呈线性关系。RI 反映的是单根血管的灌注,为反映整个肾脏的情况,有学者使用 PDU 获得肾脏的整体灌注图像,再采用半定量评分评价肾脏的循环。CEUS 则是经静脉注射微气泡超声对比剂,然后再实现不同病理状况下肾脏整体和局部血流的实时定量监测。CEUS 对判断疾病的严重程度、时程、肾脏灌注随时间的改变以及灌注异常的肾脏内血流再分布有一定的帮助;还有可能利用 CEUS 建立 AKI 治疗的目标或作为肾脏灌注是否充足的标记物；CEUS或许也能用于评估ICU患者血流动力学调控的效果。新近发展的超声动态评估组织灌注(dynamic sonographic tissue perfusion measurement,DTPM)技术也开始有重症肾脏领域的学者涉足。DTPM技术即通过PixelFlux软件实现超声研究血流灌注从半定量到定量的转变，具有原始数据的实时采集、重复性好、操作简便、无创性评价及可脱机分析等优点，其依托灌注参数及灌注分布曲线为载体，充分展示了心动周期中血流动力学特征，使盼望已久的用常规超声设备定量组织灌注成为可能，而且研究者还可根据需要任意选定ROI及sub-ROI，为以后制订个体化治疗方案提供可行的依据。

　　总之，针对肾脏灌注的直接或间接手段与全身血流动力学参数相互补充，完善着血流动力学的监测。

四、AKI对血流动力学支持策略的影响

　　众所周知，AKI可显著增加死亡风险，如果在行血流动力学支持的过程中为获得稳定的血流动力学而不降低甚至增加了AKI的发病率，则可能对患者的总体预后有不利的影响。

（一）开放性与限制性容量复苏

　　很长的时间内，大家认为"充分的容量复苏"是防治肾损伤的重要措施，以至于救治休克患者时扩容过于积极。前面已经述及过高的肾脏回流阻力和肾脏充血其实是不利于保护肾脏功能的。现已经有许多流行病学的资料证实过多的容量与更高的AKI发病率和病死率以及CRRT的需求增加相关。现在大多数重症学者能接受，当血流动力学不稳定时，不仅仅是合并ARDS的患者，合并AKI时同样也需要抛弃所谓的开放性容量复苏而采取限制性的容量复苏策略。

（二）AKI对复苏液体选择的影响

　　近年来，在这方面讨论最多的就是容量复苏中晶体液和胶体液对肾功能的影响。2010年，有学者专门就羟乙基淀粉与其他复苏液体对肾功能的影响方面做了系统综述，共纳入了34项RCT研究，2607名患者，结果表明，与其他复苏液比较，使用羟乙基淀粉发生肾衰竭的合并危险度(pooled relative risk,PRR)为1.50(95%CI:1.20~1.87;n=1199)，需肾替代治疗(renal replacement therapy,RRT)的PPR为1.38(95%CI:0.89~2.16;n=1236)；在亚组比较中，全身性感染患者使用羟乙基淀粉复苏较非全身性感染患者(手术、创伤)发生肾损害的风险更高，发生肾衰竭的合并危险度PRR为1.55(95%CI:1.22~1.96)，需肾替代治疗的PPR为1.59(95%CI:1.2~2.1)。2011年，有人针对外科ICU的严重全身性感染患者使用不同液体对肾功能的影响进行了前瞻性对照序列研究，结果提示，AKI出现在70%使用羟乙基淀粉复苏的患者(P=0.002)，68%使用明胶复苏的患者(P=0.025)和47%使用晶体复苏的患者；在需要肾脏替代治疗方面，羟乙基淀粉组和明胶组也显示了增高的趋势；在容量复苏的有效性方面三组效果相当，而使用晶体液仅会在头两天摄入更多的液体和造成更高的液体正平衡，但在整个ICU住院期间，却是羟乙基淀粉造成更高的总液体量输入；在ICU住院时间和住院病死率方面，三组无明显差异。2012年最有影响力的三个相关试验CRYSTMAS、6S和CHEST进一步探讨了晶胶体复苏的问题，也都重点涉及了肾脏功能的问题。CRYSTMAS为前瞻、多中心、双盲、随机对照研究，174例达到血流动力学稳定的患者中，使用羟乙基淀粉和盐水的患者分别为88例和86例，两组急性肾衰的发病率为24.5%和20%，但统计学无显著差异(P=0.454)，两组90天的病死率、出血和瘙痒症的发生率也没有显著差异，只是羟乙基淀粉组达到治疗目标所需的液体量显著少于氯化钠组。多中心双盲平行对照的6S试验纳入了798例患者，羟乙基淀粉组行肾替代的比例显著高于林格液组(22%比16%)，此外，两组的90天病死率(51%比43%)和出血的发生率(10%比6%)也有显著差异。CHEST研究纳入7000例重症患者发现羟乙基淀粉与等渗盐水相比在90天病死率方面没有差异，但需RRT更多(7.0%比5.8%，

RR:1.21,95%CI,1.00~1.45;$P=0.04$）。如果说 CRYSTMAS 只是证明了昂贵的羟乙基淀粉在 AKI 等指标是不比廉价的盐水差，而 6S 和 CHEST 研究则进一步找到了否定羟乙基淀粉的证据。可见，淀粉和明胶等胶体液相对于晶体液没有显著的优势，并有潜在的包括肾脏损伤等在内的附加损害，从而影响患者的最终预后。争论没有停止，为寻找更多有力的证据，CRYSTAL 等试验也还在继续进行当中，但大家对 AKI 的关注已经导致了临床进行容量复苏时所选择的液体种类已经发生了变化。最近发表的"Surviving Sepsis Campaign:International Guidelines for Management of Severe Sepsisand Septic Shock:2012"也明确将晶体液作为容量复苏的基本液体选择，且为 1B 级推荐。

（三）AKI 对血管活性药物选择的影响

多巴胺被不断证实没有肾脏保护作用，却有增加心律失常的风险，因此在休克治疗中的地位不断下降。一项大型的随机试验和荟萃分析的结果均提示低剂量多巴胺与安慰剂相比不论是在初始预后（血肌酐峰值、RRT 的需求、尿量和肾功能恢复正常的时间）还是二级预后（ICU 存活率、住院存活率、住 ICU 时间、住院时间和心律失常）等方面均无差异。在 SSC2012 的指南中已经推荐在严重感染或感染性休克中不使用多巴胺保护肾脏功能，且列为 1A 级推荐意见。而去甲肾上腺素并非像以前所认为收缩肾脏血管、减少肾脏灌注，并且对心率和心输出量影响很小，不易发生心律失常，从而取代多巴胺被列为感染性休克的一线用药，为 1C 级推荐意见。近年来还有一些针对改善肾脏内血流动力学药物的研究。研究显示，重组的心房利钠肽（rhANP）对心脏术后的患者有 AKI 的预防作用。另一项荟萃分析的结论是小剂量 ANP 可能在预防 AKI 和治疗术后 AKI 方面有改善作用。非诺多泮作为多巴胺受体 1 激动剂有可能增加肾血流量。在一项前瞻性双盲安慰剂的 300 例重症脓毒症患者的对照试验结果表明，预防注射非诺多泮 AKI 的发生率显著降低。这些药物或是未来新研制药物或许能具有以前大家所期待的——能提升血压，又能改善肾脏局部的灌注，从而改善肾脏的功能，我们拭目以待，相信那个时候，SSC 等指南会据此做出新的修订。

五、促红细胞生成素的使用与 AKI

由于肾脏是促红细胞生成素（erythropoietin,EPO）生成的场所，在肾脏功能受损时 EPO 合成减少，从而影响红细胞的生成。另有研究发现，EPO 具有许多与促红细胞生成无关的生理功能，如抗氧化应激、抑制细胞凋亡和炎症反应、促进血管再生及肾小管上皮细胞的增殖、抗纤维化和抗缺血缺氧等。部分研究表明 EPO 对 AKI 有肾脏保护作用，但在很多问题上尚存争议。EARLYARF 试验是这个领域第一次的前瞻性、随机、双盲、安慰剂对照、平行对照试验，以研究 EPO 早期治疗能否防止 AKI 的发展；尽管试验没有显著增加临床不良反应的发生，不幸的是也没有发现 EPO 有明显的肾脏保护或改善 AKI。还有些临床研究和动物实验报道了许多 EPO 治疗相关的不良反应，特别是大剂量 EPO 应用的情况下，包括高血压、癫痫发作、血栓形成、高钾血症和促肿瘤生长等。SSC2012 指南认为现有的实验结果大多提示 EPO 能减少红细胞输注，对临床预后没有影响，故不推荐在严重全身感染时使用 EPO（1B 级推荐意见）。一些新型的 EPO 应运而生，或许能通过减弱促红细胞生成作用而通过促红细胞作用之外的类 EPO 活性起到肾脏保护作用；这些新型的 EPO 是否会成为血流动力学治疗中的辅助用药尚不得而知。

六、肾脏替代治疗（RRT）与血流动力学支持

RRT 作为 AKI 治疗的重要措施之一，与血流动力学的支持相依为命。如何稳定血流动力学使 RRT 得以实施，又如何实施 RRT 使血流动力学得以稳定，一直是重症医学工作者热衷的话题，请详见第六十二章。

综上可见,肾脏作为与机体稳态密切相关的器官之一,在血流动力学支持中地位十分重要,既受机体血流动力学改变的影响,又影响着血流动力学的状态;对肾脏灌注和肾脏功能的监测常常是血流动力学监测的一部分,AKI 的防治也常常是血流动力学治疗的一部分;防治 AKI 的策略的不断进展也不断地改变着血流动力学支持的策略。

(陈秀凯 席修明)

参考文献

1. 杨荣利,王小亭,刘大为. 感染性休克致急性肾损伤的血流动力学特征及对预后的意义. 中华内科杂志,2009,48(9):715-719.
2. Deruddre S,Cheisson G,Mazoit JX,et al. Renal arterial resistance in septic shock:effects of increasing mean arterial pressure with norepinephrine on the renal resistive index assessed with Doppler ultrasonography. Intensive Care Med,2007,33(9):1557-1562.
3. Damman K,van DVM,Navis G,et al. Increased central venous pressure is associated with impaired renal function and mortality in a broad spectrum of patients with cardiovascular disease. J Am Coll Cardiol,2009,53(7):582-588.
4. Jessup M,Costanzo MR. The cardiorenal syndrome:do we need a change of strategy or a change of tactics. J Am Coll Cardiol,2009,53(7):597-599.
5. 陈秀凯,李素玮,刘大为,等. 中心静脉压在感染性休克所致急性肾损伤中的作用. 中华医学杂志,2011,91(19):1323-1327.
6. McCullough PA. Cardiorenal syndromes:pathophysiology to prevention. Int J Nephrol,2011,2011:762590.
7. Clevert DA,D'Anastasi M,Jung EM. Contrast-enhanced ultrasound and microcirculation:Efficiency through dynamics-current developments. Clin Hemorheol Microcirc,2013,53(1):171-186.
8. Cokkinos DD,Antypa E,Kalogeropoulos I,et al. Contrast-enhanced ultrasound performed under urgent conditions. Indications,review of the technique,clinical examples and limitations. Insights Imaging,2013,4(2):185-198.
9. Ma F,Cang Y,Zhao B,et al. Contrast-enhanced ultrasound with SonoVue could accurately assess the renal microvascular perfusion in diabetic kidney damage. Nephrol Dial Transplant,2012,27(7):2891-2898.
10. Chu Y,Liu H,Xing P,et al. The morphology and haemodynamics of the rabbit renal artery:evaluation by conventional and contrast-enhanced ultrasonography. Lab Anim,2011,45(3):204-208.
11. Schneider A,Johnson L,Goodwin M,et al. Bench-to-bedside review:contrast enhanced ultrasonography—a promising technique to assess renal perfusion in the ICU. Crit Care,2011,15(3):157.
12. Meola M,Petrucci I. Ultrasound and color Doppler in nephrology. Acute kidney injury. G Ital Nefrol,2012,29(5):599-615.
13. Mehta RL,Bouchard J. Controversies in acute kidney injury:effects of fluid overload on outcome. Contrib Nephrol,2011,174:200-211.
14. Bagshaw SM,Cruz DN. Fluid overload as a biomarker of heart failure and acute kidney injury. Contrib Nephrol,2010,164:54-68.
15. Dart AB,Mutter TC,Ruth CA,et al. Hydroxyethyl starch (HES)versus other fluid therapies:effects on kidney function. Cochrane Database Syst Rev,2010,(1):CD007594.
16. Bayer O,Reinhart K,Sakr Y,et al. Renal effects of synthetic colloids and crystalloids in patients with severe sepsis:a prospective sequential comparison. Crit Care Med,2011,39(6):1335-1342.
17. Guidet B,Martinet O,Boulain T,et al. Assessment of hemodynamic efficacy and safety of 6% hydroxyethylstarch 130/0.4 vs.0.9% NaCl fluid replacement in patients with severe sepsis:The CRYSTMAS study. Crit Care,2012,16(3):R94.
18. Perner A,Haase N,Guttormsen AB,et al. Hydroxyethyl starch 130/0.42 versus Ringer's acetate in severe sepsis. N En-

gl J Med,2012,367(2):124-134.

19. Myburgh JA, Finfer S, Bellomo R, et al. Hydroxyethyl starch or saline for fluid resuscitation in intensive care. N Engl J Med,2012,367(20):1901-1911.

20. Guidet B, Martinet O, Boulain T, et al. Assessment of hemodynamic efficacy and safety of 6% hydroxyethylstarch 130/0.4 vs. 0.9% NaCl fluid replacement in patients with severe sepsis: The CRYSTMAS study. Crit Care,2012,16 (3):R94.

J1 J Med. 2012. 367(2): 124-134.

19. Myburgh JA. Finfer S, Bellomo R. et al. Hydroxyethyl starch or saline for fluid resuscitation in intensive care. N Engl J Med. 2012; 367(20): 1901-1911.

20. Guidet B, Martinet O, Boulain T. et al. Assessment of hemodynamic efficacy and safety of 6% hydroxyethylstarch 130/0.4 vs 0.9% NaCl fluid replacement in patients with severe sepsis. The CRYSTMAS study. Crit Care. 2012; 16(3): R94.

第六十一章 心肾综合征

第一节 心肾综合征的定义、分类与发病机制

一、心肾综合征的定义与分类

心脏和肾脏之间存在复杂的关系,心功能不全时的神经体液激活、低血压、利尿剂治疗等可影响肾脏灌注和功能;肾功能不全伴随的炎症反应、电解质紊乱、容量负荷增加等因素反过来使心功能进一步恶化。肾功能不全水平越重,发生症状性心衰风险和死亡率越高。血肌酐的轻度升高(26.5μmol/L,即 0.3mg/dl)即可导致心血管死亡率的显著升高。随着对心肾相互作用研究的深入,心肾综合征(cardiorenal syndrome,CRS)的概念也从狭义走向广义。

2004 年 8 月,美国国立卫生研究院(NIH)的国家心肺和血液研究所(NHLBI)召开专家会议讨论有关心脏疾病尤其是心力衰竭时的急性或慢性肾脏反应。狭义心肾综合征的概念为:心肾综合征是指心力衰竭导致肾脏功能的减退,并且心力衰竭的治疗由于肾脏功能的减退或进一步下降而受到限制。因此,心力衰竭时,肾功能的减退或进行性下降将使预后进一步变差。然而,心脏疾病和肾脏疾病同时存在的情况并不局限在原发病是心脏疾病,原发病为肾脏病同样可以导致心脏疾病甚至心力衰竭。近年来,也有学者提出,将肾脏病作为原发病引起心脏疾病的情况称为肾心综合征(renocardiac syndrome)。在 2007 年 4 月的世界肾脏病会议上,意大利肾脏病学家 C. Ronco 教授根据原发病和起病情况将心肾同时受累的情况分为 5 类,即心肾综合征的五种亚型(表 61-1-1)。

表 61-1-1 心肾综合征的分类

亚型	名称	临床及病理生理特征
Ⅰ型 CRS	急性心肾综合征	心功能的突然恶化(如急性心源性休克或急性充血性心力衰竭)导致急性肾损伤(AKI)
Ⅱ型 CRS	慢性心肾综合征	慢性心功能不全(如慢性充血性心力衰竭)导致进行性和持续的慢性肾脏病(CKD)
Ⅲ型 CRS	急性肾心综合征	突然的肾功能恶化(如急性肾脏缺血或肾炎)导致急性心脏疾病(如心力衰竭、心律失常、心肌缺血)
Ⅳ型 CRS	慢性肾心综合征	慢性肾脏病(如肾小球或肾间质疾病)导致心功能减退、心室肥大和(或)心血管不良事件危险性增加
Ⅴ型 CRS	继发性心肾综合征	系统性疾病(如糖尿病、全身感染)导致的心脏和肾脏功能障碍

因此,急性透析质量指导组织(acute dialysis quality initiative group,ADQI)将心肾综合征的定义为:心脏和肾脏在病理生理上相互影响而产生的功能紊乱,其中一个器官的急性或慢性功能障碍会导致另一个器官的急性或慢性功能障碍。心肾综合征的这个新定义是一个广义的定义,更加突出了心肾之间的双向关系。

二、心肾综合征的发病机制

心肾综合征的发病机制是一个复杂的多因素的病理生理过程,目前尚不完全明了。不同亚型的心肾综合征又具有不同的发病机制。心脏和肾脏关系密切,两者的作用是相互的和多方面的。两者在血压、血管张力、利尿、循环血容量、外周灌注和组织氧供等方面均起着重要作用;两者均有着重要的内分泌功能,发挥细胞和体液信号调节。在这些方面,两个器官有着重要的相互作用和协调平衡,其中一个器官的功能障碍会引起另一个器官的功能下降。例如,心源性休克时,由于心输出量下降和神经-体液调节导致肾脏血流量的降低,从而引起急性肾功能下降;而在肾脏功能减退时,心血管出现加速性动脉粥样硬化、左心室肥大和重塑、心肌微血管病变和血管钙化;急性肾衰则可通过容量和压力过负荷导致急性充血性心力衰竭。而且很多心血管病的危险因素也是肾脏病的危险因素,如吸烟、高血压、高脂血症、年龄和糖尿病等均可促使肾脏病的进展。另外,心脏病和肾脏病都可引起贫血,后者反过来又导致两种疾病的加重,形成恶性循环。心脏和肾脏对血流动力学的调节是一个复杂和动态的系统。两个脏器对话的桥梁是交感神经系统和肾素-血管紧张素-醛固酮系统(RAAS)的活化、一氧化氮(NO)、反应氧簇(ROS)、全身炎症、内皮素、前列腺素、血管加压素和利钠肽等。

(一) 交感神经的过度激活

交感神经系统的不适当活化可引起心力衰竭及肾衰竭,在严重心肾综合征中起到重要作用。交感神经由压力感受器激活以调控心肌收缩和保持心输出量。然而,过度的交感激活会诱发心肌细胞凋亡、肥大以及局部心肌细胞坏死。长此以往,β-肾上腺素能受体的敏感性降低,造成压力感受器反射失调、心律失常易感性以及心率可变性增加。肾脏交感神经元兴奋可刺激肾素从肾脏释放,此过程是在 ROS 产物的介导下进行的。在缺血再灌注损伤的肾脏中,过氧化氢(H_2O_2)可以通过单胺氧化酶的作用介导远端小管细胞凋亡的级联反应。

(二) RAAS 激活

RAAS 系统由肾素、血管紧张素、醛固酮及在代谢中所需的酶和发挥生物学活性所需的受体组成。心衰时心输出量和平均动脉压均减少,随之而来的肾脏灌注不足导致 RAAS 系统激活。同样,肾衰竭时神经内分泌和交感神经系统的紊乱亦会导致 RAAS 系统的不当激活。RAAS 过度激活可通过醛固酮和血管紧张素造成肾脏缺氧、血管收缩、水钠潴留、平滑肌增生、肾小球硬化、心肌和肾间质纤维化而进一步加重心肾衰竭。研究发现,血管紧张素 II 激活 NADPH 氧化酶促进 ROS 生成的现象在晚期心衰患者中很明显;同时会激活交感神经系统。肾素、血管紧张素、醛固酮三者之间是一个相互关联的系统,一旦激活将引起一系列连锁反应,称为"RAAS 信号瀑布",在 CRS 的发生发展中起到重要作用。

(三) NO/ROS 的失衡

NO 作为一种细胞内信使分子,具有扩张小血管、改善缺血心肌灌注、增加心肌收缩力、抗炎、抗凋亡等作用,并能促进钠的排泄和抑制管-球反馈。但 NO 的释放过量或不足,则产生一系列病理作用。心肾功能障碍会导致 ROS 生成增多、NO 利用率降低,NO/ROS 处于失平衡状态。NO/ROS 的失衡引起氧化应激及抗氧化应激的失衡,可增加交感神经节前纤维的活性,并通过破坏肾小管、内皮细胞激活 RAAS,是慢性肾损害及心力衰竭病理生理进程中的关键环节。

(四) 炎症反应

心力衰竭及肾衰竭均存在炎性反应状态。炎症反应在 CRS 的发生发展中也起到重要作用。肾衰竭患者不仅 CRP 水平上升,一些前炎症因子如 IL-18、IL-6 和 TNF-α 的浓度亦升高,这些预示着动脉粥样硬化的发生。另外,心衰患者中血浆和心肌的 IL-6 和 TNF-α 浓度均升高,在一定程度上与病情进展相关。低水平的炎症反应通过激活中性粒细胞释放氧化剂从而促进 ROS 生成。

(五) 其他

除了交感神经过度激活、RAAS系统激活、NO/ROS失衡和炎症反应的作用外,其他方面的因素也影响着CRS的发生发展。精氨酸加压素(AVP)有水钠潴留、血管紧张素Ⅱ增效和刺激心肌肥厚的作用,对CRS的病情进展起着不良影响。一些药物的使用不当会影响CRS的进展,如血管收缩药物增加神经内分泌活性;大剂量的利尿剂造成血容量不足;静脉注射的血管扩张剂有可能导致低血压。

总之,以上多种致病因素在心肾综合征的发病中互为因果,互相影响,互相叠加,产生放大的病理效应,进一步加速心脏、肾脏及其他重要器官脏器的衰竭,致使病死率增加。

第二节 心肾综合征的流行病学

心脏和肾脏疾病是临床上的常见病,并且经常合并存在。心肾综合征(CRS)的五个亚型有着相似的生理病理学基础,但是它们在诱因、风险因素、自然病史及结局上又存在不同特征。按CRS的亚型去研究心-肾相互作用的流行病学,有助于了解CRS每一亚型的疾病负担及其相关的并发症、死亡率和健康资源利用情况。同样,了解CRS的流行病学是设计进一步的流行病学调查和临床试验的基础。

一、急性心肾综合征(Ⅰ型CRS)

Ⅰ型心肾综合征以急性心脏功能障碍导致急性肾损伤(AKI)为特征。能导致AKI的急性心脏事件包括急性失代偿性心衰(ADHF)、急性冠脉综合征(ACS)、心源性休克及心脏手术相关的低心排综合征等。一些研究的结果提示,与ADHF和ACS相关的急性肾衰发病率分别在24%~45%及9%~19%。较宽范围的发病率主要是由对急性肾衰的定义不同、观察时间不同及所选人群的不同造成的。左室射血分数(LVEF)下降的急性心衰患者要比LVEF未受损害的心衰患者更易发生较重的AKI。多数急性肾衰发生于入院早期,70%~90%的急性肾衰发生于入院后的一周之内。

无论是ADHF还是ACS,并发AKI后均与高并发症和高死亡率相关。AKI与各种原因导致的ADHF短期和长期心血管死亡率相关。而且AKI的严重性与死亡率之间存在生物学梯度。与ADHF相关的AKI延长了患者的住院时间,也增加了再住院率。ACS相关的AKI增加了不良预后的风险。即使血清肌酐急性轻度升高,也会增加死亡率。AKI患者发生心衰、反复ACS等心血管事件的风险及再住院的可能均明显增加。ACS并发AKI的患者发生终末期肾病的可能性更大。ADHF或ACS相关的AKI会进一步加重心脏损害,影响心脏功能,从而使肾功能进一步恶化。Ⅰ型CRS中的心-肾相互作用会协同加速心脏和肾脏的损伤和功能障碍。

二、慢性心肾综合征(Ⅱ型CRS)

Ⅱ型CRS的特征是慢性心脏功能异常引起的渐进性的慢性肾脏疾病(CKD)。心衰合并肾功能恶化会明显增加不良结果和延长住院时间。慢性心衰患者中大约有25%会发生肾功能异常。即使肾小球滤过率(GFR)轻度降低(超过9ml/min),死亡风险也会明显增加。肾脏功能恶化的独立危险因素包括:高龄、高血压、糖尿病和急性冠脉综合征。慢性心衰以相对稳定的长期病程为特征,常伴有肾功能减退。但目前尚无足够的证据证明LVEF与估计GFR之间存在相关性。慢性心脏疾病包括慢性左心功能不全、房颤、先天性心脏病、缩窄性心包炎及慢性缺血性心脏病等。流行病学资料显示,慢性心脏和肾脏疾病常常同时存在。因此区分哪个疾病过程是原发的还是继发的常存在困难。这也给文献分类和区分心肾综合征的不同亚型带来困难。在心肾综合征的进展期区分是Ⅱ型还是Ⅳ型的确存在困难。ADQI的心肾综合征分级系统明确指出:随着CRS自然病程的进展,患者可能从CRS的一个亚型转变成另一个亚型。

AHERE研究共纳入118 465名住院治疗的患者,其中在入院时伴有轻、中、重度肾功能损害的患者分别为 27.4%、43.5%和 13.1%。结果发现,肾功能损害越严重,临床结果就越差:包括需要住 ICU 天数更多、需要机械通气时间更长、住院时间长、死亡率高。慢性肾脏疾病常与慢性心衰共同存在,且慢性肾脏疾病的严重性与预后存在相关性。

有研究对一组有基础心血管疾病的患者进行了 9.3 年的随访。在研究起始点,这些患者的平均血清肌酐为 79.6μmol/L,估计的肾小球滤过率为 86.2ml/(min·1.73m²)。如果将肾损害定义为血清肌酐升高大于等于 35.4μmol/L,则最终有 7.2%的患者出现肾功能损害;如果将肾损害定义为肾小球滤过率大于等于 15ml/(min·1.73m²),则最终 34%的患者出现肾损害。其中 5.6%的患者为新发生的慢性肾脏疾病。通过多因素分析,基础心血管疾病与肾功能损害及新发生的慢性肾脏疾病独立相关。

三、急性肾心综合征(Ⅲ型 CRS)

Ⅲ型 CRS 以首先突发肾脏功能恶化(如急性肾损伤、缺血或肾小球肾炎),继发引起急性心脏功能障碍(如心衰、心律失常、缺血)为特征。能够导致该综合征的情况包括造影剂引起的急性肾损伤(CI-AKI)、其他药物引起的肾病、心脏外科手术相关的急性肾损伤,非心脏外科大手术引起的急性肾损伤及横纹肌溶解等。

AKI 的发生作为始动因素,继之发生心脏功能障碍常见于重症患者。使用 RIFLE 定义及其肾损伤和肾衰竭分级标准,AKI 可发生于 9%的住院患者及 35%的 ICU 重症患者。在这些情况下,急性肾损伤与急性心脏功能障碍可能存在同样的促发风险、病理生理机制及进一步发展的风险因素(如容量过负荷、高血压、尿毒症毒素潴留,高钾血症等)。AKI 引起心功能障碍的发病率和结局主要是疾病特异的。获得Ⅲ型 CRS 的准确流行病学存在以下几方面困难:AKI 的定义方法存在差别;引起 AKI 的促发因素多种多样;AKI 并发急性心功能障碍的发病率鲜见报道;急性心功能障碍存在不同的易患风险。

四、慢性肾心综合征(Ⅳ型 CRS)

Ⅳ型心肾综合征以原发慢性肾脏疾病(CKD)导致心脏功能降低、心室增生、舒张功能受损及心血管不良事件增加为特征。由于无法明确区分原发还是继发疾病,Ⅳ型 CRS 与Ⅱ型 CRS 存在较多重叠,难于从现有的文献中获得Ⅳ型 CRS 的准确的流行病学资料。

接受肾脏替代治疗的第 5 期 CKD 患者中,心血管病的发病率高达 80%。而且,血液透析本身会促发接受维持透析的终末期肾病(ESKD)患者的心脏损害,并加速心肌功能的衰退。CKD 5 期的患者中,50%以上死于心血管疾病,即冠状动脉疾病及其相关并发症。CKD 5 期的患者如果并发心肌梗死,两年的死亡率高达 50%。相比之下,普通人群心肌梗死后 10 年的死亡率是 25%。有较多患者处于终末期肾病前的过渡期,这些患者有超过 40%死于心血管相关事件。对于未接受维持肾脏替代的 CKD 患者,心血管疾病的发生率随 CKD 的严重性不同而变化。随着 GFR 的下降,心血管疾病和心衰的发生及心脏事件的风险性会呈梯度增加。心脏特异性死亡率及全因死亡率也随着 CKD 的严重性出现梯度增加趋势。基于这些发现,目前认为,CKD 是心血管疾病的高危因素,CKD 患者心源性死亡的风险比年龄和性别匹配的非CKD 患者高 10~20 倍。

CKD 加速心血管疾病的发生风险,可能是存在于这些患者的独特的病理生理的结果。CKD 患者经常被心血管疾病治疗的临床试验排除在外,因此会较少地接受到风险调节和心脏保护治疗。而且,由于无根据地过分担心 CKD 患者治疗药物的毒性、耐受性和风险,而不给予治疗。这些因素可能是 CKD 患者心血管疾病过多发生及结局差的部分原因。

五、继发性心肾综合征(Ⅴ型 CRS)

Ⅴ型 CRS 以全身疾病导致心肾功能一起发生功能障碍为特征。几种急性和慢性疾病会同时影响两个器官,如严重感染、糖尿病、高血压等。Ⅴ型 CRS 的流行病学资料很少主要是因为大量的急性或慢性全身疾病均可导致Ⅴ型 CRS。因此,Ⅴ型 CRS 的发病率估计、风险确定及预后特征要么得不到,要么被认为是疾病特异性的。

全身感染是可能导致Ⅴ型 CRS 的疾病的一个典型代表。全身感染的患者中有 11%~64% 发生急性肾损伤;全身感染是促使 AKI 发生的主要因素之一。全身感染所致的 AKI 发病率和死亡率均很高。同样,全身感染的患者也常发生心功能异常。全身感染时心功能障碍的发生率取决于所研究人群的风险、心功能障碍的定义和检测方法(如肌钙蛋白、脑钠肽、肺动脉导管、超声)、疾病的严重程度、研究前疾病的复苏和病程等。研究表明,30%~80% 存在心肌特异肌钙蛋白升高的患者会发生心功能下降。全身感染时急性肾脏及心脏功能障碍常常同时存在,但是目前对满足Ⅴ型 CRS 标准的同时存在 AKI 和心肌抑制的全身感染患者尚缺少专门评价其病理生理、发病率、风险识别及相关结局的综合的流行病学研究。

大量研究表明,急/慢性心脏疾病会直接导致急/慢性肾脏功能恶化,反之亦然。CRS 亚型以具有相似病理生理学的心-肾相互作用为特征,然而它们在促发或加重因素、风险识别、自然病史和结局方面等方面具有不同的特征。Ⅰ型 CRS 的发病率高,临床结局差。慢性心脏疾病和慢性肾脏疾病越来越普遍,常合并存在。由于原发与继发难以区分,难于"回顾性"地将所制定的Ⅱ型 CRS 和Ⅳ型 CRS 的定义应用于现存文献。由于存在异质性,Ⅲ型 CRS 的发病率和结局主要取决于原发疾病的特异性。Ⅴ型 CRS 也具有疾病特异性,其病理生理学和流行病学尚缺乏资料。为更好地理解总的疾病负担、识别风险及寻找潜在的干预目标,目前迫切需要前瞻性的研究来明确心-肾相互作用的流行病学。

第三节 心肾综合征的生物标志物

生物标志物有助于疾病的早期诊断、预后判断及指导治疗。近年来,关于 AKI 和心衰的新生物标志物的研究和文献呈指数增长。生物标志物作为管理心肾综合征的重要工具,其作用越来越凸显了。

临床上实用的生物标志物应该符合三个标准:第一,该方法应该精确、迅速,且成本较低;第二,该生物标志物应该能够提供临床评估之外的信息;最后,所测得的生物标志物数值应该有助于临床决策的制订。满足这些标准的生物标志物来自于几个方面,反映了 CRS 的不同机制如心衰的病理生理和自然病史所涉及生物力学、炎症及肌细胞损伤。对 CRS 患者进行恰当的评估、风险分层、及时初始治疗和随访可能会需要多个生物标志物。从相关的研究中提取临床实用的信息,形成一组生物标志物用于 CRS 的诊断和分类将是重要的一步。关键是要在大规模多中心前瞻性研究中验证这些新的生物标志物。

一、利钠肽

利钠肽是心肌细胞受到血管内容量对心脏壁的压力而释放的。其作用是对抗心脏功能障碍所引起的不良血流动力学变化。已知人类有 A 型、B 型和 C 型 3 种不同的利钠肽。利钠肽通过三种利钠肽受体(NPR-A,NPR-B 和 NPR-C)来激活环鸟苷酸(cGMP)依赖的信号瀑布反应。利钠肽对心血管系统有多种作用,包括血管平滑肌细胞舒张、利钠作用及对心肌的直接作用。通过这些作用,利钠肽使人体维持一个更好的神经体液和血流动力学状态。

心房利钠肽(ANP)的发现使心脏也成为一个内分泌器官。ANP 贮存于心房组织预先形成的颗粒中。脑钠肽(BNP)主要在心脏壁压力增加的情况下合成。BNP 在心房组织中的浓度最高,但由于心室体积更大,产生的也更多。C 型利钠肽(CNP)主要由中枢神经系统和血管内皮产生,心肌组织仅产生少量CNP。CNP 在心衰中的作用尚未被阐明。

(一) 利钠肽与心衰

利钠肽目前已经成为临床上诊断和除外心衰的首要实验室检查。利钠肽最先被急诊室用于有急性呼吸困难的患者。实验表明,对于以呼吸困难来诊的患者,BNP可作为一个诊断心衰的准确的标志物。BNP水平小于等于100pg/ml时,鉴别心源性与非心源性呼吸困难的敏感度为90%,特异性为76%。与病史、查体及常规实验室检查相比,BNP水平是心衰诊断的一个更好的指标。

PRIDE研究对到急诊室就诊的599例有呼吸困难的患者进行了评价,发现氮末端脑钠肽原(NT-pro BNP)是非常有用的一个临床指标。与仅依靠临床病史相比,NT-pro BNP可以更加准确地用于心衰的诊断(操作者工作曲线下面积 Au ROC=0.94)。截断值在300ng/L为除外心衰的诊断提供99%的阴性预测值。

利钠肽是死亡率及非致死性心脏事件的强有力预测指标。众所周知,心功能为纽约心脏协会(NYHA)四级提示预后差;但对于那些NYHA分级较低的相对稳定的门诊患者,利钠肽水平是死亡率的一个独立预测因子。BNP水平小于130pg/ml的患者心源性猝死的风险为1%,而BNP大于130pg/ml者该风险高达19%。纳入超过48 000名患者的ADHERE研究显示,无论是收缩功能障碍还是舒张功能障碍引起的心衰,住院死亡率与BNP水平之间存在线性正相关。

管理住院的心衰患者时,并非总是清楚所选择的治疗是否达到了预期结果,如心脏的充盈压力降低、充血和呼吸困难的缓解。利钠肽的水平可以为患者的个体化治疗提供指导。有研究表明,治疗过程中利钠肽水平下降与肺动脉嵌顿压的下降呈正相关而与症状的改善呈负相关。为防止患者再住院,容量状态必须调整到正常状态。利钠肽水平在入院时被认为是"湿",当充血缓解时达到"干"或"容量合适"。这样能够防止患者再入院并改善出院时的症状。

(二) 利钠肽升高与其他临床疾病

我们必须知道,除了急性心衰之外还有其他疾病可以导致利钠肽升高。有心衰病史的患者无急性加重,BNP水平处于中间值。急性冠脉综合征(ACS)也与升高的利钠肽水平相关:急性缺血会引起一过性的舒张功能障碍,导致左室舒张末压和室壁应力增加,以及BNP的合成增加。BNP的最大作用在于鉴别心源性和肺源性呼吸困难。尽管有基础性肺病的患者利钠肽水平也会有中度的升高,但仍明显低于慢性心力衰竭的患者。对血流动力学有明显影响的肺动脉栓塞、严重肺疾病及肺动脉高压均可引起右心功能障碍,导致利钠肽的升高。因此,对于利钠肽水平中度升高的急性呼吸困难的患者,还应考虑到这些威胁生命的病因。房颤、高动力状态的全身感染、肝硬化及甲状腺功能亢进时也可见利钠肽的水平升高。

(三) 利钠肽与肾脏疾病

利钠肽水平与肾功能之间的关系是复杂的。肾功能障碍时,利钠肽浓度的升高来自于心房压力、全身血压或心室容积的升高。有肾脏疾病的患者经常有高血压,导致左室明显肥大,常伴有心脏并发症。肾功能减退患者的这种心肾相互作用,可引起利钠肽水平升高。研究发现当肾小球滤过率(GFR)小于60ml/$(min \cdot 1.7m^2)$时,它与BNP表现为弱的负相关。

由于NT-pro BNP的清除主要依赖肾脏而非中性内肽酶,因此,肾功能障碍时NT-pro BNP会发生改变。GFR与NT-pro BNP而非BNP呈现较强的相关性,但在慢性心衰的患者,这种区别不明显。PRIDE研究证实,GFR小于60ml/$(min \cdot 1.7m^2)$的患者,NT-pro BNP仍是最好的预后因子。

二、心肾综合征中新的肾脏生物标志物

我们希望找到一些心肾生物标志物,借助它们能够区分CRS的五个亚型,并确定治疗开始的时机和有效性。对于有心脏疾病的患者,最重要的是肾脏受累的早期诊断。我们常用的生物标志物肌酐的敏感度和可靠性较差,尤其是当肾脏功能急性变化时。因此,在 I 型CRS的患者中,如何早期诊断急性肾损伤(AKI)是一个临床挑战。这对于 Ⅲ 型CRS中AKI的诊断同等重要。近年,一些更能及时地反映早期AKI的新生物标志物开始成为研究的焦点。多数研究仍集中在中性粒细胞明胶酶相关脂质运载蛋白(NGAL)、肾损伤分子(KIM)-1、半胱氨酸蛋白酶抑制蛋白C(Cys C)、IL-18等指标上。这些早期诊断指

标对于缺血/再灌注(I/R)、药物毒性、心脏手术后以及造影剂引起的 AKI,具有重要的诊断价值。

(一)半胱氨酸蛋白酶抑制剂 C(cystatin C,Cys C)

在临床上,我们评价肾小球滤过率常采用 24 小时肌酐清除率(CCr),但 CCr 敏感度较差,当 Ccr 降至正常 80% 以下,BUN 和 Scr 仍可在正常范围。急性肾损伤的分期和评估目前主要是根据肌酐和尿量进行。正常情况下,肌酐水平随年龄、性别、饮食、肌肉量及肌肉代谢状态、治疗及脱水状态不同而变化很大。CCr 下降至正常的 1/3,SCr 才开始升高。因此,AKI 的诊断常被延误。

Cys C 是近几年发现的一种能准确反映肾小球滤过率(GFR)的可靠指标,特别是能反映早期肾功能损害,美国 FDA 批准 Cys C 作为肾病诊断标志物。血清中 Cys C 几乎完全被肾小球滤过,然后被近端肾小管上皮重吸收,紧接着被降解,它并不出现或被分泌到尿液中,也不会重新进入血液循环。因此,血浆或血清中的 Cys C 的浓度就由肾小球滤过率决定,Cys C 也就成为反映肾小球滤过率的一个非常好的标志物。Cys C 的浓度不受炎症反应、恶性肿瘤、肌肉、体重、种族、性别及年龄的影响。因此,Cys C 是一个简单、灵敏度高、特异性极强的测定 GFR 的标志物。与内生肌酐清除率测定肾小球滤过率所需的样本比较,Cys C 只需一份标本,而若用肌酐清除率的方法则需一份血清标本、24 小时的尿以及患者的身高、体重和性别等质料。血肌酐与血 Cys C 的比较见表 61-3-1。

表 61-3-1 血肌酐与血 Cys C 的比较

GFR	血肌肝	血 Cys C
89~71ml/min	全部正常	45%~70%正常
70~61ml/min	50%左右正常	90%以上异常
61~51ml/min	24%左右正常	100%异常

Cys C 不仅是一个好的肾脏功能标志物,对于 II 型或 IV 型 CRS,它也是一个很好的心血管风险的标志物。对 525 例非 ST 段抬高的急性冠脉综合征患者进行了 1 年随访,发现 Cys C 水平增高是心脏事件的独立预测因子。此外,在心力衰竭失代偿而血肌酐正常的患者中,它是一个独立的不良预后的标志物。Cys C 与心脏生物标志物如肌钙蛋白、高敏感 C 反应蛋白及 NT-pro BNP 一样,能够提供预后的补充信息,帮助临床医师对心衰或急性冠脉综合征的患者进行更加精确的危险分层。

(二)中性粒细胞明胶酶相关载脂蛋白(NGAL)

中性粒细胞明胶酶相关载脂蛋白是在人类中性粒细胞中被发现,分子量 25kDa,并与明胶酶共价结合。正常情况下,NGAL 只在一些人体组织细胞(包括肾脏、肝脏、胃和结肠)中以极低水平表达。而这种表达在细胞受损时会被显著地诱导而发生高表达。

目前研究表明,NGAL 可以作为一个最有前景的、重要的早期诊断 AKI 的生物标志物。NGAL 可在心脏手术后、注射造影剂后或肾缺血发生后 2 小时即开始出现明显升高,可在 AKI 诊断前 1~2 天发现肾脏损伤。此外,NGAL 还可以作为体外循环、住 ICU 及肾移植预后判断的一个指标。

对于 II 型或 IV 型 CRS,研究发现尿或血清 NGAL 是慢性心衰患者出现肾功能障碍的一个敏感的早期标志物。慢性心衰患者的尿 NGAL 与尿白蛋白排泄相关,与估计的肾小球滤过率呈负相关。

美国 Biosite 公司开发了一种快速测定 NGAL 的方法,仅需要一滴血或一滴尿液,在几分钟内即可报告 NGAL 值,目前正在进行临床试验。

(三)肾损伤因子-1(KIM-1)

KIM-1 是一种存在于近端小管上皮细胞的跨膜蛋白。有动物模型实验研究发现,缺血性或肾毒性 AKI 发生后,KIM-1 可出现很高的过度表达,而它具备的蛋白水解处理区使它很容易在尿液中被检测到。尿 KIM-1 水平的检测可以将缺血性 AKI 和慢性肾脏疾病区分开来。

现有的证据表明,KIM-1 是又一个具有前景和价值的 AKI 生物标志物,其优点在于:对缺血性或肾毒性 AKI 的早期诊断具有更高的特异度,不易受慢性肾脏疾病和尿路感染的影响。因此,KIN-I 有希望成为用以区分各亚型 AKI 的重要标志物。但如果作为诊断 AKI 的早期标志物,它有一定的局限性,因为在肾损伤发生后的 12~24 小时内,KIM-I 的升高较慢,有一定滞后性。需要与 NGAL、IL-18 等其他敏感标志物进行联合检测以提高敏感性。

(四) 其他生物标志物

很多新的 AKI 早期生物标志物如白介素-18(IL-18)、N-乙酰-β-D-葡萄糖苷酶(NAG)、肝脂肪酸结合蛋白(LFAB)、基质金属蛋白酶-9、IL-6、IL-10 等正处于研究之中。随着研究的进展,将会出现更多更好的 AKI 生物标志物。

第四节 心肾综合征的临床管理

一、心肾综合征(CRS)的早期诊断

详细准确的病史是很关键的,有助于诊断 CRS 的类型和决定随后的治疗。详细的病史和查体结合常规的实验室检查、胸片、床旁超声和生物标志物有助于制订正确的诊断。

迅速诊断急性肾损伤(AKI)并给予正确的治疗方法,能够避免肾脏功能的进一步损害。为了使 AKI 分级标准更加方便实用和准确,急性肾损伤网络组织(acute kidney injury network,AKIN)于 2005 年对 AKI 的 RIFLE 分级标准进行了改良,仅保留了前面 3 个急性病变期(改称 AKI 1 期、2 期、3 期),而且在分级标准上作了微调,将血清肌酐(SCr)48 小时内升高 26.4μmol/L 也归为 AKI 1 期。AKIN 的急性肾损伤分期标准见表 61-4-1。

表 61-4-1 AKIN 的急性肾损伤分期标准

分期	血清肌酐(Scr)标准(48 小时内)	尿量标准
AKI 1 期	Scr 增加>26.4μmol/L 或增加到基线的 1.5~2 倍	<0.5ml/(kg·h),超过 6 小时
AKI 2 期	Scr 增加到基线的 2~3 倍	<0.5ml/(kg·h),超过 12 小时
AKI 3 期	Scr 增加到>基线 3 倍,或>354μmol/L,且急性上升>44μmol/L	<0.3ml/(kg·h),超过 24 小时,或无尿超过 12 小时

尽管 AKIN 的高敏感诊断标准也会造成一些假阳性结果,但其旨在强调即使血清肌酐值轻度增加也会对重症患者的预后产生明显影响,使临床医师能够重视 AKI 的早期诊断和治疗。

AKIN 的 AKI 分期标准采用了血清肌酐和尿量的变化作为诊断标准。众所周知,血清肌酐和尿量的变化会受到很多因素干扰,并不能完全反映肾小球滤过率的变化和肾脏受损伤的程度。因此,目前 AKI 诊断标准仍存在不足,随着对肾损伤更加敏感和特异的新标记物的研究和发现,将会产生更加科学准确的 AKI 诊断标准。

新的生物标志物,如中性粒细胞明胶酶相关载脂蛋白(NGAL),可以用来比传统指标更早地诊断 AKI,血清肌酐在肾小球滤过率下降后至少 2 天才开始升高。测量 NGAL 还可以区分有无 AKI 和慢性肾脏疾病(CKD)。NGAL 也可以预测患者的预后,包括透析需求、收入监护室和住院死亡率。与血清肌酐相比,半胱氨酸蛋白酶抑制剂 C(Cys C)能够更好地判断 CKD 患者的肾小球功能。对于 AKI,尿 Cys C 可以早于肌酐预测肾脏替代需求。尿肾损伤因子-1(KIM-1)对缺血性 AKI 具有高度特异性,而对 CKD 造影剂肾病不敏感。白介素-18(IL-18)是一种炎症介质,急性缺血性近曲小管损伤后在尿中出现。它对

缺血性 AKI 的敏感性和特异性均很高,可比血清肌酐升高早 48 小时。N-乙酰-β-D-氨基葡萄糖苷酶(NAG)是近曲小管细胞刷状缘的溶酶体酶。它能够反映肾小管损伤的程度,已成为肾损伤的标志物。尿 NAG升高不仅见于 AKI 和 CKD,还见糖尿病、原发性高血压病及心衰患者。

心脏的生物标志物已经成为心血管事件诊断和判断预后的必不可少的元素。脑钠肽(BNP)是急性失代偿性心衰(ADHF)的诊断工具,在 ADHF 继发 AKI 的 I 型 CRS 患者中常见升高,在 II 型和IV 型 CRS中也可见升高。CKD 患者即使没有慢性心衰,BNP 和氮末端脑钠肽原(NT-pro BNP)水平均较肾功能正常者高。管理急性心脏疾病关键取决于肾功能,因此生物标志物的联合使用,如 NGAL+BNP,会给正确的诊断和治疗带来很大帮助,从而改善患者预后。

二、心肾综合征的预防

I 型和 II 型 CRS 是急性失代偿性心衰(ADHF)和慢性心衰患者的主要并发症。避免 CRS 的发生会使心衰患者能更加依从循证医学的药物和设备治疗。CRS 的预防是一种理想的临床目标,因为心衰的患者一旦发生 CRS,则因无有效的治疗而不容易终止,且不完全可逆。CRS 与住院、复杂的治疗、需要肾脏替代和死亡等不良结果相关。由于 CRS 的病理生理涉及器官损伤的多种机制,需要通过综合预防策略实现多个治疗目标。预防的原则包括确定和缓解促发因素、恰当管理慢性心肾疾病及在全身疾病或损伤时使用综合治疗进行终末器官保护。

(一) I 型 CRS 的预防

1. 急性失代偿性心衰的预防　由于在这种 CRS 中心血管事件是原发的,预防目标首先是减少或尽量避免急性失代偿性心衰(ADHF)。

ADHF 患者中,大约 1/3 是新发生的,常见的促发因素是肺炎、高血压、房颤和急性心脏缺血。对新发生心衰的患者的预防主要是控制原发疾病。肥胖患者中的阻塞性睡眠呼吸暂停综合征也是心衰的促发因素,它能导致右心负荷增加和容量过负荷,引起和加重心衰。应注意原发病的控制,避免心衰的发生。

另外 2/3 为已经存在慢性心衰的患者,失代偿的原因主要是对低盐饮食及心衰药物治疗的依从性差。对于已经有慢性心衰的患者,强化患者教育、体重监测和有效控制、对饮食和药物的依从性等一系列心衰管理是有益的,可以避免心衰失代偿和住院。此外,对于慢性心衰患者,尤其是有大量冬眠心肌者,治疗慢性缺血性冠状动脉疾病,减少或去除心肌缺血可能有益。

2. 预防 ADHF 发生 I 型 CRS　已经发生 ADHF 的患者,往往存在心输出量降低及容量过负荷,这是导致急性肾脏损伤和 I 型 CRS 的根本原因。因此,临床医师应注意低心排状态和静脉压力明显升高的诊断,积极采取措施提高心输出量和加强液体管理,可以有效地预防 AKI 及 I 型 CRS。特别是在发生心源性休克的情况下,I 型 CRS 的发生风险很高,应迅速进行血管重建、使用强心剂、血管加压药物和主动脉内球囊反搏(IABP)进行血流动力学支持,提高心输出量,以最大限度减少肾脏损害。现在,通过肺动脉导管、脉搏指示剂连续心输出量监测(PiCCO)、生物电阻抗法或超声多普勒等方法可以很容易得到心输出量和前负荷的估计值,从而可以更好地指导 ADHF 的治疗。

ADHF 患者的中心静脉压及肾脏的静脉压很高,易于发生 CRS。临床上常规使用利尿剂减轻液体负荷。但静脉使用袢利尿剂是否会促发 CRS 尚存在很多争议。袢利尿剂虽然能够通过利尿缓解肺淤血,但也引起肾脏灌注压力的降低,激活了肾素-血管紧张素和交感神经系统。这些变化如果很突然,可能会诱发 CRS。在使用不同剂量呋塞米治疗 ADHF 的随机对照试验中,发现大剂量呋塞米组的患者较小剂量呋塞米组的患者更容易发生 I 型 CRS,死亡的风险也较高。因此,急性心衰患者最好在液体负荷过多时给予利尿剂,而且要平缓利尿,持续泵入利尿剂可能有益。可以根据肾功能、前负荷水平及 AKI 生物学标记物来滴定使用利尿剂,从而防止有害的医源性并发症。ADHF 的患者对利尿剂的反应性会下降,即利尿剂抵抗。非甾体抗炎药(NSAID)通过引起血管舒张剂前列腺素合成的减少,使肾脏对利尿剂的应答受损,参与利尿剂抵抗的发生。如果心输出量正常,但存在利尿剂抵抗引起的容量负荷过多,可以通过超滤技术去除过多的液体。连续肾脏替代能够保持超滤过程中的血流动力学稳定,与间歇血液透析相比,可以减少透析依赖。

一般不推荐在 ADHF 急性期使用 β-受体阻滞剂。只有在患者稳定至低心排得到缓解,方可使用 β-受体阻滞剂。在一些患者,每搏输出量不能增加,靠心率的增加来维持足够的心输出量。如果用 β-受体阻滞剂将这种代偿性的心动过速控制下来,心脏失去交感神经依赖的正性肌力代偿,会加速心源性休克导致死亡率增加。患者的血流动力学一旦稳定,应开始逐渐加用 β-受体阻滞剂。血管紧张素转化酶抑制剂(ACEI)的使用也需谨慎,因为有高钾血症和肌酐进行增加的问题。

对于行冠脉介入治疗或心脏手术治疗者,应了解引起造影剂肾病的危险因素:如患者造影前存在慢性肾功能损害、糖尿病、高龄、肝硬化等,以减少造影剂肾病的发生。对于使用造影剂的患者,通过水化、碱化尿液及预防性应用 N-乙酰半胱氨酸等措施,可明显减少造影剂引起的急性肾损伤。血液净化可有效清除造影剂,可用于预防已发生急性肾损伤的患者造影后肾损伤的加重。

未来的策略包括检验静脉使用利尿剂的传统观点、调整肾脏血流动力学的新疗法及使用肾脏替代治疗早期进行容量调整,将有希望防止 CRS 的发生及易化这种常见心血管疾病的管理。

(二) Ⅱ型 CRS 的预防

Ⅱ型 CRS 也是临床上常见的,慢性心衰可能是通过间断发作的 AKI 导致进展性的慢性肾脏疾病(CKD)。在这种情况下,改善慢性心衰自然病史的治疗包括:血管紧张素转换酶抑制剂(ACEI)、血管紧张素受体拮抗剂(ARB)、β-受体阻滞剂、醛固酮受体阻滞剂、联合使用硝酸盐类药物、肼屈嗪及心脏再同步治疗。

预防Ⅱ型 CRS 的一个重要观念是通过低盐饮食及利尿剂来优化钠和细胞外液体容量的管理。与 ADHF 不同,门诊患者以恰当的形式长期使用利尿剂可能有益。很多研究表明,长期小剂量使用袢利尿剂能够很好地维持血流动力学,降低死亡率。相反,那些需要使用大剂量袢利尿剂的患者可能进一步激活了神经体液通路,死亡率更高。利尿剂抵抗是一个重要概念,它是大剂量利尿剂的一个混杂因素,也是预示患者死亡率高的一个指标。应设计随机对照试验去验证短期和长期及不同剂量使用袢利尿剂在慢性心衰管理中的作用。高血压和低血压均可促发 CRS,但心衰患者的最佳血压窗尚未确定。

不难想象低心输出量可减少肾脏的氧输送,慢性肾脏缺血促发了 AKI。在慢性心衰中,存在一些不良变化,如贫血相关的细胞因子和炎症介质增加,这些不良变化可导致心功能和肾功能进一步恶化。一些小型临床试验证实,在有慢性心衰和 CKD 的患者中使用红细胞生成素(EPO),可改善氧消耗峰值、减小左室容积及改善射血分数。只使用单一指标不可能完全去除 CRS 的风险,同时管理多个系统将会为避免发生 CRS 及减少住院患者的发病率和死亡率提供最佳指导。

最后,关键的一种预防措施是使脆弱的患者避免更多的损害(如使用碘造影剂、NSAID、噻唑烷二酮及其他的肾毒性药物)。慢性心衰是造影剂导致的 AKI 的危险因素,血管造影术可能使一个慢性心衰患者发展成Ⅱ型 CRS。在慢性肾脏低灌注的情况下,肾脏依靠前列腺素扩张入球小动脉来维持足够的血流。但 NSAID 的使用会影响前列腺素的合成,与心衰恶化和 CRS 发生有关。

(三) 其他亚型 CRS 的预防

Ⅲ型 CRS 以急性损伤(AKI)造成的急性心衰为特征。AKI 可通过各种途径影响心脏功能。急性水钠潴留导致心功能不稳定和肺水肿;高钾血症造成心律失常甚至心搏骤停;心肌抑制因子的积聚会影响心肌收缩力;酸中毒对心肌收缩力有抑制作用,并可造成肺血管收缩,严重时导致右心衰,且酸中毒同电解质素乱合并可增加心律失常的危险性。一旦 AKI 重症则需要行肾脏替代治疗,透析治疗又可能造成血流动力学不稳定,如低血压、心律失常和心肌缺血等。因此,对于Ⅲ型 CRS 的预防主要是及时发现和治疗 1 期和 2 期的 AKI,及时纠正全身血流动力学不稳定及低血容量,避免使用肾毒性药物,防止 AKI 加重;对于

AKI 3 期的患者早期行肾脏替代治疗;肾脏替代方式以连续血液净化技术为佳,对循环系统的影响最小。

Ⅳ型 CRS 以 CKD 患者发生心功能减退和不可逆心血管事件的危险为特征。CKD 对心功能的不良影响主要表现在尿毒症毒素对代谢、细胞、内分泌紊乱的影响。另外,CKD 导致的贫血、钙磷代谢紊乱、细胞外液容量过剩、慢性炎症反应、胰岛素抵抗、氧化应激和脂质代谢异常等都对心功能的衰退起到不可忽视的作用。最近的研究表明,血液透析本身会促发接受维持透析的 ESKD 患者的心脏损害,并加速心肌功能的衰退。CKD 患者经常被心血管疾病治疗的临床试验中排除在外,因此会较少地接受到风险调节和心脏保护治疗;由于过分担心治疗药物的毒性、耐受性和风险,CKD 患者的治疗常不充分。这些因素可能是 CKD 患者心血管疾病过多发生及结局差的部分原因。因此,Ⅳ型 CRS 的预防主要是保证 CKD 患者维持性肾脏替代的及时性和充分性;及时治疗 CKD 患者并发的心血管疾病。

Ⅴ型 CRS 中导致心肾衰竭的首要原因包括糖尿病、系统性红斑狼疮、肺动脉高压及全身感染等。对Ⅴ型 CRS 的预防关键是控制原发病,减少产生心肾功能衰退的危险因素。严重感染是同时影响心肾两个器官的最常见急重症。它会引起 AKI 和深度心肌抑制。治疗原则是立即确认、根除和治疗感染源,同时采用积极的液体复苏、正性肌力及血管活性药物来支持器官功能。血液净化通过提供恰当的溶质清除和肾脏支持可以对心肌功能的改善起到一定作用。

三、心肾综合征的治疗策略

尽管我们已经有了心衰和慢性肾脏疾病管理的临床指南,但对 CRS 的治疗尚没有统一的指南。

(一) 不同亚型心肾综合征的治疗策略

1. **Ⅰ型 CRS 的治疗策略**　对于Ⅰ型 CRS 的治疗,主要是积极纠正心衰、改善低氧血症及低心排状态、纠正贫血、避免容量过负荷或容量不足、防止肾损伤加重,必要时行肾脏替代治疗。

在急性失代偿性心衰(ADHF)的治疗期间出现肾功能异常或早期出现肾功能恶化,可增加死亡率。因此,心衰的任何治疗应该对肾脏功能无影响或有改善作用。血管扩张药物及袢利尿剂广泛用于 ADHF 及Ⅰ型 CRS。急性心衰患者只有在液体负荷过多时给予利尿剂,而且要平缓利尿,持续泵入利尿剂可能有益。要注意其副作用如:电解质紊乱和肾小球滤过率下降。值得一提的是,过度使用利尿剂、血管紧张素转换酶抑制剂(ACEI)可能导致急性肾损伤。除利尿剂治疗缓解症状之外,血管扩张药能够降低心脏的前负荷和后负荷,是无低血压心衰患者的一线治疗。如果心衰合并低血压,则应使用强心药物(如多巴胺、多巴酚丁胺、米力农或左西孟旦),必要时使用主动脉内球囊反搏(IABP)或体外膜肺氧合(ECMO)进行循环支持,以改善低心排状态。对于发生急性冠脉综合征的患者,要积极进行血管重建,从根本上解决泵功能问题。合并贫血者应输血,使血红蛋白水平维持在较高水平,以减轻心脏负担。现在,通过中心静脉导管、肺动脉导管、脉搏指示剂连续心输出量监测(PiCCO)、生物电阻抗法或超声多普勒等方法可以很容易得到心输出量和前负荷的估计值,从而可以更好地指导Ⅰ型 CRS 的治疗。

对于合并急性心源性肺水肿(ACPE)者,若药物治疗效果欠佳,应尽早行无创机械通气(NIMV)治疗,可迅速改善低氧血症。对于合并休克或不能合作的 ACPE 患者,应及时行有创机械通气治疗。对肾脏功能受损较重的 2～3 期 AKI 患者,应考虑早期行肾脏替代治疗,有助于打破心-肾相互作用的恶性循环。连续肾脏替代能够保持超滤过程中的血流动力学稳定,与间歇血液透析相比,可以减少透析依赖。

2. **Ⅱ型 CRS 的治疗策略**　Ⅱ型 CRS 的治疗策略是去除和治疗基础疾病,防止慢性心衰进展,纠正贫血,防止肾功能恶化,必要时肾脏替代治疗。

血管紧张素转换酶抑制剂(ACEI)、β-受体阻滞剂、血管紧张素受体拮抗剂(ARB)和醛固酮拮抗剂可明显降低慢性心衰患者的死亡率和 CRS 的发生。指南推荐联合使用 ACEI 和 β-受体阻滞剂,调整剂量,根据临床情况再加用 ARB 或醛固酮拮抗剂。地高辛和利尿剂可以改善慢性心衰的症状但对死亡率无影响。对于左室射血分数差及 QRS 延长的有症状的慢性心衰患者(NYHA Ⅲ～Ⅳ级),推荐使用心脏再同步治疗。由于伴有肾脏损害的慢性心衰患者常被慢性心衰的实验排除在外,这些患者的治疗尚缺乏循证医学的证据。通常情况下,这些患者的容量过负荷,需要加强利尿治疗。噻嗪类利尿药效果较差,袢利尿剂更好一些。袢利尿剂的剂量增加与预后差相关。为改善利尿效果,可以在使用袢利尿剂的基础上,联合使用醛固酮拮抗剂。对于肾脏损伤严重的病例,可考虑肾脏替代治疗。ACEI 和 ARB 的使用可能会导致一过性可逆性肾脏功能恶化。

慢性心衰、肾功能不全可引起贫血,贫血进一步加重慢性心衰和肾功能损害,三者之间形成恶性循环。有研究提示,皮下给予 EPO 和静脉补充铁剂治疗可明显改善心肾综合征患者的心、肾功能。

3. Ⅲ型 CRS 的治疗策略　Ⅲ型 CRS 的治疗策略是积极治疗急性肾损伤(AKI),防止 AKI 加重,必要时行肾脏替代治疗;积极控制容量与内环境,防止心脏功能受损。

临床上常见的是造影剂引起的急性肾损伤或心血管外科手术引起的急性肾损伤(CSA-AKI),因此可以通过预防改善预后。在造影剂肾病的预防方面,迄今为止的研究表明,在很多预防策略中,只有等张液体最有效;N-乙酰半胱氨酸是否有效尚存在歧义。

Ⅲ型 CRS 的一种特殊类型是双侧肾动脉狭窄(或独肾时的单侧肾动脉狭窄)。肾脏由于不能感知高动脉压,因而不能产生压力性利钠作用,钠不断在吸收,以致水钠潴留。对部分双侧肾血管疾病患者,特别是轻度的双侧肾动脉狭窄、轻度的单侧狭窄伴对侧闭塞、轻度的狭窄伴独肾,肾血管成形术可改善心衰。

当急性肾损害很严重时,可采用肾脏替代治疗,传统的间歇血液透析(IHD),由于脱水,造成血流动力学不稳定或电解质紊乱,从而导致低灌注、心律失常和心肌缺血,而持续血液净化,有更好的血流动力学稳定性。

4. Ⅳ型 CRS 的治疗策略　CKD 患者易并发缺血性心脏病、心律失常、心衰或猝死,其危险性不仅在于高血压、高血脂、高血糖、贫血、炎症及氧化应激产物,尿毒症及 HD 本身也对心脏造成显著损害,因此对危险因素的控制成为Ⅳ型 CRS 治疗的关键所在。心衰和慢性肾脏疾病(CKD)的病因是多因素的。CKD 患者治疗上应该着重于去除可能的病因,延迟 CKD 的进展。

对于有 CKD 的老年患者,控制收缩压既很重要又存在困难。ACEI 或 ARB 类药物如果能够耐受是有效的,但要密切监测肾功能是否恶化及是否出现高钾血症。对于非糖尿病患者,ACEI/ARB 类药物可延迟蛋白尿少于 500mg/d 的患者病情进展。恰当地控制糖尿病患者的血糖,使目标 HbA1C 小于 7%。肾病患者要限制蛋白入量和控制高脂血症。心脏功能明显受损者,要积极纠正贫血。

Ⅳ型 CRS 对肾脏替代治疗提出了更高的要求,既要保证对尿毒症毒素清除的及时性和充分性,又要保证替代治疗过程中血流动力学的稳定性。

5. Ⅴ型 CRS 的治疗策略　对Ⅴ型 CRS 的治疗关键是控制原发病,减少产生心肾功能衰退的危险因素,肾损伤严重时行肾脏替代治疗。

严重感染是同时影响心肾两个器官的最常见急重症。它会引起 AKI 和明显心肌抑制。治疗原则是立即确认、根除和治疗感染源,同时采用积极的液体复苏、正性肌力及血管活性药物来支持器官功能。高容量血液滤过通过提供恰当的溶质清除和肾脏支持可以对心肌功能的改善起到一定作用。

(二) 心肾综合征的液体管理

1. 容量过负荷的治疗　正确的液体管理在 CRS 的治疗中起到非常关键的作用。在临床上,对心衰患者的常规治疗是利尿,以减轻心脏的前负荷;而对于肾功能不全患者的常规治疗是补液,以保证肾脏足够的灌注。那么,对于 CRS 患者,我们应该如何进行液体管理呢?人们越来越多地认识到,液体补充不足或容量过负荷均可能会使Ⅰ型和Ⅱ型 CRS 患者肾功能恶化及预后变差。例如,右房压虽然不能很好地代表心输出量及左室充盈压,但它是心衰患者肾功能障碍的一个重要预测指标。有研究发现,心衰患者的中心静脉压与肾小球滤过率呈负相关;中心静脉压越高,肾功能损害越严重。因此,急性心衰的患者发生肾功能障碍不完全依赖于心输出量或平均动脉压,还与容量过多、静脉淤血及组织水肿有关。急性心衰时应重视高血容量的预防和处理,迅速有效地处理血容量过多有助于改善肾脏的预后。

在急性或慢性心衰时血容量过多和水肿是如何导致肾脏损伤的呢? 右心压力增高有可能通过增加反压力导致肾脏水肿,从而降低肾脏灌注。肾脏的灌注压等于平均动脉压减去肾脏组织压力,肾静脉回流阻力增加会引起肾脏低灌注并激活肾素-血管紧张素-醛固酮系统。此外,由于肾脏是一个有囊被的器官,器官水肿会产生更高的肾静脉回流阻力形成"囊内填塞",进一步降低肾脏灌注、减少尿量,引起更多的液体潴留和水肿。这一恶性循环很容易导致利尿剂耐药。对于这样的患者,即使给予大量的袢利尿剂也可能达不到液体平衡或负平衡。液体潴留会引起心肌扩张、心输出量和全身血压下降,从而使肾脏功能进一步恶化。利尿剂耐药是一种相对的状态,有可能通过增加持续泵入袢利尿剂的剂量或在袢利尿剂基础上加用作用于肾小管其他段的利尿药物(如噻嗪类、碳酸酐酶抑制剂或醛固酮拮抗剂)改善。当利尿剂治疗无效,液体潴留严重时,需要超滤治疗。

如果利尿剂耐药得到解决,还必须考虑到利尿剂相关的其他问题:在这种情况下利出多少尿是安全和足够的? 对于一个特定的患者,如何达到最佳的液体状态? 利尿对钠、氯、钾、镁等电解质等有什么影响?

尽管仅有经验观察值有助于解决特定患者的上述问题,对于所有的此类患者,一些总的原则还是应该遵守的。首先,3~4ml/(kg·h)的尿量很少会引起血管内容量缺失,因为多数患者的毛细血管回流可以达到这一速率。因此,对于一个80kg体重的人来说,250ml/h的尿量一般不会引起低血压和心输出量降低。其次,利尿剂持续输注的效果明显优于间断给药,可保证稳定、平顺地利尿。如果需要大剂量利尿,避免迅速推注降低了一过性耳聋的风险。第三,如果没有肺水肿,组织水肿没必要在几分钟甚至几小时内纠正。数天形成的水肿从逻辑上来讲,应该以同一速率消除。这意味着短时间内去除大量容量是没必要的并潜存着风险。第四,袢利尿剂会导致钾大量排出,需要采取措施防止低钾血症。可测量尿钾浓度以计算每日需要的补钾量。口服补钾简单易行,必要时静脉补钾,也可使用保钾利尿药,如螺内酯。镁丢失也应给予关注。尽管人体内的骨组织里存有大量的镁,对于大量利尿的患者也应补充镁。静脉或口服,20~30mmol/d。最后,一些患者的水丢失超过钠丢失而导致高钠血症。这些患者是超滤的适应证。也可以谨慎地补充一些水并加用噻嗪类利尿药加强利钠,使血钠达到正常水平。

必须值得关注的是,一些专家对心衰时使用袢利尿剂提出质疑。他们认为,袢利尿剂并未证明能改善心衰或急性肾损伤患者的预后。相反,大剂量使用利尿剂引起AKI风险及死亡率增加。但是,由于袢利尿剂能使多数患者缓解症状及解除淤血状态,它仍在多种类型的CRS中被广泛使用。而且大剂量使用利尿剂与不良结局相关很可能表明利尿剂耐药是CRS严重性的一个很有力的标志物。

最近也发现了一些其他利尿药物,奈西立肽是一种重组的脑钠肽(BNP)的类似物,由于它能够对抗肾素-血管紧张素-醛固酮系统的活性增高、优化液体管理而被推荐用于急性心衰的治疗,但结果并不理想。奈西立肽在治疗急性心衰和液体过负荷中的作用尚不明确。

如果利尿剂治疗失败,临床医师应进一步寻找利尿剂耐药的原因并纠正,必要时应借助于其他技术(如超滤)来缓解液体过负荷,重建安全的生理学状态。对于这样的患者,与间断透析相比,连续肾脏替代治疗或腹膜透析更有助于CRS患者肾脏功能的保护,有助于改善预后。但在CRS患者肾脏替代的时机、剂量方面尚无定论。

2. 容量(心脏前负荷)的评价 对CRS患者进行容量评价是实施正确液体管理的基础和前提。但由于没有任何一种方法或指标能够完全准确地告诉我们患者的容量状态,临床上对患者容量的准确评价尚存在困难。如何正确地评价心脏的前负荷也是重症医学探讨的一个永恒的话题。

临床上评价容量首先是查体判断患者是否存在水肿或脱水的体征,并询问患者最近的液体出入情况。但对心脏前负荷的准确评价常需要借助一些客观指标来进行。随着医学技术的不断发展,目前临床上使用的评价方法与指标越来越多。

(1)压力指标:包括经中心静脉导管测得的中心静脉压(CVP),以及肺动脉导管测得的肺动脉嵌顿压

（PAWP）、右房压（RAP）等。虽然有研究表明，CVP及PAWP与心输出量相关性较差，并不能准确地反映心脏的前负荷，但补液试验时，这些压力指标的动态变化对容量的判断还是有重要意义的。

（2）容量指标：包括用食管超声测量的左心室舒张末容积（LVEDV）、肺动脉导管测得的右心室舒张末容积/射血分数（RVEDV/RVEF）及PiCCO测得的全心舒张末容积/血管外肺水/胸腔内总血容积（GEDV/EVLW/ITBV）等。容量指标虽然从理论上可以更加准确地反映心脏的前负荷，但对于心脏体积增大的心衰患者，其准确性受到影响。

（3）液体反应性的评价：包括PiCCO测得每搏量变异（SVV）、脉压变异（PPV）、收缩压变异（SPV）；超声所测得的主动脉血流及其峰流速（△ABF或△Vpeak）、上腔静脉塌陷指数（SVC-CI）和下腔静脉扩张指数（dIVC）、被动抬腿试验（PLR）等。动态指标可能比静态指标更能反映患者容量的变化。

（4）生物电阻抗向量分析：生物电阻抗向量分析（BIVA）是通过电阻抗测量阻力和电感应来估计体重和水构成的一种无创技术。BIVA能够迅速评估在"正常"、极度肥胖和营养不良状态下的体重，并在液体含量正常（72.7%～74.3%）、水过多或脱水情况下评价液体状态，以防止肾脏和心脏功能的恶化。最近，这项技术在很多涉及重症患者的医学领域开始使用，如急诊医学、重症医学、透析及心脏等学科。对于重症患者，达到最佳液体状态应该是临床治疗的一个重要目标。最近的研究显示，BIVA在液体平衡管理方面起到一定作用。在心衰引起的液体过负荷的情况下，电阻抗与BNP水平及NYHA心功能分级明显相关。还有研究发现，在重症患者阻抗与中心静脉压正相关。

（5）用生物标志物来评价容量：评价心肾综合征患者的容量状态是否可以适当借助于生物标志物。有研究发现，对心衰患者，使用BNP指导治疗可比常规治疗改善预后。因此，BNP等生物标志物可以帮助临床医师滴定利尿治疗。

（杨荣利）

参考文献

1. Ronco C, Haapio M, House AA, et al. Cardiorenal syndrome. J Am Coll Cardiol, 2008, 52(19):1527-1539.
2. Ronco C, McCullough PA, Anker SD, et al. Cardiorenal syndromes: an executive summary from the consensus conference of the Acute Dialysis Quality Initiative (ADQI). Contrib Nephrol, 2010, 165:54-67.
3. Sarraf M, Masoumi A, Schrier RW. Cardiorenal syndrome in acute decompensated heart failure. Clin J Am Soc Nephrol, 2009, 4(12):2013-2026.
4. Parikh CR, Coca SG: Long-term prognosis of acute kidney injury after acute myocardial infarction. Arch Intern Med, 2008, 168:987-995.
5. Newsome BB, Warnock DG. Long-term risk of mortality and end-stage renal disease among elderly after small increases in serum creatinine level during hospitalization for acute myocardial infarction. Arch Intern Med, 2008, 168:609-616.
6. Heywood JT, Fonarow GC. High prevalence of renal dysfunction and its impact on outcome in 118,465 patients hospitalized with acute decompensated heart failure: a report from the ADHERE database. J Card Fail, 2007, 13:422-430.
7. Elsayed EF, Tighiouart H, Griffith J, et al. Cardiovascular disease and subsequent kidney disease. Arch Intern Med, 2007, 167:1130-1136.
8. Bagshaw SM, George C, Dinu I, et al. A multicenter evaluation of the RIFLE criteria of early acute kidney injury in critically ill patients. Nephrol Dial Transplant, 2008, 23:1203-1210.
9. Burton JO, Jefferies HJ, Selby NM, et al. Hemodialysis-induced cardiac injury: determinants and associated outcomes. Clin J Am Soc Nephrol, 2009, 4:914-920.
10. McCullough PA, Li S. Chronic kidney disease, prevalence of premature cardiovascular disease, and relationship to short-term mortality. Am Heart J, 2008, 156:277-283.

11. Bagshaw SM, Lapinsky S, Dial S, et al. Acute kidney injury in septic shock: clinical outcomes and impact of duration of hypotension prior to initiation of antimicrobial therapy. Intensive Care Med, 2009, 35:871-881.

12. Wang QP, Gu JW, Zhan XH, et al. Assessment of glomerular filtration rate by serum cystatin C in patients undergoing coronary artery bypass grafting. Ann Clin Biochem, 2009, 46:495-500.

13. Taglieri N, Fernandez-Berges DJ, Koenig W, et al. Plasma cystatin C for prediction of 1-year cardiac events in Mediterranean patients with non-ST elevation acute coronary syndrome. Atherosclerosis, 2010, 209:300-305.

14. Poniatowski B, Malyszko J, Bachorzewska- Gajewska H, et al. Serum neutrophil gelatinase-associated lipocalin as a marker of renal function in patients with chronic heart failure and coronary artery disease. Kidney Blood Press Res, 2009, 32: 77-80.

15. Soni SS, Fahuan Y, Ronco C, et al. Cardiorenal syndrome: biomarkers linking kidney damage with heart failure. Biomark Med, 2009, 3:549-560.

16. Mullens W, Abrahams Z, Francis GS, et al. Importance of venous congestion for worsening of renal function in advanced decompensated heart failure. J Am Coll Cardiol, 2009, 53:589-596.

17. Cerda J, Sheinfeld G, Ronco C. Fluid overload in critically ill patients with acute kidney injury. Blood Purif, 2010, 29(4): 331-338.

18. Damman K, van Deursen VM, Navis G, et al. Increased central venous pressure is associated with impaired renal function and mortality in a broad spectrum of patients with cardiovascular disease. J Am Coll Cardiol, 2009, 53:582-588.

第六十二章　肾脏替代治疗时的血流动力学支持

体外肾脏替代的方法用于急性肾脏损伤的支持治疗已经超过 60 年,尽管在此期间,肾脏替代技术取得了长足的进步,但急性肾衰竭的病死率和慢性肾衰竭的并发症发生率并没有明显的改善,成人急性肾衰竭的病死率为 40%~50%,儿童稍低大约 30%,重症急性肾衰竭的病死率更高,为 50%~70%。主要的原因可能与急性肾衰竭的基础疾病谱发生了变化,单纯急性肾衰竭的比例下降,有肾外并发症的急性肾衰竭比例增加。

目前血流动力学监测和治疗,预防和(或)纠正肾脏持续低灌注与缺血,避免肾脏遭受"二次打击"仍然是急性肾衰竭患者治疗的关键,尤其在肾前性和药物性(造影剂、抗菌药物等)等相关的肾损伤尤为重要。在肾脏替代期间,血流动力学不稳定或原有血流动力学障碍的加重,进一步损害肾血流量和肾脏的灌注,导致肾脏缺血,直接损害肾脏或使已经受到损害的肾功能进一步恶化。

连续性肾脏替代治疗(continuous renal replacement therapy,CRRT)是一种床旁连续进行的血液净化方法。CRRT 具备良好的血流动力学耐受性,尤其适合循环不稳定的重症患者,因此,CRRT 在重症医学科更有用武之地。即便如此,CRRT 作为一种体外血液循环操作,其本身仍会引起一定的循环波动,如果管理不当,也会对血流动力学产生明显影响。本章主要讲述 CRRT 对重症患者血流动力学的影响,以及 CRRT 时如何对血流动力学进行有效的监测和调整。

一、CRRT 与血流动力学

(一) CRRT 和间断肾脏替代治疗(IRRT)

1. CRRT 的运行特点　与常规血液透析相比,CRRT 具有以下特点和优点:

(1)CRRT 血流动力学稳定:原因包括:①CRRT 为持续性超滤,对水和溶质的清除速度较慢,对血容量影响较小;②细胞外液晶体渗透压降低较缓,细胞外液容量变化也较小;③滤器的生物相容性较好;④CRRT 的体外血流速度较慢,对患者循环影响较小。可见,CRRT 对循环的影响较小,更适合于血流动力学不稳定的重症患者。

(2)不易发生失衡综合征:CRRT 能连续、缓慢、等渗地清除水分及溶质,更符合生理状态,使血浆渗量缓慢下降,从而能防止失衡综合征的发生。

(3)CRRT 能清除中分子溶质及炎症介质:CRRT 的滤器膜通透性较高,一般低于 5 万道尔顿的中分子溶质和炎症介质可被滤出。CRRT 主要通过对流清除溶质,对中分子量溶质的清除效率明显高于弥散。

(4)CRRT 能更好地维持水电解质和酸碱平衡,并为营养支持创造条件。

2. CRRT 与 IRRT 的比较　目前,肾脏替代治疗选择有很多,除了传统的腹膜透析和间断血液透析(intermittent hemodialysis,IHD),及目前正在迅速发展的 CRRT 外,还产生了很多衍生模式,如延长低效每日透析(sustained low-efficiency daily dialysis,SLEDD)、高通量血液透析、高容量血液滤过等。非连续性的肾脏替代治疗统称间断肾脏替代治疗(intermittent renal replacement therapy,IRRT)。

CRRT 与 IHD 及 SLEDD 的比较见表 62-1。CRRT 除了在血流动力学方面的优势外,还能够减少透析依赖。因此,Bellomo 等指出,为防止急性肾损伤的重症患者变成透析依赖的终末肾病患者,应避免采用 IHD 的肾脏替代方式,而应采用 CRRT。

表 62-1　CRRT 与 IHD、SLEDD 的比较

	IHD	SLEDD	CRRT
时间(小时/次)	3~4	8~12	>24
清除溶质	小分子	小分子	中小分子
原理	弥散	弥散	对流为主
生物相容性	差	差	好
血流动力学的稳定性	-	+	+++
透析失衡综合征	易发生	能发生	不易发生

急性肾损伤(acute kidney injury,AKI)患者应该如何选择理想的 RRT 方式呢？这个问题曾经存在较多争论。重症患者接受 IHD 时,较易发生血流动力学不稳定,会导致 RRT 中断、需要液体复苏或增加血管收缩药物,从而加重已经存在的 AKI。因此,对重症患者来说,尤其是合并血流动力学不稳定、急性脑损伤、心功能不全、急性肺损伤、肝肾综合征、全身性感染或多器官功能不全综合征时,CRRT 的耐受性更好,更具优势。IHD 则更加具有灵活性和经济性,适用于单纯 AKI 的轻症患者。SLEDD 是介于 CRRT 和 IHD 之间的一个选择。由于 CRRT 具有良好的血流动力学稳定性,能够清除炎症介质,以及能够很好地控制液体平衡,欧洲最近对 50 个国家的 ICU 医师进行的一项调查表明,大多数 ICU 医师更喜欢 CRRT。

当然肾脏替代方式的选择并非一成不变,需要随着患者病情变化而更新选择。如重症 AKI 患者经过一段时间 CRRT 后全身情况明显好转,仅肾脏功能尚未完全恢复,可转为 IRRT。若转为 IRRT 又出现不耐受,应再转为 CRRT。

(二) CRRT 改善血流动力学

CRRT 不仅能用于血流动力学不稳定的患者,很多研究表明,CRRT 还能改善休克患者的血流动力学状态及全身状况。

有学者采用 CRRT 的对流技术治疗内毒素休克犬,发现与弥散技术相比,对流技术可明显改变休克动物的平均动脉压、心输出量、全身血管阻力等血流动力学指标,并改善生存率。同时进行的细胞因子检测提示:CRRT 技术能够改善血流动力学的原因在于它能有效地清除 TNF-α、IL-6 等炎症介质。

很多临床试验也表明:持续一段时间的 CRRT,尤其是在较高剂量时,可明显减低感染性休克患者去甲肾上腺素等升压药物的使用剂量。但高容量血液滤过(HVHF)是否能改善感染性休克患者的预后呢？欧洲的一项大型多中心随机对照研究 IVOIRE 试验[70ml/(kg·h)对 35ml/(kg·h)]以阴性结果告诉我们,大剂量的 CRRT 可能消耗较多的营养物质、维生素、微量元素及抗生素等药物而得不到我们预期的疗效。

CRRT 改善血流动力学的作用不仅限于感染性休克的患者,它也能使其他疾病的血流动力学得到改善。研究人员对 RENAL 研究中 115 名各种原因引起休克患者进行亚组分析,发现 40ml/(kg·h)的 CRRT 不仅能纠正酸碱失衡,还能使休克患者的血压得到明显提升,降低升压药物的剂量。作者分析原因不仅仅是因为酸中毒得到了纠正,更根本的原因可能在于 CRRT 能有效清除血液中能引起血管扩张和血压下降的生物介质。

研究表明,CRRT 能够有效清除重症急性胰腺炎患者血中的胰酶和致病介质,从而改善这些患者的血流动力学、氧合、尿量及腹腔高压等情况,并可能改善预后。

暴发性肝衰的患者往往伴有严重的脑水肿及血流动力学不稳定。由于 IHD 会加重脑水肿及休克,不适合暴发性肝衰竭患者的治疗;而 CRRT 不仅能够改善这类患者的循环系统稳定性,还能减轻脑水肿和肝性脑病,并能通过降低血中的致病性细胞因子水平来减轻肝肾综合征及肝脏损伤,从而改善预后。

（三）CRRT 对血流动力学的不良影响

虽然 CRRT 的最大优点是它对血流动力学的影响相对很小，休克的患者也可以行 CRRT，但作为一种体外循环治疗技术，它仍会引起一定的循环波动，尤其在使用不当的时候。CRRT 对血流动力学的不良影响体现在以下几个方面：

1. **CRRT 起始阶段的循环波动**　在连接管路开始治疗后发生的循环波动是 CRRT 常见的一种并发症，发生率在 $18.8\%\sim45\%$。这种循环波动主要表现为一过性的血压降低，严重者会产生顽固性休克，甚至恶性心律失常或心搏骤停，循环波动严重者应停止 CRRT。CRRT 起始阶段的循环波动产生原因主要为血液进入 CRRT 管路和滤器所引起的容量减低。

有学者对 34 头行 CRRT 的马里兰幼猪动物模型的血流动力学的研究发现：在 CRRT 开始时，容量相关的血流动力学参数（胸腔内血量、舒张末期容积、肺毛细血管嵌楔压和中心静脉压）明显下降；全身血管阻力指数明显增加，左室收缩力增强，但是心输出量（CO）减少。

CRRT 起始阶段的低血压与血流量参数、管路和滤器的容积、负平衡速率、患者的体重及 CRRT 之前的血流动力学状态密切相关。一般来说，血流量越大、脱水速度越快、患者体重越轻以及 CRRT 前处于休克状态的患者在 CRRT 开始时越容易发生较大的循环波动。

2. **滤器的生物相容性**　滤器膜与血液接触后可能发生一些特定反应，如补体激活、凝血激活、过敏样反应（寒战、发热、休克等）、中性粒细胞激活、单核细胞激活等，这些反应的总和即为滤器的生物相容性。间歇血液透析所采用的透析器的膜材料一般为改良的醋酸纤维膜，生物相容性较差，患者较容易发生过敏样反应。CRRT 所使用的血滤器为高分子合成材料，如聚枫膜（PS）、聚丙烯腈膜（PAN）、聚酰胺膜（PA）等，高分子合成膜的生物相容性较好，较少发生过敏样反应，但少数敏感体质的患者仍可发生。

滤器引起的过敏样反应一般在 CRRT 开始的早期发生，主要与缓激肽的激活引起的免疫反应相关。当滤器膜与血液接触后，激肽-激肽释放酶系统被激活，从而产生缓激肽；缓激肽可引起血管通透性增高、血管扩张，继而产生黏膜水肿、呼吸困难、血压下降等过敏样反应。聚丙烯腈膜的表面充有负电荷，会增加缓激肽的产生，因而更容易发生严重的过敏样反应。研究发现，在 CRRT 超滤管道与患者连接后的 $4\sim8$ 分钟时患者的体循环的平均动脉压（MAP）的平均下降了 $11.5(7\sim20)$ mmHg，并且发现患者血压的下降是和缓激肽的释放及滤器膜的种类是相关的。

3. **容量管理不当**　容量管理一直是 CRRT 管理中最基本同时又是最重要的一个环节。容量不足会导致低灌注，加重肾脏损伤或增加死亡率；而最近的研究表明，容量过负荷也同样会给加重 AKI 的程度甚至影响预后。

但要做好 CRRT 的液体管理又不是一件容易的事，重症患者的容量调节区间非常窄，容量不足或容量过多均会带来不良后果；而 CRRT 治疗的危重患者已经丧失了液体自身调节的能力，需要完全由临床医师来帮助患者调控液体的出入量。这就需要临床医师对接受 CRRT 治疗的患者实施动态的容量监测，并及时根据监测结果调整 CRRT 参数，避免容量不足或容量过多等情况的发生。

（四）休克患者如何行 CRRT

CRRT 以其良好的血流动力学稳定性使休克患者的肾脏替代成为可能，越来越多的血流动力学不稳定的重症患者在 ICU 内接受 CRRT。但作为一种体外循环技术，CRRT 本身也会引起一定的循环波动。因此，休克患者在开始行 CRRT 时尤其应该注意操作方法及参数的合理设置，否则也会出现休克加重，甚至患者循环崩溃，不得不终止 CRRT 的不良后果。

那么，休克的患者如何行 CRRT 呢？主要应针对 CRRT 对血流动力学的不良影响，采取以下几方面的工作：

1. **选择生物相容性较好的血滤器**　由于聚丙烯腈膜充有负电荷，更易诱发缓激肽产生，引起过敏样反应，因此已有休克的患者应避免选择未经处理的聚丙烯腈膜（AN69），应选用经改良的聚丙烯腈膜或其他高分子材料合成膜。改良的聚丙烯腈膜(AN69ST)是在 AN69 膜的表面内涂一层聚乙亚胺中和负电荷,从而改善其生物相容性。还有一种内覆肝素涂层的聚丙烯腈膜(HeprAN),不仅改善了 AN69 的生物相容性,还可减少 CRRT 时的肝素用量的 30%,从而减少出血几率,减少失血引起的血流动力学波动。一旦发生过敏样反应,应立即给予糖皮质激素及对症处理,必要时暂停 CRRT。如果患者对一种滤器发生寒战、发热等不良反应,应在下一次 CRRT 时更换另一种滤器。

2. 如何避免休克患者在 CRRT 开始时的循环波动　因为 CRRT 开始引血时会引起一定的循环波动,休克患者在接受 CRRT 的起始阶段一定要注意操作方式和技巧,可采用以下组合方案:①采用"双接"的方式,即同时连接体外管路的采血端和回血端至血管通路导管上,以避免 CRRT 开始时体内的容量下降;②设定血泵 50ml/min 的速度缓慢引血,直至管路充满血液;③每 1~4 分钟增加泵速 50ml/min,直至 150~200ml/min。

有学者采用上述方案对休克患者施行 CRRT,结果只有 7.8% 的患者在 CRRT 起始阶段血压下降了 20% 以上,明显低于其他文献报道,说明 CRRT 开始引血时的容量改变确实是引起血压波动的主要原因。但完全避免 CRRT 起始时的血压波动是非常困难的,因为引起血压下降的原因不仅仅是容量因素,还包括早期的生物相容性反应等。为进一步减少休克患者行 CRRT 时的血压下降,还可以尝试以下措施:如在 CRRT 开始前经验性地扩容或增加升压药物的剂量;CRRT 开始的第一个小时零超滤等。

3. 休克患者 CRRT 时的容量管理　容量管理不仅仅在 CRRT 起始阶段非常重要,在整个 CRRT 期间也是最基本和最重要的。休克患者本身的容量管理就存在困难和挑战,若并发急性肾损伤,开始肾脏替代治疗,情况就更加复杂了。休克患者的容量调节区间非常窄,稍微负平衡一些,休克就可能加重;稍微正平衡一些,就可能加重肺水肿。而 CRRT 时,患者的容量状态主要依赖于医师对血滤机的调整,若脱水目标设置不恰当,或没有根据患者的容量状态进行参数调节,很容易出现容量不足或容量过多。因此,休克患者在 CRRT 期间离不开精确的容量监测,需要选用恰当的血流动力学监测手段,动态评估患者的容量状态,滴定式调节脱水速率,使患者的容量达到最优化,从而保证休克治疗的顺利进行。

应该注意的是,休克患者接受 CRRT 时进行容量评估存在一定困难。首先,目前尚缺乏判断容量的黄金指标,无论压力指标还是容量指标都不能完全准确地评价患者的容量是否达到最优。其次,CRRT 本身会使一些血流动力学指标的测量受到影响,从而影响对容量的准确评估;如 PiCCO、肺动脉导管等利用温度稀释法的血流动力学监测手段、中心静脉压的测量等,其准确性均会受到 CRRT 的干扰。第三,重症医学常用的对组织灌注进行评价的指标,如乳酸和剩余碱等,会完全受到 CRRT 的干扰,无法准确判断组织灌注是否合适。因此,休克患者行 CRRT 时容量的准确评估是比较困难的,应该对患者的生命体征、临床状况(有无水肿或肺水肿)、血流动力学指标以及之前几天的液体平衡情况进行综合评估,以准确地设定液体平衡目标。

二、CRRT 与液体管理

(一) 容量过负荷

液体复苏是临床上治疗休克及改善组织灌注的最常用的手段。容量不足会导致低灌注,加重肾脏损伤或增加死亡率,因此,当患者存在容量不足时应积极地进行液体复苏。但临床上也经常遇到的这样的问题:如果复苏至心输出量增高,平均动脉压满意的高血流动力状态,肾脏却持续恶化,还应该如何复苏? 有些医师倾向于继续给予液体,直至肾功能指标好转,如尿量增多。但这种做法的风险在于,如果患者的尿量始终不见增多,则会发生明显的液体过负荷。而越来越多的研究表明:容量过负荷也同样会加重 AKI 的程度甚至影响预后。

容量过负荷会引起组织水肿,水肿阻碍了氧和代谢产物的弥散,破坏了组织结构,妨碍了毛细血管和淋巴的回流,干扰了细胞之间的相互作用,从而可能引起器官功能障碍,如心肌水肿可能引起心室射血功能下降、肺水肿引起呼吸困难、脑水肿引起脑疝、组织水肿会影响切口愈合、胃肠道功能障碍等。

　　容量过负荷为什么会加重 AKI 呢? 首先,容量过负荷会引起腹腔脏器水肿,导致腹腔高压的发生,腹腔高压会引起肾静脉回流障碍,从而导致鲍曼囊压力增高和肾血流减少,引起或加重已经存在的 AKI。其次,即使不发生腹腔高压,液体过负荷引起的静脉压力增高和肾脏间质水肿也会导致肾脏纤维囊内压力增高,从而降低肾血流和肾小球滤过率。肾小管压力增加也会影响肾脏功能的恢复。若液体过负荷持续存在,则会导致 AKI 持续加重,甚至最终难以恢复,并使患者死亡率增加。

　　可见,重症 AKI 患者无论容量不足还是容量过多都会导致 AKI 加重,甚至影响预后,因此,这样的患者在行 CRRT 时,应该加强对液体的管理,避免医源性容量不足或液体过负荷的发生。

(二) CRRT 时的容量监测

　　由于目前尚缺乏容量评价的黄金指标,且 CRRT 本身会使一些血流动力学指标的测量受到影响,因而 CRRT 时对容量进行准确评估存在一定困难。我们需要了解 CRRT 对常见血流动力学监测的影响及综合掌握一些 CRRT 相关的容量监测方法,以提高对 CRRT 患者进行液体管理的水平。

　　1. CRRT 对常见血流动力学监测的影响　由于 CRRT 会对患者的血温和容量产生一定的影响,它可能会对肺动脉导管及 PiCCO 等利用温度稀释法进行测量的血流动力学方法产生干扰。Heise 的研究告诉我们,在暂停和重新开始 CRRT 的短时间内进行温度稀释法测量会产生明显的误差,而只要血温处于相对稳定状态,无论患者处于 CRRT 还是在非 CRRT 状态下,温度稀释法所测的结果都是准确的。因此,不建议处于 CRRT 的患者暂停 CRRT 去进行肺动脉导管或 PiCCO 的测量。

　　重症医学医师常用乳酸、乳酸清除率或剩余碱来判断组织灌注。由于乳酸的分子量仅有 90 道尔顿,能够被 CRRT 清除,因此,即使乳酸正常也不能证明组织灌注没有问题。如果采用乳酸盐的置换液,即使乳酸升高也不能证明组织灌注一定有问题。同样,由于 CRRT 过程中常使用碳酸氢盐置换液,即使剩余碱异常,也并不能证明组织灌注有问题。

　　2. 液体平衡与累积液体平衡　液体平衡指的是患者总入量和总出量的差值,一般不包括不显性失水。累积液体平衡指的是一段时间内的液体平衡之和。液体平衡及累积的液体平衡与患者的预后相关,可作为治疗的目标。液体过负荷一般指累积液体平衡(用体重超过入院时基线体重的百分比代替),截断值为 10%,即累积液体平衡超过 10% 会影响患者预后。

　　PICARD 研究结果显示:在肾脏替代开始时,存在容量过负荷(累积液体平衡>基线体重的 10%)的患者的死亡几率为无容量过负荷的 2.07 倍;肾脏替代结束时仍存在液体过负荷的患者死亡几率增加为无容量过负荷的 2.52 倍。Payen 等的研究提示:重症肾衰患者死亡组与非死亡组的每天液体平衡比较 (0.98 ± 1.5) 对 (0.15 ± 1.06) L/24h $(P<0.001)$。

　　容量过负荷的不良后果提示:液体正平衡或负平衡并不是水多一点或少一点的问题,而是会影响患者的肾脏功能和预后。因此,液体平衡及累积液体平衡的监测对行 CRRT 的重症患者来说尤其重要。其实这是 ICU 的一项基本监测,实现起来并不困难。应该把单位时间内的液体平衡作为一个治疗目标,从而防止液体持续过度正平衡引起的容量过负荷或累积液体负平衡引起的低灌注的发生。

　　3. 前负荷指标的监测　目前评价心脏前负荷的指标很多,如中心静脉压(CVP)、肺毛细血管嵌楔压(PAWP)、全心舒张末容积(GEDV)、每搏量变异(SVV)、超声下腔静脉直径变化等。但没有一种黄金指标,单看任何一个指标都不能完全准确地评价前负荷。而且 CRRT 时这些指标的准确性可能会受到一定的影响。因此,CRRT 时应该结合液体平衡的情况和其他指标,综合研判患者容量是否充足。

　　CVP 是评价前负荷的一项简易指标,虽然它也不是一个完美的指标,但它的动态变化能够比较准确地反映 CRRT 时血容量的相对变化,有利于指导脱水速率的调整。因此,CRRT 的血管通路应考虑采用三腔中心静脉导管,第三腔用于 CVP 测量。为避免 CRRT 对 CVP 准确性的影响,在测量 CVP 时应该暂停 CRRT。

4. 相对血容量(RBV)监测 重症 AKI 患者一方面经常需要液体治疗(液体复苏、营养等),另一方面由于对利尿剂常常耐药,其自身无法实现液体出入平衡,所以容易引起体内液体积聚。这样的患者往往离不开肾脏替代治疗。CRRT 虽然不存在耐药问题,但它直接减少的是血管内的容量,而体内更多的液体是存在于细胞内和组织间隙。如果脱水速率过快,超过组织内水向血管内回流的速率,将导致血容量不足而引起循环波动和器官灌注不足。如何准确地设置和及时调节脱水速率成为 CRRT 的重点和难点。因为脱水速度受限于液体从组织向血管内回流的速率,我们必须对血容量进行连续准确的监测,才能准确地设置 CRRT 的脱水速率,安全地控制患者的液体平衡。

相对血容量(RBV)可以通过光学、超声、黏度及电导等不同的方法测得,这些方法测得的红细胞比容在 CRRT 过程中的变化即反映了血容量的变化。当红细胞比容升高时,RBV 降低,说明组织液体回流速率减慢,有效血容量减少,我们应该及时降低脱水速率,以避免低血压的发生。

5. 其他容量监测方法 肾脏替代时的容量监测方法还包括生物阻抗向量分析(BIVA)、生物标记物(如心肾综合征时采用 BNP)、评价细胞外液的全身 BIS 等。一些透析设备还实现了在线连续监测血容量相对变化和温度控制,大大增强了肾脏替代过程中的安全性。目前,这些较新的容量监测方法尚未在 CRRT 领域普遍开展。有理由相信,随着技术的发展和临床的需求增加,容量的自动监测和调节很可能会出现在新的 CRRT 机型上。

(三) CRRT 时的液体管理

重症 AKI 患者对液体管理要求很高,既不能容量不足,也不能容量过负荷。但 CRRT 如果使用不当,很容易发生液体大入大出的情况,严重时会导致血流动力学不稳定或医源性肺水肿等极端情况的出现。

那么,我们如何才能帮助接受 CRRT 的重症患者调控好液体平衡呢? 第一,要设定合理的液体平衡目标。液体平衡目标的正确设定离不开对患者容量状态的准确评估,而要正确地评价患者的容量是否充足,必须对患者的血流动力学和脏器功能进行连续、准确的监测。这些监测包括患者的生命体征、每小时的液体出入量、评价前负荷的指标(如中心静脉压等)、相对血容量、组织灌注的指标及患者的脏器功能等。需要根据上述监测结果,准确地设定适合患者的液体平衡目标。第二,我们要根据所设定的液体平衡目标和连续监测指标的变化,对 CRRT 的净超滤率(脱水速率)进行滴定式的调整:在出现容量不足的趋势时,即应降低脱水速率;在出现容量增加趋势时,即应增加脱水速率。不要等到低血容量性休克或肺水肿等极端情况出现再去处理。所设定的液体平衡目标不是一成不变的,需要随患者的病情变化作相应调整。

(杨荣利 李元忠)

参考文献

1. Glassford NJ, Bellomo R. Acute kidney injury: how can we facilitate recovery? Curr Opin Crit Care, 2011, 17(6): 562-568.

2. 刘大为,杨荣利,陈秀凯,等. 重症血液净化:从理念到实践. 中华医学杂志,2012,92(45):3169-3171.

3. Kidney Disease: Improving Global Outcomes (KDIGO) Acute Kidney Injury Work Group. KDIGO Clinical Practice Guideline for Acute Kidney Injury. Kidney Int, 2012, Suppl 2: 1-138.

4. Vanholder R, Van Biesen W, Hoste E, et al. Pro/con debate: continuous versus intermittent dialysis for acute kidney injury: a never-ending story yet approaching the finish? Crit Care, 2011, 15(1): 204.

5. Legrand M, Darmon M, Joannidis M, et al. Management of renal replacement therapy in ICU patients: an international survey. Intensive Care Med, 2013, 39(1): 101-108.

6. Herrera-Gutierrez ME, Seller-Perez G, Arias-Verdu D. A comparison of the effect of convection against diffusion in hemodynamics and cytokines clearance in an experimental model of septic shock. J Trauma Acute Care Surg, 2012, 73(4): 855-860.

7. Bellomo R, Lipcsey M, Calzavacca P, et al. Early acid-base and blood pressure effects of continuous renal replacement therapy intensity in patients with metabolic acidosis. Intensive Care Med, 2013, 39(3):429-436.

8. Pupelis G, Plaudis H, Zeiza K. Early continuous veno-venous haemofiltration in the management of severe acute pancreatitis complicated with intra-abdominal hypertension: retrospective review of 10 years' experience. Ann Intensive Care, 2012, 2 Suppl 1:S21.

9. He C, Zhang L, Shi W, et al. Coupled plasma filtration adsorption combined with continuous veno-venous hemofiltration treatment in patients with severe acute pancreatitis. J Clin Gastroenterol, 2013, 47(1):62-68.

10. Gonwa TA, Wadei HM. The challenges of providing renal replacement therapy in decompensated liver cirrhosis. Blood Purif, 2012, 33(1-3):144-148.

11. Kim IB, Fealy N, Baldwin I, et al. Circuit start during continuous renal replacement therapy in vasopressor-dependent patients: the impact of a slow blood flow protocol. Blood Purif, 2011, 32(1):1-6.

12. 陈秀凯, 李素玮, 刘大为, 等. 中心静脉压在感染性休克致急性肾损伤中的作用. 中华医学杂志, 2011, 19:1323-1327.

13. Morena M, Jaussent I, Chalabi L, et al. Biocompatibility of heparin-grafted hemodialysis membranes: impact on monocyte chemoattractant protein-1 circulating level and oxidative status. Hemodial Int, 2010, 14(4):403-410.

14. Eastwood GM, Peck L, Young H, et al. Haemodynamic Impact of a slower pump speed at start of continuous renal replacement therapy in critically Ill adults with acute kidney injury: a prospective before-and-after study. Blood Purif, 2012, 33(1):52-58.

15. Heung M, Wolfgram DF, Kommareddi M, et al. Fluid overload at initiation of renal replacement therapy is associated with lack of renal recovery in patients with acute kidney injury. Nephrol Dial Transplant, 2012, 27(3):956-961.

16. Vaara ST, Korhonen AM, Kaukonen KM, et al. The FINNAKI study group. Fluid overload is associated with an increased risk for 90-day mortality in critically ill patients with renal replacement therapy: data from the prospective FINNAKI study. Crit Care. 2012, 16(5):R197.

17. Herrier T, Tischer A, Meyer A, et al. The intrinsic renal compartment syndrome: new perspectives in kidney transplantation. Transplantation, 2010, 89:40-46.

18. Zhu F, Kotanko P, Handelman GJ, et al. Estimation of normal hydration in dialysis patients using whole body and calf bioimpedance analysis. Physiol Meas, 2011, 32(7):887-902.

第十三篇

消化系统的血流动力学特点

第六十三章 胃肠道功能及循环改变

一、胃肠道血流灌注特点

肠绒毛血流的逆向流动（countercurrent blood flow in the villi）：到达绒毛的动脉血流与静脉血流的方向是相反，这是绒毛血流的特点，而且两者解剖上非常靠近，血液中大量的氧从动脉弥散直接进入邻近的毛细静脉而并不需要血流作为载体将其送达到绒毛顶端。80％的氧是以这种短路循环的方式达到组织细胞。小肠绒毛的这种动静脉逆向的流动形式类似于髓质肾小管。

正常情况下，氧由动脉直接扩散到静脉对绒毛并无有害影响，但是当发生休克、心衰等循环衰竭时，绒毛血流量明显减少，甚至可导致绒毛顶端甚至整个绒毛缺血、坏死和黏膜上皮片状脱落。进行缺血可导致黏膜坏死出血，慢性缺血导致绒毛变短，黏膜吸收能力下降。

二、常见影响胃肠道血流与灌注改变的因素

（一）低血压、低容量状态

低血压与低容量是重症患者常见的影响胃肠道血流与灌注的原因，常见于严重创伤、大手术（胸、腹、颅脑）、大面积烧伤、严重感染、休克等危重疾病时导致的肠道低血压、低灌注或隐性肠道休克，由于肠道黏膜缺血、缺氧，黏膜细胞与细胞间紧密连接受损，导致黏膜通透性增加与肠道功能障碍，可引起胃肠道溃疡、肠源性感染。不论是急性还是慢性的严重肠缺血可能均是致命的。早有调查显示：50％的心脏手术患者、50％的 ICU 患者、80％的脓毒症患者，以及 APACHE Ⅱ评分＞10 分的患者，存在有不同程度的胃肠道缺血，进一步可发生肠黏膜损害，但临床上确不一定会有明显的出血表现。可见，急性肠道缺血是危重患者比较常见的并发症，也常常是致命的，常见于休克等急剧循环障碍时，被称为"休克肠"。

由于肠道微循环的结构的特殊性，使胃肠黏膜是非常敏感的，也最容易遭受缺血的影响，这主要与绒毛顶部血流的"逆流"供血形式和由此导致的绒毛顶部供血较差之特点有关，当血流速减慢时，在绒毛根部微动、静脉之间的短路开放，使一部分氧可以直接进入微静脉。这一解剖结构的特点，使小肠绒毛顶端的组织氧分压最低，即使血流量轻度下降，便可引起肠绒毛的缺血、糜烂坏死、黏膜脱落出血。所以，当存在全身缺血时，胃肠道缺血往往最为严重，肠黏膜屏障破坏，肠道内细菌毒素易位。休克治疗后的胃肠低灌注仍可能持续存在，动物研究也显示，平均动脉压（MAP）下降 20mmHg 时肠系膜上动脉血流降低30％～40％，下降 50％时肠系膜血流量亦降低 50％左右，但当 MAP 回升时肠黏膜缺血却未能马上终止。

"休克肠"时，胃肠道缺血的机制较复杂，很多研究集中于多种舒血管物质和缩血管物质作用于胃肠道由此导致的缺血性改变，如肠黏膜缺血时肠道组织内皮素-1（ET-1）增加导致血管收缩与组织缺血，血管内皮细胞产生的诱导型一氧化氮合酶（iNOS）升高，进而产生的大量 NO 使肠黏膜的通透性增加，诱发细胞凋亡等。此外，血小板活化因子和神经体液调节也发挥一定的作用。

（二）胃肠道运动与代谢对血流的影响

正常生理状态下，肠道每个区域和肠壁各层的血流是直接与肠道局部运动有关，胃肠道运动增加时，肠壁肌层血流亦增加，如当肠道吸收营养物质时，绒毛和邻近区域黏膜下血流量增加可高达 8 倍之多。同样，当小肠血流量增加时，肠道动力也会增加。进餐后胃肠动力、分泌以及物质吸收均增加，血流量明显增

多,并持续到餐后 2～4 小时。胃肠运动时血流量增加的确切原因并不完全清楚,可能的影响因素包括:①在消化过程中,肠黏膜下一些扩血管物质释放增加,主要是肠黏膜释放的一些肽类激素,如缩胆囊素(cholecystokinin,CCK),血管活性肠肽(vasoactive intestinal peptide,VIP),促胃液素(gastrin)和分泌素(secretin)。②胃肠道腺体释放激肽、胰激肽和缓激肽(血管舒缓激肽)入肠腔,这些激肽类物质又是较强的血管舒张因子,足以引起黏膜血管扩张和血流灌注量的增加。③当肠壁组织氧含量下降时其血流量增加 50～100 倍,所以肠运动增强时黏膜和肠壁组织的代谢率升高,可能使组织氧含量下降进一步引起血管舒张。研究表明,氧含量降低可导致血管扩张物——腺苷的水平 4 倍地增加,从而使血流反应性增加。除了上述已知的因素外,还有一些未明确的因素共同作用,最终导致胃肠道活动时肠道的血流量增加。

(三) 神经调节系统对胃肠道血流的影响

胃肠道血流也受到神经调节的控制,副交感神经兴奋可引起胃与结肠的血流量增加,这一效应认为可能并非直接源于神经的调节,而可能是通过对腺体的刺激所导致的分泌增加的结果,胃肠道动脉收缩使血流明显减少,几分钟后,血流又常常恢复到接近正常的状态,这一现象称为"自身调节逃避(auto regulatory escape)",其机制可能由于交感性血管收缩导致局部缺血,诱发动脉再扩张使含有营养的血液由肌肉反流到肠黏膜层。而在硬膜外麻醉状态下,肌层微血管扩张血流灌注增加。

当某处需要额外血流灌注时,胃肠道代偿性出现血流的神经性抑制具有重要的生理意义,肠道交感性血管收缩的主要价值在于:当其他组织器官需要血流时,胃肠道血流可以出现短时的关闭,以保证更重要的组织器官的血液供给,如运动时骨骼肌与心脏对血流量需要增加,休克状态下为减轻细胞的缺血坏死,特别是满足此时大脑和心脏对血液灌注量的需求,通过兴奋交感神经使内脏血流显著降低,并可持续数小时之久,由此通过胃肠血液分流的现象,保证了体循环稳定和重要脏器的基本血流与灌注。交感神经兴奋也可以引发肠道大的容量血管和肠系膜静脉的强烈收缩,这一结果是大量的血液转向其他的重要组织器官的循环中,在失血性休克与其他低容量状态时,通过这一机制可以使肠道向体循环提供 200～400ml 的血容量。

(许　媛)

参考文献

1. Textbookof Medical Physiology-11th Arthur C. Guyton,and John E. Hall. Copyright © 2006,2000,1996,1991,1986,1981,1976,1971,1966,1961,1956 by Elsevier Inc. ISBN 0-7216-0240-1. International Edition ISBN 0-8089-2317-X.
2. 钱礼. 腹部外科学. 北京:人民卫生出版社,2006.
3. KamadaT,SatoN,KawanoS,et al. Gastric mucosa hemodynamics after thermal or head injury. A clinical application of reflectance spectrophotometry. Gastroenterology,1982,83:535-540.
4. Karl TraÈgerab,Peter Radermacherb,Alexander Brinkmannc,et al. Gastrointestinal tract resuscitation in critically ill patients. Current Opinion in Clinical Nutrition and Metabolic Care,2001,4:131-135.

第六十四章　肝脏功能与循环改变

肝脏是人体的一个关键的器官,具有不可替代的重要作用,除了在营养代谢、免疫、凝血等方面发挥重要的生理功能外,亦协助改变内脏循环和体循环血中的异常成分,保持机体内环境的稳定。

一、肝脏血流的解剖学特点

肝脏的血液供应有两套系统,故血流是非常丰富的,其一是源于腹腔动脉的肝动脉(肝总动脉),在十二指肠上方分出胃十二指肠动脉成为肝固有动脉,再分为左右肝动脉进入肝脏。另一是门静脉系统,是由肠系膜上静脉和脾静脉汇合而成,后分支门静脉左干与右干分别进入左右肝叶。肝小叶内细胞放射状排成板状,期间是肝血窦,内含肝动脉与门静脉来源的血管终末分支构成的微循环网。门静脉血流与肝动脉血流在肝血窦间隙中汇合,其后的血流逐渐汇入肝小叶中央静脉,最终通过肝静脉汇入下腔静脉。

门静脉解剖学的特点是无静脉瓣,在体内构成独立的循环系统,与体循环之间有四个主要交通支,即胃冠状静脉(与食管下静脉丛吻合)、肠系膜下静脉(与直肠肛管静脉吻合)、脐旁与腹壁上/下静脉以及腹膜后静脉相沟通,在门静脉压力增高时,血液反流导致交通支扩张和异常开放。

二、肝脏血流的供给与灌注

肝脏的血液供给与灌注的构成是很奇特的,通过两套平行而连续的血管床系统保证这一重要器官的血液供给,血管床既适合高压力的腹腔干和肠系膜动脉系统,又适合较低压力的门静脉系统血管网。进入肝脏的血流占整个心输出量20%~25%,因此,针对于全身氧耗而言肝脏也占据全身氧耗的20%~25%。正常志愿者的肝脏混合静脉的血氧饱和度测定显示接近生理状态下的5%,肝脏部位内脏血流的氧提取率正常情况下也高于全身的氧提取率。

进入肝脏的两套血流系统的分配并非均衡,供应肝脏的20%~25%(1/4)血液来自于肝动脉,另外的75%~80%(3/4)的血液来自于门静脉系统。肝动脉与门静脉两者相互依赖调节,当门静脉血流改变时肝动脉会代偿性调整,增加血流,以保证肝脏总的血液灌注量,这一现象被称为"肝脏的缓冲反应",这也是肝动脉血流的内在性调节主要机制。在完全去神经的肝脏,肝动脉缓冲反应仍然存在。刺激肝脏交感神经,肝动脉也会发生收缩,阻力增加和血流量降低。

门静脉的血流中既含有脾静脉的血液,也含有来自肠道血流输送来的血液。后者富含经过消化吸收的、并等待肝脏代谢处理的多种营养物质,也含有等待肝脏降解、处理的毒素。在入腔静脉前,经过肝脏网状内皮细胞清除细菌和其他消化道来源的可能入血的有害物质,由此防止了肠道来源的细菌、毒素等的有害物通过肠-肝循环系统进入肝血窦和直接进入体循环的可能。这些物质经过肝脏的代谢,再由肝静脉汇入体内最大的静脉——下腔静脉。进入肝静脉的血液已经包含有肝动脉与门静脉血液内的成分,即含有经肝脏解除了毒素、又含有肠道吸收和肝脏代谢后的各种营养物质和生物活性物。随门静脉血进入肝脏的主要的大营养素是碳水化合物和蛋白质,而脂肪主要是由肠道淋巴组织通过胸导管,随淋巴液首先输送到体循环,然后再进入肝脏。

三、肝脏灌注的影响因素

血流进入肝脏系统受到消化道复苏状态的影响,肝系统血流的灌注量本质上是受到心输出量的影响,当严重感染时心输出增加,肝脏的血流量多数情况下亦随之增加,但这种增加与氧耗并不匹配,其结果可能导致肝系统氧提取率增加,增加肝脏混合静脉血氧饱和度梯度,表示存在氧摄取与氧供病理性依赖。因此,休克状态可导致肝缺血、缺氧性损伤,进而出现肝脏功能障碍。

低容量常常是损害肝脏系统血液灌注的关键因素。低容量状态下,为保证重要器官——心脏、大脑的血液供应,心脏输出血量进行重新分配,就像从卧位到直立位导致区域血管阻力增加和肝脏系统血流量的降低。但是,如同肠道内脏血管收缩并没有在低血容量纠正后迅速纠正。心脏手术围术期增加血容量,将有助于降低手术后胃黏膜酸中毒和手术后并发症的发生率。潜在的低血容量患者接受硬膜外麻醉时将出现肝脏血流量下降,认为主要与低容量后血管与血流的反应有关,因为改善血管容量状态将纠正与硬膜外阻滞相关的低血压发生,而恰当地使用硬膜外阻滞麻醉,不仅能够增加结肠黏膜血流,还能够改善胃黏膜组织 pHi,改善小肠动力和减轻术后小肠扩张。

四、病理状态下的肝脏循环

肝脏就像机体的一个储血库,正常肝脏的血流量约为 500ml,休克时作为增加回心血量的“第一道防线”或暂时“牺牲”的器官,通过血管收缩,迅速提高回心血量,为增加或满足心输出量的基本需要提供了保障。但 CVP 升高超过正常水平时,导致肝脏淤血肿胀,此时充血肿胀的肝脏血量增加一倍,达到 1000ml,导致肝细胞氧供降低和肝细胞受损。

门静脉在解剖生理上的几个特性决定了肝脏循环的特点以及病理变化特点:①门静脉无静脉瓣存在,并且门脉系统两端分别与肠道和肝脏的毛细血管床相连,均为毛细血管端,有助于建立有效的肝外循环。②门脉血流与肝动脉血流在肝血窦汇合,正常情况下,两方压力处于平衡。任何一方发生改变,压力平衡受到破坏,则导致压力低的一方的血流汇合受到阻碍;如果肝动脉血流减慢时,则可能接受更多门静脉的血量。当门静脉血流减少时会有相应的肝动脉血流增加。门腔分流或结扎肠系膜上动脉几乎会导致 100% 的肝动脉血流增加,但不能完全代偿到正常肝的总血流量。反射性神经控制和自身控制也是调节肝动脉血流的重要因素。③门静脉与肝动脉在肝血窦间隙有直接相通,因此在肝硬化改变时,肝血窦闭塞,肝动脉血流可直接进入门静脉从而导致门脉压力增高。④门脉与腔静脉之间有四大交通支,门脉高压时血液反流导致交通支异常开放和扩张。

除了上述门脉系统的病变外,胆道梗阻性病变导致胆管内压上升时,肝内血管系统及血流动力学也会发生相应的改变。当胆道压力升高时,肝动脉的血流量增加。有研究显示,胆道梗阻和压力增高时患者的肝动脉血流量增加可达到正常的 2 倍。肝内门静脉系统除了出现狭窄、阻塞、短路等改变外,门静脉的血流量减少,降到正常时血流量 60% 左右。这一改变提示了胆道梗阻时肝动脉成为肝脏的血液供应主要来源,其可能的原因分析认为,与门静脉的机械性受压、肝血窦血流动力学改变和肝脏动静脉短路的综合作用相关。

在肝移植手术过程中,经历了下腔静脉和门静脉的阻断和开放,由此引起了血流动力学的明显变化,无肝期低有效血容量和新肝期高动力状态,活体肝移植的无肝期时间更长,可达 2 倍之久,导致的循环不稳定时间远长于全肝移植的患者。

肝脏的血管构成造就了肝血流的特殊性,也是实现肝脏重要功能的保证。对这一解剖生理学的认识,也有助于更好地理解肝脏疾病状态下血流与组织灌注的变化及临床处理对策。

(许　媛)

参考文献

1. John L. Cameron, Andrew M. Cameron. Current Surgical Therapy: Expert Consult-Online and Print, 10th ed. Mosby, 2011.
2. 陈汉, 吴孟超. 肝脏功能与外科临床的联系. 外科理论与实践. 2003, 8 (5): 414-416.

第十四篇

神经系统的血流动力学

第六十五章　脑血流灌注特点

　　持续稳定的血流灌注是维持大脑功能的重要保障,也是脑损伤患者临床救治的主要目标之一。通常以脑灌注压(CPP)反映大脑的血流灌注情况,为平均动脉压(MAP)与颅内压(ICP)的差值。无论从病理生理学还是临床角度上讲,脑血流灌注的特点是基于对 ICP 的认识和控制。本章拟在详细描述 ICP 生理学和病理生理学的基础上,简介 ICP 和脑血流监测技术特点。一部分相关内容在第二篇第五章第四节中已经介绍,本章不再赘述。与临床处理密切相关的内容将在第六十六章中详细介绍。

第一节　ICP 的生理学和病理生理学基础

一、颅腔内容物的组成

　　生理情况下,颅腔内包含三种组成部分,脑组织、脑脊液和血液,占有的容积百分比分别为 $80\%\sim 85\%$、$7\%\sim 10\%$ 和 $5\%\sim 8\%$。病理情况下,尚可能出现颅内占位,如肿瘤、血肿、脓肿等。颅腔呈半封闭状态,且几乎不具有可扩展性,颅腔内任一组分容积增加,作为代偿机制,都会压迫其他组分。由于脑组织相对具有不可压缩性,脑脊液和血液受到的影响较大。当代偿能力耗竭,颅腔内容物的容积再进一步稍有增加,都会导致颅腔内压力迅速明显升高。

(一) 脑组织与脑水肿

　　脑组织含水量是导致其容积变化的重要因素,含水量增加,导致脑水肿,影响 ICP。通常将脑水肿分为四种类型。

　　1. 血管源性脑水肿　　血管源性脑水肿是最常见的脑水肿类型,由于血-脑屏障通透性增加,导致细胞外液容积增加。血管源性脑水肿以白质为主,常见于脑肿瘤、脑脓肿、脑血管意外和脑外伤。

　　2. 细胞毒性脑水肿　　细胞毒性脑水肿与脑细胞能量代谢衰竭相关。生理情况下,脑细胞膜的钠泵在维持细胞内含水量起重要作用。钠泵的正常运转依赖三磷酸腺苷提供能量。当脑细胞能量代谢障碍时,钠泵功能失效,钠离子在细胞内大量积聚,渗透压升高,水分进入脑细胞内,导致细胞内液增加。因此,细胞毒性脑水肿的特点是细胞内液容积增加,血-脑屏障完整,常见于脑缺血缺氧和中毒性脑病。

　　3. 渗透性脑水肿　　血浆渗透压急性下降时,为维持渗透压平衡,水分由血浆进入脑细胞外液,再进入脑细胞内。特点为脑细胞间隙不扩大,血-脑屏障完整,常见于水中毒。

　　4. 间质性脑水肿　　梗阻性脑积水时,脑室和室管膜扩张,脑室表面通透性改变,部分脑脊液由脑室表面进入附近的白质,也称为积水性脑水肿。特点是继发于脑积水,部位在脑室周围白质,尤其额角周围,CT 显示蝴蝶状低密度区。

(二) 脑脊液

　　脑脊液量取决于生成速度和吸收速度之间的平衡。一般情况下,脑脊液的生成速度不受 ICP 影响。当脑灌注压明显降低、低温、急性低碳酸血症和脑室炎时,随着 ICP 升高,脑脊液生成速度下降。而脑脊液的吸收速度却明显受到 ICP 的影响,ICP 升高时,吸收速度明显加快。以下情况时,脑脊液吸收速度降低:①脑脊液自脑室和蛛网膜下腔至蛛网膜绒毛的转运速度受限;②蛛网膜绒毛表面蛛网膜细胞胞饮颗粒和转运通道受损；③蛛网膜绒毛净水压梯度下降。当脑脊液生成速度超过吸收速度时，将出现脑积水。发生慢性脑积水时，机体可能在较长时间内处于代偿状态，不出现明显颅高压的症状。而急性脑积水多数可导致致命性颅高压。

（三）脑血容量

脑血容量包括脑动脉和静脉中的血液容量。动脉血容量由脑动脉和微动脉内径控制，静脉血容量则主要取决于脑静脉窦中的血液量。脑动脉和微动脉内径由多种因素调节，包括血管内皮细胞介导机制、血液黏稠度、血管平滑肌张力、代谢因素以及神经调节。其中脑血管的自身调节起着重要作用。

（四）颅内病理性占位

除占位效应外，颅内占位还可能由于部位特殊影响到 ICP，如堵塞或扭曲脑脊液流出道造成脑积水。

二、颅腔容积与 ICP 间的关系

ICP 受颅腔容积影响，两者关系可由颅腔压力-容积曲线表示（图 65-1-1）。该曲线呈指数变化，颅腔容积增加的早期，ICP 升高的幅度小，随着容积的进一步增加，逐渐表现为很轻微的容积增加即可造成 ICP 大幅度升高。

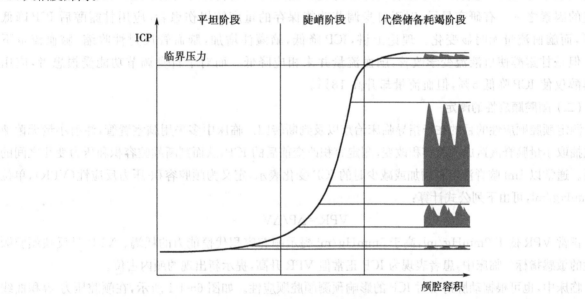

图 65-1-1　颅腔压力-容积曲线表示

（一）颅腔弹性、顺应性和容受性

颅腔容积和压力间的关系可用弹性和顺应性表示。颅腔弹性的定义是单位容积变化造成的压力变化（$\Delta P/\Delta V$），顺应性是弹性的倒数（$\Delta V/\Delta P$）。颅腔容受性是指大脑对颅腔容积增加的适应性。对于缓慢生长的颅内肿瘤，最终可以增长到很大的体积，也可能并不表现出明显的颅高压症状。而对于脑出血，短时间内形成的血肿却会导致明显颅高压。

对于颅腔内容物（脑组织、脑脊液、血液以及病理性占位）而言，任一组分容积增加，作为代偿，势必会导致其他组分容积减小。正如图 65-1-1 所示，当颅腔处于低容积部位时，这种代偿几乎可以完全发挥作用，单一颅腔内容物容积的增加对整体颅腔容积影响不大，ICP 变化很小，说明颅腔顺应性良好。当代偿机制逐渐耗竭，单一颅腔内容物容积稍有进一步增加，ICP 将发生明显升高。颅腔内容物增加时的主要代偿是脑脊液容积的减少，由脑室向脊髓蛛网膜下腔转移，或通过吸收速度加快。当脑脊液代偿耗竭时，脑血容量将减少，而脑组织的代偿作用并不明显。当颅内病理学占位或脑组织水肿已经将颅腔容积代偿机制耗竭，对于脑血管自身条件功能受损的患者，由于此时患者已经处于颅腔压力-容积曲线的陡峭部分（图65-1-1），脑灌注压（动脉压）的轻微变化都会导致 ICP 和脑血流量的明显改变，这也是对重度脑损伤患者维持脑灌注压水平存在争论的病理生理学基础。

脑血容量对 ICP 和颅腔顺应性的影响由多种因素决定。当脑代谢、平均动脉压和血液流变学发生改变时，由于血管收缩或舒张将导致脑血流量和脑血容量随之发生改变，ICP 也随之变化。临床应用 ICP 监测时常可见平台波形，提示颅腔顺应性降低。在出现平台波时测量脑血流量和血容量，发现局部脑血容量增加，而血流量降低。病理状态下，脑血管扩张会导致 ICP 迅速升高，静脉回流受阻，进一步导致局部脑血容量增加，脑血流降低。平台波也可见于脑血流不能满足脑代谢时。局部脑缺血由代谢和化学机制诱发脑血管扩张，脑血流量和血容量代偿性增加，但也同时会导致 ICP 升高。当血流灌注得以满足代谢需求时，诱发血管扩张的因子不再持续释放，血流量和血容量恢复，仅导致 ICP 短暂升高。若血流增加总是不能满足代谢需求时，血流量和容量的持续增加，势必最终导致 ICP 进一步升高，代偿机制耗竭，脑灌注反而降低。脑血流自身调节功能受损也会导致脑血流量和血容量的增加。重度脑损伤患者常表现为自身调节功能障碍。对于这些患者，当平均动脉压突然升高时，脑血管无法调节性收缩，结果会导致脑血容量增加，ICP 升高。自身调节功能受损还可见于脑组织酸中毒、某些直接作用于血管的降压药、吸入麻醉药、缺氧和高碳酸血症。血液流变学也是脑血流的因素之一。有研究显示，对于自身调节功能保存的重度脑损伤患者，应用甘露醇后 ICP 降低27%，而脑血流量无明显变化。理论上讲，ICP 降低，脑灌注增加，脑血管反射性收缩，脑血流量下降。但是甘露醇使血液流变学改善，脑血流量并未相应降低。而对于自身调节功能受损患者，应用甘露醇仅使 ICP 降低 5%，但血流量却升高 18%。

（二）颅腔顺应性的测定

测定颅腔顺应性的目的在于指导临床治疗以及判断转归。临床中多采用脑室置管，注射小量无菌液体或抽取小量脑脊液造成颅腔容积改变，测定容积改变前后的 ICP，从而判断颅腔容积和压力变化之间的关系。通常以 1ml 脑脊液容积增加或减少时的 ICP 变化表示，定义为颅腔容积-压力反应性（VPR），单位是 mmHg/ml，可由下列公式计算：

$$VPR = \Delta P / \Delta V$$

正常 VPR 低于 2mmHg/ml，高于 5mmHg/ml 提示颅腔容积代偿能力的耗竭。VPR 是反映颅腔顺应性的敏感指标。临床中，患者表现为 ICP 正常但 VPR 升高，提示新出现的颅内占位。

临床中，也可根据动脉搏动对 ICP 的影响预测颅腔顺应性。如图 65-1-1 所示，在颅腔压力-容积曲线起始平坦阶段时，ICP 波形的幅度很小，说明脑动脉的弹性和自身调节机制正常，颅腔顺应性良好，动脉搏动未影响到 ICP。进入陡峭阶段后，随着 ICP 的升高，ICP 波形的搏动幅度越来越大，说明脑动脉的自身调节机制受损的程度越来越重。当到达代偿耗竭阶段后，ICP 的波动幅度再次减小，提示脑动脉受压几乎闭塞，颅内几乎无血流灌注，动脉搏动无法传导到颅腔内。

第二节 ICP 监测

脑血流灌注压为平均动脉压与 ICP 之间的差值，通过 ICP 监测可计算脑灌注压，是目前临床最常用的监测脑血流灌注的技术。

一、ICP 监测类型

表 65-2-1 列出了 ICP 床旁监测技术及优缺点。

表 65-2-1　不同 ICP 监测手段的优缺点

监测手段	优点	缺点
脑室内置管	ICP 监测的"金标准"	创伤性操作
	可作为脑脊液引流和采样的途径	感染发生率较其他方法为高
	可作为局部给药途径	并非所有患者均可穿刺到脑室
	可校正零点	
光纤/电-张力探头	可放置到脑室、脑实质、硬膜外、硬膜下、蛛网膜下腔等部位	探头置入后无法校正零点,存在监测参数随时间漂移的可能性
	易于固定和患者转运	有时不能反映全脑压力
	刺激性小,感染发生率较低	
硬膜外导管	创伤性较小,不穿透硬膜	准确性有限
	导管容易放置	
腰穿置管	非颅腔操作	不一定真实反映 ICP
		颅高压时存在脑疝危险

脑室穿刺置管测压被认为是 ICP 监测的"金标准",置管位置多选择一侧侧脑室前角。以往多选择颅外水柱压力传感器,测压管路中充满生理盐水。现有将压力传感器整合在导管尖端的脑室测压系统,压力监测不依赖于脑脊液流量。但缺点是探头一旦置入,则无法重新校正零点。水柱测压系统可反复校正零点。准确的零点位置应是室间孔水平,体表标志包括:外眼角与耳屏连线的中点、外眼角后 1cm、翼点上方 2cm、或外耳道连线中点。临床常以平卧位患者的外耳道水平作为简便定位。

新型 ICP 监测导管尖端配传感器,有光纤和电-张力传感器两种类型。探头尖端可放置到脑室、脑实质、蛛网膜下腔、硬膜外等部位,扩大了监测适应证,操作也变得相对简单。目前欧美等国家多选择这类导管进行 ICP 监测。

二、ICP 监测的主要并发症

ICP 监测的主要并发症是感染和出血。

文献报道的 ICP 监测感染率在 0~27% 之间。皮下隧道可明显降低感染危险,脑实质探头的感染发生率较低。发生颅内感染的危险因素主要包括监测装置的置入时间>5 天和手术室外置管。置管和日常操作监测装置时严格遵守无菌原则。常见病原菌包括金黄色葡萄球菌、表皮葡萄球菌、大肠埃希菌、克雷白菌和链球菌。目前尚无证据表明预防性应用抗生素可降低感染发生率。

所有颅内置入的监测都存在导致出血的危险性。与其他创伤性操作相同,恰当的培训并获得实际经验是减少出血的主要手段。患者的凝血功能状态是临床实施 ICP 监测时关注的焦点。通常情况下,都建议将患者的凝血功能纠正到正常范围之后,再进行 ICP 监测。急性肝功能衰竭患者可能合并严重的颅高压。对于这类患者,很难做到短时间内完全纠正凝血异常。虽然近期有研究提示了肝移植患者在应用脑实质 ICP 监测时的安全性。但多数单位仍倾向于为肝功能衰竭患者选择硬膜外探头进行 ICP 监测。

三、ICP 监测的临床应用

近年来的非随机对照研究表明,ICP 监测可能改善脑创伤、脑出血和蛛网膜下腔出血患者的转归,但尚缺乏随机对照研究。由于 ICP 几乎已经成为脑损伤患者的常规监测项目,开展 ICP 监测对转归影响的随机对照研究也几乎失去了可能性。

需要临床干预的 ICP 界值,依患者病种和年龄的不同而有所区别。对于脑创伤患者,目前公认的界值是 20～25mmHg。在多数单位,患者 ICP 超过 25mmHg 时会给予积极处理。ICP 监测的实际意义在于维持脑灌注。因此,越来越多的单位采用脑灌注压作为干预措施的目标参数。2000 年美国神经外科医师协会指南推荐维持脑灌注压在 70mmHg 以上,在此之前的研究结果提示应维持在更高水平(80mmHg)。脑灌注压的维持水平与患者脑血管自身调节机制的受损程度相关。脑损伤使自身调节曲线右移,使得引起脑血流减少的脑灌注压阈值升高,理应适当提高灌注压才能保证脑灌注。但是近期的研究提示,过分强调将脑灌注压维持在过高水平可能造成脑损伤患者的不良转归。2003 年,美国神经外科医师协会在其指南更新中也将推荐的脑灌注压界值更改为 60mmHg,并指出若患者不存在脑缺血情况,不必将灌注压维持在 70mmHg 水平以上,否则增加急性呼吸窘迫综合征的危险。由于脑损伤患者脑血管自身调节机制受损程度存在个体差异,因此维持 CPP 也应采取个体化原则。但是目前临床很难确切判断到脑血管对 CPP 变化的反应,整合其他脑功能监测手段可能会有所帮助,如对脑血流和代谢的监测。

第三节 脑血流监测

早期曾经以 N_2O 作为惰性示踪剂,应用 Fick 原理测定全脑血流量。之后又出现了 Xenon-133 脑血流测定方法。但是这些方法在临床中的应用存在多种局限性,如仪器庞大、操作复杂,离子辐射暴露,已经不可能持续监测等。随着影像学技术的进步,近年来也开发出多种能够监测脑血流的功能神经影像手段,如 Xenon 计算机断层扫描(Xe-CT),正电子衍射断层扫描(PET),单电子衍射 CT(SPECT),CT 和磁共振灌注成像。这些影像学技术能够提供局部脑血流灌注的资料,但是所提供的是脑血流灌注的瞬间状态,且患者必须转运到放射科,检查时间也较长,不可能常规应用于重度脑损伤患者。

一、床旁脑血流监测技术

目前适合于床旁监测脑血流的手段主要包括三种:经颅多普勒血流测定、激光多普勒血流测定和热弥散血流测定。

(一)经颅多普勒脑血流测定

经颅多普勒(TCD)将脉冲多普勒技术和低频发射频率相结合,从而使超声波能够穿透颅骨较薄的部位进入颅内,根据多普勒位移原理检测红细胞移动速度,直接获得颅底动脉血流速度,无创动态连续检测脑血流动力学。TCD 具有无创、便于使用、可反复操作等优点,但所监测到的是颅底动脉血流速度,而非直接监测脑血流灌注。临床中可通过公式间接评估脑血流量。当超声探测角度和血管内径维持稳定时,大脑中动脉平均血流速度的变化程度与脑血流量的变化程度显著相关。这时可应用下列公式估算脑血流量:

$$CBF = FVmean \times AV \times CosAI$$

公式中 CBF 为脑血流量;FVmean 为平均流速;AV 为 MCA 截面积;AI 为超声束与血管间的交角。

TCD 的另一个临床应用是评价脑血管自身调节功能。正常情况下,当脑灌注压发生变化时,脑血管阻力随之改变,以维持脑血流量稳定。因此,脑血管阻力的变化是自身调节功能的核心。TCD 监测时,搏动指数(PI)可反映探测部位远端的血管阻力。

$$PI = \frac{FV_{sys} - FV_{dias}}{FV_{mean}}$$

公式中 FVsys 为收缩流速;FVdias 为舒张流速;FVmean 为平均流速。

PI 的正常范围为 0.6～1.1。初步研究显示,同时应用脑灌注压监测和 TCD 计算的大脑中动脉搏动指数,对判断脑血管自身调节能力有所帮助。

(二)激光多普勒血流测定

激光多普勒(LDF)可以测定多种部位的微循环血流,脑组织是其中之一。探头放置于脑白质区域,发射单色激光束,通过测量红细胞的数量和运动速度,整合得出表示血流量的相对数值——PU。LDF 测定范围约 1mm³,是一种局部血流量监测手段。连续性和简便性是这种监测手段的优点,而局部和只能获得反映脑血流量的相对变化则是其主要缺点。目前 LDF 主要应用于术中 CBF 监测。

(三) 热弥散血流测定

热弥散血流测定(TDF)是近年来引入临床的新型脑血流监测技术。TDF 的原理基于组织的散热特性。监测探头也需放置于颅内脑组织中。探头具有两个温度传感器,之间保持一定距离,一个传感器对脑组织加温,另一个传感器探测温度变化,脑血流量越高,两传感器间温度差越大,以此通过微处理器计算出脑血流量。TDF 与 LDF 的相同之处在于其监测的连续性和局部性,不同之处在于 LDF 所获得的是脑血流量的绝对数值[ml/(100g·min)]。近来 TDF 技术的发展趋势是探头体积缩小,但监测的脑组织范围增大。

二、脑血流监测的临床应用

在导致颅高压和脑循环损害的重症中,对脑血流进行连续实时监测对于改进诊疗方案和判断治疗效果具有重要意义。脑缺血可能是导致脑损伤者不良转归的重要因素,然而临床难以回答的问题是究竟应将脑血流量维持在什么水平。对于现有的床旁 CBF 监测手段,多数尚处于临床摸索阶段,尚无绝对监测值的推荐指标。临床实践中多是观察动态趋势和对治疗的反应性,将脑灌注压、脑血流和脑代谢监测技术相结合而形成多元化监测理念,对患者脑功能进行综合评价,是近年来讨论的热点。

(周建新)

参考文献

1. 刘大为. 实用重症医学. 北京:人民卫生出版社,2010:155-167.
2. Steiner LA,Andrews PJ. Monitoring the injured brain:ICP and CBF. Br J Anaesth,2006,97:26-38.
3. Robertson CS,Narayan RK,Contant CF,et al. Clinical experience with a continuous monitor of intracranial compliance. J Neurosurg,1989,71:673-680.
4. March K. Intracranial pressure monitoring:why monitor? AACN Clin Issues,2005,16:456-475.
5. Zhong J,Dujovny M,Park HK,et al. Advances in ICP monitoring techniques. Neurol Res,2003,25:339-350.
6. Lang JM,Beck J,Zimmermann M,et al. Clinical evaluation of intraparenchymal Spiegelberg pressure sensor. Neurosurgery,2003,52:1455-1459.
7. Balestreri M,Czosnyka M,Hutchinson P,et al. Impact of intracranial pressure and cerebral perfusion pressure on severe disability and mortality after head injury. Neurocrit Care,2006,4:8-13.
8. Elf K,Nilsson P,Ronne-Engstrom E,et al. Cerebral perfusion pressure between 50 and 60 mmHg may be beneficial in head-injured patients:a computerized secondary insult monitoring study. Neurosurgery,2005,56:962-971.
9. Dunn IF,Ellegala DB,Kim DH,et al. Neuromonitoring in neurological critical care. Neurocrit Care,2006,4:83-92.
10. Kirkness CJ. Cerebral blood flow monitoring in clinical practice. AACN Clin Issues,2005,16:476-487.
11. Steiner LA,Coles JP,Johnston AJ,et al. Assessment of cerebrovascular autoregulation in head-injured patients:a validation study. Stroke,2003,34:2404-2409.
12. Bolognese P,Miller JI,Heger IM,et al. Laser-Doppler flowmetry in neurosurgery. J Neurosurg Anesthesiol,1993,5:151-158.
13. Johnston AJ,Steiner LA,Coles JP,et al. Effect of cerebral perfusion pressure augmentation on regional oxygenation and metabolism after head injury. Crit Care Med,2005,33:189-195.
14. Cremer OL,van Dijk GW,van Wensen E,et al. Effect of intracranial pressure monitoring and targeted intensive care on functional outcome after severe head injury. Crit Care Med,2005,33:2207-2213.

15. De Georgia MA, Deogaonkar A. Multimodal monitoring in the neurological intensive care unit. Neurologist, 2005, 11: 45-54.

16. Vespa PM. Multimodality monitoring and telemonitoring in neurocritical care: from microdialysis to robotic telepresence. Curr Opin Crit Care, 2005, 11: 133-138.

第六十六章　神经系统疾病的血流动力学支持

20世纪80年代以前,限制液体入量是脑损伤患者的标准治疗策略之一,少数临床观察研究表明限制液体入量可维持血浆渗透压,预防脑水肿的发生。随着对脑血流动力学认识的深入和临床监测技术的进步,发现限制液体入量导致的低血容量,脑灌注压的降低,脑血流量下降发展到严重程度时的脑缺血,是造成继发脑损伤的主要因素。恢复并维持有效循环血容量是休克处理的首要目标,脑损伤患者也不例外。针对重度脑损伤患者的临床研究显示,损伤后早期液体负平衡,是导致患者远期不良转归的独立危险因素。2002年,Clifton等对低温应用于脑创伤患者的临床数据库(NABISH)进行了亚组分析,按照伤后4天累积液体平衡将患者进行了四分位分组,界值分别为−594ml和+4859ml,发现累积液体平衡偏负的患者临床转归不良,且多元回归也显示,液体负平衡是不良神经功能转归的独立危险因素。脑损伤患者临床血流动力学处理的重点在于维持脑灌注,防治继发脑损伤。而维持有效循环血容量是保证脑灌注的基本条件,也是脑损伤患者血流动力学处理的首要原则。本章将着重介绍脑创伤和蛛网膜下腔出血患者的血流动力学支持特点,并对输液制剂和血管活性药物在脑损伤患者中的应用特点作一概述。

第一节　脑创伤患者的脑灌注支持

脑灌注支持的经典临床终点指标是脑灌注压。但是对于脑创伤患者脑灌注压的维持水平,目前尚存在争论。除脑灌注压目标外,以脑容积控制为重点,形成"隆德"策略。由于脑创伤患者在年龄、伤情、并发症等诸多方面存在差异,近年来也形成了以多元化监测为基础的个体化治疗方案。

一、脑灌注压的支持水平

脑灌注压取决于平均动脉压和颅内压,脑灌注的维持也需从这两方面着手。一方面应用脑脊液引流、去骨瓣减压、渗透制剂脱水降低颅内压,另一方面则是对平均动脉压的调控,手段包括扩充血容量和应用血管活性药物。提高灌注压的早期证据来自于动物实验,在猫的创伤模型中发现,脑灌注压降低至70mmHg以下诱发颅内压"高原波",即周期性颅内压升高(图66-1-1)。当脑血管自身调节功能存在时,灌注压降低时脑血管扩张,血流量增加,脑血容积增加,颅内压升高。而脑缺血诱发的动脉血压升高反而造成脑血管收缩,脑血容积减少,颅内压下降。这种脑血管自身调节功能反复发挥作用,导致颅内压周期性升高。该研究者强调,将脑灌注压维持于70~80mmHg以上,能够有效防止颅内压的升高。并且在随后的一组158例脑创伤的病例报告中,应用脑脊液引流、甘露醇、扩容和儿茶酚胺类药物将脑灌注压维持于平均83mmHg的水平,患者获得了良好转归。临床研究也显示,多数脑创伤患者仍保存有脑血流自身调节功能,但是灌注压-血流曲线右移,因此需要更高的脑灌注压,才能维持正常脑血流,避免脑缺血的发生。

虽然没有经过随机对照研究的证实,这种将脑灌注压维持于70mmHg以上的治疗理念却得到了迅速普及,并且1995年和2000年美国神经外科医师协会(AANS)发布的脑创伤指南也推荐将脑灌注压维持

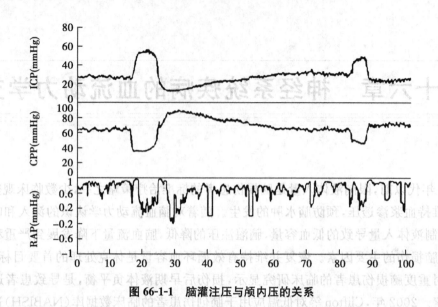

图 66-1-1　脑灌注压与颅内压的关系

于 70mmHg 以上。随后的研究发现,当应用升压药提高平均动脉压,将脑灌注压升高到 70mmHg 以上时,患者发生急性呼吸窘迫综合征的危险明显增加。针对一组 427 例患者的亚组分析也表明,将脑灌注压维持在 70mmHg 以上,患者的神经系统转归并未得到改善。理论上讲,对于脑血流自身调节功能失常的患者,人为提高灌注压会导致高动力循环状态,进而造成血管源性脑水肿,颅内压升高。此外,也必须注意到升高动脉血压对神经系统以外其他器官的影响。由于缺乏高级别的证据支持,2007 年 AANS 指南也将脑灌注压界值从 70mmHg 修正为 60mmHg,并指出当以脑灌注压为指导指标时,应充分考虑患者的脑血流自身调节功能。近期的研究进一步明确了脑灌注压的支持范围,无论是高于 70mmHg 还是低于 50mmHg,都可能对患者造成不良影响。将脑灌注压维持于 50～70mmHg 之间时,应整合脑血流或脑代谢监测指标。

二、脑灌注支持的"隆德"策略

正常情况下,由于血-脑屏障的作用,在脑组织与血液间维持渗透压梯度,调节水分在两者间的运动,避免脑水肿的发生。脑创伤后,由于血-脑屏障受到破坏,通透性增加,脑容积调节机制失常。这时,脑毛细血管静水压和血浆胶体渗透压对脑容积的影响明显增强。尤其是对于脑血流自身调节功能受损的患者,提高动脉压将使脑毛细血管静水压升高,脑血流过度增加,导致脑水肿和颅内高压,反而影响脑灌注。这就是脑创伤"隆德"救治策略的理论基础,由于这一概念首先由瑞典隆德的一组医师提出,故而得名。概括而言,"隆德"策略主要包括以下三项内容:

(1)维持正常血容量和血浆胶体渗透压;

(2)通过降低体循环压力降低脑毛细血管静水压,包括应用 β 和 α 受体阻滞剂、血管紧张素 II 受体拮抗剂;

(3)维持脑的氧供,避免过度通气造成的脑血管收缩。

目前尚缺乏针对隆德策略的随机对照研究。一项纳入 53 例重度脑创伤患者的历史对照研究显示,应用隆德策略治疗的患者死亡率 8%,不良神经系统转归率 13%。只要能够将颅内压控制于 25mmHg 以下,脑灌注压的目标值即可定在 50mmHg。

"隆德"策略的特点在于强调对正常血容量和血浆胶体渗透压的维持,若临床中没有达到这两项治疗目标,仅依靠升压药物提高脑灌注压并不能为患者带来益处。但是也必须注意到,由于现有证据均来源于成组病例报告或历史对照研究,对隆德策略的推广,尚需进一步研究。

三、脑灌注的个体化支持

应用经颅多普勒和 ^{133}Xe 脑血流测定,发现脑创伤后颅内血流动力学变化大致表现为三个时期。伤后早期(24 小时内)表现为低灌注,脑血流量降低、大脑中动脉血流速度正常、Lindegaard 比值(大脑中动脉血流速度/颅外颈内动脉血流速度,比值高于 3 说明存在颅内血管痉挛)正常,造成这种早期低灌注的主要原因是创伤诱发的炎症反应导致大脑微循环阻力升高。伤后 1～3 天则表现为充血,脑血流量升高、大脑中动脉血流速度加快、Lindegaard 比值正常,机制可能是脑血管对低灌注的代偿反应。多数患者在伤后 4 天开始表现为血管痉挛,脑血流量逐渐下降、大脑中动脉血流速度和 Lindegaard 比值明显升高。从这些不同时期血流动力学特点可见,如果在充血期给予提高灌注压治疗,显然是不合适的。此外,由于患者尚存在个体差异,理想的对策也应该是针对不同患者的个体化治疗。

脑灌注支持的目的在于维持大脑的正常代谢,因此个体化治疗中也多采用脑代谢监测指导临床处理。研究显示,颈静脉球部氧饱和度(SjvO$_2$)降低与患者低血压事件相关,且是导致不良神经系统转归的危险因素。SjvO$_2$ 操作简便,且不需要进入颅腔,是目前临床最常整合于脑氧合监测的技术。图 66-1-2 显示了应用颅内压和 SjvO$_2$ 监测进行脑创伤患者个体化救治的流程,目标是将颅内压控制于 20mmHg 以下,SjvO$_2$ 维持于 55％～75％ 之间。脑组织氧分压(PbtO$_2$)是近年来开发出的监测手段,与吸入氧浓度、脑灌注压、脑血流量和血红蛋白呈正相关,与脑氧提取率呈负相关。PbtO$_2$ 的正

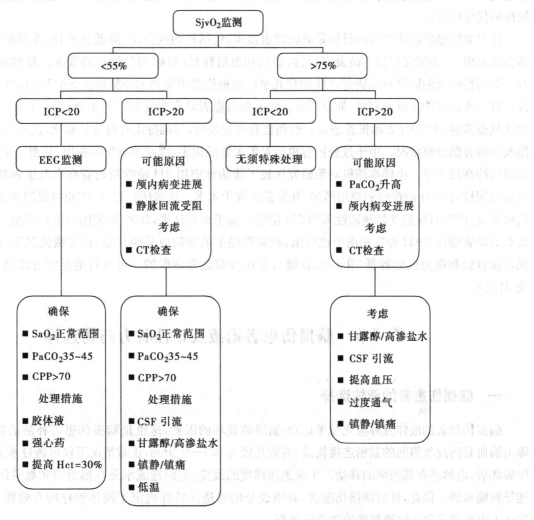

图 66-1-2 颅内压和 SjvO$_2$ 监测进行脑创伤患者个体化救治的流程

常值为 15～50mmHg。临床医师希望将 $PbtO_2$ 用作一种脑缺血的预警指标。多数研究结果表明，$PbtO_2$ 降低至 8～10mmHg 时应引起重视，可能提示缺血的发生。有些单位建立了整合 $PbtO_2$ 为目标的诊疗流程，治疗目标为维持 $PbtO_2$ 高于 20mmHg，颅内压低于 20mmHg，与历史对照相比，患者的转归明显改善。监测探头的位置是影响监测指导价值的重要因素。当探头放置于正常脑组织中时，获得的数据与全脑氧代谢监测（如 $SjvO_2$）相似。初步研究推荐应将 $PbtO_2$ 探头放置于损伤区域周围。脑组织微透析监测是另一种新型床旁生化监测手段，在神经重症领域的应用越来越广泛。2004 年发表的专家共识推荐微透析监测可用于已经建立颅内压监测的重度脑创伤患者。目前微透析主要用于脑缺血早期监测，敏感指标是乳酸/丙酮酸比值和葡萄糖浓度，预警界限分别为＞30 和 ＜0.8mmol/L。

第二节 蛛网膜下腔出血患者的 3H 治疗

脑血管痉挛是蛛网膜下腔出血（SAH）的严重并发症，导致迟发性脑缺血，严重影响患者转归。经血管造影证实，在动脉瘤导致的 SAH 患者中，有 30%～70% 发生血管痉挛，通常在出血后 3～5 天出现，5～14 天达到高峰，存活患者 2～4 周缓解。当患者出现新发神经局部体征，又无法用脑积水或再出血解释时，应高度怀疑血管痉挛。此外，患者出现不明原因的血压升高时，也应鉴别血管痉挛，这时有可能是对脑缺血的代偿反应。

针对血管痉挛临床处理的目标是减轻缺血损害，包括控制颅内压、降低脑氧耗、改善脑血流。在改善脑血流方面，许多研究探讨了高血容量、高血压和血液稀释（简称 3H）治疗的效果。虽然到目前为止，仅有一篇阴性结果的随机对照研究，3H 治疗几乎已经被许多单位列为动脉瘤性 SAH 的标准预防或治疗手段。这一方面可能是低血容量、低血压和血液浓缩对患者具有明显的不利影响；另一方面，现今发表的医学文献也多对 3H 治疗表示推荐态度。然而也有研究表明，与维持正常血容量相比，进一步容量扩张并不能改善患者脑血流状况。由于过分扩容也会对患者造成损害，因此也有学者提出，是否一定要将患者的血容量维持在高水平。小样本随机对照研究比较了预防性应用 3H 治疗对血管痉挛及患者转归的影响，结果呈现阴性，且 3H 治疗组的费用增加，并发症的发生增多。这些研究提示，应积极提倡避免 SAH 患者的低血容量，而没有证据支持预防性采用 3H 治疗。基于现有证据，2009 年美国心脏病学会/美国卒中学会发布的动脉瘤性 SAH 处理指南中也指出，脑血管痉挛的预防应早期开始，在多数情况下，需要维持正常循环血容量和避免低血容量（Ⅱa 类，B 级）；症状性脑血管痉挛的一种可行的治疗方法是 3H 治疗（Ⅱa 类，B 级）。

第三节 脑损伤患者输液及正性肌力药物选择

一、脑损伤患者的液体选择

脑损伤患者的液体复苏应充分考虑血-脑屏障破坏的因素，这也是脑损伤患者补液的特点。血-脑屏障由脑血管内皮细胞间的紧密连接构成，有效孔径为 0.7～0.9nm，正常情况下仅可透过水分。当血-脑屏障破坏后，电解质在其两侧的移动产生渗透压梯度的改变，进而造成水分在脑组织和血浆间的重分布，可能导致脑水肿。因此，针对脑损伤患者，补液成分的渗透压特性决定了液体治疗的有效性和安全性。表 66-3-1 中列举了常用输液制剂的渗透压数据。

表 66-3-1　常用输液制剂的渗透压

制剂	渗透压(mOsm/L)
20％甘露醇	1100
0.9％NaCl	308
6％羟乙基淀粉代血浆	310
血浆	285
乳酸林格液	250～260
5％葡萄糖溶液	252

0.9％NaCl 称为生理盐水,为等张溶液,常用于液体复苏。在恢复血容量方面,必须输入 4 倍体液丢失量方能维持血流动力学参数。由于是等张溶液,生理盐水对脑组织水含量的影响较小。但大量输注后,由于血容量的扩张,可导致短暂的脑容积增加。6％羟乙基淀粉代血浆为等渗人造胶体溶液,胶体渗透压为 30mmHg。有效的血容量扩张时间为 3～24 小时,但代谢时间可长达 42 天。产品推荐使用量的限制为 1500ml/d,或 20ml/(kg·d)。但是由于有导致颅内出血的可能,对脑血管病患者,日使用量应控制在 500ml/d 内。5％人血白蛋白溶液也为等渗溶液,价格昂贵,作为常规血容量补充是不现实的。但是,由于白蛋白是目前仅有的不含钠胶体溶液,对于存在高钠血症的脑损伤患者,在特定的条件下是唯一的容量复苏胶体液选择。甘露醇为高渗溶液,是治疗颅内压升高和脑水肿的主要方法之一,并非血容量扩张剂。葡萄糖溶液为低渗溶液,输注后迅速代谢,导致血浆自由水增加,水分顺渗透压梯度进入脑组织,加重脑水肿。此外,人体试验已经证实,输注葡萄糖溶液后血糖的升高加重脑损伤患者的神经病学损害,在术后急性期应避免使用葡萄糖溶液。

二、脑损伤患者的正性肌力药物选择

脑损伤患者应用正性肌力药物的目的之一也是为了提高脑的灌注压。应用正性肌力药物的适应证包括:①应用于存在颅内压升高患者,以维持脑灌注压;②应用于蛛网膜下腔出血患者,促使血流经过痉挛血管;③维持脑血流的自身调节功能;④维持心输出量,并稳定血流动力学参数。

临床常用正性肌力药物为儿茶酚胺类,主要包括多巴胺、去甲肾上腺素和肾上腺素。长时间大剂量应用儿茶酚胺类药物后,肾上腺素能受体下调,机体对药物的反应性降低。因此,应用该类药物时,应随血流动力学参数的变化随时调整剂量,最好使用微量泵控制输注速度。

多巴胺对心血管系统的作用呈剂量依赖性。$5\mu g/(kg·min)$ 以下时,兴奋多巴胺受体,效应为扩张肾和肠系膜血管,有利尿作用并可能导致血压降低;$5～15\mu g/(kg·min)$ 时兴奋心脏 β_1 受体,表现为正性肌力和正性变时作用,心输出量增加、血压升高;大于 $15\mu g/(kg·min)$ 时兴奋 α 受体,外周血管收缩。肾上腺素也表现为剂量依赖性的特点。小剂量时兴奋 β 受体,心率加快,心输出量增加。随着剂量增大,逐渐表现出 α 受体兴奋作用,血压升高。但肾上腺素对动脉舒张压的作用不明显,应用后平均动脉压变化不大,因此并不适用于脑损伤患者。肾上腺素的初始应用剂量一般为 $0.05\mu g/(kg·min)$。去甲肾上腺素为相对选择性 α 受体激动剂,表现为动脉收缩压、舒张压和平均压同时升高,并反射性降低心率。初始剂量为 $0.05\mu g/(kg·min)$。虽然由于提高了平均动脉压使脑灌注压升高,但目前有关去甲肾上腺素对脑血管的直接作用尚未经研究证实,并存在导致脑血管收缩的可能。

在临床使用正性肌力药物之前,必须首先纠正血容量不足,这是处理的重要原则之一。针对脑损伤患者,应用正性肌力药物的目标为使脑灌注压维持在 60mmHg 以上。但是若脑灌注压超过 105mmHg,则有可能导致创伤部位脑水肿。多数情况下,首先选择多巴胺 $2～10\mu g/(kg·min)$,希望达到兴奋 β 受体的效果。在该剂量范围内,多巴胺的强心作用明显,而对心率的影响较轻。随着多巴胺剂量的增加,心率明显加快。当不能维持目标脑灌注压时,可合用去甲肾上腺素。在去甲肾上腺素产生作用后,逐渐降低多巴胺剂量,切忌突然停用导致血压瞬间降低。

(周建新)

参考文献

1. Pietropaoli JA, Rogers FB, Shackford SR, et al. The deleterious effects of intraoperative hypotension on outcome in patients with severe head injuries. J Trauma, 1992, 33: 403-407.

2. Eker C, Asgeirsson B, Grande PO, et al. Improved outcome after severe head injury with a new therapy based on principles for brain volume regulation and preserved microcirculation. Crit Care Med, 1998, 26: 1881-1886.

3. Contant CF, Valadka AB, Gopinath SP, et al. Adult respiratory distress syndrome: a complication of induced hypertension after severe head injury. J Neurosurg, 2001, 95: 560-568.

4. Clifton GL, Miller ER, Choi SC, et al. Fluid thresholds and outcome from severe brain injury. Crit Care Med, 2002, 30: 739-745.

5. Tommasino C. Fluids and the neurosurgical patient. Anesthesiol Clin North America, 2002, 20: 329-346.

6. Balestreri M, Czosnyka M, Hutchinson P, et al. Impact of intracranial pressure and cerebral perfusion pressure on severe disability and mortality after head injury. Neurocrit Care, 2006, 4: 8-13.

7. Rhoney DH, Parker D, Jr. Considerations in fluids and electrolytes after traumatic brain injury. Nutr Clin Pract, 2006, 21: 462-478.

8. Guidelines for the management of severe traumatic brain injury. J Neurotrauma, 2007, 24: S1-S106.

9. Ginsberg MD. Fluid resuscitation in traumatic brain injury. Crit Care Med, 2008, 36: 661-662.

10. White H, Venkatesh B. Cerebral perfusion pressure in neurotrauma: a review. Anesth Analg, 2008, 107: 979-988.

11. Narotam PK, Morrison JF, Nathoo N. Brain tissue oxygen monitoring in traumatic brain injury and major trauma: outcome analysis of a brain tissue oxygen-directed therapy. J Neurosurg, 2009, 111: 672-682.

12. Timmons SD. Current trends in neurotrauma care. Crit Care Med, 2010, 38: S431-S444.

第十五篇

特殊病症的血流动力学

第六十七章　心脏及大血管疾病

第一节　肺动脉高压

一、肺循环血管概述

肺循环与体循环两者有本质上的区别,包括不同的功能和血流动力学特点,对体液、药物或者其他血管活性物质的反应以及血管的形态结构。肺循环的主要功能是气体交换,以便满足全身的氧供。此外,肺组织也参与多种物质的代谢,产生和破坏过程,可能还有从血中滤过某些物质的作用。肺循环与体循环的血管在形态结构上的差异毫无疑问与它们各自的血流动力学特征有关。肺循环血管的血管壁薄,特别是中膜,血管腔较大,这恰恰反映了肺循环低压,低阻力和血容量大的特点。相比而言,体循环的血管壁更厚,管腔更窄。当处于病理状态时,肺循环对于异常刺激或血流动动力学变化引起的反应和适应能力与体循环的部分相似。即便如此,这些异常情况会给肺循环造成更多更严重的破坏,对整个循环造成更明显的影响。此外,某些血管性改变仅出现于肺循环血管而不会出现在体循环血管。

(一)肺循环血管的解剖学特点

肺循环的血液来自于右心室,流经肺脏达到左心房后进入体循环。肺动脉干由右心室的动脉椎起源,在主动脉开口稍前方,向左后上方走,故起始处在升主动脉前,然后走到升主动脉左方,再分为左、右肺动脉。肺动脉干平均长度约 4.5cm,内径 2~3cm,中膜厚度 600~900μm。肺动脉干的内径和中膜厚度随年龄增长而增大。

右肺动脉与肺动脉干成角,在肺门后呈水平走形,在升主动脉与上腔静脉之后进入右肺。左肺动脉可被看作肺动脉干的延续,较右肺动脉短,经过主动脉弓下方后走到降主动脉前方,通过肺根及肺门后在肺内分支。每侧肺门的肺主动脉被分为一个或两个分支,甚至更多。肺叶动脉进一步分为肺段动脉、更小的肌型动脉。

在小叶间的结缔组织间隔中小的肺静脉与更大的相连汇集成较大的静脉,最终分别在两侧肺门处形成静脉干,出肺门后注入左心房上部。肺静脉没有瓣膜。

(二)肺循环血管的组织学特点

1. **肺动脉干和肺主动脉**　肺动脉干及其两个分支在本质上是弹性动脉。出生时的肺动脉干与主动脉在组织学结构上有惊人的相似,两者的中膜厚度以及弹力组织的密度结构均相近。一岁时,肺动脉干与主动脉干的中膜厚度之比降至 0.6。同期,两者的弹力组织结构也发生变化,接近于成人。成人肺动脉干的每一张组织学切片中,每一单位的中膜表面组织中其弹力组织含量仅为主动脉的 50%~60%。这提示主动脉中含有较多密度均匀的成层的弹力板,而肺动脉干中的弹力板常常分节或为碎片状。弹力组织的含量个体差异大。弹力板同平滑肌细胞和胶原纤维一起被包埋在细胞间基质中。

幼年时,肺动脉干和肺主动脉的内膜很薄,由一层附于基底膜的内皮细胞组成。外膜含有血管滋养管。随年龄增大肺动脉干也增粗,而中膜增厚幅度较小。内膜随年龄增长而变厚,且常伴有斑片状的动脉粥样硬化出现,尤其是在动脉分叉处。

2. **肺弹性动脉**　肺叶动脉和肺段动脉与支气管树的分支伴行。它们含有适量的弹力板,属于弹性动脉。肺叶动脉和肺段动脉的层层分支血管,直到管径约 1mm 的分支动脉均为弹性动脉。肺弹性动脉的中膜结构基本不受年龄的影响,但内膜出现斑块状动脉粥样硬化很常见,尤其是在肺叶动脉。在较小的分支动脉常出现内膜纤维化。

3. 肌型肺动脉和肺小动脉　肌型肺动脉作为弹性动脉的延续紧邻着较小的支气管和细支气管,其管径渐渐减小。大概在呼吸细支气管转变为肺泡管的地方,肺小动脉转变为肺的毛细血管网,但仍有部分继续行进入肺组织一段距离且不伴行于细支气管。所有肌型肺动脉的结构在本质上是相同的。当弹性动脉转变成肌型动脉时,血管的管径从 $1000\mu m$ 变为 $500\mu m$,中膜里的弹力板从断续逐渐消失,也有例外就是所有肌型肺动脉里仍有内弹力板和外弹力板。

肌型肺动脉的中膜里几乎没有弹性纤维但有平滑肌纤维,且含有很少量的胶原。中膜的厚度一定程度上取决于肺组织的状态。在塌陷的肺组织中,中膜的厚度约为血管管腔横截面外径的 $3.5\%\sim8.2\%$。若肺活检时将固定剂注入支气管树中使其膨胀,无论肺组织仍在原位还是与胸腔离断,其血管均扩张,相应的中膜厚度减小。在肺动脉内注射固定剂或者造影剂同样会使血管扩张。

肌型肺动脉是逐渐转变为肺小动脉的。肺小动脉与肺泡腔联系紧密,当肺泡缺氧时可以起到直接收缩肺小动脉血管壁的作用。

较大的肌型肺动脉其血管外膜较中膜稍厚,而较小的肌型肺动脉则相反。内膜通常由一层附于基底膜的内皮细胞组成。与肺动脉干和弹性肺动脉一样,肌型肺动脉的中膜几乎不受年龄的影响,而内膜则相反,随年龄增长而变厚,逐渐纤维化,40 岁后尤为明显。

4. 肺泡毛细血管　非肌型的薄壁毛细血管前分支血管起始于肺小动脉,随之分为肺泡毛细血管网。毛细血管网渗入行走在肺泡壁的纤维组织中,于相邻的肺泡有紧密的接触联系。

肺泡壁主要分为五层。自毛细血管腔至肺泡腔分别依次是:内皮层;基膜层;含有胶原的结缔组织层;另一基膜层;上皮层。

5. 肺细静脉和肺静脉　肺细静脉的血管壁很薄,由覆盖着弹力板的一层内皮细胞组成,难以与毛细血管前动脉支区分。肺细静脉与更大的肺细静脉和肺静脉汇合最终成为大的肺叶静脉。通常由两侧肺门处两支大的肺静脉干汇合后进入左心房。

由于结构和位置的相似,最小的肺细静脉与非肌型小动脉难以区分,与之相比,较大的肺静脉有其可辨的结构特征。肺静脉的血管壁甚至较肺动脉壁薄。

二、肺动脉高压的定义及分类

肺动脉高压的特征为各种原因引起肺动脉压力进行性升高,可导致右心负荷增大,右心功能不全,引起一系列临床表现。目前广泛采用的血流动力学定义为在海平面、静息状态下,右心导管测定肺动脉平均压≥25mmHg(1mmHg=0.133kPa),或运动状态下肺动脉平均压≥30mmHg,且肺动脉嵌顿压和左心室舒张末期压<15mmHg。而在 2009 欧洲心脏病学会肺动脉高压诊断和治疗指南中提到目前所发表的临床资料不支持将运动状态下右心导管测定的肺动脉平均压≥30mmHg 作为肺动脉高压的诊断标准。

1973 年,世界卫生组织(WHO)在日内瓦召开的第一次肺动脉高压会议上将肺动脉高压分为原发性和继发性。1998 年在法国依云的第二次肺动脉高压专题会议上 WHO 提出将肺动脉高压分为 5 个大类,21 个亚类。随着对肺动脉高压机制、病理和病理生理学认识的不断深入及临床治疗的实际需要,WHO于 2003 年在意大利威尼斯对 1998 年在法国公布的肺动脉高压分类的基础上重新对肺动脉高压的分类做了修订(表 67-1-1)。新分类最大的修订是取消了原发性肺动脉高压,代之以特发性肺动脉高压和家族型肺动脉高压,除此之外,还增加了遗传学方面的内容,对肺静脉闭塞病和肺毛细血管瘤重新分类,重视先天性心脏病与肺动脉高压的关系,强调肺动脉高压的危险因素。这些修订都旨在使肺动脉高压的分类更全面,临床更易广泛实施。

表 67-1-1 肺动脉高压的临床分类(威尼斯 2003)

1. 动脉型肺动脉高压(PAH)
1.1 特发性肺动脉高压(IPAH)
1.2 家族性肺动脉高压(FPAH)
1.3 相关因素所致(APAH)
  1.3.1 结缔组织疾病
  1.3.2 分流型先天性心脏病
  1.3.3 门静脉高压
  1.3.4 人类免疫缺陷病毒感染(HIV)
  1.3.5 药物或毒物:如服用减肥药(食欲抑制剂)
  1.3.6 新生儿持续性肺动脉高压
  1.3.7 其他(甲状腺疾病,糖原贮积症,Gaucher 病,遗传性出血性毛细血管扩张症,血红蛋白病,骨髓增生异常综合征,脾切除后)
1.4 因肺静脉和(或)毛细血管病变所导致的肺动脉高压
  1.4.1 肺静脉闭塞病(PVOD)
  1.4.2 肺毛细血管瘤(PCH)
1.5 新生儿持续性肺动脉高压(PPHN)
2. 左心疾病相关肺动脉高压
2.1 主要累及左房或左室的心脏疾病
2.2 二尖瓣或主动脉瓣疾病
3. 呼吸系统疾病和(或)低氧血症相关肺动脉高压
3.1 慢性阻塞性肺疾病
3.2 间质性肺疾病
3.3 睡眠呼吸障碍
3.4 肺泡低通气综合征
3.5 慢性高原病
3.6 肺发育异常
4. 慢性血栓和(或)栓塞性疾病相关肺动脉高压
4.1 肺动脉近端血栓栓塞
4.2 肺动脉远端血栓栓塞
4.3 远端肺动脉梗阻(肿瘤,寄生虫,异物)
5. 肺动脉高压其他原因
5.1 血液系统疾病:骨髓增生异常,脾切除
5.2 系统性疾病:结节病,肺朗格汉斯组织细胞增多症,淋巴管平滑肌瘤病,神经纤维瘤,血管炎
5.3 代谢性疾病:糖原贮积症,戈谢病,甲状腺疾病
5.4 其他:肿瘤压迫,纤维化性纵隔炎,慢性肾功能不全透析治疗

三、肺动脉高压的发病机制

(一) 细胞机制

肺血管重建是肺动脉高压主要的病理改变。肺血管壁三层结构(内膜、中膜和外膜)的改变在肺动脉高压的发生、发展和恢复中均有重要意义。

1. 内皮细胞 在正常生理状态,一层完整的内皮细胞对于保持平滑肌细胞的表型和血管壁结构有重要意义。缺氧、机械损伤、炎症、药物和毒素等因素会影响内皮细胞的结构、功能和代谢。内皮细胞受损后

会影响其屏障功能,破坏与平滑肌细胞的联系。同样会破坏内皮细胞和肺循环产生的血管活性物质之间的平衡以及它们对平滑肌细胞的调节功能,这促使平滑肌细胞的增殖,最终导致肺血管结构的改变。内皮细胞损伤还可能影响凝血。

2. 平滑肌细胞　肺动脉高压时,静态的平滑肌细胞中膜层转变为增殖合成状态。平滑肌细胞增殖后使得中膜层肥厚。除此之外,在正常情况下平滑肌的前体细胞并不会分化,在肺动脉高压时分化为新的平滑肌细胞。部分肌型动脉和非肌型动脉在此作用下成为新的肌型动脉。肺的平滑肌细胞同样会合成和分泌不同的血管活性物质以调节肺血管结构的重建和肺动脉高压。

3. 成纤维细胞　肺血管的结构重建包括血管外层成纤维细胞的增殖,结缔组织的异常沉积以及细胞外基质(ECM)的改变。细胞外基质包括胶原,弹性蛋白等。

4. 血小板和血栓形成　血小板的功能失调和血栓形成在 IPAH 的发病中有重要作用。肺血管的内皮损伤会导致血小板激活和聚集。血栓调节蛋白系统和纤溶系统的异常会导致肺血管的原位血栓形成。血小板不仅有抗凝作用,同样可生成具有收缩和重建作用的物质从而导致肺血管的重建。

5. 炎症细胞　某些 IPAH 患者含有高水平的抗核抗体(ANA),白介素-1(IL-1)和白介素-6(IL-6)。肺血管巨噬细胞和淋巴细胞的浸润提示炎症细胞可能参与 IPAH 的发病。除此之外,炎症反应在由结缔组织疾病和 HIV 引起的肺动脉高压的发病过程中起到一定程度的作用。

(二) 分子机制

与血管相关的内皮细胞,平滑肌细胞,成纤维细胞,血小板和巨噬细胞可生成多种血管活性药物。正常情况下,这些物质处于动态平衡,保持肺血管的正常生理结构和功能。外源性刺激(例如肺血流增多,缺氧和毒素)会打破这种平衡状态,导致血栓形成,肺血管收缩和结构重建。

1. 一氧化氮(NO)　NO 与肺动脉高压的发病密切相关。大多研究者认为肺动脉高压时 NO 合酶的表达下降,导致 NO 合成减少,其含量与疾病的病因和严重程度相关。

2. 一氧化碳(CO)　内源性 CO 主要是由血红素经血红素氧化酶(HO)降解后生成。CO 能舒张血管,抑制血管平滑肌细胞增殖。上调 CO/HO 通路对于缺氧性肺动脉高压的调节有重要作用。

3. 硫化氢(H_2S)　长久以来,H_2S 被认为是毒性气体,同 NO 和 CO 一样有生物学活性。在机体内,半胱氨酸经光硫醚 β-合成酶(CBS)和光硫醚 γ 裂解酶(CSE)以 L-半胱氨酸为底物分解代谢生成内源性 H_2S。H_2S 能舒张血管,抑制平滑肌细胞,并能促进平滑肌细胞的凋亡。NO,CO 和 H_2S 这三种气体信号分子在肺动脉高压的调节作用中有复杂的联系。

4. 血管活性肽及其他血管活性物质　花生四烯酸的代谢产物包括前列腺素 E_1(PGE_1),PGE_2,PGI_2 和血栓素。PGE_2 和血栓素有缩血管作用,PGE_1 和 PGI_2 有扩血管作用。PGI_2 有强烈的扩张血管作用,它能抑制平滑肌细胞增殖和抗血小板凝集。肺动脉高压患者可能出现花生四烯酸代谢失衡和 PGI_2 合成酶减少。

1993 年,一种叫做肾上腺髓质素(ADM)新的血管活性多肽从嗜铬细胞瘤组中被发现分离出来。它有扩血管和降压作用,同样能抑制血管平滑肌的迁移和增殖。有多种 ADM 受体在肺组织中表达。肺动脉高压时血液循环中 ADM 浓度升高且与肺动脉压呈显著正相关。ADM 能改善缺氧性肺血管的结构重建,具体机制不明确。

内皮缩血管肽-1(ET-1)在 1988 年时被发现,是一个血管收缩物质。在体外 ET 通过 ETA 和 ETB 受体的介导作用能刺激肺动脉平滑肌细胞增殖。肺动脉高压时血浆 ET-1 水平增加,其含量与肺血流量和心输出量成反比。

血管紧张素Ⅱ(Ang Ⅱ)是由其前体血管紧张Ⅰ(Ang Ⅰ)通过血管紧张素转化酶(ACE)作用生成。Ang Ⅱ有强烈的缩血管作用,能够刺激肺血管平滑肌细胞增殖。Ang Ⅱ还具有较强的促进细胞分裂增生的能力和生长因子作用,通过多种原癌基因引起血管增生肥大,形成重构而影响生理功能。

5-羟色胺(5-HT)为一缩血管物质,能够促进平滑肌细胞肥厚和增生。IPAH 患者血浆中 5-HT 含量增高,即使行肺移植手术后肺动脉压力已恢复正常仍处于高水平状态。血小板出现 5-HT 摄取功能缺陷与肺动脉高压的发病相关。近来研究发现,肺动脉高压患者的血小板和肺组织中会出现 5-羟色胺转运蛋白(5-HTT)和 5-羟色胺 2B 受体(5-HT2B)的变异。

另外,血小板衍生生长因子,血管内皮生长因子,表皮生长因子,成纤维细胞生长因子,转化生长因子以及血小板激活因子等均可能参与肺动脉高压的发病。

5. 钾通道　电压依赖性钾通道是(K_v)可引起肺动脉平滑肌细胞收缩。抑制 K_v 可减少细胞内钾外流,引起细胞膜去极化,从而使钙离子通道开放,细胞质内钙离子浓度升高,最终导致血管收缩。K_v 通道异常是 IPAH 的重要发病机制。IPAH 患者其 $K_v1.5$ 表达降低,并伴有 Kv 功能受损,导致细胞膜去极化和血管收缩。

(三) 基因突变

1954 年,Desdale 首先发现原发性肺动脉高压有家族性发病的倾向。之后,多项研究发现 6% 的 IPAH 患者都有家族倾向性,并且发现 IPAH 是一种常染色体显性遗传病。但仅有 10%~20% 的变异基因携带者出现肺动脉高压的征象,女性多见。1997 年,包括 Jane Morse 和 Bill Nichols 在内的一些研究者将家族性肺动脉高压的致病基因标记到 2q31-32 染色体上。在此基础上,2000 年时研究者发现骨形态生成蛋白受体 II(BMPR-II)基因突变是 IPAH 的主要发病机制之一。BMPR-II 基因不仅是部分西方白种人群 FPAH 的致病基因,而且也存在于 26% 的特发性肺动脉高压患者。

骨形态生成蛋白(BMP)属转化生长因子 β(TGF-β)超家族,由平滑肌细胞和内皮细胞合成分泌。目前认为,TGF-β 具有调控组织修复、结缔组织生长、细胞因子(包括内皮素)生成、离子通道表达以及血管形成等重要作用,而 BMP 主要调控对胚胎发育、组织稳态等起关键作用的细胞功能,并可抑制血管平滑肌细胞增殖,诱导其凋亡。其 II 型受体是 I 型受体的激活剂,两者结合在一起形成受体复合物,共同作用于一系列底物来调控基因转录,维持血管稳态。BMPR-II 基因突变后可表达出未成熟或无功能的 BM-PR-II,阻断下游的信号通路,导致肺血管内皮细胞和平滑肌细胞的过度增生而造成肺动脉高压。

四、肺动脉高压的病理改变

肺动脉高压时肺血管最主要的病理改变在直径小于 1mm 的小肌型动脉(0.1~1mm)和微动脉(<0.1mm)。肌型动脉会出现由平滑肌构成的中膜层肥大,以及附于血管腔的内膜层增生。正常情况下微动脉的血管壁无肌性成分,肺动脉高压时就会出现"肌肉化"。此外,微动脉还会出现内膜层增生。基于上述变化,肺血管的管腔变窄,肺血管阻力增加。最终管腔完全闭塞,几乎所有的小血管消失。在部分病例中,特别是 PPH 或分流型先天性心脏病患者,微动脉可能出现丛状改变。

当肺动脉高压很显著时,较大的肺动脉(弹性动脉)会出现另外的常见改变。通常情况下这类肺动脉与体循环中相同大小的血管相比,其血管壁更薄,在肺动脉高压时血管壁会增厚,尤其是中膜层。还可能出现通常只在血压较高的体循环血管中的动脉粥样硬化斑块。

任何原因引起的肺动脉高压都会出现原位血栓。内皮损伤和血流速度减慢可能是血栓形成的原因。原位血栓形成通过进一步改变肺血管床成能够加重肺动脉高压。

肺动脉高压时心脏的损害主要表现在右心室壁。右心室壁改变的程度主要取决于肺动脉高压的严重程度和病程而非基础疾病本身。最主要的病理改变是右心室壁的向心性肥厚。如果由于长时间的负荷过重导致右心室衰竭就会出现右心室扩张。

五、肺动脉高压的病理生理改变

肺动脉高压的病理生理改变正如其定义一样就是肺循环压力增高。如果最主要的血管改变发生于肺动脉或肺小动脉,那么肺动脉的压力(收缩压和舒张压)会增高。如果肺动脉高压的病因是肺静脉和肺毛细血管性高压,例如二尖瓣狭窄或左心室衰竭,那么肺毛细血管压力会显著高于正常水平。

随着肺动脉高压的进展,右心室舒张压同肺动脉收缩压均升高。心输出量通常在早期时能维持在正常水平。右心室衰竭时,由于右心室舒张末期压力增高,心输出量可能也会下降。右心房压力同样可能增高,查体时由于压力升高颈静脉可见。

六、肺动脉高压时肺循环的血流动力学变化

(一) 肺动脉压力

跨越肺循环的压力降(例如驱动压)通常被称为跨肺压(TPG)。TPG＝平均肺动脉压力－平均肺动脉嵌顿压。根据 Ohm 定律,TPG＝肺血管阻力(PVR)×心输出量,由此:平均肺动脉压力－肺动脉嵌顿压＝PVR×心输出量,该公式可以改写为:平均肺动脉压＝(PVR×心输出量)＋肺动脉嵌顿压。

正常情况下,肺循环是一个高灌注低阻力的循环系统,肺血管的阻力[mmHg/(L/min)]青年人仅 0.67,老年人为 1.20。肺循环血容量约 450ml,占全身血量的 9%～10%。肺循环血管扩张性大,具有贮血库的作用。影响平均肺动脉压的因素很多,其中最重要的影响因素包括静水压,肺泡内压,左心房压和肺泡气。

根据肺动脉高压的定义和分类,肺动脉平均压增高可能是被动的(由于肺动脉嵌顿压的增加),高动力性的(由于心输出量增加)或者由于肺循环本身的改变所致的肺血管阻力增加。假定多种导致肺动脉压力增高的机制均起效的话,那么肺动脉高压可被分为两种形式。一种是毛细血管后肺动脉高压(或称为静脉型肺动脉高压),其特征为被动的肺动脉压力升高,是由于肺动脉嵌顿压增加至≥15mmHg,TPG 正常。另一种为毛细血管前肺动脉高压(或称为动脉型肺动脉高压),其特征为肺动脉嵌顿压正常(<15mmHg),由于心输出量或 PVR 的增加而导致 TPG 升高。PVR 升高是由于远端和(或)近端肺动脉的面积减少。通过以上的分类机制可以看出心导管检查的重要性。

(二) 肺血管阻力(PVR)

PVR＝(平均肺动脉压力－平均肺动脉嵌顿压)/心输出量。PVR 有两种单位:Wood 单位和 dyne/s·cm^5[1 Wood 单位＝1mmHg/(min·L)＝80dyne/s·cm^5]。

PVR 主要与远端肺小动脉的几何学变化相关。根据 Poiseuille 公式可以看到 PVR 主要与血管半径的 4 次方成反比。因此,PVR 被认为是主要反映肺血管内皮/平滑肌细胞功能状态的指标。PVR 同样与血液的黏滞度成正比,还受肺泡压及胸膜腔内压的影响。

血压与血管系统的大小无关,因此不同人的平均肺动脉压力在不考虑个体大小因素情况下是可以相比较的。相反,许多因素例如血容量与血管系统的大小成比例的相关。为使不同个体间的 PVR 具有可比性,因此提出 PVRI 的概念,其定义为压力差/心指数。对于身高体重指数(BMI)偏高和心脏移植术后循环和呼吸衰竭的患者,若使用 PVR 而非 PVRI 会使测定的肺动脉压值显著降低。在评估新型肺动脉高压治疗药物疗效时推荐使用 PVRI 这个指标。

肺动脉高压主要是因为血管壁重建,血栓栓塞和血管收缩三方面原因造成的,其 PVRI 的异常增高是可能被纠正和(或)逆转的。对于 50% 以上 PVRI 增高的肺动脉高压患者来说血管阻塞和闭塞是可被纠正的,血管张力的增高是可逆的。肺血管张力是由诸多复杂的因素交叉作用,相互影响而决定的,包括肺血管内皮细胞,平滑肌细胞,细胞外基质和血细胞及成分。无论是由外源性刺激(例如对血管壁的剪切力,剪切率,缺氧,酸中毒)或疾病本身进展(例如 PPH)造成的肺动脉高压,血管内皮细胞功能障碍都是决定 PVRI 的一个关键因素。

(三) 低氧,酸中毒,内毒素,一氧化氮,血栓和神经激素

肺泡低氧是导致肺血管收缩最主要的原因,其机制包括直接的升压作用或通过其他介质的介导。酸

中毒可协同低氧而引起肺血管收缩。慢性阻塞性肺疾病（COPD）患者存在严重的长期低氧，低氧性血管收缩是引起该类患者轻、中度肺动脉高压最主要的机制。动脉血氧分压<60mmHg 以及二氧化碳分压>40mmHg 被认为是 COPD 患者出现肺动脉高压的阈值。伴有轻、中度低氧血症的 COPD 患者其平均肺动脉压力的上升速度很慢，每年增加约 0.4mmHg，PPH 和慢性肺栓塞患者通常伴有低二氧化碳血症；静息时的氧分压可能在正常范围内或者仅轻度降低。而在活动时会出现低氧血症。右向左分流是艾森曼格综合征患者出现低氧的主要原因。严重的肺通气不足与低氧相关并可能导致肺动脉高压，尤其是存在酸中毒的情况下。这可能解释皮克威克综合征患者由于肥胖导致肺通气不足以及许多神经肌肉疾病患者在肺通气不足背景下出现肺动脉高压。肺动脉高压患者在运动后或者经历急性缺氧过程［例如，快动眼睡眠（REM）或 COPD 患者出现呼吸衰竭］后其静息平均肺动脉压力和 PVRI 会进一步增高。对于肺动脉高压患者而言，应预防肺部感染并及时诊治。肺动脉高压患者在海拔高于 1500m 的地方时应进行氧疗，尽量避免到海拔高于 3000m 的地方。

内源性内皮素-1 以及有扩血管作用的一氧化碳的生成受损，此致病机制很受重视。内皮素系统的激活与肺动脉高压的发生有关，内皮素有收缩血管和促细胞分裂的特性。通过激活血小板而使血栓形成是肺动脉高压的一个重要病理生理机制。原发性或继发性的内皮功能障碍增加血栓形成的风险。

（四）其他的影响因素

血液流变学特性的改变可能加重肺动脉高压。红细胞增多可能继发于低氧血症，可导致血液黏滞度增加以及红细胞的变形。在高肾上腺素能，贫血以及甲状腺功能亢进状态下，心输出量增加可能加重肺动脉高压。心脏舒张期缩短（例如心动过速）或者心房对心室充盈的做功减少（例如心房颤动）可能导致左心房压力增高，同样可能加重肺动脉高压。

七、肺动脉高压与右心

（一）正常的右心室

右心室与左心室在形态和结构上有本质的区别，毫无疑问这很大程度上与两者所需泵出做功的功能性需求有差异相关。如果把左心室看作是一个真正的心室，与左心室不同的是，右心室可看作是由一侧室壁附着于肌肉更多的左心室壁（室间隔）上组成。右心室室腔的切面为新月形，左心室的则为圆形。右心室和左心室形状的区别造成了两者室壁产生应力的机制不同。

左心室可应对收缩压迅速增加，而对适应前负荷的迅速增加有困难，与左心室不同的是，右心室的室壁较薄，在肺动脉平均压升高时保持正常的收缩功能有困难，但能很好地适应右心室回流血量增多。由于胸腔内压力或者静脉张力的变化可相当程度上改变回到右心的血流量，因此右心室能很好地适应前负荷的增加，对于保持正常的肺血流量很重要。

（二）肺动脉高压时右心室的改变

右心室后负荷迅速增加时，例如见于大面积肺动脉栓塞，可引起全心运动功能障碍和右心室的明显扩张。但是，如果肺动平均压逐渐升高，右心室可通过一侧室壁的厚度增加和收缩力增强形成心室肥厚。在这种情况下，右心室可适应肺动脉平均压持续而显著的增加。例如，艾森伯格综合征患者在整个儿童时期其肺动脉高压就逐渐进展，会伴随明显的右心室肥厚，肺动脉收缩压接近于外周动脉的收缩压。

大多数情况下，肺动脉压力升高的速度常快于右心室的适应能力。很多患者可形成右心室肥厚，心肌细胞大小和延伸力量增加而非心肌细胞的凋亡，纤维化和收缩力下降。以上的这些改变最终导致心室壁肥厚的右心室从本来还尚存有一定的收缩功能，转变成扩张的运动功能有障碍的心室。随着右心室体积的扩大，心室壁应力增加，"游离"侧室壁的厚度变薄。扩张的右心室使三尖瓣环增宽，引起三尖瓣反流，进一步造成右心室功能障碍。右心室舒张末压增高，使得室间隔朝向左心室推移，影响左心室的充盈。由于右心室的室壁应力增加，引起心肌氧耗增加，冠状动脉灌注减少从而容易诱发心肌缺血和心输出量降低。

近期有研究报道结果显示,右心室应对后负荷增加所发生的改变对于右心室本身的功能和患者生存率两方面起到很重要的作用。随后负荷增加,右心室能更好地增加心肌收缩力,保持正常收缩压的患者其运动耐力更好,生存率更高。而那部分随后负荷增加,出现右心室腔扩大患者的预后更差。决定右心室应对后负荷增加发生何种变化的因素现在尚不明确。后负荷持续升高所致右心室结构功能的改变仍是未来研究中的重要方向。

(三) 适应性和非适应性的心肌肥厚

一般情况下,心肌细胞在出生后不会出现增殖。近年来有研究报道发现,成年人心脏中存在一些心肌干细胞,但出生后心脏长大的主要机制还是心肌细胞肥厚。心肌细胞长大可导致心脏的壁层增厚,张力降低,收缩力增强。例如早期左心室重量增加可提高心肌收缩力和心输出量。这类型心肌肥厚是有益的,被认为是"适应性"或"生理性"的心肌肥厚。相反,由于左心室后负荷持续增加而导致的心肌肥厚,例如高血压病患者常会出现心肌细胞纤维化和凋亡。这类型的心肌肥厚被认为是"非适应性"或"病理性"的,会对患者预后产生不良影响。流行病学调查显示心肌重量增加是预测高血压病性心血管疾病患者病死率的独立危险因素。

现在尚无有关右心重量增加会增加肺动脉高压患者病死率的研究。实际上,右心室肥厚对肺动脉高压患者而言是一种有利的改变,然而右心室重量增加并不会降低肺动脉高压患者的病死率,这可能是因为肺动脉高压患者常伴有右心室扩张和右心衰竭。肺动脉高压患者可能最初表现为右心室肥厚,右心室扩张随之出现,室壁变薄,运动功能减退。为了验证一个有趣的假设仍需更多的研究,这就是肺动脉高压患者表现出右心室肥厚和收缩功能仍正常,这可能意味着右心室在后负荷增加的情况下出现了适应性的改变以避免或延迟出现非适应性的心室肥厚。

(四) 心室肥厚改变时的信号通路变化

许多细胞内的信号转导通路将机械刺激或生长因子介导的信号从细胞表面传导至细胞核,同时调节收缩蛋白的合成以及调节凋亡,细胞外胶原生成相关基因的表达。这些信号通路包括蛋白偶联受体、血管紧张素、内皮素、多种细胞因子、生长因子和机械牵拉刺激。

总之,心肌肥厚的形成过程中有许多信号传导通路被激活,这些信号通路调节细胞生长需要蛋白质的表达。这些通路中很多能诱导胎儿蛋白的合成,能更好地抵抗室壁应力的增加,但会相应地降低心室收缩力。细胞凋亡通路的激活和细胞外基质蛋白的生成将导致心肌细胞死亡和心肌纤维化。这些不同通路被激活的程度会决定心肌肥厚的产生是适应性的还是非适应性的。

(五) 右心室和左心室的相互影响

右心室的压力负荷过重会通过两方面影响左心室运动。一方面,两心室间的相互依赖性是串联性的。右心室输出量降低就会减少至左心室的血流,就会导致全心输出量降低。另一方面,右心室压力的变化会通过室间隔影响左心室的舒张期充盈压。通常情况下,较低的右心室舒张末期压力使得室间隔在舒张末期时凸面向右心室。右心室游离的侧室壁会随之伸展使得右心室室腔扩大。随着肺动脉压力的进一步升高,右心室的舒张末期压力会增高,最终超过左心室的舒张末期压力,这时室间隔会在舒张期凸向左心室。这种室间隔的矛盾运动能够很容易地通过心脏彩超发现。左心室的充盈随之降低,心输出量下降。心包膜限制心室的扩张从而加重心室的不协调运动。在急性右心室压力增高的动物模型实验中,心包切除术被证实可改善心输出量。

由于右心室输出量降低导致肺静脉血流减少以及由于心室间的不协调运动降低心室充盈均很大程度上影响左心室的运动功能。通过增加输液量从而解决左心室前负荷降低是很困难的,因为中心静脉压升高仅能增加右心室的舒张末期压力,这会进一步影响到左心室的充盈。一项有关合并有慢性肺源性心脏病的慢性阻塞性肺疾病患者的实验结果提示,通过输液增加血容量会降低而非提高左心室的舒张末期压力。

（六）心包积液

肺动脉高压患者常会出现心包积液。正常情况下,心包腔内的液体是通过心外膜下的淋巴循环系统引至纵隔淋巴结,最终通过胸导管返回静脉系统。尽管肺动脉高压患者出现心包积液的机制还不确定,有研究发现,右心房压力和心包积液的程度有关,这提示重度肺动脉高压患者出现心包积液可能是因为静脉和淋巴引流功能受损。

合并有心包积液的肺动脉高压患者预后欠佳。有两项试验,分别有 26 名和 81 名肺动脉高压患者,发现心包积液的严重程度是预测病死率的独立危险因素。另一项试验中,Hinderliter 等发现,心包积液与患者运动耐量降低有关,合并有心包积液的患者其右心衰竭程度更重,一年病死率为仅有极少量或无心包积液患者的 2.5 倍。

肺动脉高压相关的心包积液少有引起心脏压塞,这可能是由于右心室舒张末期压力增加,阻止了右心室塌陷的缘故。很少情况下,大量心包积液可能降低左心室充盈时的跨壁压,而引起心输出量降低。有学者建议如果肺动脉高压患者临床高度怀疑心脏压塞时,及时心脏彩超检查未发现右心室塌陷,也应考虑行心包穿刺术。

（七）右心功能对肺动脉高压患者预后的影响

肺动脉高压患者的病死率主要与心输出量降低相关。患者通常并非死于呼吸衰竭,而是进行性出现的循环衰竭,这也解释了众多有关肺动脉高压患者的研究发现右心室的功能较肺动脉压力本身是预测患者病死率更好的指标。第一个有关预测肺动脉高压患者预后因素的实验来自于 20 世纪 80 年代美国国立卫生研究院的数据。研究表明 mPAP,RAP 和心指数都会影响预后。mPAP,RAP 和心指数的相对危险度分别为 1.19,1.99 和 1.62。至少有一项研究发现,mPAP 较心指数能更好地预测病死率,但大多数研究提示反映右心室功能的指标,例如 mPAP,心指数,右心室舒张末期压力或混合静脉血氧饱和度是更好的预后指标。事实上,有一项研究通过方差分析发现,mPAP 越低,病死率越高。这个结果提示,mPAP降低会加重患者的右心室功能不全。

八、肺动脉高压的诊断及检查

诊断肺动脉高压以及尽可能的明确其病理生理变化有重大意义,因为不同的病理生理学变化意味着需要的治疗措施也不同。例如,由左心室舒张功能不全引起的肺动脉高压的治疗不同于 IPAH。因此,及时的筛查和诊断 PH 对于制订一个合理全面的计划很重要。肺动脉高压的诊断需要利用多种诊断模式,包括仔细全面地对多个系统相关的症状和体征进行询问和检查,充分利用无创和有创检查。

（一）病史

尽管肺动脉高压时由于缺乏特异性症状常是偶然发现的,但是诊断肺动脉高压很重要的一个因素就是进行临床疑诊。可通过追问患者的病史或查体,结合一项或多项异常实验室检查考虑到肺动脉高压存在的可能。

肺动脉高压时最常见的症状是活动后气急,但缺乏特异性。同样还有许多非特异性症状,例如疲劳,乏力和(或)晕厥,通常患者不会主动陈述有呼吸困难的症状,以致延误诊断。一个关于肺动脉高压的研究结果提示从有症状开始至确诊大概隔两年时间。这个现象反映出,不仅患者通常不愿意说出自己的不适症状,同时临床医师也忽略了那些非特异性症状,难以考虑到例如肺动脉高压之类的罕见病。另一个使肺动脉高压难以得到早期诊断的障碍是这些症状在早期肺血管阻力低的时候并不明显。

有针对性地采集病史对于肺动脉高压的诊断及鉴别诊断很有帮助。有气急和(或)疲劳的症状并伴有结缔组织疾病(CTDs)的症状或体征,比如硬皮病的变异型 CREST 综合征(钙质沉积、雷诺现象、食管功能障碍、指端硬化和毛细血管扩张),系统性红斑狼疮或混合型 CTD 提示可能有 CTDs 相关的肺动脉高压。CTDs 患者估计其肺动脉高压的患病率为 4.9%～38%,肺动脉高压患病率的高低与诊断手段相关。

有趣的是，许多 IPAH 患者会有雷诺现象而无其他 CTDs 的常见症状。

服用过含芬氟拉明的食物抑制剂的患者其发生肺动脉高压的几率会增加 23 倍。此类患者肺动脉高压的患病率如此之高，因此进行相关检查以筛查肺动脉高压尤为重要。

有肺动脉高压的家族史对于从 IPAH 病例中将占有 25% 的 FPAH 患者区分出来很有帮助。FPAH 患者的后代中已知发生 PAH 的风险为 10%，并且发病年龄越早预后越差。可以看出，对于怀疑有肺动脉高压的患者进行详细的家族史询问可能对早期诊断和治疗都有帮助。

(二) 查体

肺动脉高压的查体发现各异，且常缺乏特异性。可能最早出现并且是最常见的体征就是肺动脉瓣区的第二心音（P_2）增强。肺动脉高压患者 P_2 增强是由于肺动脉舒张压增高引起的肺动脉瓣强有力的关闭。肺动脉高压患者听诊 P_2 较主动脉瓣关闭音强。

大多数患者因为右心室的压力过高会出现三尖瓣反流。部分三尖瓣反流患者可能不能听诊到三尖瓣反流杂音，甚至超声心动图检查也不能发现三尖瓣反流。肺动脉高压时还可能出现 Graham Steell 杂音；尚不清楚其有无存在是否与临床症状有关。有时可摸到右心室振动。容量超负荷和（或）右心室衰竭时可出现颈静脉搏动增强，颈静脉 V 波增强提示可能存在严重的三尖瓣反流。

肺动脉高压时还可能出现肝脏增大，有时还伴有肝脏搏动，这与存在三尖瓣反流有关。腹水可能是此类患者出现右心室衰竭后最主要的体征。

大多肺动脉高压患者肺部查体无异常，因此诊断价值有限。但对于排除例如气道问题或肺水肿等原因引起的肺动脉压力增高可能有帮助。

患者的肢体可能出现凹陷性水肿伴或不伴有静脉淤滞。硬皮病类患者中可观察到皮肤增厚，指端硬化，毛细血管扩张，和（或）雷诺现象导致的指端溃疡。

(三) 无创检查

一旦临床疑诊肺动脉高压，就应该完善相关检查进一步确诊，并排除其他引起肺动脉压力增高的病因。这些检查还有助于评估病情严重程度和预后。

1. 超声心动图　对于肺动脉高压的初始筛查和（或）诊断，最有效的检查就是超声心动图。超声心动图在测量肺动脉高压时的血流动力学参数方面，与有创检查一致性很好，无创为其优势。超声心动图能对右心和左心的结构和功能进行评估，因此也是一项理想的检查，以排除其他能够引起肺动脉压力升高的病因，例如左心室衰竭，心脏瓣膜疾病，先天性心脏病和左心室舒张功能不全。超声心动图同样还能评价肺动脉高压的严重程度和预后。超声心动图可通过测量偏心指数（平行于右室游离壁与室间隔右室面交点间的连线，测定左室前、后壁间距，于此径中点作垂线，测定室间隔、左室游离壁间距，偏心指数＝左室前、后壁间距/室间隔、左室游离壁间距）以评估右心室扩张的程度和治疗反应。Tei 指数可反映右心室舒张功能受损的程度，同样能够起到评估肺动脉高压患者预后和左心室充盈程度的作用。超声心动图发现心包积液同样具有评估预后的作用。单凭超声心动图此一项检查不足以确诊肺动脉高压，因此还需要心导管检查。

2. 六分钟步行距离试验　六分钟步行（6MW）距离试验是一项简单、经济的能够评估肺动脉高压患者全身功能状态的检查。该项检查被用以评价心脏病患者的心脏储备功能和预后。在许多有关肺动脉高压治疗的随机对照试验均使用该项指标作为主要的反映疗效的终点指标。尽管该项检查是一项简略的测量患者运动耐量的检查，但对于确诊肺动脉高压无帮助，因为它并不能与患者自身的运动限度相鉴别。

3. 心肺运动试验（CPET）　心肺运动试验（CPET）是一项能全面评估患者心肺功能的无创检查。CPET 还能够通过评估运动时心血管和通气的状态起到判断预后作用。CPET 的优势在于可以帮助临床医师判断患者生理极限。值得注意的是，CPET 检查时患者的收缩压峰值是预测未接受治疗的肺动脉高压患者病死率的一项独立指标，收缩压峰值低于 120mmHg 的患者较高于 120mmHg 者病死率更高。

肺动脉高压患者可通过 CPET 评估心肺功能从而评价肺动脉高压本身的严重程度。峰值耗氧量（peak VO_2）下降以及二氧化碳通气当量（VE/VCO_2）增高均与肺动脉高压程度成比例的相关，这反映肺动脉高压患者的肺血流量不能随运动而得到相应充足的增加。肺动脉高压患者由于早期组织血流灌注不足导致乳酸酸中毒，从而引起 CO_2 排出和肺通气增加，以上表现均可以通过 CPET 测定无氧阈而进行评估。

CPET 中另一些有用的参数指标包括氧脉（VO_2/HR）和做功效率（$\triangle VO_2$/$\triangle$WR）。氧脉反映心脏每跳动一次输送氧的储备能力，等于每搏输出量和动脉-混合静脉氧含量差值的乘积。运动时随心率增加而氧脉下降意味着每搏输出量下降。正常情况下，$\triangle VO_2$/$\triangle$WR 大概是 10ml/(min·W)。有些患者的心输出量不能随运动而相应增加，其$\triangle VO_2$/$\triangle$WR 也与心输出量受损相应的成比例下降。

4. 肺功能检查　通过肺功能检查能够测量用力肺活量（FVC），第 1 秒末用力呼气量（FEV_1），最大自主通气量（MVV），肺一氧化碳弥散量（DL_{CO}），有效肺泡容积（VA）和肺总量（TLC），这些指标对于肺动脉高压的诊治有重要意义，可明确患者是否存在阻塞性或限制性通气功能障碍，对不同类型肺动脉高压进行鉴别诊断。

肺功能检查同样能够帮助评估导致肺动脉高压患者肺容积轻度下降的限制性通气功能障碍的程度。肺动脉高压患者出现肺容积减少可能是因为心脏增大和较小的肺动脉失去正常伸展性。肺动脉高压患者其肺容积减少的程度与峰值耗氧量下降成比例相关。此外，DL_{CO} 下降也与峰值耗氧量下降成比例相关。DL_{CO} 下降可能反映了肺动脉高压患者肺毛细血管床闭塞和灌注减少。

5. 胸片检查　由于胸片检查为无创性检查且价格便宜，不明原因呼吸困难的患者可做胸片检查筛查有无肺动脉高压。胸片同样可作为肺动脉高压患者的一线筛查检查，以帮助寻找继发性的病因，例如间质性肺疾病和肺静脉充血。

肺动脉高压患者的胸片检查通常无异常发现，或者仅有心脏张大和（或）肺门增大。有一些提示肺动脉高压的异常表现并非少见，例如右心室增大（侧位）和（或）右心房增大（后前位），和（或）肺动脉扩张。

6. 心电图　肺动脉高压患者的心电图（ECG）通常会有提示右心房增大和右心室肥厚的改变，并可帮助判断预后。仅有 ECG 异常改变这一项检查对于肺血管疾病的诊断无较大帮助。现在尚无将心电图变化作为提示疾病进展和（或）反映治疗效果的报道。

7. 睡眠监测　有关评价睡眠呼吸紊乱对于肺血流动力学影响的系统性研究还很少。当有证据表明患者无基础呼吸功能受损或持续肺泡低氧时，睡眠呼吸紊乱会引起轻至中度的肺动脉高压（平均肺动脉压 $25\sim30$mmHg）。尽管如此，多数专家认为是否存在睡眠呼吸紊乱是排除肺动脉高压的一个重要因素。如果患者有打鼾，白天过度嗜睡，肥胖或其他提示睡眠呼吸紊乱的征象，那么就得进行整夜血气监测或多导睡眠图监测。

8. 通气-灌注（V/Q）肺扫描　随着越来越多的慢性血栓栓塞性肺动脉高压（CTEPH）被识别出来，并且经过治疗患者的肺功能状态可能得到改善，因此所有疑诊肺动脉高压的患者应考虑到有无 CTEPH 的可能，这具有重要意义，并进行相应的检查去验证或排除。大多数肺动脉高压专家认为，V/Q 扫描应作为筛查 CTEPH 的第一线检查手段。还可做胸部增强，高分辨 CT 检查，但是较 V/Q 扫描缺乏诊断肺动脉高压的特异性。肺血管造影仍然作为最终确诊 CTEPH 的试验，适合于那些需要进一步明确病变特征，或考虑要做血栓内膜剥脱术的患者。

（四）有创检查

1. 心导管检查　通过右心导管术可了解肺循环血流动力学情况，是确诊肺动脉高压和描述其具体特征的"金标准"。肺动脉高压的定义为静息时肺动脉平均压 $\geqslant$25mmHg，或运动状态下肺动脉平均压 $\geqslant$30mmHg，并排除左心疾病，平均肺动脉嵌顿压和左心室舒张末期压在正常范围。这些数值都只有通过在肺动脉及其分支放入带气囊的漂浮导管以测量记录相关参数的有创血流动力学监测才能得到。检测

PAWP 时应格外注意，因为一旦导管位置有偏差，其压力和波形就会被错误的解析。下表列出的是右心导管术需要获取的重要参数指标（表 67-1-2）。

表 67-1-2　肺动脉高压患者右心导管检查需监测的重要指标※

体循环动脉压（BP）和心率（HR）

右心房压力（RAP）

右心室压力（RVP）

肺动脉压力（PAP）

肺动脉嵌顿压（PAWP）

心输出量和心指数（温度稀释技术或 Fick 技术）

肺血管反应性

体循环和肺循环的动脉氧饱和度（疑诊有心内分流时监测心脏内血液氧饱和度）

※若静息时右心导管术检查未见特殊异常，可行运动时监测

肺动脉高压时经右心导管术测得的血流动力学指标具有判断预后作用，更重要的是起到确诊和排除其他引起肺动脉压力增高的继发性因素的作用。PAWP 和 LVEDP 对于排除肺静脉高压具有重要临床意义，而超声心动图不能测量这些指标。因此研究肺动脉高压的专家认为肺动脉高压患者应至少做一次右心导管检查。

IPAH 患者若右心房平均压<10mmHg，其中位生存时间在未接受肺血管扩张剂的前提下大概有 50 个月，右心房平均压≥20mmHg 者中位生存时间较前者少 3 个月。

了解到肺动脉高压的症状主要是劳累，研究者开始进行运动时右心导管血流动力学监测。但是该项检查最主要的局限性在于缺乏相关的参考指标，导管位置在患者运动时难以保证正确，并且由于胸壁的运动和胸腔内压的变化压力波形会出现错误。

2. 肺血管扩张试验　大多数肺动脉高压专家建议患者在确诊肺动脉高压后应至少进行一次急性肺血管扩张试验以判定肺血管的反应性。通常是在进行右心导管检查进行肺动脉高压确诊时进行肺血管扩张试验。一般认为，肺血管反应性是随着心输出量的增加。肺动脉平均压力下降，提示给予选择性肺血管扩张剂后肺循环阻力明显下降。有研究结果显示，大剂量钙通道阻滞剂临床治疗有效，被定义为肺动脉压力和（或）肺循环阻力下降至少 20%。但欧洲心脏病协会制定的评价标准是，应用大剂量钙通道阻滞剂扩张肺血管后肺动脉压力下降≥10mmHg，绝对值下降至≤40mmHg（伴心输出量增加或不变）。现在常用于测定肺血管反应性的药物包括静脉用依前列醇，静脉用腺苷，吸入一氧化氮和吸入伊洛前列素。应用这些药物进行急性肺血管扩张试验时反应相似，难以区别开来。

3. 动态血流动力学监测　动态血流动力学监测是一项很有前景但仍处于探索阶段的用以评估肺动脉高压患者治疗反应的检查。有一种植入式血流动力学监测装置可以测量和储存大量右心和肺循环的血流动力学数据。通过它可以监测治疗反应，并更好地了解肺动脉高压的生理学。

4. 肺活检　疑诊 IPAH 的患者，即使做了常规检查都难以确诊的情况下都很少作肺活检。重度肺动脉高压患者作肺活检的风险很大，只有当做了大量工作都难以明确临床诊断时才考虑行肺活检。遇到例如以下情况时，有必要作肺活检，例如怀疑免疫抑制剂治疗有效的血管炎，或者肺静脉闭塞病或肺毛细血管标准化扩血管治疗效果欠佳者。

5. 实验室检查　疑诊肺动脉高压的患者应进行一系列针对呼吸困难的实验室检查，包括全血细胞计数（CBC）和生化检查这类常规检查。除此之外，通常还要进行一些特殊检查，存在患获得性免疫缺陷综合征的患者应行艾滋病病毒（HIV）检测，因为现在 HIV 相关的肺动脉高压的发病率是 IPAH 的 100 倍，并且那些尚未出现 HIV 相关并发症的患者，如在 HIV 相关肺动脉高压未得到治疗的情况下很可能死于肺

动脉高压而非 HIV 相关感染。

甲状腺功能亢进症相关肺动脉高压患者应行甲状腺功能检测,有报道此类肺动脉高压是可逆的。进行肝功能检测以排除严重肝病相关性肺动脉高压,而且某些肺动脉高压的治疗药物可能存在潜在的肝毒性,如果疑诊梗阻性肝病或门静脉高压可行肝脏的 CT 扫描或超声检查。

还应该筛查自身免疫性疾病,检测抗核抗体(ANAs),类风湿因子,抗心磷脂抗体等免疫指标。如果疑诊系统性硬化症要测定抗着丝点抗体,疑诊血管炎时测定抗中性粒细胞胞浆抗体(ANCAs)。下表总结列出肺动脉高压患者的标准化和选择性的实验室检查(表 67-1-3)。

6. 其他检查

(1)当临床症状、体征以及常规检查提示可能存在某些疾病时,需要行某些检查以帮助临床医师确诊和排除诊断或进一步描述疾病特征。这些检查包括用以评估由支气管扩张症,肺气肿或间质性病变引起的肺实质疾病的高分辨 CT 普通扫描;能筛查和(或)描述肺血栓栓塞症的高分辨 CT 增强扫描;运动超声心动图检查可以提供由运动引发的肺动脉高压的证据。

(2)未来的诊断方法:现有的实验室指标在筛查或描述肺动脉高压特征的同时还有另外的作用。脑钠肽(BNP)水平与肺循环血流动力学和治疗反应相关,并且有评估预后的作用。BNP 在筛查肺动脉高压患者是否合并结缔组织疾病和肺纤维化方面同样有帮助。

肌钙蛋白 T 是一种心肌损伤标志物,部分肺动脉高压患者也可查见肌钙蛋白 T 结果阳性。肌钙蛋白 T 可能是一个有助于评估治疗反应的指标。

表 67-1-3 肺动脉高压的实验室检查
基本检查
CBC
生化(包括肝功能检测)
HIV
促甲状腺激素(TSH)
ANAs
类风湿因子
抗心磷脂抗体
选择性检查
抗着丝点抗体
ANCAs
脑钠肽(BNP)
肌钙蛋白 T
尿酸

血清尿酸水平与肺动脉高压患者的血流动力学相关,并且同样有评估预后的作用;但是,血清尿酸水平与肺动脉高压严重程度之间相关联的机制尚不清楚,推测可能是因为组织灌注不足导致组织分解增加(嘌呤增加)或是因为肾小球滤过率降低导致尿酸排出减少。

九、肺动脉高压的治疗

(一)常规治疗

1. 概述 尽管肺血管扩张剂已使肺动脉高压的治疗得到了革命性的突破,但仍不能忽视传统的常规治疗。这些治疗是建立在肺动脉高压的诊断检查上,目的是鉴别出潜在但可逆的可能加重肺动脉高压症状的因素。这些因素包括容量过负荷,红细胞增多症,室上性心动过速,低氧血症和血管收缩,这些因素可通过采取相应措施而改善,有时还可能起到更大的作用。这些治疗通常被忽略了,但它们能改善肺动脉高压症状。

2. 肺动脉高压中可逆的致病因素 容量负荷在重度肺动脉高压患者中普遍存在,尤其是合并有左室病变的患者。这可被视作心输出量下降的代偿反应,肾脏通过增加醛固酮的释放,促进水钠潴留而促使容量负荷增多。尽管扩张的心肌会分泌心房钠尿肽和脑钠肽(ANP 和 BNP),它们除了有促进尿钠排泄的作用,还有扩张肺动脉和对抗醛固酮的作用,但并不足以维持液体的平衡。随着液体负荷的增多,右室充盈压增高,导致右下肢水肿、腹水和颈静脉充盈这些典型体征的出现。

随着液体负荷的进一步加重,肝脏体积会增大,腿部和腹部堆积更多的水,最终产生全身性水肿。当患者达到这个阶段时,自觉症状加重,会由于腹水和下肢水肿产生肿胀感,轻微的活动都可能引起呼吸困难。肠道水肿可能导致患者出现食欲缺乏,吸收功能障碍和低蛋白血症,反过来又会进一步增加容量负荷。患者可能会有 10L 以上的水潴留,利尿剂可明显减轻症状,改善脏器的功能储备。

为了纠正肺动脉高压患者的容量过负荷,应优先考虑使用袢利尿剂,因为它起效快,药效强。液体过负荷的患者应住院治疗,可静脉注射利尿剂,肠壁水肿可能会阻碍口服利尿剂药物的吸收。液体负荷不是太高的患者可在门诊接受口服利尿剂治疗。肾功能正常患者呋塞米的起始量为 20mg 或 40mg,布美他尼为 1mg。肾功能不全的患者或者已使用过利尿剂的患者需要更高的起始量。患者在使用利尿剂期间应每日测体重,门诊患者还需定时复诊以评估水肿消除的情况,临床症状是否改善等治疗反应。应强调注意的是要避免利尿剂的过度使用,这可能会引起血管内容量的丢失,减少肾灌注,使肾功能恶化。肺动脉高压患者对于前负荷变化特别敏感,因此体循环低血压是降低血管内容量的另一风险。

使用利尿剂的患者应常规监测肾功能(肌酐和尿素氮)和电解质,还应注意有无肾前性氮质血症,低钾血症和代谢性碱中毒的发生。当大剂量使用利尿剂时,可能出现低镁血症,在补钾同时还应注意镁的补充。要达到充分的利尿效果需要逐渐增加利尿剂的使用量。临床医师在开始使用利尿剂时应从较小的治疗剂量开始,然后逐渐增加剂量直到尿量明显增加。给予每日 2 次低于治疗剂量的临床效果不及每日给予一次足够量。不同利尿剂的使用策略主要依靠主管医师的临床经验以及文献参考。如果单用一种袢利尿剂效果欠佳时,可联用另外一种利尿剂加强利尿效果。

(二) 前列环素

在美国,前列环素是最早被批准使用治疗肺动脉高压的一类药物。静脉用前列环素被认为是治疗特定类型肺动脉高压的重要药物。治疗效果最确切并能显著改善患者预后的前列环素类药物是静脉用依前列醇。依前列醇同样还能改善患者临床症状,增加运动耐量,优化特发性肺动脉高压患者的血流动力学。对于依前列醇的使用也不能太过于乐观,因为其静脉载体系统较繁杂和该药本身存在一定的使用风险。新型的前列环素类药物包括皮下和静脉均可用的曲前列环素,吸入用伊洛前列素,这些药物的疗效有试验证据支持。皮下注射用的曲前列环素由于会引起注射部位疼痛而使部分患者感到苦恼,而对那部分能耐受注射部位疼痛的患者曲前列环素是一个很好的选择。吸入伊洛前列素的使用有所增加,这是因为吸入性的用药方式产生更少的全身副作用,较静脉使用能改善氧合,并且采用改良的吸入系统使患者的耐受性更好。无论使用何种前列环素,患者都需要密切地监测药物相关的副作用。

(三) 内皮素受体拮抗剂

内皮素-1 是由内皮细胞产生的促有丝分裂肽类,具有强力的缩血管作用,已被证实为肺动脉高压的重要调节物质。内皮素-1 在人体内能与内皮素受体 A 和内皮素受体 B 两个受体结合。现一致认为,内皮素受体 A 是导致肺血管收缩和增殖的主要受体物质,而内皮素受体 B 被激活后,其净效应是有利还是有害现在还不确定。在过去的十年里,非特异性和特异性内皮素受体 A 拮抗剂的发展为肺动脉高压患者带来了治疗的希望。这类拮抗剂的优势在于可口服给药,每日口服一次或两次。它们能改善患者的运动耐受能力和肺循环血流动力学,减慢临床症状恶化的速度。肝酶学指标升高是此类药物较显著的一个副作用。但是至今,内皮素和内皮素受体在肺动脉高压的发病机制和治疗中起到的作用仍存在许多未解决的问题。

(四) 磷酸二酯酶 5 抑制剂

磷酸二酯酶 5 抑制剂能提高细胞内环鸟苷酸活性,是有效的肺动脉扩张剂和抗平滑肌有丝分裂物质。无论是动物实验还是人体试验都提供了强有力的证据证明磷酸二酯酶 5 抑制剂对多种肺动脉高压都有短期和长期的治疗作用。在这些试验中,西地那非每次 20～100mg,每日 3 次的治疗剂量被证明可持续改善肺循环血流动力学,减轻肺血管的重建(实验模型),增加患者的功能能力(临床试验)。早期的试验发现磷酸二酯酶 5 抑制剂联合其他治疗措施不仅能提高环鸟苷酸的活性还能提高环磷酸腺苷的活性。目前仍然需要进行研究以明确药物作用机制,论证该药物是否具有持久性和联合其他治疗的有效性。

(五) 他汀类

他汀类药物具有抗炎、抗细胞增殖和促凋亡的作用,因此被提出可用于治疗肺动脉高压。在由野百合碱或低氧诱导的肺动脉高压小鼠实验中,能在一定程度上降低肺动脉高压,降低右心室肥厚和改善肺血管重建的程度,可能与恢复内皮细胞的产物一氧化氮有关。一些临床研究结果提示,他汀类药物治疗肺动脉高压有效,但是在临床上使用他汀类药物治疗肺动脉高压时仍需谨慎。

(六) 更换治疗方案和联合治疗

肺动脉高压为一进展性并常发展为致命性的疾病。目前单用某种药物治疗肺动脉高压为次优方案,这是因为使用这种方案后患者临床效果差或者引起较突出的并发症。因此,临床医师常面临更换患者的治疗方案或者增加一种治疗措施的难题。现今有较多有关联合药物治疗肺动脉高压的动物实验,几乎没有人体试验,但已有相关的人体对照试验已在计划实施中。更换治疗方案能提高肺动脉高压患者治疗的安全性,联合治疗可能会成为今后肺动脉高压治疗的趋势。

(七) 急性右心功能不全的治疗

肺部因素诱发的急性右心衰竭通常是由急性肺动脉栓塞或急性呼吸窘迫综合征引起的。此时超声心动图检查较置入右心漂浮导管更有用,因为此时肺动脉压已与右心室功能和心输出量无相关性。超声检查不仅能提供有关右心室舒张性的信息,还能告诉我们左心室充盈压和功能的情况。在 ICU 的肺栓塞患者中,大面积肺栓塞可引起急性肺源性心脏病,此类患者对溶栓治疗反应好。ARDS 合并急性肺源性心脏病患者有时需要使用机械通气治疗,应给予患者肺保护的通气策略,这样能大幅度降低 ARDS 患者急性肺源性心脏病的发生率。急性肺源性心脏病的治疗目标在于使肺血管张力降至最小,积极的液体平衡对于无法代偿的右心室衰竭十分重要,不论液体过少还是过剩都会影响心脏前负荷从而造成心输出量减少。伴有低血压的患者应给予强心剂治疗(如多巴酚丁胺)以保证冠脉灌注。对难治性的右心室衰竭患者,早期安排房间隔造孔术、心脏或心肺移植、或置入右心室辅助装置可以挽救生命。

(八) 肺移植和房间隔造孔术

药物治疗的不断进展已为肺动脉高压患者带来显著的治疗改观,但在过去对于外科手术的治疗并没有加以强调。目前看来,现今的药物治疗对于许多肺动脉高压患者仍然无效或者随着疾病的进展而出现失效。对该类患者而言,肺移植和房间隔造孔术可能带来改善功能,延长生命的希望,最重要的是可能改善患者的生存质量。但这两种手术都存在高风险性,手术本身就可能增加患者并发症发生率和病死率,因此哪部分患者适合手术治疗需要经过谨慎筛选。肺动脉高压患者现接受的是双肺移植,与由于不同基础疾病而行肺移植的患者相比,其围术期病死率更高。感染和急性排斥反应是早期并发症,大多数患者在后期会出现闭塞性细支气管炎,可能与慢性排斥反应有关。这些并发症的出现是该类肺移植后患者 5 年生存率仅有 50% 的主要原因。房间隔造孔术不适合于右心房压力过高、有明显的低氧血症、肺血管阻抗 > 4400dynes · sec · cm^5 · m^2、合并低心输出量或晕厥的患者。在过去房间隔造孔术的病死率高达 16%,但现在许多研究结果显示,球囊房间隔造孔术已使病死率下降至 5%。

(九) 肺动脉高压治疗的未来

过去的 20 年里,人类在研究肺动脉高压的发病机制和治疗方面已有了很大的进步,但仍面临许多挑战。联合使用前列环素,内皮素拮抗剂和磷酸二酯酶抑制剂的治疗策略越来越多地被采用,现今的临床试验旨在研究何种药物联合是最优的。能雾化吸入的曲前列环素,选择性内皮素 A 受体拮抗剂以及新型的磷酸二酯酶抑制剂可能在不远的将来显示出治疗优势,同时治疗用的医疗设备也将得到发展。有关他汀类,五羟色胺再摄取抑制剂,血管活性肠肽,钾离子通道开放剂和抗血小板制剂这些药物治疗肺动脉高压的临床试验已在进行中,不久研究报告就会出来。能影响信号通路例如 Rho 激酶和酪氨酸激酶的一些物质也可能在肺动脉高压治疗方面起到作用。由于这些新型药物具有接近于生物特性,实用性和相对安全性,在面对病情极其严重的患者时临床医师可能会选择使用。然而这些药物要在临床上被广泛使用是需要得到设计良好的临床试验证据支持才行。

(康　焰)

第二节　心脏瓣膜疾病

　　心脏瓣膜疾病是由炎症、先天性病变、退行性病变、缺血坏死、创伤等原因,引起的瓣膜结构(如瓣叶、瓣环、腱索或乳头肌)的功能和结构的异常,导致瓣口狭窄和(或)关闭不全。因心室或主动脉根部的严重扩张,也可以引起相应的瓣膜相对关闭不全。目前我国的心脏瓣膜疾病主要是风湿性心脏病所致,风湿性心脏病是急性风湿热侵犯心脏后所遗留的慢性心脏病变,以累及左侧心脏瓣膜为多见,其中单独二尖瓣病变约占70%,二尖瓣联合主动脉瓣病变约占 25%,单独主动脉病变占 2%~3%,累及三尖瓣病变约占5%,肺动脉瓣仅占1%,且三尖瓣或者肺动脉瓣病变多于主动脉瓣病变合并存在。

　　心脏瓣膜疾病的共同起点都是因为通过瓣膜的血流发生异常,引起心脏容量或压力负荷增加,进一步导致心输出量下降,机体通过各种代偿机制以尽量维持有效地心输出量,满足机体代谢需要。在心脏代偿受限(失代偿)会出现如心律失常、缺血和心力衰竭的表现。继之而来的是心内膜炎和栓塞等并发症。

　　心室的收缩和舒张功能,以及相应的压力和容量负荷可以用压力-容量环做图形化描述(图 67-2-1)。通过压力-容量环可以显示心搏循环中每一时刻的压力-容量关系,当心室内收缩压达到主动脉压时(约 105mmHg),主动脉瓣开放,舒张压是 80mmHg,左室收缩末期容积是 30ml,舒张末期容量为 100ml,左室舒张末压力为 5mmHg。环内的面积可以提供粗略的射血做功指数即每搏功。环内的形状因心室负荷、心室顺应性和心室收缩力的不同而改变。每种瓣膜损害对于左、右心室功能均有不同的影响,表现为各自特殊的血流动力学改变。

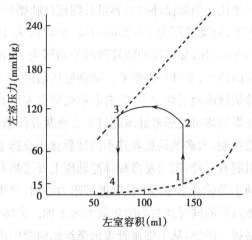

图 67-2-1　左室压力-容量环

一、二尖瓣狭窄

(一)概述

　　二尖瓣狭窄几乎都继发于风湿性心脏病,引起二尖瓣瓣叶游离缘的瘢痕和纤维化。瓣膜交界融合、进行性瓣叶纤维化、增厚、瘢痕和腱索挛缩形成漏斗形的二尖瓣,并导致继发的瓣叶钙化。除瓣口狭窄外常合并关闭不全,左房扩大肥厚并发房颤,由于血液滞留在左房,可在心耳内形成血栓。

(二)病理生理学

　　正常成人二尖瓣瓣口的面积为 4~6cm²,正常情况下,不管心输出量如何,左房和左室之间的血流都不产生任何障碍。当二尖瓣口狭窄程度达到 2cm² 时,则会出现血流动力学变化,左房压力和心输出量受到影响,此时血流从左房进入左室时遇到阻力,血流通过瓣口时发生紊乱,临床上出现轻度症状。

二尖瓣狭窄所产生的病理生理改变可以分为两期：

第一期：慢性肺淤血期，即肺静脉和肺毛细血管高压期。二尖瓣狭窄时，舒张期由左房进入左室的血流受阻，左房压首先升高，此时血流只能通过异常增高的左房和左室之间的压力阶差来推动。当二尖瓣口面积减小到 $1cm^2$ 要保持静息时正常的心输出量，约需要 20mmHg 的左房-左室之间的压力阶差。随着左房压力的升高，左房发生扩张，同时因左房和肺静脉之间无瓣膜，肺静脉和肺毛细血管压同时也升高，肺静脉和肺毛细血管发生扩张和淤血，造成慢性肺脏梗阻性充血。此期患者静息状态下可以无明显症状，但劳累或情绪激动时，心率增快，舒张期缩短，血流通过二尖瓣的时间缩短，左房压力升高，左房-左室压力阶差增加。根据 Gorlin 公式推算左房-左室的压力阶差与通过二尖瓣的血流速度成正比，与二尖瓣的瓣口面积成反比。血流速度的加快以及二尖瓣口的狭窄均可使左房-左室压力阶差增高而且如果血流速度增加一倍压力阶差可增加四倍。因此，中度的二尖瓣狭窄（瓣口面积 1.01～1.50cm²）的患者，体力活动或运动可使左房压明显升高。一般来说，通过狭窄瓣口的血流量取决于三个因素：经过瓣口前后的压力阶差、心输出量和允许血流通过瓣口的时限。因此当心率增快时通过二尖瓣的血流减少，肺静脉和肺毛细血管内血容量增加，肺顺应性下降，呼吸道通气阻力增加，引起劳力性呼吸困难、阵发性呼吸困难等症状。

第二期：肺动脉高压期（右室增大或衰竭期）。严重的肺静脉淤血可以通过三种机制引起肺动脉高压：①增高的左房压被动性向后传导；②主动性的肺小动脉痉挛；③肺小动脉由功能性收缩发展为器质性狭窄和硬化。当肺循环的血容量长期超过肺循环能够代偿的容量时，肺动脉压即逐渐上升。正常成人静息状态下，肺动脉压为 8～25mmHg，平均压为 15mmHg。当瓣口面积接近 $1cm^2$ 时，肺动脉压可高达 30～100mmHg，如左房和肺静脉的平均压为 30mmHg。肺动脉平均压必须上升到 40mmHg 以上，以保持正常的肺动、静脉压力阶差。肺动脉压超过 60mmHg，提示右心室排空严重受限，如果风湿性心脏病的患者肺动脉压超过此水平，其右心室的舒张末压和右房压升高。在此情况下，体力活动、情绪激动、心动过快、妊娠等均可使肺静脉压超过正常血浆胶体渗透压（约 25mmHg），因而可能发生急性肺水肿。由于某些代偿功能，大多数的患者并不因肺静脉压或肺毛细血管压超过血浆胶体渗透压而发生肺水肿。其中的代偿机制有三种：①当左房和肺静脉压上升过高时，肺小动脉发生收缩和痉挛，使肺毛细血管压不致过于升高。肺小动脉普遍性痉挛使肺循环阻力增加，严重时可能接近体循环动脉压力，肺小动脉阻力增加在保护肺毛细血管的同时使右心的负荷大大增加。②肺泡和毛细血管间组织增厚，特别是肺泡基底膜增厚，使液体不易进入肺泡，从毛细血管渗出至组织间隙的液体可能被淋巴管吸收，因此急性肺水肿多发生于比较早期的二尖瓣狭窄的患者。③由于心肌炎或心肌纤维硬化，导致右心功能不全，右心衰竭时肺动脉压力可明显降低。这类患者出现右室明显增大，肺静脉压比较低，心输出量也较低。严重的二尖瓣狭窄（瓣口面积≤1.0cm²）患者可发生肺静脉-支气管静脉分流，造成咯血；还可发生肺顺应性下降，呼吸做功的加速和肺血流从肺尖到肺底的再分配。

中度二尖瓣狭窄时，循环障碍只发生在狭窄的二尖瓣口，而重度狭窄时，则除在狭窄的二尖瓣口有循环障碍外，肺小动脉的狭窄成为第二重循环障碍。此时，肺动脉压必须上升致使血流有效地通过肺小动脉和二尖瓣口双重障碍的高度，因而主肺动脉逐渐增粗，右心室壁发生肥厚，最终发展到右心衰竭阶段。

通过右心导管检查发现，二尖瓣狭窄引起的血流动力学改变，最明显的是肺动脉压升高，在运动时升高的程度更为明显。心输出量常低于正常，且在运动时不能随运动量相应增加。患者对劳动的耐量反应血流动力学的改变，特别是肺动脉压的高度。其次，反复发作的肺水肿和右心衰病史均提示肺动脉压有明显的升高和心输出量相对的降低。大咯血提示肺静脉压升高。

风湿性二尖瓣狭窄所造成的左房压的升高以及伴有的心房肌风湿性炎症可使左房扩大，左房壁纤维化以及左房肌束排列紊乱，结果产生传导速度和不应期的不一致，从而易发生房性期前收缩和心房颤动。

慢性的心房颤动可使心房肌发生弥漫性萎缩,加重心房肌传导速度和不应期的不一致,其结果是心房颤动成为不可逆。二尖瓣狭窄时,心房肌收缩可使左房与左室压力阶差增加约40%,心房颤动的发生可使心输出量降低约20%。

单纯的二尖瓣狭窄患者的左心室功能大多正常,然而合并二尖瓣关闭不全、主动脉瓣病变、体循环压力升高、缺血性心脏病和心肌病均可使左心室舒张压升高,约85%左心室舒张末压在正常范围,其余则降低。约25%的单纯二尖瓣狭窄患者射血分数和其他收缩功能指数低于正常,可能与前负荷慢性降低、后负荷增加以及二尖瓣纤维化扩展到邻近的左心室底部肌肉有关。也有人认为,风湿性心肌炎、同时存在的缺血性心脏病、二尖瓣的僵硬强直或右心室功能的异常等可能是二尖瓣狭窄左心室功能不全的原因。左心室的质量通常正常或略有下降。

(三) 压力-容量关系

由于从左房到左室的血流受限,显著的二尖瓣狭窄的患者左室舒张末容量和压力降低,左室收缩末容量也减少,每搏量下降。实际的左室工作相对正常,每搏量的下降完全是由于左室充盈不足造成(图67-2-2)。

(四) 临床及血流动力学管理

不同程度的二尖瓣狭窄的临床特征主要取决于心输出量和肺血管阻力的水平。某一水平的二尖瓣狭窄阻塞,其特征可表现在血流动力学图谱的一端,即正常心输出量和高左房-左室压力阶差,或在图谱的另一端,即心输出量显著下降和左房-左室压力差降低。因此在中度二尖瓣狭窄的患者静息时心输出量正常,而在劳力负荷时可正常的增高。这些患者中,劳力时高

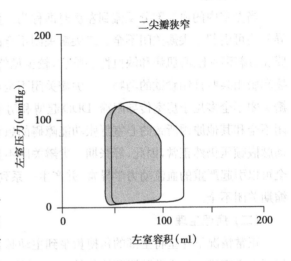

图 67-2-2　二尖瓣狭窄左室压力-容量环

跨瓣压差可引起显著左房压和肺毛细血管压升高,导致严重的肺充血水肿。与此相反,在某些严重二尖瓣狭窄的患者,劳力时心输出量低于正常,因而可以较心输出量正常增高者更能降低肺静脉压,并能缓解严重的肺充血水肿的症状。在二尖瓣狭窄尤其伴有肺血管阻力升高时,静息时通常心输出量降低,劳力时不升高,这些患者常表现出继发于低心输出量的严重虚弱和乏力。

二尖瓣狭窄患者的血流动力学管理主要是避免引起心动过速,维持适当前负荷,避免肺循环高压进一步加剧的因素。①心率和心律:心动过速可缩短舒张期,使通过二尖瓣的血流减少,所以在心率增快时,必须增加通过二尖瓣口的血流速度以维持相同的心输出量水平,结果加大了二尖瓣口的压力阶差,使左房压、肺毛细血管压及肺动脉压急剧上升,出现急性肺水肿。心房的收缩作用占二尖瓣狭窄患者左室每搏量的30%,房颤的患者丧失了心房的收缩作用,对于能维持窦性心律的患者尽量维持正常的房室射血。②前负荷及心肌收缩力:前向血流通过狭窄的二尖瓣依赖于足够的前负荷和左右室的收缩力。但是由于二尖瓣狭窄的患者已有左房压的升高,过多的液体负荷容易使已处于心衰边缘的患者出现急性肺水肿。慢性的充盈不足可以引起心室收缩功能的下降。在二尖瓣狭窄的晚期,左室收缩力的下降可导致严重的充血性心力衰竭,而右室收缩力的下降限制左房的充盈,并最终影响心输出量。此类患者需要正性肌力药物支持。③避免一切加重肺动脉压升高的因素:高碳酸血症、酸中毒、缺氧时易发生肺血管的收缩。病因治疗是瓣膜病性肺动脉高压治疗的关键。由于扩血管治疗可能会导致瓣膜病性肺动脉高压患者发生液体潴留加重、肺水肿、通气/血流比例失调等不良反应,因此,除少数情况外,扩血管药物治疗瓣膜病性肺动脉高压的效果都不理想。治疗肺动脉高压的一些靶向药物对于瓣膜病性肺动脉高压的效果尚需临床试验证实。④为了在心输出量受限的情况下维持血压,二尖瓣狭窄的患者通常会有体循环外周阻力的增高。由

于限制心输出量的因素是二尖瓣狭窄,所以降低后负荷对于改善前向血流作用不明显,因此对于此类患者,建议维持后负荷在正常水平,以维持重要脏器的灌注。对于二尖瓣狭窄已出现心室收缩功能受损时,可适当降低心室后负荷。

二尖瓣置换术后早期肺动脉阻力、肺动脉压及左房压下降,而心输出量增加。但是即使术前左室功能看似正常的患者,经历缺血造成的心肌损伤,体外循环后可出现严重的心肌收缩力抑制,这些患者常需要正性肌力药物支持。术后大多数患者肺动脉压持续下降,肺动脉压不降通常表明有不可逆的肺动脉高压和可能不可逆的左室功能不全。

二、二尖瓣关闭不全

(一) 概述

当左室内的血流部分反流到左房时即称为二尖瓣关闭不全。二尖瓣结构在解剖和(或)功能上的任何异常均可引起二尖瓣关闭不全。二尖瓣关闭不全的主要原因包括二尖瓣脱垂、风湿性心脏病、感染性心内膜炎、瓣环钙化、心肌病和缺血性心脏病,较少见的原因包括胶原血管疾病、创伤、嗜酸性粒细胞增多症、类癌和服用某些抑制食欲的药物。二尖瓣关闭不全可以发生在收缩期,也可以发生在舒张期。舒张期二尖瓣关闭不全多见于房室传导阻滞、DDD 起搏和房室传导延迟患者,还见于肥厚梗阻性心肌病、主动脉瓣关闭不全和其他原因所致的心室舒张功能障碍的患者。尽管存在舒张期二尖瓣关闭不全,但心输出量和肺动脉嵌顿压仍然正常,因此,舒张期二尖瓣关闭不全几乎没有血流动力学意义。但是收缩期二尖瓣关闭不全可以引起严重的血流动力学异常,并产生一系列临床症状,因此临床上所指的二尖瓣关闭不全指的是收缩期关闭不全。

(二) 病理生理

正常情况下左室将全部的每搏量泵到主动脉,但是在有二尖瓣关闭不全时左心排空阻力减少,因而增加了左心室排空。主动脉瓣开放前约有 50% 的关闭不全的容量射入左房。二尖瓣关闭不全的反流量取决于关闭不全的孔径大小及反向左心房和左心室之间的压力梯度。关闭不全孔径和压力梯度依赖于体循环血管阻力,在二尖瓣环柔韧性正常的患者,二尖瓣环的截面积受很多因素的影响。前、后负荷的增加和收缩力的下降均可增加左心室的容积,从而扩大二尖瓣环和关闭不全口径,但流量增加。正性肌力药物、利尿剂特别是血管扩张剂治疗使左室的容积缩小,反流量减少。

二尖瓣关闭不全的病理生理可以分为三个类型:急性二尖瓣关闭不全、慢性代偿性二尖瓣关闭不全和慢性失代偿性二尖瓣关闭不全。

1. 急性二尖瓣关闭不全　在急性二尖瓣关闭不全,如自发性腱索断裂,左室和左房承受突然的容量负荷。由于左室容量负荷的增加,左室心肌肌小节拉长,部分通过更彻底的心室排空,部分通过增加容量负荷也就是说遵循 Frank-Starling 定律增加左室的每搏血量。但是前负荷代偿作用导致左室压力容积曲线上移的负荷效应,增加了左室的充盈压。由于收缩期左室的血流反流到左房,增加了左房压并传递到肺血管,引起肺淤血和呼吸困难的症状。在急性期患者中,由于左房顺应性正常,左房没有扩大。值得注意的是,急性期代偿性交感刺激可使得左室舒张末压增加、心内膜下血流减少而发生心肌缺血、耗氧量增加,并可使外周血管收缩而进一步减少体循环的血流。如果反流不被纠正,6～12 个月后可观察到左房、肺静脉和小动脉壁增厚,伴有肺血管阻力增加。

二尖瓣关闭不全降低了左室的后负荷,使左室射血更加完全,这样就降低了收缩末期容积,进一步增加了总的左室射血分数。虽然通过舒张末容积的增加和收缩末容积的减少,增加了总的每搏量,但是由于大部分的每搏量反流到左房,前向的每搏量减少。

急性期由于交感神经系统的活动,左室功能可以正常或者增强,增加的前负荷,降低的后负荷及正常或者增强的心功能,使得二尖瓣关闭不全的射血分数增加,常常超过 80%。

2. 慢性代偿期二尖瓣关闭不全　慢性代偿期二尖瓣关闭不全,左房的顺应性增加,左房明显扩大,肺动脉压仅轻度增加。左房的肌纤维大部分被纤维组织取代。多数患者发生房颤。当心输出量降低时,肺动脉压和阻力仅轻度升高,发生呼吸困难,患者出现劳累和低输出量的症状。与此同时,左室产生代偿性离心性肥厚。因容量负荷的增加导致舒张应力的增加,触发串联肌小节的复制,结果延长了单个心肌细胞,导致左室舒张末期容积增加。如果容量负荷仍然增多,舒张末肌小节的长度大于正常,由于 Frank-Starling 定律的作用,将导致左室舒张末期容积较急性期进一步增加,进一步加大每搏量,以帮助恢复前向的每搏量正常。

与急性期相比,慢性代偿期后负荷(室壁应力)趋于增加,在后负荷轻到中度增加的同时,收缩末容积也增加。在代偿期,收缩功能基本正常或稍降低,增加的前负荷和离心性肥厚相结合导致舒张末容积增加,而正常的后负荷和正常的收缩功能则使收缩末容积正常。上述两者结合导致射血分数较急性期稍低,但仍是正常高限。离心性心肌肥厚和高射血分数使得前向每搏量正常。同时左室和左房容积的增加使反流量在较低充盈压下被调节,减轻肺淤血的症状。

3. 慢性失代偿期二尖瓣关闭不全　虽然二尖瓣关闭不全可以由左心室代偿而耐受很长一段时间,但是持续严重的超负荷最终会导致左室心肌功能障碍。受损的心肌功能损害左室射血功能,增加收缩末容积,左室、左房的排空障碍使左室充盈压升高,引起肺淤血。增高的舒张末压则引起左心进一步离心性肥厚和左室扩张,左室内径和室壁应力增加。虽然射血分数可能仍在正常范围,但是二尖瓣关闭不全患者面对持续增加的前负荷,表明其左室功能障碍已经产生。失代偿期患者的前负荷明显增加,后负荷稍有增加,心肌的收缩力下降,舒张末期容积明显增加,收缩末期容积稍有增加,射血分数正常,前向性每搏量轻度下降,左房压上升。严重二尖瓣关闭不全的患者冠脉血流可增加,但是与主动脉瓣狭窄和主动脉瓣关闭不全相比,心肌耗氧量的增加为中等水平。在慢性失代偿的患者,有神经激素激活和循环中炎症细胞因子水平的升高。血浆钠尿肽的水平随着容量负荷增加而反应性升高,在有症状的失代偿患者更为明显。

(三) 压力-容积关系

尽管左室舒张末容积和收缩末容积增加很多,慢性二尖瓣关闭不全患者的左室舒张末压力在病变非常严重前仍可保持相对的正常。左室离心性肥厚使得总的每搏量增大从而保证前向每搏量。左室容量快速地向压力较低的左房反流,使得左室收缩期间左室压力的增加变弱。相比之下,在急性二尖瓣关闭不全的患者,左室舒张末压力的急剧增加减弱了左室舒张末和收缩末容量的代偿性增加,直到出现代偿性扩大为止(图 67-2-3)。

(四) 临床及血流动力学管理

二尖瓣关闭不全伴有严重症状患者其有效前向每搏量常降低,而总的左心每搏量(前向和关闭不全的总和)直至患者的病程发展到晚期时仍是增加的。运动时的前向每搏量,而不是总的每搏量是决定心功能的主要因素。慢性二尖瓣关闭不全患者症状的性质和严重程度与相关因素有关,包括二尖瓣关闭不全的严重程度、进展速度、左房和肺血管压力水平、房性心律失常以及是否伴有心肌、冠脉病变等有关。慢性二尖瓣关闭不全患者,即使左室收缩功能相对正常,一旦出现严重的肺静脉高压或心房颤动时即可出现症状,预示着左室功能的失代偿。在风湿性二尖瓣关闭不全的患者,风湿热的初次发作到症

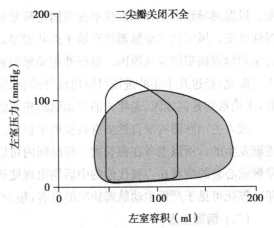

图 67-2-3　二尖瓣返流左室压力-容量环

状出现的时间较二尖瓣狭窄患者时间长,常超过 20 年。咯血和体循环栓塞在单纯或二尖瓣关闭不全为主的患者中较二尖瓣狭窄少见。心房颤动的发生对病情的发展不利,但不如二尖瓣狭窄严重。另一方面,因

心输出量降低引起的慢性倦怠、乏力在二尖瓣关闭不全患者更为明显。急性二尖瓣关闭不全患者,表现为肺血管阻力增加和肺动脉高压。在临床上会出现充血性肝大、水肿、腹水为特征的右心衰的表现。在慢性严重二尖瓣关闭不全患者,如果左心房扩大伴有轻度左房高压,肺血管阻力通常不会显著升高。主要症状是与心输出量下降相关的慢性倦怠、乏力。

二尖瓣关闭不全患者的血流动力学管理主要是维持适当的左室前负荷,适当快的心率:①左室前负荷:维持和增加前负荷对确保有足够的前向每搏量有益。但是在某些患者左房和左室扩大增大了二尖瓣环和反流分数,所以增加前负荷并不是普遍适用的。因此要因人而异,对于最佳前负荷增加程度的估计,应以患者对于液体负荷的临床反应为基础。②心率:心动过缓对于二尖瓣关闭不全的患者是有害的,因其可以引起左室容量的增加、前向每搏量的减少和反流分数的增加。这类患者应保持心率在正常或者较高的水平。二尖瓣关闭不全的患者,心房前负荷的作用不如其对于二尖瓣狭窄患者重要。慢性二尖瓣关闭不全患者常常有慢性房颤的存在。③心肌收缩力:前向每搏量的维持取决于离心性肥厚左室的最大功能。心肌收缩力的抑制可导致严重的左室功能不全和临床症状恶化。能够增加心肌收缩力的变力性药物可增加前向的血流,并因其能缩小二尖瓣环而减少反流。④外周血管阻力:后负荷的增加引起反流分数的增加和体循环每搏量的减少。因此,需要降低后负荷,并避免使用 α 肾上腺素能兴奋药物。硝普钠能够降低左室充盈压、显著增加前向每搏量。然而,对于缺血性乳头肌功能不全引起的急性二尖瓣关闭不全的患者,可选用硝酸甘油作为血管扩张药物。⑤肺血管阻力:大部分大量二尖瓣反流尤其是急性的患者会有肺循环阻力的升高,甚至出现右心衰竭。一定要注意避免高碳酸血症、低氧血症和任何引起肺血管收缩反应的药物或其他治疗。

二尖瓣关闭不全行瓣膜置换术后,左房压和肺动脉压降低。长期反流的患者将继续需要一个较大的左房压来维持足够的前向血流。关键问题是瓣膜置换术后需要维持左室作功。一旦瓣膜到位,左室将不得不把整个每搏量泵入主动脉,而没有低压的左房作为保护。其结果是左室壁张力增加而使射血分数下降。因此,在体外循环后,经常需要使用正性肌力药物支持,保持尽量低的静脉压和体循环压力,减轻左室前后负荷,减少压力和容量做功,直到左室能够适应新的血流动力学状态。

三、主动脉瓣狭窄

(一) 概述

主动脉瓣狭窄的病因可以分为风湿性主动脉瓣病变、先天性主动脉瓣发育异常和退行性主动脉瓣病变。风湿热导致的主动脉瓣狭窄在我国是最常见的原因,单纯的主动脉瓣狭窄很少见,多合并二尖瓣的风湿性改变。风湿性主动脉瓣狭窄始于瓣叶增厚,瓣交界融合最终钙化。主动脉瓣的先天性畸形是年轻患者主动脉瓣狭窄的常见原因。退行性主动脉瓣病变多发生在超过 65 岁的患者。先天性主动脉瓣病变(常为二瓣化)经过几十年的进展可以出现纤维化、钙化、产生类似于退行性钙化性主动脉瓣狭窄的病变。因此,无论最初是何原因,老年人的主动脉瓣狭窄钙化是最主要的特征。

成人主动脉瓣狭窄自然史有较长的平稳期。因为由此产生的对左室流出道梗阻和心内压的增加也是逐渐发生的。所以患者在很长的一段时间内可以保持无症状。在此期间致残率和病死率较低。心绞痛、晕厥或心衰的症状在心脏代偿的中后期出现使得病情发生巨大的变化,一旦出现症状平均生存率<2~3年。猝死可见于严重主动脉瓣狭窄的患者,很少发生于无先兆症状的患者。

(二) 病理生理

1. 轻度 无症状的代偿期。正常成人主动脉瓣瓣口面积为 $2.6\sim3.5cm^2$,正常主动脉瓣指数为 $2cm^2 \cdot m^{-2}$。当出现主动脉瓣狭窄时,正常的每搏量是通过增加左室与主动脉间的收缩压差来实现的。左室的收缩压可高达 300mmHg 而使主动脉收缩压和每搏量保持相对正常。这种较高的压差导致心肌压力做功增加及代偿性向心性肥厚。左室舒张末压增高不是左室收缩功能不全或衰竭的表现,而是左室舒张功能下降或顺应性降低的表现。

2. 中度　有症状的损害。当狭窄严重到瓣口面积 0.7~0.9cm² (动脉瓣指数为 0.5cm²·m⁻²)时,可出现心脏的扩大和心室肥厚,导致左室舒张末容积和压力升高。此时会出现射血分数的下降,表明左室收缩功能受损。

(1)左室舒张末容积和压力增高可导致心肌做功和氧需的增加。在此情况下,心肌氧需的两个主要因素心肌收缩力和收缩时限均增加。同时由于左室舒张末压升高,造成冠脉灌注压下降,因而心肌供氧减少。最后,通过主动脉瓣流入冠状动脉血流的 Venturi 作用,实际上降低冠状动脉口的压力,致使收缩期冠状动脉血流反流。这些因素使得患者在不并发冠心病的情况下,也特别容易发生心肌缺血和猝死。

(2)主动脉瓣狭窄患者的最初症状可以是房颤。正常人大约每搏量的 20% 依赖于心房收缩。然而,由于心室顺应性的降低和左室舒张末压力增加,心室被动充盈减少,心房收缩可提供高达 40% 心室充盈量。因此窦性心律和心房收缩对于心输出量作用的丧失可使临床症状急剧恶化。

3. 重度　终末衰竭。病情持续发展,主动脉瓣指数降至 0.5cm²·m⁻² 以下,导致射血分数进一步降低和左室舒张末压升高。当左房压超过 25~30mmHg 时可导致肺水肿,通常会出现猝死。若患者存活,进行性的肺动脉高压最终将导致右室衰竭。

(三) 压力-容量关系

当跨主动脉瓣压差增大时,左室收缩末压增高以保障正常的每搏量。在左室代偿的早期,左室舒张末压和容积增高,而左室收缩末容积保持相对正常。在晚期,左室功能受损首先引起左室舒张末压和容积的明显升高,最终导致左室收缩末容积升高和每搏量降低。所有的这些变化,特别是心室压力的增高,增加了已经受损心肌的氧耗(图 67-2-4)。

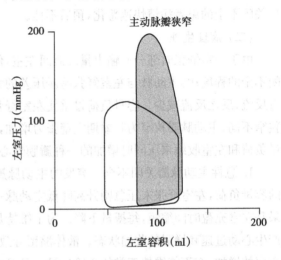

图 67-2-4　主动脉瓣狭窄左室压力-容量环

(四) 临床和血流动力学管理

主动脉瓣狭窄的血流动力学管理重点是维持窦性心律及充足的血容量,避免心动过速、后负荷增加及严重的心肌抑制。①左室前负荷:由于左室顺应性降低及左室舒张末压力和容积的增加,需要增加前负荷以维持正常的每搏量,而用硝酸甘油等扩血管药物可使心输出量骤降,非常危险。②心率:不能很好地耐受心率过快或过慢。心率过快可导致冠脉血流减少,而由于每搏量有限,过慢的心率可限制心输出量。但如果必须作出选择,稍慢的心率(50~60 次/分)较偏快的心率(超过 90 次/分)为好,因其可留有一定的时间来射血通过狭窄的主动脉瓣。应积极治疗快速室上性心律失常,因为心动过速和有效心房收缩的丧失,均可导致病情恶化。心室的兴奋性增高也应积极给予治疗,因为对于严重心律失常乃至室颤的患者,电复律很难成功。③心肌收缩力:通过增高的收缩状态以维持每搏量。因为主动脉瓣狭窄可引起左室舒张末容量增高和显著的心输出量的下降,从而导致临床状态严重的恶化,不能很好地耐受 β 受体阻滞剂。④外周血管阻力:左室射血的后负荷大部分来自狭窄的主动脉瓣,因而是固定的。体循环血压降低对于减小左室后负荷作用甚微。然而,主动脉瓣狭窄的患者肥厚的心肌极易发生心内膜下缺血。冠脉灌注依赖于足够的体循环舒张期灌注压的维持。虽然用 α 受体兴奋剂提升血压对总的前向血流几乎毫无作用(心室射血的主要阻抗来自主动脉瓣),但是它可以防止足以严重影响心肌灌注和引起猝死的血压下降。对于出现心肌缺血的症状和体征,慎用硝酸甘油,首要的任务是提高灌注压。⑤肺血管阻力:除晚期的主动脉瓣狭窄,肺动脉压保持在相对正常,不必进行处理。

主动脉瓣联合部切除或主动脉瓣置换术后,肺动脉嵌顿压和左室舒张末压随即降低,而每搏量升高。

虽然肥厚的左室需要较高的前负荷以维持正常的功能，但是心肌功能迅速恢复，几个月内左室肥厚可慢慢逆转。需要注意的是，换瓣术后可仍有 7～19mmHg 的压差存在，在主动脉瓣联合部切开术后可有主动脉瓣反流存在。如果术中心肌保护充分，患者术后一般恢复良好。

四、主动脉瓣关闭不全

（一）概述

主动脉瓣关闭不全可以有许多原因引起，在过去风湿热和梅毒性主动脉炎是主要原因，但是随着这些疾病的早期诊断和成功治疗，作为引起主动脉瓣关闭不全的原因已不是非常多见。细菌性心内膜炎、创伤、主动脉夹层动脉瘤以及可以引起异常胶原蛋白形成的各种先天性疾病逐渐成为主要原因。慢性的主动脉瓣关闭不全的患者可以长达 20 年无症状，然而一旦出现症状，表明存在心功能不全，其存活时间明显缩短。早期的症状包括呼吸困难、疲劳和心悸。出现心绞痛通常是晚期的症状，且预兆不良。急性主动脉瓣关闭不全的患者病情快速恶化，预后不佳。

（二）病理生理

由于左室舒张时部分心输出量反流回左室，使左室长期容量负荷过重。影响反流量的因素包括：①关闭不全的程度；②主动脉与左室舒张跨瓣压差的大小；③舒张期的长短。体循环阻力升高、心动过缓可加重反流，反之反流减少。容量负荷过重使左室舒张末期压力增加，左室代偿性离心性肥厚。此与主动脉瓣狭窄不同，主动脉瓣狭窄为收缩期室壁张力增加，心室向心性肥厚。主动脉瓣关闭不全是唯一导致左室容量负荷和左室收缩末压同时增加的一种瓣膜性心脏病。

1. 急性主动脉瓣关闭不全 突发的主动脉瓣关闭不全使原大小和顺应性正常的左室面临突然增加的容量负荷，左室舒张末压急剧升高降低主动脉-左室舒张压差虽可减轻反流，但也使二尖瓣提前关闭，结果是左室充盈时间缩短，每搏量下降。为了维持足够的前向血流而产生的即刻代偿机制是增加交感张力，产生心动过速和增强的收缩状态。液体潴留导致前负荷增加。左室舒张末容量的增加以及总的每搏量和心率的增加，亦不能维持正常的心输出量。可发生左室功能的急剧恶化表现出肺水肿和心源性休克的症状，需紧急外科手术。

2. 慢性主动脉瓣关闭不全

（1）轻度：无症状的生理学代偿。主动脉瓣关闭不全的出现引起左室收缩和舒张容量超负荷。容量负荷的增加导致伴有左室壁增厚和心室腔扩大的离心性肥厚。因为左室舒张末容积增加缓慢，左室舒张末压保持相对正常。由于容量做功较压力做功在代谢上节省，因而即使射血分数增加心肌需氧增加并不明显。在轻度主动脉瓣关闭不全的患者，随着增大的每搏量，外周血管慢慢扩张，有助于前向血流。只要反流分数少于每搏量的 40%，几乎没有症状出现。

（2）中度：有症状的损害。当主动脉反流量超过每搏量的 60% 时，可出现持续的左室扩大和肥厚，最终导致不可逆的左室心肌组织损害。这些变化的早期症状是左室舒张末压增高，标志着左室功能不全。左室舒张末压超过 20mmHg，表明有左室功能不全。随后出现肺动脉压增高并伴有呼吸困难和充血性心力衰竭的症状

（3）重度：终末衰竭。随着症状的出现，左室功能不全持续发展，最终变为不可逆。症状发展迅速，外科治疗差。由于主动脉舒张压降低引起舒张期冠脉灌注减少、心室扩大导致室壁张力增大以及左室肥厚，可以发生心绞痛。由于心输出量不足以及冠脉灌注不足的代偿机制，患者出现外周血管交感神经性收缩，导致心输出量进一步降低。

（三）压力-容量关系

对于急性主动脉瓣关闭不全的患者，是在左室顺应性正常的情况下，突然增加了容量负荷，导致左室舒张末容积和收缩末容积增加。由于没有时间通过心室肥厚来代偿，其结果是左室舒张末压突然增高，交

感神经的代偿机制不足以维持一个足够的每搏量。

在慢性主动脉瓣关闭不全,左室代偿性离心性肥厚使得左室舒张末容积和收缩末容积大大增加。左室顺应性代偿性的增加可使左室舒张末压仅有轻度升高。由于这种代偿机制的存在,可基本维持每搏量(图 67-2-5)。

(四) 临床和血流动力学管理

主动脉瓣关闭不全的血流动力学管理要避免增加后负荷,维持低的外周阻力、偏快的心率以减少反流量同时保持充足的容量负荷。①左室前负荷:由于左室前向血流的维持依赖于前负荷的增加。因此,由于静脉扩张的药物可以降低前负荷而使心输出量降低应慎用。

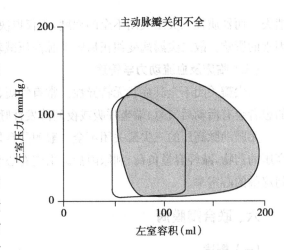

图 67-2-5　主动脉瓣返流左室压力-容量环

②心率:主动脉瓣关闭不全的患者表现为随着心率的增加前向的心输出量明显增加。心率增快使心室舒张期缩短从而减少反流量。由于心率增快可保证较高的体循环舒张压和较低的左室舒张末压,实际上使心内膜下血流得到改善。这就解释了为什么患者休息时有症状而运动时症状改善。另一方面,心动过缓可使舒张期延长,每搏量的反流量增加。90 次/分的心率似乎是最理想的,既可改善心输出量又不会引起心肌缺血。对于主动脉瓣关闭不全的患者窦性心律的维持不如主动脉瓣狭窄患者那么重要,房颤很常见。③心肌收缩力:必须维持左室收缩力。在左室功能受损的患者,使用 β 受体兴奋药物可以通过舒张外周血管和增强心肌收缩力而使每搏量增加。④外周血管阻力:在正常情况下,慢性主动脉瓣关闭不全的患者通过外周小动脉舒张,可基本代偿心输出量的受限。降低后负荷使前向每搏量进一步得到改善。后负荷的增加可降低每搏量并显著增加左室舒张末压。对于左室功能受损的晚期主动脉瓣关闭不全的患者,降低后负荷是很有好处的。⑤肺血管阻力:除非伴有严重的左室功能不全的晚期主动脉瓣关闭不全的患者,肺血管阻力可维持在相对正常。

主动脉瓣置换术后,左室舒张末压和容量随即下降。但是左室肥厚及扩大依然存在。体外循环停机后,必须保持相对偏高的前负荷以维持扩大左室的充盈。术后早期,由于左室功能低下,可能需要正性肌力药物支持。

五、三尖瓣病变

(一) 概述

三尖瓣病变指的是各种原因引起的三尖瓣结构和(或)功能异常。三尖瓣病变可单独存在,也可与其他心脏病变同时存在,总体发病率与左心系统瓣膜病相比较低。三尖瓣病变的病因主要分为先天性和后天性两种。对于成人主要是后天性的三尖瓣病变。三尖瓣关闭不全远较三尖瓣狭窄常见。本文主要介绍三尖瓣关闭不全。功能性三尖瓣病变主要是由于各种原因引起的右室扩大伴有三尖瓣环扩大,引起三尖瓣对合不良,而瓣膜本身无器质性病变。器质性三尖瓣病变除少数属于先天性或因外伤、心内膜炎、红斑狼疮等绝大多数是三尖瓣风湿性心瓣膜炎的结果,往往合并瓣膜交界的融合,因而多有狭窄,同时合并二尖瓣和(或)主动脉病变。

(二) 病理生理

三尖瓣关闭不全的患者,收缩期血液反流增加右房的容量负荷和压力,因而引起右心房扩大、肥厚。右房压力中度升高,可使静脉回流障碍,从而使周身静脉系统血流淤积。三尖瓣关闭不全可使右室终末舒张期容量增多,右室舒张期末压升高,导致右室扩张肥厚。总之,加重右心负荷,导致右心衰。功能性三尖瓣关闭不全程度与肺动脉压和右心室压力升高的程度密切相关,压力下降能使三尖瓣关闭不全减轻,甚至消失。而器质性三尖瓣关闭不全的程度，不仅取决于瓣膜本身病变，还受到二尖瓣病变和肺动脉高压双重因素的影响。故二尖瓣病变纠正后肺动脉高压减轻也可部分改善三尖瓣关闭不全。

（三）临床及血流动力学管理

三尖瓣关闭不全其症状无特异性。常有气短、食欲减退、腹胀和双下肢水肿等表现。合并二尖瓣狭窄的患者会有活动后气急、端坐呼吸或夜间阵发性呼吸困难等症状，较单纯二尖瓣狭窄轻。

无肺动脉高压的三尖瓣关闭不全一般耐受良好，不需特殊处理。出现肺动脉高压的选择降低肺动脉高压的药物，减轻容量负荷，利尿限盐。出现右心衰选择既能强心又能降低肺动脉压的正性肌力药物。控制房颤的心室率。

六、联合瓣膜病

（一）概述

心脏联合瓣膜病是指同时累及两个或者两个以上的心脏瓣膜疾病。联合瓣膜病的病因很多，其中以风湿性心脏病最为常见，其次为黏液样变性（或退行性变）和感染性心内膜炎。其他少见的原因有类风湿关节炎、心内膜纤维化、系统性红斑狼疮等。联合瓣膜病大多由同一种病因引起，如风湿性心脏病；但也可由两种或两种以上不同的病因引起，如二尖瓣脱垂合并主动脉瓣感染性心内膜炎。联合瓣膜病的瓣膜病理改变开始可仅限于一个瓣膜，以后随着病情的发展而逐渐引起或累及另一瓣膜，也可以两个或两个以上瓣膜同时受累，但不同的瓣膜病变的严重程度可轻重不一，瓣膜病变的病理类型亦可不同，有的以狭窄或关闭不全为主，有的以狭窄合并关闭不全混合病变为主。因此，在临床上可出现不同瓣膜、不同病变严重程度的多种联合瓣膜病变组合类型，产生的血流动力学障碍和临床表现也不同。

多瓣膜病变的患者临床表现依赖于每个病变的相对严重程度。当瓣膜异常的严重性大体相同时，一般两个瓣膜病变中的近端（上流）瓣膜产生临床表现比远端的瓣膜显著，如二尖瓣和主动脉瓣联合病变的患者二尖瓣，三尖瓣和二尖瓣联合病变患者的三尖瓣。因此近端病变倾向于掩盖远端病变。

（二）病理生理

1. 双瓣膜病变　双瓣膜病变是联合瓣膜病中最常见的，其中以二尖瓣病变合并三尖瓣病变、二尖瓣病变合并主动脉瓣病变多见，以风湿性心脏病最为常见，其次为退行性变。病理分型主要是根据受累瓣膜的部位和病理改变类型（即狭窄或关闭不全）的组合形式分型。

（1）二尖瓣狭窄合并三尖瓣病变：由于二尖瓣和三尖瓣分属于左右心系统，两者引起的病理生理学改变类似于单纯二尖瓣病变和单纯三尖瓣病变，并且以二尖瓣病变为主。因此二尖瓣狭窄和（或）关闭不全合并轻至中度三尖瓣病变引起血流动力学紊乱及其对心肺功能的影响基本类似于单纯二尖瓣狭窄和（或）二尖瓣关闭不全。在临床上，可出现活动后心慌气急、乏力等表现。合并严重的三尖瓣病变时才会出现明显的右心静脉系统的淤血及右心衰的表现，临床上出现下肢水肿、食欲缺乏、肝大腹水的表现。值得注意的是，当二尖瓣病变引起左心功能明显下降时，会减轻肺淤血和肺动脉高压，继而减轻三尖瓣病变所引起的病理生理改变的程度。

（2）二尖瓣合并主动脉瓣病变：二尖瓣合并主动脉瓣双瓣病变引起的血流动力学改变及其对心肺功能的影响远较单瓣膜病变复杂严重。不同的瓣膜病变类型、组合方式及严重程度对心房、心室的结构、功能，肺循环和冠状动脉以及心肌供血等的影响也有所不同。

（3）二尖瓣狭窄合并主动脉瓣狭窄：对左房和肺循环的影响和单纯的二尖瓣狭窄相似。二尖瓣狭窄会引起肺动脉高压，肺部淤血及右室代偿性扩张肥大，继而影响三尖瓣的功能造成左房增大。一旦右室功能失代偿就会出现右心衰的表现。另外，由于二尖瓣狭窄左房压持续增高继而出现左房肥厚扩大，一方面影响左房心肌的传导性，易产生房性期前收缩及房颤降低左房的收缩功能。另一方面，易引起左房内血栓，血栓脱落后引起动脉系统的栓塞。

对左室及左心功能的影响是综合性的,主要受压力负荷的影响。左心室位于两个狭窄的瓣膜之间,一方面由于二尖瓣狭窄造成左室舒张期充盈减少,左室前负荷降低。但是一般轻至中度二尖瓣狭窄时,可通过加强左房收缩和左房压升高,增大左房-左室压差来代偿。只有当重度二尖瓣狭窄、房颤或心率增快时,才会出现明显的影响,使左室有缩小的趋势。另一方面,由于同时存在主动脉瓣狭窄,收缩期左室射血阻力增加,一般只有当主动脉瓣狭窄面积为正常的1/4时才会出现明显的阻力,左室后负荷明显增加,左室发生向心性肥厚和心室腔的扩大,使左室收缩力代偿增加维持正常的心输出量。但同时伴随有左室顺应性降低和左室舒张末压升高,左室舒张末压升高又降低了左房-左室压差,进一步影响左心室的充盈;左室顺应性下降也反过来影响心室的舒张功能,继而影响收缩功能。因此,在左室代偿期,左室收缩功能代偿性增强或正常,而舒张功能早已异常,左室正常或甚至轻度扩大,但以左室壁增厚明显,左室重量与容积比率增加,上述改变比单纯主动脉瓣狭窄要轻。此时,左心功能如射血分数及短轴缩短率增加或正常,若二尖瓣狭窄严重,则可轻度下降,但这并不代表左心功能显著下降,而仅与前负荷降低有关。在静息状态下心输出量可基本维持正常,说明二尖瓣和主动脉瓣狭窄对左室的结构和功能的影响有一定的互相抵消的作用。一旦左室功能失代偿,其收缩和舒张功能均可急剧下降。冠状动脉和心肌供血主要受主动脉瓣狭窄的严重程度影响。

(4)二尖瓣狭窄合并主动脉瓣关闭不全:对左房和肺循环的影响主要与二尖瓣狭窄及其严重程度相关。左室的结构和功能改变既与二尖瓣狭窄又与主动脉瓣关闭不全相关,主要受容量负荷的影响。二尖瓣狭窄使左室舒张期充盈减少,由于同时存在主动脉瓣关闭不全,在舒张期一部分血流从主动脉反流回左室,因此,左室舒张末容量可不减少,甚至有所增加。此时,左室的前向有效心输出量可保持在正常范围。由于二尖瓣狭窄的存在,左室较单纯主动脉瓣关闭不全时的扩大程度降低。由于左室有较好的代偿能力,二尖瓣狭窄又一定程度上限制了左室容量负荷的快速增加。因此,二尖瓣狭窄合并主动脉瓣关闭不全时,左室代偿时间很长,在相当长的时间里,左室功能可增强或者维持在正常范围内。尽管左室舒张末容积增加,但是左室舒张末压可维持在正常水平或仅轻度升高,加上主动脉瓣关闭不全时主动脉舒张压和外周阻力降低,也有利于维持左心功能,甚至出现假性的高排现象。但一旦发生左室失代偿,左心功能可在短时间内迅速恶化,出现顽固的左心衰,并可进一步加重二尖瓣狭窄对肺循环和右心功能的影响,发生左、右心衰竭。冠状动脉和心肌供血主要受关闭不全严重程度的影响。

(5)主动脉瓣狭窄合并二尖瓣关闭不全:这种联合病变形式,对左房和肺循环的影响主要取决于二尖瓣关闭不全及其严重程度。由于主动脉瓣狭窄,左室射血阻力增加,使左室向低阻力的左房反流增加,加重二尖瓣关闭不全。左室大小及功能变化受主动脉瓣狭窄和二尖瓣关闭不全的双重影响,压力负荷及容量负荷均增加。在舒张期,左室一方面接受从肺循环回来的血液,另一方面接受二尖瓣关闭不全收缩期从左室反流入左房的血液,因此左室容量负荷增加。在收缩期,因主动脉瓣狭窄,左室前向射血阻力增大,由于同时存在二尖瓣关闭不全,血流很容易通过二尖瓣进入低压的左房。因此,左室室壁张力并不明显增加,甚至下降,与单纯主动脉瓣狭窄不同。这种联合病变,左室的收缩功能可呈代偿性增强,在一段时间内左室射血分数和短轴缩短率增高,心输出量保持正常。但长时间的左室容量和压力负荷过重,可导致左室进一步扩大、肥厚,继而进一步损害二尖瓣功能,最终引起左室功能失代偿。一般认为,存在明显二尖瓣关闭不全时,即使射血分数和短轴缩短率在正常范围,左室的功能已经受损。对于冠状动脉的影响主要取决于主动脉瓣狭窄的严重程度和左室功能。

(6)主动脉瓣关闭不全合并二尖瓣关闭不全:这一类型引起的血流动力学紊乱,主要是增加左心系统的容量负荷。而对于左房和左室的作用是叠加的。急性的主动脉瓣关闭不全合并二尖瓣关闭不全由于左心系统适应、代偿机制未完全建立,会出现明显的左、右心衰的症状。但是急性的主动脉瓣关闭不全合并二尖瓣关闭不全引起的急性泵衰竭主要与瓣膜功能障碍相关,而心肌本身病理损害不重,一旦瓣膜病变得到纠正,心功能能够恢复到正常水平。慢性的主动脉瓣关闭不全合并二尖瓣关闭不全经过长时间的代偿,心肺均有较长的适应和代偿过程,发生左室无症状的扩大、肥厚。一旦左室显著扩大,心功能失代偿则临床症状迅速加重,心肌出现不可逆的病理改变,即使纠正了瓣膜病变,其左心功能恢复较慢或者难以恢复。

2. 三瓣膜病变 二尖瓣、主动脉瓣和三尖瓣联合病变称为三瓣膜病变,也是常见的联合瓣膜病的类型。三瓣膜病变多是在二尖瓣和主动脉瓣病变的基础上,因肺动脉高压、右心室扩大等原因产生功能性的三尖瓣关闭不全。三瓣膜病变通过在二尖瓣和主动脉瓣病变的基础上根据三尖瓣病变的性质(功能性或器质性)分类。

三瓣膜病变不仅可以引起明显的左心系统血流动力学紊乱,而且还可以引起右心系统血流动力学紊乱,因此对于心肺以及肝肾功能都有很明显的影响,较二尖瓣和主动脉瓣病变更为复杂,其影响的严重程度主要取决于各个瓣膜病变的类型和严重程度。

三瓣膜病变中二尖瓣和主动脉瓣病变主要引起左心系统血流动力学紊乱和左侧心腔的容量和压力负荷过重,进一步影响心肺功能。三尖瓣病变则主要引起右心系统的血流动力学紊乱,主要表现为体循环静脉系统的淤血和肝肾、胃肠道功能改变。

(三) 临床和血流动力学处理

多瓣膜病变的临床表现复杂,是各个瓣膜病变产生临床表现的综合。二尖瓣和主动脉瓣病变主要产生左心功能和动脉供血不足的表现,三尖瓣病变主要产生右心功能不全和体循环淤血的表现。手术是解决多瓣膜病变的有效方法。内科处理主要是明确瓣膜病变及其病理生理变化和血流动力学紊乱,进行相应的处理。根据患者病变类型选择合适的容量负荷,由于多瓣膜病变心功能均较差,要进行正性肌力药物支持。患者出现心功能不全表现时,注意利尿减少容量负荷。对于以关闭不全病变为主要表现的患者可以给予扩血管药物减少反流。适当的心率改善狭窄或反流瓣膜心肌的血供。改善肺功能,纠正慢性缺氧。注意水电解质平衡,防治心律失常的发生。加强营养支持。

七、心脏瓣膜病术后监护与血流动力学处理

(一) 体外循环对于心脏及全身脏器的影响

对于正常的生理来讲,体外循环和低温是一个最大的应激源,在这个过程中,导致大量的炎症介质释放,过多的炎症介质作为机体调控信号而导致机体损害,包括对全身各个器官和组织,尤其是肺组织。

在体外循环中,由于停循环导致的缺血-再灌注损伤、炎症因子以及手术本身对心脏结构和功能的改变使得心脏手术后心肌出现不同程度的水肿,导致收缩力下降、舒张功能减退。在 12～24 小时内心肌水肿达到高峰,随后的 48～72 小时慢慢消退,个别心脏结构改变较大的手术后,心肌水肿更为明显,恢复时间将更长。

体外循环期间机体由波动性血流改变成为近乎恒流,对器官组织的灌注将产生明显的影响,对于一些术前有病变的器官,如高血压肾脏改变,体外循环对其打击将更大,术后很可能会出现肾衰竭或需要透析治疗。

心血管外科术后两个特殊的血流动力学改变是:①瞬间血流动力学的改变和慢慢适应的血管形态学改变;②先天性心脏病术后体循环和肺循环血流的重新分布导致心血管外科术后液体管理有其特殊性。

(二) 心脏瓣膜病术后处理

术后早期以控制容量负荷和压力负荷为主,防止术后早期心脏容量和压力负荷急剧增加对心功能的损害,同时防止肺动脉高压。应保持心率较快、血压较低的状态;稍后处理以积极营养支持和预防感染、促进患者康复为主。

1. 容量 术前瓣膜性心脏病因有效泵血不足,导致肺循环和体循环淤血,尽管大量应用强心利尿剂,但是由于心脏瓣膜病本身心功能不全,使容量负荷仍然处于偏多的状态。容量感受器、压力感受器长期处于淤血状态。术后心脏有效泵血改善,需要循环液体减少,心功能改善,间质多余水分开始逐渐向血管内

回流,导致容量增加,术后 24 小时出入量为负值,实际上有效循环血量并不减少。

术后 24 小时内,容量出入一般保持患者能够维持循环的最低容量为准,基本上为负平衡。对于补液液体的选择以偏重胶体补液,减轻体外循环期间间质的水肿。术后患者常限制液体的摄入,口渴并非真正的容量不足。

小而薄的左室:如单纯二尖瓣狭窄,左室长期处于容量低负荷状态,左室较小,室壁薄,对容量和压力负荷耐受均较差,左室对于术后即刻迅速增加的容量负荷有一个适应过程;术后要尽量较少左室的前负荷,同时减少压力负荷。单纯的主动脉瓣狭窄,左室小而厚,对容量的耐受差,对后负荷的耐受要较好,同时因为增厚的左室需氧量增加,术后主要严格控制容量,血压可较二尖瓣狭窄放宽要求。对于关闭不全时,左室大,容量负荷较多,术后早期瓣膜功能恢复,心肌功能的恢复需要时间,其对容量负荷耐受较好,后负荷耐受较差,术后在注意容量负荷的同时要注意控制患者的血压,减少左室射血做功促进心肌恢复。

2. 心率　心率 80~110 次/分,注意防止心率过慢、容量负荷过多造成心脏过度膨胀而导致心脏功能受损。心率太慢可给予山莨菪碱,极个别应用异丙肾上腺素提高心率。大部分心率偏慢的患者术后积极安装临时心外膜起搏器,通过临时起搏器调整心率。对于合并严重室性心律失常的患者,注意起搏器的调整,保持起搏器和自主心律的和谐,实在无法调整的可应用胺碘酮抑制自身心律变为完全起搏。

3. 术后低心排　导致瓣膜性心脏病术后低心排的主要原因包括:手术本身的影响如术前心功能较差,手术本身及体外循环和缺血再灌注等因素导致其功能更差;术中心肌保护不满意,尤其是体外循环时间较长;术中冠脉内有微栓或气栓;术后容量的调整不满意;后负荷过高;心肌抑制如各种钙离子拮抗剂等应用过多;严重的水电解质紊乱等。临床表现主要有:末梢灌注差,苍白湿冷;肺部充血,氧合差;肾脏灌注差,无尿;代谢性酸中毒等。

(1)首先将前负荷调整到最佳状态,同时调整后负荷在适当水平,在此基础上,加用血管活性药物和其他辅助方法。血管活性药物多巴胺、多巴酚丁胺的基础上加用肾上腺素,当肾上腺素用量较大时需要扩血管药合用,以免诱发或加重肾功能损害。磷酸二酯酶抑制剂,如米力农,也是很好的选择,对部分心功能难以纠正的患者有较好的作用,但此类药物增加室性心律失常的发生率,对于原有室性心律失常的患者应注意。对于发热的患者降温就会出现心功能的好转,充分镇静是一种非常有用的治疗低心输出量的手段。

如果补充容量、正性肌力药物支持后患者心输出量满意,体循环阻力低,血压低可使用 α 受体兴奋剂以增加外周阻力。如果使用去甲肾上腺素后仍有顽固性低血压,则考虑"血管瘫痪"或者称为血管麻痹综合征。可能是全身炎症反应的结果,与 NO 介导的血管扩张作用有关。研究表明,交感神经张力正常的大多数患者体外循术后血管紧张素水平较低,而血管麻痹综合征的患者则更低。精氨酸加压素作用于血管 V_1 受体和肾脏 V_2 受体,小剂量的精氨酸加压素 0.1~0.4U/min 可使这类患者的血压恢复正常。血管麻痹综合征对其敏感性高。由于精氨酸加压素对出球小动脉的收缩作用强于入球小动脉,该药还能够改善肾脏灌注。

(2)注意患者是否有气胸、胸腔积液、心包或纵隔压迫,早期进行床旁超声评价排除可能的诱因及加重因素。

(3)IABP、心脏辅助、ECMO 对于严重的低心输出量患者是不错的选择。IABP 对于瓣膜病的支持有限,如同时合并冠心病 IABP 是理想选择。ECMO 能够同时进行心肺辅助,对于瓣膜病术后严重低心输出量效果较好。

4. 瓣膜病合并肺动脉高压　瓣膜病肺动脉高压属于阻塞型,器质性占绝大多数,即使手术解除了梗阻,肺动脉压力也很难下降。加之体外循环激活炎症介质、肺缺血—再灌注损伤肺动脉压力不降反升。一般经过 10~20 多小时的镇静,肺动脉压力依然很高,但体循环血压稳定,中心静脉压满意可以拔除气管插管,因为长期的肺动脉高压右心系统已经适应这种情况。吸入 NO 或静脉应用前列腺素效果不佳。治疗包括充分镇静、止痛、适当过度通气,防止高碳酸血症,增加吸入氧浓度,增加胶体渗透压,通过利尿减轻间质水肿。对于影响右心功能的高肺动脉压可以试用糖皮质激素,大部分患者有肺动脉压力的明显下降。使用时应权衡利弊,不推荐常规使用。

5. 瓣膜病术后纵隔出血　瓣膜病体外循环后导致纵隔出血的因素:残留或反跳肝素的作用,血小板减少,凝血因子耗竭,纤维蛋白溶解,外科止血不当,低温,术后高血压等。对于病程较长的瓣膜病术前可能存在心脏恶病质,患者全身状态差,凝血不良术后易纵隔出血,出现引流量多。加温保暖;在充分中和肝素后可以给予抗纤溶药物减少术中、术后出血,这类药物不仅能抑制纤溶,还能对血小板功能有不同程度的保护作用。对于难以止血的患者必要时可以做血栓弹力图,明确患者整体的凝血状态,找出原因给予成分补充如纤维蛋白原、凝血因子、血小板等。血栓弹力图对于持续出血的患者具有准确的指导作用,但血栓弹力图的结果一定要结合临床。如果患者血栓弹力图结果完全正常,基本可以确定是外科因素导致术后引流液增多。

急性心脏压塞:当血流动力学不稳定并伴有充盈压升高的时候,特别是患者有明显的出血,或明显的出血突然终止,应考虑急性心脏压塞的可能。发现下列征象时,应高度怀疑心脏压塞的发生:原来明显的出血突然终止;随着呼吸而出现的低心输出量和低血压,同时脉压变窄,要注意在正压通气会倒转并增强血压对于呼吸的反应;心包内压力增高导致心脏各房内压力均衡化改变;胸片提示纵隔影增宽,或右心缘位置异常提示血块位于右心房周围;代偿性心动过速;心律失常;心电图低电压;电机械分离。如果时间允许,可以行心脏超声检查,明确心包积液或血块的位置。但有时由于不能获得满意的探查窗口,而无法发现有意义的征象。对于急性心脏压塞的患者需紧急开胸。

对于瓣膜病术前血流动力学的充分理解是术后监护的基石。心外科术后的监护要求要细心,耐心,有整体的治疗理念。

(张海涛)

第三节 心 包 疾 病

正常的心包是包绕在心脏表面的一层纤维弹性物质,其中含有少量的液体。心包疾病的主要特征为心包炎和心包积液,两者的临床表现各不相同,偶尔也会同时出现。心包炎的临床表现以炎症反应为主,即使是存在心包积液,后果也不明显;而以心包积液为主要临床表现,甚至发生心脏压塞时,会对血流动力学产生重要影响,甚至危及生命。

一、心包炎

心脏外面有脏层和壁层两层心包膜,如它们发生炎症改变即为心包炎,可使心脏受压而舒张受限制。心包炎可分为急性和慢性两类,慢性心包炎较严重的类型是缩窄性心包炎。

(一) 急性心包炎

急性心包炎(acute pericarditis)指的是各种原因引起的心包脏层和壁层的急性炎症。"急性"指的是持续时间不超过 6 个月。

1. 病因 目前急性心包炎的病因以病毒感染、心肌梗死性、尿毒症性、肿瘤性相对多见,其常见病因如下:

(1)非特异性/特发性;

(2)感染性:病毒、立克次体、细菌、真菌、寄生虫等。

(3)异常免疫反应:风湿热、系统性红斑狼疮、类风湿关节炎、心肌梗死后综合征、心包切开后综合征、过敏性疾病等。

(4)邻近器官疾病:急性心肌梗死、肺梗死、胸膜炎、主动脉夹层等。

(5)止血机制障碍:使用抗凝药。

(6)肿瘤性:原发或继发。

(7)代谢性疾病:尿毒症、痛风等。

(8)物理因素:外伤、放射性。

2. 病理 急性心包炎通常为渗出性炎症,根据渗出的主要成分可以将其分为浆液性心包炎,纤维素性及浆液纤维素性心包炎,化脓性心包炎以及出血性心包炎。浆液性心包炎多见于自身免疫性疾病、尿毒症、肿瘤、病毒感染;纤维素性及浆液纤维素性心包炎最为常见,以心包脏、壁两层的心包腔面被一层粗糙的黄白色绒毛覆盖为主要表现。多见于结核、自身免疫性疾病、急性心肌梗死、心肌梗死后综合征、外伤、放射等原因。化脓性心包炎表现为心包腔内聚积脓性分泌物,多为化脓菌感染所致。出血性心包炎通常为在纤维素性和(或)化脓性心包炎基础上混杂较多红细胞,常见于见于结核、肿瘤、外伤、手术创伤等。

3. 病理生理　胸痛是急性心包炎的主要临床表现。心包脏、壁两层的内表面并无痛觉神经,在第5、6肋间水平以下的心包壁层外表面有膈神经的痛觉神经分布,因此,当病变蔓延到这部分心包,或者波及邻近的胸膜、纵隔或横膈时,才出现疼痛。从胸痛形成机制可以看出,急性心包炎胸痛的定位特点与心肌缺血、心肌梗死的胸痛相似;此外,当心包炎波及胸膜时,胸痛就具有呼吸运动相关性,这和胸膜性胸痛相同。支配斜方肌的膈神经经过心包,心包炎症时可以刺激膈神经,引起斜方肌的放射痛。

4. 临床表现及体征

(1)胸痛:与心肌梗死的胸痛相似。常位于心前区,可放射到颈部、左肩、左臂、左肩胛骨、上腹部。呈尖锐或刀割样,与呼吸运动有关;或呈钝痛、压榨样。卧位(尤其是左侧卧位或抬腿)、体位改变或吞咽时可加重;坐位或前倾位时减轻。

(2)心包摩擦音:此为典型体征,位置:多位于心前区,以胸骨左缘第3、4肋间、胸骨下部和剑突附近明显。呈粗糙的搔刮样,与心音无相关性,坐位前倾、深吸气或将听诊器胸件加压后更容易听到。干性心包炎阶段容易出现,随着心包积液增多,心包摩擦音可消失。

(3)心包积液:心包积液的体征主要有:心尖搏动减弱或消失,心浊音界向两侧扩大,心率快,心音轻而远,可闻及心包叩击音;左肺受压迫的征象。

5. 辅助检查

(1)实验室检查:炎症标志物,如 WBC、ESR、CRP 可升高。心肌损伤标志物:肌钙蛋白可有轻微升高,通常在 1～2 周内恢复正常。

(2)胸片:心包积液超过一定程度,可见心影向两侧扩大,并随体位改变而移动。

(3)心电图:多在胸痛后数小时至数日内出现。急性期可出现广泛 ST 段抬高。

(4)超声心动图:心包积液超过 50ml 时,超声检查即可见到液性暗区,可明确诊断心包积液。新现的局灶或弥漫心肌运动减弱,则提示存在急性心肌心包炎。

(5)心包穿刺术:可抽取心包积液行相关检查,协助明确病因,例如,ADA≥30U/L 是诊断结核性心包炎的特异性指标。

6. 治疗

(1)一般治疗:卧床休息,心包积液量较大者应予监护。治疗原发病。

(2)胸痛的对症处理:可予非甾体抗炎药,除了镇痛作用外,还可抑制心包的炎症反应。在未完全排除心肌缺血或梗死性胸痛时,阿司匹林是最佳选择,因其既能起抗炎镇痛作用,又能起抗血小板作用;吲哚美辛可能导致冠脉血流量下降,应避免使用。非甾体抗炎药无法镇痛时,可予吗啡类镇痛药。

(3)糖皮质激素的使用:作为对症治疗的手段,绝大多数急性心包炎对糖皮质激素很敏感,治疗数日内即见明显效果。然而,多项研究发现,早期使用糖皮质激素容易增加反复的风险。一般建议在大剂量非甾体抗炎药无效时再使用糖皮质激素,除非是心包炎的病因是异常免疫反应或尿毒症引起的。激素减量宜慢,以减少反跳的可能。

(二) 缩窄性心包炎

缩窄性心包炎是由于心包的慢性病变,引起心包增厚、粘连、钙化使心脏的舒张活动受限,从而降低心脏功能,导致心输出量下降,全身循环障碍,为炎症过程累及心包的最终表现。

1. 病因　缩窄性心包炎常见的病因包括感染性、放射性、外科手术后、自身免疫疾病、尿毒症以及特发性等。其中感染性原因中结核性最为常见。尽管在最初受累后数月就可以发生缩窄过程,缩窄发生常需要数年。

2. 病理 病理表现为早期心包经过炎症浸润、渗液积聚和纤维组织形成。后期心包纤维组织逐渐增厚、收缩和硬化,导致瘢痕组织形成,钙盐沉积可形成斑块或条带状钙化,甚至形成完整的骨性外壳,压迫心脏和大血管根部而出现循环障碍。早期可以出现心外膜下心肌萎缩,晚期广泛性萎缩,心室壁厚度明显比正常薄,由于慢性炎症浸润,可以发生局灶性心肌炎,造成部分心肌纤维化。由于该瘢痕影响心脏腔室的充盈。临床表现以右心衰的症状和体征为著。

3. 病理生理 缩窄性心包炎病理生理的一个主要结果是呼吸时不能将胸腔内压变化传递给心室。而该变化仍然向肺循环传递。这样吸气时降低的胸腔内压不能向左侧心脏包括左心房传递。因此吸气时,肺小静脉向左房压力梯度减低,该梯度正常情况下推动左室充盈,造成左心房血流进入及透壁充盈减少。吸气时,左室充盈减少使右室充盈增加伴有室间隔左移,呼气时发生相反的变化。体循环静脉压力增高和心输出量降低,导致肾脏代偿性水钠潴留。心房钠尿肽受抑制也与肾脏钠潴留有关,进一步恶化了体静脉压以及左侧充盈压。

由于缩窄的心包限制双侧心室的正常活动,右心室的舒张充盈受限,腔静脉回流受阻,静脉压因而升高。上、下腔静脉入口处,特别是下腔静脉通过膈肌处常形成球形瘢痕压迫,引起体循环静脉扩张,颈静脉和上臂静脉怒张明显。肝脏由于慢性淤血而肿大,会出现腹水、胸腔积液以及下肢水肿,当左室舒张充盈受到限制时,引起肺循环淤血及压力的升高,临床上可以出现呼吸困难。

由于心脏舒张充盈功能受限,导致每搏量下降,心输出量降低,血压下降。心脏舒张末压增高。交感神经反射性兴奋,出现代偿性心率增快,这是唯一的代偿机制,当心率增快不足以满足需要时,则出现心源性休克。

右房压力明显增加,平均右房压常常>10mmHg,右房压力波通常可见 X 及 Y 下降而表现为 M 或 W 形。右室压可见舒张早期下降以及较高的舒张期平台压。在体力活动或严重缩窄时,主要靠增加心率来维持心输出量。当房室沟及大血管根部出现环形缩窄时,可产生相应部位的瓣膜功能障碍的杂音和体征。腹水和周围水肿程度不成比例是本病的特点。

4. 临床及血流动力学管理 缩窄性心包炎是进展性疾病。内科治疗包括利尿剂减少容量负荷,减轻水肿。由于窦性心动过速是一种代偿机制。因此 β 受体阻滞剂应该避免使用。外科剥离术是唯一确切的治疗。由于缩窄性心包炎病程长,心肌损害重,心脏功能下降,全身情况差,手术前要积极进行纠正。因心脏长期受压,心肌活动受限以及心肌本身受累以至于术后易发生低心排和心力衰竭。术后充血性心力衰竭是死亡的主要原因。因此对于缩窄性心包炎行心包剥离术后的患者要提高警惕,加强监护。

(1)前负荷:对于缩窄性心包炎心包剥离术后的患者,要严格控制容量负荷,尤其是防治短期内输入过多液体,加重心脏负担。由于心包剥脱术后心肌舒张受限、压迫解除,大量的液体自体静脉及组织回流心脏,易造成心脏容量负荷过重,发生急性扩张,加之心肌萎缩等本身的病变极易造成低心排及心力衰竭。因此术后要严密监测中心静脉压,维持尽量低的静脉压,加强利尿,促进组织中液体排出。同时要注意内环境稳定。

(2)心肌收缩力:由于心包剥脱后,回心血量增加,而萎缩的心肌不能适应骤然增加的负荷,术中及术后常常需要正性肌力药物支持。如多巴胺及多巴酚丁胺等。

(3)外周血管阻力:由于患者术前血压不会很高,术后要求满足基本循环需要的血压即可。

(4)对于心包剥脱术后的患者,可以适当延长呼吸机辅助呼吸的时间,维持良好的氧合。

二、心脏压塞

正常的心包具有一定的弹性,以适应心脏容量的生理性改变。当心包腔内液体过多时,可导致心包腔内压上升,造成心包压迫综合征,其中最重要最紧急的一类即为心脏压塞。

（一）病因

所有导致心包积液或心包出血的原因都可以引起心脏压塞。有研究显示，14%的特发性心包炎的患者以及61%的肿瘤性，结核性或化脓性心包炎的患者都出现过心脏压塞。在溶栓治疗的急性心肌梗死患者中，心脏压塞的发病率不超过1%，介入治疗的患者发病率更低。左室游离壁出血与出血性心包炎是心脏压塞的一个重要原因。另外，A型主动脉夹层的患者也常常会合并心脏压塞。

（二）病理生理改变

心脏压塞会引起心包内压升高，使得各个心腔均受到压迫。尽管心包具有一定的弹性，但一旦达到其弹性限度，心包内的液体就会挤占心脏本身的空间。随着心脏压塞的进一步进展，心腔越来越小，心脏的舒张顺应性下降，心脏灌注受限，从而引起一系列后果。

1. 体循环静脉回流的变化　正常情况下，心室收缩期及舒张早期静脉回流达到两个高峰。心包积液在整个心动周期均对心脏造成压迫使得心脏射血时的容积越来越小。当心脏压塞逐渐加重时，舒张早期充盈减少，静脉回流减少，使得心室腔塌陷，造成心输出量及血压下降。

2. 静脉回流随呼吸的变化　吸气时，胸腔内压的下降可以通过心包传递至右心，从而使得吸气时全身静脉回流增加。由于心室间相互作用的存在，当心包内压高于右室的舒张压时，即会引起右室游离壁舒张受限，从而使得右心室压力作用于室间隔，使其向左室膨出，引起左室顺应性下降。

通常情况下，心包积液的逐渐增加（比如肾衰或肿瘤性）会使得心包的顺应性也逐渐增加，从而不会引起心包内压力迅速升高。这种情况下，由于代偿充分，即使存在大量的心包积液，也未必引起心脏压塞。而当心包内液体迅速增加（比如急性出血）时，少量的心包积液也会造成心包内压的迅速升高，引起心脏压塞。

（三）临床表现

心脏压塞患者的临床表现根据心包积液增加时间的长短不同以及临床情况的差异亦各不相同。

急性心脏压塞常由外伤，心脏或主动脉破裂等原因引起，可以在几分钟内迅速出现，需要紧急减压，如不积极处理可迅速危及生命。常伴有胸痛，心动过速，呼吸困难，颈静脉怒张，心音遥远。由于心输出量的下降常会出现低血压及心源性休克的表现，包括四肢发凉，外周发绀，尿量减少等。

亚急性心脏压塞通常在数天或数周出现，常常由肿瘤，尿毒症等原因引起。发病早期常无症状，一旦心包内压力到达一定程度，患者即会出现呼吸困难，胸痛或胸闷，外周水肿临床症状。查体常会发现低血压，脉搏细速，提示每搏输出量下降。

奇脉是心脏压塞的一个重要体征，主要表现为吸气时患者的收缩压出现明显下降。吸气时体静脉回流受限，右心室排入肺循环血量减少，而肺循环受呼吸负压影响，肺血管扩张，致使肺静脉回流入左心的血量减少，左心输出量减少，以致脉搏减弱甚至消失。

（四）治疗

当患者出现急性心脏压塞症，严重影响血流动力学稳定时，可施行心包穿刺术抽出液体减压。穿刺前应先做超声检查，了解进针途径及刺入心包处的积液层厚度，穿刺部位有：①常于左第5肋间，心浊音界内侧1~2cm处，或在心尖搏动以外1~2cm处进针，穿刺针应向内、向后推进，指向脊柱，患者取坐位；②或于胸骨剑突与左肋缘形成的角度处刺入，针尖向上、略向后，紧贴胸骨后推进，患者取半坐位；③对疑有右侧或后侧包裹性积液者，可考虑选用右第4肋间胸骨缘处垂直刺入或于右背部第7或8肋间肩胛中线处穿刺，为避免刺入心肌，穿刺时可将心电图机的心前区导联连接在穿刺针上。在心电图示波器及心脏B超监测下穿刺，如针尖触及心室肌则ST段抬高但必须严密检查绝缘是否可靠，以免患者触电，另有使用"有孔超声探头"，穿刺针经由探头孔刺入，在超声波监测下进行穿刺，可观察穿刺针尖在积液腔中的位置以及移动情况，使用完全可靠。

（丁　欣　张海涛）

第四节 主动脉夹层

主动脉夹层(Aortic Dissection,AD)是指在主动脉中层发生撕裂后,血液在撕裂(假腔)层中流动,原有的主动脉腔成为真腔,真假腔之间由内膜与部分中层分隔,并有一个或数个破口相通。主动脉夹层有别于主动脉壁的自发破裂以及内膜撕裂,且很少累及主动脉壁全周,通常留有一条完整的主动脉壁。在4%~13%的主动脉夹层中,真假腔无明显的相通,假腔内的血液易发生凝固,这种少见的主动脉夹层也称为壁内血肿。

一、发病机制

其产生可由多种因素引起(包括遗传因素、先天性因素、高血压、主动脉中层退行性变、动脉硬化、主动脉炎症、损伤、妊娠等),是主动脉异常中膜结构和异常血流动力学相互作用的结果,其确切的发病机制尚不明确,但目前较为肯定的发病机制为:主动脉腔内血液经内膜撕裂口将中层分离,形成夹层,夹层沿主动脉壁纵向和环形扩展,扩展范围或局限或广泛,广泛者或自升主动脉直至腹主动脉分叉处。

主动脉夹层始于内膜撕裂口,内膜撕裂口存在是诊断的先决条件。内膜撕裂口多数发生在主动脉腔内流体动力学压力最大或变化最大的管壁处,即升主动脉外右侧壁或降主动脉近端至动脉韧带处,升主动脉和降主动脉转折最明显处受血流的冲击最大。随着心脏的搏动,上述部位随之扩展、回缩和摆动,对该部中膜弹力纤维的损伤颇大。每年的心搏次数几乎达半亿次之多,加上高血压、中膜变性、滋养血管供血障碍、先天性发育不良等因素,则很易引起上述部位管壁创伤、壁间血肿和内膜以至不同程度的中膜穿破和撕裂,血流进入壁间将主动脉分裂形成大范围的夹层。当假腔在外侧(大多数情况如此),而又无远侧再入口时,假腔受到更多的高压血流的离心性冲击和灌流影响,在夹层与主动脉外壁间的撕裂过多时,撕裂的夹层被压向真腔,可致不同程度以至完全性真腔受压。此时,下半躯体灌注不足,可致截瘫和肝、肾、肠缺血。除非在远侧假腔形成自假腔向真腔的穿破,也即较大的再入口时,才能使假腔减压而使真腔受压有所缓解。这就是远侧开窗术有效的原因。

典型的夹层为顺向分离,即从近端内膜撕裂口处向主动脉远端扩展,但10%~20%的内膜撕裂口位于主动脉弓部,夹层可逆向和顺向进展,少数内膜撕裂口位置远,通常发生于胸降主动脉或腹主动脉。极罕见的急性 Stanford A 型主动脉夹层可形成内膜套叠,即升主动脉内膜呈环形撕裂和断裂,断裂内膜在血流推动下向主动脉远端或主动脉弓方向移动形成内膜套叠。夹层环形撕裂通常占主动脉管腔周径的1/2~2/3,主动脉壁中层分离后被血液充盈形成一个假腔,即所谓的"双腔主动脉"。剪切力可以导致主动脉夹层中远段内膜片进一步撕裂形成内膜再破口,为假腔内血流提供出口,从而降低假腔内压力,通常内膜再破口发生在主动脉分支血管处或附近,一个至数个不等。

除形成夹层病变外,按 Laplace 定律,较薄弱的弓降部外壁继续受到更大的损伤,从而形成了膨出,也即夹层动脉瘤,其发展的结局几乎均为进一步的扩大和破裂,病变破裂入胸腔,患者立即死亡,也可穿入纵隔、心包等,很少见的现象:假腔外壁虽已穿破,血流灌入胸膜后间隙,虽薄但具有一定抗张强度的胸膜偶尔可将出血加以局限,此为暂时现象,但或许给患者带来一个抢救的机会。此时左胸出血不是鲜血,而是从胸膜后间隙经胸膜渗出的血性液体。在造影片上可见到包绕动脉瘤破裂的"微薄弧形征",便是一个典型的作为包裹或局限夹层动脉瘤破裂的胸膜。

二、临床病理学

(一) 分型

1. DeBakey 分型 根据夹层内膜裂口的解剖位置和夹层累及的范围。1965 年,DeBakey 等人提出三型分类法。

Ⅰ型：原发破口位于升主动脉或主动脉弓部，夹层累及升主动脉、主动脉弓部、胸主动脉、腹主动脉大部或全部，少数累及髂动脉。

Ⅱ型：原发破口位于升主动脉，夹层累及升主动脉。少数可累及部分主动脉弓。

Ⅲ型：原发破口位于左锁骨下动脉开口远端，根据夹层累及范围又分为ⅢA型、ⅢB型。ⅢA型：夹层累及胸主动脉；ⅢB型：夹层累及胸主动脉、腹主动脉大部或全部。少数Ⅲ型夹层可达髂动脉(图 67-4-1)。

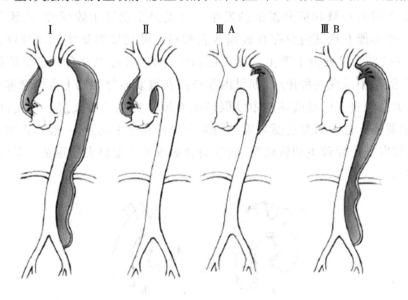

图 67-4-1　DeBakey 分型

2. Stanford 分型　1970 年，Daily 等人提出 Stanford 分型，分为两型。

A 型：夹层累及升主动脉，无论远端范围如何。Stanford A 型相当于 DeBakey Ⅰ型和Ⅱ型。

B 型：夹层累及左锁骨下动脉开口以远的降主动脉。Stanford B 型相当于 DeBakey Ⅲ型(图 67-4-2)。

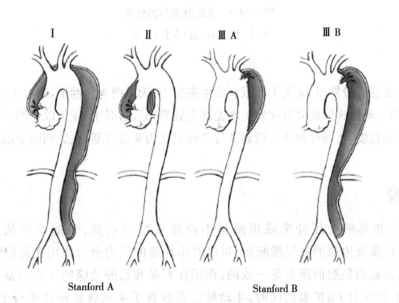

图 67-4-2　Stanford 分型

3. Kirklin 等分型　根据夹层累及范围分为两型。这种分类具有指导选择治疗方案的价值。

近端主动脉夹层：夹层累及升主动脉、主动脉弓者。如果破口位于左锁骨下动脉开口以远并累及降主动脉，同时又向近心端逆行剥离，累及主动脉弓，甚至升主动脉者，仍归为近端主动脉夹层。

远端主动脉夹层：夹层累及左锁骨下动脉开口以远的降主动脉。

（二）分类

Ⅰ类是典型的主动脉夹层，即撕脱的内膜和中膜片将主动脉分为真假两腔。两腔压力不同，假腔周径常大于真腔，真假腔经内膜的破裂口相通。夹层病变可从裂口开始向远端或者近端发展，病变累及主动脉的分支时可导致相应并发症的发生。Ⅱ类是主动脉中膜变性，内膜下出血并继发血肿。影像学检查往往不能发现其内膜存在破损或者裂口。随访资料证实主动脉壁内出血及血肿形成的患者中28%～47%会发展为Ⅰ类主动脉夹层，10%的患者可以自愈。Ⅲ类即微夹层继发血栓形成。这种病变在随访中呈现两种预后：如果内膜破损在继发血栓基础上愈合则称为不完全性微小夹层；如果破损扩大血流进入已经破坏的中膜则形成典型Ⅰ类主动脉夹层。Ⅳ类，即主动脉斑块破裂形成的主动脉壁溃疡。这种病变主要局限于胸降主动脉和腹主动脉，一般不影响主动脉的主要分支，溃疡病变的持续发展可导致主动脉破裂、假性动脉瘤或者主动脉夹层形成。Ⅴ类，即创伤性主动脉夹层（图67-4-3）。

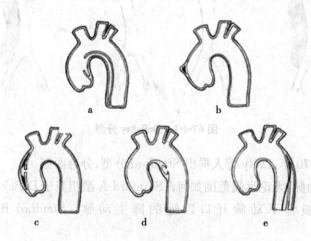

图67-4-3 主动脉夹层的分类

a. Ⅰ；b. Ⅱ；c. Ⅲ；d. Ⅳ；e. Ⅴ

（三）分期

传统的主动脉夹层的分期以14天为界限。发生夹层14天以内为急性期，超过14天为慢性期。分期的原因是14天以内主动脉夹层的并发症发生率尤其是破裂率远远高于14天以上的。DeBakey等人又根据主动脉壁结构炎症程度，将慢性期中2周到2月之间定义为亚急性期，在此期间主动脉壁脆性和炎症程度较前2周轻。

三、病理生理

假腔持续扩张和真腔受压变窄或塌陷是主动脉夹层最重要、最基本的病理生理改变。如图67-4-4所示：经过撕裂边缘的夹层横断面，可以看出血流的压力全部作用在假腔和真腔的内表面。为便于讨论，假设真腔和假腔的压力是一致的，作用在真腔和假腔边缘的压力也是一致的，两者彼此抵消。主动脉壁上的压力 Fp 扩展的同时，主动脉壁在垂直于主动脉长轴且平行于夹层边缘的方向上牵拉夹层边缘。因为每一个作用力都必须有一个强度相同且方向相反的反作用力，故夹层边缘通过 Ff（图右侧）牵拉主动脉壁，这个作用力由夹层边缘的弹性和（或）夹层边缘平滑肌的收缩力形成。借助 Ff 夹层边缘牵拉主动脉壁，趋向于进一步破坏中层并且增加横向夹层的形成。横向增加的夹层随夹层边缘向主动脉中心运动,这一运动牵拉交叉处余下的位于末梢和(或)接近末梢的夹层边缘,导致末梢和(或)附近部位夹层扩展。Thubrikar 等研究指出:随夹层扩大,管腔内的纵向压力增加,导致横向破裂口形成。如果血压增加,夹层边缘的牵拉力增加,导致趋向于破坏中层和增加夹层形成的作用力也增加。一旦垂直于主动脉长轴的夹层边缘达到一定长度(该长度依赖主动脉压水平),来源于夹层边缘的弹力单独作用就可扩展夹层。有研究认为,AD 形成的基础是不合乎生理的高血压作用于血管壁,在血管内流动的血液对血管壁产生巨大的纵向和横向切应力,这些机械的切应力随心动周期而节律性地作用于血管壁。当有高血压时,血流对血管作用的切应力增加:一方面横向切应力的增加使中层平滑肌代偿性增加,弹力纤维增多,代偿性地对抗此切应力的增加,当切应力的增加超过中层的代偿能力时,则引起中层结构的破坏,形成夹层;另一方面,纵向切应力的增加易使主动脉分层。高血压患者平滑肌数量增加,因此也产生更强的作用力,结合高血压导致的获得性囊性退变,可以解释为何 AD 大多发生于高血压患者。Angouras 等认为,高血压时由于血流的改变,导致主动脉壁弹力纤维和胶原纤维的形态发生改变,增加了血管壁的应力,使得其僵硬度增加,血管内膜容易撕裂而导致动脉夹层。如果不出现破裂口,来源于出血部位的血流缓慢填充假腔,那么假腔内和主动脉内具有相同压力,发生的情况与有破裂口出现时一致。但在这种情况下,因为来源于出血部位的血流缓慢填充,夹层仅非常缓慢地扩展。

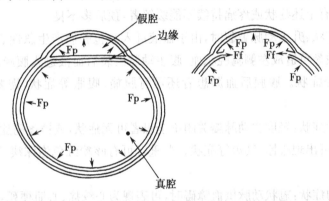

图 67-4-4　夹层的扩展

通常随着时间的推移,假腔逐渐扩张,受累的主动脉管径明显增大,形成主动脉夹层动脉瘤。主动脉和假腔呈弥漫性扩张,但也可形成局限性动脉瘤,甚至破裂出血。偶尔假腔可部分或完全血栓化,甚至消失。主动脉夹层可引起主动脉破裂、主动脉瓣关闭不全以及重要脏器供血障碍三方面病理生理改变。

1. 主动脉破裂　主动脉破裂是主动脉夹层致死的首要原因,破裂的部位多位于内膜原发破口处,即血流剪切力最大的部位。升主动脉破裂时造成急性心脏压塞,常引起患者猝死。主动脉弓部夹层破裂可引起纵隔血肿,胸主动脉夹层破裂可引起大量胸腔积血,腹主动脉破裂可造成腹膜后血肿。即使未发生破裂出血,也可由于流体压力的变化导致假腔内血液通过薄弱的中膜和外膜外渗,形成纵隔或心包血肿。

2. 主动脉瓣关闭不全　DeBakey Ⅰ型和Ⅱ型主动脉夹层可累及主动脉瓣结构,引起主动脉瓣关闭不全。造成主动脉瓣关闭不全的原因有两种:夹层累及主动脉瓣交界,使其从原有位置剥离引起主动脉瓣脱垂;夹层逆行剥离,累及无冠窦及右冠窦形成盲袋,并产生附壁血栓,压迫、推挤瓣环及窦管交界,造成主动脉瓣关闭不全。

3. 重要脏器供血障碍　假腔可能由于血液的充盈而进一步扩张(扩张的假腔囊壁由薄的内膜片和外膜构成),引起内膜片(真腔和假腔之间的内膜和部分中膜构成内膜片)突入真腔内,使主动脉真腔受压变窄或塌陷,并累及主动脉各分支血管,造成相应脏器的供血障碍,如冠状动脉、头臂动脉、脊髓动脉和腹腔脏器动脉(如肾动脉、腹腔动脉、肠系膜动脉)及髂动脉等。严重者可引起脏器缺血坏死,造成脏器功能衰竭。若真腔明显受压变窄,引起分支血管缺血,称为动力性缺血,应用外科手术、覆膜支架植入术和开窗术可降低假腔压力,使受累的分支血管部分或完全恢复血流,以缓解脏器缺血;如果受累分支血管完全被血栓闭塞,或完全由假腔供血或真假腔同时供血,则称为静力学缺血,静力学缺血患者可能会出现以下几种临床情况:①在急性期出现不同程度的脏器缺血症状,如脑卒中、截瘫、肠坏死和下肢缺血等,严重者需急诊外科手术或介入治疗;②大部分静力学缺血患者经过外科手术、覆膜支架植入术或开窗术后,脏器缺血会得到很大改善,这主要是由于术后真腔扩大、血流量增加所致;③部分静力学缺血患者在手术或介入治疗后,脏器缺血或分支血管灌注没有改善,甚至脏器缺血加重或分支血管灌注下降,这些可能是少数患者在外科和介入治疗术后出现截瘫的原因。

四、临床表现

(一)急性主动脉夹层

1. 症状　疼痛是首发的最常见症状,其特征是突发性剧烈的刀割样、撕裂样疼痛,难以忍受,患者烦躁不安、大汗淋漓。疼痛部位与主动脉夹层发生的部位密切关联,并随夹层的发展沿主动脉走行方向扩展。疼痛可因假腔血流重新破入主动脉腔(真腔),使假腔内压下降,剥离停止而减轻。但有时可反复出现,提示夹层继续进展。有上述症状或疼痛持续不能缓解者,预后多不良。

主动脉夹层破裂的症状:升主动脉破裂时,由于血液进入心包腔而产生急性心脏压塞,多数患者在几分钟内猝死。胸主动脉破裂可造成左侧胸腔积血,腹主动脉破裂后血液进入腹膜后间隙。上述患者均有失血表现,如口渴、烦躁等症状。腹膜后血肿患者还可有腹痛、腹胀等症状,需要与腹腔脏器供血障碍鉴别。

主动脉瓣关闭不全的症状:轻度主动脉瓣关闭不全患者可无症状,或被疼痛症状所掩盖。中度以上主动脉瓣关闭不全时,患者可出现心悸、气短等症状。严重者可有咳粉红色泡沫痰、不能平卧等急性左心衰的表现。

重要脏器供血障碍的症状:冠状动脉供血障碍时,可表现为心绞痛、心肌梗死,严重者可引起死亡。头臂干受累引起脑供血障碍时,可出现晕厥、昏迷、偏瘫等。肋间动脉供血障碍严重者可出现截瘫。腹腔脏器供血障碍可引起腹痛、腹胀、肠麻痹、肠坏死、肾功能不全等。

2. 体征　呈痛苦病容,重症者出现面色苍白、大汗淋漓、四肢皮肤湿冷、脉搏快而弱和呼吸急促等休克现象,但血压多可在正常范围。四肢动脉、双侧颈动脉搏动可不对称,血压可有差别。有主动脉瓣关闭不全者,可闻及胸部左缘2、3肋间舒张期杂音。腹部脏器供血障碍时可造成肠麻痹,甚至肠坏死,表现为腹部膨隆、叩诊呈鼓音、广泛压痛、反跳痛及肌紧张。

(二)慢性主动脉夹层

除急性发作史外,慢性主动脉夹层患者的临床表现以夹层部位主动脉增粗、压迫症状为主,如声音嘶哑、吞咽困难、呼吸困难、左侧肺部感染等。

五、辅助检查

(一)心电图

大多正常。如果夹层累及冠状动脉开口并引起心肌缺血或心肌梗死,可出现S-T段、T波及心肌梗死的心电图改变。

(二)胸部X线

主要表现为纵隔影或主动脉影的增宽。主动脉瓣关闭不全时,有左心室增大的表现。

(三)血液检查

多有白细胞计数轻度增高,如果有大量渗出,红细胞计数及血红蛋白降低,破裂出血时为重度贫血。

腹腔脏器供血障碍时,转氨酶、肌酐、胰淀粉酶可增高。

(四) 超声心动图

目前临床上开展较多的无创性检查,对于 DeBakey Ⅰ、Ⅱ型主动脉夹层,可探及分隔夹层真假腔的隔膜,隔膜随血流摆动,并可见内膜破口,有无主动脉瓣关闭不全及判明其程度,是否有心包积液等。经食管超声心电图(TEE)还可检查主动脉弓远端及胸主动脉。

(五) 计算机断层扫描(CT)

多采用注射造影剂的增强 CT 成像,往往作为急性主动脉夹层的首选检查手段。典型表现为由隔膜分隔的真假腔,真腔较小且 CT 值高,假腔较大但 CT 值低于真腔。同时可以发现内膜破口、附壁血栓、心包腔及胸腔积液、分支血管受累情况及是否合并血管畸形。

(六) 磁共振成像(MRI)

MRI 可以准确提供夹层主动脉形态结构变化、破口位置、受累血管分支和血流动态等方面资料,主要应用于慢性夹层或病情稳定的患者以及随访中并发症的评估。

(七) 数字减影血管造影术(DSA)

DSA 可准确、全面、动态地提供上述信息。但 DSA 为有创性检查,并可诱发夹层破裂,随着无创影像诊断技术的发展,已很少作为主动脉夹层的初始检查。

六、诊断与鉴别诊断

主动脉夹层起病急骤,发展迅速,预后凶险,因此诊断过程要求简捷、准确,才能不延误治疗。根据病史、临床表现及各项辅助检查尤其造影剂强化 CT 或 MRI 表现,主动脉夹层可以确诊。但应注意与心肌梗死、肺栓塞、胰腺炎、大叶性肺炎等相鉴别,因主动脉夹层有典型的 CT 或 MRI 表现,鉴别不难。

七、治疗

(一) 手术指征

对于 DeBakey Ⅰ、Ⅱ型主动脉夹层,无论是急性期或慢性期,均宜采取以手术为主的综合治疗。急性期患者,特别是Ⅱ型夹层或合并主动脉瓣关闭不全者,应在积极药物治疗下急诊手术,可防止夹层继续剥离,降低主动脉破裂和急性左心衰的发生率。

DeBakey Ⅲ型主动脉夹层急性期手术治疗效果与药物治疗大致相同,且截瘫发生率及死亡率较高。如破口与左锁骨下动脉距离大于 1.0cm,即适合介入治疗。对不适合介入治疗的 DeBakey Ⅲ型主动脉夹层应采用积极的药物治疗,出现以下情况,应急诊手术:有主动脉破裂征象(大量胸腔积血,失血性休克);有主动脉破裂倾向者(药物治疗不能控制高血压,疼痛不能缓解,主动脉直径短期内迅速增大);重要脏器供血障碍。慢性期患者,如主动脉直径不断增大,或有局限隆起者,也应采用手术治疗。

(二) 术前准备

1. 药物治疗　适宜的药物治疗不仅是主动脉夹层的非手术治疗方法,同时也是手术前、手术后处理的重要手段,一旦确诊为急性主动脉夹层,甚至高度怀疑主动脉夹层而伴有高血压时,即应给予适当的药物治疗。药物治疗的目的是控制血压和心输出量,防止主动脉破裂和夹层继续发展。

2. 控制血压　急性主动脉夹层一般以持续输入硝普钠为主,同时配合应用 β 受体阻滞剂或钙离子拮抗剂。慢性主动脉夹层可采用口服降压药及其他口服药物,以使血压维持在收缩压 100～110mmHg 为宜。

3. 对症治疗　镇静止痛,止咳,控制左心衰等。

4. 一般支持治疗 卧床,保持大便通畅,纠正水电解质失衡及调整好营养、纠正贫血、低蛋白血症。

5. 其他措施 在药物治疗过程中对患者进行持续监护,包括神志、四肢动脉压和脉搏、中心静脉压、尿量、心电图及胸腹部体征。并发症或手术危险因素(包括糖尿病、冠心病、心功能不全、大动脉炎活动期等)的治疗。选择安静环境,卧床休息,避免情绪变化。

(三) 手术方法

目前主动脉夹层的手术治疗仍以人工血管替换为主。

1. DeBakey Ⅰ、Ⅱ型主动脉夹层 手术的目的是封闭升主动脉撕裂口,根据夹层病变累及和扩展的范围而采用不同的方法。

(1)Bentall 手术:适用于 Marfan 综合征合并 DeBakey Ⅰ、Ⅱ型夹层,并有主动脉瓣病变者。手术时找到内膜裂口,切除病变部分,用 Teflon 垫片以"三明治"法关闭假腔,再用带瓣涤纶血管行主动脉瓣替换、升主动脉移植和左右冠状动脉移植。

(2)wheat 手术:适用于高血压或者动脉硬化所致的 DeBakey Ⅰ、Ⅱ型主动脉夹层,并有主动脉瓣病变者。方法与 Bentall 手术类似,但手术时仅需切除病变主动脉瓣,进行常规主动脉瓣替换,然后在左右冠状动脉开口上方用涤纶人工血管在升主动脉作间置移植。

(3)Cabrol 手术:适用于整个主动脉根部受累,或者合并主动脉瓣环扩大,或者夹层累及室间隔,需要带瓣的人工血管置换术者。在主动脉瓣环上方环状切除升主动脉,切除受累的主动脉瓣,选择合适的带瓣人工血管缝合固定于主动脉瓣环上,把口径 10mm 的涤纶人工血管吻合在左、右冠状动脉开口,然后和升主动脉人工血管行侧侧吻合。

(4)David 手术:适用于整个主动脉根部受累、瓣环正常或轻度扩大、瓣叶正常的病例。切除病变的主动脉窦、游离左右冠状动脉成纽扣状,游离主动脉根部至瓣环水平。选择合适口径的人工血管,用带毡片的涤纶线间断水平固定人工血管与主动脉根部。移植冠状动脉。最后完成人工血管与远端主动脉吻合。

(5)升主动脉移植术:适用于 DeBakey Ⅰ、Ⅱ型主动脉夹层而主动脉瓣正常者。升主动脉游离后,在主动脉瓣膜连接处即右主动脉窦上方 1cm 处切断升主动脉,远切端在无名动脉起点近端。把升主动脉远切端间断或者连续缝合以闭锁假腔,注意结扎时不要撕裂脆弱的内膜。选用合适口径的涤纶人工血管与升主动脉远切端连续端端吻合。用同样的方法处理人工血管与升主动脉的近切端。

(6)主动脉弓移植术:适用于 DeBakey Ⅰ、Ⅱ型主动脉夹层合并主动脉弓分支狭窄者。切开主动脉弓,分别游离头臂血管和左锁骨下动脉或保留三个分支的"瘤壁岛",用带分支的人工血管或直筒人工血管主动脉弓移植。

2. DeBakey Ⅲ型主动脉夹层 DeBakey Ⅲ型主动脉夹层的手术一种是主动脉病变修复技术,另一种是解决主动脉夹层所致的缺血并发症。这些方法可以单独应用,也可合并使用。

(1)人工血管置换术:主动脉置换术适用于急性Ⅲ型夹层,切除病变最严重的主动脉段;关闭夹层远端出口;重建远端主动脉和分支血流。Ⅲ型夹层中降主动脉上段是最常见的置换部位,术中维持主动脉远端的血供,降低脊髓缺血的风险。降主动脉远端伴有扩张性动脉瘤的患者需要置换全部降主动脉。夹层远端吻合口的重建位于膈肌水平时需要胸腹联合切口。急性期夹层不适合行全胸腹主动脉置换,慢性期夹层可采用 Crawford 技术置换胸腹主动脉,预防 Crawford Ⅰ型和Ⅱ型胸腹主动脉瘤的形成。夹层累及主动脉分支血管时,可以进行局部主动脉置换,达到预防主动脉的扩张破裂和重建受累主动脉分支的动脉血供的目的。

(2)胸主动脉夹闭术:胸主动脉夹闭术适用于 B 型夹层,第一阶段用人工血管移植物通过胸腹正中切口进行升主动脉和腹主动脉旁路术,第二阶段从左侧锁骨下动脉远端阻断主动脉。

(3)"象鼻"技术:用于慢性胸主动脉瘤和Ⅰ型主动脉夹层的治疗,近来逐渐用于Ⅲ型主动脉夹层的治疗。手术取胸骨正中切口,心脏停搏深低温麻醉,取主动脉纵行或者横行切口,把10~15cm长的人工血管插入降主动脉,近端固定在相对正常的主动脉壁组织上。

(4)夹层开窗术:开窗术为假腔制造一个足够大的流出道进入真腔,方法是夹层累及主动脉显露、控制、切开,主动脉夹层的隔膜被切除,主动脉重新关闭缝合。开窗术是一种姑息方法。

(5)主动脉分支重建术:如果开窗术失败,可以选择特殊主动脉分支重建术。理想的供血动脉应该开口于夹层的近端,甚至可以来自锁骨下动脉、腋动脉或者升主动脉。这类手术复杂,而且远期通畅率不高。某些情况下,可以选择供血动脉来自无夹层的髂动脉和股动脉,比如股股旁路、髂-肾动脉旁路以及髂-肠系膜上动脉旁路等,或者内脏动脉,比如肾-肠系膜上动脉旁路、肠系膜上动脉-肾动脉旁路或者肾-肝动脉旁路等。

(四)术后处理

术后一般监测及处理与心脏直视手术相同,但应着重注意如下几点:

1. 四肢动脉和外周脉搏的变化。

2. 尿量与肾功能化验指标。

3. 神经系统功能的观察 通过对瞳孔、术后清醒时间和程度、定向力、四肢活动和生理、病理反射等观察,及时判断并尽快予以处理。

4. 对于同期施行主动脉瓣成形术的患者,要注意观察脉压的变化、心脏杂音的出现或变化,判断主动脉瓣成形术的效果,必要时可做床旁超声心动图确诊。

5. 凝血机制的监测及抗凝治疗。

(五)手术并发症

1. 出血 大出血是主动脉外科常见而且最危险的并发症。

2. 神经系统并发症 包括昏迷、苏醒延迟、定向力障碍、抽搐、偏瘫、双下肢肌力障碍等。

3. 急性肾衰竭 主要原因为:围术期血压过低,术中肾脏缺血时间过长,体外循环时间过长、血红蛋白尿对肾脏的影响,以及术前长期高血压、夹层累及肾动脉造成的肾功能不全。

4. 急性呼吸衰竭 多为Ⅱ型急性呼吸衰竭,深低温停循环和体外循环时间过长是引起肺损伤的最常见原因。其处理原则与一般急性呼吸衰竭的处理原则相同。

5. 其他 包括喉返神经损伤、乳糜胸、心包和胸腔积液及肺不张等。

6. 远期并发症 包括吻合口假性动脉瘤形成、吻合口狭窄。

(六)死亡率

大组资料表明,DeBakeyⅠ、Ⅱ型主动脉夹层的早期手术死亡率为10%~20%,DeBakeyⅢ型急性主动脉夹层的手术死亡率(胸主动脉人工血管替换术)为20%~35%。有关死亡原因,DeBakeyⅠ、Ⅱ型主动脉夹层主要为神经系统并发症、急性肾衰竭和出血。而DeBakeyⅢ型主动脉夹层为出血、急性肾衰竭和夹层破裂。主动脉夹层外科治疗的远期效果受诸多因素影响,难以评价。

(苗 齐)

参考文献

1. Malcolm D. Silver, et al. Cardiovascular pathology Volume 2. Churchill Livingstone, 1983:683-706.

2. Badesch DB, Champ ion HC, Gomez Sanchez MA, et al. Diagnosis and assessment of pulmonary arterial hypertension. J Am Coll Cardiol, 2009, 54:s55-s66.

3. Chemla D, Castelain V, Hervé P, et al. Haemodynamic evaluation of pulmonary hypertension. Eur Respir J, 2002, 20(5): 1314-1331.

4. Nicholas S. Hill, Harrison W. Farber. Pulmonary Hypertension. Humana Press, 2008: 93-126, 231-406.

第六十八章 深静脉血栓形成及肺栓塞

一、流行病学

静脉血栓栓塞症(venous thromboembolism,VTE)包含了深静脉血栓(deep venous thrombosis,DVT)和肺栓塞(pulmonary embolism,PE),它是同心肌梗死、卒中并列的导致死亡的三种心血管疾病之一。VTE可由PE导致死亡,在存活患者中,VTE可导致血栓性肺动脉高压和静脉炎后综合征。美国卫生局已将PE列为住院患者中最常见的可预防性死因,而医疗保险也将不再偿还因一些手术后并发DVT及PE(如全髋关节置换术及膝关节置换术)的医疗费用。一些新型的非营利性机构已经开始对医疗专业人员和普通公众进行VTE的教育。

在美国,每年有10万～30万人死于VTE。大约四分之三有症状的VTE事件发生在社区,其余的为医院获得性。大约1400万住院患者存在中到重度的高危因素:600万为术后患者,800万存在并存疾病的患者(包括心功能不全、癌症、卒中)。在欧洲,每年大约37万人死于PE,据估计每年与深静脉血栓症相关的医疗费用已超过3亿欧元。在日本,随着生活方式的逐渐西方化,VTE的发生率也随着上升。

非致死性VTE可长期影响患者的生活质量。慢性血栓性肺动脉高压导致劳动能力丧失及严重气促。DVT的远期效应是静脉炎后综合征,可发生在超过一半的DVT患者中。静脉炎后综合征是DVT的迟发并发症,可导致下肢静脉瓣功能不全以及组织液的缓慢渗出。患者常主诉脚踝、小腿的肿胀以及下肢的慢性疼痛,尤其是在长时间站立后;严重者会出现皮肤溃烂,尤其是内踝部位皮肤,目前对于这种情况尚无有效治疗方法。

二、VTE 的危险因素

VTE的危险因素为任何可以导致静脉血液淤滞、静脉内皮损伤和血液高凝状态的因素。研究发现,当血液淤滞与血凝性质的改变同时发生时,可以诱发实验动物或人类的VTE,但两个因素单独存在时却无法形成VTE。临床证据也表明,内皮损伤及血液淤滞对人类来讲是主要的危险因素,而凝血系统在静脉血栓形成中的作用仍不清楚,尽管常以"高凝状态"来形容VTE患者,但实验室检查并不支持这种说法。随着分子遗传学流行病学的发展,发现了凝血因子V基因变异等多种凝血系统的异常,方证实了高凝状态的存在。并进一步阐明了凝血异常必须在与环境的交互作用下,才能在VTE的发病过程中发挥重要的作用。目前,将VTE的危险因素分为遗传性和获得性两类。

(一)遗传性危险因素

既往的研究发现在VTE的病因中仅有10%～15%是由于凝血物质的异常例如蛋白-S和蛋白-C缺乏,抗凝血酶Ⅲ缺陷,凝血酶原基因突变等造成的。而凝血因子V基因变异(Factor-V Leiden Mutation)被认为是VTE形成的最普遍的危险因素,白人中基因变异携带者的比例为3%～7%,在某些遗传性易栓症(thrombphilia)的家族中,该比例达20%～60%。杂合子中血栓的危险性增加5～10倍,纯合子的血栓危险性增加50～100倍。也有报道认为该基因变异存在地理分布上的差异,在非洲和亚洲罕见。欧美许多研究提示凝血酶原基因G20210A的存在可以使VTE的危险性增加2～3倍。我国研究发现该突变与国人 PE 的发生无关。而国内研究发现 PE 患者的 PAI-1 基因启动子 4G 等位基因频率及 4G 基因型频率均明显高于对照组,提示 4G 纯合子个体可能具有较高的 VTE 易患倾向。说明遗传性危险因素存在种族间的差异。

存在遗传性危险因素的 VTE 患者,常以反复发生动、静脉血栓为主要临床表现。如 40 岁以下的年轻患者无明显诱因或反复发生 VTE,或呈家族性发病倾向,应注意行遗传易栓症的检查。

(二) 获得性危险因素

临床上大多数 VTE 患者均存在一个或多个获得性危险因素。可将其分为患者相关因素和环境相关因素,目前认为 VTE 的产生是两者相互作用的结果。患者相关因素通常持续存在,而环境相关因素则通常是暂时存在的。

患者相关危险因素包括:年龄、既往 VTE 病史、恶性肿瘤活动期、神经系统疾病所致肢体瘫痪、慢性心功能不全、呼吸衰竭、长期卧床、激素替代治疗、口服避孕药等。

环境相关因素包括:大的普通外科手术、髋、膝关节置换手术、泌尿外科手术、妇科手术、神经外科手术、严重创伤、骨折、脊髓损伤等,中心静脉置管、肿瘤患者化疗、妊娠/分娩等也是临床常见的环境相关因素。

随着年龄的增加,VTE 的发生率呈指数增长。急性 PE 的平均发病年龄为 62 岁,约 65% 的患者在 60 岁以后发病。80 岁以上者 VTE 的发病率比 50 岁者高 8 倍。最近有研究发现急性感染性疾病与社区 VTE 的发病危险性增加有关。长途旅行的身体制动可能会导致凝血激活,增加发生 VTE 的危险性。肥胖、吸烟、高血压及代谢综合征者不仅是动脉血栓的高危因素,也是 VTE 的高危因素。

对于存在危险因素,特别是同时存在多种危险因素的患者,应该加强预防和识别 DVT 和 PE 的意识。对 VTE 患者,即使积极地应用较完备的技术手段寻找危险因素,临床上仍有相当比例的病例不能明确危险因素,称为特发性 VTE,应该注意其中部分 VTE 患者存在隐匿性危险因素,如恶性肿瘤等。恶性肿瘤与 VTE 发病之间的关系已得到证实,在 VTE 诊断后的几年中恶性肿瘤的近期诊出率显著增加。

三、病理生理学

大部分 PE 的栓子来源于下腔静脉系统。栓子脱落通过下腔静脉和右心到达肺动脉及其分支并引起血流动力学改变和气体交换异常。PE 发生后,如果 30%～50% 的肺血管床被栓子堵塞,则会产生显著的急性血流动力学变化。另一方面,通过神经反射以及体液因素和栓塞后的炎症反应等可导致多种功能和代谢变化。

(一) 循环系统效应

PE 最严重的后果是血流动力学的变化。大的或多发性的栓子堵塞肺血管,会使肺血管阻力急速增加,达到右心室(RV)不能代偿的后负荷水平,在此种情况下,很容易发生猝死,心电图表现为电机械分离。另外一部分患者首先表现为晕厥和(或)体循环低血压,由于急性右心衰竭,患者会逐渐进展到休克或死亡。另外,由于 RV 压力的增高,导致室间隔左移可使心输出量进一步降低,其结果出现左心室舒张功能障碍。

在那些出现右心衰竭而存活的患者中,交感神经系统的体循环感受器被激活,通过变力和变时刺激和 Frank-Starling 机制导致肺动脉压力增高,从而帮助恢复静态肺血流,使左心室充盈和心输出量增加。这些代偿机制与体循环血管收缩共同使体循环血压趋于稳定。此点尤其重要,因为主动脉压力降低可影响 RV 冠脉灌注和 RV 功能。然而,急性 PE 时,由于 RV 壁薄且不能代偿,因而即使肺动脉压力升高,其平均肺动脉压力不会超过 40mmHg。

在 PE 发生的最初 24～48 小时之内,经常会发生反复的栓子脱落,导致血流动力学不稳定或右心室功能加重,常见于早期未得到及时诊断或充分治疗的患者中。另外,即使没有栓子再次脱落,变力性和变时性刺激代偿也并不能使右心室功能长期维持。因为 PE 时 RV 心肌耗氧量增加而 RV 冠脉供血量反而减低,两者共同造成 RV 缺血和功能不全,并可导致致命性的恶性循环。如既往存在心血管疾病,则代偿效力更低,因而预后更差。

(二)呼吸系统效应

PE 患者呼吸功能不全主要是血流动力学改变所致。几个因素可以导致低氧的发生,如心输出量降低使得进入肺循环的混合静脉血氧饱和度降低;阻塞区域的血流量降低而非阻塞区域的血流量增加导致通气血流比例失衡,从而产生低氧血症。在约三分之一的患者中,由于右房压力升高,使得卵圆孔重新开放,从而产生右到左分流,可致严重的低氧血症,并可增加矛盾性栓塞和脑卒中的危险。

对于较小和远端的栓子,尽管没有引起血流动力学的变化,但是由于局部毛细血管通透性增高,则会发生间质和肺泡内液体增多或出血;栓塞部位肺泡表面活性物质分泌减少;肺泡萎陷,呼吸面积减小;肺顺应性下降,肺体积缩小并可出现肺不张;如累及胸膜,可出现胸腔积液。

栓塞所致病情的严重程度取决于以上机制的综合和相互作用。栓子的大小和数量、多个栓子的递次栓塞间隔时间、是否同时存在其他心肺疾病、个体反应的差异及血栓溶解的快慢对发病过程有重要影响。

四、临床评估与表现

(一)临床评估

VTE 与很多疾病十分相似,其临床表现并不具备特异性,从而增加了诊断的困难。当隐匿的 PE 与明显的心衰和肺炎伴随时,其诊断变得更为困难。在这种情况下,尽管规范化的治疗已应用于治疗伴随的疾病,但疗效并不显著,这提示了 PE 存在的可能性。

对于患有深静脉血栓的患者,最常见的既往病史是连续多天并逐渐加重的小腿痉挛。而对于患有 PE 的患者,则是无法解释的呼吸困难。

对临床疑诊 VTE 患者进行评价时,首要任务是确定临床可能性大小(表 68-1)。低度可疑的患者可首选测定血 D-Dimer 而不用常规进行影像学检查,如果 D-Dimer 结果异常升高,影像学检查则是下一步选择。是否选择影像学检查的流程如图 68-1 所示。

表 68-1 临床诊断评价评分表评估 DVT 和 PE 的临床可能性

DVT:评分为 0 或以下,为低度可疑;评分为 1 或 2,为中度可疑;评分为 3 或以上,为高度可疑	
临床症状或体征	1
癌症活动期	1
瘫痪或麻痹	1
卧床超过 3 天;12 周以内接受过大手术	1
深静脉分布区压痛	1
全腿肿胀	1
单侧小腿肿胀大于 3cm	1
凹陷性水肿	1
双侧浅表静脉无曲张	1
DVT 与其他诊断可能性相似	−2
PE:如果评分为 4 分以上,则为高度可疑	
临床症状或体征	3.0

续表

DVT 症状和体征	3.0
PE 较其他诊断可能性大	1.5
心率大于 100 次/分	1.5
制动 3 天以上;四周内接受过手术	1.5
既往有 PE 或 DVT 病史	1.5
咯血	1.0
癌症	1.0

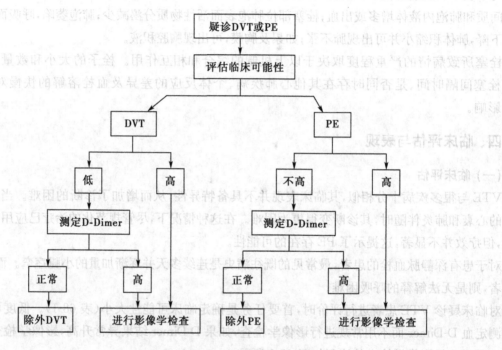

图 68-1 是否选择影像学检查的流程

(二)临床表现

VTE 的鉴别诊断很重要,因为不是所有的腿部疼痛都是由 DVT 引起,不是所有的呼吸困难都是由 PE 引起(鉴别诊断见表 68-2)。突发剧烈的小腿不适可能提示 Baker 囊肿的破裂。发热寒战通常提示蜂窝织炎而非 DVT,尽管有时可合并 DVT。轻度的深静脉血栓仅在触诊时可有小腿部的轻度不适。大块的深静脉血栓很容易诊断:患者在触诊大腿部股静脉时有很明显的肿胀和压痛。在极端病例中,患者需借助拐杖或他人帮助才能行走。如果双腿弥漫性肿胀,则 DVT 可能性不大,而最可能为静脉炎后综合征导致的静脉功能不全急性加重。上肢静脉血栓形成可能表现为两侧锁骨上窝及上肢周长的不对称。

表 68-2 需与 VTE 鉴别的疾病

DVT
Baker's 囊肿破裂
蜂窝织炎
静脉炎后综合征/静脉功能不全

续表

PE
肺炎,哮喘,慢性阻塞性肺疾病
充血性心力衰竭
心包炎
胸膜炎,肋软骨炎
肋骨骨折,气胸
急性冠状动脉综合征
焦虑

PE 的临床症状和体征均不典型,没有特异性的提示诊断的临床表现。对通过前瞻性研究纳入的国内 516 例血栓所致 PE 患者的临床资料分析结果显示:PE 最常见的症状是呼吸困难及气促,占 89%,尤以活动后明显;胸痛也常见,表现为胸膜炎性胸痛(45%)或心绞痛样疼痛(30%);晕厥占 13%,可为 PTE 的唯一或首发症状;咳嗽(56%);咯血(26%),常为小量咯血,大咯血少见;烦躁不安、惊恐甚至濒死感(15%);心悸(33%);发热占 24%,多为低热,少数患者可有中度以上的发热(11%)。PE 体征包括呼吸急促,呼吸频率大于 20 次/分,占 52%,这是最常见且具有临床意义的体征;心动过速,心率大于 100 次/分,占 28%;发绀(35%);颈静脉充盈或搏动(20%);肺部可闻及哮鸣音(9%)和(或)细湿啰音(25%),偶可闻及血管杂音;胸腔积液的相应体征(24%);肺动脉瓣区第二音亢进(P₂>A₂)或分裂(42%),三尖瓣区收缩期杂音。重者可出现血压下降甚至休克。传统上作为 PE 诊断标准的所谓"肺梗死三联症"——胸痛、咯血、呼吸困难,临床上实际不过 20%,国人资料显示出现此三联症者仅为 20%。

大块 PE 的患者表现为体循环血压降低并且通常有全身多部位广泛的血栓形成。次大块 PE 可在超声心动图上表现为右心室运动功能降低,但体循环血压多为正常。小或中等面积 PE 患者右心室功能和体循环血压均正常,经过充分抗凝治疗后预后良好。

肺梗死通常提示小块 PE,但由于其位于周边且靠近胸膜神经,故对疼痛较敏感。胸膜痛多见于小块且位于周边靠近胸膜的栓子。另外,大块面积且位于中心的 PE 可与周围肺梗死同时存在。

非血栓性的 PE 较易被漏诊。可能的病因包括骨盆或长骨骨折后形成的脂肪栓塞,瘤栓,骨髓栓塞或空气栓塞。骨水泥栓塞或骨折碎片栓塞可发生在全髋关节或膝关节置换术后。静脉吸毒者可发生毛发、滑石粉或棉花的栓塞。羊水栓塞可发生于胎膜早破或撕扯胎盘边缘时,这种情况下发生肺水肿的原因可能由于肺泡毛细血管通透性的增加使其中的液体渗出。

呼吸困难和呼吸急促是 PE 最常见的症状和体征。呼吸困难,晕厥,低血压或发绀提示大块 PE,胸膜痛,咳嗽,咯血通常提示靠近胸膜的小面积 PE。体格检查方面,年轻的,之前身体状况较好的患者可能有焦虑的表现,但另外一些患者,甚至大块 PE 患者也可无任何表现,他们可能仅表现为呼吸费力,并且通常缺乏典型的体征(包括心动过速、低热、颈静脉充盈或异常搏动、肺动脉瓣区第二心音亢进),有时还会反常的出现心动过缓体征。

五、实验室和辅助检查

(一)非影像学诊断方法

非影像学检查与上述临床可能性评估结合可以很好地用来诊断 DVT 或 PE。

1. 血液学检查 定量 ELISA 法测定的血浆 D-Dimer 水平可在 DVT 或 PE 时升高。这是由于 D-Dimer 为交联纤维蛋白在纤溶系统作用下的可溶性降解产物,当血栓栓塞时,血栓纤维蛋白溶解使其在血中的浓度升高。D-Dimer 的敏感度在 DVT 中大于 80%,在 PE 中大于 95%。对 DVT 的敏感度低于 PE 是由于深静脉血栓较引起 PE 的血栓体积小的缘故。D-Dimer 是一项很有用的"排除诊断"指标:大约 95%

D-Dimer 正常的患者($<$500ng/ml)可除外 PE。但 D-Dimer 试验并不特异,其值在心肌梗死、肺炎、脓毒症、肿瘤、术后患者和晚期妊娠的患者中均可升高。因此,在住院患者中,由于全身疾病的影响,D-Dimer 通常是升高的,其应用价值有限。

与传统观念相反,尽管 PE 时 PO_2 及 PCO_2 均下降,但动脉血气分析对于 PE 的诊断缺乏实用性。对于怀疑 PE 的患者,无论是未吸氧时动脉 PO_2,或是计算出的肺泡动脉血氧分压差都不能准确地鉴别出患者是否确实患有 PE。

2. 心肌生物标志物 由于右心室的微小梗死,血清肌钙蛋白及血浆心型脂肪酸结合蛋白水平升高。右心室扩张导致的心肌牵拉使脑钠肽(BNP)及氨基末端脑钠肽前体(NT-proBNP)升高。心肌生物标志物的升高预示着 PE 患者并发症和死亡率的升高。

3. 心电图 除了窦性心动过速外,心电图常显示出 $S_I Q_{III} T_{III}$ 的异常(表现为 I 导联 S 波加深,III 导联出现 Q/q 波及 T 波倒置)。这种发现对 PE 的诊断具有相对特异性,但敏感性较低。心前区导联 $V_{1\sim4}$ T 波倒置可能是更常见的异常表现。

(二)非侵袭性影像学诊断方法

1. 静脉超声检查 深静脉系统超声检查的原理为深静脉血栓形成部位静脉的可压缩性下降。当超声探头轻压正常的静脉时,静脉在横截面影像上表现为塌陷。当急性深静脉血栓形成时,由于血栓使静脉被动扩张,静脉失去其可压缩性。栓子在影像学上表现为均匀的低回声影。静脉本身在影像学上表现为轻度扩张,并行的静脉管腔可能缺失。

静脉流体力学可以通过超声多普勒成像检测。由于 DVT 与 PE 密切相关以及两者均可采用抗凝治疗,故可认为 DVT 即为 PE 的标志。相反,静脉超声的正常并不能排除 PE。大约一半的 PE 患者没有下肢深静脉血栓的超声表现,可能由于栓子已经栓塞于肺部或栓子存在于骨盆静脉内,而这些部位在超声检查中都难以被观察到。对于没有 DVT 的患者,超声检查可以发现其他引起腿部不适的原因(如 Baker 囊肿或血肿)(表 68-3)。如果超声难以明确诊断,可行其他影像学检查(如 CT、MRI)。

表 68-3 急性下肢静脉血栓形成的超声表现

急性下肢静脉血栓的诊断标准

  静脉可压缩性的缺失(首要标准)

  轻压静脉,在横截面影像上不表现为"闪烁"征

血栓的直接影像表现

  均匀的

  低回声影

多普勒流体动力学的异常

  正常反应:压迫静脉增加多普勒血流信号并可证实静脉在近端远端均保持开放

  异常反应:压迫静脉血流信号减少

2. 胸部 X 线平片 PE 患者的胸片表现一般正常或接近正常,但也可出现一些异常:局部肺缺血征象(Westermark 征)如肺纹理稀疏纤细、局部肺野楔形浸润影以及有肺动脉段膨出(Palla 征)。

3. 胸部 CT CT 肺血管造影是诊断 PE 的重要影像学手段。多排螺旋 CT 可在短暂的屏气过程中获得高分辨率的图像。CT 还可获得清晰的左、右心室的图像并进行危险分层。在 PE 患者中,CT 上右心室的扩大与 CT 上右心室大小正常的患者相比,30 天内的死亡率大大增加。当继续进行骨盆、近侧下肢和膝盖的扫描时,CT 也可用于 DVT 的诊断。CT 还可同时显示肺及肺外的其他胸部疾患,有助于进行鉴别诊断。多排 CT 肺血管造影的诸多优点已使其成为临床疑诊 PE 患者的首选确诊检查项目。

4. 放射性核素肺通气/灌注扫描　此方法为 PE 诊断的二线检查手段,现对多数患者已被多排 CT 肺血管造影所取代,主要用于对静脉造影剂不耐受的患者。将小颗粒的放射性核素物质注入静脉并使其嵌顿在肺毛细血管床内,灌注扫描缺损提示血流中断或减少,可能由于 PE 引起。通气扫描通过吸入放射性核素标记的惰性气体,以提高灌注扫描的特异性。当通气扫描和灌注扫描均有缺损时,可见于 PE 但也可见于哮喘、慢性阻塞性肺疾病。至少一个或更多肺叶段的局部灌注缺损而通气良好为高度可疑 PE。

5. MRI(对比增强)　当静脉超声无法明确诊断时,磁共振静脉造影为诊断 DVT 的适宜方法。当患者怀疑 VTE 时又伴有肾功能不全或造影剂过敏时,应考虑磁共振成像。磁共振肺血管造影可检测出大块中心型的 PE,但对亚段及远端肺小动脉血栓敏感性较差。

6. 超声心动图　由于很多 PE 患者的超声心动图表现为正常,用于诊断急性 PE 中并不十分可靠。但超声心动图在 PE 的鉴别诊断中有重要意义(如与急性心肌梗死、心脏压塞、主动脉夹层的鉴别)。

经胸壁的超声心动图很少直接显示栓子,多数显示 PE 的间接征象,即 McConnell 征(右心室游离壁运动减低而右心室尖部运动正常)。

当无 CT 扫描设备或患者合并严重肾功能不全或对造影剂过敏严重时,可考虑经食管超声心动图。

(三) 侵袭性诊断方法

1. 肺动脉造影　事实上,多排 CT 肺血管造影已取代了肺动脉造影成为确诊 PE 的主要检测手段。肺动脉造影仅用于 CT 血管造影不满意及介入溶栓或取栓手术中。

2. 下肢静脉造影　此法已被下肢静脉超声所取代。

DVT 及 PE 的影像学诊断流程总结如图 68-2 及图 68-3 所示。

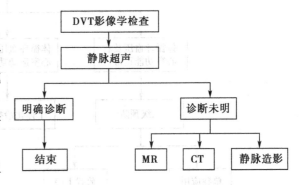

图 68-2　DVT 影像学检查的流程

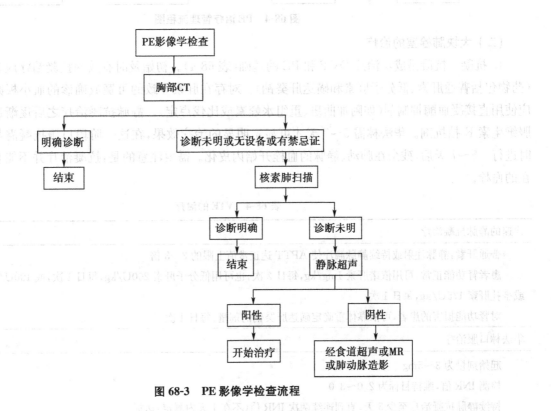

图 68-3　PE 影像学检查流程

六、治疗

（一）深静脉血栓和肺栓塞的防治原则

1. 原发病的治疗和二级预防 原发病的治疗包括溶栓和取栓治疗。对于复发的 PE 多采用二级预防措施而非单纯治疗原发病。二级预防措施包括以肝素、华法林为主的抗凝治疗或放置下腔静脉滤网。

2. 危险分层 快速准确的危险分层在决定治疗方式的选择上非常重要。血流动力学不稳定的出现、右心室扩张及功能不全、由右心室微梗死导致血清肌钙蛋白水平的升高均可区分高风险与低风险患者。超声心动图显示右心室运动功能不全，CT 显示右心室扩大以及肌钙蛋白的升高均可增加 PE 患者的病死率。

对于存在高危因素且预后较差的患者仍需针对原发病灶进行治疗。当患者右心功能正常且血流动力学稳定时，单独应用抗凝治疗即可获得良好的临床预后。

PE 治疗管理流程如图 68-4 所示。

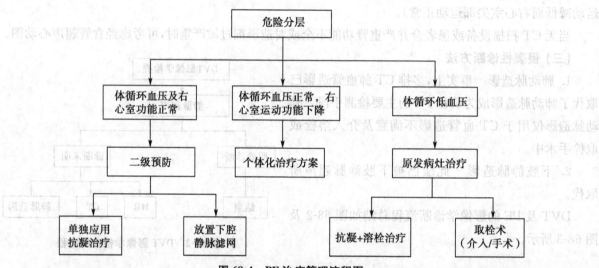

图 68-4　PE 治疗管理流程图

（二）大块肺栓塞的治疗

1. 抗凝 抗凝是成功治疗 DVT 和 PE 的基础（表 68-4）。初始及时有效的抗凝治疗应通过静脉给药（药物包括普通肝素、低分子肝素和磺达肝癸钠）。对存在肝素导致的可疑或确诊的血小板减少症的患者应使用直接凝血酶抑制剂（如阿加曲班、重组水蛭素或比伐卢定）。静脉抗凝治疗之后逐渐过渡到长期口服维生素 K 拮抗剂。华法林需 5~7 天才可显示明显的治疗效果，在这一阶段口服抗凝需与静脉抗凝同时进行。5~7 天后，残余在肺动、静脉的血栓开始内皮化。需要注意的是，抗凝治疗并不能直接溶解已存在的血栓。

表 68-4　VTE 的治疗

快速的静脉抗凝治疗
普通肝素，静脉注射或持续静脉滴注使 APTT 达正常值上限的 2~3 倍
患者肾功能正常，可用依诺肝素 1mg/kg，每日 2 次，也可用低分子肝素 200U/kg，每日 1 次，或 100U/kg，每日 2 次，或亭扎肝素 175U/kg，每日 1 次
对肾功能损害的患者，可依靠体重确定磺达肝癸钠的剂量，每日 1 次
华法林口服治疗
起始剂量为 3~5mg
检测 INR 值，维持目标为 2.0~3.0
持续静脉抗凝治疗至少 5 天，直到连续两次 INR 值（不在 1 天内测定）达标

继发于手术、创伤或雌激素替代治疗的 PE,经过 3～6 个月的抗凝治疗后复发的风险通常较低。对于手术、创伤、雌激素替代治疗、中心静脉置管或人工起搏器植入术后导致的 DVT,应用 3 个月的抗凝治疗即可。对于患有肿瘤的 VTE 患者,共识认为可单独应用低分子肝素 3～6 个月后长期进行抗凝治疗,除非患者肿瘤已治愈。然而对于长期抗凝治疗继续应用低分子肝素还是口服华法林仍存在争议。

对于自发性、无诱因的 VTE,停止抗凝治疗后复发的可能性较大。长时间飞行引起的 VTE 被认为是无诱因的。ACCP 指南推荐对自发性 VTE 患者进行终身抗凝治疗。并维持 INR 值在 2～3。另有一种终身抗凝治疗的方法是:经过 6 个月的抗凝治疗后,可减少抗凝强度,维持 INR 值在 1.5～2。

另外,对于存在中高水平抗磷脂抗体的患者,尽管 VTE 可能继发于创伤或手术,也需终身抗凝治疗。

(1)普通肝素(UFH):普通肝素通过结合和加速抗凝血酶的激活来发挥抗凝效应,从而阻碍了血栓的形成并激活内源性纤溶系统以溶解已形成的血栓。普通肝素剂量的选择应使 APTT 达正常值上限的 2～3 倍为准,通常相当于控制 APTT 在 60～80 秒。UFH 的标准处方应是先静脉推注 5000～10 000U UFH,之后再进行持续静脉滴注,滴速为 1000～1500U/h。临床常用的剂量是起始 80U/kg 静脉推注,继而以每小时 18U/kg 的速度持续静脉滴注。UFH 的优点是半衰期短,这在准备进行侵袭性治疗(如取栓术)的患者中尤为适用。UFH 的主要缺点是 APTT 的调整需要经验,并需要多次重复取血测定 APTT 值,一般每 4～6 小时调整一次肝素剂量。另外,患者有发生肝素诱导的血小板减少症(HIT)的风险。

(2)低分子肝素:这些小分子很少与血浆蛋白或内皮细胞结合,因此具有很高的生物利用度,可预测的剂量反应以及较长的半衰期。低分子肝素在应用中不用监测凝血指标,也不用随时调整剂量,除非患者极度肥胖或有慢性肾功能不全。依诺肝素和达肝素是比较常用的 LMWH。依诺肝素作为长期口服华法林治疗 VTE 的过度用药。达肝素也用于有 VTE 症状的肿瘤患者,剂量为 200U/kg,每天 1 次,连用 30 天,之后 150U/kg,每天 1 次,连用 2～6 个月。由于低分子肝素在肾脏代谢,故这种按照体重计算出的低分子肝素剂量在有慢性肾功能不全的患者中应酌情减量。

(3)磺达肝素:每日皮下注射一次也可作为长期口服华法林治疗 VTE 的过渡用药,且不用进行凝血功能监测。体重小于 50kg,50～100kg,大于 100kg 的患者用量分别为 5mg、7.5mg 及 10mg。与 LMWH 或 UFH 不同,磺达肝素为人工合成品,而非从动物制品中提取。磺达肝素不会引起血小板减少症。药物同样经过肾脏代谢,故应用于肾功能不全患者时,也应酌情减量。

(4)华法林:华法林是一种维生素 K 拮抗剂,它可阻碍维生素 K 依赖性凝血因子 Ⅱ、Ⅶ、Ⅸ、Ⅹ 羧基段的活化。华法林完全发挥其治疗效应至少需 5 天的时间。如果一开始仅用华法林单独治疗急性血栓性疾病时,会导致血液高凝状态促进血栓的形成,而并不能起到预防作用。因此,华法林需与 UFH、LMWH 或磺达肝素重叠应用至少 5 天以上,以抵消华法林早期的促凝血效用。

对于体型匀称的成年人来说,常用剂量为 5mg。对于肥胖或身材高大的青年,可将剂量提高至 7.5～10mg。对营养不良者或因长期使用抗生素而具有维生素 K 缺乏可能性的患者,可将剂量减低至 2.5mg。使用中需要定期监测国际标准化比值(INR)来评估华法林的抗凝效果及出血风险,目标 INR 应控制在 2.0～3.0 之间。

由于存在多种药物-药物间及药物-食物间的相互作用影响华法林在体内的代谢,选择合适的药物剂量较为困难。很多情况下(诸如高龄、合并全身性疾病),需减少华法林的用量。药物基因组学的研究(如 CYP2C9、VKORC1)可能为精确选择剂量提供依据,尤其是对于需要使用极大或极小剂量的患者,但在临床实践中,对大多数患者剂量的选择仍然依据患者的年龄、性别、体重、同时使用的药物以及合并的疾病。

(5)新型抗凝药物:这些新型口服抗凝药物的给药剂量是固定的,可在用药后几小时内发挥有效的抗凝效应,并且应用过程中不需要监测凝血指标,也很少受药物-药物及药物-食物相互作用的影响。利伐沙班（Xa因子抑制剂）及达比加群（直接凝血酶抑制剂）已在加拿大及欧洲获批上市,用于全髋关节及全膝关节置换术后 VTE 的预防。在针对急性 VTE 治疗的大规模临床试验中,达比加群的有效性和华法林相当,并且出血的风险较华法林降低。由于新型药物起效时间快及半衰期短,故不需要重叠使用静脉内抗凝药物作为过渡用药。

抗凝药物最严重的副作用是出血。对于普通肝素或低分子肝素引起的致命性大出血或颅内出血可用硫酸鱼精蛋白解救。对于磺达肝素及直接凝血酶抑制剂引起的大出血尚无特效解救药物。华法林引起的大出血可通过补充凝血酶原复合物来治疗。如果患者心肺功能可以耐受,非致命性的出血可通过补充大量新鲜冰冻血浆来治疗。重组人源性凝血因子Ⅶa（FDA 已批准用于血友病出血）,可作为非处方用药,用于华法林造成的灾难性大出血的救治。对于少量出血或需控制 INR 值在极高范围时,口服维生素 K 可作为一种不错的选择。

低分子肝素可引起肝素诱导性血小板减少症（HIT）及骨质缺乏,但其可能性远小于普通肝素。HIT 导致的血栓形成可通过直接凝血酶抑制剂来抑制（阿加曲班用于肾功能不全患者,重组水蛭素用于肝衰竭患者）。经皮冠状动脉介入术的患者应该用比伐卢定。

妊娠期间,应尽量避免华法林的使用,因为华法林的暴露可能会导致胎儿畸形（尤其是在妊娠 6~12 周期间）。但在产后或哺乳期间服用华法林是安全的,在孕中期应用华法林同样是安全的。

2. 下腔静脉滤器 放置下腔静脉滤器有两个原则:存在活动性出血而不能进行抗凝治疗,或充分抗凝治疗后仍有复发性静脉血栓形成。

下腔静脉滤器的适应证包括:①下肢近端静脉血栓,但抗凝治疗禁忌或抗凝治疗出现并发症者;②下肢近端静脉大块血栓溶栓治疗前;③经充分抗凝治疗后 PE 复发者;④伴有血流动力学不稳定的大块 PE;⑤行导管介入治疗或肺动脉血栓剥脱术者;⑥伴严重肺动脉高压或肺源性心脏病患者。因植入滤器仅能预防复发,并不能治疗 DVT,因此需严格掌握适应证,植入滤器后仍需长期抗凝治疗,防止血栓形成。植入永久型滤器后能减少 PE 的发生,但并发症发生率较高。为避免腔静脉滤器长期留置体内带来的并发症,可选择植入可回收滤器。

3. 维持足够的循环血量 大块 PE 合并低血压的患者。补充额外的液体时需特别谨慎,由于过多的液体会加重右心室壁的压力导致更加明显的心肌缺血,也会降低左心室的顺应性和充盈量,导致室间隔向左室移动。多巴胺和多巴酚丁胺是治疗 PE 引起的休克的一线血管活性药物。这些药物起始的剂量需低些。去甲肾上腺素、血管加压素及去氧肾上腺素也可考虑应用。

4. 溶栓 成功的溶栓治疗可迅速逆转右心衰竭并可降低 PE 的复发率和死亡率。其原因包括:①将阻塞于肺动脉的大部分血栓溶解;②阻止 5-HT 及其他加重肺动脉高压的神经体液因子的继续释放;③将骨盆或下肢深静脉的大部分血栓溶解,减少 PE 的复发率。

目前获得 FDA 批准的 PE 溶栓的适应证仅为大块 PE（其特征为右心室功能不全,伴低血压或心源性休克）。对于血压正常,但存在中到重度的右心室功能不全的次大块 PE 患者,是否进行溶栓治疗应在评估治疗后的效益和风险后,作出个体化的决定。溶栓的时间窗一般定为 14 天以内,但对有明确溶栓指征的病例宜尽早开始溶栓。

溶栓治疗的绝对禁忌证有活动性内出血和近期自发性颅内出血。相对禁忌证有:2 周内的大手术、分娩、脏器活检或不能以压迫止血部位的血管穿刺;2 个月内的缺血性脑卒中;10 天内的胃肠道出血;15 天内的严重创伤;1 个月内的神经外科或眼科手术;难以控制的重度高血压（收缩压>180mmHg,舒张压>110mmHg）;近期曾行心肺复苏;血小板计数低于 $100×10^9$/L;妊娠;感染性心内膜炎;严重肝、肾功能不全;糖尿病出血性视网膜病变等。对于致命性大面积 PTE,上述绝对禁忌证亦应被视为相对禁忌证。

常用的溶栓药物有尿激酶(UK)、链激酶(SK)和重组组织型纤溶酶原激活剂(rt-PA)。美国食品与药品管理局(FDA)分别于1977年、1978年和1992年批准了UK、SK和rt-PA的溶栓方案。我国溶栓治疗开展得较晚,且没有进行相应的循证医学研究来验证各种溶栓治疗方案的有效性和安全性。为了寻找适于国人的溶栓治疗方案,国家"十五"科技攻关课题-肺栓塞规范化诊治方法研究,开展了溶栓治疗的多中心前瞻性随机对照研究,入组了246例急性大面积和次大面积PTE患者病例,并随机分配为四组:①尿激酶2小时组(UK 20 000U/kg,静脉点滴2小时);②尿激酶12小时组[UK 4400U/kg,静脉注射10分钟,继而2200U/(kg·h),持续静脉点滴12小时];③rt-PA50mg组(rt-PA 50mg,静脉点滴2小时);④rt-PA100mg组(rt-PA 100mg,静脉点滴2小时),进行溶栓治疗。结果发现在治疗后14天,四组溶栓治疗的疗效相当,有效率分别为95.59%、94.34%、98.36%和94.00%。大出血的总体发生率较低(8.86%),各组间无显著性差异。但从总体出血的发生率上看,rt-PA更易导致出血的发生,而且所使用的剂量越大,其出血的发生率越高。提示尿激酶和rt-PA均可用于国人急性PTE的溶栓治疗,与国外推荐剂量不同的是,使用rt-PA 50mg即可达到较好的溶栓效果,而将其剂量增加至100mg,溶栓疗效并未见增加,而出血反而增多。由此,推荐尿激酶2小时、尿激酶12小时和rt-PA 50mg作为国人急性PTE的标准溶栓治疗方案。

溶栓引起的大出血率大约在10%,其中颅内出血风险几率为1%～3%,发生者近半数死亡。最隐匿的出血为腹膜后出血,在溶栓治疗后要注意监测血红蛋白和血细胞比容,以及时发现出血的发生。用药前应充分评估效益与出血风险,必要时应配血,做好输血准备。

溶栓结束后,应每2～4小时测定一次APTT,当其水平降至正常值的2倍时,即应开始进行肝素抗凝治疗。

5.肺动脉血栓摘除术　对于存在溶栓治疗可能导致颅内出血风险的患者,可考虑肺动脉血栓摘除术。在不可逆性心源性休克及多器官功能衰竭发生之前及时开始治疗可提高生存率。在当前的外科技术条件下,肺动脉血栓摘除术是治疗高危险度,并且存在溶栓禁忌证或溶栓无效的PTE患者的一种值得推荐的治疗方法。

6.肺动脉血栓内膜切除术　慢性血栓性肺动脉高压在急性PE患者中的发生率为2%～4%。因此,对于开始即存在肺动脉高压的患者需在6周后复查超声心动图已明确肺动脉压力是否恢复正常。当慢性血栓性肺动脉高压引起呼吸困难时,可考虑行肺动脉血栓内膜切除术。手术成功后可明显减轻,甚至治愈肺动脉高压。手术的死亡率为5%左右。

7.静脉炎后综合征的预防　每天使用压力为30～40mmHg的弹力袜可将静脉炎后综合征的发生率降低50%。确诊DVT后即应开始使用弹力袜治疗。卧床休息时不必使用。

七、VTE 的预防

VTE很难被早期发现,并且会造成极大的医疗和经济负担,因此对VTE的预防显得尤为重要。通过药物预防策略可使特定状态下的患者获得最大的效益(表68-5)。

表68-5　VTE 的预防

临床状态	药物预防策略
高风险的普外科手术	Mini-UFH 或 LMWH
胸部手术	Mini-UFH＋IPC
恶性肿瘤术后,包括妇科肿瘤	LMWH,考虑为期1个月的药物预防

续表

临床状态	药物预防策略
全髋关节或膝关节置换术,骨盆骨折手术	LMWH,磺达肝素 2.5mg,每天 1 次,皮下注射或华法林(维持 INR 值为 2.5;不用于膝关节置换术后);利伐沙班或达肝素
神经外科手术	IPC
颅内肿瘤手术	Mini-UFH 或 LMWH,＋IPC＋术前静脉超声检查
妇科良性肿瘤	Mini-UFH
危重患者	Mini-UFH 或 LMWH
存在抗凝禁忌证	IPC
长途旅行	对高危患者应用 LMWH

注:Mini-UFH:低分子肝素,用法为 5000U 皮下注射,每天 2 次或 3 次

　　LMWH:低分子肝素,依诺肝素用法为 40mg,每天 1 次,达肝素用法为 2500U 或 5000U,每天 1 次

　　IPC:间歇性充气加压装置

(詹庆元)

第六十九章　嗜铬细胞瘤

嗜铬细胞瘤来源于神经嵴，属 APUD(amine precursor uptake decarboxylation cell)系列，起源于外胚层母细胞，嗜铬细胞瘤既可发生在肾上腺内，又可发生在神经节丰富的身体其他部位，最常见于肾及肾上腺周围、腹主动脉两旁、输尿管末端的膀胱壁、胸腔、心肌、颈动脉体及颅脑等处。神经嵴细胞的发育与其他内分泌腺体的发育关系极为密切，所以嗜铬细胞瘤除分泌肾上腺素及去甲肾上腺素外，尚可合成其他激素，也可并发其他内分泌系统肿瘤，引起多种内分泌功能失调。嗜铬细胞瘤患者中，约 10% 有家族史，属常染色体显性遗传，其多发性和肾上腺外肿瘤的发生率较无家族史者为高。

人们了解嗜铬细胞瘤的历史比较短。1926 年，Roux 与 Mayo 首次成功地切除了嗜铬细胞瘤。直到 20 世纪 50 年代初，嗜铬细胞瘤的手术死亡率仍高达 26%。随后应用了肾上腺素能受体阻滞剂并注意到血容量的及时补充，死亡率才显著下降。根据近年来的尸检报告，仍有许多患者生前得不到正确诊断，死后尸检才发现有嗜铬细胞瘤。Mayo 诊断(1981)1 组 54 例嗜铬细胞瘤中 41 例(75%)生前误诊。瑞典(1986)统计 439 例患者，其中 184 例(40%)在尸检时发现。肿瘤发病率随年龄增长而增高，184 例中 50～59 岁者 40 例，70～79 岁者 58 例。获得正确诊断的年龄，生前诊断者 48.5 岁，尸检诊断者 65.8 岁，12 例超过 68 岁的老年患者，9 例未考虑本病，这说明老年患者很容易误诊，也表明我们对嗜铬细胞瘤症状错综复杂、变幻莫测的特点的了解还很不全面，致使一些患者得不到及时、正确的诊断而延误了治疗。

以往认为，嗜铬细胞瘤是少见疾病，随着对本病的重视和检测技术的提高，许多病例得以从高血压中筛选出来。近 30 年来，我国嗜铬细胞瘤的病例数急剧增加，北京、上海、广州、武汉、南京、长沙等地有数十例甚至百余例的大组病例报道，诊疗技术亦有了显著的提高。

一、发病与病因

有关嗜铬细胞瘤发病率的调查资料较少，参阅国外统计资料，嗜铬细胞瘤在高血压患者中的发病率最低为 0.4%，最高为 2%。尸检发现率为 0.094%～0.25%。随着高血压患者接受嗜铬细胞瘤特殊检测人数的增加，发病率将会较以往有所增加。国内资料近年报道的发病例数也在急剧增加，但尚缺乏大组病例的流行病学调查统计，估计我国的发病率不会低于国外。

过去认为，嗜铬细胞瘤 90% 以上为良性肿瘤。肿瘤切面呈棕黄色，血管丰富，间质很少，常有出血。肿瘤细胞较大，为不规则多角形，细胞质中颗粒较多；细胞可被铬盐染色，因此称为嗜铬细胞瘤。据统计，80%～90% 的嗜铬细胞瘤发生于肾上腺髓质嗜铬细胞，其中 90% 左右为单侧单个病变。多发肿瘤，包括发生于双侧肾上腺者，约占 10%。起源肾上腺以外的嗜铬细胞瘤约占 10%；国内此项统计结果稍高一些。恶性嗜铬细胞瘤占 5%～10%，可造成淋巴结、肝、骨、肺等转移。少数嗜铬细胞瘤可同时有多发性皮下神经纤维瘤，其中大约 25% 与 Hippel-Lindau 综合征连锁。嗜铬细胞瘤也是 Ⅱ 型多发性内分泌肿瘤(MENⅡ)的主要病变。MENⅡ 发病呈家族性，属常染色体显性遗传，占嗜铬细胞瘤发病的 5%～10%；对于双侧肾上腺嗜铬细胞瘤患者，尤其应当警惕 MENⅡ 的存在。所以有人总结嗜铬细胞瘤有 5 个 10%：10% 肾外、10% 双侧、10% 恶性、10% 没有高血压、10% 遗传。

20 世纪 60 年代以后，由于采用了各种先进诊断技术，以往不易确诊的肾上腺外肿瘤、家族性嗜铬细胞瘤、内分泌腺多发性肿瘤相继被发现，肾上腺外瘤、双侧瘤、多发瘤、恶性瘤都远远超过了 10% 的几率，所以,把嗜铬细胞瘤简单地概括为 90%:10%肿瘤已经不合时宜。近年国内外统计资料表明,肾上腺内的单发性嗜铬细胞瘤只占 60%～80%。男女发病率大致相等。发病年龄以 20～40 岁组为最高。小儿的嗜铬细胞瘤发病率男性略高,家族性多见,双侧多发性瘤占 39%,亦有双侧发病达半数的报道。

嗜铬细胞瘤的病因与其他肿瘤一样尚不清楚,但有几种特殊情况可能与嗜铬细胞瘤的病因有关。胚胎早期交感神经元细胞起源于神经嵴和神经管,是交感神经母细胞和嗜铬母细胞的共同前体,多数嗜铬母细胞移行至胚胎肾上腺皮质内,形成胚胎。肾上腺髓质另一部分嗜铬母细胞随交感神经母细胞移行至椎旁或主动脉前交感神经节,形成肾上腺外嗜铬细胞。肾上腺外嗜铬细胞在胚胎 9～11 周时即发育成熟,比肾上腺髓质嗜铬细胞成熟还早。出生后肾上腺髓质嗜铬细胞发育成熟的同时,肾上腺外的嗜铬细胞退化并逐渐消失。所以,在胚胎时期,分布多处的嗜铬细胞,到成熟期只有肾上腺髓质细胞还能保留下来。在某种特殊情况下,这些同源的神经外胚层细胞可以发生相应的肿瘤。

(一) 多发性内分泌瘤病

多发性内分泌瘤病(multiple endocrine adenopathy,MEA)或称多发性内分泌瘤(multiple endocrine neoplasia,MEN)。1903 年,Erdheim 首先发现多种内分泌腺同时发生肿瘤。Wermer 认为这是一种常染色体显性遗传病,且具有高度外显率。临床表现为多种内分泌病变的组合,所以出现多样性,认为与人体内一种神经内分泌细胞组织系统——APUD 系统有关。APUD 能产生生物胺和(或)多肽类物质,其活性像激素或神经递质,有调节神经系统的作用,或调节其与内分泌系统之间的关系,APUD 细胞来源于神经嵴,并广泛分布于体内各个脏器,包括垂体、甲状腺、甲状旁腺、胰腺、肾上腺及各种嗜铬体,易发生肿瘤和多发性内分泌瘤,有的学者将这种肿瘤统称为 APUD 瘤。1960 年,Sipple 首先发现嗜铬细胞瘤合并甲状腺髓样癌,后称 Sipple 综合征。根据各种内分泌腺瘤的不同,1985 年,Raue 等将其分为 3 型。MEN Ⅰ 型:又称 Wermer 综合征,包括垂体、甲状旁腺和胰腺的肿瘤。MEN Ⅱa 型:又称 Sipple 综合征,包括嗜铬细胞瘤或肾上腺髓质增生并甲状腺髓样癌、甲状旁腺肿瘤。MEA Ⅱb 型:除 MEA Ⅱa 型肿瘤外,还可发生多发性皮肤或黏膜神经瘤。MEN Ⅲ 型:甲状旁腺瘤和乳头状甲状腺癌。也有人不分出 MEN Ⅱb 型,而把该型与 MEN Ⅲ 型合在一起。

(二) 家族性嗜铬细胞瘤

家族性嗜铬细胞瘤(familial pheochromocytoma)是常染色体显性遗传疾病,有高度外显率。家族性嗜铬细胞瘤的发病率占嗜铬细胞瘤的 6%～10%,多为双侧多发或两个以上的内分泌腺体受累,发病年龄较早,常见于儿童;双侧性嗜铬细胞瘤中约 50%为家族性,同一家族的发病成员其发病年龄和肿瘤部位往往相同。经过多年的研究发现,家族性嗜铬细胞瘤患者存在各种各样的基因缺陷,具有这类基因缺陷的胚胎,一部分外胚层的神经嵴细胞可迁移至身体的其他部位,衍化成特殊的细胞群,即 APUD 细胞系统,肿瘤可分泌多肽激素,形成以嗜铬细胞瘤为主的各型内分泌腺瘤综合征,常与多发性内分泌瘤病 Ⅱa 型和(或)Ⅱb 型和(或)神经外胚层发育异常同时存在。另外,家族性嗜铬细胞瘤还与神经纤维瘤病(von reck-ling-hausen)、视网膜血管瘤(von hippel)、脑脊髓血管网状细胞瘤(lindau)等并发。在一个家族的三代人当中,有 12 例嗜铬细胞瘤并发有 Von hippel-Lindau 病。亦有并发舌、唇黏膜神经瘤者。最近,国内亦相继报道家族性嗜铬细胞瘤,多为并发甲状腺髓样癌。

(三) 多内分泌功能性嗜铬细胞瘤

近年来有报道,嗜铬细胞瘤能分泌两种以上的内分泌激素。从前对嗜铬细胞瘤并发高钙血症曾有多种推测,直到 1981 年 Failhust 从瘤组织中分离出类甲状旁腺活性激素,1985 年 Shanberg 在 10 例患者中证实嗜铬细胞是自主性分泌异位性甲状旁腺素的肿瘤,而并非是儿茶酚胺增高后刺激甲状旁腺素分泌增加所致,这种新的概念才正式形成,因为甲状旁腺在降钙素增高的患者中往往是正常的,既无增殖现象,亦无肿瘤。

嗜铬细胞瘤分泌促皮质激素表现为 Cushing 综合征者,1979 年以来就曾经由 Forman 及 Spark 等报道。以往由于这种特殊的异位促肾上腺皮质激素未能在术前确诊,手术死亡率高达52%。1986年,Beaser等对1例嗜铬细胞瘤合并异位Cushing综合征的肿瘤组织做电镜检查,肿瘤组织液经免疫生化测定,其分泌促肾上腺皮质激素的图像与Cushing综合征的垂体瘤分泌像完全相同。嗜铬细胞瘤所分泌的ACTH,70%为小形ACTH,是人类标准的ACTH,若分泌过量即可形成典型的Cushing综合征,它与肺癌及其他肿瘤所分泌的大形ACTH有所不同。

嗜铬细胞瘤还可分泌α-MSH、VIP(vasoactive intestinal peptide)、前列腺素以及神经系统所具有的P-substance、neuropeptide Y、somatostatin等物质,其临床意义有待进一步确定。嗜铬细胞瘤有并发多血质症的个案报道,但分泌红细胞激素的功能尚未能确定。

二、临床表现

嗜铬细胞瘤可见于新生儿及92岁的老年人,临床症状多变,可产生各种不同的症状,最常见的是高血压、头痛、心悸、出汗,具备上述症状者,诊断嗜铬细胞瘤的特异性可达93.8%,但同时具备上述全部症状者并不多见。虽然多数患者有高血压,但有阵发性高血压者只占患者的25%~50%,故不要将阵发性高血压作为诊断嗜铬细胞瘤的唯一依据。

嗜铬细胞瘤所分泌的儿茶酚胺的组成变化很大,肾上腺内的肿瘤主要分泌肾上腺素(E),因髓质细胞内有使去甲肾上腺素(NE)甲基化生成E的转化酶。肾上腺外的嗜铬组织内没有这种酶,故其所发生的肿瘤以分泌NE为主。NE和E都可以使血压增高,但其作用机制不同,NE使周围血管阻力增高,心率反射性减慢,心输出量降低;E兴奋心肌,故心率、心输出量、脉搏率和左室射出量均增加。仅分泌多巴胺的肿瘤很少,Proye等曾报道3例,临床表现以低血压、脉搏快、多尿和腰部肿块为主,常为恶性。

嗜铬细胞瘤的临床表现随其内分泌的异常而有所变异。如因分泌ACTH可产生Cushing综合征;分泌生长激素增多,可引起肢端肥大症;分泌促红细胞生成素增多,可引起红细胞增多症;分泌肾上腺素增多可使白细胞增高;分泌血管活性肠多肽及生长激素释放抑制因子(somatostatin)增多,可引起腹泻及低钾血症;分泌甲状旁腺素增多,可引起高钙血症;分泌降钙素增多,可引起低钙血症;多发性内分泌肿瘤患者除嗜铬细胞瘤外,尚可同时患甲状腺癌及甲状旁腺功能亢进。肾上腺素刺激糖原分解,丙酮酸增多,在血管收缩缺氧情况下,可使乳酸增多,所以无休克而乳酸增多者应考虑嗜铬细胞瘤的可能。此外,嗜铬细胞瘤还可引起高血肾素及高血糖症,虽然这类患者并不常见,但应提高警惕。

嗜铬细胞瘤也常表现出心血管系统异常,最常见者为局灶性心肌坏死,病理特点为心肌收缩带坏死(contraction band necrosis),临床特点类似心肌梗死,这种改变与交感神经过度兴奋及再灌注所引起的损害相类似,病变与过多的儿茶酚胺进入细胞内有关,故不宜使用洋地黄治疗。嗜铬细胞瘤引起的心肌病变不应称之为心肌炎,最好称为儿茶酚胺心肌病,部分患者也可以表现为扩张性充血性心肌病(dilated congestive cardiopathy),过多的儿茶酚胺进入心肌可诱发心室颤动,导致突然死亡,心肌本身也可发生嗜铬细胞瘤。

嗜铬细胞瘤的心血管系统异常还表现为,由于大量的儿茶酚胺间歇地进入血液循环,使血管收缩,末梢阻力增加,心率加快,心输出量增加,导致血压阵发性骤然升高,收缩压可达26.6kPa(200mmHg)以上,舒张压也明显升高。发作时可伴有心悸、气短、胸闷、头痛、面色苍白、大量出汗、视力模糊等,严重者可出现脑出血或肺水肿等高血压危象。发作缓解后,患者极度疲劳、衰弱,可出现面部等皮肤潮红。发作可由体位突然改变,情绪激动、剧烈运动、咳嗽及大小便等活动引发。发作频率及持续时间个体差异较大,并不与肿瘤的大小呈正相关。

有的患者可表现为持续性高血压。据报道,约90%的儿童患者表现为持续性高血压,成人也有50%左右表现为持续性高血压。不同之处在于有肾上腺素或去甲肾上腺素分泌过多的表现。少数患者可出现发作性低血压、休克等发现。这可能与肿瘤坏死,瘤内出血,使儿茶酚胺释放骤停等,或发生严重心脏意外等有关,出现这种情况预后常较恶劣。

1958 年,Szakas 提出儿茶酚胺心肌病这一概念,特点是由于儿茶酚胺对心肌的直接毒性作用,使心肌肥厚、水肿、灶性出血、内膜肥厚及炎症细胞浸润等。临床表现似心肌炎,严重者可出现心力衰竭及严重心律失常。

肺水肿可为心源性及非心源性,遇到非心源性肺水肿时,更应想到嗜铬细胞瘤的可能,因儿茶酚胺可直接作用于肺部血管,使肺静脉收缩,毛细血管压增高,血管壁的渗透压增强而导致肺水肿。

神经系统常表现为脑出血、脑栓塞的症状,也可出现精神症状,如恐惧、极度焦虑等,可能与肾上腺素通过网状结构兴奋大脑皮层有关。高血压发作时,患者有濒死的恐惧感,少数患者智力减退、痴呆,手术切除肿瘤后可恢复正常,也曾有报道因精神症状严重接受电惊厥治疗而引起死亡的。

在消化系统儿茶酚胺可松弛胃肠平滑肌,使胃肠蠕动减弱,故可引起便秘,有时甚为顽固。胃肠小动脉的严重收缩痉挛,可使胃肠黏膜缺血,偶有坏死穿孔等症状。由于肿瘤生长对邻近器官的压迫,临床上可出现相应的表现。

儿童常因胫骨远端循环障碍感到踝关节痛,下肢动脉强烈收缩则可引起间歇性跛行。有些患者性交时突然高血压发作。排尿时头晕、高血压意味着可能有膀胱嗜铬细胞瘤。所以嗜铬细胞瘤临床表现千变万化。1988 年,Newell 曾报道 3 例患者高热 40℃,同时伴有脑病、急性肾衰竭及急性呼吸衰竭、乳酸增多、休克,临床症状酷似中毒性休克,经诊断手术切除肿瘤后得以恢复正常。

嗜铬细胞瘤常有体位性低血压,这可能与血容量不足或突触前受体被 NE 兴奋有关。

三、实验室检查

(一) 血、尿液儿茶酚胺及其代谢产物测定

患者尿中儿茶酚胺及其代谢产物常在正常上限 2 倍以上。测定至少 2 种指标,以提高诊断的准确性。阵发性发作者仅在发作后才升高,应嘱咐患者在贮尿器内放 5ml 的 6mol/L 的盐酸(酸化尿液),发作后收集血压升高期间(3~24 小时)尿液及时送检。同时测定去甲肾上腺素及其代谢产物二羟苯丙醇(DHPG),可提高诊断的特异性。尽量在患者休息、未服用药物或最近没有用过造影剂的情况下收集尿样。必要时,需在发作时多次收集尿样进行检测。

尿儿茶酚胺:包括去甲肾上腺素、肾上腺素、多巴胺,均明显升高。存在肾上腺多发性内分泌肿瘤的患者肾上腺素可升高。尿 3-甲氧基肾上腺素、甲氧基去甲肾上腺素及其总和测定:嗜铬细胞瘤患者的此三项均可升高。如超过正常值的 3 倍或以上,可以确诊(其诊断阳性率为 97%)。血浆 3-甲氧基肾上腺素测定:较适用于有遗传倾向的高危患者。如其血浆水平<61ng/L 可排除诊断,>236ng/L 可确诊。尿香草杏酸(VMA):对于持续性高血压型和每日频繁发作的阵发性高血压型患者可测 24 小时尿 VMA 排出量。在偶然有短暂发作者,可以测定包括发作期的 3 小时内尿 VMA 含量与间歇 3 小时尿 VMA 含量对比,如显著升高也有诊断意义。正常值为≤35μmol(7mg)/24 小时。高于 50μmol(9.1mg)/24 小时为可疑;如超过正常值的 3 倍或以上[2 次以上>100μmol(18.2mg)/24 小时]可以确诊。此项检查的敏感性和特异性不如间甲肾上腺素、间甲去甲肾上腺素或儿茶酚胺。肾素和血管紧张素Ⅱ测定:由于反馈关系,均呈显著低值。用于鉴别其他病因导致的高血压。

(二) 代谢紊乱

糖代谢紊乱:可引起血糖升高或糖耐量减低。

脂代谢紊乱:血游离脂肪酸增高。

电解质代谢紊乱:少数患者可出现低钾血症。

四、病理改变

嗜铬细胞瘤 90% 以上为良性肿瘤。肿瘤切面呈棕黄色,血管丰富,间质很少,常有出血。肿瘤细胞较

大,为不规则多角形,胞浆中颗粒较多;细胞可被铬盐染色,因此称为嗜铬细胞瘤。据统计,80%～90%嗜铬细胞瘤发生于肾上腺髓质嗜铬质细胞,其中90%左右为单侧单个病变。多发肿瘤,包括发生于双侧肾上腺者,约占10%。起源肾上腺以外的嗜铬细胞瘤约占10%;国内此项统计结果稍高一些。恶性嗜铬细胞瘤占5%～10%,可造成淋巴结、肝、骨、肺等转移。少数嗜铬细胞瘤可同时有多发性皮下神经纤维瘤,其中大约25%与Hippel-Lindau综合征连锁。嗜铬细胞瘤也是Ⅱ型多发性内分泌肿瘤(MENⅡ)的主要病变。MENⅡ发病呈家族性,属常染色体显性遗传,占嗜铬细胞瘤发病的5%～10%;对于双侧肾上腺嗜铬细胞瘤患者,尤其应当警惕MENⅡ的存在。

(一) 肉眼观

常为单侧单发,右侧多于左侧,肿瘤大小不一,从数毫米至数千克重均有报道,但一般大小在2～6cm,平均重约100g,可有完整包膜,切面灰白或粉红色,经Zenker或Helly固定液(含重铬酸盐)固定后显棕黄或棕黑色,常有出血、坏死、钙化及囊性变。

(二) 镜下观

瘤细胞大多为角形细胞,少数为梭形或柱状细胞,并有一定程度的多形性,可出现瘤巨细胞,瘤细胞浆内可见大量嗜铬颗粒,瘤细胞呈索、团状排列,间质为血窦;电镜下,细胞质内含有被界膜包绕的、具有一定电子密度的神经内分泌颗粒。良、恶性嗜铬细胞瘤在细胞形态学上很难鉴别,有时恶性者异型性不明显,而良性者可出现明显的异型性或多核瘤巨细胞,甚至包膜浸润或侵入血管亦不能诊断恶性。只有广泛浸润邻近脏器、组织或发生转移才能确诊为恶性。

嗜铬细胞瘤能自主分泌儿茶酚胺,包括肾上腺素、去甲肾上腺素以及多巴胺。肾上腺素和去甲肾上腺素能作用于肾上腺素能受体,如α和β受体,影响相应的组织器官,引起一系列临床表现。嗜铬细胞瘤患者的所有病理生理基础,均与肿瘤的这一分泌功能有直接的关系。

五、诊断

嗜铬细胞瘤的临床表现变化多端,可以毫无症状,经B超或CT检查偶然发现,也可严重到有死亡将至的恐惧感,症状多为阵发性,与肿瘤大小、部位、组织像等无关,每次发作的症状类似,但严重程度、间隔和持续时间则有差别。起病急,数分钟即达高潮,50%持续约15分钟,80%少于1小时,但很少有超过1天的。少数患者可出现体位性低血压,高血压患者在未服降压药物突然出现休克时,则应高度怀疑是以分泌E为主的嗜铬细胞瘤,应做进一步检查。嗜铬细胞瘤的诊断包括定性诊断与定位诊断两部分。

(一) 定性诊断

测定尿内儿茶酚胺及其代谢产物间甲肾上腺素(MN)、间甲去甲肾上腺素(NMN)和香草基扁桃酸(VMA)是常用的定性方法。MN的化学结构稳定,受精神因素影响较少,准确易测,假阴性率为1%～2%,故常用作筛选试验。应用高压液相色谱仪(HPLC)测定儿茶酚胺及其代谢产物则更灵敏而精确,98%的嗜铬细胞瘤患者24小时尿儿茶酚胺增高,但在症状不发作时尿内E、NE和MN可以正常,故应多次查尿和发作后查尿。MN轻度增高可见于非嗜铬细胞瘤患者和25%的原发性高血压患者,应激、劳累、吸烟、喝咖啡、停服可乐定等可使血和尿内的儿茶酚胺升高,甚至持续1～2周。神经母细胞瘤和节细胞瘤也可产生儿茶酚胺,应注意鉴别。血浆中的儿茶酚胺不稳定,NE在血液中的半衰期仅2分钟,所以血中测出的结果并不比尿中测出的结果可靠。若将诊断标准定为血浆E>200pg/ml,血浆NE>2000pg/ml,对嗜铬细胞瘤诊断特异性为95%,敏感性则下降为85%。测定双羟苯乙烯甘醇(DHPG)与NE的比值,对鉴别嗜铬细胞瘤与原发性高血压有价值,前者DHPG:NE<0.5,后者则>2.0。许多药物可影响血和尿中的儿茶酚胺值,检查前应停服,以免引起假阳性或假阴性。

若患者尿和血中儿茶酚胺及其代谢产物不高,血压也不高,而临床上怀疑为嗜铬细胞瘤者应做激发试验。组胺和酪氨酸由于易引起高血压危象,现已很少应用。胰高血糖素激发的危险性较小,可谨慎地应用。嗜铬细胞瘤合成的吗啡肽对儿茶酚胺的释放有调节作用,纳洛酮是它的拮抗剂,静脉注射 10mg 后可使嗜铬细胞瘤患者的血压轻度升高,伴随血浆儿茶酚胺增高。甲氧氯普胺是多巴胺的拮抗剂,静脉注射 5mg 后可发生同样的作用,试验后检测血或尿内儿茶酚胺时可见增高。用这两种药物做激发试验都很安全。

对持续性高血压诊断有疑问的患者应做抑制试验,老药酚妥拉明仍在应用,但近几年可乐定(clonidine)和安血定(pentolinium tartrate)也被用来做此试验。可乐定兴奋 α_2 受体,抑制交感神经末梢释放 NE 和肾脏分泌肾素,故能降低血压,剂量是口服可乐定 0.3mg;安血定是神经节阻断剂,也有降压作用,剂量是静脉注射 2.5mg。这两种药物应用后嗜铬细胞瘤和原发性高血压患者的血压均可降低,嗜铬细胞瘤患者血内升高的儿茶酚胺则无变化,或虽有所下降却不会降至正常,而非肿瘤患者则儿茶酚胺可以下降至正常,这两种检测方法都很安全,值得推广应用。

(二)定位诊断

嗜铬细胞瘤的发生部位可从脑部到阴囊,但 95% 位于腹部。肾上腺外肿瘤可具有多源性,国外曾报道 1 例患者曾先后发现 21 个肿瘤,国内亦曾报道多达 15 个肿瘤的,故有时小肿瘤的定位比较困难,有些患者需剖腹探查。

定位的首选方法为 B 超,因其价廉,可多平面、多角度进行检查;CT 能提供更清晰准确的图像;MRI 能同时提供冠状面和矢状面的图像,适用于妊娠妇女和肾上腺外的嗜铬细胞瘤,图像清晰,可检出较小的肿瘤。以上非侵入性检查已逐渐取代腹主动脉造影、腹膜后空气造影和上、下腔静脉插管分段抽取血样本测定儿茶酚胺等侵入性检查方法。

碘 131-间位碘代苄胍(^{131}I-MIBG)闪烁照相是诊断嗜铬细胞瘤的一种安全、灵敏、特异和无创的新技术,既能定位,又能定性,一次注药可做全身检查,假阳性率为 1.8%,假阴性率为 11.8%。对家族性、肾上腺外、复发或转移性肿瘤尤为适用,对骨转移能比 X 线更早发现,对恶性嗜铬细胞瘤还有治疗作用。MIBG 结构上与 NE 相似,可被肾上腺髓质细胞摄取,进入嗜铬细胞瘤颗粒即儿茶酚胺库内,髓质发生肿瘤时,摄取的 ^{131}I-MIBG 增多,行 γ 照相时能显影,其他来自 APUD 细胞的肿瘤也可能显影,故应注意鉴别。

区别嗜铬细胞瘤的良性与恶性是一个困难的问题,无论在组织学方面还是生化方面都缺乏标准,肿瘤累及包膜或侵入血管不能作为判断嗜铬细胞瘤恶性的指标,只有在无嗜铬细胞的组织(如淋巴、骨骼、肝、肺)内发现嗜铬细胞时才能决定为恶性转移。嗜铬细胞瘤切除后应半年至 1 年做 1 次 MIBG 检查,随访时间愈长,发现其为恶性的百分率愈高。用流式细胞仪检查、细针穿刺活检组织或切除肿瘤细胞中的 DNA,对判断良性或恶性肿瘤很有帮助,有多倍体或异倍体者常为恶性,应严密随访。

六、治疗

手术切除肿瘤是唯一有效的治疗方法,不治疗者将死于本病。90% 的嗜铬细胞瘤是良性肿瘤,手术治疗效果好,但风险大,未做术前准备的手术死亡率高达 50%。近年来,随着外科技术和麻醉技术的不断改进,手术的死亡率已降至 1%~5%。

(一)嗜铬细胞瘤术前管理

妥善的围术期处理是降低手术风险和使手术获得成功的关键,首先要充分认识嗜铬细胞瘤低血容量性高血压的病理生理学特点,通过妥善的围术期处理,把手术的风险降至最低限度,具体措施包括下列五个方面。

1. 控制血压　术前应用肾上腺素能受体阻滞剂并维持一段时期可使血压缓慢下降,血管床扩张,血容量逐渐增加。常用药物为酚苄明,是长效的 α_1 受体阻滞剂,对 α_1 受体的作用比对 α_2 受体的作用强 100 倍,控制血压效果好,口服用药十分方便,从 30mg/d 开始,根据血压情况逐渐加量,一般要用到 60~120mg/d 方能奏效,少数患者需用到 240mg/d。酚苄明的非选择性 α 受体抑制作用可使 β 受体失去拮抗,诱发心律失常,或在肿瘤切除术后使血管床扩张,引起长时间低血压,所以酚苄明用量不宜过大,用药时间也不宜过长，一般用药 2 周左右即可考虑手术。哌唑嗪能选择性抑制 α_1 受体，作用缓和，对心律影响小，但该药属突触后抑制，对肿瘤探查术中引起的血压骤升控制不满意，首次 1mg/d，常用 2～3mg/d，最多可用至 6～8mg/d。对于单用 α 受体阻滞剂效果不理想的患者，可加用钙通道阻滞剂，如硝苯地平（心痛定）、维拉帕米（异博定）、尼卡地平等。有些嗜铬细胞瘤患者在高儿茶酚胺和低血容量的刺激下可发生高肾素血症，嗜铬细胞瘤亦可异常分泌肾素，这将使血管紧张素 Ⅱ（AⅡ）的生成增加。有些嗜铬细胞瘤患者由于受体下降调节，其高血压不是儿茶酚胺引起，而是 AⅡ 所致，此时用 α 受体阻滞剂可能不发生作用，应用卡托普利或依那普利方可使血压下降并避免阵发性发作。

2. 纠正心律失常　有心动过速或心律失常的嗜铬细胞瘤患者，在使用 α 受体阻滞剂后仍然存在上述情况时，宜加用 β 受体阻滞剂，阿替洛尔、美托洛尔和艾司洛尔抗心律失常的作用强，不引起心衰和哮喘，故明显优于以往常用的普萘洛尔。

3. 扩容　扩容是一项十分重要的措施。嗜铬细胞瘤分泌过量的儿茶酚胺使外周血管强烈收缩，血管床容积减少，血容量绝对不足。一旦切除肿瘤，儿茶酚胺减少，血管床开放，容量不足就成为主要矛盾，术前在控制血压的情况下，预充一定的血容量，再辅以术中扩容，这不但可使术中血压平稳，而且可防止术中因血容量不足而大量快速扩容可能发生的心衰、肺水肿等并发症。

4. 改善一般情况　如纠正电解质紊乱、调整血糖及术前心理准备工作。

5. 密切观察各项生命指标的变化　高浓度儿茶酚胺对心肌损害所造成的儿茶酚胺心肌病应引起高度重视，临床可表现为严重的心律失常、心力衰竭、心肌梗死，死亡率极高，但这种心肌病在使用 α 受体阻滞剂及护心治疗后通常可以逆转。此类患者术前至少应准备半年以上，等心肌损害恢复至较好状态后，再接受手术治疗。

嗜铬细胞瘤患者术前用药不宜用阿托品，以免引起心动过速。麻醉可以采用气管插管加全麻或者采用硬膜外麻醉，但麻醉诱导要平稳。术中常规测中心静脉压及桡动脉压，并保证三条输液通道，其一用以补充血容量，其二备用以输注降压药物如硝普钠或酚妥拉明等，其三备用以输注升压药物，保证升压与降压杠杆的平衡调节。

（二）嗜铬细胞瘤手术方式

手术切口的选择可根据具体情况而定，对于术前定位明确的单侧肾上腺肿瘤采用 11 肋间切口。术前定位不明确，需要手术探查者，或双侧肾上腺多发性肿瘤或肾上腺外肿瘤则宜采用上腹部横向弧形切口。对于特殊部位的肿瘤则选择适当的相应切口。手术操作宜轻柔，特别是分离肿瘤时不宜挤压，以免儿茶酚胺引起胃肠小动脉的严重收缩痉挛，导致胃肠黏膜缺血，偶有坏死穿孔等症状。由于肿瘤生长对邻近器官的压迫，临床上可出现相应的表现分泌突增，导致血压波动。与大血管粘连紧密的嗜铬细胞瘤，包膜外剥离有困难时，可采用包膜下切除，这样可避免损伤大血管引起大出血的危险。

随着腹腔镜肾上腺切除术在肾上腺外科领域中的广泛应用，现在该技术日趋成熟，基本上可代替常规开放手术。自 1992 年 Gagner 等首次报道腹腔镜肾上腺切除术以来，该技术已发展成为治疗良性肾上腺肿瘤的"金标准"，但是对于肾上腺嗜铬细胞瘤却普遍存在顾虑，主要是担心嗜铬细胞瘤血运丰富，腹腔镜手术操作难度较大；CO_2 气腹时可导致高碳酸血症和酸中毒，平均动脉压、肺动脉嵌顿压升高，心输出量下降等；术中操作也可导致儿茶酚胺的释放引起血压的剧烈波动，且手术时间长，使手术的危险性增大。所以，肾上腺嗜铬细胞瘤的腹腔镜手术，曾有一定争议。Matsuda 等总结了多个医疗中心 227 例的治疗效果，认为腹腔镜治疗肾上腺嗜铬细胞瘤是安全、有效的方法。

经腹入路腹腔镜肾上腺切除术（transperitoneal laparoscopic adrenalectomy，TLA），其优势在于视野开阔，操作空间大，暴露肾上腺完全，能及早控制肾上腺血供，有效控制术中患者血压的波动，并可同时处理双侧病变，检查腹腔脏器情况。因此，目前文献报道，肾上腺嗜铬细胞瘤腹腔镜手术径路以 TLA 居多。但由于肾上腺位置较深，后腹膜打开后，需要用器械牵拉周围脏器，寻找肾上腺困难，对腹腔干扰大，术后患者胃肠功能恢复慢,易发生术后肠粘连、感染等并发症,因此并不被所有泌尿外科医师所推崇。

后腹膜入路腹腔镜肾上腺切除术(retroperitoneal laparoscopic adrenalectomy,RLA)的主要优点在于能快速进入手术视野,对腹腔脏器干扰少,通常只需 3 个套管即可完成手术。RLA 在双侧肾上腺手术时不必变换体位(俯卧位),尤其适合有腹腔手术史的患者。但腹膜后操作空间较小,显露不充分,解剖标志不明确,定位相对困难,CO_2 回吸收增加,易发生皮下气肿,气囊或水囊压迫周围组织及肾上腺,易引起儿茶酚胺释放造成术中血压波动。

TLA 和 RLA 又可分为侧入和后入。腹腔镜嗜铬细胞瘤切除术采取 TLA 或 RLA 径路,目前尚无一致认识,用何种径路取决于患者的情况和术者的经验与操作水平。随着手术医师操作熟练,经验积累,设备更新,如超声刀、双极电凝、多功能吸引探头等的应用,TLA 和 RLA 径路手术的差异将越来越小。

(三) 嗜铬细胞瘤患者的麻醉

1. 麻醉药的选择 全身麻醉药:可用 N_2O、硫喷妥钠、安定类药、异丙酚、芬太尼、安氟醚、异氟烷等。肌松药:可用潘库溴铵、阿屈可林、维库溴铵等。少用琥珀胆碱,避用筒箭毒,禁用三碘季铵酚。

2. 麻醉方法选择 吸入复合麻醉:快速诱导气管内插管,吸入安氟醚(或异氟烷)-N_2O-O_2,复合肌松药、麻醉性镇痛药维持全麻。为控制高血压,可并用扩张血管药(如硝普钠)静脉滴注;也可在全麻后硬膜外腔注入低浓度局麻药,以阻滞交感神经、扩张周围血管产生降压作用,对控制术中高血压发作有效。具体方法:全麻前施行胸 9~10 硬膜外腔穿刺置管,于切腹膜前 10 分钟一次注入 0.5%~0.8%利多卡因 15~20ml;术中血压上升时,根据需要可再注射。

硬膜外麻醉:也可采用,但在术中血压骤升骤降的过程中容易引起患者极度不适,需应用辅助药解除。

3. 嗜铬细胞瘤患者的术中控制血压的方法 这是嗜铬细胞瘤手术麻醉的一项最为关键性的处理措施。在探查和分离肿瘤时常出现血压骤然上升,收缩压可达 200~280mmHg,甚至更高。一旦切断肿瘤的周围血管后,常发生血压骤降,甚至测不到。对手术中的这种血压一升一降,在麻醉处理中必须加以主动控制:

(1)麻醉前开放二条静脉通路,其一供输液输血用,另一作为控制血压的用药途径。

(2)麻醉者必须与手术者保持密切联系,连续监测血压、脉率的变化,随时了解手术分离肿瘤的进展程度,力求紧密配合手术的血压骤升和骤降的过程,以取得降压和升压的最佳效果。

降压:探查分离肿瘤时,血压常突然上升,如果超过原血压水平的 20%时,即应立即开始降压。降压方法(除上述复合硬膜外腔注射低浓度利多卡因降压方法外),常用扩张血管药静脉滴注降压,根据降压效果随时调整滴速。如果降压不够理想,可单次追加硝普钠 1~3mg 静脉慢注。降压的理想程度为:降至原最高血压升高水平的 20%~30%即可。手术野渗血往往厉害,必须及时补足血容量,不能因为血压高而施行欠缺补充方案。

升压:当肿瘤的周围组织和血管全部切断时,常出现血压突然剧降,因此必须稍提前 30 秒钟停止一切降压措施,并给予充分补充液体,同时立即静脉使用去甲肾上腺素力求迅速升压。去甲肾上腺素用量与持续时间取决于患者术前的准备程度,以及术中血容量的补足程度。术前准备满意和术中血容量补足者,一般仅需慢速短时间滴注,否则常需持续滴注数小时至数十小时,或更长时间,才能使血管张力恢复正常。一旦血压回升并已维持稳定,应尽早逐步减慢滴速,直至完全停用去甲肾上腺素。

4. 嗜铬细胞瘤患者麻醉中的其他处理 麻醉中力求避免缺氧和二氧化碳蓄积,因两者均促使肿瘤的儿茶酚胺分泌增加,尤其在二氧化碳蓄积时极易并发严重心律失常,如室性心动过速,甚至心室颤动。输血补液量应比失血量大。在切断肿瘤的最后血管之前,需适当扩充血容量,这样可显著减少去甲肾上腺素的用量。术中需常规连续监测血压、心率、心律、心电图、周围循环及 SpO_2、$PetCO_2$ 等。如果出现室性心动过速或频繁室性期前收缩,应提高警惕,可静脉慢注利多卡因治疗。急性心力衰竭并不多见,必要时可用快速洋地黄制剂。如果手术切除两侧肾上腺,或术后出现持续性低血压,应考虑使用肾上腺皮质激素治疗。

对术前没有被诊断出来的嗜铬细胞瘤而按"腹部包块"剖腹探查的患者,上述的麻醉方案也同样适用,但是由于缺少术前严格准备的一项工作,因此,风险性倍增。麻醉处理必须格外细致谨慎;麻醉危险性倍增。

(四) 嗜铬细胞瘤危象

由于肿瘤释放大量儿茶酚胺,导致剧烈的临床症候群,如高血压危象、低血压休克及严重心律失常等,称为嗜铬细胞瘤危象(pheochromocytoma crisis)。嗜铬细胞瘤危象无论发生在术前和术后,来势凶猛,易误诊,死亡率高。

1. 病因 未经治疗或治疗不当的嗜铬细胞瘤,肿瘤组织释放大量的儿茶酚胺,可以导致危象的发生。诱发因素包括用力排便、排尿、挤压腹部、术中挤压肿瘤及手术时间过长、睡眠不足、体位改变、过度劳累以及一些药物(如多潘立酮等)的影响。

危象按发作症候群特点可分下列几型:

(1)高血压危象型:是发生率较高症候群。由于肿瘤持续或阵发性释放大量儿茶酚胺入血,使血压呈急进性或阵发性剧烈升高。

(2)低血压休克型:可能有以下因素:

1)高血压发作时注射了利血平(耗竭儿茶酚胺作用)等降压药,或使用了大量α受体阻滞剂而未充分补足血容量,儿茶酚胺释放骤停后,突然血压降低休克。

2)手术前缺乏充分容量准备,术中失血失液未充分补偿,结扎肿瘤血管或肿瘤切除后,血压突然下降休克。若术前用了过量的长效α受体阻滞剂,α受体被完全阻断,使升压药难以发挥作用,造成难治性休克。

3)肿瘤内急性出血坏死,造成儿茶酚胺衰竭(肾上腺髓质衰竭),以突然血压下降,严重休克为突出表现。

(3)高血压与低血压休克交替出现型:此型病情发展急剧,危险性大。由于肿瘤突然释放大量儿茶酚胺,导致高血压发作。儿茶酚胺释放停止后,血管扩张,血容量严重不足,加之心肌损害,造成休克。血压降低后又刺激肿瘤释放儿茶酚胺,血压再度骤升。血压在短时间内有大幅度波动,严重的血流动力学的改变易引起脑血管意外、急性心衰、休克、心肌梗死等。大量儿茶酚胺引起血管强烈收缩,微血管管壁缺氧,通透性增高,血浆渗出,有效血容量下降,也致血压降低。血压极度升高后反射性兴奋迷走中枢或释放多巴胺消除去甲肾上腺素的升压作用,也是血压的原因之一。

(4)严重心律失常型:出现多种心律失常。

2. 临床表现 头痛、多汗、心悸是典型的嗜铬细胞瘤三联症。血压骤升达到或超过警戒水平,或高血压、低血压交替出现时,患者出现剧烈头痛、视物模糊、心悸、胸闷、恶心、呕吐,全身大汗、四肢厥冷、机体抽搐等,甚至意识障碍或丧失,有人会出现脑出血或急性心肌梗死。

(1)高血压危象型:收缩压可高达 300mmHg 以上,舒张压可达 130mmHg 以上。伴有剧烈头痛、恶心、呕吐、视力模糊、视乳头水肿、眼底出血等。可以迅速出现心肾功能损害,容易并发脑出血;或急性左心衰竭、肺水肿;或由于冠状动脉强烈收缩、闭塞,导致急性心肌梗死。

(2)低血压休克型:突然血压下降,出现发绀、肢冷、大汗等,严重者可以休克为主要表现。

(3)严重心律失常型:期前收缩、快速性室上性心律失常在嗜铬细胞瘤患者中比较常见。频发性、多源性室性期前收缩是严重心律失常的先兆。出现阵发性室性心动过速、心室扑动、室颤、阿-斯综合征等严重的心律失常,不及时抢救可致猝死。也可出现各种传导阻滞,甚至房室分离。

(4)其他表现:高热,体温可达 40℃ 以上,极少数患者由于大量去甲肾上腺素使胃肠道血管损害甚至闭塞,引起肠梗死、溃疡、出血或穿孔等急腹症。以肾上腺素分泌为主的患者可并发糖尿病酮症酸中毒。

恶性嗜铬细胞瘤偶可发生低血糖,甚至昏迷。

3. 早期发现线索　有下列情况者应考虑到本病危象:

(1)有发作性高血压或持续高血压伴阵发加剧者。

(2)血压波动极大,有体位性低血压,或高血压低、血压休克交替出现者。

(3)高血压伴有畏热、多汗、体重下降、情绪激动、焦虑不安、心动过速、心律失常、四肢震颤等儿茶酚胺分泌过多症状者。

(4)高血压伴有糖耐量减低、糖尿病,甚至酮症酸中毒者。

(5)有因外伤、小手术(如拔牙)、按压腹部、排尿及吸烟等因素诱发高血压发作史者。

(6)腹部触及包块或 B 超、CT 等发现肾上腺或腹主动脉旁等部位有实质性肿物者。

(7)一般降血压药物治疗无效,用利血平、胍乙啶等促进儿茶酚胺释放的降压药后血压反而升高者。

(8)高血压伴不易解释的血白细胞增高者。

4. 早期诊断标准

(1)反复发作性高血压、血压波动极大或高血压低血压休克交替出现,或出现严重心律失常。

(2)尿或血儿茶酚胺及其代谢产物尿间甲肾上腺素类物质(MNs)增高。

(3)CT、MRI 及间碘苄胍等定位检查,嗜铬细胞瘤诊断一般并不困难,但对危象发作急诊就诊患者诊断并不容易。通过仔细询问病史,密切观察病情可以提供重要诊断依据。

5. 早期鉴别诊断

(1)颅内病变:颅后窝肿瘤、蛛网膜下腔出血时可有高血压及儿茶酚胺分泌增多,出现类似嗜铬细胞瘤阵发性高血压的症状,较难鉴别。但从病史、儿茶酚胺测定、药理试验等有助于两者的鉴别。

(2)高血压脑病:突然的血压升高将引起脑部循环障碍、脑水肿、脑功能不全,出现头痛、心悸、恶心、呕吐、视物不清,甚至偏瘫、昏迷等。不论何种类型的高血压,血压升高到一定程度均会有上述表现,但嗜铬细胞瘤引起者血压波动大,儿茶酚胺测定、定位诊断、药理试验等有助于鉴别。

6. 嗜铬细胞瘤危象的血流动力学特点　由于嗜铬细胞瘤危象表现形式多样,不同的发作类型的有着不同的血流动力学特点,深刻理解这些血流动力学特点对于危象发生时的抢救有至关重要的作用。

(1)高血压危象型:这是最常见的危象的类型,这类危象发生的机制如前述由于肿瘤持续或阵发性释放大量儿茶酚胺入血,使血压呈急进性或阵发性剧烈升高。这时血流动力学表现为全身血管的剧烈收缩,血压的急剧升高,外周血管阻力急剧增加,心脏后负荷增加明显,静脉血管的收缩会导致短期内回心血量的急剧增加,心脏前负荷也突然大量增加,进而诱发暴发性心衰、呼衰。同时,由于冠状动脉强烈收缩、闭塞,可以导致急性心肌梗死;由于外周血管的强烈收缩,导致各器官、组织严重缺氧,迅速出现各器官功能的严重损害。

(2)低血压休克型:这是围术期常见的危象类型,产生的机制去前所述比较复杂,可以对循环的前负荷、后负荷及心脏泵功能等都有不同的影响。

1)对前负荷的影响:可以是术前缺乏充分容量准备,术中失血失液未充分补偿,也可以是由于肿瘤内急性出血坏死,造成儿茶酚胺衰竭(肾上腺髓质衰竭)或手术切除肿瘤后儿茶酚胺释放停止后,血管扩张,血容量严重不足。所以,当出现低血压休克型嗜铬细胞瘤危象时,容量复苏常是首要的复苏策略之一。

2)对后负荷的影响:这是低血压休克型嗜铬细胞瘤危象最常见的原因。当肿瘤内急性出血坏死或手术切除肿瘤后,儿茶酚胺释放会明显减少甚至停止后,此时会迅速出现血管扩张,外周血管阻力的严重下降。

3)对心脏泵功能的影响:主要有两个方面原因,一方面嗜铬细胞瘤患者长期处于高儿茶酚胺血症的环境,部分患者会出现儿茶酚胺心肌病,导致心脏收缩功能明显下降;另一方面当嗜铬细胞瘤危象发生时,冠状动脉强烈收缩、闭塞,可以导致急性心肌梗死及心源性休克。而这些都会导致血流动力学中心输出量的下降,进而表现为低血压型休克。

所以,当面对低血压休克型嗜铬细胞瘤危象时,需要仔细分析判断循环的各个环节的功能状态,密切监测血流动力学的变化而制订出恰当的循环复苏策略,必要时需放置肺动脉漂浮导管或经脉搏持续心输出量监测,以准确掌握循环各环节的信息。

(3)高血压与低血压休克交替出现型:这是嗜铬细胞瘤危象中处理最棘手的临床类型,也是临床最为凶险,死亡率最高的类型。其成因如前所述是肿瘤突然释放大量儿茶酚胺,导致高血压发作。儿茶酚胺释放停止后,血管扩张,血容量严重不足,加之心肌损害,造成休克。血压降低后又刺激肿瘤释放儿茶酚胺,血压再度骤升。血压在短时间内有大幅度波动,严重的血流动力学的改变易引起脑血管意外、急性心衰、休克、心肌梗死等。大量儿茶酚胺引起血管强烈收缩,微血管管壁缺氧,通透性增高,血浆渗出,有效血容量下降,也致血压降低。血压极度升高后反射性兴奋迷走中枢,也是血压下降的原因之一。

在血压急剧升高和急剧降低时血流动力学的本质与高血压型危象及低血压休克型危象并无不同,困难在于两种截然不同的休克类型交替出现,此时手术切除肿瘤死亡率极高,这就需要非常密切的血流动力学监测与支持,尽快稳定住循环,为限期处理肿瘤创造相对安全的血流动力学状态。

7. 嗜铬细胞瘤危象的早期处理　　如前所述嗜铬细胞瘤危象病情变化迅速复杂,可从高血压危象突然转为低血压休克,也可几种危象伴发。因此必须准确分析病情,灵活采用治疗措施。危象急救关键在于及早、恰当使用 α 和 β 受体阻滞药及其他相应急救治疗。同时急诊做 B 超探测肾上腺区及腹主动脉两侧血管网,以发现肿瘤。必要时在病情允许条件下做 CT 或 MRI 检查,尽可能明确诊断。在危象控制后,再留尿或血测定 UCA 及 VMA 或其他有关检查,最后确诊。急救时应立即建立至少两条静脉通道,一条给药,另一条补充液体。同时必须进行心电监护、血压监护及中心静脉压监测。

(1)高血压危象的处理

1)半卧位,让患者保持安静,吸氧,维持静脉通道。

2)酚妥拉明:首剂 1mg,然后每 5 分钟静推 2~5mg,直到血压控制再静滴,必要时加用硝普钠。

3)如酚妥拉明使用后心率增快,静脉 1~2mg 普萘洛尔。

4)用肾上腺素能阻滞剂同时应注意补充血容量,以免低血压。

5)控制后,改用口服 α 受体阻滞剂,直至手术。

(2)低血压休克型危象的处理:密切的血流动力学监测及组织灌注为导向的循环复苏策略是低血压休克型危象循环复苏的基本原则。

体位性低血压可能与循环血容量减少、肾上腺素能受体降调节、自主神经功能受损等导致反射性外周血管收缩障碍有关,极少数肿瘤可能主要分泌多巴胺,导致血管扩张。由于嗜铬细胞瘤患者血管床长期处于收缩状态,故血容量不足,血压波动大,极易出现低血压,尤其是手术后长期收缩的血管床突然扩张,有效循环血量不足,更易出现低血压及休克。所以充分容量管理保证足够的心脏前负荷是稳定和调整血压的前提。

具体措施包括:①吸氧;②根据情况选择必要的血流动力学监测手段:如建立中心静脉压(CVP)、持续有创动脉血压、及常规生命体征、出入量监测;③选择合适的晶体液或白蛋白、全血或血浆扩容;④根据检查嗜铬细胞瘤分泌的儿茶酚胺类型,选择恰当的补充儿茶酚胺的短效血管活性药物,包括肾上腺素、去甲肾上腺素及多巴胺以维持足够的外周血管阻力,而保证血压的稳定;⑤密切监测组织灌注情况,按照组织灌注为导向的循环复苏策略进行有效的循环复苏。

(3)危象治疗效果取决于病情凶险程度及急救措施是否及时、恰当,发生急性心肌梗死、脑出血、顽固性难治性休克者死亡率高。病情平稳后,可行手术治疗。手术切除肿瘤是治疗嗜铬细胞瘤的首选方法,能取得较为满意的疗效,极少数患者术后 1~2 年肿瘤复发,或因多个散发肿瘤手术时未完全切除,术后症状依旧或仅部分缓解,而需要再次手术治疗。对于某些无法手术的恶性嗜铬细胞瘤患者,其治疗仍存在一定难度。^{131}I-MIBG 治疗是手术切除肿瘤以外最有价值的治疗方法,但其疗效有赖于肿瘤组织对 MIBG 的摄取,因此,MIBG 单独治疗恶性嗜铬细胞瘤存在局限性。恶性嗜铬细胞瘤亦可采取化疗。

8. 最新治疗进展

(1)生长抑素:嗜铬细胞瘤具有表达某些生长抑素受体亚型的特点。但奥曲肽对恶性或复发嗜铬细胞瘤的长期疗效有限。

(2)HSP90 蛋白抑制剂:端粒末端转移酶(hTERT)与肿瘤恶性生物学行为密切相关。所有恶性嗜铬细胞瘤中热休克蛋白(HSP)90、hTERT 的表达均为阳性,由此推测,通过抑制这一蛋白就能够起到一定的抗肿瘤作用。17-烯丙胺基-17-脱甲基格尔德霉素(17-AAG)是 HSP90 蛋白抑制剂,亦是第一个进入临床试验的 HSP90 抑制剂,初步研究结果显示其对恶性肿瘤的治疗具有很高的价值。它具有抑制肿瘤血管生成活性的作用,可对内皮细胞产生直接作用。但在恶性嗜铬细胞瘤的治疗中尚未得到研究结果。

(3)动脉栓塞术:经导管动脉栓塞术(TAE)已广泛应用于肝癌的介入治疗,对于无法手术的肝脏转移的恶性嗜铬细胞瘤患者,或^{131}I-MIBG 摄取率低或化疗无效的患者,TAE 是唯一有效的治疗方法。但由于肝脏转移的恶性嗜铬细胞瘤发生率低,目前尚缺乏大量病例报告。

(周　翔)

参考文献

1. Waguespack SG,Rich T,Grubbs E,et al. A Current Review of the Etiology,Diagnosis,and Treatment of Pediatric Pheochromocytoma and Paraganglioma. J Clin Endocrinol Metab,2010.

2. Comino-Mendez Ⅰ,Gracia-Aznarez FJ,Schiavi F,et al. Exome sequencing identifies MAX mutations as a cause of hereditary pheochromocytoma. Nat Genet,2011,43(7):663-667.

3. Sheps SG,Jiang NS,Klee GG,et al. Recent developments in the diagnosis and treatment of pheochromocytoma. Mayo Clin Proc,1990,65(1):88-95.

4. Beard CM,Sheps SG,Kurland LT,et al. Occurrence of pheochromocytoma in Rochester,Minnesota,1950 through 1979. Mayo Clin Proc,1983,58(12):802-804.

5. Stenström G,Svärdsudd K. Pheochromocytoma in Sweden 1958-1981. An analysis of the National cancer Registry Data. Acta Med Scand,1986,220(3):225-232.

6. Erdheim J. Zur normalen und pathologischen Histologie der Glandula thyreoidea,parathyroidea und Hypophysis. Beit Z Path Anat Z Allg Path,1903,33:158-236.

7. Wermer P. Genetic aspects of adenomatosis of endocrine glands. Am J Med,1954,16:363-371.

8. SIPPLE JH. The association of pheochromocytoma with carcinoma of the thyroid gland. Am J Med,1960,31:163-166.

9. Raue F,Frank K,Meybier H,et al. Pheochromocytoma in multiple endocrine neoplasia. Cardiology,1985,72(Suppl 1):147-149.

第七十章 腹腔高压

腹内压(intra-abdomina pressure,IAP)是指腹腔内的压力,生理状态下在 0～5mmHg 之间,与个人体形、腹部特征、肌肉张力有关。根据 2006 年国际腹高压委员会(World Congress on Abdominal Compartment Syndrome,WSACS)定义,当患者持续或反复的腹腔内压力≥12mmHg 时,为腹高压(intra-abdominal hypertension,IAH),当腹高压持续≥20mmHg 并伴有一个以上器官功能不全表现时,为(abdonimal compartment syndrome,ACS)腹腔间隔室综合征。腹高压对机体各个器官功能及血流动力学、呼吸力学均有影响,影响程度与腹内压水平相关。近十年来,许多学者认识到腹高压和腹腔间隔综合征是患者死亡的重要原因,与此同时,随着对 IAH 和 ACS 的及时识别和处理,此类患者的生存率得到了明显改善。

一、概述

(一) 腹高压分级分类

腹高压是指患者持续或反复的腹腔内压力≥12mmHg。分级如下:

Grade Ⅰ腹内压(IAP)在 12～15mmHg 之间

Grade Ⅱ腹内压(IAP)在 16～20mmHg 之间

Grade Ⅲ腹内压(IAP)在 21～25mmHg 之间

Grade Ⅳ腹内压(IAP)在 >25mmHg 之间

ACS 是指腹内压持续超过 20mmHg 和(或)腹腔灌注压(abdominal perfusion pressure,APP)<60mmHg,同时伴有一个以上器官的损害。从时间上又可以分为超急性、急性、亚急性和慢性。超急性是指腹内压的升高持续数秒或数分钟,常见于大笑、腹部用劲、打喷嚏、解大便或体力活动时。急性 ACS 是在数小时之内腹内压升高,常见于腹部创伤或腹腔大出血的患者。亚急性一般在数天之内腹内压上升,常见于内科患者。慢性 ACS 一般经过数月到数年时间腹内压缓慢上升,患者多见于腹水、妊娠、病态肥胖、腹腔肿瘤、腹膜透析者。此类患者在危重病时,可能发生急性或超急性 ACS。

从病因上,分为原发性和继发性 ACS。原发性 ACS 是指创伤或疾患位于腹腔,通常需要外科手术或影像指导下介入等处理。包括急性胰腺炎、腹主动脉瘤或破裂出血、后腹膜出血、严重创伤、肝移植术后等。继发性 ACS 是指病变并非起源于腹腔。见于烧伤、毛细血管渗漏综合征、严重感染、或其他需要大量液体复苏的疾病。

复发性 ACS 是指原有腹部或创伤等原发性、继发性 ACS,反复发作。

(二) 腹腔压力的测量方法

腹内压的测量方法对于 IAH 和 ACS 的诊断至关重要。包括直接法和间接法。前者是通过导管穿刺或将测压管直接放置在腹腔间隙间,连接测压装置测定腹腔内压,此法直接获得腹内压数值,但不能被广泛应用;后者将气囊导管置入胃腔、膀胱中通过注入生理盐水测定水柱高度,得到腹内压,此法简便实用,且数据与直接法测定较为接近。2006 年,国际腹高压委员会推荐使用膀胱内测压确定腹内压。具体方法是患者平卧位,插入留置导尿管排空膀胱,连接测压管,将生理盐水 25ml 注入导尿管后,零点在腋中线位置,在患者呼气末标尺测量所得水柱高度即为患者腹腔压(将 cmH_2O 换算成 mmHg)。这一推荐意见综合了多个研究结果,发现在平卧位呼气末状态对腹内压的影响最小;测压时使用更多生理盐水可能使测定的腹内压偏高；将腹内压零点与测定 CVP 零点统一在腋中线位置，以便于换算和校正。

(三) 腹腔高压的流行病学

2004 年，在对 13 个 ICU 的调查发现 IAP＞12mmHg 的总体发病率为 58.8%，其中内科 ICU 为 54.4%，外科 ICU 为 65%；IAP＞15mmHg 的总体发病率为 28.9%，其中内科 ICU 为 29.8%，外科 ICU 为 27.5%；IAP＞20mmHg 合并一个以上器官功能障碍的总体发病率为 8.2%，其中内科 ICU 为 10.5%，外科 ICU 为 5%。在危重患者，导致腹高压的病因包括：①大量输血，＞10U 红细胞悬液/24h 或大量液体复苏＞5L/24h；②酸中毒 pH＜7.2；③凝血功能障碍：血小板进行性下降、INR 大于 1.5、APTT 大于正常值 2 倍以上；④肝功能障碍所致腹水；⑤机械通气和(或)使用呼气末正压(PEEP)；⑥严重创伤/烧伤；⑦肠梗阻；⑧重症急性胰腺炎；⑨腹部大手术；⑩腹膜透析；⑪气腹内镜手术；⑫严重腹腔感染。

(四) 腹腔高压对器官功能影响的病理生理

IAP 达 15mmHg 以上时肺实质即开始受压，而且随着 IAP 的升高，氧分压下降和二氧化碳分压升高，胸腔内压力亦随着 IAP 升高而相应升高。IAP 急剧升高造成的呼吸功能障碍主要表现为高通气阻力、低氧血症及高碳酸血症，IAH 通过膈肌直接将压力传导给胸腔，使胸腔内压升高，肺实质被压缩，肺容积减少，肺泡膨胀不全，肺泡无效腔增加，呼吸道压力峰值及平均气道压明显增加，肺内分流指数增加，通气血流比失常。IAH/ACS 对心血管的直接影响表现在回心血量及心输出量的减少。胸腔内压升高直接压迫心脏，使心脏顺应性下降，收缩力减弱，心输出量(CO)减少；同时 IAP 增高直接压迫下腔静脉和门静脉，使下肢回心血量明显减少。外周血管阻力指数明显增加，中心静脉压(CVP)和肺动脉嵌顿压(PAWP)则逐渐升高，不能正确反映血管内容积状况。

胃肠道对腹内压升高敏感，是 IAH、ACS 影响最早的器官。腹内压的升高除了降低动脉血流之外，还直接压迫肠系膜静脉，从而造成静脉高压及肠道水肿，内脏水肿进一步升高 IAP，形成恶性循环，伴随着胃肠血流灌注减少，组织缺血，肠黏膜屏障受损，发生细菌移位。

IAH 时由于心输出量下降，肝动脉血流减少，IAH 导致肝脏、肝静脉机械性受压，从而使肝静脉和门静脉血流量降低。肝脏血流减少导致肝线粒体功能障碍，能量产生减少，乳酸清除率下降，血清乳酸浓度是反映 IAH/ACS 病情的指标之一。

IAH 影响肾功能的机制可能有输尿管直接受压、肾实质受压、肾静脉受压等多种原因。由于 IAH 时肾动脉血流明显减少，而肾静脉压及肾血管阻力明显增加，导致肾皮质、肾小球血流减少，肾小球滤过率下降，出现少尿甚至无尿，导致肾衰竭。IAH 时给予液体复苏，心输出量恢复正常，但肾血流灌注及肾小球滤过率均不能恢复正常。腹腔减压术是唯一有效的改善肾功能的方法。

腹高压对中枢神经系统的影响主要是脑灌注压的下降。IAH/ACS 导致胸腔内压力升高，上腔静脉压力升高，脑静脉血回流障碍，与此同时脑脊液压力升高，导致脑内压(ICP)和脊髓内压力(ISP)升高，根据灌注压公式，在平均动脉压不变的情况下，脑灌注压(CPP)下降。

二、腹腔高压状态下血流动力学的监测

(一) 血流动力学的变化特征

腹腔高压状态下血流动力学发生一系列的变化，表现为心输出量下降，平均动脉压降低、心率加快。这是由于腹腔高压引起膈肌上抬，压力传递到胸腔，引起胸腔压升高，导致回心血量下降所致。心输出量降低，血压下降，反射性引起心率加快。但回心血量下降是否是心输出量降低的唯一原因，目前尚有争议，研究发现腹腔高压状态可直接引起心肌受损，从而导致低心排。腹腔高压猪模型发现，30mmHg 腹腔高压持续 12 小时后，病理显示心肌细胞存在灶性充血、变性，周围中性粒细胞的浸润。可见，心肌受损与腹腔高压持续时间和腹高压程度相关。

如果不能及时解除腹高压，随着心输出量和动脉血压的进行性下降，反映组织灌注的血乳酸和中心静

脉血氧饱和度呈现明显变化,进一步加重器官灌注不足。动物实验研究发现,腹高压30mmHg时,肝动脉和肠系膜上动脉血流明显下降,分别较基础状态下降33%和50%。有关腹高压和胰腺超微结构之间的关系的研究发现,伴随着器官血流量的下降,胰腺组织出现轻到中度的坏死伴有白细胞浸润、血管内皮细胞肿胀,超微结构显示内质网肿胀、线粒体受损。使用CO_2气腹法制作30mmHg腹高压猪模型,持续24小时后发现猪肝、胰腺、肾等器官均出现病理损害。因此,在腹高压时,及时采取相应措施包括灌肠、导泻、穿刺引流以及手术等方式降低腹内压,以减轻器官组织的低灌注等损伤。

(二)腹腔高压状态下压力指标的校正

目前,临床多应用压力性参数包括中心静脉压(central venous pressure,CVP)和肺动脉嵌顿压(pulmonary arterial wedge pressure,PAWP)估计心脏前负荷,指导补液。CVP和PAWP通过肺动脉导管(PAC)直接测定,间接反映心房压力。在临床实践中压力性参数是使用最广泛的,Rivers提出的早期目标导向治疗(EGDT)和基于EGDT的脓毒症指南都把CVP作为复苏依据。但是PAC测得的是血管内压,而真正反映心房压力的应该是跨壁压,是血管内压与胸膜腔内压之差,放松状态下自主呼吸时,呼气末的胸膜腔内压接近零,所以呼气末CVP/PAWP可以近似反映心脏前负荷,但是机械通气、腹高压等情况下胸膜腔内压增高,呼气末CVP/PAWP就会偏高,造成对前负荷的高估,导致复苏不足。

研究发现,腹腔压10mmHg时,CVP和PAWP就出现相应升高。说明腹高压时CVP和PAWP并不能作为反映机体前负荷的指标,提示对腹高压患者进行液体复苏时应正确使用这些间接反映机体容量的指标。腹腔内压力可以通过传导影响胸腔,通过测定食管内压力(esophageal pressure,Pes)可以反映腹腔压对于胸腔影响,以呼吸末CVP减去Pes得到跨壁CVP,即是校正后CVP。但是食管内压的测定并不方便,而且胸膜腔内压受一系列因素的影响。通过对24例有自主呼吸的腹高压患者,同时测定用力呼气末CVP和呼吸变化时腹内压(ΔIAP)的差值,将用力呼气末CVP减去ΔIAP,称为校正CVP(corrected CVP),结果发现,校正CVP与平静呼气末CVP之间具有很好的相关性。针对胸膜腔内压的升高,已经有人提出腹高压下CVP和PAWP的修正公式,校正CVP=测定CVP−0.5×IAP;校正PAWP=PAWP−0.5×IAP。在临床工作中,当腹内压升高时,应注意正确识别CVP、PAWP等监测结果,必要时可通过监测右心室舒张末期容积(right ventricular end-diastolic volume,RVEDV)和每搏输出量变异度(stroke volume variation,SVV)评价心功能及血容量。

(三)腹腔高压状态下容量指标的应用

容量指标主要包括右室舒张末容积(right ventricular end-diastolic volume,RVEDV)、左室舒张末容积(left ventricular end-diastolic volume,LVEDA)和胸腔内血容量(intrathoracic blood volume,ITBV)等。在病理情况下,常存在心肌顺应性下降,而容量指标不受心室顺应性影响,因此能更准确地反映心脏前负荷。大量试验证明,非压力依赖性的容量指标在监测低血容量和评估液体反应性方面要优于压力性参数。这一特征在腹内压增高时更显示了独特的优势。在腹内压增高的患者,RVEDV指数能更好地反映心脏前负荷,指示机体容量情况,即使在开腹减压后,RVEDVI仍优于PAWP与CVP。ITBV不受腹内压影响,能准确评估液体反应性。在腹内压增高时,ITBV与循环血量有很好的相关性。因此,在腹内压增高的患者,容量性参数能更好地反映心脏前负荷,反映机体的血容量状态。

(四)腹腔高压患者机械通气时容量的判定

机械通气患者吸气与呼气的过程会产生胸膜腔内压的变化,影响回心血量,使前负荷变化,最终导致左心室每搏量(stroke volume,SV)发生变化,使收缩压(systolic pressure,SP)与脉压(pulse pressure,PP)随之变化,产生了每搏量变异(stroke volume variation,SVV)、收缩压变异(systolic pressure variation,SPV)、脉压变异(pulse pressure variation,PPV)。当全身血容量正常时,心脏处于Frank-Starling曲线的平台段,前负荷的改变对SV的影响较小,SVV、SPV、PPV也较小,而全身血容量不足时,心脏处于Frank-Starling曲线的上升段,前负荷的改变对SV的影响较大,SVV、SPV、PPV也增大,因此,SVV、

SPV、PPV 增大可以提示机械通气患者存在血容量不足,是预测液体反应性的指标,并且其可靠性要优于静态指标。

腹内压增高时,胸膜腔内压也增高,使胸壁顺应性下降,呼吸产生的胸膜腔内压变化就增大,也会导致SVV、SPV、PPV 增大。在正常血容量与低血容量的动物模型中分别观察了不同水平腹内压对 SVV、SPV、PPV 的影响,结果发现 SPV、PPV、SVV 都随腹内压的增加而增加,并且这些效应在血容量降低时更明显。因此,这些功能性参数对腹高压患者血容量监测的参考价值受到了质疑。使用猪制作 12mmHg 腹高压模型,分别比较 SPV、PAWP、LVEDA 对于腹内压升高时心脏前负荷的判断,发现气腹时 SPV 可用于评估腹高压时心脏前负荷变化。通过对气腹兔模型进行机械通气,比较 SPV 与 PPV 在模型兔失血前后的变化,发现在腹内压增高时,SPV 作为容量指标可能受到腹内压的影响;PPV 则不受影响,仍然可用于低血容量的监测。SVV 与 PPV 在腹高压时的应用价值也有人进行了比较,发现在腹内压增高时,PPV 仍是评估液体反映性的特异而敏感的指标。因此,在腹内压增高的机械通气患者,应用功能性指标监测血容量状态时,应优先选择 PPV。

(五) 心输出量监测在腹腔高压时的可信度

危重患者监测心输出量(cardiac output,CO),有助于临床医师对其血流动力学的变化作出及时的判断。传统的 CO 监测采用温度稀释法,通过置入 Swan-Ganz 漂浮导管后,经 Swan-Ganz 导管中的 CVP 管缓慢注入冰生理盐水进行测定。在测定过程中有较多影响因素,包括呼吸的频率和幅度;冰生理盐水的用量和注入的速度;漂浮导管的位置和深度以及容量改变和药物的使用等均可能影响热稀释法监测心输出量的结果。近年来,随着新技术的发展,心输出量监测的设备不断出新。诸如 Pulse CO(continuous cardiac output by pulse power analysis)以及 PiCCO(continuous cardiac output by pulse contour analysis)等,这些设备通过动脉置管获得动脉波形,计算曲线下面积,获得心输出量。数个临床研究显示,这些方法在危重患者心输出量监测时具有较好的一致性。但是,在腹腔高压状态下,由于压力的传递引起动脉弹性的降低和胸壁顺应性的下降,从而影响动脉波形,干扰心输出量的测定。有动物实验分别通过 Pulse CO、PiCCO 和肺动脉漂浮导管温度稀释法测定腹高压猪的心输出量。在测定实验猪的基础心输出量后,通过注入二氧化碳的方式,将实验动物的腹内压增加到 20mmHg 以上,结果显示,Pulse CO 与 PiCCO 和肺动脉漂浮导管温度稀释法测定的 CO 缺乏一致性,提示在腹高压时采用动脉波形监测的心输出量缺乏可信度。

(六) 被动抬腿试验在腹腔高压时的局限性

液体复苏是危重症患者在低血压时的一线选择,但在作出选择前必须有判断的依据。根据被动抬腿试验(passive leg-raising maneuver,PLR)后心输出量的变化来指导输液已被业界认可。被动抬腿试验是一种能预测输液反应的"自身容量冲击"方法。将腿抬高促进双腿及腹腔脏器的静脉血回流入胸腔,可以增加心脏前负荷。根据 Frank-Starling 曲线,若机体血容量正常,心脏处于曲线的平台段,PLR 不会明显增加心输出量;如果机体存在血容量不足,心脏处于曲线的上升段,则 PLR 可显著增加心输出量,因此,可以根据心输出量对 PLR 反应的不同,可以判断机体是否存在血容量不足。对于脓毒症、手术后患者,已有数个研究证明被动抬腿试验对于判断液体复苏的程度具有较高的敏感性,尤其在存在自主呼吸与心律失常的患者,明显优于 SVV、SPV 及 PPV。但是腹内压增高时会影响通过下腔静脉回流的下肢及腹腔脏器的血流量,从而影响 PLR 的准确性。因此,在腹高压时通过被动抬腿试验判断患者的容量存在局限性。如果患者的腹内压超过一定程度,PLR 则不能适用。有人对腹高压患者 PLR 的反应性进行了临床研究。作者首先将脉搏变异度(pulse pressure variation,PPV)>12% 的 41 例腹高压患者进行 PLR 试验,恢复半卧位后在 30 分钟内对所有患者输注 500ml 生理盐水,监测每搏输出量(stroke volume,SV)的变化,31 例 SV 增加 12% 以上者入选。再回顾分析 31 例患者中 PLR 阳性者(n=16)和阴性者(n=15)腹内压的差异。结果发现 PLR 阳性者腹内压在(11.5±5.5)mmHg;阴性者腹内压在(20±6.5)mmHg。两组腹内压存在显著性差异。进一步通过 ROC(the area under the receiver-operating characteristic curve)曲线分析发现,腹内压 16mmHg 是使用 PLR 试验预测腹高压患者液体反应性的分界线。

三、腹腔高压下呼吸力学变化

在腹腔高压状态下,由于膈肌上抬,胸腔容积减小,呼吸力学指标将发生变化。呼吸力学指标包括气道阻力(airway resistance,Raw)、气道压力和肺顺应性(lung compliance,CL)。气道阻力包括吸气阻力和呼气阻力,不同直径的气道在痉挛或梗阻时,气道阻力将有不同程度的改变。根据 Poisenilles 定律在气道长度恒定的情况下,气道半径减小 2 倍,阻力就会增加 16 倍,因此改变气道半径对改善气道阻力具有事半功倍的效果。肺顺应性是指单位压力的变化所造成的肺容量的改变,包括静态顺应性和动态顺应性,静态肺顺应性是指在呼吸周期中,气流暂时阻断时测得的顺应性,即肺组织的弹力;动态顺应性指在呼吸周期中,气流未阻断时测得的肺顺应性,此受气道阻力的影响。前者反映了肺组织的弹性,后者受肺组织弹性和气道阻力的双重影响。气道压力的改变与潮气量、气道阻力的大小以及肺顺应性的高低相关,气道压力反映了潮气量、气道阻力和肺顺应性的变化,气道压力过高可导致气压伤、心输出量减少等并发症。在腹高压状态下气道阻力和肺的顺应性随着腹内压升高相应下降,而气道压相应升高。此时监测气道阻力和肺顺应性,可了解病变的严重程度,对判断病情及指导呼吸机的运用有重要意义。

(一) 腹腔高压时机械通气参数的设定

ALI/ARDS 患者机械通气的策略包括小潮气量和控制平台压(airway plateau pressures,Pplat)于 30cmH_2O 之内,以防发生呼吸机相关性肺损伤(ventilator induced lung injury,VILI),这一理念早已深入人心。那么在腹高压状态下,对需要机械通气的患者如何设定合适的机械通气参数一方面可以防止 VILI 的发生,另一方面可以改善肺的顺应性呢? 已经明确,PEEP 是腹内压升高的危险因素之一。对于腹高压需要机械通气的患者,PEEP 对腹内压产生怎样的影响呢? 有人研究了呼气末正压(positive end-expiratory pressure,PEEP)对腹腔压力的影响。在 30 例机械通气患者中 15 例腹内压<12mmHg,另 15 例腹内压≥12mmHg。作者分别将 PEEP 设定为 0、6、12cmH_2O。结果发现,在腹高压组 PEEP 从 0(zero end-expiratory pressure,ZEEP)调高到 6cmH_2O 时,腹内压变化无显著性差异;PEEP 从 ZEEP 调高到 12cmH_2O 时,腹内压由(15±3)mmHg 上升至(20±3)mmHg($P<0.01$)。而在腹内压<12mmHg 的患者,PEEP 的改变未引起腹内压的显著性变化。与此同时,30 例患者在 PEEP 设定为 12cmH_2O 时,其平台压明显升高($P<0.05$),但肺动态顺应性显著改善($P<0.05$)。说明对于腹高压患者调高 PEEP 可以改善肺顺应性,但将进一步升高腹内压。另有实验得出了基本相同的研究结果,作者对腹高压[n=10;(16±3)mmHg,mean±sd]和腹内压正常[n=10;(8±3)mmHg,mean±sd]的 20 例 ALI/ARDS 患者行呼气末正压机械通气辅助呼吸。PEEP 设定为 5、10、15、20cmH_2O。结果发现,随着 PEEP 的增加,组间和组内的腹内压变化均有显著性差别。

腹腔高压由于压力传导引起胸腔内压力升高,降低了胸廓和肺的顺应性。因此,对于机械通气的腹高压患者,尽管平台压高于 30cmH_2O,但是肺泡尚未复张。Talmor D 最近提出,机械通气中防止 VILI 发生的参考坐标并不是平台压,而是跨肺压(transpulmonary pressure,Ptp),跨肺压是平台压与胸膜腔内压(plateau pressure,Ppl)之差。胸膜腔内压通过放置在食管中的气囊导管测定获得。认为肺顺应性是跨肺压的变化所引起的肺容积变化。Talmor 对 61 例 ALI/ARDS 机械通气患者分为两组,一组按照跨肺压设定 PEEP,维持呼气末跨肺压在 0~10cmH_2O;另一组根据吸入氧浓度(FiO_2)调整 PEEP 水平,控制平台压 30cmH_2O 之内。机械通气目标是保持动脉氧分压(PaO_2)在 55~120mmHg。结果 72 小时时,跨肺压组氧合指数高于对照组 88mmHg,肺顺应性明显改善。校正的 28 天死亡率跨肺压组低于对照组($P=0.049$)。有学者使用猪做模型,研究腹高压时使用 PEEP 与平台压及跨肺压的关系。作者首先使用气腹机将猪腹内压上升到 30mmHg,记录腹高压猪的平台压、胸膜腔内压和肺顺应性,接着停止注气,使猪腹内压降至正常。然后将 PEEP 调高，一直到与 30mmHg 腹高压时同样水平的平台压，记录猪的胸膜腔内压和肺顺应性。结果发现腹高压时猪的胸膜腔内压明显升高，跨肺压显著降低，肺顺应性下降；而在腹内压正常时，由于胸膜腔内压的正常，跨肺压未有下降，肺顺应性基本正常。因此，对于腹高压患者机械通气时应关注胸膜腔内压的变化，根据跨肺压调整 PEEP 和潮气量，不应仅仅关注平台压。

（二）PEEP 的设定对于腹腔高压患者血流动力学的影响。

有学者以猪作为研究对象，研究呼气末正压（positive end expiratory pressure，PEEP）通气对于腹内压升高的猪血流动力学的影响。首先使用 5cmH$_2$O 的 PEEP 进行正压通气，30 分钟后将 PEEP 加大到 10cmH$_2$O，然后使用气腹机将腹内压增加到 12mmHg。观察对猪平均动脉压、心输出量、中心静脉压、肺动脉压以及肝动脉、门静脉、肠系膜上动脉的血流量影响。结果显示，在 10cmH$_2$O PEEP 同时合并 12mmHg 腹内压时，监测指标出现明显恶化。表现为平均动脉压下降、心输出量降低、肺动脉压上升；同时腹腔器官的血流量减少，肠黏膜的微循环监测显示黏膜灌注减少、缺血。

四、腹腔高压时器官功能及灌注压的变化

腹腔高压与器官灌注之间的关系日益受到关注。越来越多的临床医师意识到腹腔压力的升高是危重患者病情恶化的标志，腹高压对各个器官功能包括颅脑、心肺、肝脏、肾脏、胃肠道均有影响，是器官功能障碍的重要原因，首先受累的器官常常是肾脏和肺。腹腔高压状态下器官血液灌注的改变，这主要是决定器官组织的灌注压发生了变化。理论上，腹腔灌注压（abdominal perfusion pressure，APP）＝平均动脉压－腹内压。多元回归分析显示，腹腔灌注压作为液体复苏指标优于 pH、碱剩余、动脉乳酸和每小时尿量。目前认为，维持腹腔灌注压＞60mmHg 有助于改善腹高压患者的生存率。

（一）腹腔高压时肾灌注与急性肾损伤

腹高压状态下急性肾损伤的发生与肾小球滤过压（glomerular filtrationpressure，GFP）和肾灌注梯度（renal filtration gradient，FG）的下降密切相关。生理状态下，肾小球滤过压＝MAP－IAP；FG 是指穿过肾小球的机械力，相当于肾小球滤过压减去近端肾小管压力（the proximal tubular pressure，PTP）。近端肾小管压与腹内压相当，因此，FG＝MAP－2 IAP。由以上公式可知，在腹高压时，腹腔压力将对肾功能和尿量产生明显的影响。因此，尿量减少常常是腹高压时首先出现的体征的变化。

其实早在 1911 年，就有人描述了腹内压的升高将导致回心血量的减少。但此后再无相关研究，直到 1984 年，有学者以 ACS（abdominal compartment syndrome，ACS）为名描述了该症，并且提出 ACS 患者的尿量将明显减少，肾功能急剧恶化，死亡率明显升高。其在临床工作中积累了 11 例腹腔压力超过 30mmHg 的外科术后患者，发现他们尽管平均动脉压、心输出量和肺毛细血管楔压正常，但在腹内压明显升高后，很快出现少尿、无尿，肾功能改变。其中 7 例患者在进行减压手术后，尿量明显增加；4 例患者未行手术探查，死于肾衰竭。作者提出当腹内压大于 20mmHg 时，应动态监测腹腔压力和血流动力学，但患者腹内压超过 25mmHg，尿量减少时应进行腹部探查和减压手术。作者对于腹内压测量使用的方法基本与现在相似，只是在排空膀胱后，在导尿管内注入 50～100ml 生理盐水。根据作者的描述，在当时该医院已常规对大手术后腹胀患者进行腹腔内压力的测定。

有学者通过对 263 例腹部和大动脉手术的术后 ICU 患者进行腹内压监测，107 例患者腹内压超过 18mmHg，其中 35 例出现急性肾损伤（32.7%）；而在 156 例腹内压小于 18mmHg 的患者中仅有 22 例出现急性肾损伤（14.1%），存在显著性差异。分层分析显示，腹内压 18～25mmHg 的 86 例患者中，22 例发生急性肾损伤，发病率为 25.2%，21 例腹内压超过 25mmHg 的患者有 13 例发生肾损伤，发病率高达 61.9%（P＜0.01）。多元回归分析腹内压的升高、全身感染、低血压和年龄＞60 岁是急性肾损伤的独立危险因素。

(二)腹腔高压时肠黏膜血流量的变化

肠黏膜血流量是反映肠道血液灌注情况的敏感指标,一定程度的血流量是维持肠黏膜上皮细胞正常生理状态和屏障功能的重要基础。使用大鼠制作 25mmHg 腹高压模型,通过补液维持平均动脉压于正常水平,结果发现,肠黏膜血流量较制模前基础水平下降 63%。另有研究发现,当犬腹内压上升到 40mmHg时,肠系膜上动脉血流量减少 61%。在兔腹高压模型中,发现腹内压 20mmHg 时,肠系膜血流量与正常对照组比较下降 44%,腹内压 30mmHg 时,血流量急剧下降,比正常组较少 80%。肠系膜上动脉血流量的减少与腹内压升高引起直接压迫脏器以及心输出量降低有关;也可能与腹高压引起交感神经兴奋性增高,血管紧张度增加,血管收缩有关。

(三)腹腔高压时肝胰血流量的变化

国外数个研究表明,腹高压时腹腔器官血流量明显减少,有人以猪作为实验动物,研究 12mmHg 腹内压对猪肝动脉、门静脉、肠系膜上动脉的血流量影响。发现肝动脉、门静脉、肠系膜上动脉的血流量减少,肠黏膜的灌注减少、缺血。另有研究发现,当实验动物的腹高压 30mmHg 时,肝动脉血流量明显下降,较基础状态下降 33%。腹高压和胰腺超微结构之间的关系的研究发现,伴随着器官血流量的下降,胰腺组织出现轻到中度的坏死伴有白细胞浸润、血管内皮细胞肿胀,超微结构显示内质网肿胀、线粒体受损。使用 CO_2 气腹法制作 30mmHg 腹高压猪模型,持续 24 小时后发现猪肝、胰腺、肾等器官均出现病理损害。

(四)腹腔高压时脑灌注压的变化

脑灌注压(cerebral perfusion,CPP)与也腹内压相关,当腹内压升高时脑内压升高(intracranial pressure,ICP),此时如果平均动脉压没有变化,则脑灌注压(CPP=MAP-ICP)下降。有人制作猪 20mmHg 腹高压模型,研究腹高压时脑灌注压和脑积液中炎症因子的变化,结果发现腹内压 20mmHg 时,脑内压由基础值(18.7±7.57)mmHg 上升到(25.4±7.79)mmHg($P<0.001$),脑灌注压由(67.1±13.81)mmHg下降到(54.4±9.77)mmHg($P<0.013$),脑脊液中白介素-6(IL-6)和血乳酸(Lac)与基础值相比均显著升高,有统计学差异。

(五)腹腔高压减压后器官缺血再灌注损伤

腹高压状态下,器官组织的灌注压下降细胞缺血,腹高压减压引起再灌注,导致器官组织细胞出现缺血-再灌注损伤。研究人员使用大鼠制作 20mmHg 腹高压模型,持续 3 小时后将腹内压减到正常水平,3 小时后处死。观察腹高压模型减压后对血流动力学、氧代谢和器官组织的影响。结果发现大鼠减压后中心静脉压(CVP)迅速降至正常水平,但平均动脉压(MAP)呈下降趋势。血气分析显示 pH 值有所上升,但没有低于基础水平;二氧化碳($PaCO_2$)基本恢复到正常值范围,但氧分压(PaO_2)并没有上升到模型制作前的基础水平,生化检查转氨酶(ALT、AST)高于空白对照组,但没有显著性差异;但血肌酐、尿素氮明显高于对照组($P<0.001$)。器官病理表明肺、肝、小肠均有出血、水肿等损伤表现。25mmHg 腹高压猪模型中,分别在持续 6 小时、9 小时、12 小时后减压,观察模型猪血流动力学变化和器官损伤,结果发现,腹高压 6 小时猪在减压后血流动力学均恢复到正常状态,尿量恢复,观察 24 小时无死亡。9 小时组在减压后有部分猪出现血压下降,尿量不能恢复,部分猪在未到观察终点时死亡。12 小时组在减压后大部分出现血压下降,尿量进一步减少,到观察终点时大部分死亡。因此腹高压的持续时间长短与预后直接相关,关于减压时机、减压方法手段的选择值得研究。

(六)腹腔高压手术时机的选择

当腹内压位于Ⅰ级时一般不需要处理。对于Ⅱ级患者可进行严密监护,根据临床具体情况而定,若少尿、无尿、缺氧、气道压升高时,应进行限制入量、利尿、穿刺引流等处理,腹内压进一步升高则需要手术处理。Ⅲ、Ⅳ级患者需要进行手术减压。Ⅳ级即刻行腹腔减压术为佳。

为预防在减压过程中出现血流动力学的失代偿,术前应做好充分准备,补充液体、吸氧、纠正凝血障碍、加强保暖及监护。在减压过程中,可以使用小剂量血管收缩剂,防止血压突然下降,同时可以避免减压后的血液再灌注使大量无氧代谢产物进入血液循环。

患者经腹腔减压术后,由于腹膜后血肿、内脏水肿、严重腹腔感染或者腹腔内纱布填塞等因素,无法关腹。此时可以选择腹腔开放。确切关腹通常是在腹内压降到正常水平,血流动力学稳定,尿量增多、水肿开始消退、凝血障碍纠正、止血彻底后进行,一般在术后3~4天,甚至更长时间。目前有多种暂时关腹的方法,包括筋膜开放法,网片、补片、自体皮片移植等方法暂时关腹。

手术时机对腹腔减压术的效果影响很大。有报道显示,17名腹部、盆部外伤者,在确诊ACS后(12.9±2.0)小时后行急症腹腔减压术,结果术后心脏指数、潮气量、尿量有不同程度的提高,而膀胱压、心率、中心静脉压、肺动脉嵌顿压、动脉血二氧化碳分压及血乳酸浓度均有下降,患者均痊愈。有研究显示,创伤性休克所致ACS患者在不同时间进行腹腔减压术,从确诊到手术仅3小时组存活,而间隔25小时组死亡率达67%。ACS不予及时处理是致死性的,错过手术时机后即使进行减压术死亡率仍达28%~39%。由此可见,对ACS早期诊断、早期施行腹腔减压术对提高ACS患者生存率有重要意义。

五、腹腔高压与液体复苏

危重症患者由于炎症介质的大量释放、毛细血管的渗漏、大量液体渗出,第三间隙液体的渗出和积聚,加之过度炎症反应导致血管舒缩障碍,引起血流动力学改变,出现血压下降,器官灌注减少,引起器官功能障碍。大量液体复苏纠正血流动力学同时,可能进一步加重毛细血管的渗出,引起器官组织水肿,进一步影响患者血流动力学。研究证实过多液体复苏可明显增加重症患者的腹高压(intra abdominal hyperpie-sia,IAH)及腹腔间隔综合征(abdominal compartment syndrome,ACS)的发生率,从而影响患者的预后。因此,对于危重症患者,如何确立复苏目标、使用哪些液体进行容量复苏、如何通过液体复苏改善危重患者的器官组织低灌注,纠正组织缺氧,尽可能避免腹腔内压力的升高,一直是国内外学者研究探索的重要问题。

(一)腹腔高压与复苏液体的选择

有学者对31例烧伤患者分别使用晶体液和血浆进行液体复苏,复苏72小时后观察两组复苏液体量,晶体液复苏组为0.561L/kg,血浆组为0.360L/kg;晶体液复苏患者的腹内压增加到32.5mmHg,增加了26.5mmHg,而血浆组的腹内压为16.4mmHg,增加了10.6mmHg,有显著性差异;同时两组复苏患者在碱剩余及气道峰压等方面存在显著性差异。显示在烧伤患者血浆复苏与晶体液相比,在减缓腹内压升高方面具有一定优势。但两组在尿量、血肌酐和尿素氮等方面无差异性。

又有人以0.5~1ml/(kg·h)尿量为复苏目标,分别使用高张盐水和乳酸林格液对烧伤患者进行液体复苏,研究表明高张盐水的液体复苏量明显低于乳酸林格液组,并且高张盐水复苏患者在复苏后24小时后腹内压峰值以及气道压峰值明显低于晶体液组。与此同时,升高的血钠随后会缓慢下降到正常水平。作者进一步研究发现,当患者烧伤面积>85%时,如果24小时内高张盐水的复苏量大于350ml/kg,并不能减少腹高压的发生率,并且老年患者可能因输入高张盐水引起高渗性脱水。

国外对ICU历时8个月468名患者进行调查发现,24小时液体正平衡5L以上的患者共有40名,其中34名(85%)腹内压≥12mmHg,其中10名(25%)腹内压≥20mmHg,并符合ACS诊断。研究表明液体复苏是IAH发生发展的独立危险因素,不适当的液体复苏可导致、进一步加重IAH及ACS。

(二)腹腔高压与液体复苏目标的确定

早期液体复苏是危重症治疗的重要目标。但与此同时应考虑到液体复苏可能导致血管外肺水的增加。有学者对重症急性胰腺炎患者分别使用中心静脉压(central venous pressure,CVP)、血细胞比容(haematocrit,HCT)、胸腔内血管容量(intrathoracic blood volume,ITBV)作为前负荷指标,评价与患者心输出量(cardiac output,CO)及血管外肺水(extravascular lung water,EVLW)之间的相关性。结果显示,CVP、HCT与CO之间没有相关性,并且CVP、HCT与ITBV也没有相关性。但ITBV与CO之间具有显著相关性。作者提出,液体复苏的快速反应指标能够恰当地反映机体对复苏治疗的效果,因此快速指标与心输出量有极好的相关性。由于重症急性胰腺炎患者存在腹内压、肺内压及胸腔内压的升高,一定程度上影响了 CVP,因此 CVP 只能作为对机体容量指标的初步观察,而不能作为机体容量反应的快速指标。

有一项多中心、随机、双盲的临床研究对平均动脉压与感染性休克患者预后之间的相关性进行了探讨,其将 MAP≥70mmHg 确定为复苏目标,通过对 290 例感染性休克患者进行液体复苏并结合使用血管活性药物(去甲肾上腺素,肾上腺素,多巴胺,去氧肾上腺素)将 MAP 维持≥70mmHg,结果发现维持平均动脉压在 70mmHg 或以上,并没有提高感染性休克患者的生存率,相反由于增加了血管活性药物的使用,并且腹高压、急性循环功能障碍、急性肾损伤、血小板减少症及代谢性酸中毒的发生率明显升高,这一复苏目标与拯救脓毒症行动宣言所确定的将 MAP 维持≥65mmHg 的复苏目标相差 5mmHg。因此,作者认为将复苏目标设定为更低且安全的平均动脉压,有助于减少儿茶酚胺类血管活性药物的毒副作用并可能更好地改善患者预后。

也有研究将维持心输出量作为复苏目标,对腹腔高压模型猪进行液体复苏。作者使用 CO_2 气腹法将模型猪腹内压维持在 30mmHg,正常腹内压组作为对照组。将心输出量维持在 70ml/(kg·min),结果显示,腹高压组的液体量达到(10 570±4497)ml,而对照组仅为(3918±1042)ml。尽管两组间的尿量、ITBV 和 EVLW 以及在血肌酐、转氨酶、脂肪酶和血乳酸等指标方面无显著性差异,但病理学检查发现肝肾肠等器官损伤在腹高压组更为严重。

有人回顾分析了 144 例外科腹高压患者 7 个液体复苏终点与患者预后之间的关系,包括平均动脉压、腹腔灌注压、腹内压、动脉血 pH、碱剩余、血乳酸、每小时尿量。结果发现,在腹高压状态下,每小时尿量和腹腔灌注压是最佳的复苏终点,进一步通过接受者操作特性曲线(receiver operating characteristic curve,简称 ROC 曲线)发现 APP 的 ROC 面积 0.726 明显高于 MAP 0.616 和 IAP 0.291,显示 APP 也是预后的良好预测指标。当 APP 大于 50mmHg 时,生存预测的敏感性是 76%,特异性 57%。作者认为,在腹高压时 APP 是一个优化的复苏终点,而且是一个良好的预后预测指标。

(李维勤)

参考文献

1. Malbrain ML, Chiumello D, Pelosi P, et al. Incidence and prognosis of intraabdominal hypertension in a mixed population of critically ill patients: A multiple-center epidemiological study. Critical care medicine, 2005, 33(2):315-322.

2. Cheatham ML. Abdominal compartment syndrome: pathophysiology and definitions. Scand J Trauma Resusc Emerg Med, 2009. 17(1):10.

3. Reintam A, Parm P, Kitus R, et al. Primary and secondary intra-abdominal hypertension—different impact on ICU outcome. Intensive Care Medicine, 2008, 34(9):1624-1631.

4. Vivier E. Effects of increased intra-abdominal pressure on central circulation. British Journal of Anaesthesia, 2006, 96(6): 701-707.

5. Qureshi AS, Shapiro RS, Leatherman JW. Use of bladder pressure to correct for the effect of expiratory muscle activity on central venous pressure. Intensive Care Medicine, 2007, 33(11):1907-1912.

6. Cheatham ML. Intraabdominal pressure monitoring during fluid resuscitation. Current Opinion in Critical Care, 2008, 14 (3):327.

7. Cheatham ML, Malbrain ML. Cardiovascular implications of abdominal compartment syndrome. Acta Clinica Belgica, 2007, 62:98-112.

8. Michard F, Alaya S, Zarka V, et al. Global End-Diastolic Volume as an Indicator of Cardiac Preload in Patients With Septic

Shock. Chest,2003,124(5):1900-1908.

9. Scheuren K,Wente MN,Hainer C,et al. Left ventricular end-diastolic area is a measure of cardiac preload in patients with early septic shock. European journal of anaesthesiology,2009,26(9):759.

10. Renner J,Gruenewald M,Quaden R,et al. Influence of increased intra-abdominal pressure on fluid responsiveness predicted by pulse pressure variation and stroke volume variation in a porcine model. Critical care medicine,2009,37(2): 650-658.

11. Duperret S,Lhuillier F,Piriou V,et al. Increased intra-abdominal pressure affects respiratory variations in arterial pressure in normovolaemic and hypovolaemic mechanically ventilated healthy pigs. Intensive Care Medicine,2007,33(1):163-171.

12. Malbrain ML,de Laet I. Functional hemodynamics and increased intra-abdominal pressure:Same thresholds for different conditions...?. Critical care medicine,2009,37(2):781-783.

13. Mahjoub Y,Touzeau J,Airapetian N,et al. The passive leg-raising maneuver cannot accurately predict fluid responsiveness in patients with intra-abdominal hypertension. Critical care medicine,2010,38(9):1824-1829.

14. Malbrain ML,Reuter DA. Assessing fluid responsiveness with the passive leg raising maneuver in patients with increased intra-abdominal pressure:Be aware that not all blood returns! Critical care medicine,2010,38(9):1912-1915.

15. Bloomfield GL,Ridings PC,Blocher CR,et al. Effects of increased intra-abdominal pressure upon intracranial and cerebral perfusion pressure before and after volume expansion. J Trauma,1996,40(6):936-941.

16. Cheatham M,Malbrain M. Cardiovascular implications of abdominal compartment syndrome. Acta Clin Belg Suppl,2007, 1(1):98-112.

17. Kubiak BD,Gatto LA,Jimenez EJ,et al. Plateau and transpulmonary pressure with elevated intra-abdominal pressure or atelectasis. J Surg Res,2010,159:e17-24.

18. Talmor DS,Fessler HE. Are esophageal pressure measurements important in clinical decision-making in mechanically ventilated patients? Respir Care,2010,55(2):162-172.

19. Verzilli D,Constantin JM,Sebbane M,et al. Positive end-expiratory pressure affects the value of intra-abdominal pressure in acute lung injury/acute respiratory distress syndrome patients:a pilot study. Crit Care,2010,14(4):R137.

第七十一章　脊髓损伤的血流动力学

脊髓损伤,是由各种原因导致的,发生在延髓以下、低至骶尾神经丛的神经元细胞和神经传导细胞的损伤,为脊柱损伤最严重的并发症。直接暴力、坠落伤害、车祸撞击、战争冲击波等创伤是引起脊髓损伤的主要原因。此外,脊髓血管畸形、脊柱外科手术及引发的炎症,也会导致脊髓损伤。本章则主要讨论创伤性的脊髓损伤。

统计数据显示,在美国,脊髓损伤的发生率为每年每百万人约800例,其中机动车交通事故占45%,往后依次是跌倒(18%)、暴力行为(17%)、运动创伤(12%)等。可见,创伤性脊髓损伤占据总脊髓损伤80%以上,而且在现代社会,创伤性脊髓损伤正日趋成为了一种常见的外科疾病。

脊髓是脑与周围神经、神经分支及其支配器官连接的关键性通道,负责各类神经信号的传入与传出,并且也是许多脊髓反射活动的低级中枢,调节着部分自主神经功能。一旦出现损伤,脊髓结构、功能的特殊性会使损伤表现并不仅局限性在患处,而会导致损伤平面以下所支配的肢体、内脏出现功能紊乱。这种影响既可能仅数小时,但也可能持续终身。由于脊髓损伤只会影响损伤平面远端的神经功能,不会逆行对神志、觉醒、认知等高级脑皮层功能产生影响,所以,脊髓损伤患者面对的不仅是躯体的巨大伤害,还有严重的心理负担,更包括后期的并发症及康复治疗产生庞大的费用支出。脊髓损伤已成为家庭、社会的"不可承受之重"。

因此,针对脊髓损伤的预防、治疗和康复已成为当今医学界的一大课题。当脊髓损伤发生后,患者会出现各种各样的症状和体征,如对应支配区的运动障碍、感觉异常、肌张力改变等。但仅就对循环系统影响而言,以第6胸椎及以上平面的脊髓损伤的表现最突出,常常导致较严重的神经源性休克、心动过缓、自主神经反射异常、体位性低血压等。对这些损害引发的血流动力学方变化,如果得不到妥善处理,轻则影响患者康复,重则危及生命。

一、脊髓损伤机制

根据所在脊柱位置的不同,脊髓自上而下可分为颈髓(包括颈神经丛)、胸髓、腰髓(包括腰神经丛)和骶尾神经丛,损伤平面位置越高,影响的范围和程度就越大,引起的血流动力学改变也就越显著,导致全身血流动力学改变的脊髓损伤通常发生在第6胸椎及更高平面。

观察脊髓的横截面,可以知道脊髓前角与运动功能相关,后角与感觉功能相关,起自第1胸椎、终止于第3腰椎的中间外侧核是交感神经密集的部位,也是交感神经的低级中枢。这些功能分区一旦被破坏,不仅会产生相应功能区的障碍,还会导致外周神经失去脑中枢的调节控制,出现自主神经功能紊乱,并累及循环、呼吸等相应脏器和系统。通常,脊髓损伤的发生、发展可分成2个阶段,原发性损伤与继发性损伤,虽然不同阶段损伤的临床表现可能近似,但意义却大不同。

第一阶段被称为原发性脊髓损伤或初始损伤,主要发生在损伤发生即刻,是损伤机制直接作用于脊髓的结果。临床上,表现为相应功能区功能即刻丧失。病理学从组织层面看,损伤部位的脊髓结构部分或全部被破坏,先后出现缺血、肿胀、淤血、坏死或修复,后期可能形成无功能的神经瘢痕。从细胞层面看,可观察到伤后即刻脊髓神经元细胞和(或)神经胶质细胞的胞体轴突和树突发生破碎、断裂、死亡,或细胞核及线粒体等重要结构破坏等变化。原发性脊髓损伤的预后取决于两个因素:①原发伤的严重程度,这是决定神经后遗症最直接和主要的因素；②是否合并继发性损伤，关系到原发损伤是否可被最大限度局限和修复。如果受损脊髓局部所处微环境的血供和代谢能够得到较良好的维持和改善，局部炎症反应能够得到较有效的控制，那么部分细胞会通过逐渐融合、修补破损结构，原有的神经功能是有可能得到部分恢复或替代的。否则，原发损伤将会进一步扩大，并累及"间生态"的组织和细胞，甚至周围的正常细胞，从而造成第二阶段的损伤。

第二阶段被称为继发性脊髓损伤或脊髓二次损伤。在导致继发性脊髓损伤中，损伤局部不良的微环境起了决定性的作用，包括血管痉挛、血栓形成、血流灌注减少等。在多种因素中，较特殊并需要特别关注的是脊髓损伤本身导致的全身性的血流动力学紊乱，它可以成为加重局部损害的重要原因。胸6以上平面的脊髓损伤，常常表现得十分严重，由于交感神经输出讯号中断，导致心动过缓和广泛的血管张力下降，进而造成全身低血压，并直接影响损伤局部的灌注，进一步加重由原发伤造成的微循环障碍。在这种情况下，维持全身循环稳定，确保损伤局部有效灌注压和血流灌注，无疑是避免和减轻继发性脊髓损伤的重要举措。

通过以上阐述可以认识到，原发脊髓损伤导致即刻死亡的细胞是无法被拯救的，但良好的后续医疗可为处在损伤部位及周围仍有生命活力的细胞提供良好的恢复环境，避免或减轻继发性的脊髓损伤，这是医生治疗的可着力点。其中，稳定全身循环，维持良好的血流动力学状态是最基本的也是极其重要的治疗任务之一。唯有如此，才能够将脊髓损伤后果最小化和实现神经预后最佳化。

以下将就脊髓损伤后常见的血流动力学改变和治疗对策进行讨论。

二、神经源性休克

在脊髓损伤导致血流动力学改变中，神经源性休克发生率未必最高，危害却很大，也最容易引起医生关注。纠正低血压看来并不困难，但是了解神经源性休克机制，关注到休克背后的组织代谢和细胞代谢，才能使治疗更有效。

神经源性休克多发生于第6胸椎及以上平面的脊髓损伤，在病理生理学分类中，神经源性休克是分布性休克中的一种。神经源性休克的主要病因是脊髓的中间外侧核损伤，导致中枢不能将兴奋信号通过交感神经节传输，外周神经因接收不到交感兴奋性信号而引起血管张力下降。此外，外周血管张力下降会导致血管床扩大，而使静脉回流减少，因此心输出量下降，这也是造成低血压的原因。

神经源性休克的临床表现可以从较轻的头晕、乏力、晕厥、少尿到严重低血压甚至死亡，涵盖了低灌注的所有症状。毫无疑问，低血压必然危及脊髓损伤部位的灌注，成为脊髓继发损伤的主因。

神经源性休克与分布性休克的治疗基本相同，都需要进行液体复苏和使用升压药物。

对复苏液体选择迄今仍有争论。传统上，人们认为胶体液扩容速度快、维持容量时间持久、液体用量少，所以较晶体液具有明确的优势。但截至2012年，Cochrane提交的荟萃分析报告并没有呈现胶体液复苏在混合病种预后中的优势，SAFE研究对比了白蛋白与生理盐水作用效果，肯定了应用白蛋白的安全性，仅在亚组分析中提出对创伤性脑损伤时可能有不良影响。2012年提供的6S研究和CHEST研究都对人工胶体给出了负面评价，主要集中在人工胶体对肾脏及凝血功能的损害，并且不再被2012脓毒症治疗指南所推荐。其实，除非合并严重的创伤失血，神经源性休克并没有绝对的容量丢失，扩容的作用是使血容量与扩大的血管床容积相匹配。纠正休克的关键性治疗应该是恢复阻力血管的张力，为此，对神经源性休克比对其他类型休克更积极地使用血管加压药物是合理的。

在常用的血管活性药物中，多巴胺兼具激活 α 和 β 肾上腺素受体的活性，因此能够产生收缩血管和增强心肌收缩力的作用，理论上非常适用于神经源性休克患者，而且其量效关系也比较明确。一般来说，2～

$5\mu g/(kg \cdot min)$微量泵入的多巴胺就可以产生明显的升压作用,但实际应用中,仍需注意患者的个体差异,并以滴定的方法确定剂量。对较严重的血管失张力,如果普通剂量多巴胺难以逆转低血压,则可以使用缩血管作用更强大的去甲肾上腺素,其效价可达多巴胺数十倍。通常从$0.1\mu g/(kg \cdot min)$起步,并根据血压反应调整剂量。

去氧肾上腺素(苯福林)也是一种强力的血管收缩剂,但是因为其常常引起反射性心动过缓,所以在那些已经出现心率下降的患者身上,应避免使用。还有一些经典的血管活性药物,因为在治疗神经源性休克上效果有限或不明确,所以并不十分推荐。众所周知,肾上腺素是血管收缩剂和强心剂,但不推荐作为一线的升压药物,在多巴胺和去甲肾上腺素均无效时可以考虑使用。血管加压素通过调节水通道增加循环内的水含量以升高血压,常用于治疗尿崩症和脓毒症休克,可以减少对大剂量儿茶酚胺药物的依赖。但由于易导致水潴留和低钠血症,进而引起细胞内水肿,故对脊髓损伤患者的帮助有限且危险。

人们不难注意到,对于神经源性休克的血管加压药物使用与对于其他病症使用可能有所不同,如对脓毒症首推去甲肾上腺素,肾上腺素和血管加压素都是重要的备选,多巴胺被限制使用。这种用药的差异可能是基于病种的基础情况不同。

尽管使用血管活性药对于神经源性休克具有特殊的重要性,而且主张比其他类型休克更积极地使用,但它们毕竟存在因血管过度收缩造成全身,也包括脊髓损伤区域低灌注的风险,所以对使用升压药应该给予密切的血流动力学监测,并主张在容量复苏的基础上使用。较充分容量复苏配合使用升压药物是减少风险的最佳途径。

在纠正神经源性休克中,另一个重要的问题是:维持血压的目标值是多少。目前已知,不同病症对血压目标值是有差异的,如 Septic Shock 复苏的目标值是 mABP≈65~70mmHg;在未经确切止血的失血性休克复苏的目标值是 SABP≈60~70mmHg;在颅内高压则要求 mABP≥100mmHg。目前有关脊髓血管充盈压力的数据很少,结合脊髓所处的椎管结构以及损伤后的肿胀情况,有作者提出应至少维持 mABP≈85~90mmHg。

迄今,该目标仅得到有限的和证据级别较低的研究支持,更有说服力的目标尚需进行更深入的研究,尤其需要进行直接的脊髓组织的血流动力学及对它代谢影响的研究,这方面的工作目前还不多。

三、症状性心动过缓

脊髓是交感神经传输的大通道,脊髓损伤导致交感神经张力下降,势必使副交感神经张力处于优势,并造成一系列副交感神经兴奋性增强的症状,包括心动过缓。心动过缓将导致心输出量和氧输送降低,可以独立或参与到神经源性休克中。

心室率在每分钟 40 次以上的心动过缓也许并不令人特别担心,但迷走神经功能过度亢奋却可能导致心脏房室传导阻滞甚至心搏骤停。心动过缓症状在脊髓损伤后早期最严重,一般在脊髓损伤后的 6~8 周内会逐渐改善。但只要心动过缓存在并对血流动力学构成威胁,就需要我们使用药物来控制它以减轻危害。作为最常用的抗胆碱能药物,阿托品经常被用来治疗心动过缓,并且是治疗脊髓损伤后急性心动过缓首选的一线用药。阿托品的用量每次 0.4~0.6mg,可 4 小时给药一次。由于阿托品的半衰期较短,实际使用中应随时根据心律情况作出调整。

由于多巴胺和去甲肾上腺素也有增加心率的作用,故也可以考虑使用多巴胺以 $2\sim10\mu g/(kg \cdot min)$ 或者去甲肾上腺素以 $0.01\sim0.1\mu g/(kg \cdot min)$ 的剂量连续泵入,此对于合并神经源性休克的患者尤其适宜,必要时阿托品与多巴胺或去甲肾上腺素可以联合使用。阿托品的副作用是抗胆碱能受体激活后,能够造成腺体分泌减少、心悸、肠蠕动减弱、烦躁不安甚至谵妄。所以对需要较长时间治疗的患者,阿托品可能不太适宜,这时可以考虑用甲基黄嘌呤类药物替代。

常用的甲基黄嘌呤类的药物有茶碱和氨茶碱,相对于其他药物药效,它们对顽固性心动过缓作用更显著。常用方法是首先给予 200～300mg 的口服或静脉负荷剂量,维持剂量通常是每次 100mg,每日 3 次,用药周期最长可达 12 周。甲基黄嘌呤类药物的药物代谢在不同个体差异较大,临床上可以根据患者对治疗的心率反应滴定给药,但更强调监测药物浓度以防止药物过量。在缺乏药物浓度监测的情况下,如果患者出现恶心、呕吐、肌肉震颤、头痛甚至癫痫发作等症状,应该立即停药。除了治疗心动过缓,甲基黄嘌呤对增强膈肌力量也有一定作用,对那些存在呼吸机依赖、撤机困难的脊髓损伤患者也许会有意外的收获。

溴丙胺太林是一种可以尝试但有争议的治疗心动过缓的药物。有临床研究发现,使用溴丙胺太林每次 7.5～30mg,每次间隔 4～6 小时给药,可以减少心动过缓发生,长期治疗作用尤其显著,而且在逐渐减药的过程中,也很少引起低心率的反复。不过,溴丙胺太林强大的抗胆碱能受体激动作用也会导致较严重的胃肠蠕动减弱,这是该药最大和最常见的副作用。脊髓损伤患者多数肠蠕动较弱,容易出现便秘,所以在使用溴丙胺太林时,应警惕肠梗阻和肠石症的发生。

四、自主神经反射异常

脊髓损伤者还会造成自主神经反射异常。自主神经反射异常指的是,虽然外周神经感受器能够接受到刺激,但因为脊髓损伤使刺激信号无法上传至高级神经中枢进行整合和调节,故在脊髓损伤平面下出现自主神经反应紊乱现象。在高于第 6 胸椎的高位脊髓损伤,主要的表现是严重的血流动力学紊乱和头痛、心动过缓、颜面潮红、出汗、鼻黏膜、结膜充血、视线模糊、恶心等症状;而在低于第 6 胸椎的低位脊髓损伤,则会出现皮肤苍白、汗毛竖立和膀胱痉挛等。

高位脊髓损伤引起的血流动力学紊乱最为凶险,在基准血压降低的同时会间歇和突发地出现的高血压,前者与神经源性休克同源,后者则被归咎于"交感风暴"反应。突发高血压导致的血压剧烈波动会加剧脊髓损伤,并有造成心、脑、肾等重要脏器的损害甚至出血的风险。因此对此类患者要努力维持血压稳定,防止血压剧烈波动。

为了维持血压稳定,要求密切监测血流动力学变化并随时调整血管活性药物。值得注意的是,突发高血压往往存在一定的诱发因素如膀胱痉挛,控制好这些诱发因素有助于预防或减少突发性高血压的发作。在正常情况下,当膀胱出现充盈信号时,神经反射会使逼尿肌收缩,同时膀胱括约肌会有松弛的应答反应,于是尿液被排出。但脊髓损伤失去对上述反应的神经控制能力,并往往导致尿潴留。尿潴留将引发膀胱肌肉痉挛性收缩进而刺激低级中枢的交感神经兴奋并作出暴发状的反应,成为导致突发高血压的重要原因。所以,对于脊髓损伤患者,要避免尿潴留,通常放置尿管以确保尿液引流通畅。但在部分病例,如果副交感神经张力过高,膀胱可以呈持续的痉挛状态,使得膀胱内即使很少尿液甚至无尿也能产生较高的膀胱内压力,对此不得不求助于抗胆碱能药物进行解痉治疗。目前有许多抗胆碱能药物可供选择,如奥昔布宁、托特罗定等。奥昔布宁的一般剂量为每次 5mg,每日 1～4 次;托特罗定则为每次 2mg,每日 2 次。这两种药物都有缓释剂型,最小维持剂量仅为每日一次。相比奥昔布宁,托特罗定的副作用可能更少一些。有些病例使用 $\alpha_1 A$ 阻滞剂可能更有效。有研究显示:服用坦洛新每日 4～8mg,连续一年,膀胱内压的峰值压出现明显下降。此外,还有将肉毒素 A 与抗胆碱能药物联合使用的研究。Schurch 等人的资料显示,在规律服用抗胆碱能药物的同时,给予逼尿肌注射肉毒素 A 200 或 300U,能够明显减少尿失禁;在一些接受 500U 肉毒素 A 注射的患者,能够减少对托特罗定的需要量。

从目前的研究资料看,上述治疗主要是针对膀胱痉挛导致的尿失禁,并非针对突发高血压。但由于突发高血压与膀胱痉挛有密切关系,推测上述治疗对于稳定脊髓损伤患者的血流动力学、预防或缓解突发高血压应是有帮助的。

除了膀胱痉挛以外,严重腹胀、疼痛、压疮等不良刺激也都是激发突发性高血压的诱因,均需要给予相应的妥善处理。相对于尿潴留和尿失禁,目前还没有治疗脊髓损伤导致的神经源性肠功能紊乱的特效药物。但预防肠梗阻和肠石淤滞是该治疗的目标,而且是可以做到的。为此需要经常使用灌肠剂和缓泻药,进食高纤维或低渣食物当然也是有帮助的。

五、体位性低血压

从平卧位到直立位,收缩压下降超过 20mmHg 或舒张压下降超过 10mmHg,被称为体位性低血压。血压下降通常在体位变化后的 3 分钟内发生,且伴有脑供血不足导致的头晕、乏力、视物模糊、坐立不安或晕厥等症状。体位性低血压既可被发现在脊髓损伤的急性期,也可被发现在病程后期或康复期,但晚发现不等于早期不存在。

在生理学上,如果无代偿因素作用,从卧位到直立的体位变化将因重力原因会造成静脉回心血量减少,进而导致心输出量下降和低血压。但在正常人,这种变化能够通过位于主动脉弓和颈动脉窦的压力感受器将低血压的信号传输至脊髓中枢,然后通过脊髓的中间外侧核将交感兴奋的信号扩散至全身,最后藉由交感神经兴奋使全身动、静脉血管和肌肉收缩,在直接提升血压的同时,也促进外周血液回流而提升心输出量。所以,正常人并不会由于体位变化造成血压的明显波动。但在脊髓损伤,上述维持血压稳定的神经反射机制遭到破坏,使体位变化造成的低血压得不到代偿。事实上,体位性低血压与神经源性休克在病理生理学上都被归咎于交感神经失去对循环系统的调节能力,并造成血管张力下降和相对循环容量不足。但体位性低血压与神经源性休克的严重性和临床表现毕竟存在一些区别:体位性低血压在平卧位时血压可以是正常的,只是在躯体抬高时才出现低血压或休克;而神经源性休克,即使平卧也呈现低血压或休克。由于脊髓损伤患者早期通常平卧位,故体位性低血压有时不容易较早地被发现,往往是在搬动或改变体位时被偶然观察到。

体位性低血压的治疗与神经源性休克基本相同,只是治疗的强度上有所差别。对体位性低血压,也要通过血流动力学监测和液体复苏纠正机体的低容量血症。一旦发生体位性低血压,患者应该立即平躺并抬高下肢以增加下肢血液回流。如果上述简单办法不足以缓解症状,可以给予扩容治疗。当然,如果上述方法仍不足以逆转血压,还可以求助于血管收缩剂。

米多君是一种拟交感神经的 α_1 激动剂,具有强大的收缩外周血管作用,剂量为 2.5～10mg,每日 3 次。该药具有吸收迅速、不透过血-脑屏障、作用时间短等特点。相比其他药物,该药对卧位的血压影响最小,适合长期使用。不过,米多君也会引起汗毛竖立、感觉异常和瘙痒等。

与米多君类似,麻黄碱、伪麻黄碱和苯丙醇胺作为口服升压药,也都能通过作用于 α 肾上腺素受体、增加外周静脉阻力、促进回流来提升血压。在相关的研究中,分别以麻黄碱 25～50mg、伪麻黄碱 30～60mg,或苯丙醇胺 12.5～25mg,采取每日 3 次给药,都能够较好的维持立位时的正常血压。作为 α 肾上腺素受体激动剂,副作用显然与交感神经兴奋作用有关,包括头痛、出汗、震颤和失眠等。相比伪麻黄碱和苯丙醇胺,麻黄碱还有非选择性 β 肾上腺素受体激动作用和更多的中枢性拟交感神经作用,所以在使用中尤其需要注意心率的变化,防止交感神经过度兴奋导致其他并发症。苯丙醇胺由于存在潜在脑出血风险,在美国市场已经基本被伪麻黄碱所替代。临床上也有使用盐皮质激素治疗体位性低血压,即试图通过增加水钠潴留而维持血容量,但由于副作用较大一般不主张采用。

无论是液体扩容还是应用药物来提升血压,都需要基于对患者的病情判断,特别是需要持续监测体位变化前后的血压波动,防止其对脊髓损伤患者产生二次打击。

六、总结

创伤性脊髓损伤是脊髓损伤的主体。社会现代化进程和频发的战争、灾难等事件,均导致了创伤性脊髓损伤发生率呈上升趋势。在目前,人们尚无办法改变原发性脊髓损伤的后果,但能够预防或减轻脊髓的继发性损伤,这是目前医生治疗的可着力点。脊髓作为连接脑与外周神经、传输信号的通道,一旦受损即可导致高级神经中枢失去对损伤平面以下躯体交感和迷走神经对心血管系统的调节功能,进而引起全身的血流动力学紊乱,这种变化在胸6以上平面的损伤最为显著。血流动力学变化的基础是去交感化,故导致外周血管床扩张、神经源性休克、心动过缓、体位性低血压等交感神经失代偿的现象。对此,通常需要进行扩容、使用血管加压或拟交感神经药物治疗。另外,去交感将使副交感神经居优势,并由此导致心动过缓和膀胱痉挛,后者可以刺激低级中枢的交感神经引发"交感风暴",造成突发高血压,其危害不亚于低血压或休克。对此,除了保持尿液引流通畅外,有时还需要使用抗胆碱能药物,以降低膀胱内压力。对于血流动力学不稳定的脊髓损伤患者,要给予密切的血流动力学监测,并根据血压和血流动力学变化及时调整血管活性或其他干预的药物。血流动力学支持是个很大的命题,目前对脊髓损伤患者的血流动力学支持还主要着眼于体循环,而对损伤局部血流动力学和微循环的研究还很少,有待进一步深入。

(林洪远)

参考文献

1. American Cancer Society. Cancer facts & figures 2004. Accessed March 6th, 2005, at: http://www.cancer.org/downloads/STT/CancerFacts&Figures2002TM. pdf

2. Dawodu S. Spinal cord injury:definition,epidemiology,pathophysiology. eMedicine from WebMD. http://emedicine. medscape. com/article/322480-overview. Updated March 30,2009. Accessed February 5,2009.

3. Stevens RD,Bhardwaj A,Kirsch JR,et al. Critical care and perioperative management in traumatic spinal cord injury. J Neurosurg Anesthesiol,2003,15(3):215-229.

4. Krassioukov A, Claydon VE. The clinical problems in cardiovascular control following spinal cord injury: an overview. Prog Brain Res,2006,152:223-229.

5. Messing EM. Urothelial tumors of the urinary tract. In:Walsh PC,Retik AB,Vaughan ED,Wein AJ (eds). Campbell's Urology,8th edition. Philadelphia:LippincottWilliams & Wilkins,2002:2732-2784.

6. Blood pressure management after acute spinal cord injury. Neurosurgery,2002,50(3 Suppl):S58-S62.

7. Thuret S,Moon LD,Gage FH. Therapeutic interventions after spinal cord injury. Nat Rev Neurosci,2006,7(8):628-643.

8. Consortium for Spinal Cord Medicine. Early acute management in adults with spinal cord injury:a clinical practice guideline for health-care professionals. J Spinal Cord Med,2008,31(4):,403-479.

9. Finfer S,Bellomo R,Boyce N,et al. A comparison of albumin and saline for fluid resuscitation in the intensive care unit. N Engl J Med,2004,350(22):2247-2256.

10. Debaveye YA,Van den Berghe GH. Is there still a place for dopamine in the modern intensive care unit? Anesth Analg,2004,98(2):461-468.

11. Guha A,Tator CH,Rochon J. Spinal cord blood flow and systemic blood pressure after experimental spinal cord injury in rats. Stroke,1989,20(3):372-377.

12. Abd AG, Braun NM. Management of life-threatening bradycardia in spinal cord injury. Chest, 1989, 95(3):701-702.

13. Weant KA,Kilpatrick M,Jaikumar S. Aminophylline for the treatment of symptomatic bradycardia and asystole secondary to cervical spine injury. Neurocrit Care,2007,7(3):250-252.

14. Whitman CB, Schroeder WS, Ploch PJ, et al. Efficacy of aminophylline for treatment of recurrent symptomatic bradycardia after spinal cord injury. Pharmacotherapy, 2008, 28(1):131-135.

15. Abrams P, Amarenco G, Bakke A, et al. Tamsulosin: efficacy and safety in patients with neurogenic lower urinary tract dysfunction due to suprasacral spinal cord injury. J Urol, 2003, 170(4 Pt 1):1242-1251.

16. Deanna M, PharmD, Matthew T, et al. Pharmacological Management of Hemodynamic Complications Following Spinal Cord Injury. Orthopedics, 2009, 32(5):331.

17. Jordan J, Shannon JR, Diedrich A, et al. Water potentiates the pressor effect of ephedra alkaloids. Circulation, 2004, 109(15):1823-1825.

中文索引

英文索引